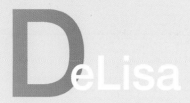

物理医学与康复医学
理论与实践

Physical Medicine and Rehabilitation
Principles and Practice

第6版

上卷

原 著

WALTER R. FRONTERA · JOEL A. DELISA

JEFFREY R. BASFORD · WILLIAM L. BOCKENEK · JOHN CHAE · LAWRENCE R. ROBINSON

Michael L. Boninger · Joanne Borg-Stein · Gregory T. Carter · Leighton Chan

Gerard E. Francisco · Helen Hoenig · Alan M. Jette · Heidi Prather

主 译
励建安　毕　胜　黄晓琳

人民卫生出版社
·北 京·

图书在版编目（CIP）数据

DeLisa 物理医学与康复医学理论与实践：全 2 册/（美）沃尔特·R. 弗罗泰拉（Walter R. Frontera）等原著；励建安，毕胜，黄晓琳主译. —北京：人民卫生出版社，2023.9
　　ISBN 978-7-117-35278-9

　　Ⅰ.①D… Ⅱ.①沃…②励…③毕…④黄… Ⅲ.①物理疗法②康复医学 Ⅳ.①R454②R49

中国国家版本馆 CIP 数据核字（2023）第 170518 号

人卫智网 www.ipmph.com	医学教育、学术、考试、健康，购书智慧智能综合服务平台
人卫官网 www.pmph.com	人卫官方资讯发布平台

图字：01-2019-7743 号

DeLisa 物理医学与康复医学理论与实践
DeLisa Wuli Yixue yu Kangfu Yixue Lilun yu Shijian
（上、下卷）

主　　译：励建安　毕　胜　黄晓琳
出版发行：人民卫生出版社（中继线 010-59780011）
地　　址：北京市朝阳区潘家园南里 19 号
邮　　编：100021
E - mail：pmph @ pmph.com
购书热线：010-59787592　010-59787584　010-65264830
印　　刷：三河市宏达印刷有限公司
经　　销：新华书店
开　　本：889×1194　1/16　总印张：84
总 字 数：2602 千字
版　　次：2023 年 9 月第 1 版
印　　次：2023 年 9 月第 1 次印刷
标准书号：ISBN 978-7-117-35278-9
定价(上、下卷)：998.00 元

打击盗版举报电话：010-59787491　E-mail：WQ @ pmph.com
质量问题联系电话：010-59787234　E-mail：zhiliang @ pmph.com
数字融合服务电话：4001118166　E-mail：zengzhi @ pmph.com

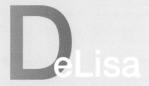

物理医学与康复医学
理论与实践

Physical Medicine and Rehabilitation

Principles and Practice

第 6 版

上卷

原　著　Walter R. Frontera ● Joel A. DeLisa

　　　　Jeffrey R. Basford ● William L. Bockenek ● John Chae ● Lawrence R. Robinson

　　　　Michael L. Boninger ● Joanne Borg-Stein ● Gregory T. Carter ● Leighton Chan

　　　　Gerard E. Francisco ● Helen Hoenig ● Alan M. Jette ● Heidi Prather

主　译　励建安　毕　胜　黄晓琳

主译助理　胡筱蓉　孙爱萍　向艳平

译　者（按姓氏笔画排序）

马　超	王　宇	王　丽	王　彤	王　珏	王　盛	王　程	王　强	王　瑞	王一鸣	王于领	王双燕
王玉龙	王荣荣	王雪强	王瑜元	王楚怀	尤雪婷	艾　涛	卢　倩	田成华	史欣欣	白玉龙	丛　芳
兰　陟	毕　胜	吕发勤	朱　毅	朱小霞	朱家源	伍　琦	伊文超	刘　坤	刘　垚	刘　浩	刘元标
刘守国	刘宏亮	刘欣荣	刘金炜	刘振龙	刘淑芬	刘遂心	江　山	许　涛	许光旭	孙爱萍	杜　青
杜新新	李　林	李　欣	李　放	李　津	李　磊	李冬霞	李昌皓	李奎成	李勇强	李铁山	李源莉
杨　云	杨　露	吴　军	吴　毅	邱怀德	何　川	何红晨	余　曦	沈　滢	怀　娟	张　秀	张　雯
张　皓	张小年	张长杰	张文通	张安静	张学敏	陆　晓	陆蓉蓉	陈　红	陈　芳	陈　翰	陈云强
陈亚军	陈红光	陈丽霞	陈茱弦	武　沙	武继祥	林　枫	尚星茹	岳寿伟	金冬梅	周海琪	郑　杨
郑　瑜	单春雷	单博学	赵芳玉	赵肖奕	赵若欣	胡浩宇	胡筱蓉	姜志梅	恽晓萍	贺子桐	敖丽娟
袁　华	夏黎明	顿耀山	倪国新	高　琳	高呈飞	高明明	郭铁成	黄力平	黄红拾	黄丽萍	黄钰清
曹　曾	曹梦宇	崔　尧	彭　楠	彭姝涵	程怡慧	鲁　智	曾佩珊	曾鑫鑫	温红梅	谢思源	鲍珊珊
窦祖林	廖曼霞	廖麟荣	薛晶晶	戴文骏	戴春秋						

审　校（按姓氏笔画排序）

马　超	王　彤	王　珏	王　强	王于领	王玉龙	王雪强	王楚怀	白玉龙	丛　芳	兰　陟	毕　胜
朱　毅	伊文超	刘元标	刘守国	刘宏亮	刘遂心	江　山	许　涛	许光旭	杜　青	李　放	李奎成
李勇强	李铁山	励建安	吴　毅	邱怀德	何　川	何红晨	沈　滢	张　雯	张　皓	张长杰	张学敏
陆　晓	陈　红	陈亚军	陈丽霞	武继祥	林　枫	岳寿伟	金冬梅	郑　瑜	单春雷	胡筱蓉	姜志梅
恽晓萍	敖丽娟	袁　华	倪国新	郭铁成	黄力平	黄红拾	黄丽萍	黄晓琳	彭　楠	温红梅	窦祖林
廖麟荣											

人民卫生出版社

·北 京·

谨以此书献给我们的患者

他们激励我们不断努力改善他们的健康、功能和生活质量。

谨以此书献给我们的老师

他们鼓励我们发展科学的医学方法并向我们灌输了持续学习的必要性。

谨以此书献给我们的学生

他们挑战并激励我们保持领先地位；他们是我们对未来的希望。

谨以此书献给我们的同事

走在我们前面的人，陪伴我们同行的人，还有跟随我们脚步的人。

谨以此书献给我们的家人

他们提供了必要的支持和耐心。

译 序

在名誉主编 Joel A. DeLisa 教授和 Walter R. Frontera 教授的直接关心下,第 6 版《DeLisa 物理医学与康复医学理论与实践》通过全体译者的努力,终于完稿,即将面世了。

本书是美国物理医学与康复医学领域的经典参考书。我们曾经组织翻译了该书的第 5 版,对国内康复医学的学科发展发挥了积极的作用。第 6 版主编 Walter R. Frontera 教授凝聚了全球 200 多位撰稿人的经验和智慧结晶,继承了第 5 版的精髓,大幅度修改了原有的章节,也增添了五个新章节,体现了实事求是的科学精神,也反映了本学科领域的最新进展。同样,这本书的翻译凝聚了国内本学科 60 多位精英的心血,是值得一读的最重要的参考书。

需要指出的是,翻译工作不是单纯的直译。要做到"信、达、雅"的高度,需要吃透原著者的本意,在准确表达原文的同时,要结合中文特点进行文字再创作。例如,本书中有若干关键词汇的翻译涉及中文表达的困难:例如 disability。国内过去若干重要文件翻译为残疾,比如国际功能、残疾与健康分类(International Classification of Functioning,Disability and Health,ICF)。但是 disability 和 handicap 是不同的词汇,表达不同的寓意。disability 的确切含义是失能(功能障碍);而残疾(handicap)是失能程度严重,是长期、持续或永久功能障碍的类型。世界卫生组织(WHO)提出,disability(失能)是人类的一种生存状态。我们每个人一生中或迟或早,或长或短都要经历这种生存状态。而康复的目标就是要通过改善、代偿、替代和环境改造的路径改变失能,从而使失能者可以适应环境,恢复健康的状态(人与环境的和谐关系,即"天人合一")。我们康复医学工作者服务的主体是失能人员,而不仅是残疾人。从全生命周期的角度,我们服务的对象最终包括全体人民。为此,本书大部分章节将 disability 翻译为失能。但是涉及已颁布的政府文件中的术语,则只能延续"残疾"的翻译。ICF 最简洁的翻译有可能是国际功能分类编码,与 ICD-国际疾病分类编码相对应。这些特定名词的翻译将有待于进一步领悟和讨论,并最终形成共识。此外也有的名词翻译存在语言表述的困难,例如 functioning 只能翻译为功能,但是无法表达动名词的动态含义。如何更好地翻译,有待进一步讨论。

Joel A. DeLisa 教授和 Walter R. Frontera 教授都是中国同道的好朋友,多次来访中国。他们都担任过国际物理医学与康复医学学会的主席。DeLisa 是我的前任,Frontera 教授是我的后任。他们有一个共同的特点,就是对学科的发展保持了活跃的思维,不断反思过去,探索未来。他们也高度重视在学科发展的过程中凝聚合力,共创辉煌。所以这本书的撰写一方面针对过去的理论、观念、策略和技术的反思,不断修订、充实和发展;另一方面也不断汲取科技的最新成果和进步,拓展学科的新空间。为此,我期待读者对本书的内容不要简单地照搬,而是学习、思考和借鉴。此外,由于本书的译者众多,也由于一些词语中英文之间的翻译困难,不当之处在所难免。为此,期待读者不吝赐教,提出疑问和讨论。

本书的另外两位主译,毕胜教授和黄晓琳教授,以及我们的助理胡筱蓉、向艳平和孙爱萍都为本书的翻译倾注了心血和奉献。还有 140 多位译者及其助理们的辛劳。如果没有大家的共同努力,此书的翻译是不可能完成的。

励建安
2021 年 12 月 18 日

物理医学和康复医学的工作重点是恢复健康和功能,并使患者重新融入社区。《DeLisa 物理医学与康复医学理论与实践》的目标是组织、总结、讨论和提供该领域的知识,以帮助发展中的或已确立的从业者进行这些努力。自第 5 版出版以来,物理医学和康复医学领域的信息和知识急剧增加,第 6 版对此做出了客观的综述。

本书的内容已被广泛修订和扩充,新增了五章,二十多章进行了重要修订。我们的目标是提供全面、彻底、基于证据的多学科讨论,涵盖物理医学和康复医学的科学深度和广度,以及支持当前最佳实践的证据。各章涵盖了这个领域的科学基础,以及用于治疗和康复各种疾病和失能患者的最先进的临床干预措施。每一章的作者都是根据他们在给定主题中的经验和专业知识来选择。本书内容反映了来自世界各地的 200 多位撰稿人的努力。

本版的编辑委员会有所更新。Walter R. Frontera 医学博士继续担任总主编,Joel A. DeLisa 医学博士继续担任名誉主编。此外,一个由四位主编和八位副主编组成的优秀团队努力工作,使第 6 版成为世界一流的教科书。

本版主编和副主编谨向历届主编、副主编和作者们表示感谢。他们的工作以一种特殊的方式为当前版本做出了贡献。我们还要感谢本版作者的辛勤工作;他们为那些对物理医学和康复医学感兴趣的人创造了一个极好的知识来源。他们的承诺和献身精神使这项工作令人兴奋和富有成效。

我们希望第 6 版《DeLisa 物理医学与康复医学理论与实践》能为该领域的发展做出重大贡献。作为医疗康复专业人员培训和继续教育的重要资源,本文将有助于确保专业人员为失能人士提供的医疗具有最高质量,从而改善他们的健康、功能和生活质量。

Walter R. Frontera

Joel A. DeLisa

Jeffrey R. Basford

William L. Bockenek

John Chae

Lawrence R. Robinson

Michael L. Boninger

Joanne Borg-Stein

Gregory T. Carter

Leighton Chan

Gerard E. Francisco

Helen Hoenig

Alan M. Jette

Heidi Prather

Sally B. Alcott, MD
Senior Associate Consultant
Department of Physical Medicine & Rehabilitation
Mayo Clinic
Scottsdale/Phoenix, Arizona
Medical Director
Inpatient Rehabilitation Facility
Mayo Clinic
Phoenix, Arizona
Medical Director
Geriatric Residency, Physical Therapy Residency
    Program
Mayo Clinic
School of Health Sciences
Scottsdale/Phoenix, Arizona

Marcalee S. Alexander, MD
Clinical Professor of PM&R
Department of Physical Medicine and
    Rehabilitation
School of Medicine
University of Alabama
Birmingham, Alabama

Shruti Amin, MD
Resident Physician
Texas Tech University Health Sciences Center
El Paso, Texas

Prin Amorapanth, MD, PhD
Assistant Professor
Department of Rehabilitation Medicine
NYU Langone Physical Medicine and
    Rehabilitation Associates
New York, New York

Karen L. Andrews, MD
Associate Professor of Physical Medicine and
    Rehabilitation
College of Medicine and Science
Mayo Clinic
Director, Amputee Rehabilitation Services
Director, Vascular Ulcer/Wound Healing Center
Physical Medicine and Rehabilitation Gonda
    Vascular Center
Mayo Clinic
Rochester, Minnesota

Thiru M. Annaswamy, MD, MA
Professor
Physical Medicine and Rehabilitation
University of Texas Southwestern Medical Center
Staff Physician and Section Chief
VA North Texas Health Care System/Dallas VA
    Medical Center
Dallas, Texas

John R. Bach, MD
Professor of PM&R
Department of Physical Medicine & Rehabilitation
Professor of Neurology
Department of Neurology
Rutgers University New Jersey Medical School
Director
Center for Ventilatory Management Alternatives
    and Pulmonary Rehabilitation
University Hospital
Newark, New Jersey

Patrick J. Bachoura, MD
Physician Intern
Pediatric Medicine
LAC-USC
Los Angeles, California
Resident Physician
Family Medicine
Presbyterian Intercommunity Hospital
Whittier, California

Luis Baerga-Varela, MD
Assistant Professor
Department of Physical Medicine and
    Rehabilitation
University of Puerto Rico Medical School
San Juan, Puerto Rico

Christopher H. Bailey, MD
Fellow, Pain Medicine
Department of Anesthesiology
Mayo Clinic Arizona
Phoenix, Arizona

Matthew T. Santa Barbara, MD
Resident Physician
Physical Medicine & Rehabilitation
University of Pittsburgh Medical Center
Pittsburgh, Pennsylvania

Matthew N. Bartels, MD, MPH
Professor and Chairman
Department of Rehabilitation Medicine
Albert Einstein College of Medicine
Attending and Chairman
Montefiore Health System
Bronx, New York

Jeffrey R. Basford, MD, PhD
Professor
Department of Physical Medicine and
    Rehabilitation
Mayo Clinic
Rochester, Minnesota

Carolyn M. Baum, PhD, OTR/L, FAOTA
Elias Michael Director and Professor of
    Occupational Therapy, Neurology and Social
    Work
Program in Occupational Therapy
School of Medicine
Washington University
St. Louis, Missouri

**G. David Baxter, TD, BSc (Hons), DPhil,
MBA**
Professor
Centre for Health, Activity, and Rehabilitation
    Research
University of Otago
Dunedin, Otago, New Zealand

Bruce E. Becker, MD, MS
Clinical Professor
Department of Rehabilitation Medicine
University of Washington School of Medicine
Seattle, Washington

Abrahm J. Behnam, MD, MS
Resident Physician
Department of Anesthesiology and Perioperative
    Medicine
Penn State College of Medicine
Penn State Health Milton S. Hershey Medical
    Center
Hershey, Pennsylvania

Jessica B. Berry, MD
Assistant Professor
Physical Medicine and Rehabilitation
University of Pittsburgh
Medical Director of Stroke Rehabilitation
UPMC Mercy
Pittsburgh, Pennsylvania

Francois A. Bethoux, MD
Professor of Medicine
Cleveland Clinic Lerner College of Medicine of
    Case Western Reserve University
Associate Staff
Neurological Institute/Mellen Center
    for MS
Cleveland Clinic
Cleveland, Ohio

Jerome Bickenbach, LLB, PhD
Professor
Health Science & Health Policy
Lucerne University
Lucerne, Switzerland
Head
Disability Policy Group
Swiss Paraplegic Research
Nottwil, Switzerland

Cheri A. Blauwet, MD
Assistant Professor
Department of Physical Medicine and
    Rehabilitation
Harvard Medical School
Charlestown, Massachusetts
Chair, Medical Committee
International Paralympic Committee
Bonn, Germany

Cathy Bodine, PhD, CCC-SLP
Associate Professor
Bioengineering, Orthopedics, Pediatrics and
    Physical Medicine and Rehabilitation
University of Colorado
Denver, Colorado

Michael L. Boninger, MD
UPMC Endow Professor and Vice Chair for
    Research
Physical Medicine & Rehabilitation
University of Pittsburgh
Physician Researcher
Human Engineer Research Laboratory
VA Pittsburgh Health Care System
Pittsburgh, Pennsylvania

Joanne Borg-Stein, MD
Associate Professor and Associate Chair
Chief, Division of Sports and Musculoskeletal
　Rehabilitation
Associate Director, Harvard/Spaulding Sports
　Medicine Fellowship
Department of Physical Medicine and Rehabilitation
Harvard Medical School
Wellesley, Massachusetts

Steven W. Brose, DO
Chief, Spinal Cord Injury and Disorders Service
Physical Rehabilitation
Syracuse VA Medical Center
Syracuse, New York

Morgan Brubaker, DO
Assistant Clinical Professor
Physical Medicine & Rehabilitation
University of Colorado School of Medicine
Office of the Dean
Aurora, Colorado
Attending Physician
Craig Hospital
Englewood, Colorado

Luis R. Burgos-Anaya, MD, DABR
Musculoskeletal Radiologist
Department of Diagnostic Radiology
Hospital Pavia Santurce
San Juan, Puerto Rico

**Ian D. Cameron, MBBS, PhD (Med),
FAFRM (RACP)**
Professor of Rehabilitation Medicine
John Walsh Centre for Rehabilitation Research
Kolling Institute
Faculty of Medicine and Health
University of Sydney
St Leonards, New South Wales, Australia
Senior Staff Specialist
Division of Rehabilitation and Aged Care
Hornsby Ku-ring-gai Health Service and
　Southern NSW Local Health District
Hornsby, New South Wales, Australia

Gregory T. Carter, MD, MS
Chief Medical Officer
St. Lukes Rehabilitation Institute
Clinical Professor
Elson S Floyd College of Medicine
Washington State University RiverPoint Campus
Spokane, Washington

Sara E. Cartwright, MD
Fellow
Physical Medicine & Rehabilitation
University of Cincinnati
Cincinnati Children's Hospital
Cincinnati, Ohio

John Chae, MD
Professor and Chair
Physical Medicine & Rehabilitation
Case Western Reserve University
Vice President, Research and Sponsored Programs
MetroHealth Research Institute
MetroHealth System
Cleveland, Ohio

Lauren A. Chambers, DO
Resident
Department of Physical Medicine and Rehabilitation
Carolinas Rehabilitation
Charlotte, North Carolina

Leighton Chan, MD, MPH
Chief
Rehabilitation Medicine Department
National Institutes of Health
Bethesda, Maryland

Shuo-Hsiu (James) Chang, PT, PhD
Assistant Professor
Department of Physical Medicine and
　Rehabilitation
McGovern Medical School
The University of Texas Health Science Center
　at Houston
Administrative Director of The NeuroRecovery
　Research Center
TIRR Memorial Hermann
Houston, Texas

Eric T. Chen, MD
Resident Physician
Department of Rehabilitation Medicine
University of Washington
Seattle, Washington

Yi-Pin Chiang, MD, PhD
Assistant Professor
Department of Medicine
Mackay Medical College
New Taipei City, China
Director
Department of Rehabilitation Medicine
MacKay Memorial Hospital
Taipei City, China

David A. DeLambo, RhD
Professor
Department of Rehabilitation and Counseling
University of Wisconsin–Stout
Menomonie, Wisconsin

Armen G. Derian, MD
Interventional Pain Fellow
Division of Pain Medicine
Department of Anesthesiology
Mayo Clinic Arizona
Phoenix, Arizona

Harmeet S. Dhani, MD, MSc
Resident Physician
Department of Surgery
The George Washington University
Washington, District of Columbia

Sabrina Donzelli, MD
Expert Clinician and Researcher
ISICO (Italian Scientific Spine Institute)
Milan, Italy

Alberto Esquenazi, MD
Chair and Professor of PM&R
Director, Gait & Motion Analysis Laboratory
MossRehab and Einstein Healthcare Network
Elkins Park, Pennsylvania

Marlís González Fernández, MD, PhD
Associate Professor, Vice Chair, Clinical Affairs
Department of Physical Medicine and
　Rehabilitation
Johns Hopkins University School of Medicine
Managing Director of Outpatient Rehabilitation
　Services
Johns Hopkins Rehabilitation Network
Johns Hopkins Medicine
Baltimore, Maryland

Nicholas P. Fey, PhD
Assistant Professor
Department of Bioengineering
The University of Texas at Dallas
Richardson, Texas
Department of Physical Medicine and Rehabilitation
UT Southwestern Medical Center
Dallas, Texas

Steve R. Fisher, PT, PhD, GCS
Associate Professor
Department of Physical Therapy
School of Health Professions
University of Texas Medical Branch
Galveston, Texas

Steven R. Flanagan, MD
Professor and Chair
Department of Rehabilitation Medicine
New York University School of Medicine
Medical Director of Rusk Rehabilitation
New York University Langone Health
New York, New York

Gerard E. Francisco, MD
Professor and Chair
Physical Medicine and Rehabilitation
McGovern Medical School
The University of Texas Health Science Center
Chief Medical Officer and Director of
　The NeuroRecovery Research Center
TIRR Memorial Hermann
Houston, Texas

John A. Freeman, MD
Assistant Professor of Anesthesiology and
　Physical Medicine & Rehabilitation
Department of Anesthesiology
Consultant and Chair
Division of Pain Medicine
Mayo Clinic Arizona
Phoenix, Arizona

**Walter R. Frontera, MD, PhD, MA (Hon.),
FRCP**
Professor
Department of Physical Medicine,
　Rehabilitation, and Sports Medicine
Department of Physiology and Biophysics
University of Puerto Rico School of Medicine
San Juan, Puerto Rico

Adrielle L. Fry, MD
Evergreen Sport and Spine Care
EvergreenHealth
Kirkland, Washington

Andrea Dompieri Furlan, MD, PhD
Assistant Professor
Department of Medicine
University of Toronto
Senior Scientist
Toronto Rehabilitation Institute
University Health Network
Toronto, Ontario, Canada

Heidi N. Fusco, MD
Assistant Professor
Department of Rehabilitation Medicine
Rusk Rehabilitation Hospital and NYU Langone
　Medical Center
Medical Director
Brain Injury Unit
Queens Nassau Nursing and Rehabilitation Center
New York, New York

Chan Gao, MD, PhD
Resident Physician
Department of Physical Medicine and
　Rehabilitation
Vanderbilt University Medical Center
Nashville, Tennessee

Russell Gelfman, MD
Assistant Professor of Physical Medicine and
　Rehabilitation
College of Medicine and Science
Mayo Clinic
Consultant
Mayo Clinic
Rochester, Minnesota

Lynn H. Gerber, MD
University Professor
Health Administration and Policy
George Mason University
Fairfax, Virginia
Director for Research, Medicine
Fairfax Medical Campus, Inova Health
Falls Church, Virginia

Francesca Gimigliano, MD, PhD
Associate Professor
Department of Mental and Physical Health and
　Preventive Medicine
University of Campania "Luigi Vanvitelli"
Napoli, Italy

Mario Giraldo-Prieto, MD
Researcher
Departamento de Medicina Física y
　Rehabilitación
University of Antioquia
Medellín, Antioquia, Colombia

James E. Graham, PhD, DC
Professor
Department of Occupational Therapy
Colorado State University
Fort Collins, Colorado

Stephen P. Gulley, PhD, MSW
Lecturer
Heller School, Health, Science, Society and
　Policy Program
Brandeis University
Waltham, Massachusetts
Research Associate
Rehabilitation Medicine Department
National Institutes of Health, Mark O. Hatfield
　Clinical Research Center
Bethesda, Maryland

Janet F. Haas, MD
Physician
Department of Medicine
Pennsylvania Hospital
Philadelphia, Pennsylvania

Andrew J. Haig, MD
Professor Emeritus
Physical Medicine & Rehabilitation
University of Michigan
Williston, Vermont

Jay J. Han, MD
Professor and Vice Chair
Department of Physical Medicine &
　Rehabilitation
School of Medicine
University of California, Irvine
Orange, California

Thida Han, PsyD, LP
Psychologist
Courage Kenny Psychological Associates
Courage Kenny Rehabilitation Institute at
　United Hospital
Saint Paul, Minnesota

Kathryn Ann Hansen, MSN, ANP-BC
Director of Clinical Operations
Osher Center for Integrative Medicine at Vanderbilt
Department of Physical Medicine and
　Rehabilitation
Vanderbilt University School of Nursing
Nashville, Tennessee

Pamela Hansen, MD
Associate Professor
Physical Medicine & Rehabilitation
University of Utah, Health
Salt Lake City, Utah

Amanda L. Harrington, MD
Assistant Professor
Physical Medicine and Rehabilitation
University of Pittsburgh
Director of Spinal Cord Injury Services
UPMC Mercy
Pittsburgh, Pennsylvania

Anne L. Hart, PT, PhD
Associate Professor
Department of Physical Therapy and Athlete
　Training
Northern Arizona University
Flagstaff, Arizona
Chair, Classification Committee
International Paralympic Committee
Bonn, Germany

Allen W. Heinemann, PhD
Professor
Department of Physical Medicine and
　Rehabilitation
Northwestern University
Director
Center for Rehabilitation Outcomes Research
Shirley Ryan AbilityLab
Chicago, Illinois

Marni G. Hillinger, MD
Integrative Physiatrist
Scripps Center for Integrative Medicine
Scripps Health
La Jolla, California

Mark A. Hirsch, PhD
Director of Residency Research Education
Department of PM&R
Carolinas Medical Center
Senior Scientist
Carolinas Rehabilitation
Charlotte, North Carolina

Helen Hoenig, MD, MPH
Professor, Division of Geriatrics
Department of Medicine
Duke University Medical Center
Chief
Physical Medicine & Rehabilitation Service
Durham VA Health Care System
Durham, North Carolina

Debra B. Homa, PhD
Professor
Department of Rehabilitation and Counseling
University of Wisconsin–Stout
Menomonie, Wisconsin

Matthew T. Houdek, MD
Assistant Professor, Senior Associate Consultant
Orthopedic Surgery
Mayo Clinic
Rochester, Minnesota

Ileana Michelle Howard, MD
Clinical Associate Professor
Rehabilitation Medicine
University of Washington
Outpatient Medical Director
Rehabilitation Care Services
VA Puget Sound Healthcare System
Seattle, Washington

Lisa Huynh, MD
Clinical Assistant Professor
Physical Medicine and Rehabilitation Section
Department of Orthopaedics
Stanford University
Redwood City, California

Brian S. Im, MD
Assistant Professor
Physical Medicine & Rehabilitation
New York University
Director of Brain Injury Rehabilitation
New York University Langone Medical Center
New York, New York

Didem Inanoglu, MD
Associate Professor
Department of Physical Medicine and
　Rehabilitation
University of Texas Southwestern Medical
　Center
Director, Fellowship Program
Pediatric Rehabilitation Medicine
Children's Health System of Texas
Dallas, Texas

Nitin B. Jain, MD, MSPH
Associate Professor
Department of Physical Medicine and
　Rehabilitation
Vanderbilt University School of Medicine
Nashville, Tennessee

Alan M. Jette, PhD, PT
Professor of Interprofessional Studies
Rehabilitation Sciences Program
Department of Physical Therapy
MGH Institute of Health Professions
Boston, Massachusetts

Galen O. Joe, MD
Deputy Chief/Chief of Consultation Services
Rehabilitation Medicine Department
Clinical Research Center
National Institutes of Health
Bethesda, Maryland

Stephen C. Johnson, MD, MS
Clinical Assistant Professor
Department of Rehabilitation Medicine
University of Washington
Attending Physician
Harborview Medical Center
Seattle, Washington

Nanette C. Joyce, DO, MAS
Associate Clinical Professor
Physical Medicine and Rehabilitation
Davis School of Medicine
University of California
Sacramento, California

Zahra Kadivar, PT, PhD, NCS
Manager of Outpatient Rehabilitation
　Services
Brain Injury Program
TIRR Memorial Hermann
Houston, Texas

David J. Kennedy, MD
Professor and Chair
Physical Medicine and Rehabilitation
Vanderbilt University Medical Center
Stallworth Rehabilitation Hospital at Vanderbilt
　University Medical Center
Nashville, Tennessee

Steven Craig Kirshblum, MD
Professor and Chair
Department of Physical Medicine &
　Rehabilitation
Rutgers New Jersey Medical School
Newark, New Jersey
Senior Medical Officer and Director of SCI
　Services
Kessler Institute for Rehabilitation
West Orange, New Jersey

Sasha E. Knowlton, MD
Instructor
Department of Physical Medicine and
　Rehabilitation
Harvard Medical School
Boston, Massachusetts
Assistant Director of Cancer Rehabilitation
Spaulding Rehabilitation Hospital
Charlestown, Massachusetts

Jayme S. Knutson, PhD
Associate Professor
Physical Medicine and Rehabilitation
Case Western Reserve University
Director of Research
MetroHealth Rehabilitation Institute
MetroHealth System
Cleveland, Ohio

Patrick Kortebein, MD
Clinical Professor
Physical Medicine & Rehabilitation
University of California–Davis
Sacramento, California
Assistant Chief of Service
Physical Medicine & Rehabilitation Service
VA Mather
Mather, California

Michael A. Kryger, MD, MS
Assistant Professor
Department of Physical Medicine and
　Rehabilitation
Penn State University
Director of Spinal Cord Injury Medicine
Penn State Health Rehabilitation Hospital
Hershey, Pennsylvania

Dinesh Kumbhare, MD, PhD, FRCPC, FAAPMR
Associate Professor
Division of Physical Medicine and
　Rehabilitation
Department of Medicine
University of Toronto
Toronto, Ontario, Canada

Susan Kurrle, MBBS, PhD, DipGerMed
Curran Professor in Health Care of
　Older People
Faculty of Medicine and Health
University of Sydney
Sydney, New South Wales, Australia
Senior Staff Specialist Geriatrician
Division of Rehabilitation and Aged Care
Hornsby Ku-ring-gai Health Service
Hornsby, New South Wales, Australia

Byron W. Lai, PhD
Postdoctoral Research Associate
University of Alabama at Birmingham
Birmingham, Alabama

Jorge Laíns, MD
Invited Professor
Medical Dentistry School
Catholic University
Viseu, Portugal
Head of PRM Outpatient Department and
　Continuum Care Unit
Deputy of the Medical Director and Chair of the
　Medical Education Department
Rehabilitation Centre for the Central Region of
　Portugal–Rovisco
Tocha, Portugal

Alicia H. Lazeski, MD
Staff Physician
Physical Medicine & Rehabilitation
OrthoCarolina
Charlotte, North Carolina

Danbi Lee, PhD, OTD
Assistant Professor
Division of Occupational Therapy
Department of Rehabilitation Medicine
University of Washington
Seattle, Washington

Henry L. Lew, MD, PhD
Tenured Professor and Chair
Communication Sciences and Disorders
School of Medicine
University of Hawaii
Consulting Physician of Orthopedics
Queen's Hospital
Honolulu, Hawaii

Jan Lexell, MD, PhD, DPhil h.c.
Professor of Rehabilitation Medicine
Department of Neuroscience, Rehabilitation
　Medicine
Uppsala University
Senior Consultant in Neurological Rehabilitation
Department of Rehabilitation Medicine
Uppsala University Hospital
Uppsala, Sweden
Member, Medical Committee
International Paralympic Committee
Bonn, Germany

Leonard S.W. Li, MD
Honorary Clinical Professor
Division of Rehabilitation
Department of Medicine
Queen Mary Hospital
LKS Faculty of Medicine
University of Hong Kong
Hong Kong Island, Hong Kong SAR, China
Director of Neurological Rehabilitation Centre
Virtus Medical Tower
Central, Hong Kong SAR, China

Jesse A. Lieberman, MD, MSPH
Associate Professor
Department of Physical Medicine and Rehabilitation
Carolinas Rehabilitation
Charlotte, North Carolina

Frank E. Lorch, MD
Professor of PMR
Physical Medicine and Rehabilitation
Carolinas Rehabilitation/Carolinas Medical
　Center/Atrium Health
Charlotte, North Carolina

Melinda S. Loveless, MD
Clinical Assistant Professor
Department of Rehabilitation Medicine
University of Washington
Attending Physician
Harborview Medical Center
Seattle, Washington

Angela Mailis-Gagnon, MD, MSc, FRCPC (PhysMed)
Clinical Adjunct Professor
Department of Medicine
University of Toronto
Toronto, Ontario, Canada
Director, Pain and Wellness Center
Vaughan, Ontario, Canada

Gerard A. Malanga, MD
Clinical Professor of PM&R
Rutgers School of Medicine–New Jersey Medical
　School
Newark, New Jersey

Michael Masi, DPT
Physical Therapist
Carolinas Rehabilitation
Atrium Health
Charlotte, North Carolina

Mary E. Matsumoto, MD
Assistant Professor
Department of Rehabilitation Medicine
University of Minnesota
Staff Physician
Physical Medicine and Rehabilitation
Minneapolis VA Health Care System
Minneapolis, Minnesota

Zachary L. McCormick, MD
Assistant Professor, Director of Clinical Spine
　Research
Physical Medicine and Rehabilitation
School of Medicine
University of Utah
Salt Lake City, Utah

Lindsey C. McKernan, PhD
Assistant Professor
Psychiatry & Behavioral Sciences
Physical Medicine & Rehabilitation
Vanderbilt University Medical Center
Nashville, Tennessee

Amie Brown (Jackson) McLain, MD
Chair and Professor
Department of Physical Medicine and
　Rehabilitation
School of Medicine
University of Alabama at Birmingham
University of Alabama at Birmingham Health
　System
Birmingham, Alabama

Jose R. Medina-Inojosa, MD, MSc
Research Associate
Division of Preventive Cardiology
Department of Cardiovascular Medicine
Mayo Clinic
Rochester, Minnesota

John L. Melvin, MD, MMSc
Emeritus Professor and Chair
Department of Rehabilitation Medicine
Thomas Jefferson University and Hospital
Philadelphia, Pennsylvania

William Micheo, MD
Professor and Chair
Department of Physical Medicine,
 Rehabilitation, and Sports Medicine
School of Medicine
University of Puerto Rico
San Juan, Puerto Rico

Gerardo Miranda-Comas, MD
Assistant Professor
Rehabilitation and Human Performance
Icahn School of Medicine
New York, New York

Nimish Mittal, MBBS, MD
Assistant Professor
Physical Medicine and Rehabilitation
University of Toronto
Active Staff of PM&R
Toronto Rehabilitation Institute
Toronto, Ontario, Canada

Diana M. Molinares, MD
Cancer Rehabilitation Fellow
Palliative, Rehabilitation & Integrative Medicine
MD Anderson Cancer Center
Houston, Texas

Rachel W. Mulheren, PhD
Assistant Professor
Department of Psychological Sciences,
 Communication Sciences Program
Case Western Reserve University
Cleveland, Ohio

Alessandra Negrini, PT
Assistant Technical Director
ISICO (Italian Scientific Spine Institute)
Milano, Italy

Stefano Negrini, MD
Associate Professor
Clinical and Experimental Sciences
University of Brescia
Brescia, Italy
Scientific Director
IRCCS Fondazione Don Carlo Gnocchi
Milan, Italy

Edgar Colón Negron, MD, FACR
Professor
Department of Radiological Sciences
School of Medicine
University of Puerto Rico
San Juan, Puerto Rico

Melissa J. Neisen, MD
Assistant Professor
Department of Radiology
Mayo Clinic Alix School of Medicine
Vascular Interventional Radiologist
Mayo Clinic
Rochester, Minnesota

Vu Q. C. Nguyen, MD, MBA
Professor and Vice Chair of Academics
Residency Program Director
Department of PM&R
Carolinas Medical Center
Vice President of the Medical Staff
Medical Director of Stroke Rehabilitation
Medical Director of Specialty Clinics
Carolinas Rehabilitation
Charlotte, North Carolina

Randolph J. Nudo, PhD, FAHA, FASNR
University Distinguished Professor, Vice Chair
 of Research
Department of Rehabilitation Medicine
University of Kansas Medical Center
Kansas City, Kansas

Marcia K. O'Malley, PhD
Stanley C. Moore Professor
Department of Mechanical Engineering
Rice University
Director of Rehabilitation Engineering
TIRR Memorial Hermann
Houston, Texas

Kenneth J. Ottenbacher, PhD, OTR
Professor and Director
Division of Rehabilitation Sciences
School of Health Professions
University of Texas Medical Branch
Galveston, Texas

Sabrina Paganoni, MD, PhD
Assistant Professor
Department of Physical Medicine and
 Rehabilitation
Harvard Medical School
Physiatrist
Spaulding Rehabilitation Hospital
Boston, Massachusetts

Kelly L. D. Pham, MD
Acting Assistant Professor
Physical Medicine & Rehabilitation
 Department
University of Washington
Pediatric Physiatrist
Department of Pediatric Rehabilitation
 Medicine
Seattle Children's Hospital
Seattle, Washington

Joseph P. Pillion, PhD
Assistant Professor
Department of Physical Medicine and
 Rehabilitation
Johns Hopkins University School of Medicine
Director of Audiology
Kennedy Krieger Institute
Baltimore, Maryland

Ela B. Plow, PhD, PT
Assistant Professor of Neurology
Cleveland Clinic Lerner College of Medicine
Assistant Staff
Biomedical Engineering
Lerner Research Institute
Physical Medicine & Rehabilitation
Center for Neurological Restoration
Neurological Institute
Cleveland Clinic Foundation
Cleveland, Ohio

Heidi Prather, DO
Professor
Division of Physical Medicine and
 Rehabilitation
Washington University School of Medicine
St. Louis, Missouri

Vishwa S. Raj, MD
Associate Professor
PM&R
Carolinas Medical Center at Atrium Health
Director of Oncology Rehabilitation
Carolinas Rehabilitation
Charlotte, North Carolina

Stephanie Rand, DO
Assistant Professor, PM&R
Rehabilitation Medicine
Albert Einstein College of Medicine
Associate Program Director, PM&R
Montefiore Medical Center
Bronx, New York

Elizabeth K. Rasch, PT, PhD
Staff Scientist and Chief
Epidemiology and Biostatistics Section
Rehabilitation Medicine Department
NIH Clinical Center
Bethesda, Maryland

Gargi D. Raval, MD
Assistant Professor
Physical Medicine and Rehabilitation
UT Southwestern Medical Center
Staff Physician
VA North Texas Healthcare System/Dallas VA
 Medical Center
Dallas, Texas

Ramona Raya, MD
Associate Professor
Department of Medicine
Virginia Commonwealth University
Inpatient Rheumatologist
Inova Fairfax Hospital
Falls Church, Virginia

Ronald K. Reeves, MD
Associate Professor
Department of PM&R
Mayo Clinic College of Medicine
Rochester, Minnesota

Brian Richardson, PT, MS, SCS, CSCS
Physical Therapist
Vanderbilt Orthopaedic Institute-Rehabilitation
 Services
Vanderbilt University Medical Center
Nashville, Tennessee

Stephanie K. Rigot, DPT
Graduate Student Researcher
Department of Biomedical Engineering
University of Pittsburgh
Pittsburgh, Pennsylvania

James H. Rimmer, PhD
Lakeshore Foundation Endowed Chair in Health
 Promotion and Rehabilitation Sciences
Director of Research
Lakeshore Foundation
University of Alabama at Birmingham
Birmingham, Alabama

Melinda R. Ring, MD, FACP, ABOIM
Executive Director
Osher Center for Integrative Medicine at
  Northwestern University
Drs. Pat and Carl Greer Distinguished Physician
  in Integrative Medicine
Clinical Associate Professor of Medicine and
  Medical Social Sciences
Northwestern University Feinberg School of
  Medicine
Chicago, Illinois

Sonya Rissmiller, MD
Faculty MD
Sports Medicine and Injury Care
Carolinas Rehabilitation
Charlotte, North Carolina

Lawrence R. Robinson, MD
Professor and Chief, PM&R
Department of Medicine
University of Toronto
Chief, Rehabilitation
St. John's Rehab
Sunnybrook Health Sciences Centre
Toronto, Ontario, Canada

Daniel E. Rohe, PhD, ABPP (Rp)
Consultant in Psychology
Physical Medicine and Rehabilitation
Mayo Clinic College of Medicine
Rochester, Minnesota

Michele Romano, PT
Chief
Department of Rehabilitation
ISICO (Italian Scientific Spine Institute)
Milano, Italy

Nicole F. Rup, MD
Faculty Physician
Physical Medicine and Rehabilitation
Carolinas Rehabilitation
Charlotte, North Carolina

Lisa Marie Ruppert, MD
Assistant Professor
Rehabilitation Medicine
Weill Cornell Medical College
Assistant Attending
Neurology–Rehabilitation Medicine Service
Memorial Sloan Kettering Cancer Center
New York, New York

Nourma Sajid, MD
Physician of Internal Medicine, PGY-1
Internal Medicine Department
Nassau University Medical Center
East Meadow, New York

Jeffrey C. Schneider, MD
Associate Professor
Physical Medicine & Rehabilitation
Harvard Medical School
Medical Director, Trauma & Burn Rehabilitation
Spaulding Rehabilitation Hospital
Boston, Massachusetts

Rajani Sebastian, PhD, CCC-SLP
Assistant Professor
Department of Physical Medicine and
  Rehabilitation
Johns Hopkins University School of Medicine
Baltimore, Maryland

Melissa Selb, MS
ICF Research Branch Coordinator and
  Project Scientist
Swiss Paraplegic Research
Nottwil, Switzerland

Vivan P. Shah, MD
Resident Physician
Department of Physical Medicine and
  Rehabilitation
Beaumont Health
Taylor, Michigan
Medical Scribe
Rutgers New Jersey Medical School
Newark, New Jersey

Julie K. Silver, MD
Associate Professor and Associate Chair
Department of Physical Medicine and
  Rehabilitation
Harvard Medical School
Boston, Massachusetts
Associate Chair and Director of Cancer
  Rehabilitation
Spaulding Rehabilitation Hospital
Charlestown, Massachusetts

Mary D. Slavin, PT, PhD
Director, Education and Training Health
  Outcomes Unit
Department of Health Law, Policy &
  Management
Boston University School of Public Health
Boston, Massachusetts

Gwendolyn Sowa, MD, PhD
Professor and Chair
Department of Physical Medicine and
  Rehabilitation
University of Pittsburgh
Director
UPMC Rehabilitation Institute
Pittsburgh, Pennsylvania

Joel Stein, MD
Simon Baruch Professor and Chair
Rehabilitation and Regenerative Medicine
Vagelos College of Physicians and Surgeons of
  Columbia University
Professor and Chair
Department of Rehabilitation Medicine
Weill Cornell Medical College
Physiatrist-in-Chief
Rehabilitation Medicine
New York–Presbyterian Hospital
New York, New York

Todd P. Stitik, MD, RMSK
Professor
Department of Physical Medicine &
  Rehabilitation
Rutgers New Jersey Medical School
Director, Occupational/Musculoskeletal
  Medicine
University Hospital
Newark, New Jersey

**Lee Stoner, PhD, MPH, FRSPH, SFHEA,
FACSM, ACSM-EIM, ACSM-CEP**
Assistant Professor
Exercise and Sport Science
University of North Carolina at Chapel Hill
Chapel Hill, North Carolina

Gerold Stucki, MD, MS
Professor and Chair
Department of Health Sciences and Health Policy
University of Lucerne
Lucerne, Switzerland
Director
Swiss Paraplegic Research (SPF)
Nottwil, Switzerland

Jennifer L. Sullivan, MASc
Research Engineer
Department of Mechanical Engineering
Rice University
Houston, Texas

Megan M. Sweeney, BS, MPHc
Medical Student Research Associate
Family Medicine & Public Health
UC San Diego School of Medicine
Clinical Research Specialist
Integrative Medicine Research
Scripps Center for Integrative Medicine
La Jolla, California

Samuel Talisman, OTD, OTR/L
Occupational Therapy Neurologic Fellow
Department of Occupational Therapy
Trinity Washington University
MedStar National Rehabilitation Hospital
Washington, District of Columbia

Carmen M. Terzic, MD, PhD
Professor of Physical Medicine and Rehabilitation
Mayo Clinic College of Medicine
Chair and Consultant
Mayo Clinic
Rochester, Minnesota

Mark A. Thomas, MD
Associate Professor, PM&R
Rehabilitation Medicine
Albert Einstein College of Medicine
Program Director, PM&R
Montefiore Medical Center
Bronx, New York

Donna C. Tippett, MPH, MA, CCC-SLP
Associate Professor
Departments of Neurology, Otolaryngology—
  Head and Neck Surgery, and Physical
  Medicine & Rehabilitation
Johns Hopkins University School of Medicine
Baltimore, Maryland

Dorothy Weiss Tolchin, MD, EdM
Instructor (Part-time)
Physical Medicine and Rehabilitation
Harvard Medical School
Boston, Massachusetts
Research Staff
Spaulding Rehabilitation Hospital
Charlestown, Massachusetts

Carlo Trevisan, MD
Adjunct Professor
Scuola di Specializzazione in Ortopedia e
  Traumatologia
Università degli Studi Milano Bicocca
Milano, Italia
Chief of Department
UOC Ortopedia e Traumatologia
Ospedale Bolognini Seriate–ASST Bergamo Est
Seriate, Italia

Erika L. Trovato, DO, BS
Associate Professor
Rehabilitation Medicine
Albert Einstein School of Medicine
Bronx, New York
Brain Injury Attending Physician
Burke Rehabilitation Hospital
White Plains, New York

Tobias J. Tsai, MD
Clinical Assistant Professor
Department of Physical Medicine &
　Rehabilitation
Carolinas Rehabilitation
Medical Director, Pediatric Rehabilitation
Atrium Health Levine Children's
　Hospital
Charlotte, North Carolina

Wen-Chung Tsai, MD, PhD
Professor
School of Medicine
Chang Gung University
Vice-superintendent
Department of Physical Medicine and
　Rehabilitation
Chang Gung Memorial Hospital, Taoyuan
Taoyuan City, China

Yetsa A. Tuakli-Wosornu, MD, MPH
Assistant Clinical Professor
Department of Chronic Disease Epidemiology
Yale School of Public Health
New Haven, Connecticut
Member, Medical Committee
International Blind Sports Federation
Bonn, Germany

Heikki Uustal, MD
Associate Professor
Physical Medicine and Rehabilitation
Rutgers Robert Wood Johnson Medical School
Piscataway, New Jersey
Attending Physiatrist and Medical Director,
　Prosthetic/Orthotic Team
Rehabilitation Medicine
JFK Johnson Rehabilitation Institute
Edison, New Jersey

Josh Verson, MD
Resident Physician
Department of Emergency Medicine
The University of Arizona Health Sciences
　College of Medicine
Tucson, Arizona

Tyng-Guey Wang, MD
Professor
Department of Physical Medicine of Rehabilitation
School Medicine
Taiwan University
Attending Physician
Taiwan University Hospital
Taipei, China

Katie Weatherhogg, MD
Medical Practice Lead
Physical Medicine & Rehabilitation
University of Colorado
Medical Center of the Rockies
Loveland, Colorado

Mary Alissa Willis, MD
Staff Neurologist, Associate Program Director,
　Neurology Residency
Neurological Institute/Mellen Center for
　Multiple Sclerosis
Cleveland Clinic
Cleveland, Ohio

Richard D. Wilson, MD
Associate Professor
Department of Physical Medicine and Rehabilitation
Case Western Reserve University
Director
Division of Neurologic Rehabilitation
MetroHealth Rehabilitation Institute
The MetroHealth System
Cleveland, Ohio

Timothy J. Wolf, OTD, PhD, OTR/L, FAOTA
Associate Professor and Chair
Department of Occupational Therapy
University of Missouri
Columbia, Missouri

Lynn A. Worobey, PhD, DPT, ATP
Research Assistant Professor
Physical Medicine & Rehabilitation
University of Pittsburgh
Pittsburgh, Pennsylvania

Fabio Zaina, MD
Consultant
ISICO (Italian Scientific Spine Institute)
Milan, Italy

Rebecca Wilson Zingg, DO
Assistant Professor
Physical Medicine & Rehabilitation
University of Utah, Health
Salt Lake City, Utah

目　录

上　卷

下　卷

第一篇　评定的原则

第 1 章　临床评定

John A. Freeman ● Sally B. Alcott ●
Armen G. Derian ● Christopher H. Bailey

概述

物理医学与康复主要致力于恢复患者功能并使其重返社会。与其他医学分支学科一样，物理医学与康复的基础在于通过病史采集和体格检查对患者进行细致而全面的临床评定。康复医师所采取的治疗性干预必须以对患者进行准确的评估为基础。功能损害与先前已经存在的以及当前发生的医疗问题相关，也与患者个体生活的社会环境密不可分。

功能评定

医学诊断强调检查者通过病史和查体做出疾病的正确诊断。医学诊断确立之后，康复医师必须查明疾病的功能性后果。做到恰当的临床评定就要求检查者对疾病、身体功能、活动受限和参与受限的区别有一个清晰的认识。

如果某种疾病不能通过内科或外科途径治愈或缓解，就应采取一些相应的措施以减轻疾病对功能的影响。例如采用电子设备增强肌力或是减轻听力损害。对于成功的康复而言，康复医师不应仅关注功能损害的结局，还必须确定正常的功能。当完好的功能能力及应用得到增强并适应新的用途时，患者的功能独立性便得到提高。

病例 1

患者 AW 在脊髓损伤致其截瘫前，是一名快乐而自尊的赛跑选手。在住院康复期间及出院后，他积极参与心血管和上肢的康复计划。他得到了一个超轻量级的运动轮椅，成为一名轮椅竞速运动员并在一些地区性比赛中获胜。

评述：AW 完好的功能包括正常的上肢肌力、竞争精神和自律能力。通过增强功能和适应能力并恰当使用轮椅，使他在体育运动中重获快乐和自尊。

患者的病史、查体和实验室检查结果有时并不能帮助确诊某种特定疾病。医学处理必须着重于患者的症状。尽管诊断非常必要，但也并非确定和后续干预功能损害的先决条件。为预判与既往活动相关的未来活动水平，康复医师应把握疾病进程的时间特征。

病例 2

患者 FZ，62 岁，女性，上下楼梯困难。她表示和丈夫多年来已经形成了每晚散步 30min 的习惯。但两年前，她走不了几个街区就开始感觉疲劳；一年前，她不能从低坐位站起；六个月前被迫停止散步；最近，她觉得上下楼梯成为一种负担，因进出浴缸洗澡时需要帮助而改用淋浴。

FZ 未述感觉缺失。查体可见肌张力降低、腱反射减退、近端肌肉肌力降低。电诊断和肌肉组织活检证实为非炎症性肌病，但进一步检查未能确定病因。提供给 FZ 浴凳、坐便器座位升高装置、用于长距离移动的轻便折叠式轮椅和用于短距离行走的带轮助行器；教她使用辅助器具安全步行、操作轮椅、节省体力等技术以及妥善安置浴室安全扶手的方法；根据她的汽车安全驾驶记录提供给她残疾人士停车证。此外，就潜在的进行性肌力下降对功能的

1

影响与患者进行了讨论并提供了支持性咨询。

一个月后随访检查发现,FZ 的肌力仅有轻微减弱,但功能能力无变化。下一次随访检查安排在六周之后。

评述:尽管没有确切的疾病诊断,但仍然可将特定的功能损害作为康复干预的重点。定期连续随访评估可使康复医师及时发现功能损害并避免进一步损害。

综合评定

物理医学与康复的范围涵盖了多个器官系统。因此,关注人的整体极为重要。康复医师以消除患者残疾并恢复功能为目的,通过最大限度地增加活动和参与度,使患者在身体、心理、社会和经济上获得最大化的独立。因此,不仅要评估疾病本身,还必须评估疾病对个体的家庭和社会环境、职业责任、经济状况以及业余爱好、希望和梦想的影响和影响方式。

病例 3、4

患者 CC,63 岁,钢琴调音师。左侧脑梗死,仅有轻度的右利手功能障碍。尽管体格检查显示其患手的手指具有分离运动功能,但他仍感到沮丧,认为自己再无法完成其职业所必需的精细而精准的手指运动。

患者 BD,63 岁,公司律师,左侧脑梗死导致非利手上肢严重痉挛。他在住院康复期间每天都完成一些文书工作,并在治疗后不久重返全职工作。

评述:每位患者功能损害程度不同,可导致不同程度的相关活动和参与受限。

康复评定的跨学科性

虽然本章大部分内容着重于论述与康复评定相关的患者病史和体格检查,但仅是综合康复评定的一部分。这样说并非要贬低内科医师所用的传统检查工具。这两部分都很重要,并且是进一步评定的基础;然而,其特性决定了各自也有其局限性。言语和语言障碍可阻碍交流;患者和家属对有关事实的主观解释可妨碍对功能进行客观的评定。单独进行一项,如面谈或体格检查,都不能全面地评定患者的表现。

例如,在面谈中询问患者有关行走方面的能力可能会发现潜在的问题,但医师和物理治疗师只有在不同情境中观察患者的行走后,才能对其行走功能做出客观、可靠的评定。同样,作业治疗师必须评定患者的日常生活活动(activities of daily living,

ADL)表现,康复护士必须评定住院患者的安全与判断力。语言治疗师提供语言功能测评,通过专业的交流技巧可获得在面谈中遗漏的信息。康复心理治疗师提供量化和标准化的认知与知觉功能评定以及对患者当前心理状况的专业评定。通过与患者家属和雇主的沟通,社会工作者可以提供关于患者社会支持系统和经济来源的有效信息。物理医学与康复团队的概念并不仅用于患者的评定,也用于门诊和住院医疗机构康复的日常管理。

机构设置和目的

由于物理医学与康复范围广泛,评定机构的设置可以是多种多样的。根据评定目的的不同设置不同的评定机构。机构设置和目的均会影响评定的形式和范围。传统的住院康复科或物理治疗门诊是为康复团队提供综合评定的最佳设置。但是,近年来随着医疗费用的增加和政府及第三方支付方的干预,需要在诊所和社区等地开辟新的途径完成综合评定(表 1-1)。

表 1-1   物理医学与康复评定:机构设置和目的

机构设置	目的
医院	
住院康复科	康复团队提供综合评定
咨询服务	康复医师评估潜在的康复效益
诊所	
一般物理治疗诊所	康复团队提供综合评定
	康复医师评估潜在的康复效益
	全面评定肌肉骨骼或脊柱功能障碍
专科门诊	全面评定特定的疾病组(如肌肉萎缩症、运动创伤)
日间康复计划	康复团队提供综合评定
损伤或残疾诊所	根据委托机构(如工人赔偿、社会保障局)要求决定评定内容
社区养老院	康复团队提供综合评定
	由选定的康复团队成员进行有限的评估
	康复医师评估潜在的康复效益
学校	对功能进行有限评定
	对运动参与进行有限评定
过渡性的生活设施	康复团队提供综合评定
	针对特定问题进行有限评估

患者病史

患者病史通常由康复医师在问诊中采集。若在评定过程中遇有交流障碍和认知缺陷,应从患者的陪伴者获取进一步证实的信息。配偶及家庭成员是很有价值的信息资源。康复医师也有必要与其他照料者进行面谈,如护工、公共卫生护士和家庭健康机构的护理人员。

患者病史主要包括主诉、现病史、功能障碍史、既往史、系统回顾、患者一般资料和家族史。

主诉

主诉是指以患者的语言记录主要问题。患者常以某种症状报告损伤,而该症状常提示某一疾病或是一组疾病的存在。患者主诉"上一段楼梯时胸疼"提示与心脏疾病有关,而主诉"我开车时手疼而且麻木"则提示腕管综合征。

同样,功能损害的主诉也是活动受限或参与受限的首要提示。一位家庭主妇主诉"我的平衡功能越来越差了,而且摔了好多次",说明该损害可能不仅与前庭系统疾病有关,也导致不安全行走;一位农民主诉"我再也不能爬上拖拉机了"不仅暗示可能存在某种神经肌肉或是骨科疾病,由于患者已不能完成职业活动,因此也提示该疾病已导致残疾。

现病史

现病史在患者叙述该病的进展时获取。必要时,需要患者解释其所使用的特定词语。与某一特定症状相关的一些具体问题也有助于突出问诊的重点。通过采用这些技巧,医师可以温和地引导患者按照时间顺序,充分描述症状及其后果。应允许患者叙述情节。在问诊中可引出不止一个症状,医师需要按顺序记录每一个问题(表 1-2)[1]。

表 1-2　症状分析

1. 发病时间
2. 特征和严重性
3. 部位和扩展
4. 时间关系
5. 相关症状
6. 加重和缓解因素
7. 既往治疗和效果
8. 进展、缓解与加重

From Mayo Clinic Department of Neurology. Mayo Clinic Examinations in Neurology. 7th ed. St. Louis, MO; Mosby; 1998. Used with permission of Mayo Foundation for Medical Education and Research。

列出一份患者当前服用的完整用药清单。使用多种用药在慢性病患者中很常见,有时伴有明显的副作用。药物的副作用会进一步影响认知、心理状态、血管反射、平衡、大小便控制、肌张力以及由当前疾病或创伤而导致的协调性损害。

现病史还应包括利手记录,这对于康复许多领域都很重要。

功能史

对慢性病患者的康复评定常显示存在功能障碍。康复医师可通过了解功能障碍的状况对疾病所致的残疾特征进行描述并确定残存的功能和能力。一些医师认为功能障碍史应是现病史的一部分,而另一些医师则认为属于面谈的内容。检查者不仅必须了解与当前疾病相关的功能状态,也应了解患者发病前功能水平的状况。

虽然具体日常生活活动组成多少有所不同,但以下个体独立性要素是共有的:交流、进食、修饰、沐浴、如厕、穿衣、床上活动、转移和移动。

在记录功能障碍史时,医师需要描述患者每一活动的独立性水平。使用一个标准化的功能评定量表(参见第 7、8 和 15 章)是医师了解功能稳定性的最佳工具,并可用于研究。

交流

由于物理医学与康复实践的要素是对患者进行教育,因此有效沟通十分重要。面谈者必须评估患者的各种交流能力。在临床应用中,该评定使病史和体格检查之间的界限变得模糊。在言语和语言障碍很明显的情况下,如不检查患者的交流能力则很难以一种有效途径与患者沟通。为方便起见,本节将就与病史确切相关的交流能力进行讨论。其余部分将在体格检查一节中论述。

言语和语言病理学已经为临床工作者提供了众多言语和语言障碍的分类系统(参见第 13 章)。从功能角度讲,交流能力的要素取决于以下四种与言语和语言相关的能力[2]:①听;②读;③说;④写。通过评定上述要素以及理解和记忆力,检查者可以确定患者的交流能力。以下是一些代表性问题:

(1) 你听清楚声音有困难吗?
(2) 你使用助听器吗?
(3) 你阅读有困难吗?
(4) 你需要戴眼镜阅读吗?

（5）别人理解你所说的话有困难吗？

（6）你表达自己的想法有困难吗？

（7）你找词困难吗？

（8）你能写字吗？

（9）你能打字吗？

（10）你需要使用交流辅助器具吗？

进食

将固态或液态食物放入口中、咀嚼以及将食物咽下是正常人的基本技能。但是，神经病、整形外科或肿瘤患者常常很难完成这些动作。进食功能障碍会产生深远的影响，如营养不良、吸入性肺炎和抑郁症。在评定日常生活活动能力时，需要对进食功能做具体而系统的评定。

以下是一些代表性问题：

（1）你能自己独立吃饭吗？

（2）你打开容器或倒水有困难吗？

（3）你能切肉吗？

（4）你使用刀、叉、勺有困难吗？

（5）你将食物或饮料送入口中有困难吗？

（6）你咀嚼有困难吗？

（7）你吞咽固体或液体有困难吗？

（8）你吃东西时咳嗽或呛过吗？

（9）食物是否会从你的鼻子反流出来？

对鼻饲或胃造瘘的患者还需询问谁帮助他们准备和管理喂食，需记录食物的种类、数量和进食时间表。

修饰

修饰可能被认为没有进食重要。但是，因功能受损而致修饰障碍可对患者的卫生、身体形象和自尊产生有害影响。因此，修饰技能是需要康复团队真正关注的问题。

以下是一些代表性问题：

（1）你可以自己刷牙吗？

（2）你可以自己摘下和戴上假牙吗？

（3）你整理和梳头有困难吗？

（4）你可以自己化妆吗？

（5）你刮胡子有困难吗？

（6）你可以自己使用除臭剂吗？

洗澡

保持个人卫生的能力也将对患者身体和心理均产生重要的影响。保持清洁能力的障碍会导致皮肤浸渍和溃疡，皮肤和全身性感染以及传播疾病给他人。应询问患者独立洗澡的能力。

以下是一些代表性问题：

（1）你能独自洗盆浴或淋浴吗？

（2）你在澡盆里或淋浴时觉得安全吗？

（3）你使用浴凳或淋浴椅吗？

（4）你自己能用海绵洗澡吗？

（5）洗澡时有够不着的身体部位吗？

对于感觉障碍的患者，沐浴也是便于皮肤检查的时间，应询问患者是否有检查皮肤的习惯。对于使用轮椅、助行器或其他移动设备的患者，应确定在浴室入口是否有建筑障碍。

如厕

对于认知健全的患者，大便或小便失禁可对患者的心理造成严重打击。大小便失控对患者自尊、身体形象和性活动产生不利影响并导致参与受限。皮肤和衣物的污染可引起溃疡、感染和泌尿系统并发症。康复医师应全面而敏锐地询问患者有关如厕独立性问题。

以下是一些代表性问题：

（1）你能独自使用厕所吗？

（2）使用厕所前后，你需要他人帮助穿、脱裤子吗？

（3）大便后你需要他人帮助清洁吗？

对于留置导尿管的患者，导尿管和尿袋的日常管理也应评估。如果采用间歇导尿排空膀胱，则检查者应确定谁是操作者并对导尿方法有一个清晰的了解。对于膀胱造瘘或肠造瘘患者，检查者也需要了解谁管理造瘘口并让患者描述其操作方法。

女性的清洁卫生一般在坐便器上或坐便器附近完成，因此在面谈中可询问患者使用卫生巾或卫生棉条的问题。

穿衣

我们穿戴整齐外出工作、吃饭、在公共场所娱乐和拜访亲朋好友。即使在家里，除了密友和家人，我们也穿戴整齐接待他人。穿衣是为了保护、保暖、自尊和愉悦。穿衣独立性丧失可导致个人独立性严重受限，因此，该问题应在康复面谈中给予细致的询问。

以下是一些代表性问题：

（1）你每天都穿衣服吗？

（2）你经常穿什么衣服？

（3）你穿脱内衣、衬衫、裤子、裙子、连衣裙、外套、长袜、裤袜、鞋、领带时需要帮助吗？

（4）你系纽扣、拉拉链、挂钩、按扣或系鞋带时需要帮助吗？

（5）你的服装修改过吗？

床上活动

床上活动是功能性移动最基本的阶段，其功能水平的重要性不能被低估。如果患者不能从一边转向另一边进行减压或定期暴露皮肤，则极有可能在骨突部位发生压力性溃疡，并因湿热及空气不流通造成皮肤浸渍。对于不能站立穿衣的患者，桥式（在仰卧位将臀部从床面抬起）动作有助于穿内裤和外裤。在斜卧位与坐位间变换体位同样可以增强独立性。包括转移在内的很多日常生活活动都需要坐位平衡能力。

以下是一些代表性问题：

（1）躺下时，你能自己躺平、俯卧以及向两侧翻身吗？

（2）仰卧位时，你能否将臀部从床面抬起？

（3）坐起或躺下时，你需要帮助吗？

（4）你保持坐位有困难吗？

（5）在电动床上，你能否自己控制床的运动？

转移

转移是功能性移动的第二阶段。在轮椅和床、坐便器、浴凳、淋浴椅、座椅或车座间转移是其他方面独立的先决条件。虽然男性患者可以使用尿壶而不必转移，但女性患者如果不能转移到坐便器则不能实现排尿管理的独立性，必要时就需要留置导尿。不能从轮椅转移到其他座位上，乘坐飞机或火车就很困难；不能转移到浴凳或淋浴椅上则难以独立洗澡；不能转移到汽车座位上就难以驾驶带有标准座位的汽车。从坐位站起到站立位的能力也属于转移范围。对患者来说，没有扶手的低座椅比有扶手的靠背椅更难使用。

以下是一些代表性问题：

（1）你可以独自坐上轮椅并从轮椅转移到床、坐便器、浴凳、淋浴椅、座椅或车座吗？

（2）你可以轻易地从床上起来吗？

（3）你从低或高座椅上起身站立需要帮助吗？

（4）你不需要帮助可以上下坐便器吗？

移动

轮椅移动

虽然使用轮椅较步行更易受到建筑障碍的影响，但对不能行走的患者而言，轮椅还是提供了很好的移动性。轻便的手动轮椅经过精巧设计，在平地上行进的能量消耗仅略微高于步行。通过增加电机驱动装置、电池组以及速度和方向控制装置，即使患者没有足够的上肢肌力也可以操纵轮椅，从而维持移动的独立性。

手动轮椅的操作技能可以通过多种途径进行量化评估。患者可以报告在停下来休息之前可以行进的距离（步、码、米或街区）。另外，也可以评估患者连续驱动轮椅的时间或使用轮椅的环境（如在屋内、住宅周围或是社区内）。

以下是一些代表性问题：

（1）你是独自驱动轮椅吗？

（2）在转移前，你是否需要帮助才能锁住轮椅手闸？

（3）你在驱动轮椅通过毛织地毯、粗糙地面或斜坡时是否需要帮助？

（4）在停下来休息之前，你可以连续行进多远或多长时间？

（5）你可以独自驱动轮椅到客厅、卧室和厨房吗？

（6）你可以驱动轮椅外出到商店、餐馆和拜访朋友吗？

如果患者没有达到上述轮椅移动的功能水平，就需要询问患者是什么阻碍了其驱动轮椅远行以及在将轮椅从汽车搬上、搬下的过程中是否需要帮助。

行走

行走是移动的最高水平。狭义而言，行走就是步行，以下将使用这个定义以简化讨论。然而，在康复领域，行走可以是从一地移动到另一地的任何有效形式。许多康复专家认为，双侧膝上截肢的患者使用手动轮椅，颈 4 水平四肢瘫患者操作电动轮椅以及在不发达国家小儿麻痹症幸存者爬行都属于行走。驾驶汽车同样也可以视为行走的一种形式。量化评定行走能力的方法与轮椅移动相同。患者可报告在停下来休息之前能够行走的距离和时间以及步行的环境。

以下是一些代表性问题：

（1）你可以独立行走吗？

（2）行走时你使用手杖、拐杖或是助行器吗？

1

（3）在停下来休息之前，你能够行走多长距离和时间？

（4）是什么妨碍你走得更远？

（5）行走时，你感觉不稳或是跌倒了吗？

（6）你可以不需要帮助上下楼梯吗？

（7）你可以外出走到商店、餐馆和朋友家吗？

（8）你可以使用公共交通工具（如公共汽车或地铁）而不需要帮助吗？

驾驶汽车

许多患者认为，如果不能自行驾驶汽车就不是完全的功能独立。对城市居民来说，虽然公共交通工具方便易行，驾车技能并非必需，但对居住在郊区或是农村的患者来说，驾驶技能确是必需的。在驾驶年龄范围内的患者才需要做驾驶技能的评估。

以下是一些代表性问题：

（1）你有有效的驾驶执照吗？

（2）你有自己的汽车吗？

（3）你可以驾驶汽车到商店、餐馆和拜访朋友吗？

（4）可以在交通拥堵的情况下或是长距离驾车吗？

（5）你可以在光线不足或是日落后驾车吗？

（6）你使用手动控制还是汽车改装控制？

（7）自患病或受伤以来，你是否曾发生过交通事故或因不当驾驶而收到过任何传讯吗？

既往史

既往史主要记录患者出生后的重大疾病、外伤或健康状况。某些既往疾患将会继续对患者目前的功能水平产生影响。确定这些问题有助于更好地把握患者功能障碍前的基线水平。检查者要特别注意辨认患者自己使用的诊断术语是否能够准确表述患者真实的诊断。尽管许多与长期制动、功能失调以及残疾相关的病损可以通过采取康复措施加以改善，但这些情况仍然影响未来康复工作的目标。

病例 5

患者 PB,66 岁女性，因血管性疾病施右膝上截肢术后参加康复训练。值得注意的是，其既往史中包括七年前曾患右侧脑梗死。尽管 PB 接受了脑卒中的综合康复治疗，但她只能在四脚拐和踝足矫形器（因左侧偏瘫肢体痉挛）的辅助下步行一个街区。

评述：装配假肢和训练后，大多数处于该年龄组的膝上截肢患者可以重获行走能力，尽管需要在手杖或其他助行器辅助下才能实现。对于 PB 而言，由于截肢前已存在左侧肢体的瘫痪，不能用左手驱动轮椅，因此其康复目标包括低座位轮椅的使用和各种轮椅活动训练。虽然患者不能较长距离行走，但仍然为其装配了手动锁膝关节的临时假肢以尝试是否有助于转移。对 PB 而言，其转移障碍更多是由先前的损伤所致，其次才是目前疾病所造成的损伤。

康复医师应完整采集既往史；但还需注意患者的神经、心肺或肌肉骨骼疾病史，从中了解患者的特殊需求以获得更多信息。康复医师还需了解患者的精神障碍史。该部分将在心理和精神病史中讨论。

神经系统疾病

既往神经系统疾病史对当前疾病的康复结局会产生巨大影响，这种情况最常见于老年人群，也见于任何年龄组。不论先天性还是获得性，业已存在的认知障碍会限制以教育为导向的康复干预。感觉障碍如触觉、痛觉或关节位置觉消失或以知觉功能障碍为特征的损害，都会限制患者在获取新技能过程中的判断能力。这些感知觉障碍也更可能使患者因反应迟钝或消失，在长期制动导致皮肤表面长时间或过量受压时造成软组织损害。合并视觉或听觉损害时，功能会受到进一步损害。同样，新的运动技能的学习也会因痉挛、肌无力或耐受性下降等运动损害而受阻。认真排查既存的神经系统疾病应是康复评定的基本组成部分。

心肺系统疾病

有运动障碍的患者在完成日常生活活动时需消耗较正常水平高的能量。当已有的心肺系统疾病限制了患者耐受由运动障碍所致的更多能量消耗时，功能将会受到进一步损害。血液、肾脏和肝脏功能不全时也同样如此。医师应尽可能多地收集心肺资料以准确评估患者的心脏储备功能。只有在心肺系统疾病确诊之后，医学干预才能介入，并制订个体化的康复计划以最大限度地提高患者的心脏储备能力。

肌肉骨骼系统疾病

肌无力、关节粘连、外伤或关节炎所致的关节不稳、截肢和其他肌肉骨骼系统障碍均会对功能和能力产生不利影响。排查这些障碍是进行全面康复评定的必要先决条件。

系统回顾

必须进行详尽的系统回顾以筛查未在现病史或既往史中确定的疾病线索。许多疾病都有可能对康复治疗产生负面的影响。但如前所述，康复医师要对某些障碍给予特别关注。该部分评定包括对全身系统、头颈部、呼吸、心血管、消化、泌尿生殖、肌肉骨骼、神经、精神、内分泌系统以及皮肤症状的检查。

全身症状

检查者应特别注意感染和营养不良的情况。疲劳可以是神经科和神经肌肉疾病（如脑卒中、多发硬化、肌萎缩性侧索硬化症、脊髓灰质炎后遗症）患者或其他（如阻塞性睡眠呼吸暂停综合征或慢性疼痛）患者的突出症状。

头颈部症状

检查是否存在视觉、听觉及吞咽障碍。

呼吸系统症状

任何限制氧运输到组织的肺部疾患均可影响耐力。因此，应检查有无呼吸困难、咳嗽、咳痰、咯血、哮喘及胸膜炎性胸痛等症状。

心血管系统症状

心脏疾病表现为心脏储备和耐力下降。症状查明后，大多数心血管症状可以通过药物治疗改善。确诊心律失常有助于防止栓子脱落导致频发脑卒中。同时，也应查明是否存在胸痛、呼吸困难、端坐呼吸、心悸或头晕等症状。

周围性血管疾病是截肢的首要原因。查明周围性血管疾病可降低因卧床休息、矫形器、压力衣和其他康复器具造成压力性溃疡和坏疽的潜在风险。检查者应询问患者有无跛行、足部溃疡和静脉曲张的情况。

胃肠道症状

多数胃肠道疾病均会导致营养不良，严重者可对康复结局产生未曾意识到的负面影响。神经功能障碍患者的排便控制应特别予以关注[3]。应了解患者的大便失禁、排便管理技术和服用泻药的情况。

泌尿生殖系统症状

必须查明神经源性膀胱的表现。应询问患者具体的液体摄入量、排尿时间、具体的膀胱排空技术、尿急、频率、尿失禁、尿潴留和不完全排空、膀胱充盈和排空感、排尿困难、脓尿、感染、腰痛、血尿以及有无肾结石等情况。

对于女性患者而言，应询问月经和妊娠史，应重点了解性交痛、阴道和阴蒂感觉和性高潮情况。对于男性患者，应询问勃起、射精、后代和性交痛等情况。

肌肉骨骼系统症状

肌肉骨骼系统功能障碍是患者康复中的常见问题，因此必须全面检查肌肉骨骼系统。检查者应询问肌肉痛、肌无力、肌束震颤、肌萎缩、肥大、骨骼畸形和骨折、关节活动受限、关节僵硬、关节痛以及软组织和关节肿胀等情况。

神经系统症状

由于需要康复干预的神经损害疾病发病率的增加，对神经系统应进行详尽的检查。检查包括以下诸方面：嗅觉、复视、视力模糊、视野缺损、平衡失调、眩晕、耳鸣、肌无力、震颤、不随意运动、抽搐、抑郁、共济失调、触觉/痛觉/温度觉损害、感觉迟钝、痛觉过度和记忆、思维改变。

在功能障碍史和系统回顾中均可能涉及咀嚼、吞咽、听力、阅读和说话的情况。

精神症状

可以在系统回顾时讨论心理和精神情况。但是，我们一般习惯在获得患者的社会心理史概况之后再评估。

内分泌系统症状

应着重询问对热或冷的耐受情况、多汗、多尿、口渴、皮肤改变、毛发分布和声音改变等方面。

皮肤症状

应询问皮疹、瘙痒、色素沉着、潮湿或干燥、质地、头发生长和指甲变化。

患者概况

检查者可以从患者概况中了解患者过去和现在

1

的心理状态、社会背景和职业背景等信息。

个人史

心理和精神史

任何一个伴随功能障碍的疾病都会引发心理问题。一个处于静止期的精神障碍可能在紧张状态中复发,并有可能干扰或阻止康复治疗。在明确精神障碍史后,可在康复治疗期间预防性应用必要的支持系统以降低精神障碍复发的可能性。检查者需要了解既往精神病住院治疗、精神药物干预或心理治疗情况。还应筛查患者过去或当前的焦虑、抑郁和其他情绪变化、睡眠障碍、妄想、幻觉、强迫和恐惧的想法以及过去重大和微小的精神疾病。回顾患者既往和现在对于压力的反应常常有助于康复团队更好地理解和矫正对灾难性疾病或创伤的行为反应。因此,了解患者对于既往疾病和家庭问题的情感反应,以及了解患者对当前疾病所承受的压力非常重要。如初筛提示任何异常,临床心理学家可进行测试以明确精神症状或人格障碍的类型。

生活方式

休闲活动可以促进身体健康和情感健康。检查者需要回顾患者的休闲习惯,以制订特殊的康复措施,通过这些活动,帮助患者重获独立性。需要询问的问题,举例如下[4]:

你有什么兴趣爱好吗?

(1) 比起坐位活动,你更喜欢身体锻炼、体育运动、户外运动、机械操作(即机动车)吗?

(2) 比起身体锻炼,你更喜欢智力活动(即符号类活动)吗?

(3) 你从社交往来、各种组织和团体(即以人际交往为本)中获得的乐趣最多吗?

(4) 你是否热衷于这些爱好?

以工作为导向的没有业余爱好的人在康复治疗中需要休闲咨询。

饮食

营养不足可能会阻碍康复治疗。此外,即使在动脉粥样硬化所引起的首次心脑血管事件之后,一些二级预防也可通过饮食干预来完成。检查者应明确患者制备食物(包括正餐和零食)的能力、平时的饮食习惯和特殊饮食。

酒精和药物

必须对药物、酒精和尼古丁的使用情况进行评估。有认知、知觉和运动障碍的患者,滥用这类物质可进一步加重损害。酒精或药物滥用是脑外伤和脊髓损伤发生的常见因素。确定滥用和依赖性有助于患者通过咨询矫正不良嗜好。CAGE 问卷是一简明、有效的筛查评估酒精滥用和依赖性的工具(表 1-3),只要有一项回答是肯定的,就需要进一步调查[5]。

表 1-3　CAGE 问卷

1. 你是否觉得应该减少饮酒量?
2. 你是否因喝酒被别人指责而感到恼怒?
3. 你是否对自己饮酒感到糟糕或内疚?
4. 你是否早上起来第一件事便是饮酒以使自己平静或摆脱宿醉呢?

社会史

家庭

一名家庭成员灾难性的疾病会给家庭其他成员带来巨大的压力。当健康或药物滥用等多种问题交织在一起时,家庭解体的潜在风险大大增加。这是不幸的,因为家庭和朋友的支持与功能结局密切相关。检查者需要了解患者的婚姻史和婚姻状态,在家居住的其他家庭成员的姓名和年龄。应明确每个家庭成员所承担的角色(如谁管理财务、做饭、清扫或管教子女)。检查者还需要了解是否还有其他家庭成员居住在附近;询问他们照料患者的意愿和能力,以及他们的工作或学习安排,从而确定所有可能的潜在扶助力量。

住宅

应了解患者的住宅设计以确定是否存在建筑障碍,患者的居所是自己拥有还是租用的,住宅的位置(如城市、郊区、农村),住宅与康复机构的距离,进入宅门的台阶数,入口是否有斜坡以及厨房、浴室、卧室及客厅使用是否方便。

职业史

教育和培训

虽然教育不能预测智力,但患者的受教育水平却可提示康复团队在其康复过程中可以利用已有的知识技能。此外,在评定躯体功能时,教育背景将决定患者未来的教育和培训需求。在明确患者教育年限以及是否取得高中、本科、研究生学历后,检查者应了解患者的表现以及所取得的特殊技能、各种执照和证书。未来的职业目标很重要,对青少年患者而言尤为重要。针对这些目标的讨论应包括需要和兴趣、才能、技能考核和适当的职业辅导。

工作史

了解患者的工作经历有助于确定进一步教育和培训需求。同时，也提供了有关患者的积极性、可信性和自律的信息。应记录既往工作的类型和工作时间以及更换工作的原因。患者的职称、实际职位的描述以及工作单位是否存在建筑障碍等问题均应加以记录。上述原则同样适用于在家里工作的患者。此外，检查者应当确定有关准备膳食、购物、住宅维护、打扫卫生、抚养子女、管教相关的具体期望。最后，检查者应询问患者在哪里洗衣服，是否有建筑障碍阻止患者使用家用电器或到屋里和院内某处。

财务状况

物理医学与康复团队尤其社会工作者或病例管理员应该对患者的收入、投资、保险、残疾等级、债务有一个基本的了解。这些财务信息对于确定患者是否可享有服务和援助十分重要。

家族史

家族史用于确定患者家族的遗传性疾病，评估其家庭支持系统中成员的健康状况。配偶和其他家庭成员的健康信息有助于制订出院计划。

体格检查

康复医师所采用的体格检查与一般医学检查有许多共同之处。体格检查需要熟练的技术。通过视、触、叩、听，检查医师查找证据以支持和形成诊断并筛查其他没有在病史中显现的问题。

体格检查也不同于一般医学检查。在完成有助于建立医学诊断的体检后，康复医师仍然有两项主要任务：

（1）分析有助于确定疾病所致的功能损害的体检结果。

（2）确定患者残存的生理、心理功能和智力，它们是患者功能重建的基础。

物理医学和康复强调骨科和神经科检查，同时认为功能评定是全面体检不可分割的部分。

严重的运动、认知和交流障碍使患者难以或无法遵循医师的指示，制约某些传统的体检方式。因此，检查者必须想方设法完成检查。这种情况下，特别需要具备专家检查技能。

我们假定读者能胜任一般的医学检查[6]。以下将重点论述与物理医学与康复学特别相关的体格检查，主要包括生命体征、一般状况、皮肤和淋巴、头、眼、耳、鼻、口、咽喉、颈部、胸部、心脏和外周血管系统、腹部、泌尿生殖系统、直肠、肌肉骨骼系统、神经系统检查和功能检查。

生命体征和一般状况

血压、脉搏、体温、体重和一般情况记录较为重要。查明高血压对于脑卒中和心肌梗死的二级预防有意义。对于不明原因跌倒、眩晕或头晕的患者，需要测量仰卧、坐位和站立位血压以排除直立性低血压。心动过速是高位四肢瘫患者出现败血症的首发症状，也是制动患者发生肺栓塞的重要提示。初次体重记录对于查明和追踪不同脑损伤患者常见的营养不良、肥胖和体液-电解质紊乱具有重要意义。应注意患者是否表现出敌意、紧张或易激动，行为是否不合作、不恰当或心事重重。

皮肤和淋巴

正在进行躯体康复的患者常遇到皮肤问题。周围性血管疾病、感觉障碍、制动和意识障碍患者的皮肤长期受压常导致皮肤和皮下组织损伤。许多残疾人常见的疾病及其治疗使皮肤更易发生外伤或感染。皮肤问题对健康人的影响很小，但对穿戴假肢、矫形器和其他器具的残疾人而言，皮肤问题是灾难性的。

应在充足的光线下检查患者的皮肤。康复医师可单独检查每个皮肤区域，而不用让患者完全暴露。尤其需要检查骨突处和与假肢或矫形器接触的皮肤是否有苔藓样硬化斑、红斑或破损。应检查破损的皮肤是否有浸渍和溃疡；血管性疾病患者的下肢远端皮肤有无色素沉着、脱毛和破损情况；感觉缺失患者的手、脚是否有未发现的外伤；淋巴结有无增大或压痛；皮肤有无凹陷性水肿。

头部

应检查头部既往和现在有无外伤。轻触诊查明头部是否有外伤、神经外科手术、分流泵和其他颅面畸形。考虑血管畸形时应听诊检查有无血管杂音。

眼

视力障碍会妨碍康复治疗，尤其对需要用视觉代偿其他感觉系统障碍的患者更是如此。戴上眼镜后，应用标准视力表检测患者的远近视力。如果没有标准视力表，可以检查者视力为对照，用远处物体确认检查远视力,用阅读不同大小字体的材料检查近视力。如果环境允许可以用折射来验证检查结果。检查眼底,如需使用散瞳剂,可以使用药效较短的药物,同时应在记录表上标注患者的给药时间和药品名称。检查眼球和结膜的红斑、炎症;失语患者和意识障碍的患者可能不能准确表述急性青光眼疼痛和结膜炎的不适。对于昏迷患者,应检查是否存在眼睑闭合不全;还应给予足够的润滑剂防止角膜溃疡的发生。

耳

未知的听力障碍会妨碍康复治疗。可以通过"秒表检查"或让患者复述检查者低声话语检查听力。对于单侧性听力缺损,应采用 Weber 和 Rinne 试验来查明是神经性还是传导性的缺损。可以用听力图来验证检查结果。还应做耳镜检查。如果脑外伤患者出现耳漏,可用 Benedict 溶液测定漏出液的含糖量,检测漏出液是否为脑脊液。

鼻

包括嗅觉功能的鼻常规检查一般足够。清澈或血性的流出液提示脑外伤后脑脊液的流出。

口和咽

应检查口腔和咽部黏膜是否卫生,是否有感染(如服用糖皮质激素或广谱抗生素的患者患有念珠菌病)、牙齿缺损、牙龈发炎或肿大。还要检查假牙是否完好、清洁。对关节炎或外伤患者,应触诊检查颞下颌关节是否有捻发音、压痛、肿胀或活动受限。以上这些问题都将影响摄食和饮水,进而导致营养不良。

颈部

颈部的常规检查一般已足够。对于脑血管疾病和动脉粥样硬化的患者应听诊颈动脉杂音。对肌肉骨骼系统疾病的患者,应评定关节活动度(range of motion,ROM)。但是,对于急性外伤或慢性多关节炎的患者,应在影像学结果排除骨折或不稳定后才可进行颈部关节活动度的检查。

胸部

肺功能对运动耐力影响极大。对于运动耐力已受到神经系统或肌肉骨骼系统疾病影响的患者,检查者应谨慎检查肺功能障碍以尽量减少损害。标准

的医学检查通常已足够,但胸部检查的某些方面仍值得提及。

检查胸壁时,应注意呼吸频率、幅度和节律。注意有无咳嗽、呃逆、呼吸费力、辅助呼吸肌运动和胸廓畸形。风湿性疾病如脊椎关节病晚期和硬皮病会影响呼吸功能。伴有肺换气不足的限制性肺疾病常见于肌营养不良和其他神经肌肉疾病、重度脊柱后凸侧弯和慢性脊髓损伤患者。呼吸急促和心动过速也许是高位脊髓损伤患者发生肺栓塞、肺炎或败血症最易观察到的表现。桶状胸提示存在阻塞性肺疾病,医疗干预可最大限度地减少其对功能的影响。

嘱患者咳嗽,应注意观察咳嗽的力度和效率。若咳嗽无力,可以随咳嗽有节奏地按压腹部,以增强咳嗽的力度。触诊检查胸壁有无压痛、畸形和传导音。在脑外伤患者急性期,肋骨骨折有可能被忽略。应叩诊确定膈肌水平和活动范围。通过听诊了解呼吸音特征,确定有无喘息、摩擦音和干、湿啰音。免疫功能抑制的患者,肺炎可为隐匿性的。

提示存在肺部疾病时,应进一步做肺功能检查和血气分析。若患者气管切开,检查者应检查切口周围的皮肤状况,记录呼吸机类型以及有无气囊漏气。乳腺恶性肿瘤筛查对男性和女性都十分必要。

心脏和外周血管系统

与肺部疾病相同,心血管功能障碍亦可对神经系统或肌肉骨骼系统疾病患者的运动耐力产生不利影响。心血管系统疾病确诊后,相应的干预可以减轻或减少其对运动耐力和健康的不良影响。一旦心律失常、瓣膜病以及先天性畸形诊断明确,二级预防措施应立即实施以防止栓塞性卒中的发生。

临床上,常在检查肢体时评估外周循环状况。在使用支具时,检查者应注意观察患者有无皮肤苍白、冰凉及营养不良等动脉闭塞性疾病的表现。器具的不当使用也可导致皮肤水肿继而出现破溃。深静脉血栓形成是制动患者的主要危险,应检查有无静脉曲张和静脉功能不全。必要时采用床旁多普勒检查有助于了解动脉或静脉情况,如是否存在雷诺现象。

腹部

对多数患者而言,仅在筛查有无腹部异常和评估胃肠道症状时才做腹部的一般检查。对于广泛痉挛的患者(如多发性硬化或脊髓病),应先行视诊和听诊,再行触诊和叩诊。腹部的触诊和叩诊常导致

腹部张力增高而干扰余下的腹部检查。对于中枢神经系统疾病导致的肠蠕动异常者，腹部触诊力量过大有可能引起胃内容物的反流。此类患者应取半卧位，检查者给予动作轻柔的检查。

泌尿生殖系统和直肠

进行全面评估时应检查生殖器。生殖器的全面检查对于控尿、排尿和性功能障碍的患者尤其必要。任何性别的尿失禁患者及使用外部集尿装置如安全套导管的男性尿失禁患者均可出现浸渍和溃疡。因此，应对男性患者的阴茎皮肤、女性尿道周围黏膜以及会阴部所有破损皮肤进行检查。对于留置尿管的男性患者应做睾丸和附睾触诊以判断有无睾丸炎和附睾炎。神经源性尿失禁在康复患者中很常见。然而，检查者应检查有无膀胱膨出或其他导致尿失禁并可修复的结构性原因。对长期使用留置导尿管的患者，应检查有无外尿道口溃疡，男性患者是否存在阴茎瘘。若怀疑有尿潴留，应插导尿管检测残余尿量。

不对肛门括约肌张力和会阴的感觉进行肛门指诊检查，康复评定就不是完整的。对于疑患有中枢神经系统、自主神经或盆腔疾病的患者，应进行球海绵体肌反射检查（一手用力压住阴茎龟头或阴蒂，另一只手的示指插入肛门中）以评估肛门括约肌张力。上运动神经元损伤时，肛门括约肌张力增高，而骶髓（S2~S4）周围神经损伤时，肛门括约肌张力下降或消失。

肌肉骨骼系统

肌肉骨骼系统障碍是康复医师诊治的一个主要部分。检查者必须掌握肌肉骨骼成分评定的专业技能，应系统评定每个身体部分的骨骼、关节、软骨、韧带、肌腱和肌肉情况。完成该部分评定要求检查者充分熟悉各体表标志及深层解剖特点。

鉴于神经肌肉骨骼功能的综合性与相互联系，许多神经系统或肌肉骨骼系统检查内容并非严格界定。肌肉骨骼系统的检查包括：视诊、触诊、ROM 评定、关节稳定性评定及肌力检查。

视诊

通过视诊了解有无脊柱侧弯、脊柱异常后凸和前凸；关节畸形、截肢、身体部位缺失和不对称（双下肢不等长）；软组织肿胀、肿物、瘢痕和缺损；肌束震颤、萎缩、肥大和撕裂。有时功能障碍可能很轻微，

需细致观察才可发现。在检查过程中，医师应注意疼痛患者所表现出的谨慎和试探性动作，装病者夸张和不一致的行为以及转化反应（conversion reaction）的怪异行为。

触诊

通过视诊所发现的局部异常（如压痛或畸形）以及患者所关注的任何身体部位均应做触诊检查以确定其解剖学病因。针对一个异常，首先应确定该异常是否以软组织或骨骼异常为基础，解剖结构是否正常。对于软组织异常，还应进一步确认水肿为凹陷性还是非凹陷性水肿，有无滑膜炎或肿块。

应对意识障碍患者出血或淤斑周围区域所有骨骼情况进行触诊检查。外伤性硬膜下血肿的老年患者有可能因跌倒而致四肢骨折。处于重症监护期的脑外伤司机，骨折往往被忽略。同样，有意识障碍的患者在医院摔倒后，应注意检查有无隐匿性的骨创伤存在。

关节活动度评定

临床上，许多卫生保健专业人员因各种原因对关节活动进行评定，包括初期评定、治疗过程中评定、向患者提供反馈、工作能力评定或以科研为目的的评定。在确定 ROM 测量的起始点时，我们更倾向于将解剖位视为基线（零起始点）。若测量旋转角度时，则选取正常旋转范围的中点作为零起始点[7]。

个体间的 ROM 测量结果存在较大差异。年龄、性别、身体状况、肥胖和遗传因素都会对正常 ROM 产生影响。美国骨科医师协会（American Academy of Orthopaedic Surgeons，AAOS）报道了人体各个关节 ROM 平均测量值[8]。

在测量 ROM 过程中，患者若无主动运动，而是借助于检查者产生关节活动，即测量被动 ROM。如果患者主动运动而产生 ROM，不需要检查者帮助，则为主动 ROM。如若比较主、被动 ROM，则起始位、固定、量角器、校准和量角器的类型均应相同。

ROM 测量结果的记录有许多不同的方法。图形记录有助于向患者或第三方提供反馈。有时患者 ROM 与正常 ROM 间的差异才是检查者感兴趣的，例如外科医师定期评定手指运动以指导手的术后康复。

量角器位置、起始位置和常见关节的 ROM 测量平均值如图 1-1~图 1-26 所示。

1

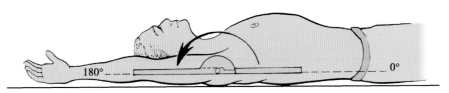

<table>
<tr><td>起始位</td><td>测量方法</td></tr>
<tr><td>仰卧位
手臂位于体侧
前臂旋前</td><td>矢状面
避免：
    背部拱起
    躯干旋转
量角器：
    轴心对准关节外侧，位于肩峰
    一臂与腋中线平行
    另一臂与肱骨中线平行</td></tr>
</table>

图 1-1   肩关节屈曲（J. F. Lehmann, MD. 提供）

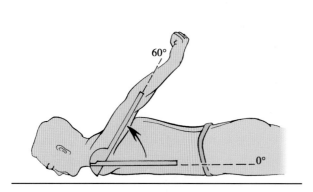

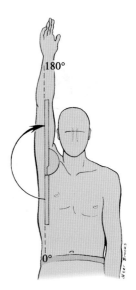

<table>
<tr><td>起始位</td><td>测量方法</td></tr>
<tr><td>俯卧位
手臂位于体侧
前臂旋前</td><td>矢状面
避免：
    肩关节从床面抬起
    躯干旋转
量角器：同图1-1</td></tr>
</table>

图 1-2   肩关节伸展（J. F. Lehmann, MD. 提供）

<table>
<tr><td>起始位</td><td>测量方法</td></tr>
<tr><td>仰卧位
手臂位于体侧</td><td>冠状面（必须将肩关节
    转到最大范围）
避免：
    躯干侧向运动
    躯干旋转
量角器：
    轴心置于肩关节前方，
        与肩峰在一条直线上
    一臂与躯干中线平行
    另一臂与肱骨中线平行</td></tr>
</table>

图 1-3   肩关节外展（J. F. Lehmann, MD. 提供）

1

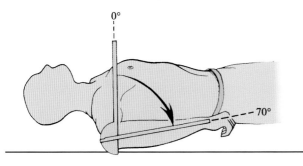

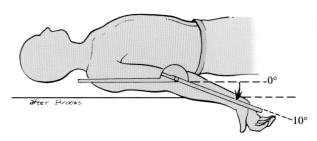

图 1-7　肘关节过伸展。测量肘关节超过正常起始位置的关节活动度（J. F. Lehmann，MD. 提供）

起始位

仰卧位
上臂外展90°
肘关节离开桌面
　并屈曲90°
前臂旋前
　前臂与地面垂直

测量方法

水平面
避免：
　肩关节伸展
　躯干旋转或改变肩关节
　或肘关节的角度
量角器：
　轴心通过肱骨长轴
　一臂与地面垂直
　另一臂与前臂中线平行

图 1-4　肩关节内旋（J. F. Lehmann，MD. 提供）

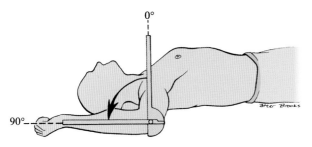

起始位

同图1-2

测量方法

水平面
避免：
　背部拱起
　躯干旋转或改变肩关节
　或肘关节的角度
量角器：同图1-4

图 1-5　肩关节外旋（J. F. Lehmann，MD. 提供）

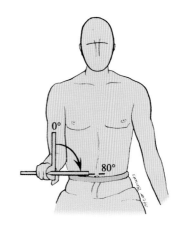

起始位

坐位(或站立位)
手臂位于体侧
　肘关节紧贴躯干
屈肘90°
前臂、腕关节均中立位
手握一只铅笔

测量方法

水平面
避免：
　躯干旋转
　手臂活动
　改变肘关节或腕关节角度
量角器：
　轴心通过前臂长轴
　一臂与肱骨中线平行
　另一臂与拇指侧的铅笔平行

图 1-8　前臂旋前（J. F. Lehmann，MD. 提供）

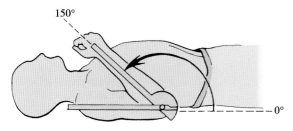

起始位

仰卧位
手臂置于体侧
肘关节伸直
前臂旋后

测量方法

矢状面
量角器：
　轴心对准关节外侧
　　肱骨外上髁
　一臂与肱骨中线平行
　另一臂与前臂中线平行

图 1-6　肘关节屈曲（J. F. Lehmann，MD. 提供）

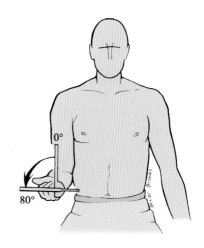

起始位

同图1-8

测量方法

同图1-8

图 1-9　前臂旋后（J. F. Lehmann，MD. 提供）

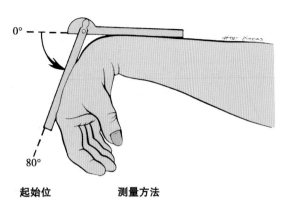

起始位   **测量方法**

屈肘   矢状面
前臂和腕关   量角器:
  节中立位   轴心位于手腕背侧(与第三
        掌骨在一条直线上)
      一臂位于前臂背侧中间
      另一臂位于手背中间

图 1-10　腕关节屈曲(J. F. Lehmann, MD. 提供)

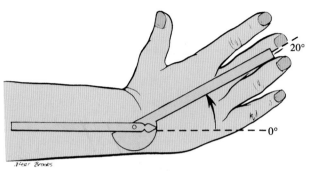

起始位   **测量方法**

前臂旋前   冠状面
腕关节中立位   量角器:
      轴心位于腕关节背侧、腕骨中心处
      一臂位于前臂背侧中线
      另一臂位于第三掌骨背侧

图 1-12　腕关节桡偏(J. F. Lehmann, MD. 提供)

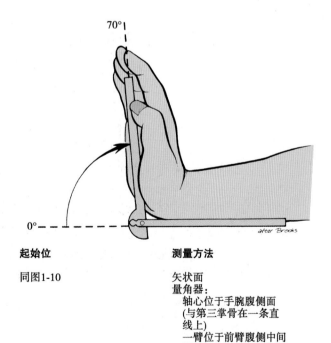

起始位   **测量方法**

同图1-10   矢状面
      量角器:
      轴心位于手腕腹侧面
      (与第三掌骨在一条直
      线上)
      一臂位于前臂腹侧中间
      另一臂位于手掌腹侧面

图 1-11　腕关节伸展(J. F. Lehmann, MD. 提供)

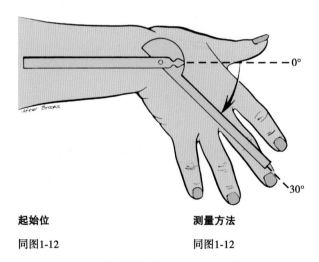

起始位   **测量方法**

同图1-12   同图1-12

图 1-13　腕关节尺偏(J. F. Lehmann, MD. 提供)

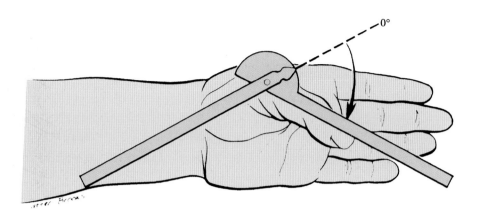

起始位

肘关节轻度屈曲
前臂旋后
手指和拇指伸展

测量方法

冠状面
量角器：
　轴心位于掌指关节外侧面
　一臂与第一掌骨中线平行
　另一臂与近节指骨中线平行

图 1-14　第一掌指关节屈曲（J. F. Lehmann, MD. 提供）

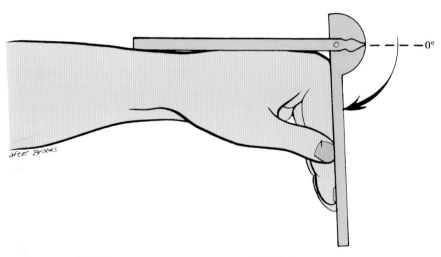

起始位

屈肘
前臂旋前
腕关节中立位

测量方法

矢状面
量角器：
　轴心位于关节背侧中线
　一臂位于掌骨背侧中线
　另一臂位于近节指骨背侧中线

图 1-15　第二、三、四掌指关节屈曲（J. F. Lehmann, MD. 提供）

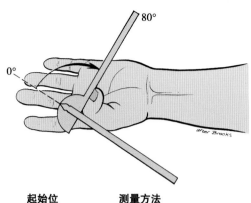

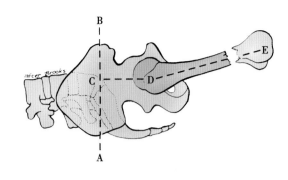

起始位

屈肘
前臂旋后
指间关节伸展

测量方法

冠状面
量角器：
　　轴心位于指间关节外侧面
　　一臂与近节指骨中线平行
　　另一臂与远节指骨中线平行

图 1-16　第一指间关节屈曲（J. F. Lehmann, MD. 提供）

起始位

侧卧位（或俯卧位）
位于下方的腿屈曲以
　支撑肢体

测量方法

矢状面
从髂前上棘向髂后上棘连线（B-A）
画一条垂线到大转子（C-D）
量角器的轴心位于大转子（D）
一臂沿垂线（C-D）
另一臂沿股骨（D-E）

图 1-19　髋关节伸展（J. F. Lehmann, MD. 提供）

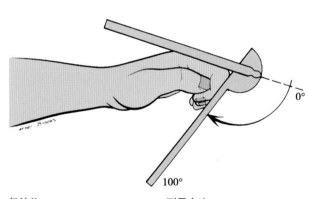

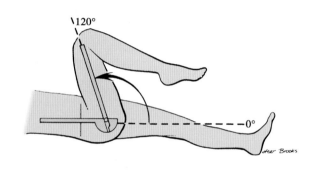

起始位

屈肘
前臂旋前
指间关节伸展

测量方法

矢状面
量角器：
　　轴心位于关节背侧
　　一臂位于近节指骨背侧中线
　　另一臂位于更远节指骨背侧
　　中线

图 1-17　第二、三、四指间关节屈曲（J. F. Lehmann, MD.
提供）

起始位

侧卧或仰卧位（微屈位
　于下方的膝关节以支
　撑肢体）

测量方法

矢状面
重新定位大转子并重新绘制
　C-D线，如图1-19所示
量角器放置同图1-19

图 1-20　髋关节屈曲（J. F. Lehmann, MD. 提供）

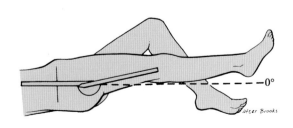

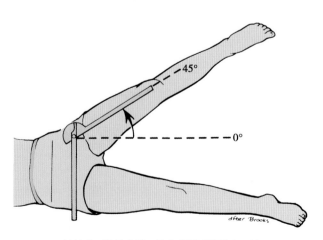

图 1-18　髋关节伸展。参见图 1-19（J. F. Lehmann, MD.
提供）

起始位、测量方法、量角器放置同图 1-22

图 1-21　髋关节外展（J. F. Lehmann, MD. 提供）

1

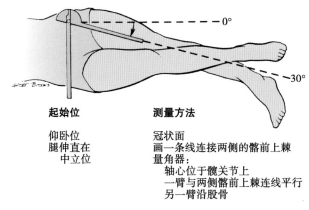

起始位

仰卧位
腿伸直在
　中立位

测量方法

冠状面
画一条线连接两侧的髂前上棘
量角器：
　轴心位于髋关节上
　一臂与两侧髂前上棘连线平行
　另一臂沿股骨

图 1-22　髋关节内收（J. F. Lehmann, MD. 提供）

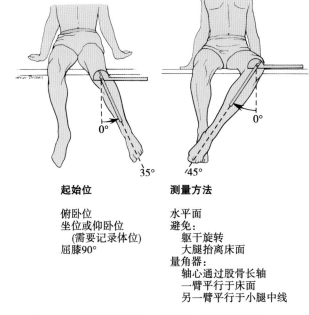

起始位

俯卧位
坐位或仰卧位
　（需要记录体位）
屈膝90°

测量方法

水平面
避免：
　躯干旋转
　大腿抬离床面
量角器：
　轴心通过股骨长轴
　一臂平行于床面
　另一臂平行于小腿中线

图 1-23　髋关节内旋（**左图**）和外旋（**右图**）（J. F. Lehmann, MD. 提供）

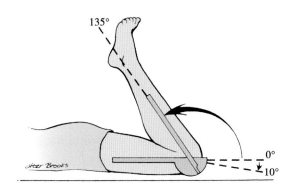

起始位

俯卧位（如果股直肌活动受限，
　则采用仰卧屈髋位）

测量方法

矢状面
量角器：
　轴心通过膝关节
　一臂沿大腿中线
　另一臂沿腓骨

图 1-24　膝关节屈曲（J. F. Lehmann, MD. 提供）

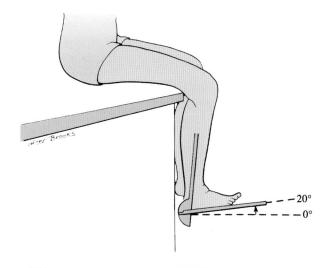

起始位

坐位
屈膝90°
足与小腿成90°角

测量方法

矢状面
量角器：
　轴心位于足底
　一臂沿腓骨
　另一臂沿第五跖骨

图 1-25　踝关节背屈（J. F. Lehmann, MD. 提供）

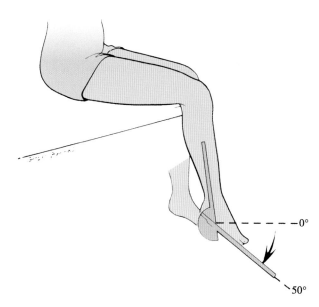

起始位

同图1-25

测量方法

同图1-25

图 1-26　踝关节跖屈（J. F. Lehmann, MD. 提供）

1 关节稳定性评定

关节的稳定性是关节的解剖结构对抗不恰当矢量的能力。这种能力由骨吻合度、软骨和关节囊的完整性、韧带、肌力及作用于关节的力量共同决定。例如球-窝状的髋关节因其良好的骨吻合度而十分稳定，而盂肱关节则因球状肱骨头和浅平的关节盂之间吻合度差，须依赖肌肉韧带的支持。

关节的稳定性往往因各种疾病而被破坏，通常由物理医学与康复专业人员诊治。例如与多发性关节炎有关的炎性滑膜炎削弱了关节囊和周围韧带的力量，因此而引发的疼痛则限制肌肉的收缩。这种限制使受累的关节在受到正常与非正常外力时易于受伤，以致关节不稳。同样，创伤和神经源性损伤也常导致肢体与脊椎关节不稳。

ROM 评定中常见关节过度活动。可通过几种专科体检方法，例如拉森试验(the Larson test)、拉赫曼试验(the Lachman test)或轴移试验(the pivot shift test)评估单个关节的完整性。这些检查方法不是本章讨论重点，具体内容可参见其他资料[6,9,10]。

每个关节的稳定性应以有序的方式进行评定。单个关节的常规检查应作为一般检查的一部分，当病史或一般检查提示存在较隐匿的关节不稳时，有必要进行附加测验加以确认。

若在体检中确定或疑有关节不稳，进一步进行影像学检查有助于量化不稳定的程度。有时，脊柱屈-伸位和肢体关节处于应力状态的图像常可提供有用的信息；但是，只有在体检和非应力性影像学检查证实这些方法安全时才可以考虑使用。

肌力检查

徒手肌力检查既是评定肌力的重要方法，又可用于评定肌无力。检查者应记住有许多因素能够影响患者的检查结果。这些因素包括：年龄、性别、疼痛、疲劳、动力不足、恐惧、对检查的误解以及患有上、下运动神经元疾病等。

下运动神经元疾病所造成的运动损伤模式取决于病变的部位。例如周围神经病导致受累神经支配肌的无力，而脊髓灰质炎所致的肌无力常累及多个肌群。与上运动神经元疾病所致的肌肉痉挛和僵直相比，下运动神经元疾病所致的瘫痪肌或肌群的弛缓性特征使得检查更容易。当下运动神经元疾病出现肌萎缩时，了解肌肉表面的形态也有助于临床医师进行判断。如果被检肌肉跨越的关节因长期迟缓

状态而不稳定，肌无力的程度则可能难以评估。

上运动神经元疾病常导致肌肉痉挛，使得徒手肌力检查较为困难。例如被检肌肉的运动可因其拮抗肌的痉挛受到抵抗，或因肌腱挛缩造成 ROM 受限而使检查受到影响。

详尽的徒手肌力检查技术可参阅 Kendall 等人[11]以及 Hislop 与 Montgomery 的专著[12]。以下就主要肌群徒手肌力检查的解剖学基础知识进行讨论[1]。

肌力检查所需的解剖知识概述

在以下各项检查的描述中(基于 Mayo 神经学临床检查模式[1])，每一肌肉的名称后都标有其相应的支配神经及脊髓节段。对于某些肌肉的节段性支配，不同来源的资料存在一定的出入，神经丛及外周神经也存在着解剖变异，因此本节所列的神经节段并非绝对。在"动作"标题下仅列出所检肌肉的主要功能以及重要的附属功能。在每一项检查中所指的体位和运动首先是针对患者而提出的。在某些情况下，所做的动作是以被检肌肉的动作指明，因而被省略。"阻力"一词是指检查者所施加的、与患者运动方向相反，但另有说明者除外。为了简要一致，本节给出患者抗阻力起始动作的检查方法，若明显有其他更适用的方法则除外，但并不意味着我们更推崇这种方法。描述中给出了肌腹和肌腱的位置，目的是强调视诊和触诊在确定该肌肉功能上的重要性。本节仅列举了那些在检查的运动中有明确作用的肌肉，而这可能部分或全部代替了要检查的肌肉。

以下内容获 Mayo 医学教育研究基金会许可改编[1]。

斜方肌(图 1-27)

副神经(图 1-29)。

动作

上提、回缩(内收)、旋转(外侧角向上)肩胛骨，在上肢运动过程中起固定肩胛骨作用。

检查

1. 抗阻提(耸)肩，主要检查斜方肌上部纤维，易于观察。

2. 肩后缩(向后运动并内收肩胛骨)，主要检查斜方肌中部纤维。

3. 斜方肌瘫痪(如副神经病变)可导致翼状肩

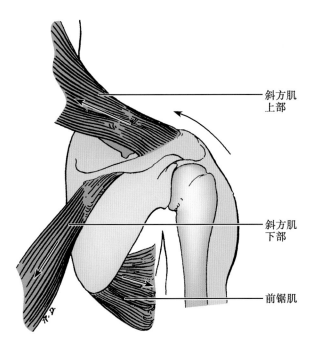

图 1-27　肩胛骨上旋肌（From Jenkins DB. Hollins-head's Functional Anatomy of the Limbs and Back. 8th ed. Philadelphia, PA：WB Saunders；2002：99. Used with permission of Mayo Foundation for Medical Education and Research）

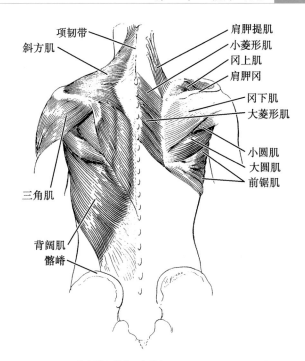

图 1-28　肩部肌群背面观（From Jenkins DB. Hollins-head's Functional Anatomy of the Limbs and Back. 8th ed. Philadelphia, PA：WB Saunders；2002：89. Used with permission of Mayo Foundation for Medical Education and Research）

胛,抗阻外展上臂会强化这种改变。

在肩胛带放松的情况下,单纯的斜方肌瘫痪可造成肩胛骨向外下移位并旋转,使得肩胛骨上角与脊柱间距远于下角与脊柱间的距离。前锯肌的无阻力运动是导致肩胛骨侧方移位的部分原因。肩胛骨的脊柱缘,特别是位于下角处翘起,这些改变在上臂抗阻外展时变得更加明显;但当上臂前屈时,翘起的肩胛骨下角可回复原位。由于斜方肌或前锯肌瘫痪均可导致翼状肩胛,所以上述特征对于区分瘫痪肌肉有重要意义。

参与的肌肉

1. 上提:肩胛提肌(第 3、4 颈神经和肩胛背神经,C3~C5)。
2. 回缩:菱形肌。
3. 上旋:前锯肌。

菱形肌(图 1-28)

肩胛背神经(由前支发出),C4、C5(图 1-29)。

动作

回缩(内收)肩胛骨,上提肩胛骨脊柱缘。

检查

手置于髋部、上肢内旋置于背后,并保持该肢

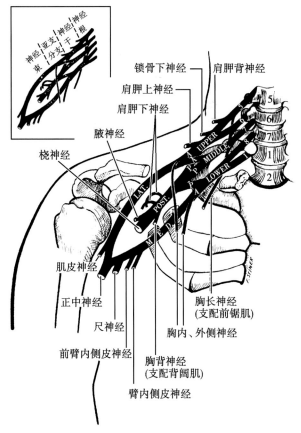

图 1-29　臂丛神经（Reprinted with permission from Premkumar K. Anatomy and Physiology：The Massage Connection. 3rd ed. Baltimore, MD：Lippincott Williams & Wilkins；2011：139）

位。检查者在其肘部向外、向前施以阻力,同时于肩胛骨内缘处视、触菱形肌肌腹。

参与的肌肉

斜方肌,肩胛提肌(上提肩胛骨内侧缘)。

前锯肌(图 1-27)

胸长神经(由前支发出),C5~C7(图 1-29)。见附图 A。

动作

1. 肩胛骨前伸(向外、向前运动)使其紧贴胸廓。
2. 辅助上旋肩胛骨。

检查

上肢伸直并抵墙或对抗检查者的阻力做前推动作。

单纯前锯肌瘫痪几乎不会对静息状态下的肩胛带外观造成影响,仅肩胛骨下角呈轻微翼状突起并略向内侧(朝向脊柱)移位。但当上肢伸直做前推动作时,整个肩胛骨(尤其肩胛骨下角)会离开胸廓向后移位,形成特征性的翼状改变。与斜方肌瘫痪不同的是,患者外展上肢时几乎不产生翼状肩胛。

冈上肌(图 1-30)

肩胛上神经(由臂丛神经上干发出),C5、C6(图 1-29)。见附图 B。

动作

由体侧发动上肢外展动作。

检查

上述动作在抗阻情况下进行检查。

肌萎缩可能于肩胛冈上检出,但由于斜方肌覆于其表面,因此斜方肌萎缩亦可导致该区域的凹陷。在该检查过程中应注意固定肩胛骨。

参与的肌肉

三角肌。

冈下肌(图 1-31)

肩胛上神经(由臂丛神经上干发出),C5、C6(图 1-29)。见附图 B。

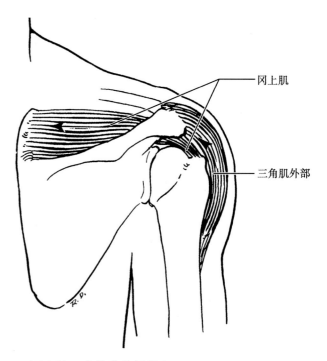

图 1-30   肩关节外展肌(From Jenkins DB. Hollinshead's Functional Anatomy of the Limbs and Back. 8th ed. Philadelphia,PA:WB Saunders;2002:103. Used with permission of Mayo Foundation for Medical Education and Research)

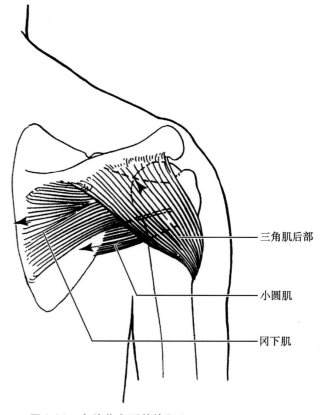

图 1-31   肩关节主要外旋肌(From Jenkins DB. Hollinshead's Functional Anatomy of the Limbs and Back. 8th ed. Philadelphia,PA:WB Saunders;2002:106. Used with permission of Mayo Foundation for Medical Education and Research)

动作

肩关节外旋。

检查

肘关节屈曲 90° 置于体侧并保持该肢位,检查者于其腕关节处向内(朝向腹部)施加阻力。

该肌肉在体表可扪及,并可于肩胛冈下视诊其萎缩。

参与的肌肉

小圆肌(腋神经)、三角肌后部。

胸大肌(图 1-32)

见图 1-29 和附图 A。

神经支配:

1. 锁骨部,臂丛外侧束发出的胸外侧神经(C5~C7)。

2. 胸骨部,臂丛内侧束发出的胸内侧神经,胸外侧神经(C6~C8、T1)。

动作

1. 肩关节内收、内旋。

2. 锁骨部:辅助屈曲肩关节。

检查

1. 上肢置于体前并保持该肢位,检查者于其上肢向外施以阻力。

2. 可于体表视、触胸大肌的锁骨部及胸骨部。

背阔肌(图 1-33)

胸背神经(由臂丛后束发出),C6~C8(图1-29)。见附图 C。

动作

肩关节内收、伸展及内旋。

检查

肩关节 90° 外展并保持该肢位,检查者于其肘关节处向上、向前施加阻力。

应于腋后襞内下方视、触该肌肉。当患者咳嗽时,于肩胛骨下角可触及正常背阔肌的短暂收缩。

大圆肌(图 1-33A)

肩胛下神经下支(由臂丛后束发出),C5~C7(图 1-29)。见附图 C。

动作

同背阔肌。

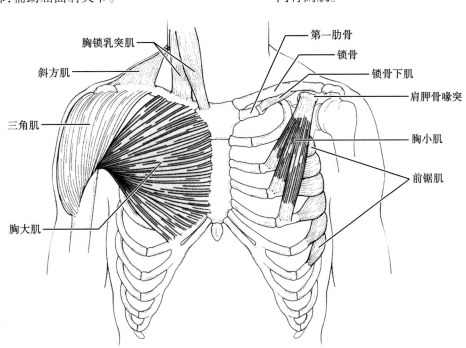

图 1-32　胸肌(深色部分)及相关肌肉(From Jenkins DB. Hollinshead's Functional Anatomy of the Limbs and Back. 8th ed. Philadelphia, PA: WB Saunders; 2002: 85. Used with permission of Mayo Foundation for Medical Education and Research)

1

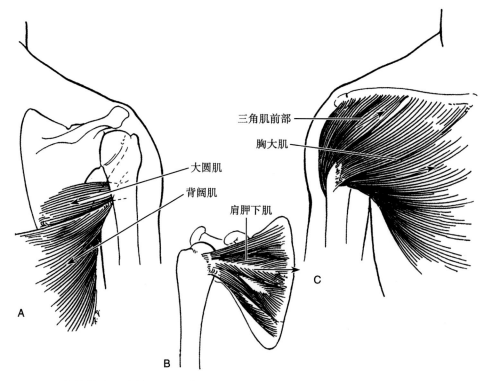

三角肌前部
胸大肌
大圆肌
背阔肌
肩胛下肌

A

B

C

图 1-33   肩关节主要内旋肌。A：背面观。B 和 C：前面观（From Jenkins DB. Hollinshead's Functional Anatomy of the Limbs and Back. 8th ed. Philadelphia，PA：WB Saunders；2002：99. Used with permission of Mayo Foundation for Medical Education and Research）

检查

同背阔肌。可于肩胛骨外侧缘下方视、触该肌肉。

三角肌（图 1-33C；图 1-32）

腋神经（由臂丛后束发出），C5、C6（图 1-29）。见附图 D。

动作

1. 肩关节外展。
2. 肩关节屈曲（向前运动）并内旋：前部纤维。
3. 肩关节伸展（向后运动）并外旋：后部纤维。

检查

1. 肩关节外展约 90° 并保持该肢位，检查者于其肘关节处向下施加阻力。三角肌瘫痪会导致明显肌萎缩及严重残疾，这是由于参与肩关节外展的其他肌肉（冈上肌、斜方肌和前锯肌，后两块肌肉通过旋转肩胛骨而起作用）不能代偿三角肌的功能丧失。

2. 抗阻屈曲、伸展肩关节。

参与的肌肉

1. 外展：如上所述。
2. 屈曲：胸大肌（锁骨部）；肱二头肌。
3. 伸展：背阔肌；大圆肌。

肩胛下肌（图 1-33B）

肩胛下神经上、下支（由臂丛后束发出），C5～C7（图 1-29）。见附图 G。

动作

肩关节内旋。

检查

肘部置于体侧呈 90° 屈曲并保持该肢位，检查者于其腕关节处向外施加阻力。

由于该肌肉不能于体表视诊和触及，从而须衡量产生这一动作的其他肌肉活动。胸大肌是肩关节内旋肌中最强大者，因此，单纯肩胛下肌瘫痪对完成这一动作的影响相对较小。

参与的肌肉

胸大肌，三角肌（前部纤维），大圆肌，背阔肌。

肱二头肌,肱肌(图 1-34)

肌皮神经(由臂丛外侧束发出),C5、C6(图 1-29)。

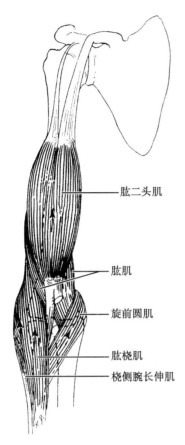

图 1-34 前臂屈肌(From Jenkins DB. Hollinshead's Functional Anatomy of the Limbs and Back. 8th ed. Philadelphia, PA:WB Saunders;2002;129. Used with permission of Mayo Foundation for Medical Education and Research)

动作

1. 肱二头肌:肘关节屈曲、前臂旋后,辅助屈曲肩关节。
2. 肱肌:肘关节屈曲。

检查

抗阻屈曲肘关节。患者前臂应保持旋后以减少肱桡肌的代偿。

肱三头肌(图 1-35)

桡神经(由臂丛后束延续而成),C6~C8(图 1-29)。见附图 A。

动作

肘关节伸展。

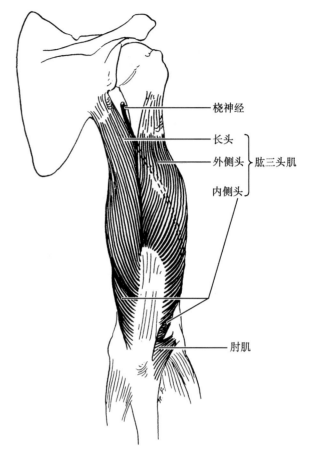

图 1-35 右上臂后群肌(From Jenkins DB. Hollinshead's Functional Anatomy of the Limbs and Back. 8th ed. Philadelphia,PA:WB Saunders;2002;122. Used with permission of Mayo Foundation for Medical Education and Research)

检查

肘关节屈曲至全范围中点。患者抵抗检查者阻力进一步屈曲肘关节。若在肘关节几近完全屈曲的情况下进行检查,较易查出轻度的无力。

肱桡肌(图 1-36)

桡神经,C5、C6(图 1-29)。见附图 E。

动作

肘关节屈曲。

检查

前臂取中立位(处于旋前与旋后的中间位置)抗阻屈曲肘关节。该肌肌腹在前臂上部表面明显鼓出,跨越前臂与上臂之间所形成的角。

参与的肌肉

肱二头肌,肱肌。

1

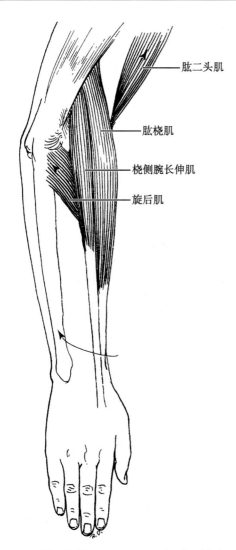

图 1-36　前臂旋后肌(From Jenkins DB. Hollinshead's Functional Anatomy of the Limbs and Back. 8th ed. Philadelphia, PA：WB Saunders；2002：173. Used with permission of Mayo Foundation for Medical Education and Research)

旋后肌(图 1-36)

骨间背侧神经(由桡神经发出)，C5、C6(图 1-29)。见附图 A。

动作

前臂旋后。

检查

患者肘关节伸直、前臂旋后并保持该肢位，检查者一手于其前臂施以旋前的阻力，另一手触诊肱二头肌。

通常，在出现明显的肱二头肌收缩之前，即可感到整块旋后肌对旋前的抵抗力量。

桡侧腕长伸肌(图 1-37)

桡神经，C6、C7(图 1-29)。见附图 A。

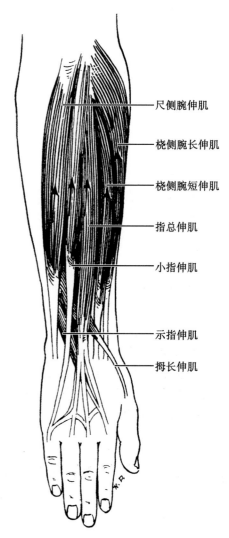

图 1-37　伸腕肌(From Jenkins DB. Hollinshead's Functional Anatomy of the Limbs and Back. 8th ed. Philadelphia, PA：WB Saunders；2002：174. Used with permission of Mayo Foundation for Medical Education and Research)

动作

腕关节伸展(背屈)、桡侧外展。

检查

前臂几近完全旋前抗阻背屈腕关节，检查者于其手背向掌侧、尺侧施加阻力。

该肌肌腱可在其于第二掌骨的附着点上方触及。手指应放松并稍屈曲，以尽可能减少指伸肌的参与。

桡侧腕短伸肌(图 1-37)

骨间背侧神经(由桡神经发出)，C6、C7(图

1-29）。见附图 A。

动作

腕关节伸展（背屈）。

检查

前臂完全旋前抗阻背屈腕关节,检查者于其手背垂直向下施加阻力。

该肌肌腱在近第三掌骨底部可触及。手指应放松并稍屈曲,以尽可能减少指伸肌的参与。

尺侧腕伸肌（图 1-37）

骨间背侧神经（由桡神经发出）,C7、C8（图1-29）。见附图 A。

动作

腕关节伸展（背屈）、尺偏。

检查

前臂置于旋前位,抗阻背屈、尺偏腕关节;检查者于其手背向掌侧、桡侧施加阻力。

该肌肌腱于尺骨末端以远或近侧可触及。手指应放松并稍屈曲,以尽可能减少指伸肌的参与。

指总伸肌（图 1-37）

骨间背侧神经（由桡神经发出）,C7、C8（图1-29）。见附图 A。

动作

1. 伸展手指,主要伸展掌指关节。
2. 辅助腕关节伸展（背屈）。

检查

前臂旋前,腕掌关节呈中间位。患者抗阻伸展掌指关节,检查者阻力施于近节指骨。

手指远端可稍放松并轻度屈曲。可于手背视、触该肌肌腱。

指间关节伸展主要由骨间肌（尺神经）及蚓状肌（正中神经和尺神经）来完成。

小指伸肌和示指伸肌（骨间背侧神经,C7、C8）分别为小指与示指的固有伸肌,可在其余手指屈曲的情况下分别进行检查,从而尽可能减少指总伸肌的作用。瘦体型者的手背部常可看到这些肌腱。

拇长展肌（图 1-39）

骨间背侧神经（由桡神经发出）,C7、C8。见附图 A。

动作

1. 拇指桡侧外展（与手掌在同一平面,此与掌侧外展不同,后者为垂直于手掌平面的运动）。
2. 辅助腕关节桡侧外展和屈曲。

检查

1. 手置于中立位（前臂处于旋前、旋后的中间位）。
2. 拇指抗阻桡侧外展,检查者阻力施于掌骨。

该肌肌腱于其掌骨基底部的附着点上方可触及,构成"解剖学鼻烟壶"的前界（掌侧）。

参与的肌肉

拇短伸肌。

拇短伸肌

骨间背侧神经（由桡神经发出）,C7、C8。见附图 A。

动作

1. 伸展拇指近节指骨。
2. 辅助拇指掌指关节桡侧外展及伸展。

检查

手置于中立位。检查者固定其腕关节及拇指掌骨。患者抗阻伸展近节指骨,同时屈曲远节指骨以尽可能减少拇长伸肌的作用,检查者阻力施于近节指骨。

在腕部,该肌肌腱刚好位于拇长展肌腱的后面（背侧）。

参与的肌肉

拇长伸肌。

拇长伸肌（图 1-37）

骨间背侧神经（由桡神经发出）,C7、C8。见附图 A。

动作

1. 伸展整个拇指尤其其远节指骨。

2. 辅助拇指内收。

检查

手置于中立位。检查者固定其腕关节及拇指的掌骨与近节指骨,患者拇指桡侧缘靠近手掌,抗阻伸展远节指骨。

若允许患者屈腕或外展拇指即离开手掌,由于伸肌肌腱变长而导致指间关节伸展。在腕部,该肌肌腱构成"解剖学鼻烟壶"的后界(背侧)。

桡神经麻痹的特征性表现是垂腕。依靠骨间肌和蚓状肌的作用,仍可伸展各指的指间关节,但伸拇动作则丧失。

旋前圆肌(图 1-38)

正中神经,C6、C7(图 1-29)。见附图 B。

动作

前臂旋前。

检查

肘关节屈曲 90°置于体侧,肩关节外旋以消除重力作用(这种体位最适于旋前)。以前臂适度旋后为起始位,检查抗阻力的前臂旋前动作。

参与的肌肉

旋前方肌(由正中神经发出的骨间前神经分支支配,C7、C8、T1)。

桡侧腕屈肌(图 1-38 与图 1-39)

正中神经,C6、C7(图 1-29)。见附图 B。

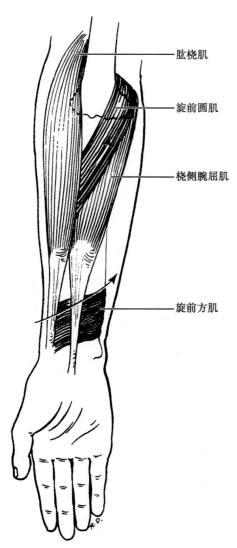

图 1-38　前臂旋前肌(From Jenkins DB. Hollinshead's Functional Anatomy of the Limbs and Back. 8th ed. Philadelphia,PA:WB Saunders;2002:172. Used with permission of Mayo Foundation for Medical Education and Research)

肱桡肌
旋前圆肌
桡侧腕屈肌
旋前方肌

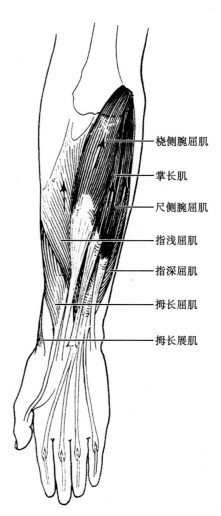

图 1-39　屈腕肌(From Jenkins DB. Hollinshead's Functional Anatomy of the Limbs and Back. 8th ed. Philadelphia,PA:WB Saunders;2002:174. Used with permission of Mayo Foundation for Medical Education and Research)

桡侧腕屈肌
掌长肌
尺侧腕屈肌
指浅屈肌
指深屈肌
拇长屈肌
拇长展肌

动作

1. 腕关节屈曲(掌屈)。
2. 辅助腕关节桡侧外展。

检查

1. 抗阻屈曲腕关节,检查者阻力施于手掌。
2. 手指应保持放松以尽可能减少指屈肌的参与。腕关节掌侧两条明显可见的肌腱中处于外侧(桡侧)的那条即是该肌肌腱。

在完全性正中神经麻痹时,屈腕力量明显减弱,但仍可由尺侧腕屈肌(尺神经)在拇长展肌(桡神经)的协助下完成屈腕。在这种情况下,腕关节尺偏常伴有屈腕。

掌长肌(图 1-39)

正中神经,C7、C8、T1(图 1-29)。见附图 B。

动作

腕关节屈曲。

检查

同桡侧腕屈肌。该肌肌腱可于桡侧腕屈肌腱尺侧触及。

尺侧腕屈肌(图 1-39)

尺神经,C7、C8、T1(图 1-29)。见附图 C。

动作

1. 腕关节屈曲、尺偏。
2. 在小指外展肌收缩过程中固定豌豆骨。

检查

手指放松,患者抗阻屈曲、尺偏腕关节,检查者于其手掌尺侧缘向背侧、桡侧施加阻力。该肌肌腱可于豌豆骨近端触及。

指浅屈肌(图 1-39)

正中神经,C7、C8(图 1-29)。见附图 B。

动作

1. 主要屈曲近节指间关节,其次屈曲掌指关节。
2. 辅助腕关节屈曲。

检查

腕关节处于中间位,远节指骨放松。检查者一手固定其各指近节,另一手对其中节指骨施以阻力,令患者完成近节指间关节的屈曲。

指深屈肌

见图 1-39 与附图 B、C。

1. 桡侧部:通常指第 2、3 指(正中神经及其发出的骨间前神经分支,C7、C8、T1)。
2. 尺侧部:通常指第 4、5 指(尺神经,C7、C8、T1)。

动作

1. 主要屈曲远节指间关节,其次屈曲其余指间关节。
2. 辅助腕关节屈曲。

检查

1. 抗阻屈曲远节指骨,检查者固定其近节、中节指骨于伸展位。
2. 中节及远节指骨屈曲包绕检查者一手边缘,患者抗阻屈曲远节指骨,检查者于其远节指骨向伸展方向施加阻力。

拇长屈肌(图 1-39)

骨间前神经分支(由正中神经发出),C7、C8、T1。见附图 A。

动作

1. 屈曲拇指,尤其屈曲远节指骨。
2. 辅助拇指内收。

检查

拇指掌侧内收,患者抗阻屈曲远节指骨,检查者一手固定其第一掌骨及近节指骨,另一手对其远节指骨施以阻力。

拇短展肌(图 1-40)

正中神经,C8、T1(图 1-29)。见附图 A。

动作

1. 拇指掌侧外展(垂直于手掌平面)。
2. 辅助对掌及屈曲拇指近节指骨。

1

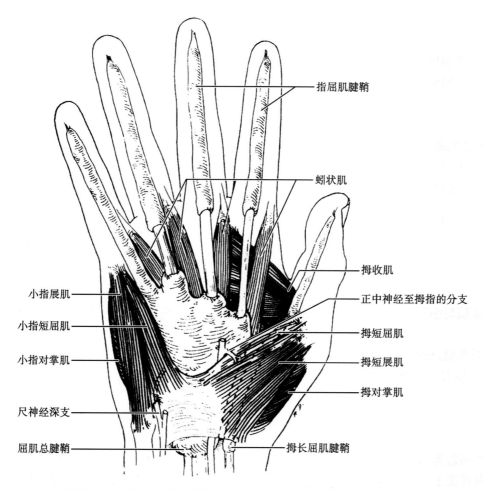

图 1-40　拇指与小指的短肌(深色阴影)及手部屈肌腱鞘(浅色阴影)(From Jenkins DB. Hollinshead's Functional Anatomy of the Limbs and Back. 8th ed. Philadelphia, PA: WB Saunders; 2002: 187. Used with permission of Mayo Foundation for Medical Education and Research)

检查

患者抗阻掌侧外展拇指,检查者对其掌指关节施以阻力。

于鱼际可视、触该肌肉。

参与的肌肉

拇短屈肌(浅头)。

拇对掌肌(图 1-40)

正中神经,C8、T1(图 1-29)。见附图 B。

动作

第一掌骨横跨手掌并旋转使第一掌骨与其余四指相对。

检查

拇指于对掌位,检查者尝试对拇指施以旋转、牵

拉回至通常的位置。

参与的肌肉

拇短展肌,拇短屈肌。

拇短屈肌(图 1-40)

浅头:正中神经,C8、T1;深头:尺神经,C8、T1(图 1-29)。见附图 B。

动作

1. 屈曲拇指近节指骨。

2. 辅助拇指对掌、尺侧内收(整块肌肉)及掌侧外展(浅头)。

检查

1. 拇指处于掌侧内收位,掌骨固定。

2. 拇指末节放松,患者抗阻屈曲近节指骨,检查者对其近节指骨施以阻力。

参与的肌肉

拇长屈肌,拇短展肌,拇收肌。

严重的正中神经麻痹会导致"猿手",此时拇指与手掌几乎处于同一平面,其掌侧面较正常时更多地朝向前侧,鱼际肌萎缩常较明显。

由尺神经支配的三块肌肉(尺侧腕屈肌、指深屈肌及拇短屈肌)已于前文描述(至少已部分描述),该神经支配的其余肌肉将在下文介绍。

小鱼际肌(图 1-40)

尺神经,C8、T1(图 1-29)。见附图 C。

动作

1. 小指展肌与小指屈肌:小指外展和近节指骨屈曲。

2. 小指对掌肌:小指向拇指对指。

3. 所有三块肌肉:向掌侧抬高第五掌骨头,辅助手掌杯状抓握。

检查

检查动作通常为小指外展(抗阻)。

小指展肌可见于手掌尺侧缘并可触及。拇指与小指的对指可通过将对指的两指指尖分开,或抽出夹在两指之间的纸片的动作进行检查。

骨间肌(图 1-41)

尺神经,C8、T1(图 1-29)。见附图 C 和图 1-42。

动作

1. 骨间背侧肌:以中指中线为准,外展示指、中指及环指(中指为双重动作:即桡侧和尺侧外展;示指桡侧外展;环指尺侧外展)。

2. 第一背侧骨间肌:拇指内收(特别是掌侧内收)。

3. 骨间掌侧肌:使示指、环指和小指向中指内收。

4. 两组肌群:屈曲掌指关节,同时伸展指骨间关节。

检查

1. 手指伸展,抗阻外展、内收手指。检查者可通过抽出夹于各指间的纸片来检查内收动作。

2. 检查患者屈曲近节指骨同时伸展远节指骨

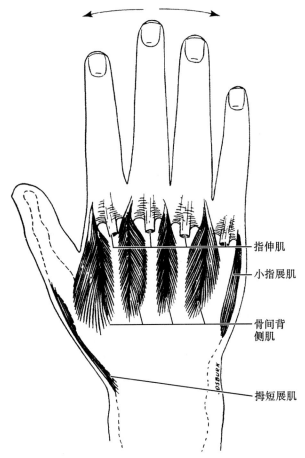

图 1-41 手指主要外展肌背面观(From Jenkins DB. Hollinshead's Functional Anatomy of the Limbs and Back. 8th ed. Philadelphia, PA: WB Saunders; 2002: 212. Used with permission of Mayo Foundation for Medical Education and Research)

的能力。

3. 抗阻伸展中节指骨,检查者固定其近节指骨于过伸位。

指长伸肌(桡神经)和蚓状肌(正中神经和尺神经)辅助伸展中节及远节指骨。可于示指与拇指间视、触第一背侧骨间肌。

拇收肌(图 1-42)

尺神经,C8、T1(图 1-29)。见附图 C。

动作

尺侧及掌侧内收拇指(分别于手掌平面或垂直手掌平面完成内收动作)。辅助屈曲近节指骨。

检查

保持远节指骨伸展,分别在两个平面内抗阻内收拇指。患者通过分别保持拇指与手部桡侧缘及拇

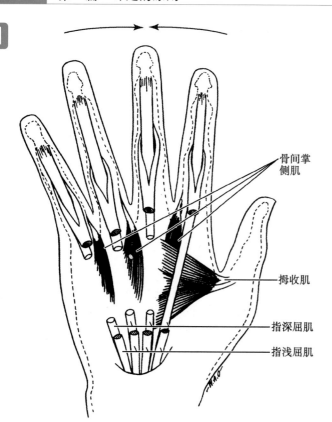

图 1-42　手指主要内收肌（From Jenkins DB. Hollins-head's Functional Anatomy of the Limbs and Back. 8th ed. Philadelphia,PA:WB Saunders;2002:213. Used with permission of Mayo Foundation for Medical Education and Research）

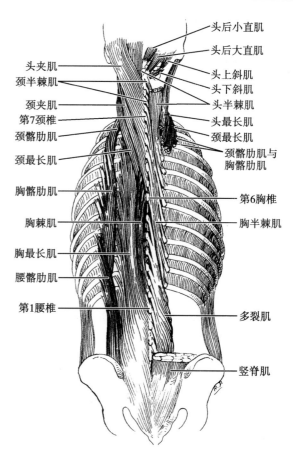

图 1-43　背部主要肌肉（From Jenkins DB. Hollins-head's Functional Anatomy of the Limbs and Back. 8th ed. Philadelphia,PA:WB Saunders;2002:236. Used with permission of Mayo Foundation for Medical Education and Research）

指与手掌间夹持的纸片来完成拇指内收动作的检查。

于第一背侧骨间肌近端掌侧常可触及拇收肌边缘。

参与的肌肉

1. 尺侧内收:第一背侧骨间肌,拇长屈肌,拇长伸肌,拇短屈肌。
2. 掌侧内收:第一背侧骨间肌(为主),拇长伸肌。

颈部屈肌

颈神经,C1~C6。

检查

坐位或仰卧位:患者抗阻屈曲颈部使下颏贴近胸部,检查者于其前额施加阻力。

颈部伸肌（图 1-43）

颈神经,C1~T1。

检查

坐位或俯卧位:患者抗阻伸展颈部,检查者于其枕部施加阻力。

膈肌

膈神经,C3~C5。

动作

腹式呼吸(吸气),注意与胸式呼吸(吸气)相鉴别,后者主要由肋间肌来完成。

检查

1. 固定患者胸廓,观察其深吸气时上腹部鼓起的动作。
2. 观察患者用鼻吸气的能力。
3. Litten 现象(吸气时下部肋间隙过度回缩)可见于某些体型瘦弱的患者。
4. 通过 X 线透视来检查膈肌运动。一侧膈神经麻痹会造成单侧膈肌运动而另一侧无运动(Litten 征)。

脊髓病变的患者若有三角肌或肱二头肌瘫痪,应疑有膈肌无力。因为支配这两块肌肉的神经元与支配膈肌的神经元所处位置非常靠近。

肋间肌

肋间神经,T1~T11。

动作

通过前后及横向扩张胸廓产生胸部的吸气动作。

检查

1. 向胸廓持续施加压力,令患者深吸气,同时视、触患者胸廓扩张度。

2. 观察胸廓有无不对称运动(尤其在深吸气时)。

3. 呼吸肌功能的其他检查方法如下:

(1) 观察患者浅快呼吸、鼻翼扇动及使用呼吸辅助肌的情况。

(2) 患者在无换气情况下重复 3~4 个数字的能力。

(3) 患者屏气 15s 的能力。

腹前壁肌

神经支配:上部(T6~T9);下部(T10-L1)。

检查

1. 仰卧位:患者抗阻屈曲颈部,检查者于其前额施加阻力,同时视、触腹肌收缩。在下腹壁肌无力时可见到肚脐上提(Beevor 征)。

2. 仰卧位:检查者固定患者双腿,患者双手置于枕部,通过收缩腹肌使躯干前屈,同时收缩屈髋肌(主要是髂腰肌)屈髋以达到坐位。

若能完成该项检查,则可排除腹肌或屈髋肌的明显无力。若屈髋肌肌力正常而腹肌无力,则患者在抬腿或坐起过程中会出现腰椎过伸。

背部伸肌

见图 1-43。

检查

俯卧位:检查者固定患者双腿,患者双手交叉置于臀部,用力使头和肩部抬离床面。

臀肌及腘绳肌收缩固定骨盆。

髂腰肌(图 1-44)

腰大肌:腰丛,L2~L4;髂肌:股神经,L2~L4。见附图 H。

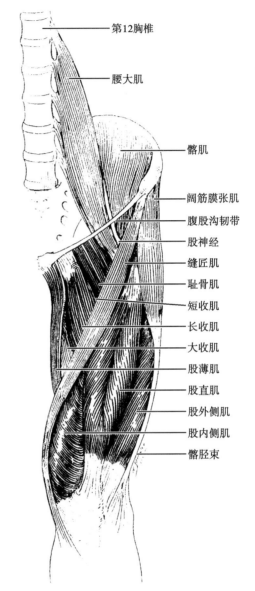

第12胸椎
腰大肌
髂肌
阔筋膜张肌
腹股沟韧带
股神经
缝匠肌
耻骨肌
短收肌
长收肌
大收肌
股薄肌
股直肌
股外侧肌
股内侧肌
髂胫束

图 1-44　大腿前部浅层肌肉(From Jenkins DB. Hollinshead's Functional Anatomy of the Limbs and Back. 8th ed. Philadelphia, PA; WB Saunders; 2002:281. Used with permission of Mayo Foundation for Medical Education and Research)

动作

髋关节屈曲。

检查

1. 坐位:抗阻抬高膝关节使髋关节屈曲。

2. 仰卧位:患者双腿伸直,检查者于患者膝关节上方向下施力,患者将腿向上抬离床面并维持。

参与的肌肉

股直肌与缝匠肌(两者均由股神经,L2～L4 支配);阔筋膜张肌(臀上神经,L4、L5)。

大收肌、长收肌、短收肌(图 1-44)

闭孔神经,L2～L4;部分大收肌由坐骨神经支配,L5,并与腘绳肌共同起作用。见附图 I。

动作

主要为髋关节内收。

检查

坐位或仰卧位:患者双膝并拢,检查者用力试图将其分开。

双腿也可分别进行检查,可触诊髋关节内收肌。

参与的肌肉

臀大肌,股薄肌(闭孔神经,L2～L4)。

髋关节外展肌(图 1-45)

臀上神经,L4、L5、S1。

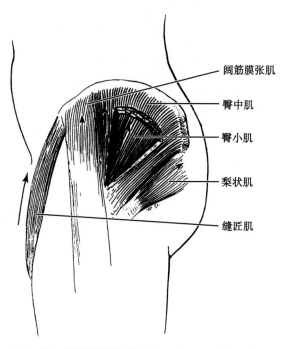

图 1-45 髋关节外展肌(From Jenkins DB. Hollinshead's Functional Anatomy of the Limbs and Back. 8th ed. Philadelphia,PA:WB Saunders;2002:315. Used with permission of Mayo Foundation for Medical Education and Research)

阔筋膜张肌
臀中肌
臀小肌
梨状肌
缝匠肌

1. 主要为臀中肌与臀小肌。
2. 阔筋膜张肌亦起一定作用。

动作

1. 髋关节外展与内旋。
2. 阔筋膜张肌辅助屈曲髋关节。

检查

1. 坐位:双膝抵抗检查者施加的阻力。在此体位,臀大肌和某些髋关节外旋肌可代偿一部分外展功能,从而会降低检查的准确度。
2. 仰卧位:同以上测试外展肌的方法,但较坐位更加精确。
3. 侧卧位:当检查者固定骨盆并对小腿向下施压时,髋关节外展(向上移动)。

阔筋膜张肌和小部分臀中肌可于体表触及。

髋关节内旋肌(图 1-45)

同髋关节外展肌;臀上神经,L4、L5、S1。

检查

坐位或仰卧位:膝关节屈曲 90°,抗阻内旋大腿,检查者在其膝关节与踝关节处施以外旋阻力。

髋关节外旋肌(图 1-46)

L4、L5、S1、S2。
1. 主要为臀大肌(臀下神经,L5、S1、S2)。
2. 闭孔内肌与上孖肌(支配闭孔内肌的神经,L5、S1、S2)。
3. 股方肌与下孖肌(支配股方肌的神经,L4、L5、S1)。

检查

坐位或仰卧位:膝关节屈曲 90°,抗阻外旋髋关节,检查者施以内旋阻力。

主要被检肌为臀大肌,于俯卧位可见并触及该肌肉。

臀大肌(图 1-46)

臀下神经,L5、S1、S2。

动作

1. 髋关节伸展。
2. 髋关节外旋。

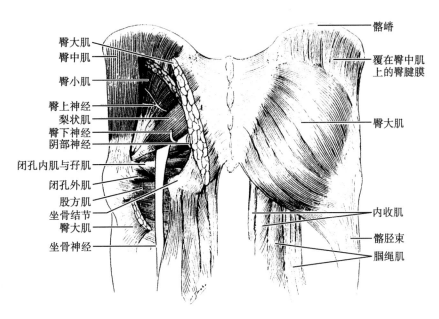

图 1-46 臀部肌肉组织(From Jenkins DB. Hollinshead's Functional Anatomy of the Limbs and Back. 8th ed. Philadelphia, PA: WB Saunders; 2002: 300. Used with permission of Mayo Foundation for Medical Education and Research)

3. 辅助髋关节内收。

检查

1. 坐位或仰卧位：大腿稍抬起,伸展(向下运动)髋关节以抵抗检查者在其大腿远端下方施加的阻力。在这一简易的检查中,无法观察到或也不容易触及臀大肌。

2. 俯卧位：膝关节充分屈曲以尽可能减少腘绳肌的参与,伸展髋关节使膝关节抬离床面以抵抗检查者于其大腿远端向下施加的阻力。在这一体位可见并触及臀大肌。

股四头肌(图 1-47)

股神经,L2~L4。见附图 H。

动作

1. 膝关节伸展。
2. 股直肌辅助髋关节屈曲。

检查

1. 坐位或仰卧位：膝关节适度伸展。
2. 膝关节伸展并保持该肢位,对抗检查者在小腿施加的屈曲阻力。

该肌萎缩很容易被发现。

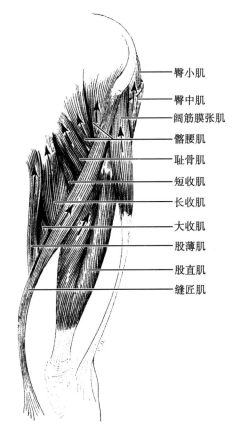

图 1-47 屈髋肌(From Jenkins DB. Hollinshead's Functional Anatomy of the Limbs and Back. 8th ed. Philadelphia, PA: WB Saunders; 2002: 317. Used with permission of Mayo Foundation for Medical Education and Research)

1 腘绳肌(图 1-48)

神经支配:坐骨神经,L4、L5、S1、S2。见附图 J。股二头肌:外腘绳肌(L5、S1、S2)。半腱肌、半膜肌:内腘绳肌(L4、L5、S1、S2)。

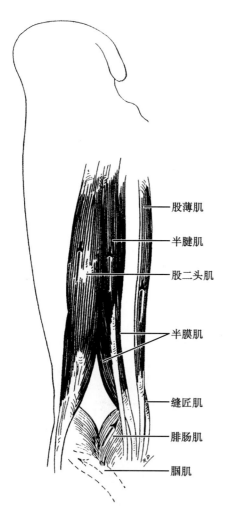

图 1-48   屈膝肌群(From Jenkins DB. Hollinshead's Functional Anatomy of the Limbs and Back. 8th ed. Philadelphia, PA: WB Saunders; 2002: 320. Used with permission of Mayo Foundation for Medical Education and Research)

动作

1. 膝关节屈曲。
2. 除股二头肌短头外,上述肌肉均辅助伸展髋关节。

检查

1. 坐位:抗阻屈曲膝关节。
2. 俯卧位:起始位膝关节部分屈曲,抗阻进一步屈曲膝关节。

对上述肌肉、肌腱进行视诊与触诊,对于合理解释检查结果有重要意义。

胫前肌(图 1-49)

腓深神经,L4、L5、S1。见附图 K 和图 1-50。

动作

足背屈与足内翻(尤其在背屈位时)。

检查

患者抗阻足背屈,检查者在其足背处向下及外翻方向施加阻力。

该肌肌腹正好位于胫骨外侧。在检查过程中,应注意视、触踝关节背面内侧的胫前肌肌腱,从而确定足背屈不是由趾长伸肌来完成的。该肌萎缩常明显可见。

参与的肌肉

1. 背屈:蹬长伸肌,趾长伸肌。
2. 内翻:胫骨后肌。

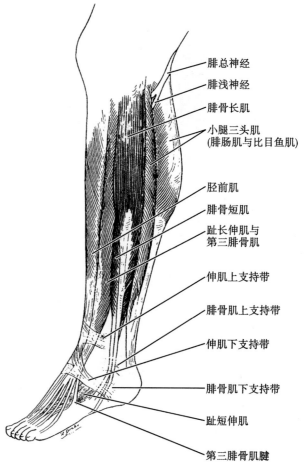

图 1-49   小腿外侧肌(From Jenkins DB. Hollinshead's Functional Anatomy of the Limbs and Back. 8th ed. Philadelphia, PA: WB Saunders; 2002: 338. Used with permission of Mayo Foundation for Medical Education and Research)

蹑长伸肌(图 1-49 与图 1-50)

腓深神经,L5、S1。见附图 K。

动作

蹑趾伸展与足背屈。

检查

检查者固定患者足部于中立位,患者抗阻伸展蹑趾。

该肌肌腱可于胫前肌腱与趾长伸肌腱之间触及。

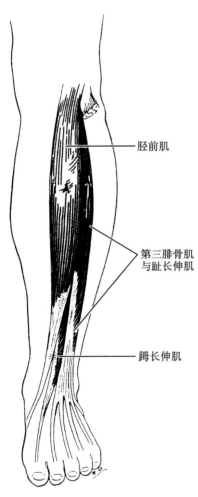

图 1-50　足背屈肌(From Jenkins DB. Hollinshead's Functional Anatomy of the Limbs and Back. 8th ed. Philadelphia, PA: WB Saunders; 2002: 345. Used with permission of Mayo Foundation for Medical Education and Research)

趾长伸肌(图 1-49 与图 1-50)

腓深神经,L4、L5、S1。见附图 K。

动作

伸展外侧四趾及背屈足部。

检查

患者抗阻伸展外侧四趾及背屈足部。

可于踝足背面蹑长伸肌腱的外侧视、触趾长伸肌腱。

趾短伸肌(图 1-49)

腓深神经,L4、L5、S1。见附图 K。

动作

辅助小趾以外的各趾伸展。

检查

患者做伸趾动作,检查者可于其足背外侧视、触该肌肌腹。

腓骨长、短肌(图 1-51)

腓浅神经,L5、S1。见附图 L。

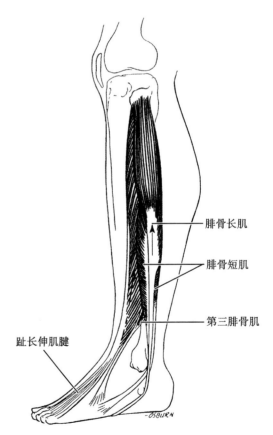

图 1-51　足外翻肌(From Jenkins DB. Hollinshead's Functional Anatomy of the Limbs and Back. 8th ed. Philadelphia, PA: WB Saunders; 2002: 346. Used with permission of Mayo Foundation for Medical Education and Research)

1 动作

1. 足外翻。
2. 辅助足跖屈。

检查

患者足处于跖屈位,抗阻足外翻,检查者于其足外侧缘施加阻力。

该肌肌腱可于外踝后上方触及。可于小腿前外侧面观察到这两块肌肉的萎缩。

腓肠肌,比目鱼肌(图 1-52)

胫神经,L5、S1、S2。见附图 J。

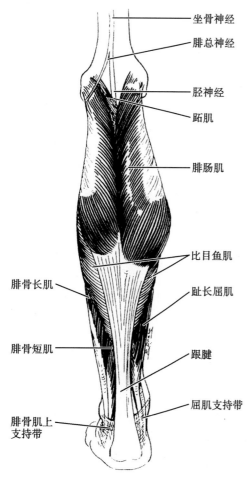

坐骨神经
腓总神经
胫神经
跖肌
腓肠肌
比目鱼肌
趾长屈肌
腓骨长肌
腓骨短肌
跟腱
屈肌支持带
腓骨肌上支持带

图 1-52　小腿后部肌群(From Jenkins DB. Hollinshead's Functional Anatomy of the Limbs and Back. 8th ed. Philadelphia,PA:WB Saunders;2002;333. Used with permission of Mayo Foundation for Medical Education and Research)

动作

1. 足跖屈。
2. 腓肠肌也有屈曲膝关节的作用。若膝关节

充分屈曲,腓肠肌则不能有效发挥其足跖屈作用。

检查

1. 伸膝时可检查该两块肌肉,屈膝主要用于检查比目鱼肌。
2. 足跖屈在抗阻情况下进行检查。

应观察及触诊这两块肌肉及其肌腱。其萎缩易于观察到。腓肠肌与比目鱼肌是两块力量很大的肌肉,检查中的杠杆作用更有利于患者。因此,通过抵抗踝关节屈曲或对屈曲的踝关节在伸展方向施以阻力均难以发现上述肌力的轻度下降。为此,这两块肌肉的力量应该通过抵抗患者自身重量来检查。患者应跖屈踝关节并单腿站立,即踮足直立。必要时,检查者在检查中必须扶住患者以保持其稳定性。

参与的肌肉

趾长屈肌,胫骨后肌,腓骨长肌及腓骨短肌(尤其在接近跖屈终端)。

胫骨后肌(图 1-53)

胫后神经,L5、S1。见附图 J。

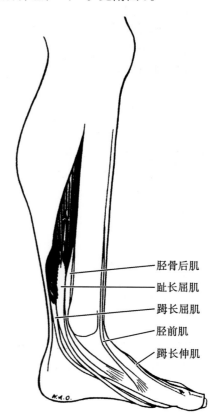

胫骨后肌
趾长屈肌
踇长屈肌
胫前肌
踇长伸肌

图 1-53　足内翻肌(From Jenkins DB. Hollinshead's Functional Anatomy of the Limbs and Back. 8th ed. Philadelphia,PA:WB Saunders;2002;345. Used with permission of Mayo Foundation for Medical Education and Research)

动作

1. 足内翻。
2. 辅助足跖屈。

检查

患者足完全跖屈,抗阻足内翻,检查者于其足内侧缘向外翻、轻度背屈方向施加阻力。

该检查方法可消除胫前肌在内翻动作中的作用。在检查过程中应保持足趾放松以避免趾长屈肌的参与。

趾长屈肌(图 1-53)

胫后神经,L5、S1。见附图 J。

1. 趾长屈肌。
2. 踇长屈肌。

动作

1. 跖屈足趾,特别是跖屈远端趾骨间关节。
2. 辅助足跖屈和内翻动作。

检查

1. 固定足部使其处于中立位。患者抗阻跖屈足趾,检查者阻力施于远节趾骨。
2. 趾长屈肌肌力减弱会导致抗阻屈曲足趾末端无力(见下面足固有肌检查)。

足固有肌

实际上是指除趾短伸肌以外的所有足部肌肉(神经支配:发自胫后神经的踇内侧与踇外侧神经,L5、S1、S2)。

动作

远节趾骨伸展,屈曲近节趾骨。与手固有肌有一定可比性。

检查

固定患者足部于中立位。患者抗阻跖屈足趾,检查者阻力施于远节趾骨(与检查趾长屈肌动作相同)。

神经学检查

在物理医学与康复评定中,除肌肉骨骼检查外,神经学检查是最为重要的体格检查。该项检查虽常用于诊断疾病,但也为康复医师确定神经损害以及能够使患者的康复结局达到最大化的残存功能提供了可能。

尽管习惯上都将神经学检查结果作为单独部分来记录,但同时完成所有检查的情况却很少见。检查者常发现,适当地将部分神经学检查整合到某一特定身体区域的检查中会更加方便。例如鉴于体位的原因,脑神经检查常与头颈部的检查同时进行。以讨论为目的,神经系统检查将单独论述,并分为精神状态、言语与语言功能、脑神经、反射、中枢性运动整合、感觉以及知觉评定。肌力放在肌肉骨骼系统检查部分讨论。复杂运动活动评定放在"功能性检查"部分讨论。读者可参阅《Mayo 神经学临床检查》(*Mayo Clinic Examinations in Neurology*)一书了解有关神经学评定的详细情况[1]。

精神状态

意识水平

在进行正式的精神状态检查前,应确定患者的意识水平。定性术语如"困倦""昏睡""昏迷"等有助于描述,但缺乏准确的定义。一个检查者所说的"昏迷",对另一个检查者来讲可能是"昏睡"的状态。对于精神状态的明确分级需要采用标准化的方法[13-15]。在 Glasgow 昏迷量表中,检查者通过数字化等级将患者对言语和躯体刺激时的睁眼、运动和语言反应进行定量分级并具有可重复性(表 1-4)[16]。这样一个标准化的量表对于评定随时间而发生的变化是必要的,且有利于医师、护士、治疗师和家庭成员之间的交流。对于脑外伤患者,其他方面的神经学检查如瞳孔对光反射、眼球运动和呼吸等亦可提供意识状态变化的信息,但不能在统计学水平上量化最终结局。

认知评定

对于意识清楚的患者,其精神状态的评定自医师进入病房即开始并贯穿于整个检查过程。在进行意识水平评估的同时,正式的精神状态检查可明确具体的残损和残存能力并将其量化,可识别出随时间而发生的细微变化,且便于照料者之间的交流。临床常用的精神状态评定工具是 Folstein 简明精神状态检查(Folstein Mini-Mental Status Examination)[13]。已有用于特殊人群智力行为的良好评估系统[10,16]。尽管不同的评定系统可能包括,或也可能不包括知觉、言语和语言以及详尽的思维评定,但某些评定内容是一致的。

1

表 1-4　Glasgow 昏迷量表[a]

反应	评分
睁眼（eye-opening，E）	
自主睁眼	E4
呼唤刺激睁眼	E3
疼痛刺激睁眼	E2
无反应	E1
最佳运动反应（best motor response，M）	
服从指令	M6
定位反应	M5
躲避反应	M4
异常屈曲	M3
伸肌反应	M2
无反应	M1
言语反应（verbal response，V）	
定向正确	V5
对答混乱（定向障碍）	V4
词不达意、胡言乱语	V3
难以理解的声音	V2
无反应	V1

[a] 昏迷指数（E+M+V）=3~15。

Reprinted from Teasdale G, Jennett B. Assessment of coma and impaired consciousness. A practical scale. *Lancet*. 1974；304（7872）；81-84. Copyright © 1974 Elsevier. With permission。

定向

要求患者回答其姓名、住址、电话号码、就诊地点（如医院或诊所）、城市、州（省份）、年、月和日。

注意

注意通过复述数字来评价：要求患者复述一系列随机数字。开始复述两个数字（如 4、9），若回答正确，每次复述依次增加一个数字，直到患者正确复述七个数字或发生错误为止。测验记录正确复述的数字个数。

回忆

给出 3 个数字或 3 个物品，要求患者记住并在后来重复。5min 后，要求患者回忆，记录正确个数，若全部正确，在 10min 时和 15min 时分别再次回忆。

常识

询问一些与患者的年龄、文化兴趣和教育背景相关的问题，例如近几届美国领导人的姓名，患者所在省份/州的现任政府官员是谁等，亦可问及有关当前重大事件的信息和近乎人人皆知的常识（如世界大战和基本的科学原理）。

计算

要求患者以 7 进行计算，记录最终正确的反应。评定时可逐渐增加运算的难度。

谚语

解释 3 个常用的谚语。通过患者能否理解谚语的抽象意义并解释其实际意义来评价。

相似性

询问患者两个物品的共同点：橙子和苹果，书桌和书橱，杯子和叉子。记录正确反应的个数。

判断

给患者呈现 3 个问题（如在电影院闻到烟味，在人行道发现一封写好地址贴好邮票的信，在一个陌生的城市找一位朋友），询问患者如何处理这些问题。

言语和语言功能

与精神状态的评定一样，交流能力的分析应贯穿始终。交流能力的评定应包括失语症、失用症、构音障碍和其他所有的交流技能[17,18]，并尽量将失语症、言语失用以及与其他一般性认知功能相关的语言障碍区分开来，如此进行的言语和语言功能的专业评定对神经系统疾病的诊断具有重要意义（参见第 13 章）。在前面的章节中已经提到，交流能力的四个基本要素（如听、读、说、写）是实际功能评定工作的框架。

听理解

首先应确定患者无明显的听觉损害，发病前能够应用检查者使用的语言进行表达，具有基本的运动和视觉功能，然后医师检查其听理解，记录其跟随特定指令（检查者无手势）的能力，通常应用跟随分步指令的水平来描述。一步指令：要求患者演示三个不同的单一的动作。指令有"摘下你的眼镜""摸你的鼻子""把书打开"。每个指令分开表述，要有足够的时间间隔以观察患者的反应。对这些反应进行评分并记录患者在完成指令前是否需要动作提示。三个反应中如果有两个正确，即可进行两步指令的测试："摸你的鼻子，然后摘下你的眼镜""指一下窗户，然后合上书本""摸我的手，再摸你的膝盖"。如果患者能够完成二步指令，即可按同样的方式进行三步指令的测试。要求患者拿起一个常用物品如牙刷并让患者演示如何使用该物品。应采用不同的物品进行至少两次以上的重复测试。如患者具有一定的言语功能,可要求其复述一个短语,观察是否存在持续言语和杂乱语。

阅读

首先必须确定患者在发病前具有阅读能力。要求患者阅读一份简短的书面指令,并按指令完成动作。也可要求患者按照书面两步指令和三步指令完成动作。如果患者尚有书写能力,则应要求患者朗读自己书写的内容。

口语表达

若患者具有足够的听理解能力,即可通过多种方式测试其语言表达能力。拿出一个物品,要求患者命名并描述其用途,测试应至少呈现三个物品。要求患者说出自己的姓名、家乡、电话号码或其他简单可考证的事实。亦可给出一张图片要求患者描述。通过让患者发长"a——"音观察其音调和音高的强度和稳定性,以判断有无发声和共鸣障碍;发"pa-pa-pa"音测试口唇闭合情况;发"ta-ta-ta"音测试舌的功能;发"ka-ka-ka"音测试语速、调节及咽后壁功能。若尚有阅读能力,可要求患者朗读一段包含不同元音和辅音的短文以进一步测试其发音情况。

书写

要求患者写出自己的姓名、住址、电话号码和一段简短的文字。

脑神经

第 I 脑神经(嗅神经)

应常规检查嗅神经功能,脑外伤后常见嗅神经损伤。

第 II 脑神经(视神经)

用眼罩遮盖一只眼,对另一只眼进行视野检查,最好按对角线方向对每一象限进行检查以确定象限盲。尽管双侧视野同时刺激是皮质感觉检查的经典方法,但在视野检查过程中确定了视野完整性后,该法也可用于检查单侧忽略。视力将在眼科检查部分中讨论。

第 III(动眼神经)、IV(滑车神经)、VI(展神经)脑神经

视觉通路的检查包括瞳孔大小、瞳孔反应以及眼外肌运动等。通过角膜映光法检查有无斜视。

第 V 脑神经(三叉神经)

检查咀嚼肌和面部感觉。

第 VIII 脑神经(位听神经)

应检查有无眼球震颤。听觉检查在耳部检查章节讨论。

第 VII(面神经)、IX(舌咽神经)、X(迷走神经)和 XII(舌下神经)脑神经

下位脑干发出的脑神经通常按功能成组,因此单个脑神经功能是难以从功能组中分离的。检查包括味觉(第 VII、IX、X 脑神经),面部表情肌(第 VII 脑神经),构音功能(第 VII、IX、X、XII 脑神经)和吞咽功能(第 IX、X、XII 脑神经)。

第 XI 脑神经(副神经)

胸锁乳突肌和斜方肌功能的评估常在徒手肌力检查中进行。

为了进一步描述脑神经及其脑干相互作用的功能障碍,常有必要进行脑干和视觉诱发反应、肌电图和其他电生理诊断方法以及吞咽电视透视检查。

反射

骨骼肌牵张反射

骨骼肌牵张反射检查应在患者放松时进行。通常检查肱二头肌(C5、C6),肱三头肌(C6~C8),肱桡肌(C5、C6),股四头肌(L2~L4),腓肠肌(L5、S1、S2)。某些病例可选择检查咬肌(第 V 脑神经),内侧腘绳肌(L4、L5、S1、S2)、外侧腘绳肌(L5、S1、S2)反射。此外,还应进行阵挛的检查。

浅反射

节段反射检查有助于损伤的定位。检查包括角膜反射(第 V、VII 脑神经),咽反射(第 IX、X 脑神经),肛门反射(S3~S5),跖反射(L5、S1、S2)。有时腹壁反射(上 T6~T9,中 T9~T11,下 T11、T12、L1)和提睾反射的检查亦有助于损伤定位。

病理反射

应尝试可否引出 Babinski 反射,可疑病例应进一步检查 Chaddock、Oppenheim 和 Stransky 反射。

中枢性运动整合

肌张力

痉挛、僵直、肌张力低下可以通过检查患者对被动运动的抵抗、钟摆运动和保持姿势的能力加以评估。

协调运动

上肢协调运动检查包括指鼻试验、指-鼻-指试验和拍膝试验。下肢协调运动检查包括趾-指试验和跟-膝-胫试验。

1

轮替运动

舌来回摆动、手指摆动以及脚掌拍地可鉴别轻度的痉挛、僵直和共济失调。

不自主运动

观察患者是否有震颤、舞蹈症、手足徐动、投掷样运动、肌张力障碍、肌阵挛、扑翼样震颤、面肌痉挛等。如存在上述体征,应在神经病学报告中描述。

失用症

失用症是指在无肌力、共济运动或感觉障碍的情况下不能制订和执行运动计划。然而,由于损伤范围大,肌力下降、共济失调和感觉障碍常同时存在。首先观察患者的自发活动,如使用钢笔或铅笔,穿脱衣物以及在检查室走动,然后评定患者按指令完成动作的能力。先让患者"摸鼻子""拿玻璃杯喝水""把铅笔放在杯子里""使用剪刀",然后要求患者在不使用实物的情况下用手势完成上述活动。每只手均应完成手势动作。注意是否存在不能完成或笨拙的活动。穿衣失用可以通过要求患者穿外套评价。为提高检查的敏感性,检查者可将一只外套袖子翻出后再进行。结构性失用可以通过复制几何图形或表盘进行评定。

感觉

浅感觉

轻触觉使用棉签检查,表浅痛觉用大头针检查,温度觉用两个分别盛热水和冷水的试管检查。将异常结果记录在人体图上并与标准的脊神经皮节和周围神经分布图比较[1]。

深感觉

关节位置觉的检查从手、足远端关节开始,逐渐向近端移动直至识别出正常感觉。上肢深痛觉通过过度伸展手指小关节检查;下肢深痛觉通过持续挤压小腿肌肉或跟腱检查。振动觉亦常检查,但单独存在的振动觉缺失并不导致功能障碍。

皮质感觉

如果浅、深感觉未受损,可检查两点辨别觉、图形觉、实体辨别觉和双侧同时刺激。

知觉

知觉障碍最常见于非优势半球顶叶损伤时,但优势半球损伤亦可出现。

失认症

失认症是指在无视觉、听觉、其他感觉障碍和语言障碍(尽管损伤范围较大时经常合并语言障碍)的情况下不能认出熟悉的物体。呈现常见的实物或实物图片并要求患者对其识别并加以描述。评定躯体失认时,要求患者识别自己或检查者的手臂、手指或眼睛;检查单侧空间忽略可采用观察行走或驱动轮椅时能否避开门框或拐角,双侧同时刺激是否消失,阅读一段文章时能否浏览整个页面或划掉所有的字母"E"等方法;评定躯体构图障碍则要求患者描述其肢体障碍,而患者否认存在明显的躯体损害。

左-右失定向

若患者无躯体失认,要求其指出身体左右侧的一些部位。

其他知觉测验

如果通过以上检查确定存在知觉障碍,应进一步检查地形和空间定向障碍、图形背景关系障碍等。如果在体检中发现障碍存在,即应由心理和作业治疗师进行综合、正式及量化的知觉测验。

功能检查

明确残损后,应对残损导致的功能障碍后果进行评价。通过病史和体格检查并不能说明功能状态的预后,因此,应进行功能检查。综合评定由每一位物理医学与康复团队成员在患者的实际环境中进行。当患者欲尝试洗澡时,作业治疗师或康复护士应在浴室内观察患者洗澡的各种技能状况;患者吃饭时,作业治疗师应分析患者的进食技能;使用汽车的患者,物理治疗师对患者进出汽车的技能进行评估。每一位康复团队中的成员将运用其独特的专业技术评定患者的功能状况。许多功能评定的过程不能只在某一点上完成,安全性和判断力的评定应通过观察患者在康复机构和社区内不同环境中的表现给予评估。

但是,在许多情况下,康复医师在首次评定时就需要收集患者有关功能状态的基本资料。例如临床上,患者可能会咨询医师帮其确定康复需求。但医师不太可能观察到患者进食、洗澡或进出汽车的过程,因此医师须将患者置于与日常生活相似的环境中,举例如下。交流能力评价部分在病史和体格检查章节中讨论,此处不再赘述。

进食

要求患者用检查器具代替实物演示将食物送入口中的能力。若患者未使用抽吸装置,应给一杯水要求其喝下。

修饰

要求患者梳头,模仿刷牙或化妆的动作。

洗澡

要求患者模仿洗澡的动作,应注意患者所有不能触及到的部位,尤其背部、头部以及偏瘫侧对侧的腋窝和上肢。

如厕

患者必须有足够的独立坐位平衡,必须具备必要的腕部和手的运动功能以达到会阴部,必须能够使用卫生纸,必须能够从低坐位站起。

穿衣

检查前应观察患者脱衣以及检查完成后穿衣的情况。检查者应解释检查的目的并由护士或护工陪伴。

床上活动

在体检过程中,检查者应注意患者是否存在仰卧位和坐位转换困难;是否能够来回翻身;仰卧位时是否能将骨盆抬离检查台。

转移

观察患者从有扶手和无扶手的座椅站起以及床椅间转移的情况。

轮椅操作

要求患者驱动轮椅直行和转弯,如果可能的话,在地毯上和没有地毯的地面上均演示;并演示刹闸和将腿放到脚踏板上的动作。

行走

为充分识别步态障碍点,检查者必须能够看到患者身体各个部位。若房间隐蔽,患者只穿内衣即可。如不能确保隐私,患者应穿能洗涤的或一次性短裤。如果检查者并不了解患者的步行情况,检查时应给安全带予以保护。为识别特定的异常步态,检查必须分析步态的成分和整体行走功能情况。观察应从患者的前、后面和两侧进行。如行走中出现疼痛,应注意疼痛和步态周期时间的关系。步态分析应按照既定顺序进行。常规步态分

析的要点见表 1-5[4,19]。步态分析将在第 4 章中深入讨论。

表 1-5　步态分析

立位平衡
观察姿势的稳定性;推患者,破坏其平衡,注意患者有无试图恢复平衡姿势的动作
步行过程中躯体各部分的运动
观察固定或异常的姿势,躯体各部分运动:不充分、过度或不对称
头和躯干:倾斜,肩关节倾斜、上提、下沉、前突和回缩
摆臂:保护体位或姿势
骨盆和髋:髋关节抬高、下降(Trendelenburg 征),或向侧方推
膝关节:外翻、内翻或反张
足和踝关节:过度内翻或外翻
步态周期参数
步频:速率,对称性,流畅性,连贯性
步宽:步基窄或宽,膝踝廓清
跨步长:缩短,延长或不对称
站立相:首次着地,负荷反应期,足趾离地;站立相各期中膝关节的稳定性;膝关节和踝关节的运动协调性
迈步相:迈步时充分、协调的膝关节屈曲和踝关节背屈运动,外展或画圈

驾驶汽车

最好能够在汽车里评估驾驶能力,但检查者亦可通过要求患者演示脚踏板和手控操作以获得与患者驾驶有关的运动能力方面的信息。

功能量化

一些量表可以用来记录和量化日常生活活动的功能状态,这对评估患者的康复进展非常有用(参见第 7 章)。这些经效度检验和标准化研究的量表是用于分析一系列参与患者具体干预方案康复结局的重要工具。若多个康复机构共享这些数据,即可获得多方面的相关信息,并可推动该领域发展和评估康复成本效益比。医师应成为使用这些工具的专家。

然而,由于需要多学科参与,最为有效的功能量表的数据收集需要更多的时间。因此,医师对功能状况原始数据的记录必须实用、完整。图 1-54 所示为这样一个记录系统。病史和体检结果应当用于确定功能状态。

1

功能状态				
姓名 John Dol 3-4/8-448	左侧偏瘫			
活动	独立完成	使用辅助具独立完成	需要帮助	依赖
听理解		左耳助听器		
阅读			口语提示扫描左侧	
说话	构音障碍			
书写	√			
进食			用膳;需要使用滚动餐刀;有盘挡的盘子	
修饰			口语提示左侧身体,刮左半边腔	
沐浴			口语提示左侧身体,洗右侧躯干	
如厕		使用尿袋	1人协助转移至坐便器	
穿衣			1人协助穿裤子,系鞋带	
床上活动		使用医院用床和床栏		
转移			口语提示:锁轮椅闸	
轮椅			口语提示向左侧扫描,打开轮椅手闸	
行走				√
驾驶				√

如果某项活动独立或依赖,用√标记
如果某项活动在使用辅助具时完成,列出所需辅助具
如果某项活动需要帮助,描述如何帮助并列出所需辅助具

图 1-54   功能状态记录举例

总结与问题一览表

在完成收集病史、体格检查并将结果记录后,康复医师应总结各种结果,将问题列表,制订计划。

调查结果的总结是书面记录的一个有用的组成部分。它用简短的文字将病史和体格检查中的相关问题做一简明的描述。

对于慢性疾病,康复医师通常必须处理大量的躯体、心理、社会和职业方面的问题。Weed的[20]问题导向医疗记录(Weed problem-oriented medical record)已用于康复患者的管理中[21-24]。尽管使用问题列表本身是必需的,但其构成以及在康复机构中如何应用整个系统仍未达成一致。Grabois[23]的建议——将医学和康复问题分别列表是有益的。此外,在病情检查结束时,针对每一个问题制订个体化的干预计划也大有裨益(表1-6)。

表 1-6   总结举例(问题列表与计划)

总结
患者,男,55岁,木匠,左耳听力损害并有高血压不当治疗后4天,突发中度左侧痉挛性偏瘫伴中度感觉障碍,左侧忽略,夜间尿失禁,构音障碍。现患者清醒,定向正常,血压正常;左侧髋、膝关节运动功能正在恢复;血清胆固醇水平增高。患者离异,独居,无关系密切的家人。头颅CT显示右侧皮质下中度梗死。心电图未显示缺血

医疗问题和计划
1. 右侧大脑半球梗死致运动、感觉、知觉、语言障碍:监测神经肌肉功能,维持ROM,控制痉挛(充气夹板,体位摆放,药物),运动再教育,患者教育和危险因素控制
2. 高血压:监测收缩/舒张压,使用恰当的抗高血压药物
3. 血脂异常:低脂饮食,饮食与制作教育,降脂药
4. 尿失禁:检测残余尿量和标本培养;治疗尿路感染。如残余尿量少,可经常使用集尿器,夜间使用或不使用避孕套导尿两可。如残余尿量多,则施行1 800ml液体摄入量时间表,每6h一次间歇导尿,尿流动力学,膀胱功能再训练

续表

康复问题和计划

1. 交流障碍:语言病理学家进行评定和治疗
2. 左侧忽略:OT 负责知觉检查,再训练和代偿训练;口头提示扫描左侧;护士和物理治疗师辅助
3. 左侧感觉障碍:检查皮肤;向患者提供感觉障碍的皮肤护理教育
4. 自理障碍:OT 负责上肢 ROM 训练,力量训练,ADL 再教育,适应性辅助具应用
5. 安全性和判断障碍:四面护栏床,护士夜间巡视,头口提示,标志
6. 转移障碍:PT 负责再训练,轮椅左侧手闸延长
7. 移动障碍:PT 负责下肢 ROM 训练,力量训练,步行训练,辅助步行
8. 驾驶依赖性:随着功能改善进行再测验和再训练
9. 社区介入和贫困支持系统:评估家庭住宅建筑障碍,评估家庭卫生服务,寻找其他社会支持
10. 反应性抑郁:予以心理学支持
11. 就业问题:就业前咨询与评估

ADL,日常生活活动;OT,职业治疗师;PT,物理治疗师;ROM,活动范围。

（恽晓萍、高明明 译　王玉龙 审校）

参考文献

01 参考文献

1

附图

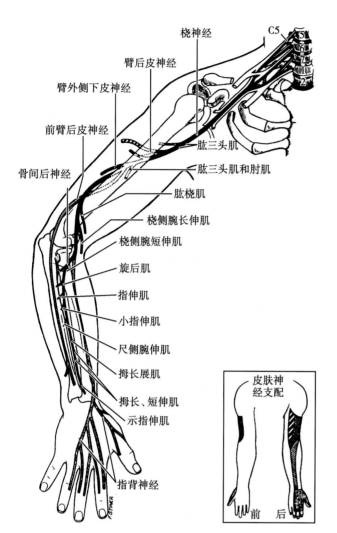

桡神经
臂后皮神经
臂外侧下皮神经
前臂后皮神经
骨间后神经
C5
肱三头肌
肱三头肌和肘肌
肱桡肌
桡侧腕长伸肌
桡侧腕短伸肌
旋后肌
指伸肌
小指伸肌
尺侧腕伸肌
拇长展肌
拇长、短伸肌
示指伸肌
指背神经
皮肤神经经支配
前 后

附图A 桡神经(摘自 Haymaker W, Woodhall B, eds. Peripheral Nerve Injuries: Principles of Diagnosis. 2nd ed. Philadelphia, PA: WB Saunders Company; 1953:223. Copyright © 1953 Elsevier. With permission)

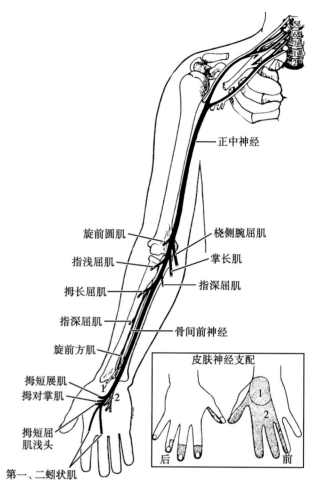

正中神经
旋前圆肌
指浅屈肌
拇长屈肌
指深屈肌
旋前方肌
拇短展肌
拇对掌肌
拇短屈肌浅头
第一、二蚓状肌
桡侧腕屈肌
掌长肌
指深屈肌
骨间前神经
皮肤神经支配
后 前

附图B 正中神经(摘自 Haymaker W, Woodhall B, eds. Peripheral Nerve Injuries: Principles of Diagnosis. 2nd ed. Philadelphia, PA: WB Saunders Company; 1953: 229. Copyright © 1953 Elsevier. With permission)

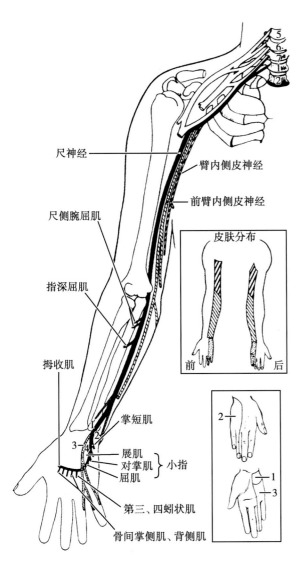

附图 C　尺神经（摘自 Haymaker W，Woodhall B，eds. Peripheral Nerve Injuries：Principles of Diagnosis. 2nd ed. Philadelphia，PA：WB Saunders Company；1953：233. Copyright © 1953 Elsevier. With permission）

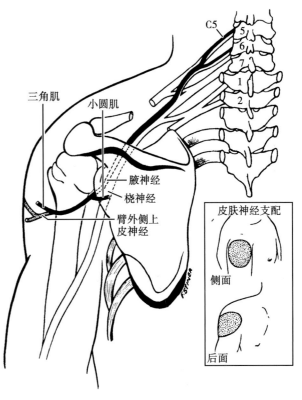

附图 D　腋神经（摘自 Haymaker W，Woodhall B，eds. Peripheral Nerve Injuries：Principles of Diagnosis. 2nd ed. Philadelphia，PA：WB Saunders Company；1953：235. Copyright © 1953 Elsevier. With permission）

1

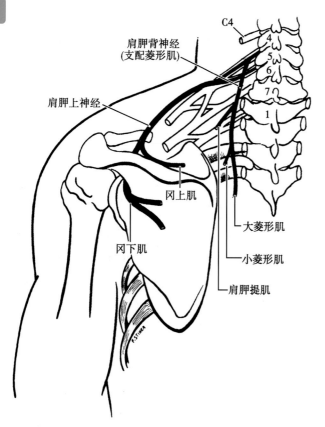

附图 E 肩胛背神经;肩胛上神经(摘自 Haymaker W,Woodhall B,eds. Peripheral Nerve Injuries:Principles of Diagnosis. 2nd ed. Philadelphia, PA: WB Saunders Company;1953:265. Copyright © 1953 Elsevier. With permission)

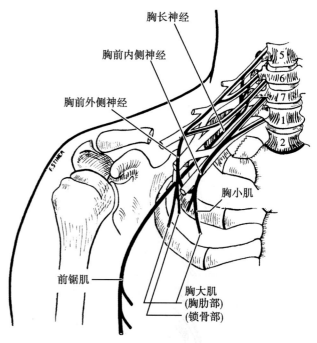

附图 F 胸长神经;胸前神经(摘自 Haymaker W,Woodhall B,eds. Peripheral Nerve Injuries:Principles of Diagnosis. 2nd ed. Philadelphia, PA: WB Saunders Company;1953:242. Copyright © 1953 Elsevier. With permission)

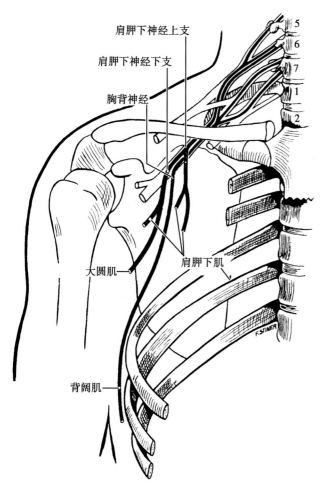

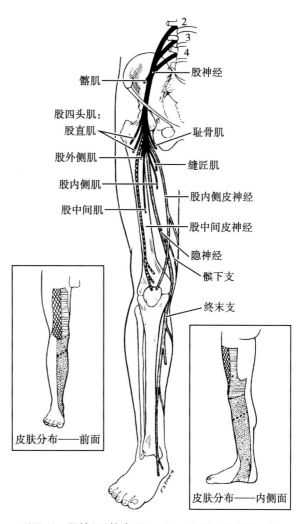

肩胛下神经上支

肩胛下神经下支

胸背神经

大圆肌

肩胛下肌

背阔肌

附图 G 胸背神经；肩胛下神经（摘自 Haymaker W，Woodhall B，eds. Peripheral Nerve Injuries：Principles of Diagnosis. 2nd ed. Philadelphia，PA：WB Saunders Company；1953；252. Copyright © 1953 Elsevier. With permission）

髂肌

股四头肌：

股直肌

股外侧肌

股内侧肌

股中间肌

股神经

耻骨肌

缝匠肌

股内侧皮神经

股中间皮神经

隐神经

髌下支

终末支

皮肤分布——前面

皮肤分布——内侧面

附图 H 股神经（摘自 Haymaker W，Woodhall B，eds. Peripheral Nerve Injuries：Principles of Diagnosis. 2nd ed. Philadelphia，PA：WB Saunders Company；1953；282. Copyright © 1953 Elsevier. With permission）

1

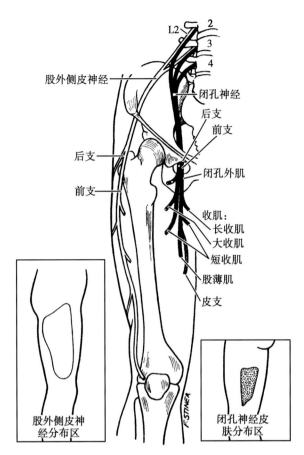

附图 I   股外侧皮神经（摘自 Haymaker W, Woodhall B, eds. Peripheral Nerve Injuries: Principles of Diagnosis. 2nd ed. Philadelphia, PA: WB Saunders Company; 1953:279. Copyright © 1953 Elsevier. With permission）

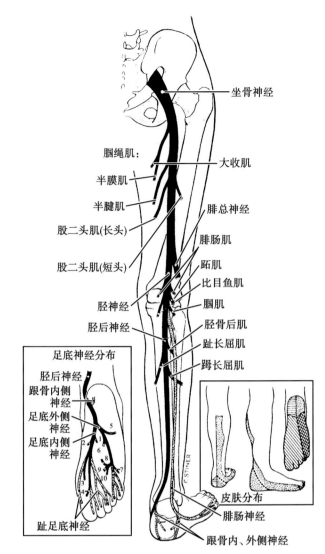

附图 J   坐骨神经；胫神经；胫后神经（摘自 Haymaker W, Woodhall B, eds. Peripheral Nerve Injuries: Principles of Diagnosis. 2nd ed. Philadelphia, PA: WB Saunders Company; 1953:290. Copyright © 1953 Elsevier. With permission）

1

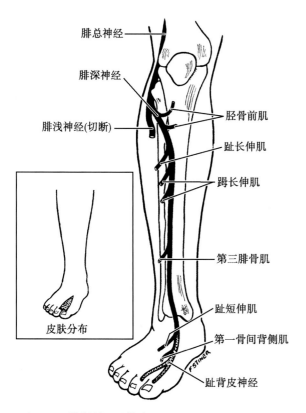

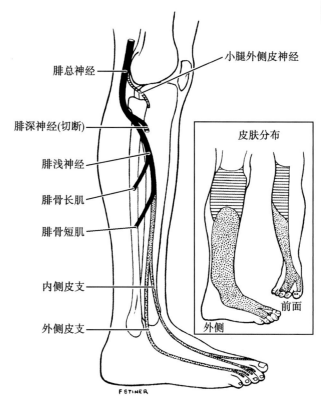

附图 K　腓深神经（摘自 Haymaker W，Woodhall B，eds. Peripheral Nerve Injuries：Principles of Diagnosis. 2nd ed. Philadelphia，PA：WB Saunders Company；1953：293. Copyright © 1953 Elsevier. With permission）

附图 L　腓浅神经（摘自 Haymaker W，Woodhall B，eds. Peripheral Nerve Injuries：Principles of Diagnosis. 2nd ed. Philadelphia，PA：WB Saunders Company；1953：292. Copyright © 1953 Elsevier. With permission）

第2章　人体肌肉功能评估

Walter R. Frontera • Jan Lexell

康复工作者都应充分认识到骨骼肌在各种类型的体力活动(如治疗性活动、娱乐性活动、职业活动和竞技运动等)、日常生活和社会工作中所起到的作用。此外,骨骼肌在许多疾病的病理生理学中扮演着重要(主要和/或次要)角色。骨骼肌肉功能是确定损伤性质、受伤程度和活动限制的关键因素。因此,了解骨骼肌如何工作、评估骨骼肌功能、解释骨骼肌各种生理和功能测试结果,是所有物理治疗师和康复专业人员教育中必须掌握的重要部分。值得一提的是,这些认识对于发展康复的科学研究具有特殊意义,因为研究中的许多生物学和功能结果变量直接与骨骼肌功能和结构相关。本章讨论的主题是人类骨骼肌在健康和疾病条件下的现有认识,除了个别案例外,参考文献都是来自人体研究的文献,而不是回顾基于各种动物模型研究的肌肉功能文献。

何为肌肉?

人体有大约 600 块肌肉,它们的主要功能是将体内的化学能量(如脂肪和碳水化合物)转换成机械能,从而产生力量。这种力量通过肌膜、特殊细胞外蛋白复合物和结缔组织,由活跃的肌纤维传递给肌腱。肌腱对骨骼结构的作用是将力量转换为关节和肢体的活动,引起身体部分移动或整个身体的移动。原则上,短时间内产生的力称之为肌力,可以维持一段时间的力称为肌肉耐力。在临床方面,短时间内不能产生力量,我们称之为肌无力,相应的,不能产生持续的力量称之为肌肉疲劳。

骨骼肌占人体体重的 40% ~ 45%[1-3],而约 55%的肌肉分布于下肢。骨骼肌大约含 50% ~ 75% 的人体总蛋白[4,5],其蛋白质转换占人体总蛋白转换的30% ~ 50%[3,6]。超过一半肌肉中的蛋白质存在于粗肌丝(肌球蛋白)和细肌丝(肌动蛋白),两者可产生和调节力量的生成[5,7]。肌动蛋白和肌球蛋白占肌纤维复合体蛋白质的 80% 以上。除了产生力量,

骨骼肌也有助于基础代谢;产生热量维持核心温度;调节血糖;存储碳水化合物、脂肪、氨基酸,有助于运动中产生能量;保护内脏器官[8]。

疾病发生时,必须动员肌肉中的氮,为免疫系统、肝脏及其他器官提供氨基酸。因此,如果由于衰老、运动受限或严重疾病造成肌肉萎缩而不能提供足够的氮,那么机体抵御急性创伤的能力将会下降。肌肉功能与疾病发病率、死亡率之间显著相关,瘦体重损失 5% 表明身体有病症发生,而 40% 瘦体重损失将会致命[9]。最后,骨骼肌在不同条件及环境影响下可表现出巨大的可塑性,比如卧床休息、运动训练或电刺激等外界因素,因此,骨骼肌成为康复治疗的理想靶器官。

从功能的角度,肌力与众多因素相关,例如:最佳步行速度[10,11]、残疾发生率[12-14]、平衡能力[13]、从椅上站起时间[15,16]、爬楼梯的能力[17]、跌倒发生率[18]及生存率[19,20]。肌肉爆发力作为骨骼肌相对肌力独一无二的特性与功能状态密切相关[21]。研究证据充分表明,无论是预防还是康复,在整个生命周期内,增强和维持肌肉力量与肌肉耐力,可以使人们的休闲娱乐、家庭起居、日常生活和功能自理等方面更加便利[22]。

肌肉活动和测量单位

在科研、教学和临床康复中,使用统一的术语、定义和测量单位很重要。此外,测量装置必须能够可靠有效地显示肌肉功能。通常我们采用国际单位制(对公制的改进)来量化肌肉功能和结构[23-25](表2-1)。

所有类型的肌肉运动均能产生力量或力矩(围绕轴心使物体发生转动的力)。当力量施加于不可移动的物体而没有产生关节角度运动时,称为静态(等长)运动。功的定义是力×距离,功率是指单位时间内物体所做的功。因此,根据定义,静态肌肉动作的距离为零,既没有产生功也没有功率。

表 2-1　评估肌肉结构和功能的单位

质量	千克（kg）
距离	米（m）
时间	秒（s）
力（质量×加速度）	牛顿（N）
功（力×距离）	焦耳（J）
功率（力×速度）	瓦特（W）
速度	米/秒（m/s）
转矩	牛·米（N·m）
角度	弧度（rad）
角速度	弧度/秒（rad/s）
体积	升（L）

　　当肌肉活动导致身体部位产生位移时，使得肌肉起点和止点相互靠近的动作称为动态（等张）向心收缩或收缩动作，而使得起点和止点互相分离的动作称为动态离心收缩或伸展动作。向心和离心的肌肉运动会产生功（力×距离），前者是正的，后者是负的。在许多自然活动中，如散步和跑步，肌肉的向心运动与离心运动依次发生，称为伸张-收缩循环[26,27]。

　　有些活动，如跳跃、跑步上楼，其力量的产生速率比最大力量更重要。因此，功率[（功/时间）或（力×速度）]而非力量成为这些活动的限制因素。研究和测量肌肉功能时的最重要的物理和生物力学概念见图 2-1[28]。

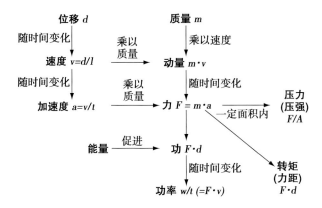

图 2-1　与评估人体骨骼肌肉功能相关的物理和生物力学概念。注意与时间相关的变量，如位移、速度和功。同时关注从质量到功率的一系列公式

　　等速肌肉运动是动态的，可能是向心或离心。这种肌肉运动的特点是恒角速度和可变阻力。肌肉在做全关节范围活动时，等速设备产生阻力以匹配肌肉产生的相应转矩。等速运动是一种人为情况，在实验室之外的自然状态下通常不存在。基于等速

的概念，以开发许多设备用于测量肌肉力矩、功、功率和耐力。等速测力器虽然昂贵，在许多科研实验室及康复诊所均可见到（图 2-2）。该设备的优点包括客观量化肌肉功能，即刻产生可用性报告反馈给被测试者，重现性高，可用于康复随访过程中的标准化序贯测试。等速设备的缺点包括费用高、不能携带以及与日常生活中的肌肉活动类型关联度较弱。

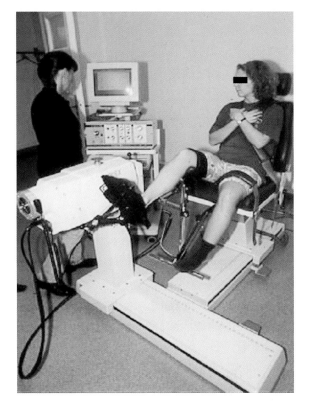

图 2-2　等速测力仪。测量踝背屈肌的转矩

　　开链运动和闭链运动已经成为描述肌肉收缩和运动的常用术语。运动链的概念是指将身体视为一系列可动节段连接起来的复合运动链[29-31]。对下肢来讲，该运动链在行走时使身体向前迈进，当脚与地面接触时，运动链关闭，当脚离开地面时，运动链打开。适用于康复训练的开链运动包括伸腿、屈腿、屈臂和卧推。蹲站、俯卧撑是闭链运动练习的常见动作。闭链运动倾向于同时激活原动肌和拮抗肌群（如下蹲运动时的伸膝肌和屈膝肌），往往产生更多功能[32]。两种类型的运动均能显著改善前交叉韧带重建后的功能[31]。

肌肉运动的能量学

　　肌肉做机械功所需的能量通过三种不同的生化途径获得（图 2-3）。每种途径的相对贡献由肌肉运动的持续时间和强度决定（参见第 49 章）。完成特

2

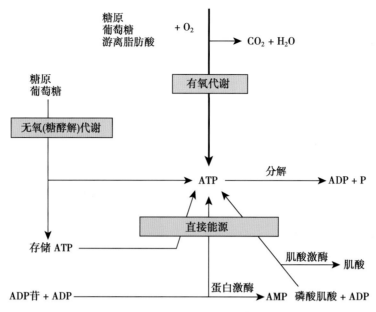

图 2-3   骨骼肌能量产生的三种不同生化途径示意图

定的肌肉活动不仅取决于肌节蛋白的完整功能,还取决于这些途径提供三磷腺苷(ATP)的能力。因此,下文将讨论的功能测试结果可作为生化途径状态的指标。各种神经肌肉疾病的患者表现出较差的肌力或耐力,可能与供能途径的异常有关。

一般来说,持续时间小于 10s 的运动主要依靠储存的 ATP 和磷酸肌酸(CP)[33,34]。这两种能量来源是现成的,可以立即使用。然而,从数量角度来看,ATP 和磷酸肌酸储存量很小,无法维持肌肉长时间的活动。持续时间在 10s~2min 的活动由无氧酵解过程供能,使葡萄糖转运至肌肉细胞内,或者肌肉细胞内的碳水化合物分解(肝糖原分解)[35-39]。最后,超过 2min 的活动主要由线粒体氧化途径供能,能源可来自糖酵解、脂肪酸循环或储存的肌内脂肪[40,41]。

在现实生活中,体力活动和锻炼时,各种生化途径以不同比例提供 ATP。活动可以归类于"主要"依赖于某一个特定途径,因为很少有活动仅单纯依靠一种特定途径。换句话说,某一特定活动根据其强度不同,可能需要三种功能途径的结合。例如,当一个人以舒适的速度步行时,ATP 供应主要依靠氧化途径。面临斜坡或爬山时,糖酵解途径的供能将增加。再如,有氧途径主导的马拉松比赛在最后冲刺时,需要激活糖酵解途径。

骨骼肌的功能特点

肌肉力量

肌肉力量可定义为一块肌肉或肌群以特定速率产生的最大力(或力矩)。因为力量强度取决于力的产生,一般用牛顿(N)表示,力矩用牛顿米(Nm)表示。在报告肌力的测量结果时,应当说明肌肉动作类型[25]。也就是说,肌力可以是(在不同的关节角度)静态的等长收缩力,动态的(向心或离心运动)收缩力,也可以是等速的(在不同角速度时)收缩力。

应该清楚的是,单一的一次力量测试是不可能同时观测所有力量的类型。在静态条件下,力量是受肌原纤维(和肌节)长度[42]和机械杠杆的影响。在动态条件下,力量水平受运动速度影响[42],这是骨骼肌最基本的两种生物学特性,只有对此充分理解,才能理解功能测试结果的意义。比如,徒手测试患者的肌力是不可靠的,除非每次测试都在相同的关节角度下进行。

力量-长度关系阐述了肌节长度如何决定肌肉力量。肌节长度同时决定肌动蛋白与肌球蛋白的重叠程度和横桥形成(图 2-4)。最佳肌节长度随活动类型的不同而不同。有报道显示,踝背屈[43]、步行[44]和跳跃[45]活动中,最佳肌节长度是处于平稳状态的区域;而慢速骑自行车时,最佳肌节长度是在降支区域[46]。另外,力量-速度曲线显示了渐变的力量梯度,从快速离心运动时的最大值,到快速向心运动时的最小值(图 2-5)。静态产生的力量比动态向心收缩时大,但比离心收缩时小,且与速度无关。

肌肉力量测试

不同类型的肌肉力量可以用各种方法和装置来

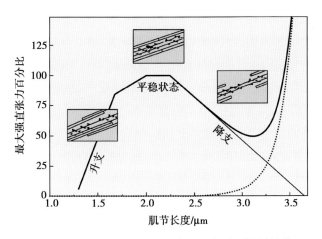

图 2-4　骨骼肌的力量-长度关系示意图。插图是横桥的示意图。最佳长度可以产生最大数量的肌动蛋白-肌球蛋白横桥（平稳状态）。当肌肉（或肌节）被拉伸过多（降支；肌节长度>3.0μm），肌动蛋白-肌球蛋白横桥不产生主动力。然而，由于被动的弹力因素，包括细胞骨架蛋白，如肌联蛋白与伴肌动蛋白和肌膜组成部分，所产生的一定强度的力量却可以被检测到。在升支（肌节长度<1.75μm），肌丝过度重叠干扰肌动蛋白-肌球蛋白横桥形成

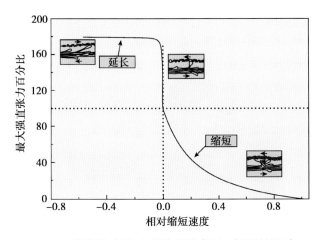

图 2-5　骨骼肌力量-速度关系示意图。插图是肌动蛋白-肌球蛋白横桥的示意图。静态（等长）力量（相对收缩速度=0）比任何速度的向心（缩短）肌肉活动都大。另一方面，在任何给定速度下，离心（延长）肌肉产生的力量都比静态活动时力量大

测量[47]。这些用于临床实践和科学研究的方法需要患者或志愿者自愿参与。肌肉力量的测定依赖于较高的中枢神经募集能力和调节相应的脊髓运动神经元池放电频率的能力，这意味着存在多种影响神经肌肉系统激活的因素，比如年龄、中枢和外周神经系统的各种疾病、疼痛、关节肿胀、药物、测试时的恐惧和焦虑、缺乏动力、一天中的时间和环境因素（如噪音）等等，这些因素都可能对力量测试产生重大影响[48-50]。当需要重复测试时，测试条件必须尽可能地标准化，采用相同的设备和/或方法和测试方案。在测试过程中，应鼓励受试者尽最大的努力，受试者的症状，如疼痛，在解释测量结果时也应考虑到。此外，在进行组间比较时，需要使用统计学方法来校正肌肉/个体的大小差异[51]。即使在最佳的条件下，一个有效和可靠的结果，可能要求力量测试重复一次以上[52]。在过去的十年里，人们对可靠性分析的统计学方法越来越关注并逐步发展起来。如今，人们普遍认为，需要建立一套完整的统计方法来解决测量方法的可靠性[53]。

徒手肌力测定

徒手肌力测试是临床工作中最常用的方法。该技术采用一个主观分级（表 2-2），范围从 0（完全瘫痪）到正常强度（一些学者误称为正常肌力），通常被称为"英国医学研究委员会分级"[54,55]。测试者感知的肌肉强度受被测试人员测试过程中用力的持续时间和所用力量大小的影响[56]。徒手肌力测试分级在被测试者自身和被测试者之间有较高的变动性，限制了其在科学研究和临床随访中的应用[57]。为了区分在特定水平上不同程度的肌肉力量，该分级做出了修改，添加了中间级（如 4+和 4-）。尽管此法在临床上常用，但没有证据显示这种修改增加了该方法的有效性和可靠性。这种方法仅评估了所测关节角度的静态强度的变化。必须谨慎地将测定结果外推到其他关节角度，尤其动态动作。此外，徒手肌力测定可能对具有共同肌肉激活的中枢神经系统疾病患者无效。

表 2-2　徒手肌力测试量表

数字等级	描述	原始模式	解释
0	0	没有收缩	完全瘫痪
1	微弱	微弱的收缩	无明显肌肉活动
2	差	减重力下主动活动	有些作者要求全范围的关节活动
3	一般	抗重力下主动活动	有些作者要求在无阻力下全范围的关节活动
4	良好	抗重力和部分阻力的主动活动	检查者可以胜过
5	正常	正常肌力	检查者无法胜过

静态（等长）最大随意收缩

静态最大随意收缩（MVC）是指尽最大努力募

集尽可能多的肌纤维所产生的力量[25]。虽然在各种形式的力量测试中都需要测试最大随意收缩，但是最大随意收缩这个术语通常与静态肌力测试联系在一起[58]。手持式测力计、电子张力计、力传感器和等速（角速度设置为零）测力计等设备可以用来测量静态肌肉力量。研究[59-61]已经显示，手持式测力计在不同患者人群的组间和组内有良好的可靠性。这些设备简单、便携，已经成为具有吸引力的临床仪器。

力量测试的有效性取决于神经系统的激活程度。Merton[62]介绍了电刺激叠加的使用，试图直接激活受试者在静态最大自主收缩时没有募集的运动单位和肌纤维。在最大随意收缩时刺激运动神经，如果力量增加，表明中枢神经系统对运动单位的募集程度没有达到最大，往往提示为中枢激活功能缺损（CAF）[63]。在许多研究中，单个脉冲刺激被用来检测CAF。研究表明高频最大训练刺激可以改善静态（等长）膝关节伸展过程中CAF的检测[58,63]。对临床评估肌无力非常重要，因为它可以区分肌无力是由于CAF还是由于肌肉萎缩引起的。此外，该检测对设计和评估增强肌肉力量也有非常重要的意义。同时评估CAF和肌肉质量也有助于确定特定患者肌肉无力的潜在机制。普遍认为，健康的男性和女性，即使70岁以上，也有能力在MVC用力过程中充分激活肌肉功能[64,65]。

最大重复肌力

在躯体康复和有关运动训练的研究中，经常使用最大重复值（1RM）的方法来评估肌力。在膝关节伸展的过程中，DeLorme[66]把1RM定义为膝关节完成一次全范围伸展所克服的最大阻力。肌力的单位是牛顿（N）。但是在该测试中，力量通常用质量（kg）表示，即可以克服的负荷。这个方法简单、有效、可靠，使用的设备价格相对便宜，即使对老年人群也是安全的[67]。缺点是根据定义来说，这个方法需要全关节范围的主动活动。如果有些患者患有关节疼痛、肿胀或挛缩，可能无法做到。此外，如果测试不规范，多次重复测定1RM会导致肌肉疲劳，继而影响受试者产生最大肌力的能力。

在设计力量-调节方案时，通常使用连续重复这一概念[68]。RM指的是完成特定重复次数的准确阻力。图2-6显示，RM、重复次数和肌肉生理特性的关系受训练特定水平的影响。

RM	3	6	10	12	20	25
	强度/力量	强度/力量	强度/力量		强度/力量	
	高强度耐力	高强度耐力	高强度耐力		高强度耐力	
	低强度耐力	低强度耐力	低强度耐力		低强度耐力	

最大输出功率　◀────────　至　────────▶　低功率输出

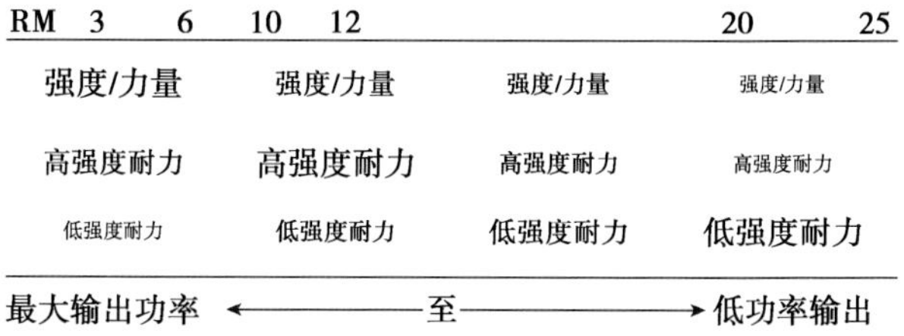

图2-6　理论上的最大连续重复值（RM）。重复次数和肌肉生理特性的关系受训练特定水平的影响

等速肌力

在实验室和康复机构中，大量等速仪器已经用来测量肌力（图2-2）。尽管这些仪器已经研究过一些肌肉群，但是大部分结果都是来自膝关节、踝关节（图2-7）和肩关节肌群。等速肌力测定时以关节作为旋转轴，被测关节的杠杆臂和旋转轴对齐，用尼龙搭扣限制主动肌的收缩来稳定近端和远端部分。测试人员设定角速度（使用范围为0~450°/s或0~7.9rad/s），要求受试者或患者完成3~5次最大重复，通过最大转矩来测得力量。

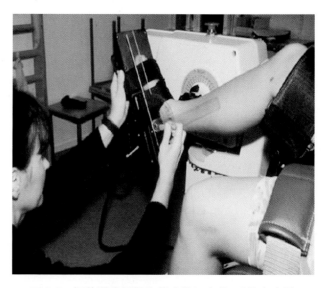

图2-7　评估踝背屈肌肉等速转矩之前，手持角度计确定踝关节0°位（胫骨垂直于脚底）

个别品牌的等速测试仪器已经被证明具有可靠性[49,50,52,69-71]，包括测定等速离心肌力[50,70]和Duchenne或Becker肌肉营养不良症[72]或脑卒中[73,74]患者的肌力。可靠性一般在低角速度时最好，并且随着角速度增加而逐渐降低。在极高速度下（如180°/s以上），可靠性最差。不同品牌的等速测试仪之间的力量值无可比性。评定肌肉功能的指标包括肌肉做功（曲线下的积分面积）、肌肉耐力（见下文）、主动肌/拮抗肌比值及两侧肢体之间肌肉功能

的差异,可以用于评估肌肉不平衡和不对称,以及做出临床决定,例如决定运动员准备恢复竞技训练的时间。另一方面,这些设备很昂贵。肌肉的等速活动无法直接与日常生活活动相比较,角速度的范围并不能延伸到许多运动和日常活动中的速度。最后,通过测量不同角速度下的等速肌力,已经应用于研究全身肌肉扭矩-速度曲线以及力量训练对肌肉收缩行为的影响[76-78]。这些研究要求在多个给定的关节角度处使用扭矩,而不是在可用角度的连续范围内使用峰值扭矩,以便控制肌肉长度对力量形成的影响。

肌肉爆发力

腿部伸肌爆发力的评估在运动和康复中非常重要,对于时间性特别强的活动,肌肉爆发力比起肌肉力量更重要。肌肉爆发力与步速、从椅子上站起来的时间、爬楼梯的时间以及自我感觉的残疾相关[79,80]。此外,随着年龄的增长,肌肉爆发力降低的速度超过肌力[81]。腿伸展的最大输出功率是由两条腿产生的,单腿可以用动力实验仪器或抗阻训练仪器评估。动力实验仪器可以测试力量和腿部移动的速度,而抗阻训练仪器基于 1RM 的百分比设计的。有报道显示,使用抗阻训练仪器时,肌肉爆发力的峰值通常发生在 70% 1RM 发力时[21]。一些研究设计了测试之间有 45~60s 的休息,并且记录最高数值。该方法的变异系数为 6%[82]。

其他研究者设计的肌肉爆发力测试是指在离心肌肉动作后紧接着完成一个相同肌群的向心动作,期间有非常短暂的静态动作[83]。这是伸展-缩短周期的测试[84]。连接定时器的垫子或平台用于测试垂直跳时的腾空时间(离开地面的时间),跳起的高度可以计算出来。跳之前有反向运动或处于半蹲的位置。输出信号连接到电脑,以分析与计算肌肉爆发力。

肌肉耐力(与疲劳)

耐力和疲劳的定义因来源而异。本章中,耐力被定义为"向心和/或离心肌肉活动时维持静态力量或做功的时限"[25]。耐力以秒为单位进行测量。另一方面,疲劳则是无法维持给定水平的力量输出[85]。另外,神经肌肉疲劳可以定义为"神经肌肉系统产生力量的能力减弱",可能由于影响肌肉纤维、神经肌肉接头和/或神经系统的因素造成的[86]。对于人类来说,疲劳导致随意力量和收缩功率的丧

失[87],降低电刺激产生的最大力量和力量产生的最大速率[88],改变了肌肉募集方式[89],削弱神经肌肉在跳跃等活动中的表现[90],甚至会降低感觉,例如关节运动感觉的敏感度[91]。用于衡量这些影响的方法可能是评估年轻人和老年人中疲劳的出现和疲劳程度的良好指标[92]。

在肌肉性能研究的背景下,肌肉耐力可分为中枢型(心血管)和外周型(局部肌肉)两种类型。全身多个生理系统参与耐力的表现和避免疲劳,包括神经系统(中枢和外周)、心血管、内分泌和代谢系统。每个系统对耐力和疲劳的作用可能取决于以下因素:活动类型、环境条件、营养状况、身体健康水平等。评估肌肉耐力可以综合评价这些系统的功能。

尽管近期的研究大大增强了我们对这种现象的理解,但尚未确切定义肌肉疲劳的基本机制。几篇优秀的评论总结了现有文献,并讨论了神经肌肉系统的组成部分对疲劳的影响[93-95]。显然,从大脑到肌动蛋白-肌球蛋白横桥传递链的每一步电信号和化学信号,以及为肌肉运动提供能量的生化途径均可能出现问题。骨骼肌作为效应器官,其肌纤维的组成类型显著影响疲劳的产生[96]。其他相关因素包括中枢和外周机制[97],例如运动皮质的兴奋性变化或外周神经对运动皮质的驱动不足[98,99]。这种类型的疲劳在神经康复中具有特别重要的意义,常见于不同类型的神经系统疾病,如多发性硬化和脑卒中[100]。

在细胞水平上,最近的研究证实了 ADP/ATP 比值变化和无机磷酸盐的浓度在肌肉疲劳中的作用[101,102],挑战了传统观点,即乳酸和氢离子的积累是肌肉疲劳的主要生化因素。另外一些研究强调了阳离子泵在维持肌肉兴奋性和预防肌肉疲劳方面的重要性,如钠离子泵 Na^+/K^+ ATP 酶[103]和 Ca+ATP 酶[104]。在中枢神经系统疾病,如多发性硬化和肌萎缩性脊髓侧索硬化症中,细胞因子在肌肉疲劳中也起到一定作用[105,106]。近期的综述总结了在各种条件下相互作用的各种分子和细胞机制,从而揭示了称为肌肉疲劳的临床现象[107]。

绝对和相对耐力

简易动态耐力测试是指记录受试者/患者在一定负荷下能够完成动作的重复次数。简单来说,静态耐力测试则是记录维持一定水平力量的时间长短。由于这两种测试都采用绝对负荷或者绝对力量,相比于较弱的受试者,较强壮的受试者/患者在

测试中所用的力占其自身力量的百分比较低。例如,使用40kg负荷的动态测试,分别代表了最大重复力量值(1RM)100kg 和最大重量力量值(1RM)50kg 的40%和80%。在采用占受试者力量的较低百分比的负荷测试时,较强壮者将会表现出更好的耐力。

为了控制肌肉和身型大小的影响,可以采用一种基于个人力量百分比的测试模式。这种相对耐力测试,比如用个人动态强度的50%,需要尽可能多次重复。也可以要求受试者尽可能久地保持某个相对水平的静态力量。相对耐力测试减少了身体或肌肉大小的影响,为比较不同组的患者提供了更好的方法。

疲劳指数

等速仪器可以通过标准化测试测量力矩和/或功峰值的相对下降,量化肌肉疲劳和耐力。例如,通过一系列25~100次的重复测试,第一次与最后三或五次重复的力矩或功的峰值比率可以作为衡量肌肉疲劳的指标。由曲线下的积分面积可计算出完成的功,在测试过程要确保关节移动覆盖整个预定运动的范围。用等速肌力测试仪重复测得的疲劳和力量结果表明,疲劳试验的可靠性比力量测试差[108-110]。踝关节背屈的等速运动疲劳测试结果表明:力矩峰值减小所得的疲劳指数比用相对做功峰值减少的结果更可靠,但所有结果均显示良好的可信度[111]。

其他研究已经应用类似的方法研究静态肌肉运动。在给定的时间内,肌肉力量减少的百分比结合施加电刺激时肌肉收缩力量增加的平均值,可作为临床量化肌肉疲劳的实用方法[112]。

表面肌电信号的频谱分析

表面肌电信号的频谱分析方法基于这样一种观点,即在静态肌肉活动过程中,中位频率的降低与力量下降正相关,因此可作为肌肉疲劳的间接指标[109]。中位频率反映了肌肉纤维传导速度和运动单位募集,因此受肌肉纤维类型组成的影响。一些作者提出,肌电图(EMG)中平均力量频率的转变实际上是快速运动单位疲劳的选择性指标[113],并且表达Ⅱ型肌球蛋白重链(MHC)亚型的纤维浓度越高的受试者,EMG 和肌肉的中位频率就越低,运动时肌纤维传导速度也越低[114]。

Merletti 和 Roy[115] 提出了另一种基于自主收缩时肌电信号变化的研究方法,他们研究了胫骨前肌静态自主收缩活动早期表面肌电信号的频谱压缩率。前30s 中值频率的斜率与耐力时间相关。由于测试时不需要肌肉运动至疲劳,作者提议将此技术应用于临床。

磁共振

磁共振(NMR)用于研究休息和运动期间肌肉疲劳的代谢相关因素(图2-8)。NMR 可以实时监测肌肉在休息、运动、疲劳及恢复期,细胞内 PH、无机磷酸盐、磷酸肌酸及代谢需求产生的 ADP 和 ATP 的变化[116]。肌肉从这些代谢变化中的恢复速度是肌肉和个体适应水平的良好指标。有趣的是,这些代谢物的积累改变了动作电位的传导,并解释了前面提到的 EMG 信号的频谱的变化。该技术具有无创性的优点,但很昂贵,在很多临床机构中并不容易获得。

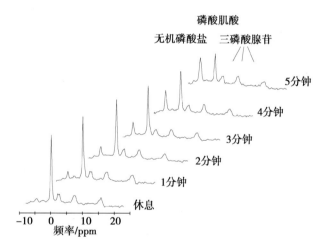

图 2-8　短跑运动员在休息和 5min 的渐进运动中腓肠肌的磁共振光谱。值得注意的是,随着运动的进行,磷酸肌酸(PCr)逐渐减少和无机磷酸盐(Pi)逐渐增多。同时相对保留三磷腺苷(ATP)水平,保护肌细胞不受永久性伤害

与肌肉疲劳和耐力相关的其他肌肉特性测试方法

近红外光谱和微透析

近红外光谱仪(NIRS)是一种非侵害性的测量仪器,可以穿透 10cm 厚的组织测量氧含量[102,117]。近红外光谱技术可以用来研究运动时氧的传输和利用,在临床机构用于评估循环和代谢异常[118]。近红外光谱也可用于血液流速的定量评估。

微透析是一种新型侵入性的研究技术,可以对人体骨骼肌进行力学研究。微透析导管相当于人造血管,可以植入人体组织。通过这种"血管"可以检

测骨骼肌细胞间隙（以及其他组织）的化合物浓度。体内脂肪分解、碳水化合物代谢、人类骨骼肌的血流和脂肪组织的调节也可以采用微透析观察[119]。

骨骼肌的结构特点

功能与结构之间的关系

生物学系统中结构与功能之间的关系受到大量的科学关注。Ewald Weibel，瑞士著名形态学家，曾这样推断哺乳动物呼吸系统的结构和功能："我相信不仅结构决定功能，而且功能需求也决定结构设计，通过进化或调整设计特点进而实现的结构与功能的交互关系"[120]。Russell 等人也强调了功能作为形态决定因素的重要性[121]。综述中，他们阐述了对肌肉细胞的功能需求如何导致肌肉细胞形状、大小和功能（如力量生成）的适应性改变。

基于以上讨论，除非对骨骼肌的结构和结构特点进行分析，否则有关肌肉功能的讨论并不全面。主动收缩的肌肉所产生的力量和爆发力水平受到肌肉大小、肌纤维插入角度和肌节长度的影响[122,123]。肌肉长度影响收缩的速度，肌纤维类型的组成是决定速度和耐力的重要因素。以下将讨论康复诊所和科研实验室采用的一些肌肉结构的评估方法。

身体成分：估算和测量人体肌肉质量

人体由不同化学成分和性质的各类组织（包括骨骼肌）组成。研究身体成分，需要测量这些成分的数量和质量[124]。身体成分与健康状况和功能相关。身体成分的研究可以通过使用不同的组合模型进行（图 2-9）[125]。骨骼肌及其成分，虽然有时通过间接方法测量，却是这些模型的重要组成部分。肌肉的化学成分大约由 75% 的水、20% 的蛋白质、5% 无机盐和其他物质组成，包括高能磷酸盐、尿素、乳酸、钙、镁、磷、酶、钾、钠、氯离子、氨基酸、脂肪和碳水化合物[4,126]。

传统上研究人体组成的金标准包括水下称重测量法以及空气置换体积测量法（体积描记法），均建立在二腔模型基础上。该模型将身体分为脂肪重量（FM）和非脂肪重量（FFM）。这种情况下，非脂肪重量这个术语的使用并不十分准确，因为非脂肪成分包括中枢神经系统、骨髓和内脏器官中储存的一小部分必需脂肪。因此，瘦体重（LBM）是更合适的命名。LBM 包括必需脂肪酸、肌肉和骨骼。水下称重

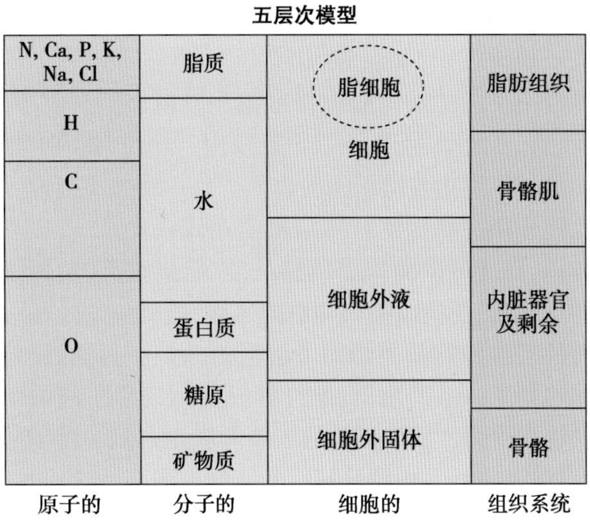

图 2-9　人体成分研究的多腔模型。每个模型中骨骼肌及其原子、分子和细胞成分

测量法用来估算身体密度[127]，然后用 Siri 方程来计算脂肪重量，假设脂肪量和瘦体重的密度是恒定的[128]：

$$体脂百分比 = 495/密度 - 450$$

密度 = 空气中重量/在水中失去的重量（或者在空气中的重量/在水中的重量）。准确测量密度需要校正水温。最后，总体重减去 FM 所得 LBM。

中子活化技术能使元素在原子水平上量化[129,130]。这与我们谈论的话题相关，如前所述，肌肉是氮的重要来源。另外，人体内大部分钾存在于细胞内，其中一大部分存在肌肉纤维中。全身计数器是一种可以检测天然放射性核素钾衰变辐射的专用仪器，可以量化全身细胞，从而间接量化瘦体重和肌肉质量[129,130]。

双能 X 线（DEXA）技术可用来量化骨量、脂肪（皮下和内脏）质量和骨骼肌质量[131,132]，与计算机断层扫描（CT）相比，DEXA 可以较低的成本和较少的辐射暴露估测全身和四肢[131]体成分。最准确的在体评估肌肉大小、肌肉质量和部分身体成分的成像技术是 CT 和磁共振成像（MRI）（见下文）。

肌肉大小

在诊所中，可以使用量尺测量肢体围度来评估肢体的肌肉大小，该方法合理但并不总是准确的，这些测量包括脂肪、骨和其他非收缩组织。而且，这种测量无法校正由于体液转移或肢体水肿导致的肢体围度的改变。在病理条件下，例如某些肌病情况，肌肉被结缔组织和/或脂肪取代，肢体围度的测量结果

2

可能会产生误差。

现代技术,如超声[133,134]、CT[135]或MRI[135-137],可以用来准确估测肌肉横截面积。超声因其简单、价格低和无辐射,从而被广泛应用。然而,超声并不能最佳识别出各组织间的边界。另一种超声波技术已用于肌肉肌腱复合体结构的在体研究[138]。在人体内,已经可以测量出肌腱长度、肌束长度、肌纤维的羽状角、肌肉收缩时的肌腱延展、肌腱应变及相关特性。这些测量能帮助了解肌肉功能。例如,肌纤维包括了一系列肌节,肌纤维长度则表示肌肉收缩的速度潜力。肌束较长的股外侧肌比内侧的腓肠肌速度快。然而,内侧腓肠肌的肌腱有更高的顺应性,因此有更大潜力储存弹性能量[139]。

CT和MRI已被广泛用于健康人群和疾病患者,评估整个大腿、肌肉、皮下脂肪、骨横断面积,有效(使用尸体测量作为标准)而可靠[135,140]。在基于CT和MRI的研究方法中,解剖横截面积是指单个肌肉的横截面积。这个方法要求被测量的部位与肌肉的长轴相垂直。由于羽状肌肉,如股四头肌,与肌肉长轴不平行,这些测量往往低估了真正的肌肉面积[141](图2-10)。另一方面,如果用MRI测量得到的肌肉体积结合尸检中获得的肌肉纤维长度,可以准确地估算出肌肉的生理横截面积[142,143]。

CT和MRI都可以有效评估肌肉横截面积。高清晰度的MRI比CT能提供更好的面积估计。后者往往会系统地高估了10%~20%解剖横截面积[144]。MRI和CT都具有较高的组内和组间可靠性,能够探测由运动训练诱导的骨骼肌适应性变化[77,145,146]。T1加权磁共振成像可以区分肌肉组织和非收缩性组织成分(结缔组织、皮下和间隙的脂肪组织)[135,145]。图2-11是用磁共振成像获得的人类大腿和小腿横截面图像[137]。通过不同组织的不同密度值,计算机图像分析系统可量化肌肉、脂肪和结缔组织的成分。据报道,肌肉衰减,一种组织密度和化学成分的函数指标与肌内脂肪含量相关[146]。此外,由于疾病和运动训练可能改变肢体收缩性和非收缩性的组成,量化这两个组成成分的变化非常有价值[145,147]。

MRI也用于评估在自主训练和神经肌肉电刺激时不同肌肉或部分肌肉的激活水平[148,149]。MRI可以非侵入性地量化评估和定位肌肉活动,其原理是:训练时渗透液(磷酸、乳酸、钠)在细胞质中积累,导致液体内流,增加T2像中肌肉松弛,因此,实际操作中,可以利用T2松弛时间来评估特定运动时的肌肉活性(对于放射技术的详细讨论参见第5章)。最近一项研究表明,相对于水平外展训练,"空罐"和"满罐"练习可以更大程度激活冈上肌[150],据此可设计出最佳组合练习以加强完善康复方案。康复方案中的运动处方应能激活大部分受伤或者无力的肌肉。

当受试者患有不同疾病,具有不同体能水平,或者处于运动训练前后不同状态时,需要考虑到肌肉大小不一样,力量也会不一样,即受试者体型较大,其绝对力量也较大(图2-12)。由于肌肉生理横断面面积/体积,或总的非收缩性组织成分不同,因而力量结果必须经过校正之后才能相互比较。产生的力量和测量的肌肉面积比率称为特定力量,作为肌肉质量的指数[143,151-153]。然而,简单的比率可能不是校正肌肉力量的最佳方式,而需要更复杂的统计处理[154-157]。

肌肉活检技术

尽管非侵入性肌肉成像测定技术不断发展,人体骨骼肌的小样本分析仍然是确定纤维群各种变化和研究肌肉功能障碍基本病理生理机制的唯一方法。开放手术和经皮(穿刺针或半开鼻甲刀)穿刺活检技术(图2-13),可以通过肌肉活检进行不同形态和生化研究。穿刺活检术是由Duchenne在

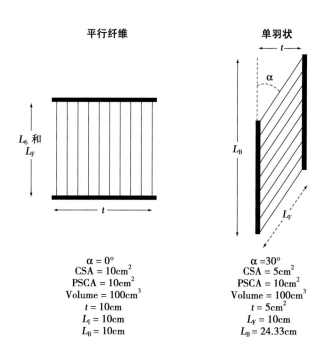

图2-10　羽状角对肌肉厚度和肌力大小估计的影响。CSA,解剖横断面积;PSCA,生理横断面积。这两种肌肉有相同数量、相同厚度的纤维。增大羽状角α,肌腹的厚度减小。羽状角让更多的肌肉与关节紧密结合,减少运动阻力

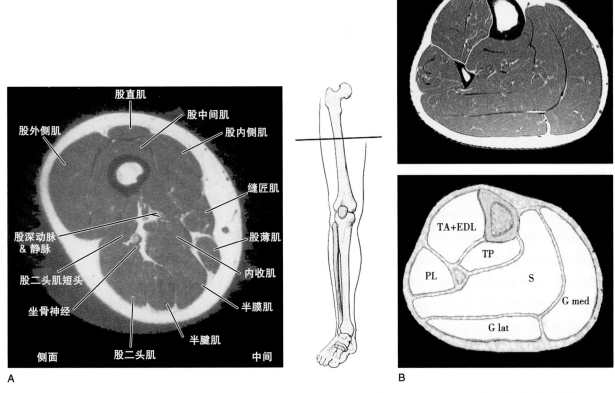

图 2-11　磁共振成像获得的人类大腿横断面图像(A) 和小腿肌肉的示意图(B) 。肌肉(收缩性)与脂肪和结缔组织(非收缩性)的明显密度差异。TA,胫骨前肌;EDL,趾长伸肌;TP,胫骨后肌;PL,腓肠长肌;S,比目鱼肌;G med,内侧腓肠肌;G lat,外侧腓肠肌

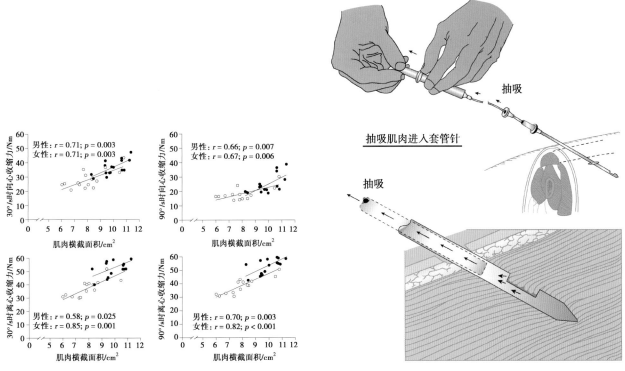

图 2-12　人体肌肉力量和肌肉大小之间的关系。相关性不为 1,表明除了肌肉大小以外,还有其他影响因素(如运动单位的激活、肌纤维型分布、肌纤维质量),解释了受试者或患者之间肌肉力量有较大差异的原因

图 2-13　针刺肌肉活检技术。这种技术获得的肌肉样本可用于研究和临床诊断。使用抽吸法增加了用于分析的组织样品量

1868 年提出的[158],并成功改良[159-163]用于研究影响骨骼肌的神经肌肉疾病、全身性疾病[164-166]、运动训练[167-169]和衰老[170]。另一种方法是半开鼻甲刀技术[171,172],相对于穿刺技术而言,这种方法通常可以得到较大的样本。这两种技术都在局部麻醉下完成,受试者和患者通常都可以很好耐受。超声[172,173]和 MRI[174]已被用来引导穿刺针定位。最常做的活检骨骼肌是股外侧肌、腓肠肌外侧头、小腿三头肌、胫前肌和肱二头肌。

活检样本仅代表了大块肌肉(如股外侧肌)所有肌纤维中非常小的一部分,相比于整个肌肉中数十万的肌纤维,肌肉活检样本中可能仅包含几百到几千纤维。因此,由于肌肉纤维类型的分布存在显著的差异,需要多个样本才可能估测到较准确的纤维类型比例[175]。但对测定纤维大小和毛细血管似乎没有问题。有研究建议,尽管多个小样本测定更有益于提高评估准确性[179],但在确定区域肌纤维

时,一个活检样本已可以满足评估需求[174-178]。

肌纤维的大小和类型分布

肌肉是一个异质性组织,由不同大小和形状的纤维组成[180]。用光学显微镜中组织学和组织化学技术研究肌肉的横截面已经超过半个世纪[181,182],在过去几十年里,免疫细胞化学技术不断发展。这些技术利用化学试剂(染色剂)与肌纤维各组分的反应,对肌肉的不同结构和功能特性进行观测和评估,如肌纤维大小和形状、纤维类型分布、毛细血管供应、酶的活性、细胞核分布、细胞内碳水化合物和脂质沉积、细胞间结缔组织量、脂肪浸润的程度和细胞内结构,如包含体等。

表 2-3 总结了人体肌肉活检最常见的染色技术。许多技术被用于肌肉活检的临床诊断部分(如诊断特定的神经肌肉疾病)。其他技术用来检测一般病理变化,但还有一些是只用于基础研究。

表 2-3 人体肌肉活检染色技术

组织染色	
苏木素-伊红(H & E)染色	细胞核与细胞质的染色,用于评估总体结构,原子核的位置、炎症、再生
碘酸雪夫(PAS)染色	糖原,表现为糖原的异常积累及相关代谢疾病
油红 O 或苏丹黑染色	脂滴
改良莫里三色染色	染色线粒体,细胞核,用于剩余线粒体破碎红肌纤维的显影
组织化学染色	
肌球蛋白 ATP 酶在 pH 4.3,4.6 和 9.4 染色	用于显影和区分肌纤维类型
氧化酶	
NADH	染色肌纤维内部,如线粒体、肌浆网、T 型管、目标纤维
琥珀酸脱氢酶(SDH)染色	染色线粒体(复合体Ⅱ,完整编码的核 DNA),染色肌膜下和肌纤维的内部分布,表明线粒体活性过剩
细胞色素 C 氧化酶(COX)	线粒体的染色(复合体Ⅳ),用于检测缺乏这种酶的线粒体肌病
其他酶	
磷酸果糖激酶(PFK)	这种酶在糖酵解过程中活跃。在Ⅶ型糖原贮积症中缺乏
肌磷酸化酶	表明糖酵解过剩或缺乏,如在麦卡德尔病(Ⅴ型糖原贮积症)
免疫细胞化学染色	
荆豆凝集素(UEA)	染色毛细血管
肌营养不良蛋白	Duchenne 型和 Becker 型肌营养不良症
结蛋白和波形蛋白	细胞骨架蛋白。用于显影先天性肌病和胞质体肌病
淋巴细胞标记	用于显影单核炎性细胞
N-CAM	用于显影再生和失神经支配的纤维

为评估肌肉纤维的一般形态，包括大小、形状、细胞核位置等，肌肉切片截面可以用苏木精和伊红染色。确定肌肉切片中的毛细血管，可以使用过碘酸Schiff酶染色，或者抗层粘连蛋白抗体免疫组织化学染色或荆豆凝集素染色（UEA）[183]。骨骼肌的毛细血管会随着训练、疾病（如周围血管疾病）和久坐不动而呈现显著的变化是其重要特性。定性评估各种氧化和糖酵解酶可以通过具体的酶染色，例如：琥珀酸脱氢酶（SDH）、NADH四唑还原酶（NADH-TR）、α-甘油磷酸脱氢酶（GPDH）、细胞色素C氧化酶（COX）和磷酸果糖激酶（PEK）。最后，组织化学和生物化学方法可以用于定性和定量估测脂质和碳水化合物的含量。几十年来，糖原消耗技术一直用于确定不同形式运动时的运动单位激活模式。读者可以参考其他出版物了解更多细节[184]。

肌肉ATP酶（mATPase）染色法是用于显影纤维数量和评估不同类型纤维在运动干预之后（如停止训练后）纤维大小和比例变化的最普遍方法之一（图2-14）。基于mATPase的活性，人体肌肉纤维类型一般分为Ⅰ型，ⅡA型，ⅡB型和ⅡC型[185]。之后基于mATPase染色法的肌肉纤维半定性分类进一步扩展，确定了7种不同的人类肌肉纤维类型：Ⅰ、ⅠC、ⅡC、ⅡAC、ⅡA、ⅡAB和ⅡB[186,187]。Perrie和Bumford[188]通过完善电泳技术，将人类肌球蛋白重链（MHC）分为三个亚型：Ⅰ、Ⅱa和Ⅱx，分别对应于三个主要mATPase染色纤维类型[189-191]。目前已知，基于mATPase染色的ⅡB型纤维与通过凝胶电泳识别的MHCⅡx型相匹配[192,193]。对单一肌纤维

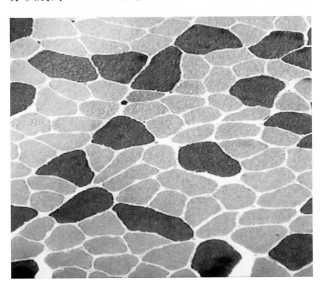

图2-14 肌肉活检的显微镜图像：人类胫骨前肌显影Ⅰ型纤维（淡染）和Ⅱ型纤维（重染）

的研究表明：纤维能够包含MHC异构体的混合物。mATPase染色纤维类型分类中ⅠC、ⅡC和ⅡAC在不同程度上共同表达MHCⅠ和Ⅱa，而ⅡAB类型的纤维共同表达了MHCⅡa和Ⅱx[187]。由于酶组织化学和电泳技术可以产生不同的信息，建议在定量肌纤维类型和数量时同时使用两种技术[194]。

单肌纤维的研究

穿刺活检技术已应用于获取部分肌肉纤维来研究单肌纤维的形态、收缩、和生化特性[195,196]。单肌纤维浸于高浓度的甘油和洗涤剂溶液中进行透明化处理，导致肌纤维膜和肌浆网膜的破裂，使得钙离子快速扩散进入细胞中，并与肌钙蛋白-C相互作用，触发一系列连锁反应，最终产生力量。在这些实验之前，肌纤维上连接了力量传感器和伺服电机，分别用来测量激活产生的力量和控制肌节的长度（图2-15）。利用图像分析系统来测量肌节长度、肌纤维长度、直径和深度；后两者被用来计算纤维的横截面积。

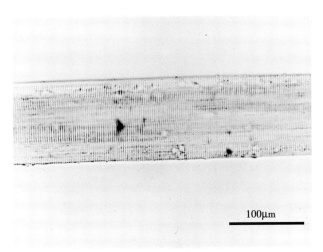

100μm

图2-15 人类单肌纤维的光学显微镜图像。力传感器连接到肌纤维和杠杆系统来控制其长度，保存完好的条纹图案

用钙激活肌纤维可用于测量最大等长肌力、峰值功率和缩短速度[156,157,197]。使用不同的实验方案，也能够研究单纤维的力量-速度关系和力量-功率的关系。当收缩研究完成后，纤维段可以用于蛋白凝胶电泳中，以确定肌球蛋白重链亚型的表达以及纤维类型（图2-16）。相比于ATPase染色，这种电泳技术具有更好的优势，可以识别同时表达两个或两个以上肌球蛋白重链亚型的混合纤维。

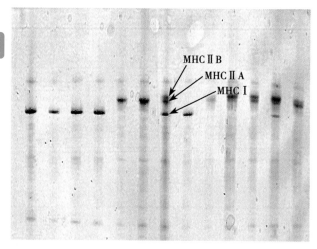

图 2-16　人类骨骼肌单纤维蛋白凝胶电泳（SDS-PAGE），用来识别肌纤维类型。每一道表示一类肌纤维。大多数纤维表达肌球蛋白重链异构体（带）。需注意同时表达多个肌球蛋白重链亚型的混合纤维（即从右数第三道）

　　单纤维方法是在体测量肌肉功能技术的补充，可以用于研究混合变量行为下的单肌纤维收缩行为。混合变量行为包括：神经系统影响、结缔组织存在、异质性肌纤维类型分布及肌腱-骨接触面。经过校正肌肉纤维大小差异，收缩测量的结果已作为肌肉纤维质量的指标。

肌肉性能测试

　　临床上，为了测试肌肉功能，使用昂贵的设备和耗时的实验室测试方法是不实际或者没有效率的。此外，在科学研究和临床治疗中，需要选择测试与基本日常生活活动（activities of daily living，ADL）和工具性日常生活活动（IADL）相接近的功能，而不是复杂的实验室测试。基于这两种因素，人们开发了简单、便宜和易于管理的神经肌肉功能或性能的测试方法。这些方法不是直接测量骨骼肌或其他任何离体的生理特性，而是人体对特定任务的综合反应。然而，肌肉力量和强度与测试成绩密切相关。这些测试连同规范数据发表在各种出版物中[20,21,198,199]，下文会介绍其中某些测试方法。

起立时间测试

　　一般来说，起立时间测试[198,199]需要一把有扶手的座椅，靠着墙作为支撑和安全保护。受试者需完全坐在椅子上，背部靠在椅背上。脚的放置需要

保证膝关节呈 90° 屈曲。要求患者或受试者双臂交叉在胸前，尽可能快的站立和坐下，重复 5～10 次，用秒表记录时间，精确到 0.01s，最后一次站立后停止计时。受试者需要每次完全站立、完全坐下，坐下时后背要完全靠着座椅靠背。这个测试可以作为是膝关节伸肌功能的间接指标，因为这组肌肉提供了站立所需 72% 的能量[15]。

爬楼做功试验

　　爬楼做功测试[200]需要使用一个两边带有扶手的标准楼梯段。要求受试者使用扶手或其他辅助设备（如有需要）尽快登上楼梯。测试开始时，受试者双脚站在楼梯最底层，然后要求受试者尽可能快地登上楼梯，计时。当受试者双脚站在楼梯最顶层时停止计时。时间精确到 0.01s，并取两次试验中最好的一次（期间休息 2min）。功率以瓦特（W）为单位。使用以下公式计算：

$$\frac{身体重量（kg）×垂直距离（m）}{时间（s）÷60}÷6.12$$

注意：6.12kg·m/min=1W。

习惯性步速和最快步速试验

　　步行速度与踝背屈肌、伸膝肌[10,201-203]和腿部伸肌力量[203]有关，并非线性相关[10]。换句话说，步行时间下降与肌肉力量增加是曲线关系，并有一个阈值，低于这个阈值时这种关系就消失了。纵向研究表明，伸膝肌的基线力量可以很好地预测 2～4 年后步行速度的下降。在慢性脑卒中患者中，步行速度与等速膝关节伸肌和屈肌力矩有关，患者的患侧肢体力量可以解释高达 50% 步行表现的变化[204]。

　　可以用秒表设定一段距离或用步态监视器来测量步行速度，精度为 0.01s。

　　受试者或患者开始测试时，双脚平行，脚跟和脚尖放在地板上。习惯性行走速度测试时，患者或受试者使用正常或舒适的速度行走。最大行走速度测试时，患者或受试者必须尽可能快速地走。为校正个体加速差异，受试者在行走完一段给定的距离后，开始记录受试者的速度。步行速度测量在很多患者组中都能得到非常可靠的结果[205]。

6min 步行试验

　　6min 步行试验要求受试者走 6min，受试者需

要行走尽可能长的距离,同时保证行走时可以说话而不感到呼吸急促[206]。试验可以在圆形的跑道上或水平的地面上进行,测试中允许休息但尽可能持续走。用秒表计时。步行 6min 后,测量步行距离。

尽管 6min 步行测试被认为是针对有氧代谢能力、耐力和心脏疾病患者生存能力的评估[207],但事实表明,其结果也与下肢肌肉力量和做功有关[204,208]。这项测试取决于多种生理、心理和健康因素[209]。肌肉力量、平衡、药物使用和年龄可以解释绝大部分测试表现的差异。

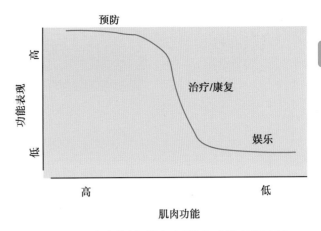

图 2-17　肌肉功能(如肌肉力量)和功能表现间(如步行能力)的非线性关系,取决于疾病进展的程度以及锻炼对功能性能产生的不同影响

肌肉功能、运动训练和功能性运动表现

在本章中,我们已经强调了肌肉功能与功能性运动表现之间的相关性。在康复中,有意义的生理功能改善应该产生积极的功能效益,可以减少残疾和提高参与程度。然而,肌肉功能和功能性运动表现之间的关系不一定是线性关系[210](图 2-17)。在虽然发生疾病但肌肉功能仍很好的情况下,运动可作为预防疾病恶化和活动缺乏的手段。当慢性疾病导致严重的功能损害时,运动训练可作为娱乐方式。在曲线的陡峭部分,相对小的肌肉功能损失可能导致不成比例的功能性运动表现显著下降。因此,甚至微小的运动训练适应也能保持功能和独立性。但实现这一目标所需的肌肉功能的最低水平仍有待确定。

结论

对于那些对康复治疗感兴趣的人来说,了解骨骼肌在健康和疾病中的作用是至关重要的。目前已逐步发展出了评估肌肉功能和结构的技术与方法。熟练掌握这些技术方法的适应证并加以运用,关系到患者治疗、教育以及物理医学和康复的研究。

（黄力平、李昌皓、王程 译　李勇强 审校）

参考文献

02 参考文献

第 3 章　周围神经系统的电诊断学评估

Lawrence R. Robinson

完成高质量电诊断检查的能力是康复医师的一项关键技能。电诊断是体格检查的重要延伸，它可以发现体格检查不能发现的轻度异常。而且，电诊断学检查在评估周围神经系统损伤方面还有以下重要功能：

- 定位神经损伤的位置；
- 了解神经损伤的病理生理学机制；
- 量化轴突丧失的程度；
- 评估神经损伤恢复的预后；
- 定量跟踪疾病的发展过程。

电诊断检查的准备

电诊断检查的关键准备步骤包括回顾转诊资料、询问病史、进行体格检查、提出鉴别诊断、结合以上情况制订电诊断检查计划。

回顾转诊资料：电诊断医师首先必须了解转介医师所提出的问题，这样才能知道其诉求是什么。如果没有首先回顾这一信息，很容易就会被误导到另一诊断路径，并且无法回答转介医师提出的问题。如果对转介医师的问询有任何不确定，或者其问题似乎说不通，则直接与转介医师进行交谈通常会十分有用。如果电诊断学检查不能解决所提出的问题，那么在电诊断检查开始前就应该与其进行讨论。

患者病史：在行体格检查及随后的电诊断学检查前，获取针对性的病史对建立鉴别诊断十分重要。病史应从主诉开始，但也应包括加重或缓解病情的因素和既往病史。例如，询问患者正在服用的药物，以便患者不会对随后的多神经损害（如糖尿病）之类的风险因素感到惊讶。部分既往病史可能对鉴别诊断的提出十分有益，如糖尿病史、癌症病史或者毒物接触史。一旦考虑疾病可能是遗传性的，则应询问有无任何神经肌肉问题的家族史。

体格检查：体检应有针对性，并根据每位患者的临床表现而调整。通常情况下，不仅要评估身体受累部位的肌肉力量，还应对双侧上、下肢肌肉的肌力进行检查。检查者应详细掌握感觉缺失的分布情况。有两种方法在检查感觉缺失时特别有用。首先，在轻度感觉缺失的情况下，通常与正常感觉区进行比较并询问患者："如果这一区域是 100 分（正常感觉区），另一区域是多少分（非正常感觉区）？"一般而言，小比例的感觉缺失临床意义不大。另外，如果已经明确某一区域感觉异常或感觉缺失，则应用笔画出来，并在感觉由异常转变为正常的部位做一小的标记。

肌肉牵张反射是神经或肌肉疾病为数不多的客观指标之一。反射亢进通常提示上运动神经元损伤，而反射减弱或消失通常与周围神经和下运动神经元损伤（lower motor neuron，LMN）有关。

刺激征有助于诊断，但其准确性有限。临床上可能会考虑 Spurling 征与神经根性颈椎病相关；直腿抬高试验与腰椎神经根病相关；Tinel 征、Phalen 征和甩手征与腕管综合征（carpal tunnel syndrome，CTS）相关，等等。通常，这些刺激征的特异性均有限[1]。

在完成上述临床评估后，应提出并记录鉴别诊断。检查医师可从可能性最大到可能性最小的鉴别诊断依次进行考虑，或者依次从中枢神经系统到周围神经系统进行考虑，这样才不至于忽略掉可能的重要诊断。通常明智的做法是，将转介医师的诊断包括在你的诊断列表中，因为你希望能够在最终报告中回答他们的问题。

完成鉴别诊断后，接着需要制订诊断性检查计划。根据鉴别诊断，确定哪些电诊断学检查是评估这些可能的诊断所必需的。随着初步信息的获得，你可以选择修改自己的计划。事实上，这经常是一个重复的过程。但是，如果没有严格制订并记录基于鉴别诊断所做的检查计划，检查者将会错过重要的发现（图 3-1）。

3

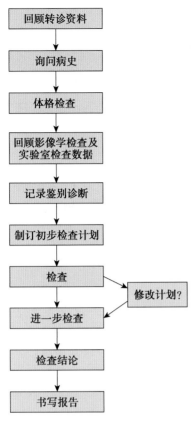

图 3-1 电诊断学评估过程

电诊断检查的类型

本章将涵盖常用的电诊断方法,包括神经动作电位(感觉神经及混合神经)、运动神经传导、迟发反应(F 波、H 波、A 波)、针电极肌电图(EMG)以及重复刺激。

感觉神经动作电位和复合神经动作电位

感觉神经动作电位(SMAP)以及复合神经动作电位(CNAP)都涉及电刺激神经,以及在距刺激部位一定距离处记录神经轴突的同步放电。SMAP 只涉及感觉轴突的反应,而 CNAP 可涉及感觉轴突、运动轴突或者两者兼有。

为了使刺激水平标准化,统一对神经施加超强刺激,意即所有的轴突均将被激活。实际操作中,是逐渐增加刺激强度(mA),同时监测神经反应的大小。当刺激强度继续增加,神经反应的大小不再增加时,即表明所有的轴突都已被激活,再进一步增加刺激也不会有更多的轴突激活了。但是,也应意识到,继续增加刺激超过这一水平时,有时会激活邻近的其他神经,并且这些神经的反应可以通过容积传导由同一记录电极记录下来(图 3-2);这种情况应当尽量避免。

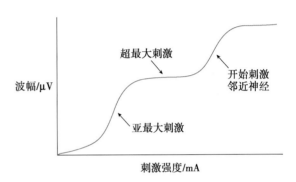

图 3-2 CMAP 或 SNP 波幅随电流刺激强度增大而升高。注意超最大强度刺激时的平台状态。随着刺激强度继续增大,波幅将由于同时刺激邻近神经而出现再次上升

可在离刺激部位特定的距离上,记录某一神经被激活的所有轴突的同步放电(图 3-3)。

接着从神经动作电位测量几项指标。最常用的指标包括反应的潜伏时和波幅。潜伏时可以从反应的起始处测量,也可以从反应的波峰处测量。从起始处测量潜伏时的优势是它代表了传导最快的纤维,而从波峰处测量潜伏时的优势是波峰易于确定,

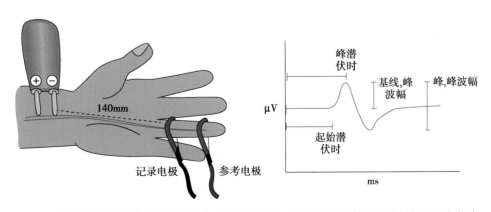

图 3-3 从指神经记录的感觉神经动作电位(SNAP)。潜伏期反映传导速度,波幅反映有功能的感觉轴突数量。传导速度用距离除以起始潜伏时来计算

较少受显示器和放大器灵敏度的影响。无论哪种情形，都需要有用同样方法获得的参考（正常）值。波幅或反应的大小可以是指从基线到波峰的测量值，也可以是波峰到波峰的测量值，它也取决于参考值是如何收集的。传导速度是指单位时间内传导的距离，这时 m/s 和 mm/ms 具有同样的意义。就神经动作电位来说，通过测量刺激部位和记录部位间的距离并除以起始潜伏时，即可获得以 m/s 为单位的传导速度。

多种生理和病理过程都可以影响潜伏时和传导速度。

- 寒冷 使潜伏时延长约 0.2ms/℃。神经传导速度的减慢程度通常约为 5%/℃。
- 老龄化 可影响潜伏时和传导速度。婴儿刚出生时的神经传导速度大约是成人的一半。随着神经髓鞘的逐步形成，大约在 3 岁时，其传导速度基本接近成人。到 50~60 岁时，传导速度再次减慢，但没有慢到婴儿时的程度。因此，参考值要随着年龄而调整。
- 脱髓鞘 会引起传导速度减慢、潜伏时延长。当脱髓鞘非常严重时，将发生神经传导阻滞。
  波幅大小受多方面因素影响。
- 如果将记录电极放置在肢体较冷的部位，就可发现寒冷将使波幅增高。波幅增高是由于寒冷可使钠离子通道的开放和关闭速度均减慢，特别是使其关闭减慢。结果将发生更多跨轴突胞质膜的电荷交换，诱发产生较大的轴突动作电位。
- 波幅也依赖于记录电极与激活部位的距离。电刺激动作电位波幅随着距离的增加快速下降。因此，神经传导检查时，接近皮肤处（如从手指记录）的反应波幅要比近端肢体（神经位于更深处）记录的反应波幅大。
- 当轴突丧失时，波幅的降低程度大致与轴突丧失的比例相当。某些情况下，刺激部位和记录电极间的轴突丧失可以导致波幅降低，此时动作电位的这种变化可以立即表现出来。如果感觉神经元胞体（位于背根神经节）远端任何部位的轴突受到影响，感觉神经动作电位的波幅也降低。在这种情况下，轴突发生退化，在近端感觉神经元或轴突丢失 10 天后，由于轴突退化，远端反应将消失。另一方面，如果损伤处位于背根神经节近端（如多数神经根病），即使患者相应区域有完全性感觉缺失，远端的轴突仍然和背根神经节处的胞体相连，其传导仍是正常的。

感觉神经传导检查在诊断背根神经节远端的病变最有用，这些病变包括：神经丛病变、嵌压性神经病变和多发性神经病变。在神经根病（病变多位于背根神经节近端）、中枢神经系统病变、神经肌肉接头疾病和肌病中，感觉神经传导检查通常应该是正常的（后两种疾病是因为记录来自神经而不是肌肉）。

应该意识到感觉神经动作电位或复合神经动作电位检查的潜在局限性。首先，当反应非常小时（如在多发神经病患者、患者的皮肤较厚或较硬、老年个体），获取这种小的反应在技术上有一定的挑战性。同样，对不经常检查的神经进行电诊断也是一种挑战。因此，在不经常检查的神经，对反应的缺失应小心解释，并且考虑检查对侧肢体以及其他感觉神经。对于这种小波幅的反应来说，采用电子学信号平均方法将会非常有用，否则其可能被淹没在基线电子噪声中而不被注意到。

如上所述，温度对感觉神经传导检查有重大影响。如果潜伏时延长但波幅增大，就应考虑肢体可能比较冷。而在疾病状态下，潜伏时延长，通常伴随着波幅降低。如果不能确定温度是否有影响，则应保持患者肢体温暖。作者通常是将肢体放入一塑料袋中，然后将其浸入装有温水的水桶或水槽中维持 5min。其他技巧包括：温暖空气（如用吹风机）、红外线灯以及其他方法。

复合肌肉动作电位及运动神经传导检查

复合肌肉动作电位（compound muscle action potentials，CMAP）是指电刺激神经，记录该神经所支配肌肉之肌纤维的同步放电。

如上面的感觉神经一样，运动神经也需超强刺激。与感觉神经传导或复合神经传导相反，这里不是从轴突记录，而是从距刺激部位某一特定距离上的肌肉纤维记录，记录被激活的所有肌纤维的同步放电（图 3-4）。

与感觉神经动作电位一样，复合肌肉动作电位也有几项测量指标。反应的波幅或大小通常是指从基线到波峰的幅度。潜伏时是测量刺激到反应的起始处的时间。传导速度计算起来要比感觉神经动作电位复杂。因为，潜伏时不仅包括神经传导时间，也包括神经肌肉接头传导时间（大约 1ms），不能简单地通过刺激部位和记录部位的距离除以远端潜伏时而得到。因此，我们刺激神经的两个部位，通过距离的差值除以潜伏时的差值计算传导速度（图 3-4）。

潜伏时受与感觉神经动作电位相同的因素影响：寒冷、老龄化和脱髓鞘。由于我们记录的信号来

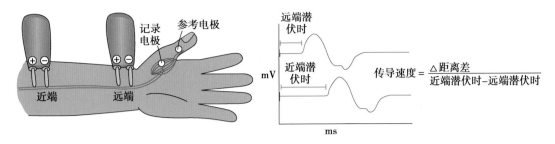

图 3-4　鱼际肌记录的复合肌肉动作电位(CMAP)。图示为手腕和肘部的刺激。神经传导速度(NCV)不能从一个刺激点计算出,因为潜伏期不仅反映了神经传导时间,而且还反映了神经肌肉传递时间和肌纤维传导时间。因此,传导速度以两刺激电极间距离除以潜伏期之差而得到

源于肌肉而非神经,复合肌肉动作电位也有着与感觉神经动作电位不同的影响因素,包括:

- 运动轴突的数量;
- 神经肌肉接头的完整性;
- 肌纤维的数量。

复合肌肉动作电位降低的程度大致与运动轴突丧失的程度相当(或者与肌病中纤维缺失的情况成比例)。与感觉神经动作电相位相反(背根神经节远端损伤引起波幅降低),脊髓前角细胞(运动神经胞体)损伤可以引起复合肌肉动作电位波幅降低。在近端运动神经元胞体或轴突丧失 7 天后,由于轴突变性,远端反应将会消失。这种变化要早于感觉神经动作电相,因为神经肌肉接头的功能障碍发生较早[2]。

传导阻滞是指刺激神经近端所产生的反应明显小于远端刺激所产生的反应。当存在脱髓鞘时,传导阻滞可见于复合肌肉动作电位中。在这种情况下,远端轴突是可兴奋和完整的,因此当刺激在损伤部位远端时会产生正常的反应。然而,当脱髓鞘足够严重时,近端刺激确实也可传播到损伤部位,但其反应较小或无反应。检查者通常可"一步一步"沿着神经找到阻滞的焦点位置。单纯轴突损伤通常不会产生传导阻滞;在这种情况下,损伤的轴突远端发生沃勒变性(Wallerian degeneration),在病变部位上下均不能产生兴奋。

时间离散度(temporal dispersion)是脉冲非同步到达记录电极的结果。检查者通常会观察到典型的时相较长的复合肌肉动作电位和/或具有多相的更复杂的波形。这通常是由于斑片状脱髓鞘对某些纤维的影响比其他纤维更大,并且仅见于获得性(非遗传性)脱髓鞘。在这些情况下,脱髓鞘会导致神经传导速度减慢,但不会导致传导阻滞。

运动神经传导检查在诊断影响下运动神经元或其周围髓鞘的病变中非常有用。这些病变包括明显的脊神经根病变、神经丛病变、嵌压性神经病变和多发神经病。

迟发反应

以上提及的典型的运动和感觉传导检查取决于肢体向远端的传导。然而还有几种称之为迟发反应的反应,其传导取决于周围神经系统近端部分的传导,并且有较长的潜伏时。

F 波如此命名是因为它最初是在脚上发现的[3]。生理方面,F 波依赖于朝向运动神经元胞体的向心性传导。因为轴突传导具有双向性,当肢体远端的运动轴突被激活时,它既可以向远端传导,也可以向近端传导。对大多数轴突来说,脉冲向近端传导,通过轴丘,到达运动神经元并结束整个过程。但在少数轴突(3%~5%),去极化通过树突传导,并在不应期(约 1ms)后,再通过轴丘回返。结果,在经历了一个足够的起始于刺激部位的来回传导的时间后,在肌肉上可以记录到一个小的迟发性反应(图 3-5)。健康人的上肢参考(正常)值为 32ms,下肢为 55ms[4]。

这种方法与运动传导检查具有相似性,但有若干个重要的不同点[5]。扫描速度要足够慢才能捕获 F 波(上肢需要 50ms 的分析时间,下肢需要 100ms 分析时间)。由于 F 波比复合肌肉动作电位小,因此需要足够的灵敏度才可以观察到这些反应(200~500μV/div)。大多数肌电图仪器有分隔屏幕,前一部分的灵敏度为 2~5mV/div(前部分约 20ms),用来观察复合肌肉动作电位;后一部分的灵敏度为 200~500μV/div。传统的教学认为阴极应放在神经的近端,阳极放在神经的远端,以防止近端阳极的阻滞作用,但是只要阴极放在同样的位置,就不会有明显的差异[6]。传统的教学也认为刺激强度应该为超强刺激,但是,超强刺激的潜伏时与次最大强度的刺激的潜伏时相似[7]。

因为 F 波的每次反应均起源于不同的运动神经元群体,每次刺激时 F 波的潜伏时和形状都会发生改变。因此,F 波潜伏时的测量要比复合肌肉动作电位或感觉神经动作电位潜伏时的测量复杂,因为

3

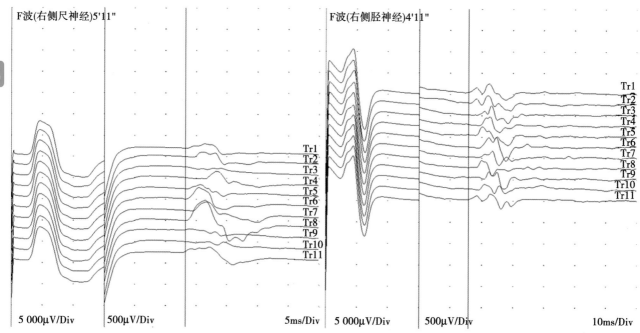

F波(右侧尺神经)5'11"

Tr1
Tr2
Tr3
Tr4
Tr5
Tr6
Tr7
Tr8
Tr9
Tr10
Tr11

5 000μV/Div   500μV/Div   5ms/Div

F波(右侧胫神经)4'11"

Tr1
Tr2
Tr3
Tr4
Tr5
Tr6
Tr7
Tr8
Tr9
Tr10
Tr11

5 000μV/Div   500μV/Div   10ms/Div

图 3-5   尺神经(左)和胫神经(右)F 波。注意每次刺激时波形的可变性

CMAP 和 SNAP 的潜伏时在每次刺激时是相同的。因为这一变异性,应该测量多个 F 波(一般 10～20 个)来测量潜伏时,以考虑这一变异性的影响。通常采用最小潜伏时(多个反应的最短的潜伏时)或平均潜伏时。最小潜伏时比较容易测量且比较常用。但是,最小潜伏时取决于获取的反应的数量。记录的反应越多,发现最短潜伏时的概率越大,最短潜伏时就会下降。另一方面,测量平均潜伏时要标记出所有获得的 F 波的潜伏时,因此需要花费较多的时间。但平均潜伏时不受 F 波样本量的影响,测量更为稳定,因而也是一个更可靠的参数。

有时也采用其他潜伏时测量方法。最大潜伏时反映较慢运动轴突的传导速度;时间离散度是指最短潜伏时和最长潜伏时之间的差值。较大的时间离散度可能提示某些运动轴突的选择性减慢较其他轴突更为明显,可见于获得性脱髓鞘神经病变[3]。

并不是每次运动神经刺激都能引出 F 波。F 波的持续性或出现率是指产生 F 波的刺激占所有刺激的百分比。许多因素均(包括激活水平)可影响 F 波的持续性。但通常并不认为持续性低具有诊断性意义[8]。然而,胫神经或正中神经 F 波缺失为异常现象,但对其他神经而言,其临床意义则不确切。

F 波的波幅通常用相应的复合性肌肉动作电位的百分比表示。但是,F 波的波幅易于变化,通常不作为诊断依据。

如上所述,从 F 波可以测量出许多指标。问题是,如果参考值(正常值)做了优化分析,每个测量指标都有大约 2.5% 的假阳性率。如果与参考值(正常值)做更多的比较,每次比较都大约增加 2.5% 的假阳性率。因此,如果检查者想要分析最小潜伏时、平均潜伏时、时间离散度(F 波最短潜伏时与最长潜伏时之差)、持续性以及波幅,则健康人群中这 5 个指标中至少有 1 个指标大约有 12.5% 的假阳性率。

因此,作者倾向于只测量平均潜伏时或最短潜伏时,或者指明该反应是否缺失。

尽管许多临床状况下 F 波都不正常,但它们只在相对较少的疾病的诊断中能提供独特的信息。可能 F 波最有用的情形就是评估获得性脱髓鞘性多发性神经病,如急性炎症性脱髓鞘性多发性神经根病(AIDP 或吉兰-巴雷综合征)[9]。在这些病变中,周围神经系统的最近端或远侧端(神经根及远端轴突)首先受到影响。因此,神经传导检查最早的表现是 F 波缺失或 F 波潜伏时延长,可能反映了神经根水平的传导减慢或传导阻滞。在部分病例,这也可能是仅有的发现。

F 波也可以提供早期外伤性神经病变近端传导的独特信息,将显示近端轴突发生瓦勒变性以及针极肌电图出现变化之前的改变。一些证据证明,腰部椎管狭窄患者步行后 F 波会发生改变[10],但 F 波在腰部椎管狭窄症诊断中的作用仍不清楚[11]。

F 波用于诊断性评估时也有其局限性。首先,因为 F 波只包含运动神经轴突总池中的少数,那些只累及一部分轴突的损伤就可能会被漏掉。例如,F 波在检测神经根病变时基本没有作用[12],尽管有些作者报道了神经根病时 F 波通常不正常[13]。因为大多数肌肉不只有一个神经根支配,正常的 F 波可以通过其他正常的神经根获得,由此绕过受损神经根传导的减慢。F 波的另一个局限性是 F 波在较长的距离内传导,这就限制了它发现局部病变的能力。这种局部病变只引起一小段神经的局灶性传导减慢,而这种减慢将会被更长节段的正常神经传导所掩盖。此外,F 波通常在远端肢体肌肉上记录。在近端肌肉中,F 波的潜伏时会非常短(它在到达脊髓并且返回时没有足够远的距离),因而导致 F 波被掩埋在复合性肌肉动作电位中。

H 反射(Hoffman 医师在 1918 年描述,并以他的名字命名)利用了与肌肉牵张反射相类似的通路[3]。肌肉牵张反射中,肌梭中的感受器被肌肉的突然牵张而激活。这将通过大直径的 Ⅰa 型感觉神经纤维向近端传送去极化波到达脊髓束。在脊髓中,产生一个到达 α 运动神经元的单突触反射,并且下行性运动轴突被激活。H 反射具有相似的通路,但是去极化波是从 Ⅰa 型传入纤维上游产生,而不是从肌梭开始[14]。

在正常成年人,H 反射主要在比目鱼肌和桡侧腕屈肌中容易引出。而在年幼的孩子,更多的肌肉都可以引出 H 反射(在下行性抑制性运动通路充分发育之前)。上运动神经元损伤的患者,H 反射在其他许多肌肉中也易于引出[15]。

记录 H 反射时,扫描速度要足够慢才能获取此反应(上肢需要 50ms 的分析时间,下肢需要 100ms 的分析时间)。尽管 H 反射比 F 波要大,仍需要足够的灵敏度来观察其反应。与 F 波相似,传统教学认为阴极应置于神经的近端,阳极置于神经的远端。但是,如果刺激穿过膝部实施,常可用较小的电流,即用一个 1cm 大小的圆盘状电极刺激胫神经(腘窝内外侧腘绳肌腱之间的中点),用 3cm 大小的电极放在髌骨上面(通常作为地极)[16]。最好用长时程脉冲(0.5~1.0ms)进行刺激,因为它们优先激活引发轴突反射的大的 Ⅰa 型传入神经纤维[17]。刺激强度应该在产生最大 H 反射的水平,但通常对 M 波来说不是最大的刺激强度(图 3-6)。通常认为更高强

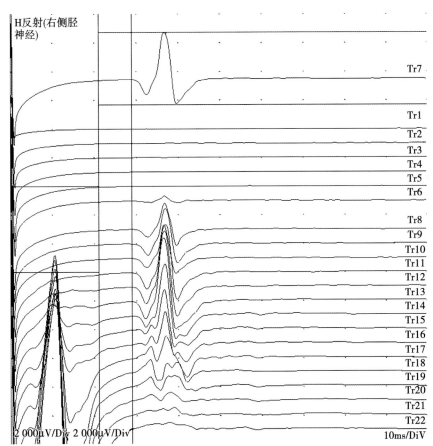

图 3-6 在腘窝处刺激胫神经,在比目鱼肌记录到的 H 反射。顶端的波形为最佳反应,标记为 Tr7。Tr1～Tr22 依次为增加刺激强度所得波形,注意在较低刺激强度时 H 波出现,而随着刺激强度进一步增加,M 波出现而 H 反射逐渐减小

3

度的刺激会在脊髓水平抑制 H 反射[3]。

潜伏时是指反应的起始点,也就是第一次离开基线时。因为起始点的获得有赖于显示器的灵敏度[18],通常最好使用同一显示增益来测量潜伏时,最理想的情形是使用和参考值测量时相同的增益(如 500μV/div)。潜伏时取决于身高和腿长,大多数参考值都会把这种影响考虑在内。两侧肢体潜伏时差异的比较要比将测得的潜伏时与参考值比较更易于发现异常。胫神经 H 反射的潜伏时两侧对比,差异超过 1.2ms 就可能为异常[19]。H 反射的波幅较易变化,最好与其对侧进行比较,当较小的反应小于较大反应的 40% 时,则可能为异常表现[19]。

尽管 H 反射在许多临床情况中都是不正常的,但是它们仅在相对较少的诊断中提供独特的信息。H 反射最大的用处可能就是用来评估 S1 神经根病变。H 反射可能比针极肌电图更易发现 S1 神经根病变[20]。据认为,H 反射可以发现脱髓鞘或感觉轴突缺失,而针极肌电图只能发现运动轴突缺失。但是,H 反射所提供病程急慢性方面的信息比针极肌电图要少;一旦出现神经根病变,H 反射通常会立即或在早期就会消失,而且常常会不再出现。获取或测量上肢的 H 反射常更具有挑战性。上肢的 H 反射要比下肢的 H 反射难以引出,且 H 反射的起始点经常会被之前的 M 波掩盖。

当我们试图记录迟发反应时,有时会注意到另一个反应,这就是 A 波。A 波是一种稳定的、小的反应,并且每次刺激时 A 波均相同(图 3-7)。超强刺激或非超强刺激均可引出 A 波。其生理机制是起于轴突分支(通常在亚超强刺激时见到)或旁触传递(通常在超强刺激时见到)的运动轴突激活(图 3-8)。A 波通常被认为是异常表现,但相对无特异性,且健康个体的胫神经有时也可引出 A 波[21]。如果只在亚超强刺激时才可引出 A 波,则其提示慢性神经损伤后神经再生以及轴突分支的形成[22]。超强刺激引出的 A 波,可能是因为旁触传递。由于脱髓鞘为产生旁触传递提供了理想环境,因此 A 波可在急性脱髓鞘性多发神经病(如 AIDP)中见到(图 3-8)。

针电极肌电图

针电极肌电图是探测下运动神经元病变、神经肌肉接头病变、肌肉病变的一种非常敏感而有用的方法。了解针电极肌电图的关键就是熟悉运动单位

的概念(图 3-9)。运动单位包括运动神经元胞体(就四肢来说,它们位于脊髓的前角)、轴突及轴突支配的所有肌纤维。每个轴突支配的肌纤维数量差别很大。控制精细运动的小肌肉中(如眼外肌和喉部肌肉),每个轴突只支配 4~6 条肌纤维。而在大肌肉中,力量要比精细运动重要得多,如股四头肌,每个轴突支配 1 000 多条肌纤维[23]。

在健康个体中,如果我们将记录电极插入放松的肌肉中,通常呈电静息状态。当被检查者轻度自主收缩肌肉并激活运动单位时,从肌肉上可以记录到运动单位动作电位(MUAP)(图 3-9)。运动单位动作电位代表轴突支配的所有肌纤维的同步放电。随着肌肉收缩力量的增加,运动单位动作电位的激活也随之加快,同时可募集更多的运动单位,直到大量运动单位动作电位快速发放,且相互之间无法区分开来。

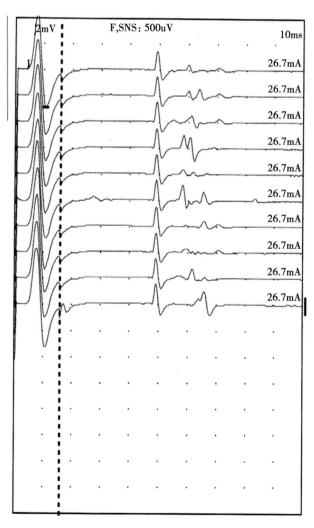

图 3-7   在记录胫神经 F 波时观察到的 A 波。在扫描轨迹的中间大约 50ms 处记录到一个恒定的 A 波。波形的恒定使其有别于其后的波形多变的 F 波

3

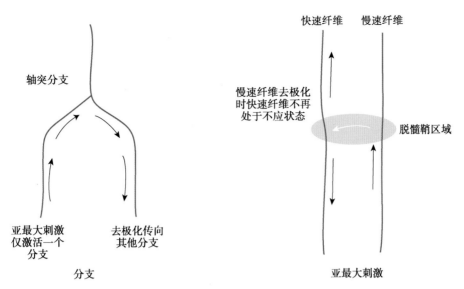

快速纤维　慢速纤维

轴突分支

慢速纤维去极化
时快速纤维不再
处于不应状态

脱髓鞘区域

亚最大刺激
仅激活一个
分支

去极化传向
其他分支

分支

亚最大刺激

图 3-8　A 波产生的生理机制。A 波的产生有两种机制,有些神经可能由于先前的损伤或解剖变异而有分支。在这种情况下,去极化可以沿着一条分支向上,然后沿着另一条分支向下(左)。在其他情况下(右),在轴突之间存在假突触传递的脱髓鞘区域,快速纤维已在脱髓鞘部位去极化,而由于不应期的碰撞,致使信号仍可向远端传导至肌肉

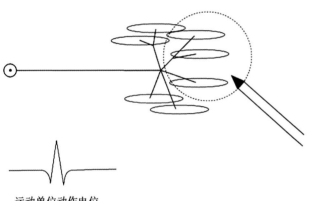

运动单位动作电位

图 3-9　运动单位:由单个运动神经元胞体、轴突和轴突支配的所有肌纤维组成。运动单位动作电位(motor unit action potential,MUAP)代表运动单位内所有肌纤维的同步放电

静息期可以记录到许多电位(自发电位),一部分自发电位可见于正常人,但大多数代表了不同疾病过程。当针电极在肌肉中移动时,肌肉通常会产生简短的放电活动,此即所谓的插入电活动。这放电活动是高频而简短的,其持续时间通常不超过300ms(一定程度上取决于检查者的操作技术)。若针电极移动结束后仍持续发放电活动,即为插入电活动延长。插入电活动延长或增加可见于失神经支配早期、某些肌病和遗传性综合征[24],但是,若仅仅只看到这些延长或增加,通常不具有诊断意义。与插入电活动增加的测量不同(以时间长短来衡量),插入电活动减少要以不同的维度进行测量。插入电活动减少是指当针电极在肌肉中移动时,肌纤维放

电的波幅降低或缺失。插入电活动减少见于没有静息肌肉膜电位的受检区域,如肌肉纤维化(长期去神经支配)、肌肉坏死(骨筋膜室综合征[25])或不在肌肉内(如在脂肪组织中)。

健康个体中,在神经肌肉接头非常多区域,检查者便能找到肌肉的运动点。当插入肌肉的运动点时,就会记录到终板噪声和终板棘波。终板噪声包括一系列不规则的电位,它的声音听起来(当用扬声器时)就像是用贝壳靠近人耳时听到的声音;它们来源于乙酰胆碱囊泡的自主释放[微终板电位(miniature endplate potentials,MEPP)]。终板棘波是非常简短的棘波(时程<5ms),起始为负向的(向上)偏移,它的不规则的溅射音听起来像脂肪在煎锅里的油炸声,其来源于微终板电位叠加后形成的局部终板电位(endplate potentials,EPP)。这些都是正常的现象,但是我们应该轻轻地回撤一下针电极,再刺向另一个区域,原因有两点,这些部位基本是疼痛区;且终板棘波的起始相为正向的,从远处看与纤颤电位很相似。

纤颤电位和正锐波是指单个肌纤维非正常的自发放电,常见于下运动神经元、神经肌肉接头或肌肉疾病[26]。它们均表示单个肌纤维放电,大部分都在同样的疾病中同时见到。纤颤电位(图 3-10)为短时限(1~5ms)、规律发放,且起始为正向(向下偏移)的棘波。它们可能是由针电极在肌纤维的外部记录到的。正锐波(图 3-10)起始为尖锐的正相波(向下偏转),时限为 10~30ms,放电规则。目前推测正锐波是从刺穿或受损的肌纤维中记录到的[27-29]。

3

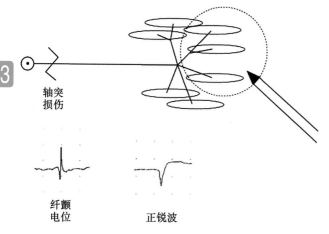

轴突
损伤

纤颤
电位

正锐波

图 3-10 失神经支配后，单条肌肉纤维自发放电，形
成纤颤电位或正锐波

纤颤电位和正锐波均可以在各种疾病中见到，并不是特定只见于失神经支配（因此我们不应该用失神经电位的术语）。在运动神经元病变、运动神经元轴突病变、神经肌肉接头病变（突触前比突触后更常见）、肌肉病变（炎症性肌病和肌营养不良常见）时可经常见到纤颤电位和正锐波。上运动神经元损伤（如脊髓损伤、脑卒中和颅脑外伤）时，也可以在肌力弱的肌肉中见到纤颤电位和正锐波，尽管这种现象要比在下运动神经元损伤中少见。

记录纤颤电位和正锐波时，通常将他们分为 1+ 到 4+ 级（框 3-1）。这些级别为顺序等级分类而不是以比例或区间等级分类。由此，我们知道 2+ 级比 1+ 级代表更多的轴突缺失，但不一定是 1+ 级的两倍。而且，纤颤电位为 4+ 级时，并不表示轴突完全缺失，部分轴突缺失也可见到这种现象[30]。有研究者报道纤颤电位和正锐波也可以在正常的椎旁肌和足部肌肉中见到[31-33]，但是其他的研究者并不认为这是普遍现象[34]。

框 3-1 纤颤电位和正锐波

分级	特点
0	无纤颤电位、正锐波。
1+	一块肌肉的两个点检测到持续时间>1s 的纤颤电位和正锐波
2+	一块肌肉的三个或以上位点检测到中等量持续 1s 以上的纤颤电位和正锐波
3+	受检肌肉的大多数位点均可见到大量纤颤电位和正锐波
4+	受检肌肉的所有位点均可见到持续续性的纤颤电位和正锐波，基线通常模糊

复杂性重复放电（complex repetitive discharges，CRD）可以在各种慢性神经源性病变和肌源性损害见到。通常认为复杂性重复放电是由于不正常的肌膜存在旁触传递（去极化的肌纤维通过局部电流而不是通过任何突触传递激活邻近肌纤维）。一个活化肌细胞规律放电，将会激活邻近的肌纤维，最后形成持续的放电模式。复杂性重复放电是指突发突止的恒定重复放电，放电频率及波幅没有太多的变化，其声音听起来像持续运行的机器发出的声音。它们通常不是正常的现象，而是表示有慢性轴突或肌纤维损害。复杂性重复放电常见于慢性神经源性损害和肌源性损害，但是对于任何一种损害都不具有特异性。一些研究者报道，在正常情况下复杂性重复放电可以出现在某些个别肌肉中，如髂腰肌[35]。如果它们是按肌节分布出现，就可以考虑神经根病变的诊断[12]。

束颤电位（fasciculation potentials）表示一个运动单位的全部或大部分肌纤维的随意自发放电。它们通常起源于前角细胞，也可以起源于远端的轴突或轴突的分支[36]。通过形状以及放电规律可识别束颤电位。对于每个电位来说，它看起来像运动单位发放的运动单位动作电位。但是，通过其随机放电的模式，可与随意运动时的运动单位动作电位区别。这些放电为自发的，不受自主控制。要想观察束颤电位，我们常要避免移动针电极，让其在肌肉内静静地保持一分钟或更长的时间。将扫描速度减慢（如100ms/格）有助于观察到束颤电位。

许多病变都可以见到束颤电位。大多数情况下，我们看到的是良性束颤电位。当被问及时，大约有 50% 的人会报有小腿肌肉束颤，且活动时以及服用咖啡因后加重[37]。束颤电位也可见于甲状腺毒症和服用胆碱酯酶抑制剂药物后，还可见于神经根病以及慢性神经病。也许见到束颤电位最令人不安的疾病是运动神经元病。肌萎缩性侧索硬化症（amyotrophic lateral sclerosis，ALS）以及运动神经元病的其他变型中都可以见到束颤电位。鉴别良性束颤电位和病理性束颤电位的基本方法就是利用"伴随它们的其他的电生理变化"。运动神经元病以及其他进展性疾病中，除了束颤电位外，还经常可以见到纤颤电位、正锐波、长时限大波幅的运动单位动作电位。而良性束颤电位不伴有这些其他的异常电位。运动神经元病的束颤电位放电频率低、波幅大、多相、长时限（反映有正在同时进行的神经再支配过程），但这些不同通常不足以作出诊断。

肌纤维颤搐（myokymia）经常被称为成组发放的束颤电位。肌纤维颤搐表示成组运动单位的爆发式放电（通常有规律的放电频率）[38]。打开肌电图仪的扬声器时，这些放电的声音听起来就像是军队行军的声音。但是，因为这些暴发式放电在时限和频率上可以有明显的不同，使得对它们的辨认有时变得困难。肌纤维颤搐易于与复杂性重复放电区别，因为这种暴发式放电的特点不像复杂性重复放电那样是单个有或无的持续放电。肌纤维颤搐也易于与肌强直电位区别，因为前者的放电频率和波幅不变。

肌纤维颤搐可以在多种情况中见到。面部肌纤维颤搐可见于多发硬化症、脑桥胶质瘤以及其他脑干病变；而肢体肌纤维颤搐可见于放射性神经丛病变[39]。

当乳腺癌、霍奇金淋巴瘤或其他恶性肿瘤患者接受放疗后，部分患者可能出现迟发性神经丛病变，且诊断的问题在于这一神经丛病变提示肿瘤侵犯抑或迟发性的放射性神经丛病变。肿瘤侵犯臂丛神经时会有疼痛、臂丛下干神经病变以及霍纳综合征。放射性神经丛病变会有臂丛上干神经病变、感觉异常以及肌纤维颤搐。因此，在这些病例中，肌纤维颤搐的出现往往提示为放射性神经丛病变。肢体肌纤维颤搐可见于一些慢性神经根疾病和嵌压性神经病。

肌强直电位（myotonia）起源于单个肌纤维的放电。通常认为是由于跨肌细胞膜的氯电导（chloride conductance）异常所致。这些放电具有波幅和频率时大时小的特征。因为放电频率的变化，肌电图仪扬声器的声音也会随着改变，听起来就像飞机俯冲样声音或像摩托车发动时的声音。发放电位时，反应的波幅也会随着时间而改变，这就使声音听起来时大时小。因为肌强直的波幅和频率易于变化，所以与复杂性重复放电（复杂性重复放电的频率和波幅恒定不变）易于区分。

肌强直可以在多种肌病中见到，包括肌强直性营养不良、先天性肌强直、强直性肌痉挛症以及和其他疾病[40]。肌强直性营养不良是一种不常见的肌病，远端肌肉要比近端肌肉受累明显，记录到的肌强直电位也是如此。远端手部肌肉最易受累。因为肌强直起源于肌肉，因此在神经性病变中不会出现。

肌强直的一个可能的变异，是插入活动弥漫性异常增加综合征，又称为"EMG病"。这一病变是常染色体显性遗传综合征，基本上所有的受检肌肉都表现出插入电活动增加以及持续的正锐波[24]。但是，我们可以说患者并不是真的有神经性病变，因为没有纤颤电位，运动单位动作电位的形态和大小都是正常的，募集也是正常的。因为弥漫的正锐波，这些患者经常会被误诊为运动神经元病变或其他严重疾病。很难知道这一综合征是否会产生症状，因为患者通常是因为出现了某些症状而来肌电图室就诊的，但是，这类疾病患者的家属通常没有任何症状。

运动单位分析

分析运动单位动作电位可以对运动单位的完整性以及轴突、肌纤维、神经肌肉接头是否存在改变提供重要的信息。运动单位动作电位，如前所述，是指由同一运动神经元轴突支配的所有肌纤维的同步放电。运动单位动作电位的时程在很大程度上受运动单位范围大小的影响，也就是针电极记录范围内的单个轴突支配的所有肌纤维的数量。去极化肌纤维与针电极间的距离对运动单位动作电位的时限没有显著影响。

运动单位动作电位的波幅也与运动单位的范围相关，但它易受放电的肌纤维与针电极间距离的影响。当针电极邻近去极化的肌纤维时，波幅就比针电极与去极化的肌纤维有一定距离时的波幅大得多。因此，在代表运动单位范围时，运动单位动作电位的时限要比波幅可靠得多。对身体大部分主要肌肉，目前都有同心电极的参考值[41]，该参考值随着肌肉和年龄的不同而有所不同。大多数近端肌肉，特别是延髓支配肌，运动单位动作电位的时限都比较短。运动单位动作电位的时限随着年龄而增加。

运动单位动作电位多于5个相位时就称为多相波。相位是指电位跨过基线的一次电位方向上的改变。因此，在计算运动单位动作电位的相位时，一般是电位跨基线的次数加上一。没有跨基线的电位方向的改变不能算作相位（称为"转折"更确切）。只有相位增多出现时通常不（能）作为诊断依据，因为，大多数正常肌肉有很小比例（约20%）的多相运动单位动作电位。但是，在神经性病变通常见到多相、长时限、大波幅的运动单位动作电位，而在肌源性病变或神经肌肉接头疾病中通常表现为多相、短时限、小波幅的运动单位动作电位。在神经性病变的情况下，可以看到两种神经再支配，它们都能改变运动单位动作电位的形状。当神经不完全损害时，部分轴突仍然存活，另一些则发生沃勒变性。这种情况下，存活的轴突远端生出芽枝，重新支配失神经支配的肌纤维。这些芽枝最初髓鞘形成较少且发育不全，

3

导致其支配肌肉纤维的同步放电比正常情况下要少。因此，检查者可观察到多相、长时限、大波幅的运动单位动作电位（图 3-11）。随着新生芽枝的成熟，髓鞘形成的增加，肌纤维再次同步放电，运动单位动作电位的多向波相应减少。因此，在轴突芽枝神经再支配后期，检查者将观察到大波幅、长时限、但没有多相的运动单位动作电位。

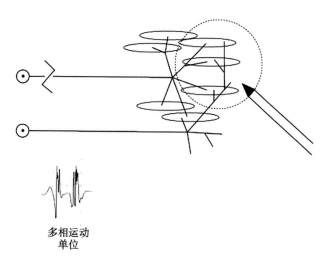

**多相运动
单位**

图 3-11　失神经再支配后可观察到多相、长时限、大波幅的运动单位动作电位（MUAP）。随着时间的推移，新生轴突芽枝和神经肌肉接头逐渐成熟，出现高波幅、长时限的 MUAP

　　在轴突完全缺失时，情况是完全不同的。在这些情况下，因为远端没有存活的轴突，所以远端轴突芽枝无法形成。此时则依赖于从损伤部位重新生长再次支配肌肉的轴突。当这些新生的轴突第一次到达失神经支配的肌肉时，它们只支配少量的肌纤维。这些新的运动单位动作电位（过去叫做新生电位）基本上都是短时限、多相、小波幅，因为这些轴突仅支配少量的肌纤维。随着这些轴突继续生芽，运动单位动作电位波幅增大、时限延长，但仍为多相，直到神经再支配几个月后新生芽枝逐渐成熟。

　　无论神经再支配是通过末端轴突生芽还是从受损部位轴突再生来实现，募集都会减少且快速发放。因为运动单位动作电位较少，现存的运动单位将比正常情形下放电快，而且即使是在最大用力收缩肌肉的情况下，也只能见到较少的运动单位动作电位。

　　肌源性运动单位动作电位的改变模式可以认为是运动单位内肌纤维的随机缺失（图 3-12）。在这种情况，因为肌纤维数量减少，运动单位动作电位的时程和波幅都将降低。这些运动单位动作电位的多相性可能是因为运动单位内的肌纤维数量少，也可能是因为在疾病状况下沿着肌纤维传导的速度不同

造成的时间上的离散所致。不管是哪种情况，在肌源性疾病中，可见小波幅、短时限、多相的运动单位动作电位。即使是轻度用力时，肌电图屏幕上都会出现多个运动单位动作电位的早期募集。在严重的肌源性疾病患者中，很难将单个运动单位动作电位区分开来。

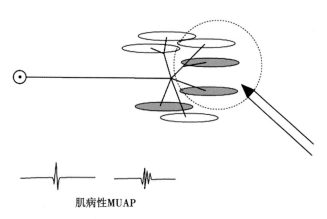

肌病性MUAP

图 3-12　在肌病中，可将运动单位建模为具有较少的功能性肌肉纤维的运动单位。因此，运动单位动作电位的波幅较小、时限较短，且常为多相波

　　在针电极肌电图上，神经肌肉接头疾病从各方面看都与肌源性疾病很相似。因为并非所有的神经肌肉接头均能激活其肌纤维，每个运动单位中的功能性肌纤维减少，运动单位动作电位的时程及波幅随之降低。神经肌肉接头疾病的一个共同特点是运动单位不稳定，但这一点在肌源性疾病中没有。因为神经肌肉接头多变地、不可靠地激活，整个运动单位动作电位会发生大小和形状的改变，因为在每个运动单位动作电位的连续放电中，肌纤维既可能激活也可能不激活。这种不稳定的运动单位可以在神经肌肉接头疾病以及新近发生的神经再支配中见到，后者是因为神经肌肉接头这时也不是成熟可靠的。为了更好地观察运动单位的不稳定性，可使用触发器和延迟线来查看运动单位动作电位，以便让运动单位动作电位反复出现在屏幕的同一位置。

　　评估完运动单位动作电位后，电诊断医师应该接着评估运动单位动作电位的募集。正常情况下，当轻用力时，通常只记录到单个运动单位缓慢放电，频率基本为 5Hz。随着用力增加，运动单位动作电位的频率将增加到 10~20Hz，并产生更多的力量。但是，当放电频率达到 12~15Hz（依肌肉而不同），第二个运动单位动作电位就会接着募集，来产生更多的力量。这样，通过增加运动单位动作电位放电频率以及增加运动单位动作电位发放数量均可增加

肌肉力量。正常情况下,肌肉完全收缩时,许多运动单位动作电位快速放电,此时无法区分基线。

异常的募集方式通常有3种类型。有时,患者上运动神经元没有形成高水平运动单位动作电位发放的足够驱动力。这可能是由于疼痛、不良的自主用力、上运动神经元损伤所致。在这些情况中,只有少量的运动单位动作电位,但这种放电减慢是由于上运动神经元的驱动力降低所致。这通常被称为中央募集(central recruitment)。

在另一些情况中,虽有足够的上运动神经元驱动,但由于运动神经元或轴突缺失,致使参加产生力量的可用运动单位的数量减少。在这些情况中,起始的运动单位动作电位在第二个运动单位动作电位募集前快速发放,因为只有少量运动单位可以募集。在一些极端情况下,也许只有1或2个运动单位动作电位快速发放(可以达到30~40Hz),且没有任何额外的运动单位动作电位出现。这通常被称为募集减少(reduced recruitment)(或者只有非常少的运动单位动作电位存在时,称离散性募集)。由于其运动单位动作电位发放频率较快,因此很容易与中央募集相鉴别。

第三种异常的募集为运动单位动作电位的早期募集。这主要在肌病及神经肌肉接头缺陷病变中见到。由于肌病时的每个运动单位动作电位与正常的相比,产生的力量较小,因此为了产生给定的力量,需要更快地募集更多的运动单位,即为早期募集。检查者让患者轻用力时,就会看到多个运动单位动作电位发放,比产生这一水平的力量预期的电位要多。在早期募集的许多情况中,很难做到只让患者

发放一个运动单位动作电位;通常是大量发放或者无发放。因此,早期募集是指产生低水平的力量就需要多个运动单位动作电位发放。在评估早期募集时,既需要测定力量(定性或定量),也需要观察运动单位动作电位的发放方式。

重复电刺激研究

重复电刺激主要用于检测神经肌肉接头(NMJ)的功能异常。要充分理解NMJ研究开展的原理,有必要先了解NMJ功能的生理学知识,这些知识在他处已有详细叙述[42]。

通常而言,当运动轴突去极化时,极化波通过沿途的钠离子通道的次第开启和关闭而向轴突末端传导,当到达邻近运动终板的轴突末端时,电压门控钙通道被激活而开放,钙通道的开放使钙离子(Ca²⁺)内流进入突触前末梢。电压门控和电压依赖性钙通道的开放及随之发生的钙离子内流导致突触前末梢内Ca²⁺浓度增高并持续100~200ms,然后Ca²⁺被泵出,轴突内Ca²⁺回复至静息浓度。然而,在此过程中的钙离子内流将使乙酰胆碱囊泡与突触前膜融合,其内的乙酰胆碱以量子释放形式进入突触间隙。

在健康人中,突触前末梢所释放的乙酰胆碱量为激活突触后膜所需量的3~5倍,这些乙酰胆碱的额外释放量被称为安全因子(safety factor)。虽然运动神经元首发放电时,通常安全因子较大,但当使用2~3Hz刺激激活神经时,乙酰胆碱的释放量随着神经元的连续放电而下降。然而,由于安全因子如此之大,仍有足够量的乙酰胆碱来激活肌纤维(图3-13)。

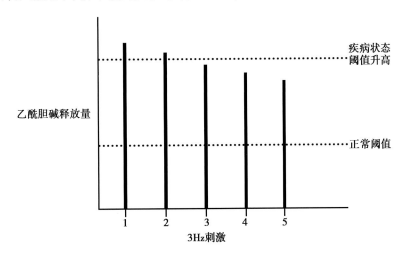

图3-13　正常情况下,突触前神经元释放的乙酰胆碱(Ach)量随3Hz的连续刺激而下降。由于正常的安全因子,其释放量仍然高于肌纤维激活的阈值。在突触后疾病中,肌纤维激活阈值较高,致使Ach的释放量低于阈值

一旦乙酰胆碱释放进入突触间隙,便会遇到胆碱酯酶,该酶因可水解乙酰胆碱分子而得名。但是,胆碱酯酶无法识别所水解的乙酰胆碱分子是刚从突触前末梢释放的还是已被用于激活了突触后受体的,只要遇到了乙酰胆碱便会将其水解。由于胆碱酯酶具有这样的酶活性,在突触前末梢释放的乙酰胆碱中,大约只有一半能到达突触后受体。一旦乙酰胆碱到达突触后受体,即可引发细胞膜局部的去极化,这一去极化的电位变化称为终板电位(EPP)。EPP进行时间和空间累积后使肌膜去极化,从而产生肌纤维放电。

运动对 NMJ 生理学也有着很大影响。人在锻炼后即刻可出现运动后增强或易化。这种易化部分是由于运动单位的放电频率接近于肌肉完全随意收缩时的30Hz的频率。在这样的频率下,轴突去极化间隔仅有约33ms,少于将突触前末梢内 Ca^{2+} 泵出所需的时间,这样一来,运动可使 Ca^{2+} 在突触前末梢内积聚,并进一步促进乙酰胆碱的释放。当安全因子正常时,这种现象很容易被忽略,因为此时已经有足够的乙酰胆碱使肌纤维去极化。但是,疾病状态时

安全因子减小,运动后增强与运动前相比可改善 NMJ 功能,这种现象即称为运动后易化。

还有一种现象称为运动后衰竭,发生在持续运动后 2~4min。在运动后衰竭时,乙酰胆碱的释放较运动前减少。在健康人中,由于存在足够大的安全因子,这种释放的减少常常被忽略,然而,对于安全因子减少或处于最低量时,一些 NMJ 不能被激活,CMAP 的波幅也会减小。

对可能存在 NMJ 疾病的人进行评估时,需谨记电诊断检查的若干要素[43]。第一步,应采用重复电刺激来检测相应神经肌肉的标准的运动神经传导速度,这样既可评估静息状态的波幅也可确定所检查的神经之前是否有过损伤或存在亚临床损伤,而这些损伤会导致 NMJ 检查结果发生变化。

第二步,是需记录相应肌肉在静息状态下及最大随意等长收缩 10s 后即刻的 CMAP(表 3-1)。这一步主要用于检查是否存在运动后易化。当患有突触前病变时,起始的静息 CMAP 波幅较小,但由于突触前末梢内 Ca^{2+} 积聚促进乙酰胆碱的释放,在 10s 肌肉收缩后 CMAP 波幅可显著增大。

表 3-1　健康人单次和重复电刺激后的预期结果,与重症肌无力(突触后缺陷)和 Lambert-Eaton 肌无力综合征(LEMS)比较

	健康人	重症肌无力	LEMS
静息时单个 CMAP	正常	正常	小
与运动 10s 后单个 CMAP 比较	无变化	无变化	↑↑,>100% 增加
运动前 3Hz 刺激,比较第一个与第五个 CMAP	无变化	衰减>10%	衰减>10%,所有波幅均较小
运动后增强 30s 运动后立即以 3Hz 刺激,并将第一个与第五个 CMAP 进行比较	无变化	衰减幅度较运动前小	衰减>10%,但所有波幅均大于运动前
运动后衰竭 30s 运动后 2~4min 以 3Hz 刺激,比较第一个与第五个 CMAP	无变化	衰减>10%,较运动前更为显著	衰减>10%,且所有波幅均与运动前一样小
高频刺激或运动 30~50Hz 刺激,比较第一个与最后一个 CMAP(10s 运动有相似效果)	↑ 增加≤40%	↑ 增加≤40%	↑↑ 增加>100%

第三步,施行 2~3Hz 的重复神经电刺激(表 3-1)。一般而言,5 次刺激已经足够。当以 3Hz 进行电刺激时,每次刺激间间隔为 333ms,这就意味着在每次刺激间隔,Ca^{2+} 浓度可回到基线或静息时的水平,因此也就不会促进乙酰胆碱的释放。如上所述,连续刺激可导致乙酰胆碱囊泡的释放减少及耗尽。在健康人中,虽然连续刺激使乙酰胆碱释放减

少,但由于安全因子的存在,CMAP 仍可保持稳定不变。大多数实验室认为,若第一次刺激与第四次或第五次刺激相比,波幅递减小于 10% 为正常范围。然而,在 NMJ 疾病中,安全因子减小,在渐进刺激时 CMAP 波幅的减小将超出正常范围,与基线值相比波幅递减大于 10% 则为异常。

在进行重复电刺激检查时应注意以下几个技术

要点。第一,温度十分关键。当温度低于34℃时,胆碱酯酶的活性降低,导致 NMJ 中乙酰胆碱水平升高,从而可抵消安全因子的病理性减少,也使检测到疾病状态时波幅下降的可能性减小。第二,平稳的记录基线很重要。肢体应尽可能减少活动以免在记录中产生伪信号。很多实验室尝试固定所检查的肢体,虽然这对于近端及延髓肌肉非常困难。关于神经肌肉对的选择也具有决定性作用。NMJ 疾病,尤其重症肌无力(myasthenia gravis,MG),近端肌肉较远端肌肉受累较多。但是,近端的研究在技术上比远端肢体神经肌肉对研究要困难得多。因此,很多实验室在小指展肌处记录尺神经信号,若结果正常,则进一步检查近端肌肉如斜方肌(刺激脊髓副神经)或三角肌[刺激埃尔布点(Erb point)]。最后,如果前两项检查结果均正常,那么在鼻肌处记录研究面神经则可获得重要信息。尽管后一项技术较为灵敏,但也易受到活动所致的伪信号影响。

以 3Hz 做完最初的 5 次刺激后,检查者需在运动后即刻(观察是否存在运动后增强)和运动后几分钟(观察是否存在运动后衰竭)进行重复刺激。在运动前的测试结束后,检查者要求患者以最大力度进行肌肉收缩,时间维持 30s 或 60s,收缩结束后,检查者立刻给予另一组如同运动前的 5 次刺激,每隔一分钟重复一次直到运动后 4min 为止。通过以上过程,检查者可评估运动后易化或增强(运动后即刻)以及运动后衰竭(通常发生在运动后 2~4min)。

在某些情况下,如患者无法自主运动,或检查者在诊断突触前疾病如 Lambert-Eaton 肌无力综合征(LEMS)及肉毒杆菌中毒时,高频重复电刺激则尤为适用,高频刺激频率为 30Hz 到 50Hz,意味着每个刺激之间只有 20ms 到 30ms 间歇。这样的频率下,刺激过于频繁,突触前末梢无法将过多内流的 Ca^{2+} 泵出,使突触前末梢内钙离子浓度逐渐积累增高,从而导致乙酰胆碱释放量显著增加。高频重复电刺激主要用于检测运动后易化,且对于突触前病变尤为适用。健康者(healthy patients)在这样的刺激频率下其 CMAP 波幅会出现中度增加,称之为假性易化。这种现象不大可能由机械干扰引起,某些学者假定其原因是肌纤维动作电位的高度同步化,而更有说服力的解释是:肌肉内去甲肾上腺素释放及相继对 Na^+-K^+ 泵的刺激,使肌纤维超极化,这种说法已有实验证明[44]。

NMJ 疾病通常分为突触前与突触后两型。MG 是最常见的突触后 NMJ 疾病。病理生理学认为该病来源于在自身免疫过程中产生的乙酰胆碱受体抗体,这些抗体可拮抗突触后膜上的乙酰胆碱受体。电镜的形态学研究发现,MG 患者神经-肌肉接头处可见变形——突触间隙加宽,突触后膜皱褶减少[45,46],肌电图检查者应谨记这一特征,因为突触间隙增宽意味着在乙酰胆碱到达突触后膜前,被胆碱酯酶水解掉的概率增高,不仅如此,乙酰胆碱分子即便是到达突触后膜,其可激活的受体也较正常减少,因此,安全因子大幅减少。

MG 患者在静息时 CMAP 相对正常,活动后即刻几乎无明显变化,然而,在低频重复电刺激(2~3Hz)时可观察到第四或第五次刺激的 CMAP 出现明显衰减。如前所述,递减超过 10% 即为异常。这种患者的重复电刺激检查应同时显示运动后易化对活动后即刻 CMAP 衰减的修复。在活动后 2~4min 运动后衰竭出现时,可见波幅较活动前更加显著的衰减。患者病变较细微时,活动前可不出现衰减,而在活动后 2~4min 出现很大程度衰减。因此,当评估疑似 MG 的患者时,检查者应完成上述有关活动后的一系列重复电刺激。对于高频重复电刺激,由于假性易化作用,MG 患者可如同正常人一样,CMAP 仅出现较小幅度增加。

LEMS 的发生是由于突触前膜电压门控性钙通道异常[47],最常伴随于小细胞肺癌,也可见于其他肿瘤和一些自身免疫性疾病,很少为特发性的。

LEMS 患者在静息状态下 CMAP 波幅非常小[48],但在用力收缩 10s 后,CMAP 波幅显著增加,原因是肌肉短暂收缩,使突触前末梢内钙离子浓度增高,从而促进乙酰胆碱释放,其结果十分惊人,几乎没有其他疾病能引起 CMAP 波幅如此大幅增加。诊断该疾病时,CMAP 波幅至少需增加 100%,即为原 CMAP 波幅的两倍。需注意的是,CMAP 波幅并不会增大超出正常值,只是从一个很小的初始波幅逐渐接近正常。

低频重复电刺激时,LEMS 患者第四个电位较第一个波幅下降,但这并非与 MG 中的波幅下降不同。这与安全因子异常有关,可见于 LEMS 及 MG。但是,需要注意的是活动后即刻的一组刺激,其产生的 CMAP 比活动前更大。在活动 2~4min 后,CMAP 回降至基线水平,其结果跟静息时相似。

高频重复电刺激对于 LEMS 最为适用。当以大于或等于 30Hz 的频率进行电刺激时,突触前末梢内钙离子累积,有助于拮抗已有病变。其结果致使 CMAP 波幅是静息时的 2 倍多,通常可接近正常幅值。

3

肉毒杆菌中毒是突触前 NMJ 疾病的又一个例子。肉毒杆菌中毒时，受累的不是电压依赖性钙通道，而是突触前囊泡无法与突触前膜融合并释放乙酰胆碱[49]。肉毒杆菌中毒对电诊断结果的影响在概念上与 LEMS 相似。但实际上，肉毒杆菌中毒的表现更为多变，并非所有的肉毒杆菌中毒患者在高频重复电刺激时都出现明显波幅增大及运动后易化。

NMJ 检查也有局限之处。第一，即使是操作技术良好，对于 MG，重复电刺激检查的灵敏度也只有 60% ~ 70%[50,51]；但其特异性非常好。只有中等灵敏度的原因是多方面的，不在此处讨论范围内。单纤维 EMG，虽然在此章节中没有提及，但其灵敏度较重复电刺激高。同样地，在检测突触前损伤方面，重复电刺激也不如单纤维 EMG 灵敏。另一个缺点是寒冷对 NMJ 检查影响很大，可导致假阴性结果。患者服用抗胆碱酯酶药如溴吡斯的明（pyridostigmine）时，则不会出现与未服用药物患者同等程度的异常。最后，一个优秀的检查者应注意由肢体活动所导致的错误结果，重复电刺激下，经常出现大量肢体活动，除非检查者很注意。肢体的运动可改变刺激电极与记录电极的位置，以及它们与皮肤的接触，这样一来，刺激强度小于最强刺激量，其结果也可导致波幅减小。

疾病进程

嵌压性（周围）神经病

很多嵌压性神经病均需用电诊断来作出评估，以下将讨论最为常见的几种嵌压性神经病，包括腕部的正中神经病（腕管综合征）、肘部的尺神经病、桡神经沟部桡神经病、腓骨头处腓神经病及踝管综合征。

评估嵌压性神经病需记住以下几个基本概念。第一，疾病较轻时，神经的嵌压首先导致脱髓鞘及神经传导速度减慢。随着脱髓鞘进一步发展，神经的电生理学改变由传导减慢发展为传导阻滞。若神经压迫严重，可导致轴索变性。此外，某些神经，如踝部的胫神经及肘部的尺神经，比其他神经如腕部的正中神经及膝关节处腓神经，更容易发生轴索变性。

第二，在嵌压性神经病中，神经纤维直径最大的往往最先受累。也就是说，直径较大的感觉神经纤维会首先出现传导减慢和阻滞，而运动神经纤维直径较小，只有当损伤进一步进展时才会受累。

第三，在嵌压性损伤时，不同神经束的受累程度

可不一。例如，肘部的尺神经病通常不累及其所支配的尺侧腕屈肌与指深屈肌这两块前臂肌肉[52]；同样地，腕部的正中神经病变中，支配无名指和中指的神经束比支配示指的神经束更常受累[53]。对于腓总神经而言，腓深神经较腓浅神经易受累，腓深神经支配的区域更易发生病变。由于神经束易损伤性各不相同，检查者须在掌握这些概念的基础上，制订个体化的电诊断检查方案，并作出结论说明。例如，若已证实尺神经支配的手部肌肉发生失神经改变，但前臂肌肉正常，我们则一般不会认为损伤位于肘部远端或位于腕部。

可能最重要的原则，是在评估之前，检查者应仔细思考其将要采用的检查方式。临床医师常见的误区，是即先做一些初步的检查，如果结果正常，则再行进一步检查。由于每一项检查都有 2.5% 的假阳性率，如不进行恰当的分析，过多的检查将会增加假阳性错误。当进行多个独立检查时，此假阳性率可很快累加到不可接受的水平。

腕部正中神经病

腕部正中神经病变常可造成腕管综合征。在美国，腕管综合征（carpal tunnel syndrome）是因嵌压性神经病进行电诊断检查最多见的一种[54]。症状一般包括手麻木和无力[55]。患者通常诉整个手都有麻木感，而并不仅仅是正中神经支配的区域[56]，经常掉落物品也是常见的主诉。症状往往在夜间加重，部分患者报告甩手后症状可减轻。

检查可发现鱼际肌无力，也可伴随轻度感觉下降。若干体征如 Tinel 征，Phalen 征及甩手征可提示腕管综合征，但这些测试的灵敏度和特异性均不高[1]，不应该被用来作出或排除诊断。

腕管综合征的危险因素在文献中已有详细叙述[57]。多发性神经病患者，其神经更容易同时受到嵌压性损伤，如糖尿病患者。对于腕部有较多滑液组织的疾病，如风湿性关节炎，其腕管综合征的发生率可增加 3 倍。需不停做重复动作的手工劳动者，其腕管综合征发生率也显著增高[58]。同时，肥胖也是一个危险因素[59]。

由于发现正中神经在腕部传导减慢是定位嵌压性神经病最为适用的方式，因此在进行电诊断评估时应以此为中心。已有很多种方法利用神经传导来诊断腕管综合征，若需具体了解这些方法，可参考其他文献[60,61]。一般先测量跨越腕部的感觉与运动传导，再与手部其他临近神经如桡神经或尺神经（两者

不穿过腕管)比较潜伏,这样做可排除影响神经传导的因素——温度、年龄及其他因素如多发性神经病。大多数嵌压性神经病,通常先累及感觉神经,罕见运动神经轴索首先受累,这可能是因为正中神经返支局部受压或对腕部正中神经束的选择效应[62]。

评估正中神经在腕部的感觉传导方法多样,在测试患者前认真考虑合适的方法是十分必要的。尤其上述提到的,在测试结果正常后再进行其他检查,直到发现异常结果为止,这种做法是不可取的。虽然这样似乎很直观,但每一项附加的测试均有 2.5% 的假阳性率,随着更多测试的执行,假阳性率也逐渐累加。

选择感觉神经传导研究方法时,应符合以下标准(重要性按降序排列):

- 特异性(假阳性低)
- 灵敏度(假阴性低)
- 可信度(结果保持一致)
- 不受其他协变量影响,如温度,年龄

图 3-14 显示了符合上述标准的三种比较好的

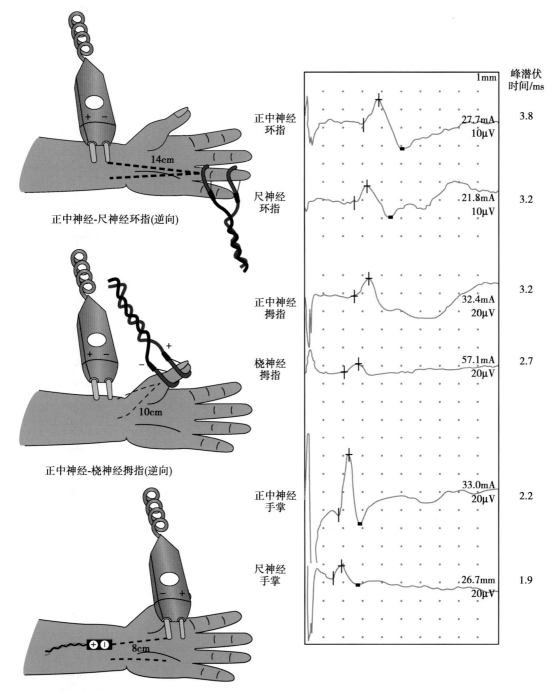

图 3-14　将三个潜伏时之差相加得到 CSI:(正中侧环指-尺侧环指)+(正中侧拇指-桡侧拇指)+(正中侧手掌-尺侧手掌)。通常,此和小于 1ms。图示案例为 0.6+0.5+0.3 = 1.4ms

感觉传导检查方法[63]。比较正中神经和尺神经(不穿过腕管)到无名指的传导,可发现正中神经传导减慢,若两者差异大于 0.4ms 则提示可能存在异常。同样地,比较正中神经和桡神经到大拇指的传导速度,差异大于 0.5ms 提示可能异常。第三种方法,已有文献可提供优质证据,即比较正中神经和尺神经横跨手掌的传导速度(距离为 8cm),正常人两者差异不应大于 0.3ms。

本文作者已发表了一种归纳上述三项检测结果的方法,即综合感觉指数(combined sensory index, CSI),现亦称为 Robinson 指数,其计算方法为:先进行上述三项检测,再将各项检测结果的潜伏时差(正中神经减去尺神经,正中神经减去桡神经)相加(正中神经传导较快时结果为负值)。由于 CSI 总结了三项不同的检测,因此具有高度特异性且比单项检测更为灵敏[64],在两个不同场合对同一患者进行检查时,CSI 也比单项检测更加可信[65]。CSI 值大于或等于 1.0ms 即为异常[64]。

运动神经传导检查也是电诊断评估腕管综合征不可缺少的重要部分,即便是感觉神经传导正常的情况下也应进行,大多数方法是刺激腕部正中神经,在拇短展肌(APB)处记录,一般而言潜伏时超过 4.5ms 则为异常。由于双侧均可发生 CTS,因此将一侧正中神经与另一侧对比并无太大意义。但一些检查者将正中神经运动潜伏时与尺神经运动潜伏时做比较,差值大于 1.5ms 则为异常。某些作者建议同时刺激腕部和手掌[66],但在手掌处仅刺激正中神经比较困难,且若不注意则会刺激到尺神经,这样检查者很容易被误导而作出错误诊断[67]。

针电极 EMG 有时也可用于腕管综合征的评估[68]。关于何时进行鱼际肌 EMG 检查,目前尚未达成共识。在遇到以下三类患者时,作者会做鱼际肌针电极 EMG 检查:

- 运动神经传导异常者(该类患者较易做出结果)
- 有创伤史的患者(可能存在轴突变性)
- 临床症状提示其他可能诊断的患者(如神经根病、神经丛病)

肘部尺神经病

肘部尺神经病(ulnar neuropathy at the elbow, UNE)也是较常见的嵌压性神经病,需进行电诊断评估,其病因多变,可由急性损伤、肘管压迫(位于尺侧腕屈肌两头之间的腱膜下)及肘关节长时间屈曲使尺神经在尺神经沟内过度牵伸引起[69]。缓慢性尺神经麻痹是由肘关节损伤导致肘部变形,进而逐步损伤尺神经所引起。

尺神经病的典型症状包括小指与无名指尺侧半麻木。一般来说,肘部尺神经病也会影响手背尺侧的感觉,该区域由尺神经在腕关节近端处发出的手背支支配。相比之下,尺神经在腕部损伤不累及手背皮肤,这是因为其位于分支点远端。肘部尺神经病不累及前臂内侧皮肤,因该区由来源于臂丛内侧束的前臂内侧皮神经支配。

患者经常出现手部尺侧肌肉无力,诉抓握力量差,无法握住较小物品。偶可发现第一背侧骨间肌(first dorsal interosseous,FDI)肌肉萎缩。

体格检查时常发现骨间肌无力,第一背侧骨间肌萎缩及尺神经在手部支配区域感觉减退。检查者也可发现 Froment 征,即拇内收肌与第一背侧骨间肌无力[70]。在肘部常可见到 Tinel 征,但该体征亦可见于健康人,因此无特异性。

因为感觉传导很难准确地进行跨肘部记录,所以大多数肌电图检查者依赖于尺神经的运动传导检查[61]。进行这些检查时需记住以下技术要点:第一,建议使用两条 EMG 通道同时在 ADM(小指展肌)与 FDI 处记录。虽然两块肌肉检测肘部尺神经病的灵敏度相当,但两者并非完全重叠,有时一块肌肉提示传导阻滞时另一块肌肉则未显示阻滞[71]。一般在腕部、肘下及肘上刺激,当跨越肘部刺激时,应将肘部屈曲 70°~90°,因为这样可使神经在尺神经沟内处于伸展状态。如果肘关节不屈曲,尺神经仍然有足够长度用于屈肘的调节,但其自身过长,因此,在皮肤表面测量的距离比实际要短,计算出的传导速度会过慢。

肘上和肘下刺激区域之间到底距离多少较为合适,在文献中已有相当多的讨论。早期文献建议刺激部位间至少间隔 10cm[72],但 20 世纪 70 年代测量潜伏期使用的技术较为陈旧,存在测量误差。现采用现代化数字仪器重复相同的研究[73]证明一般只需相距 6cm,其测量误差与 30 年前测定距离为 10cm 时的误差相当。

进行尺神经运动传导研究时,检查者应清楚出现 Martin-Gruber 融合的可能性,这种融合发生率为 15%~20%,主要涉及的是前臂近端越过正中神经到尺神经的纤维[74]。某些情况下,这些纤维可来自骨间前神经而非来自正中神经的主要分支。Martin-Gruber 融合时,在腕部刺激尺神经可记录到来自 ADM 与 FDI 的正常的较大波幅,但是,在肘部或肘下刺激尺神经时，其波幅下降，这是因为检查者仅刺激了尺神经而非前臂近端交叉的神经。对于缺乏经验的检查者而言，波幅的下降可能被误诊为前臂近端传导阻滞。波幅下降发生在腕部与肘下之间而不是肘上则提示为 Martin-Gruber 融合，而非前臂或肘部的尺神经病。这些异常的神经支配可通过在肘部刺激正中神经并在 ADM 与 FDI 处记录证实，当神经交叉存在时，则可从这些通常由尺神经支配的肌肉记录到较大的反应[75]。

在肘部记录尺神经运动传导情况后，可通过以下两种方法检测结果是否正常。很多作者建议将在肘部与前臂所记录的尺神经传导情况作比较，但这样的对比是存在漏洞的，它假定的前提是前臂的尺神经传导不受近肘部神经病变的影响[71]。然而，实际并非如此，在运动神经轴索变性时，由于首先受累的是快传导纤维，从而导致远端传导减慢，因此，将这两者进行比较是无效的。另一种检测传导是否正常的方法是将传导速度与参考值作比较，这种方法在灵敏度与特异性上是可取的[71]。我们实验室采用 48m/s 为正常参考值的下限。

当考虑为肘部尺神经病时，尺神经"寸进"研究 (inching studies) 通常能帮助诊断。该研究是通过在越过肘部的尺神经上每隔 2cm 给予刺激，观察是否存在传导减慢或阻滞。潜伏时差异大于 0.7ms 或波幅差异超过 10% 则提示局部有损伤[76]。最好同时存在潜伏时与波幅的改变，并且发生形态学改变，这样诊断为局部损伤才是比较确定的。由于距离很小，测量误差较大，检查者不可以 m/s 来计算传导速度，应参照距离 2cm 的潜伏时差异参考值（≤0.7ms）作出比较。尺神经感觉传导研究也是重要的检查方法。当在腕部进行刺激并在小指记录时，所记录到的波幅通常较小甚至缺失；刺激肘部，并在小指处准确连续记录尺神经感觉传导较为困难，此时手背尺侧皮神经可有助于诊断，肘部尺神经病变时，其受影响程度与小指的尺神经感觉反应相当，而在腕部的尺神经病变时其通常不受影响。

对于肘部尺神经病累及 ADM、FDI 及指深屈肌的患者，针极 EMG 应作为常规检查。由于支配指深屈肌的神经束位于神经内相对受保护的位置，因此肘部尺神经病一般不累及指深屈肌。当尺神经支配的手部肌肉存在异常时，有必要检查非尺神经支配的 C8/T1 肌肉［如拇短展肌（APB）及示指固有伸肌 (extensor indicis, EI)］，寻找是否存在可引起与尺神经病症状相似的神经根或神经丛损伤。

肱部桡神经病

非创伤导致的上肢桡神经卡压较正中神经及尺神经卡压少见，这恰好与创伤性神经病相反，由于桡神经上段贴于肱骨桡神经沟，外伤时易发生损伤。桡神经的典型损伤沿着肱骨桡神经沟，在其发出分支到肱三头肌与肘肌后，且在发出分支到肱桡肌与伸指、伸腕肌之前。损伤的区域也位于桡神经分为浅支和深支之前[77]。

患者典型的症状是伸指伸腕无力，也可出现抓握力量较差，因为腕关节处于屈曲位时较伸展位抓握力量减小。近端桡神经病变时可见桡神经支配的手背部区域麻木。

体格检查首先可发现患者伸指及伸腕无力[78]。在检查疑似桡神经病的患者时应注意以下几点：第一，肱桡肌是桡神经出桡神经沟后支配的第一块肌肉，很难单独检查其肌力。最好的检查肱桡肌肌力的方法是将前臂处于中立位后屈肘，观察其收缩情况并触摸肌肉硬度。尽管肱二头肌和其他屈肘肌足以替代肱桡肌，但在肱桡肌无力时检查者可观察或触摸到两侧的差异。第二，在检查伸指肌肉时应注意，桡神经支配的指伸肌和其他伸指肌主要使掌指关节（MCP）伸展，而尺神经支配的蚓状肌和骨间肌则引起指间关节的伸展，因此，即使当桡神经完全损伤时，近端和远端指间关节的伸指可不受影响。第三，检查者应清楚，患者存在桡神经病变时，伸指无力，其手指外展（如骨间肌）肌力也会明显减弱，这并非外展肌肌力真的减弱了，而是因为掌指关节在屈曲位时手指外展肌力要比完全伸展位小得多。因此，在检查骨间肌肌力时，让患者将手放在桌子上或一本书上是十分必要的。

体格检查也可发现桡神经支配的手部区域感觉减退及肱桡肌牵张反射消失。由于损伤处通常在支配肱三头肌的分支分出之后，肱三头肌的反射不会受损。

对于桡神经病变，针极 EMG 一般比神经传导检查更加有用。对桡神经进行运动传导检查时，其刺激与记录过程均可能存在问题。检查桡神经的运动传导主要由置于示指固有伸肌的表面电极来记录，但可存在前臂后部的肌肉通过容积传导也参与进来的问题。或许桡神经病最有效的运动传导研究方法是，在前臂远端刺激桡神经，再使用表面电极记录示指固有伸肌的波幅，该波幅已被证实与桡神经病的预后相关[79]。桡神经感觉检查可用于评估感觉性轴突的缺失情况，判断损伤处是否在桡神经分为深浅两支的分支点之前。

针极 EMG 通常是最好的进行电诊断的评估方法。检查者应先检查肱三头肌是否存在去神经支配现象，如果存在去神经支配，则应进一步检查同样由臂丛后束支配的三角肌。若三角肌也存在异常，那么应对上肢进行更大范围的检查。在远端，检查肱桡肌是十分必要的，因为其是桡神经出桡神经沟后支配的第一块肌肉（肘肌也由支配肱三头肌内侧头的分支支配）。前臂其他需检查的肌肉包括桡侧腕伸肌，指伸肌及示指固有伸肌。桡神经病的两个较为有用的预后指征为桡神经对示指固有伸肌运动传导反应存在与否，及肱桡肌处所记录的募集程度[79]。

腓总神经疾病

腓总神经（fibular nerve，以前称为 peroneal nerve）[77]是下肢中最常受累的神经，其在近膝盖绕过腓骨颈处最易受压，且长时间屈膝（如滞产）或处于蹲位（如草莓采摘工）也易损伤该神经[80]。腓总神经也是运动员最常见的下肢损伤神经[81]。有时运动员也可发生腓神经囊肿，其来源可能为滑液沿着支配膝关节小分支的关节内分支流动而形成。

腓总神经疾病最常见的症状是足背屈无力，行走时出现脚掌拍打地面或足在地面拖行[82]。患者也可出现足背部感觉缺失，但这很少作为主诉。

电诊断的评估通常包括下肢的运动和感觉传导检查以及针极 EMG[83]。运动神经传导检查一般在趾短伸肌（extensor digitorum brevis，EDB）处记录，这样可获得腓骨头到踝部的神经传导速度。另一方面，EDB 功能上并非十分重要，在较重的腓总神经疾病及多发性神经病时其反应可缺失。因此，检查者应同时在 EDB 和胫骨前肌（tibialis anterior，TA）处记录。胫骨前肌在功能上较为重要，并且在 EDB 信号消失时，其信号有时仍可存在[84]。最近的研究表明，髋关节和膝关节的位置可对神经传导速度的测量产生影响；髋关节屈曲时可牵伸腓总神经，使其测量的神经传导速度平均提高 2.5m/s[85]。

感觉检查可在腓浅神经记录，这有助于区分近端 L5 神经根损伤（感觉传导应正常）与较远端的腓总神经损伤，但无益于损伤定位。所记录到的腓浅神经的反应有时也会产生误导，因为在选择性腓深神经损伤时，腓浅神经的反应将不受到影响。

针极 EMG 在腓总神经损伤的定位上十分有益，

它可通过检查 TA 与腓骨长肌来评估腓深及腓浅神经。为了排除更近端的损伤，可检查股二头肌短头，其由坐骨神经在到腓骨头前的分支所支配。如果该处存在异常，则需进行下肢更大范围的检查。针极 EMG 也可用于评估 EDB，但假阳性结果发生率较高[33]。检查下肢胫神经支配的肌肉也有助于排除较近端的坐骨神经损伤及神经根损伤。

腓总神经损伤的预后很大程度上取决于运动传导的波幅与胫骨前肌运动单位募集程度[84]。胫骨前肌募集程度较好且其与趾短伸肌均存在 CMAP 时，预后通常较好。

胫神经

胫神经损伤较上述其他神经损伤相对少见，这可能与胫神经处于下肢相对受保护的位置有关。并且，胫神经由很多小的神经束组成，不易受到损伤[86]。相比而言，组成腓总神经的是一些较大的神经束，更易受到嵌压，外伤及牵拉造成的损伤[86]。偶可见胫神经在踝部受损，而相对更常见的是由跟骨骨折及其他足部损伤等创伤因素引起的踝部胫神经损伤。

踝部胫神经病变的患者可出现足底的麻木或感觉异常[87]。主要的症状可发生在足底内侧神经或足底外侧神经，偶可位于跟骨处神经的支配区域。如上所述，损伤可由踝足部创伤引起，但也偶可见于无外伤史的患者。非创伤性踝管综合征的病因学尚不清楚，一些研究利用 MRI 或超声对踝管综合征患者进行检查，发现踝管内可出现静脉曲张，附件肌肉或其他占位性病变[88,89]。其他研究者则认为足过度外翻，尤见于跑步者，更易患踝管综合征，但这种假设颇具争议。

以下几种神经传导检查可用于评估是否存在踝管综合征[87,90]。运动传导研究可用于检查足底内侧神经及足底外侧神经支配的肌肉，检查者可在踝部刺激胫神经并同时在蹰展肌与小趾展肌记录。这两块肌肉在文献中均有参考值，但检查者应十分注意温度控制，因为足部温度低会在很大程度上使远端潜伏时延长。有报道认为运动传导检查在诊断踝管综合征上较 CNAP 检查敏感度差[91]。

检查者也可对足底内侧神经及足底外侧神经进行 CNAP 检查[92]，即在足底刺激足底内侧神经及足底外侧神经，在内踝上近端记录。CNAP 与 SNAP 不同，前者除了顺向的感觉电位外还部分逆向刺激运动轴突。有报道认为 CNAP 检查在发现异常情况方面比运动神经传导检查更为灵敏。然而,这些 CNAP 记录的反应通常非常小且很难获得,因此,反应的缺失本身无诊断性,而出现两侧非对称性潜伏时延迟,则更有可能提示踝管综合征。

足部内在肌肉的针极 EMG 也可用于评估踝部胫神经病变。一些作者认为踝管综合征主要为轴突损伤,因此 EMG 在检测轴突损伤方面比神经传导检查更加适用[93]。但这一观点并未得到一致认可。针极 EMG 通常检查足底内侧神经支配肌肉如踇展肌与足底外侧神经支配肌肉如骨间肌,也可检查 FDI(第一背侧骨间肌)肌肉,但在很多情况下,该肌肉也同时受到腓深神经的支配[94]。因此,应选择位于第四与第五跖骨间的背侧第四骨间肌进行检查。检查者在描述足部肌肉的针电极 EMG 检查结果时应小心谨慎,因为研究表明,即使在健康人中,其检查结果出现假阳性的概率也很高[33]。一般发现踇展肌与骨间肌存在异常的可能性较趾短伸肌(EDB)低,即使对于轻微的改变,检查者在描述时也应注意。

创伤性神经病

在世界范围内,周围神经创伤导致了大量的残疾。在和平年代,周围神经损伤通常缘于交通事故导致的创伤,而由穿透伤、坠落伤和工伤事故引起则较少。据估测,一级创伤中心入院的患者中,合并周围神经损伤的大概占 2%~3%[95,96]。如果包括神经丛和神经根损伤的话,则大概占到 5%[95]。

上肢最常报道的神经损伤是桡神经,其次是尺神经和正中神经[95,96]。下肢的周围神经损伤则较少见,其中坐骨神经损伤是最常见的,其次是腓总神经,而胫神经和股神经损伤是很少见的。

Seddon 曾用"神经失用""轴突断伤""神经断伤"来描述周围神经损伤[97]。神经失用是一种相对较轻的损伤,有运动和感觉的缺失,但没有沃勒变性,神经远端的传导正常。局灶性脱髓鞘和缺血被认为是传导阻滞的病因。恢复可能出现在几小时,几天,几周,甚至是好几个月后。轴突断伤常见于粉碎性损伤、神经牵拉伤(如交通事故伤和坠落伤)和冲击伤(如爆炸伤)。轴突断伤时,轴突和其髓鞘受损,而周围的基质(如施万细胞、神经内膜和神经外膜)则部分完好。神经变性可能出现,但是如果神经内膜保存完好的话,随后的轴索可沿着内膜再生。最终的恢复取决于神经内部结构破坏的程度和破坏的位置到靶器官的距离。

神经断伤描述的是一根神经完全离断或者受到显著的瘢痕组织的影响,从而导致轴索无法再生。例如锐器伤、某些牵拉伤以及冲击伤或者有毒物质注射导致的损伤。如果没有外科手术的干预,这种损伤自发修复的预后是相当差的。

临床情况不同,则电诊断学检查的最佳时机也不同。在对损伤的早期判定很重要的情况,在第 7~10 天时做初步检查,对损伤的定位以及区分传导阻滞还是轴突离断伤是很有用的。另外一方面,在临床情况允许的情况下,3~4 周的伤后研究能够提供更多诊断信息,因为此时纤颤电位在针电极肌电图上表现更为明显。最后,如果神经损伤已经过手术确诊,且针电极肌电图仅用于为恢复提供依据,那么伤后几个月的早期研究则最为适用。

检查者可从 CMAP(复合性肌肉动作电位)、迟发反应(F 波、H 波)、SNAP(感觉神经动作电位)以及针电极肌电图中发现异常,而每一项检查都有各自不同的时程,且这些时程会随着神经损伤的严重程度而发生变化。

在单纯的神经失用损伤中,假设能在损伤部位上方和下方同时给予刺激,CMAP 会在损伤后立即发生变化(图 3-15)。当记录远端肌电并且在损伤部位的远端给予刺激时,CMAP 应该是正常的,因为未发生远端的轴突缺失和沃勒变性。如果把刺激部位移至损伤部位的近端位置,则 CMAP 波幅较小或是缺如,这是由于部分或是全部神经纤维发生了传导阻滞。除了传导阻滞,部分损伤处也会发生传导速率减慢。这种减慢可能是由于快速传导纤维的损失,或是存活纤维的脱髓鞘。

从电诊断角度而言,完全的轴突断伤和完全的神经断伤并不能区分开来,因为这两种损伤类型的区别在于它们支持结构的完整性,而这种支持结构是没有电生理功能的。因此,为了便于讨论可以将这两种损伤归为轴突断伤。在紧接着轴突断伤和其后的一些天里,CMAP 和运动传导的检查结果与神经失用损伤的结果无异。损伤区域的远端神经段仍保持兴奋和正常的传导,而刺激损伤近端时,远端肌肉的反应减弱或消失。早期,这一情形与传导阻滞类似而易于与神经失用相混淆。因此,在全部的运动纤维发生沃勒变性之前,神经失用与轴突断伤不易区分,这一变性时间通常在损伤后 9 天[98]。

经过足够发生沃勒变性的时间之后,损伤远端的刺激所引起的 CMAP 波幅会下降。这一变性开始于伤后第 3 天,终于第 9 天[98]。因此在完全轴索断

3

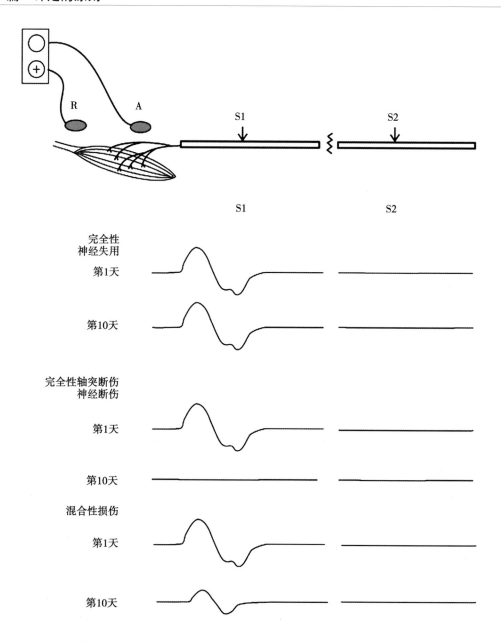

图 3-15   在神经失用、轴突切断和神经断伤的情况下，从肌肉记录运动神经刺激的预期结果。在第一天时，神经失用不能与轴突断伤或神经断伤鉴别，只有在轴突变性进展之后，远端复合肌肉动作电位的幅度才会下降

裂的第 9 天，其表现就与神经失用大不相同了，刺激损伤部位上方和下方都不会有反应。部分轴突损伤会引发小幅度的运动反应，表现为 CMAP 波幅大致与存活轴突数量成比例。

神经失用性损伤后 F 波可立即发生变化。在完全传导阻滞中，反应将消失。然而，部分损伤时，变化很不明显，这是因为要诱发 F 波只需要轴突数量的 3%～5%[3]。因此，部分损伤后的 F 波，其最短潜伏期和平均潜伏期可能表现正常，而外显率可能降低，也可能正常。尽管从概念上讲 F 波适合用来识别近端损伤（如臂丛神经），但其用来提供有用的附

加信息和特异信息的情况不多。当无法刺激损伤的近端而造成的传统检查结果正常时，F 波用于近端损伤的早期诊断是有用的。

局部神经损伤后，SNAP 和 CNAP 的改变与 CMAP 相似。神经失用时，损伤处会发生局部传导阻滞，而保留远端传导。轴突断伤后即刻及随后的几天，SNAP 的表现与神经失用性损伤的表现无差异。损伤区域的远端神经段仍保持兴奋和正常的传导，而刺激损伤近端时，远端肌肉的反应减弱或消失。与运动神经检查相比，感觉神经波幅的消失需要花稍长一些时间才能看到，即 11 天比 9 天，这是

因为神经肌肉接头处传递阻滞的发生要早于神经阻滞。

在神经失用损伤中,针电极肌电图上表现最为明显的是募集反应,这在损伤后会立即出现。完全损伤时(即完全传导阻滞),MUAP(运动单位动作电位)消失;不完全神经失用损伤时,MUAP 数量减少,发放速度比正常情况下快(即募集减少或离散)。因为神经失用性损伤无轴突损失,在损伤后的任何时候不会出现轴突发芽与 MUAP 的形态学改变(如时限,波幅或相性)。

轴突断伤后数天,针电极肌电图表现为纤颤电位和正锐波。伤后至纤颤电位发生的时间部分取决于远端神经残支的长度。当远端神经残支较短时,仅 10~14 天即可发生纤颤电位;当远端神经残支较长时(如在臂丛神经病变中尺神经所支配的手部肌肉),则需 21~30 天才会出现全部的纤颤电位和正锐波[99]。因此,电诊断医师需要对伤后的时间很清晰,这样伤后早期研究得出的严重程度才不会被低估,也不会把随时间推移而增加的纤颤电位误解是损伤的加重。

伤后纤颤电位波幅随时间推移而下降。Kraft[100] 指出伤后的头几个月纤颤电位有几百微伏,然而,当损伤一年之后,其波幅不太可能超过 $100\mu V$。

纤颤电位在肌肉损伤和神经损伤时都有可能出现。Partanen 和 Danner[101] 已证实,患者肌肉活检示持续性的纤颤电位在伤后 6~7 天就开始出现,并可持续至伤后 11 个月。在多发性损伤的患者中,合并有肌肉损伤很常见,而在进行神经损失定位诊断时,容易受其误导。

不完全轴突损伤后,若有残存轴突,则剩余的 MUAP 最初形态正常,但可表现募集减少或离散。轴突发芽可以通过残存运动单位形态学上的改变得以反映。随着运动单位领域的扩大,运动单位动作电位的幅值增加,时程延长,多相电位的比例也会增加[102,103]。完全损伤病例中,恢复的唯一可能机制就是轴突再生。这一情形的最早期针电极肌电图研究结果表现为低幅的,多相的,不稳定的 MUAP,该电位早期被称为"新生电位"(它因含有病因学的意思现被弃用,最好是只简单地描述出 MUAP 的大小、时程和相性)。对这些电位的观测是建立在轴突再生和新生的神经肌肉接头基础上的,而且这些电位是在临床随意运动出现之前,该观察结果是神经再支配的最早期的证据[102]。当实行检查以期发现新的 MUAP 时,检查者应只接受具有短暂上升期的邻近的 MUAP,因为从其他肌肉记录的远处电位易造成混淆。

掌握周围神经创伤性损伤的病理生理学有助于评估预后。那些完全或大部分属于神经失用性损伤的,在经过几个月(通常伤后 3 个月)的恢复之后常预后较好,因为此时缺血得以改善,髓鞘再生也已完成。

轴突断伤后,恢复取决于轴突发芽与再生。因此,当再生的轴突到达终末器官时,早期的恢复之后又会出现新的恢复。CMAP 的幅值对预后能提供参考意见。研究证明,面神经损伤后,当一侧面神经 CMAP 的幅值高于另一侧 30% 或更多时,其恢复很好;当一侧高于另一侧 10%~30% 时,恢复好但不完全;而当一侧高于另一侧不足 10% 时,则预后较差[104]。然而,有证据表明,周围神经损伤恢复效果比面神经损伤恢复效果好[79,84]。

完全性轴突断伤与神经失用预后最差。此时,恢复情况完全取决于轴突再生,而这种再生出现情况不定,其又取决于神经损伤的程度。在很多轴突损伤的病例中,只有通过手术探查并且同时进行或不进行术中电诊断学检测,寻找早期神经再支配的证据,才有可能了解神经损伤的程度。因此,通常建议损伤后等待 2~4 个月,然后寻找损伤处完全丧失神经支配的肌肉出现神经再支配的证据[105,106]。对损伤后出现自我修复的神经,通常行保守治疗,因为手术的修复不太可能在自然恢复的基础上有所助益。而那些无轴突再生迹象的损伤,可以行合适的移植手术。

神经根病

神经根病是电诊断评估的另一常见病因,电诊断评估有助于确诊神经根病,确定损伤部位,以及探索易与神经根性病混淆的其他诊断[12]。

典型的神经根病临床表现在其他章节中有详细介绍,最常见的是出现颈或背部的疼痛,并可牵涉到上、下肢,常伴感觉症状,有时可伴肢体无力。体格检查可能发现肢体无力,反射减退,以及一些阳性的激发体征(如直腿抬高试验或 Spurling 征)。尽管这一疾病中常有感觉缺失,但其感觉缺失不像周围神经损伤那样明显和局限。

神经根病的病因是多因素的[107]。结构性损伤肯定存在,如椎间盘突出和骨性损伤造成的根部压迫。然而电诊断医师应牢记,还有其他引起神经根病的原因。神经根部或脊髓水平肿瘤的临床症状可

3

能看起来类似神经根病。代谢性或炎性损伤如糖尿病或血管炎性病变，在影像学上无显著结构改变，也会导致神经根病。还有感染性诱因，如带状疱疹，也会影响神经根。因此，并非所有神经根病都由椎间盘或骨骼撞击引起。

通常说来，神经根病最有效的电诊断评估方法是针电极肌电图。已有研究提出对于疑似神经根病变，单个肢体所检肌肉的合适数量[108,109]。为获得较高的针电极肌电图检查的灵敏度，下肢常检测至少6块肌肉，上肢也至少6块肌肉（包括脊旁肌）。若脊旁肌不易检测，如手术干预后，那检查者应将所检肌肉增加至8块以获得相似灵敏度。

肌肉的选择应由每个患者待查的神经根水平来决定。例如，若患者症状集中在颈6水平，那么医师应多检查颈6水平的肌群，颈8或胸1水平的肌群应少量选择。若症状无特异性，医师可以将电诊断评估设计为对多处神经根和患肢内的多条周围神经的检查。框3-2为常用筛查肌肉示例。

框3-2 神经根病针极肌电图筛查示例

上肢神经根病筛查	下肢神经根病筛查
三角肌	股内侧肌
肱二头肌	阔筋膜张肌
旋前圆肌	胫前肌
肱三头肌	内侧腓肠肌
第一背侧骨间肌	股二头肌长头
颈部脊旁肌	腰部脊旁肌

诊断神经根病的关键是在一个肌节（由单个神经根支配的肌群）内发现至少2块肌肉丧失神经支配的证据，但这2块肌肉须由不同的周围神经支配[12]。例如，胫前肌和腓骨长肌的失神经支配证据不足以诊断腰5神经根病，因为这两块肌肉都由腓总神经支配。然而同样的改变出现于胫前肌和阔筋膜张肌则更能提示神经根病变。

当在肌节中有所发现时，仔细斟酌哪些结果具有诊断意义是很重要的。大多数电诊断工作者认为在肌节分布中发现下列电位具有诊断意义：

- 纤颤电位
- 正锐波
- 复杂性重复放电
- 束颤电位

哪些运动单位改变具有诊断意义，这一点颇有

争议。若肌节分布区存在高幅值，长时限，多相性MUAP，这一结果则提示慢性神经根病合并失神经再支配。然而，检查者也不能仅仅因为多相MUAP数量的增加而诊断为神经根病，因为在一些健康人的正常肌肉组织中也经常能发现这一变化[12]。

脊旁肌可以用来帮助确定神经根损伤的位置，因为这些肌肉是由神经根的后主分支支配的。这些肌肉失神经支配的证据，加上患肢肌肉失神经的改变，则提示神经根部的病变。同时，检查者在分析脊旁肌的改变时应小心谨慎。一些研究报道了在健康个体的腰椎和颈椎的脊旁肌中，有纤颤电位和正锐波的存在，并且随着年龄的增长其出现频率也相应增加[32,110]，但并不是所有的研究者都证实了这一发现[34]。而且，在脊旁肌中纤颤电位的产生除了神经根病外，还有一些其他的原因。例如，肌病、既往的脊椎手术、最近的针刺干预、转移性肌肉病变以及糖尿病均能在不造成典型神经根病的情况下引起脊旁肌的异常。同时，由于大多数脊旁肌是受多节段神经根支配的，所以脊旁肌不能完全定位神经根[111]。神经根的定位主要是通过分析肢体肌肉的发现来实现的。

除了针电极肌电图外，H反射也可用于诊断S1神经根病。在神经根病评估中，H反射的主要优势是其可检测到感觉轴突丢失、传导阻滞和神经根的脱髓鞘，而针电极肌电图仅仅只能检测到运动轴突的丢失[20]。H反射潜伏期双侧对比，若超过1.5ms时则为异常。H反射的局限之一是沿着神经通路（从比目鱼肌到S1神经根）的任何损伤均能造成反应异常。另外，H反射异常不能预示损伤的时间，因为这种异常可见于非常急性或慢性或者陈旧的神经根损伤。

在神经根病变时感觉反应通常是正常的，因为这些损伤位于背根神经节的近端。F波在神经根病的评估中一般用处不大。因为肌肉是由不止一条神经根支配的，而且F波可传到不止一条的脊髓神经根，这样只要有一条神经根完整，就可以产生正常的F波潜伏时。

电诊断医师经常被问及针极肌电图的灵敏度以及与影像学检查的比较。通常认为与临床表现相比，肌电图诊断神经根病的灵敏度在70%~80%之间[108,112,113]。这与影像学研究形成鲜明对比，后者通常报道的灵敏度超过90%。

然而，灵敏度并不是唯一的衡量标准。检查者应该同样甚至更加关注特异性，即排除疾病和避免

假阳性结果的能力[64]。用以上讨论的方法,针电极肌电图的特异性是很好的,可能超过了 95%。如果仅根据脊旁肌病变或几个多相运动单位进行诊断,特异性将会降低。相比之下,影像学检查的特异性要低得多。大量研究报道影像学的特异性在 60%~70% 之间,假阳性率在 30%~40% 之间[114]。因此,与影像学检查相比,针电极肌电图一个主要优势是具有高度特异性。

神经丛病

电诊断检查对评估臂丛和腰骶丛病变是颇有助益的[115]。臂丛神经病的病因是多种多样的。在成年人中最常见的是摩托车事故、汽车事故、跌倒和工伤,这些都是臂丛损伤的主要原因。据估计,来一级创伤中心就诊的患者中有 2%~3% 存在臂丛神经损伤[95]。臂丛神经损伤还有其他原因,例如神经性肌肉萎缩、放射性神经丛炎、肿瘤侵袭、神经源性胸廓出口综合征等。

腰骶神经丛病较为少见,只有不到 1% 的骨盆骨折患者会发生创伤性腰骶丛病变[116],与相对脆弱的上肢和肩部臂丛相比,腰骶丛在骨盆内的位置为其提供了很好的保护。虽然腰骶丛也受外伤、放射性神经丛炎、肿瘤、糖尿病和神经痛性肌萎缩的影响,但这些是很少见的。

神经丛病患者可表现出不同的症状。典型的有肢体的疼痛(但不是脊柱)和肢体的感觉性症状。偶尔,乳腺癌和随后行放射治疗的患者会存在神经丛病。这些放射性神经丛病通常有臂丛上干分布区的感觉异常,而那些受肿瘤侵袭的患者,会表现出臂丛下干分布区的疼痛[39],体格检查通常能看到肢体无力,单个周围神经分布以外的明显感觉丧失和反射减退。

感觉神经传导检查对于区分神经丛损伤和更近端的神经根病变是很有用处的。如上所述,神经根损伤时 SMAP 正常,而神经丛损伤时(背根神经节的远端)感觉反应异常或缺失,这一特点可用来筛查臂丛神经损伤。例如,检查者可以通过对正中神经和桡神经到拇指的感觉神经测试来评估臂丛上干的情况(C6)。刺激正中神经并在中指记录可以评估臂丛中干(C7),检查支配小指的尺感觉神经电位可用来评估臂丛下干的情况(C8)[117]。如果这些都无异常,将会强烈质疑有臂丛上,中,下干的损伤。同样地,检查者也可使用 SMAP 来评估下肢周围神经或神经丛损伤,并与神经根病变进行鉴别。

有一点读者应该特别注意,即正常感觉电位的存在对于预后判断意义不大。当患者被评估为创伤性臂丛病变时,有时可为神经根的完全损伤,如神经根撕脱,而非更远端的臂丛损伤。当神经根从脊髓脱离,这预示着预后很差,基本上没有恢复的可能性。这种情况下,SMAP 将为正常,因为背根神经节伴随神经丛一起脱离,没有随后的感觉轴突变性。然而,针电极肌电图会表现为完全失神经支配,而且不存在运动反应。这种情况下,正常感觉电位的存在通常提示根性撕脱以及非常差的预后,尽管这些发现并不总是与影像学研究相一致[118]。

运动神经传导研究对于臂丛神经病特别是预后的评估是很有用的。检查者可通过记录病变肌肉并刺激损伤远端的神经来确定轴突丢失的程度。例如,如果臂丛上干损伤,我们可以刺激肌皮神经,并从肱二头肌记录。假设已有足够时间发生沃勒变性,一个高幅值的反应预示着良好的预后,因为损伤没有造成严重的轴突丢失。

针电极肌电图也可以用来帮助诊断和定位臂丛神经病。这通常涉及非常广泛的检查。本作者发现以下方法很有帮助,即先画出存在问题的神经丛,然后确保对神经丛的每个重要分支所支配的肌肉均进行针极肌电图检查。椎旁肌同样有助于诊断,因为其异常提示更近端的根部损伤。

在运动或感觉传导改变和针电极肌电图发现异常之前,F 波反应对于可疑臂丛损伤的早期发现是有帮助的。F 波的消失可能提示近端损伤,特别是在远端传导完好的情况下。然而,应该牢记的是传导回路上的任何异常,F 波均会产生异常反应。在一个比较缓慢发展的病程下,F 波很少会显示出其他的神经传导研究或者针电极肌电图都无法显示的特殊异常。

多发性神经病

多发性周围神经病的电诊断评估目标是发现异常并且将它们归于六类中的一类。检查者也应确定是否有其他病变(如椎管狭窄)可以产生类似的临床表现。通常将多发性周围神经病分为六类,这在其他参考文献中已进行详述[119]。下面将简要讨论这六个类别。

完全脱髓鞘性神经病

完全脱髓鞘性神经病是一种整个周围神经系统的髓鞘异常的遗传性神经病,包括进行性神经性腓骨肌萎缩症(Charcot-Marie-Tooth disease)(1 型)、雷夫叙姆病(Refsum disease)、进行性肥大性间质性神经病(Dejerine-Sottas disease)以及其他疾病。因为髓鞘弥散性异常,可以看到弥散性非节段的改变。在这些完全脱髓鞘性神经病中,可以看到弥散性神经传导速度的减慢(无斑块),远端潜伏期的延长,以及 F 波反应延长或消失,一般没有传导阻滞或者时间弥散。通常,运动纤维比感觉纤维更易受到影响。针电极肌电图能够显示少量远端去神经支配的证据,但是不像神经传导研究的传导减慢那么明显。

节段性脱髓鞘性神经病

节段性脱髓鞘性神经病是一种周围神经系统呈片状脱髓鞘的获得性神经病(非遗传性),包括急性炎症性脱髓鞘性多发性神经根神经病和慢性炎性脱髓鞘性多发性神经根神经病(AIDP 和 CIDP),意义未定的单克隆人免疫球蛋白病,多发性骨髓瘤以及其他疾病。这一类型的特点是异常病灶呈斑块状。通常,这一类在神经传导研究中有 5 大发现,包括:

1. 远端潜伏期的延长
2. F 波反应的延长或消失
3. 片状减速(同一神经中有些区域快,有些区域慢)
4. 传导阻滞
5. 时间弥散

能够与上述遗传性神经病区别开的是片状减速,传导阻滞和时间弥散的存在。在一些较严重的病例,针电极肌电图可有片状去神经支配的表现。在这类患者中,运动神经比感觉神经的异常更突出。很多这类患者的腓神经 SMAP 是正常的,而在上肢的感觉反应中存在相对较大异常。这些情况下的预后与远端 CMAP 波幅相关性最好[120]。当波幅大于正常下限的 10%时,预后一般较好。

感觉神经病或神经元病

感觉神经元可选择性地受到其胞体(神经元病)或轴突(神经病)的影响。主要影响感觉神经的形式多样。在胞体水平,所知道的一种类型是背根神经节炎,或感觉神经元病,它表示背根神经节胞体的死亡以及随后的感觉轴突丧失。最常见的是,这被视为副肿瘤综合征的表现,但偶尔,自身免疫性疾病也会有相同的表现[121,122]。远端感觉轴突的选择性缺失可见于多种毒素,如 B6 毒素、顺铂等的暴露。

这一类别的标志是 SMAP 的缺失或是其幅值的降低。当这些表现严重时,我们将不能在肢体的任何部位获得感觉反应。一般而言,由于选择性累及感觉神经,运动神经传导和针电极肌电图检查是正常的。

运动轴突丢失多于感觉轴突

运动神经病重于感觉神经病的情况不多。在评估这些患者时,检查者应留意其他可产生相似结果的疾病,如运动神经元病,神经肌肉接头病或肌病。选择性运动神经病可见于急性卟啉病、重金属暴露、长春碱暴露或其他情形下。遗传性神经病[如进行性神经性腓骨肌萎缩症(Charcot-Marie-Tooth disease)2 型]偶尔也有此表现。

这一类别中主要的异常之处是幅值降低或运动反应消失而 SMAP 相对正常。针电极肌电图常显示肢体肌肉失神经支配具有长度依赖性,即远端肌肉比近端肌肉的异常表现更为明显。虽然快传导纤维的丢失可引起轻微的传导减慢,但这一类病变通常无明显的神经传导减慢[123,124]。

运动轴突与感觉轴突丢失

这是多发性神经病最常见表现,且在所有分类中这一组的病因最多,包括大多数毒物暴露、副肿瘤性疾病、感染性疾病(如 HIV)以及其他病因。检查中可见感觉神经与运动神经传导幅值减低,同时传导速度仅轻微减慢。针电极肌电图检查同样也显示出失神经支配具有长度依赖性,即肢体远端肌肉更为严重。在很多发性神经病病例中,尽管进行了详细检查,但明确的病因仍不得而知,仅 60%的患者最终能明确病因诊断。相关指南可以帮助指导这些患者的实验室检查[125,126]。

运动与感觉轴突丧失与脱髓鞘

有两种常见病表现为运动与感觉轴突丧失及脱髓鞘:糖尿病和尿毒症。这两种疾病同时还表现为 SNAP 和 CMAP 的幅值减低,轻至中度传导速度减慢,以及失神经支配在远端肢体更为严重。

多发性神经病的探讨

在评估可疑的多发性神经病时,合理的做法是先进行单侧上下肢的运动和感觉传导检查以及 F 波检查。作者通常使用下列神经传导检查:腓神经感觉传导、腓神经运动传导、腓神经 F 波、尺神经感觉传导、尺神经运动传导,以及尺神经 F 波(研究尺神经的好处是避免了腕部正中神经病引起的混淆)。若症状主要在下肢而下肢神经传导正常,那么就不必检查上肢了。

针电极肌电图检查应该要常规做,因为与神经传导检查相比,它在发现运动轴突丧失方面更敏感。胫前肌与比目鱼肌在检查中很有用,我们偶尔也选择足部的骨间肌进行研究。当下肢出现异常时,应同时检查下肢其他肌肉与某些上肢肌群,以此判断这一病变是否意味着远端病变程度重于近端。

电诊断检查者应留意温度对神经传导速度的影响。若肢体很冷,温度低于 32℃,最好应先用吹风机、热水或其他方式温暖肢体。不鼓励使用校正因子,特别是用于跨越多度温度的校正。

在写电诊断报告时,通常不能明确地标明受检患者的多发性神经病的病因。但是,电诊断的检查者可以指出像上述讨论过的那些诊断分类,以及与临床表现相符的鉴别诊断。

肌病

肌电图在评估可能患有肌病的患者时很有效。通常,表现为可能患有肌病的患者首先诉其有近端肢体的乏力症状。常诉有爬楼费力,梳头、刷牙困难,有时呼吸、咳嗽困难,有些患者有肌痛或压痛。若伴有感觉症状时,那么要考虑为其他的诊断。体格检查时,可发现患者近端乏力症状比远端更明显。通常可以看到 Trendelenburg 步态(即由于臀肌肌力减弱造成的步态异常),此种步态异常可以是代偿性的或非代偿性的。疾病进展至晚期以前,反射通常是存在的。

肌病诊断取决于多种评估结果。首先,临床表现须与肌病相一致。其次,实验室检查常表现为肌酶水平(如肌酸激酶)增高。若想确定肌病类型,那么肌肉活检就尤为重要。最后,肌电图能显示异常,这些异常有助于确定肌病的存在和活动性,有时还有助于肌病的诊断[127,128]。

对于患有肌病的患者,医师应检查其一侧肢体(右或左)。这样做很重要,因为很多患者随后还要作肌肉活检,而肌肉组织学检查时最好是避开近期做过针电极肌电图检查的肌肉。肌电图针造成的肌肉损伤有时与炎症引起的改变很相似。

同时研究肢体近端与远端肌肉对了解近端病变重于远端病变的程度是有帮助的,因为近端肌肉受影响程度高于远端肌肉。这一规律的特例是强直性

肌营养不良症,它表现为末端受累重于近端[129]。肌电图检查常包括椎旁肌,因为其敏感度高,尽管其作肌肉活检不太容易。明智的做法是同时选取对侧可进行活检的肌肉,如股四头肌、肱二头肌或三角肌是很明智的。

在针电极肌电图上,许多获得性肌病和遗传性肌营养不良症表现有纤颤电位和正锐波,尤其当有炎症时。目前的假设是炎症导致了节段性坏死。由于局部坏死,肌纤维远端部分在功能上失神经支配,发生纤颤。当无炎症时,如患者有慢性类固醇性肌病(导致选择性Ⅱ型肌纤维营养不良),则静息状态下针电极肌电图将相对正常。在炎症性肌病中,纤颤电位和正锐波的出现暗示着疾病在活跃期,然而若对正接受治疗的肌肉进行检查,其结果常无明显的自发活动[130,131]。CRD 在肌病中,尤其慢性炎症性肌病中很常见,尽管它们在肌病中是非特异性的。有时,检查者可在肌肉中看到有助于进一步完善诊断的针极肌电图电位,例如,肌紧张电位的出现提示患者可能有肌紧张症状,如肌紧张性营养不良,先天性肌强直,酸性麦芽糖酶缺乏症,或其他罕见疾病。

如前所述,肌病中 MUAP 通常幅值小,时程短,有时呈多相性,尽管用很小的收缩力,就可获得很多 MUAP 的早期募集。

神经传导研究中,SMAP 大致正常,没有显著的传导速度减慢或幅值变化。另一方面,CMAP 可能变小,这与肌纤维丢失的程度是成比例的。传导速度通常无变化。

针电极肌电图检查完毕后,检查者建议对对侧潜在的一些肌肉进行随后的活检是有帮助的。通常,最好是选择中度病变的肌肉进行检查,如果选择了电诊断学改变严重的肌肉,那么肌活检结果易显现为末期肌病,这不利于推断特定的病因。

对进行类固醇药物治疗的炎症性肌病患者,有时肌电图检查是非常有用的。使用类固醇药物后,在那些刚开始恢复后又加重的多发性肌病患者中,常存在这样的疑问,这一变化是意味着炎症性疾病的复发,还是出现了新的类固醇性肌病。对于复发的情况,可以看到自发性活动的增加,如肌纤颤电位和正锐波[132]。然而,若患者患有类固醇性肌病(该病不引起节段性坏死或肌纤维丢失),那在针电极肌电图上看到的自发性活动和初始募集 MUAP 是相对正常的[133]。

入院患者中最常见的肌病类型可能是危重性肌病[134],这一病症常伴危重性多发性神经病,但前者

3

预后较好[135]。此时,电诊断上的改变并不突出,但常表现为 CMAP 幅值低,SMAP 正常(除非合并多发性神经病),且针电极肌电图上近端异常较远端重。由于这类患者的清醒度不足以使他们配合完成肌肉收缩,故检查 MUAP 较困难。最近研究提出一种直接肌肉刺激的新技术,并表明大多数 ICU 患者的无力源于危重性肌病[136]。

运动神经元病

运动神经元病临床表现不一,其具体表现在本书其他章节中已有详解,其中,这类疾病最常见的是肌萎缩性侧索硬化症(ALS)。ALS 特征是上下运动神经元都有丢失,同时累及延髓与四肢肌肉。ALS 开始时有局部乏力,但不伴感觉丧失,有轻微痛感或无痛。乏力可存在于上下肢肢体远端,尤其在老年患者中存在于延髓肌肉。患者常注意到并向医师汇报有自发性收缩症状。

有些症状或体征使 ALS 的诊断不太可能包括一些感觉症状的存在,如麻木或刺痛感、尿失禁或眼外肌功能障碍。

除 ALS 之外,运动神经元病还包括其他类型[137]。原发性侧索硬化症(PLS)表现为脑和脊髓中皮质脊髓束的选择性受累。这类患者有上运动神经元受累的症状,但无明显肌萎缩,也没有下运动神经元损失的迹象。其预后较 ALS 稍好,但部分 PLS 最终进展为 ALS。进展性延髓性麻痹(PBP)起始于延髓肌麻痹,最多见的是患者出现言语含糊或吞咽困难,这一疾病常迅速进展为完全的 ALS,且与病症起始于四肢的患者相比,其预后较差。脊髓性肌萎缩(SMA)以下运动神经元受损为主,进展较缓慢,预后优于 ALS。SMA 无明显的上运动神经元受累征象,单肢肌萎缩的临床表现与 ALS 相似,但局限于单一肢体,且预后较 ALS 好。它常表现为在同一肢体上下运动神经元均受累,但无任何感觉改变。

关于 ALS,体格检查常表现为或单一肢体乏力,或随疾病进展,乏力范围扩大。ALS 常伴吞咽困难以及言语不清,这很令人担忧。除非合并有损伤,如感觉性多发性神经病,否则 ALS 常无显著的感觉缺失。反射亢进通常与上运动神经元受累一致。然而,与此同时,通常会有肌肉萎缩,提示存在下运动神经元损伤。

当评估可能有运动神经元疾病的患者时,若能发现其他可治疗性病因的话,对患者而言是福音。有时,多发性神经病,神经肌肉接头病,颈椎管狭窄,

以及多灶性运动神经病伴传导阻滞[138]都有与 ALS 相似之处。而与 ALS 不同的是,这些疾病可以治疗且不会迅速进展危及生命。

神经传导检查首先用于评估多发性神经病或伴有传导阻滞的多灶性运动神经病。除了 F 波之外,检查一侧上下肢的一条运动和感觉神经及进行多部位刺激通常是很有效的。在 ALS 患者中,若无潜在的 CMAP 幅值减低,检查结果通常是正常的。若检查中发现传导阻滞,则应考虑其他诊断。

虽然最近提出的 Awaji 标准有助于更早期诊断[140],但针电极肌电图通常是根据 El Escorial 标准的诊断要求[139]。这一标准将身体分为四个区域:延髓部、颈部、胸部和腰骶部。检查者应对上述每个区域的肌群进行检查,以发现失神经支配,纤颤电位或神经再支配的证据。表 3-2 总结了 Awaji 标准[141]。

表 3-2   Awaji 标准总结

明确	球部与至少两个脊髓区,或三个脊髓区有 UMN 和 LMN 功能障碍的临床或神经生理学证据
很有可能	至少两个脊髓区域存在 UMN 和 LMN 功能障碍的临床或神经生理学证据,其中部分 UMN 征位于 LMN 征头端
可能	一个区域存在 UMN 和 LMN 功能障碍的临床或神经生理学证据,或 UMN 征在两个区域明显,或 LMN 功能障碍位于 UMN 征头端

使用 Awaji 标准对 LMN 功能障碍的定义是:①存在纤颤电位和正锐波或束颤电位;②有神经再支配证据(大波幅、长时程、多相运动单位动作电位);以及③完全收缩时的干扰降低,伴随自主收缩时的运动单位放电频率增高。为了将某区域归为受累区域,脊椎和腰骶区至少有两块由不同神经根和神经支配的肌肉必须有明显的神经生理学变化,而在球/胸部区域至少有一块肌肉有明显的神经生理学变化。上运动神经元功能障碍的评估仍以临床为基础。

胸部椎旁肌的检查尤为重要,因为它们常受运动神经元病的影响[142]。当颈椎和腰椎同时发生病变时,常导致上下肢的异常,所以胸部椎旁肌的异常可帮助排除这一情况的存在。同样的,检查延髓肌也很重要,当其异常时,可以帮助排除脊髓病是造成患者的临床症状的原因。

针电极肌电图检查最主要的发现是急性失神经支配,表现为正锐波和肌纤颤。尽管束颤电位不是明确诊断所必需的,但与缺乏情况相比,他们的存在更能提示运动神经元病。四肢检查中出现的多相位、高振幅、长时程 MUAP 提示了慢性神经再支配的出现,同时这也是失神经的证据。通常,募集减少和 MUAP 快速发放是 ALS 的最早发现之一。由于进展

性运动神经元损失可被末端轴突发芽所代偿,故疾病早期可能并不出现明显的纤颤电位。

通常,对患有运动神经元病的患者进行评估时,最好是不与患者本人或不在患者面前讨论检查结果或鉴别诊断,除非患者本人已与其主治医师讨论过相关病情。在检查过程中进行讨论常常引发一些问题,而检查者并未准备好回答这些问题。

书写报告

电诊断检查完毕后,检查者就应着手书写报告,报告通常包含以下要点:

- 识别性信息(姓名、医疗记录号、生日、转介医师姓名、检查医师姓名以及检查日期)。
- 简要病史及体格检查记录(足以支持你的鉴别诊断,但不会长到重复医疗记录中的大量内容)。
- 电诊断数据:应将相关的结果以表格的形式罗列出来。最新的电诊断仪器可自动地将结果匹配到文字处理文档中,但检查者在使用这一功能时应谨慎操作,因为这一工具会自动地将光标指向全部波形,有时即使并未产生反应,报告也会自动列出光标的信息。检查者应检查这些表格,以确保它们是准确的,并且在数据不能获得时,其显示为空白。
- 结果的总结(如何解释检查所见,如"有 C7 节段肌肉急性失神经支配的证据"或"腕部正中运动和感觉神经传导减慢")。医师无须在这一部分中重复表格中已有信息。
- 印象与结论:应简单并清楚地回答转介医师的问题。包括检查是正常还是异常,可能的诊断,被排除的重要诊断,病理生理以及可能的预后。这一部分应单独列出来,因为有些转介医师只看报

告中的这一部分。还应给出检查的侧别(右或左侧)以及病理生理状况(如轴突丧失还是脱髓鞘)。有时,检查者并无明确诊断但会给出一个鉴别诊断,这种情况应在印象栏中清晰地陈述(与其猜测诊断,不如给出一个鉴别诊断)。

- 检查有时是正常的。这种情况下,电诊断医师会报告"无……的电诊断学证据"。其他时候,检查者会给出一个与转介医师不同的诊断。在此情形下,应对转介医师的诊断和电诊断学检查中得出的诊断都给出意见。

有关电诊断报告书写的指南,可登录美国电诊断与神经肌肉医学协会的网址(http://www.aanem.org/practiceissues/practiceguidelines/practiceguidelines.cfm)查看。

大多数时候,检查者应考虑到患者会阅读医疗记录,因此在报告书写中应谨慎措辞,避免出现冒犯性或具有贬义的言辞(如肥胖或好争论)。

总结

总而言之,电诊断学评估对于理解神经和肌肉疾病、处理周围神经系统疾病以及评估康复医师可能会遇到的各种损伤的预后是至关重要的,且在评估和治疗周围神经系统疾病时,电诊断是扩展康复科医师临床技能的重要工具。

(郭铁成、杨露 译　刘宏亮 审校)

参考文献

第 4 章 步行

Thiru M. Annaswamy ● Nicholas P. Fey ●
Didem Inanoglu ● Gargi D. Raval

步行是人类最基本和最重要的运动方式。步行实现了人类移动的目的，因而是人类最有价值的运动。步行障碍是常见的就诊原因。认识和理解人类行走或步态可以帮助医师评估患者步行困难的主诉和收集可能甄别问题原因的有关信息，以便提供更合理的管理。虽然坐站转移以及步行的启动与停止与步行存在一定相关性，但本章内容不讨论步行以外运动的生物力学和临床特征。

人体正常步态

正常的人体步行模式是朝着前进方向的流畅、连贯的运动。步行的基本单位是步行周期（gait cycle），一般从一侧足着地开始记录，到同一足再次着地、下一个步态周期开始的时候结束记录。一个步态周期所移动的距离称为步幅（stride）（表 4-1）。步幅包含正常情况下长度对称、且由双下肢分别完成的两步。迈步的频率即步频（cadence，步/min）。步行速度为步频与步长的乘积。实际工作中，步行速度一般用行走一段既定距离所需的时间来表示（如 50 英尺，合 15.24m）[1]。

表 4-1　正常成人与左侧偏瘫患者平地自由行走时的步态时空参数范例

步态空间参数	正常成人	左侧偏瘫患者	
		左	右
速度/（m/s）	1.33	0.77	0.79
步频/（步/min）	113	98.4	98.4
步幅/m	1.41	0.94	0.97
支撑相/（%步态周期）	62	62.3	63.9
摆动相/（%步态周期）	38	37.7	36.1
双支撑相/（%步态周期）	24	32	28
对侧足离地/%		13.1	9.84
对侧足触地/%		49.2	50.8
单支撑相/s		0.44	0.50
步长/m		0.45	0.49
步长时间/s		0.62	0.60
步幅时间/s		1.22	1.22

步态定义

步态周期根据其特定作用分为持续时间不等的各个时相和分期（图 4-1）。步态分为两个时相。支

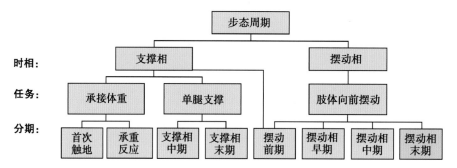

图 4-1　步态周期的时相、任务和分期。步态周期分为截然不同的支撑相和摆动相两个时相。功能性任务包括支撑相的承接体重和单腿支撑以及摆动相的肢体向前摆动。步态周期的支撑相又分为首次触地、承重反应、支撑相中期、支撑相末期和摆动前期。摆动相分为摆动相早期、摆动相中期和摆动相末期

撑相各下肢分别立于地面支撑身体,然后在摆动相向前摆动。两足在行走时交替承担向前迈步驱动身体前进(肢体向前迈步任务)或支撑体重(承重任务)的角色,并且在对侧下肢向前迈步时保持身体平衡(单侧支撑任务)。每一步所包含的双支撑相时长约占步态周期的10%。双支撑相时体重从一侧下肢以复杂但协调良好的方式转移到对侧下肢,期间两下肢分别完成体重释放(摆动前期)和体重接收(承重反应)的任务(图4-1)。步态周期中肢体肌肉以具有高度精确时间特征的方式激活完成肢体加速和减速运动。上述肌肉的活动必须对抗地面反作用力——重力的影响(垂直分力),同时产生向前的推动力(图4-2,图4-3)。为方便讨论,后续将主要以右下肢为例进行讨论。

步态周期任务和活动

步态的支撑相随着一侧肢体接受体重而开始。

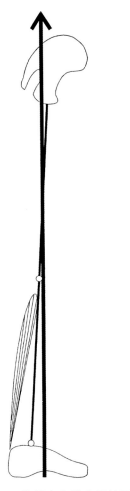

图 4-2 静态站立。带箭头实线表示地面反作用力(GRF)向量,位于膝关节和踝关节前方以及髋关节后方。比目鱼肌处于激活状态以稳定下肢(Courtesy of D. Casey Kerrigan,MD,with permission)

体重接收也称承重,是步态周期中摆动相末期足部以4m/s的速度运动后必须停止前的一个减速过程。下肢运动的突然停止要求踝、膝和髋关节同时参与并良好控制来完成制动过程。与此同时,左腿参与完成同样复杂的任务、即通过足部抬离地面以启动摆动相,从而使双足处于双支撑相。初始着地时右踝关节在足跟触地瞬间处于轻度背屈位置,随后在踝背屈肌群(主要为胫前肌)离心收缩(长度延长)的控制下快速跖屈,直至足部平放于地面为止。与此同时,右膝关节在股四头肌离心收缩的控制下开始屈曲(承重反应),躯干处于整个步态周期的最低点。足跟着地时右髋关节屈曲约40°,随着躯干平稳前移、骨盆在髋关节处开始伸展运动。臀部伸肌包括臀大肌和腘绳肌的收缩减慢了躯干的前进势头,使髋关节伸展成为控制性运动。髋关节和骨盆发生相向的旋转运动,右髋关节相对于骨盆发生内旋运动。支撑腿的髋关节伸展与内旋运动对于向前推动具有比踝关节的驱动力更重要的作用[2]。

随着左足抬离地面,右下肢进入支撑相中的单支撑相,右髋关节则继续内旋。由于胫骨前倾,踝关节被动背屈,骨盆左侧下沉同时向右侧移动以调整对线关系,使身体质量中心(center of mass,COM)处于右足上方而保持身体平衡。这个阶段,骨盆和身体COM均有抬升。为实现该动作,部分前向运动的动能在躯干抬升过程中转化为势能[3]。

单支撑相中期,踝关节背屈达到最大角度、足跟开始抬离地面。足跟离地表示右腿在步态周期中的功能发生了重大转变,由原来承担减速的角色转变为加速作用以便进入摆动相。随着膝关节伸展,右足以前足部为轴转动、骨盆(并非髋关节)最大角度外旋、右髋伸展达最大角度以准备左侧足跟着地。左足跟着地时左下肢充分伸展以支撑骨盆,从而最大幅度减少身体COM的下沉幅度。

右腿加速进入摆动相之前需要将所负荷的体重转移到左下肢。双支撑相体重转移时,在腓肠肌、比目鱼肌、胫后肌等跖屈肌群向心性收缩作用下踝关节主动跖屈。所产生的力量是地面反作用力垂直成分的主要来源。同时,髂肌、腰大肌和阔筋膜张肌收缩使右髋屈曲,左侧髋关节内旋肌收缩使右侧骨盆向前旋转。左髋内收肌群是水平力量或右下肢向前推进的主要力量来源。在右下肢推拉力的联合作用下足趾离地、标志着右下肢支撑相的结束与摆动相的启动。

摆动相起始节段,随着屈髋、屈膝和踝关节背屈

4

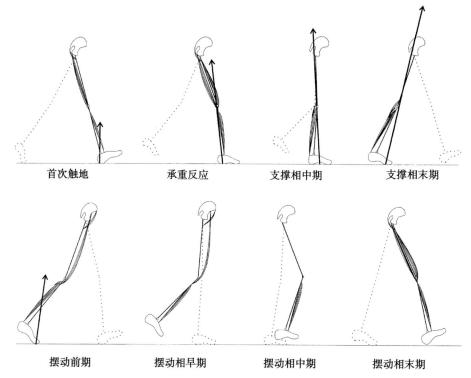

首次触地   承重反应   支撑相中期   支撑相末期

摆动前期   摆动相早期   摆动相中期   摆动相末期

图 4-3   步态周期的分期,包括首次触地、承重反应、支撑相中期、支撑相末期、摆动前期、摆动相早期、摆动相中期和摆动相末期共 8 个分期。带箭头实线表示 GRF 向量。根据步态各分期分别标示激活的肌肉(**顶行**,从左到右:屈膝肌和踝背屈肌,屈膝肌和踝背屈肌,踝跖屈肌,踝背屈肌;**底行**,从左到右:伸膝肌和踝跖屈肌,伸膝肌和踝背屈肌,踝背屈肌,伸膝肌和踝背屈肌)。对侧下肢用虚线表示

的联合运动,脚趾出现地面廓清、右下肢继续加速。摆动相中期,脚趾离地距离最低可小于 2.5cm,脚趾离地高度减小的意义在于将对抗重力所需要克服的功降低到最小限度从而保持前进动力。脚趾离地距离过小可能带来安全问题,比如通过不平整地面时绊倒等;降低迈步高度的能量节约效应相对于安全风险来说意义更为明显。步态周期的能量节约特性部分是由于上述机制所致,步行的高度可重复性和对称性的特点将会进一步详述,但大多数人都经历过采用高抬腿方式(跨越步态)跨越深雪或途径崎岖地面时的颠簸步态,可很快会出现疲劳。

摆动相的后半段右腿又因为前向运动速度减慢、着手准备足跟触底而再次承担减速的角色。踝关节保持背屈,髋关节屈曲和膝关节伸直。髋膝踝关节的组合运动模式,加上骨盆右侧旋前和右髋关节外旋,综合作用使步长达到最大。任何缩短步长的关节或肌肉-肌腱的损伤或功能异常都会显著影响步行效率。摆动相末期,伸髋肌对髋关节前屈运动发挥制动作用;快速步行时,腘绳肌发挥控制作用、减慢膝关节伸展的速度。下肢和足的前进速度必须得到控制,以防足跟着地时打滑。

步态决定因素和能量守恒

步行时能量消耗主要分三类[4]。首先是在一定时间内将人体的质量移动到所需距离的能量消耗;其次,由于每次迈步的支撑相中期骨盆上抬使躯干中心移动至单支撑腿上方、双支撑相时又以相反角度移动至双支撑腿之间而发生上下移动产生的能量消耗;最后,人体基础代谢所消耗的能量。做功需要消耗能量,快速步行需要更多的能量消耗。然而,由于基础代谢基本保持稳定、部分肌肉在站立时也需要消耗部分能量,因此以非常慢的速度行走每单位距离所需要的总能量可能随着速度增加,在起始阶段反而有一定幅度下降。当达到理想速度,即传统称为舒适步行时,综合能耗率是最高效的(图 4-4)。快速步行和跑步时需要肌肉做更多的功,能量需求更高[5,6]。

多个因素共同作用下人体的纵向位移幅度降到最小,这些因素称为步态决定因素[7]。这些决定因素相互独立但又同时发挥作用使身体重心移动轨迹在矢状面和水平面都呈现为每一步都分别有一个高峰和低谷的正弦曲线。但在水平面上,每一个步态

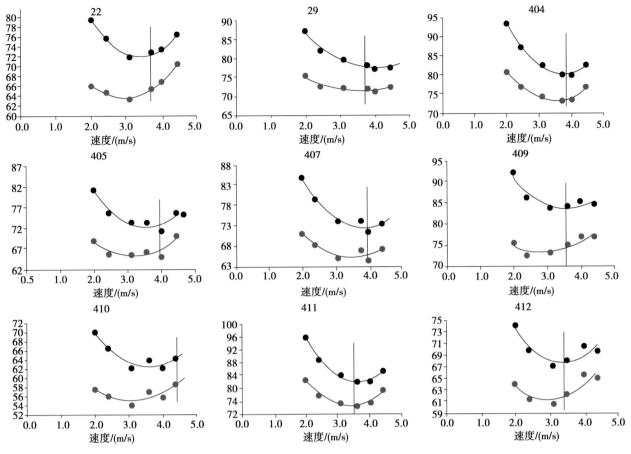

图 4-4　图示以恰当速度步行或跑步时最佳的能量消耗,并与慢速、快速时的消耗相比较

周期也有一个正弦曲线,与躯干向支撑腿摆动的规律有关。通过在步态周期模型中移除并替换这些决定因素的方法来阐明各因素的独立作用。Della Croce 等人[8]利用现代步态实验室收集的数据重新研究了这种"指南针步态",很大程度上再次肯定了该模型的有效性。然而,需要指出的是后续研究已经表明身体重心在矢状面和水平面的正弦曲线移动路线并非单纯依赖于势能和动能的被动动态转换完成的[6,9-11]。相反,主动(如肌肉)和被动(如重力)因素均可影响人体步态,这已经在正向动力学建模和模拟研究中得到了广泛证明[9,10,12,13]。此外,人体双腿也有相当重量,因此在检查人体步态和识别步态异常时除了考虑上半身的影响以外,还要考虑到下肢在支撑和向前驱动机制中的重要作用。

关于步态决定因素,首先是骨盆的旋转运动。每一次迈步,摆动侧骨盆都发生旋前运动。骨盆旋前的运动轴就是支撑腿的髋关节,而该髋关节则相应发生内旋运动。由于骨盆在两侧髋之间形成横桥,通过减少两侧大腿间的交角、以减少躯干垂直下降的幅度。

骨盆 Trendelenburg 运动或骨盆倾斜是第二个步态决定因素。骨盆下沉若干角度,使摆动侧髋关节低于支撑侧的髋关节,从而减少躯干 COM 垂直提升幅度、并相应减少提升躯干所做的功。骨盆倾斜的代价就是降低了足趾地面廓清的空间,但该代价是可接受的。研究发现步行速度较慢时骨盆倾斜和旋转的幅度也减小[14]。上述事实以及骨盆倾斜和旋转运动是身体质量中心纵向移动次要影响因素的数据[8]均提示骨盆运动对前向推进时动量控制比较重要。

支撑相膝关节屈曲也是重要的步态决定因素,其原因有二:首先,膝关节屈曲为支撑相启动时的下肢提供减震机制,使得足部承受地面冲击时产生的震荡减少、有助于维持身体动量、从而减少步态周期中停止和再次启动带来的额外能量损耗;其次,膝关节屈曲降低了支撑相中期髋关节高度,减少了身体抬高的幅度,从而在以股四头肌做功为代价的基础上减少了能量消耗。

行走时每次迈步都会发生骨盆侧方位移。为了使躯干 COM 维持于支撑足上方并保持平衡,骨盆和躯干必须向支撑侧移动;同时也要求支撑腿的胫骨垂直于支撑面。该决定因素会引起身体整体抬高而

4

导致能力的净损耗,但该侧方运动对于维持双足步态(bipedal gait)的平衡是必需的。

正常步态时躯干和肩部的旋转方向与骨盆旋转方向相反。躯干整体运动180°相位差平衡了身体不同部分的角加速度,从而维持了躯体平衡和前进动力。平稳、协调的运动有利于发挥能量节约效应。

距下关节斜行的运动轴为足部和小腿之间的运动建立了独特关系。足部背屈运动引起前足向外侧运动,反之亦然。支撑相时,踝关节的被动背屈运动可以使胫骨内旋,在一定程度上匹配和适应了髋关节的内旋运动。支撑相末期或体重释放阶段,上述组合发生相反方向的协调运动。

足部和踝关节矢状面的运动存在三个“滚轴”或“滚动运动(rocker)”,分别在足跟着地、全足放平及足趾离地时发挥功能性作用,并发挥减少做功和能量节省效应。对于第一个弧形运动来说,足部的背屈使足跟充分突出、最大限度延长小腿长度而使步长达到最大。进入承重反应期后小腿延长效应快速消失,此时不再需要小腿延长效应;同时,收缩状态的踝背屈肌群为前足下降、着地提供减震机制。第二个弧形运动出现于支撑相中期踝关节背屈运动时,其目的是缩短腿部长度以便骨盆前移超过踝关节所在位置到达踝关节前方。随着支撑相中期以后足跟抬高,第三个滚轴开始发挥作用。足跟抬高在蹬离时增加的腿部长度限制了骨盆下沉的幅度。因此,足跟、中足和前足的三个弧形运动有利于减少身体在垂直运动方向的做功量。这些弧形运动的第二个作用是为支撑相的足部运动提供滚动样机制,以便储备动力。Della Croce 等研究认为足跟抬高和前足支撑可能是最重要的步态决定因素[8]。

定量步态分析

动力学和运动学

全面掌握步态,除需要掌握前文提到的有关运动的运动学知识以外,还需要掌握运动的动力学知识。动力学是研究作用于人体、并引起人体运动的力和力矩的科学。步态动力学主要阐明引起步态运动的整体及局部原因所在。

动力学的基本原理是牛顿三大运动定律。牛顿第一定律是指物体(质量,m)只有在受到外力作用的情况下、物体运动速度才会发生改变(加速度,a)。单位时间(t)内速度(v)的改变与力量大小成正比

($F = ma, a = \Delta v/\Delta t$)。第二定律指出,物体的动量变化率与所施加的力成正比,且动量变化与所施加力的方向一致。第三定律即力和反作用力定律,是步态和其他生物力学领域研究的重要原则。根据第三定律,足与地面相互作用的力总是大小相等、方向相反。人们便可以通过测力平台测量作用于足部的地面反作用力(ground reaction force,GRF)的大小和方向,进而了解作用于下肢和整个身体的净力的大小和方向。

地面反作用力由三个相互垂直方向上的力来表示:水平(前/后)、左右和垂直方向。由于肢体旋转运动时受到摩擦力的阻碍作用,人们也可以在测力平台上测量扭转或旋转载荷。测力平台也可以直接计算足部压力中心。支撑相时,压力中心首先出现于足跟内侧。随着全足放平于地面并过渡到单支撑相,压力中心在逐渐向足前部移动过程中也向外侧偏移。在足跟抬起进入体重释放阶段后,压力中心位于前足部位并返回足内侧。

通过压力中心,步态周期任意瞬间都能准确定位 GRF 三个方向的净向量值(图 4-3)。所谓力向量(指力既有大小、也有方向)作用于每一肢体节段以及每个关节。关节中心与 GRF 之间的垂直距离为外部力矩臂或杠杆,乘以力即为围绕该关节轴的旋转力矩或扭矩。

通过反向动力学(inverse dynamics)的计算,上述力和力矩可以依次从地面和足部开始由远而近分别计算指近端身体节段包括骨盆和躯干。需要注意通过反向动力学计算得到的关节力矩仅涉及指定关节周围的肌肉和关节结构(如骨性结构和韧带)所产生的力矩。因此,双关节肌由于各个关节拥有的不同力臂而对两个关节的力矩都产生影响。

躯干 COM 在垂直方向上的位置改变会引起势能发生相应改变,而引起肢体节段运动速度变化的力则会影响动能变化。横断面和冠状面上能量变化幅度比较小,所以步态分析中主要关注与前进及垂直支撑相关的矢状面的能量变化。

功率指单位时间内做功的大小,一般通过计算各个关节的关节力矩与角速度的乘积而得。各关节净功率如图 4-5 所示。需要注意的是,这种净功率与单一特定肌肉的功率或代表能量水平变化的代谢功率不同,仅仅是与 GRF 相互作用产生的平衡结果。但各关节的净功率可以表示是产生能量(正值,+)还是吸收能量(负值,−)。以图 4-5 中膝关节功率为例,起初功率为负值(减速)是由于股四头肌产生的

4

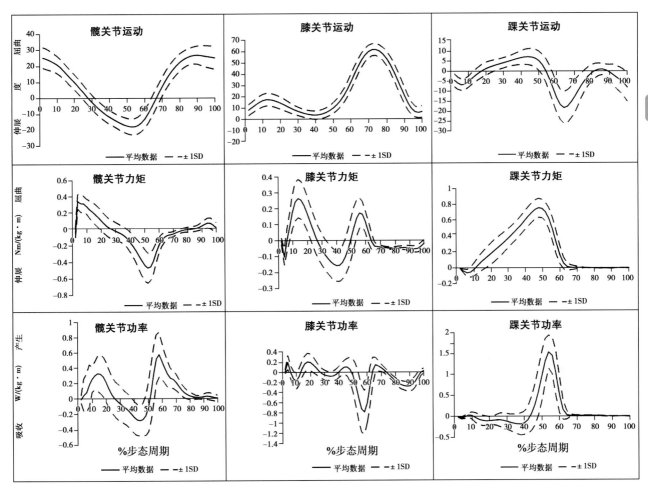

图 4-5　髋、膝和踝关节的动力学和运动学，图中显示矢状面关节运动、力矩和功率

伸展力矩被地面反作用产生的屈曲力矩所抵消而致。随着躯干前移、GRF 向量向前成角，膝关节稳定时屈曲力矩减少。最后伸膝肌群与 GRF 均产生伸展效应，净功率为正值（加速）。最后还需要注意，在解释关节功率时，不同于关节力矩，任何关节的肌肉都可以通过动态偶联效应对某一特定关节的功率产生影响[13,15]。由于全身所有身体各节段相互连接，优于每个节段的力可以在节段间传播，人体肌肉系统也就具有对任一关节产生加速效应的潜力（也就是说先影响速度，然后影响其功率）。因此，对于肌肉在关节功率中作用的解释不如其对于关节力矩的影响那么直接。

肌电图在步态分析中的应用

　　神经控制下主动收缩的肌肉可产生肌电（EMG）活动。步态中的 EMG 信号易于采集和放大，因此可以将肌肉活动与步态的运动学和动力学数据相关联。仔细控制实验条件的情况下，等长收缩时的 EMG 信号与肌肉力量之间存在一定的线性

关系。但是这种线性关系基本上被步行中肌肉的移动所破坏，因此步态分析中的 EMG 信号并不能提供肌力大小的准确信息[16]。举例来说，分析摆动相早期主要发挥屈髋作用的股直肌的 EMG 信号发现，步行速度较快时 EMG 信号幅度也较高[17]。这是因为股直肌需要用较大的力量更快地完成屈髋运动，但信号幅度与力量之间呈非线性的复杂关系，目前无法单纯依赖 EMG 信号本身定量确定肌肉力量的大小。比如，肱二头肌的肌纤维基本呈线性走行，而三角肌肌纤维有多种不同走行。肌纤维结构的差异、力臂长度的差异（肌腱与运动轴中心之间的距离）同样可能影响力量的产生，而 EMG 信号的改变并不能反映这些因素的影响。

　　步态实验室记录运动学数据的同时，采用多通道信号放大仪同步采集多块肌肉的肌电信号（图 4-6）。用于记录 EMG 信号的电极包括表面电极或柔韧性良好的肌内金属导线电极[16]。表面电极可无创和较大范围记录靶肌肉的肌电信号，但缺点是无法采集深层肌肉的肌电信号，且可能记录到靶肌

4

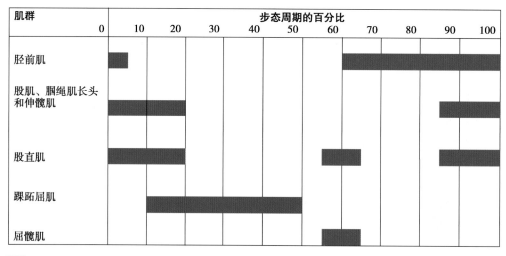

图 4-6　正常人步态周期中肌肉激活的一般规律

肉附近肌群的干扰信号。金属导线电极可以更加准确定位，从而更加准确地采集到包括深层肌肉在内的任意肌肉的电信号。但是金属导线电极除了可引起疼痛以外，电极可能在运动时脱落或断裂。EMG 也可以用于评估持续活动时肌肉的疲劳程度。运动以后随着乳酸堆积，动作电位（action potential，AP）的膜传播减缓，EMG 信号则表现为频率降低[16]。

成熟步态的发育

正常成人的步行无须明显的主动思考或费力。步行是孩提时代就学会和掌握的运动技能。正常的步态发育也是一个复杂过程。病理性步态则更加复杂，因而步行被认为是神经肌肉发育水平的敏感评估工具[18]。评估和治疗神经肌肉疾病患儿的医师掌握步态发育规律显得尤为重要。只有全面掌握正常发育、发育过程与步态的关系才能用系统性方法识别微小的正常变异、甄别病理性因素和确定合理化的干预措施[19]。

出生后前几年是人一生中生长发育最为迅速的阶段[20]。随着中枢和外周神经系统的发育成熟和肌肉骨骼的生长，步态发育总体上与运动发育的基本特征一致：即从头端向尾端、近端到远端以及粗大运动向精细动作发展[20,21]。儿童之间可能存在发育的个体差异，但掌握头部控制、滚动、坐和拉物站起等特定运动技能是儿童掌握支撑步行（supported walking）或独立行走（independent walking）的基础。

平衡和支撑是 8~10 月龄儿童过渡到支撑步行（扶持物体行走）时必须锻炼的两大主要技能[22]。

儿童支撑步行具有一些区别于成年人的特征：髋关节屈曲和踝关节背屈增加、膝关节伸展减少，步行速度慢，变异性增大以及平稳性下降。大约 12 个月左右，儿童逐渐开始独立行走。蹒跚学步阶段不成熟和变化的步态表现为步宽增大、屈髋角度增大，无双臂交替摆动等[23]。根据 Sutherland 等人的描述，儿童刚开始行走的时候，他（她）采用高度警惕的姿势，表现为肩外展和肘关节屈曲。髋关节保持外旋、膝关节相对伸展，常以足趾首先触地以及支撑相踝跖屈角度增大。常用划圈步态廓清外旋和伸展的下肢[24]。大约两岁左右，双臂交替摆动开始出现、与成年人相似开始以足跟首先触地。摆动相，踝背屈以便地面廓清；由于单支撑相时间延长，支撑相稳定性变得更好。三岁儿童的运动学特征大部分与成人相似；然后继续发育成熟直至 7 岁左右即拥有成年人步态[25]。

Sutherland 等提出了成熟步态的 5 个重要决定因素，包括单腿支撑时间，步行速度，步频，步长以及骨盆横径与双踝间距之比[25,26]。随着步态趋于成熟，蹒跚学步儿童步态的上述特征都有显著改变。单支撑相占步态百分比从 1 岁时的 32% 稳步增加到 7 岁时的 38%[25,26]。其中两岁半之前儿童增加速度更快。随着从支撑步态过渡到独立行走，步行速度即出现明显增加；但是儿童控制步行速度的能力并不一致[27]。独立行走的平均速度 64cm/s，而支撑步行的速度仅为 39cm/s[28]。此外，步频加快是蹒跚学步儿童步行速度增加的主要原因。Sutherland[26] 报告 1~3 岁间步行速度随年龄线性增加,增速为 11cm/(s·a),而 4~7 岁期间增速减小为 4.5cm/(s·a)、但仍呈线性关系。随着独立步行成熟,步频变慢的同时步幅增加,净效应为步行速度增加[23,26]。步频下降主要发生在 1~2 岁期间,随后仍有小幅度逐渐下降的趋势。7 岁儿童的步频比正常成人快 26%[26]。正如预期所料,步幅随身高增加而增加,因此身高较高的儿童(及成年人)步行速度相对较快。Todd 等人提出了一个未考虑年龄,但反映儿童发育期间身高与步速间非线性关系的数学公式[29]。Sutherland 等明确定义了其团队所提出的第五步态决定因素,即骨盆横径与双踝间距之比,是指两侧髂前上棘间距离与双支撑相时踝关节中心距离之间的比值[26]。他们还发现该比率在 1~3 岁间呈线性增加趋势,然后保持恒定。

"蹒跚学步阶段"肌肉活动时间特征主要是通过减少不必要的肌肉活动,缩短步态周期中肌肉活动的时间,从而建立正常的肌肉活动时相[23]。蹒跚学步儿童股四头肌和腘绳肌活动时间延长,但在 2 岁时活动时间基本趋于正常[26]。未发现臀中肌 EMG 活动与年龄间的关系;但可见到支撑相臀大肌活动时间有缩短趋势。12~18 个月儿童的不成熟步态中,支撑相腘绳肌内侧头和外侧头的活动主要呈延长状态,2 岁左右则基本趋于成熟步态的表现。胫骨前肌和比目鱼-腓肠肌复合体也观察到类似现象,主要涉及上述肌肉在摆动相末期的活动以及支撑相的过早活动[26]。尽管存在年龄相关的差异,步行或步态的基本特征都是在出生后早年建立起来的。因此,任何异于正常的表现或者每次迈步之间的变异都可能标志着儿童或成人的步态异常。不同学者对于步态的基本任务有不同描述[30]。Perry 提出三个功能性步态任务的概念:即体重接收、单腿支撑和摆动腿前进。Winter 认为步行的三要素包括:支撑控制对抗重力所致的关节塌陷;对头、双臂和躯干(HAT)的平衡控制使其像倒挂的钟摆样活动以及摆动时下肢良好协同的运动。最后,Gage 提出了正常步态的 5 个基本要求:支撑相保持稳定,摆动相地面廓清,首次触地前摆动腿合理的足部位置,足够的步长和能量守恒[31]。不同研究者对步态周期的时相采用不同分类方法,综合研究者们的结论有助于更好地开展儿童步态分析临床工作。

步态异常

儿童步态异常

评估步态异常患儿时,区分原发性损伤与继发性异常和补偿策略是非常重要的。完整的评估始于步态观察,应包括全面的临床检查,了解各个平面和步态各个时相中全身各关节的基本状况[32]。需要关注关节活动度,肌肉力量和肌张力,固定性挛缩和长骨(横断面)的旋转畸形。可采用功能性评估方法和措施。需要从侧面观察矢状面,前面和后面观察冠状面的步态表现。然后根据需要确定是否需要进一步采用仪器化步态分析(instrumented gait analysis,IGA)。IGA 可能有助于识别特定的功能障碍,监测神经肌肉疾病的进展,规划手术和非手术干预手段,评价手术转归以及评估矫形器和假肢的效果等。

脑瘫步态

由于脑瘫同时存在原发性神经损伤和继发性肌肉骨骼系统问题,脑瘫患儿的步态发育跟同龄健康儿童相比存在显著差异。一般来说,患儿的步态发育与脑瘫分型及粗大运动功能分级水平(the gross motor function classification system,GMFCS)有关。比如轻度痉挛性双瘫(GMFCS Ⅰ 或 Ⅱ)的儿童通常在 2~4 岁获得独立步行能力。

脑瘫儿童的步态异常一般累及多个关节和运动的多个平面。躯干和髋关节水平常见躯干摆动增大,Trendelenburg 步态,剪刀步态和划圈等。膝关节水平异常包括膝关节僵硬、屈膝步态和膝关节反张等。足下垂或马蹄足步态是踝关节水平常见异常。多节段受累可导致内八字或外八字步态。过去数十年随着仪器化步态分析的应用提高了发育异常儿童的评估能力,尤其脑瘫和脊髓脊膜膨出患者。借助于仪器化步态分析,在单一关节水平或以多关节运动模式为依据进行步态功能分类都成为现实。根据肌张力异常、肌力减退、平衡和选择性运动控制以及关节挛缩等所致的运动学和动力学异常模式对脑瘫步态进行分类。从而可以根据功能和关节水平的影响制订治疗决策。IGA 结果表明未接受干预的脑瘫患儿的步态参数明显变差[33],其中包括步速减慢、双支撑相延长、矢状面上各关节活动范围减小且髋膝关节僵直,踝关节从足内翻经中立到跟骨步态的

4

逐渐转变。

不同脑瘫类型中,痉挛型最为多见。具有步行能力的双瘫或偏瘫患儿常见的异常步态包括:剪刀步、跳跃(jump)、蹲伏(crouch)、膝关节僵直步态和马蹄足[34,35]。偏瘫型患儿常见膝关节僵直步态,表现为步态周期中因股直肌过度活跃而膝关节屈曲减少。跳跃步态是年龄较小患儿最常见的双瘫步态,主要有髋膝关节过度屈曲、且踝关节呈马蹄足。蹲伏步态多见于年龄较大的双瘫患儿,表现为髋膝关节屈曲以及踝背屈,可能是由于肌肉过度延长导致的医源性结果,且常为进展性的从而导致功能持续减退。下肢内旋伴过度内收,即剪刀步态可与蹲伏或跳跃步态合并存在。为脑瘫患儿的异常步态规划治疗方案时,重点是识别并有效地针对特定功能障碍。常用治疗措施包括降痉挛、纠正固定型挛缩所致的力臂异常或骨骼对线不良以及改善肌力不足。IGA 所收集的数据,已经改善了脑瘫患儿手术推荐方式[36,37]、术后管理[34],还推动了矫形器的改良和手术技术的演进。尽管静态检查结果可能提示明显的痉挛是导致运动模式异常的罪魁祸首,IGA 可能进一步揭示动态肌肉激活模式的异常才是更重要的原因,异常模式主要包括主动肌和拮抗肌的过度共同收缩导致的关节僵硬以及主动肌力量不足等[31]。以前认为腘绳肌痉挛是导致蹲伏步态的主要原因,但 IGA 发现其他原因还包括髋或膝关节屈曲挛缩、踝关节跖屈挛缩以及踝跖屈肌力不足等[31,38,39]。最近一项针对单侧或双侧受累、GMFCS 分级 Ⅰ~Ⅳ级脑瘫患儿的研究发现,在年龄增长和 GMFCS 分级级别增高以及之前行手术治疗的情况下,表现为马蹄足和内八字的患儿数量减少、而蹲伏步态及外八字患儿数量增加[40]。只有更好地了解年龄增长所带来的自然变化规律,临床工作者才能有效避免医源性问题和不必要的治疗。

成人步态异常

异常步态模式通常从患者的病史和观察性步态分析中明显可见。接诊步态异常患者进行首次评估时,重点是判定异常运动模式是否:①已经作为代偿措施适应,且具有实际功能价值;②可能造成有害的功能后果,如跌倒风险增加、能量消耗过度增加或可能导致退行性改变的不利关节应力;或③患者和/或家庭成员认为严重影响外观。步态分析中运动学和动力学的定量数据有助于从继发性(或代偿性)措施中甄别出原发性步态异常[41,42]。

初步的观测性评估应该评估运动的对称性和平稳性,具体包括躯干运动、手臂摆动、步幅、步宽、平衡和费力程度。评估者应关注特定步态异常所出现的步态周期时相。随后,在保证安全和可行的条件下,可要求患者完成加快或减慢步速、使用或不用手持步行辅助具或佩戴矫形器、上下斜坡或楼梯等运动任务。增加难度后的观测性评估可以引出重要的信息,以便更好地指导评估者指定后续方案。随后再根据初步评估结果进行更系统和完整的评估,重点关注特定的身体节段和关节,在可行和恰当情况下应包括定量步态分析。

如果决定要给予治疗以改善患者步态,一开始就要与临床医师商定步行改善的目标。除了解决原发性步态异常以外,那些可能影响步行潜力的因素也需要一并解决。如果可逆性的肌力不足是主要原因,肌力增强训练就是正确措施。不可逆的或存在已久的肌力不足可采用恰当的矫形器和手持步态辅助器具以及手动轮椅,必要时也可采用电动移乘设施。如果存在不利于功能发挥的痉挛[43],可考虑采用控制痉挛的措施,具体包括:物理治疗,口服、注射或椎管内用药;肌腱手术或植入物。存在异常步态的穿戴下肢假肢或矫形器患者,可能还需要调整或更换假肢或矫形器的组件。

后续内容详细描述了可能导致步态异常或专有名称步态障碍的某些神经系统和/或躯体临床情况的特征,以适用于更多不同临床情形。

痉挛步态

中枢神经系统损伤(如偏瘫性卒中)是导致步态异常、尤其痉挛步态非常常见的原因。广义的痉挛是指对牵伸产生的被动阻力,而高张力是指肌肉的异常激活状态。这两种原因在神经损伤患者中均较为普遍,但这些患者的步态一般都归为痉挛步态。卒中后步态最典型的运动学特征是步速减慢和明显的步态不对称[44,45]。其他比较公认的与正常步态不同的运动学异常包括偏瘫侧肢体单腿支撑相占步态周期百分比下降、双支撑相时偏瘫腿体重释放时间延长以及偏瘫腿摆动时间延长[44-46]。

表 4-1 所示为一名左侧偏瘫患者步态的时空参数。

典型的动力学异常包括非受累侧腿首次触地后及蹬离时 GRF 力矩比受累侧增大、受累侧膝关节的伸展力矩在步态周期中均为正值（正常步态在支撑相早期存在屈曲力矩），功率峰值低于正常步态[44]。上述异常步态特征的结果使偏瘫步态患者的总体能量消耗比健康对照者增加 50%～67%[44]。

经股骨（膝上）截肢步态

　　另一个导致多种步态障碍表现的例子是经股骨（transfemoral，TF）截肢的患者。假设该患者股骨中段截肢、无明显屈髋挛缩畸形、使用坐骨包容形接受腔和理想的假肢悬吊。残肢越短，控制假肢的力臂也相应越短，导致位于假肢外侧的髋外展肌群稳定骨盆的作用越弱[38]。因为坐骨包容形或内-外侧窄型接受腔具有舒适和生物力学方面的优势，通常比老式的四边形接受腔设计更受欢迎[47]。最后，悬吊不理想也将导致功能性假肢过长，除非身体出现代偿性运动（抬髋步态或假肢侧髋外展步态或健侧跳跃步态），否则将引起摆动相中期地面廓清困难。由于膝上截肢患者残存股四头肌在承重反应时无法发挥控制屈膝运动的功能，因此假肢膝关节的稳定性尤为重要。支撑相开始的承重反应期，当 GRF 力线通过膝关节前方时更有利于假肢膝关节装置保持稳定。对于具有较长、稳定残肢且肌力正常的 TF 截肢者，可以选用膝关节旋转轴位于 TKA 线（指矢状面上通过股骨大转子、膝关节和踝关节中心的连线）前方的假肢、以实现假肢膝关节稳定性的"主动控制"[38]。这种情况要求伸髋肌群在足跟触地的瞬间具有更好的随意活动能力，从而通过闭链运动学效应加速膝关节运动至伸展位，其优势是在支撑相末期和摆动前期因 GRF 力线更容易移动到膝关节轴后方而使膝关节更容易屈曲[48,49]。与此相反，对于残肢肌力较弱的 TF 残肢患者，假肢膝关节轴心置于 TKA 线后方更有利于提供更好的膝关节稳定性，但其缺点是支撑相末期膝关节屈曲难度加大。利用机械性多轴膝关节、简单液控或简单气动控制膝关节，以及日渐普遍的微处理器控制膝关节装置的现代假肢技术可以在支撑相早期提供更好的膝关节稳定性、同时也便于在支撑相末期完成屈曲运动[50]。对于假肢的足踝部分来说，足部从足跟触地过渡到全足放平的速度越快，GRF 力线前移到膝关节轴前方、并产生伸展力矩的速度也越快。踝关节跖屈的任何限制，如单轴假肢中过于僵硬的足底跖屈缓冲器等，将降低支撑相早期假肢膝关节的稳定性。考虑到踝关节在支撑相中期至末期存在背屈力矩，如因单轴

假肢背屈缓冲器磨损所致的不受抑制的踝背屈，会因为假肢胫骨不受限制地向前运动而导致支撑相后期假肢膝关节塌陷[38]。

经胫骨截肢步态

　　接着讨论经胫骨截肢患者的步态问题。为方便讨论，我们假设经胫骨截肢患者拥有常规长度的残肢、且无明显髋膝关节屈曲挛缩，患者穿戴充分悬吊的 PTB 接收腔和单轴足部的假肢。虽然假肢技术不断进步试图完全模拟正常的关节运动和步态，经胫骨截肢患者与正常步态仍存在显著差异。一般来说，单侧经胫骨截肢者支撑相缩短、摆动相延长，与非受累侧相比、假肢侧蹬离力量明显减弱[9,51]。经胫骨截肢的部分步态异常可归咎于踝跖屈肌群的缺失。正常步态中踝跖屈肌群在提供躯干支撑、向前驱动和摆动相启动中发挥重要作用[9]。缺乏踝周肌肉的单侧经胫骨截肢患者通过某些代偿模式恢复功能性行走[52-54]。支撑相起始足跟触地时，有能量传递至假肢足和胫骨部分。随后以足跟滚轴为中心使足和胫骨向前旋转。经胫骨截肢假肢步态中，小腿前移（旋前）速率仅为正常步态的一半、而足跟单点支撑的时间比正常步态明显延长[55]。由于踝关节处于背屈角度的时间延长，膝关节受屈曲力矩作用、导致膝关节不稳定[56]。假肢过渡到全足平放于地面并使 GRF 力线位于膝关节前方的速度越快，膝关节越稳定。另外一个重要区别就是足跟触地后，经胫骨截肢步态膝关节屈曲角度小于正常步态；截肢患者膝关节屈曲角度约 6°～10°，而正常步态大约为 18°[59]。承接体重时，股四头肌收缩以控制屈膝速度[59,60]。与正常步态者相比，截肢患者股四头肌激活程度增加且增加程度与 EMG 活性增高相关[58]。承重反应期膝关节屈曲运动弧减少和假肢小腿与前足相对固定的角度关系都会增加股四头肌工作负荷。与正常步态者相比，腘绳肌和半膜肌激活程度也增高，可能参与控制髋关节运动[54,58]。

　　髋关节运动与正常步态者相似，但承重反应期髋关节屈曲角度增加约 10°[57,59,61]。接收体重时臀大肌激活强度增加且持续时间延长，使躯干可以略前倾，从而减少膝关节屈曲力矩、进而减少稳定膝关节所需对股四头肌肌力的要求[56,57]。另外需要考虑的重要问题，就是经胫骨截肢对非截肢侧肢体的影响[62]。在支撑腿转换到非截肢腿过程中，某些特定的假肢结构如 SACH 的足部构件增加对侧肢体的载

4

荷力[60,63,64]。由于该设计限制踝背屈运动,过早的足跟抬起使身体向前滚动时出现同侧身体抬高、造成对侧(健侧)身体相对下沉。虽然尚不清楚确切机制,其他研究表明,长期使用假肢的经胫骨截肢老年患者步行速度改变时膝关节冠状面和横断面载荷异常,假肢使用时间长者膝骨关节炎发生率增高[65,66]。使用带有可被动储存和释放能量或主动动力机制的新型足部假体设计不会在对侧肢体上产生过大载荷[60,67]。新近研究表明足/踝僵硬度是假肢的重要独立器件特性,可用于指导假肢选择及处方[68]。研究显示足/踝僵硬度对双下肢的 GRF、运动学、动力学和肌电特征产生广泛影响[68,69]。

老年步态

老年人的诸多步态改变可能与步速减慢有关[70,71]。然而,健康老年人以舒适速度或与年轻人相仿速度行走时步态特征的差异仍然存在,包括最大伸髋角度减小、骨盆前倾幅度增大、踝关节跖屈减小以及可能由于踝跖屈肌肌力下降所致的功率产生不足等[70]。有证据表明步幅和步频均减慢所致的步速减慢与老年人下肢肌力相关,但不同研究提出了不同的责任肌群,如踝背屈肌群[72],踝跖屈肌群[73],伸膝肌群和屈髋肌群[74]以及伸髋肌群等[75]。

老年人跌倒可能与许多因素有关,这些因素会对一个或多个与平衡有关的器官系统产生不良影响,如视觉、前庭、认知、感觉和其他系统的功能紊乱[76]。但是,跌倒常发生于没有明显易患因素的老年人。虽然研究未发现跌倒者与非跌倒者的步态存在明显的运动学差异,但动力学研究发现支撑相屈髋峰力矩增加,摆动前期伸髋峰值力矩和膝关节屈曲力矩下降以及摆动前期膝关节功率吸收下降[77]。此外,与老年步态相关的能量异常和跌倒风险可能归因于明确存在的"组织功能移位",即老年人在步行难度增加,如在通过坡度逐渐增加的斜坡时更依赖于近端肌肉组织而不是通常步行时的远端肌肉组织[78]。

足下垂或马蹄足步态

足下垂或马蹄足可能由小腿前组(背屈)肌肉力弱、踝跖屈肌痉挛或挛缩所致。背屈肌力轻度减退者,足跟着地后立即出现脚掌拍地(foot slap);而重度肌力减退患者支撑相首次触地部位可能是前脚掌[79]。带有肌电图步态分析可以明确摆动相是否存在不恰当的跖屈肌激活。上述导致马蹄足步态的三种原因,根据严重程度不同,可能增加绊倒的风险和跌倒的概率,增加代偿性同侧髋和膝关节屈曲增加(跨越步态)或对侧骨盆倾斜增加和髋部抬高。这些代偿运动可减少摆动相脚趾拖曳和增加地面廓清,但同时因为 COM 纵向运动增加了总体能量消耗、且影响外观。

除了踝跖屈肌挛缩以外,常用踝足矫形器(AFO)矫正足下垂[80]。踝跖屈肌群痉挛的患者常有必要装配由硬质材料制作的、固定踝关节于90°(中立位)背屈位(若能达到)的 AFO(无踝关节活动,以减少跖屈肌群的牵张反射)。无明显痉挛的患者,常使用弹簧装置辅助背屈活动;可将弹簧辅助运动组件作为塑料或双金属立杆的活动性 AFO 的构件,允许踝关节实现从中立位到完全背屈的运动,与硬质塑料 AFO 或踝关节固定的金属 AFO 相比,活动踝关节设计更有利于支撑相的关节运动。辅助背屈式 AFO 或固定式 AFO 都能通过90°跖屈锁止装置防止踝关节跖屈超过中立位,因此两种 AFO 从首次触地至承重反应期之间的运动学特征几无差别。AFO 限制踝关节跖屈超过中立位,使得 GRF 力线总是处于膝关节中心后方,因此膝关节从首次触地至支撑相中期均受屈膝力矩作用。然而从支撑相中期至末期,硬质 AFO 限制了胫骨通过背屈逐渐前移的运动从而影响了三个滚轴中"第二滚轴"作用的发挥、反而必须通过膝关节屈曲提早抬起足跟。无论哪种 AFO 设计都不允许像正常步态那样从支撑相末期至摆动前期发生踝关节跖屈运动。从摆动相早期到中期,在一个较小的关节可动范围内保证地面廓清至关重要,两种 AFO 设计均通过限制踝跖屈来防止足趾拖曳。新近发表的系统性回顾指出 AFO 对于踝关节运动学、支撑相膝关节运动学、踝足力量以及步行的总体能量消耗都是有益的[81]。

腓肠肌无力步态

与踝背屈肌力减弱影响整个摆动相和支撑相的前1/2相反,跖屈肌力减弱主要引起支撑相后半段的异常。正常步行时踝跖屈肌群离心性收缩控制支撑足的胫骨前移的速度。跟腱损伤、胫神经损伤、骶1神经根病或下位腰脊髓脊膜膨出等疾病均可能引起踝跖屈肌群肌力减弱,导致支撑相中期至支撑相末期的胫骨过度且过早前移[2]。支撑相末期的踝关节过度被动背屈阻碍正常的足跟上抬,从功能上缩短了支撑腿的长度和削弱了足趾滚动(第三滚轴)的作用;进一步导致对侧下肢过早出现首次触地而缩短步幅[79]。腓肠肌无力影响前向推进的原因是步长的缩短,而非"蹬离"不力所致[2]。小腿后群肌群不能提供足够的垂直支撑力量,也会引起同侧骨盆下沉,从而降低身体 COM[8]。由于健侧肢体支撑相需要重新抬高骨盆至正常高度,因此身体 COM 的过度降低会导致显著的能量损耗。

臀中肌(Waddling or Trendelenburg)步态

臀中肌是主要的髋外展肌;臀小肌和阔筋膜张肌则是次要的髋外展肌。这三块肌肉都由同一脊神经根和外周神经支配。在开链运动(足部运动未受限),髋外展肌群活动引起髋关节外展;然而闭链运动时(足部与地面接触),由于足与接触面之间摩擦力的影响,髋外展肌群活动并不能引发下肢运动,反而引起骨盆侧倾(假设骨盆运动不受限)使股骨与骨盆间夹角增大。正常步态时髋外展肌、尤其臀中肌,在单支撑相激活而限制对侧骨盆倾斜(list)或下沉(dip)的幅度。正常情况下骨盆倾斜角度为 5°以内(即 Inman 提出的第二个重要的步态决定因素)[82]。髋外展肌群肌力减弱所致的骨盆过度倾斜或冠状面骨盆不稳定,可能表现为对侧肢体摆动相中期的足部廓清困难。传统上将臀中肌型步态称为 Trendelenburg 步态,可能原因包括髋外展肌无力、髋关节疼痛或两者兼而有之。非代偿性臀中肌步态的特点是骨盆过度倾斜、支撑相患侧骨盆向侧方突出以及对侧强制性跨越步态,这种步态引起的过度能量需求可通过代偿性步态而得到减轻;代偿性臀中肌步态中,患者支撑相时躯干向患侧过度倾斜和骨盆向内倾斜[79]。这种代偿方式可有效减少因对侧下肢减负产生的较大的髋内收力矩,而正常情况下该髋内收力矩是由功能完整的髋外展肌群控制的。髋外展肌群用力收缩程度越小,髋关节表面轴向或压缩性负荷也越小。除了支撑相躯干向患侧同侧倾斜以外,还可以通过健侧使用手杖来进一步降低髋关节负荷。最后,与大多数其他类型的异常步态相反是,随着步速加快,臀中肌步态反而更加不明显,是因为步速加快后支撑相缩短,肌力减弱的臀中肌为稳定骨盆而用力收缩的持续时间也明显变短。

膝关节僵硬步态

摆动相膝关节屈曲减少表现为行走时"直腿"或"膝关节僵硬",是导致膝关节僵直步态的主要原因。其特征包括惯性力矩大、代偿性运动如同侧髋划圈或提髋、对侧快速提髋以及骨盆过度活动等。如果上述代偿措施尚不充分,患者也可出现同侧足趾拖曳。膝关节僵直步态的总体效应主要为身体 COM 垂直位移增大,引起能耗增加并影响外观。膝关节僵硬步态中最常见的痉挛肌肉是伸膝肌群,尤其股四头肌。其他原因可能包括屈膝肌群无力和踝关节力学特性异常[83]。动态 EMG 分析可显示肌肉异常活动,如股四头肌痉挛所致僵硬步态者可见摆动前期或摆动相初期伸膝肌群不恰当激活,跖屈肌痉挛时摆动相初期可见踝跖屈肌群的过度活跃[44]。如果膝关节僵硬步态由上述因素所致,步态分析系统能显示髋、膝或踝关节功率异常。

膝反张步态

动态性膝反张、膝后伸或支撑相膝过伸是一种致痛性步态异常。GRF(外力)和膝关节周围肌力(内力)综合作用产生的膝关节伸展力矩过度拉伸韧带和后关节囊、从而使膝关节比较容易受到损伤[84]。膝反张步态的其他特征包括支撑相时同侧髋关节屈曲角度增大(屈髋力矩增加所致)和腰椎前凸幅度增加(用以代偿增大的屈髋力矩)。这种步态效率极低且可致痛,膝关节进一步损伤可能性大。反张步态的常见原因是踝跖屈肌痉挛,尤其在支撑相早期、跖屈肌痉挛使 GRF 力矩作用于膝关节前方,迫使膝关节过度伸展[79]。其他原因可能包括踝跖屈肌群挛缩、跖屈肌群或伸膝肌群肌力减弱。动态 EMG 或步态分析系统通过显示不恰当的肌肉活动或关节周围力或力矩异常甄别最主要的诱因[44]。

蹲伏步态

蹲伏步态最具特征性的表现是支撑相膝关节过度屈曲,使伸膝肌群承受较大负荷,从而极易疲劳,疲劳、疼痛和不稳定可能进而增加跌倒风险。蹲伏步态的常见诱因包括腘绳肌或屈髋肌群痉挛,以及腘绳肌或屈髋肌群挛缩。步态分析系统和动态 EMG 能识别支撑相早期是否存在屈髋或屈膝力矩增高,从而判断问题来源。

4

足内翻步态

足内翻步态的典型表现是摆动相过度足内翻。其不良后果包括绊倒和跌倒风险增加、踝关节外侧韧带组织损伤可能性增加等。胫前肌和胫后肌痉挛是最常见的原因，比较容易通过摆动相异常肌肉活动而识别出来。踝关节外翻肌力量减弱可能是潜在原因。

剪刀步态

摆动相和支撑相髋关节过度内收表现为双下肢交叉呈剪刀样而出现剪刀步态。内收肌痉挛是最常见的原因。除明显影响外观外，其他不良后果包括绊倒或绊脚所致的跌倒风险增加。除此以外，严重的内收肌痉挛还可能影响如厕、穿衣和个人卫生等。导致剪刀步态的其他原因可能还包括内收肌挛缩，极少数患者甚至可能因为对侧髋外展肌痉挛而导致。

伸髋受限步态

支撑相末期髋关节伸展力矩减小将缩短对侧下肢迈步的步长、增加骨盆运动幅度和/或膝关节屈曲，表现为髋关节僵直步态或伸髋受限步态。能效低下模式步态的最常见原因是同侧屈髋肌痉挛；其他原因包括屈髋肌挛缩或其他原因所致的同侧步长缩短。具体原因可借助动态 EMG 和步态分析系统进一步明确髋、踝关节的动力学特征。

提供局部辅助的步态干预措施

人们已将多种技术用于改变步行时局部的力学特征。如股直肌松解术等外科手术用于消除股直肌异常活动带来的不利影响，可增加卒中后偏瘫或脑瘫患者摆动相早期膝关节屈曲幅度[85-91]。对于具有足够屈髋肌力、摆动相初期股四头肌无异常 EMG 活动的痉挛性僵腿步态患者来说，股直肌的运动神经阻滞能改善摆动相最大屈膝角度、足趾离地时膝关节运动曲线的斜率并加快步行速度[92]。坐骨神经行无水酒精溶神经术可降低脑卒中偏瘫患者的腘绳肌痉挛、且治疗效应能维持 6 个月之久[93]。临床证据也表明脑瘫患者行选择性背根神经切断术能使膝关节伸展过程中屈伸肌群共同收缩趋于正常，但对于踝跖屈运动时的共同收缩来说，大部分时间无明

显改善作用[94]。

试图通过神经和肌肉电刺激改善上运动神经元损伤和痉挛性瘫痪患者功能性步行能力已有悠久历史[95-97]。Liberson 早在 20 世纪 60 年代就设想了采用电刺激器设备替代踝足矫形器[97]。后续工作将 Liberson 的概念进一步扩展为更加复杂的系统，采用植入金属导线电极进行多部位刺激从而产生更为复杂的运动[98-100]。该技术的后续发展重点应再次聚焦到 Liberson 的概念，即以设计足够简便和安全的设施、适用于家庭内锻炼和训练[98,101,102]。脑卒中后偏瘫或不完全性脊髓损伤患者借助于这类电刺激器在摆动相刺激腓神经，可以使患者产生步速更快、距离更远和效率更高的步行模式，且能明显改善足趾地面廓清[99,100,102]。足趾地面廓清能力改善主要是由于刺激腓神经在改善踝背屈的同时，也改善了屈膝能力[95,99]。此外，研究证据进一步证明该治疗方法还具有训练的延迟效应，可以在关闭刺激器后步行能力的改善还能持续一段时间[99,102,103]。所以在临床上使用日益广泛[98]，研究者也从理论上总结认为其训练效应并非单纯基于肌肉张力、关节活动范围和肌力等外周功能改善所致，而应该是中枢神经系统功能重组产生的治疗效应[103]。

痉挛或肌张力障碍所致步态异常局部管理的新进展就是 A 型和 B 型肉毒毒素（BTX）的临床应用。美国等多个国家已经批准肉毒毒素的临床治疗。与降低肌张力的其他措施相比，肉毒毒素的优势是可以针对特定肌肉产生选择性、精确的力量下降，而且在数周内出现可预期的恢复。然而在推荐最大总剂量 400 单位 BTX-A 治疗后体积较大肌肉的效果可能不理想，步态分析可准确甄别出降低步行效率的单块肌肉或肌群，针对性地注射 BTX、可选择性地降低靶肌肉的收缩力，提升疗效[104]。步态分析过程既可能是神经学检查过程中的简单临床观察，也可能需要借助于复杂的多通道 EMG 设备记录步态周期中多块肌肉的活动情况。注射过程既可以使用针式肌电图判定静息状态下运动单位活动状况，也可使用肌肉电刺激进行定位和准确引导，确保注射到步态分析确定的靶肌肉。

举例来说，对胫后肌行 BTX 注射治疗可矫正患者足内翻，部分患者需要同时注射胫前肌[43]。尽管注射后数周内需要采用矫形器对注射后肌力减弱的肌肉予以支撑，才能进行稳定的步态训练[105]；但是，

该治疗可降低外踝和其他部位所承受的压力,从而减轻局部疼痛和改善压力性溃疡。注射治疗的最终结果是步速加快和步长增加[106,107]。BTX 治疗也能改善大腿内收肌痉挛所致剪刀步态,但需要考虑注射治疗后下肢伸肌张力减小所带来的风险,因为原本依赖伸肌张力实现的站立和行走功能可能会受不利影响。当然康复诊疗小组能教育患者针对该情况采取一些特定的代偿措施;对很多患者来说可能需要等待 BTX 效应消退后下肢有益肌张力的恢复。成人和儿童使用 BTX-A 或 BTX-B 的具体剂量可以查阅有关资料[108,109]。一般来说如果 3~4 个月后具有不利影响的肌张力可能再次出现,此时可以进行重复注射[110]。副作用除了肌肉无力或疲劳以外,还包括恶心或"流感样症状",以及口干等抗胆碱能药相关的症状。BTX 治疗对许多患者来说避免了肌腱转移手术[109]。但值得注意的是,美国 FDA 尚未批准肉毒毒素的上述适应证,临床上也有少数患者注射后死亡等严重后果的报告。但事实上有很多管理机构已经制订了 BTX 实践和使用指南[108-111],而且美国的大多数医疗保险机构都同意支付有关治疗费用。

肉毒毒素治疗作为物理治疗和药物治疗以外的辅助措施,联合用于某些特定病情所致异常肌张力的综合治疗,具体详见本书其他章节。例如,部分符合使用条件的上运动神经疾病患者,经过口服或椎管内巴氯芬泵植入疗法可有效改善步行速度[106,110]。但始终需要记住,应该将持续牵伸训练作为肌张力异常的首选治疗措施,因为持续牵伸训练能改善肌肉本身健康状态;患者病情允许时应加用主动运动训练[108,109]。

最后,过去数十年来,可穿戴式辅助装置(假肢或矫形器)技术取得了显著进步,从最初依赖铰链、弹簧或阻尼器的机械被动的装置,发展到能为使用者提供外来能量的、具有独立电机和主动驱动系统的装置[112-116]。其中很多研究进展不但寻求为特定步态模式提供局部关节辅助[117],还试图通过识别使用者的意图并允许在水平地面、楼梯和坡道等不同行走模式间进行无缝合直接的切换,这些初步研究已经得到有意义的结果[118]。

促进运动适应能力的干预措施

本章结束前,我们将简单讨论旨在利用神经系统可塑性促进神经运动功能恢复的训练和干预措施。减重步行训练(body weight-supported treadmill training,BWSTT)是一项新近发展起来并日益普遍应用于步行功能康复训练的方法,主要用于脊髓上神经控制减弱或缺失的患者。虽然 BWSTT 的研发初衷是用于脊髓损伤患者的步行功能康复训练,临床上也显示了不同程度的良好效果[119-121];但现在 BWSTT 也逐渐作为脑卒中、脑外伤(TBI)、帕金森病以及腰椎管狭窄等患者的步行功能康复的重要内容[122-128]。此外,文献报道认为卒中或脑外伤患者行 BWSTT 训练后,心血管适应能力也有一定程度改善[129,130]。

BWSTT 训练最普遍的方式是患者佩戴特定悬吊带在电动跑台上直立行走,通过悬吊带的调节使患者减少一定体重百分比的 GRF。利用一些特定品牌、如 ZeroG(Aretech 公司)或 FLOAT(Lutz 医疗工程公司)的训练系统可以动态、精确控制减重的百分比,从而使患者可以自由地行走[131]。上述两种训练场景,一般都需要两位治疗师(有时需要第三位治疗师参与协助控制患者的直立体位)手工对患者每侧下肢进行定位摆放并引导下肢来完成反复、节律性的迈步动作。现已有商业化的机器人辅助系统可供临床选择,可以节省治疗师的体力、提高步行训练的可重复性,增加步行和迈步训练的总负荷[132-134]。另一个重要技术进步就是针对偏瘫步态采用计算机控制的动力系统,以实现根据步态周期的具体时相提供精准的减重支持。

除了 BWSTT 外,已有学者提议并对其他训练模式在正常步行环境和不稳定、具有挑战性的行走环境的应用都进行了研究,以评估患者是否能够学会采用有益方式控制神经功能和躯体功能受损的状态。一些试图通过运动学习改善功能的具体方法如用于经胫骨截肢患者跌倒预防的扰动叠加式跑台训练[135]、改善卒中后患者步行对称性的可变速分体式皮带跑步机训练法[136]以及脑卒中患者"高强度迈步训练"的物理治疗等,在目前的转化研究中均已取得了理想的结果。目前,大多数方法都用于观察短期内能否促进任务表现的固化,但长期效应的维持和泛化至其他步行任务仍应作为最终目标[137]。然而,到目前为止仅有极有限证据表明类似于 BWSTT 之类的步行训练优于传统物理治疗为基础的运动训练方法[138],尽管另一综述认为在恢复卒中患者理想步态中,有或无部分体重支持的机电辅助步态训练

4

仪,如末端效应器装置可能比外骨骼装置助行器更
为有效[139]。

致谢

Vivek Kadyan,医学博士,是本书前一版该章节
的合著者,经本人同意本版本继续使用他的一些措
施以及他为本章内容所作的其他贡献。

D. Casey Kerrigan,医学博士,为早前版本制作了

部分图示,经其授权、其中部分图标仍予以保留。

(刘元标、李林 译　黄力平 审校)

参考文献

04 参考文献

第 5 章　　影像学技术

Edgar Colón Negron　●　Luis R. Burgos-Anaya

本章对康复医师感兴趣的成像技术进行了选择性的概述。由于骨折的诊断和初期治疗主要是由骨科医师负责,而康复专业人员通常只在病程的后期参与,因此本章节将不对骨折进行全面的讨论,而仅介绍那些需要患者长期接受康复医师治疗的骨折(如可能导致脊髓损伤的椎骨骨折)。同样地,肿瘤和感染性病变也不是本章节的重点。我们将重点放在康复医师常见的退行性肌肉骨骼病变、脊柱和头部外伤、脑卒中以及中枢神经系统退行性疾病的成像上。我们还将讨论运动医学中的成像,因为这是放射学中一个快速发展的领域,此外我们也回顾了当前诊断性超声在评估肌肉骨骼疾病中的应用。

肌肉骨骼成像

放射学在疾病诊断中的重要作用是以增加普通人群的辐射暴露为代价的。随着新技术的出现,例如正电子发射断层扫描(PET)和多层螺旋 CT(MDCT)技术,所做的影像学检查数量急剧增加,其后果就是患者个体的累积放射剂量也增加了。总体而言,自 20 世纪 80 年代初以来,医疗辐射对美国人口的辐射暴露增加了七倍。辐射暴露增加的预期结果是恶性肿瘤的发生率更高。因此,在有关辐射安全的问题上需要提高认识。电离辐射,尤其高剂量辐射,会增加患癌的风险。据估计,在美国,医疗暴露可能占癌症诊断的 1%。由于现今进行的检查数量还在不断增加,预计未来几年该比率还将继续上升。

辐射有效剂量的科学测量单位是毫希(mSv)。在美国,普通人的背景辐射剂量约为每年 3mSv。这是由于宇宙辐射和自然存在的放射性物质。相比之下,脊柱 CT 的有效辐射剂量等于 6mSv 或 2 年的自然本底辐射量。辐射暴露在孕妇和小儿患者中尤其重要,因为辐射暴露在年幼时会产生累积生物效应。在核医学检查中,需要采取特殊的预防措施。核医学中使用的某些放射性药物可能会进入哺乳期妇女的母乳中[1]。

相对辐射水平(RRL)是用于计算有效剂量的辐射测量值。这是用于估计与成像过程有关的总体人群总辐射风险的剂量。该测量考虑到了不同身体器官和组织的敏感性,但无法评估单个患者的特定风险。

MDCT 扫描技术的出现增加了 CT 成像技术在评估肌肉骨骼系统中的应用。该技术允许获取轴向平面中的大量数据,这些数据可以使用多平面重建(MPR)算法在多个成像平面中进行重建。人体的任何解剖部位现在都可以在轴向平面上进行扫描,然后可以在矢状、冠状或任何正交平面中上重建解剖信息,以便更好地评估复杂的解剖结构[2]。由于软骨、肌腱和肌肉的软组织放射密度相似,因此 CT 在评估软组织上对比度和分辨率较差。因此,我们无法区分这些结构之间足够的软组织差异。例如,仅在将造影剂注射到关节间隙后才能用 CT 评估关节软骨,CT 关节造影术就是这种情况。但是,CT 提供了出色的空间分辨率,可以准确评估包括骨密度和骨小梁在内的结构。

CT 图像可以通过调节不同的窗宽/窗位以便更好地显示不同的组织结构。骨窗图像可提供致密骨和松质骨的最高分辨率。软组织窗可提供肌肉、肌腱、韧带、脂肪、软骨和神经结构的中度分辨率。

MRI 对软组织结构的良好分辨率和较强的对比度,以及其直接的多平面成像能力,使其成为评估肌肉骨骼系统所有主要成分的绝佳方式。尽管对 MRI 物理学的技术讨论不在本章范围之内,但康复医师应了解各种组织的正常和异常 MRI 表现,以便能够自信地阅读 MR 图像并向患者解释发现的结果。

任何组织的 MRI 信号强度主要反映其质子密度,其 T1 弛豫时间和 T2 弛豫时间。各种技术,包括调节射频脉冲施加之间的重复时间(TR)或射频脉冲与该组织产生的信号记录之间的回波时间(TE),可以得到侧重反映不同组织特征的质子密度、T1 弛豫时间或 T2 弛豫时间的图像[3]。TR 和 TE 以毫秒表示。最常用的技术是自旋回波,其中短的 TR 和 TE 会突出组织的 T1 弛豫时间,即所谓的 T1 加权图像。通常,如果 TR 小于 1 000ms 并且 TE 小于 30ms

（如 TR = 500ms，TE = 20ms），则称图像为 T1 加权。T2 加权图像的通常 TR 大于 1 500ms，TE 大于 60ms（如 TR = 2 000ms，TE = 85ms）。用长 TR 和短 TE（如 TR = 2 000ms，TE = 20ms）获得质子密度加权图像。

致密骨、纤维软骨、韧带和肌腱由于质子密度低而产生非常低的信号强度，并且在 T1 和 T2 加权序列上均表现为低信号（黑色）（图 5-1）。肌肉表现为中-低信号强度，并且在 T1 和 T2 加权序列上均表现为相对低信号（深灰色）。周围神经由于其髓鞘纤维的脂肪成分含量而显示出比肌肉略高的信号强度。透明软骨在 T2 加权序列上产生中等信号强度，并呈浅灰色。脂肪产生非常高的信号强度，并在 T1 和 T2 加权序列上显得明亮。由于脂肪通常位于韧带和肌腱附近，因此它可以提供高对比度的界面来

评估这些结构的完整性。成年骨髓由于其脂肪含量高而在四肢骨骼中也显示出高信号强度；而由于红骨髓的存在，其中轴骨表现为中等至高信号强度。信号随着年龄的增加而变化，这是由于与衰老过程相关的造血骨髓向非造血骨髓的正常转化的结果。大多数不流动的正常体液在 T1 加权图像上显示低信号强度，在 T2 加权图像上显示高信号强度。

诸如肿瘤、感染和异常液体（如水肿、关节积液）等病理过程在 T1 加权图像上显示中等信号强度，在 T2 加权图像上变成非常高的信号强度。病理性钙化在 T1 和 T2 加权图像上均表现为非常低的信号强度。

MRI 的直接多平面成像功能在评估斜行方向的肌肉骨骼结构非常有用，如冈上肌腱、交叉韧带和踝关节外侧副韧带等。

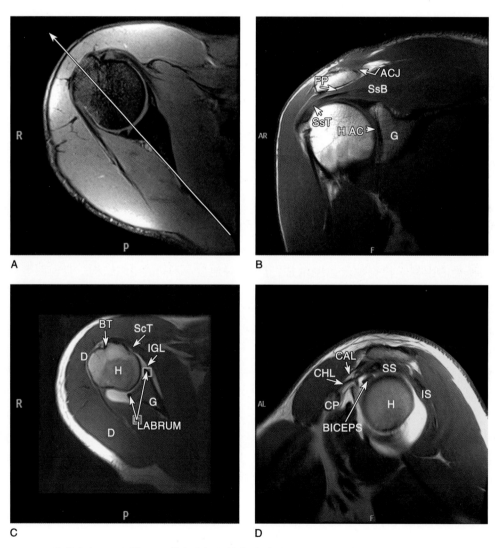

图 5-1　正常的肩部 MR 图像。A:带有光标的轴位定位片显示平行于肩胛骨平面的斜冠状平面（垂直于盂肱关节的长箭头），可以最佳地显示冈上肌。B:斜冠状位图像显示了冈上肌腹（SsB）、冈上肌腱（SsT）、肩峰下三角肌下脂肪层（FP）、肩锁关节（ACJ）、肱骨头和关节盂软骨（AC）、关节盂（G）和肱骨头（H）。C:轴位图像显示肱骨头（H）、关节盂（G）、盂肱下韧带（IGL）、三角肌（D）、肩胛下肌腱（ScT）和肱二头肌腱（BT）。D:矢状切面很好地显示了喙突肩峰韧带（CAL）从喙突（CP）延伸至肩峰；还显示了喙突（CP），冈上肌（SS）和冈下肌（IS）

事实证明，MRI 可用于评估四肢和脊柱的创伤性、退行性、炎性和肿瘤性病变。它可用于发现骨骼、肌肉、肌腱、韧带、纤维软骨和神经的急性或慢性创伤和退变。MRI 能特别好地发现骨骼病变，包括挫伤、骨软骨损伤、应力性骨折、肿瘤细胞的骨髓替代和缺血性坏死。MRI 能敏感识别的肌肉病变包括劳损或挫伤、完全撕裂、骨筋膜室综合征、肌病和萎缩[4]。能被 MRI 显示的肌腱病变包括部分和完全撕裂、肌腱炎和腱鞘炎。MRI 对于发现部分性或完全性韧带撕裂也非常敏感。MRI 可以很好地显示纤维软骨损伤或病变，包括半月板、盂唇、腕部三角纤维软骨和椎间盘病变。MRI 可以很好地显示神经卡压，包括椎间盘病变或椎管狭窄所致的脊神经侵犯、腕管综合征（CTS）或其他的卡压综合征。通过使用短时反转恢复（STIR）激发-发射序列可以提高正常的与损伤的周围神经之间的成像对比，因为这一 MR 成像方案对与组织水肿相关的游离水含量的敏感性很高。这个脉冲序列抑制了来自脂肪的信号，而提高了来自高水分含量区域（包括肌肉骨骼系统水肿）的信号。这是评估骨骼、关节和软组织创伤和炎症反应最常用的序列。损伤的神经在 STIR 脉冲序列上的高信号可能反映了神经的游离水含量的增加，这是由于轴浆流动改变、轴突和/或髓鞘变性以及由于血-神经屏障破坏所致的神经内膜或神经束膜水肿[5]。对于急性失神经支配的骨骼肌，临床上存在明显的肌无力并且针极肌电图上明确提示肌肉失神经支配的改变，此时 MRI 成像显示，由于肌内水肿，STIR 序列上 MR 信号明显增高[6]。

骨髓炎会导致 T1 加权图像上的骨髓信号强度降低，这是因为炎性渗出替代了正常的脂肪性骨髓。在 T2 加权图像中，这些活动性感染区域变成高信号。

MRI 在评估骨和软组织肿瘤方面具有特殊价值。大多数肿瘤在 T1 加权图像上呈中等低信号强度，而在 T2 加权图像上显示非常高的信号强度。

影像学检查的选择应尽可能解决患者的临床问题。为了在这方面提供帮助，美国放射学院（acr. org）已建立了影像学合理使用的指南，以回答特定的临床问题。当需要申请影像学检查时，这个合理使用标准会有所帮助。

肩

肩部的 X 线放射评估应包括肱骨内旋和外旋的正位片。如果存在不稳定或脱位的问题，则应获取腋位，肩胛骨 Y 形位（Y View）或两者兼得。对于怀疑有肩关节撞击综合征时，已有多个报告建议采用上肢远端成 30° 角 X 线摄片或肩胛上出口位片来评估肩峰前部情况。由于这些是特殊的体位，因此必须提出要求，因为常规的肩部 X 线片不包括腋位或肩胛上出口位。肩部平片放射检查的相对辐射水平小于 0.1mSv，这被认为是极小的。

MRI 在评估康复医师所熟悉的许多肩部病变方面已变得非常重要，包括撞击综合征、其他肩袖异常、肩关节失稳综合征和肱二头肌腱异常。它还可用于显示关节炎性改变、隐匿性骨折、缺血性坏死和关节内游离体。具有关节内对比的 MRI 被认为是目前评估盂唇和关节囊病变的最佳选择。使用 MRI 进行肩关节评估可避免 CT 检查时放射线照射到附近的甲状腺。MRI 对骨髓的出色显示可以早期诊断出缺血性坏死，感染以及原发性或转移性肿瘤。

由于肩胛骨在胸壁上的倾斜方向以及随之而来的关节盂的前外侧朝向，MRI 的直接多平面成像功能可以对所有重要的肩部结构提供最佳的显示效果。平行于肩胛骨平面的倾斜冠状位影像可提供肩袖肌肉组织（尤其冈上肌）的全长视图，并且是评估二头肌-唇盂复合体（BLC）损伤的最佳平面（图 5-1A 和 B）。冠状斜位图像还可以提供有关肩锁关节骨关节炎存在时肩峰和骨赘撞击到冈上肌的信息。平行于关节盂的斜矢状成像平面提供了肩袖组织的横截面图，并评估了喙肩弓的解剖结构和撞击的存在（图 5-1D）。横轴位成像平面可以很好地显示前后关节囊组织、唇盂、骨性关节盂边缘和肱骨头（图 5-1C）。

肩部撞击综合征和冈上肌损伤

肩关节撞击综合征及其相关的冈上肌损伤的 MRI 表现在上斜肌腹部和肌腱全长的倾斜冠状 MR 图像上显示的最清楚（图 5-1B）。正常的肌腹呈中等低信号强度。肌腱可视为一种中间信号强度结构，随着其在肱骨大结节上的插入而与上部关节囊的低信号强度融合在一起。肌腱在大结节处表现出从内侧到外侧的平滑间隙。肌腱的下部由肱骨头上方的透明软骨的中等信号强度界定。肌腹和肌腱的上部都被高信号强度的肩峰下和三角肌下脂肪平面所界定。正常的肩峰下三角肌下滑囊由于其壁仅被滑膜型液体的单分子层隔开，因此无法显示，但是它就位于冈上肌肌腱和脂肪平面之间。在脂肪平面上方，在不同的冠状斜切面上显示了锁骨，肩锁关节，肩峰和三角肌。

尽管肩袖撞击是一种临床诊断，但 MRI 可以直接观察到喙肩弓的组成及其与冈上肌的关系(图5-2A和B)。肩峰在冠状面或矢状面内向下倾斜,肩锁关节内增厚的喙肩韧带或下部骨赘可压迫冈上肌。这提示其是造成冈上肌慢性撕裂的部分原因[7]。

Neer指出,95%的肩袖撕裂与慢性撞击综合征相关[7],并基于这种外在模型描述了肩袖损伤发展的三个阶段,这些均可以通过MRI显示[7-9]。第1阶段表现为冈上肌肌腱内水肿和出血的早期肌腱炎的特征。在MRI上,肌腱内的信号强度有局灶性肌腱增厚和弥散性肌腱内信号强度中度升高(图5-3A-C)。在第2阶段,Neer描述了肌腱内的炎症和纤维化并存,MRI显示为肌腱变薄和不规则。第3阶段是冈上肌肌腱的直接撕裂。在MRI上,完全撕裂在T2加权图像上表现为肌腱的不连续和边界清楚的局灶性高信号(图5-4)。最易损伤的区域是缺乏血供的临界区域,位于距肌腱止点约1cm处[10]。对于小的或部分撕裂,肌肉-肌腱连接处不会回缩,肩峰下-三角肌下脂肪平面通常是消失的,并且可能出现肩峰下-三角肌下滑囊中积液,在T2加权图像上表现为高信号。可能还会出现肩关节积液,该积液可能会沿着肱二头肌长头周围的腱鞘向下延伸。冈上肌肌腱完全撕裂后,肌腹可能会向内侧回缩,并且随着撕裂变为慢性发生肌萎缩(图5-5A和B)。由于肌肉内脂肪替代和肌肉体积下降,肌肉萎缩表现为信号强度增高。最后,随着肱骨头向上移,肩峰肱骨间隙变窄,这是因为在外展过程中,冈上肌失去了三角肌对肱骨向上半脱位倾向的限制。

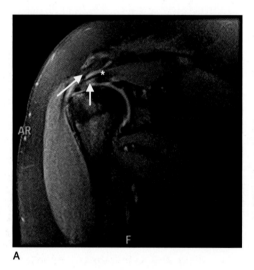
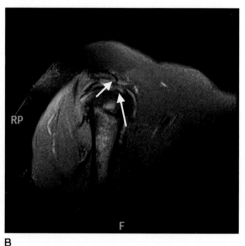

图5-2 A:斜冠状面脂肪抑制T2加权脉冲序列显示,向下倾斜的肩峰(长箭头),压迫冈上肌腱(星号)。请注意冈上肌腱的肌腱交界处信号增强的病灶性区域(短箭头)。B:斜矢状面脂肪抑制T2加权图像所展现出的优势更明显,即下斜走行的肩峰压迫冈上肌腱(短箭头)。请注意局灶性肌腱变性(长箭头)

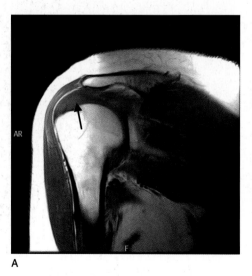
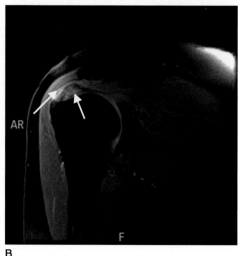

图5-3 A:局灶性冈上肌腱变性的T1加权MRI显示出病灶性增厚,肌腱信号强度略有增加(箭头)。B:斜冠状面脂肪抑制T2加权序列显示在肌腱区(箭头)信号强度增加。在邻近的三角肌下囊内有积液(长箭头)。

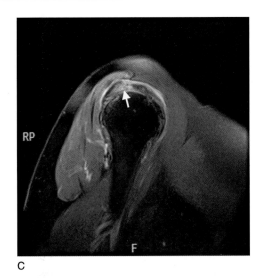

图 5-3(续)　C:斜矢状面脂肪抑制 T2 加权图像显示出,信号增强区域代表冈上肌腱纤维(短箭头),其位于肩袖前上部

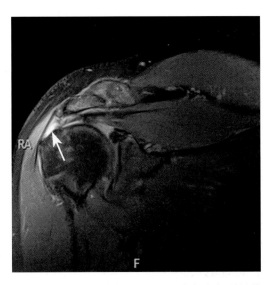

图 5-4　T2 加权 MRI 显示了冈上肌腱完全断裂的情况。其间隙内充满液体(箭头),且肩峰下方的肌腱纤维回缩

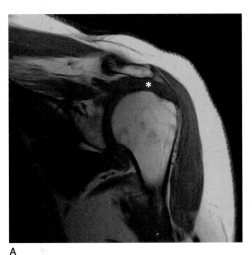

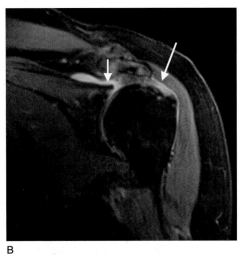

图 5-5　肩袖完全撕裂。A:冠状斜位 T1 加权像。冈上肌腱中有正常的低信号被炎性反应的中间信号强度所替代(星号)。B:回缩肌腱的边缘(短箭头)在上盂唇水平。高信号强度填充了回缩肌腱的间隙(长箭头)

5

肩关节不稳定及前囊机制受损

若要评估肩关节不稳定及盂唇撕裂情况,就需向关节内注射造影剂,该方法可用于评估整个关节唇、关节窝与关节囊机制[11]。轴位 MR 图像最清楚地显示了前、后肩胛盂、关节囊与肩袖下部肌群的情况(图 5-1)。从中可见信号强度中度的肩胛下肌及其信号强度低的肌腱。肌腱与信号强度低的前囊相连,同时附着于小结节。纤维软骨的前、后唇均与关节盂边缘相连,信号强度低且呈三角形或圆形。关节内的高信号强度与关节盂和肱骨头的透明软骨表面形成对比。后囊这一区域的强度低,其与冈下肌与小圆肌的深层相融,并延伸至肱骨大结节处。肱二头肌的长肌腱为二头肌沟内一个圆形的低信号强度区域。

肩关节不稳定及与之有关的前囊机制受到破坏可能导致慢性肩部疼痛和残疾。这种不稳定性可能是由急性创伤发作引起的,也可能在发作之前并无外伤史。反复发作的创伤性半脱位与非创伤性肩关节不稳定均与前囊机制受到破坏有关。在前部,其最不稳定处,该机制包括肩胛下肌和肌腱、前关节囊、三根位于深面的盂肱韧带、滑膜内层与前盂唇。由于不稳定,关节盂唇会裂开剥落,与关节盂边缘分

离,或变性、退化。囊膜通常从正常附着于关节盂唇与关节盂边缘的囊体内侧剥离,肩胛下滑囊增大,充满液体,从而造成关节积液,盂肱韧带变薄,肩胛下肌或肌腱受损或松弛。

在 MRI 中,盂唇撕裂可被视为是正常关节盂唇信号空隙内,信号强度增加的不连续线性区域(图 5-6 和图 5-7)。该区域在 T1 加权图像中显示为中等强度,在 T2 加权图像中显示为高强度。随着反复的脱位或半脱位,关节盂唇会碎片化或变得薄弱。

关节囊与肩胛骨的分离(即剥离)区域在 T2 加权图像上显示为关节盂边缘内侧的高信号强度液体区域。当肩胛下肌腱受损如肌腱完全断裂时,肌肉-肌腱的连接处会向内回缩。肩胛下肌的慢性萎缩可通过高信号强度的脂肪替代进行识别。在医学影像学胶片平片显示出骨质关节病变(Bankart 损伤)前,盂唇剥离下的盂髓就可能已经出现病理性信号减弱。MRI 和 CT 可用于显示前盂唇 Bankart 损伤和后外侧肱骨头的 Hill-Sachs 压缩骨折[12,13],两者均可用于评估患者病变的 Hill-Sachs 压缩骨折程度。后侧关节不稳定较为罕见,表现出类似的后关节盂唇、关节囊和肌肉的异常改变。

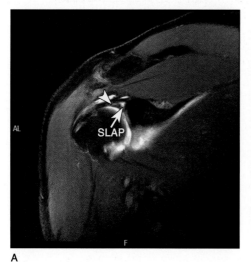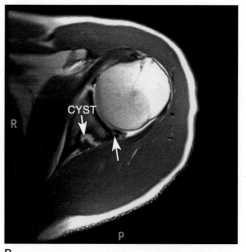

图 5-6　具有后侧不稳定病史的患者的上肩盂唇前后部损伤(SLAP)与后盂唇撕裂。A:斜冠状面脂肪抑制 T1 加权关节造影图像显示出盂唇韧带复合体 BLC 中的信号强度增加,其延伸至Ⅳ型 SLAP 病变的肱二头肌腱(箭头)。B:轴位 T1 加权 MR 关节造影显示出,后唇(箭头)内信号增强。肩盂切迹后部有一个囊肿,并显示出一个强度高且一直延伸到囊肿内的信号

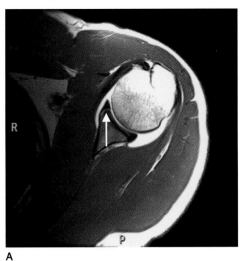

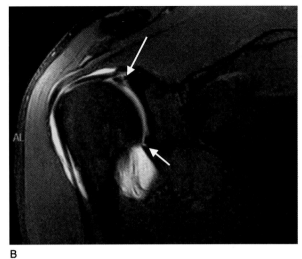

图 5-7　Bankart 损伤。A:左肩关节 MR 关节造影片的轴位 T1 加权图像显示出,前盂唇的纤维软骨的关节不稳(箭头)。B:具有抑制脂肪功能的冠状面 T1 加权图像显示出下唇撕裂(短箭头)和上唇撕裂(长箭头)的情况

肩袖其他肌腱病变或撕裂

　　肌腱病变和撕裂可累及肩胛下肌腱、冈下肌腱、小圆肌肌腱或二头肌肌腱,但远不如冈上肌腱常见。早期的肌腱病变可被视为肌腱厚度的增加或减少,

T2 加权序列上的信号强度增加。当发展为明确的肌腱撕裂,T2 加权图像上撕裂处表现为高信号区,可能与三角肌下囊的关节渗出或积液有关。完全撕裂最终会导致肌肉回缩和萎缩。

　　钙化性肩袖肌腱病变(图 5-8)是一种常见的临

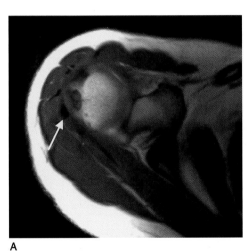

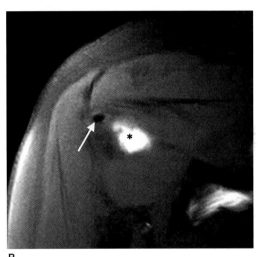

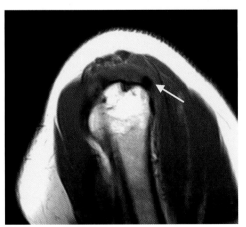

图 5-8　冈下肌腱钙化性腱鞘炎。轴位 T1WI(A)与斜冠状面脂肪抑制 T2WI(B)显示,冈下肌远端纤维内局灶性信号减低区(箭头)。请注意关节内后部的高信号液体(星号)。C:斜矢状面 T1WI 显示出冈下肌的后部肌纤维内的钙化(箭头)

床疾病,最常见于中年人的冈上肌。它在女性中更为常见,可影响身体的多个肌腱。但它在冈上肌和其他肩袖肌腱中更为常见。虽然确切的病因尚不清楚,常被认为是继发于肌腱纤维慢性缺血。

因为腱鞘通常与肩关节腔相通,二头肌长头腱周围的二头肌沟内的液体既可因二头肌腱鞘炎产生,也可由肩关节腔积液产生。出现极少量的液体是一种正常现象,并不一定与肩袖病变有关。肱二头肌腱的断裂表现为结节间沟内肱二头肌腱缺失与肌肉远端回缩,其在上臂成像图中可见[14]。二头肌腱脱位是指二头肌腱从结节间沟向内侧脱位。

肱骨头缺血性坏死

与其他关节相同,在 T1 加权图像中肱骨头的缺血性坏死表现为关节面下骨髓内的信号强度减低。在 T2 加权图像中,信号减低区周围可见环绕的弯曲明亮带(即所谓的双轨征),代表死骨的核心周围的

活性骨髓[15]。缺血性坏死多见于髋部,在后续髋部章节将详细描述。

肘部

肘部 X 线平片检查应作为慢性肘部疼痛患者的初步评估。X 线片对评估关节间隙或关节周围软组织内的钙质沉积很有帮助。肘关节的常规评估采用标准的正位和侧位 X 线片。肘部的 X 线检查的相对辐射水平也非常低。

尽管 MRI 已经广泛地应用于其他大关节,但是并没有在肘部病理的评估上广泛应用[16]。但是,改进的成像技术和表面线圈的使用使得肘部周围的骨性、韧带、肌肉和神经血管结构可以得到清晰地显示。MRI 评估的常见肘部损伤通常与运动(举重、投掷和网球运动)或间隔区神经卡压有关。

肘部的 MRI 轴位图像可以很好地显示肱二头肌、肱三头肌以及前臂的所有伸肌和屈肌(图 5-9A)。高

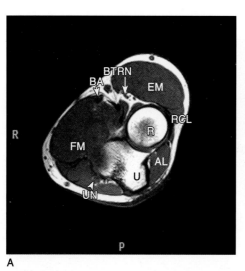

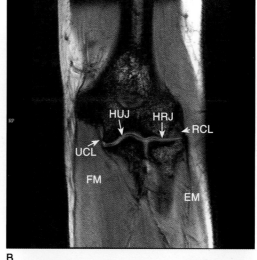

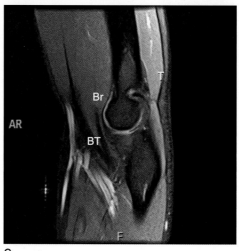

图 5-9　T1 加权 MR 图像显示正常肘部。A:横断面 MRI 显示尺骨(U)、桡骨(R)、环状韧带(AL)、桡侧副韧带(RCL)、肱动脉(BA)、肱二头肌腱(BT)、前臂屈肌(FM)、前臂伸肌(EM)、尺神经(UN)和桡神经(RN)。B:冠状位 MRI 显示肱尺关节(HUJ)、肱桡关节(HRJ)、桡侧副韧带(RCL)、尺侧副韧带(UCL)、前臂屈肌(FM)和前臂伸肌(EM)。C:经肱尺关节的矢状位 MRI 显示肱二头肌肌腱(BT)、肱肌(Br)和三头肌(T)

信号强度的脂肪层和低信号强度的肌间隔膜清楚地描绘了每块肌肉及其肌腱的起止点。轴位图像能清楚地显示肱动脉、尺动脉和桡动脉以及所有的皮下静脉和深静脉。这些图像上还可以显示肘管内的尺神经和肱桡肌-肱肌间以及旋后肌腱弓下的桡神经，以及正中神经常见的肘部卡压部位，包括肱二头肌腱膜下、旋前圆头之间和指浅屈肌纤维弓下方。

肱尺、肱桡骨和近端桡尺关节间隙和关节软骨在冠状位和矢状位 MR 图像上都能很好地显示（图 5-9B 和 C）。在轴位和冠状位 MR 图像上均可显示尺侧副韧带、桡侧副韧带和环状韧带的低信号。矢状位图像勾勒出滑膜下脂肪垫的前后部。

MRI 能直接显示环状、桡侧、尺侧副韧带复合体的退行性或外伤性异常。扭伤在 MRI 上表现为韧带增厚或变薄，周围有高 T2 信号。侧副韧带退变可能与邻近的髁上病变有关。受累韧带通常表现为增厚和中等信号强度。全层韧带撕裂或撕脱表现为正常低信号韧带的不连续和不规则。T2 加权图像显示延伸至关节间隙的韧带撕裂端和邻近软组织之间的高信号水肿和出血。部分撕裂表现为连续韧带内的高 T2 液体信号（图 5-10）。

高。肌肉内 T2 加权信号强度增高是由于肌肉水肿所致。慢性肌肉失神经表现为肌肉内 T1 加权信号强度增高，与肌肉萎缩和脂肪浸润有关。急性肌肉损伤表现为肌肉内水肿和出血。肌腱撕裂的常见表现是增厚、信号增高和肌腱纤维的不连续（图 5-12A 和 B）。

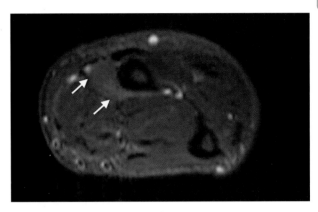

图 5-11 正中神经骨间前支的撞击，Kiloh-Nevin 综合征。前臂远端水平的轴向 STIR（短时间反转恢复）序列。在这个脂肪抑制的序列中，拇长屈肌肌纤维的信号强度增高，可见于急性（Ⅰ期）或亚急性（Ⅱ期）撞击（箭头）（纽约州 Zehava Rosenberg 提供）

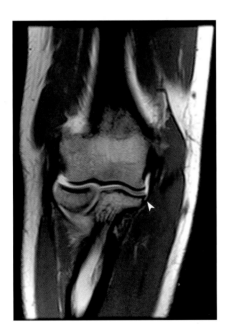

图 5-10 一名 22 岁的棒球运动员肘部内侧疼痛的冠状位 T1WI 关节内造影图像。尺侧副韧带止于尺骨冠突处有部分撕裂（箭头）。注意骨皮质和远端韧带附着处之间的少量造影剂

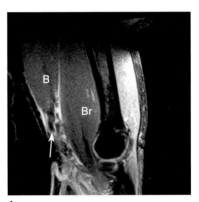

A

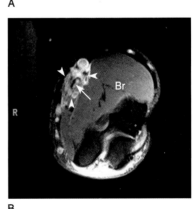

B

图 5-12 矢状位（A）和轴位（B）脂肪抑制 T2 加权序列图像显示了肱二头肌完全性撕裂患者上臂远端。A：肌腱游离边缘回缩（长箭头）。B：回缩的肌腱（长箭头）周围有明显的水肿（箭头）。B，肱二头肌；BR，肱肌

MRI 还能很好地显示肘部肌肉损伤和失神经的部位（图 5-11）[17]。急性肌肉失神经表现为损伤或受影响神经供应的特定肌群内 T2 加权信号强度增

5

MRI 能够显示肱骨外侧和内侧共同伸肌和屈肌腱的肌腱病变,其表现与肩部肌腱病变中所描述的相似。还可显示桡侧副韧带和尺侧副韧带复合体的异常。

腕

X 线平片和 CT 均能很好地显示腕骨结构。大多数医师都认为,手和手腕疼痛的影像评估应该从 X 线片开始。这项廉价的检查可以针对关节炎、损伤、感染和手腕不稳定作出诊断。标准的腕部正位(AP)和侧位 X 线片足以解决大多数临床问题[18]。额外的投照平面可以用来评估一些特定的临床问题,例如腕部鼻烟窝中有创伤和

疼痛的患者的舟状骨切面。在腕部创伤的具体情况下,由于隐匿性骨折的漏诊发生率很高,因此在 X 线检查阴性的情况下应考虑进一步的影像学检查。腕关节 X 线检查的相对辐射剂量较低。MRI 显示软组织病变的能力在评估腕管综合征(CTS)方面有很大的价值,并且在无法解释的腕部疼痛的影像病例中可能也是有用的[19-21]。MR 关节造影提供了腕关节内和腕关节周围韧带疾病的详细信息。从桡尺远端关节到掌骨的腕部轴位MR 图像可以清晰显示腕部所有骨骼、关节、韧带、肌肉、肌腱、神经和血管(图 5-13A-D)。它们还清楚地显示了腕管和 Guyon 管(腕尺管)的所有边界和内容物。

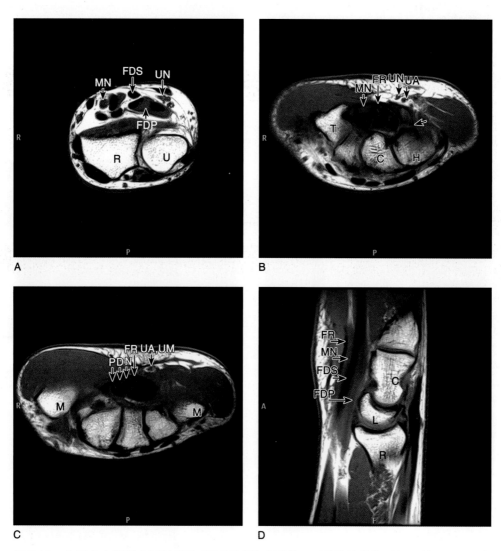

图 5-13　在 T1 加权图像上可以看到正常的腕部解剖结构。远端桡尺关节(A)、近端(B)和远端腕管(C)水平的轴位 MR 图像。D:经腕管内正中神经的纵向 MRI。C,头状;FDP,指深屈肌;FDS,指浅屈肌;FR,尺腕掌侧韧带;H,钩状骨;L,月骨;MN,正中神经;PDN,正中神经指掌侧支;R,桡骨;T,大多角骨;U,尺骨;UA,尺动脉;UN,尺神经。注意通过钩状骨底部的骨折(B 中的箭头)

腕管综合征

当临床或神经生理学表现不明确时,MRI 可作为腕管综合征(CTS)的辅助诊断工具。腕管是一个含有屈肌腱和正中神经的纤维骨性间隙,脂肪很少。屈肌支持带构成腕管的掌侧,通常轻度向掌侧弓起。正中神经在掌侧和桡侧穿过腕管,其信号强度相对较高,可与邻近肌腱相区别。腕管及其内容物最好在轴位平面上观察,应在正中神经进入腕管前的桡尺远侧关节、近端腕管、豌豆骨和远端腕管水平、钩骨水平三个标准位置仔细观察。

无论病因如何,MRI 均可见四种常见的 CTS 征象[20]:

1. 在豌豆骨水平,腕管近端的正中神经肿胀(即假腱鞘囊肿)。最佳评估方法是通过比较正中神经在远端桡尺关节水平与其在腕管近端的大小。

2. T2 加权像上水肿的正中神经信号增高。

3. 屈肌支持带向掌侧弯曲,弯曲率大于 15%。可以轴位上画一条从大多角骨到钩状骨钩突的线来计算弯曲率。从这条线到屈肌支持带的距离除以先前计算的长度。

4. 腕管远端的正中神经在钩状骨水平变得扁平(图 5-14A-D)。

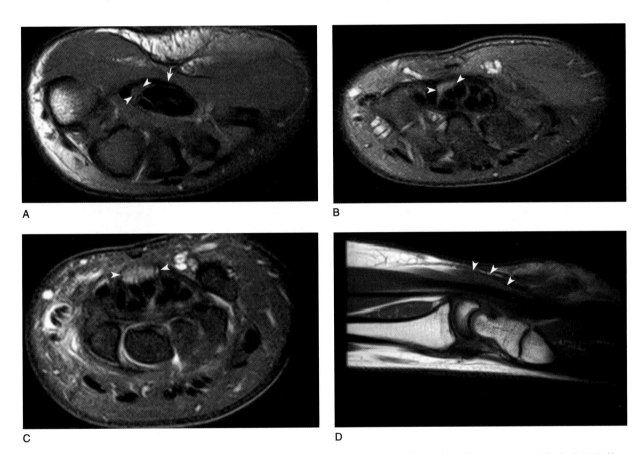

图 5-14　1 例腕管综合征患者的轴位脂肪抑制 T2 加权像(A-C)和矢状位 T1 加权像。A 和 B:正常大小的腕管内神经(箭头)。C:屈肌支持带(箭头)近端有增厚、增粗和增高的信号。D:注意在矢状面上神经接近腕管时逐渐变细(箭头)

MRI 也有可能确定 CTS 的病因。MRI 显示的一些病因包括创伤性腱鞘炎、类风湿性腱鞘炎、腕关节腱鞘囊肿、腕管内脂肪过多、腕管底部拇收肌肥大,以及永存正中动脉[22]。

MRI 还为那些症状持续的患者提供了一种术后评估的手段,以确保屈肌支持带已经被完全切开,并且没有其他复杂的术后因素造成持续的不适。当屈肌支持带被完全切开时,MRI 能很好地显示切口位置,腕管内容物通常向前移位(图 5-15A)。如果屈肌支持带远端松解不完全,MRI 可以显示这一点,CTS 的术前 MRI 表现将持续存在(图 5-15B 和 C)。

5

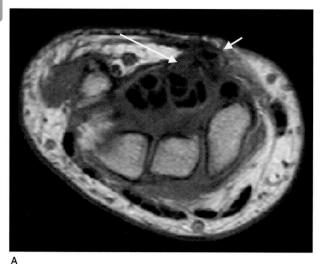

A

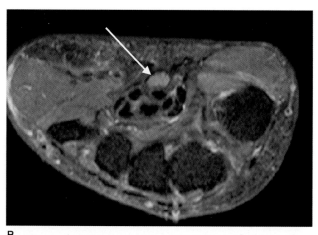

B

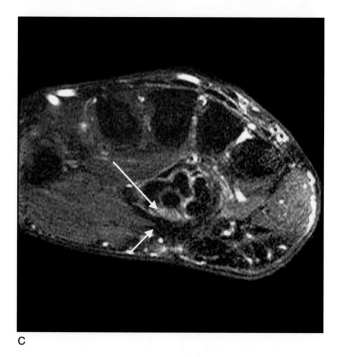

C

图 5-15　腕管综合征术后 MR 检查。**A**：轴位 T1 加权图像。屈肌支持带被松解（短箭头）。正中神经（长箭头）隐约穿过手术缺损部位。**B**：轴位脂肪抑制 T2 加权图像。正中神经（箭头）呈中等信号，轮廓较清楚。**C**：腕管松解失败患者。可见一信号强度降低的线性区域（短箭头），手术时发现它是纤维带。变平的正中神经（长箭头）在纤维带下面（**A** and **B**：Courtesy of Zehava Rosenberg，NY. **C**：Courtesy of Mark Kransdorf，FL）

其他腕部异常

MRI 还可以显示切口后神经瘤,如正中神经掌侧皮支典型位置的分叶状肿块。其他周围神经肿瘤,如神经鞘瘤(图 5-16)和神经纤维瘤也可以很好地识别。它还可以显示任何通过手腕的肌腱受累的腱鞘炎。MRI 还显示骨髓异常,如舟状骨骨折近端的缺血性坏死和月骨的缺血性坏死,其中骨髓信号强度降低[23]。MRI 有能力评估腕关节内/外韧带和三角纤维软骨复合体(TFCC)的完整性[24]。TFCC、舟月韧带和月三角韧带最好用 MR 关节造影进行评估(图 5-17)。

髋部

为了全面评估髋部疼痛的患者,可以考虑下列 X 线片:骨盆正位片、侧位片、45°或 90° Dunn 位片、蛙式侧位片和假斜位片。蛙式正位片是评估髋关节异常的标准 X 线片;然而,在评估髋关节发育不良和髋臼撞击时,蛙式正位片并不是最佳的[25]。骨关节炎、骨肿瘤和软组织钙化可以用平片来评估。髋部的 MRI 包括标准的轴位、冠状位和矢状位,通常不需要造影。在评价关节软骨和关节唇的完整性时,应考虑关节内造影。正常的股骨头骨骺和大转子的骨髓在 T1 和 T2 加权序列上都显示出非常高的信号强度,并被一层薄薄的低信号致密骨包围。然而,在

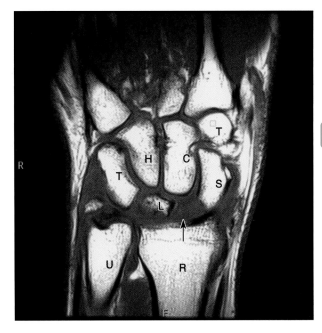

图 5-17　腕关节的冠状面 T1 加权图像显示局部中等信号强度和到舟月骨间隔(箭头)增宽,代表舟月骨韧带撕裂

儿童和年轻人中,股骨颈和股骨干的骨髓通常表现出较低的信号强度,因为它含有一些残留的造血骨髓。髋臼的影像特征与股骨颈相似。

髋关节间隙的周边是股骨头和与髋臼相对的透明软骨面,呈中等信号强度;而位于中央的髋臼切迹包含高信号的脂肪组织。厚厚的、极低信号强度的髋关节囊在近端与髋臼盂唇融合,在远端与股骨颈皮质融合。盂唇在所有脉冲序列中均表现为均匀的低信号强度。所有髋部的肌肉、神经和血管都能很好地显示出来。

缺血性坏死

髋关节 MRI 的常见适应证之一是诊断缺血性坏死。这是血供不足造成的骨坏死,也被称为缺血性坏死或无菌性坏死。医师应提高警惕的易感因素包括糖皮质激素治疗、酒精中毒、已知的髋部创伤、慢性胰腺炎、戈谢病(Gaucher disease)、镰状细胞病、暴露在低压环境下、股骨头头下型骨折、儿童感染性关节炎或髋关节骨髓炎,以及先天性髋关节脱位[15,26]。如果不及早发现,疾病可能会继续发展,最终导致股骨头不可逆转的塌陷。在早期诊断股骨头缺血性坏死方面,MRI 已被证明比放射性核素骨显像具有更高的敏感性和特异性[27-30]。

在 T1 加权 MRI 上,股骨头缺血性坏死病灶表现为信号均匀或不均匀减低,边界清楚或弥漫性的

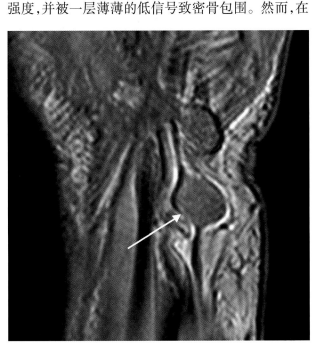

图 5-16　一位 72 岁的小鱼际区肿块患者的冠状位 T2 加权序列。支持带近端尺神经内有一个圆形软组织肿块(箭头),代表尺神经的神经鞘瘤。(由佛罗里达州 Dr. Mark Kransdorf, Jacksonville 提供)

5

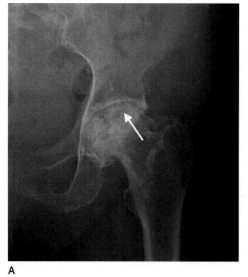

A

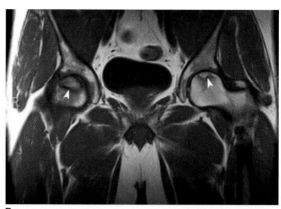

B

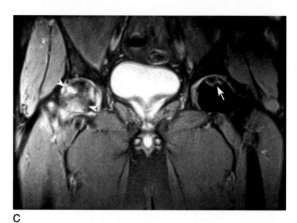

C

图 5-18　A：晚期左髋股骨头缺血坏死（AVN）患者的正位 X 线片。股骨头硬化，关节表面塌陷（箭头）。B：另一位双侧股骨头缺血性坏死的患者。冠状面 T1 加权，在软骨下骨髓（箭头）内可见锯齿状信号强度减低的区域，边界清楚。C：冠状位脂肪抑制 T2 加图像。右侧股骨头内水肿（箭头）。左侧股骨头内锯齿状信号增高区。这些都是股骨头缺血坏死的特征性表现

信号减低区域，呈环状、条带状、楔形、新月形或不规则形（图 5-18A-C）[31,32]。信号强度减低是由于骨髓脂肪坏死并被纤维结缔组织取代所致。一些病例显示病变周围有较低的信号带，这被归因于在正常骨和坏死骨的交界处修复性骨质硬化。在 T2 加权图像上，许多病例表现为双线征，即在低信号边缘内有一个高信号带。这被认为是由硬化骨包围肉芽组织而形成[30-32]。

髋臼撞击

髋臼撞击是髋关节疼痛的另一个原因，最初可能没有特殊的临床表现。体格检查时，大腿被动运动至完全屈曲、内收和内旋可引起疼痛[33]。X 线片通常有助于识别解剖变异，如股骨颈发育不良（图 5-19）、股骨头球形或髋臼过度覆盖。MR 关节造影（图 5-20）有助于评估早期软骨丢失或髋臼盂唇撕裂。

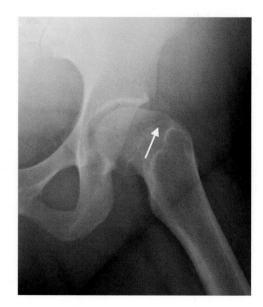

图 5-19　左髋部侧位 X 线片。沿着左侧股骨头-颈部交界处（箭头）的上缘有一个凸起，使得股骨头呈非球面形状。这是凸轮型髋臼撞击征的特点

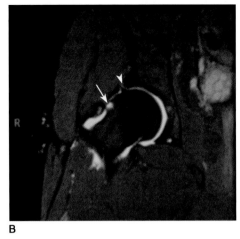

图 5-20　A:冠状位 T1 加权 MR 关节造影。皮质下囊肿(滑膜疝凹)呈中等信号强度,与关节不协调(大箭头)的压力侵蚀有关。盂唇撕裂(短箭头)和髋臼上部重塑(箭头)是非常重要的征象。B:冠状位脂肪抑制质子密度加权关节内造影。皮质下囊肿呈高信号(大箭头),盂唇撕裂的轮廓显示更清晰(箭头)

其他髋关节异常

原发性骨髓水肿综合征是指股骨头和股骨颈信号异常,在 T1 加权像上信号降低,在 T2 加权序列上呈高信号,表现为不均匀的地图样改变。它可以影响任何骨骼,但更常见的是股骨头和股骨颈、膝关节和下肢骨骼。受累的患者通常没有易感诱因。MRI 也被发现对识别应力性骨折或隐匿性骨折非常有用。这些病变表现为低信号区域,其内包含一条更低信号的斜形或波浪状的线状影,代表实际骨折部位。在脂肪抑制 T2 加权图像上,骨髓由于相关的骨髓水肿而表现为信号增高。MRI 还可以识别多种类型的髋部软组织异常,包括滑膜囊肿、关节周围滑囊炎、软组织肿块和关节异常,如滑膜软骨瘤病。

膝关节

主诉为创伤性或非创伤性膝关节疼痛的患者应接受膝关节正侧位 X 线片检查。髌骨轴位(Merchant 或者 Sunrise 位)对于膝前部疼痛的患者很重要。当利用影像学评估早期骨关节炎时,应该申请膝关节站立位片。膝关节略微弯曲的立位片可以更好地预测膝关节后内侧和外侧部位软骨丢失的程度[34,35]。

当患者有持续性的膝关节疼痛但 X 线片正常,或者当有关节内部紊乱的症状时,膝关节 MRI 是进一步评估的选择。膝关节 MRI 已成为最常进行的非神经学 MRI 检查[36]。

半月板损伤

MRI 能很好地评估半月板。矢状位 MR 图像可以清晰显示双侧半月板的前角、后角以及体部。在更中心的层面上,半月板的前角和后角呈楔形低信号,其上下表面与股骨和胫骨关节面透明软骨的中等信号强度形成对比。在体部的外周部分,图像显示的是半月板周边的切面,呈蝴蝶结状(图 5-21)。冠状位 MR 图像显示的半月板体部最佳,呈楔形结构。

MRI 上显示撕裂或变性的半月板有三种类

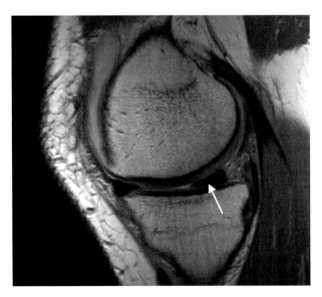

图 5-21　正常半月板周围层面的矢状位 MR 图像。前角和后角呈楔形(三角形)

型[15,37,38]。一种是半月板内部有小的球状或不规则的高信号灶。这被认为是黏液样变性的早期类型。第二种类型是在半月板内出现高信号的线性区域，该线状影并不延伸到半月板的股骨或胫骨关节面，但可以延伸到半月板关节囊结合部。组织学上，这代表纤维软骨的碎裂和分离，许多人认为是半月板内撕裂。不延伸到半月板关节面的球状或线状异常信号的临床意义尚不清楚[39]。明确的半月板撕裂在 MRI 上表现为线状或不规则的异常信号，延伸至半月板一侧或双侧关节面，或延伸至半月板游离边缘，并在两个连续的 MRI 图像中均可见（图 5-22）。高信号是由半月板内缝隙中的滑液产生的。这些半月板撕裂可分为水平、纵向和放射状半月板根部撕

裂或复杂撕裂。水平撕裂常见于患有退行性关节疾病（DJD）的老年患者。它们平行于胫骨平台，并可延伸至半月板的上下关节面或内侧游离缘。如果撕裂延伸到半月板的周边，则常合并半月板旁囊肿。垂直纵向撕裂多见于较年轻的膝关节外伤患者，其垂直于胫骨平台延伸至半月板长轴的上下关节面。桶柄撕裂属于纵向撕裂，其内侧半月板撕裂碎片向股骨髁间窝移位（图 5-22C 和 D）。放射状撕裂从内侧游离缘垂直于半月板的纵向纤维延伸，导致半月板环强度的丧失和半月板突出可能，进而使股骨和胫骨关节表面承受更多的应力，导致软骨软化和骨关节炎。半月板根部撕裂是典型的穿过半月板根部的放射状撕裂，也会导致半月板环强度丧失和半月

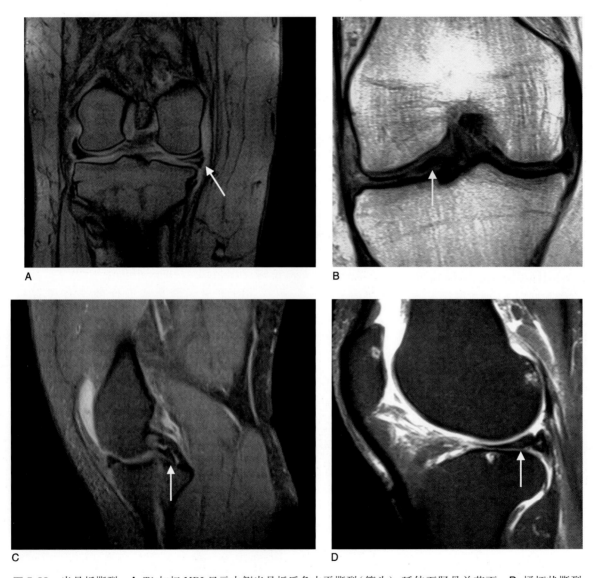

A   B

C   D

图 5-22　半月板撕裂。A：T1 加权 MRI 显示内侧半月板后角水平撕裂（箭头），延伸至胫骨关节面。B：桶柄状撕裂的冠状位质子密度（PD）加权图像。外侧半月板撕裂的碎片移位进入股骨髁间窝（箭头）。C：矢状面脂肪抑制 FSE-PD 序列显示双"后交叉韧带（PCL）征"。桶柄状撕裂移位的碎片（箭头）突出在 PCL 前面。D：经胫股关节外侧的矢状位脂肪抑制序 PD 列显示双三角征。移位的半月板前角碎片突出到后角的前面（箭头）

板突出。半月板根部撕裂在冠状面液体敏感序列中显示效果较好。复杂撕裂是由纵向、水平或放射状撕裂同时存在造成的。有时，半月板由于反复创伤或慢性退变而软化、碎裂，导致半月板形状的严重扭曲，继而半月板可能表现为有一个明显截断的尖端或看起来非常小并伴有游离的碎片。

MRI 还可以清晰显示其他半月板异常包括盘状半月板、半月板/半月板旁囊肿和术后半月板的异常等。盘状半月板通常累及外侧半月板，在关节中部的前角和后角之间有一个连续的桥状半月板组织。当半月板在冠状面上长达 15mm 或以上，或在 4mm 层厚通过半月板的矢状面上，可见 3 个或 3 个以上的蝴蝶结形状时，均可诊断为盘状半月板（正常情况下，在穿过半月板的矢状面上最多可有两个蝴蝶结）。半月板旁囊肿通常与潜在的半月板水平撕裂有关，滑液通过撕裂而在半月板关节囊结合部聚积[40]。半月板旁囊肿在 T2 加权图像上表现为高信号。MRI 也可以用来评估半月板切除术后症状持续或复发的患者[37]。它可以发现未完全切除的半月板撕裂，残存的半月板碎片，或在半月板残余部分形成的撕裂。采用钆剂的磁共振关节造影有助于区分复发性撕裂和陈旧性愈合撕裂，这些撕裂在 T2 加权图像上仍可能显示为高信号[41]。

交叉韧带损伤

矢状位或斜矢状位 MR 图像能最好地显示交叉韧带，可以显示韧带的全长（图 5-23A）。在标准的矢状位图像上，前交叉韧带的细长性质及其斜行引起的平均容积效应使韧带周围的脂肪信号强度与韧带的正常低信号强度相平均，因此前交叉韧带常常不会表现为明显的低信号。此外，由于前交叉韧带在矢状面和冠状面均为斜行走向，因此，标准的矢状位图像通常不能显示前交叉韧带股骨附着端。平行于韧带的斜矢状位图像显示了前交叉韧带的全部厚度和长度，而不受部分容积的影响[42]。在磁共振成像过程中，膝关节通常处于伸展位置，此时前交叉韧带通常是紧绷的。后交叉韧带是较厚的韧带，因此在标准的矢状位 MR 图像上可以很好地显示（图 5-23B）。其通常表现为从胫骨髁间区后方至股骨内侧髁的明显低信号结构。随着膝关节的伸展，后交叉韧带增粗且向后弯曲。它会随着膝盖的屈曲而伸直。轴位图像对评价前交叉韧带和后交叉韧带的股骨附着端非常有帮助。

前交叉韧带损伤的 MRI 表现取决于断裂的位置和程度，以及撕裂的病程长短。完全性撕裂表现为韧带连续性中断（图 5-24A-D）。在急性完全性撕裂中，韧带撕裂端之间的间隔在 T1 加权像上常表现为中等信号的包块，而在 T2 加权像上呈高信号[43]。在其他时候，撕裂的韧带可能在 T1 加权像上呈现为梭形或不规则的中等信号强度的软组织肿块，而在 T2 加权像上表现为高信号。这些液性肿块通常是水肿和出血的混合体，也可能伴有关节积液。如果韧带从股骨附着处撕裂，轴位图像将显示股骨外侧髁与预期的韧带附着点之间出现液体信号。在部分撕裂中，韧带没有完全的间断，但在

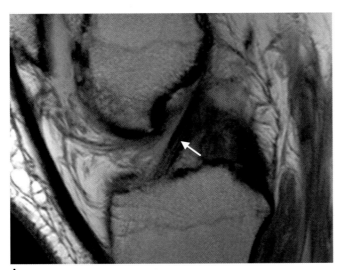

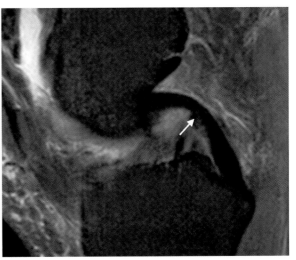

A

B

图 5-23　正常的交叉韧带。A：与前交叉韧带平行的斜矢状位 MRI 可以良好的显示前交叉韧带的所有边缘和附着端（箭头）。B：后交叉韧带的 T2 加权 MRI（箭头），通常在膝关节伸展时向后弯曲

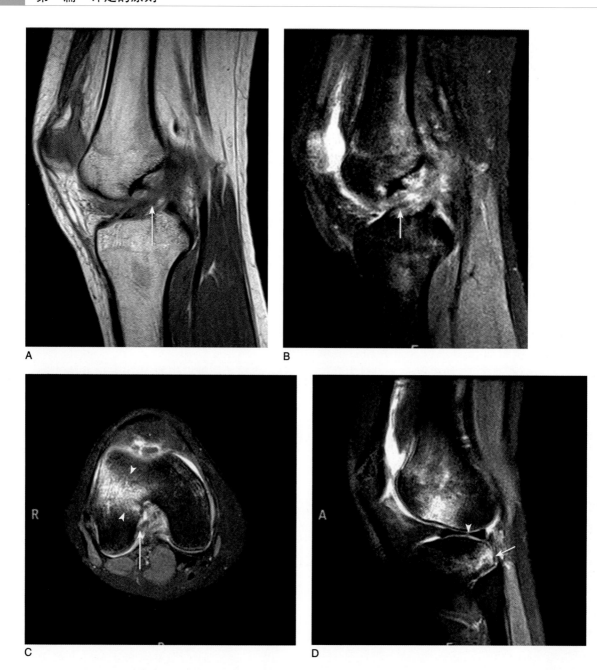

图 5-24　急性前交叉韧带损伤的系列表现。矢状位 PD（A）和矢状位脂肪抑制 PD（B）序列。箭头显示撕裂的前交叉韧带附在胫骨嵴上。T2 加权序列可见弥漫性骨髓水肿，信号增高。C：轴位脂肪抑制 T2 加权序列。长箭头指向 ACL 纤维。前交叉韧带前方水肿。箭头标明股骨外侧髁的骨髓水肿区域。D：胫骨平台后部（长箭头）和股骨髁前部（股骨髁上的箭头）骨髓水肿。外侧半月板的游离内侧缘有一个小的放射状撕裂（箭头）

T1 加权图像上看起来完整的韧带在 T2 加权图像上可能会显示高信号，或者当膝关节伸展时，韧带可能会表现为中断或凹陷的前缘或后缘[40]。慢性前交叉韧带缺失者，韧带可能完全缺失，也可能仅在其正常位置显示残留。前交叉韧带损伤也可以出现一些继发性征象，包括胫骨前移、胫骨后外侧平台未覆盖外侧半月板后角的下表面以及由于膝关节在线圈内的位置而导致的后交叉韧带前弯或屈曲变形，这与前抽屉或 Lachman 试验的膝关节位置相同[37]。

在 T1 加权 MR 图像上，后交叉韧带的部分撕裂通常表现为正常黑色低信号韧带内局灶性信号增高。这些病灶在 T2 加权图像上表现为明显高信号。在完全撕裂的情况下，在 T2 加权图像上可以看到明显的连续性中断，伴局部明显的液体高信号（图 5-25）。完全撕裂的后交叉韧带两端之间的间隙可以通过膝关节屈曲成像来增大，这会拉紧后交叉韧带。

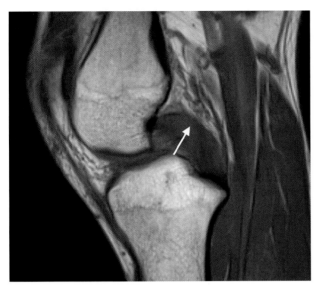

图 5-25 慢性后交叉撕裂的矢状位 T1 加权图像。箭头指向增厚的后交叉韧带。中等信号强度取代韧带的正常低信号

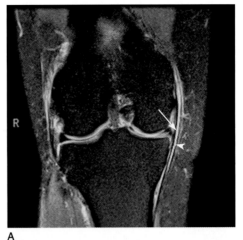

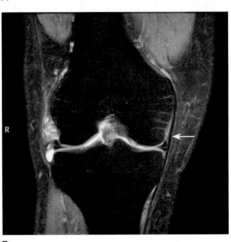

图 5-26 胫侧副韧带撕裂（MCL）。A：Ⅰ 级损伤的冠状位脂肪抑制 T2 加权序列。MCL 纤维完整（长箭头），局部水肿（箭头）。B：正常 MCL（箭头）

侧副韧带损伤

　　冠状面 MR 图像显示侧副韧带效果最佳（图 5-26）。内侧副韧带表现为一条狭窄的低信号带，从股骨内上髁延伸至胫骨前内侧距关节面 5~6cm 的区域。它在胫骨附着处被鹅足肌腱覆盖，两者之间被鹅足滑囊隔开，该滑囊仅见于有炎症时。在胫侧副韧带深面，内侧关节囊韧带（有时称为胫侧副韧带的深层）在关节间隙附近附着于股骨和胫骨，其深面附着于半月板，因此也被称为半月板股骨韧带和半月板胫骨韧带或冠状韧带。外翻和旋转应力可损伤内侧关节囊韧带或胫侧副韧带[37]。在完全撕裂（即 Ⅲ 级损伤）时，MRI 可显示不连续、迂曲的韧带边界及邻近结缔组织内的水肿。在部分撕裂（即 Ⅱ 级损伤）或仅限于韧带实质的微撕裂（即 Ⅰ 级损伤）的情况下，韧带可以不显示连续中断，但覆盖的皮下脂肪通常出现水肿和出血，表现为 T1 加权图像上的中等信号和 T2 加权图像上的高信号。胫侧副韧带损伤通常伴有前交叉韧带和内侧半月板损伤。

　　外侧副韧带复合体一般指膝关节的外侧支撑结构，主要由髂胫束、外侧副韧带、股二头肌长头、弓状韧带和腘腓韧带组成。这些结构在轴位和冠状位 MR 图像上表现为一条从股骨外髁向腓骨头部倾斜延伸的低信号带。外侧副韧带虽然损伤频率低于胫侧副韧带，但常因膝关节内翻和旋转应力而损伤。腓侧副韧带损伤的 MRI 表现与胫侧副韧带相似。

其他膝关节异常

　　髌腱炎（跳跃膝）在 MRI 上表现为髌韧带（即肌腱）在其髌骨（图 5-27）或胫骨粗隆附着处水肿，伴邻近的皮下脂肪或髌下脂肪垫。

　　水肿。膝关节缺血性坏死最常累及股骨内侧髁的负重面，其 MRI 表现与髋关节相似。骨软骨损伤（以前称为剥脱性骨软骨炎），主要发生在青少年，累及局部关节软骨和软骨下骨，并部分或全部从病变部位分离[37]。它通常累及股骨内侧髁关节面的髁间部分。它在 T1WI 上显示为软骨下骨中的低信号区域，并伴有或不伴有上覆关节软骨的破裂（图 5-28A 和 B）。如果受累的骨软骨节段与下面的骨完全分离，则成为关节内的游离体。MRI 在剥脱性骨软骨炎中的作用主要是评估碎片的稳定性，因为治疗的关键在于这个问题。

5

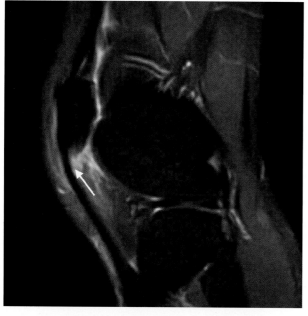

图 5-27　髌骨炎的矢状位脂肪抑制 T2 加权图像。箭头指向近端肌腱纤维和邻近的髌下脂肪垫内的信号强度增高

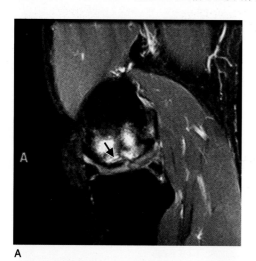

A

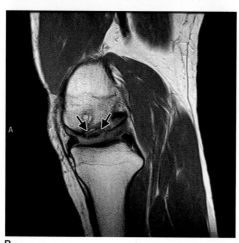

B

图 5-28　骨软骨损伤（剥脱性骨软骨炎）。脂肪抑制 T2 加权（A）和 PD（B）序列。A：OC 病灶与邻近皮质交界处高 T2 信号，可见不稳定的碎片（箭头）。B：低信号的边缘（短箭头）清晰地界定了病变

MRI 可对髌骨软化症进行无创性诊断和分级[38]。在 I 期，髌骨后关节软骨在 T1 和 T2 加权像上显示局部软骨肿胀，信号强度降低。Ⅱ 期以髌骨关节软骨不规则变薄为特征。Ⅲ 期，关节软骨完全消失，滑液通过软骨性溃疡延伸至软骨下骨（图 5-29）。

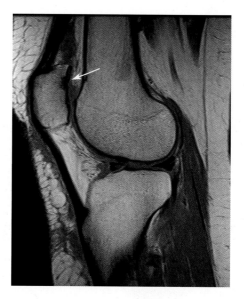

图 5-29　Ⅳ级髌骨软化症的矢状位 PD 序列。髌骨近端全层软骨缺损（箭头），伴有软骨下骨质硬化和早期软骨下囊肿形成

膝关节周围的腘窝囊肿（Baker 囊肿）和其他滑膜囊肿在 T2 加权像上表现为高信号（图 5-30A-D）。它们可以在轴位、矢状位或冠状位图像上显示。腘窝囊肿通常是半膜肌-腓肠肌滑囊的增大，位于半膜肌附着点和腓肠肌内侧头起始腱之间。腘窝囊肿可能与膝关节相通，因此可能是由于慢性膝关节炎产生积液而引起的。现在已知在胫侧副韧带和延伸到其下方的半膜肌肌腱的主要滑膜之间始终存在一个以前未描述的滑囊，这可能有助于澄清许多以前未解释的膝关节内侧疼痛的病例[44]。MRI 能很好地显示该滑囊的炎症（图 5-31A 和 B）。

踝关节

踝部疼痛持续时间超过 6 个月的患者应接受踝关节 X 线检查，包括前后位、侧位和 mortise 位。符合 Ottawa 排除-纳入标准的急性踝关节损伤的患者也应该首先接受 X 线检查[45]。这些标准包括受伤后即刻不能负重，以及内外踝、踝关节后缘的骨压痛。MRI 有助于各种慢性踝关节疼痛疾病的筛查评估[46-49]。

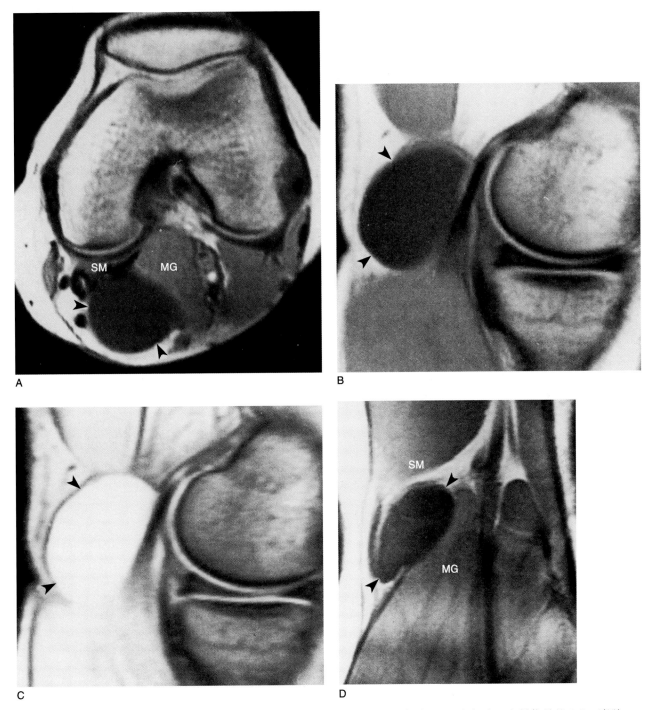

图 5-30　Baker 囊肿。A:轴位 T1 加权 MRI 显示半膜肌(SM)和腓肠肌内侧头(MG)之间有一个低信号的 Baker 囊肿(箭头)。经 Baker 囊肿的矢状位 T1 加权(B)和 T2 加权(C)MR 图像(箭头)。请注意,T1 加权图像中囊肿内的低信号液体在 T2 加权图像上变为高信号。D:冠状面 T1 加权像发现囊肿位于 SM 和 MG 之间(箭头)

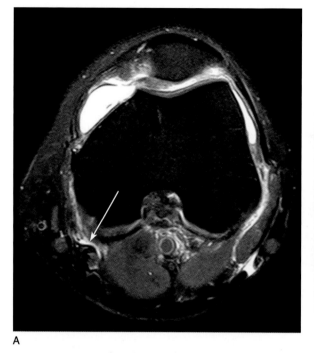
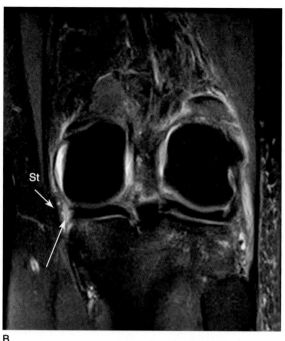

图 5-31   轴位（A）和冠状位（B）脂肪抑制 T2 加权序列。A:半膜肌前方有少量液体积聚（长箭头）。B:液体位于半腱肌（ST）深面和内侧半月板的半月板关节囊交界处的表面（B 中长箭头）

韧带损伤

MRI 提供了一种非侵入性的方法,可以直接对踝关节附近的所有韧带以及所有其他骨骼和软组织进行成像。轴位 MR 图像能很好地显示胫腓韧带和胫腓关节。距腓前韧带是踝关节最常见的损伤韧

带。在 MRI 上,该韧带表现为一条从外踝向前内侧延伸的低信号带,附着在距骨的腓骨关节面前方（图5-32A）[48]。跟腓韧带显示为从外踝到跟骨的低信号结构,腓骨长肌腱和短肌腱位于其腓骨末端的浅层（图 5-32B）。距腓后韧带是一个宽的、低信号的结构,从外踝的深面延伸到距骨的宽基底部,从腓骨

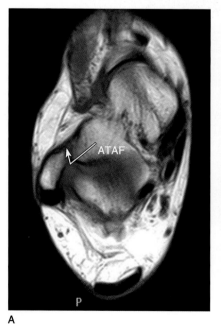
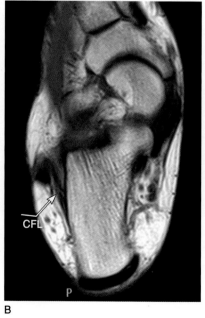
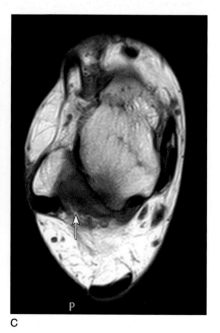

图 5-32   正常踝关节外侧副韧带的T1加权图像。A:距腓前韧带（ATAF）从腓骨踝延伸到距骨颈。B:跟腓韧带（CFL）附着在跟骨上,深至腓骨肌腱。C:坚韧的距腓韧带（箭）

关节面延伸到后突(图 5-32C)。

踝关节韧带损伤的 MRI 提供了对急性踝关节韧带损伤和慢性踝关节不稳定的位置和严重程度的准确和无创性的评估[45,49]。

外侧副韧带的损伤机制通常涉及足底屈曲和内翻,通常是按从前到后的可预见的顺序损伤的。距腓前韧带损伤最多,其次是跟腓韧带和距腓后韧带。距腓前韧带完全断裂(即 III 级扭伤)的主要 MRI 表现是韧带在所有影像层面上完全的连续性中断(图 5-33A 和 B),伴有关节周围水肿或出血和关节积液。

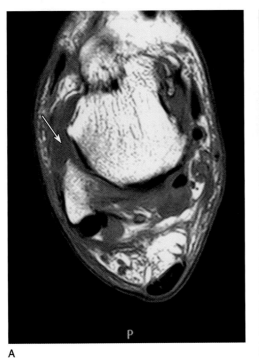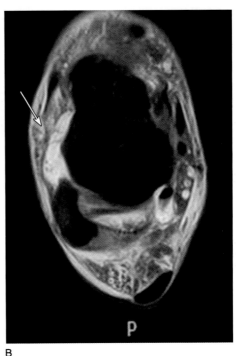

图 5-33　距腓前韧带完全断裂。轴位 T1 加权序列(A)和脂肪抑制 T2 加权序列(B)显示韧带纤维(箭头)不连续,并伴有软组织肿胀

水肿和积液在 T1WI 上呈中等信号,在 T2WI 上呈高信号。距腓前韧带的部分撕裂(即 II 级扭伤)在 MRI 上显示为韧带上部不连续,下部连续性完整。同样,也伴有关节周围水肿、出血和关节积液。跟腓骨韧带 II 级扭伤可表现为韧带纵裂或波浪状,并有液体积聚在腓骨肌腱的腱鞘内(图 5-34)。

与三个分离的外侧副韧带不同的是,内侧副韧带或三角韧带是一个连续的韧带片,其近端附着在胫骨髁,远端以宽基底附着在舟骨、距骨颈、跟舟韧带、距骨支持带和距骨后部。三角韧带的胫距后部是其最厚和最坚固的部分[50]。轴位或冠状位 MRI 均可显示三角韧带。轴位图像可以同时显示三角韧带的所有部分,上面的屈肌支持带,以及踝管的壁和内容物(图 5-35A)。屈肌支持带下四个亚区的内容从前到后依次为胫骨后肌腱、趾长屈肌腱、胫后动脉、胫神经和踇长屈肌腱。通过三角韧带的冠状面 MR 图像显示了三角韧带各部分的近端和远端附着点(图 5-35B)。

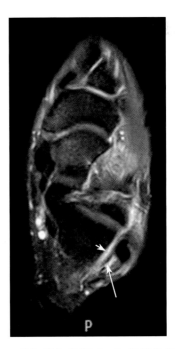

图 5-34　跟腓韧带部分撕裂。韧带纤维增厚、其内信号增高(长箭头),韧带与跟骨之间的软组织内水肿(箭头)

5

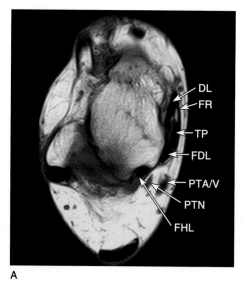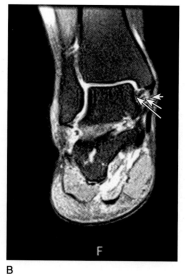

图 5-35   正常胫侧副韧带(即三角韧带)和踝管内容物。A:轴位 T1 加权像显示三角韧带(DL)、屈肌支持带(FR)、胫骨后肌(TP)、趾长屈肌(FDL)、胫后动、静脉(PTA/V)、胫后神经(PTN)和蹈长屈肌(FHL)。B:冠状面脂肪抑制 T2 加权图像,显示三角状韧带浅(箭头)和深(箭头)层纤维

MRI 甚至有可能显示 Ⅰ 级扭伤,这是局限于韧带内部的微撕裂,伴有这种撕裂的水肿和出血的微小病灶在 T2 加权像上呈高信号。在三角韧带后部的胫距韧带内出现 Ⅰ 级撕裂常伴有胫骨后肌腱鞘内积液。

慢性踝关节不稳时,MRI 图像显示某些部位韧带变薄、延长、波浪状,而另一些部位的韧带增厚、瘢痕形成。

其他踝关节异常

^{99}Tc 核素显像对检测距骨和跗骨的应力性骨折很有价值。CT 和 MR 对骨软骨骨折的检测具有很高的准确性。在病因不明的足部疼痛中,MRI 是一种优秀的筛查手段,因为它可以直接评估所有的骨和软组织结构。

MRI 对肌腱病变的显示优于其他检查方法[45,46]。对于腱鞘炎,MRI 可以发现腱鞘内的液体,其在 T1 加权像上为中等信号,在 T2 加权像上为高信号。肌腱病变常见于跟腱、胫骨后肌、蹈长屈肌、胫骨前肌和腓骨肌腱(图 5-36)。肌腱病变是指肌腱局部或弥漫性增厚,在 T2 加权像上可能显示信号增高的区域。足底筋膜炎在足底腱膜内显示类似的变化(图 5-37)。肌腱完全断裂时,轴位 MR 图像显示肌腱缺失,代之以高信号的液体或水肿。矢状位和冠状位 MR 图像显示断裂部位,间隙内有水肿包绕肌腱撕裂端。

跗骨或距骨的应力性骨折在 MRI 上表现为骨髓信号强度降低的线性区域。邻近的骨髓水肿区域在 T1 加权像上相对于骨髓脂肪呈低信号,在 T2 加权像上呈高信号[46]。经 MRI 检查,骨软骨性骨折(如距骨穹隆骨折)的外观与膝关节剥脱性骨软骨炎相似。MRI 的主要任务是通过显示关节软骨的完整性和骨软骨碎片与母骨之间是否有液体存在来确定碎片的稳定性。起源于踝间关节的滑膜囊肿在 T1 加权像上呈中等信号,在 T2 加权像上呈高信号。

骨关节炎

骨关节炎或 DJD 是一种不对称的、通常是双侧的机械性退行性病变过程,累及明显参与负重的关节,如髋关节、膝关节和脊柱,以及那些经常遭受重复性机械创伤的关节,如手指的远端指间关节、第一腕掌关节、舟骨大多角骨关节和蹈趾的跖趾关节。骨关节炎是最常见的关节炎,据估计,在 50 岁以上的人群中,80% 的人会有骨关节炎的影像学证据。最常见的 X 线表现包括以下几点:

- 高负荷区(如髋关节上部和膝关节内侧)软骨变性引起的关节间隙不均匀变窄
- 软骨下骨硬化症
- 关节面边缘骨赘形成
- 软骨下骨内的小囊性变,可能塌陷,造成明显的关节畸形。
- 邻近软组织肿胀(如手指远端指间关节的 Heberden 结节)(图 5-38)[51]

5

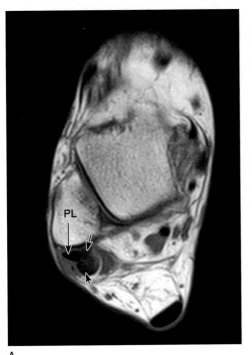
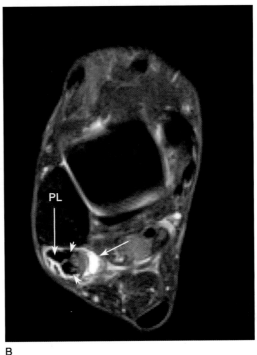

A

B

图 5-36　A:距骨穹顶水平的轴位 T1 加权图像。腓骨短肌(短箭头)肌腱增厚并断裂。注意腓骨长肌(PL)的正常信号和形态。B:轴向 PD 脂肪抑制序列。腓骨短肌肌腱断裂被清晰显示(箭头)。肌腱鞘内有积液(短箭头)

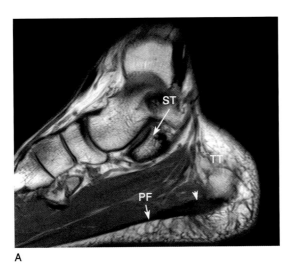
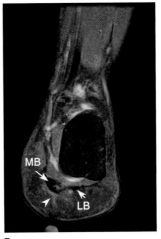

A

B

图 5-37　A:后足的矢状位 T1 加权图像。足底筋膜(PF)近端纤维内有增厚和增强的信号(短箭)。TT,踝管;ST,距骨支持带。B:冠状 T2 加权脂肪抑制序列。足底筋膜内侧束(MB)有不对称性增厚和信号增强。水肿延伸至邻近脂肪(箭头)。注意外侧束(LB)的正常厚度和信号

5

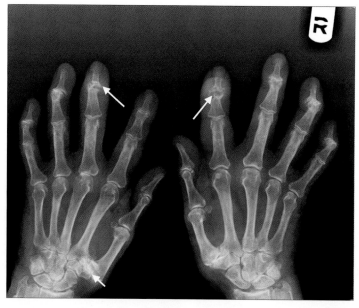

图 5-38　双手的正位片显示关节间隙狭窄,边缘性骨赘,软骨下骨质硬化,累及手和腕的远端指间关节和三叉骨关节(短箭头)。该患者右手第二指远侧指间关节和左第三指远侧指间关节(长箭头)上有侵蚀骨质,提示侵蚀性骨关节炎

类风湿关节炎

　　类风湿关节炎是一种结缔组织疾病,可影响身体的任何滑膜关节。这是一种双侧对称性炎性退行性疾病,按发生频率递减的顺序累及以下关节:手和足的小关节(远端指间关节除外)、膝关节、髋关节、颈肩关节和肘关节。

　　主要的放射学发现包括以下几点:

- 对称性关节周围软组织肿胀

- 关节旁骨质疏松进展为弥漫性骨质疏松
- 未被软骨覆盖的关节囊内骨质侵蚀,可能会进一步导致严重的软骨下骨侵蚀
- 关节间隙均匀狭窄
- 滑膜囊肿(如膝关节后的 Baker 囊肿)
- 半脱位(如手指的纽扣畸形或天鹅颈样畸形,掌骨头部近侧指骨的掌侧和尺侧半脱位)(图 5-39A 和 B)[52]

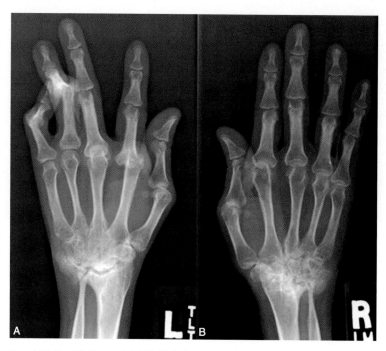

图 5-39　双手的正位片。双侧腕关节内有广泛的侵蚀性疾病。第二掌指关节,第三掌指关节和第四近节指间关节的尺侧半脱位;并且第 5 近节指间关节桡侧半脱位

血清阴性脊柱关节病

这些疾病都与人类白细胞抗原（HLA）-B27 组织相容性抗原有关。这些疾病包括强直性脊柱炎、炎症性肠病、银屑病关节炎和反应性关节炎。它们的特点是骨性强直、增生性新骨形成（韧带骨赘），并且主要累及中轴骨（脊柱和骶髂关节）。

痛风

痛风是一种代谢紊乱，最常累及双足，特别是第一跖趾关节，以及踝关节、膝关节、手和肘部，病变常为不对称性的。它是由尿酸单结晶在乏血供组织，如软骨、肌腱鞘和滑囊中沉积而成。痛风的影像学特征一般在发作性关节炎 4~6 年后才出现。痛风的影像学特征包括：

- 痛风石或关节周围软组织结节/肿块，由可能含有钙的尿酸盐晶体沉积引起
- 痛风石引起的关节周围或关节内骨质侵蚀
- 痛风石沉积在突出的骨皮质边缘以及明确的骨质侵蚀（有硬化边缘）（图 5-40）[52]
- 随机分布，无明显骨质疏松

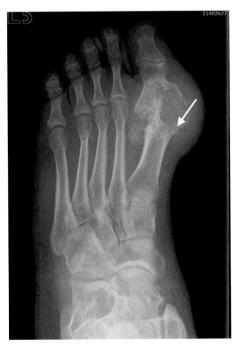

图 5-40　痛风性关节炎会影响第一跖趾关节。有大范围的关节周围骨侵蚀，边缘突出（箭头），软组织明显肿胀

二羟焦磷酸钙晶体沉积症

它也被称为假性痛风，具有典型的疼痛、软骨钙化和关节破坏三联征。膝、腕或耻骨联合处的软骨钙化几乎就可以诊断二羟焦磷酸钙晶体沉积症（图 5-41）。

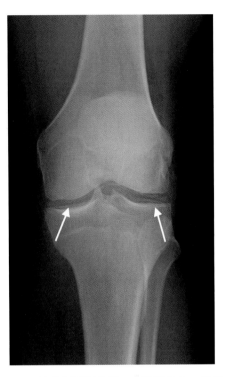

图 5-41　软骨钙质沉着病。右膝正位片。沿半月板的走行的位置，在胫股骨内侧和外侧出现钙化（箭头）

弥漫性特发性骨质增生

弥漫性特发性骨质增生（DISH）并不是真正的关节病，因为它不累及滑膜、关节软骨和关节骨面。这是一种相当常见的骨化过程，累及韧带和肌腱附着端，发生在 12% 的老年人[53]。它最常累及胸椎，但也可能累及骨盆、脚、膝关节和肘部。它可以累及椎体周围所有韧带的骨化，特别是前纵向韧带。后纵韧带骨化（OPLL）也可见。据报道，这在亚洲血统的个体中更为常见，可能与严重的椎管狭窄有关。根据定义，DISH 病必须包括至少四个相邻椎体的连续性骨化（图 5-42A 和 B），但必须有正常的椎间隙和椎小关节，没有关节僵硬。

5

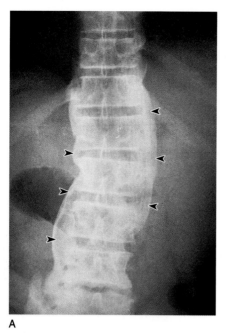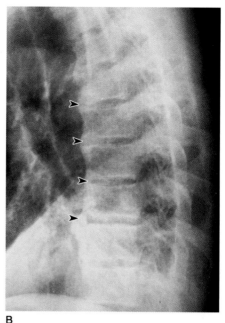

图 5-42　弥漫性特发性骨质增生。下段胸椎的正位(A)和侧位(B)X 线片。脊柱旁韧带有钙化(箭头),长度超过四个脊柱节段。注意椎间盘间隙的相对保留

脊柱和脊髓影像

经过多项研究评估腰痛的影像学应用价值后,我们知道,单纯的急性腰痛是一种良性、自限性的状况,因此不需进行任何影像学检查。绝大多数患者在 30 天内可以恢复正常活动。腰椎的 X 线检查包括正位和侧位片。这些检查用于评价 50 岁以上轻度创伤后出现背痛和体重减轻的患者以及不明原因发热、免疫抑制、癌症病史、长期使用类固醇以及局灶性神经系统或残疾症状的患者。斜位片可用于评估疑似椎体滑脱时椎弓峡部的缺损,以及评估椎间孔和椎小关节。常规的腰椎 X 线检查的相对辐射剂量水平在 1~10mSv 之间[54]。尽管普通的 X 线片对于检测多种类型的脊柱骨折和退行性变化有价值,但是 CT 和 MRI 所提供的骨性和软组织结构的高分辨率已使这些检查对于脊柱和脊髓的退行性、创伤性、肿瘤性和传染性性疾病的诊断具有更重要的价值。

脊柱退行性疾病

CT 和 MRI 提供有关脊柱退行性疾病的互补信息。MRI 通常是评估脊柱内退行性变化的一种评估方式,这是由于其优越的软组织对比度和无辐射暴露。CT 具有出色的空间分辨率,并能更加清晰地显示骨质和钙化的结构。MDCT 技术的出现允许在矢

状面和冠状面进行重建,从而可以更好地描述术后脊柱的病理过程和骨性结构评估[55]。MRI 可以无创地显示脊髓和椎管内的蛛网膜下腔以及椎间孔内的神经根。通过 CT 辨别这些结构需要在硬膜囊内注射造影剂。MRI 具有评估髓内异常的卓越能力。它还提供直接的多平面成像功能。

正常颈椎和腰椎的轴位 CT 图像(图 5-43 和图 5-44)可以很好地显示所有骨质结构,包括椎小关节。在颈椎中,用冠位重建和斜矢状位图像可以很好地显示钩椎关节(即 Luschka)。腰椎的矢状斜位影像可很好地显示椎弓峡部,以评估椎体滑脱。软组织窗口通常显示中等密度的软组织结构(如椎间盘,黄韧带和鞘囊)。矢状位图像可评估解剖结构排列和椎体不稳定性,并能充分评估椎间孔狭窄。硬膜外脂肪包含椎骨内部的静脉神经丛,可以通过体循环内注射造影剂进行增强检查以提软组织侵入椎管内软组织的显示效果(如椎间盘突出)。将造影剂注入蛛网膜下腔(即 CT 脊髓造影)可显示的脊髓和神经根(图 5-45)。

MDCT 技术的引入允许在轴位平面中采集多个薄层图像,这些图像可以在矢状和冠状平面中重建。所采集数据的高空间分辨率允许在不同平面上进行近乎完美的重建。此外,计算机生成的容积重建图像可重建出出色的脊柱 3D 图像(图 5-46A-C)。

矢状位 T1 加权 MR 图像可以很好地评估颈椎、

5

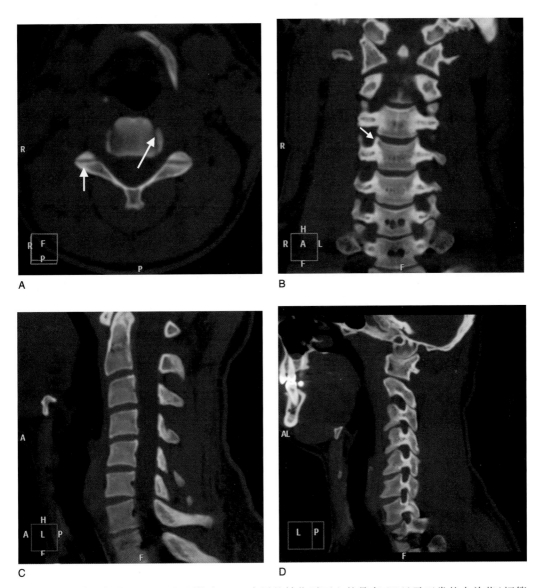

A

B

C

D

图 5-43　正常颈椎的 MDCT。A:颈椎在 C5-6 水平的轴位平面上的骨窗 CT 显示正常的小关节(短箭头)和 Luschka 关节(长箭头)。B:经过钩锥关节的水平(箭头)的冠状多平面重排图像(MPR)。C:颈椎正中矢状面重建图像显示正常脊柱前凸轻微反弓,可能是继发于痉挛或与姿势有关。注意其序列对齐,无椎体间半脱位。D:斜矢状位 MPR 表现出神经根孔,钩椎关节和椎小关节

5

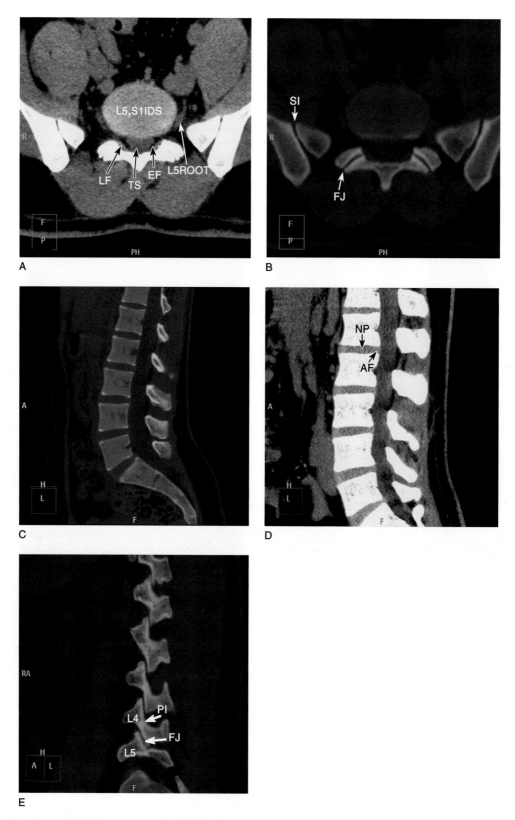

图 5-44 正常腰椎 CT。A:L5 的轴位软组织窗口 CT 显示硬膜囊(TS),侧隐窝内的 L5 神经根(NR),硬膜外脂肪(EF)和黄韧带(LF)。B:轴位相同水平的骨窗显示了椎小关节和右侧骶髂关节的硬化边缘。C:中间层面矢状面重建(MPR 图像)。正常的均匀骨小梁。注意椎间隙的宽度以及椎体前后缘的解剖排列。D:髓核(NP)和纤维环(AF)的密度可以被区别显示,注意硬膜囊内低密度的脑脊液。E:通过后柱组分的斜位重建,可见显示正常的椎小关节(FJ)和椎弓峡部(PI)

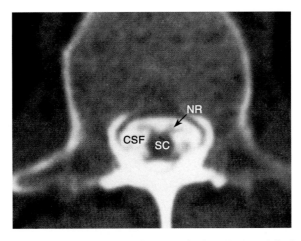

图 5-45　L1 水平的甲泛葡胺 CT 脊髓造影可显示脊髓（SC），发自脊髓的神经根（NR）以及造影剂增强的脑脊液

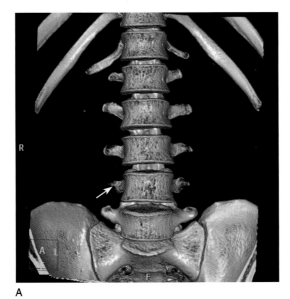

A

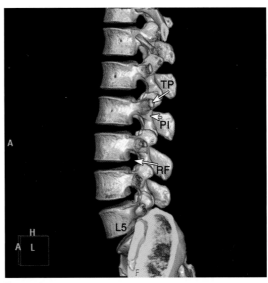

B

图 5-46　正常腰椎的容积重建图像。A:冠状（正位）投影。箭头指向发育不良的右横突,这是正常的解剖学变异。B:矢状（侧位）视图,注意椎弓峡部（PI）与椎小关节（FJ）和椎间孔（RF）的关系。C:通过中央管的正中层面矢状面。椎小关节（FJ）,椎弓峡部（PI）和椎弓根（P）

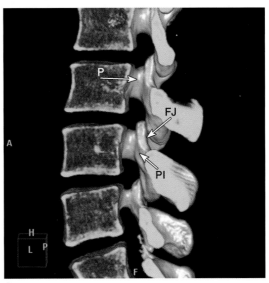

C

胸椎或腰椎的局部可疑病变,且该检查为非侵入性的。矢状位 T1 加权图像显示椎骨的骨髓为高信号,边缘骨皮质为低信号。信号强度非常低的结构包括椎间盘的纤维环的周围部分,所有韧带,硬脑膜和脑脊液(CSF),这些结构彼此之间通常很难区分(图 5-47A-C)。髓核和纤维环的内侧部分表现为中等信号强度。脊髓和神经根表现为也中等信号强度,与低信号强度的脑脊液形成鲜明对比。硬膜外的脂肪积聚在腰椎水平最为显著,从而在 T1 和 T2 加权图像上产生高信号强度。在 T2 加权 MR 图像上,CSF 和含水量较高的髓核呈高信号强度。

椎间盘退变疾病

椎间盘间隙是软骨关节,其中央髓核被环状纤维化所包围。髓核的退行性改变称为椎间骨软骨病(图 5-48A 和 B)。椎间盘疾病的早期征象可包括髓核内流体信号的丢失(脱水),这会导致 T2 加权像上椎间盘中央部分的信号减少,并使髓核与环纤维化之间的分界模糊。随后,椎间盘变窄,终板不规则。终板改变(包括软骨下骨的骨髓内信号异常)被称为 Modic 改变[56]。Ⅰ 型 Modic 变化的特征在于水肿信号,即 T1 加权图像上的信号减少,而 T2 加权图像上的信号增高。Ⅱ 型变化(图 5-49A 和 B)为脂肪的信号特征,在 T1 加权图像上呈中等或高信号,在 T2 加权图像上呈高信号。这是退行性骨软骨病中反应终板变化的最常见类型。Ⅲ 型变化代表骨质硬化,其特征在于 T1 和 T2 加权图像上的信号均降低。

当椎间盘退变时,它可能会出现纤维环胶原蛋

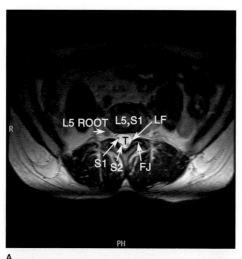

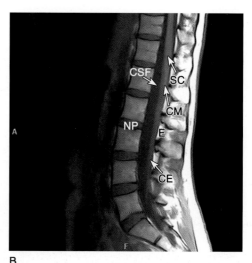

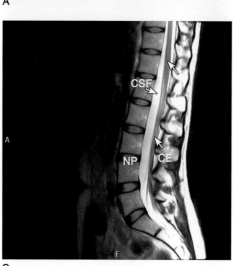

图 5-47　正常脊柱和脊髓的 MRI。A:L5-S1 水平的 T2 加权轴位 MRI 显示硬膜囊(T)为高信号区域,硬膜囊内后部的神经根(S1,S2)呈低信号。注意黄韧带(LF)和椎小关节(FJ)内的液体呈高信号。B:经腰骶椎正中层面的矢状位 T1 加权 MRI 显示椎间盘的髓核(NP),脊髓(SC),脊髓圆锥(CM)和马尾神经(CE)的神经根呈中等信号强度。脑脊液(CSF)呈低信号,硬膜外脂肪(E)呈高信号。C:经腰骶椎正中层面的权矢状位 T2 加 MRI 高信号的髓核(NP)和脑脊液(CSF)

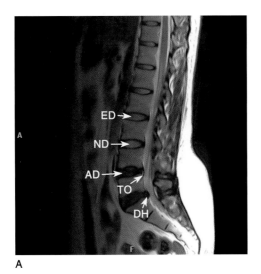 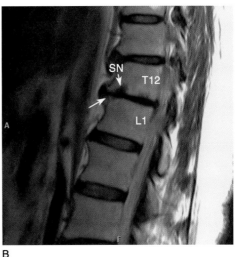

图 5-48　A:腰椎的矢状位 T2WI 表现出椎间盘软骨病的不同阶段。正常椎间盘(ND)表现出髓核高信号和正常高度。对于早期变性(ED),髓核信号减低,与椎间盘水含量降低有关,但椎间隙的高度正常。随着退变进展(AD),椎间盘的正常信号几乎完全消失,早期骨赘形成(TO)。请注意 L5-S1 段上的突出椎间盘(DH)。B:另一位患者的晚期退行性骨软骨病。椎间盘高度降低,代表终板突出的 Schmorl 结节形成(SN)和中等骨赘形成(箭)

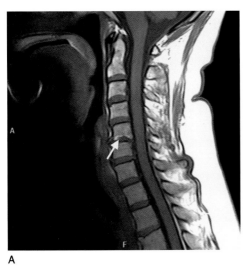 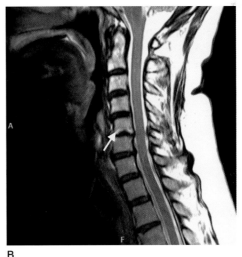

图 5-49　矢状 T1-(A)和 T2-(B)加权图像,并伴有颈椎退行性骨软骨病。大多数椎间盘的 T2 信号降低,整个椎间盘高度降低,环形凸出和骨赘形成。请注意,Modic Ⅱ型的 T1 和 T2 加权图像(箭)上的 C5 椎体下缘终板信号增加

白束的撕裂,这通常是髓核凸出的先兆,特别是在椎间盘的后外侧。椎间盘突出是纤维环内的髓核凸出。在轴位平面上,通常显示出椎间盘基底部更宽[57]。椎间盘膨出定义为髓核突出于外围纤维环之外。在轴位平面上,可以显示出相对于突出高度更窄的基底部。游离的碎片是挤压脱出的髓核与原椎间盘不再相连。多数突出椎间盘位于中央或中央旁(关节下)。正常椎间盘的缓冲负荷功能的丧失还由于这些关节必须承受的负荷增加而导致椎体关节的小关节骨关节炎和边缘性骨赘(变形性椎关

强直)。

颈椎间盘突出症

椎间盘突出通常发生在髓核黏多糖的退行性改变之后,这会导致胶原的纤维化[58],最终导致脱水和体积缩小。其结果,髓核不再承担正常的负荷分散机制,并且纤维环会承受过度的压力。这会产生环形裂痕和撕裂,最终导致髓核突出。正常椎间盘缓冲负荷的功能丧失还会导致椎小关节和椎体的负重增加,从而导致这些关节的退变和椎体边缘的骨

赘增生。

颈椎间盘突出的发生频率低于腰椎间盘突出。90%的颈椎间盘突出按发生频率高低依次见于C5-6、C6-7和C4-5水平[59,60]。在CT检查中,颈椎间盘突出表现为致密的软组织从椎间盘中央或中央旁突出进入椎管,或从后外侧突出至椎间孔(图5-50)。

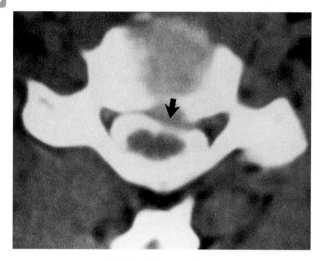

图5-50　C5-6髓核突出的CT评估。轴位CT脊髓造影显示C5-6椎间盘的高密度突出(箭),使硬膜囊和脊髓的左前侧受压扭曲

在T1加权MR图像上,颈椎间盘突出是椎间盘中度信号强度向后延伸至硬膜囊的低信号强度区域(图5-51A和B)。由于脊髓在表现为低信号脑脊液衬托下表现为相对较高的信号,因此可以直接通过MRI显示椎间盘与脊髓的关系。在T2加权MR图像上,椎间盘退变表现为椎间隙狭窄。椎间盘突出

表现为中等-低信号强度的椎间盘侵入高信号强度的脑脊液。椎间盘突出的后缘与脑脊液的交界面的信号可能非常低,这可能是被突出的椎间盘顶起的后纵韧带,也可能是纤维环后部的碎片[59]。T2加权图像还可以评估椎间盘突出与脊髓之间的关系,从而确定其导致患者出现脊髓病变的可能性(图5-52A和B)。有时很难通过MRI将椎间盘在椎间孔区的侧向突出与骨赘性侵占区分开,因为它们可能都表现为低信号强度。在这些情况下,CT可以很好地区分骨骼和软组织的密度。

颈椎椎管狭窄和椎间孔狭窄

颈椎椎管狭窄可以是先天性或获得性的。在较少见的先天性狭窄中,短椎弓根和厚椎板会产生小椎管[60]。它通常保持无症状,直到在以后的生活中先天性狭窄发生退行性变化为止。获得性狭窄可以由许多增生性退变产生,这些改变通常统称为颈椎病。这些包括与椎间盘相邻的椎体末端后缘的唇样增生,Luschka关节或小关节的增生性退变,黄韧带的屈曲或增厚以及后纵韧带骨化。所有这些结构都是椎管边界,因此增生性退行性改变可引起椎管狭窄。由于Luschka关节,小关节和黄韧带也是椎间孔边界,因此它们的退化过程会导致椎间孔狭窄。

尽管与椎管或椎间孔相邻的任何结构的增生性退化性改变可以单独发生,但它们通常是由椎间盘退变引起的。当椎间盘退变并失去其正常的缓冲负荷能力时,负荷往往会集中在脊柱弯曲的椎体边缘。这种过大的负荷会在椎体终板的整个边缘上产生骨

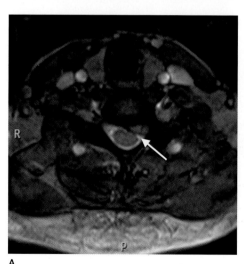
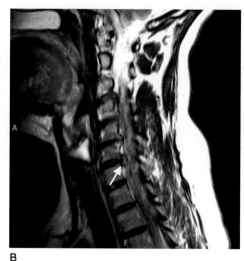

图5-51　A:颈椎的轴位T2*加权MRI显示左后外侧C5-6髓核(箭)突入硬膜囊并延伸到同侧神经根孔。B:经过左旁矢状位T2加权MRI显示,椎间盘部分(箭)突出在中等信号强度的硬膜囊和低信号强度的后纵韧带上

5

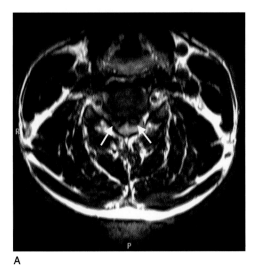
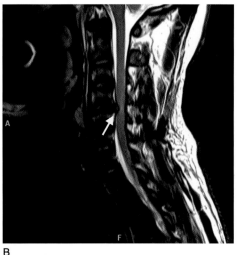

图 5-52 A:C4-5 水平的轴位 T2 加权图像显示有一个中部包含后纵韧带椎间盘突出(箭)。请注意,脊髓前正常的脑脊液信号完全消失,脊髓受压、向后移位。B:椎间盘突出(箭)顶起后纵韧带,压迫颈髓,并表现出信号增高这一脊髓病变的征象

赘增生。生长在后缘的那些骨赘会侵犯椎管而产生椎管狭窄(图 5-53A 和 B)。Luschka(即钩椎)关节位于从椎体上表面的外侧或后外侧边缘突出的钩突与下一个较高椎体的下侧面外侧的后凸之间。最近的证据表明它们不是真正的关节。相反,它们是椎间盘外侧部分的退化性裂口,始于 10~20 岁[61]。这些退化性变化产生的 Luschka 关节负荷增加,产生骨赘,可向后延伸到椎管的外侧部分或后外侧延伸到椎间孔(图 5-54A-C)。

椎间盘退变伴随着脱水和椎间盘高度降低,椎体之间的间隙减小,从而导致小关节负荷增加。由此产生的小关节退化包括关节间隙狭窄,软骨下骨

硬化和骨赘形成的软骨侵蚀。骨赘可能侵犯椎管或椎间孔。椎间盘高度的降低会导致椎板间隙的减少,导致黄韧带屈曲并向椎管内隆起,进而导致了椎管的狭窄。由于黄韧带从侧面继续进入小关节囊,因此黄韧带这一部分的屈曲会导致椎间孔狭窄。与其他椎骨水平相比,后纵韧带骨化在颈椎更常见。CT 显示的尤为清楚,其表现为骨化扩展到几个椎骨水平,与椎体后缘之间间隔细小的可透间隔(图 5-55A 和 B)。

当这些颈椎椎管狭窄的潜在原因中的任何一个使椎管足够狭窄时,脊髓受压都会产生骨髓病变的体征和症状。椎管狭窄最常使椎管的前后径变窄。

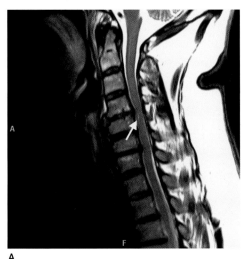
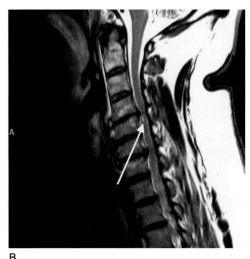

图 5-53 先天性狭窄合并进行性退行性脊柱关节病伴中央管狭窄和脊髓受压的患者的正中矢状位(A)和右旁矢状位(B)的 T2 加权图像。C4,C5 和 C6 椎体前后径增加。环状韧带的隆起和肥大是造成脊髓受压的原因。在 T2 加权图像(箭)上,可见早期脊髓病变的线状信号增高影

5

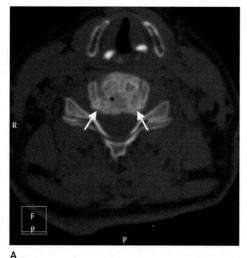

A

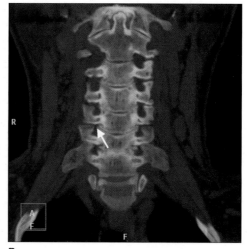

B

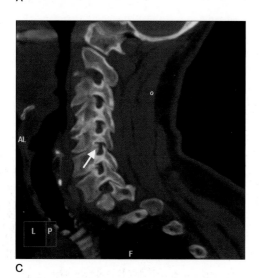

C

图 5-54 肥厚的 Luschka 关节伴有双侧椎间孔狭窄。A:在 C5-6 区段的轴位图像显示出钩椎关节(箭)的增生性变化以及相关的椎间孔狭窄。冠状(B)和矢状斜(C)MPR 图像更好地显示了相关的椎间孔狭窄,钩椎关节处的畸形和软骨下骨硬化(箭)

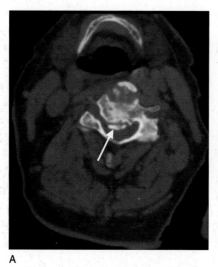

A

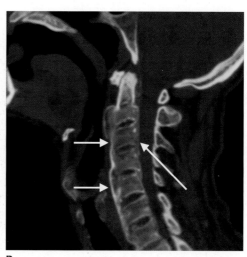

B

图 5-55 后纵韧带骨化症(OPLL)。A:C3 水平的轴位 CT 显示后纵韧带(箭)的纤维钙化。钙化韧带增大所产生的占位效应使中央管变窄。B:矢状多平面重建的图像。前纵韧带内的钙化(短箭)。钙化范围从 C2 一直延伸到 C7。后纵韧带骨化(长箭)从 C2 一直延伸到 C5 的水平

尽管椎管的横截面积在 C4 和 C7 处最小，但最窄的前后径直径通常在 C3 至 C5 处[60]。已有研究表明，当椎管狭窄前后径减小至 10mm 以下时均可导致四肢瘫痪[62]。

尽管最高节段的颈髓段几乎是圆形的，但在大多数颈椎水平上，颈髓具有椭圆形的轮廓，其主轴线是横向的。随着椎管狭窄引起的脊髓侵犯，通常首先要通过侵蚀性骨赘使脊髓前缘变扁平。随着病情进展，前正中裂隙会逐渐凹陷并加宽，直至脊髓呈芸豆形状（图 5-56）[45]。由于齿状韧带上的张力，脊髓侧索可能在前外侧变细。由于后侧白质萎缩，脊髓可能在背侧凹陷。据估计，可能需要使脊髓横截面积减少 30% 才能产生上行和下行传导束退化的体征[63]。

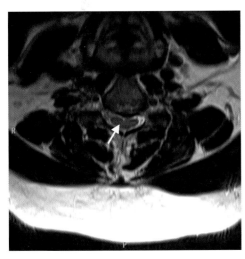

图 5-56　与图 5-54 相同的患者中的轴位 T2 加权图像。注意在横断面中呈豆形的脊髓变形。脊髓受压与信号增高表现出现了脊髓病变。（箭）

胸椎异常

与颈椎和腰椎疾病相比，胸椎间盘突出和胸椎管狭窄症均很少见。确实发生胸椎间盘突出时，通常涉及 T8 以下的椎间盘[64]。CT 表现与颈椎水平相似，但椎间盘突出的钙化在胸椎水平更常见。胸椎管狭窄的原因以及 CT 和 MRI 表现与颈椎水平相似。

腰椎间盘突出症

腰椎间盘突出与患者腰痛或坐骨神经痛的症状之间的关系尚不明确。据估计，多达 20% 的具有椎间盘突出影像学表现的患者是无症状的[65]。此外，当患者有椎间盘突出症状时，通常还会出现其他发

现，也可以解释临床发现。腰椎间盘突出最常发生在后外侧，这是因为纤维环在后 1/4 象限内最薄，而在后纵韧带中线处增厚。同样，屈曲是最普遍的腰椎运动，它在椎间盘的后部施加最大的压力。当椎间盘向后外侧方向突出时，它通常不会压迫到与椎间盘相关的神经孔内的脊神经根，因为神经根占据了椎间孔的上部，而椎间盘位于孔下部的前壁。因此，当 L5-S1 椎间盘从后外侧突出时，它通常不累及从 L5-S1 上部穿出的 L5 神经根，神而是通常累及 S1 神经根，因为 S1 神经根从 L5-S1 椎间盘的后外侧下降，然后从 S1 骶前孔穿出。不太常见的腰椎间盘突出位于中央或极旁侧。中央型突出可以累及马尾的任何或所有根。罕见的极旁型突出在椎间孔外发生。如果存在，它们通常会侵犯刚从该孔中出来的腹支。

CT 平扫可以准确诊断椎间盘突出。在 CT 检查中，突出的椎间盘表现为椎间盘的局灶性突出，可压迫硬膜外脂肪（图 5-57）。相对于非造影剂增强的硬膜囊及其邻近的神经根，突出的椎间盘物质通常为高密度。可以看到脑膜囊或邻近的神经根凹陷，移位或受压。在更多的侧向突出中，椎间盘的软组织会侵犯椎间孔或椎间孔外软组织，并在此取代脂肪，在这里，它会侵犯背根神经节，脊髓神经或腹侧支。腰椎间盘突出可能出现钙化或包含气体。挤出的椎间盘碎片会与椎间盘分离，因此能够向上，向下或横向迁移。突出的椎间盘应与膨出的纤维环区分。膨

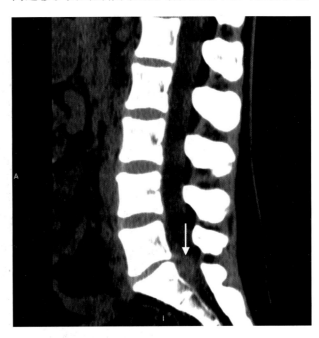

图 5-57　腰椎的 MDCT 采集的矢状重建图像显示严重的椎间盘突出（箭）

出是由于髓核内的脱水和体积减小。与椎间盘突出的局灶性突出不同,膨出的纤维环通常具有对称的平滑轮廓,膨出超过椎体的所有边缘。

在矢状位和轴位 T1 加权 MR 图像上,腰椎间盘突出表现为中度信号强度的椎间盘侵入高信号的硬膜外脂肪,或侵入中等-低信号强度的硬膜囊或脑膜鞘内的腰椎神经根(图 5-58A 和 B)。同样,椎间孔部位的椎间盘突出表现为中等信号强度的肿块推移椎间孔的脂肪并侵犯背根神经节或神经根。在矢状位 T2 加权 MR 图像上,退化椎间盘的低信号强度与相邻水合良好椎间盘的髓核的高信号强度形成鲜明对比(图 5-59)。由于脑脊液在 T2 加权图像的高信号强度类似脊髓造影效果,呈低信号强度的椎间盘在硬膜囊中的任何突出都是很明显的。

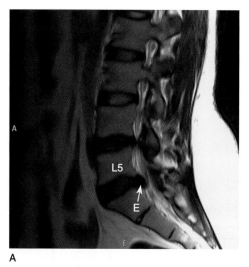
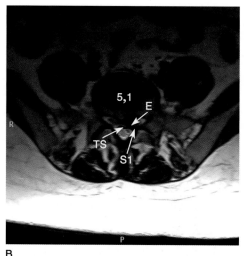

A　　　　　　　　　　　　**B**

图 5-58　**A**:腰椎的左旁矢状位 T2WI,在 L5-S1 节段椎间盘突出。**B**:轴位 T2WI 显示由于椎间盘挤压(E)使硬膜囊(TS)被顶起。第一骶神经根(S1)有占位效应和后移

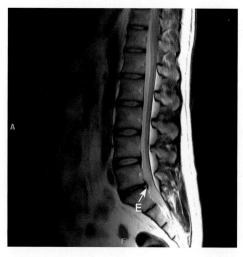

图 5-59　L5-S1 节段的小的中央型突出(E)。注意与其余椎间节段相比,椎间盘的信号减少,这是退变的迹象

造影术仍然是一个有争议的诊断成像方式。它的主要诊断价值在于通过给定的椎间盘位置注射造影剂来再现患者的特定疼痛,而作为对照,相邻椎间盘的注射不会产生疼痛或只是牵涉痛[66]。造影术,尤其与 CT 结合使用时,可以提供有关退变,裂痕和撕裂程度的信息。

腰椎椎管狭窄和椎间孔狭窄

腰椎椎管狭窄和椎间孔狭窄与颈椎椎管狭窄一样,腰椎椎管狭窄通常由于椎间盘退变并随后椎体末端边缘性骨赘,小关节的增生性退行性变和黄韧带肥厚。腰椎狭窄可以是外侧型,中央型或混合型。下腰椎通常具有较短的椎弓根,从而导致上关节突侵入椎管,切断狭窄的侧隐窝(图 5-60A-E)。侧隐窝的外侧面是椎弓根,前面是椎体,最重要的是,后面是上关节突。侧隐窝被下一个脊髓神经的神经根占据,神经根在其硬膜鞘内下行。在下一个下椎骨的上关节突的前内侧边缘生长的骨赘最有可能侵犯外侧隐窝而产生外侧狭窄。由于下一个较高椎骨的下关节突位于上关节突的后内侧,因此在其前缘生成的骨赘更可能产生中央狭窄。在中央狭窄中,马尾的任何或所有神经根都可能受到侵害。椎体边缘骨赘和黄韧带肥厚可导致腰椎管狭窄。

涉及小关节的增生性退变也可侵犯神经孔的后方,并因离开该孔的神经根受压而产生椎间孔狭窄。因此,累及单个上关节突的增生退行性变可累及两

5

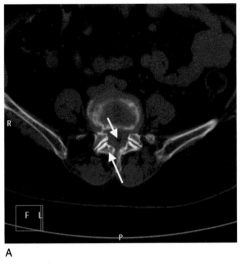

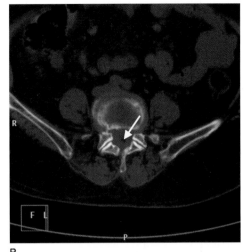

A

B

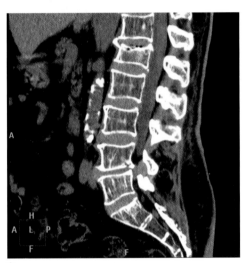

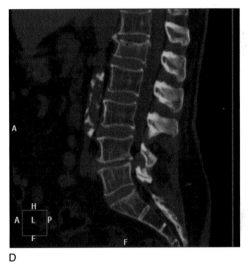

C

D

图 5-60　退行性脊柱关节病和脊椎管狭窄症患者的腰椎 MDCT。在 L4-5 水平，小关节增生性退变和黄韧带肥厚（长白色箭），引起侧部狭窄，而关节突的增生性改变则导致中央狭窄（短白色箭）。A：骨窗。B：软组织窗口，能更好地显示肥厚的黄韧带（短箭）。软组织窗（C）和骨窗（D）。同时观察到先天性管狭窄。L1 的上缘终板显示受压。E：中央管的三维重建显示其明显狭窄

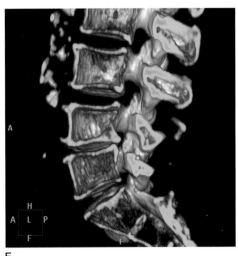

E

5

条紧密相邻的神经的根部,并可能导致椎间孔狭窄和外侧椎管狭窄。由于椎间盘退变和椎间盘高度降低,上关节突向上和向前移位到神经根所在的椎间孔上部会进一步占据椎间孔。另外,由于小关节的倾斜,随之而来的上位椎体的下关节突的向下移位会导致其椎体向后进入神经孔的上部(即向后移位)。通过标准的脊髓造影术,向前突出的椎间盘和膨大的黄韧带可以产生硬膜囊的沙漏形外观(图5-61)。通过 CT,所有骨赘均清晰可见,并且外侧隐窝小于 3mm 强烈提示侧隐窝狭窄[67]。增生性改变导致的中央型和椎间孔狭窄也可清晰显示。矢状面重建对于评估椎间孔狭窄尤其有用。

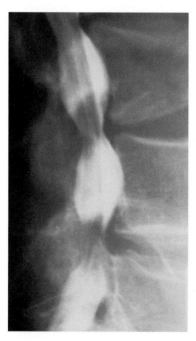

图 5-61 椎间盘突出和黄韧带肥厚引起的腰椎椎管狭窄。侧位脊髓造影显示硬膜囊的沙漏形改变

MRI 清楚地显示了小关节面解剖结构,软骨下骨表现为信号空隙。在 T1 加权图像上,关节软骨可视为两个关节突软骨下骨之间的中等信号强度。在 T2 加权图像上,信号增加。小关节退化表现为关节软骨厚度的不规则或变薄。骨赘通常表现为椎间孔,侧隐窝或椎管的信号缺失。有时骨赘显示内部信号强度高,表明含有骨髓。

腰椎峡部裂和腰椎滑脱

腰椎峡部裂是峡部的病损,通常累及 L5 椎骨,偶尔累及 L4 椎骨。大多数峡部裂被认为是由重复性压力产生的。可以将通过骶骨陡峭倾斜上表面的重力和肌肉负荷分解为剪切分量,该分量易使 L5 椎体在 S1 上向前移位,而压力分量与 S1 上表面成直角(图 5-62)。根据牛顿第三定律,S1 将对 L5 椎体的下方施加相等且相反力。L5 在 S1 上向前移位的张力主要受到 L5 下关节突对 S1 上关节突的影响。牛顿的第三定律再次指出,将对 L5 的下关节突施加相等且相反力。L5 椎体上的向上和向前的力以及上关节突在 L5 的下关节突上的向上和向后的力会导致剪切应力集中在椎弓峡部上,这可以产生应力性骨折。

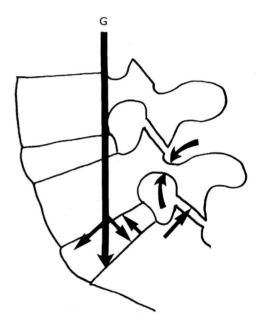

图 5-62 重力负荷(G)施加在腰骶部连接处。在 L5 椎体的下侧面和 L5 的下关节突的前侧面上大小相等和方向相反力,使剪切应力集中在 L5 的椎弓峡部上(弯曲的箭)。这导致了椎弓峡部的应力性骨折

腰椎滑脱是一个椎体在另一个椎体上的前半脱位。它可以在任何椎骨水平上发生,但是腰骶交界处的结构在该水平上导致较高的发病率。在此水平上最常见的原因是峡部裂,其中 L5 或 L4 的下关节突受累将不再能够抵抗椎体的向前移位。腰椎滑脱是否一定继发于峡部裂很大程度上取决于腰骶部连接处其他支撑结构的阻力,这些支撑结构包括椎间盘,前纵韧带和髂腰韧带。当它们不足以稳定时,峡部裂可导致腰椎滑脱。腰椎滑脱的其他原因包括小关节和椎间盘的退行性改变,产生关节不稳、骨折、上骶椎或 L5 椎弓发育异常,Paget 病或医源性椎板切除或骨关节面切除术[67]。

在斜位片上,脊椎峡部裂可视为"猎狗"轮廓的颈部断裂,这是由同侧横突形成鼻子,同侧椎弓根形成眼睛;关节间隙构成脖子;同侧下关节突形

5

成前肢;椎体构成身体;对侧下关节突形成后肢;棘突构成尾巴(图 5-63)。当临床上或在平片检查中怀疑椎体峡部裂时,进行矢状面 CT 重建,MR 检查,或平片结合核医学闪烁显像能有助于诊断(图 5-64A 和 B)[68]。

腰椎滑脱是根据半脱位的程度进行分级的,其中Ⅰ级的前向位移小于 25%;Ⅱ级,向前位移 25% ~ 50%;Ⅲ级,为 50% ~ 75%;和Ⅳ级,大于 75%。腰椎滑脱的分级通常通过侧位平片或矢状面 CT 重建图像来完成(图 5-64C 和 D)。

在 CT 上,峡部裂的损害与小关节病变的区别在于峡部裂位于椎弓根的轴向水平,以及缺损的不规则边缘和邻近的硬化,而不是位于椎间孔的水平。通过 MRI 峡部缺损可表现为高信号骨髓中的低信号带。

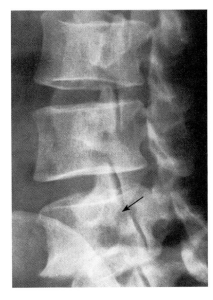

图 5-63　峡部裂和脊椎滑脱。斜位 X 线片显示 L4 椎体峡部裂缺损(箭)。注意 L3 锥体影中"猎狗"轮廓中完整的脖子

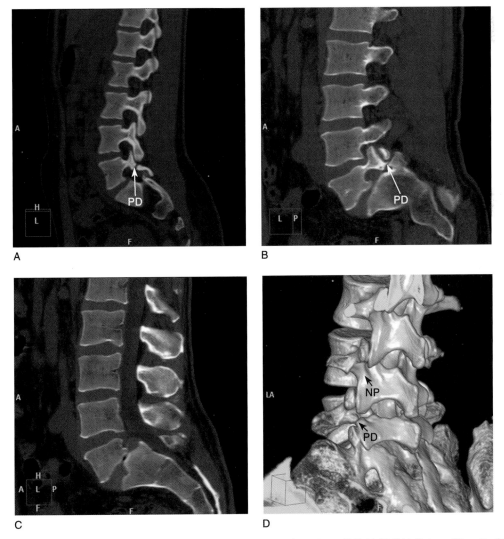

图 5-64　峡部裂和腰椎滑脱。A:MDCT 的右旁矢状位重建显示 L5 椎体峡部裂缺损(PD 箭)。B:容积 CT 的旁矢状位重建图像显示患者的峡部裂,并伴有Ⅰ度脊柱滑脱(PD 箭)。C:正中矢状位重建显示Ⅱ度腰椎滑脱。D:CT 容积成像的斜后视图,显示峡部裂(PD)和其上方正常峡部(NP)

5

脊柱创伤

尽管在平片上可以很好地显示很多脊柱创伤，但是 CT 检查具有许多优势。这些包括显示在平片中看不到的骨折，准确评估骨折碎片累及椎管的程度（图 5-65A 和 B），识别椎间孔周围骨折对椎间孔的侵犯以及更准确地评估小关节的破裂。

MR 可以显示骨折碎片压迫的硬膜囊或脊髓，以及所导致的脊髓挫伤（图 5-65C）。它可以显示脊髓水肿或出血而导致的急性脊髓增粗和脊髓萎缩。

CT 脊髓造影可用于诊断创伤后囊性脊髓病变，因为囊腔会容纳造影剂，从而显示为脊髓内边界清楚、密度均匀的高密度区域。当没有 MRI 或存在 MRI 禁忌证时，CT 脊髓造影可用来评估椎管狭窄和脊髓压迫的程度。CT 也可以更好地显示出在平片上看到的椎骨不稳的征象（图 5-66A-C）[69]。这些征象包括：

- 受累椎体或骨折碎片的移位
- 棘突间间隙变宽，这意味着继发于过度屈曲损伤脊柱后韧带的损伤

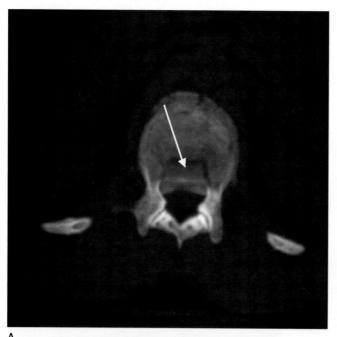

A

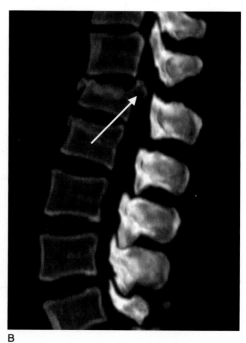

B

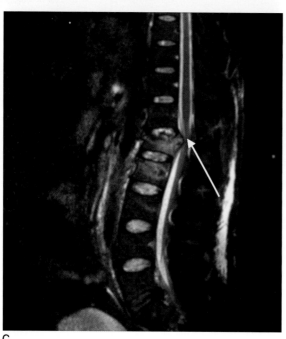

C

图 5-65　脊柱创伤的 MDCT 图像。A:L1 爆裂性骨折的 CT 显示骨折碎片移位进入椎管（箭）。椎体的上关节面有明显的粉碎。B:矢状 MPR 重建显示较大的碎片（箭）破入椎管内。L2 的上缘终板轻度受压。C:矢状位 T2 加权 MR 图像显示，由于水肿和出血，L1 和 L2 椎体骨髓的信号强度增高。椎管内圆锥和近端马尾向后移位。圆锥（箭）的信号增高提示脊髓挫伤

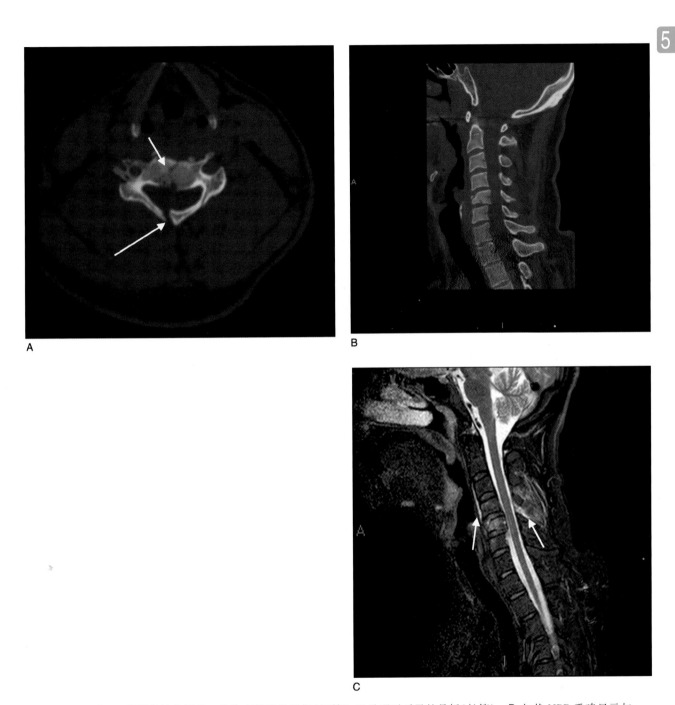

图 5-66　A:C5 颈段的轴位图像。椎体有粉碎性骨折(短箭),以及通过后弓的骨折(长箭)。B:矢状 MPR 重建显示与相邻椎体存在前塌陷和后半脱位。C:矢状位 T2 加权 MR 显示椎体信号增高,提示水肿,椎前软组织肿胀(箭)和水肿(箭),这是后支撑韧带损伤的继发征象

- 矢状面或冠状面椎管直径的增大,通常通过椎弓根间距的增加来评估,这意味着椎体在矢状面中的完全破坏
- 小关节间隙的扩大,这意味着韧带断裂
- 椎体后方的序列破坏,例如发生在爆裂性骨折或座椅安全带骨折中(图 5-67)

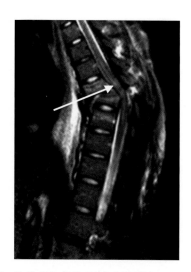

图 5-67　胸椎的矢状位 T2 加权图像。C7-T1 间隙处存在骨折脱位(Chance 骨折)。有 C7,T1 和 T2 椎体的骨髓水肿和广泛的椎前软组织肿胀。在后支撑结构内也可发现水肿。从 C6 到 T2 段,脊髓受到压迫和水肿(白色箭)

T1 加权矢状和轴位 MR 图像可最佳评估椎骨排列以及椎管的骨和椎管韧带边界。它们还可以很好地显示外伤性脊髓空洞症的低信号与周围脊髓的较高信号强度。矢状位 T2 加权 MR 图像上脑脊液(CSF)呈高信号,因此可以最佳评估骨折碎片对硬膜囊或脊髓的侵犯程度。

相对于脊柱创伤的其他影像检查方法,MRI 具有许多优势。首先,它可以评估脊柱颈胸椎交界处的椎体排列,这是其他检查方式相对难以做到的。其次,它提供了一种评估相邻软组织损伤的方法。例如,过度伸展性损伤可能引起的椎前间隙出血,在 T2 加权图像上表现为高信号区域。MRI 还可以识别高信号的过度屈曲性损伤继发的椎旁后肌出血。此外,MRI 是评估韧带损伤的最灵敏方式,因为它可以发现支持韧带内的水肿,没有任何其他成像方式可以做到此评估(图 5-65 和图 5-66C)。重要的是,MRI 提供了一种无创的方法来评估椎体后缘骨折块或前移位的椎弓碎片与脊髓之间的关系(图 5-65C)。在大多数中心,MRI 已取代脊髓造影作为评估椎骨创伤对脊髓的影响的首选方法。最重要的是,MRI

可以评估脊髓损伤的程度和类型[69,70]。

急性损伤的脊髓往往会水肿,从而充满椎管并推移硬膜外脂肪。这可以通过 CT 和 MRI 来显示。MRI 在脊髓损伤的早期阶段,对评估脊髓损伤的类型和恢复的预后方面,具有重要的价值。通过直接观察横断面,可以识别脊髓横断面的水平节段和完整性。在脊髓非横贯伤中,它可以将脊髓出血与脊髓挫伤伴水肿区分开。在 T2 加权图像上,脊髓挫伤水肿会在受伤后 24h 内呈高信号;而急性出血在 24h 内表现为低信号。在创伤后的几天内,由于顺磁性高铁血红蛋白的积累,亚急性出血部位在 T2 加权图像上信号增高(图 5-68)。Khurana 等发现 MRI 显示的损伤类型与患者的神经功能恢复有关[70,71]。那些有脊髓挫伤和水肿的患者表现出明显的功能恢复,而那些有出血的患者几乎没有功能进展。因此,损伤的 MRI 特征可能为临床医师提供重要的预后数据。

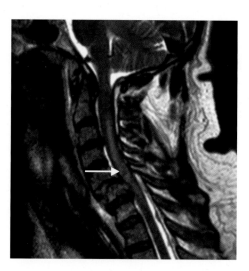

图 5-68　C5-6 段骨折脱位的患者颈胸交界处的矢状 T2 加权图像。脊髓受压和肿胀。脊髓内的低信号区为继发于急性出血(箭)相关的高铁血红蛋白沉积

MRI 对于鉴别脊髓远期后遗症,包括脊髓软化症和创伤后脊髓囊肿或脊髓空洞症,也具有重要的意义。据认为,由于缺血或受损的脊髓组织中释放的酶或两者兼有,脊髓软化会在脊髓的受损区域内发展[72]。脊髓软化区由神经元变性、瘢痕组织和微囊腔的产物组成。目前认为,由于受伤的脊髓周围的瘢痕组织将脊髓束缚在硬脑膜上,使得在日常活动中发生的脑脊液(CSF)压力的间断性变化,倾向于集中作用在受伤的脊髓节段上,因此脊髓软化区会变成更大的髓内囊腔。据推测,这些压力导致脊髓软化区微囊合并为逐渐增大的囊腔。从理论上

讲,脑脊液沿着扩大的血管周围的 Virchow-Robin(VR)间隙进入囊腔,该间隙将蛛网膜下腔与囊肿连接起来[70]。

在 T1 加权图像上,脊髓软化症出现在损伤区域附近的脊髓区域内,其信号强度低于脊髓,但高于脑脊液。它与相邻的脊髓边界不清楚。相反,髓内囊腔的信号强度接近脑脊液,与周围脊髓或脊髓软化灶的邻近区域边界明显。既往临床影像已稳定的患者脊髓中的髓内囊腔的发展可能导致患者出现进行性感觉和运动功能障碍。尽管脊髓软化症没有明确的治疗方式,但可以通过分流术对脊髓囊腔进行手术减压,以改善或至少阻止患者神经系统的恶化。因此,MRI 对囊肿和脊髓软化症的区分很重要。MRI 也可用于术后随访,以确保囊腔已完全减压,并且导管继续发挥作用,以防止囊腔内液体再次积聚。

寰枢椎不稳

脊柱不稳是脊柱运动节段完整性的减弱,此时外力产生的移位比正常情况更大,从而导致畸形和疼痛。寰枢椎不稳定性可能是由于寰横韧带,翼状韧带和齿状突尖韧带的软化,松弛或断裂引起的。这些韧带将齿状突保持在适当的位置,靠在寰椎前弓上,并位于枕骨大孔以下。类风湿关节炎、唐氏综合征或外伤性破裂可能引起这种韧带改变。类风湿导致的破坏寰枢关节关节软骨和骨质的变化会进一步增加不稳定性。齿状突异常也可能引起寰枢椎不稳定性,例如齿状突的未融合的顶端部分或齿状突骨折。

通常,成人的寰椎前弓和齿状突之间的透 X 线软骨间隙不超过 3mm。如果存在韧带异常,颈椎的屈曲侧位 X 线片可能显示齿状突向后半脱位进入椎管,从而导致寰齿间隙超过 3mm。当齿状突后半脱位超过 9mm 时,可能会压迫脊髓并产生神经系统异常[73]。齿状突的半脱位也可能超过枕骨大孔,这可能会损伤延髓或椎动脉而导致死亡。这些半脱位可以通过 CT 和 MRI 很好地看到。MRI 也可以直接评估韧带。轴位或矢状位 CT 脊髓造影和 MR 图像能够评估半脱位所致的脊髓或延髓损伤。

脑部成像

以下部分将专门介绍与康复相关的脑成像。重点放在缺血性和出血性脑卒中、头部外伤和常见退行性疾病的影像学上。脑肿瘤和感染的影像学将不在本节中介绍,因为它不在本文讨论范围之内。

脑卒中

脑卒中一词是指非创伤性血管原因所致的短暂或永久性神经系统症状和体征(参见第 18 章)。急性脑卒中的影像学检查应有助于:①排除颅内出血;②区分不可逆转的脑组织损伤和可逆转的受损脑组织("处于危险中的脑组织"),后者可从早期治疗中受益;③确定动脉狭窄或闭塞。处于危险中或缺血半暗带的脑组织是指灌注减少和功能丧失的区域,但其神经元仍然可被救活。因此,一旦排除出血,及时用溶栓剂再灌注该组织可预防神经元细胞死亡并帮助恢复正常功能[74]。对于大多数急性脑卒中患者,CT 仍然是首选的影像学检查手段,其原因有以下三个:首先,因为新鲜渗出的血液比灰质或白质的放射密度更高,所以 CT 诊断脑出血的特异性和敏感性都非常高;其次,由于出血最初几个小时内的成分主要是非顺磁性的氧合血红蛋白,因此 MRI 无法检测;最后,MRI 扫描时间较长,许多急性脑卒中患者无法配合检查;同时,许多监护设备与强磁场不兼容,往往妨碍了早期的 MRI 检查。当前的脑卒中诊断方案遵循多模态方法,可包括非增强 CT、CT 灌注、CT 血管造影(CTA)、常规 MRI、MR 血管显影(MRA)以及弥散和灌注加权 MR 成像技术,以便建立早期诊断,继而选择适当的治疗方法。

缺血性脑卒中

脑缺血可以是来自颅外大血管的脑栓塞或是颅内小血管的血栓形成,栓塞源自动脉粥样硬化斑块或更多近端血管或心脏内的血栓。此外,系统性的灌注减少,例如休克、心排出量降低或呼吸衰竭,也会导致有或没有梗死灶的脑缺血。

脑缺血可以是完全或部分可逆的或不可逆的,不可逆可导致神经元细胞死亡,通常称为梗死。一旦流向大脑的血液减少或中断了足够长的时间,神经元细胞膜内的化学泵就会停止充分发挥作用,从而干扰正常的电解质稳态。细胞外液随后涌入受累的神经细胞。这种级联事件最初会导致神经元停止细胞功能,以求生存。这种"顿抑"细胞群可以通过迅速再灌注来挽救。如果没有及时进行充分的再灌注,将发生不可逆的神经元细胞死亡。

与梗死有关的水肿既累及灰质又累及白质,并且具有一定的 CT 和 MRI 表现。CT 平扫是可疑脑卒中患者的首选检查，因为它容易获得，检查快速并且对脑出血的检测高度敏感。在 CT 平扫上，与脑梗死有关的水肿表现为低密度或低衰减区，这意味着它比预期的要暗。大脑中动脉（MCA）区域缺血性脑梗死的早期 CT 平扫征象如下：①豆状核模糊，有时称为消失的基底神经节体征，最早可见于症状发作后 2h[75]（图 5-69）；②岛带征，指的是岛叶皮质的低密度（图 5-70）；③大脑中动脉致密征，指动脉内的新鲜血栓，最早可在事件发生后 90min 内看到（图 5-71）。需要注意的是，该征象提示闭塞，而不一定意味着脑梗死。尽管如此，在缺血性梗死后的最初几个小时内，CT 平扫通常是阴性的，直到出现密度减低并伴有相邻皮质脑沟消失以后才能被识别（图 5-72）。

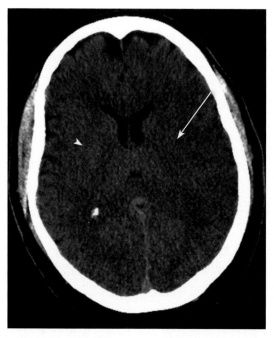

图 5-69　豆状核模糊。CT 平扫显示左侧豆状核（箭）消失。与右侧（箭头）的正常豆状核比较

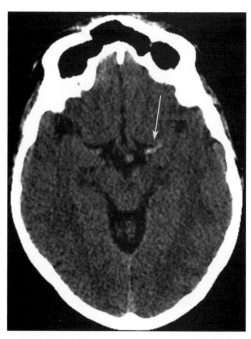

图 5-71　大脑中动脉致密征。左中脑动脉（箭）处的高密度，提示管腔内血栓

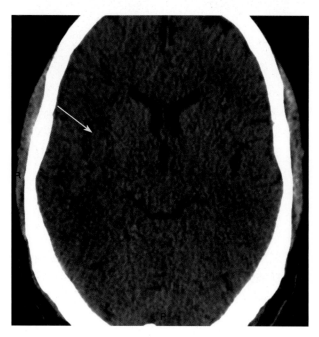

图 5-70　岛带征。CT 轻度低密度改变，正常的灰白质分界消失以及右岛叶区域（箭）表面的脑沟消失

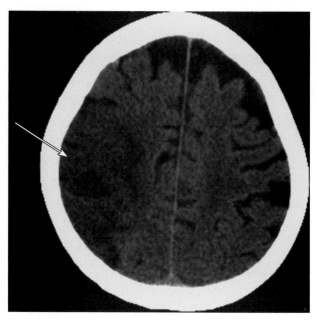

图 5-72　损伤后水肿已达到高峰，并且梗死区域显示为明显的低密度，与右中脑动脉的供血区域一致（箭）

水肿在 3~5 天达到峰值,此时,CT 平扫通常表现出明确的低密度区域,通常对应于某条脑动脉或其分支的血管区域。梗死面积较大时,脑肿胀最终可导致脑疝或阻塞性脑积水(图 5-73A 和 B)。随着梗死后脑组织的变性和吞噬作用,脑组织体积减小导致表面脑沟和深部脑室增大[76]。当系统性疾病引起全脑灌注减低时,梗死区域主要位于主要脑动脉供血区的交界地带,因为此处的灌注最为薄弱(图 5-74)。有时可以通过 CT 平扫直接观察到栓子,表现为动脉腔内条状高密度影。需要注意的是,出血不仅发生在出血性梗死,还可以在缺血性梗死内发生,这是由于血脑屏障的破坏而引起的再灌注损伤。当后者发生时,表现为梗死的低密度水肿内的高密度影(图 5-75)。

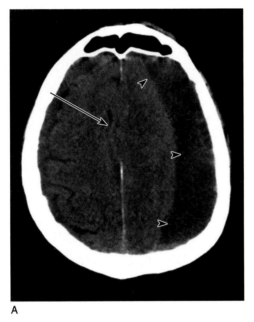

A

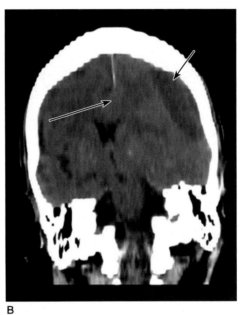

B

图 5-73　A:轴位 CT 扫描检查显示左侧硬膜下较大的血肿(箭头)和大脑镰下疝(长箭)。B:冠状多平面重建图像(MPR)能更好地显示占位效应和大脑镰下疝(长箭)。硬膜下血肿呈梭形(短箭)

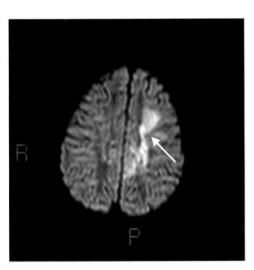

图 5-74　左上额叶急性分水岭梗死的轴位弥散加权图像(DWI)。信号强度增高(箭)表示扩散受限

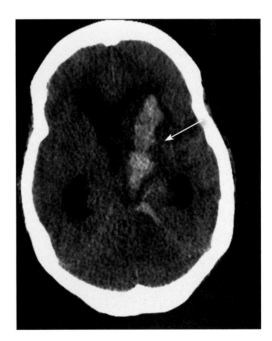

图 5-75　左侧基底核区和丘脑区高密度影,周围伴低密度的水肿带,提示缺血性脑卒中的出血转化(箭)。该患者在 12 天前出现缺血性脑卒中

在脑卒中后第 1 天或第 2 天静脉注射造影剂不会出现强化,直到血脑屏障的完全破坏后,才会出现对比增强。强化通常在 1～2 周达到峰值,而在 2 或 3 个月后不再出现[77]。最严重的血管损伤区域是在梗死的周围,因此,CT 增强经常会在梗死区域或紧邻的皮质脑回出现环形强化,这种现象被称为过度灌注(图 5-76A 和 B)[76]。

在出现症状后的最初几个小时内,常规 MRI 诊断急性缺血性脑梗死的敏感性和特异性高于CT。在 MRI 上,早期梗死的水肿在 T1 加权图像上呈低信号,而在对应的 FLAIR(流体衰减反转恢复)和 T2 加权图像上呈高信号(图 5-77A 和 B)。此外,类似于 CT 表现,MRI 上也可以可观察到灰质白质分界模糊,脑沟消失和占位效应。通过静脉钆造影剂(Gd-DTPA),受损的血脑屏障在 T1 加权图像上常呈高信号。MRI 在检测腔隙性梗死方面比 CT 更为敏感,腔隙性梗死是小于 1.5cm[76] 的小梗死,通常位于基底神经节和脑室周围区域以及脑干

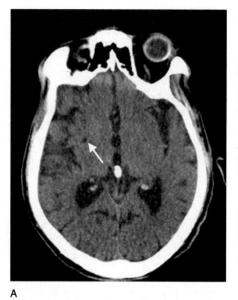
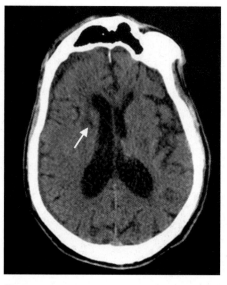

A   B

图 5-76 轴位 CT 图像显示右侧基底核区(箭)(A)和尾状核内(B)局灶性腔隙性梗死(箭)

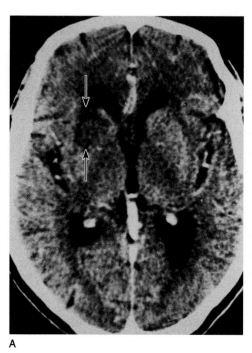
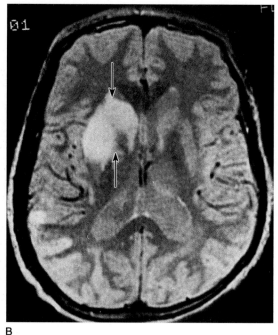

A   B

图 5-77 亚急性缺血性梗死。A:轴位 CT 图像显示尾状核头部内密度减低的区域(箭)。B:轴位质子密度(PD)加权序列。由于梗死的扩散受限特征,信号增高(箭)

区域(图 5-78A 和 B)。腔隙性梗死最常见的原因是高血压或糖尿病引起的深部穿支动脉(如大脑中动脉的细小网状分支)闭塞性疾病。MRI 在检测颅后窝缺血性梗死方面也优于 CT,因为 MR 图像不会像 CT 一样受骨性结构影响。另一个重要的成像序列是扩散加权 MR 成像(DWI)。水分子通常以称为布朗运动的随机方式在组织内移动。如前所述,急性脑卒中会产生电解质失衡,从而导致水分子涌入细胞内,在那里不再可能出现自由的随机运动,而处于受限的扩散状态。DW 图像中信号的增高反映扩散受限,对应的表观扩散系数(ADC)图像上则表现为信号下降。DW 图像中信号增高和 ADC 图中信号减低在一定的临床背景下提示脑梗死,而其他情况如黏膜脓肿和致密肿块(如淋巴瘤)可能具有相似的扩散受限模式(图 5-79A 和 B)。急性脑缺血的 DWI 的关键特征之一是,在损伤后 30min 内 DWI 就会呈阳性,并可以保持阳性 5 天或更长时间[78]。

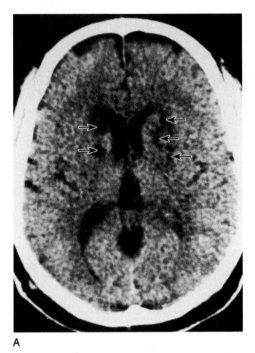
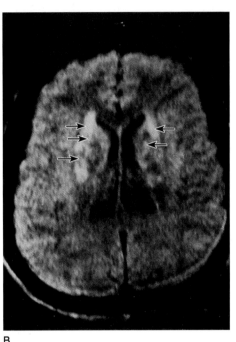

图 5-78　腔隙性梗死。A:CT 显示双侧多发性腔隙性脑梗死,表现为小的低密度区域(箭)。B:通过 MRI,这些梗死表现为多发高信号区域(箭)

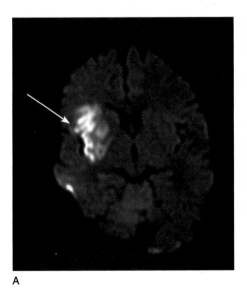
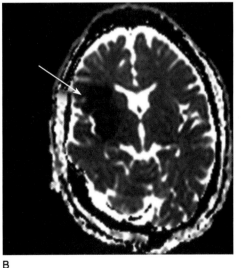

图 5-79　缺血性脑梗死。在扩散加权图像上(A),扩散受限呈高信号,而在对应的是 ADC 图(B)中呈低信号(大箭)

5

CT 平扫对检测颅内出血高度敏感,在缺血性脑卒中的情况下,颅内出血代表出血性转化。在 MR 成像中,T2* 加权梯度回波序列将出血区域显示为局灶性低信号,即所谓的晕染效应(图 5-80)。

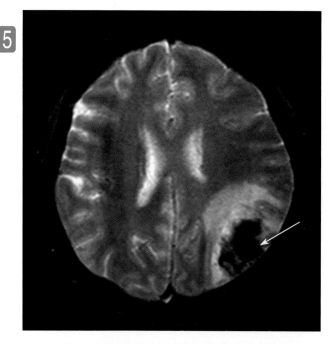

图 5-80 轴位梯度回波 T2* 图像显示在左上顶叶信号减低的不规则区域,伴周围高信号的水肿带,与出血性脑卒中相符合

如前所述,脑缺血是可逆的。在迅速再通的情况下可以挽救的组织称为半暗带。脑卒中成像的目的是发现梗死,排除出血,区分梗死与可抢救组织(半暗带),以指导溶栓治疗并尽可能恢复脑组织功能。以下将简要讨论目前出于此目的而使用的 CT 和 MR 成像技术。CT 灌注是一种将造影剂注入患者并同时对组织层面进行快速成像的技术,通常在基底核水平进行成像,因为它代表了三个主要的血管区域:大脑前,中和后脑动脉。在整个层面中获得并比较的三个主要参数是脑血容量(CBV)、脑血流量(CBF)和平均通过时间(MTT)。一般而言,这些参数之间的不匹配通常表示组织具有可逆的局部缺血或半暗带。MR 灌注是一种依赖造影剂的技术,也用于确定可挽救的脑组织的数量(如果有)。一般而言,当灌注缺损与扩散缺损相匹配时,就会发生不可逆的梗死。另一方面,灌注-扩散不匹配则表示存在可逆的局部缺血或半暗带区域,通过及时的溶栓治疗可以避免梗死。

CTA 是一种使用静脉注射造影剂对颅外和颅内血管成像的技术。为了确定患者症状的原因(通常

是阻塞性血栓或栓塞,见于一个或多个血管中的截断点),采用了不同的方法来重建动脉系统。CTA 信息通常用于指导卒中中心的动脉内或机械溶栓治疗。就像在 CTA 中一样,也可以在注射静脉造影剂后进行 MRA。然而,MRI 具有额外的优势,基于流动血液的 MR 特性,MRI 不必注入造影剂就能进行血管造影成像,这对肾功能不全的患者非常有用。对比增强的 MRA 表现类似于 CTA,但是在非造影剂(MRA 中)时间飞跃法 TOF,正常血管表现为流空信号,而动脉内血栓表现为高信号(图 5-81)。

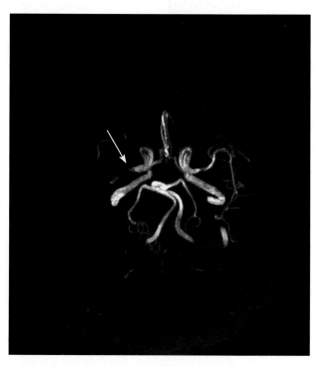

图 5-81 MRA 显示右中脑动脉血栓形成。箭头指向血流中断

脑静脉血栓形成是由无菌或败血病因引起的,并可能导致非动脉分布的梗死。这种罕见的梗死原因具有独特的成像特征。无论血栓形成累及深部脑静脉还是硬脑膜静脉窦,血栓可在 CT 平扫上表现为静脉内高密度[79]。高密度可能具有低密度中心,这意味着残留的管腔。在对比增强 CT 中,血栓表现为充盈缺损,在血栓形成的静脉周围偶尔显示出曲折的侧支静脉通道。尽管血栓仍处于氧合血红蛋白阶段,其在 MRI 上表现为与脑组织相似的信号,但可以通过该血管中没有正常的流空信号来怀疑栓塞。在脱氧血红蛋白阶段,血栓在 T1 上呈低信号的,而在后来的高铁血红蛋白阶段,在 T1 加权的图像上呈高信号。静脉血栓通常不会进入含铁血黄素阶段,因为它通常会自发裂解并重新建立血流。对比和非

对比增强 MR 静脉成像技术也可用于诊断静脉血栓形成（图 5-82）。

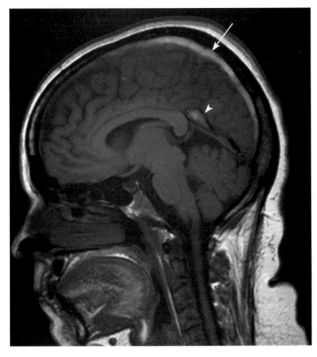

图 5-82　深静脉血栓形成。矢状位非增强 T1 加权图像。箭指向充满血栓的高信号的上矢状窦。箭头指向充满血栓的高信号的直窦

急诊室中经常遇到的脑卒中样临床表现是短暂性脑缺血发作（TIA）。TIA 是一种功能性神经系统疾病，通常持续几分钟，可在 24h 内完全缓解。TIA 通常在 CT 或 MRI 上没有阳性表现，但是这些患者中有 1/3 最终会发展至脑梗死，其中 20% 在发作后的一个月内发病。一些卒中中心会对所有 TIA 患者进行 MRI 检查，偶尔也会发现较小的急性梗死。

出血性脑卒中

如果在最初症状出现后的最初 24h 内发现出血，则被认为是出血性的脑卒中。而如果出血晚于 24h，则通常是缺血性脑卒中的出血性转变，这是由于再灌注损伤所致。高血压是脑实质内出血的最常见原因，也可能由动脉瘤破裂，动静脉畸形引起，更少见的是由梗死，肿瘤，凝血功能障碍和脑动脉炎引起[79]。常见的出血部位包括壳核和丘脑，它们分别从纹状体动脉和丘脑膝状体动脉获得主要的血液供应。

由于新鲜渗出的血液比灰质和白质的放射密度更高，因此急性出血性脑卒中在 CT 上通常表现为符合动脉分布的高密度区域（图 5-83A 和 B）。由于血块收缩、血清挤出和血红蛋白浓缩，血凝块的放射密度在 3 天内逐渐增高。挤出的血清可能在高密度凝血块周围形成低密度边缘（图 5-83C）。随着 3~5 天水肿的发展，低密度边缘可能会增宽。最终，血凝块的高密度逐渐消失，通常在 2 个月后消失，仅留下一

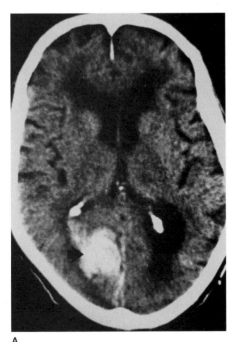

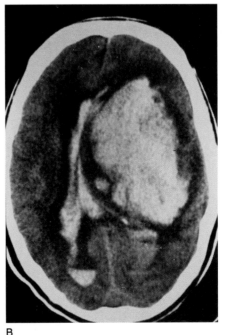

A　　　　　　　　　　　　　　　B

图 5-83　早期和进展期的出血性卒中的 CT 评估。A：早期的出血性脑卒中发生于右侧大脑后动脉的分布区域，呈高密度（箭）。B：大范围的高血压性脑出血，累及左侧大脑半球的大部分伴有脑室内出血，中线向右移位以及左侧大脑半球大脑镰下疝

5

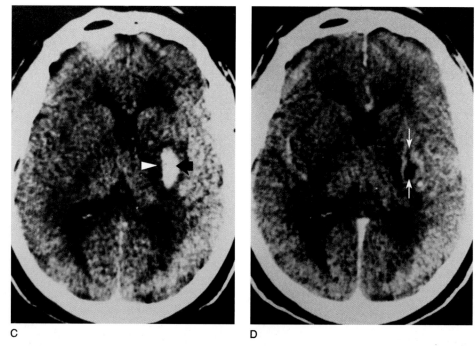

C

D

图 5-83(续)　C:5 天左右的出血性脑卒中累及豆状核,表现为高密度的出血中心(箭)和低密度
水肿边缘(箭头)。D:同一名脑卒中患者,几个月后狭窄的低密度裂隙(箭)取代了高密度的出血

条狭窄的低密度缝来标记发生出血的部位(图 5-83D)。

MRI 上出血的表现取决于出血中血红蛋白的状态[79]。新鲜出血中存在的氧合血红蛋白是非顺磁性的。因此,MRI 无法检测到非常早的出血。在数小时内,氧合血红蛋白将转化为顺磁性物质脱氧血红蛋白。急性出血时细胞内的脱氧血红蛋白,在 T2

加权图像上呈非常低的信号,在 T1 加权图像上呈轻微的低信号或等信号(图 5-84A)。通过 3~7 天,凝血块进入亚急性期时,细胞内的脱氧血红蛋白被氧化为高铁血红蛋白。尽管亚急性出血有几个亚阶段,其中高铁血红蛋白的信号强度是不同的,但总的来说,高铁血红蛋白在 T1 和 T2 加权图像上都表现

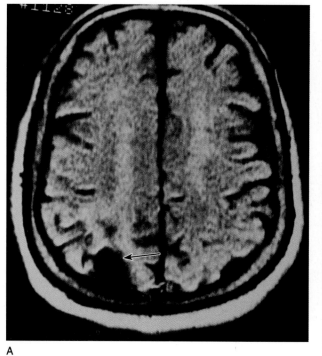

A

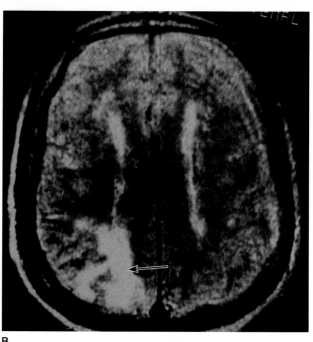

B

图 5-84　出血性卒中的 MRI 评估。A:累及枕叶的急性出血性卒中表现为低信号(箭)。B:在亚急性期,同一区域表现为高信号(箭)

出高信号(图 5-84B)。由于向高铁血红蛋白的转化始于凝块的外围,在亚急性阶段的早期,出血可具有高信号边缘,而中央的低信号区域仍含有脱氧血红蛋白。最终,亚急性出血的整个区域表现为高信号。几个月后,高铁血红蛋白逐渐被吸收,血凝块形成了含铁血黄素环被巨噬细胞吞噬。含铁血黄素在 T1 和 T2 加权图像上都呈低信号。因此,持续数月的慢性出血通常会表现为高信号的高铁血红蛋白中心和低信号的含铁血黄素环。由于含铁血黄素的沉积物会长期保留,因此持续数年之久的陈旧性常表现为完全低信号。梯度回波序列最近已被添加到许多脑部 MRI 方案中,因为它们在检测降解的血液成分方面非常敏感,表现为低信号区域。可以看出,CT 提供了有关脑出血的最早信息,而 MRI 是判断出血阶段的更好技术。

蛛网膜下腔和脑室出血

　　蛛网膜下腔和脑室内出血可以是自发性的(如在动脉瘤或动静脉畸形出血),也可以继发于创伤。CT 是评估这些类型出血的首选影像学检查手段,因为出血从开始就表现为高密度。但是,蛛网膜下腔出血不如硬膜外或硬膜下出血的放射密度,因为血液会被脑脊液稀释。除非血液替代了至少 70% 的脑脊液,否则蛛网膜下腔出血相对邻近的灰质仍然是等密度的[80]。当血液量足以使出血呈高密度时,血液会积聚在蛛网膜下腔的扩张处。蛛网膜下腔出血表现为脑沟或脑裂内的线状高密度影或基底池内的较大高密度影(图 5-85)。当氧合血红蛋白(一种非顺磁性物质)是主要成分时,MRI 无法显示早期出血,因此,CT 是早期阶段首选的检查方法。由于红细胞本身可阻塞蛛网膜颗粒(脑脊液吸收的部位),蛛网膜下腔和脑室内出血可能导致交通性脑积水。

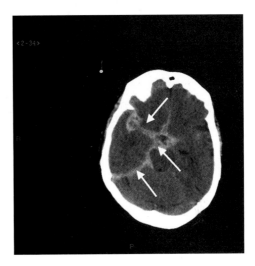

图 5-85　继发于右侧大脑中动脉动脉瘤的蛛网膜下腔出血。CT 表现为脑沟和脑池内出血性高密度(箭)

　　动脉瘤和动静脉畸形可以通过增强 CT 和 MRI 直接检出,或在非增强 MR 图像上通过其流空特征来检测(图 5-86A 和 B)。

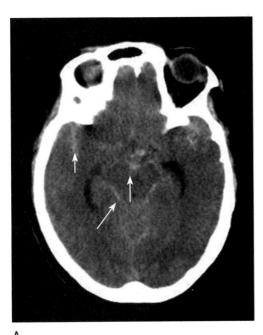

A

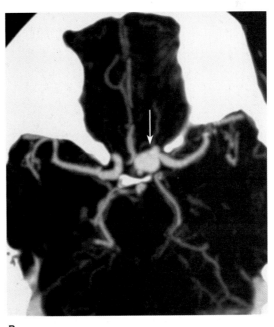

B

图 5-86　A:大脑前动脉动脉瘤(箭)的 CT,表现为蛛网膜下腔出血伴继发性脑积水。B:另一位患者的时间飞跃(TOF)MR 血管造影的轴位重建图像,箭指向起源于左前交通动脉的大动脉瘤

5

创伤性脑损伤

头部受伤可能是由于直接接触或冲击负荷而产生的,其中冲击使静止的头部运动或使移动的头部停止,或者由于冲击或惯性负荷而导致头部突然运动或突然停止,从而导致头部受伤[81](参见第19章)。冲击或惯性负荷在文献中通常被称为加速-减速机制,其通常产生组织剪切损伤。骨折和硬膜外血肿仅通过冲击负荷产生,但其他类型的头部损失可由任意一种负荷所致。头部受伤通常分为局灶性或弥漫性。局灶性损伤包括颅外出血,例如硬膜外或硬膜下血肿,脑实质内血肿,脑挫裂伤或撕裂以及骨折。弥漫性脑损伤包括弥漫性轴索损伤,弥漫性脑肿胀和水肿。此外,颅脑外伤可分为原发性或继发性,其中原发性损伤是创伤的直接结果,例如挫伤和弥漫性轴突损伤,继发性损伤是创伤的间接后遗症,例如水肿、梗死或脑疝。

CT通常是头部外伤患者的首选的影像学检查方式,因为它在发现需要紧急手术的凹陷性骨折和急性血肿方面非常准确。它的其他优点包括快速扫描,并可持续密切监测重症患者。MRI的缺点是扫描时间更长,不合作的患者易产生运动伪影,同时因为无法检测到早期的出血以及由于皮质骨的信号缺失而难以评估骨折。

硬膜外血肿

硬膜外血肿是由脑膜中动脉或静脉或硬脑膜静脉窦的撕裂引起的。通过逐渐从硬膜骨的附着处剥离硬膜,血液在颅骨内板和硬脑膜之间聚集。CT显示硬膜外血肿为定位清晰的梭形高密度影[81](图5-87)。尽管并非总是如此,但通常与颅骨骨折有关。它对邻近的脑实质造成占位效应,伴下方的脑沟消失,脑和脑室受压以及可能的中线向对侧移位。值得注意的是,大脑镰下疝所致的中线移位可能导致继发性损伤,大脑镰下疝是指大脑镰下方的扣带回疝,并最终导致同侧大脑前动脉梗死。当有怀疑血肿是否在实质内时,注射造影剂会使硬脑膜强化,从而确定血肿的硬膜外位置。随着血肿在接下来的几周内溶解,它会缩小并变为等密度,继而相对于大脑呈低密度状态。凝血块的内部血管化,在延迟增强扫描中可能会产生较厚的强化边缘。血肿表面的硬脑膜可能会钙化。硬膜外血肿可能伴发硬膜下,蛛网膜下腔或实质内出血。

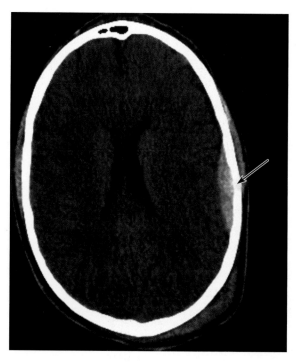

图5-87 硬膜外血肿。头部的CT平扫显示左侧顶部脑外梭形高密度影(箭)

硬膜下血肿

硬膜下血肿最常见的原因是加减速剪切应力,该应力会破坏从大脑延伸至硬脑膜静脉窦的桥接静脉。血液积聚在硬膜下腔。由于硬膜下腔是围绕大脑所有外部表面的潜在空间,因此硬膜下出血倾向于在脑部广泛扩散。

在CT检查中,典型的急性硬脑膜下血肿表现为弥漫性的新月形高密度,可扩展到大脑表面多个区域,包括脑凸面、颅底、大脑纵裂、小脑幕的上或下表面以及脑干周围的区域(图5-88)。区分硬膜下血肿和硬膜外血肿的一种方法是,硬膜下血肿穿过骨缝但不穿过中线,而硬膜外血肿不穿过骨缝但可以穿过中线。

根据硬膜下血肿随时间变化的影像学表现有两种分类方法[81]。一种方案将它们分为急性的(比邻近的灰质密度高),亚急性的(与相邻灰质密度相等)和慢性的(低于相邻的灰质密度)。另一种方案只是将亚急性和慢性合并为慢性血肿。硬膜下血肿通常会使相邻的脑回消失,使灰白质交界处向内移位,并可能压迫脑室或导致大脑镰下疝或小脑幕疝。

随着硬膜下血肿的转为陈旧,血红蛋白被降解并清楚,血管肉芽组织沿其内表面生长。在数周内,硬膜下血肿通常相对灰质呈等密度或低密度[82]。由于体积减小,慢性硬膜下血肿可能会失去其新月形结构并变得更加局灶,甚至偶尔会呈现梭形。等密度硬脑

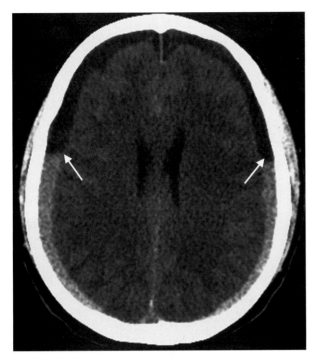

图 5-88 双侧大脑半球慢性硬膜下血肿伴急性出血和血液分离液平(箭)

膜下血肿更难以区分,可以通过其对大脑的占位效应间接显示。注射造影剂将使脑膜和推挤移位的皮质血管强化,从而可以从邻近的皮质中分辨出血肿。

以慢性硬脑膜下血肿为首诊的患者可能没有任何外伤病史,因为外伤可能很小,以至于被遗忘了。

慢性血肿通常累及老年人,大脑体积减小使桥接静脉承受更大的压力,使它们更容易受到轻微创伤而破裂。

MRI 具有独特成像特性,使其对某些脑外出血的检测非常敏感。首先,亚急性血肿在 T1 和 T2 加权图像上显示的高信号强度使 MRI 比 CT 更敏感,可以检测出 CT 上等密度的血肿[81]。即使是慢性硬膜下血肿,血肿在数月内其信号强度也要高于对脑脊液和灰质,这个时间长于血肿在 CT 上变为等密度或低密度的时间。同样,MRI 能够识别皮质或硬脑膜血管移位的流空信号,有助于识别较小的脑外出血。此外,当血肿聚集在倾斜的小脑幕周围时,轴位 CT 图像可由于容积效应而出现漏诊。在这些情况下,MRI 的多平面成像特性将非常有价值。而且,由于 MRI 上骨质信号的缺失,较小的血肿与其相邻的颅顶骨形成鲜明的对比,因此更容易被 MRI 所发现。

挫伤与脑实质出血

与颅骨骨壁接触的脑组织通常会出现局灶性脑实质性损伤,例如挫伤和脑实质内出血。原位损伤发生在接触点,对冲性损伤发生在大脑的另一侧。挫伤常发生在颅腔壁不规则的区域,例如前颅窝和中颅窝。因此,当大脑沿着这些不规则表面滑动时,额叶和颞叶挫伤很常见[83](图 5-89A 和 B)。

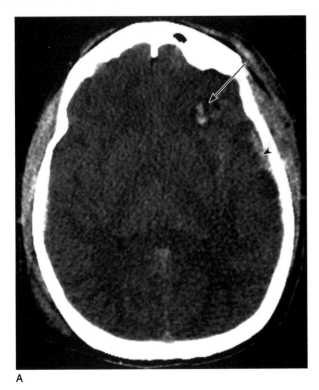

A

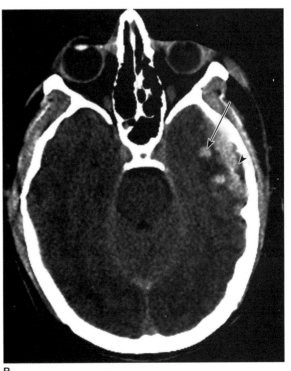

B

图 5-89 A:CT 平扫显示左额叶高密度的小出血灶(箭)。同时显示了急性的脑外出血(箭头)。B:左颞部创伤后出血性脑挫伤(箭)。注意急性脑外出血(箭头)

脑挫伤包括水肿,出血和坏死等多种病变,可以其中一种病变成分为主。当出血为主时,脑挫伤在CT上的病变表现为界限不清的不规则的高密度区域。以水肿或坏死为主的挫伤可能无法立即被CT检测到,但是几天后,它则表现为低密度区域。如果病变为混合成分时,则脑挫伤表现为不均匀密度。陈旧性挫伤表现为低密度区域。在MRI检查中,水肿和坏死区域在T1加权图像上呈低信号,而在T2加权图像上呈高信号,因此,MRI在识别这些非出血性挫伤方面比CT更为敏感。脑挫伤内的出血几天之后在T1和T2加权图像上均呈高信号。脑实质内出血与挫伤有所不同,因为其边界更清晰,出血更均匀。急性和进展性实质内出血的CT和MRI特征与出血性卒中相同。

弥漫性脑损伤

弥漫性脑损伤包括弥漫性轴索损伤、弥漫性脑肿胀和水肿。弥漫性轴索损伤是由大脑的不同部位(包括灰质-白质界面)发生的高剪切应力产生的。这些剪切应力导致轴突拉伸,通常累及胼胝体、前联合和上段脑干。血管可以受累或不受累。当血管未受累时,散在的局灶性水肿区域在T1加权MR图像表现为轻度低信号或等信号区域,这些区域在T2加权的图像上呈高信号。当血管破裂引起出血时,它们在CT上较早出现为多灶性高密度影(图5-90)。

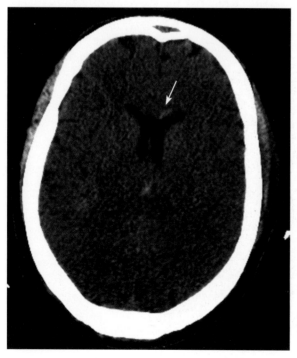

图5-90   弥漫性轴索损伤。CT平扫显示胼胝体处有出血灶(箭)

弥漫性脑肿胀与多种类型的头部损伤有关。它被认为是由于循环血液量的迅速增加而产生的。在MRI和CT上,弥漫性脑肿胀表现为正常脑脊液间隙的消失,包括:皮质脑沟、中脑周围和基底池以及脑室[83]。在CT上,肿胀脑组织的密度略有增高。

在广泛性脑水肿中,肿胀的脑组织也挤压了脑脊液空间,但在CT上,该水肿产生的广泛的低密度通常比弥漫性脑肿胀需要更长的时间来发展(图5-91)。水肿可能会使灰质-白质边界模糊。

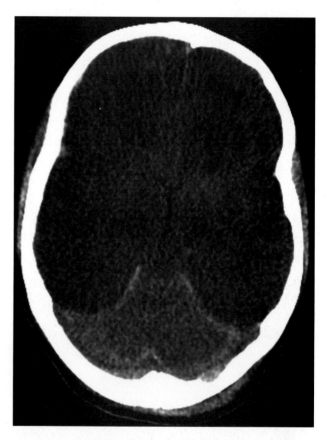

图5-91   弥漫性脑水肿。CT平扫显示弥散性低密度,并伴有脑沟消失和灰白质分界不清。占位效应导致脑室系统几乎完全消失。与正常小脑密度相比,表现为比较低的脑实质密度

弥漫性脑肿胀和广泛性脑水肿都是紧急情况,因为如果不及时治疗,它们可能会导致脑疝,有时甚至导致致命的后果。

穿透性创伤

子弹和其他类型的穿透性物体会通过穿透性物体和皮下组织骨骼和硬脑膜碎片进入大脑的碎片而引起大脑裂伤。CT可以很好地观察到异物和骨骼的碎片,以及伴随的脑水肿和各种类型的脑内或脑外出血。

脑损伤的并发症

脑损伤可能伴有许多晚期或长期并发症。这些继发性脑损伤包括脑疝，其可能发生在大脑镰或小脑幕。脑疝可导致邻近脑部物质或血管受压，继发相应体征和症状（图 5-92）。穿透性损伤或骨折可累及附近的大血管或小血管，从而导致血栓形成栓塞外伤性动脉瘤形成或颈内-海绵窦瘘。累及硬脑膜和蛛网膜的颅底骨折可导致脑脊液漏，表现为脑脊液鼻漏或耳漏。局部或弥漫性脑肿胀可压迫脑导水管或第四脑室，产生阻塞性脑积水。蛛网膜下腔出血可能会阻碍脑脊液的吸收，并导致迟发的交通性脑积水。局灶性脑萎缩可发生在梗死、出血或外伤部位。广泛性萎缩可继发于弥漫性损伤，并可引起脑沟、脑裂、脑池和脑室扩大。

中枢神经系统退行性疾病

中枢神经系统的退行性疾病包括一系列的灰白质疾病、衰老和痴呆。

脑白质病

脑白质病可分为脱髓鞘疾病（白质正常形成，然后出现病理性破坏）和髓鞘形成不良性疾病（通常存在遗传学确定的酶促异常，干扰髓磷脂的正常产生或维持）[84]。酶的紊乱失调相对较少，因此这里将不描述它们的成像特性。

多发性硬化症（MS）是最常见的脱髓鞘疾病。MRI 可以比 CT 更好地显示 MS 的脱髓鞘斑块。实际上，MRI 已成为确认 MS 临床诊断的主要辅助检查。它还提供了一种定量的方法来评估患者疾病的现状以及疾病进展的方式[85]。尽管 T1 加权的 MR 图像通常是正常的，但是在 FLAIR 和 T2 加权的图像上，MS 斑块表现为高信号。这些病变最常见于脑室周围白质，尤其在侧脑室体部周围以及侧脑室前后角的尖端周围（图 5-93A 和 B）。在大脑半球、脑干、甚至上段颈髓的其他白质区域也可以看到高信号的斑块。当

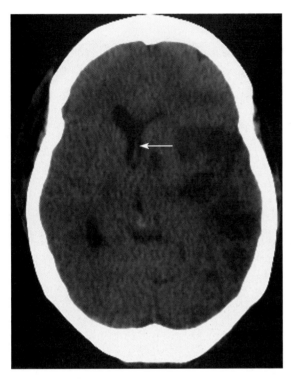

图 5-92 CT 平扫显示左侧 MCA 梗死伴有占位效应，导致中线向对侧移位（箭），及大脑镰下疝

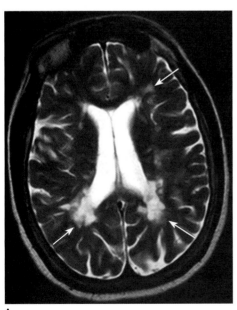

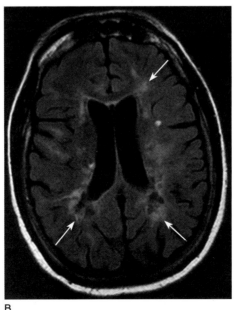

图 5-93 T2 加权（A）和 FLAIR（B）MRI 显示脑室周围脱髓鞘性 MS 斑块，为侧脑室前角和体部的高信号区域（箭）

5

在 40 岁以下的患者中发现这些病变时,它们往往对 MS 相对具有特异性[84]。在 50 岁以上的患者中,MS 的 MRI 表现与某些大脑老化的表现相似,结合临床表现有助于确定诊断。使用静脉输注 Gd-DTPA 后,新发的 MS 斑块由于血脑屏障的损害而出现强化(图 5-94)。

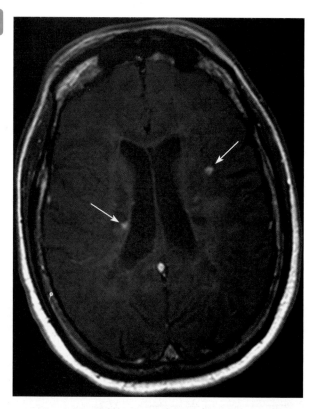

图 5-94　活动性 MS。钆对比增强 T1 加权 MR 图像显示脑室周围强化的 MS 斑块(箭头)

CT 显示 MS 斑块的可靠性低于 MRI。在 CT 上,这些斑块表现为低密度区域。在疾病加重的急性期,新发的斑块会损害血脑屏障,而静脉内造影剂可以使病灶的周围出现强化。在慢性斑块中,CT 或 MRI 上都不显示强化。其他脱髓鞘疾病尽管数量众多,但发病率相对较低,因此将不予描述。

脑灰质病

目前,MRI 已在临床上用于区分多种运动障碍,这些运动障碍的特征是许多深部灰质核团的大小或铁含量发生了改变[86]。铁含量较高的正常核团,例如苍白球、黑质的网状部分、红核和小脑的齿状核,在 T2 加权图像上呈低信号。在帕金森病中,T2 加权 MRI 显示核壳中的低信号可超过苍白球的正常低信号。在亨廷顿舞蹈症中,MRI 均显示尾状核头的萎缩,并伴有邻近的脑室额角的扩张。部分亨廷顿舞蹈症的患者在 T2 加权像上还显示出尾状核或壳状核的低信

号,以及额叶萎缩。某些形式的继发性肌张力障碍在 T2 加权图像中显示了核壳和尾状核的信号强度增高。

与年龄有关的变化和痴呆症

大脑老化的 CT 和 MRI 特征表现为大脑脑沟和脑室的容积增加(图 5-95)。T2 加权 MR 图像还经常在侧脑室前角的前外侧边缘显示小片状高信号。这些变化可能与神经系统症状有关,也可能无关。

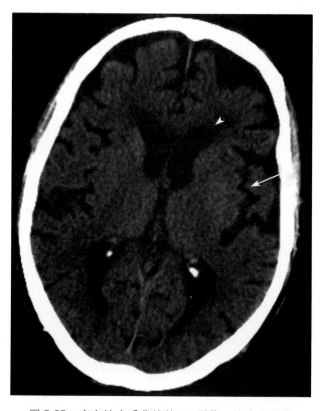

图 5-95　衰老性皮质萎缩的 CT 图像。脑沟和脑裂扩大(箭),以及代偿性脑室扩张(箭头)

患有阿尔茨海默病(AD)和其他痴呆症的患者均显示出这些老年性的变化,但是由于许多正常的老年人也是如此,因此这些变化不能用于诊断 AD。然而,缺乏这些表现通常可以排除 AD 的诊断。与 AD 相关更特异性的表现是颞叶的受累。早期 AD 表现包括颞叶萎缩伴侧脑室颞角扩张,以及海马、海马下托和海马旁回萎缩引起的脉络膜和海马裂扩张[87]。

康复医师感兴趣的新兴影像技术

高级 MR 成像技术

自从使用磁共振(NMR)的医学成像技术问世以来,这项技术一直在不断进步,其空间分辨率得到了提高,以及引入了新方法,这些方法可以快速获取

图像并能够在成像组织内对动态功能的不同方面进行成像。最初引入的大多数技术都涉及对实质组织中不同点的静态结构特征进行成像。质子密度成像基本上反映了组织中水的浓度和氢质子的电化学环境。当在标准的 MRI 成像序列中氢质子活跃地运动时,就会产生"流动伪影"。但是,如果实际上对质子运动的成像感兴趣,那么流动伪像将成为要记录的流动信号。这既是 MRA(实际上是血管腔内质子流动的成像),又是扩散加权成像(DWI)和扩散张量 MR 成像(DTI)(水分子通过组织扩散的成像)的基础。当采用技术对与组织代谢有关的特定分子种类的扩散进行成像时,可以开发基于 MR 的成像技术,对组织的动态灌注及其代谢活性进行成像。这是灌注加权和功能性 MRI(fMRI)的基础。在此过程中,大脑的功能变化以相对较快的速度发生,并且为了对这些变化进行成像,必须以非常快的速度采集图像。回波平面成像(EPI)是一种用于 MR 图像采集的方法,可以优化图像采集算法,以便在单个 TR 周期内采集整个图像。EPI 允许以每秒 15 ~ 30 帧图像的"视频"速率或每帧图像低至 20ms 的"视频"速率获取断层图像,具体取决于所采用的脉冲序列。EPI 对于大脑功能磁共振成像的发展尤其重要,但在 DWI 中也可用于减少运动伪影。

磁共振血管造影

　　传统的血管造影术使用的 X 线方法通过血管内导管将含碘的不透 X 线的造影剂注入血管,然后对造影剂在不同血管腔内的分布进行成像。该技术存在通过动脉内导管侵入性注射造影剂和由于导管的插入与穿行引起的潜在性问题,以及造影剂过敏。该技术可用于获得血管树的结构图像,但不能提供有关树内血液相对流动的直接信息。另一方面,MRA 除非在对比增强技术(稍后介绍),一般不需要使用造影剂,并且不需要侵入性导管插入。该技术利用了成像质子活跃运动区域的信号强度衰减原理,产生了低信号"流空效应",从而在标准 T1 加权图像上显示为包含流动血液的血管结构。MRA 生成动态血流图像,图像信号的强度与实际血流速度成正比。因此,MRA 提供了循环血流的动态图像,而不是常规 X 线血管造影所获得的血管结构的静态图像。通常,有三种不同的方法可用于生成 MRA 图像:时间飞跃法,相位对比血管造影和对比增强血管造影。

　　如上所述,时间飞跃成像利用流动的血管内质子产生的正常信号丢失(信号下降或"空白")来创建血管树的图像。相位对比血管造影应用双极磁场梯度脉冲。被执行的两个成像序列,其中第一个为正向双极性梯度脉冲,第二个为负向双极性梯度脉冲,然后两个脉冲的原始图像进行减影。静态自旋质子发出的信号被相互抵消,而流动的质子发出的信号将互相叠加。最终效果是产生流动自旋质子的图像。在对比增强的 MRA 中,血管的成像依赖于将顺磁性造影剂注入血液后,血液的 T1 弛豫时间与周围组织的弛豫时间之间的差异。该造影剂可减少血液相对于周围组织的 T1 弛豫时间。通常,该技术可获得比 X 线血管造影更高质量的结构性血管异常图像。另外,MRA 技术通常结合常规 MRI 序列,因此也可以获得周围脑实质的信息。图 5-96A 和 B 为正

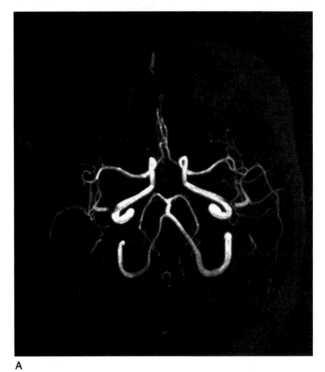

A

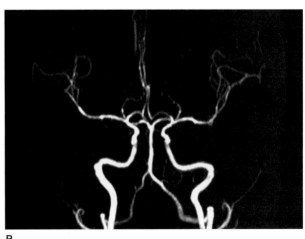

B

图 5-96　A 和 B:正常磁共振血管成像(MRA)

常的对比增强 MRA 示例。

　　MRA 相对于传统 X 线血管造影术的缺点是：使用 MRA 的图像不够清晰；MRA 的图像采集时间明显更长，幽闭恐惧症患者可能无法耐受。图 5-97 中 MRA 显示了头部左颈内动脉闭塞。

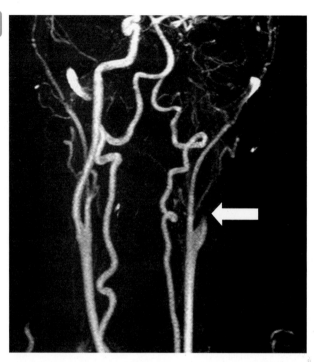

图 5-97　磁共振血管成像（MRA）。左颈内动脉被阻塞（箭）。右颈内动脉正常

液体衰竭反转恢复成像

　　另一种有用的 MR 成像脉冲序列是所谓的 FLAIR 成像方法。在这种成像技术中，T2 的权重很大，TE 短（如 160ms）而 TR 很长（如 10 000ms），并选择了合适的反转时间（TI）序列以消除任何含有自由水的空间结构的信号，例如脑室或皮质表面的蛛网膜下腔。这在脑脊液和实质性脑组织之间形成了明显的对比，从而增强了对水肿、脑白质病变以及皮质和灰白质交界处病变的识别。该技术已被证明在累及皮质下白质的病变是有帮助的，例如 MS[88]。使用 FLAIR MR 序列评估严重创伤性脑损伤（TBI）中白质病变的研究表明，由该序列检测到的与弥漫性轴索损伤相关的白质病变"负荷"与临床表现的严重程度以及临床预后相关[89-91]。与传统的 T2 加权图像或 T2 快速自旋回波技术相比，FLAIR 图像通常在识别白质病变方面更敏感。但是，该技术受到 CSF 搏动伪像和血流伪像的影响，这可能会限制其在某些情况下的实用性。图 5-98 显示了左侧 MCA

区域脑卒中的 FLAIR 图像，以及对应的 T2 加权图像（图 5-99）。

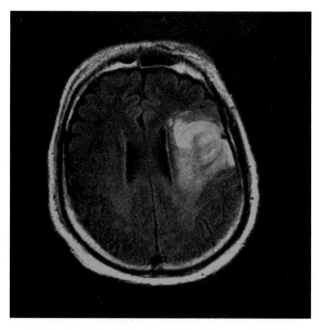

图 5-98　急性左侧 MCA 脑卒中的 FLAIR MR 图像

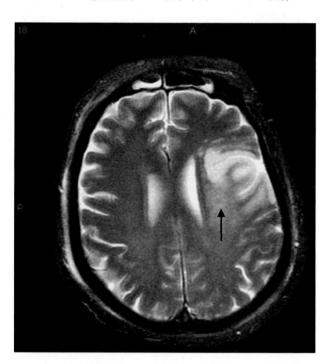

图 5-99　急性左侧 MCA 脑卒中的 T2 加权 MR 图像。注意由于实质性肿胀和水肿（箭），导致左侧颞叶和额叶岛盖的皮质下白质的信号增高，并且灰白质分界模糊

扩散加权成像

　　扩散是分子的物理性质，分子通过布朗运动随机移动，并根据其热能在介质中扩散。在特定环境

中特定分子的扩散速率通过扩散系数来衡量。分子扩散受到浓度（即化学）梯度以及机械性组织结构的影响，这些机械性组织结构可以赋予方向性（"各向异性"）成分。例如，在肌肉或大脑白质中，各向异性的组织结构在平行于肌肉或神经纤维的方向上为水分子的扩张创造了一条首选的路径，并且扩散方向在每个成像的体素上大体上是均匀的。极化分子的扩散也可能受到电势梯度的影响。扩散成像的执行与之前所述的相位对比血管造影相似，只是双极磁场梯度的幅度大大增加，从而可以对分子扩散相关的相对较小的距离和较慢的速度进行成像。快速图像采集技术（如回波平面成像）用于减低运动伪影的影响。直接 MR 信号无法区分细胞外液中扩散相关的运动、血流、灌注和组织搏动相关的运动。因此，所成像的实际上不是真正的组织扩散系数，而是表观扩散系数（ADC）。由于磁场梯度的探测时间较长，扩散加权图像有很强的 T2 权重，因此可以通过计算以将 T2 弛豫效应与信号中与扩散相关的变化分开，以得出 ADC。然后可以从扩散加权图像中为特定感兴趣区域计算 ADC 图。

DWI 最适用于早期检测脑梗死的问题。缺血性脑组织的扩散系数在组织缺血发作的几分钟内迅速降低[92]。标准的 T2 加权 MRI 检查可以在发病后 3h 内检测出脑缺血/梗死（图 5-99），而 DWI 可以在数分钟内检测出缺血（图 5-100）。这种快速变化的一种可能的解释是，由于钠依赖性 ATP 泵的衰竭，细胞迅速溶胀，因此细胞毒性缺血会导致水从细胞外向细胞内移动。这种基于膜的泵对 ATP 的供给非常敏感，通常可维持跨细胞膜的水平衡，从而通过

控制细胞内和细胞外阳离子浓度来调节细胞体积。缺血区域中水相关质子平均扩散的降低被检测为扩散加权 MR 图像上信号强度增高的区域。信号强度随组织缺血而迅速增加，在缺血发作后几分钟内，水的扩散系数降低了 50%。随着针对急性脑血管血栓形成的新的早期干预措施的出现，DWI 可以在脑缺血发展的非常早期就改善患者的选择和筛选。此外，急性缺血期间在 DWI 上观察到的变化，特别是与先前所述的 MR 灌注图像进行对比，可以提示可逆性组织功能异常，并且可能在选择患者进行早期溶栓干预以治疗急性脑血管血栓形成方面非常有帮助[93,94]。

DWI 的其他应用包括评估由于周围组织的各向异性结构（如脑白质和脊髓中的髓鞘纤维束）而引起的扩散受限。限制性扩散的评估涉及为图像中每个体素针对六个不同方向的每个方向计算 ADC，并使用该 ADC 得到扩散张量。这项技术被称为扩散张量成像（DTI）。使用几何方法确定皮质下白质中各向异性扩散的损失程度，有可能显示白质的破坏，例如局限性移位、撕裂、肿胀和浸润。另外，使用一种称为弥散张量成像的技术还可以显示主要皮质下白质束的结构和方向[95]。DWI 和 fMRI 联合应用可以显示白质解剖结构，并在计划脑肿瘤切除的过程中确定运动和语言的皮质区域。使用成像信息可以保留移位但完整的纤维束，并且可以使关键皮质区域不受损害。现在也正在进行积极的研究，以评估 DWI 在 TBI 所致弥漫性轴索损伤的评估和恢复中的应用[96,97]。最近的一些患者数量有限的研究表明，当标准成像方法未显示异常时，DWI 可能是一种有用的技术，可用于检测 TBI 中是否存在弥漫性轴突损伤并定位损伤区域[98-100]。这显然是在当前使用的成像技术和重要的未来研究中不断发展的领域。

体内磁共振波谱成像

尽管在临床成像中大多数 MR 信号通常来自水质子，但也有可能来自其他来源的特定共振，以对组织中其他重要的代谢分子进行成像。尽管从大量样品中获取详细的 NMR 波谱相对容易，就像通常在基于 NMR 的分析化学中所做的那样，但是要从空间受限的组织中获得完整的波谱要困难得多。已经采取了许多不同的方法来开发波谱成像技术，该技术将允许记录图像中每个体素的 NMR 波谱。但是，由于

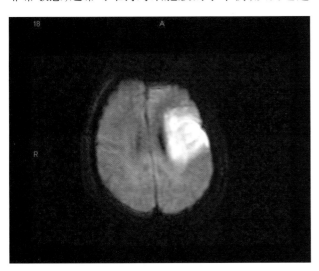

图 5-100　急性左侧 MCA 脑卒中的扩散加权 MR 图像

5

大多数感兴趣的代谢分子种类（如乳酸）的浓度通常比不同组织中水或脂肪的浓度少几个数量级，因此在进行代谢物的质子波谱分析时必须抑制来自水或脂肪组织中质子 NMR 信号，同时需要较高的主磁场，以提高信噪比，以便可以清晰地记录这些小得多的波谱峰。目前，活体 MR 波谱成像已被广泛用于临床和科学研究。

灌注加权成像和功能磁共振

大脑的灌注加权成像（PWI）是通过在静脉内快速注入顺磁性物质（如钆）并对成像的物质在大脑灌注的组织中进行成像而获得的。其在脑卒中成像中的效用，特别是与 DWI 的联合使用，已在缺血性卒中一节中进行了讨论。功能磁共振成像取决于神经元放电与代谢率局部变化的耦合，而代谢率局部变化又与正常脑组织局部灌注的变化有关。在脑组织的局部活动区域，氧气摄取增加，以支持组织新陈代谢速率的提高。但是局部 CBF 也会增加以支持活性区域，这会增加对该区域的氧气输送量，使其超过实际需要的量。因此，在激活后的脑组织中，毛细血管后水平的脱氧血红蛋白局部浓度相对降低。脱氧血红蛋白含有铁并且是顺磁性的，因此会降低 T2 加权图像上的信号强度。由于脱氧血红蛋白在活化的组织中减少，因此在 T2 加权图像上此区域的信号强度净增加。这是一个很小的信号，但可以通过将快速采集 EPI 方法获得的几幅图像平均后从背景中恢复出来。在受试者参与执行特定的连续激活任务（如重复移动一只手的手指或执行扩展的认知任务）时获得图像，种 fMRI 技术被称为血氧水平依赖性成像或 BOLD。另外，还开发了许多其他技术用于功能磁共振成像[101]。表 5-1 简要描述了本章中涉及的各种 MR 成像技术，并概述了它们的不同应用和局限性。

表 5-1　MRI 技术的对比

MR 技术	激发脉冲序列	图像	应用	局限性
T1 加权（T1WI）	重复时间 TR：短（< 1 000ms） 回波时间 TE：短（< 30ms） 自旋回波技术	T1 对比。液体是黑色的脂肪是白色的。脑实质呈灰色。肿瘤和水肿为灰色或黑色。韧带和肌腱呈黑色。高铁血红蛋白（血红蛋白分解产物>7 天）呈高信号强度	最佳的空间分辨率，适用于结缔组织解剖，骨髓和小梁解剖 肌腱/半月板的髓磷脂分布和黏液样变性。用于所有对比增强成像-例如使用钆 识别亚急性-慢性出血	差的组织水肿对比分辨率。对病理性病变的敏感性较差，因为大多数病变涉及组织或水肿增加，并且 T1 对与急性炎症反应或病理性组织改变相关的组织液的表现不敏感
T2 加权（T2WI）	TR：长（>1 500ms） TE：长（>60ms） 例如，快速自旋回波技术	T2 对比。液体为白色。脂肪是可变的。脑实质是灰色的。肿瘤和水肿为白色（高强度）。韧带和肌腱呈黑色	自由水含量高的区域具有较高的信号强度，例如，脑脊液，水肿，髓核，滑液，脓肿和超急性出血（< 1 天）。对实质组织病变中的液体敏感	与脑脊液或其他游离液体区域相邻的高强度病灶难以看见，脑脊液与 T2 病灶一样具有高信号强度。因此，脑脊液界面处的组织病变被掩盖了
短 时 反 转 恢 复（STIR）	TR：长（>4 000ms） TE：短（<50ms） 反转时间（TI）：短值可消除脂肪组织	对组织水肿非常敏感软组织（如神经和肌肉）中的水分会产生较高的信号强度。脂肪被抑制	磁共振神经成像 肌肉病变成像 病理性骨折，骨质水肿，韧带或腱损伤成像	空间分辨率差，但适用于较大的身体部位，例如四肢和躯干或骨盆
液体衰减反转恢复（FLAIR）	TR：长（如 9 000ms） TE：长（如 130ms） 重 T2 加权 调整 TI 值消除自由液体信号（如 2 200ms）	重 T2 加权，伴自由水抑制，而不抑制细胞外液/组织水肿	白质 T2 病变比 T2 加权图像看得更清楚 适用于 MS，DAI/TBI，莱姆病，HIV 感染，脑梗死/缺血	脑脊液搏动伪影 血流伪影 需要仔细调整 TI，尤其在脑脊液异常时

续表

MR 技术	激发脉冲序列	图像	应用	局限性
磁共振血管成像(MRA)	相位对比成像;双极流动编码梯度	流动的质子	血流量;血管造影非侵入性筛查脑血管异常(如脑动脉瘤)	与 X 线血管造影相比,成像时间更长,空间分辨率更低
弥散加权图像(DWI)	回波平面采集TR:长(如 10 000ms)重 T2 加权采用大幅度双极流动编码梯度的相位对比成像自旋回波	弥散的质子。为了显示"受限的"或"各向异性"的扩散,需要为每个体素计算具有方向特异的扩散速率的扩散"张量"。DTI 可用于计算白质纤维束的路径(即弥散张量纤维束成像)和局灶性白质破坏	缺血;急性脑卒中;TBI;DAI 对由于缺血区域细胞外水分子弥散局部减低,DWI 对脑组织的缺血效应异常敏感且几乎是立刻有改变由于 ATP 依赖的基于膜的 Na-K 泵的代谢衰竭,水分子进入细胞内空间组织灌注评估	运动伪影;MR 测量不能区别局部血流或组织本身的扩散。由于探测时间长而具有 T2 加权。可以通过计算 ADC 值图来校正 T2 加权的影响
灌注加权成像(PWI)	TR:短TE:短以固定速率静脉内注入造影剂(如钆)时采集图像	血液传导的顺磁性造影剂在不同脑区的表现		需使用专用设备进行造影剂注射,以控制注入速度
血氧水平依赖功能 MR 成像(fMRI-BOLD)	回波平面采集;T2 加权;多次图像平均以提取脱氧血红蛋白信号	功能相关的代谢活化区域中空间局部组织脱氧血红蛋白的减少	功能性大脑激活/生理研究中的局部组织激活	必须将图像平均多次以提取微弱的脱氧血红蛋白信号时间分辨率有限受检者必须能配合的且能够连续执行激活任务

注:TR(重复时间)、TE(回波时间)、TI(翻转时间)参数设置的具体选择会根据静态外部磁场的大小以及 MR 设的不同设计细节而有所不同。

ADC,表观扩散系数;DTI,扩散张量成像;DWI,扩散加权成像;EPIA,平面回波图像采集;FLAIR,液体衰减反转恢复;fMRI-BOLD,血氧水平依赖功能磁共振成像;FSE,快速自旋回波;MFG,磁场梯度;MRA,磁性共振血管成像;PWI,灌注加权成像;STIR,短时反转恢复序列;T1,纵向弛像时间(又名"自旋-晶格弛像时间"-与静态外部磁场平行的磁化弛像);T2,横向弛像时间(又名"自旋-自旋弛像时间",垂直于静态外部磁场的磁化弛像,"进动");TE(回波时间),射频脉冲和信号记录窗口之间的回波记录时间;TI,反转恢复时间;TR(重复时间),是指相邻两次射频脉冲激发的间隔时间。

磁敏感加权成像

磁敏感加权成像(SWI)是 3D 梯度回波序列,它基于局部组织磁化率和 BOLD 效应而提供高分辨率图像[102,103]。由于更大的 T2* 衰减,磁敏感性与具有磁场不均匀性的体素中的信号丢失有关。SWI 最初旨在不使用造影剂的情况下用于亚毫米级脑静脉成像,这是基于以下事实:脱氧的静脉血产生的磁场不均匀性要大于氧化的动脉血。尽管如此,很快人们意识到,脱氧血液的 SWI 的敏感性及其在检测细微磁化率差异中的敏感性,使得它可以用于更广泛的成像应用[104]。另外,在新的 3T 扫描仪上,可在不到 4min 的时间内完成整个大脑的 SWI[103]。目前,SWI 的大部分应用都是在神经放射学领域,其中包括

TBI、出血性疾病、血管畸形、脑梗死、肿瘤以及与颅内钙化或铁沉积有关的神经退行性疾病。当将 SWI 序列(除了扩散加权序列和灌注加权序列)添加到标准 MR 协议中时,就可以更全面地了解问题的疾病过程,尤其在解决神经血管和神经退行性疾病时[103]。

肌肉、神经、结缔组织和关节的超声成像

超声成像(USI)涉及从成像组织内不同界面反射回来的高频机械波产生的视觉图像(参见第 6 章)。医用 USI 利用高频声音穿透多层组织的能力,从而可以显示皮肤下的组织结构图像。声传导改变的界面会产生回声,该回声取决于声传导在界面处的变化程度。超声成像有各种不同的超声探头。横

向线性阵列探头能够从相对平坦的表面成像,并可用于研究四肢或躯干的软组织。高频换能器可为软组织神经肌肉骨骼检查提供最优质的解剖学细节成像(图5-100)。

肌肉的超声成像

肌肉的USI表现取决于肌肉组织结构中纤维组织和肌细胞的复杂交织。在相对密集的纤维组织和相对较软的肌肉组织之间的界面处出现反射,其中,纤维组织包裹在各个肌肉束周围。在矢状切面中,这些束状界面沿肌肉的长度形成纵向条纹。在横断面,肌肉的束状结构产生了点状的马赛克图案(图5-101)。肌肉的回声取决于纤维基质的相对密度。在失用性萎缩的情况下,由于肌细胞体积减小和肌肉纤维脂肪组织含量增加,导致肌肉的回声增加。

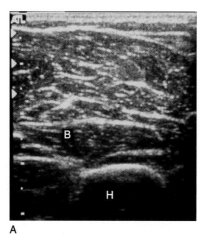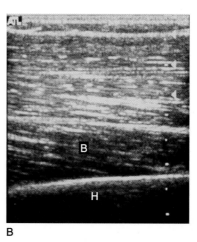

图5-101　USI上的正常二头肌。二头肌肌肉标记为B,下方的肱骨标记为H。A:肌肉的轴位图像。B:肌肉的矢状位图像。注意两个视图中的正常纹理结构

肌肉损伤占所有与运动有关的损伤的1/3。继发于向心性肌肉收缩后的直接损伤或间接损伤都会导致肌肉损伤。职业运动员最常见的肌肉损伤机制与间接肌肉损伤(肌肉拉伤)有关,通常在肌腱接头处。钝性外伤是运动中直接肌肉损伤的最常见机制,可能涉及碰撞。虽然已经提出了多种分类和分级系统,但基于超声检查结果的分类分级系统仍在使用。1级肌肉损伤可表现为正常的肌肉纤维,但有时可能会在受伤部位的肌肉内出现局灶性或弥散性边界不清的高回声区域。2级肌肉损伤表现为肌肉纤维的部分中断,有时与肌内血肿有关。3级肌肉损伤表现为肌肉的完全中断(横截面积的100%),伴近端纤维的回缩。肌肉内血肿也可在3级损伤中看到。筋膜水肿可见于任何程度的肌肉损伤。正常的皮质骨表面光滑且回声并伴有后部声影(posterior acoustic shadowing)。皮质下骨和骨髓不能用超声评估,这与MRI相比是一个缺点。肌腱在回声性方面倾向于介于皮质骨和肌肉之间,并具有致密的非搏动性纤维形态,有助于将其外观与血管和神经区别[105]。此外,通过使受检者收缩与被观察肌腱相连的肌肉,可以容易地识别它们,从而可以直接观察其主动运动。这突出了USI的非常独特和有价值的功能之一:它具有生成动态活动结构的实时图像的能力。超声图像不断以视频速率在屏幕上更新,以产生组织结构的"实时"动态成像。因此,有可能评估不同结构的相对运动以及在成像过程中引起主动和被动运动时在组织界面发生的"滑动"。当对正常的收缩肌肉成像时,可以看到该肌肉的横截面增大,并且在肌肉内看到不规则的抖动运动。这似乎是自发性运动单元收缩期间单个肌束的收缩。在实时USI上可以容易地将肌束识别为肌肉内突然的孤立的局限性收缩。USI可以特异性识别产生自发性收缩的运动单元的肌内位置。同样,动态USI可以评估筋膜内或筋膜间肌疝。

周围神经的超声成像

USI还可以应用于周围神经的成像。当被相对低回声的组织所环绕时,神经可以具有高回声横截面,或者相对高回声的周围组织中具有相对低回声的外观。使用高分辨率USI,可以看到斑点状的横断面外观反映了神经的束状内部结构。神经可以与其

5

他三个主要的管状结构区分开:肌腱/韧带、动脉和静脉。肌腱/韧带具有明确的解剖位置,密集的高回声,并且可以通过适当的患者运动使其以特定的方式运动。动脉趋于规律性搏动,受压时静脉塌陷。

　　正中神经可以很容易地在腕关节的横断面腕横韧带的近端找到。它恰好位于指浅屈肌的肌腱上方,并深至掌腱,并具有扁平的椭圆形外观。在矢状切面中,它表现为相对低回声的结构,在其上方和下方均伴有肌腱。当手指屈伸时,可以看到指浅屈肌腱在神经的静态图像下来回运动。在横断面图像中,神经并不固定,并随着手腕和手指运动而容易改变其形状。手指完全弯曲到手掌中时,正中神经首先上升,然后向下潜入由上方的第一浅肌腱、内侧的拇长屈肌肌腱和下方的第一深肌腱形成的深袋中。当神经在病理上扩大时,神经的某些动态运动就会失去。当尺神经绕过肘部时,也可以生成尺神经的图像(图 5-102)。

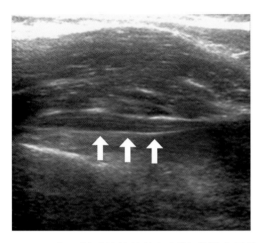

图 5-102　内上髁近端的尺神经(箭)的纵向图像。注意条纹的外观和均匀的回声纹理。高回声脂肪勾勒出了神经

　　在患有腕管综合征(CTS)的患者中,在 USI 上经常注意到一些变化。屈肌支持带可能出现某些"穹状隆起",反映了腕管容量的普遍扩大。通常在屈肌支持带的远端,可能会有一些可观察到的神经压迫。神经在受压和运动时不易变形,并且可能伴有更多的血流,这可以通过多普勒超声检测到。最后,通常会注意到神经明显肿大(图 5-103)。这种肿大的原因可能是局部水肿,神经内束状内纤维组织发育增加(与慢性炎症有关)或由于压迫导致的轴浆运输流动增加所致。此外,神经在腕骨节段内似乎活动性较差,特别是在腕部和手指快速重复运动的情况下。因此,USI 可以提供有关与 CTS 相关的

正中神经解剖变化的一些有用的定性信息(图 5-104)。腕管内的影像还可检测可能导致 CTS 症状的其他问题,例如神经和神经节囊肿、滑膜囊肿和骨赘[106]。USI 还被用于研究遗传性运动和感觉神经病中肿大的神经,研究肘管内尺神经的压迫以及臂丛神经的评估。

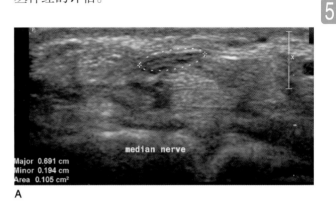

A

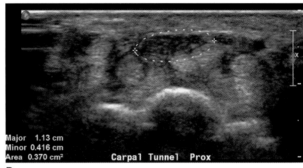

B

图 5-103　腕管水平的断层超声图像。A:正常正中神经。B:正中神经弥漫性肿大,面积为 0.370cm²,远高于正常值的上限(0.15cm²)(图片由 Dr. Rogelio Muñoz,Puerto Rico 提供)

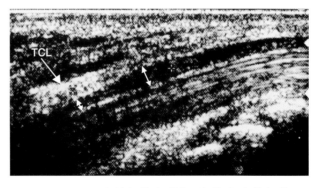

图 5-104　正中神经的矢状切面,其中腕横韧带(TCL)下方处有神经受压的迹象。注意靠近 TCL 深处的神经肿胀。白色双头箭显示在 TCL 下方神经受压,神经直径减小,TCL 近端的神经肿大

关节的超声成像

　　超声目前可用于评估关节内部的紊乱。常规用

超声评估肩、肘、腕、髋、膝和踝关节的韧带、肌腱、软骨和纤维软骨异常。当前的超声技术不仅可以在静息时对组织结构进行成像，而且还可以在肢体运动期间实时成像，从而可以显示和评估与运动有关的解剖学关系变化（如肩关节撞击弹响综合征）。在肌肉撕裂和破裂、肌腱撕裂、肌腱炎、韧带撕裂以及各种软组织过度使用综合征中可以看到不同的 USI 结果。USI 对肌肉骨骼疾病的鉴别诊断、肌肉骨骼损伤的范围和严重性的评估非常有帮助，但是其应由受过良好训练的人员掌握，该人员应了解其基本的解剖结构和病理生理以及超声技术的优点和局限性。对肌肉骨骼超声应用的详细介绍超出了本章的范围，但是感兴趣的读者可以参考可用的资源[107,108]。

（艾涛、夏黎明 译   黄晓琳 审校）

参考文献

第6章　超声诊断

Yi-Pin Chiang • Wen-Chung Tsai •
Tyng-Guey Wang • Henry L. Lew

引言

随着计算机技术的进步,超声仪器的小型化、便携化以及成本的降低,使得超声应用已拓展到临床的各个学科,包括肌骨学科。本章阐述肩关节、肘关节和膝关节的一些常见疾病的超声应用价值。因上、下肢超声的详细检查步骤已在最近的两篇文章[1,2]进行了讲解,本章仅作简单叙述。

软组织损伤的影像学检查方法主要有两种,一是 MRI,二是超声(参见第 5 章影像学技术)。肌骨超声绝不是 MRI 的简单替代。相反,超声应该被看作一种检查方法的拓展。MRI 对于显示肌肉、肌腱、神经和骨骼的静态特征有着极好的分辨率,但与超声相比,MRI 有三个缺点:临床可及性较低,检查时间较长和成本较高。另一方面,现代肌骨超声可对神经、肌腱、肌肉和关节间隙进行高分辨率实时成像,但前提是这些部位相对浅表并且未被强回声结构遮挡[3]。

肌骨超声不仅在诊断软组织疾病中发挥着作用,而且在一些常见的介入手术中作为重要的辅助手段。在超声引导下向关节腔、关节囊和腱鞘内注射类固醇药物,可以提高准确性和治疗效果[4,5],从而降低医源性并发症的风险。同样,超声在局部神经阻滞中的应用也越来越广泛[6,7]。在最近的一项研究中,超声成功定位骶管裂孔并进行骶尾部硬膜外注射[8]。此外,骶髂关节或其他小关节内注射药物和脊神经内侧支阻滞一直是在 X 线透视和 CT 引导下进行的,如今也可在超声引导下完成[9-11]。

超声图像随着超声波的反射而变化,其反射量决定了回波的强度。因此,常用于描述关注区域内结构图像的术语包括高回声(表示回声强度高于周围结构)、等回声、低回声(指回声强度低于周围结构)和无回声(在关注区域内没有回声)。在超声图像报告中,无论是纵切的还是横切,都是显示平面图像。当线阵探头用于肌肉、骨骼检查时,由于其较宽的视野和较高的近场分辨率,可很好地显示浅层结构图像。图 6-1 显示一台超声仪器和超声探头。超声波的穿透能力取决于其频率。高频率的超声探头(范围 7~12MHz)通常用于评估浅表结构;低频率的超声探头(范围 5~7.5MHz)因其组织穿透力更强,通常用于评估更深部的结构[3]。另外,可识别红细胞流速的能量多普勒技术被用于显示扫描区域内的血流信号。在下面的三部分内容中,我们将阐述肩关节、肘关节、膝关节的常见肌骨疾病。

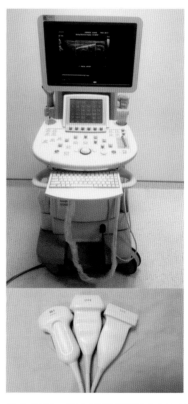

图 6-1　基本仪器。超声诊断仪器(上)和超声探头(下)。当探头发出的超声波脉冲在组织或器官边界处产生回波时,就产生了超声图像。在脉冲传输之间,探头成为回波探测器,处理后形成组织结构图像

肩关节疾病示例

冈上肌肌腱撕裂

冈上肌腱撕裂常见于经常运动,如参与棒球、网球或游泳的人。肩关节无法外展并伴有疼痛时可能提示冈上肌腱损伤。在横切扫查时,正常冈上肌腱应呈喙状的纤维结构样回声,延伸至肩峰下方、肱骨头与肩峰下或三角肌下滑囊之间。在纵切扫查时,冈上肌肌腱表现为一束等回声结构,向下延伸至三角肌下滑囊,向上延伸至肱骨头处呈低回声的透明软骨。冈上肌肌腱部分撕裂时,表现为局部无回声缺损(图6-2A),或在血管供应差的冈上肌腱部位出现高回声和低回声的混合区。出现全层撕裂时,主要的超声特征是肌腱局部回声不连续(或出现无回声区),在横切和纵切上扫查时均可显示(图6-2B、C)[12]。

冈上肌腱撕裂的超声表现各异,并且不同的检查医师之间也存在差异[12,13]。但若有规范的诊断标准、高质量的超声仪器和训练有素的超声医师,多项研究报告表明,超声对于诊断冈上肌腱全层撕裂的敏感性和特异性均超过90%[14-16]。尽管有研究认为,在鉴别冈上肌腱部分撕裂与肌腱其他病变时仍存在一定的困难,但在一项荟萃分析报告中显示,超声诊断冈上肌腱部分撕裂的灵敏度和特异性都均超过80%[17]。此外,定量超声还有助于诊断肩袖病变[18]。

肩关节钙化性肌腱炎

肩关节钙化性肌腱炎是一种常见的疾病,其特征是以羟基磷灰石为主的钙盐沉着于肩袖的肌腱中。钙盐沉着最常发生于大结节处的冈上肌腱,其次是冈下肌和肩胛下肌腱[19]。钙化性肌腱炎的诊断主要依赖于放射线检查,可以显示钙盐沉积的大小和位置。超声可以确定受累的肌腱,并且可在超声引导下治疗。在超声图像上,肩袖钙化表现为伴有或不伴有声影的回声灶(图6-3A、B)。钙化灶可

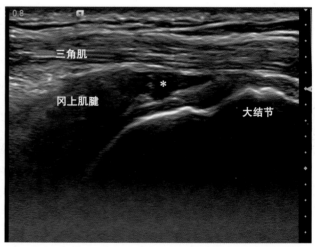

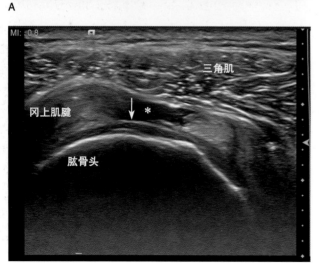

图6-2 冈上肌腱撕裂。A:冈上肌腱部分撕裂长轴扫查,显示肌腱关节面的部分撕裂,呈低回声区(白色箭头)。B:冈上肌腱长轴扫查显示,冈上肌腱全层撕裂时,可见不规则的无回声区贯穿整个肌腱(白色星号)。C:冈上肌腱全层撕裂的短轴扫查,显示肌腱内无回声区(白色星号)与肱骨头处的低回声软骨之间有一条高回声线(软骨界面标志)(白色箭头)

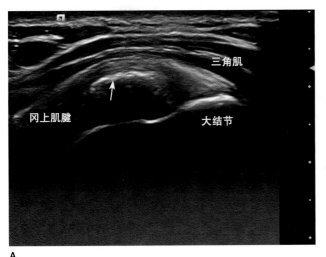

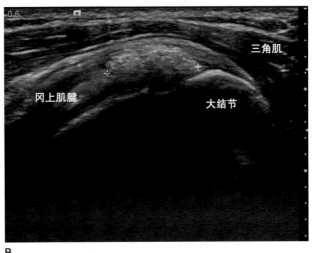

A

B

图 6-3　冈上肌腱钙化性肌腱病。A:冈上肌腱的长轴扫查,显示弧形的强回声灶(箭头),肌腱内可见后方伴弱声影。B:冈上肌腱长轴扫查,显示腱体内强回声软组织结构("+"表示钙化灶的范围)

呈曲线状、粒状或结节状等[19]。而且,钙化性肌腱病不一定伴有临床症状,对于有症状的肩袖钙化,可选择保守治疗,包括口服非甾体抗炎药、局部注射类固醇和冲击波治疗。超声不仅能准确定位病灶,而且在超声引导下可准确注射类固醇至钙化区域。并且,超声引导下经皮穿刺冲洗和抽吸也被认为是治疗钙化性肌腱炎的有效方法[20]。

肩峰下-三角肌下滑囊炎

　　肩峰下-三角肌下滑囊炎常与反复损伤有关,中老年好发,常与劳损或肩袖退行性改变有关[21]。正常的滑囊位于冈上肌腱和三角肌之间,在超声图像上表现为一条窄的低回声带,被一层薄的囊周脂肪覆盖,通常包括位于滑囊两层之间的无回声液体层在内,厚度应小于2mm[22]。

　　在滑囊炎患者中,肩峰下-三角肌下滑囊内常会出现积液(图 6-4)。此积液也可见于肌腱全层撕裂或肩峰撞击综合征的患者[23]。如果需要介入治疗,则可在超声引导下进行滑囊内液体抽吸或类固醇注射治疗[4]。

肱二头肌腱腱鞘炎

　　肱二头肌腱腱鞘炎是肱二头肌长头穿过二头肌沟处的肌腱炎症。当肱二头肌肌腱发生炎症时,二头肌沟处会产生局部疼痛,疼痛随着肩关节旋转而明显(肩关节从 30° 到 120° 活动,疼痛加重)。当临床医师通过 Yergason 实验或 Speed 试验不能确诊时[24,25],可以考虑通过超声来帮助其诊断和治疗。

　　肱二头肌长头腱起于肩胛骨盂上粗隆,肩胛盂

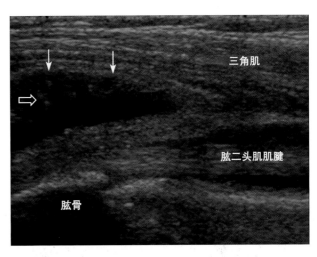

图 6-4　肩峰下-三角肌下滑囊炎探头平行于肱二头肌腱扫查,显示滑囊扩张(白色箭头),滑膜不规则增厚(白色空心箭头)

唇位于肩胛盂的最上方。肱二头肌腱位于肱骨大结节和小结节之间的结节间沟内,肱二头肌横韧带将肌腱固定在结节间沟内。超声短轴切面扫查时,受检者手臂处于中立位,正常肱二头肌长头肌腱在结节间沟内,呈椭圆形的回声结构。肱二头肌长头肌腱通常表现为纤维线样回声,从肩峰下方延伸至肌肉骨骼连接处,与肌腹无明显分界。

　　当肱二头肌肌腱发生病变时,出现腱鞘积液伴局部疼痛,肌腱回声异常。研究显示,肱二头肌病变者,超声能量多普勒显示肱二头肌肌腱内到腱鞘的血流信号常增多[26](图 6-5A、B)。因肱二头肌腱腱鞘与盂肱关节相连,所以肱二头肌腱腱鞘积液可能提示关节内的病变,而非肌腱本身的疾病[27]。冈上肌腱撕裂时也可引起肱二头肌腱腱鞘积液[28]。

6

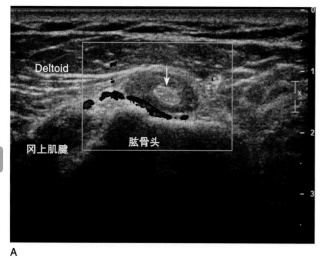

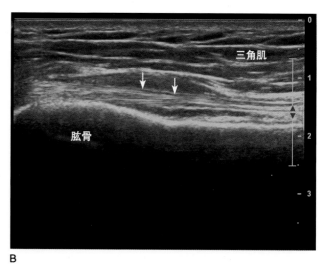

图 6-5　肱二头肌腱鞘炎。**A:**短轴切面显示环绕肱二头肌肌腱周围的腱鞘积液为无回声区,肌腱增厚,呈靶环征(白箭头)。**B:**长轴切面扫查,可见积液环绕在肌腱周围(白箭头)

肘关节疾病示例

肱骨外上髁炎

　　肱骨外上髁炎("网球肘")通常是因伸肌总腱(CET)在肱骨外上髁的肌腱附着处反复牵拉损伤引起[29]。通常不需要通过影像学检查即可做出肱骨外上髁炎的诊断。但超声可以直接显示伸肌总腱,

证实其诊断[30,31]。超声纵切扫查显示,正常 CET 表现为一个喙状结构(图 6-6A)。"网球肘"主要特征包括肌腱肿胀、部分撕裂、钙化和充血。在图 6-6B中,超声显示低回声的 CET 弥漫性增厚,正常纤维结构消失,符合肱骨外上髁炎表现,其中局部无回声区提示 CET 完全或部分断裂,此时可能需要外科干预。众所周知,肌腱的钙化表现为 CET 内的高回声灶,其后方可伴或不伴有声影(图 6-6C)。CET 周围

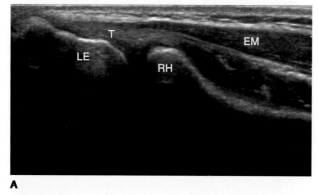

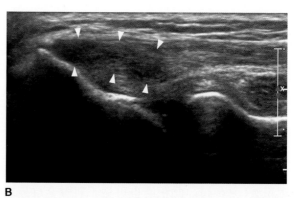

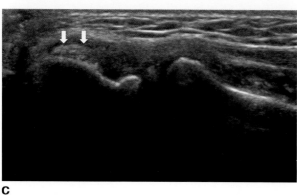

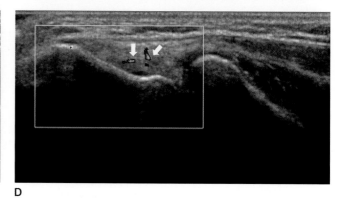

图 6-6　肱骨外上髁炎。**A:**正常肘关节外侧超声图像,CET(T)呈喙状结构,伸肌(EM)呈低回声。**B:**伸肌总腱增厚,表现为低回声,正常的纤维结构消失(箭簇之间)。**C:**肌腱内可见钙化灶(箭头)。**D:**能量多普勒成像显示肌腱内血流信号增多(箭头),常见于肌腱的急性炎症。EM,伸肌;LE,肱骨外上髁;RH,桡骨头;T,伸肌总腱

也可见到囊性病变。能量多普勒成像显示 CET 血流信号增多时,提示存在局灶性充血和活动性炎症(图 6-6D)。

尺侧副韧带断裂

尺侧副韧带(UCL)撕裂可能因急性或慢性的过度肘外展所致。反复、过度的投掷动作是引起 UCL 撕裂的一个常见原因[32,33]。MRI 被广泛应用于 UCL 损伤的评估。但是超声不仅可以静态显示 UCL 损伤(图 6-7A、B),还可以动态显示其运动过程中的结构变化。超声动态检查可以通过比较外翻应力时双臂关节的外展程度来评估关节是否松弛。超声和 MRI 都可用来评估 UCL 损伤,两者诊断 UCL 断裂的准确率几乎一致[34]。在另一项研究中,超声检查了 26 名无症状的美国职业棒球联盟的运动员,与非投球侧手臂相比,投球侧手臂的 UCL 增厚且关节间隙增宽[35]。

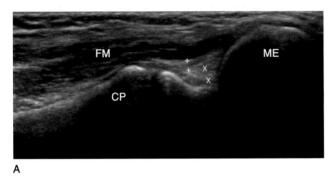 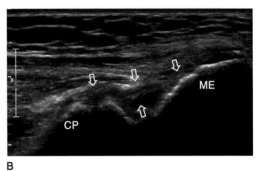

A　　　　　　　　　　　　　　　　　　B

图 6-7　肘部尺侧副韧带撕裂。A:正常尺侧副韧带,尺侧副韧带的前束在超声图像上分为两部分,浅层部分(在"++"之间)和深层部分(在"××"之间)。B:尺侧副韧带断裂显示为韧带肿胀和回声模糊(空心箭头)。CP,尺骨冠状突;FM,屈肌;ME,肱骨内上髁

膝关节疾病示例

膝关节积液

超声检查膝关节积液时,患者取仰卧位,在膝关节下方放置一个枕头使膝关节伸直或轻微弯曲。超声探头沿股四头肌腱纵向放置(图 6-8A)。髌上囊位于股四头肌腱和股前脂肪垫之间(图 6-8B)。正常髌上囊呈裂隙状,厚度不超过 2mm[36]。膝关节积液表现为髌上囊扩张伴无回声区(图 6-8C),易挤压变形,且在能量多普勒成像显示无血流信号。髌上囊可发生反复的损伤或炎症,如类风湿关节炎、滑膜增生症等。增生的滑膜常表现为团块状高回声,附着于髌上囊壁或漂浮在其中(图 6-8D)。同样,滑膜血流信号增多提示正处于炎症期。如果在膝关节损伤后发现大量积液,应考虑膝关节内病变,采用 MRI 和关节镜检查更有助于诊断[37]。

髌腱末端病

髌腱末端病(也称为"跳跃膝"),患者在跳跃或下楼梯时会出现膝前疼痛,常表现为髌腱部位的压痛。扫查髌腱时,患者取仰卧位,将膝关节屈曲至 60°~80°,牵拉髌腱(图 6-9A)。纵切扫查显示正常髌腱呈平行的纤维状结构(图 6-9B)。与健侧膝关节相比,髌腱末端病常见的超声表现包括平行纤维结构消失、回声减低和肌腱增粗[38],如图 6-9C 所示。能量多普勒超声显示血流信号增多(图 6-9D),提示急性炎症期。还有一些研究表明,即使在没有主观症状的情况下,髌腱存在异常的超声表现时,可能会增加髌腱损伤的风险[39]。

肌肉损伤

肌肉损伤常见于运动员。可能由直接创伤所致,有时也可能因过度拉伸引起,尤其在热身不足的情况下。在超声图像上,正常肌肉呈羽毛状、纵向纤维状结构。肌肉撕裂表现为肌纤维结构破坏。受损肌肉内的无回声区提示血肿或积液(图 6-10A)。在超声图像上,肌肉损伤的严重程度可分为三个等级。Ⅰ级损伤:未见明显肌原纤维断裂,属轻度损伤,受损肌肉由于肿胀或出血而回声减低。Ⅱ级损伤:显示肌肉纤维断裂,正常肌纤维结构破坏,常可见血肿或积液形成的无回声区。有时断裂的肌纤维断端漂浮在积液中,形成"钟摆征"。Ⅲ级肌肉损伤:肌肉全层撕裂,"残端"呈圆形,牵拉时肌肉间隙变大。6~10B 为股四头肌完全撕裂。

后交叉韧带损伤

与前交叉韧带不同,后交叉韧带(PCL)可以在超声图像上清晰显示[40]。扫查后交叉韧带时,患者取俯卧位,膝关节伸直。超声探头置于股骨内侧髁侧缘与胫骨髁间棘之间(图 6-11A)。正常的后交叉

6

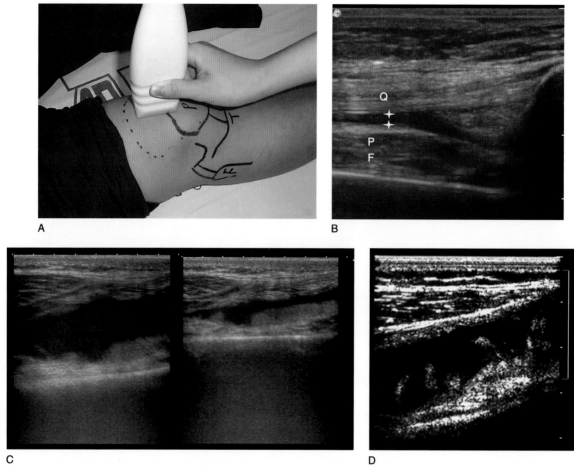

图 6-8　膝关节积液。A:膝关节积液检查,超声探头沿股四头肌肌腱纵切扫查。B:正常的髌上囊位于股四头肌肌腱与股前脂肪垫之间,呈裂隙状。C:膝关节积液呈现扩张的无回声区,易挤压变形。D:高回声絮状物漂浮在髌上囊内。PF,股前脂肪垫;Q,股四头肌

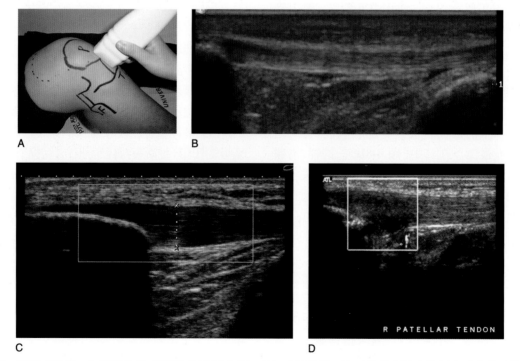

图 6-9　髌腱末端病。A:髌腱检查:将膝关节屈曲至 60°~80°,牵拉髌腱。B:正常的髌腱声像图表现为典型的纤维状高回声。C:髌腱末端病的超声图像表现为回声减弱、增厚。D:髌腱内血流信号增多,提示髌腱的急性炎症期

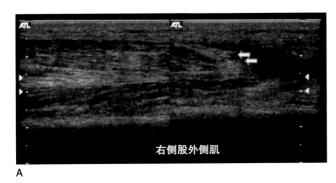 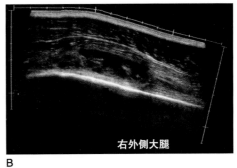

A   B

图 6-10 肌肉撕裂。**A**:在股四头肌肌腱内可见无回声间隙,代表肌肉撕裂,超声显示撕裂的圆形断端(箭头)。**B**:股四头肌撕裂的宽景成像显示了损伤范围

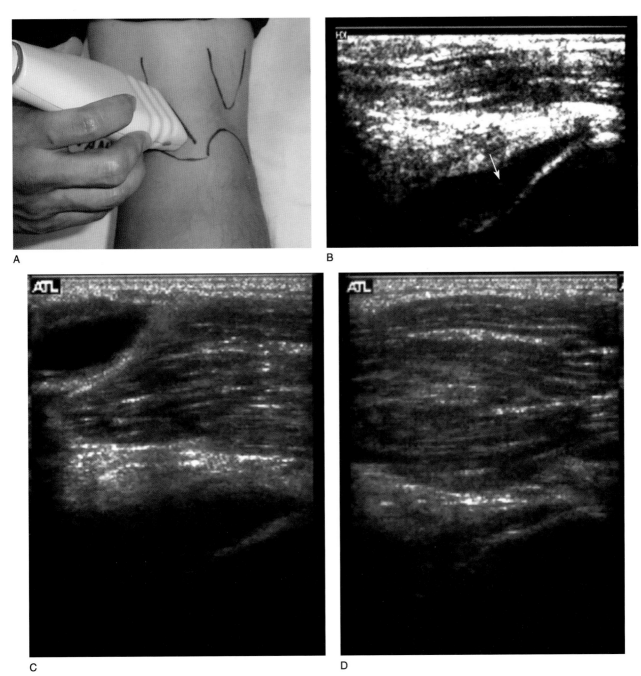

图 6-11 后交叉韧带损伤。**A**:患者取俯卧位,膝关节伸直,超声探头置于股骨内侧髁外侧缘与股骨髁间棘之间。**B**:由于各向异型伪像(箭头所示),后交叉韧带表现为扇形低回声带。**C**:超声图像显示后交叉韧带撕裂并增厚。**D**:后交叉韧带后缘呈波浪状改变

韧带应呈低回声的扇形结构(图 6-11B)。当 PCL 在胫骨髁间棘处厚度大于 10mm,且后缘呈波浪状[41]时,应考虑 PCL 撕裂(图 6-11C、D)。

前面有限选择介绍了一些常见肌骨疾病的康复医学实践,以及简要介绍了肌骨超声在临床中的应用。还有很多疾病可以通过超声进行诊断、治疗和研究,例如肌骨超声用于腕管综合征中的正中神经的评估[42],评估踝关节韧带和肌腱的完整性[43],利用超声诊断足底筋膜炎也有很高的价值[44],并且在超声引导下注射类固醇也是有效的治疗方法[45]。除了本章所述外,超声还有许多其他的应用,读者可参阅肌骨超声的教科书以获得更详细的讲解[46]。

小结

超声能够进行实时、动态可视化检查,并且左右快速对比,使其非常适用于肌骨疾病的诊断。除了诊断外,超声还可以用于引导穿刺和疗效评价。虽然超声对于肌骨疾病的价值大,但绝不能替代 MRI 和关节镜等方法。恰恰相反,它应该被看作是我们检查方法的拓展。超声也有其局限性,包括操作医师的经验依赖性,并且需要较长的学习掌握。充分的技术培训和监管可以大大减少其局限性;但目前如何培训、怎样算合格尚没有统一标准。尽管如此,超声的正确使用,将使其成为重要的辅助手段,可帮助诊断和治疗常见肌骨疾病。

(吕发勤、黄钰清 译　毕胜 审校)

参考文献

06 参考文献

第7章　自我照顾及其他日常生活活动的功能评估和管理

Carolyn M. Baum ● Timothy J. Wolf ● Samuel Talisman

日常生活活动定义

在我们讨论自我照顾和其他日常生活活动(activities of daily living,ADL)的功能评估和管理时,我们有必要介绍日常生活活动最初提出的概念[1]以及20世纪40年代以来代表日常生活的物质需求所经历的变化。20世纪50年代,康复医学用功能疗法(functional therapy)这个术语来描述日常生活活动。Dr. Coulter[2]将功能疗法描述为"计划用于帮助恢复关节和肌肉功能的指定活动"(原书第452页);Bennett[3]描述了物理治疗、作业治疗和娱乐疗法的具体应用,以帮助患者"通过"在正常日常生活环境中遇到的常见障碍的测试项目(原书第351页)。Buchwald[4]将功能训练描述为通过精心设计的运动和活动计划帮助患者恢复身体,使患者能够以最有效的方式管理自己的身体,从而尽可能独立。

自开展早期康复以来,我们对日常生活活动的认识和重视有了一些重大进展。科学扩大了我们对运动、认知、感觉、心理和生理问题如何影响日常生活中的功能和活动表现的理解。除了科学的进步

外,康复领域(rehabilitation community)还受到残疾领域(disability community)导致政策变化的严重影响,努力解决那些面临挑战、医疗康复问题尚未充分解决的个人所面临的问题。这些患者需要一个包容的环境来保持独立。一项重大的国际倡议影响了康复服务的提供。国际功能、残疾和健康分类,通常称为ICF(功能和健康分类),由患者和康复专业人员制订,并于1991年被世界卫生组织(WHO)成员国采纳[5]。当患者回归社区生活时,ICF要求康复社区解决活动、参与和环境方面的需求,使他们能够克服限制其活动表现的障碍。

传统康复依赖功能独立性量表(functional independent,FIM)的评估来报告患者进行日常生活活动的能力。随着康复工作的重点放在参与和融入社区上,FIM并没有提示个人是否有能力进行工具性日常生活活动能力(instrumental activities of daily living,IADL),这其中不仅包括自我照顾,还包括照顾他人、维持家庭和使用社区资源等内容。本章阐述了康复专业人员须进行评估和解决的方法,以处理在康复计划中服务患者的日常生活中可能存在的障碍问题。

图7-1显示了911名脑卒中患者出院6个月后

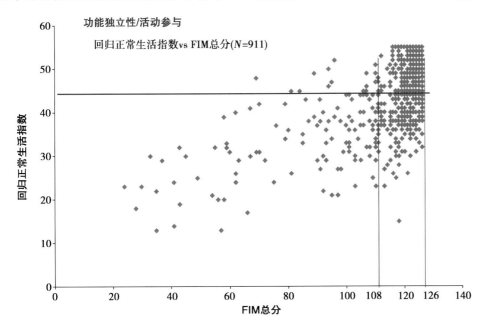

图 7-1　功能独立性量表(FIM)是美国和一些国际康复机构记录日常生活活动的一种常用评估方法。它及时反映了一位患者在身体和认知功能的基本层面上的独立程度。得分表示患者需要帮助的程度。得分在6分或修正后总分为108分表示该患者可能需要使用设备,但不需要肢体帮助

的 FIM 评分。除了少数例外,FIM 得分在 108～126 分之间的患者通过重建正常生活,该量表评估发现他们并没有完全融入他们的社区生活(图 7-1)。这些数据表明了康复专业人员引入融入社区的重要性,以解决患者在家庭和试图回到家庭、工作和社区活动中所面临的其他 IADL(residual IADL)问题。

考虑到处理日常生活活动评估和干预问题的复杂性,使用人-环境-作业-活动表现(person-environment-occupation-performance,PEOP)模型[6] 来阐述本章,以帮助康复专业人员满足患者跨学科和持续治疗中的需求。

人-环境-作业-活动表现模型

人-环境-作业-活动表现模型是一个系统或过程,及其组成之间关系的概念性描述。在康复干预中,必须考虑到该模型的所有方面,疾病或残疾会暂时或永久改变患者开展活动和参与日常生活的能力,我们要帮助患者重新开始生活。

PEOP 提出一些理论,这些理论提供了其发展的背景并帮助我们对患者行为的理解。PEOP 的原则是从发展的角度认识日常活动的价值和特点,包括:①参与的动力;②身体系统和身体功能因素的复杂和多层面性质;③环境背景的重要性;④日常活动对个人健康和幸福的影响[6]。图 7-2 给出了模型的概述。

康复专业人员不可能了解患者人-环境-作业-活动表现模型的全部情况。然而,有效的服务需要在评估、干预和结局评估中尽可能多地纳入患者的观点。叙述使"患者以故事形式提供的重要背景信息,描述对当前情况的感知,并用于确定目标"[7]。康复专业人员通过个人叙述了解患者的认知、价值观(meanings)、选择、责任、态度和积极性。

人的因素是"个体内在的因素,包括支持或限制作业表现的心理、认知、感觉、运动、生理和价值观/感知(sense-making)/精神特征"[7]。心理因素包括积极性、自我概念、自尊、认同感、自我效能感、元认知、自我意识、情绪状态和叙事。认知包括记忆、思维组织、注意、意识、推理、决策和执行功能。感觉因素(体感、嗅觉、味觉、视觉、听觉、本体感觉和触觉)和运动因素(运动学习、运动规划即实践、姿势控制),均与神经行为系统相关。生理因素包括肌力、耐力、柔韧性、活动水平、压力、睡眠模式、营养和总体健康情况。

环境因素是指"个人的外在因素,包括支持或限制作业表现的文化、社会、物质、自然、政策和技术特征"[7]。文化因素包括价值观、信仰、习俗、仪式和时间的使用。社会因素涉及健康、社会支持和社会资本的社会决定因素。物理因素包括物理环境和自然环境,具有无障碍性、可用性、地理、地形、气候、空气质量等特征,以及工具和辅助设备的技术特征。政策因素包括支配或影响获得资源的所有特征。技术包括在运动、交流和作业中的感觉、认知和处理能力中所需的一系列通用的和特定的支持。所有这些因素都在个人进行其日常生活活动能力中起到一定的作用,总体而言,康复团队必须了解如何认识到康复过程中必须解决的问题,并与患者和家属一起为出院做准备。

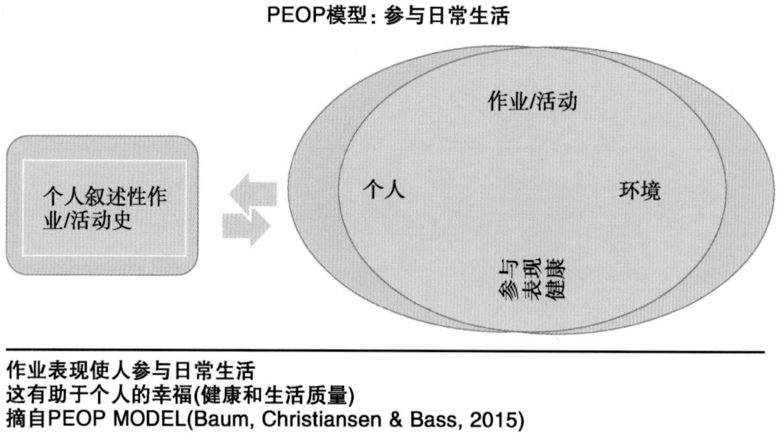

PEOP模型:参与日常生活

作业表现使人参与日常生活
这有助于个人的幸福(健康和生活质量)
摘自PEOP MODEL(Baum, Christiansen & Bass, 2015)

图 7-2　人-环境-作业-活动表现(PEOP)模型(摘自 Christiansen CH, Baum CM, Bass JD. Occupational Therapy: Performance, Participation, and Well-Being. 4th ed. Thorofare, NJ: Slack Incorporated; 2014. Reprinted with permission from SLACK Incorporated)

影响功能的问题概述

每个康复学科都将对患者进行功能评估，以了解患者的个人能力，同时也必须考虑他们在康复后的恢复和重返社会阶段将面临的障碍。这不是一个全面的回顾或方法列表，而是一个临床实践中常用措施的概述。决定使用哪些工具取决于患者的疾病、目标、评估的恢复点、治疗师的训练，以及评估所在地机构的任何限制/偏好。

作业/活动或人们每天做的事情包括个人在执行任务时希望和需要做的活动、任务和承担的角色，以及参与和加入有助于他们的幸福和生活质量的活动[7]。表 7-1 列出了确定患者在康复入院前所做的工作措施。

表 7-1　作业/活动评估

作业/活动评估史	自我报告/活动表现	描述	可获得的地方
加拿大作业表现评估（Canadian occupational performance measure，COPM）		评估患者在自我照顾、生产和休闲方面的作业表现。患者根据重要性、表现和满意度对每个作业进行 10 分的评分	加拿大作业治疗师协会：www.caot.ca or www.thecopm.ca
活动卡分类（activity card sort，ACS）	自我报告	帮助患者描述其在医疗活动前后参与社交、工作和休闲活动的工具	美国作业治疗协会：www.aota.org
作业表现历史访谈（occupational performance history interview，OPHI-Ⅱ）	自我报告	一种使用半结构化访谈、评分量表和生活史叙述主观测量方法来确定作业适应的主题，包括作业认同、作业能力和作业行为环境的影响	美国作业治疗协会：www.aota.org
亚急性期治疗活动量表（activity measure for post-acute care，AM-PAC）	活动表现	大多数成年人在日常生活中可能遇到的功能性活动的项目库，包括住院患者治疗或门诊患者亚急性期的服务[8]	波士顿大学亚急性期治疗活动量表：am-pac.com

维持日常生活的因素

PEOP 模型中的每一个因素都将在以下背景下介绍：它们如何影响日常生活，以及在医师、治疗师和护士提供关键康复服务时，为什么必须解决这些问题。表中包括与每个因素有关的措施。表 7-2 确定了记录基本日常生活活动的传统 ADL 评估方法。

表 7-2　日常生活活动评估

日常生活活动评估	自我报告/活动表现	描述	可获得的地方
功能独立性量表（functional independence measure，FIM）	活动表现	根据进行自我照顾、交流和认知活动所需的协助程度对残疾进行客观评估	医疗康复统一数据系统：www.udsmr.org
Bathel 指数（Barthel index，BI）	活动表现	由于神经肌肉或肌肉骨骼疾病住院的患者在个人照顾和行动能力方面的功能独立性评估	网络脑卒中中心：www.stroke center.org
Arnadottir OT-ADL 神经行为评估（Arnadottir OT-ADL neurobehavioral evaluation，A-ONE）	活动表现	一种用于识别神经行为障碍及其与功能表现缺陷关系的评估。患者执行一系列 ADL 任务，再根据功能独立性量表（Functional Independence Scale，FIS）和神经行为障碍量表（Neurobehavioral Impairment Scale，NIS）对其进行评分	Cote R，Hachinski V，Shurvell B，et al. The Canadian Neurological Scale：a preliminary study in acute stroke. Stroke. 1986；17[4]：731-737

认知

正常成年人需要认知功能来参与日常生活。这些功能包括注意力、记忆、社会意识、沟通、执行功能和意识[9]。残疾常常导致认知过程的损害，使人们更难进行日常活动。大多数认知障碍患者在日常生活活动、作业参与和成功康复方面存在相关缺陷[10,11]。认知障碍和抑郁之间通常存在联系，这会导致社交技能、工作和角色功能方面出现障碍[12,13]。

认知可能会受到不可预知的和多种方式的损害。必须对一些认知功能进行筛查，以确定其记忆、注意力、处理速度、执行功能、语言和视觉空间等方面的能力[14,15]，因为这些功能常常被忽视，尤其在障碍不明显的情况下。这意味着康复患者可能不知道他们患有认知障碍，即使他们日常活动可能受到影响，这些障碍也得不到治疗[16]。

当同时存在精神健康问题时，与神经和代谢状况相关的高级认知障碍则较为复杂。执行功能包括更高层次的认知过程，如控制行为、判断和决策，这些对所有作业的活动表现都很重要[17]。执行功能障碍在康复人群中普遍存在，在抑郁症患者中也很常见[10,18,19]。抑郁症患者在执行功能任务上的得分较低，执行任务时抑制无关信息的能力有限，而这是高效完成任务时执行能力的重要特征[18]。此外，抑郁症患者完成执行功能性任务的速度较慢，这与抑郁症严重影响处理速度的研究结果一致[12,20]。执行功能是预测进行康复的残疾人的恢复和功能独立性功能状态的一项指标[14,15,21]。执行功能障碍的局限性预示着较差的功能结局[19]。

康复团队必须识别患者存在的认知问题。如果患者需要反复指导、额外提示或提醒保持注意力集中，则需要进行神经心理学检查和功能性认知评估，治疗过程必须帮助患者运用策略来执行能够支持他们实现目标的任务。

表 7-3 列出了在 IADL 中评估认知表现的方法。

表 7-4 列出了识别患者认知问题的常见评估方法。

表 7-3　工具性日常生活活动评估

工具性日常生活活动评估	自我报告/活动表现	描述	可获得的地方
自我照顾技能表现评估（performance assessment of self-care skills，PASS）	活动表现	基于 26 项 ADL/IADL 任务来测量患者在社区中独立安全生活的能力。每个任务的性能组成部分包括独立性、充分性和安全性	通过以下地址可以获得评估结果 PASS@ shrs. pitt. edu
运动和过程技能的评估（assessment of motor and process skills，AMPS）	活动表现	在 ADL/IADL 任务中观察到的运动和过程技能的评估。在 16 个运动和 20 个过程技能项目中，从工作、效率、安全性和独立性方面对表现的质量进行评估	AMPS 手册和软件可在 www. ampsintl. com 上在线购买
Lawton 工具性日常生活活动量表（instrumental activities of daily living scale，IADLS）	自陈和代述	对患者进行 8 项 IADL 任务能力的采访，包括电话使用、购物、膳食准备、家务、洗衣、交通、药物管理和财务	Graf C. The Lawton Instrumental Activities of Daily Living Scale. Am JNurs. 2008；108[4]：52-62
驾驶适宜性筛查（fitness to drive screening，FTDS）	代述	一种计算机化的筛选工具，用于评估驾驶习惯和技能，以识别有风险的高龄驾驶者。由家庭成员和/或照护者（caregivers）填写	www. fitnesstodrivescreening. com

表 7-4　认知评估

认知评估	自我报告/活动表现	描述	可获得的地方
蒙特利尔认知评估（Montreal cognitive assessment，MoCA）	活动表现	用于检测轻度认知障碍的整体认知能力的快速筛查表	http://www.mocatest.org/
执行功能表现评估（executive function performance test，EFPT）	活动表现	在简单的烹饪、电话使用、药物管理和账单支付任务中对执行功能的评估。每项任务的性能组成部分包括启动、组织、排序、判断和安全以及完成部分	华盛顿大学医学院作业治疗项目：www.ot.wustl.edu/about/resources/assessment
行为疏忽测试（behavioral inattention，BIT）	活动表现	一种基于表现的评估，旨在提供有关日常活动中视觉忽略和单侧空间忽略的干扰信息	www.pearsonclinical.com
自我缺陷意识访谈（self-awareness of deficits interview，SADI）	自我报告	通过半结构化访谈评估理智意识。具体测量对缺陷的认识、对缺陷的功能性结果的认识以及为未来设定现实目标的能力	联系作者 Jennifer Flemming，PhD：j.flemming@uq.edu.au
复杂任务表现评估（complex task performance assessment，CTPA）	活动表现	基于表现、以工作为导向的执行功能评估	华盛顿大学医学院作业治疗项目：www.ot.wustl.edu/about/resources/assessment

心理

许多接受康复的患者心理健康问题包括丧失自我感、对未来的不确定性、对失去社会关系的压力和内疚感；所有这些都可能导致抑郁和焦虑[22]。此外，挫折、悲伤和苦恼可能来自生活变化带来的强烈影响[22]。在心理健康问题出现后可能存在一种周期性的关系，在这种关系中，苦恼会阻碍人们参与社会活动，导致进一步的苦恼。这些抑郁和焦虑的路径一样，均可导致其他方面的障碍。例如，对活动的漠不关心和不愉快，这是抑郁的症状，可能会导致其在要求高的任务中投入不够，从而导致更差的表现[17]。

影响心理功能的精神健康问题也会影响日常生活的参与。自我效能感降低与对自己表现缺乏信心有关，而信心的缺乏又与进行日常活动的独立性降低有关[23]。人格的改变，可以各种不可预测的形式改变一个人的感知和认同感[24]。自尊心降低和情绪调节问题可能会限制患者对新环境的情绪调节能力[25]。最后，冷漠会影响参与日常生活和康复的动机[26]。

因为这些精神健康问题会影响患者维持康复和日常生活活动积极性的能力，所以在康复计划中必须包括处理这些心理社会问题的计划。

表 7-5 列出了识别可能需要心理服务患者的心理评估方法。

表 7-5　心理评估

心理评估	自我报告/活动表现	描述	可获得的地方
流行病学研究中心抑郁量表（center for epideniologic studies depression scale，CES-D）	自我报告	评估抑郁症状严重程度的自我报告方法	Radloff LS. The CES-D Scale：a selfreported depression scale for research in the general population. *Appl Psychol Meas*. 1997；1：385-401
状态-特质焦虑量表（state-trait anxiety inventory，STAI）	自我报告	一种从现有状态和长期焦虑方面评估焦虑症状的存在和严重程度的自我报告方法	Mind Garden Inc；http://www.mindgarden.com
Beck 抑郁量表（Beck depression scale）	自我报告	一种量化抑郁症严重程度的筛查工具	www.pearsonclinical.com

生理

患者接受康复治疗的身体反应和大脑中的变化一样显著。睡眠和食欲障碍很常见[27]。心理压力可以激活交感神经系统，从而导致血压生理性升高和动脉粥样硬化[28]。身体素质较低引起的急性疲劳会长期地损害身体健康，也与较低的健康相关的生活质量和自杀想法有关[29-31]。抑郁和冷漠等并发症会降低参加有利于病情改善的运动康复活动的意愿，否则可引起健康状况的改善[32,33]。

与没有疼痛的患者相比，疼痛程度高的患者更容易患抑郁症，更有可能产生自杀念头[34]。心理应激源，如社会参与的减少，可引起身体上疼痛和情感上痛苦的激活[35]。

存在神经、心理和身体健康问题的患者的性反应障碍与性行为和性活动体验的改变有关。由于残疾引起的性格变化会导致一个人性欲降低，特别是情绪变化如易怒与性情绪不相容[36]。患有抑郁症的患者对未能解决的性问题存在负面的情绪，如"愤怒、遗弃、无助或厌恶"等，进一步降低了受这种负面联系而发生性行为的可能性[36]。

睡眠、疼痛和性行为问题必须作为康复计划的一部分，因为这些问题对患者在出院后重返家庭和社区时如何进行其日常生活活动至关重要。

表 7-6 列出了有助于康复计划的生理评估方法。

表 7-6　生理评估

生理评估	自我报告/活动表现	描述	可获得的地方
Berg 平衡量表（Berg balance scale）	活动表现	评估成人跌倒风险的评估方法，有 14 项评估内容	网络脑卒中中心：www. Stroke Center. org
6min 步行试验（6-minute walk test）	活动表现	通过 6min 内步行的距离来评估有氧能力/耐力的评估方法	康复措施：www. Rehab Measures. org
Epworth 嗜睡量表（Epworth sleepiness scale，ESS）	自我报告	患者在日常工作中感到困倦倾向的主观测量	www. epworthsleep inessscale. com
疼痛强度量表：数字评分量表（numerical rating scale，NRS）和视觉模拟量表（visual analog scale，VAS）	自我报告	一种促使患者根据经验强度来量化疼痛的量表。评分量表可以是数字（0＝无疼痛，10＝可想象的最严重疼痛）或视觉（不适的面部表情）	普遍可用

运动

大多数康复患者的运动功能也会发生变化，这会影响患者完成日常任务所需的复杂运动的能力。上肢和下肢的运动都可能受到影响。虽然体力活动有助于从障碍中恢复，但精神健康状况下降的患者总体上比其他人更不活跃，参与度也更低[32,37]。受抑郁等问题影响的积极性可能会限制其参与活动和运动恢复的欲望[33,38]。

有限的运动恢复可能导致日常生活活动的长期障碍[39]。运动恢复的停滞可能导致患者沮丧和悲伤，从而导致更大的心理健康问题[33]。抑郁降低了利用感觉反馈促进运动恢复和运动学习的能力[40]。受抑郁等问题影响，积极性也会影响运动恢复[33,38]。参加锻炼活动的欲望降低，阻碍了康复的改善[32,33]。精神健康对运动恢复的影响显示，运动功能下降和精神健康下降之间存在一个周期循环。

运动功能下降与精神健康下降有关，这也与平衡恢复相关活动和参与的减少有关[41,42]。平衡和跌倒时的自我效能感降低，会引起与平衡、运动和身体功能以及感知的健康状况的恶化[41]。与身体问题相比，平衡和跌倒自我效能感也与较少的活动和参与有关[41]。自我效能问题形成了害怕跌倒的循环，在这个循环中，参与活动的减少导致平衡和力量的下降，进一步导致害怕跌倒和避免活动[43]。

传统康复的重点是关注运动问题。抑郁症和缺乏积极性的相关问题也必须得到解决，帮助患者及其家人认识到平衡、跌倒风险对减少活动的影响。

表 7-7 列出了常用的运动测试。

表 7-7　运动评估

运动评估	自我报告/活动表现	描述	可获得的地方
Wolf 运动功能测试（Wolf motor function test）	活动表现	通过功能任务观察上肢运动障碍的定量评估	http://stroke. ahajournals. org/content/strokeaha/32/7/1635. full. pdf
盒子和小木块测试（block and box）	活动表现	单侧手总灵巧度的客观测量	可从 Patterson Medical 购买工具包：www. Patterson Medical.com
手臂动作研究测试（action research arm test）	活动表现	通过抓握、握力、捏力和粗大运动观察到的上肢功能的定量测量	网络脑卒中中心：www. strokecenter. org
功能前伸试验（functional reach）	活动表现	通过测量在固定的站立位置保持平衡时可以到达的最大距离来评估动态功能范围。改良后的版本从固定的坐姿进行评估	康复措施：www. rehabmeasures. org

感觉

康复中希望和持续的努力对恢复很重要[44]。因此，和运动恢复一样，以抑郁和其他精神健康问题为代表的绝望感和积极性降低可能阻碍感觉恢复[33]。患者发生的感觉改变对日常生活的影响很难进行预测[45]。像声音识别和定位等听力障碍与严重的功能限制和日常活动中的安全性降低有关[45,46]。嗅觉和味觉功能的变化与活动表现和参与度的改变有关，如准备和食用食物的困难以及社会隔绝度的增加[47]。嗅觉功能低下也会通过抑郁和情绪变化影响精神健康[47,48]。人格变化和社会变化等精神健康因素可能影响前庭知觉[33,49]。所以，前庭系统可能会影响精神因素，如自我意识、情绪和抑郁等[49]。

躯体感觉，是指关于身体表面及其与环境的相互作用的信息，对日常活动中的运动表现和四肢的使用非常重要[50-52]。躯体感觉障碍限制了运动功能的恢复，因为障碍可能导致对患侧肢体的忽略，从而妨碍了它们在活动中的使用[50]。当患者试图从这些障碍中恢复时，来自躯体感觉功能丢失，可能会导致情绪问题，如挫败感、失望、自我毫无价值、自信和自我认同感的变化[52]。患者需要更加注意患侧的肢体来促进躯体感觉功能的恢复，但精神压力可能会降低他们注意的能力[53,54]。

视力障碍可能会影响日常活动的参与度和表现，包括阅读、户外活动、驾驶、休闲和购物[51,55]。视力障碍后日常活动的限制可能导致自尊心和自我效能感降低，进而进一步限制日常活动的参与和表现[33]。

感觉问题及其解决与患者在整个康复过程中的意图有关。康复团队必须认识到视觉、听觉、味觉和嗅觉以及躯体感觉和前庭的感觉问题，因为它们都支持与日常生活中的营养、安全和快乐等相关的日常生活活动。

表 7-8 列出了治疗计划中常用的感觉测试。

表 7-8　感觉评估

感觉评估	自我报告/活动表现	描述	可获得的地方
Semmes-Weinstein 单丝测试（Semmes-Weinstein monofilaments）	活动表现	轻触和深触检测的定量评估	可通过以下网址购买：www. amazon. com；www. pattersonmedical；www. alimed. com
手腕位置测试（wrist position test）	活动表现	腕部肢体定位感的定量测试	SENSe 手册可通过以下网址购买：www. florey. edu. au/stroke
敏锐度测试（light house near acuity）	活动表现	用字母视力卡测量近视力的客观方法	Optelec：www. shoplowvision. com
耳语测试（whisper test）	活动表现	成人听力丧失的评估	无须购买
气味识别试验（odor identification test）	活动表现	一种气味识别的评估方法，通过从一组可能的名字或图片中选择来识别的熟悉气味	www. nihtoolbox. org

7

社会支持

社会支持含有支持资源的人,包括情感支持、更坚强的支持、信息支持和陪伴[56]。从我们的医学训练中,我们很早就了解了细胞水平的环境。当我们为那些接受我们治疗以恢复和适应新环境的患者服务时,我们必须了解环境如何为他们的恢复和适应提供环境和支持。

发展社会支持可以改善抑郁、功能性活动和健康相关的生活质量[57,58]。然而,更多的残疾与整体较低水平的社会支持有关,这种联系在有精神健康问题的人中得到强化[59,60]。此外,与其他人相比,功能障碍或抑郁程度较高的患者可能从增加的社会支持中获益较少[60]。康复患者获得的社会支持较少与抑郁和恶化的治疗结局相关,进一步损害了他们的康复和精神健康,增加了对医疗服务的需求[61,62]。

接受的社会支持类型可以解释支持如何影响一个人的能力和精神健康。感知道的社会支持与抑郁和抑郁症状相关,而实际的社会支持并没有一致的报道[61]。这种感知道的功能支持也与融入社会有关,也与个人的乐观、主观幸福感和生活意义有关[63,64]。

大多数社会支持是由非正式的照护者提供的,他们没有报酬,通常是家庭成员。他们对管理患者的身体、情感、身体和安全需求至关重要[65]。社区融合需要维持社会支持。患者可能有身体和认知障碍,这增加了他们进行活动时对他人的依赖,并因缺乏交通工具而复杂化,这可能导致他们减少参加社交相关的活动[61]。害怕跌倒、步行焦虑和自我意识也会妨碍患者社交活动的参与,因为他们可能为了保护自尊会选择不外出[61,66]。

所有这些问题都要求照护者和患者的朋友理解社会支持在患者向家庭过渡过程中进行活动时的重要性。康复团队应寻找将朋友和家人带进康复机构的方法,帮助患者参与活动和交流,以鼓励社会支持。

文化

种族、民族、年龄、宗教或语言往往是人们在文化上的分类方式[67]。然而,这忽略了这些元素之间复杂的相互作用以及人们的经历。从独特的文化视角了解每一位患者及其照护者对正确理解如何治疗与沟通是很重要的[68,69]。

虽然个人文化经历对于区别每个患者至关重要,但认识到不同文化群体在健康问题的普及和获得医疗服务方面的差异是必要的。以种族和民族为例,黑人、美洲印第安人和阿拉斯加本地人或有多个种族的人脑卒中患病率高于美国的平均水平[70,71]。黑人比其他人患抑郁症的概率更高[72]。由于歧视和种族主义,非裔美国人、西班牙裔美国人和亚裔美国人都有较高的心理健康风险[73]。然而,由于社会偏见、缺乏足够的保险和对医疗系统的不信任等因素,他们比白种人更不可能获得心理健康服务[73]。了解患者经历的特定文化现象会影响治疗。

另一个需要确认的文化因素是患者对残疾的适应性。患者可能会对自己的残疾感到羞耻,并避免参与社会活动,认为残疾是一种没有解决办法的命运,或者认为康复是完全由自己负责的[74]。这些观点可能会限制和损害一个人在处理残疾问题时寻求帮助的意愿,并可能影响对康复的看法。

康复小组成员进行的叙述应探讨该患者的文化方面,包括他们认为发生在他们身上的事情和原因。这些信息将有助于规划以患者为中心的治疗。

物理环境

物理障碍可能难以消除,妨碍了预期任务的完成和个人康复目标的实现。遗憾的是,如果患者适应物理环境有困难,可能很难得到帮助或报告问题以得到解决[75]。它还涉及复杂的计划,以确定物理环境是否会在未来的活动中导致问题的出现,尤其在社区,这可能会降低患者参与作业的积极性[75]。

在患者的康复质量中必须考虑出院地点。住院可能会导致积极性降低,因为患者的活动水平较低,同时会产生丧失能力的感觉[76]。住院康复的体力活动水平仍然较低[77]。患者在家里走更多的路和消耗更多的能量,可能是由于个人康复责任的增加[78]。

居住在较多绿化附近的人受到压力性生活事件的影响较少,并且有更好的精神健康[79]。那些居住环境附近绿地较少的人感到孤独和缺乏社会支持[59,80]。噪声是限制活动和参与的物理环境的另一个特征[81]。空气污染与脑卒中后死亡率呈正相关,表明生活在污染地区的人存在潜在健康并发症[82]。物理环境的特性决定了该环境帮助或阻碍恢复。

在一些地方,物理的和结构性障碍可能在活动和参与方面造成更大的问题[83]。这些障碍可能使某些活动无法进行。在家里,住宅建筑的设计可能不足以支持活动的进行,需要进行设计改造[84]。在社区,建筑物的建设可能不支持残疾人完成任务[84]。物理环境中的障碍可以影响抑郁,而无障碍的物理环境可以缓和抑郁症状[85]。

康复专业人员更加重视物理环境,包括家访和与家人咨询安全无障碍的环境。强调共享无障碍社区设施的资源,包括健身、餐厅和社区中心,应该日常开放。这些信息将支持患者重返社区。

辅助技术

为人们提供辅助技术(assistive technology,AT)有助于他们从事必要的作业活动[86]。技术可以有多种,包括座椅、活动、计算机、计算机访问技术、认知技术和支持特殊兴趣的工具[86]。

总的来说,自我照顾和活动受限的患者使用辅助设备与幸福感呈正相关[87]。如果使用得当,AT可以提高患者在活动中的参与,使其更接近于残疾前的参与度并与之前的自我形象保持一致[88]。然而,不良的精神健康会阻碍AT的正常使用。自理和行动能力的限制与幸福感呈负相关,AT可被视为解决此类问题的方法[87,89]。然而,使用AT设备不当可能会导致患者感觉没有必要,影响到他们融入其中的想法[88]。这种在康复过程中出现的困惑可能会导致患者忽视AT,因为他们觉得AT将他们与其他人区分开来[22,88,89]。他们还需要接受培训,以便在日常活动中成功地使用和将AT融入他们的日常活动中。只有当设备符合患者的个人目标、偏好和环境时,患者和AT之间的关系才会保持积极的作用[89]。

AT已成为支持患者日常生活的中心。康复专业人员应细心地帮助患者选择他们想要学习使用的设备,否则设备不能很好地使用。

干预方法的概述

以下各节简要介绍了康复干预的主要类别。所有医疗专业人员必须对干预方法有基本的了解。这些知识将有助于评估和决策,为患者提供支持参与日常生活活动所需的服务。确定最合适的治疗方法需要患者、照护者和医疗团队之间的协作;但是,该方法的目标是帮助患者实现尽可能高的独立性。最佳的治疗方法要考虑患者的需求、愿望和期望,以及学习能力、损伤的预后、可供干预的时间和预期的出院环境。

补偿

补偿(remediation)是指在运动技能、认知或社会功能方面减少功能性或结构性损伤或获得/重新获得技能。在这种方法中,个人期望失去的技能或能力将得到恢复。康复方法主要用于建立或重建患者的技能、习惯和日常活动。因此,使用这种方法意味着一个积极的学习过程,患者必须适应影响日常生活需求的功能和环境的限制。出生时发育性或先天性残疾的人最初获得技能的过程,明显不同于那些在经历残疾之前能独立完成这些任务的人重新获得日常生活技能的过程。当补偿的目标是发展先天性疾病患者的技能时,训练过程被描述为康复。当目标是为获得性残疾的人达到先前的功能水平时,训练过程被描述为恢复。

补偿或恢复技能的最佳人选往往取决于患者的具体情况和预后。例如,患有神经退行性疾病的患者通常不适合采用基于补偿的方法;然而,患有骨科损伤的患者通常是很好的人选。为了使用基于补偿的方法,患者必须能够监控自己的错误,并使用适当的策略来缩小缺陷。在这种情况下,治疗过程主要用于制订实践策略,无论治疗师是否在场患者都会进行自我护理。讨论治疗中出现的问题,并在下一次治疗时实践可能的解决方案。补偿过程包含着患者学习的能力,然而,一个人学习的过程是由他的认知能力引导的(见下面的学习策略)。

代偿

代偿是指当存在不可修复的障碍时,使用技术、设备或任何其他形式的外部支持来帮助患者完成活动。这些代偿方法可以包括照护者和/或私人照护助理(personal care assistants)的使用、环境的改造、AT的使用、移动设备的使用等。治疗师的作用是确定这些代偿方法何时需要,找到潜在的代偿策略,使患者在活动中独立程度最大化,并为患者和/或患者的照护者提供正确使用代偿方法的培训。代偿技术通常与补偿方法结合使用,以帮助患者在努力恢复功能的同时保持其活动的最高独立水平。一个使用代偿方法的例子是培训脊髓损伤患者陪护或家属,帮助他们完成ADL和IADL。与补偿方法一样,这种方法所需要的是学习能力,训练方法通常由患者学习新技能的认知能力来指导。

学习策略

随着研究揭示了特定学习策略在功能技巧获得和再获得中的重要性，康复专业人员已将这些策略融入训练中。这些学习策略有多种分类方案。在实践中，Bertoti 提出的四个学习阶段有助于区分学习的初始阶段（如获得）和包括维持、流利或熟练以及泛化（generalization）在内的长期学习阶段[90]。

初始阶段的最佳学习不同于保持学习或长期学习的策略。尽管方式不同，但大多数教学策略都用于初始和长期学习策略。表 7-9 列出了其中的一些学习策略。研究还表明，当学习者在真实环境中从事一项简单而不是使用渐进阻力的任务，并使用真实物体时，学习能力会得到增强[91-94]。

表 7-9   为家庭提供的资源

目的	资源	描述	可获得的地方
照护	照护者行动网络	这个网络把不同疾病的照护者联系起来	http://caregiveraction.org/
计算机技能和打字	Infogrip	这家辅助技术零售商提供替代性计算机设备，包括鼠标和键盘，以适应残疾人	http://www.infogrip.com/
精神健康	全美精神疾病联盟（National Alliance of Mental Illness，NAMI）	该组织提供免费的信息，并转介进行精神健康相关服务	http://www.nami.org/
运动	YMCA	这个协会在美国各地都有健身设施和课程	www.ymca.net
养育	通过 Looking Glass（Through the Looking Glass，TLG）	这个组织为残疾父母提供教育和支持	http://www.lookingglass.org/
性和亲密关系	美国性教育者、咨询师和治疗师协会	该协会包括一个"定位专业人员"选项，寻找当地的性教育者、咨询师和性治疗师	https://www.aasect.org/
工作	工作调适网络	该网络为残疾人提供工作场所和就业问题的免费指导	http://askjan.org/
交通	美国老年残疾人交通中心（NADTC）	NADTC 提供关于社区交通选择以及如何使用交通的教育。它提供一对一的帮助，并包括一个"寻找搭车?"按钮，这有助于找到当地的交通服务	http://www.nadtc.org/
经济	健康教育基金会	基金会提供简化的保险资格信息以协助获得保险	https://coverageforall.org/
总体	北美康复工程与辅助技术学会（RESNA）	RESNA 为残疾人提供技术援助，包括意识、使用、获取和提倡。该网站包括一个国家技术援助计划财政援助数据库	http://www.resna.org/

治疗师所采用的策略是由患者学习的认知能力和运用策略完成任务的能力来指导的。治疗师的角色是促进最高水平的独立水平，这在本质上意味着在患者完成任务时提供最少的指导和暗示。康复的总体目标是能够将获得的知识推广到新的环境和不同的任务中。为了实现这一目标，康复人员将传授一般的常识和策略，因为一般常识比任务特定知识传输得更好[95]。这些总体策略潜在效果的微妙之处在于如何将它们传授给患者。目前大多数康复治疗都是通过直接指导进行的，这意味着治疗师实际上是在告诉患者该做什么[96]。通过这种方式的指导，通过治疗师教学策略，使患者在学习中的问题被最小化，因此患者的训练方式不能在没有直接指导的情况下进行。与直接指导相反是引导性发现，治

疗师使用引导性问题和提示，允许患者自己发现策略，从而为患者自己解决问题提供支持[97]。使用引导发现和总体策略的方法帮助患者学习特定任务策略已经被证明是一种有效的方法，不仅可以提高ADL/IADL 的表现，而且还可以转化和推广到院外[98]。为了使用这种方法，患者必须具有较高的意识水平，因为他们需要意识到他们的缺陷，并认识到自己什么时候在犯错误[99]。对于那些没有能力做到这一点的患者来说，有必要进行以任务表现为重点的直接指导/行为训练，而不是策略训练，帮助他们学习新的活动。

指导

任何任务开始前的指导对于积极性和任务的说明至关重要，可以采取口头、示范和建模的形式。口头指示有助于将患者的注意力集中在任务的重要方面。治疗师可以选择将口头教学分解为一个或两个基本要素。简洁明了的口头指示对患者非常有帮助。此外，治疗师可以使用示范或完成任务的榜样，以代替或加强口头指示。向患者解释如何完成任务已经被证明有助于促进学习，然而，这类学习方式通常不会传授。因此，直接指导应保留，有两个主要目的：①阐明对患者的任务期望；②用于无法识别错误并需要直接指导才能准确、安全地完成任务的患者。这种类型的学习通常被称为行为学习、行为训练和/或任务训练[100]。提示、反馈、强化和许多行为训练技术可用于完成此类学习[100]。

自我管理

脑卒中慢性症状的管理对健康生活和减少继发脑卒中的可能至关重要[101,102]。大部分的康复工作都集中在恢复功能上，而对长期障碍的康复工作却很少（如脑卒中患者），这在我们临床中很常见。然而，虽然不经常被用作实施康复的一部分，像自我管理教育这样的慢性病管理方法已经被广泛应用，并有效地满足这一需求。

自我管理计划旨在帮助患者学会管理自己的健康状况。自我管理有许多定义，但最常被描述为一个人管理症状、治疗、身体和心理社会后果，以及慢性病伴随的生活方式变化的能力[103]。在哮喘和糖尿病等情况下，自我管理的概念得到了广泛的评估，并且被证明是有效的[103]。慢性病自我管理计划（chronic disease self-management program，CDSMP）是文献中经常引用的。CDSMP 的创建是为了处理糖尿病、关节炎、多发性硬化和心脏病等多种疾病的症状管理。CDSMP 是一个为期 6 周的项目，帮助参与者制订策略和技术，以应对情绪、疼痛、适当的锻炼、药物、有效的沟通、营养、决策和治疗评估[104]。CDSMP 已经被广泛地应用于包括脑卒中在内的各种健康状况的个体研究中，并发现其可以改善个体化的症状和损伤管理策略的建立[104]。虽然有像CDSMP 这样的项目，但像脑卒中这样的慢性神经疾病患者很少提供自我管理教育。这在一定程度上可能是由于具有神经系统疾病的患者存在独特和复杂的障碍，这就需要自我管理计划来附加额外的内容。这些内容可能包括支持更多社会角色的自我管理和管理情感幸福感，以及他们可能需要新的医疗任务[105]。同样，针对再次脑卒中的患者，制订了提高脑卒中后自我管理的参与计划（improving participation after stroke self-management program，IPASS），以满足对更大的自我管理计划的需求，进一步解决日常活动的参与问题[106]。IPASS 遵循 CDSMP 的结构，但是，它还包括另外七个方面，重点是提高自我效能以管理在家庭、社区和工作活动的参与[106,107]。作业治疗的 PEOP 实践模型通过帮助参与者解决问题，从而指导七个方面的效能建立过程，来确定以人为中心的要素和环境因素如何影响他们的作业[106]。参与者通过解决问题来确定改变个人、活动或环境以增加活动参与度的策略[106]。对患有脑卒中患者进行的 IPASS 的研究发现，在管理慢性健康状况方面自我效能感有所提高，在家庭、社区和工作活动中的参与度有所增加[106]；然而，即使在与 IPASS 合作的情况下，与个人/团体共同开发和使用自我管理计划在康复中也是持续需要的。

资源

为患者提供他们在未来可以选择使用的资源，使他们能够为此类问题寻求进一步的帮助。可向患者提供资源，以便他们能够跟进康复过程中可能无法解决的问题，或跟进康复出院后出现的问题。一旦患者出院，他们在需要时更难获得帮助。如缺乏知识或财政资源等问题，一旦出现无法预见的问题，限制了他们进一步恢复和重新融入社会的能力，就会造成障碍。社区资源可以满足这些需求。社区资源应根据成本、位置和需要解决的领域为每个患者量身订制。

帮助患者过渡到社区日常生活的资源

表 7-9 列出了可以和患者和家属一起评估的资

源,为患者进行重要和有意义的活动制订计划。

康复团队支持日常生活功能的总体目标

康复的总体目标是使患者能够做一些对他们来说必要和重要的事情。康复不能只关注患者的自我照顾(ADL),也不能期望他们能做任何事。每位患者在他们的家庭、工作和社区生活都有重要的角色和责任。康复必定有利于他们的恢复和适应,但这个过程需要数周、数月,有时甚至数年。通过将重点放在支持重要活动的技能上,可以解决患者的医疗和健康需求,以及沟通、运动和执行障碍,这将使患者及其家人作好准备,继续进行家庭健康、家庭安全、自我管理方面的康复,以及长期的健康和健身,这将使患者成为他们想成为的人,做他们想做的事。康复是一种包括患者和家属在内的团队合作的方式。

(王玉龙、李冬霞 译   廖麟荣 审校)

参考文献

07 参考文献

Russell Gelfman

因失能评定关系到一个人的工作或工作能力，我们把这个章节纳入医学教材中，为医疗服务提供者进行失能评定提供一种可靠的方法。然而，尽管对于失能评定的方法和流程还存在争议，但许多利益相关者仍需要对个体的"失能"进行评估，并经常需要医师和其他医疗人员去完成这项任务。本章为失能评定的相关人员介绍了失能医学评定涉及的概念，包括失能的常见概念模型、工伤术语、失能功能评估、美国的主要失能系统和独立医学检查（independent medical examination，IME）。

失能模型

自该专业开设以来，身体病损和相关失能的评估及治疗就归属于物理医学和康复的临床实践范畴[1]。通常由来自很多专业的医师及其他医疗人员参与失能评定。

在很大程度上，失能评定取决于其适用的范围和评定的人。由于各种原因，经常需要医疗服务提供者对其患者进行失能评定。尽管在医疗中可使用病损评估的标准化指南，但是如要对失能进行详细评估，则需要更深入地了解个体的健康状况、与个体相关的环境因素以及各种个人因素[2,3]。因此，为了便于理解，我们首先概述失能模型，以提供一个共同的参考框架。

在较早期，Nagi 提出要将失能的过程概念化[4,5]。他的研究成果后来被美国国家医学院（Institute of Medicine，IOM）用于帮助确立社会失能保障保险（social security disability insurance，SSDI）及补充收入保障（supplemental security income，SSI）的标准。在这个模型中，失能可被描述为身体或精神在社会背景下功能受限[6]。然而，另一种模型——由 WHO 提出的"国际残损、残疾和残障分类"（international classification of impairments, disabilities, and handi-caps，ICIDH）则按疾病、损伤及其他功能障碍对个体生活造成的影响进行分类[7]，区分了疾病导致的病损、失能和残疾。美国医学会（American Medical Association，AMA）《永久性损伤评估指南》（第 5 版）将此失能模型中的概念纳入病损评级之中[8]。这一分类方法虽然被广泛接受，但批判性的观点认为因其没有阐明社会和物理环境的作用，会被认为是在鼓励用医学的方法处理失能。于是进一步的修订也纳入了利益相关者的意见，最终形成"国际功能、残疾和健康分类"（international classification of functioning, disability, and health，ICF）[9]。ICF 为健康和健康相关领域的分类提供了标准化的语言和框架（参见第 9 章）。这些内容有助于描述身体功能和结构的变化，明确身体健康的人能做什么（能力水平），以及他们在日常环境中实际做些什么（表现水平）。在 ICF 中，功能是指身体功能、身体结构、活动和参与，而失能是指健康状况导致的病损、活动受限和参与限制。ICF 还列出了与这些组成内容相关的背景因素（环境因素和个人因素）。AMA《永久性损伤评估指南》（第 6 版）正式将此失能模型纳入病损评级中[10]。然而，AMA 指南并不是专门用于评估工作失能的，所以在工作失能的评估中使用该指南存在争议[10-13]。此外，在失能赔偿方面，ICF 的失能模型与 IOM 最初提出的模型形成了对比[14-15]。如上所述，IOM 的模型借鉴了与失能系统相同的经验，比如社会保障制度，它旨在为符合某些赔偿标准和重要功能受损的个人提供补偿（图 8-1）。IOM 模型包括病损、功能受限和失能的概念以及中介因素（如生活方式、行为、生物和环境），同时也讨论了失能对生活质量的影响。除了用于社会保障之外，这个模型更适合在美国退伍军人管理局使用。退伍军人失能赔偿医疗评估委员会认为 IOM 模型与 ICF 模型并不矛盾[16]。这个模型的一些概念被退伍军人失能保障项目及工伤赔偿用于确定需支付的补偿金额（图 8-2）。然而，人们发现功能障碍的相对权重在不同

8

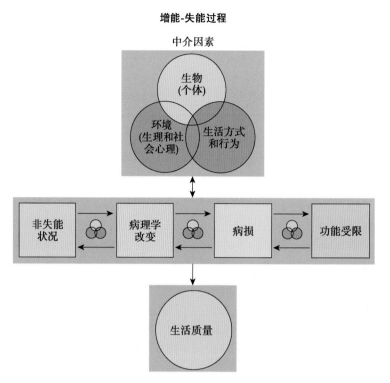

图 8-1   增能-失能过程(Republished with permission of National Academies Press from Committee on Assessing Rehabilitation Science and Engineering, Institute of Medicine, Brandt EN, Pope AM, eds. Enabling America: Assessing the Role of Rehabilitation Science and Engineering. Washington, DC: National Academy Press, 1997; permission conveyed through Copyright Clearance Center, Inc)

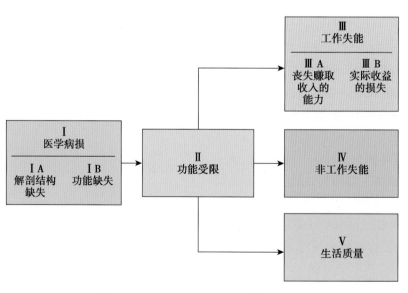

图 8-2   损伤或疾病的结局(Republished with permission of National Academies Press from Committee on Medical Evaluation of Veterans for Disability Compensation, McGeary M, Ford MA, McCutchen SR, Barnes DK, eds. A 21st Century System for Evaluating Veterans for Disability Benefits. Washington, DC: National Academy Press, 2007; permission conveyed through Copyright Clearance Center, Inc)

的失能评估系统中存在一定的差异,且医学界对功能障碍的定义和评估标准普遍缺乏深入的理解[17]。在失能的定义得以统一,且失能评定程序的可靠性和有效性被证实之前,适用于失能评定的模型概念还需继续发展完善。

工作失能术语

即使只是暂时的失能,虽不用考虑失能模型的问题,但获取详细信息并评估影响其失能的背景因素,是对工作失能患者提供医疗服务的一部分。例如,在受伤或生病后重返工作的过程中,当主治医师和患者去与雇主进行交涉时,如果各方关系相对缓和且能进行有效沟通,则有可能沟通成功。在这种情况下,失能可以被理解为执行某一基本工作职能或职业职责的能力下降。

医师的职责除了治疗基础疾病外,还包括评估病损的性质,并在工作能力报告中指出工作场所应具备的条件,以防引起进一步的伤害。这一过程可以通过指定或设定临时的工作限制来促进,如果该措施能够实现,就可以允许员工在经过工作任务改良的岗位上工作。这种情况下,这个员工将会被认为是暂时性部分失能。如果必要的工作条件难以满足,那么员工将不能工作。一旦员工需要休假,那将被认为是暂时性完全失能。在美国,如果病情导致永久性病损,那么医师可以根据《美国残疾人法》(Americans with Disabilities Act, ADA)[18]和《ADA修正案》(ADA Amendments Act, ADAAA)的规定[19],评估患者的永久性限制和工作能力,帮助患者重返工作岗位或寻找合适的替代工作,而该患者就被认为是永久性部分失能(permanent partial disability, PPD)。但如果病情严重到无法从事竞争性就业,那就是永久性完全失能。为工作能力严重受损的患者提供医疗服务时,医师应当了解、掌握失能的这一动态过程,这也是工伤有效救治的必备专业知识。

为了让患者能够适应工作,需要提供工作能力报告表,如患者因为功能受限而需寻求补偿时,也需要提供此表。在这种情况下,失能评定常常局限于详细说明损伤对功能的影响(如侵权索赔中疼痛和痛苦的影响),或局限于为因疾病、受伤而导致工作失能的患者申请工伤赔偿、社会保障和个人失能保

险。对于一个身体没有明显解剖结构损伤的患者,医师要客观地判定其不能继续工作,是非常困难的。这常常会引起医师、保险公司或提供赔偿的政府机构对个人动机的质疑。"动机"这个术语在这里可被解释为患者蓄意得到继发性获益或故意装病,但也经常是无意的,比如疼痛不耐受、疼痛相关的恐惧、抑郁、灾难化、创伤后应激障碍、工作因素、感知异常或病态行为也会导致患者产生这种"动机"。事实上,研究人员已经确定了100多个影响疾病或受伤后重返工作的决定因素[20]。

失能功能评估

如何客观地评估失能仍然是医学界面临的一项重大挑战。调查研究中常用的失能评定方法与司法行政仲裁中用于判定所需的工作调适、福利和赔偿的失能评估程序不同[21-23]。在比较自我报告、临床检查、评估工作受限的功能测试时,经常会发现有相当大的差异,临床医师应当注意到各种评估方法的细微问题[24]。行政部门的失能评定往往倾向于病损的临床评估和不同的功能评估,可以是估计的,特别是对当前的身体状况进行评估,也可以使用功能性能力评估(functional capacity evaluation, FCE)对永久性的失能状况进行评估。同时,FCE还有其他用途,不但可用于工伤后的就业前筛查、治疗计划的制订,还可用于行政案件结案时对身体失能和工作能力的鉴定。FCE用于司法鉴定时,由治疗师对个人工作能力的受限情况进行专业的评定[25]。

由作业或物理治疗师负责评估的FCE可包括记录病史、自我调查问卷、访谈、躯体功能评估、生理学评估、工作要求功能评估,以及将评估结果与工作需要的功能水平相匹配的内容[26]。其目的是评估个人从事体力劳动的能力。躯体功能评估可包括关节活动度、力量和协调性。生理学评估可包括心率和耐力。工作要求功能评估可包括提举、运送、推、拉、坐、站、步行、伸手拿取、弯腰、蹲、平衡,攀爬和灵活度。这些评估以重量和/或频率来量化(视情况而定)。频率可以这样划分:"极少"——占5%工作时间;"偶尔"——占6%~33%工作时间;"频繁"——占34%~66%工作时间;"持续"——占67%以上的工作时间。特定职业所需的体力强度要求如表8-1所示。

表 8-1   强度需求分类

强度等级	提举/运送的数量	姿势；其他活动
久坐工作	偶尔：≤10#	以坐为主；偶尔行走和站立
轻体力工作	频繁：≤20#，≤10#	以步行/站立为主；或以坐为主，但需要通过手臂和/或腿的控制进行推和拉的操作
中等体力工作	频繁：≤50#，≤20#	未特指
重体力工作	频繁：≤100#，≤50#	未特指
非常重体力工作	频繁：>100#，≥50#	未特指

转自 Chio A, Mora G, Lauria G. Pain in amyotrophic lateral sclerosis. Lancet Neurol. 2017;16（2）:144-157. Copyright© 2016 Elsevier. 已获许可。

治疗师常用的 FCE 有很多[27]。虽然 FCE 通常被认为是评价工作能力的"客观"方法，但没有统一标准，许多 FCE 程序中需要观察的指标取决于治疗师的专业评估能力。对于大多数方法，还没有充足的证据证明其信度、效度及评估者的潜在偏倚[28-30]。因此，FCE 可被认为是一个受身体能力、信仰、感知能力等多种因素影响的补充行为测试，而不是一个"客观"的测试[31,32]。目前没有一个经过科学验证的方法可以评估被测试者是否尽最大的努力完成每项测试，这也是 FCE 经常受到质疑原因[33]。然而，在特定条件下，FCE 还是可以用于检测次最大体力劳动能力[34]。

对工作失能医学评估的信度研究发现，医学评估的结果存在很大差异[35]。在肌肉骨骼系统的失能评估方面，尽管有研究表明 FCE 存在一定局限性，但在评估申请人的体力劳动能力时，如果结合 FCE 数据，医师能给出更专业的评估意见[36]。因此，很显然，标准化评估过程，开发测试仪器以提高失能评估的可靠性是非常必要的[35]。

目前的文献表明，为全面评估一个人的失能情况，应将基于表现的失能评估和个人报告的失能评估相结合[37]。当为申请失能福利的工人评估功能受限时，建议将问卷、作业表现测试、访谈与专业的临床判断结合起来[38]。关于重返工作岗位，FCE 可能有助于确定员工是否能够胜任某一特定工作，但 FCE 无法预测是否会再次发生损伤[39]。

美国的主要失能系统

由于行政管理程序相似，病损和失能这两个术语常被误解，有时会被互换或不正确地使用。例如，医师可能会被要求使用 AMA 指南进行工伤后的病损评级（如艾奥瓦州），用以计算工伤者有权获得的失能者福利。而如果在另一个州，相同情况的工伤者则可能需要按照当地规定的时间表进行病损评级（如明尼苏达州）或失能评级（如威斯康星州）。正如下文所介绍，社会失能保障的流程是完全不同的。造成这种情况的原因是不同的制度和行政辖区对身体病损的评级和提供的赔偿是不同的。

侵权责任

尽管本身不是失能制度，但病损评估可在侵权责任的适用范围内执行。在美国，普通法规定，侵权行为是指造成个人损失或伤害的民事过错，违法者需承担法律责任。在工伤赔偿法立法之前，工伤可能引起侵权索赔。然而事实证明，美国普通法不足以解决受伤工人及其家属的需求。因此，要求失能评定的侵权索赔往往出现在人身伤害案件中，如意外或医疗事故[40]。在这种情况下，AMA 指南可被作为评估病损严重程度的标准。除了用作法律索赔之外，美国几个主要的失能系统也利用其进行失能鉴定，包括工伤赔偿、社会保障、个人失能保险和各种联邦失能项目。下面几节将简要介绍这些系统。

工伤赔偿

早在 20 世纪之前，普通法系的侵权法是民事法庭用以解决与雇佣有关的伤害、疾病和死亡纠纷的唯一选择。在美国，由于侵权索赔对受伤工人来说是一种不可预测且不公平的赔偿方法，所以在工伤赔偿在 20 世纪初得以发展起来，工伤赔偿通常被看作是雇主（资本家）和工人（劳工者）之间进行的重大谈判。而根据侵权法，工人很难确定雇主的过失，且雇主可以依据普通法进行三种辩护[41]。

1. 风险承担——工人已知这项工作存在的风险，并接受了这项工作且认可需承担相应的风险。

2. 雇员过失——伤害是由其他雇员的过失造成的，而不是雇主。

3. 共同过失——伤害是由工人自己的过失或未注意安全而造成的。

工伤赔偿是一种无过错责任制度，该赔偿不追究过失，为在工作中受伤、生病和死亡的工人提供医疗和工资补偿福利，并为因工死亡者的亲属提供经济补偿。因为已经获得工伤赔偿，工人会放弃起诉他们的雇主。

许多雇主会事先购买责任险来减少发生工伤后由于索赔而造成的损失。实际上在工伤赔偿法通过后,责任险是要求雇主强制购买的,但有些情况是例外,例如雇主已根据员工数量建立企业内部的工伤赔偿基金或购买了自我保险。在美国,大多数工人如发生工伤都有权享有工伤赔偿,其中的大部分都是由各州的不同保险业务进行管理(表 8-2)[42]。尽管全美 50 个州和哥伦比亚特区都有工伤赔偿制度,但如前所述工伤赔偿的失能鉴定缺乏统一标准,这是由于联邦政府对各州的制度没有相关的要求或标准。此外,在 20 世纪 70 年代初,由于人们担心各州之间的失能福利不平等,成立了美国工伤赔偿法委员会。该委员概述了这个典型综合方案的五个主要目标[43-45]:

表 8-2　美国各州工伤赔偿保险列表,2013

州专属基金	州竞争性基金	个人保险
Ohio	California	Alabama
North Dakota	Colorado	Alaska
Washington	Hawaii	Arizona
Wyoming	Idaho	Arkansas
	Kentucky	Connecticut
	Louisiana	Delaware
	Maryland	District of Columbia
	Missouri	Florida
	Montana	Georgia
	New Mexico	Illinois
	New York	Indiana
	Oklahoma	Iowa
	Oregon	Kansas
	Pennsylvania	Maine
	Rhode Island	Massachusetts
	South Carolina	Michigan
	Texas	Minnesota
	Utah	Mississippi
		Nebraska
		Nevada
		New Hampshire
		New Jersey
		North Carolina
		South Dakota
		Tennessee
		Vermont
		Virginia
		West Virginia
		Wisconsin

数据引自 Sengupta I, Baldwin ML. Workers' Compensation: Benefits, Coverage, and Costs, 2013. National Academy of Social Insurance; 2015:22-23. Available from: https://www.nasi.org/sites/default/files/research/NASI_Work_Comp_Year 2015. 2015:22~23. https://www.nasi.org/sites/default/files/research/NASI_Work_Comp_Year_2015.pdf.

1. 向尽可能多的工人及工作中发生的所有伤害和疾病提供保障,扩大对雇员、工作中发生的伤害及疾病的覆盖面。

2. 通过工资补偿金弥补工人的大部分收入损失,保证工人不受收入中断的影响。

3. 提供足够的医疗和康复服务,使受伤工人能够迅速恢复健康,可以从事能获得报酬的工作。

4. 通过经济激励措施来鼓励安全工作,从而降低工作中伤害和疾病的发生率。

5. 通过提供福利和服务的有效制度以保证实现前 4 项基本目标。

正因为法律上从未要求各州遵循这些建议,所以很不幸,各州工人的工伤赔偿福利在逐步减少。由于州立法政策不同而造成的工伤赔偿福利减少(针对工作中发生的伤害、疾病和死亡),部分成本将由雇员或社会项目(如 SSDI 和 Medicare)承担[41]。

社会保障

美国社会保障管理局(Social Security Administration,SSA)的老年、幸存者和残障保险(Old-Age, Survivors, and Disability Insurance, OASDI)项目始于 1935 年[46]。但直到 1956 年《社会保障法》修正案为完全和永久失能的工人建立了 SSDI 项目后,才开始执行残障保险项目。SSI 作为一个独立的失能项目,始于 1974 年,旨在帮助经济上有困难的失能者、盲人及 65 岁以上(含 65 岁)的老年人。

SSA 由一名专员负责,总部位于马里兰州,当地社会保障办事处提供个人索赔服务。每个州都设有提供失能评定服务(Disability Determination Services, DDS)的机构,机构内的评估小组会从治疗的原始资料里获取和审查医学证据,以确定是否存在工作失能。如果个人提交了一份失能索赔的申诉,但对索赔的判决不认可,则可以申请上诉。

就 SSDI 而言,一个人如果因为身体或精神的病损而不能从事任何有报酬的工作,则被认定为失能。这意味着任何类型的工作都要考虑到年龄、教育程度和工作经验,而不仅仅是他/她之前的工作。而邻近地区有无工作岗位,是否有职位空缺,或者这个人是否能被雇佣,都无关紧要。这些由于客观存在的解剖结构、生理、心理异常等导致的病损,以及预计可能会导致死亡或持续至少 12 个月的病损,必须由医师做出医学诊断[47]。

SSDI 的失能评定没有等级之分,只评定失能或非失能。患者可能经常会询问医师某种病损导致失能的比例有多少,但事实上这种比例并不存在。此外,需要医学证据证明病损程度的严重性。严重的病损会很大程度地限制个体完成基本工作活动的身体或心理能力,例如坐、站、走、举、运送、操作、够取、推、拉、爬、弯腰、蹲、看、听、说的能力;理解、执行和记住简单指令的能力;判断能力;对监督管理、同事和常规工作做出适当应答的能力;以及在日常工作环境中应对变化的能力[47]。身体能力方面受到的限制,可记录在身体残余功能能力(residual functional capacity,RFC)表(此表可下载自以下网址:https://secure.ssa.gov/apps10/poms/images/SSA4/G-SSA-4734-U8-1.pdf)。有专用的量表评估心理状况。RFC表如果是由医疗服务提供方完成,可以极大地增加失能者获得社会保障失能福利的机会。如果临床证据显示存在失能列表中列出的失能情况[48],或者有证据表明失能程度与失能列表中的某一失能情况相同,且该人员没有从事任何有报酬的工作,那么仅凭临床证据就能认定为失能。因为是 DDS 支付费用,所以他们可要求治疗提供者或独立顾问进行咨询审查,目的是:①在已获得的证据不足以做出失能判定的情况下,收集更多的证据;②获取病损相关的详细医疗结果;③获取技术或专项医疗资料;④处理医疗结果中的分歧或矛盾;或⑤使患者可以从事有报酬的工作[47]。

个人失能保险

个人失能保险主要有两种类型:①短期保险,指的是一般在少于 6 个月的规定期限内,补偿 60% ~ 70% 的工资,但在生病、受伤或分娩后可以持续 1 年;②长期保险,失能期间补偿 40% ~ 60% 的工资。由于保单不同,保险利益可能会在特定时间或退休后终止。与此同时,失能保险对失能的定义各不相同,有些保险规定:只有在你不能从事任何你可以胜任的工作时才能获得补偿;而另一些保险则规定:只要你不能从事本来的工作就能获得补偿。目前只有33%的私营企业员工有长期失能保险[49]。

联邦雇员赔偿法

1916 年,美国联邦雇员赔偿法(Federal Employees' Compensation Act,FECA)将美国工伤赔偿原则规定的适用范围扩大,涵盖了几乎所有的联邦政府雇员[41]。这项法律不仅适用于联邦政府行政、立法和司法部门的所有文职雇员,还适用于联邦陪审员、州和地方的联邦执法人员,美国邮政、和平队及民间

空中巡逻队的雇员。该法律实行无过错责任制度,因此联邦雇员不能起诉联邦政府[50]。

装卸工人及港口工人赔偿法

1927 年美国颁布的装卸工人及港口工人赔偿法(Longshore and Harbor Workers' Compensation Act,LHWCA)除了为在美国通航水域中从事装载、卸载、建造或拆卸船舶的私营企业工人提供工伤赔偿福利外[41],还包括私营企业的其他工人群体:①哥伦比亚特区的雇员;②海外军事和市政工程承包商;③非军队编制美军文职雇员,如美军俱乐部和营区贩卖部的文职雇员;④在外大陆架上从事勘探和自然资源开发的雇员,如海上石油平台的工人[41]。该法律实行无过错责任制度,由美国劳工部负责执行[50]。

联邦雇主责任法和琼斯法

为了应对与铁路工作相关的死亡事件,19 世纪末 20 世纪初,美国国会通过了联邦雇主责任法(Federal Employers Liability Act,FELA)。根据 FELA 规定,如发生与铁路工作相关的伤害事件,铁路工人可提出起诉要求赔偿损失,包括工资损失、福利损失、医疗费用、康复费用以及对疼痛与痛苦损害的赔偿。与工伤赔偿不同,FELA 需要受伤的工人证明所受伤害是铁路公司的过失造成的[40]。

琼斯法适用于在通航水域船舶上工作期间遭受伤害,并导致永久性失能的普通海员。与 FELA 类似,受伤的工人必须对船舶所有人或船长提起诉讼。这种诉讼一般采取庭外和解[40]。

联邦黑肺计划

美国的这个工伤赔偿项目可为患有黑肺病的煤矿工人和死于该疾病的矿工家属提供财政和医疗福利。黑肺的诊断依据国际劳工组织(International Labour Organization,ILO)肺尘埃沉着病 X 线影像分类法认可的特殊胸片检查技术,且阅片者需具备美国职业安全与卫生研究所(National Institute for Occupational Health and Safety,NIOSH)认证的"B-readers"资质。之后参照美国劳工部发布的肺功能和动脉血气值标准进行失能索赔[40]。

能源雇员职业病赔偿法

2000 年美国通过的能源雇员职业病赔偿法(Energy Employees Occupational Illness Compensation Program Act,EEOICPA)为参与核武器研制、研发和

测试的工人提供财政和医疗福利[41]。EEOICPA 为以下人员提供一次性的现金和医疗福利：①罹患可能与辐射暴露相关的癌症，或可能因为挖掘核武器试验的隧道，罹患慢性硅沉着病的能源部（Department of Energy，DOE）雇员或承包商，以及核武器工厂工人；②罹患慢性铍病的铍作业人员；③铀矿工、碾磨工和矿石运输工人则根据辐射暴露赔偿法（Radiation Exposure Compensation Act，RECA）提供福利[41]。这个计划也适用于因工作接触有毒物质而患病或死亡的前 DOE 承包商的雇员，可依据失能和病损程度向其提供工伤赔偿福利和医疗福利[41]。

退伍军人事务部门失能赔偿

美国退伍军人事务部（Veterans Affairs，VA）的准入资格是服役期满且已光荣退出现役。那些在现役、现役训练、非现役训练中受伤或患病，或病情加重的退伍军人，失能的发生率为 10%，发生失能后可按月获得失能补偿金。补偿金金额会根据失能程度从 10% 到 100% 进行调整，以 10% 的幅度递增。为了有资格获得补偿，退伍军人必须提供身体或精神失能的医学证据，且需证明失能与服役（服役相关）期间发生的伤害、疾病或事件相关。这种相关性的确定必须根据医疗记录或医疗意见。在某些情况下，失能的原因被推定为服役，比如：前战俘；患有某种慢性病或热带病，在退役后的一段时间症状加重的退伍军人；服役期间暴露于电离辐射、芥子气或路易斯毒气的退伍军人；接触过某些除草剂的退伍军人，比如在越南服役的退伍军人；以及海湾战争期间在西南亚服役的退伍军人[51]。VA 系统有专门的补偿金申请流程、检查、使用的工作表和评级时间表，且可以在其他地方进行审查[52]。

独立医学检查概述

独立医学检查（independent medical examination，IME）是为了向第三方提供信息而进行的专业评估，该评估由医疗服务提供者负责执行。医疗服务提供者如医师、牙医或手疗法医师需要利用自己的专业能力对索赔人进行正式评估。而第三方通常指的是保险公司、雇主、律师或失能者事物管理人员。进行 IME 的目的是确认或否定诊断；确定是否需要进一步检查或治疗；就功能受限或工作受限作出说明；评估病损、预后、因果关系；以及评估是否达到了医学最大限度改善（maximum medical improvement，MMI）[53]。在工伤赔偿中，当请求方对受害人是否应该获得赔偿，或其正在接受的治疗是否合理等方面存在疑问时，IME 的检查者需要就此问题进行回答。进行 IME 评估的一个特别常见的原因是需要回答为什么索赔人没有好转（病情的严重程度），或索赔人是否应该继续被评定为工作失能（病损程度）。

伦理

IME 相关的伦理问题是重要的议题。显而易见，任何执行 IME 的医师都应该保持公正，但实际操作中由于存在许多潜在的利益冲突，医师的公正会受到影响。IME 的评估费都是由第三方支付，第三方可能会结合评估结果对自己是否有利，而考虑以后是否推荐该医师继续做其他的 IME 评估，即使存在这种现象，在出具评估结果时医师也不应当考虑个人的利益。目前没有办法来解决这一矛盾，有人建议由专业委员会审查进行 IME 花费的总时间和总收益，或者由美国医学委员会对滥用职权的情况进行潜在干预，鼓励检查者在执行 IME 时遵守伦理准则[54]。相反，许多患者在与医师交流时，都希望建立一种医患关系，且医师能给予他们支持和提供建议。解决这一问题的方法是在进行评估之前预先告知患者，他们是以索赔人的身份接受评估，因此不存在医患关系（详见涉医法律问题部分）[55]。虽然进行 IME 的目的是向请求方提交专家意见，不存在医患关系，但医师还是有义务遵守伦理道德，提供专业的评估。要做到这一点，进行 IME 时就不应该仅仅考虑为索赔人辩护，而要将所索赔人和社会的利益作为一个整体。人们意识到，许多这类提供免费医疗及工资补助的社会项目都有可能阻碍患者的康复，加重他们的失能。此外，出于某些目的，医师的意见会导致过度或不恰当的诊断和治疗，或导致患者接受补助的时间被动延长，这都会不适当地延长患者处于失能状态的时间。这样的治疗方法可能导致患者无法获得最大限度的功能恢复。

评估和报告要求

评估应包括患者医疗记录的概述，完整的现病史，过去任何相似情况的诊断性检查，工作经历，评估时使用的诊断方法总结，前期治疗和全面的检查。检查者在评估过程中，也需要关注所有的非器质性体征，例如 Waddell 征阳性的腰痛[56]。最后，需要审查所有的监控信息，比如被检查者在评估地点接受评估之前的视频。根据收集到的信息,检查者需准备就下文列出的一些问题提出意见,并一一回答请求方提出的具体问题。

诊断:病损、失能和预后

如果病史、体格检查结果和诊断依据均与特定的临床症状相关,就可以做出明确的医学诊断,如腰椎神经根病。然而,有时临床症状与检查结果或诊断性研究无关。在缺乏任何客观证据的情况下,或缺乏能够反映在正常老龄化过程中也会发生改变的诊断性检查时,如何评估功能限制性肌肉骨骼疼痛通常是比较困难的。这个问题难以回答,但如果在评估过程中考虑个人的举止行为,则有助于做出决策。一个人在以往工作中未发生过类似的损伤,经过一系列检查未发现神经功能缺损,或影像学上无明显的结构异常,则可能经历过一次慢性扭伤/拉伤,且已进展为慢性损伤。这个人也应被考虑是否患有可能导致疼痛的并发症,例如抑郁症[57]。正规的心理测试通常可以阐明失能的非结构性决定因素[58]。对于那些已经明确诊断的人,应该评估其进一步改善的可能性以及是否会遗留功能障碍。

因果关系和赔付比例

与工作有关的伤害或疾病往往存在因果关系问题,因为必须是与工作活动或职业接触有关,工人才有资格通过工伤赔偿获得保险赔付。因果关系在这里指因事件接触而导致的情况。通常应在合理的医学概率范围内,符合法律标准。医学概率是指某事有多半的可能性(因果关系的可能性>50%),而不是医学上的可能性(因果关系的可能性≤50%)。理想情况下,工作场所的事件或职业接触应是"直接原因"[59]。这意味着此后果是由特定事件引起的,如果没有特定事件,就不会导致此后果。对于急性损伤,完整的病史可以帮助判定,完成的病史应包括发病的细节和以前所有类似情况的细节。对于那些因职业接触而逐渐进展的疾病,包括继发于累积性损伤,高强度或重复性职业活动的疾病,且这个人业余时没有从事过木工、缝纫、运动或其他重复性活动,则可以认为该疾病与工作有关。

如果存在多种疾病,或之前有类似疾病需要治疗,且有残留或已存的病损,则有必要考虑按每种疾病分配一定的百分比。此外,还需要考虑先前存在的与年龄有关的疾病或退行性疾病。但是,在许多工伤赔偿的判定中,工作场所发生的事件或职业暴露如导致病情加重或进展,只要超过疾病的正常进程,即可认为与工作有关。

诊断性检查和治疗措施的必要性和合理性

检查者应确保对索赔人进行了充分、彻底的诊断性检查,且他们可以获得合理的治疗期。过度的检查或长期的被动治疗是不必要的。否则,当处理与工作相关的疾病或个人伤害时,检查医师应确认诊断性检查和治疗的合理性及必要性。

其他诊断性检查和治疗的需求

检查者可推荐进行一些合理必要的诊断性检查和治疗,只要有充足的证据证明其有助于疾病诊断,或者可以改善及促进功能恢复。然而,对于某些疾病,尤其慢性疼痛,进行过多的诊断性检查及对症治疗,可能会起到反作用。对于慢性疼痛综合征的疼痛治疗,建议采取认知行为治疗的多学科模式来促进功能改善。

医学最大限度改善

MMI 是指进一步的医疗干预或治疗不可能改善潜在的功能障碍[60]。第 6 版指南不再注明充分恢复所需的时间,当病情已经好转,或没有充足的证据表明病情正在进展或预期将会好转,则认为已经开始进入"充分恢复期"。也就是通常所说的到达了恢复平台。确定 MMI 主要基于在减轻病损或实现功能改善方面没有明显的进展,而不应与持续性症状相混淆,因为持续性症状可能随时间而消失,也可能不会消失。

有时患者病情已经好转达到稳定状态,符合 MMI 标准,但预计病情可能会恶化,则最好说明这个人今后可能需要进一步治疗,以便为将来重新提出索赔提供医学证据;或者预估该患者将来可能有维持病情或最小化病损进展的需要。

病损评级和赔付比例

在达到 MMI 之前,不应对永久性病损进行评估,除非另有法律规定。比如在明尼苏达州,一旦确定是永久性病损,且应当得到赔付(如截肢),即使恢复期还没有结束,保险公司也将预计支付 PPD 赔偿金。他们必须按当前的最低评级,即可确定的 PPD 最低级别赔付,当可以做最终评级时,再按最终不可恢复的病损级别决定所需的赔付补足。否则,如果根据 AMA 指南中概述的方法和程序确定与病情相关的永久性完全或部分病损[60]，那么对于已经做过器官系统病损评级的人来说，任何新的永久性病损评级所需支付的赔偿金都要将以前（同一器官系统）已经赔付过的比例减去。

工作能力

被评估者经常会问IME医师自己能否恢复工作能力，特别是当对康复的速度感到担忧时。许多岗位的职位描述并没有说明从事这项工作的具体身体要求。在这些情况下，一个正式的工作分析和FCE评估结果有助于确定评估对象的工作能力（参见前面功能评估部分）。

涉医法律问题

尽管法律上还没有达成共识，但美国法院认为IME至少建立了一种有限的医患关系，足以考虑某些医疗事故的索赔。IME医师对患者负有以下法律责任[61]：①在检查过程中不造成伤害的责任；②准确诊断重大疾病的责任；③以合理的方式公开重要评估结果的责任；以及④保密的责任。建议在进行IME之前，医师应提前告知索赔人，他/她将会收到关于评估的医疗信息或结果，且医师需获得符合健康保险流通和责任法（Health Insurance Portability and Accountability Act, HIPAA）规定的书面授权书，授权医师有公开评估结果的权力[61]。

进行IME后几个月或几年，IME医师都有可能被要求就失能鉴定的调查结果和意见在法庭上作证或提供证词。因此，IME报告的记录一定要全面、系统和详细。有时，医师无法记住IME的细节，除非报告中有记录。

医学病损评级

AMA指南的目的和起源

自1958年开始，JAMA上刊登了AMA《永久性损伤评估指南》（以下简称指南）的一系列文章，之后在1971年将所有文章汇编为一卷[13]。经过多个版本的发展和完善，该指南为评估和报告人体所有器官系统的病损提供了一种标准化的方法[60]。该指南作为一种工具，可将医学评估的永久性病损程度转换为数值或等级，以器官系统功能丧失的百分比表示。据报道，截至2016年7月，有32个州要求医师使用该指南的某些版本对受伤工人进行永久性

病损评估，另外还有15个州允许使用该指南，AMA指南已成为对失能索赔进行医学评估的重要参考标准[62]。当前的版本是第6版，然而，在某些行政辖区仍然规定使用之前的版本。第5版因为还存在一些缺陷，所以需要修订[13]。主要的问题有：①指南未能提供全面、有效、可靠、公正和循证的评级系统；②病损评级不能充分、准确地反映感知功能和实际的功能缺失；③数字化的评级更像是一种法律拟制，而不是医疗现实[11]。第6版的目标是改进第5版的缺陷，强调基于诊断的方法来提高评级的有效性和可靠性；所有器官系统的评估都采用同一个基于ICF的模板，包含5个基于功能的病损分类，从而提高内部一致性；以及将标准化的日常生活活动（activities of daily living, ADL）评估方法应用到病损评级中[63]。使用不同版本的指南对评级结果会有一定的影响，第6版与第5版相比，个人病损评级的平均结果存在显著差异，而第6版与第4版相比没有显著差异，虽然没有任何明确或可能的科学原理，但也说明第5版的个人平均病损评级较第4版有所提高[64]。

AMA指南的局限性

AMA指南的免责声明指出，该指南不能直接用于工作失能的评估[60]。但是，正如已经讨论过的，许多州都是根据AMA指南得出的病损百分比来确定工伤赔偿的失能百分比。该指南是为了评估病损严重程度而设计的，并不是针对失能，这是该指南的缺点之一。病损是指身体部分功能的丧失，而失能则是指丧失参与主要生活活动的能力，包括工作能力，进而丧失谋生能力。对于工伤赔偿，工作失能造成的经济损失是计算补偿福利的依据。至少第5版已经证实平均病损评级是失能严重程度的准确预测指标[65]。然而，身体不同部位的病损评级和收入损失之间存在差异，例如，身体不同部位的病损评级差不多时，脊柱病损造成的收入损失将比膝关节病损造成的收入损伤高22%，这表明身体不同部位工作失能的差异不等同于病损评级的差异，即如果膝关节和脊柱的病损评级一样，那么脊柱病损的患者其经济损失往往会被低估[65]。

当发生慢性疼痛，病损相对于失能会出现另一个令人关注的问题[66]。病损的评估根据预设的可衡量标准。而疼痛评估本身具有主观性，所以只能用主观标准来评估。因此，即使疼痛会导致失能，为了诊断的病损评级，指南通常会在器官层面将疼痛

归为 ADL 的限制因素[63]。在少数情况下,当持续性疼痛不是因为某个器官系统的问题,同时也没有明确诊断的病史时,可以应用"疼痛评级",但最高不超过 3%[60]。检查的医师通常能发现那些会导致患者在检查过程中夸大自己症状的因素,特别是有慢性疾病和疼痛。客观来看,疼痛行为的夸张表现如果和相关检查不一致,则不应该显著影响病损评级。

总结

许多社会制度都致力于保障工作能力受损的失能者,为他们提供一个公平公正的补偿政策。这一过程的正常运作需要医师的帮助。由于本章仅简要介绍了工作失能医学评定所涉及的概念,包括失能的常见概念模型、术语、功能评估,美国的主要失能系统和 IME,因此我们鼓励有兴趣的初学者继续接受这一领域的教育和培训。

（沈滢、戴文骏 译　何川 审校）

参考文献

第 9 章　国际功能、残疾和健康分类

Gerold Stucki ● Jerome Bickenbach ● Melissa Selb ● John L. Melvin

个人的健康状况及整个人群的健康状况,可以通过个体的实际的生活经验来体现——不论是先天性疾病、外伤、急性或慢性疾病,还是自然衰老的过程。由于健康的受损不可避免,分子和细胞损伤的积累也必然导致衰老的过程[1],因此带有健康问题是人类普遍的生活状态。人类对健康的体验,可以解释为功能(functioning)——可以理解为在生物学上的身体功能和结构,以及个体完成简单或复杂活动的能力,以及在基于个人的身体特点、社会环境的活动表现[2]。

功能是 WHO 在 2001 年第 54 届世界卫生大会上批准的 ICF 分类的核心概念[3]。从那时起 ICF 被证明是用于记录功能信息的一个强大且广泛适用的概念框架[4],更进一步地说 ICF 是讨论功能和残疾的国际通用语言[5]。功能是康复理论和实践的关键概念[6]。理论上,康复是一种旨在促进与环境互动过程中获得最佳功能的健康策略[7,8]。鉴于人口老龄化和慢性非传染性疾病患病率的增加,除了预防早期和中期疾病的死亡率(过早死亡),医疗保健的重点也将越来越多地转向促进个体的功能恢复。鉴于这些趋势,康复将成为 21 世纪关键的健康策略[9]。

本章的目标是向读者介绍 ICF 以及功能的核心概念,揭示在医疗系统中功能与康复息息相关。在前两节中,我们将展示功能是如何将健康概念变得可操作,并且是如何成为在死亡和发病率之外的第三个能够定义康复甚至是医疗所带来的利益的健康指标。在第三节中我们将功能概念拓宽到医学科学以及康复研究中。在最后四节中我们将会回顾与临床决策以及功能信息记录相关的方法并且将其作为一个不断学习的医疗系统的关键先决条件。

ICF：WHO 可操作化健康概念

自 1948 年 WHO 就将健康定义为"不仅身体没有疾病或虚弱,还具有完整的生理、心理状态和社会幸福感"[10]。这么多年来,这个定义由于其对完美健康不切实际的期望以及将健康和幸福挂钩而饱受批评[11-13]。无论这个概念对定义健康有效与否[14],卫生科学研究和医疗方法都需要一个有可操作性的健康定义来实施。可操作化健康概念的实现能够以一种普遍且可比较的方式对健康状态进行描述,为评估医疗干预以及卫生科学以及康复和医疗系统研究提供了平台[6,15]。

与单纯的理论定义不同,一个可操作的健康概念不仅要符合科学衡量的标准,还要与为什么健康对我们意义非凡这一直观感觉相一致。这个解释十分重要,所以我们才在提供医疗服务的机构中进行大量的社会投入。确实,只有这样功能的定义才变得息息相关,之所以健康对我们十分重要,是因为健康问题干扰着我们的生活以及我们想做的事。如果我们发现爬楼梯、像年轻时候一样走很远的路以及快速的穿衣打扮、读书、交朋友、保持友谊、做一切要做的家务,或者完成我们的工作变得困难——当这些限制与疾病、损伤以及我们的健康状况相关,那么它们就和我们的身心健康密不可分。健康问题就是功能的问题。健康对我们十分重要,换句话说,那是因为我们的有关健康的生活经历以及健康对我们每天的正常工作的影响力。

可以说,这种理解健康的方法保留了 WHO 1948 年对健康最初的"理想"定义的精神[10]。1948 年的定义认为健康不仅是没有疾病,而且要承认一个人的生活环境及其对健康生活影响的重要性[10]。这是一种功能性的方法。虽然常识可能要求我们放弃健康是"完全福祉"的乌托邦概念,但保持我们对健康生活方式和实现我们的人生目标的更多洞察力,维护了 WHO 健康定义的理想价值[16]。

WHO 提出 ICF 的最初目的是用功能描述和理解一个人的关于健康的生存体验。WHO 的国际疾病分类(ICD)[17]已经发展成为收集患病或死亡相关信息的国际通用诊断标准。我们现在缺少的是一种衡量功能相关的和健康状况挂钩的数据信息分类系

统。这是我们目前所聚焦的一次重大模式转变。在本章中,这个模式转变的维度将会以康复为背景进行具体描述,主要就其如何影响康复实践与管理所需要的信息记录方式进行讨论。

对那些希望使功能最优化的康复相关从业者,塑造医疗体统从而使其满足大众的功能需求的政策制订者,以及想要解释功能以及其影响因素从而理解康复和整个健康定义的科研人员,ICF 作为一个概念性的框架以及实践上的透镜,对生活健康体验意义非凡。

概念框架与结构

作为一种功能以及涉及功能的模型,ICF 的概念认为个体的功能是健康状况和背景性因素相互作用的结果,其中背景性因素包含环境因素和个人因素。始于 20 世纪七八十年代关于医疗模型和社会模型的残疾概念之争,最终形成了一个概念更广的共识,这就是在 90 年代末期产生的 ICF 概念[18]。这个共识指出当人经历功能问题时,这个功能问题的潜在决定因素既涉及人的健康状况(尤其医疗状况产生的对个人功能产生的负面影响),又涉及许多关于环境以及个人背景因素。这个在康复训练领域广为人知的概念,就是人与环境交互作用组成的医疗全新领域[19]。

所谓功能交互作用模型就是在 ICF 中称为"生物心理社会学"的模型。该 ICF 模型能够分辨功能和残疾两种基本类别的决定因素——健康状况和环境因素,这一特点体现了它的交互性。健康状况的广义特征是疾病(急性或慢性)、疾病、损伤、创伤或任何其他自然环境,如怀孕、衰老、压力、先天性异常或遗传易感性。这些将使用 ICD[17] 进行编码。ICD(ICD-11)第 11 次修订目前正在最后定稿,预计将包括一份与具体健康状况直接相关的功能清单,从而增加联合应用 WHO 两种国际分类的有效性[20,21]。

作为一种分类方式,ICF 的结构反映了其底层概念框架。正如图 9-1 所示,ICF 拥有两个基本部分,第一部分将功能分为两个组成部分:一个是躯体功能和结构,另一个是活动和参与。第二个部分为背景因素,包括环境因素和个人因素。尽管个人因素在 ICF 中没有具体分类,但是目前已经做了相关工作来指导个人因素的子集部分的使用,例如心理个人因素等[22]。在第 1 章中,ICF 包括躯体功能(躯体生理功能,包括心理功能)的分类以及躯体结构(躯体的解剖结构,如器官、四肢及其组成部分)的平行分类。这两种分类都是通过躯体系统进行排列,它们共同提供了关于躯体水平功能信息的国际通用语言以及编排方式。在这一水平出现问题称为损伤(impairments)。其次,活动和参与的分类提供了关于所有人类活动、任务及行为的国际语言和编码,从

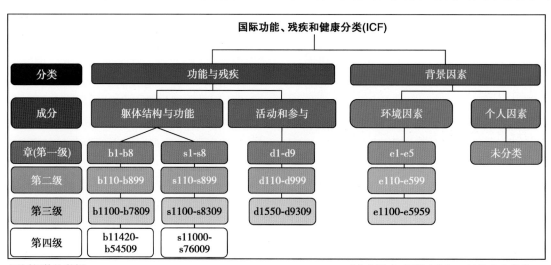

图 9-1　ICF 分类结构(摘自 Prodinger B,Tennant A,Stucki G,et al. Harmonizing routinely collected health information for strengthening quality management in health systems:requirements and practice. J Health Serv Res Policy. 2016;21(4):223-228. Copyright © 2016 SAGE Publications)

简单(如 d110 观察)到复杂的(如 d510 给自己洗澡),同样也包括主要的生活活动以及复杂的人际交往以及社交活动(如 d710 基本人际交往,d830 高等教育,d850 有报酬的工作;d950 政治生活以及公民义务)。ICF 将这个分类分为活动("执行某项活动或个体的行动")与参与("在现实生活中的参与")。尽管这个分类在概念上从简单到复杂的任务和动作象征了不可破坏的连续体,然而非正式区分活动更"接近"个体而参与更"有距离"且贴近社会对临床研究和时间起到帮助。

第二部分,ICF 功能模型的重要组成部分,即环境因素。这些因素从气候、其他物理环境到人造环境和产品、人际关系、态度以及横跨多个社会领域的复杂服务、系统和政策(如住房、交流、交通、媒体、经济,社会安全、健康、教育、工作和政治)。环境因素的分类是潜在的 ICF 概念框架重要基础,因为在框架中功能问题,都会被理解为一个人的健康状况和人的整体环境交互作用的结果。该分类考虑到了个人真实现实背景信息的收集,以及环境因素在什么程度促进或阻碍了功能。

把所有的分类考虑到一起,ICF 的分类一共包含 1 495 个有意义的、相互独立的信息元素。这些分类非常详尽,涵盖了人类功能和环境的各个范围。这些分类是根据标准的层次嵌套结构进行组织的,如图 9-1 所示,不同的分类最多可分为四级。ICF 分类由唯一的字母数字代码进行表示(字母 b,s,d 和 e 后跟 1~5 位数字),这是为了在个人水平以及临床水平或为了便于项目的推进和评估小组水平,以及人口水平上进行医疗系统和政策研究发展以及实施进行数据收集。

为了表现出各个类别的功能水平和环境因素的积极或消极的影响,ICF 建议从编码方案的组成应用限定值(qualifier)。在环境因素中,限定值表明了其究竟是促进因素还是障碍因素,对于个体功能的影响是积极还是消极的。躯体功能和结构用单一的限定值表示功能损害程度,用多个限定值表示定位和损伤部位。活动和参与通过能力(capacity)和表现(performance)限定值来表明功能受损程度。所有严重性的限定值都使用同样的通用五分制(0 = 没有问题,1 = 症状轻微,2 = 症状严重程度中等,3 = 症状严重,4 = 症状极为严重)。当然也有其他的评分系统,包括用于表明功能水平的定序量表,例如下面将要描述的案例中的数值评分量表(NRS)。

生理健康和生活健康

ICF 提供了一种功能术语的国际标准语言,同时也是一种一致的记录和报告生理上以及生活经验健康信息的分类方法。曾经在康复学文献中被大量成为"功能缺失""功能受限"或"功能不全",现在已经在 ICF 有了一致且系统的定义[23]。

无论是躯体功能和结构或是活动和参与,每一个 ICF 的类目在特定生活体验中都是独特有意义的健康状况的组成部分。这就会牵扯到 ICF 只可用于医疗状况的背景中。在复杂领域例如雇佣关系中,一个人无法达到自己的最优表现的原因有很多,但是 ICF 仅和一个人正在经历的任何种类、任何严重程度的健康状况相关。其次,每一个功能类目都代表了一个连续的功能过程,在连续的功能过程中个体可以经历特定的功能节点,从功能完全丧失(以身体结构为例,肢体缺失,肢体畸形或是身体部位的不全)到功能完好。五分制限定值反映了这个功能范围。在 ICF 中,功能是一个多或少而不是有或无的概念。

功能的连续性特质是 ICF 的重要概念特征,它反映了生活中的健康状况的真实情况。功能类目的连续性特质意味着在这一连续过程中没有预先设定的阈值点去界定功能是否存在问题。举个例子,躯体功能的分类-b2100 视敏度功能——ICF 不会预先确定一个人的视敏度的变化过程中的哪一点是视力受损的点。完全丧失视力自然是明显的视力受损,相反完好的视力是功能正常,但 ICF 并没有在视敏度的连续过程中定义具体什么位置是视力受损。这个阈值或者分界点有待进一步研究和标准化,可能要以人群标准的角度来看。正是因为这个原因,ICF 无法判定谁有功能损伤或是残疾或谁没有。因为同样的原因,ICF 也无法在群体水平上区分残疾或健全。因为一些社会原因——比如获得社会支持或者服务——阈值必须在行政管理上建立并且运用。最理想的状况是以透明和稳定的标准化方法,通过临床实践和研究来设立此阈值。总之,尽管 ICF 完美的适用于残疾评价和判定社会服务和支持,但是它不会去判定谁有资格或谁没有[24]。

ICF 是一种从功能角度描述健康的工具,它使健康可操作化的用于各种测量[25]。在 ICF 概念框架的核心特征就是将直觉性"人与环境"互动功能模型转变为有力的科学工具。这一特征由能力和表现体现。这个特征由两个来源于活动和参与分类的限定值,但是它的意义远远超过这种技术上的应用。

ICF 对于能力（capacity）的定义是基于理论上的构想（统计上说是一种潜在的特质），在实践中本质上是一种基于相关潜在健康状况信息的临床推断，以及对人们在有残损情况下行为的观察。能力组成了一个人的内在健康状况，这种状态独立于外界环境。能力由所有身体功能、心理功能以及身体解剖学结构组成，并且正是通过这些功能的多种组合方式，一个人才具有了进行所有人类活动——从最简单到复杂——的能力。一个人的能力应该被理解为独立于外界环境的能力，不管这种外界环境是促进还是阻碍特定活动的执行。

表现（performance），则是一个人的能力在特定的环境中执行特定的活动——从简单的到复杂的——在特定背景下与环境互动的结果。表现不是一种理论构想，而是一种完全基于现实的功能描述。因此，一个人动作的表现永远取决于一个人环境特征（身体，认为，社交，政治或者文化），环境塑造了人们的一切行为以及人们扮演的所有复杂的社会角色（伴侣、父亲、学生、雇员等）。环境因素可能会让进行某项活动更为艰难（如糟糕的空气质量，难以接近或者适应的物理环境，侮辱或歧视以及社会排斥），或让活动进行更为简单（如辅助科技，可进入的建筑，支持性的态度或者社交活动）。

健康就是这样由内在的个人健康状况以及外在的物理和社会环境决定的。相对简单的活动信息例如抓握，站立或者行走可以被简单的观察收集。复杂活动表现水平的信息例如交朋友，上学或者参与文化活动等和社会挂钩更加的复杂的活动，在充分考虑一个人的生理健康以及他/她的生活环境，从而合理的描述其表现水平也是可行的。

这就要求我们区分健康的生活体验中的生活健康和生理健康。能力能够区分生理健康领域而表现则能够掌握完善的生活健康体验。这些信息都应该是"病因学中立"，因为它并没有明确地指出任何特定的潜在原因，无论是疾病、损伤还是自然过程（如衰老）。我们都有基本的常识，患有完全不同的疾病的人可能会在功能上有同样的问题，而患有相同疾病的人则有可能经历不同的功能问题，尤其当他们生活在非常不同的环境中时。

ICF 总体上标明了任何社会或健康干预的目标，这是为了反映功能的需求：一个干预行为应当尽可能优化内在健康能力并且通过和环境相互作用将能力指标转化为表现。这种将生理健康转化为生活健康是健康干预的特征，并且对于康复干预至关

重要[9,16,26]。

ICF 在物理医学与康复中的应用

生理健康和生活健康的区别在康复实践和卫生系统研究中有强有力的应用。首先，如下文中所具体描述的记录功能——基于 ICF 构建能力和表现的可操作化概念——使记录功能信息成为可能，并以一种标准化、国际化且可比较的方式在整个医疗过程中进行信息处理。此外，正如本章所将要叙述的，ICF 功能数据可以为临床决策提供信息，并在规划以及系统层面使建立和维持"学习型卫生系统"成为可能，以便于在康复和循证政策中进行持续的临床质量管理。

ICF 还能帮助物理医学与康复（PMR）专业人员组织康复。ICF 的概念框架是 PMR 专家熟悉的部分，尽管可能不以 ICF 使用的术语表示。PMR 与患者的接触通常是由患者重要生活体验（如工作、娱乐、从一处搬至另一处）中的表现受限促成的。面对这些患者的诉求，PMR 专家试图确定导致患者生活体验受限的损伤，寻找关于生理、病理生理以及身心功能与解剖结构相关的信息，以及他们对于患者生活活动能力的影响。

通常 PMR 专家首先关注的是在中立环境进行这些活动的能力，比如在康复中心或者其他临床环境中。当然，PMR 专家（如临床医师）也会搜集这些与功能限制相关的健康状况信息。PMR 专家也很清楚环境因素，如自然或者人为的物理屏障、社会态度和其他社会限制，严重影响了所有人活动的表现，尤其那些在功能上有限制的人。他们还发现个人因素，例如生活经历、年龄以及对生活的整体态度可能会影响一个人的功能恢复程度。简而言之，PMR 专家在制订治疗计划时，通常与患者和其他康复专业人员一起，在这期间会考虑 ICF 的所有组成，以优化患者功能，提高他们在基本生活体验中的活动表现。

为了充分理解 ICF 是如何作为基本卫生策略促进我们对康复的理解[7,8]，我们有必要描述功能是如何成为死亡率和发病率之后第三个关键健康指标[26]。

功能：死亡率和发病率后的第三关键指标

传统上，流行病学是研究疾病和其他健康状况在不同人群中发生的频率及原因，包括确定模式、原因以及对于人群健康状况的影响[27]。所以，流行病

学研究中传统使用的健康指标为死亡率(人口寿命长短以及幸存者存活时间指标)以及发病率(人口健康状况的数量、分布以及周期指标)[28]。这两个指标的数据可以使用 ICD 进行编码。然而这两项指标虽然是人口健康的基本指标,但是在根据健康状况了解人们个体健康生存体验以及和环境相互作用方面的价值有限。

因此,WHO 建议采用一种更全面的流行病学概念,即"研究与健康有关的状态或事件(包括疾病)的分布和决定因素,并将这项研究应用于疾病和其他健康问题的控制"[28]。有充分的理由表明,流行病学能够与三个健康指标联合使用,即死亡率、发病率和功能[16]。功能指标可以作为流行病学发病率和死亡率的补充,其包括有关人群健康状况的生存体验以及作为衡量临床干预结果的信息[26]。

此外,通过分析不同的生理健康(由人的内在能力信息获取)和生活健康(由表现信息获取)医疗行业的科学家可以使用功能作为健康指标,以阐明实现卫生系统主要目标(实现和维持群体健康)的途径。自从 1978 年和《阿拉木图宣言》[29] 以来,我们确认了四种卫生策略:促进、预防、治疗和康复。最近,我们加入了姑息策略[30]。在实践中这些策略的结合能够有效解决个人的卫生需求。但是,考虑到每种策略的目标,最相关的健康指标和信息编码标准对于每种策略都是不同的[26]。表 9-1 展示了这些区别以及针对相应医疗信息可使用的案例。

表 9-1　关于医疗卫生系统的主要医疗策略目标
以及指示因子

策略	医疗目标	健康指示因子	
预防	预防健康状况的出现	发病率	ICD
	预防健康状况相关的死亡率	死亡率	ICD
	预防健康状况相关的功能受损	生理健康(内在的健康能力)	ICF
促进	促进健康	生理健康(内在的健康能力)	ICF
治疗	治愈	死亡率	ICD
	缓解	发病率	ICD-11
	疾病控制	功能(能力)	ICD-11
康复	促进功能	功能	ICF
姑息	促进安乐	生活质量	ICF

预防卫生策略的主要目标是防止人群中出现健康状况和过早死亡。预防的目标是 ICF 中作为环境和个人因素的危险因素。在预防方面,发病率和死亡率是相关的指标;功能可以用来报告由于没有发生健康状况而保持的生理健康水平。健康促进也针对已知的危险因素,旨在提高人们的内在健康能力。因此,从生理健康的角度来看,促进健康的关键指标是功能。由于治疗策略的目标是完全恢复健康(如果这不是一个选项,那么则是缓解和疾病控制),其关键指标是死亡率。与此同时,治疗是对健康状况的最佳处理方式,尽量减少并发症和共发病,因此有关发病率的信息也是相关的。虽然治疗策略旨在改善生理健康,但它与健康的其他生活经验无关,因为它受到环境因素的影响,而这些因素不在治疗策略的范围之内。最后,姑息疗法的目标是优化临终过程中的幸福感,这更多的是对他或她自身的生活体验的评估。

康复的关键指标

健康策略的核心是为了突出功能在康复战略中的重要性。很显然功能是康复的关键指标[7,13,14]。正是因为 ICF 的应用使得康复成为专业组织和研究者的健康策略。所以,康复的目的是使可能经历残疾的或者有健康状况的人能够在与环境的相互作用中实现和保持最佳的功能[5,7]。一个修正过的康复定义被 WHO 于 2011 年用于世界残疾报告[31]。同一年国际物理医学与康复学会(ISPRM)提出了康复的概念[7],该定义在 2011 年被 PMR 进一步修改和通过[8]。

在这些发展过程中,基本共识是:康复的重点是促进不论急性、慢性或是逐渐衰退健康状况生活下自己的功能和生活质量。康复的目的是通过改善生理健康和生活健康来优化个体功能。康复通过对健康状况提供最佳医疗手段来实现这一目标,它通过增强个体的心理资源、改善人的直接环境,最终将这些改善的潜力转变为更好的生活健康。

康复的未来及功能信息

我们现在有强有力的人口统计学和流行病学趋势的证据证明:快速增长的人口老龄化现象以及慢性的、非传染性疾病的盛行,伴随着急救、创伤和治疗性医疗救护的条件改善,这些现象都成为未来医疗卫生的深远转变的重点[18]。预期寿命的延长、生存率的提高以及慢性病发病率的上升意味着全球范围内与功能受限相关的医疗负担会增加[32]。此外,

9

与老龄化密切相关的同时罹患多种疾病的现象增多，导致更多的老年人存在功能问题，这反过来意味着更长的寿命与一个或多个功能问题相关[33]。如果人群继续在功能上遇到越来越多的限制，且这些限制和长寿并存，那么鉴于康复的主要目的是功能优化，全球对康复的需求应当增加。康复很有可能成为 21 世纪的主要健康战略[9]。

WHO 在最近的《康复 2030：呼吁行动》(*Reha-bilitation 2030:A Call for Action*)中发出紧急呼吁，要求主要在资源匮乏和中等资源的国家扩大康复规模，并且加强全球卫生系统中的康复服务工作[34]。这一呼吁是在 WHO 的 2014—2021 年全球残疾行动计划之后发出的，该计划列出了 WHO 会员国及其合作伙伴为在全世界加强和扩大康复服务工作所需要采取的行动[35]。在《行动呼吁》(*Call for Reac-tion*)的背景文件中，WHO 引用了有关人口老龄化和其他流行病学趋势和估计的证据，并且根据全球疾病负担数据(*Global Burden of Disease data*)显示康复对于所有健康状况的人群来说是有益的。这些文件说明，目前在大多数国家，尤其在非洲、地中海东部和东南亚区域缺乏医师、护士和熟练的康复专业人员[34]，康复的需求将大幅增加，世界范围内尚未满足的康复需求也将增加。

在《行动呼吁》(*Call for Reaction*)中，康复的特点被定义为"针对于有健康状况个体与环境相互作用中的一套旨在优化功能和减少障碍的干预措施"[36]。康复不仅局限于严重残疾的个体，任何经历了某种形式以及某些功能上的局限如行动、视觉或认知等健康问题的个体都有可能需要康复治疗。此外，康复还是一个"高度以人为中心的健康策略；一种迎合用户目标和偏好的治疗手段"。康复的关键在于它能够处理功能问题，在生理健康和生活健康方面优化一个人的能力和健康状况，并且通过介入个人和环境因素从而优化人的表现。因为功能在康复中的重要性，WHO 还认识到加强康复服务工作的任务需要功能相关信息，因此在《行动呼吁》(*Call for Reaction*)中，特别包括了"要求利益相关者通过使用 ICF，纳入系统的康复数据和功能信息，从而增强医疗卫生信息系统"[37]。

将医疗系统中的功能信息主流化

正如上文所说，功能性信息——对人意义最重大的健康信息——是描述所有健康策略干预结果所必需的，尤其在康复领域，因为其目标是优化有健康状况的人的功能[2]。更具体地说，PMR 实践主要涉及功能评估、干预措施的选择以及结果的评估(参见临床决策部分)[38]。最后还可以证明，功能信息是 WHO 医疗系统 6 个基本组成部分的重要支撑，不仅在医疗信息系统中，而且在服务提供、劳动力、信息系统、基本药物、融资、领导和管理方面也是如此[39-41]。

简而言之，从整个医疗系统来看，特别是鉴于康复重要性日益提升，有充分的理由相信功能信息能服务于各种目的。然而，医疗系统需要有一个足够健全的医疗信息系统以获得康复以及整个医疗系统的功能信息。一个医疗信息系统收集、标准化、编码以及管理健康状况、健康决定因素以及医疗系统的相关信息[42]。

值得一提的是，功能信息需要持续地纳入医疗信息的主流，因为这对各级的康复决策至关重要。对于临床医师来说，功能信息能够指导整个康复过程以及整个治疗阶段(急性期治疗、急性期后治疗以及长期照护)的目标设定以及结果评估。在机构和项目水平，临床汇总的功能信息可用于监测临床结果以改进服务规划和质量。最后，在政策水平上，汇总的功能信息能够为决策者提供制订康复策略和规划以及监测影响的证据来源。功能信息是在三个层面上持续提高学习型医疗系统质量的先决条件[38]。

社会、政治和财政方面对于将所有功能信息纳入医疗卫生系统主流的决心是十分合理的，因为从临床干预到方案设定评价以及政策制订，功能信息对于卫生系统各级都有重大和实际应用价值。但是，这并不是要忽略或淡化医疗系统中常规信息搜集，标准化以及主流化功能信息时需要克服的大量实际困难。在接下来的章节中，我们将会讨论如何克服这些障碍，这些章节分别介绍了卫生科学中的功能概念以及康复治疗中使用 ICF 记录功能数据的方法。

卫生科学中的功能概念

为了领会 ICF 在科学应用的广泛性以及功能定义的价值，并将人体功能和康复研究定位于卫生科学，我们有必要描述 ICF 是如何将卫生科学概念化的[43]。

在过去的一个世纪中卫生科学领域的研究得到了惊人的拓展，这是为了应对长期存在的社会目标，即保持和改善个体和群体的健康以及减少残疾的影响。由于来自不同学科(包括人文社会科学、自然科学以及工程学)的贡献,这项研究已经达到了一定的地位。在抽象层面上,医疗系统反映了人们健康状况之间平等且复杂的联系,以及对健康需求的响应和通过医疗卫生相关的社会系统对这些需要和要求有组织的响应。由于这是基本的人与环境作用的解释,ICF 和康复实践本身就建立于此基础,这表明 ICF 为理解医疗卫生系统的目标和任务以及整体架构提供了一个总体概念框架。

回顾 ICF 从生活健康经验、功能概念的重要性以及生理健康和生活健康之间区别的角度实现卫生的可操作化,我们提出以下的卫生科学的定义:

研究功能与环境的交互作用,根据健康状况并考虑其心理资源以及社会通过医疗系统和相关社会系统(包括劳动、社会事务和教育)对于个体和整体人群健康需求的回应[43]。

这一概念可以进一步发展为用于获取现代卫生科学涉及的所有健康科学领域的研究(针对人以及社会反应的研究)以及共享方法的模型。

人类功能以及康复研究的概念

一段时间以来人们已经意识到由于康复研究的重点是功能,再加上其复杂的跨学科结构,康复学研究将会从一个组织框架中获益[44]。显然,卫生科学的概念适用于跨学科的康复实践以及研究,这表明功能概念可能提供必要的框架。人类功能科学可以被认为是用于理解健康生活经验全部范围的跨学科的方法,范围从生物医学到社会对功能需求的响应(从细胞到社会),以及康复研究(包括应用和临床研究)和通过多学科手段理解临床评估以及用于优化功能的干预手段。

通过 ICF 记录功能信息

四步法

为了实现功能信息的全部潜力,尤其在康复临床服务、服务管理、循证政策以及科学调查,功能信息标准化记录是重要的先决条件。一般说来,在记录科学信息时,必须区分"测量什么"和"怎么测量"[45,46]。通过使用 ICF 作为功能信息记录的标准,目前形成了四步法:①记录 ICF 的类目;②采用什么角度记录-能力还是表现;③使用什么收集工具;④采用什么测量手段。这四个步骤的概述参见表 9-2。

表 9-2　使用 ICF 记录功能信息的四步法概述

步骤	注意事项	举例:瑞士脊髓损伤队列研究(SwiSCI)
1. ICF 类目	在选择 ICF 类目时需要特别注意两点: ● 对于所有相关功能层面都具有代表性 ● 根据需要提供尽可能多的类别,但在最大限度提高全面性的同时,尽量减少数据管理的负担	ICF 通用组合(ICF 通用-7)和 ICF 康复组合(ICF 通用-30)确保能够比较不同健康状况。用于脊髓损伤的 ICF 核心组合在早期急性期和长期背景下,用以记录脊髓损伤患者在康复周期中的相关情况
2. 角度	共有三个健康角度: ● 生物健康 ● 生活健康 ● 健康评估	主要是生活健康,因为瑞士疾病研究所的主要目标是描述瑞士 SCI 患者的生活体验
3. 数据收集工具	选择合适收集工具后,必须考虑可比性,效率,非冗余性,可靠性、有效性和可行性等原则。可以使用两种互补的手段①使用现有的与 ICF 有关的数据收集工具②使用基于 ICF 的数据收集工具	现有的数据收集工具已经被使用并链接到 ICF (1) 心理测量属性早已确立 (2) 确保在 SCI 研究和实践中常用的工具具有可比性
4. 报告方法	偏好基于区间的评分	对于 SwiSCI,我们使用了两种方法来创建基于区间尺度的指标: (1) 根据与 ICF 相关类目相关的现有工具中的项目创建基于 ICF 的指标,例如,ICF 第 d4 章移动性范围内与 ICF 类目相关的所有项目都被校准为 d4 移动性指标 (2) 每个数据收集工具的基于区间的评分,例如脊髓独立测量-自我报告(SCIM-SR),Utrecht 康复参与评估量表(USER-P),或心理-个人因素的测量工具(如感觉、信仰、动机、经验和行为模式)

9

第一步

第一步是确定要记录哪些 ICF 类目,这是一项艰巨的挑战,因为有 1 400 多个 ICF 类目可供记录。这不仅远远超出实际所需,而且远远超出了医疗卫生信息系统所能容纳的范围。一个可靠的解决方案是依赖于由 ICF 研究分支组织(ICF Research Branch),WHO 合作中心(WHO Collaborating Centre)的合作伙伴(DIMDI)提出并由瑞士截瘫研究中心(Swiss Paraplegic Research)主导以及 WHO、ISPRM 还有其他多个组织机构以及临床医师和科学家共同参与的 ICF 核心组合(Core set)计划。他们的多语言(中文、英文、法文、德文、意大利文、日文、韩文和西班牙文)手册提供了核心组合是如何建立的,以及如何选择和应用它们[47]。

ICF 核心组合是某种健康状况(如多发性硬化症,乳腺癌,抑郁症)或健康状况群(如心肺、神经系统疾病,或急性、急性后期和职业康复期)的最小数据集合,与卫生服务者的观点一起,贯穿整个护理阶段。在这些健康状况中人们会在生活中有类似的功能障碍经历,医疗服务系统也会提供类似的服务。这个想法是从完整的 ICF 分类中选择一个特定的条目,提供描述功能的工具。在临床实践中,ICF 核心组合的目的是为特定的健康状况或背景提供最相关的 ICF 条目,以支持与患者生活体验相关的功能的跨学科和全面描述[48]。当前已经有 37 种 ICF 核心组合用于特定的健康状况和背景,包括十个最为复杂的慢性健康状况。

ICF 核心组合是通过严格、多维科学方法进行开发:首先从四个预备研究中收集证据-多中心研究、系统的文献回顾、定性研究以及专家共识。这些结果作为结构化决策以及达成大会共识的起点,在此期间参与的相关医疗专业人员和其他专家决定纳入第 1 版 ICF 核心组合的 ICF 类别。理想状态下,第 1 版 ICF 核心组合的验证和修改是十分必要的[49]。

另一组 ICF 分类组合是 ICF 通用组合。他们可以单独使用或者与 ICF 核心组合联合使用。ICF 通用组合(ICF Generic-7 Set)在卫生统计和公共卫生领域十分有用。他可以用来比较不同的健康状况、不同机构、不同疾病分期、美国以及人群的功能,而且只有 7 个条目作为医疗卫生和功能的指示参数。ICF 通用组合在临床应用也很有价值,因为他描述了功能的核心,并提供了简洁的洞察患者功能水平的工具,并且该组合对于任何医疗或医疗相关人员

都十分清晰明了。最重要的是,ICF 通用组合确保了不同健康状况之间的可比性[50]。ICF 通用组合包含在一个更大的组合中,该组合为 ICF 通用组合 30(又称为康复组合)[51],它与康复有高度相关性,并能够在临床环境中记录整个健康状况的功能信息。

与特定健康状况和特定情景相关的 ICF 核心组合不同,ICF 通用组合是在心理测评的基础上开发的。ICF 通用组合由 7 个二级 ICF 条目组成,包括身体功能、活动和参与,它们普遍适用于各种健康状况和环境。ICF 康复组合在开发方法上与之类似。这确保了这两个 ICF 通用组合能够用于记录不同健康状况、机构和美国的功能信息[50,51]。

需要注意的是,ICF 通用组合和 ICF 核心组合可以联合使用,因为它们依赖于相同的 ICF 类目。重要的是,通常建议不要单独使用与特定健康状况相关的 ICF 核心组合而是将其和 ICF 通用组合联合使用。根据使用目的,更建议把核心组合与 ICF 通用组合使用或是和 ICF 康复组合联用,例如 ICF 用于临床质量管理的组合[52]。

第二步

四步法的第二步需要确定功能的角度。在这里的问题是无论是记录生理健康(人的内在健康水平,不依赖于环境的好坏),还是生活健康(个体的实际活动表现,需要充分考虑个体能力与环境的相互作用)。第二步也可能是超出 ICF 范围的,第二步局限于描述功能,并且以完全不同的角度使用相同的 ICF 类别,也就是说一个人对自己在某一项领域的能力或者表现的满意程度或评价。这类信息有可能是生活质量或幸福感数据收集工作所必需的。

第三步

第三步是最难执行的,但是也是整个记录过程的关键——即确定最适合收集于选定 ICF 条目的信息工具,并且考虑其选择角度。现有的许多临床检查、自评问卷或是患者汇报结果(或 PRO)及其他信息收集工具已经与 ICF 和 ICF 核心组合关联[53]。在康复治疗中广泛使用的功能独立性量表和 Barthel 指数,已经通过 ICF 使用 Rasch 测量理论进行了校正[54]。现有的工具可以通过已经开发的特定程序与 ICF 挂钩[55,56]。但是有些工具不能区分能力和表现。许多现有的工具从能力角度进行功能评估,但是自评问卷尤其日常生活活动能力(ADL)及工具性 ALD,通常是从表现角度的出发[4]。

为了响应对基于 ICF 临床测量工具和 PRO 的需求,目前相关工作已经有所进展。ASAS 健康指数(ASAS health index)就是 PRO 开发的基于 ICF 核心组合的用于强直性脊柱炎的例子[57]。另一个例子是工作康复问卷(WORQ)。基于用于工作康复的 ICF 核心组合,WORQ 被用于评估职业康复机构中的功能参数[58,59]。正在开发的用于健康照护经专家论证的系统性 ICF 临床工具使用了数字评分量表,对条目的描述较为简洁[60]。

第四步

最后,作为第四步,在回答"如何评价"这个问题时,使用严格的统计方法来衡量功能信息的标准化记录是很重要的。合理的测量方法只有通过定距尺度指标来获得,我们可以通过有不同回答选项的定性链接统计工具[55,56]和创建区间尺度指标的定量绘制工具[61-63]来实现。这样的指标可以让随后的参数分析成为可能,同时也确保了信息在长期医疗中信息的可比性,这在队列研究中十分重要。

医疗过程中的标准化功能信息记录

关于功能的信息,无论是关于躯体功能和结构的生物医学信息还是关于个人活动表现的信息,在医疗过程中对患者和临床医师都是十分重要的[2]。为了在临床水平上获取这些从急性医疗到康复医疗和社区医疗的信息,需要有一个用于记录功能信息的标准化系统。当汇总这些来自临床专业人员和患者的数据时,这些数据对于评估服务和制订政策和规划十分重要[39]。正如我们所见,ICF 为功能信息提供了标准化的参考系统。其不仅解决了记录什么内容的问题,而且通过定性链接和定量映射[60-62],解决了当前广泛使用的信息收集工具(包括临床试验和结果评估工具)中哪些最适合用于记录的问题[4]。

用于记录功能信息的标准化系统:美国范例

在美国,卫生系统的多个层面有效运用功能信息,需要将这些信息充分整合入美国医疗卫生信息系统[2]。在系统层面,提供、评价和规划康复服务需要的有效信息是必不可少的。其也是衡量康复以外的医疗卫生策略有效性的重要指标:预防、促进、治疗和姑息治疗。在服务层面,功能信息提供了质量指标和服务基准的潜在基础。在临床层面,功能信息不仅对 PMR 十分重要,对大多数临床学科也很重要,尤其初级医疗和老年病学。

为了获取在临床水平上描述患者连续状态的功能信息,该记录必须出现在康复服务过程中的不同时间节点。这对于检测功能结果和定期更新临床干预措施是必要的[42]。为了使这些应用成功,必须有临床公共数据项,以允许从一个时间点到另一个时间点的比较。虽然个别患者的特定功能类别特定条目可以因临床目的而被跟进,但追踪患者总体功能状况需要一系列连续的分值,这些分值需要概念上连贯且评分合理[26,64]。

在这三个水平上实施以功能为基础的卫生信息系统迎来了全新的挑战,因为它需要在医疗保健实践、科学和医疗系统管理之间建立联系[65]。物理与康复医学和欧洲医学专家联盟理事会(UEMS-PRM)讨论了这些挑战并且已采取行动,制订了通过实施具体行动解决这些问题的计划。

这些问题作为国际物理医学与康复学会(ISPRM)与 WHO 合作计划的一部分也得到了解决,尤其包括在美国水平执行的信息系统。在区域和国家层面,特别是在欧洲[65-68]、中国[60,66]、日本[69]和瑞士[70],已经与 WHO 一起致力于功能信息系统实施而采取行动。目前缺少的是全国范围涉及临床质量控制的示范项目,不管是在个人医疗层面还是在康复服务方面。目前,马来西亚康复相关的一些重要进展正在填补这一空缺。

马来西亚经验

在马来西亚,马来西亚大学医学中心(UMMC)的康复医学院已经启动一个项目,该项目的目的是开发全马来西亚的临床质量控制系统,用于个体医疗水平和康复服务水平的康复医疗质量的持续改善(CQM-R Malaysia)[52]。这个计划是独特的,它会成为其他希望依赖功能信息进行临床质量管理系统的模范。

马来西亚项目计划的开始之际就进行了情况分析,以便于从上述提供这些服务的上述三个部门的角度了解该国在医疗过程中提供的康复服务。情况分析涉及专家咨询、实地访问,收集关于每个参与机构提供的服务的资料。在国际康复服务分类组织(ICSO-R)的指导下对马来西亚的康复服务进行了全面的描述[71,72]。

项目指导小组认定且提供了七种医疗过程中的康复服务描述:急性医疗康复领域、一般急性症后康复、特定急性症后康复、一般门诊康复、特定门诊康复、初级医疗康复、职业康复。针对每种康复服务的

9

类型,指导小组提出了临床评估时间表(CLAS)[67]。每个 CLAS 由 ICF 条目清单、用于收集相关信息的评估工具、目标患者组和信息记录的时间点组成。

用于 CLAS 的 ICF 条目依赖于现有的 ICF 组合:ICF 通用组合-6,ICF 通用组合-7,ICF 通用组合-30 以及 ICF 核心组合。(表 9-3)

表 9-3　临床评估时间表框架(CLAS)

康复服务	接受特定康复服务的患者组	默认 ICF 组合	可选 ICF 组合
急性期康复服务			
评估和干预由治疗师在医院的急症病房进行。初级医师通常不是物理与康复医学(PRM)专家;非 PRM 医师可以直接将患者转介给相关的治疗师。PRM 医师可以对复杂的病例进行咨询。PRM 专家评估并决定个别患者是否应参加急性期后康复计划	不同健康状况的住院患者	ICF 通用-6 组合[50] ICF 通用-6 评分表	ICF 急症后核心组合: • 神经系统[73] • 心肺[74] • 骨骼肌肉[75]
后急性期康复服务			
康复评估和干预是一个由 PRM 专家领导和协调的多学科小组进行。根据康复病房或病床的供应情况,患者可在康复病房或急症病房接受康复训练	住院患者的健康状况各不相同。患者通常来自医院的急症病房,需要在康复病房接受进一步的康复治疗,但这不需要专门的康复治疗	ICF 通用-30 组合[51] ICF 通用-30 评分表	ICF 急症后核心组合: • 神经系统[77] • 心肺[78] • 骨骼肌肉[79] • 老年病[80]
专科后急性期康复服务			
康复评估和干预是一个由 PRM 专家领导和协调的专业多学科小组进行。多学科团队通常比一般急性期后康复更全面。有特殊和复杂的健康状况和功能受限的患者被分配到康复病房。儿科患者被分配到儿科病房。每个特定康复服务机构都有自己专门的多学科团队。有时,患者会暂时出院回家,促进其融入社区	有特定健康状况的住院患者或老年患者	ICF 通用-30 组合 ICF 通用-30 评分表+相关 ICF 核心组合[4](例如用于 SCI[81~83] 和 TBI[84])相关 ICF 核心评分表	并发症的记录 ICF 急症后核心组合: • 神经系统 • 心肺 • 骨骼肌肉 • 老年病

以马来西亚的经验为例。对于每一个康复服务项目,建议使用默认的或最小的 ICF 组合,和一个可选择的 ICF 组合。

指导小组认为,ICF 通用-7 组合[50]应该作为所有康复服务,从急性期和急性期后医疗到社区医疗的功能信息记录的最低标准。关于一般功能记录以及专业的康复服务,指导小组建议将 ICF 通用-30 组合作为最低标准[51]。该组合有 21 种活动和参与的类目以及 9 种身体功能类目,允许康复专业人员在多种需要康复医疗的健康状况中跟踪患者功能信息。对于特殊的急性期后康复,指导小组建议使用 ICF 通用-30 和 ICF 核心组合用于急性期后医疗[76,80]。为了解决一般和专业康复服务的并发症问题,该小组建议临床医师使用 ICF 通用-30 组合和相关 ICF 核心组合用于多种慢性病症状。为了随时跟踪记录患者功能信息,将使用相关 ICF 组合中

每个类目的连续评分,并且使用特定的评分算法以及相应的转换表[64]。

e 图 9-1 列出了 ICF 通用-6 组合,通用-7 组合和通用-30 组合所属的 ICF 条目。作为特定康复医疗中更复杂功能信息记录的可用示例;

e 图 9-1 显示了脊髓损伤(SCI)ICF 核心组合单独或与 ICF 通用-30 组合合用时的 ICF 分类。当康复目标包括职业康复时,也可采用职业康复的 ICF 核心组合。

马来西亚的经验为制订用于记录连续医疗过程中功能信息的国家临床康复质量管理体系提供了有益的见解:

(1)美国卫生系统需要使用一种有架构的分类

系统来描述美国存在的康复服务的结构。

（2）利益相关人员的资源投入和接受是成功的关键。

（3）与其他服务相比,不同的康复服务在医疗过程中可能需要更多的特定信息记录。

（4）对患者追踪,在康复过程中必须在连续的时间点收集可比较的数据,最好是在整个连续医疗过程中。

在人群水平记录功能信息:WHO 的示范残疾调查(MDS)

作为联合国卫生专业机构,WHO 有责任向各国提供技术支持,以协助标准化收集可比较的医疗卫生以及功能信息。最近,这项任务集中于联合国《残疾人权利公约》[85],特别是在条款 33 中要求各国收集适当信息以"促进、保护和监督本公约的执行情况"。作为回应,WHO 制订并且发布了规范的残疾调查(MDS)。MDS 的主要目的是收集残疾人群的数据,以了解身体、建筑、态度以及社会环境对人类健康状况造成的阻碍或促进。

作为一项全面的人群调查,MDS 将会提供有关残疾人生活的详细的信息。它将允许不同残疾程度和情况的群体之间进行比较,包括与没有残疾的人群进行比较,与其他收集残疾数据的标准化方法不同,MDS 不将残疾视为由于损伤或特定健康状况造成的个人属性。它将残疾情况理解为一个连续状态,从没有或非常低的功能障碍到非常严重的功能障碍水平。因此,残疾是一个程度的问题。这个连续状态可以使用特定的阈值来划分,以评估一个国家中严重、中度和轻度残疾的患病率。

在残疾衡量方面,能力和表现这两个 ICF 概念被用于构建 MDS 中的问题。能力方面的问题包括一个人的内在生理、心理能力,由个体的健康情况决定。表现方面的问题针对受试者在现实生活环境中的健康生活体验。MDS 使得衡量残疾变为可能,它考虑了可能是重要的致残因素的环境障碍。

认识到通过简单工具收集完整有效的残疾数据的需求,并且纳入现有的国家调查,WHO 制订了 MDS 的简要版本。在 2015 年年底组织了第一次技术专家咨询,以确定适合纳入简洁版本的 MDS 的问题。随后进行了一系列的专家咨询和统计方法的应用探索,以确定可靠性。简洁版 MDS 是残疾测量的一个重要里程碑,它为各国和有关机构在其他调查和数据收集平台上评估残疾提供了一个简洁但强大的工具。这个简洁版 MDS 已经在几个国家实施[86]。

ICF 在临床决策中的应用

临床决策和康复管理非常依赖功能信息[2]。为了达到康复的目标以优化功能,康复管理需要功能信息来①描述康复患者状态;②区分有必要改进的类目;③描述干预项目的目的。具体来说,PMR 作为功能的医学专业,需要功能信息来实现其目标。

如上所述,功能信息可以从生物健康的角度进行分析。可以从生理和心理过程、身体解剖结构和能力限制的角度分析一个人的内在健康能力,也可以从生活健康的角度分析,即一个人在活动领域的实际表现以及与环境的互动[2,87]。为了做到这一点,必须满足若干要求,以便于这些资料可以成为医疗信息系统的一部分。

- 功能的语言描述必须是统一、一致的。这对于每次就诊中的信息对比、康复治疗专业人员之间的交流、确定所需的干预措施、匹配治疗专业人员的任务的一致性和目标实现的评估都是必要的。
- 功能信息需要是全面的,并确定所有需要的干预措施,包括那些针对身体功能、身体结构、能力和表现及环境因素。全面的功能信息用于充分地描述接受康复人员的功能状况、康复项目的目标以及干预的结果。
- 功能信息必须是相关的,也就是说它需要包括反映患者需求的条目以及确定所需干预手段的条目。
- 功能信息的采集不能带来过度负担。专业人员是否需要记录功能取决于他们对于这么做利大于弊的信念。

全世界的康复专业人士和研究者普遍认为,ICF 为满足所有这些要求的功能信息提供了框架。ICF 提供了统一的语言用于康复的利益相关者之间的沟通以及对职能的描述,这一功能描述可以改善并增强特定文化背景下的对功能的理解[31,60,61]。ICF 类目是 CLAS 的关键组成部分[67],它为患者分配适当的康复服务提供信息,使得患者需求与各种康复专业人员的能力匹配,并且监督功能结果。依靠 ICF 核心组合和通用组合可以减少记录的困难,这大大减少了需要考虑的类目的数量。

康复管理

有效的康复治疗需要基于功能记录的标准化应用特定的管理方法。这包括 CLAS、康复方案及康复周期[38]。如上所述,CLAS 包括 ICF 类目、确定收集信息的评估工具,目标患者组以及记录的时间点。康复计划描述了医疗过程中的干预措施,旨在满足患者的功能需求。对于康复计划的需求可能是由急性健康事件(如卒中)引起的功能受限,或由生活在社区中的慢性病患者的功能需求引发[38]。康复计划不仅包括改善功能的干预措施,还可能包括环境支持的策略,如家庭护理、支持生活服务以及金融项目扶持。

最后,康复周期可以用于康复临床决策,以监测进展以及调整干预措施。它包括四个阶段:评估、任务分配、干预和再评价[48,88-90]。评估是确定问题、需求以及目标并且确定干预措施的功能目标。任务分配包括指派合适的康复专业人员提供所需的干预措施。在干预后,再次评估通过比较最初功能状态以及干预后的功能状态,确定每个干预对象的目标是否达到。来自再评价信息用于下一个康复周期或出院计划。康复周期是迭代的,为后续的康复干预以及监测功能提供了框架。表 9-4 显示了康复管理,标准化记录以及临床决策在康复周期中的关系[19,38,48,89,90-93]。

表 9-4   康复管理:安排患者接受连续康复服务

目标	行动
• **标准化记录** 在连续的康复服务过程中通过特定的临床评估时间表进行功能信息的记录 • **个体康复计划** 与患者或其代理人共同制订和调整个人康复计划	• **在康复周期中的临床决策** • 对功能和长期功能目标的评估(返回或居住在社区的人的预期功能水平);中期的(连续康复服务结束时的预期功能水平);短期的(下一个康复周期来临前的预期功能水平) • 指派康复专业人员进行临床干预,以实现与短期功能目标相关的功能目标 • 根据预测的功能轨迹评估短期、中期和长期功能目标实现情况(使用具有相似健康状况、功能和个人特征的患者的累积数据进行计算) • 根据康复计划所定的中期及长期目标,重新评估及规划下一个康复周期

如何将功能信息应用于康复周期

ICF 有助于提供功能框架,该框架用于康复周期的四个阶段。它通过识别和记录患者问题和源于临床检查的功能信息来指导康复周期的结构化以及具体使用。它通过康复问题、目标、干预措施类型以及具体干预措施本身促进了康复团队成员以及康复团队和患者之间沟通。ICF 的使用始终如一,它提高了其他临床机构、保险公司和病例管理者对功能状态和康复过程的理解[48,89,90]。

对于康复周期的每个阶段,都有适用的 ICF 记录工具:ICF 评估表和 ICF 条目表用于评估阶段,ICF 干预表用于任务分配和干预阶段,ICF 评价展示表用于再评价阶段。

这些工具促进了康复管理的信息记录、规划以及实施步骤。在每个康复周期以及随后的康复周期中,工具的使用会促进康复团队在康复过程中的记录公开交流[45,48,90]。图 9-2 列出了这些工具,并且显示了他们和康复周期四个阶段的关系[94]。

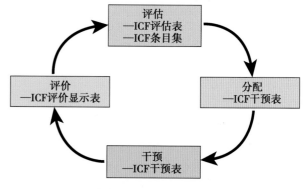

图 9-2   康复周期与基于 ICF 的记录工具

如何将四步法应用于康复周期

康复周期的框架及其记录工具为管理康复患者提供了一种切实可行的方法。为了展示其在实际临床中的作用,瑞士截瘫研究中心(Swiss Paraplegic Research)以及瑞士截瘫中心(Swiss Paraplegic Center)(脊髓损伤以及脊髓疾病专科康复中心)准备了系列研究,这些研究展示了他们现有使用康复周期以及相应的 ICF 记录工具的康复流程[89,94-97]。病例的研究涉及不同年龄、性别脊髓损伤患者,脊髓损伤的病因和严重程度各不相同。每个案例研究都强调特定的主题,如社区重新融入、老年脊髓损伤、脊髓损伤以及慢性疼痛管理等。

涉及其他健康问题的案例,例如腰痛和脑外伤,也展示了 ICF 记录工具如何用于康复周期[92,98]。

ICF 记录工具在康复周期各个阶段的应用需要大量的细节以确保正确反映患者康复管理过程中的实际步骤。下面解释工具使用的讨论部分以及图表都是基于以下的案例[99]。

L 在一次登山事故中受伤,被诊断为完全截瘫。她在第八胸椎以下完全缺失运动和感觉功能。脊髓损伤后在专科康复机构进行了四个月的初步康复治疗,L 在自我照料方面恢复了一定程度的独立性,能够自如地使用轮椅。现在她开始了一个新的康复周期,在这次康复中她希望恢复体能,并再次参加体育活动,这些康复都将有助于她重新融入社区和独立生活。她即将进入第二个康复周期。

评估

在评估阶段,多学科康复团队和患者一起进行功能的完整记录。其中包括功能问题以及可能影响它们的环境因素。评估信息来自所有可用的来源,包括患者的病史、临床检查、患者调查问卷、患者谈话以及其他的观察[47]。为了进一步加强以患者为中心的康复管理,康复团队从康复专家和患者两个角度记录该资料,并按照 ICF 组成部分进行整理[93,100]。

与康复周期评估阶段相关的临床记录工具是 ICF 评估表,它记录了患者的问题和优势。从患者和医疗专业人士的角度看,存在条目的单独区域。该表格还区分了躯体功能和结构、活动和参与等条目。此外,还有一些内容是关于环境和个人因素的,这些因素会促进或者阻碍功能。e 表 9-1 注明了 ICF 评估表中和案例相关的条目。

评估信息组成了患者功能资料、长期和短期目标以及干预目标的基础,这些信息确定了目标并且提出了干预措施的功能领域[48,88,90]。为了准备这些概况信息,康复团队首先根据患者的潜在健康问题,确定适当的 ICF 组合。用于临床实操的 ICF 核心组合手册[47]有英语、法语、德语、西班牙语、意大利语、韩语、中文、日语与韩语版本,它是选择合适组合的优秀的信息参考来源。在康复服务提供层面上,如上文说到的马来西亚经验,ICF 信息可以共享。一

旦康复团队确定了要使用的 ICF 组合,他们就会对患者在选定的 ICF 组合中代表的功能类别进行评分。ICF 分类及其评分构成了患者的功能概况。为了确保这些目标是以患者为核心的,团队将会和患者共同使用评估信息来确定康复干预的目标。

用于分析和设定目标的临床记录工具是 ICF 类目档案表。康复团队和患者共同制订整体目标,即他们的最终目标以及成功完成康复后的预期结果。对 L 来说,最终目标是重新回归社区生活。服务目标是患者希望达成的某个特定的康复周期的中间目标。在 L 的案例中,是指独立的日常生活活动能力。还有一些更具体的目标为周期目标,这些目标是短期目标或者完成服务计划目标的基础。在该案例中,她和康复团队将"自我照料的独立性""活动能力的改善"和"更多地参与娱乐和休闲"(特别是体育活动)定义为周期目标,并予以具体的干预措施[99]。

ICF 类目档案表还显示了团队在分析患者功能时选择的 ICF 条目的重要程度、评估时患者在每个 ICF 类目中出现问题的程度以及康复周期结束时预期的改善情况。e 图 9-2 显示了 L 的目标简介和功能概况[99]。

在 L 的类目档案表中,患者的问题程度是通过 0~10 的评分展示的,这个区间表明从"没有问题"到"完全问题",其中包括了身体功能、身体结构以及活动和参与。加号(+)表示环境和个人因素对功能的正面影响。也有其他方法进行评估,例如 ICF 自身提供的 0~4 限定值评估。评估阶段的结果和 ICF 分类概要的内容为职责分配阶段提供了信息。

配置

在配置阶段,大家根据干预目标来制订干预决策,并指定负责提供这些干预手段的康复人员[48,90]。配置阶段的临床信息记录工具是 ICF 干预表,它促进了职责和资源的协调,避免了不必要的资源冗余及由于沟通不畅导致的服务缺口。e 图 9-3 展示了 ICF 干预表,显示了 L 康复计划的干预目标、措施以及健康目标[30]。

虽然 ICF 干预表中特定的干预目标是 ICF 编码的,但是干预本身可以使用国际健康干预分类(ICHI)进行编码。ICHI 是 WHO 正在开发的医疗干预措施分类系统[101,102]。ICHI 的干预编码可以和 ICF 编码相连,从而使干预和干预指向的目标相互匹配。目前缺乏一种被普遍接受的国际卫生干预措

施分类,导致多个国家的分类往往局限于其国内范围,难以进行国与国之间的比较[103]。

干预(管理)

在干预阶段,康复团队实施并定期监测基于康复目标的干预措施[48,85]。ICF 干预表也用作这一阶段的信息记录工具。它显示了在评估开始阶段的功能水平、干预后的目标值和实际值。此表仅展示从最初的干预目标中选择的 ICF 条目[99]。

评价

在评价(evaluation)阶段,确定在评估(assessment)阶段设定的干预目标是否达到。其中包括比较患者干预前后的功能状态。在评价阶段的结果有助于后续康复周期的进一步规划[48,90]。与评价阶段相关的记录工具是 ICF 评价展示表(ICF evaluation display)(e 图 9-4)[90]。

ICF 评价展示表是 ICF 类目档案表的扩展版本,它为表现是否实现预期目标提供了一种可视化的方式。它显示最初预期以及评估阶段完成后的结果。结果由在评估阶段被选为干预目标的 ICF 类目展示,并以条形图的形式呈现-一个图描述最初评估时,另一个则描述评价阶段的结果。每个条形图反映每个干预目标的评分。ICF 评价展示表还能够显示各个干预目标的目标实现情况。

需要注意的是,这两个时间点之间功能状态的改变并不意味着变化是由干预本身或干预是否有效造成的,虽然一些康复专家将目标的实现作为结果衡量标准来证明康复实践的有效性[104],但应当坚持适当的衡量标准,这需要定距数值评分表来确定目标是否实现[64,105]。如上所述,确定衡量标准是记录 ICF 功能信息过程中的最后一步[4]。

简而言之,功能信息对于康复临床决策和基于这些临床判断的康复管理至关重要。功能信息的重要用途之一是在结果评估的指导下对康复干预进行周期性调整。以患者为中心的临床相关的功能信息在汇总时可用于评估康复服务和制订政策。这为利用 ICF 和功能信息以及促进康复成为突出医疗战略,从而改善整个医疗卫生系统奠定了基础。功能信息能够让医疗信息系统"学习"。

ICF 在学习型医疗系统中的应用

为了评价某种系统的表现,特别是美国医疗卫生系统这样复杂的系统,了解资源投入和服务或产品产出是非常重要的[106],其可用于判断系统是否达到了预期效果。就医疗系统中的康复服务而言,设定的结果如下:在临床层面改善患者的功能,在中观层面,可持续的康复服务以及持续的跨机构的服务;在宏观层面,制订适当的康复政策,指导整体康复的规划,以满足大众需求。使这些能够实现系统表现评价的信息需求能够在每个层面对数据做出一致的预测[65]。常规功能信息为所谓的"学习型医疗系统"提供了必要的数据前提,在学习型医疗系统中,研究、临床实践、项目以及政策都和美国医学研究所(现美国医学研究院)于 2007 年描述的持续在各个层级进行改善的"周期性动力"一致[107]。

当医疗系统能够持续的发现问题、建立应对方法、实施改变方案、观察结果及对实施结果做出反应并且进行相应的改变以及针对性的重新完善反应方案,它就能达到"学习"的要求。简而言之,医疗卫生系统从失败和成功中学习,但是一个医疗系统只有具备识别和了解系统的缺陷、成功和创新,以及制订和实施干预措施以避免或减轻无效方案的影响并且增强有效的方案之间的协同作用,才能"学习"[108]。

在微观层面,一个人的功能信息的标准化记录对于临床决策至关重要,并且可以用来设计一个包括从评估到再评价的康复周期的康复计划[48,88,89]。就 ICF 模型而言,一个人进行活动的能力(Capacity)和表现(Performance)的差异取决于环境因素对其表现水平的影响。有了对于功能信息的标准化记录,就有可能在临床层面将实际功能的改善和期望的功能改善进行比较。这些结果作为患者分类的参考,在学习型医疗系统可创建一条追踪轨迹,进行信息的追踪以保证质量管理。

康复服务的管理,作为医疗系统的中观层次,通过投入和流程(如人力资源、服务基础设施以及供应机制)来追踪服务对结果的影响。同样,周期性收集的功能信息能通过比较投入、流程与结果的差异来帮助系统学习,用来检测是否有未达到预期结果或呈现出预测轨迹的亚群。如果未能达到预期运行结果,则可由医疗服务管理人员处理,对投入或流程进行修正[65]。

最后,在政策和方案规划的宏观层面,周期性收集功能信息能够评价整个康复系统是否以及在多大程度上对人群产生了预期的影响。在这一层面,功能数据通常用于监测医疗对整个人群的影响,以期能够提示潜在的医疗系统错误,并提出通过修改服务管理和规划来改善结果的方法。以人群为基础的功能数据基于人口普查、健康调查、家庭调查或人群的残疾调查,尽管这些调查很少包含可用于评估整体康复系统影响的充分性、可用于比较的功能数据。

上文提到的 WHO 的创新型调查 MDS,在宏观层面将会十分有用,因为它收集了人群水平的功能信息,并将区分环境因素对健康水平的影响。用于宏观层面分析的人群数据来源的另一个例子是针对具体健康状况的调查,这类调查为人群提供了详尽的功能信息。例如,基于 ICF 的瑞士脊髓损伤患者调查(SCI)(SwiSCI)[109,110] 以及国际 SCI 调查[111]。为了准确的评价康复项目对人群功能的影响,这些数据必须与服务提供者在机构层面收集的数据一致(这个过程的局限性是机构层面在地域上是有限制的,可能并不能很好地代表整个人群[112])。表 9-5 显示了医疗系统在宏观,中观和微观层面对人群和个人功能需求的反应的改善。

表 9-5 不断改善医疗卫生系统对群体和个人功能需求的反应:宏观、中观和微观层面

卫生系统层面	目标	不断改进卫生系统以满足人口和个人功能需要的过程
宏观层面 康复政策指导康复服务项目	制订康复政策 解决一个国家的群体功能需求	• 通过一般人群和亚群调查监测美国的功能需要 • 根据如何满足人群的运作需要来评价康复政策 • 根据评估结果分析和修改康复政策
	康复项目 制订一套全面的康复服务计划,以满足特定地区特定亚群体的功能需求	• 随时监测功能信息 • 根据监测结果、其他国家报告的结果以及比较不同地理区域和不同时期的康复规划的准实验研究提供的科学证据,改进康复规划
中观层面 通过提供个体化康复服务实现康复方案	康复服务项目 通过提供一套个体化康复服务,优化康复服务计划的运作管理	• 对各个康复服务的功能结果进行基准测试(根据病例组合进行调整) • 识别与良好功能结局相关的可修改输入(如康复服务的物理基础设施和组织;劳动力;信息、产品和程序输入的使用) • 对个别康复服务的匿名反馈
	康复服务 优化康复服务提供	• 随时监测功能信息 • 根据基准测试的匿名反馈和关于最佳康复服务提供的新科学证据,逐步修订康复服务的供给(顺序准实验)
微观层面 康复管理为特定患者分配持续的康复服务	标准化记录 为连续的康复服务提供临床评估表中规定的功能信息记录	• 在连续的康复服务期间根据功能信息进行临床决策(即将患者分配给连续的康复服务;由康复专业人员提供的临床干预措施;对功能结果的监视)
	康复方案 与患者或其代理人共同制订和调整个人康复计划	序贯康复周期的临床决策: • 对功能的评估和长期功能目标的说明(返回或居住在社区的预期功能水平);中期(连续康复服务结束时的预期功能水平);短期的(下一个康复周期结束后预期的功能) • 指派康复专业人员进行临床干预,以实现与短期功能目标相关的功能 • 根据预测的功能轨迹评估短期、中期和长期功能目标实现情况(使用具有相似健康状况、功能和个人特征的患者的累积数据计算) • 根据康复计划中规定的中期和长期目标,重新评估和规划下一个康复周期

因此,在康复服务方面,有两个重要的学习"周期":第一个涉及宏观和中观两级,其中关于康复方案拟订周期的资料涉及政策一级,因此,康复政策反映了中观管理的成功和失败。我们可以将其称为"基于功能的策略学习周期"。第二是关于临床质量管理,并将临床实践的微观层面与规划的中观层面联系起来,以便将临床层面成功和失败的案例用于改进规划,以维持成功和避免失败。这可以称为"持续的临床质量管理周期"。

如上所述,ISPRM 倡议中国、日本和瑞士国家医疗卫生系统效仿以上描述的实施康复学习型医疗卫生系统试点的例子,将其功能信息记录标准化。

美国自 1987 年以来,通过医疗康复统一信息系统(Uniform Data System for Medical Rehabilitation)大家已经认识到定期收集功能信息、收集和报告这些信息从而提高质量的重要性。该系统虽然不是基于ICF,但对康复医院、长期护理医院、护理机构、儿科和门诊机构所提交的数据进行了详细的汇总。这些总结将从这些机构收集的数据与区域和国家基准进行比较,这些基准是用于质量管理并与认证组织的标准相一致[113]。最近,美国医疗保险和医疗救助服务中心(CMS)根据法律要求,扩大了康复机构记录和提交每个出院患者信息的范围[114]。基于连续评估以及记录评价系统(CARE)工具的自我照料结果项目也在新增项目之列[115]。CMS 计划使用这些自我照料结果数据来启动公开质量评估标准[116]。美国的这些举措为未来基于 ICF 的临床质量管理项目的发展提供了机会,这些项目通过特定的方法,经过评分算法以及相关转化表,将功能测量工具的评分转化为 ICF 标准报告[61]。

解决 ICF 推行所面临挑战的策略

尽管在康复治疗中,ICF 的概念已经被广泛接受[65,117],我们发现推行 ICF 用于常规临床实践仍然面临挑战[66]。通常来说,这些问题产生的原因是对于 ICF 以及其适用方式的一些错误认识。以下是三种常见的错误认识:

挑战 A:ICF 只是一个普通的结果指标,没有必要推广

ICF 并不是一个结果指标;它是一种可以作为医疗量表工具研发以及许多其他应用的起点的分类工具。基于 ICF 的量表目前已经研发完成,并且将会通过提供额外证据促进临床决策以及结果评估[16,118]。

挑战 B:ICF 用于常规临床过于复杂[65]

康复专家们可能会认为 ICF 较为复杂。但是这通常是出于其对于 ICF 不熟悉。这种问题可以通过ICF 训练,甚至在未来将 ICF 作为学术课程的一部分加以解决[119-123]。为了让 ICF 在日常使用中更加简便,例如在前文"通过 ICF 记录功能:四步法"中叙述的,基于 ICF 的量表已经研究完毕(如 ICF 核心组合,ASAS 健康指数)。前文"如何在康复周期中应用功能信息"也提供了在常规康复工作中使用基于ICF 的简单方法。

挑战 C:ICF 会给已满的工作日程增加新的负担

临床医师们可以随意使用它们已知的量表。这些量表的结果可以被转化为功能评分(在总体水平,领域水平或者个人水平)并且通过 ICF 标准报告呈现。所以不存在新的麻烦。并且为了进一步减少使用基于 ICF 量表的时间,这些量表可以被整合进现有的医疗信息系统。这让临床医师所期盼的更易理解的、更为标准化的方式来记录、汇报患者功能的愿景成为可能。

不仅如此,临床医师可以使用任何基于 ICF 量表。ICF 量表已经在神经康复学评估中成功推行,并且使用的越频繁,量表就越简单,越不占用时间。ICF 量表在涉及多个科室合作的患者的评估中也展现出了它的高效。

正如大家所见,推行 ICF 用于常规康复实践所面临的挑战都有其解决的方法。

总结

WHO 的 ICF 对我们理解健康、健康系统运行以及康复作为一种健康策略的意义和价值提供了一个模式上的转变。ICF 的核心是"功能",他不仅把握了个体对于健康过往经验,还构建了所有参与者都需要的信息结构,其中包括以完善患者功能为目的的从业人员,帮助建立卫生系统从而满足公民功能需求的政策制订者,以及试图解释并且影响功能这一概念的研究者[16]。ICF 不仅将医疗的概念可操作

化,而且也是一种可以用来描述功能完整以及残疾的概念框架,以及提供功能相关信息的国际信息索引的分类库。

在本章中,我们调研了医疗系统各个层面有关 ICF 应用的工作(特别是从康复以及 PRM 的视角和实践),尤其功能的定义。功能不仅仅是和死亡率以及发病率之外的第三健康指标,它也明确了康复的目标。康复的目标就是确保那些正处于功能障碍阶段或有可能经历功能障碍的患者,在与外界环境互动中获得并且保持最优的功能状态。

本章拓展了功能信息在整个医疗体系尤其康复体系中的角色以及意义。功能信息是强健有效医疗信息系统的重要组成部分。而且,功能信息能够在整体上帮助理解并且组织医疗系统。本章还解释了近期发展起来的在医疗系统中功能信息的持续标准化记录,并且提供了正在发展的标准记录系统的国家级范例。在临床水平,功能信息在临床决策的角色已经广泛用于康复实践和管理。

汇总以上内容,最后本章以基于 ICF 的功能信息创建一个通过联系科研、临床、计划安排以及政策,可学习并且不断提高服务水平并全面改进的医疗系统。坚持质量管理并以循证为基础的政策发展是未来医疗系统的重要特征,这一特征的实现可以通过对 ICF 功能信息得以实现。

致谢

作者在此想要感谢克里斯蒂娜·巴弗娜(Cristiana Baffone)以及苏珊娜·斯塔基(Stucki)在准备手稿中做出的贡献。

(刘守国、彭姝涵 译　敖丽娟 审校)

参考文献

第 10 章　系统评估与改善物理医学和康复的质量

James E. Graham　•　Steve R. Fisher　•　Kenneth J. Ottenbacher

引言

自本教科书前一版问世以来,医疗保健领域发生了许多变化。最突出的变化体现在关于医疗服务质量的评估、报告以及改善等方面。虽然质量一直是康复医疗的重中之重,但毫不夸张地说,与过去相比,对质量的共同兴趣空前高涨。最近的医疗改革不仅促使医疗管理人员和医疗服务提供者对他们所提供服务的感知质量进行评估,而且还使"质量"一词成为媒体常见的标题以及公众时常谈论的话题。随后,康复服务提供者,以及整个医疗领域,现在都感受到了在这种普遍重视质量的"镜头"下展示其价值的压力。

最近的几项医疗改革方案都是直接针对急性期后康复服务的花费和/或质量。美国医疗保险和补助服务中心(CMS)创新中心网站[1]是一个很好的提供以前、现在和未来示范项目的信息资源。在这一段中我们重点介绍三项具有较大影响力的政策。

- 2010 年《平价医疗法案》第三部分——改善医疗服务的质量和效率——要求 CMS 制订质量测量,发展质量报告和基于价值的采购计划,并探索新的患者医疗模式(如共享储蓄计划、捆绑支付等)[2]。
- 2014 年《提高医疗保险急性期后医疗改革法案》(IMPACT)规定了以下四大急性期后照护单位的标准化质量评估报告:住院康复机构、专业护理机构、长期急性期照护医院和家庭卫生机构[3]。
- 2015 年《医疗保险准入和儿童健康保险项目(CHIP)再授权法案》为医疗保险 B 部分(补充性医疗保险)服务人员引入了两项质量支付方案,并为心脏康复的应用和关节置换综合护理的附加程序提供新的激励措施[4]。

很难去评估这些不同的、经常交叉重叠的改革方案所产生的影响。然而,有一点很明确,那就是报销制度正从以额度为基准,转向更加注重以质量为基准的方式。CMS 的目标是,到 2018 年,通过替代支付模式支付的医疗保险服务费用占总费用的 50%[5]。

以患者为中心的服务策略融入了许多监管方案中,并且在所有关于质量和价值的讨论中居于中心位置[6]。这项举措的意图是有价值的:加强患者与临床工作者的关系、促进重要事情的沟通交流、方便患者参与到医疗中来。正是如此,"以患者为中心"的策略已经非常迅速地改变了我们与患者的临床交互方式、患者和他们的照护者预期的结局、患者对自己病历信息的访问途径[7,8]。这些同样的趋势也导致了联邦资助的医疗研究范式的转变。利益相关者积极参与医疗研究的选择、设计、资助和实施,这种现象已经司空见惯。以患者为中心的理念可以被任何专业的医疗服务人员采用,但该理念与康复相关学科联系尤为紧密[9]。

与其他医学学科相比,物理康复更依赖于患者与医师的互动和相互参与。从患者的角度来看,处方药和手术都是被动干预措施。因为患者可能会长期服药却很少与临床医师有互动交流,而手术也是由外科医师负责。相反,持续的反馈、目标设定和治疗方案的修正是康复治疗中不可或缺的过程。以患者为中心的医疗和研究的大规模发展可以简单地看作是其他学科采纳了康复医学长期使用的一些基本原则。

随着对质量和以患者为中心的医疗文化不断增长,康复需要采取有知识、积极主动和灵活的方法来评估和改善所提供的医疗质量。毫无疑问,质量评估和实施工作应由了解康复证据基础的专业人员去发展,并被临床专业工作者所了解。对其他利益方的利益,包括患者、照护者、付款方和政府机构也必须加以体现,尽管他们的价值观可能有所不同[10-12]。康复医学作为一个专业学科,它是否具有循证的监测和管理系统,决定了其影响力、繁荣程度乃至存续能力。该系统与消费者、付款方、管理者和政策制订者均有密切关系。

本章我们首先概述了质量评估的基本要素。包括不同类型的质量评估方法、质量评估目标以及质量报告过程的基本要点。然后，我们回顾了传统的康复方案质量改善的方法，并介绍了一些相对较新的术语以及实现这一目标的过程。接下来，我们将简要介绍主要的普通医疗机构和康复专业认证机构。最后，我们展望未来，并对此领域发展提出建议。

质量的定义

质量是一个很常见的术语，却有许多不同的定义。关于医疗服务的质量，其定义和概念可能会随不同的医疗保健境况的主要视角而有所变化。例如，有些可能会站在医疗服务提供者的角度，关注他们提供医疗服务时在实践程序、医疗标准和/或指南遵守方面的情况。有些则可能会站在患者的角度，关注他们在接受医疗服务时的临床体验和达到预期疗效方面的情况。

25 年前，医学研究所为优质医疗保健提出了两条定义：

1. 为患者个体和群体提供的医疗服务增加了预期结局的可能性，并且该医疗服务与当前专业知识相吻合[13]。

2. 提供的医疗服务是安全、有效、以患者为中心及时、高效率和公正的[14]。

美国医疗保健研究和质量机构（AHRQ）是联邦政府为了改善医疗保健质量、安全性、效率和有效性的牵头机构，最近将优质医疗保健定义为"在正确的时间，以正确的方式，为正确的患者做正确的事，以尽可能达到最好的治疗结构"[15]。这三个定义所提供的视角都很宽泛，抓住了质量的积极内涵。然而，它们也说明了概念性的定义缺乏特异性内涵。

宽泛的定义和基于理论的概念化非常适合于学术讨论，并为开发实用的质量评估方法奠定基础。然而，试图通过单个或几个评估方法，就能够充分覆盖整个医疗保健项目或系统的质量评估范围，这是不现实的[16]。在临床接诊、患者和提供者的期望、治疗类型、患者和提供者的责任、相关结局以及其他具体方面，排除了在医疗服务中采取"一刀切"的方法。因此，在将质量理念应用于医疗卫生领域时，特异性和临床实用性是至关重要的。下一节将定义与实施医疗保健质量测量相关的基本概念和术语。

质量测量类型

50 多年前，Avedis Donabedian 开发了一个医疗保健评估系统框架，至今仍被广泛使用[17]。Donabedian 模型将用于质量评估和比较的测量划分为结构、过程和结局（图 10-1）。

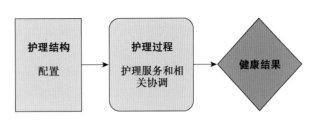

图 10-1　图中显示了 Donabedian 模型中三个概念之间的有序关系

结构测量（structural measures）即医疗环境的物理和组织特征，展现了医疗保健提供方或系统提供高质量服务的能力；例如，支持所提供医疗服务的设施、设备、人力资源配置和资金投入情况。

过程测量（process measures）即医疗服务提供方为维持或改善患者健康所做的工作。这并不局限于临床医疗的直接内容，还可以包含所提供医疗服务的组织、管理和财政方面。然而，公开报告的过程测量通常反映了医疗标准和/或临床实践的既定指南[16]。包括接受预防性服务（如免疫接种）的患者百分比，或入院后 4 天内接受全面医疗计划的住院康复设施（IRF）患者百分比。在不同医疗质量报告计划中，过程测量通常是首要且最常见的测量类型。

结局测量（outcome measures）即显示医疗对患者个体和群体健康状况的影响。更实际地说，结局测量描述了患者的体验和最终结局。非常重要的是，要理解给定的结局是无数因素的综合作用，其中一些因素与提供者的服务质量直接相关，另一些则不在提供者的控制范围内。尽管如此，与直接受提供者控制的结构或过程测量相比，结局测量更能体现以患者为中心的策略，似乎更受患者和照护者的重视。在急性期医疗的质量结局测量的常见例子包括死亡率和再入院率。结局测量还可能包括患者对医疗类型及时性和/或治疗目标的满意度。康复的重点是改善和维持个体的功能、独立性以及与健康相关的生活质量。到目前为止，所有急性期后医疗机构应用标准化的评估方案：住院康复设施-患者评估工具（IRF-PAI）适用于住院康复，最低限量数据集（MDS）用于技巧性护理，结局和评估信息集（OASIS）用于家庭保健。然而，IMPACT 法案[3] 要求

CMS 开发一个统一的功能评估系统,以供所有的急性期后医疗机构使用。在撰写本章时,对于来自持续评估记录和评价(CARE)工具中的项目开发而来的自我保健措施和活动能力测量,CMS 正在评估其效用。有关功能状态测量的更新和 RTI International 原始报告的链接可在医疗保险功能测量网站上找到[18]。

除了 Donabedian 模型中的三个核心概念外,还有其他几种常用于质量评估的测量方法。其中一些只是先前概念的简单组合,而另外一些则是将医疗保健供给和资源纳入测量之中。以下各段简要介绍了其他两类常用测量方法。

效果测量(effectiveness measures)的产生与过程和结局密切相关。效果意味着有一个标准,可以对所给予的医疗过程中观察到的各种结局进行比较。最简单的例子是,比较"a"治疗带来的改善和没有正式的医疗干预下自然恢复带来的改善。近年来,自然对照以及安慰剂对照已经不再流行,取而代之的是效果对照研究(comparative effectiveness research)设计。效果对照研究对比了真实世界条件下两个看似合理的医疗过程的益处(和危害)[19]。在本章关于评估和改善质量的内容中,我们强调在实现预期目标或基准方面的有效性。例如,机构可能需要确定是否应当添加简单的家庭评估以将归家率(home discharge rate)从目前的 71% 提高到 75%。

效益测量(efficiency measures)表示在限制花费的情况下所能达到的结局。如果经费不成问题的话,评估和改善医疗质量是比较容易的。但相关资源总是有限的。由于医疗保健基金持续紧缩,展示出高质量和高性价比的康复医疗比以往更重要了。很难精确计算特定条件下的医疗费用。特定治疗或特定住院的费用相对简单;然而,一个人的医疗费用需求通常远远超出了一次干预或出院。定义一个医疗事件的持续时间和相关服务的可变性,可能会对成本评估产生巨大甚至矛盾的影响。后来,关于服务应用的测量(如住院天数、治疗单元)常用来代替详细的成本计算。例如,功能状态效率(functional status efficiency),用从入院到出院的功能独立性量表(FIM)评估等级差值除以康复天数。又如,家庭时间效率(home time efficiency),用急性期后首次康复住院费用除以出院后前六个月在社区内的总天数。一个更复杂、也经常有争议的评估方法是质量调整生命年(quality adjusted life years,QALY),它根据个体所受到的医疗服务来考虑功能状况、生活质量和预期寿命[20]。

卫生保健的"三个目标"包括比较宽泛的三个方面:①改善治疗体验;②改善人口健康;③降低人均费用[21]。理想情况下,不同的医疗保健学科、卫生系统、提供者和他们服务的患者应参与决定,对监测和改进他们实现三重目标的努力来说哪些具体措施是相关的和重要的。表 10-1 显示了 2018 年针对住院康复机构的 CMS 质量评估方法清单[22]。截至 2018 年 10 月,在交换付费质量报告计划中有 3 个过程测量和 9 个结局测量。正在考虑采取其他测量,执行日期待定。

表 10-1　2018 年美国医疗保险和补助服务中心住院康复设施质量测量

测量项目*	测量类型
医护人员流感疫苗接种率	过程
接受评估并适当接受季节性流感疫苗的患者百分比	过程
入院和出院患者功能评估和针对功能的医疗计划	过程
导管相关性尿路感染结局测量	结局
新发或恶化的压力性溃疡患者百分比	结局
院内感染耐甲氧西林金黄色葡萄球菌菌血症结局测定	结局
院内感染难辨梭菌感染	结局
受到一次或多次跌倒并严重伤害的患者百分比	结局
出院后回归社区	结局
30 天出院后再入院可能的预防措施测量	结局
再入院可能的预防措施测量	结局
每位受益人的医疗保险支出	费用(结局)

*住院康复设施质量报告中所用测量的制订和批准评估细则(https://www.qualityforum.org)。

如表 10-1 所示,许多已确定的质量结局测量侧重于减少负面事件(如感染、跌倒和再入院)。必须注意的是,应当把质量视为总体患者体验的指标,而不仅仅是避免不良事件。本章后面的质量改善部分进一步区分哪些是针对不良事件,哪些是真正的医疗质量改善。

质量评估

本节介绍治疗结局的评估、监测和解释系统。

质量评估系统包括内外两个部分。目前很多机构提供康复治疗,包括家庭、门诊、过渡型照顾机构、护理机构和住院康复机构。目前的例子大多数用于住院康复机构。但是,这些原则和概念也适用于其他康复环境。康复机构主要在康复机构质量水准鉴定委员会(CARF)的指导下进行评估。CARF 拥有几十年的方案评估和质量保证系统的经验,积累的知识为开展或加强方案监测与临床管理提供了基础。

方案评估

方案评估是对某些或全部健康服务项目信息的系统收集和分析,以指导该方案的判断或决策[23]。大多数项目评估系统会提供全面的评估结局。虽然其可以向公众展示医疗效果,但评估结局主要是提供给项目工作人员,为的是改进项目管理和改善患者结局,即"结局管理"。

方案评估包括一系列采集各种项目信息的活动,其目的是帮助项目发展或起效(即形成性评估,formative evaluation),或决定一项方案是否有价值(即总结性评估,summative evaluation)。过去的 30 多年中,产生了很多方案评估的方法[24]。这些方法有多方面的用途,包括市场推广、收益性、项目计划及发展、研究、预后、使用回顾以及改进临床计划和治疗方面。

标准的康复医学项目评估系统包括三个组成部分:设计、目标、报告[25]。这一基本模型用途广泛,仍在作为 CARF 结局管理所强调的部分不断更新。

CARF 提供培训、指南和疗效管理所需的材料。为寻求最新的标准手册和其他相关信息,任何开发、部署或使用项目评估或质量改善系统的人,都可以咨询 CARF 网站[26]。

CARF 在项目行为的测量方面,要求的是效果(effectiveness,恢复结局)、效率(efficiency,结局和所使用资源的关系)、服务获取(service access,例如,患者从登记到入院需要等待的天数、时间和地点的便利)、满意度(satisfaction,患者和其他利益相关者的体验)。数据采集工作取决于选择合适的时机,可在患者入院、出院和随访时进行。结局在出院时进行评价。一般在出院 3 个月时进行随访及数据采集,但其他时间可调整。

图 10-2 展示了住院康复的方案评估系统的基本组成。在治疗过程框表中的测量数量相对薄弱。常规的方案评估系统重点主要在输入(入院)和结局(出院和随访)上。功能状态测量,例如 IRF-PAI 数据库包含了主要的入院时和出院时的测量。在这里,费用和在院时间被归为治疗过程或输入测量,因为它们展现了所提供服务的努力或资源。项目评估系统同样需要补充一些测量条目,用于一般性描述或比较。人口统计学变量(如年龄、性别、种族)用作输入或独立的变量。尽管这些变量不是衡量病情严重程度的良好指标,但人口统计学变量确实有助于其他分析进行人口分层(如获得医疗、服务类型)。再住院人数和死亡人数及其原因对医疗康复项目评估系统来说都是必要的辅助评估资料。

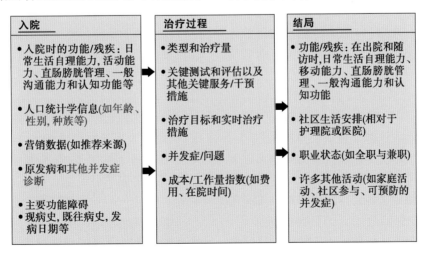

图 10-2　住院康复设施-患者评估工具(IRF-PAI)中的项目以红色字显示

10

IRF-PAI 数据库包含普通住院康复方案评估的基本信息:人口统计学信息、残损组群与并发症信息、入院与出院时的功能状态分级信息以及在院时间。医疗康复统一数据系统、eRehabDat、iThealth-TracK、MedTell 和其他一些组织利用来自预定机构的 IRF-PAI 数据库建立美国标准的标杆。这些国家标准对于广泛比较和观察长期趋势很有价值。但是这些标准在应用时可能会不符合特定康复机构的目标和人群。如果不对病例组合和功能严重性进行分层或精确调整,可能会产生误导性结果。

最后,任何方案评估的价值都只取决于对调查结果做出回应的意愿。当没有达到行为的期待值时,通常的做法是简单地改变期待值。方案评估既可以从临床数据系统和真实的结局期望值中获取有价值的信息,又可以帮助监测和改进行为方式,但不能保证采取适当的措施。下一节讨论质量保证,这有助于"确保"提高医疗保健的质量。

质量保证

质量保证定义为所有有助于限定、评估、监测和改进医疗保健质量的活动。这些活动可以是机构认证、监督健康服务提供方或其他为改善健康服务提供方绩效以及健康服务质量所做的努力[27]。质量保证这一术语对一些人是负面的含义,这些人认为它是临床工作者的外部监管、健康服务提供方和系统的微观管理。然而,仍然需要某些类型的质量保证活动以确保医疗保健标准的实现。

方案评估和质量保证是针对不同目标的互补关系。方案评估聚焦在所定目标,关注识别和评价方案的结构、流程、有效性、效率及其影响力。通常质量保证关注于健康服务提供方的个体化服务,并按照同行或专业人士公认的行业标准来评估该医疗活动。

预先设定标准是确保医疗保健质量的关键[28]。尽管对医疗保健体系的质量保证所做的努力可以上溯到 20 世纪前 25 年,但在最近十年里问责制度所带来的压力不断增加。这是因为医疗费用在飞速增长,并且人们对医疗保健效果有了更高的期待[28]。美国联邦政府和联合委员会是医疗保健质量评估主要的团体力量。CARF 也曾经在康复质量的规定中起了重要作用。

监测所提供具体服务的质量并不能保证不同类型的服务可能为患者带来更好的利益,也不能保证患者重要的服务需求可以得到满足。在提供急性期

医疗医院中的质量研究提到遗漏错误(如医师遗漏一项重要的诊断)更为常见,执行错误(对诊断的疾病未能提供正确的治疗)次之[29]。考虑到当今医疗费用和在院时日的限制,在康复治疗领域里遗漏错误也可能更为常见。例如,在缺乏优质的跟踪医疗服务的时候,住院康复的疗效也将大打折扣。更周到地考虑患者需求,可能会加强质量改进的努力,例如联络患者转介机构、增加或改变综合服务,以及向付款方介绍相关服务需求。患者、其家属和伤残支持者在这种教育中可以结成有影响力的联盟。

显然,质量保证的首要目的不是建立一个积极的制度来惩罚低绩效的医疗护理提供者。相反,其目的是鼓励自我评估,增加透明度,鼓励创新,并改善所有患者的治疗体验和效果[30]。下一节描述了几个质量改进模型的原理,这些模型通过帮助改变条目来提高护理质量,从而帮助项目评估并保证质量。

质量改善

传统的质量改善模式共识认为常规方法可以提高效果和效益。把根本原因更多地归于系统水平或管理流程,而不是个体或部门水平。质量改善的目标,就是找出并根除医疗活动中的错误原因,措施顺序的不良变异[31]。主要目的是完善系统,而不是责备个人。已经改进的有关措施和进程的草案需要作为 QI 的一个关键要素来开发和实施[32]。全球有组织的实施非常关键。这一宗旨把健康保健转向完善日常的过程。

现有的质量改善模式包括全面质量管理(TQM)和持续性质量改进(CQI)[33]。这些模式强调对有效进程和与进程直接相关的人员直接参与的认识的重要性。它们要求找出事实,强调防止问题出现,选择与问题直接相关的解决办法。强调对整个系统的了解,让每个人都参与到诊断、计划和解决问题和完善系统中。相关的具体问题和系统都需要引起注意[34]。CQI 强调对系统和程序的评价审查,而不是零散的检测。一个人必须对系统有全面的了解,而不是像在传统的 QA 中那样只会辨别错误值或异常值。当变异超过了正常情况下可观察到的极限时,就需要对系统的知识来推断原因并纠正有问题的进程。

改善常规进程的有效性如图 10-3 所示,这些有效性不同于简单地尝试去消除最严重的问题或表现最差的患者。这个传统的列表表明评估的质量和结

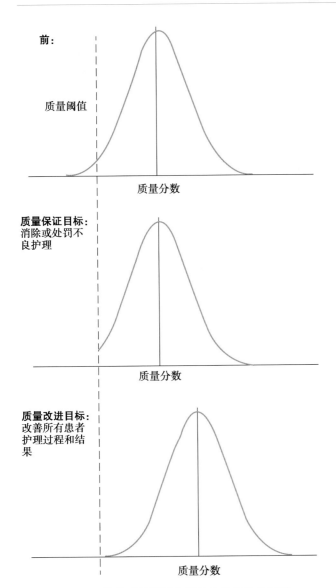

前:

质量阈值

质量分数

质量保证目标:
消除或处罚不
良护理

质量分数

质量改进目标:
改善所有患者
护理过程和结
果

质量分数

图 10-3　传统质量保证和质量改进方法的区别

果呈正态分布。如果一种方法旨在消除差的医疗的话,那么即使成功,也只能消除小部分患者的差的医疗(正态分布中左侧尾端的一小部分)。如果一种方法旨在完善管理进程,将改善大多数患者的治疗效果。可以想象的到,也将把整个质量表现的分布移到不能接受的阈值之外。

20 世纪 90 年代末,开发了专门针对临床实践的质量改善体系,即临床实践促进(CPI)[35,36]。它是一种数据驱动的自下而上的方法,涉及保健过程的数据采集、相关疗效和患者特点(包括疾病严重程度指标)。临床人员可以从给定的方案中选取不同的实践方式,这给他们创造了向 CPI 工作组展现他们依据的机会,据此推荐方案得以完善,而且也能达成一致。该过程的目标是使临床人员能够在有限医疗经费内优化不同疾病严重度的疗效,或在降低医疗

费用的基础上仍能维持疗效。复杂的多变量统计方法用于控制因病例选择差异造成的混淆因素。过程的变异通过不断进行的统计学分析、讨论和一致性反馈得到弱化。

CPI 拥护者认为,临床实践指南的制订通常是基于专家的共识,提供的科学证据经常是有限的,或者是基于有选择的患者的研究结果。CPI 研究已能识别影响病情严重程度标化疗效的责任因素(如卒中患者康复需及早入院)[37]。CPI 的效度取决于所用的统计学调整方法的精度。与标准的随机对照试验相比,CPI 具有较低的内在效度,但外在效度较高,即有更普遍的实践意义。

质量改善整合了知识、进程、疗效以及为改善医疗所采取的办法。以下各段简要介绍了质量评估与改善工作中使用的基本术语。

规范　是指在临床实践中基于人群得到的平均值,可作为相关提供者或项目的基准。群体并不一定意味着每个人。更确切地说,当规范是特定于患者诊断或其他离散的患者特征时,其在临床上的作用很大。康复相关的例子包括平均住院时间、平均功能状态增益和平均物理治疗时间。规范适用于过程和结局。康复专业需要基准值来对比其从业人员、教育程度、费用、初始评估、治疗干预的类型和强度、患者满意度、短期疗效及长期疗效等。此外,设施或项目特定规范可用于评估随时间推移的过程和/或表示在高绩效项目中可实现的目标。

标准　是定义适宜或正确的临床治疗的表述[28]。标准和规格是有一定区别的,前者用于定性,后者用于定量[38]。标准通常是在专业实践中和科学文献积累的基础上制订的。标准和规格可能描述了结构、过程或疗效的其中一项。与过程相关的标准或规格的一个例子是,住院患者需要在医学康复过程中每天接受 3h 的综合治疗(物理治疗、作业治疗和言语治疗等)。

前哨事件　是指孤立的发生都能引起巨大的问题,是不可接受的。实际上,提高医疗质量的动机常常取决于前哨事件[39]。前哨事件需要反应[40]。系统的 QI 评分不仅仅是为了剔除负面的极端值。

阈值　是在指标中预先设定的值,它必须能够引发更深入的调查去决定改进疗效的问题和机会是否存在[28]。举个例子,把转回急症病房的康复患者的阈值设为 5%,把转到护理院的康复患者的阈值设为 15%。对于前哨事件,例如康复过程中的死亡或自杀,0% 的阈值可以判断;但是,每个病例都需要个

体化回顾。但总体上说,要让阈值达到100%成功或0%不出问题是不现实的。设置不太完美水平的阈值可避免过度使用时间去评估随机事件。QI的努力应用于康复领域时往往要求辨别和对常出现的重要问题的预防。

质量改善涉及应用合适的评估手段和疗效评定方法消除当前医疗质量和期望医疗水平之间的差距,这种差距不仅应当由专业标准界定,而且也应由消费者和其他利益相关者的标准来界定。医疗信息技术的发展减轻了质量评估和改善的负担[41]。

质量报告

在过去十年中,关于医疗服务质量指标的公开报告大幅增加。在过去,医疗服务人员和绩效信息都不公开,仅供内部使用。美国《平价医疗法案》要求公共卫生服务部门为所有接受联邦政府资助的卫生部门制订质量报告方案。第3 004节概述了针对住院康复机构的质量报告要求[2]。随后的立法,包括《IMPACT》法案[3],进一步完善和扩展了急性期后医疗服务质量的报告程序。尽管表面上以消费者为中心的报告工作显著增加,但一些人认为,激增的公开报告并不能在医疗保健消费者做出知情的医疗决策时供其参考,因而在很大程度上被公众所忽视[42]。这并不是说公开报告这一工作很快就会走到尽头。相反,公开报告计划将不断变革,变得更加以消费者为导向,并在医疗决策中具有更大的影响力。医疗服务人员、卫生系统、研究人员和专业机构需要理解并帮助制订康复相关的质量报告计划。本节简要概述了当前在为公开报告创建公平的评级依据所做的努力、基本要素和面临的挑战。

现行公开报告制度

CMS保留了几个用户使用感好的、特殊设置的"比较"网站。这些网站允许消费者搜索医疗服务人员,了解他们提供的服务,并对其服务质量进行比较。CMS还提供了关于选择医疗机构和医疗保险计划的有用提示。总体目标是指导和帮助患者做出更明智的医疗保健决策。截至2017年7月,7个"比较"网站的运营情况如下:

- 医院比较(https://www.medicare.gov/hospital-compare/)
- 住院康复机构比较(https://www.medicare.gov/inpatientrehabilitationfacilitycompare/)
- 疗养院比较(https://www.medicare.gov/nursing-homecompare/)
- 长期护理医院比较(https://www.medicare.gov/Longtermcarehospitalcompare/)
- 家庭健康服务比较(https://www.medicare.gov/homehealthcompare/)
- 透析机构比较(https://www.medicare.gov/dialysisfacilitycompare/)
- 临床医师比较(https://www.medicare.gov/physiciancompare/)

卫生服务消费者评估系统(CAHPS)[43]是在医疗保健质量与研究署资助下建立起来的,目的是从消费者或患者的角度来评估医疗保健服务。CAHPS已经对各种类型的保健服务进行了标准化的调查,其报告被广泛传播[44]。CAHPS尚未制订评估残疾和康复方面的调查方法。

美国质量保障委员会(NCQA)[45]的成立是为了解决管理医疗保健计划的质量问题。在没有客观评估指标和可靠数据的情况下,这些计划的比较只能基于成本。NCQA负责认证医疗计划,其中的医疗效果数据和信息集(HEDIS)[46]已被美国90%以上的医疗计划采用。HEDIS质量指标随着时间的推移而增加。当前(2017年版)版本包括81项指标,包括有效性、可获得性、满意度、稳定性、使用强度和结构描述等指标。只规定了少数疗效指标(如医疗保险健康疗效调查),但大多数是过程指标。质量指标适用于许多慢性病和疾病管理项目,但不适用于住院康复医院中常见的神经、创伤或骨科疾病。HEDIS数据被汇编到美国数据库中,其报告卡也公布于健康计划上。必须指出的是,健康计划认证和大部分报告都是自愿提供的。对于医疗质量得分较低的健康管理组织,倾向于不公开其相关的质量数据[47]。总之,有关残疾和康复医学的健康计划报告卡制度尚不完善,但CAHPS和HEDIS为未来的进展奠定了必要的基础。

风险标准化

无论医疗质量或效率如何,复杂的疾病、高发病率、功能限制、健康行为和其他风险因素使一些患者的花费更高,消耗的医疗资源更多,而且可能出现不良的结果[48]。质量报告的核心是满足对疾病严重程度或风险调整的需求[49]。未经调整或调整不当的质量报告系统容易产生误导性信息。虽然不能对所有的因素进行统计控制,但可以测量已知的混杂因素,并推断其影响。至少需要掌握基本的统计原理才能解释绩效数据。

　　风险调整方法主要关注在急性医疗医院的结局。尽管如此,成本或医疗资源相关的风险调整在康复领域已经确立,这在很大程度上是由于医疗保险转向急性期后医疗的预期支付系统。FIM 中的功能相关组套(FRG)旨在调整住院期间的康复工作量,而这会影响住院周期[50-53]。混合病历组套(CMG)是美国住院康复项目医疗保险报销的基础。CMG 患者主要依据入院时功能和残损状态分组。与基于诊断的分组相比,这些功能类别与康复资源利用的相关性更好。然而,以患者为中心的康复结局的风险调整尚未确定。Lisa Iezzoni 所著《评估医疗结局的风险调整》[54]一书中指出"调整康复结局的风险比调整其他临床结局(如急性期护理服务)的风险更难"[48]。

　　QualityNet 网站[55]包括住院和门诊质量报告程序、医师质量报告系统和其他非康复相关服务中包含的所有方案的详细方法报告。住院患者康复质量报告程序(表 10-1)中许多方案的原则和方法都基于既定的急性期医疗服务质量报告风险调整程序。美国国立质量论坛[56]为"已经认可的"方案和正在审议的一些方案提供了详细的方法和背景报告。通过设置进行简单的搜索(如住院康复)可生成特定的质量评估和报告。

　　对于传统的回归模型诊断,如方差分析或 c-统计量,临床结局的风险调整模型通常表现力不够好。根据设计,这些模型仅限于入院时的条件和特征;不考虑医疗服务提供者的因素、过程相关变量(如住院时间或治疗类型)或健康行为信息(如体重指数、吸烟状况);通常会忽略患者和社区层面的社会经济指标。当前风险标准化程序的拥护者认为,仅凭患者的入院特征不能完全解释结果的差异。相反,其余的结局变化是由于不同医疗服务人员的医疗质量差异造成的。然而,急性期医院[57]和住院康复机构[58]的风险标准化结局排名对调整方法很敏感。

　　在比较医疗服务者的表现时,样本量大小是必须要考虑的因素。单一的不良结局可能只是一个巧合,严重程度调整后仍低于标准模式的结局表明可能存在需要进一步调查的流程问题。此外,非专科医师可能遇到一小部分患有特定疾病的患者,另外个别医疗服务人员也可能通过忽略少数病情严重、花费高和依从性差的患者来运作系统,这些都会影响系统数据的可靠性。大多数(如果不是全部的

话)公开报告的质量测量要求包含给定医疗服务人员最小病例数的排名。

学习型卫生系统

　　在过去的二十年里,我们在处理严重的甚至致命的疾病方面取得了巨大的进步[59]。与此同时,信息技术在患者层面和整个医疗保健系统中也有同样显著的进步。矛盾的是,在质量、结局、成本和公平性等基本方面,医疗保健体系仍处于劣势[60]。提升质量的机会,例如,开发新知识、将新信息转化为医学证据、将新证据应用于患者医疗,但是往往因效率低下而被舍弃,进而造成浪费,有时甚至会对患者不利[59]。认识到这些不足,人们更加关注能否通过更多的系统水平的创新来解决系统性的问题,从而改善人类健康[59]。

　　最近的一些趋势首次使在系统层面进行干预成为可能。这些措施包括以下几个方面:将门诊、住院和急性期后医疗单元整合为医联体[61,62];卫生信息系统的演变[63,64];更加重视人口健康管理。强大的计算力也越来越实惠,而且连接允许实时访问信息。人力和组织能力也提供了新的、可扩展的方法,以提高所提供医疗的可靠性和效率[65]。重要的是,卫生保健组织认识到,有效的医疗必须由临床医师组成的协作团队提供,其中的每个成员都扮演着至关重要的角色[65]。

　　为了应对这些挑战和机遇,美国国家科学工程院和医学院(NASEM)成立了一个蓝丝带委员会来建议医疗服务机构提供服务的方式,这些机构都可以系统地收集和创建证据来改进他们提供的实时医疗服务,并创建一个持续性学习型医疗保健系统[59]。报告指出,与其他行业不同,医疗保健必须兼顾许多相互竞争的优先事项和人为因素,但医疗保健系统作为一个整体可以从行业中学习如何更好地满足特定需求、扩大选择和降低成本。简言之,该报告认为,更灵活的医疗保健系统一贯可靠,通过避免过去的错误和采用新的成果将更好地服务于美国人民[59]。开发、评估、监测与以患者为中心的策略相关的质量指标是该过程的一个重要组成部分。

定义

　　NASEM 将学习型卫生系统描述为一个组织,该组织"旨在为每位患者和医疗服务人员的协作医疗选择生成并应用最佳证据;推动疾病探索过程作为

患者医疗的自然结局;并确保医学保健的创新、质量、安全和价值"[59]。

学习型卫生系统的特征

在实践中,学习型卫生系统的概念涉及一个双向反馈回路结构,即数据收集嵌入医疗服务过程中,并根据获得的证据对医疗服务进行更改[66]。NASEM对学习型卫生系统的愿景包括整合科学和信息学、患者与临床医师协作关系、激励机制、便于持续学习的文化、最佳医疗和更低的成本。为了协助指导组织进行转型,NASEM确定了以下关键特征,这些特征对于一个真正的学习型卫生系统是不可或缺的,如框10-1所示。

框10-1 NASEM学习型医疗保健系统的关键特征

科学和信息学
- 获取实时信息—学习型医疗保健系统持续可靠地获取、管理和提供最佳可用证据,以指导、支持、调整和改进临床决策以及医疗安全与质量。
- 医疗体验的数字化获取—学习型医疗保健系统在数字化平台上获取护理体验,以便实时生成和应用护理改进措施。

医患关系
- 患者参与、授权—学习型医疗保健系统以患者需求和意愿为基础,促进患者、家庭成员和其他看护者成为持续学习型医疗团队的重要成员。

激励措施
- 激励措施与价值相一致—在学习型医疗保健系统中,激励措施用以鼓励持续改进,识别和减少浪费,并奖励高价值的医疗服务。
- 完全透明—学习型医疗保健系统监测医疗的安全性、质量、过程、价格、成本和结果,并提供信息供临床医生、患者及其家属改进医疗措施,做出明智的选择和决策。

文化
- 领导-灌输型学习—学习型医疗保健系统由领导层管理,他们致力于团队合作、协作和适应性文化,以持续学习为核心目标。
- 支持性系统能力—在学习型医疗保健系统中,通过持续的团队培训和技能训练、系统分析和信息开发,以及创建持续学习和系统改进的反馈回路,不断完善复杂的医疗体系操作流程。

归根结底,这些定义的特征基于严格的自我完善概念,在过去,自我完善是与现实世界中知识的产生和学习是分开的[67]。

康复医学与学习型卫生系统

本章开头描述的关于医疗结构、过程和结局

（Donabedian模型）的信息是学习型卫生系统的基础。这些信息对于改善医疗系统在康复过程中对人的功能需求的反应也是必不可少的[68]。成功的康复服务需要一个完整的信息系统和基础设施,以便在正确的时间以正确的方式向正确的患者提供正确的治疗,从而产生正确的结局[69]。过去,我们的医疗保健支付系统通过创建独立的临床单元来阻止信息共享,在这种情况下,按服务收费的支付模式阻止了急性期医疗、急性期后医疗和社区医疗机构之间的合作。基于价值的支付模式的引入以及以患者为中心的策略和立法,如IMPACT法案,为物理医学和康复专业人员成为发展学习型卫生系统的领导者提供了重要机会。越来越多的医疗保健协会认为,常规、知情和系统地收集个体的功能表现和状态的标准化信息是有价值的。有关功能状态的数据在照护过渡期是必不可少的。更好地理解功能潜力对于一个成功的学习型卫生系统是至关重要的,在这个系统中,功能恢复和生活独立是患者、服务人员和付款方的目标[68]。

传统上,是根据生物医学数据来理解健康信息的,这些数据侧重于死亡率和发病率等健康指标[70]。然而,WHO国际功能、残疾和健康分类(ICF)[71]所界定的功能信息越来越被认为是真正了解一个人健康信息所必需的。功能包括从身体功能损害角度定义的生理健康和能力限制,能力限制也即个体与物质的、结构的、情感的和社会环境互动时的活动和参与方面的实际表现。身体功能信息是大多数医疗机构数据流的重要组成部分,但在实施和扩展康复医疗战略时,这一点至关重要[70]。

在个体的社会生活、可利用的资源以及个体如何与环境相互作用的大背景下,康复的中心目标是在疾病、损伤和其他不良状态下优化功能健康[72,73]。Stucki和Bickenbach[68]在表10-2中说明了如何利用功能信息在三个不同层面上用于持续改善学习型卫生系统的功能结局。在临床层面,个别患者的功能有所改善;在中观层面,改善的重点是可持续的康复服务和跨环境医疗的连续性;在宏观层面,适宜的康复政策指导综合康复规划,以满足人口需求。Stucki认为,需要在这三个卫生系统上进行连续和可持续的改进,才能拥有一个真正从自身"学习"的系统,并需要定期收集、监测和分析有关功能及其决定因素的信息。

表 10-2　不断改善卫生系统对人群或个人功能需求的反应:宏观、中观和微观角度

卫生系统水平和明确目标	不断改善卫生系统对人群或个人功能需求的反应过程
宏观角度:指导康复进程的康复政策	
指定满足一国人口功能需求的康复政策	• 利用一般人群和特殊人群人口调查监测国家医疗运作需求 • 在如何满足人口功能需求的背景下评估康复政策 • 基于评估结果的康复政策分析和康复政策分析及修改
建立综合康复服务计划,以满足特定地区内特定亚人群的医疗需求	• 监测康复服务项目的功能结果 • 根据监测结果、其他国家报告的结果和类似实验研究的科学证据改进康复计划,比较不同地区和不同时间的康复计划
中观角度:通过提供最佳个体化服务优化康复计划	
通过提供一套个人康复服务优化康复服务项目的运营管理	• 个体康复服务的功能结果基准(根据病情组合调整) • 识别与良好功能结果相关的可修改输入(如物理基础设施和康复服务组织;劳动力;信息、产品和程序输入的使用) • 个人康复服务匿名反馈
优化康复服务	• 监测实时功能结果 • 根据基准比较和最佳康复服务提供的新科学证据修订康复服务(一系列类似实验)
微观角度:改善接受连续康复服务的个别病人的管理	
记录个体在连续康复服务中的功能状态	• 在连续康复服务期间进行功能知情临床决策(即患者主动参与连续康复服务;参与专业康复人员提供的临床干预措施的制定,监测功能性结果)
与患者和其看护者合作制订和调整个人康复计划	• 连续康复周期的临床决策 • 功能评估和制订长期康复目标(返回社区或社区生活的预期功能水平);中期目标(连续康复服务结束时的预期功能水平);短期目标(下一个康复周期结束时的预期功能) • 指定康复专业人员进行临床干预,以达到与短期功能目标相关的功能目标 • 根据预测的功能进展评估短期、中期和长期功能目标的实现(根据具有相似健康状况、功能状态和个人特征的患者的累积数据计算) • 根据康复计划规定的中长期康复目标,总结并计划下一个康复周期

为了提高所有医疗机构的医疗质量,有效的身体功能数据对于成功的学习型医疗系统至关重要,并将有助于确保从患者自然医疗行为中产生的创新对患者及其生活有意义。

实施科学

学习型医疗保健系统旨在通过持续的质量改进策略以及将最新的研究与现实情况下的患者医疗相结合,从而使医疗随着时间的推移得到改善。实施科学的目的正体现于此。实施研究是一项科学研究,旨在促进将研究结果和其他循证实践系统地纳入常规医疗服务,从而提高医疗服务质量和效率[74]。十年来,个人设备(如智能手机、佩戴式传感器技术)和电子数据采集工具日益普及,这一相对较新的领域已对卫生保健专业与组织行为研究产生重大影响。

因此,实施科学的出现有望缩短从首次研究成果发表到实际临床应用平均历时 17 年的跨度[75]。与康复自身一样,实施科学本质上也是跨学科的,这是康复科学日益重视的领域。美国国立卫生研究院、AHRQ、退伍军人事务部(VA)和以患者为中心的策略研究所一直都支持这一领域,重点是确定支持采用、实施和持续改进循证干预措施的战略,并优化新科学知识的应用,以有利于生物医学和医疗保健成果。

在实施与物理医学和康复相关的循证计划方面,有一个有限但不断增长的研究主体。例如,近年来,对卒中康复的研究显著增加。运动学习和神经可塑性基础科学文献支持的高质量临床试验为卒中后强化重复性任务导向训练提供了有力证据[76,77]。然而,也有证据表明,以卒中康复目前的情况看,并没有达到最大限度康复所需的强度[78]。实施科学

10

领域的发展源于这样一种认识,即需要一种更系统的方法来改进实际知识转化。

为了弥合卒中康复中存在的证据-实践差距,Connell 等人[79]对手和手臂锻炼计划的实施情况进行了形成性评估,该计划在先前进行的随机对照试验中被证明有效,并迅速在临床实践中得以应用。评估的目的是为其他类似干预措施的制订和实施提供参考。研究发现,尽管研究方案已经转化为临床实践,但并没有以有效的方式持续使用。因此,形成性评估为卒中后上肢康复提供了新的干预措施。在另一项研究中,Connell 等人描述了一项改变卫生保健专业人员行为的干预措施,即实施循证策略,以增加卒中康复上肢重复性任务导向的训练[80]。干预具有协作性和迭代性,出现了四个发展阶段:①建立干预发展小组;②通过结构化讨论理解问题,确定目标行为的优先级并进行分析;③协作设计具有理论依据的干预组件;④试行和改进干预组件。这项研究是一个确切的干预措施的例子,旨在实现卫生专业人员的行为改变,以更好地利用现有的科学,它为重复、改进和临床应用提供了一个通用框架和分类法。

增加研究成果的常规利用率,对于提升物理医学、康复和普通医疗的质量具有重要的战略意义。将研究性试验应用到日常患者医疗时出现的不适应,说明在提高功能、独立性和生活质量方面,研究还有很大的进步空间。实施科学对于促进康复中的最佳医疗非常重要,因为它将卫生保健专业人员和卫生保健组织的行为视为差异的主要来源,需要对经验和理论加以理解才能真正有效地掌握[81]。

利益方参与

随着学习型卫生系统和实施科学的发展,利益相关者(即患者等潜在知识使用者)也逐渐参与到知识的产生和传播中。这种转变发生在康复研究领域[82,83]。将利益相关者纳入研究过程,现在通常是由联邦资助机构强制执行的[84]。但是,与新信息或新程序的最终用户合作也有实际的原因。包括证明使用特定框架、招募和确定更相关的研究问题的正当性[82,85,86]。其目的是创造更容易转换的、有相关性的和可用于解决实际问题的知识,从而促进其在实践中的使用,并有助于缩小知识与实践之间的差距[83,86,87]。

让利益相关者参与康复过程可以加速知识的吸收和实施,以改进干预措施、循证实践和影响残疾人

研究与医疗的政策[86]。对这一主题的范围审查发现,通过提高利益相关者对证据、可用资源以及他们面对情况采取行动的能力的认识,利益相关人员的参与确实有助于研究结果的采纳[86]。然而,审查者还发现,需要更好地了解影响利益相关者参与机会的因素。例如,阻碍和促进利益相关者参与的因素主要与财务和时间限制以及文化和语言问题有关。因此需要更多的研究来确定哪种参与策略在特定情况下最有效。在物理医学和康复领域,对利益相关者的参与进行更系统的整合可能会特别有成效,因为利益相关者(即患者)和康复专业人员之间已经有了较长期的协作经验。对这些已经存在的双向过程进行更深入的了解可能会带来快速的实质性改变和医疗的改进。

认证

联合委员会(前医疗保健组织认证联合委员会,JCAHO)是一个独立的非营利组织,为美国近 21 000 个医疗机构和项目提供认证[88]。联合委员会的认证是全美公认的良好质量的象征,反映了一个组织对达到特定业绩标准的承诺。他们的使命是"与其他利益相关者合作,通过评估卫生保健组织,并激励他们提供安全、高效、高质量和高价值的医疗保健,从而不断改善公众的卫生保健"。

CARF 协助康复服务人员提高服务质量,展示价值,并达到国际公认的组织和方案标准[26]。认证过程将一系列标准应用于服务领域和业务实践,并包括现场调查。认证是一个持续的过程,即向公众表明,医疗提供者致力于不断改进所提供的服务,鼓励反馈,并为社区服务。认证还表明了服务人员对提高绩效、管理风险和共享临床结局的承诺。严格的认证流程有助于确保医疗机构(和个体医疗提供者)始终与临床实践指南以及与其实践领域相关的实施研究结果保持同步。

总结

应该从结局而不是投入的角度来看待质量和价值问题。反之也成立,质量和价值问题应该根据结局而不是提供的服务量来衡量和评估[16]。最近的医疗改革举措正在改变付款方、提供者和患者对医疗质量和价值的看法。人们普遍认为,在美国的医疗体系中,支付推动了实践。支付和实践目前处

于转型状态。自 2010 年美国通过《患者保护和平价医疗法案》[2] 以来,我们一直在摆脱按服务收费的报销制度。在传统的按服务收费模式中,医师、医院和其他卫生机构根据其提供的程序或服务量获得酬报[1,5]。对于医疗保健专业人员和机构来说,养老支付体系中主要的财政激励是数量。医疗改革的目标之一是将支付方式从"按服务收费"转变为一种直接与患者的改善和质量结局相关的报销模式[1,5]。在这一新模式中,补偿是基于医疗的价值,而不是基于所获得的服务量。新的方法被称为基于价值的医疗保健,目前正在由 CMS[5] 负责开发和实施。

向基于价值的报销制度转变,所面临的一个挑战是如何识别、定义和评估健康结局中的价值和质量,这是几十年来物理医学和康复治疗一直面临的挑战。尽管当前关于定义基于价值的医疗保健的争论是复杂的,有时是相互矛盾的,但它代表了物理医学和康复领域的一个重要机会,即表明了功能结局和独立性作为以患者为中心的质量衡量标准的重要性[89]。残疾人和慢性病患者常是医疗资源和康复服务的消费者。他们作为聪明的消费者,可以成为有影响力的利益相关者,宣传功能性结局的重要性,以及如何基于价值(质量)而不是数量对其进行评估、监测[48]。

需努力开发实用的绩效信息系统以监测常规医疗过程和疗效,并整合质量改善方法和更正规的研究方案的结果。这种信息系统不仅能使临床专业人员和患者据此做出更合理的临床决策,而且能为行政人员、付款方和政府提供分析报告。开发并利用这种系统的结果以保证和提高康复医疗项目的质量和效益,这对于该领域及其利益相关者是一大挑战,但现在比以往任何时候都更可行。

需要应用多种方法以保证和提高康复医疗的质量和效率。幸运的是,质量改善监测的重点正在从记录低下的医疗水平转移到甄别价值和质量结局,并将这些结局整合到支付模型中,以指导未来的实践。以患者为中心的方案评估的发展和学习型卫生系统的出现为物理医学和康复医学提供了机会,利用我们在功能方面传统的专业知识促进患者康复和功能独立,以期提高基于价值的医疗保健和质量结局。

（林枫、尤雪婷 译　单春雷 审校）

参考文献

10参考文献

第 11 章　美国和国际的失能流行病学：对政策和实践的启示

Stephen P. Gulley • Elizabeth K. Rasch • Abrahm J. Behnam • Leighton Chan

流行病学与康复相似,它位于个人和社区的交汇点上。流行病学这个词源于希腊语"epi",意为"上";"demos",意为"人";"logos",意为"研究"。流行病学"epidemiology",是指在人群水平上科学地研究与健康相关的状态和事件的发生率、发生模式和决定因素[1]。作为公共卫生的基石,流行病学方法和研究第一次出现是为了对抗传染病和流行病,例如,19 世纪流行病学研究发现霍乱通过受污染的饮用水传播[2]。在公共卫生的早期努力中开发的许多基础统计和绘图技术,至今仍是流行病学中的一部分,但流行病学领域的研究方法和研究范围已显著扩展。现代流行病学是一个多学科领域,不仅利用生物学和医学方面的知识和技术,而且还利用生物统计学和信息学以及社会科学和行为科学的知识和技术[1,2]。如今,流行病学家们仍在研究威胁生命的传染病(如埃博拉、H1N1 或寨卡病毒)的传播、决定因素和控制方法[3]。然而,他们也在研究各种各样的题目,如老年人髋部骨折[4]、安全带使用[5]、精神心理疾病和枪支暴力[6]、近期自闭症发病率的上升[7]等及更广泛的社会健康决定因素[8]。这些话题和流行病学家讨论的许多其他话题都以各种各样的方式涉及失能问题。

在这一章中,我们特别着重在康复上,将引用美国和国际上的例子,同时考虑了流行病学和失能研究中存在的重叠。我们首先从最近的失能理论及其测量的历史开始,然后简要回顾这一领域的现行金标准,即国际功能、残疾(失能)和健康分类(international classification of functioning, disability and health, ICF)。接下来我们继续探讨测量失能的目的,以及这些目的如何推动用于识别失能的定义和方法。接下来,我们提供了一个宏观层面的观点,根据 ICF 的四个领域来分析目前人口中失能的流行和分布:身体功能和结构、活动和参与、个人因素以及环境。本着证明流行病学知识的相关性和应用的目的,我们以医疗保健系统中失能人群的调查结束了这一章。这包括讨论本章对美国或国际康复相关领域的临床和健康政策的影响。

在人口层面上对失能进行概念化和测量

20 世纪 60 年代以前,人们在人群水平上研究失能,通常失能被理解为与医学病理学同源,或直接由医学病理学引起。大多数公共卫生研究的焦点是预防或控制与发病率(一个将患病状态、失能和/或不良健康状况合并的术语)或死亡率相关的特定情况[9]。那时,国际科学文献正在汇编对广泛且不断扩大的健康状况清单中疾病的患病率的估计。除了脊髓灰质炎等传染病之外,不断发展的公共卫生机构开始系统地监测唐氏综合征和脊柱裂等遗传疾病,以及可能导致失能的慢性疾病,如糖尿病或心脏病[1,10]。从更现代的角度来看,许多早期研究中的个体本可以受益于改善的社会待遇、基于社区的服务和公民权利的保护。但在当时,研究的主要的重点是预防和控制疾病[9]。

20 世纪 60 年代标志着对失能的社会和科学理解的范式转变的开始。随着为身体失能、智力失能和精神心理疾病患者争取社区服务、教育改革和公民权利保护的新兴运动在美国和国际上获得发展与重视[11,12],失能的理论模型也得到了越来越广泛的发展。从 Saad Nagi[13-15] 的工作开始,对失能理论中涉及的生物学、功能和社会决定因素进行了命名、讨论和解释。至关重要的是,Nagi 指出,因为污名化或其他社会强加的障碍使得社会文化和环境本身可能有缺陷而无法发挥正常功能[13-15]。

随后,WHO 于 1980 年制订、颁布了国际病损、失能和残疾分类法(international classification of impairments, disabilities, and handicaps, ICIDH)[16]。尽管在术语上存在一些差异,ICIDH 仍然将失能测量中涉及的生物、功能和社会因素进行了分类,分类方式与 Nagi 和他的同时代人早期的工作类似。作为一个分类系统,ICIDH 不仅旨在指导科学测量,而且还旨在指导临床和政策的发展,它包括了一个针对特定损伤、失能和"残疾情况"的编码系统[16]。

20 世纪 90 年代,失能测量所涉及领域继续在理论上得到扩展。Verbrugge 和 Jette 综合 ICIDH 和 Nagi 的工作内容,建立了失能的社会医学模型[17]。该模型将主要的失能"路径"划分为四个步骤,从病理到损伤、到功能受限、再到失能,同时列举了风险因素、个体内因素和个体外因素,这些因素介导或调节都会影响个体的失能程度。通过这种方式,两个具有相同病理的个体可能会因为其年龄、健康状况、生活方式、心理适应和应对、康复服务和其他服务的获得、辅助器具的可用性、外部支持及居住环境的无障碍设施完善程度等因素的不同而导致不同的病损、功能障碍和失能程度。1991 年和 1997 年美国医学研究所(Institute of Medicine, IOM)[18]和 1993 年美国医疗康复研究中心(National Center for Medical Rehabilitation Research, NCMRR)[19]所做的工作,以及 WHO 在 1996 年[20]新发布的 ICIDH[2],都进一步考虑了这些因素可能包括的范围和影响失能的顺序。医学研究所(IOM)的结论是,对失能最好的描述为"人与环境相互作用的一种功能状态"[18,第64页]。

这一学术研究构成了失能流行病学的范式转变。从 20 世纪 60 年代到 90 年代,该领域最关键的贡献或许是对失能的医学、社会和环境方面进行了概念上的重新调整;对这些概念的定义和测量采取了生物-心理-社会方法;从生命历程的角度将失能确认为可预期的(有时可能是困难的)人类经历的一部分。

现代失能理论与 ICF

在 21 世纪,作为理论问题,从医学模式到社会模式的范式转变继续推动失能事业的发展,使其不仅停留在对造成失能的疾病的预防、诊断或控制的范畴,还朝着对这些在参与社会群体活动上有障碍的失能人群的认可、支持和保护的方向发展。经过 9 年的修订工作,WHO 国际分类家庭合作中心(World Health Organization for the Family of International Classifications, WHO-FIC)在 ICIDH-2 的基础上颁布了国际功能、残疾(失能)和健康分类(International Classification of Functioning, Disability and Health, ICF)[21]。ICF 于 2001 年获得世界卫生大会批准,是一个多用途分类系统,旨在服务于不同国家和文化的不同学科和部门。ICF 的目标是:

- 为了解和研究健康和健康相关的状态、结果、决定因素以及健康状态和功能的变化提供科学依据
- 建立一种共同的语言来描述健康和与健康相关的状态,以便促进不同人群之间的交流,如卫生保健工作者、研究人员、政策制订者和公众,包括失能人群
- 为跨美国、跨学科、不同的医疗服务和时间之间进行数据比较提供条件
- 为医疗信息系统提供系统的编码方案[21]

ICF 是对 WHO 国际疾病分类(international classification of diseases, ICD)的补充。ICD 是一套诊断分类和编码系统,用于识别特定的健康状况,而 ICF 在病因方面是中立的,更侧重于功能和失能,从生物-心理-社会角度描述人与环境的相互作用[21-23]。重要的是,ICF 并不打算将人定义为失能人或非失能人。相反,ICF 适用于所有人,并认为失能由相关背景因素促成在一定范围内可以持续存在。ICF 包括以下部分和代码:

- 身体结构(如涉及身体功能的结构,例如大脑和神经系统、眼睛和耳朵等)和功能(如精神、感觉、声音、运动、神经肌肉、代谢、心血管等)
- 活动和参与(如学习和应用知识、完成一般任务、沟通、行动、自理、关系处理、家庭生活、就业、社区生活等)[21]

继而,ICF 中的背景因素被列在两个领域,即个人因素(如性别、年龄或其他人口统计数据)和环境因素(包括自然环境和人为造成的变化,产品和技术,他人的支持和相互关系,社会观念、服务、体系和政策等)。如第 9 章所述,以上 ICF 中的背景因素在功能和失能转归方面相互影响。

测量目的

如果按照 ICF 的假设,失能和功能是多维度和动态的概念,那么无论是个人还是人群,都不可能有一个绝对正确的失能测量标准。正如医学社会学家和失能学者 Irving Zola 所解释的:

失能不是一种固定的状态,而是一个不断变化、演变和互动的过程。它不是简单的是或非,而是一系列特征在每个人都有不同程度、不同形式和不同组合。这并不意味着失能是无法测量的。相反,失能的概念和测量是根据需要测量的目的有所不同的。我们越了解需要测量的内容或者效果,就会越

11

清楚哪些概念和测量是必要的[24]。

失能测量的目的很多，但至少包括人口患病率、分布和人口统计、临床评估、需求评估、资源分配和机会均等[25]。在这些不同的领域中，失能研究人员必须从以不同方式或不同层次提出的问题开始，并就如何最好地分析他们的数据和报告他们的发现做出众多选择[26]。因此在美国和国际上，不仅失能总患病率不同而且包括这一领域正在审议的主题都存在着巨大差异也就毫不奇怪了[27]。接下来，我们简要地阐述失能测量的目的。

人口患病率、分布和人口统计

特定健康状况即那些有明确诊断标准的情况（如卒中、脑损伤、脊髓损伤、截肢或烧伤等）的监测，相对而言是一件直截了当的事情。患病率（特定人群在某一时间点的病例数）和发病率（一段时间内诊断的新病例数，如每年的发病率）可以用比例、百分比或比率表示，并可以从许多可能的来源，包括疾病登记、医疗记录、行政数据和调查中提取[1,28]。国际流行病学文献中记载了各种健康和心理健康状况的发病率和患病率估计，以及发展的危险因素（通常表示为优势比、相对风险或危险比）和人口统计相关因素[28]。

然而，在人群水平上测量失能的患病率和其相关因素并不是一件容易的事，并且失能不能归结为单一的健康状况。研究人员在将诊断或其他样本选择标准纳入研究中时做出的定义和选择很重要，其中包括：所采用的具体功能、活动和/或参与性的评定标准；如何处理并发症或次要疾病；以及所制订的测量量表分界点和如何纳入亚组标准以定义研究人群[26,28]。

这些选择中的每一个选择都源于研究的目的，特别是失能是作为独立变量还是因变量。传统上，失能一直是一个因变量，类似于发病率或死亡率，有些东西需要减少或控制。但是，失能越来越被理解为一系列自变量，一组描述一个（或多个）人口群体本身的标记物。因此，研究人员必须决定哪些措施组合最能使手头的研究最有效地发挥作用。在人群水平[25,26,28]常用的失能测量标准包括：

- 诊断信息（特殊情况、ICD-9 或 10-CM 代码、慢性疾病、共患病）
- （精神）心理健康状况（包括心理障碍或心理压力的简短筛查）
- 功能受限（视觉、听觉、行走、弯腰等方面的限制）
- 认知障碍（记忆或决策困难、安全监管需要等）
- 主要活动受限（工作、学校、社区活动等的限制）
- 辅助器具使用（轮椅、手杖、通信设备等）
- 日常生活活动（ADL，需要帮助或监护下洗澡、穿衣、如厕、转移、大小便控制和进食等）
- 工具性日常生活活动（IADL，需要帮助或监护下购物、烹饪、家务、洗衣、交通、服药、使用电话等）
- 卧床天数（每天至少半天以上在床上度过的天数）
- 项目参与（如领取收入补助或参与公共保险）
- 自我认同（作为一个失能人或具有某种特定形式失能的人）

我们现在了解的关于失能人的教育、工作、社区参与、医疗保健和健康差距的大部分情况来自大规模的包括这些指标组合的全国性调查。不论在美国还是国际上，这些调查中与失能人有关的测量措施都不尽相同，包括分析人员使用的方式以及由此产生的估计数据都有很大差异[25,26,28]。

临床测量

对个人的诊断、治疗和监测通常是临床医师的职责范围，但流行病学在这些问题上一直也发挥着作用，特别是在临床仪器的开发中，将个人水平的信息与特定人群水平的标准进行比较，有时还会进行评分。在许多这样的测量工具中，功能独立性测量（functional independence measure，FIM）是个最好的例子，它对个体进行一系列的测量，如：自我照顾、转移、运动、交流和社会认知（总共 18 项，13 项运动任务和 5 项认知任务）。有关 FIM 和其他临床/功能测量工具的概述，请参阅参考文献[29]。FIM 的目的是评估失能人完成基本生活活动所需的辅助程度。在每一个领域中，所需辅助程度按七分制为标准进行评定，范围从完全独立到活动需要完全辅助完成。因此，FIM 包含了 ICF 中的功能和活动的实际组合，且至少包括一些环境因素，如社会互动。FIM 主要用于协助临床医师追踪个人康复进展，同时它也被用于描述患者的特征和评估病例以进行医疗保险报销[30,31]。

需求测量、资源分配和机会均等

政府机构、非政府组织和国际组织越来越多地要求流行病学领域协助制订相关测量措施和政策规划，以便更好地记录和改善失能人的生活经历。2008 年《联合国失能人权利公约》生效时即是这方面的一个变革性时刻。由 160 个国家签署的《公约》，其宗旨是"促进、保护和确保所有失能人充分平等地享有所有人权和基本自由，并促进对其人格尊严的尊重"[32]。根据《公约》，失能人被定义为具有长期的身体、精神心理、智力或感官病损的人，这些病损与各种病损相互作用，可能妨碍他们在与他人平等的基础上充分有效地参与社会[32]。《公约》的指导原则包括充分有效地参与和融入社会，接受失能人作为人类多样性的一部分，机会均等，以及获得物质环境、交通、技术和公共设施或服务的机会。

《公约》作为上述范式转变的一个顶峰，推动各国监测失能公民的福祉和活动参与情况，研究他们的需求，并相应地分配资源[32]。在联合国统计司主持下的华盛顿失能人统计小组的工作中，可以找到《公约》所要求的测量标准发展的例子[33]。他们的第一个项目是一组简短的失能相关问题（六个项目），为了获得更一致的患病率估计值，这些问题在世界范围的国家调查中越来越多地被采用。

必须指出的是，华盛顿小组工作的目的是提供数据，帮助社会努力使失能人机会均等[25,33]。这与其他测量方法形成了鲜明的对比，尤其那些基于疾病负担有效分配医疗资源的评估方法。例如，失能调整生命年（disability-adjusted life years，DALY）是一种量化人口健康状况影响的方法，不仅计算由于早死而丧失的生命年数，而且还计算失能生存年数[34-36]。这项措施反映了医学专家提出的各种与健康相关的负担，并根据公众对健康和功能的偏好进行量化[34-36]。DALY 被广泛用作美国和国际各级卫生服务研究的工具，例如，由世界银行和 WHO 支持的全球疾病负担研究[34]。但是，与"理想健康"相比，社会对失能人士的生活经验重视程度较低也引起了伦理、道德和评估"健康"标准方面的关注[35,36]。尽管 DALY 的出现提供了大量可用于比较的关于疾病负担的国际数据，但至关重要的是，不要将这种方法与失能研究相混淆，就像华盛顿小组的工作一样，失能研究旨在识别存在参与受限风险的人群，这才是最重要的测量目的。

美国和国际上的失能估计值

在本节中，我们提供一个广泛的视角对当代与失能可能相关的患病率、发病率、关联因素和预后进行估算。我们首先对美国康复机构中常见疾病的患病率和发病率进行传统的、以疾病为中心的流行病学研究。然后，我们将这些发现与那些根据身体功能、结构和/或人们所从事的简单活动而定义的失能的研究中的发现进行对比。接下来，我们考虑混合估计值，通常包括更多参与的活动，例如学校、工作或社区生活等。最后，我们评估调节或减轻功能/失能的个人和环境因素，并着眼于可能会阻碍失能人健康或社区融合的参与限制因素。

美国康复机构常见病的患病率和发病率

在许多方面，康复的知识和实践是按疾病诊断类别组织的。因此，更多地了解康复医疗机构中治疗的重点疾病的人群分布是很重要的。我们在表 11-1 中概述了八种疾病的流行病学研究。此表中的研究结果摘自美国医学和流行病学文献检索[64]。通常，此类研究有助于评估受特定疾病影响的人数，并在某些方面评估特定康复干预措施或计划的覆盖面和范围[65]。例如，每 5 个成年人中就有 1 个患有骨关节炎和背痛（back pain），而且其中相当一部分人还会出现健康问题或活动受限[40,66]，这一点是非常值得注意的。因此，康复医院，特别是门诊部，必须作好充分准备以治疗许多患有这类疾病的人。另一方面，纯粹的数字和他们创造的需求并不是衡量康复领域的唯一标准。

以多发性硬化症为例，这种疾病的患病率在成年人群中小于百分之一，而且随着时间的推移，这种疾病对功能和活动的影响可能会发生剧烈的变化，有时这个变化速度非常缓慢[67]。患有多发性硬化症的患者通常可以在康复需求出现之前管理好自己的病情，然后需要康复然后又缓解如此反反复复再可以过去很多年。有些多发性硬化症患者最终将需要全面综合的康复治疗，包括物理因子治疗、物理治疗（PT）、作业治疗（OT）、言语治疗、呼吸治疗以及一系列基于社区为基础的服务，而有的患者可能只需要上述治疗的一部分[68]。无论在美国或者国际上，多发性硬化症患者作为一个很小的、地理上分散的、数量动态变化的少数群体，必须要考虑到他们所在社区中的康复服务的可及性、数量、质量和时间[69]。这样一来，所有疾病不论其患病率高低都会得到重视。

表 11-1　美国康复机构中八种常见疾病的患病率、发病率和相关限制

疾病	患病率	发病率	活动、参与或其他受限
背痛	过去 3 个月内,5 910 万 18 岁以上成年人有背痛[37]。在美国 18 岁以上的社区居民中,28.9% 的人在过去 3 个月内有腰痛,15.5% 的人有颈痛[38]	139/(100 000 人·年)[39]	24.7% 的背痛患者自诉功能受限[40]。710 万 18 岁以上的成年人因慢性腰背部疾病而活动受限[37]
骨关节炎	2009 年,17 岁以上成年人有 4 990 万[41]2005 年,25 岁以上的成年人有 2 690 万[37]21.6% 的成年人[42]	髋关节,88/(100 000 人·年);膝关节,240/(100 000 人·年);手关节,100/(100 000 人·年)[43]	42% 的骨关节炎患者报告有与关节炎有关的活动受限[41]
类风湿关节炎	2005 年,18 岁以上成年人有 130 万[44]。北美 2% 的成年[45]。总人口的 0.5%~1.0%[46]	41/(100 000 人·年)[47]	30% 以上的需要辅助完成个人自理,类风湿关节炎患者与健康相关的活动受限是正常人的两倍[48]
脑卒中	20 岁以上成年人有 680 万,占成年人总人口的 2.8%[49]	每年 79.5 万例,61 万是第一次发病[49]	65 岁以上卒中幸存者中有 26% 日常生活活动依赖,50% 有偏瘫,30% 无法独立行走,19% 有失语,26% 卒中 6 个月后在护理院[50]
脑外伤	长期失能有 332 万人,占 2005 年总人口的 1.1%[51]	每 10 万人中有 538.2 例,2003 年有 156.5 万例[52]	43% 的急性脑外伤住院患者出院后遗留长期失能[52]
截肢	2005 年有 160 万[53]	每年 3 万~5 万例下肢截肢[53]每 10 万糖尿病患者有 330 例[54]	31% 的患者在 24 个月内无法独立生活;49% 的患者丧失了行走能力[55]下肢截肢术后 5 年死亡率 43%~74%[56]
多发性硬化	40 万例[57];35 万例[58];每 10 万人中有 58—95 例[59]	每年 1.04 万例,女性 3.6/(100 000 人·年),男性 2.0/(100 000 人·年)[57]	从发病到行走困难的平均时间为 8 年;使用拐杖的平均时间为 15 年;使用轮椅的平均时间为 30 年[60]
脊髓损伤	2012 年为 23.6 万—32.7 万人[61]	每百万人有 43~77 人,每年 1.2 万~2 万人[62]	脊髓损伤后的功能恢复取决于损伤的严重程度和损伤平面[63]

摘自 Ma VY,Chan L,Carruthers K. Incidence,prevalence,costs,and impact on disability of common conditions requiring rehabilitation in the United States. Arch Phys Med Rehabil. 2014;95(5):986-995,with permission from Elsevier. Ref(64)。

ICF 的学习者虽然认识到疾病患病率和发病率的重要性,但在个体水平上的诊断与人群水平上的功能、活动或参与结果之间的因果关系方面,他们可能会犹豫不决。这是由多种原因造成的,包括与给定诊断相关的广泛的潜在功能影响[70]、可能会改变个体的功能特征或活动的并发症[24,71]、受影响的个体与环境互动时随着时间推移出现的不同轨迹[28]及用于测量失能的各种评定方法[26]。

功能与活动

与本质上以医学疾病为分析单位的研究不同,失能流行病学越来越多地关注身体如何发挥作用并引起人们参与的活动[28]。这种焦点的转移同样可以估计患病率、发病率或危险因素。例如,2013 年,美国疾病预防和控制中心(Center for Disease Control and Prevention,CDC)采用了一个由专家小组制订的

标准化瘫痪定义,并资助了瘫痪患病率和健康差异调查(paralysis prevalence and health disparities survey,PPHDS)[72]。这项调查的主要目标不是估计脊髓损伤、多发性硬化症、脑外伤、卒中或其他可能与瘫痪相关的疾病的患病率;取而代之的是,这项研究转向对瘫痪本身进行功能性的交叉诊断的描述,以便追踪美国人群中瘫痪的患病率、原因和对健康的影响。这项调查的结果显示,瘫痪本身比之前所认识到的要普遍得多,在美国影响了 540 万人,其中 2/3 的人年龄在 18~64 岁[73]。这项调查发现造成这种现状的主要原因除了患病本身外,还包括健康差异、继发性疾病、获得医疗保健的机会以及瘫痪人群的幸福感。

对精神心理疾病患者的人群水平研究也得益于近期更注重功能的测量。流行病学家已经开始筛选一组共同的情绪功能体征和症状而不考虑具体的诊断或病因[74,75],这些体征和症状表示有严重心理困扰(serious psychological distress,SPD)。美国最近的一项研究发现在某一时间点,所有工作年龄段的成年人中有 3.2% 的人有严重心理困扰 SPD[76]。正如瘫痪的情况一样,随着人们对功能的更多关注,我们现在对美国和国际上 SPD 人群之间的健康、卫生保健和健康差异有了更多了解。

大多数全美范围内的失能人调查中定义失能人的标准更加综合和跨诊断,测量措施的组合来自 ICF 的功能和活动两个领域或介于两者之间[25,26]。在美国,目前在多项调查中发现的测量失能的一个重要方法被称为 ACS-6[77],首次出现是在 2008 年的《美国社区调查》中。根据《平价医疗法》,ACS-6 成为新的国家标准,目的是在联邦调查中提供可比的失能数据。简单地说其包括六个问题:

- 听力(询问所有年龄段的人):此人是聋人或是听力有严重困难吗? 是/否
- 视力(询问所有年龄段的人):此人是盲人或是戴眼镜也很难看清吗? 是/否
- 认知(询问 5 岁及 5 岁以上的人):由于身体、心理或情绪状况,此人是否有严重的注意力集中、记忆或决策困难? 是/否
- 步行(询问 5 岁及 5 岁以上的人):此人走路或爬楼梯有严重困难吗? 是/否
- 自我照顾(询问 5 岁及 5 岁以上的人):此人是否有穿衣或洗澡困难? 是/否
- 独立生活(询问 15 岁及 15 岁以上的人):由于身体、精神心理或情感状况,此人是否难以独自完

成诸如看病或购物之类需要跑腿的事? 是/否

此项测量中有些较能反映功能,如视觉;而另一些则捕捉人们通常为自己做得相对简单的活动,如洗澡、穿衣(两种 ADL)或跑腿(一种 IADL)。这样,尽管 ACS-6 没有对个体做出明确诊断,但它仍然紧紧关注的是个体而不是更广泛的环境。

在 2015 年《美国社区调查》中,总人口 3.16 亿非住院人口中估计有 3 990 万,即 12.6% 的人报告有至少一种困难,且其中许多人报告有多种困难。更具体地说,此项全美社区人群调查估计,3.5% 有听力困难,2.3% 有视力困难,6.2% 有认知困难,6.6% 有活动困难,2.5% 有自理困难,4.6% 有独立生活困难[78]。总之,可以肯定地说,ACS 的估计是保守的。例如,使用跨越 ICF 多个领域的更广泛的标准定义失能,失能的总患病率估计为 5 440 万,占非住院人口的 18.7%。该普查报告数据源自 2010 年美国官方人口普查报告中的收入和项目参与调查[79]。

基于功能和活动的国际估计值

如果在美国进行的研究中,失能的定义和测量方式存在实质性差异,那么在我们将研究范围扩大到国际舞台时,这些差异会变得更加严重。作为联合国华盛顿小组正在努力颁布的国际可比失能问题简版的一部分问题,该小组向世界各地的国家统计局询问了它们目前的人口普查和美国失能数据收集工作[25]。65 个国家作出了回应,并纳入了涵盖病损、功能、活动、参与以及各种个人和环境等多种因素。这些不同国家的调查中测量量表的选项类型也有很大的不同,从二分法选项到各种选项的量表,问题中的跳跃模式,以及用于确定失能的量表分界点和算法均有不同。同样重要的是要记住,这些数据来源的国家不仅语言和环境不同,而且有关失能的文化和信仰系统也不同。因此,尽管我们可以从此调查中观察到各国失能患病率的估计值从不足 1% 到超过 12%,但问题是:什么样的失能的患病率?

在国际上采纳华盛顿小组的失能问题调查数据之前,很少有失能患病率的数据来源可用于进行国际化比较。尽管《全球疾病负担研究》[34]在不同国家使用了类似问题调查,收集到大量关于疾病的数据,但该研究领域关注的是疾病负担,而不是功能失能。目前可能最好的此类数据来自 WHO 在 2002—2004 年进行的世界卫生调查(World Health Survey,

11

WHS）。尽管现在已经过时,但在对这些数据进行回顾性分析中,Mitra 和 Sambamoorthi 将 WHS 中的测量措施与华盛顿小组的简版评估措施进行对比[80]。当采用华盛顿小组的测量措施来研究失能的患病率时,结果可能最接近我们模拟未来人口普查揭示的结果。在 Mitra 和 Sambamoorthi 的研究中,失能被定义为在视力、专注力或记忆力、四处走动或自理能力中,至少一种上述功能重度或极重度受限。在 54 个参与国中,他们计算出总体失能流行率为 14%,从最低的 2.3%（爱尔兰）到最高的 30%（南非）不等。e 表 11-1 列出了这些数据,以及报告的失能者功能受限的数量和严重程度的分布。

失能的混合估计值

从一项研究到下一项研究,研究从一个国家到另一个国家,都可以为一致的失能测量和估计提出有力的论据。特别是当这些估计是基于几乎具有普遍重要性且与个人能力密切相关的简单功能和活动（如看、走动、穿衣、洗澡等）时,由此产生的人群数据在不同国家、文化和语言之间变得越来越具有可解释性和可比性。但是,也提出了另一个强有力的论点,即更广泛的、因地制宜的定义和措施是失能流行病学的必要组成部分。因此,定义失能的因素有时也包括参与计划、辅助器具的使用、甚至社会参与等的复杂措施在内。在本节中,我们将以失能儿童和青少年为重点,研究这些混合估计值的一些优缺点。

我们当然不期望幼儿或学龄前儿童有与成年人相同的功能活动或自理能力。然而,我们也知道,出生时患有唐氏综合征、脊柱裂和许多其他疾病的婴儿,随着他们的不断成长和发育,会有一定程度的功能限制,也可能有一定程度的活动限制。这样,幼儿、儿童及青少年等年幼群体的失能测量在很大程度上取决于诊断分类（如果可能）、特定年龄的发育以及父母的观察和报告[81]。然而,我们也希望随着孩子成熟、长大到青少年期,他们的功能和参与的活动将大大增加。这意味着用来评定儿童失能的标准随年龄的变化而变化很大,患病率也是如此随之变化的[81]。

例如,前面提到的国家收入与项目参与调查（survey of income and program participation,SIPP）的数据显示,3 岁以下儿童有 2.3% 患有失能,3~5 岁的儿童有 3.6% 患有失能,但 6~14 岁儿童的失能患病率为 12.2%[79]。对于 6~14 岁的人群来说,患病率突然增加了三倍,这不是由于疾病或外伤的急剧增加,而是由于 SIPP 针对该年龄组失能的调查措施、确定标准有所扩大。对于 5 岁及 5 岁以下的儿童,所使用测量失能的标准有所限制,包括活动手臂或腿的活动（仅限 3 岁以下）；行走、跑步或玩耍（3 岁以上）；发育迟缓（6 岁以下）。相比之下,对于 6~14 岁的儿童,测量内容就非常广泛包括从语言、听力、沟通到学习困难、行为问题以及更多此类复杂功能或活动的项目。因此,失能患病率也相应增加。

除了广泛的人口普查数据外,失能测量措施的选择还受到普查设计、部署,家庭调查方案,政策或其他因素的严重影响。一个很好的例子就是 2012 年美国国家纵向转型研究（national longitudinal transition study,NLTS）[82]。这项研究在全美范围内代表了 13~21 岁的公立学校学生,调查对象包括家长和青少年,直接比较根据美国《失能人教育法》（Individuals with Disabilities Education Act,IDEA）的要求,通过个性化教育计划（individual education plan,IEP）接受和没有接受特殊教育服务的学生。通过这种方式,整个研究（包括抽样框架）围绕着 IDEA 中关于儿童失能的法律定义展开,该定义包括 13 类幼年病损,患有这些病损的儿童有资格获得特殊教育服务。我们在图 11-1 中回顾了这些青少年中病损的患病率以及功能和活动的受限。

如图所示,不能根据功能或活动受限来区分接受和没有接受 IEP 的孩子——因为许多没有 IEP 的孩子也有存在功能或活动受限。此外,儿童的行为方式和他们自己的活动不仅取决于他们存在的功能障碍,还取决于他们的发展轨迹以及父母或社区的期望和资源。

国际儿童失能评定

可用于国际间比较的青少年的失能患病率数据很少,很大程度上是因为各研究所采用研究方法存在差异。虽然有许多数据来源确实包括特定疾病、功能或活动受限等儿童的信息,但大多数已发布的数据都是从较大的数据库中挑选出来的,而这些数据主要研究对象集中在成年人身上[81]。Cappa 等人确认了 716 项大规模的基于人口的定量调查和研究,这些调查和研究收集了 198 个国家（185 个联合国会员国以及 13 个非联合国正式会员国的国家）关于代表全国失能的患病率数据[81]。这些数据来源包括人口普查（最常见的数据来源）和家庭调查,例

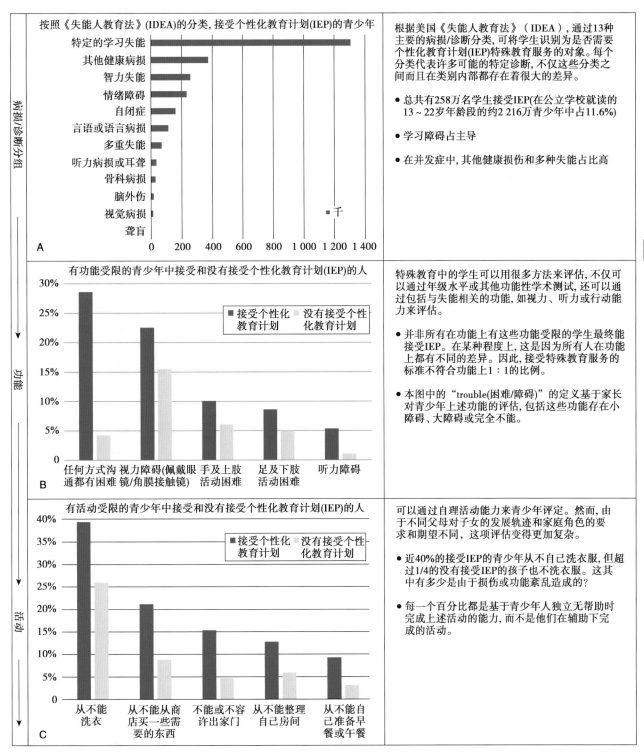

图 11-1　A-C:项目参与的交汇点,病损、功能和活动:2012 年在美国公立学校接受和没有接受个性化教育计划的 13~21 岁的青少年(From Lipscomb S,Haimson J,Liu AY,et al. Preparing for Life After High School:The Characteristics and Experiences of Youth in Special Education. Findings from the National Longitudinal Transition Study 2012 Volume 1:Comparisons with Other Youth. Washington,DC:U. S. Department of Education,Institute of Education Sciences,National Center for Education Evaluation and Regional Assistance;2017)

如由联合国儿童基金会支持的多指标类集调查（multiple indicator cluster surveys, MCIS），由美国国际开发署资助的人口与健康调查，由 WHO 开展的 WHS 中针对失能的调查，及华盛顿小组开发的问卷调查。Cappa 等人对上述数据进行筛查，并检查用于收集这些数据的工具，以纳入儿童失能数据。

研究者发现不同国家的问题通常都从一个简单的通用问题开始，比如"家里是否有人失能"，再到复杂的混合问题，包括诊断和生物社会心理因素、涵盖功能、活动和参与。结果，Cappa 等人报告儿童失能患病率从低至 1% 到高至 50%。研究获得的儿童失能患病率也不一定与这些国家儿童可获得的生活条件、健康或发展资源一致；实际上，在一些最贫穷（甚至是饱受战争的国家）中发现了最低的患病率，这使人们对这些评估的有效性和可靠性提出了质疑。

个人和环境因素及其对人的影响

对于康复专业人士来说，至关重要的是要知道健康、功能和失能在人群中分布不均。在本节中，我们简要介绍流行病学和其他研究，这些研究证明了从社会人口统计学开始，个人和环境因素在产生或减少失能方面的作用。回顾 2010 年 SIPP 的美国人口普查结果[79]，必须要记住，这些估计是基于一个相对较宽泛的定义，涵盖了 ICF 的许多领域。然而，与具体的数值相比，更令人关注的是失能与年龄、性别、教育、就业和收入/贫困状况之间的普遍关系。虽然这些关系的程度在不同的研究之间会有明显不同，但这些关系本身已被很好地记录在案，并且可以在所在调查中看到[28]。

年龄

失能患病率随着年龄的增长而急剧增加，在 15 岁至 24 岁的青少年中为 10.2%，在 45～54 岁的人群中为 19.7%，到 80 岁及以上人群中失能患病率则增长到 70.5%。尤其在"美国老龄化"情况下，可能导致人们误以为失能主要是老年人关注的问题。相反，65 岁以上的人仅占美国人口的 15%，而工作年龄段（18～64 岁）的人则占 60% 以上。从数量上看，处于工作年龄段的失能人比 65 岁以上的失能人要多。在 SIPP 研究中，ADL 和/或 IADL 需要帮助的严重失能人在工作年龄段中人数更多，但在 65 岁以上的人群中更为集中。

性别

总体而言，女性（19.8%）的失能患病率略高于男性（17.4%），这在一定程度上可能是由于年龄分布的差异，由于女性比男性长寿，因而她们在老年人中所占的比例更高，而失能人在老年人群中更为集中。但是，儿童的失能通常男性多于女性。

教育程度

在 25～64 岁的人群中，没有失能的人中有 8.8% 的人没有完成高中教育，而失能人中 16.2% 的人没有完成高中教育。相反，没有失能的人中 34.1% 的人拥有本科或更高学历，而失能人中拥有这种学历的只有 16.8%。该年龄段人群受教育程度比 65 岁以上人群（1975 年之前出生）要高，在 65 岁以上年龄组，23.6% 的失能人没有完成高中学业。这些数字或许是对 1975 年颁布的强制要求所有失能儿童接受公共教育的法案的印证。教育对失能人尤为重要，因为它通常会增强人们的健康素养和自我倡导能力、促进就业和其他技能的发展，以弥补功能及社会资源的局限[82]。

就业机会

如何准确测量失能人士的就业率是有争议的，因为它有时被视为一项独立的评定（难以寻找或保住工作或可从事工作的种类或数量有限），有时被用作一项从属测量（某个时间点或一段时间内的实际就业状况）。在某些研究中，同时采用独立和从属定义测量失能人就业率，如 SIPP 调查中的估算一样，在确定失能状况的标准中包含了难以找到工作或难以保住工作。该调查指出，在 2010 年某个时间点上，79.1% 的工作年龄段（21～64 岁）的非失能人有工作，而只有 41.1% 的失能人被雇用。失能人士也比没有失能的人更可能长期失业（2 年或更长时间）。

收入与贫困

在所有调查中，最一致的发现之一是贫困与失能是双向相关的，即贫困程度越高，可能面临失能的风险就越高；而失能程度越高，面临贫困的风险也越高。此外，与教育一样，失能与收入/贫困之间的关系也很复杂，因为贫困往往会减少获得预防参与受限所需的医疗、社会或环境资源的机会。通常在工作时，失能人的收入［月收入中位数为 13 727 元（1 961 美元）］比非失能人的收入［19 068 元（2 724 美元）］少。失能人士低收入的另一原因是结婚率降低，失能人的家庭收入大约只有非失能人家庭收入的 60%。贫困率紧随其后，25.1% 的工作年龄段失能人生活水平在或低于联邦贫困线，而非失能人中这一比率仅 14.3%。对于老年人(65 岁以上),可能由于储蓄和退休社会保障福利,贫困率百分比有所改善(失能人士和非失能人士分别为 10.4% 和 5.0%)。

种族和民族

我们注意到失能在种族和民族中的分布。从历史上看,这些患病率存在很大的不一致,这不仅是由于受访过程中失能的测量标准不同,种族和族裔群体的分类不同,而且调查中关于失能、健康和受访者种族认同的文化价值观和信仰也存在差异所致[83]。此外,种族和民族也处于影响健康的各种社会决定因素和人口或经济差异的交汇点,这些人口和经济差异包括年龄、性别、教育、就业和贫困等[9]。因此,假设种族/民族与失能之间存在直接关系是有风险的,我们提醒读者不要这样假设。2010 年 SIPP 数据中经年龄调整后(after adjusting for age)的失能患病率为:非西班牙裔白人,17.6%;非西班牙裔黑人,22.2%;非西班牙裔亚洲人,14.5%;西班牙裔/拉美裔(任何种族),17.8%。

国际失能人口统计

在国际上,失能的患病率也随着年龄的增长而上升,并与教育、就业和贫困密切相关,但性别之间的潜在差异可能更大。在图 11-2 中,我们描绘了世界健康调查(word health survey)的结果,这些调查结果汇总了 59 个参与调查国的数据[84]。在这里,失能的定义也很广泛,包括情感、认知、人际关系、活动能力、疼痛、睡眠和精力、自理能力和视力。

特别要注意高收入国家(如美国)与低收入国家(按人均国民总收入定义)之间 11.8% 和 18.0% 的

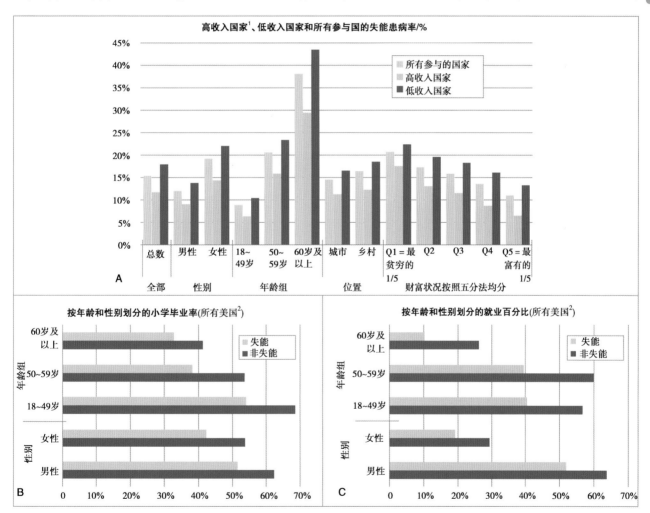

图 11-2　A-C:国际失能社会人口统计:性别、年龄、位置、财富,教育和就业情况(59 个国家)。注:(1)根据 2004 年人均国民总收入(gross national income,GNI)将美国划分为低收入和高收入,高、低收入的分界线是 GNI 22 785 元(3 255 美元)。(2)59 个国家中,有 51 个国家提供了教育和就业数据(From World Report on Disability. Geneva,Switzerland:World Health Organization;2011:28,207,238. Data tables 2. 1,7. 1and 8. 2. Available from:http://www. who. int/disabilities/world_report/2011/en/. Accessed on March 4 2017,with permission of the World Health Organization. Data was originally collected in the 2002—2004 World Health Survey)

患病率差异。这一差异贯穿于剩余的人口分类中，例如虽然总体而言，女性失能率高于男性，但低收入国家的女性失能率（22%）更是远远高于高收入国家的男性（9%）。同样，低收入国家60岁及以上的人（43.4%的失能人）肯定比高收入国家的同龄人（29.5%）报告失能的可能性更大，当比较点是高收入国家的年轻人（18~49岁）时，这一差异更为显著，他们的失能患病率仅为6.4%。以五分位数计算的家庭财富也遵循这种模式。据报告，低收入国家最富有的1/5人口的失能患病率为13.3%，相当于高收入国家第二贫穷的1/5人口的失能率。

在图11-2的B和C图表中，我们根据失能状况、年龄组和性别对所有参与国的受访者进行受教育和就业情况的比较。失能妇女的小学教育完成率（41.7%）大大低于非失能男子（61.3%）。同样，60岁及以上的失能人士的小学教育率（32.3%）远低于没有失能的年轻人（18~49岁）（67.4%）。但是，这些发现中最引人注目的也许是全球范围内基于性别和失能的就业率差异。只有20%的失能女性报告说她们已经就业或正在寻找工作，而在非失能男性中，这一比例接近65%。报告还指出，失能男性的就业率为52.8%，仍明显低于非失能男子。综上所述，这些数字说明仅失能本身并不能解释失能人就业率低的原因。

周围环境

从流行病学的角度来看，无论居住在哪个国家，从基本的食物、水和卫生设施到住房和经济支持、教育、公共计划和住宿、医疗保健和就业机会，任何所需资源的缺乏，都可能同时导致失能的发生发展[8,9,11,17,18,24-26,28,84]。随着时间的推移，在这些失能决定因素方面资源不足的个人会面临着更大的身体和/或精神心理健康风险可能导致功能或活动受限。一旦成为失能人士，上述失能决定因素不仅可以导致各种继发病的出现，而且还可能影响功能和个人、家庭、社会、工作或公民生活参与之间的关系。反之，缺乏辅助设备和技术、缺乏无障碍公共设施、没有充分的康复服务、偏见或家长式公众态度及学校或工作场所的歧视性做法等环境障碍，也会影响、造成失能。

值得提及的是，2012年，医学研究所慢性病健康生活委员会发表了一份公众健康倡议[85]。与ICF一致，这份倡议经过仔细研究为已经患有慢性病和/或失能的人的健康和福祉提供了一个的宏观框架。这一公众健康倡议的框架见图11-3。

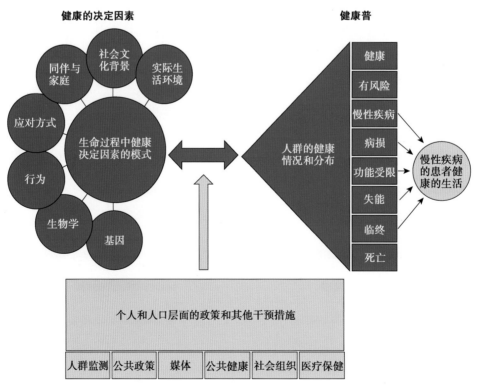

图11-3　慢性病患者健康生活的综合框架。（Republished with permission of National Academies Press from Institute of Medicine Board on Population Health and Public Health Practice. Living Well with Chronic Illness：A Call for Public Health Action. Washington，DC：National Academies Press，2012；permission conveyed through Copyright Clearance Center，Inc）

图 11-3 分为三个主要部分。第一部分列举了健康的决定因素，从生物学和基因到行为和应对反应，再到社会文化背景和人们生活的环境。第二部分包括个人和人口水平的政策和干预措施（受医疗保健、公共卫生计划、社区组织等影响）。最后一个部分是健康谱，IOM 为其描述了从健康到"有风险"，到无病损的慢性病，再到功能受限和失能的人群亚群。

为了举例说明个人和环境因素在失能产生中的相互作用，我们回到本章前面简要提到的一项关于严重心理困扰（serious psychological distress，SPD）的研究[76]。就 SPD 患病率而言，女性比男性高、中年人比年轻人高、西班牙裔和非西班牙裔黑人比非西班牙裔白人高，最低收入者、教育程度低于高中学历的及患有两种或两种以上慢性病（如慢性阻塞性肺疾病、糖尿病、心脏病、卒中或癌症）的人中 SPD 患病率较高。这些差异潜在地反映了与 SPD 可能有关的社会和健康决定因素，而且非常重要的是反映了那些有严重心理困扰的个体在应对 SPD 时的资源和环境。在这方面，个人以外的那些影响患者接受治疗和支持的因素尤为突出。Weissman 等人研究发现，在没有医疗保险的人群中，患有 SPD 的成年人比没有 SPD 的成年人比例更大，他们无法获得及时的医疗保健，没有足够的钱来支付医疗费用、购买药物，支付精神心理保健费用以及更换医疗机构。研究还发现，与没有 SPD 的人相比，有 SPD 的人更多报告有 ADL 受限以及工作能力受限。还需要考虑的关键问题是，这些受限中有多少不仅是由 SPD 造成的，还与图 11-3 提及的环境、可用资源或政策和干预措施（或缺乏这些措施）有关。

失能人士、慢性疾病、健康和医疗保健政策

确实，在许多健康和医疗保健测量中，失能人和慢性病患者经常报告有健康问题。然而，当轮椅使用者跑完马拉松比健全跑步者要快一小时、当明显智力失能者开始上大学、当 1 型糖尿病患者已经活到七八十岁，在这样的时代，不仅应该清楚许多这样的人是健康的，而且健康、功能、参与是相对的、多维的状态，可以影响所有人。

重要的是要知道慢性病和失能是互相重叠的。在医疗服务研究中，越来越多的注意力被放到如何定义和测量这种重叠现象、并根据健康谱确立有意义的亚组（图 11-3）[86-89]。在美国的针对有慢性医疗保健需求的成年人（adults with chronic healthcare needs，ACHCN）研究中，将这种成年人（18~65 岁）定义为：①有持续的身体、认知或心理健康状况或功能困难；②需要的健康或相关支持服务的类型或数量超过了其他同性别和相似年龄段的成年人[87,88,90]。为了在二级数据分析中确定需求慢性医疗保健的人群，作者首先列出了一份详尽、有效的慢性医疗和心理健康状况清单，并将其应用于医疗支出小组调查（medical expenditure panel survey，MEPS）中提供的国际疾病分类（ICD-9-CM）代码[87]。这份清单包括所有预期至少持续 12 个月且需要持续治疗的医学或心理健康状况（包括常规处方药物、卫生专业人员的治疗、专门的医疗设备或影响饮食或身体活动的方案）和/或活动参与受限（包括适合年龄的任务表现、ADL、IADLS 或社会交往）。报告所列出的一种或多种情况的人被标记为可能有慢性医疗保健需求，而没有这些情况的人则组成一个对照组。根据功能困难和活动受限的存在和程度，将 ACHCN 分为三个亚组。在图 11-4 中，我们着重介绍了这项研究的发现，重点是健康、慢性病、失能和医疗卫生服务使用之间的关系。

患病率

首先要注意的重点是在美国的工作年龄段人群中 ACHCN 的患病率。调查研究发现，有 9 100 万人有慢性医疗保健需求，约占该年龄段总人数的 52%。尽管 6 700 万人（ACHCN 的 73%）在功能或活动上没有受限，但其余 2 500 万（ACHCN 的 27%）至少有一定程度的功能受限。600 万人报告说他们确实需要另一个人的帮助或监督完成 ADL/IADL。

健康和健康状况

如图 11-4 所示，ACHCN 中经常出现多种慢性和急性疾病。两者都是在存在功能障碍或活动受限的情况下出现的，特别是对于那些有 ADL 或 IADL 受限的人。同理，虽然不是直接结果，但 ACHCN 的健康指标也低于他们的对照组，包括自我报告的总体健康状况和心理健康状况，他们有着更高的 BMI 和更低的运动频率。同样，与失能相关的活动受限与逐渐恶化的健康状况相随。有 ADL/IADL 受限的失能人中，几乎 80% 的人认为整体健康状况不佳，而一半以上的人表示精神心理健康状况为中等至较差。

11

慢性医疗保健需求成年人(ACHCN)按照受限状态划分的亚组中, 有或无慢性医疗保健需求(CHCN)患者的患病率、社会人口统计学、健康和医疗保健使用情况

评定	有或无慢性医疗保健需求(CHCN)		有慢性医疗保健需求的成年人(ACHCN)亚组		
	无慢性医疗保健需求的成年人	有慢性保健需求的成年人(全部)	无活动受限	活动受限不影响ADL/IADL	ADL/IADL受限
患病率（加权百分比）	48.2%	51.8%	37.9%	10.6%	3.3%
社会人口统计和资源					
平均年龄	36.7	44.6	43.2	48.5	48.2
女性百分比	44.6%	57.0%	56.2%	58.8%	60.5%
无高中学历或GED的百分比	16.7%	12.5%	9.7%	17.8%	27.3%
较差或接近较差的百分比(<125%FPL)	14.0%	14.2%	9.3%	24.1%	37.8%
健康相关的评定					
一轮或多轮整体健康不佳或尚可	8.8%	28.6%	16.3%	56.9%	79.4%
一轮或多轮心理健康不佳或尚可	4.9%	18.0%	9.7%	35.1%	58.3%
体重指数≥30	19.6%	31.8%	28.0%	41.9%	42.6%
中等强度体力活动<3次/周	39.2%	45.1%	40.4%	54.1%	68.9%
目前吸烟	23.6%	24.1%	20.9%	31.9%	35.8%
医疗保健的使用					
年度门诊就诊的百分比	56.9%	85.9%	83.8%	91.4%	93.8%
在就诊次数超过1次的患者中, 平均就诊次数	4.8	9.5	7.2	14.1	20.8
年度住院治疗的百分比	4.5%	8.5%	5.8%	12.8%	25.5%
在住院超过1次的患者中, 年内平均住院次数	1.1	1.3	1.2	1.3	1.6
年度急诊就诊的百分比	8.7%	17.0%	13.7%	24.4%	32.9%
在急诊就诊超过1次的患者中, 年内平均急诊就诊次数	1.2	1.5	1.3	1.5	2.0
年度家庭保健的百分比	–	2.0%	0.4%	2.3%	20.1%
在有任何家庭保健的患者中, 平均次数	–	74.5	11.2	20.3	107.6
年度开处方百分比	41.9%	86.5%	84.9%	90.2%	94.1%
在持有任何处方药的患者中, 一年内的平均取药次数	5.3	17.5	13.3	24.3	36.9

A

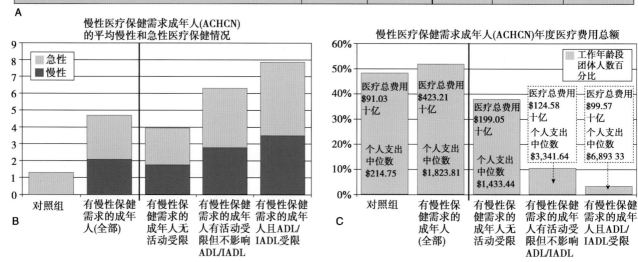

B

C

图 11-4 　A-C: 美国有慢性医疗保健需求的工作年龄段成年人 (From Gulley SP, Rasch EK, Chan L. If we build it, who will come? Working-age adults with chronic health care needs and the medical home. Med Care. 2011; 49: 149-155. Available from: http://journals.lww.com/Lww-medicalcare/Abstract/2011/02000/If_We_Build_It,_Who_Will_Come_Working_Age_Adults. 7.aspx. Reprinted from Wolters Kluwer Health, Inc., with permission)

医疗服务的使用

在所有医疗服务类型分析中,ACHCN 的医疗服务使用率和平均就诊/使用率都显著高于没有慢性医疗保健需求的成年人。此外,在 ACHCN 组内,有活动参与受限的人医疗服务利用率显著高于无限制的人。

医疗支出和获得医疗服务的机会

平均而言,尽管这两个群体的规模接近,但用于 ACHCN 人群的医疗费用[29 610 亿元(4 230 亿美元)]是用于不需要慢性医疗保健的人群[6 370 亿元(910 亿美元)]的四倍。然而,ACHCN 的大部分花费都用在了两个有功能受限的小群体身上,这两个群体加起来每年的支出约为 15 680 亿元(2 240 亿美元)。其中规模最小的一组,即 ADL/IADL 受限的 ACHCN 人群,只占工作年龄段人数的 3%,但是,总共 7 000 亿元(1 000 亿美元)的支出,比整个对照组非 ACHCN 人群的总支出要高得多。

交叉点

毫无疑问,健康、失能和医疗保健之间存在着关系,但这关系是复杂和多维度的。首先,虽然有可能对慢性健康状况和与失能有关的功能受限作出一些界定,但这些现象互相重叠,受到人体内外许多因素的影响。事实上,即使没有功能受限,患有糖尿病或抑郁症等疾病的人可能需要有效持续的医疗服务或相关支持以避免随着时间的推移出现功能受限或健康危机。

其次,必须重申,失能人通常有多种慢性疾病。这些慢性疾病中的一种或几种可能直接导致功能、活动或参与受限,但某些限制可能仅与健康状况有关,例如:出生时耳聋或小腿截肢后的状态。这些和类似这样的例子可能与所有人之间的功能或结构差异以及人们如何适应或管理这些差异有关,而不是与需要医疗救助的健康状况有关。也就是说,不可否认的是,失能人罹患多种慢性病和急性疾病比率很高。

第三,应该强调的是,失能人总体上与医疗保健系统有很大的关系。但是无论在美国还是其他国家,在失能人(或慢性病患者)有医疗需求时,医疗保健系统在实际情况上(距离或无障碍设施等)、康复项目或经济上并不总是可及的[76,84,88]。此外,美国的医疗保健系统在许多方面被诊断和医疗专业

"孤立",导致人们对慢性病和失能患者可获得的医疗服务的协调工作、机构和时机的担忧,即便他们有很好的医疗保险[87]。接下来我们将从康复的角度讨论这些问题。

对美国和国际上康复实践和医疗政策的启示

鉴于上述慢性疾病和失能的广泛性和普遍性,必须指出的是,在美国康复机构中看到的住院患者并不能代表他们来自的社区。相反,康复机构通常的服务对象是通过诊断来选择和治疗的。他们入院是基于医疗需求以及可能从康复服务中受益。他们通常被要求证明能够耐受治疗、病情可以得到改善以便继续住院。他们通常还需要提供支付服务费用能力的证明,无论是通过保险还是自付。因此,这些人群并没有反映出生活在美国的患有慢性疾病和/或失能的儿童或成人的全部分布情况。

门诊康复治疗的情况也是一样。患者急性期后康复治疗服务的获得和使用受许多因素影响,类别广泛包括经济、个人、结构和态度等指标,支付系统的结构和可获得性是主要驱动因素[91-94]。因此,在任何特定时间点,比起在康复机构中的患者,失能人和慢性病患者都要更加多样化。他们所依赖的服务也远远超出康复范畴,包括医疗服务协调、就近就医专家、以家庭和社区为基础的长期护理服务、心理健康服务以及一系列其他类型的传统和非传统的实际的、社会或职业的支持[28,87,89]。鉴于康复的基本目标是最大限度地为患者提供融入社区并在社区好好生活的机会、避免再次入院,因此康复从业人员必须充分了解社区提供的全套服务、了解居住在社区中的失能人的特征以及流行病学对公共卫生的影响。对于日复一日地看到处于伤病特别严重阶段的失能人的康复从业者,情况尤其如此。这可能会导致对失能的"负担"的扭曲认识,以及对社区中失能人作为正常生活的人(而不是患者)潜在生活质量的狭隘看法。

以患者为中心的医疗社区的康复

美国和其他工业化国家的初级保健改革在提供有效的医疗保健方面面临许多挑战和障碍。具有多种、慢性和常见复杂医学问题的个人,无论是否失能,对医疗服务的需求都可能超出初级保健所能提供的服务。众所周知,要满足个人所有医疗需求提

供最佳医疗服务[95-97]，必须在各个医疗服务提供者之间实现适当的平衡和协调。正因为如此，健康结果不仅仅是随着医疗服务连续性的增加而改善，而且随着初级保健医师、专家和康复服务提供者之间的交流、协作而改善[98-99]。

以患者为中心的医疗之家（patient-centered medical home，PCMH）是美国医疗改革的核心。这一模式是由美国家庭医师协会（American Academy of Family Physicians）、美国儿科学会（American Academy of Pediatrics）、美国医师协会（American College of Physicians）和美国骨科学会（American Osteopathic Association）提出的，旨在推动医疗体制改革。简而言之，PCMH 是一种由医师主导的医疗实践，是在家庭和社区范围内提供可及的、持续的、全面的、协调的医疗服务。PCMH 被理想化地当作连接患者与广泛资源的中心枢纽，被定义为医疗社区[100]。这个社区包括医院、护理院、专家以及许多其他医疗专业人员和社区服务提供者。

McColl 等人以失能人为研究对象，调查了同时提供初级保健和康复服务的 PCMH 提供的服务项目[101]。他们确定了六个不同的模型，旨在提高学科之间的协调性和改善预后（e 表 11-2）。McColl 等人发现每种方法都有优缺点，部分取决于它们所处社区的需求和特点、部分取决于支持该项目的可用资源和基础设施。他们还发现了八个支持或阻碍康复服务整合到初级医疗保健机构中的主题，包括团队组成的范围和性质、跨专业团队的信任、领导组成结构、沟通机制、补偿、责任、转诊以及基于个人或基于人群的方法。

当初级医疗或康复服务提供者不能及时妥善安排或处理突发状况或紧急医疗需求时，医疗社区对失能人和慢性疾病患者的潜在障碍就会出现。在美国，就急诊室使用与失能人之间的关系在工作年龄段人口中进行了研究[102]。Rasch 等人研究报道，美国每年约有 40% 的急诊就诊者是失能人。这项研究提出了以下问题：有多少这样的急诊就诊是恰当的，有多少是可以通过更好地获得适当的初级医疗保健或康复服务来预防的。研究还提出有关急诊就诊后发生了什么，以及在接下来的几周或几个月内可能采取什么措施以防止更多此类急诊就诊的问题。鉴于许多类型的失能都会伴随继发性疾病（压力性溃疡、尿路感染、挛缩、肺炎等），在医疗社区的失能人更好地预防和管理这些问题越来越成为初级医疗保健提供者和康复专业人员共同关注的领域。

美国医疗保健改革与慢性病患或失能人

如前所述，慢性病患和失能人不仅急诊就诊率很高，而且住院、社区服务和其他形式的持续治疗也多，对个人和整个医疗保健系统来讲都代价昂贵[87,88,102]。人们希望积极主动的、以患者为中心的医疗服务占主流，不仅能改善人们健康和功能，而且还能节省成本。但是，无论现行的改革被证明多么有效、现有人口中的失能和慢性病分布情况研究得多么仔细及弄清什么会影响个人所依赖的服务和支持的范围，这些人群显然将继续是高需求和高成本的群体。展望未来，私营和公共保险运作的规章制度，将在为慢性病患和失能人提供所需服务的融资甚至可获得性方面发挥关键作用。这些制度将以这样或那样的方式确定什么情况下私营支付者可以对既往症不赔付、拒绝续保、减少基本医疗福利、限制终身货币红利或减少心理健康和药物滥用服务的保险范围——仅举几例[103]，不胜枚举。同样，在公共保险方面，未来的法规将确定安全的公共保险计划的规模、范围和内容及参与保险计划资格和各州间可获得的福利的可变性。无论是公共的还是私营保险，这些改革（或缺乏改革）都会影响所有美国人。婴儿潮一代慢慢老去，在这样一个时代，人们对医疗服务的需求持续上升，那些慢性病患和失能人可能最直接地体验到医疗改革的影响[88]。

国际背景下的康复

最后两节中描述的许多问题-包括人群中慢性病和失能的高患病率和重叠率；与健康、医疗保健和社会服务相关的需求；不可及或歧视性环境加剧的影响；以及时、以患者为中心和协调良好的医疗服务的重要性不仅是对美国，而且适用于全球[84]。然而，尽管美国的医疗体系目前看起来很麻烦，但我们必须记住，美国仍然是世界上最富有的国家之一，在教育、民权、医疗和安全保障项目方面有着重大投资。美国还拥有正式的康复医院认证标准、专门的康复专业人员和学术机构、特定诊断（如 TBI 或 SCI）的示范医疗服务系统、州立和美国合作的老龄和失能资源中心、独立生活中心以及失能发展委员会。许多这样的基础设施塑造了美国失能人的生活环境，以及为他们提供的康复服务和技术的数量和质量。然而，对其他国家的公民、特别是世界发展中国家公民，这样的基础设施并不总是有，至少是在某些情况下会缺位。

114 个国家进行的关于《失能人机会均等》联合国标准执行情况的全球调查[84]发现:

- 114 个国家中有 57 个(50%)国家没有通过有关失能人康复的立法。
- 48 个(42%)参与调查的国家没有正式通过正规的康复政策。
- 46 个(40%)国家没有正式的康复项目。
- 41 个(36%)国家没有政府资助的辅助设备。
- 37 个(33%)国家,康复服务没有具体的预算流程。

回顾这些调查结果以及其他国际上的信息数据,WHO 得出结论,尽管许多国家拥有大量的有关康复的立法及相关政策和计划,但也有许多国家没有[84]。贫穷国家尤其如此,在某些情况下,富裕国家的贫穷地区亦是如此。即使在包括世界上许多最先进经济体的经济合作与发展组织(Organisation for Economic Co-operation and Development,OECD)的 35 个成员国中,作为劳动力市场计划一部分的康复方面的公共支出平均也仅占 GDP 的 0.02%。总体而言,WHO 将全球康复服务和投资的缺乏归因于六个关键因素:

- 缺乏战略规划,导致服务能力和基础设施分布不均
- 缺乏医疗基础设施,包括医院、诊所或设备
- 缺乏管理、协调和监督服务的机构
- 没有足够的医疗信息系统和交流策略
- 即便有必要的基础设施,复杂的转诊系统限制了康复服务的获得
- 缺乏失能人及其代表组织的参与。

总结

在过去的几十年里,流行病学、康复和失能研究领域在许多方面都遵循着平行的,甚至是独特的发展轨迹。每一门学科都有自己独特的重点、方法和实践。流行病学主要关注与健康相关的状态的频率、模式和决定因素,以便获得有益于公共健康的知识,而康复领域更多侧重于在个人水平进行干预,以保持或改善个体的功能和健康。失能研究人员则更直接地将重点放在中层和宏观社会因素以及公共政策上,这些因素或增加或减少社区失能人士参与主要生活活动的程度,或改善他们的整体福祉。当然,随着对失能本质越来越了解,这些领域必须以各种方式与其抗争。失能的本质是:

- 在生命过程中普遍存在的、动态的、多维的、预期的人类经历的一部分
- 对人们参与活动产生深远的、消极或积极的生物心理社会方面的影响
- 关注人与人之间的结构和功能差异,有些是医学上的差异,而有些不是
- 由个人层面的病损、中层和宏观层面的资源和机会以及所有层面的参与受限共同产生
- 与健康的社会决定因素(如贫困和教育)以及人口统计资料(如年龄、性别或种族/民族)相关
- 与健康的关系复杂,特别是考虑到失能人或非失能人慢性病的分布情况和心理健康状态时
- 在许多国家、地区或地方,一方面缺乏足够的投资、基础设施和/或协调,与此同时又常常伴随着对医疗保健、相关服务和社区支持的需求增加
- 始终包含人与环境相互作用

鉴于失能本质的多样性,上述领域以不同的方式或出于不同的目的来界定和评价失能就不奇怪了。这些学科关注不同的失能人亚群,或对失能的患病率或发病率、功能受限、活动受限或参与受限做出不同的估计同样也不足为奇。或许这些领域的反应也应该有所不同,例如是否包括基于流行病学知识的失能预防策略、减少功能受限对特定诊断人群的影响或减轻其程度的康复干预,或是消除限制失能人参与功能的身体或心理上的障碍。

在回顾本章所涵盖的内容时,如果说有一个失能的维度可以用来划分这三个领域,那就说明人们越来越普遍认识到环境在产生和形成失能经历方面所起的作用。从流行病学的角度来看,在美国和国际上,当不仅是个人,而且是社区甚至国家层面的经济资源匮乏或医疗基础设施较少时,失能的流行率会有所上升。从康复的角度来看,如果个人没有医疗保险或没有很好的协调机制让个人在医疗社区获得社区服务和支持时,功能受限可能会加剧。从失能研究者的角度来看,无论是实际的身体障碍、基于政策的和/或社会偏见造成的障碍都限制了失能人士可从事的活动,同时也威胁到了他们的健康和福祉。

共同关注环境将其作为一个关键的分析单元,也将对这三个领域今后的知识生产产生影响。如本章所述,我们目前对失能的了解大多来自临床、计划、管理或调查数据。这些数据来源通常依赖于作为分析单位的个人或条件,并以不同的组合方式来

描述感兴趣的失能人群。然而,即使每个领域都认识到周围环境的重要性,关于参与受限(或促进)的直接的环境评价方法的制订仍处于初级阶段。即便这些评价措施确实存在,它们也通常被用于失能研究人员进行的小规模的专题研究。发展区域或国家监测系统和方法,以及能够直接评估和估计社区的实际的、态度上、技术和法律上的可及性的国际可比性措施,是未来的首要目标。

致谢

这项工作由美国国立卫生研究院(National Institutes of Health,NIH)的内部研究计划资助。本章

所表达的观点不代表美国国立卫生研究院或美国政府的官方政策或立场,没有财务或其他利益冲突。

(刘宏亮、陈翰 译　张雯 审校)

11.e表

参考文献

11 参考文献

第 12 章　康复心理学

Daniel E. Rohe　●　Thida Han

本章首先回顾康复心理学的历史与现状,然后介绍康复心理师可以提供的直接和间接服务,并解释常用心理测量方法,及其在制订康复计划中的意义。最后一节探讨残疾适应理论。

康复心理学:历史和现状

历史

康复心理学侧重心理学知识和技术在残疾或慢性病个体中的研究和应用,目的是最大限度地改善其健康与福利、自立与选择、功能及社会角色参与[1]。康复心理学的初始推动力,来自 20 世纪上半叶两次世界大战的退役军人。第二次世界大战之后,美国退伍军人管理局开始重视躯体残疾者的心理问题,因而接纳心理师作为心理健康服务者。在此期间,职业治疗、物理治疗、物理医学与康复也发展成独立的学科。这些学科作为康复体系的组成部分,其诞生与成熟过程也互相重叠[2]。

随着康复机构中心理师的人数不断增加,对相关专业论坛的需求也随之显现。1958 年,隶属美国心理学会(APA)的康复心理学分会创立。

康复心理学的独特之处是基于价值的假设和信念。康复心理学"有价值的信念和原则"体现了"康复作为运动和哲学的独特特征"[3]。这些信念和原则见参考文献[4]。最近,20 个有价值的信念被整合成表 12-1[5]中的 6 个核心基本原则。这些基本原则使康复心理学成为动态的、以人为本的、肯定社会正义的、基于科学的心理学专业[4,6]。这些承载着价值的信念和原则具有预见性,预示了残疾人权利运动、独立生活运动和参与者行动研究。

表 12-1　康复心理学的基本原则

人与环境的关系	关于残疾人的归因,倾向于重视推定的素质,而不是可用的情境特征。对于残疾人来说,环境限制通常比个性因素更重要
局内人与局外人的区别	残疾人(局内人)知道慢性病的生活是什么样的(如有时充满挑战但通常可控),而缺乏相关经验的随机观察者(局外人)则认为残疾是无法改变的,全面的,并且肯定是负面的
残疾适应	应对残疾或慢性病是一个持续不断的动态过程,它有赖于对社会和物理环境做出建设性的改变
心理社会财富	残疾人拥有或可以获得个人或心理品质,减轻残疾带来的挑战,并丰富日常生活
身体状态的自我感知	身体状态的体验(如疼痛、疲劳、痛苦)是基于人们对现象的感知,而不仅仅是基于实际感觉。态度、期望或环境条件的改变可以建设性地改变感知
人的尊严	不论残疾或慢性病的原因或严重程度如何,所有人都应受到尊重、鼓励和有尊严的对待

经 Dunn DS, Ehde DM, Wegener ST 许可转载。The foundational principles as psychological lodestars: theoretical inspiration and empirical direction in rehabilitation psychology. Rehabil Psychol. 2016;61:1-6.

现状

康复心理学创立伊始,康复心理师就为了将其变成名副其实的独立学科而不懈努力。Sherwin 对于该领域的发展进行了全面的综述[2]。

康复心理师通常有临床心理学或咨询心理学博士学位。康复心理师的培训和资格认证在过去 20 年里发生了很大变化,原因主要有 3 个方面。

首先,美国心理学会(APA)采用的教育模式是,研究生课程为通识课程,专业课程放在博士后阶段。1995 年,康复心理学分会颁布了康复心理学的博士后培训大纲[7]。2007 年,Stiers 和 Stucky[8] 指出,有必要提供标准化的课程和项目评估工具。因此,2012 年召开了"巴尔的摩会议",为康复心理学博士后培训项目的结构和过程制订了大纲。目前有 15 个官方认证的培训项目[9,10]。

第二个主要原因是美国康复心理学委员会(ABRP;www. abrp. org)于 1995 年成立。ABRP 是美国职业心理学委员会(ABPP)的分支,后者是对心理学亚专科进行认证的心理师组织。ABRP 对该专业的定义和基于胜任力的实践标准提供了全面的理论架构[11,12]。这些标准包括基本胜任力(有博士学位的全部心理师通用)和康复心理学特有的专业能力。基本胜任力包括以下方面:人际交往、个人和文化多样性、伦理和法律基础以及职业认同。专业能力包括以下方面:评估、干预、咨询、患者保护和职业发展[13]。若要获得该委员会证书,就必须完成康复心理学的博士后培训,外加三年的相关临床经验。

第三个主要原因是 2015 年 APA 职业心理学专业与水平认可委员会(CRSPP)将康复心理学认可为专业(http://www. apa. org/ed/graduate/specialize/rehabi-litation. aspx)。APA 的专业认证使得康复心理师巩固了独特的专业身份,这是一个重要的里程碑。综上所述,明确的培训标准、委员会认证和专业认可这三个进展为康复心理学领域持续增长和发展提供了平台。

随着康复心理学领域的发展,WHO 和美国残疾、独立生活与康复研究所提出了残疾由生物医学模式向社会学模式转变的范式。这种范式转变支持和强化了康复心理学的"基础原则"[14]。

下一节介绍的直接和间接服务,反映的是住院医疗康复机构中常见的服务。对门诊患者也提供类似的服务。将这些服务用于门诊、社区、远程医疗和重症监护室时,会相应地进行调整[15,16]。2011 年《世界残疾报告》强调了康复心理学在解决残疾人需求中的重要性[17]。康复机构认证委员会承认康复心理学的价值,强制要求在急性和亚急性康复机构中,康复团队必须有康复心理师。虽然保健服务模式不断改变,但是改善慢性病和残疾患者的生活质量始终是康复心理学的核心目标。最终,保健服务系统覆盖的范围会非常广泛,侧重于预防、多学科健康服务团队的交流以及对效果的测量[18]。

直接服务

临床访谈

心理师与患者的初次接触对发展治疗关系至关重要。这个过程可能发生在转入康复科以前,因为在重症监护病房时,康复心理师就已经开始进行干预了[15,19,20]。患者是否期待与心理师见面,取决于以前与心理健康专业人员的接触,或者与其他团队成员(特别是医师)的交流。在介绍环节,心理师会向患者解释:综合性康复治疗包括帮助患者处理与慢性病或残疾初期有关的思维和情感问题。患者一旦发现与心理师接触是综合性康复的常规部分时,常常会放松下来。

首次访谈可能持续 1h 以上。对于有认知损害的患者,可能需要足够长的时间,才能综合评定其信息处理能力与情绪状态。进一步评估需要等待患者认知状态改善,或者需要与知情的家属交流。对于无认知损害的患者,初次访谈的时间取决于其躯体状况或社会问题的复杂性。首次访谈有两个主要目标。首先,需要全面收集患者的社会背景信息。框 12-1 列出了有关患者生活经历的常见问题。这些资料有助于了解患者既往的学习经验,后者可能会影响其对康复的态度和行为。第二,心理师努力从患者的角度理解残疾,最关键的问题是:"残疾对于患者及其生活意味着什么?"随着美国人口老龄化及多样化,必须通过患者独特的文化背景了解残疾的意义[21,22]。建立有意义的治疗关系,其前提是花足够时间了解患者的观点。

框 12-1　初次访谈时需要获得的心理社会信息

- 原生家庭资料
- 姓名、年龄、职业、婚姻状况、父母和兄弟姐妹居住情况
- 宗教信仰
- 早年成长过程中家庭的稳定性
- 近亲和远亲中的重要精神障碍病史，包括性虐待、物质依赖、自杀或精神科住院史
- 相关的患者信息
- 教育背景和学校成绩
- 职业史
- 非职业活动和爱好
- 适应结构化环境的历史，例如学校、工作和兵役
- 社会适应，包括逮捕、物质依赖治疗或精神科诊断
- 先前与医院和保健系统的联系
- 受伤前的压力
- 过去最难但必须应对的损失；在该事情上成功的情况
- 过去与残疾人的联系
- 家庭结构
- 姓名、年龄、与配偶子女的关系
- 与当前配偶约会和性关系的情况
- 婚姻的调整
- 了解患者的看法
- 患者对残疾原因和可能病程的理解
- 患者在残疾发生时的初步想法（如果有外伤）
- 患者的当务之急
- 患者认为自己对当前情况应对得如何
- 患者对残疾将如何改变生活方式的看法，包括人际关系、职业前途和自我概念
- 与医院急诊科相比，患者对康复科的行为期望的了解
- 患者的自尊或就业与体格或身体技能相关的程度
- 患者与心理师会面时的舒适程度
- 过去成功应对压力的技巧
- 用于获得和保持对环境控制感的技能

患者往往面临他们不能完全理解的医疗处境。康复心理师花费大量时间对患者进行心理教育，帮助他们了解其躯体疾病及其对未来的影响[23-25]。焦虑和恐惧通常会阻碍患者与康复团队的交流。让残疾者表达自己的观点（包括认知和情感方面），并以支持和澄清的方式回应，具有独特的治疗意义。

康复心理师是一个困难的角色。他们是康复团队成员，但是有维护私密性治疗关系的责任。患者有时候会吐露一些非常敏感，或不适合与其他团队成员分享的信息。若团队其他成员直接询问此类信息，心理师或许需要解释该信息是保密的。不太敏感的一般信息可以写在首次访谈记录中。后续访谈情况可以记录在病历中。访谈频率取决于治疗目标、心理困扰、行为失控的可能性、团队成员的担忧和人员多少。

标准化评估

因为临床访谈主观、耗时，康复心理师使用标准化测验以加快评估，促进干预[26]。本节将介绍测量人格、心境、智力、学术成就的常用工具。其中，会较为详细地介绍神经心理和物质滥用方面的评估。

人格

人格测验指对个人特征的测量，包括情感状态、人际关系、动机、兴趣和态度。在人格测量上，有两个问题存在争论：其一，不同情境下人格特征是稳定的，还是某种情境下特有的[27]；其二，在何种程度下，某一人格特征反映的是暂时的状态，而不是稳定的基本特征。Johnson-Greene 和 Touradji[28] 对人格在康复效果和残疾适应中的作用进行了综述。最常用的人格问卷是明尼苏达多相人格问卷 2（MMPI-2），也可以用其修订版（MMPI-2-RF）。第二常用的是人格评估问卷（PAI）。与康复有关的两种非病理性或"正常"的人格测验是 NEO 人格问卷 3（NEO-PI-3）和 Strong 兴趣问卷（S II）。

明尼苏达多相人格问卷 2（MMPI-2）

MMPI-2 是 MMPI 的修订版，是使用最广泛、研究最透彻的客观人格测量工具[29-31]。MMPI-2 由描述思维、情感、观点、态度、身体和情绪症状以及过往生活经历的问题组成。MMPI-2 最初设计用于获得与主要精神科综合征相关的人格因素的信息。567 个是非题被分为 10 个临床量表（e 表 12-1），其精神科标题尽管互相独立，却能反映人格的诸多重要方面。组成量表的每个题目都是通过统计学确定的。只有经认真诊断的一群患者（如抑郁症患者）对某个问题的回答在统计上不同于另一类患者（如精神分裂症患者），并且不同于正常人时，这个条目才会被选用。

10 个临床量表的解释需要借助于 4 个效度量表（e 表 12-1）。这些效度量表测量受试者的应答方式，如读写能力、合作、诈病、理解和防御。一些特殊的量表有助于预测康复动机、头痛易感性和发生酒精依赖的倾向。此外，对于多发性硬化和脊髓损伤患者，也有常模[32]。常模以标准分报告，均值为 50 分，标准差为 10 分。大于等于 65 分，是区分正常和异常最可靠的分界点。

MMPI-2 需要 8 年级阅读水平，仅供 18 岁及以上成年人使用。MMPI-A 是适用于青少年的版

本[33]。MMPI-2 大约需要 90min 完成。可以使用计算机算分,但是仍然需要有经验的心理师来解释结果。种族、社会经济地位、独特家庭环境、种族背景和躯体残疾等多种因素都可能影响 MMPI-2 的评分[34]。对于躯体疾病患者和康复患者,需要了解这些常见的偏差才能正确解释 MMPI-2[35]。

明尼苏达多相人格问卷 2-修订版

明尼苏达多相人格问卷 2-修订版(MMPI-2-RF)代表了 MMPI 的不断发展[36]。原来的 10 个临床量表存在相互关联、条目重叠和异源性条目内容等问题。为了解决这些问题,通过识别每个临床量表的主要特色"核心"成分,衍生出一套九个修订临床量表(RCS)(e 表 12-2)。Tellegen 等[37]提供的数据证明,RCS 改善了心理测量特性,包括信度改善、量表相互关联减少及聚合效度和区分效度改善。RCS 修订后,增加了 23 个特定问题量表,比如周身不适、自杀观念、易怒、物质滥用、羞怯和被害观念。MMPI-2-RF 共有 8 个效度量表和 3 个高级量表,后者分别是情绪/内化功能障碍、思维功能障碍、行为/外化功能障碍。MMPI-2-RF 共有 338 个题目,完成需要 35 ~ 50min,以及六年级以上阅读水平。

人格评估问卷(PAI)

PAI[38]是自评问卷,有 344 个题目,用于评估成人人格和精神病理的多个领域。每个条目的答案分为 4 个等级:非常符合,基本符合,略微符合,不符合。PAI 适用于 18 岁及以上的成年人,需要四年级以上阅读水平,50 ~ 60min 可完成。

PAI 的优点很多。首先,用于问卷开发和条目选择的理论构建和验证方法非常出色。该问卷设计用于反映所测情绪和人格特点的广度和深度。其次,PAI 达到并超过公认的信度和效度测试标准。第三,认真进行了临床和非临床常模性抽样,可以代表美国人口。最后,很多量表与康复人群直接相关,包括反映情绪状态(焦虑、抑郁、躁狂),身体状态(躯体不适),行为特征(边缘特征,反社会特征)和物质滥用(酒精问题、毒品问题)的量表。PAI 的理论架构合理,需要的阅读水平较低,结构简洁,心理测量指标出色,常模得力,临床实用性强,研究基础不断夯实,因而被广泛应用。

NEO 人格问卷 3

NEO 人格问卷 3(NEO-PI-3)集几十年人格研究成果之大成,以"五因子模型"归纳了人格特质[39-40]。这五大人格特质为神经质(neuroticism,N)、外向性(extraversion,E)、开放性(openness,O)、宜人性(agreeableness,A)和责任心(conscientiousness,C)。每个因子量表有 6 个分量表。神经质是指容易遭受负面影响(如焦虑、愤怒和沮丧)的倾向。该领域反映的是自我意识、适应不良、不合理想法、感情脆弱和冲动控制困难。外向性指与人交往热情、喜欢社交、自信、活泼、寻求刺激和体验正面情绪的倾向。开放性指的是想象力丰富、审美素养好、情感丰富、喜欢不同的事物、好奇心强和独立判断力。宜人性包括信任、直率、替他人考虑、善于处理人际冲突、谦虚和具有同情心。责任心包括有竞争力、组织力、可靠、努力获得成就、自我约束、行动前深思熟虑。

问卷共有 240 个题目,采用从"极度不认同"到"极度认同"的 5 级评分。问卷可用于 12 岁以上人群。青少年(12 ~ 20 岁)和成人(21 岁及以上)有不同的常模。问卷需要五年级阅读水平,30 ~ 40min 完成。NEO-PI-3 有自我评分表(S 表)和观察者评分表(R 表)。这种双表形式在人格测量工具中独一无二,对于康复研究特别有用。同样值得注意的是,NEO-PI-3 题目中未提及躯体功能和感觉,这可能会影响躯体残疾受试者的回答。

NEO-PI-3 有两个缺点。它假定所有的受试者都是诚实的,没有提供不易察觉意图的题目或效度量表。此外,该问卷虽然用于测量稳定的人格特质,但是如果受试者在异常痛苦的状态下填写,其结果可能会部分反映暂时的情绪状态。

NEO-PI-3 及其之前的版本已经被广泛应用于研究中。网站 www.parinc.com 包含了使用该工具的 2 500 多项研究的参考文献。这些研究的参与者有各种残疾和慢性病,包括烧伤、慢性疼痛、心肌梗死、系统性红斑狼疮、多发性硬化、糖尿病、慢性疲劳、癌症、脑外伤和脊髓损伤。例如,Rohe 和 Krause 将 NEO-PI-R 应用于外伤性脊髓损伤后 16 年的男性[41]。在认真、自信和活泼方面,受试者得分较低;而在寻求刺激和幻想方面,受试者得分较高。这些结果对坚持康复治疗有负面影响,但对长期应对有积极影响。随后一项研究发现,抑郁量表得分高与适应性较差有关,而对人热情和积极的情绪与预后较好有关[42]。

Strong 兴趣问卷

Strong 兴趣问卷(SⅡ)过去被认为是职业兴趣的测评工具,然而研究证实它可以作为人格测评工具[43]。SⅡ是研究最深入、最受关注且常用的心理测验之一。SⅡ要求被试从"很喜欢"到"很不喜欢"

采用 5 分制表明其兴趣水平,对职业、主题、活动、娱乐活动和人进行评分。最后一部分要求受试者对自己的 9 项个人特质进行评估。完成测试需要 35~40min,8~9 年级阅读水平[44]。

SⅡ有四个量表,其中的一般职业主题量表是基于 Holland 的特质理论[45]。Holland 根据人格与兴趣的因素分析结果,得出 6 种基本人格类型,即现实型、研究型、艺术型、社会型、企业型和常规型。Rohe 和 Athelstan 在全美抽取脊髓损伤患者进行了 SⅡ测验[46]。与过去的研究相反,他们发现外伤性脊髓损伤患者具有独特的人格特点。这些特点包括喜欢需要人与物(如机械)互动的活动,不喜欢需要与数据或人进行密切、复杂互动的活动。Malec 使用 Eysenck 人格问卷对外伤性脊髓损伤患者进行测评,发现他们的人格特点与 Rohe 和 Athelstan 的研究结果类似[47]。

Rohe 在文献综述中指出,当残疾是外伤所致,且继发于个人行为时,文献中关于残疾与人格特征缺乏联系的阐述似乎不准确[48]。他指出,以前的文献要么采用病理导向的测验(如 MMPI),要么研究对象的残疾不是与其行为相关的外伤所致。另一项研究试图确定,与脊髓损伤相关的人格特质在历经数年的残疾生活之后是否发生变化。该研究表明,这些人格特质在平均 10 年间都保持稳定[49]。Rohe 和 Athelstan 对上述人格稳定性研究进行了追踪调查,发现脊髓损伤的男性患者在 11 年的随访期中,其人格特质保持一致[50]。

MMPI-2、MMPI-2-RF、PAI、NEO-PI-3 和 SⅡ是与临床康复机构相关的 5 种人格测验,有助于回答诊断和治疗问题。例如,可以使用人格测验来识别患者配合医学干预或医院环境的意愿。了解人格特征有助于预防不良的干预措施,并在治疗环境中最大限度地提高患者依从性。

情绪

患者的情绪问题是最令康复团队成员担忧的问题之一,也是进行心理评估的常见缘由。虽然某些情绪变化可以视作对外伤的适应性反应,但是严重的情绪症状可能干扰患者参加康复计划。抑郁是一个不准确的术语,描述的是从"心情低落"到抑郁症之间不同程度的情绪状态。抑郁症在康复人群中的发生率和患病率一直是重大研究和争论的焦点。残疾后立即评估抑郁会比较复杂,因为受到睡眠障碍、疼痛和食欲减退等医疗和环境因素影响。通过评估工具和临床访谈,康复心理师可以帮助治疗团

队区分适应性的情绪变化以及临床上明显的抑郁或焦虑。在康复机构中有三种简要的、心理测量品质良好的筛查工具可用:患者健康问卷-9(PHQ-9)[51]、贝克抑郁问卷快速筛查版(BDI-FS,用于评估抑郁症状)、广泛性焦虑障碍量表-7(GAD-7,用于评估焦虑症状)。PHQ-9 和 GAD-7 是在医疗机构开发和验证的。焦虑障碍和抑郁障碍有很高的共病率,但是属于不同的疾病。因此,为了更有效地识别有可能从治疗中获益的患者,两种评估工具都需要使用[52]。早期识别和治疗这些情绪症状,可以最大限度地帮助患者康复。PHQ-9 和 GAD-7 都是免费的,被翻译成多种语言,可以在 PHQ 网站下载(www.phqscreeners.com)。

患者健康问卷-9(PHQ-9)

PHQ-9 是一个简短的测试工具,让患者填写过去两周里被 9 个抑郁症状困扰的程度(框 12-2)。根据症状的出现频率,每个条目的评分为 0、1、2、3。总分范围为 0~27。10 分是推荐的临界值,大于 10 分就应引起注意,因其可能有临床意义,需要进一步评估。抑郁症状的严重程度可以进一步分为轻度(5~9 分)、中度(10~14 分)、中重度(15~19 分)、重度(20~27 分)。该工具对不同时间的症状变化非常灵敏[53]。PHQ-9 是为非特异性躯体症状发生率高的躯体病患者开发的。PHQ-9 包含躯体症状条目,有可能影响准确的诊断,因此临床医师有必要确认阳性结果不是躯体疾病或者丧亲造成的。PHQ-9 对于检测康复人群的抑郁症状是一个很有用的工具[54,55]。

框 12-2　PHQ-9 条目

在过去 2 周内,你出现以下困扰的频率是多少?
选项:(0):从不;(1)数日;(2)超过一半的日子;(3)几乎每天
1. 做事时没有兴趣或不开心
2. 感到心情低落,沮丧或绝望
3. 入睡困难,睡不踏实或睡眠过多
4. 感觉疲惫或没有精力
5. 食欲缺乏或吃得太多
6. 觉得自己很糟,或感觉自己很失败,或让自己和家人失望
7. 对事物专注有困难,例如读报或看电视时
8. 动作或说话速度缓慢到别人已经察觉?或正好相反——烦躁或坐立不安,以至于动来动去的情况明显多于平常
9. 有不如死掉或用某种方式伤害自己的念头

由 Robert L. Spitzer 博士、Janet B. W. Williams,Kurt Kroenke 及其同事开发,并得到了辉瑞公司教育基金的资助。无须许可即可复制、翻译、展示或传播。

贝克抑郁问卷快速筛查版(BDI-FS)

用于患者的 BDI-FS[56] 是一份自评问卷,可以筛查成人和青少年的抑郁症。这些题目是从原始的 21 项贝克抑郁问卷-Ⅱ[57] 中选取出来的,关注抑郁的认知和情感部分,系统地排除了躯体症状相关的题目。BDI-FS 由 7 组各 4 个句子组成,包括悲伤、悲观、过去的失败、愉快感丧失、自我厌恶、自我批判和自杀想法。4 分属于轻度抑郁,8 分是抑郁症患者的平均值。完成该问卷需要 5min。该问卷具有良好的信度和效度。7 项问卷和 21 项问卷的相关系数是 0.91。已有研究支持其在多发性硬化[58]和卒中[59]患者中的应用。

广泛性焦虑障碍量表-7(GAD-7)

GAD-7 是针对常见焦虑症状的筛查工具,共有 7 个题目。GAD-7 的题目是基于 DSM-Ⅳ 中广泛性焦虑障碍的诊断标准(框 12-3)[52]。GAD-7 对于筛查惊恐障碍、社交焦虑障碍和创伤后应激障碍具有很好的敏感度和特异度[60]。根据患者被每种症状困扰的频率,选择 0、1、2、3 不同的等级。总分为 0~21 分。得分超过 10 分的患者在临床上有显著焦虑,需要进一步评估。5 分、10 分和 15 分作为分界值,用于区分轻度、中度和重度焦虑。GAD-7 已用于包括多发性硬化症患者在内的康复人群中[61]。

框 12-3　GAD-7 条目

在过去 2 周内,你出现以下困扰的频率是多少?
选项:(0)从不;(1)数日;(2)超过一半的日子;(3)几乎每天
1. 感到紧张、焦虑或不安
2. 无法停止或控制忧虑
3. 过分担心不同的事情
4. 很难放松下来
5. 坐立不安,很难保持静止
6. 变得容易生气或发火
7. 感到害怕,似乎将将有可怕的事情要发生

由 Robert L. Spitzer 博士、Janet B. W. Williams、Kurt Kroenke 及其同事开发,并得到了辉瑞公司教育基金的资助。无须许可即可复制、翻译、展示或传播。

智力

智力测验总分可以作为评估一个人解决问题能力的总体指标,通常指 IQ 值或智商分。该总分是采用宽泛的标准(如学业成就或职业成功)进行验证的。此类测验包括很多子测验,分别代表智力的不同侧面,但是通常侧重需要语言能力的任务上。最常用的智力测验工具是韦氏成人智力量表-Ⅳ(WAIS-Ⅳ)[62]。

韦氏成人智力量表-Ⅳ(WAIS-Ⅳ)

WAIS-Ⅳ 是 WAIS 的第 4 版,是智力和认知功能的测验,需要 60~90min 完成,并且必须由训练有素的检查者实施。大样本常模的年龄在 16~90 岁之间,并按性别、种族/民族、受教育水平和美国所在区域进行了分层[63]。WAIS-Ⅳ 包含 15 个子测验,其中 10 个是用于计算综合得分的核心子测验。5 个补充子测验可用于拓宽样本的认知功能范围,并且在有临床指征时替代核心子测验。e 表 12-3 列出了这些子测验,并按施测顺序列出了所测验的内容。所有 WAIS-Ⅳ 子测验分数均已经过年龄校正,并以 10 为平均值、3 为标准差进行了标准化。该测验超出了信度和效度的所有标准,并与其他认知功能测验工具高度相关。

WAIS-Ⅳ 子测验分为 4 个指数量表:言语理解指数(verbal comprehension index, VCI)、感知推理指数(perceptual reasoning index, PRI)、工作记忆指数(working memory index, WMI)和加工速度指数(processing speed index, PSI)。指数得分是根据相应量表的核心子测验分数算出来的。与传统的 IQ 得分一样,指数得分的平均值为 100,标准差为 15。全面智商(full scale IQ, FSIQ)分数来自各项指数得分,这是衡量一般智力水平的指标。

除了 5 个综合得分外,通用能力指数(general ability index, GAI)可以作为 WAIS-Ⅳ 的可选综合得分,该指数为口头理解和感知推理子测验的得分之和)。GAI 受工作记忆和加工速度影响不太大。这在有神经心理缺陷时可能有用,因为这些领域的表现更有可能受到影响。一般而言,FSIQ 被认为是整体认知功能的最有效测量指标,因为工作记忆和加工速度是认知功能全面评估的重要组成部分。

与较早的版本相比,WAIS-Ⅳ 使用了更多的视觉刺激,口头指示更容易理解,减少了测验时间,有更多的训练项目以确保对任务的理解,较少强调运动要求,也不强调较快完成测验时给予分数奖励。这些改变使 WAIS-Ⅳ 成为评估老年患者以及感觉和运动障碍患者的理想选择。

考虑到智商得分的情感意义,心理师通常会把智商得分及其相关讨论转变成百分位数或者不同类别(表 12-2)。当患者询问测验结果时,建议告之百分位数或者类别。智力测验有助于理疗师为患者的学习速度和复杂性设定适当的期望值。它们也可以为确定器质性脑功能障碍奠定基础,并为失业后的职业规划提供指导。

表 12-2　韦氏成人智力量表 IQ 分数、
百分值范围和等级分类

IQ 分数	百分值	等级分类
130 及以上	98 及以上	极优秀
120～129	91～97	优秀
110～119	74～89	中上
90～109	25～73	中等
80～89	9～23	中下
70～79	2～8	边缘
69 及以下	<2	极低

学业成就

在康复机构中,一个经常被忽视但仍然重要的因素是学业成就。阅读和数学成绩不仅在住院康复期间,而且在长期的教育和职业规划中,都非常重要。从填写医院表单,到将想法写入患者教育材料等任务中,患者的阅读水平是潜在的限制因素。在美国,平均阅读水平为六年级,即阅读报纸所需的水平。但是,患者教育资料通常反映的是编写者的阅读水平。由于患者的阅读水平低于全美平均水平,他们越来越需要依靠口头指导和视听材料。患者在记录液体摄入量和正确服用药物剂量时,往往需要用到数学。两种常用的阅读和数学测量工具是广度成就测验 4(Wide Range Achievement Test-4,WRAT-4)和 Woodcock-Johnson 心理教育成套测验-Ⅳ(Woodcock-Johnson Psycho-Educational Battery-Ⅳ)。

广度成就测验 4

WRAT-4 是 WRAT[64]的现行版本。该测验通过评估正确的单词发音、正确的句子填空、正确的拼写和基本的数学技能,来评估阅读、拼写和数学成绩。WART-4 适用于 5～94 岁的人群。完成整个测验需要 30～45min。结果以标准分数、百分位、标准九分、同等年级和 Rasch 能力量表评分的形式呈现。WRAT-4 是可靠的。全美样本 3 000 人按照年龄、性别、种族、地域和受教育程度分层,可以代表美国人口。

Woodcock-Johnson 心理教育成套测验-Ⅳ

Woodcock-Johnson 心理教育成套测验第 4 版(WJ-Ⅳ)在 2014 年出版,包括 3 个不同的、有共同常模的成套测验:成绩测验、认知功能测验和口语测验[65]。WJ-Ⅳ设计用于测量一般智能、基于 Cattell-

Horn-Carroll 认知功能理论的广义或狭义认知功能[66]、学术能力和学术知识。这 3 个部分可以单独使用,也可以合并使用[67]。目前的常模数据基于全美代表性样本,包含 7 416 名个体,年龄范围为 2～90,来自不同地域的多样化社区。也有用于评估西班牙语种人群的其他表格和选项。简化的施测和解释程序有助于评估残疾人。

在康复机构中,WJ-Ⅳ成就测验[68]对于复学或恢复工作相关的评估尤其有用。该成套测验由 11 个标准子测验和 9 个扩展子测验组成,分为 4 个广泛的课程领域:阅读、数学、写作和学术知识。5 个标准子测验用于确定阅读成绩:字母-单词识别、段落理解、猜读词汇、朗读和句子阅读流畅度。所得分数反映了基本或广泛的阅读技能、阅读理解、流畅度和速度。数学成绩基于 3 个标准子测验:应用题、计算和数学流畅度。写作成绩基于 3 个标准子测验:拼写、写作短文和句子写作流畅度。测验成绩以年龄和年级校正过的百分位数报告。当需要一个基础广泛、结构良好的智力测验时,WJ-Ⅳ认知功能测验[69]可以替代 WAIS-Ⅳ。可变-固化认知功能总分可用于与学业成绩、语言能力和认知加工的其他测量工具进行比较,从而确定各个领域的相对优势和劣势。最后,使用先前的认知和成就成套测验,以及专门用于测量语言的狭义的新测验,开发了 WJ-Ⅳ口语测验[70],用于检验语言对学生学业和认知表现的影响。多项研究表明,WJ-Ⅳ分数与认知功能、口语能力和学习成就的其他测量工具相关[71]。

神经心理评估

患有认知功能障碍的人是接受康复服务的最大群体之一。大多数人的认知缺陷是短暂的,但也有一部分是终身的。对于后者,认知缺陷不仅使其学习独立生活技能变得复杂,而且还会决定其未来的生活安排、社会交往和职业前景。在这两种情况下,康复心理师或神经心理师往往需要澄清认知缺陷的性质和类型。本节介绍了评估认知状态的 5 种筛查工具:Galveston 定向和遗忘测试(Galveston orientation and amnesia test,GOAT)、定向日志(orientation log,O-LOG)、蒙特利尔认知评估(Montreal cognitive assessment,MoCA)、Cognistat 和神经心理状态重复性成套测验(repeatable battery for the assessment of neuropsychological status,RBANS)。下面将介绍综合性神经心理评估的结构和过程。

认知状态的筛查工具

医师经常会遇到一些患者因器质性脑功能障碍而无法从强化康复计划中受益。使用不同长度的筛选工具，康复心理师能够快速评估患者的认知状况，并将此信息传达给康复团队。

Galveston 定向和遗忘测试（GOAT）

由 Levin 及其同事研发的 GOAT[72] 可评定脑损伤后的遗忘和定向障碍。该量表有 10 个问题，侧重询问时间定向、对生平信息的回忆和近事记忆。满分为 100 分，扣除错误分数得出总分。可以在床旁使用 GOAT 筛查有言语反应及理解力的患者。GOAT 的标准化样本是 50 位轻度闭合性脑损伤恢复期的年轻患者（平均年龄 23 岁），这些患者通常有一过性意识丧失。分数低于对照组（≤65 分）为有损害，66~75 分为边缘状态，75 分以上为正常。最困难的是评估患者回忆损伤前事件的准确性。需要的话，GOAT 还可用于客观评估是否会出现创伤后遗忘症（posttraumatic amnesia，PTA）[73]。GOAT 的效度数据是将创伤后遗忘症的时间与初始神经损伤变量和 Glasgow 结果量表得分进行比较得出的。在这两种情况下，GOAT 评分可以区分头部损伤的严重程度。无昏迷患者若认知功能恢复良好，可以与家人和康复小组成员进行有意义的讨论。创伤后遗忘症出现时，提示需要进行更全面的神经心理测试，以便制订康复和出院后计划。GOAT 不太适合非外伤性脑损伤者，因为有些问题直接与外伤有关。对于失语症患者，已经开发一种改良的选择题版本（AGOAT），因此言语表达受损不会影响对定向障碍或遗忘症的评估[74]。AGOAT 的 90 分对应于标准GOAT 的分界值 75 分。

定向日志

定向日志（orientation log，O-LOG）是一种定向力的量化测量工具，在床旁 3~15min 就可以完成，具体时间取决于需要的提示多少。开发 O-LOG 的目的是解决 GOAT 的某些局限性，并适用于多种人群（如脑外伤、脑血管意外、肿瘤、感染性疾病和退化性疾病）。其常模建立于 90 名已完成住院康复的轻中度或重度脑外伤患者，并且在获得性脑损伤患者中具有良好的评定者间效度和内部一致性[75]。O-LOG 可以用于定向力的连续评估，在评分表上有一个图表，可以记录随时间变化的情况。该工具有 10 个问题，用于评估患者对地点、时间和环境的觉察。在使用 O-LOG 过程中，若出现错误的回答，评估人员应该在下一个最高级别处进行提示。对于评估环境定向力的问题，患者必须证明自己知道发生了某件事（如机动车事故、卒中等），以及该事件的影响（如脑损伤持续存在）。总分范围为 0~30。25 分或以上代表定向力完整。在脑外伤人群中，O-LOG 与 GOAT 及创伤后遗忘症持续时间的估计值具有相关性[76,77]。该工具免费使用，不需要任何设备或专门培训。

蒙特利尔认知评估（MoCA）

MoCA 是第一个专门设计用于检测轻度认知损害（mild cognitive impairment，MCI）的简短筛查工具。轻度认知损害是介于正常认知老化和痴呆之间的一种状态[78]。Nasreddine 等人设计 MoCA 的目的是，以最短的时间评估轻度认知损害患者经常受影响的认知领域[79]。MoCA 只有一页，共 30 道题目，10min就可以完成。MoCA 的任务包括：5 个词语的学习和延迟回忆，画钟，复制立方体，字母数字连线，词语流畅性，言语抽象性，对敲击任务的持续注意，连续减法，数字顺背和倒背，三个物体的对证命名，复述句子，时间和地点定向。MoCA 检测轻度认知损害的敏感性和特异性都很高[80,81]。它是免费提供的（www. mocatest. org），已被翻译成 17 种语言。得分26 分或以上为无受损，26~21 分为轻度认知损害，21 分以下提示阿尔茨海默病。住院康复机构需要快速、有效地筛查轻度认知功能障碍时，使用 MoCA可以获得很多帮助。

Cognistat

Cognistat[82]，以前被称为《神经行为认知状态测验》，用于快速评估定向力、注意力、语言、结构（视空间）、记忆、计算和推理（执行功能）能力。这是一个标准化测验，适用于青少年（12~17 岁）和成人（18~84 岁）。完成测验通常需要 15~30min，具体时间取决于认知损害程度。Cognistat 在大多数测试领域采用的是筛选和测量方法。测试结果以图形显示，标出各个领域的功能是处于平均水平，还是处于受损（轻度、中度或重度）范围。该测验可用于筛查认知功能各个领域的损害，这与大多数认知筛查工具给出的是总分不同[83]。有几项研究支持 Cognistat 在内科和神经科患者中的使用[83-85]，并且脑外伤患者在住院康复期间的表现与伤后 1 年的临床结局显著相关[86]。

Cognistat 有一些局限性,包括常模数据有限[87]、天花板效应、测试健康的社区居民时信度低[88]及对受教育程度较低者需要解释如何操作[89]。该工具既不能区分不同类型的痴呆[90],也不能区别卒中的不同位置[85]。它对于检测脑损伤后特定或细微的认知障碍可能不太敏感[88]。人们还对筛选和测量方法的准确性表示担心,使用全部测量项目可以减少假阴性的可能性,并更好地估计脑血管意外患者的认知功能[87,91]。

最近发布的新的计算机版和网络版 Cognistat 改进了一些功能,包括测试过程中的引导、自动评分、创建用于纵向评估的电子数据记录以及临床小组之间的数据共享。还提供了两个附加的记忆词表,以方便重复测试。此外,要求检查者识别可能影响测试结果的因素(如感觉障碍、疼痛、情绪症状、既往学习障碍、睡眠或中枢神经系统活性药物),以减少检查者得出假阳性结果的可能性。其他改进包括 5min 的测试版本(Cognistat 5),可以反映轻度认知损害和痴呆风险的 MCI 指数,以及被翻译成 11 种语言。

可重复的成套神经心理状态测量(RBANS)

RBANS 是一组简短的测验,填补了认知状态简短筛查工具和全面神经心理评估之间的空缺。RBANS 是一个独立操作的测验,完成大约需要 30min。RBANS 适用年龄为 12~89 岁,其常模是经过分层的、在美国有代表性的健康人样本[92]。12 个子测验分为 5 个认知领域:即刻记忆、视觉空间推理、语言、注意力和延迟回忆。也可以计算量表总分。该测验有复本以及基于平板电脑的版本。RBANS 在急诊可用于筛查广泛的、中等水平的认知障碍,也可以追踪认知功能随时间的改善或恶化。

神经心理评估的目标

神经心理评估的主要目标是描述脑与行为之间的关系[93,94]。此外,人们越来越重视开发新方法来评估脑损伤患者的康复潜力、功能恢复能力、有效的认知修复方法[95-99]。例如,Sherer 等人[100]证明,早期简短的认知评估与颅脑损伤程度指标相结合,可以更可靠地预测长期就业情况。Miller 和 Donders[101]证明,在脑外伤儿童的急性康复期进行神经心理评估,可以显著增强对 2 年后教育成果的预测作用。遗憾的是,大多数神经心理测试的主要目标都是诊断,而不是预测或修复[102,103]。预测若想达到最佳效果,需要有新的方法来评估环境,并特别关注神经心理测试的生态效度[102,104]。

在住院康复期间,对脑损伤的诊断就没那么重要了,因为脑损伤通常是患者来康复科的原因。康复团队成员更关心的是,患者对损伤的理解程度,患者能从康复服务中获得多少帮助,以及患者在居家环境中的功能问题。由于损伤才发生不久、疲劳以及急性康复住院时间较短,耗时较长的成套测验并不适用。在这些情况下,康复心理师可以采用上节介绍的筛查工具评估患者目前的认知功能,将结果告知患者、家属以及康复小组。这些结果可以在小组讨论中或者医疗记录中提及。还需要找出影响患者出院的认知、行为和情绪问题。全面的成套神经心理测试可以用于门诊患者,以便更充分地评估认知功能,制订治疗计划,并为患者提供监护、重新驾车以及重返工作岗位等方面的指导。关于患者在复杂环境中发挥功能的情况,没有任何单一的测验能够回答所有问题;因此,经验丰富的心理师会根据个人史、行为表现、医学和心理信息来选择适当的测验,并解释测验结果。

综合神经心理评估的结构和过程

在门诊康复中,关于随访时进行何种神经心理评估,没有明确的标准,而是根据个人需要确定。获得性脑损伤患者通常在损伤后 3~6 个月接受神经心理评估,因为在此期间通常会提出独立生活的问题[105]。对于脑外伤患者,建议在受伤后 3~6 个月、1 年和 2 年重复进行神经心理评估[106]。应该采取措施,比如改变测验的形式、使用替代测验或者延长评估间隔时间,来尽可能减少"实践效应",因为它可能会影响对改善程度的评定[105]。综合神经心理评估包括一系列测试,用于评估广泛的认知领域,确定优势和劣势。需要特别关注脑损伤后受损的功能领域。脑损伤后所评估的常见认知领域包括一般智力、注意力、加工速度、语言、记忆、执行功能和精神运动能力[107]。简述如下。

一般智力　为了了解脑损伤后是否存在认知损害,临床医师必须估计受伤者的病前功能,以进行比较[108]。通过智力测验来抽测各种心理功能的表现,已知其中一些不受脑损伤影响。一般智力测试包括先前描述的 WAIS-Ⅳ[62]、第 5 版韦氏儿童智力量表(Wechsler intelligence scale for children,

5th edition，WISC-Ⅴ）[109]和第2版简化韦氏智力量表（Wechsler abbreviated scale of intelligence，2nd edition，WASI-Ⅱ）[110]。

注意力 注意是我们在环境中接收和处理信息的过程[111]。注意力受损的人可能很难长时间保持专注、忽略干扰、分多个步骤完成任务或者学习新信息[107]。神经心理测试包括注意力的几个方面，包括定向力、集中注意、维持注意/警觉、工作记忆和注意分配。常用测试包括 WAIS-Ⅳ 的数字广度子测试、符号-数字模式测试（SDMT）[112]、Conner 的连续作业测验[113]和连线测验 A[114]。

加工速度 脑外伤后，个体处理信息的速度通常很难像原来那么快[115]。加工速度降低者可能会反应变慢，或需要更多时间来完成任务。常用的加工速度测验包括 WAIS-Ⅳ 的编码和符号搜索子测试[62]，以及同步听觉系列加法测验[116]。

视空间功能 视空间功能指处理和解释有关物体在空间中位置的视觉信息的能力[117]。视空间功能受损会导致人与环境互动困难，表现为笨拙或方向感问题。视空间功能的常用测验包括线段方向判定测验[118]、视觉形式识别检测[119]、Hooper 视觉组织测验（HVOT）[120]和视觉扫描任务。

语言 脑外伤后，由于表达或感受语言的缺陷，患者可能难以进行口头交流。这可能包括难以理解对话或指示、保持对话、轻松找到词语以及表达他们的需求[107]。常用的测试包括波士顿命名测验[121]、Peabody 图片词汇测验[122]、受控口头词语联想测试（COWAT）[123]、词语流畅性测验[124]和代币测试（token test）[125]。

记忆力 记忆力是很重要的认知功能，因为该部分受损可能导致依赖、孤立和不安全。记忆力受损者可能难以学习和保持新信息，这可能会影响其就诊和对医疗的依从性。记忆力测验检查的是视觉和言语（书面或口头）信息的编码、存储和检索。常用的言语记忆测验包括第4版韦氏记忆量表（WMS-Ⅳ）的逻辑记忆子测验[126]、加利福尼亚词语学习测试（CVLT-Ⅱ）[127]、雷氏听觉词语学习测试（RAVLT）[128]以及霍普金斯词语学习测试-修订本（HVLT-R）[129]。视觉记忆的常用测试包括 WMS-Ⅳ 的视觉再现子测试[126]、简短视空间记忆测试修订版（BVMT-R）[130]和 Rey-Osterrieth 复杂图形测验[131]。

执行功能 执行功能是"成功地参与独立、有目的、自我服务的行为"的能力[132]。它是一个笼统的术语，用于描述高级认知过程，包括计划和组织、约束、自我管理、推理、问题解决和认知灵活性[111]。执行功能受损会影响个体在其个人或职业生涯中有效行使职能所需的方方面面的能力。常用的执行功能测试包括行为失控量表（BDS）[133]、执行失调综合征的行为评估（BADS）[134]、Delis-Kaplan 执行功能系统（DKEFS）[135]、连线测验 B、分类测试[114]、Stroop 测试[136]和威斯康星卡片分类测试[137]。

精神运动能力 精神运动能力受损者可能会在涉及精细或粗大运动技能（包括敏捷、控制或协调）的测试中有困难。根据优势手与非优势手的不同表现，检查手灵巧性还可以快速评估脑损伤的弥散程度[107]。常用的测试包括凹槽钉板试验[111]、普渡钉板测验[138]、握力试验[111]和手指敲击试验[111]。

以上所列的领域和测试绝不是全面的。或许需要加入症状效度的测试，特别是存在继发性获益问题时[139]。也可以加入情绪、人格或神经行为症状的自评测试。上述许多测试需要一个以上的认知能力（如任何纸笔任务通常都需要视觉和运动能力），并且测试的不同部分或不同的分数可能代表不同的能力[117]。对测试进行有效的解释需要训练有素的心理师。神经心理评估不仅可以带来定量信息，还可以产生有价值的定性信息。在康复科，这可能包括应用和功能上的改善，或者关于改善认知缺陷最有效方法的见解。鉴于目前住院康复时间有缩短的趋势，一种常用的方法是在出院之前对认知功能进行简短评估，并在出院后数周至数月内进行全面评估。简短的初步评估提供了当前认知水平的"基准"，可以为患者所需的监护力度提供指导。尽管神经心理评估已被证明可以有效地检测出认知功能障碍[140]，但将测试结果转化为具有生态学意义的康复建议却困难得多[102,141]。

物质滥用的评估

背景

1985 年，Rohe 和 DePompolo 发现，康复专业人员未能解决残疾人中物质滥用的问题[142]。后续研究发现，筛查情况得到改善，但对人员的培训仍然很差[143,144]。在本节中，将酒精和药物滥用一并讨论。但是，重点是酒精，因为它是一种滥用频率较高的物质。Bombardier 和 Turner 对残疾人酒精和药物的使用情况进行了综述[145]。最近关于阿片类药物滥用的流行病学调查结果进一步表明，有必要将物质滥用评估纳入康复计划的常规组成部分。

酒精筛查的重要性不仅与其对身体功能的影响有关，而且与其过量使用引起的行为异常有关[146,147]。在康复患者中，饮酒可增强抗凝剂和解痉剂等处方药物的作用，或与地西泮和巴氯芬等肌肉松弛剂有相加作用。意识改变可能导致对健康维护行为的警觉性降低。如果饮用啤酒，增加的体液量可能会损害膀胱的再训练计划。

与药物中毒有关的认知和行为异常也可能与残疾的发生有关。Rohe 和 DePompolo 指出，醉酒导致的车祸和跌伤占康复科入院患者的一大部分[142]。在一系列研究中，Heinemann 及其同事发现，39% 的脊髓损伤患者在受伤时是醉酒状态[148]，并且在受伤后和长期生活中仍持续饮酒[149]。Corrigan 的文献综述发现，约 2/3 头部受伤患者在受伤之前有物质滥用史，1/3 ~ 1/2 的住院患者有酒精中毒[150]。Rivara 等人发现，47% 的普通创伤患者血液酒精水平为阳性，并且有 36% 的人醉酒[151]。既往研究表明，因外伤性中枢神经系统损伤收入康复机构的患者并非饮酒群体的随机样本。对这一人群进行评估和干预，有助于减少未来医疗、社会和个人的成本。有人认为，在第三方付款人的监督下，康复专业人员无法承受有相当比例的患者因无法解决物质滥用问题而长期预后不良[150]。

对所有康复患者，尤其外伤后康复患者，物质滥用筛查必须成为康复服务的标准项目。一项针对康复机构管理人员的调查表明，物质滥用筛查已经很普遍，但 Schmidt 和 Gavin 发现，只有 4% 的初期脑外伤康复患者接受过物质滥用筛查[143,152]。因此，管理人员对所在机构中物质滥用筛查充分程度的认识与实际情况不符。遗憾的是，与此问题相关的员工培训依然很少，只有 23% 的康复机构管理人员报告说已为员工提供了教育[143]。为躯体残疾者提供可及的物质滥用治疗仍然很困难[153]。也许被忽视最多的物质滥用问题是对残疾人进行尼古丁依赖的筛查和干预。Basford、Rohe 和 DePompolo 指出，与普通人群相比，残疾人群的吸烟率可能更高，并且吸烟对肺功能和伤口愈合的影响可能特别严重[143]。

药物依赖筛查

美国物质滥用预防中心指出，个人对饮酒的态度多种多样，顽固不化，并且可以决定对他人饮酒的看法[154]。在酒精筛查时最常遇到两个问题，一是将饮酒视为道德问题，二是检查人员会将自己的饮酒情况作为评判标准。访谈饮酒情况时有如下重点：①获得详细的病史；②表示非评判性的接纳；③提出直接、具体和事实性的问题；④坚持不懈；⑤不讨论理由；⑥消除敌意[155]。帮助人们改变饮酒习惯最有希望的方法是"动机性访谈"，这是基于 Prochaska 的阶段改变模型得出的，稍后将在本章中介绍[156,157]。评估饮酒情况的两个有效工具是 CAGE 问卷和酒精使用障碍筛查测验（AUDIT）。

CAGE 问卷 CAGE 问卷是根据内外科住院患者的样本制订的，目的是找到能够可靠地识别出酒精使用障碍患者的最少数量的问题。四个 CAGE 问题如下：

1. 您是否曾经觉得自己应该减少饮酒？
2. 是否有人批评您饮酒而引起您不快？
3. 您是否对喝酒感到难过或内疚？
4. 您是否一睁开眼就喝酒，以稳定情绪或解除后遗作用（即睁眼酒）？

Ewing 总结了该量表的研制情况，以及 4 个常模样本的数据[158]。若对任何一个问题的回答为阳性，则该人疑似患有酒精使用障碍。两个阳性回答可以识别出嗜酒者样本中的 97%，非嗜酒者样本仅 4% 被错误地识别。三个或四个阳性回答，则明显有酒精依赖症状。CAGE 的灵敏度为 60% ~ 95%，特异度为 40% ~ 95%[159]。

酒精使用障碍筛查测验 AUDIT 由 WHO 开发，旨在检测初级保健机构中的酒精问题。AUDIT 包含 10 个多选题，用于评估饮酒量、饮酒行为以及酒精相关的问题。AUDIT 要求被试用 2min 完成，用 1min 算分，建议的界值是 8 分。自评和他评版本都有。可以在 www.auditscreen.org 网站上免费下载该工具的多种语言版本。敏感度通常高于 90%，特异度为 80% ~ 90%[160]。

总的来说，康复领域仍需完成物质使用障碍（尤其酒精和尼古丁）的筛查和治疗。研究数据表明，外伤性中枢神经系统损伤的患者极有可能滥用酒精。康复心理师是筛查物质使用障碍的宝贵资源。在康复过程的早期，这种干预是预防未来医疗并发症的

12

关键。例如,Bombardier 等人在住院患者中,对最近患有脊髓损伤和脑外伤的患者进行研究,发现大多数高危饮酒者正在考虑改变饮酒习惯。残疾发生后早期进行干预,可以提供机会减少受伤后的酒精滥用和相关损害[161,162]。

评估患者报告的结果

患者报告结果的测量信息系统

美国国立卫生研究院(NIH)创建了患者报告结果测量信息系统(patient-reported outcomes measurement information system,PROMIS),以改善对临床结果的评估[163]。需要有效、可靠和可推广的患者结果指标,这些指标也能反映患者经验的主观方面。美国国立卫生研究院采用多中心研究设计,推行一种高效、心理测量指标可靠且可公开获得的系统,它适用于各种慢性病和人口统计学特征的人群[164]。华盛顿大学的研究人员确保在开发的各个阶段都考虑和测试了可获得性问题[165]。第二阶段研究于2009—2014 年获得资金支持,纳入了纵向分析,增加了社会人口多样性,更加重视儿童群体,并且评估了用于临床研究和人口科学的项目库[166]。

目前,PROMIS 系统可用于评估有关身体、心理和社会健康的大约 70 个领域,包括疼痛、睡眠障碍、性功能、情绪困扰、物质使用、陪伴、意义和目的、参与社会角色和活动的能力[167]。PROMIS 已被翻译成 40 多种语言,适合成人和儿童、一般人群以及慢性病患者使用。PROMIS 提供了几种易于操作的选项,包括可供下载的纸版量表、由计算机或应用程序项目库管理的电子版本、简版以及适用于计算机的测试。该系统还提供标准化评分,以便比较和解释来自不同量表的评分。PROMIS 自评量表设计用于独立完成,但是若受访者无法独立回答(即幼儿、有认知或身体缺陷者),则受信任的人可以充当"代理人"。

治疗方法

认知康复

"认知康复"涵盖广泛的治疗方法,旨在通过非药物和非手术方法,帮助因疾病或外伤而认知受损的个体最大限度地发挥其功能[168,169]。对北美康复机构的调查表明,认知康复是大多数(如果不是全

部)机构中脑外伤治疗的一部分[170,171]。该领域的详细历史超出本章范围,但是该领域的先驱者已发布有关其历史[170,172,173]和认知康复特定方法[174-176]的多种资源。在住院和门诊康复环境中,可以由职业治疗师、语言病理师或康复心理师对患者进行认知康复[177]。广义而言,认知康复实践可分为两类。修复法旨在恢复丧失或受损的能力。补偿法重在适应,通过改变个人的环境、处理任务的方式或行为,教会患者对残留弱点的"变通"方法。通常,可以同时使用修复和补偿策略,以使可达到的功能最大化[178-180]。

认知康复领域在很大程度上是基于"专家意见"而发展的,因此人们越来越需要获得认知康复有效性的科学依据[95,181]。作为回应,已经进行过几次大规模的荟萃分析,特别侧重于前瞻性随机对照试验。第一篇全面综述发表于 1998 年,是基于美国国立卫生研究院(NIH)关于脑外伤患者康复治疗的共识会议。这篇综述发现关于认知康复有效性的严谨研究很少,并且大多数研究在受试者、研究设计和结果方面都是不同的。一些证据确实支持使用补偿策略,例如记忆本。有效的治疗方法通常是:①结构化、系统化、目标明确和个性化的;②涉及学习、实践、社会交往和相关环境[182]。美国残疾与康复研究所(NIDRR)对 1998—2004 年的文献进行综述,以描述"科学现况"。专家小组发现,有证据支持全面的整体认知康复和特定的神经心理治疗方法可有效改善记忆、注意和执行功能等方面的损害[183]。

美国康复医学大会(ACRM)的脑损伤跨学科特殊兴趣小组(brain injury interdisciplinary special interest group,BI-ISIG)还成立了认知康复工作组,以便通过循证综述推动该领域的发展,并为临床实践提出建议。这个多学科小组共撰写了 3 篇循证综述,对 2008 年之前的文献进行了系统回顾[95,181,184]。他们提出了三级建议:《实践标准》《实践指南》和《实践选择》。《实践标准》基于最有力的证据,见表12-3 中。编写《实践指南》和《实践选择》是为了进行有益的干预,但是证据较少。ACRM 的 BI-ISIG 小组已出版了《认知康复手册》[185],还举办培训班,目的是帮助跨学科的康复专业人员实施循证治疗方法,以改善注意、记忆、执行功能、半侧空间忽略和社会交往等方面的损害。

表 12-3　美国康复医学会脑损伤跨学科特殊兴趣小组认知康复工作组的实践标准

模式	干预	建议
注意力	直接注意训练和元认知训练,用于发展补偿策略,并促进向现实世界推广任务	建议在脑外伤后亚急性康复期使用。急性恢复和康复期间特定注意力训练的效果,与自发恢复或更一般的认知干预的效果,两者之间如何区分,没有足够的证据
视空间和实践	视空间康复,包括视觉扫描训练	建议用于右半球卒中后的左眼视觉忽视
视空间和实践	具体的手势或策略训练	建议用于左半球卒中后急性康复期的失用症
语言与交流	认知语言疗法	建议在急性和亚急性康复期用于治疗左半球卒中继发的语言缺陷
语言与交流	针对功能性沟通障碍的具体干预措施,包括实用的会话技巧	建议用于脑外伤后的社交技巧
记忆力	记忆策略训练	建议用于脑外伤造成的轻度记忆障碍,包括使用内部化策略(如视觉表象)和外部记忆补偿(如笔记本)
执行功能	元认知策略训练(自我监控和自我调节)	建议用于脑外伤后执行功能缺陷(包括情绪自我调节障碍),并作为注意、忽视和记忆缺陷的干预措施的一部分
多模式	全面神经心理康复	建议在亚急性康复期减少中重度脑外伤患者的认知和功能障碍

改编自 Cicerone KD, Langenbahn DM, Braden C 等。Evidence-based cognitive rehabilitation: updated review of the literature from 2003 through 2008. Arch Phys Med Rehabil. 2011;92:519-530. doi:10.1016/j.apmr.2010.11.015。

同时,美国国防部委托美国医学研究所(IOM)评估认知康复治疗在脑外伤退伍军人中的应用情况。IOM 报告的《脑外伤的认知康复治疗:证据评估》[186]得出的结论是,关于认知康复治疗有效性的研究几乎没有连续性。作者的结论是,尽管已有证据通常支持认知康复有一定的有效性,但这些证据很少。重要的是,本报告中使用的标准比 ACRM 的 BI-ISIG 组使用的标准更严格,其结论的差异可能是由于测量指标的差异。最终,该委员会支持继续对脑外伤患者进行认知康复,并强调迫切需要进行更多的研究。

总之,认知康复是指用于修复或补偿认知能力受损的一系列治疗方法。尽管该领域在历史上一直依赖"专家意见",但越来越多的研究支持这些治疗方法能有效地帮助脑外伤患者。认知康复作为改善脑外伤患者功能的方法之一,其疗效和有效性仍需要进一步研究。

个体心理治疗

心理治疗是一个通用术语,指用于改善情绪和行为问题的心理干预。心理治疗方法已超过 130 种,但是在理解关键变量上的研究却变得越来越复杂[187]。无论采用哪种疗法,有效的治疗师都可以传达真诚、无条件的积极关注和共情。与友情不同,治疗师提供一种接纳、尊重、理解、热情和帮助的氛围,并努力避免对患者进行批评、评判或情绪化地做出反应。这种气氛创造了任何其他人类关系都无法比拟的框架,有利于治疗上的改变。

心理治疗的三个基本假设如下:

1. 寻求服务的人渴望改变。

2. 情感、行为或认知问题得到理解,并可以改变。

3. 该过程以患者积极参与、共同努力为前提。

在必须被强制或有严重交流、学习障碍的患者中,通常禁用心理治疗。此外,若困难主要由患者的环境因素造成(如长期住院、不愉快的医疗措施、偏见、不理解患者的员工),则心理治疗师的干预重点可能会从患者转移到环境上[188]。

心理师经常使用认知行为治疗技术。认知行为治疗有几个共同的要素[189]。治疗是积极的、限定时间的并且相当结构化的。心理师帮助患者认识到认知、情感和行为之间的联系,以及它们的共同后果,并鼓励患者意识到并管理负面思维和形象在维持不良适应行为中的作用。

由于康复住院患者面临着紧迫的实际问题以及越来越短的住院时间,康复心理师倾向于使用短程治疗来实现有限的、集中的和易于实现的目标。这些目标通常包括改善致残性最强的症状、重建以前的功能水平以及提高应对能力。

康复中常见的心理治疗干预

康复心理师的作用包括帮助个人适应残疾、身份改变、与健康相关的压力、家庭压力和负担、存在的问题、丧亲、沮丧、焦虑和愤怒[190]。抑郁症在多发性硬化[191]、截肢[192]、脊髓损伤[193]、卒中[194]和脑外伤[195]人群中更为普遍。除了面对灾难性伤害的挑战之外，患者可能还需要发展新的应对技能，因为身体、认知或医疗的限制导致过去可用的方法（如锻炼、通过愉悦的活动分散注意力、使用毒品）用不上了。心理治疗方法可能包括团体、个体或家庭治疗。康复心理师往往难以吸引不感兴趣或不愿参与的个体[190]。那些确实参加过心理治疗的人会出现积极的结果，包括功能和情绪的改善[196]。

动机性访谈

动机性访谈（MI）[156]是一种以患者为中心的有导向的访谈，通过帮助患者探索和解决矛盾来增强内在动机。动机问题始终被认为是成功康复的主要障碍[197]，因为康复患者通常需要改变其当前行为以处理新的医疗问题，或适应身体残疾或认知障碍。灾难性伤害后，一些因素可能会导致低动力、依赖性和不足感。动机性访谈的前提是，个体准备做出改变的状态处于不同水平，并且治疗师与患者的互动方式可以增加或减少患者的动力。动机性访谈使用四种基本的治疗技术：①表达同理心；②与阻抗周旋；③支持自我效能感；④找到当前问题行为与患者价值观或对未来希望之间的差异。一个对改变抱有矛盾心理的患者，如果感觉别人持某种观点或者想强行改变，就会变得抵抗或有防御性。动机性访谈采取合作的方法，使访谈者与患者的准备水平保持一致，以帮助患者做出改变。其核心治疗策略包括：开放性提问、肯定、反馈性倾听、总结性陈述、促进患者改变的谈话。最终，推动改变过程的依然是患者自己的意愿。如果患者不认为其行为存在困难或问题，访谈者不会进行争论、辩论或强加自己的观点。一些综述和荟萃分析支持动机性访谈的疗效和适用性[198]。动机性访谈最初是为治疗成瘾行为开发的，现被证明也有助于改变健康行为[199,200]，因为它可以促进有关健康问题的简短、集中、动机性的谈话。在康复治疗中，动机性访谈有助于处理感知负担、处方止痛药的不良反应、收入不足或身份改变等问题[201]。对于康复患者来说，动机性访谈是一个有希望的治疗方法[144,202,203]。

接纳承诺疗法

接纳承诺疗法（acceptance and commitment therapy，ACT）[204]是一种基于经验的心理治疗方法，旨在通过接纳、正念和对行为改变的承诺来提高心理弹性。ACT 的基本前提是，心理痛苦是人类生活的自然组成部分，而我们努力避免令人讨厌的内部过程（如思维、情感或感觉），即经验性回避，会导致不必要的痛苦，甚至令人虚弱的抑郁或焦虑[205]。受到东方哲学的影响，ACT 教育患者即使面对最困难的内心体验（如焦虑、愤怒、恐惧或痛苦），也不必努力控制这些情绪，而是采取接纳的态度，从而过上充实而有意义的生活。在 ACT 中，通过以下 6 项核心原则可以增强心理弹性：①接纳而不是试图改变自己的想法和感受；②使用认知解离来减轻思想的影响；③体验出现时，接触当下，不加评判；④以自我为背景来练习正念；⑤识别和理解自己的核心价值观；⑥承诺并采取行动，做出与这些价值观一致的行为改变。与大多数类型的心理治疗相反，ACT 的目的不是减少或消除症状；但是，作为该方法的副产品，个体的症状确实有所减轻[206]。基于接纳的方法对治疗慢性疼痛特别有用[207,208]，而基于控制的策略会加剧疼痛[204,209]。基于接纳的策略不是试图避免痛苦，而是促进"积极主动地参与生活中有意义的活动，而不管与疼痛相关的感觉、想法和其他相关的情感，因为这些情感可能会阻碍这样的参与"[210]（第6页）。同样，ACT 在康复中非常有用，因为患者无法改变所面临的许多挑战，例如应对慢性疼痛或与其外貌相关的社交焦虑。通常，患者会说需要控制症状才能获得有价值的生活，这样会导致狭窄而僵化的行为。ACT 通过增加行为能力，可以帮助慢性病患者和残疾人过上充实而有意义的生活，尽管他们仍有症状[211]。

积极心理学

积极心理学是对那些可以使生活变得有价值，使人们能够成功应对挑战，并促进人们在日常生活中发现意义的因素的研究[212-214]。Martin Seligman 引入了"积极心理学"一词；这种方法侧重于识别和培养一个人的优点，而不是缺点[215,216]。积极心理学强调预防，其前提是积极特质是对抗精神症状的缓冲剂[217]。大多数关于积极心理治疗有效性的研究都是有益的[218-220]，这些治疗方法的重点是识别积极经验、性格优势、感激之情或仁慈行为。迄今为止，康复机构中缺乏有关积极心理学的研究。

Dunn 和 Dougherty[221]主张将康复心理学的基本原理和优势与新兴的积极心理学领域联系起来，以丰富这两个领域。康复心理学和积极心理学都强调个人优势，因此了解什么有助于人们在慢性病或残疾中成长是有价值的[222]。Ehde[214]提出 3 种积极的心理建构可能与康复特别相关：复原力、创伤后成长和积极情绪。康复心理学很早就认识到残疾会激发积极成长的潜力[4,223]。Dunn、Uswatte 和 Elliott[222]提出在残疾后促进复原力和积极成长的可能方法，包括提醒个体他们保留的"资产"（如技能、人际交往优势、爱好、兴趣以及社交网络），而不是强调失去的"资产"[224]。Nierenberg 等人[225]提出了一种健康疗法（well-being therapy，WBT）[226]作为残疾人的心理治疗方法。该方法与康复心理学的基本原理相一致，并已被证明可以有效地缓解某些不良状态的发展。健康疗法致力于从 6 个方面改善个体的次优心理健康水平：自主性，个人成长，对环境的掌控，生活目标，积极关系和自我接纳[227]。积极心理学在康复中的应用还处于初期，需要进行更多研究来评估这些方法在康复人群中的有效性。此外，对于康复专业人员来说，重要的是要认识到，永远不要将慢性病与残疾者的潜在积极方面强加给患者，因为应对残疾没有绝对正确的方式，并且必须尊重每个人的适应过程[222]。

行为管理和操作性条件反射技术

与医学的许多专业领域相比，康复医学和行为科学之间存在系统的相互作用。由于它们与康复相关，因此会详细描述行为矫正的基本原理。内容包括行为契约和行为矫正的误区。以下材料摘自 Martin 和 Pear[228]、Kazdin[229]以及 Brockway 和 Fordyce[230]的著作。

强化刺激的类型

强化刺激共有 3 种类型。人类一出生即拥有的原始或非条件强化刺激。这类刺激包括：食物、水、性刺激、活动后休息和休息后活动、温度变化、空气和逃避恶性刺激。条件性强化刺激指与原始强化刺激反复配对的刺激。它们基于个体不同的学习经历而有不同的特质。综合性强化刺激指与两个或多个条件性强化刺激配对的刺激。最典型的综合性刺激是金钱；口头反应如"谢谢你""太棒了""干得漂亮"也属于这类。除了这 3 类强化刺激之外，Premack 原理还指出，可以使用任何高频行为来增强低频行为，如可以要求患者完成伸展运动之类的低频行为后，再进行看电视之类的高频行为。

行为合同

行为合同，也称为耦合契约，是希望改变行为的人们之间的书面协议。合同准确地表明了行为及其后果之间的关系。该合同具有四个重要功能。首先，它确保康复团队和患者就目标和程序达成共识。其次，由于目标是通过行为确定的，因此可以很容易地获得有关合同履行的证据。第三，患者清楚地知道自己若想继续参加康复计划，应该采取什么行为。第四，文件的签署可以作为患者的有力承诺，有助于确保其遵守协议。

对行为矫正治疗的常见误解

由于对其基本原则的误解，行为矫正治疗常会引起一些关注。Kazdin 简要概述了常见的异议，在此重复其中的两个[231]。一个常见的异议是，使用可见的强化刺激与贿赂是一样的。贿赂与强化刺激的区分是，贿赂用于强化非法或不道德的行为，且在行为得到强化前送出回报；而行为矫正是在行为得到强化之后送出回报。两者类似之处在于都是影响行为的方式，仅此而已。

第二个异议是行为矫正是"强制性的"。尽管行为矫正本质上是控制，并被用于改变行为，但有多种保障措施防止其被误用。这些措施包括：协商意外情况时让患者参与，建立正性强化机制而不是负性强化或惩罚，并在开始时对强化所需响应宽容一些。在康复机构使用行为矫正，需要对员工进行认真培训。康复科有一个限制因素是团队成员缺乏稳定性，尤其护理人员的变动。

间接服务

康复心理师的核心目标是提高患者康复的质量。间接服务（如最大化团队互动技能、员工发展、管理和研究）也为增强患者的康复效果做出贡献，与直接服务一样重要。

康复团队在卫生保健服务中是一个独特的系统[232]，任何其他体系都没有如此人数众多、背景各异的专业人员期望以明晰及时和多元化的方式交流。由于专业术语不同、角色重叠及在不断竞争的医疗环境下面临的效率压力，这种交流可能变得非常困难。心理师可以促进康复团队的凝聚力，从而改善患者的治疗效果[233]。完成该工作的方式有多种，如主持各学科之间的协作，引导员工讨论以明确各专业角色的重叠部分。康复心理师在培训员工时,往往讲授如何辨别伤残适应中的异常行为。目前在用的一些主题专注于患者,比如实际管理建议和脑-行为关系;其他主题还包括员工的关注点,比如压力和沟通技巧。

具有博士学位的康复心理师在研究设计和统计方法方面有丰富的经验。因此常与有研究兴趣的其他团队成员进行讨论。他们可以协调研究,或者指导研究委员会。心理师擅长进行研究,因而成为众多康复相关出版物的编辑委员会成员。他们也参加地区、州、美国组织,这些组织的宗旨是提高康复质量和躯体残疾人的社会平等。

慢性病和残疾的心理适应模型

慢性病和残疾(chronic illness and disablity,CID)的心理适应(psychological adaptation,PA)模型源自康复心理师的各种培训背景。下面描述的模型有助于理解慢性病和残疾的心理适应的不同方法。介绍完道德、医学、少数群体模型后,将详细了解阶段模型,接下来是对社会、行为和应对技巧模型的讨论。有关心理适应模型的详细信息,参见 Rath 和 Elliott[234] 以及 Livneh 和 Martz[235] 的文献。

道德、医学、少数群体模型

据 Rhoda Olkin[188],慢性病和残疾的第一个心理适应模型也许是道德模型。在此模型中,慢性病和残疾被认为是道德失范或丧失信仰招致神的报应。因此,慢性病和残疾是在提醒信徒不要偏离其宗教信仰,以此增强其社会适应性。从 18 世纪 00 年代中期开始应用科学的方法,逐步增加了对慢性病和残疾病因的了解,从而导致医学模型在解释慢性病和残疾中起主导作用。在医学模型中,慢性病和残疾是由于身体的缺陷或功能障碍引起的。它与符合常识,即残疾相关的苦难主要源于残疾本身。因此,医学模型的重点是通过医学干预来消除或改善残疾。最近的模型(少数群体模型)将关注点从个人特征(道德或身体功能衰竭)转移到环境。在少数群体模型中,不利的环境,包括社会环境(即对慢性病和残疾群体的消极态度)和建筑环境(即交通设施和建筑物无法通行),是造成对慢性病和残疾适应困难的主要根源。少数群体模型与以下描述的残疾社会模型重叠。

在离开医学模型之前,还有其他几点值得说明。尽管医学模型易于掌握,并且是目前现代社会中最常用的模型,但它却忽略了慢性病和残疾个体的心理。例如,尽管对慢性病和残疾进行了成功的医疗,但仍有一些人无行为能力。20 世纪初认识到这一点之后,理论转向了动力心理学原理,侧重于动力等内部心理活动。在这些情况下,医疗看似成功但仍然持续失能的现象被认为是心理健康问题。随着时间的流逝,动力心理学模型,特别是强调精神病理学的经典精神分析模型,被证明不足以说明结果的多样性。专业人士开始认识到,身体和社交的障碍,即患者外部的障碍,是造成适应问题的主要根源。随后强调了诸如"病态角色"[236]和"疾病行为"[237]等社会学概念。这些社会学理论在社会层面增加了对残疾适应的理解[238]。心理学中兴起的学习理论强调行为对其后果的敏感性,因而人们重视的是个人的外部行为,而不是内部心理活动。试图同时考虑人的内部心理活动和外部环境需求的模型称为集成模型,或生态模型。

阶段模型

阶段模型是从 Kubler-Ross[239] 在死亡和临终领域的工作演变而来的。该模型随后被用于慢性病和残疾个体心理适应的理论构建。该模型认为,遭受人生危机的人们遵循着可预测的、有序的情感反应路径。目前关于丧亲的阶段模型,研究得到的支持证据有限[240],但是阶段模型仍被普通民众和专业人士视为既定真理。

阶段模型随后被应用于有创伤和残疾的人,许多康复心理师隐晦或明显地提及了适应残疾的阶段模型[241,242]。

阶段模型有多种变形。大多数变形都假定:个人经历了一系列共 3~5 个步骤,这些步骤始于震惊,终于适应。在现有的丧亲文献中,这些阶段被描述为:难以置信、愤怒、渴望、沮丧和接受[243]。死亡和临终研究与残疾研究之间存在很大差异,但是两者之间有足够的共性,可以将其视为重叠。

阶段模型有三个常见的假设。首先,人们以特定且可预测的方式应对残疾的发生。其次,随着时间的流逝,他们经历了一系列阶段。第三,他们最终接受或解决了自己的情感危机。

关于第一个假设,Silver 和 Wortman 的文献综述得出的结论是,几乎没有证据支持人们会对不良生活事件做出特定且可预测的反应[244,245]。人们会出现多种反应:有些人感到震惊,有些人表现出麻痹性焦虑,而其他人则镇定自若[246]。简而言之,最初的反应是复杂的,可能反映出个性、学习经历、应对方式以及事件对个体的意义。

在护士、社会工作者、神职人员、卫生保健人员和心理师的专业文献中,存在阶段模型的第二个假设,即人们在残疾发生后会遵循可预测的情绪反应模式。Wortman 和 Silver 未找到专门测试人们随着时间推移是否经历过一系列阶段的研究[245]。Holland 和 Niemeyers[240] 的综述发现,人们对死亡的情绪反应随时间推移而经历不同阶段,这种说法只得到有限的支持。Holland 和 Niemeyer 提出,下文所述的"意义建构"比丧亲后时间更能预测悲痛。较早关于脊髓损伤患者系列情绪评估的研究中,未发现情绪反应随时间推移逐步进展的证据。

Silver 和 Wortman 总结了这些数据,指出:"也许,从整体上看,现有研究最显著的特征是人们在尝试解决危机时,其情绪反应和应对机制的性质和顺序具有可变性"[244]。但是,作者指出,关于人们"应该"如何应对丧失,有一些深层次的假设。这些假设包括:①丧亲者应该经历一段强烈的痛苦;②没有强烈痛苦表明存在问题;③成功的适应要求个人"修通"自己的感受;④继续依附已故者(对于慢性病和残疾者,依附于先前的身体功能水平)被视为病态;⑤一两年内,人们将从丧亲中恢复过来,回到较早的功能水平[245]。他们指出,不遵循这些假设的人可能会引起同伴的负面反应[247,248]。

第三个假设是遭受重大不良生活事件的人最终接受或解决了他们的情感危机,没有研究支持这一观点。根据现有研究,对于严重烧伤、脊髓损伤、癌症、丧偶和强奸等创伤性生活事件,期望解决或接受它们似乎没有根据[244,249]。例如,Shadish 等研究了脊髓损伤患者的横断面样本,发现那些残疾长达 38 年的人,仍会考虑并怀念身体无法进行的活动[250]。

Wortman 等提供了一个理论框架,表明重大不良生活事件的影响取决于该事件是否可以纳入个人的世界观[251]。世界观一词是指与自己、他人和世界相关的信念、假设或期望,它为个体提供了与世界的连接和意义[252]。突然的、不可控的和随机的丧失可能会破坏人们对世界的假设。因此,个人世界观受到侵犯的程度将决定个人经历的不平衡和痛苦的程度。他们能将事件与原有世界观进行调和的程度,或者创建可以解释事件的新世界观,将决定他们的长期适应。这个和解过程称为"意义建构"[240,253]。

社会模型

慢性病和残疾患者的心理适应社会模型基于 Kurt Lewin[254,255] 的工作,他的研究对社会心理学和康复心理学领域的协同发展起到了重要作用。他的研究生包括康复心理学的开创性研究人员,他们将"Lewinian 场论"应用于慢性病和残疾患者所遇到的生活问题[4,241,256]。根据 Lewinian 方程 $B = f(P, E)$,任何观察到的行为(B)是人(P)与其所处环境(E)相互作用的联合函数。在社会模型中,有人认为慢性病和残疾患者的心理适应是一个相互的、反复的过程,由两种类型变量的相互作用决定。第一个是个体内部变量,包括慢性病和残疾的严重程度、人的心理方面(如认知能力、人格)及其对慢性病和残疾的信念。第二个是外部变量,包括物理环境、社会环境和职业环境。在社会模型中,慢性病和残疾患者的残疾经历和由此产生的行为取决于所处环境中的人[257,258]。因此,只有在考虑个人外部环境的情况下,才能理解慢性病和残疾患者的心理适应。正如 Livneh 和 Martz[235] 所总结的那样,"身心互动模型的优势在于其对人类行为的临床直觉,对背景因素的关注,以及过去几十年产生的大量研究成果。"Dunn 的书《残疾的社会心理学》[258,259] 很有影响力,里边提供了慢性病和残疾患者心理适应社会模型的全面介绍。Dunn 介绍了有关心理社会概念的主题,以此理解残疾、耻感与刻板印象、应对方法、残疾身份、积极心理学和残疾生态。他还将"基本原则"应用于当代社会的残疾问题。

行为模型

残疾适应的行为模型强调了外部因素的重要性,减少了对患者认知的关注,主要关注可观察到的行为[228,229,260]。Wilbert Fordyce 被誉为慢性疼痛行为管理之父,以学习理论在康复问题中的应用为人所知[230,261-263]。Fordyce 的经典著作《疼痛与痛苦》详细介绍了区分这两个术语的重要性,以及处方止痛药时进行应用行为分析的重要性[264]。对于处方止痛药的任何临床医师而言,本书都是"必读书"。行为模型的当代应用包括使用生物反馈作为改善功能的经验性干预措施[265],以及使用强制性诱导运动疗法来帮助个人恢复身体功能[266]。行为模型也已经被系统地应用于认知康复[267]。

根据残疾适应的行为模型,刚刚残疾的个体面临四个任务:留在康复环境中,消除不适应残疾的行为,获得适应残疾的行为,以及维持适应残疾的行为。

留在康复环境中

发生身体残疾和进入康复环境等同于惩罚,该惩罚指失去正强化的机会,或反应性地产生厌恶刺激。因此,刚刚残疾的人最初是在惩罚范式下运转的。随着厌恶刺激会出现两种行为:逃避或攻击。在康复环境中,逃避行为可能包括做白日梦、口头拒绝残疾、未经同意擅自离开医疗机构及拒绝参加预定的治疗。攻击行为可能包括叛逆行为或言语攻击,有时还出现身体攻击。如果不了解逃避行为或攻击行为,并且没有通过治疗对其加以解决,康复可能会提前结束。

针对这些问题的干预策略要求发现并减少康复环境的负面因素,鼓励积极参加康复计划。选择并绘制双方同意的康复进度指标,可以帮助患者专注于体验所得到的进步。治疗团队必须了解,患者的敌对反应是普遍现象,在有限的范围内应该加以容忍。团队成员绝不应对患者的行为做出敌对反应,因为这会增加一种风险,使康复环境和治疗人员成为条件性厌恶刺激。相反,系统地忽略不良行为,建立治疗同盟,会增加患者继续参与康复计划的可能性。

消除不适应残疾的行为

减少不适应残疾的行为和获得适应残疾的行为等于"心理社会适应"。当不适应残疾的行为出现时,撤掉强化刺激,可以减少这种行为,这一过程称为消除。矛盾的是,在最初撤掉强化刺激后,不适应残疾的行为通常会暂时增加。对于言行举止都是如此。

患者言语的改变可能会慢于行为的改变。比如,患者相信身体功能最终会恢复的说法可能需要数年才会消失。工作人员不应强化,也不应惩罚这种不切实际的说法。相反,口头回应患者要关注当下,以此来缓和他们对未来的希望,这样冒犯患者的可能性最小。患者不切实际的说法在康复开始时更为频繁,可能反映消除的开始。详细解释预期的功能恢复情况,有助于减少患者或家属不切实际的说法,使每个人都专注于可实现的功能目标。这对于家庭成员而言尤其重要,因为他们可能会错误地认为,帮助残疾家人应对的正确方法是赞同其最终会恢复功能这样不切实际的说法。

获得适应残疾的行为

获得适应残疾的行为,其难点通常被认为是"动机"问题。通常,当患者未能达到康复人员设定的目标时,会使用该术语。学习理论拒绝这种表述,因为它依赖于对人的内部状态的推断。行为方法是改变情境,以增加期望行为的比例,或减少与之竞争行为的比例。大多数适应残疾行为最初的频度、力度及价值都很低。改变这种状况的步骤包括:建立与治疗人员的强化关系,加强对适应残疾行为的长期强化,以及引入应急管理干预措施以获得适应残疾的行为。

维持适应残疾的行为

适应残疾的最后也是最重要的步骤是维持适应残疾的行为。若在康复机构学到的行为没有推广到家庭环境中,则康复最终是不成功的[268]。虽然患者可能具有执行某项任务的能力,但是其继续发生的可能性取决于家庭中的情境。适应残疾的行为,例如推动轮椅、保持进度安排以及使用步行辅助设备,不太可能自我加强。

推广适应性行为有两个策略,一是将适应残疾的行为与环境中自然发生的强化刺激联系起来,二是重构患者的家庭环境,以便视情况提供适当的强化。第一个策略的推动方法,是帮助患者在离职后重返有意义的非职业和职业活动。因此,职业咨询和治疗性休养是住院康复的重要组成部分。在家庭环境中逐步和系统地练习新学习的技能也有助于推广该行为。第二个策略的推动方法,是居室改造,指派家庭成员督促和加强家庭治疗计划,以及与患者签订持续配合康复的约定。远程医疗和数字技术的发展,极大地增加了推广康复治疗的机会[269-271]。遗憾的是,有时还存在其他影响适应性行为推广的情境。例如,患者可能会在诉讼中获得更多关注或获得经济奖励,即所谓的继发性获益。无法控制继发性获益的来源,可能会阻止将适应残疾的行为推广到家庭环境。家庭干预对于预防这些问题至关重要。

应对技巧模型

应对技巧模型[272]同时强调认知和行为因素,它来源于 Lindemann[273]最初提出的危机制论。危机制论认为,人们需要社会和心理平衡感。在发生创伤事件之后,会出现危机和混乱的状态。当危机发生时,个人特有的行为方式不能有效地建立平衡感。这种不平衡状态总是暂时的,几天至几周内就会达到新的平衡。为了理解成功地适应丧失和变化的理论结构和实操步骤[212],必须阅读 Snyder 撰写的关于应对研究的文章。Snyder 对"希望理论"的开创性贡献与应对技巧模型密切相关[274]。Moos 已经开发一个慢性病和残疾患者的心理适应模型;读者可以参考他的《危机和应对模型》[275]。

Moos 的应对技巧模型包括 7 个主要的适应性任务和 7 个主要的应对技能。接下来会详细阐述应对技巧。

否认或弱化危机的严重性

这种应对技巧可以针对疾病或其临床意义,有助于将负面情绪降低到可以控制的水平。负面情绪的减少,提高了头脑的清晰度,这是紧急情况下采取有效行动所需要的。采取更多应对措施的可能性也增加了。否认的缺点是缺乏对康复过程的参与[276]。

寻求相关信息

通常,对医学诊断和操作的不理解会导致情绪困扰。理解通常可以减轻焦虑,并提供控制感。收集信息为患者和家人提供了具体的任务以及伴随的目的感。一项对慢性病患者的纵向研究表明,寻求信息对适应的作用是有益的[277]。

要求保证和情感支持

文献表明,感知道的社会支持、危机期间的适应以及健康状况的改善是相互关联的[278-280]。社会支持的组成部分包括感知道他人的关怀,被鼓励公开表达信念和感受,以及获得物质帮助。社会支持可以减少碍事的情绪状态,建立自尊心,和增加对新信息的接受度,从而增强应对能力。Cobb 认为,社会支持可以直接通过神经内分泌途径,或间接通过增加患者依从性,来改善健康结局[281]。他引用的证据表明,获得社会支持的患者更有可能继续接受治疗,并遵循医师的建议。Turner 发现社会支持与心理健康之间存在明确的联系,特别是在压力大的情况下[282]。

学习与疾病相关的特定操作

学习与疾病相关的特定操作是一种技能,可以重新确认个人能力,增强自尊心,而个人能力和自尊心通常会受到身体残疾的损害。Bulman 和 Wortman 要求康复科的社会工作者和护士确定脊髓损伤患者的良好应对和不良应对方法[283]。两个群体都认为,良好应对包括愿意学习使残疾减到最小的身体技能。相反,不良应对包括不愿改善病情或接受物理治疗。

设定具体的有限的目标

有限的目标设定将大型任务分解为更小且更易于掌握的部分。掌握每个部分后,就会逐渐增强自信,并为进一步学习奠定基础。有限的目标设定会减轻不知所措的感觉,并增加完成有意义事情的机会。

预演其他结果

这项技能包括诸如心理预演、期望、与亲人讨论以及整合医疗信息之类的活动。在这里,患者考虑可能的结果,并确定处理每个结果的最有效方式。回忆以前的压力,以及如何成功地处理压力,是这种应对技巧的一个例子。患者会从事一些减轻焦虑、紧张、恐惧和不确定感的行为。我们描绘了一个认知路线图,指导如何将未来各种可能的压力源减到最小。

在事件之中寻找通用目标或意义模式

身体残疾是一种危机,可以破坏人们关于世界是可预测、有意义和可理解之处的信念。人们有强烈的心理需求去相信世界是公正的[284],并挖掘这个危机经历的意义。在这种情况下,前面讨论的世界观和意义建构的概念(其重点是连贯性和意义)是相关的。一些理论家声称寻找意义是人类的基本动机[285]。Bulman 和 Wortman 研究了 29 名脊髓损伤的受试者,得出结论:"感知行为与结果之间有序关系的能力对于有效应对至关重要"[283]。Krause 对脊髓损伤患者进行了为期 15 年的前瞻性研究,发现存活率与较高的活动水平和被雇用直接相关[286]。

结语

本章回顾了康复心理学的历史和现状,然后概述了康复心理师提供的服务以及适应残疾的理论。尽管康复心理师提供各种各样的直接和间接服务,一些特定的技能与康复尤其相关,包括心理评估、行为矫正和研究。康复环境指要求有身体和情感痛苦的人学习的环境。对人格、情绪、智力、学术成就、神经心理完整性和物质滥用的标准化测量,为设定康复目标提供了可靠的基础。

康复很注意确保患者可以从事特定的活动。患者是否会这样做,实际上取决于康复机构和家庭环境中的情境。在为患者服务的过程中,康复心理师的行为矫正技术可以对这些情境进行仔细评估和控制。

任何科学领域的进步都取决于高质量的研究。由于结局是由一系列复杂的身体和社会变量决定的,此类研究对于康复尤为重要。博士水平的心理师在研究和计划评估方面接受了广泛的培训。这些培训强调应该提出与临床问题有关的实际研究问题。经过这种培训，他们常常在临床和研究环境中发挥领导作用。

适应残疾的理论多种多样，反映了康复心理师各自不同的培训背景。最早的模型称为道德模型，后来演变为医学模型，现在演变为少数群体模型。因此，随着时间的推移，焦点已经从道德转移到了身体，后来又转移到社会。阶段理论仍然是被广泛接受、但没有得到证实的模型，它提出对危机的适应遵循可预测的有序的模式。其他模型包括社会模型、行为模型和应对技巧模型。目前有关应对、希望、积极心理学、复原力和幸福感的研究，为理解残疾和慢性病的适应过程提供了令人信服的理论观点。康复

心理学仍然是最活跃、与社会相关性最大的心理学领域之一。在美国和世界范围内，由于慢性病和残疾的比例在不断增加，其现实意义也只会增加。

（田成华、史欣欣 译　恽晓萍 审校）

参考文献

第13章 言语、语言、吞咽和听力康复

Marlís González • Fernández • Rachel W. Mulheren • Joseph P. Pillion • Rajani Sebastian • Donna C. Tippett

交流能力对于人类的互动是至关重要的,完整的语音、语言、认知和听觉系统有助于信息和思想的交流,许多这样的互动发生在分享食物的社会环境中。因此,我们将讨论这些过程和机制,以最终发展为对功能的理解,使我们能够享受一个下午的谈话,喝杯咖啡或与家人在假日聚餐。

人际交往是动态的、多维的,并受到生理、心理和环境因素的持续影响。沟通的组成部分虽然复杂,但可以简化为下列四个步骤:

- 编码:说话者在他或她的脑中产生信息
- 发送:说话者发送信息
- 接收:聆听者接受信息
- 解码:聆听者在脑中破解信息

本章通过描述语音、语言、认知和听力的过程,旨在提高对人类交流的理解。由于吞咽涉及的解剖和生理功能与语音产生相似,以及进食通常是在交流的同时发生的,因此本章对此亦有所述。我们将讨论当这些功能受到影响时的康复和治疗干预。

言语的产生

言语是指通过呼吸、发声、共鸣、构音和韵律的协调而产生声音的运动行为。在解剖学上,它涉及呼吸机制、喉部机制、软腭、舌、唇、面部、牙齿和下颌[1]。尽管各系统同时工作最终产生言语,但单独回顾每个过程更容易理解言语产生的复杂性。

呼吸

呼吸包括通气和呼吸。通气是空气通过上、下呼吸道的运动,呼吸是吸入的空气和身体细胞之间的气体(氧气和二氧化碳)交换。

呼吸系统为言语产生提供了能量来源。发声发生在呼气时,言语的产生发生在呼气相,说话时通常吸气相时间减少而呼吸相时间增加。

发声

发声(声音)是喉部声带振动产生。当空气通过声门(声带之间的空隙)时,声带振动。发声是通过伯努利效应和组织弹性实现的。伯努利效应指出,在空气(或流体)的恒定体积流量下,在收缩点(声门)垂直于气流的气压会下降,而气流速度会增加。当压力降低足够大时则可使声带振荡,该振荡引起的振动即为发声机制的引擎。声带运动的方式像波浪样的运动,同时具有横向波动及上下运动。声带的振动可调节气压和通过喉的气流。这种气流是可调的,也是浊音的主要来源。声带内收(闭合)产生浊音,外展(打开)产生清音。当声带内收时声门下产生 $4 \sim 8cmH_2O$ 的气压,声带振动产生发声[2]。在发声过程中,发声被反复启动和终止。发声的特点是音调和音量。音调在生理学上与频率或每秒声带振动的周期数相关(以 Hz 为单位)。音调随着频率的增加而增加,随着频率的降低而降低。音量是生理相关的强度表现(分贝,dB)。通过肌肉内收和声门下压力对声带进行内侧压迫,可引起音量的变化。声域描述了声带振动的不同模式。模态语域或模态语音是日常会话中使用的语域。典型的女性声音为225Hz(范围155~334Hz),典型的男性声音为128Hz(范围85~19Hz)。对话音量为70~80分贝(SPL)[3]。

共鸣

共鸣是由鼻腔、口腔和咽腔的大小和形状所决定的对发声的修正。腭咽机制由一个肌肉瓣膜组成,它从硬腭的后表面延伸到咽后壁,包括腭膜(软腭)、咽侧壁(咽喉两侧)和咽后壁(咽喉后壁)。在说话过程中,腭咽闭合将口腔和鼻腔分开,这是产生口腔语音所必需的。在英语中,只有/m/、/n/和/ng/这三种发音是由开放的腭咽口发出的。腭咽闭

合主要是通过腭升肌(腭帆提肌、腭帆张肌、悬雍垂肌)对咽后壁和咽侧壁进行回缩和抬高来实现的。另外,咽侧壁向中线移动,咽后壁向前移动,形成闭合[4]。

构音

构音是将声音(由声带产生)形成语音的过程。口腔的形状由活动或不活动的关节结构来改变。可活动的关节包括软腭、舌、唇、颊和下颌骨。不活动的发音器官是牙齿、硬腭和上牙槽嵴(上颌)[5]。发音器官的协调运动产生特定的音素,构音过程中喉部任一调音成分的增加或减少意味着辅音是有声的还是无声的。

神经控制

呼吸、发声、共鸣和构音的神经控制需要中枢神经系统和周围神经系统组成复杂的神经网络调节和监控肌肉活动。神经运动控制涉及锥体(直接)和锥体外(间接)运动通路。在锥体系中,皮质脊髓束和皮质延髓束起源于初级运动皮质和前运动皮质,穿过内囊,在脑干中交叉,支配肌肉控制随意运动。皮质的上运动神经元控制周围神经系统等下运动神经元。基底神经节的传入和传出回路通过一种"阻尼效应"来调节运动,小脑回路促进协调的顺序运动。此外,感觉通路调节言语运动控制[6]。言语产生的脑神经包括第 V 对脑神经(三叉神经)、第 Ⅶ 对脑神经(面神经)、第 Ⅸ 对脑神经(舌咽神经)、第 Ⅹ 对脑神经(迷走神经)、第 Ⅺ 对脑神经(副神经)和第 Ⅻ 对脑神经(舌下神经)。脊髓神经支配呼吸肌肉;在第 3~5 颈椎水平,膈神经支配膈肌;在第 2~11 胸椎水平,脊髓神经支配内外肋间肌。

言语障碍

言语障碍可能是神经疾病所致,如脑卒中或进行性神经疾病,也可能是结构性病因,如头颈癌、腭咽功能不全(VPI)或声带病理学(如声带运动障碍、结节、息肉)。有关内容可参见第 18 章。

鉴别诊断

构音障碍(dysarthria)和言语失用症(apraxia of speech,AOS)与其他神经性交流障碍不同,如失语症(aphasia)。构音障碍是神经源性言语障碍而不是由于结构原因引起的言语障碍。此外,声音障碍,包括

由于声带病变或声带运动障碍(如声音嘶哑、粗糙)导致的音质异常,也可独立的存在。然而,感知语音偏差(如声音嘶哑、紧张、低音量)可能被认为是构音障碍的范畴,并可能是某些病因的典型表现。

与失语症(一种影响语言表达、书面表达、听觉理解和阅读理解的语言障碍)不同,构音障碍和言语失用保留了语言符号系统。言语失用是一种以运动规划和编程受损为特征的疾病。言语失用被定义为一种发音障碍,是由于语言肌肉组织的定位和肌肉运动顺序的编程障碍导致的,是在没有无力、缓慢或不协调的情况下产生的随意语言[7,8]。多数构音障碍会涉及整个言语系统,包括呼吸、发声、共鸣和构音,而言语失用很少涉及呼吸或发声系统。值得注意的是,构音障碍和言语失用常常并存,尤其对双侧脑损伤患者来说,这一现象尤为突出。

构音障碍

构音障碍是由中枢或外周神经系统受损引起[7,9,10]。病因包括中枢神经系统疾病,如脑卒中、帕金森病或脑瘤(参见第 18~25 章);周围神经系统疾病,如肌萎缩侧索硬化;神经肌肉接头处的疾病,如重症肌无力;以及肌肉疾病,如肌肉萎缩症。构音障碍可由孤立的脑神经损伤(如迷走神经或舌下神经)引起。

构音障碍的患病率和发病率尚不明确。构音障碍可能是一种神经系统疾病的症状,伴有其他症状,也可能是在疾病环境中独立存在。与创伤性脑损伤(脑外伤,TBI)有关的构音障碍的患病率变化很大,这取决于脑外伤的严重程度和发病后的时间。构音障碍在急性康复期的患病率为 65%,而在急性期后(门诊康复期)的患病率为 22%[11,12]。50%~90%的帕金森病患者可能患有构音障碍,随着疾病的进展患病率也在增加[13]。此外,构音障碍可能是肌萎缩侧索硬化症的前兆,也可能随着疾病的进展而出现。

1969 年在梅奥诊所开发的感知分类系统被言语语言病理学家广泛应用于临床实践[7,9,10]。每种构音障碍都由一组可感知和可区分的言语特征和一个潜在的病理生理学或病变部位来代表。构音障碍的主要类型有弛缓型、痉挛型、运动过强型、运动过弱低下型、共济失调型、单侧上运动神经元型和混合型。

弛缓型构音障碍

弛缓型构音障碍(flaccid dysarthria)是由于下运

动神经元损伤所致。特征性表现因涉及的神经而异。影响构音的神经为三叉神经、面神经和舌下神经。迷走神经参与发声音和共鸣。脊髓呼吸神经受损后影响言语功能的呼吸模式,常导致说短句。常见的感知偏差包括单音、呼吸音重、鼻音过重、鼻漏气、不准确的发音和单一的音调。脑干卒中、肌营养不良和重症肌无力是弛缓型构音障碍的常见病因。

痉挛型构音障碍

痉挛型构音障碍(spastic dysarthria)常与支配相关脑神经和脊神经的双侧上运动神经元通路损伤有关,其重要的特点为音量的降低,音色刺耳,低音调,鼻音过重,发音不准确,语速慢,应力减少或者过度和相同。病因包括脑卒中,脑外伤以及进行性核上性麻痹(假性延髓性麻痹)。

共济失调型构音障碍

共济失调型构音障碍(ataxic dysarthria)与小脑损伤有关,如脑卒中或脊髓小脑综合征。它的特点是音量过大,音调变化,过度和等应力,语速变化,和不规则的音节停顿。

运动低下型构音障碍

运动低下型构音障碍(hypokinetic dysarthria)与锥体外束损伤有关。帕金森病的言语障碍是构音障碍的典型亚型。典型的特征是低音量、呼吸音重、音调单一、发音不准确和语速过快。

运动过强型构音障碍

运动过强型构音障碍(hyperkinetic dysarthria)也与锥体外束损伤有关,与运动低下型不同,其特点为异常的不自主运动对随意言语运动产生了影响。运动过强型构音障碍与亨廷顿病和脑瘫有关。这种构音障碍亚型的特征包括声音过大、发音紧张、发音中断、鼻音过高、发音不准确和语速变化。

单侧上运动神经元型构音障碍

单侧上运动神经元型构音障碍的解剖特征比病理生理特征更明显,常由脑卒中后上运动神经元通路受损引起,特征与其他构音障碍亚型重叠[14]。

混合型构音障碍

混合型构音障碍是由于上下运动神经元受损所致。常见的诊断是多系统萎缩和多发性硬化。感知

言语特征的组合是存在的,例如,痉挛型/弛缓型、痉挛型/共济失调型、运动低下型/痉挛型/共济失调型。

言语失用症

严重的肌肉无力、不协调以及不能执行自主性、反射性运动时,可出现言语失用(apraxia of speech, AOS),多见于运动前区的皮质损伤。左半球卒中后可见 AOS[15,16],运动前皮质的病变及左皮质下结构损伤后也可见 AOS。作为进行性神经疾病的症状[17-19]则不太常见。发展性 AOS 发生于儿童,自出生起就存在。儿童期 AOS 的病因尚不清楚,尽管多数集中在遗传研究上[20,21]。AOS 是运动障碍还是语言障碍尚有争论[22-24],有些人认为言语失用是一种独特的情况,常伴有失语,令症状更复杂;而其他人认为言语失用可视为非流畅性布罗卡失语(Broca aphasia)的一部分。言语失用伴中重度失语的预后较差。不伴失语的言语失用,其治疗可着重于对患者的再训练,程序化发声模式,从一种发声转至另一种发声,采用保留的声调和节律模式促进言语的改善。

头颈癌

头颈癌患者可以出现言语和语音障碍。头颈癌发生于上消化道黏膜的内层。虽然过度吸烟和饮酒仍然是头颈癌的主要原因,但与乳头瘤病毒相关的头颈癌的发病率正在增加[25]。言语和语音障碍取决于肿瘤的大小和部位(如口腔舌底、舌根、扁桃体、硬腭、软腭、下颌)以及治疗方式(如外科、重建、放射治疗及/或化疗)。越来越多的头颈癌患者接收器官保留治疗,而不是切除手术。虽然器官保存治疗是可取的,因为结构被保存,但功能可能受到损害[26-28]。可能需要使用假体来纠正口腔内的术后损伤,如在进行上颌骨切除术时使用腭部封闭器[29]。需要进行全喉切除术的患者可以选择气管食管发音假体来恢复声音[30]。

腭咽关闭不全

腭咽关闭不全是一种累及腭咽闭合的结构缺陷。这可能是由于软腭和/或淋巴组织(扁桃体和腺样体)的异常、颈部或颅底异常、腭裂和外科干预,如上颌前突、扁桃体切除术和腺样体切除术。腭咽关闭不全不同于腭咽功能不全,后者是一种神经生理疾病,在这种疾病中,腭咽结构的不良运动导致腭咽

闭合不完全,而腭咽错误的运动模式导致发音错误[31]。在 VPI 中,高鼻部共鸣,并且可能有鼻排出空气。治疗包括手术、口腔内修复和术后言语清晰度治疗。

儿童的言语障碍

作为正常发展的一部分,语音出现在不同的年龄阶段,有些语音是较早学会的,如/b、d、m、n/,有些是较晚学会的,如/ch、j、l、s/。语音障碍包括发音(发声)和语音过程(声音模式)的问题。大多数儿童的发音和语音障碍的原因尚不清楚。危险因素包括男性性别和家族的言语和语言障碍史,而保护性因素包括母亲健康和持久的社交气质[32,33],有关内容见第 45 章。

声音的障碍

声音障碍的定义是声音质量、音调和音量不同于或与个人的年龄、性别、文化背景或当地口音不匹配[34,35]。声音障碍可能是由于结构异常,如声带小结;神经源性病因,如因迷走神经损伤而导致的声带运动障碍;或功能性病因,如肌肉紧张发声困难。干预方式取决于病因,可能同时包括内科/外科和/或行为治疗。行为疗法可以是生理性的,旨在平衡呼吸、发声和共鸣系统,也可以是对症的,旨在治疗感知偏差。

气管切开和机械通气

气管套管气囊的充气阻止了说话。当气囊充气时,吸气和呼气发生在套管水平,几乎没有气流通过充气的气囊和喉部。气囊放气后允许气流通过气管套管和上呼吸道。气囊放气后,可以采用多种方法恢复说话,包括调整呼吸机设置和在气管套管上安装语音阀[36]。

言语流畅性障碍

流畅性障碍的特征是说话舒适性和流畅性的中断。最常见和众所周知的流畅障碍类型是口吃,口吃通常开始于儿童时期,大多数孩子口吃出现在 2 岁半左右[37]。口吃是一种非常复杂的、动态的、有争议的疾病,在病因、诊断和治疗方面有很多理论和

观点。评估临床医师在诊断时必须非常谨慎,有以下几个原因:75%~90% 的儿童口吃者可治愈。此外,在有压力的环境中也可导致正常的言语不流畅现象,但这不符合口吃诊断标准[38]。少见的是神经性或精神性的不流畅性语言障碍[39-42]。

言语评估

言语障碍的评估从收集有关言语障碍的性质和发生的信息开始。这可以通过检查个人的医疗和/或教育记录,通过与患者/患者、家庭成员和护理人员的面谈来完成,以调查语言障碍的具体性质、发生、持续时间、病程以及对日常功能和生活质量的影响。言语语言病理学家进行言语/口腔运动检查,以评估呼吸(呼吸机制)、发声(喉部机制)、共鸣(软腭、咽)和发音(口唇、面颊、下颌、牙齿)。通过非语音和语音相关的任务来评估每个结构的完整性和功能。

正规的测试,如 Frenchay 构音障碍测试和针对成人的失用症量表-2(apraxia battery-2, ABA-2) 可以用来描述言语障碍的特征[43,44]。语音清晰度的测量,如对失读性语音的清晰度的评估,也可用于评估语流水平的表现[45]。专门问卷调查,如沟通生活质量量表,可探讨沟通障碍对生活质量各方面的影响[46]。

工具性方法也可以采用。例如,呼吸功能的测量包括声音强度和语句持续时间等声学评价。呼吸性能也可以通过估计说话者产生的声门下压来评估[47,48]。在内镜和频闪喉镜检查中可以看到喉的结构和功能。测量仪器,如 6450 型号的鼻音仪(Nasometer Ⅱ, Kay Elemetrics Corp., Lincoln Park, NJ, USA)可以通过评估口腔和鼻腔的声音输出并计算输出比率[49]来测量语音产生中的鼻音。通过内镜观察可以观察到腭咽运动的机制。抗阻的舌力可以使用 Iowa 口腔行为动作仪(IOPI-Blaise Medical Inc.)来测量,这是一种手持便携式气动压力传感器,通过一组发光二极管提供压力产生的视觉反馈。

言语障碍的治疗

虽然还需要进一步的研究,但越来越多的证据支持言语语言病理学干预治疗儿童和成人的语言障碍,已经存在一些系统回顾研究和治疗指南[50-52]。在治疗 AOS 时仍需谨慎[53],治疗可以在个人或团体

环境中进行。目标是个体化的,基于具体评估的表现和患者的接受情况,因此治疗方法以人为中心[54]。治疗是多方面的,包括直接的(如进行非言语的口腔运动训练,练习交流策略,如速率控制和过度发音)和间接的治疗方法(如患者/客户教育和咨询,环境改造,义肢和装置)。

治疗目标可以根据言语障碍的严重程度和潜在的病因而异。

因进行性疾病所致患者的治疗方法不同于预后较好的患者[55]。在疾病的早期,鼓励患者通过特别注意他们说话的清晰度和准确性来进行功能最大化交流。在某种程度上,患者需要通过控制语速和辅音重音以及减少每次呼吸的单词数量来改变他们的说话模式,在严重的情况下可以考虑 AAC 系统[56]。这些增强系统的选择或设计通常是为了适应患者的生活方式,同时在很长一段时间内满足他或她预期的沟通需求。口腔运动训练在肌萎缩侧索硬化功能障碍治疗中的作用还不清楚[57]。相比之下,在另一种神经退行性疾病中,Lee Silverman 语音疗法成功治疗构音障碍的文献很多[58,59]。

与其他医学专业人员的合作对行为治疗的成功至关重要。譬如颌面部整形修复医师可辅助处理共鸣障碍如腭咽闭合不全。软腭抬高矫治器可辅助治疗腭咽闭合障碍,但该治疗的适应人群需言语-语言病理学家和整形修复医师共同评价。软腭抬高矫治器可改善部分需重建正常气压的构音障碍患者的构音,通过改善语流的韵律和呼吸支持最大化言语的清晰度。在决定气管食管假体植入的候选方案时应与耳鼻喉科医师合作[30]。需要与呼吸治疗师和护士以及医疗团队的其他成员合作,使用气管套管语音阀来恢复有适应证患者的说话能力[36]。此外,内科和外科干预有助于促进和补充行为言语治疗,如声带注射正畸、喉成形术、咽成形术和肉毒杆菌毒素注射。

对患者、家庭成员和护理人员进行全面的教育和提供咨询是语言干预成功的必要条件。了解治疗的基本原理有助于治疗的依从性、训练的持续和治疗技术的推广。咨询也为个人在沟通上的显著变化做准备,例如在进行全喉切除、舌切除等头颈外科手术以及在退行性疾病患者沟通能力下降之前,充分的术前咨询是康复的重要组成部分[60,61]。

语言

语言是一个任意的符号或符号系统,按照规定的规则在语言共同体内传达意义[62]。理解语言的处理和形成机制对康复实践很重要。传统语言学的研究关注于特定区域的特定功能。Paul Broca 的工作表明左后下额叶皮质[布罗卡区(Broca area)]的损伤导致语言产生障碍,而 Wernicke 工作表明,更后的颞叶[韦尼克区(Wernicke area)]区域损伤导致语言理解产生障碍[63,64]。Lichtheim 以 Carl Wernicke 的工作为基础,建立了一个三分量的语言模型,其中 Broca 和 Wernicke 的区域通过一个涉及语义加工处理的假设"概念中心"(不是解剖上的定位)相互连接[65]。该模型成为临床医师从中心或连接处病变预测失语综合征的标准参考。这为 Geschwind 在失语症分类和相关病变部位方面的开创性工作奠定了基础[66]。

功能成像的发展拓宽了我们对语言加工处理的视野,目前关于大脑组织化的理论表明,诸如语言等认知功能是在广泛、分离和重叠的网络中组织起来的[67]。神经影像学研究显示,虽然大多数神经正常的成年人左半球表现出更多的活动,但两个大脑半球在语言任务中都被激活[68]。更远处的皮质区域,如下颞叶皮质和前颞叶皮质、基底神经节和丘脑,在语言任务中也被激活[69,70]。Hickok 和 Poeppel 提出了一种用于听觉语言处理的有影响力的语言处理模型——双流模型(dual stream model)[71]。他们的模型描述了两种处理路径,一种是背侧流,另一种是腹侧流,这两种路径分别支持正常受试者的言语生成和言语理解。

失语症

失语症是一种涉及所有语言模式的获得性障碍,包括口语表达、听理解、书面表达和阅读理解。失语症影响了对词汇意义(语义)或顺序(句法)、口语或书写的掌握。根据这个定义强调的三个要点以下:

(1)失语症意味着语言听理解能力和表达能力均受损,表达受损更严重,听理解能力可近似完整。如果测试工具对语言行为的细微改变敏感,就能发现更多语言模式的病理状态。

(2)失语症仅与局灶性疾病一致,通常发生在左半球,失语症的症状可能是弥漫性病理状态的一部分。此类患者除了对语言符号的掌握能力受损外,还表现出其他的症状如定向障碍。其预后和恢复与仅有失语症状的患者截然不同。

(3)失语症通常由皮质性疾病导致,但更多非典型失语综合征的识别和分类也与皮质下梗死和出血有关[72]。

失语症的分类

经典失语症,主要基于脑血管病损,已经表明失语症的临床表现可以根据病变在语言网络中的位置而有所不同。波士顿分类系统将流畅表达和非流畅表达的患者根据疾病分类,标准化了相关术语[73]。波士顿系统失语症的八种主要类型包括常见的布罗卡失语、感觉性失语(Wernicke aphasia)、命名性失语、传导性失语、完全性失语以及少见的经皮质传导性失语、经皮质运动性失语和经皮质感觉性失语(表13-1)。每一种失语症都有特定的症状,并与特定的局部皮质病变相关,有些还伴有皮质下扩展。

表 13-1　波士顿失语症分类系统

类型	语言特征
非流畅性失语	
布罗卡失语(Broca aphasia)	电报样语言,充满激情的表达,相对不太容易理解。语法缺失常伴言语失用
经皮质运动性失语	语言输出有限,类似于布罗卡失语症,可复述,而错构词可能不那么明显
完全性失语	语言表达和理解能力严重受损
经皮质混合型失语	语言表达和理解能力严重受损;可复述
流畅性失语	
命名性失语	语言输出通常是流畅的,除了与单词检索缺陷相关的犹豫和停顿
传导性失语	语言输出流畅,但错语,口语理解完整,复述严重受损
感觉性失语(Wernicke aphasia)	语言输出流畅,但高度错语。理解受损
经皮质感觉性失语	语言输出流畅,但高度错语。理解能力受损,可复述

非流畅性失语

布罗卡失语

布罗卡失语(Broca aphasia)症是由左额下回损伤或功能障碍引起的,包括布罗卡区(Brodmann 分区44和45)。这种失语症常被称为"表达性失语症",其特征是说话不流利,重复句子,理解能力较差。"非流利性语言"一词通常包括短语长度缩短、旋律和发音灵活性受损、每分钟单词量减少或生成语法错误的句子。布罗卡失语症患者往往对单词和语法简单的句子理解良好,但对语法复杂的句子却有困难。读写能力也有一定程度的损伤。AOS常伴布罗卡失语。

经皮质运动性失语

经皮质运动性失语症是由于大脑前动脉或大脑前、中动脉之间的"分水岭"区闭塞而导致的,病变位于布罗卡区前方或上方(周围)[73,74]。语言功能与布罗卡失语症相似,但复述能力有相对保留。

完全性失语

完全性失语与左侧半球的大面积损伤有关,它被认为是所有语言模式中最严重的失语症。通常患者尚存自发表达能力,如计数或说脏话;且患者能运用其他的语言形式,如面部表情和/或手势语来表达基本的需求或情感[75]。通常情况下,患者对单个单词、句子和对话的理解能力严重受损,即使有理解也非常有限。自发的讲话、命名和复述可能被限制在一个单一和持续的词(如不、不、不)或非单词的话语,读写能力也严重受损。在大多数情况下,布罗卡区和韦尼克区都受到损伤或功能受损[76]。

经皮质混合性失语

经皮质混合性失语与完全性失语相似,只是句子复述被省略了。这些患者表现为模仿语言,在布罗卡区和韦尼克区周围有病变,但保留了语言皮质[77]。由于这种定位,该综合征有时是作为"言语区域的隔离",将言语和语言与广泛分布的词义分离开来。

流畅性失语

感觉性失语

感觉性失语是颞上回后部韦尼克区(Brodmann 22区)的损伤或功能障碍引起的,常被称为"接受性失语症"。这种失语症的特征是流利但相对没有意义的自发语言和复述,对单词、句子和对话的理解相对较差。这种类型的失语症患者经常产生带有完整的语法和节奏的句子,但说出的话可能限于术语组成的真实的单词或臆造的词(如"klimorata"非真实的词)或两者结合频繁出现的语言错乱和/或频繁臆造词或行话。由于听觉理解能力差,错误自知能力也较差,导致比患有布罗卡失语症患者的有效沟通更少。书写表达通常类似于口头表达-书写的文字内容很少或没有内容,通常包括臆造词的字母串。

一般来说,阅读理解并不比口语理解好多少。

经皮质感觉性失语

经皮质感觉性失语症是由韦尼克区周围、MCA 和大脑后动脉(PCA)之间的分水岭区域或 PCA 区域的病变引起的[78]。它与感觉性失语症相似,但复述能力尚存。

传导性失语

传导性失语是由弓状束的损伤所致,弓状束是位于韦尼克区和布罗卡区之间的白质束。传导性失语复述障碍的程度与听理解和口语表达障碍的程度不成比例[75]。此类患者口语表达流畅、语法完整,但词汇提取困难时说话会中断,拼写和阅读能力可能会被保留。

命名性失语

命名性失语是失语症的一种形式,其主要特征是严重的单词检索问题[79]。它与命名障碍的症状不同,它的典型症状是失语症,是症状最轻的失语症。说话通常很流利,除了由于单词检索障碍而产生的犹豫和停顿之外,语法通常是完整的,病变部位可位于左半球语言网络的任何位置,包括颞中回和颞下回。

其他类型失语症

失读症、失写症

脑卒中可以选择性地损害阅读和/或写作能力。单纯的失读症指的是在不需要书写和相对不需要识别大声拼写的情况下,阅读能力下降。这种综合征通常由两个病灶共同引起,均由左侧 PCA 的闭塞或狭窄引起。左侧枕叶皮质的病灶导致右侧同侧偏盲,所有视觉信息最初都在右侧枕叶皮质处理。位于胼胝体压部的第二个病灶阻止了右半球的视觉信息传递到左半球语言皮质[80]。失写症是指在不阅读的情况下,书写能力受损。左顶下小叶、左中梭状回(或左枕颞皮质 Brodmann 区附近 37 区)的损伤或功能障碍导致拼写障碍[81]。

失认症

失认症是指在终末器官完整的情况下,不能理解或认识信息。例如听觉失认的患者听力阈值正常,但无法在皮质水平上解释言语信号,因此听理解能力严重受损。失认症患者只有一种语言形式受损,与失语症的鉴别较易。例如听觉失认的患者听理解障碍严重,但其能通过完整的视觉形式阅读相同的词汇。

失语症评估

失语症检查通过系统控制的方法,以不同类型的语言能力为样本,评价患者语言的接受性和表达性能力。例如对听理解技能的测试可以从图像词匹配评估的单个单词理解任务开始,然后进行更困难的任务,如顺序命令。语言表达能力的检查可从简单的复述、命名至图片描述。目前应用的成套测试多数都提供了简单语言环境中的代表性样本,可以从中推断出在类似语言环境下的表现。

一些更常用的失语症评估包括波士顿诊断性失语症检查法第 3 版(BDAE)[82]和西方失语症成套测验修订版(WAB)[83]。第 3 版的 BDAE 提供了一个沟通能力范围的全面探索。BDAE 包含 34 个子测试,用于评估会话和叙述性语言、听觉理解、口语表达、复述、阅读和写作。BDAE 包括一个扩展的标准形式,用于深入研究失语症症状,包括语法和句法,以及一个简短的形式,只需 30~45min 即可完成,BDAE-3[84]包含波士顿命名测试。

与 BDAE-3 一样,WAB 也用于诊断失语症。修订后的 WAB 包含 32 个任务,包括 8 个子测试和对自发语言、听觉理解、复述、命名以及阅读和写作能力的测量。此外,大多数独立的失语症测试并不能描述一个人的功能性交流表现。为了确定一个人的整体沟通功能状态,通常需要额外的测试。成人沟通技能功能评估(ASHA-FACS)是一种常用的评估功能沟通技能的测试[85],ASHA-FACS 有 43 个项目,评估四个方面的功能沟通:社会沟通;基本需求的沟通;阅读、写作和数字概念;每日计划。

治疗方法

失语症的治疗包括恢复性和代偿性。治疗方法可能因治疗方案、理论方法或传递模式而异。神经可塑性原则支持早期强化治疗,然而鉴于失语症的不同性质,具体的干预策略仍存在问题。失语症患者,即使有类似损伤,其类型也有不同。由于这种异质性,治疗结果可能是不可预测的。除了增强患者的沟通能力外,代偿性治疗还应以帮助患者、家人和朋友接受和适应患者的缺陷为目标。教育和培训家庭成员或至亲好友如何促进沟通也很重要。

传统上,临床医师主要基于评估数据进行治疗。这遵循了一种医疗模式,强调功能损害,以治疗师为中心。治疗任务是针对特定的功能域开发的,例如在单个词语水平上提取单词来治疗失语症。临床医师使用语义和音位线索提示等刺激技术来治疗单词提取障碍。从医疗模式到社会治疗模式的转变日益明显,包括服务提供的社会关系、用户(患者)的真实参与、参与体验的创造、用户控制和责任[86]。这种方法鼓励以患者为中心的照护,侧重于制订针对个人需求和环境的目标。以患者为中心的特别例子是失语症的生活参与方法[87]。这种方法将失语症患者的生活问题置于所有决策的中心,它使患者能够选择和参与恢复过程,并就旨在更迅速地恢复主动生活的干预措施的设计进行合作。因此,这种干预有可能减少因疾病和损伤的后酞酞致的长期健康成本[87]。

应用大脑组织和重组的原则可能有助于开发更有意义的失语症康复治疗方法。一种很有前途的训练方法是开发强制性诱导语言疗法,该疗法已证明对失语症患者有积极的临床效果[88]。无创脑刺激技术,如经颅直流电刺激(tDCS)为行为治疗提供了一种潜在的重要辅助手段[89],使用 tDCS 的方案已经证明可以改进慢性失语症患者命名功能[90-92]。虽然 tDCS 的确切机制仍在研究中,但增强行为治疗有效性的前景对临床医师、患者、家属和护理人员均具有吸引力[93]。

原发性进行性失语症的语言缺陷

原发性进行性失语(PPA)是一种临床综合征,其特点是起病隐匿,语言技能逐渐下降。语言不成比例地受损,但在实践之外的其他认知域没有受损[94,95]。2011 年的一项共识描述了识别三种常见 PPA 形式的建议:非流畅型/语法缺失型 PPA、语义变异型 PPA 和 logopenic 变异型 PPA[96],三种类型临床特征见 e 表 13-1[97]。结构和功能成像数据证实了不同区域的皮质萎缩与 PPA 亚型相关[96,98,99],语义变异型 PPA 与左前颞叶萎缩大于右前颞叶萎缩相关,而非流畅/语法缺失型与左后额叶和岛叶的主要异常相关。与此相反,logopenic 变异型与左后外侧裂周区颞顶叶萎缩相关。临床病理学研究往往将不流畅进行性失语与 tau 阳性病理联系起来,将语义性痴呆与泛素阳性、DP43 阳性病理联系起来,将 logopenic 型与阿尔茨海默病病理联系起来[100-102]。

原发性进行性失语症的评估

语言技能可以通过常用的失语症评估如 BDAE 和 WAB 来评估。语言技能评估应定期完成,以图表显示进展。除了语言测试外,还需要进行神经心理

筛查,以确定患者是否符合 PPA 诊断标准。临床痴呆评定量表和 MMSE 量表可分别用于评估功能和整体的认知[103,104]。加州词语学习测试-精神状态版本和 Rey-Osterrieth 复杂图形的一个 10min 回忆延迟试验的修改版本可以用来评估词语和非词语情景记忆[105]。改良的 Trail B 测试和倒背数字广度可用于评估执行功能[106]。

原发性进行性失语症的治疗

在语言康复文献中,有大量关于卒中后治疗的研究,但治疗 PPA 患者语言障碍的干预方法较少[107]。对患者和他们的照顾者/家庭进行 PPA 和语言障碍性质的教育是非常重要的。PPA 的治疗分为以损害为重点的修复技术和以参与为重点的活动[108]。以损害为重点的修复技术包括语义治疗、命名治疗、找词策略、流利性治疗和基于非语言的治疗。以参与为中心的活动包括传授全面的沟通技巧和/或发展增强和替代性沟通(AAC),AAC 包括生活类、个人作品集和/或沟通类书籍等。抑郁在 PPA 患者中很常见,应给予适当的干预措施[109]。越来越多的人感兴趣使用 tDCS 作为一种可能的手段来增强行为干预效果和降低语言能力下降的速度[110-112],但到目前为止,只有几个小样本研究。因此,结果需要谨慎的解释,但提供了语言治疗和 tDCS 结合可以改善结局的希望。

右侧大脑半球损伤后的交流障碍

右侧大脑半球损伤(RHD)患者出现的沟通问题并不完全是基于语言的。人们发现 RHD 会导致各种损伤,可能还包括视觉空间忽视和其他注意力缺陷,以及记忆困难和执行功能的组成部分,如解决问题、推理、组织、计划和自我意识障碍[113,114]。此外,RHD 患者可能表现出广泛的沟通障碍,这可能对社交和职业环境中的功能能力产生负面影响[115,116]。沟通障碍包括语言的实用方面障碍,如难以理解隐喻、推理和理解笑话等抽象语言。在语言的非词语方面也有障碍,如理解非词语暗示和遵守交流规则的问题(如说不恰当的事情,不使用面部表情,在错误的时间说话)。RHD 患者多发生韵律障碍,言语听起来可能单调乏味,个人可能难以理解通过韵律表达的情感和/或意图[117,118]。一些患者会经历疾病感缺失,对所经历的问题没有意识到,这使得治疗更具挑战性[119]。

右侧大脑半球损伤的评估

临床医师可以完成各种正式和非正式的评估程序,特别是需要检查患者的语言(理解和表达)和认知过程(注意、记忆、推理、解决问题)。认知交流问题的性质和严重程度取决于大脑损伤的程度,了解在神经损伤前患者的个性和功能状态是重要的。因此,对亲密朋友或家人的采访是评估的一个关键因素。有几种量表适合 RHD 患者。"右脑损伤简易量表"(第 2 版)可以快速筛查与右侧大脑半球损伤相关的神经认知缺陷,花 25~30min 就可以完成(120)。该测试包括 27 个项目,分布在 4 个一般功能域的 10 个亚项中:①视觉空间/视觉操作和注意力处理;②词汇知识处理;③情感处理和④行为处理。右侧大脑半球语言评估量表(RHLB)是另一种广泛使用的综合评估,有助于对 RHD 可能导致的语言和沟通障碍进行定量和定性的评估[121]。RHLB 评估包括:词汇语义理解测验,口语反义词,书面反义词,词语幽默的欣赏,推理的理解,强调重音的产生,有全面的语音分析。

右侧大脑半球损伤的治疗

RHD 认知交流障碍是一个相当新的领域,最早的系统研究也只有 30 年的历史,研究和康复仍然面临着各种各样的挑战。症状表现的异质性是一个主要问题[122]。与失语症的治疗相似,大多数临床医师遵循一种医疗模式,强调功能障碍,以治疗师为中心。但是,人们越来越有兴趣把重点放在制订满足个人需要和情况的目标上。例如多维度应用认知康复概念将治疗作为一个处理障碍以实现患者自身目标的过程。根据这种观点,只有在对实现目标出现有意义的障碍时才适合直接治疗,其他障碍可能是患者自身以外的因素[123]。认知-沟通障碍的治疗主要集中在以下三个大的方面:

(1)沟通专家应该制订任务,帮助患者注意上下文线索,努力减少冗长的话语和促进话题的维持,复述故事时强调要点;语言要有逻辑顺序。尽管这些任务都与障碍相关,但尚无数据支持使用这些策略是否有效。

(2)应教育患者家属认识到,缺乏实用和情感性的语言交流能影响他们对患者性格的感知。重要的是培训家庭成员和照顾者如何提供情境约束;提供并指导使用提示卡和其他提示;学习引出适当的反应,减少和简化输入,并确定所需和不需要的行为

的触发点和强化因素。如果患者家属不能理解他们需要适应患者新性格的原因,则语言康复的效果将会大打折扣。

(3)许多言语-语言病理学家也会处理影响交流的认知过程,如注意力、记忆、执行功能和安全意识/判断力。他们指定个体化的、解决特定认知障碍的任务,在真实状态下优化交流功能。例如,根据地图回答问题能够集中患者的视觉注意力、促进视知觉技巧和集中左侧注意力;根据地图和问题的复杂程度,计划、解决问题和推理等执行功能亦可得到受益。真实的使用地图沿路找寻不熟悉的环境,该任务更益于促进上述功能,但对注意力、执行功能和安全意识的挑战也更大。

脑外伤后的交流障碍

脑外伤(TBI)患者会出现一定程度的认知交流障碍。TBI 的脑组织损伤可能是离散的、局灶性的;然而,典型的损伤是弥漫性的,包括皮质和皮质下受累。患有离散型病变的患者可能表现出语言障碍与脑卒中后失语症患者相似。弥漫性损伤的患者可能表现出认知交流障碍、知觉缺陷和执行缺陷。TBI 患者可能会经历各种认知、交流、身体、情感、社会和心理上的困难。这些困难可能对个人及其家庭造成深远的破坏和挑战。TBI 的认知缺陷可能包括以下一个或多个领域:注意力、感知、认识、学习、记忆和执行功能[124,125]。工作记忆是在短时间内维持和处理思维中信息的能力,以及陈述性记忆(如已存储的事实、对过去事件的记忆和对单词的记忆)作为一种长期记忆,受到的影响最大。内隐记忆,或程序性记忆相对保留,它是另一种形式的长期记忆,包括习惯、技能和情感相关的记忆。沟通缺陷包括贫乏、模糊、离题或无组织的话语;找词问题,特别是在会话或生成语境中,实用或社交困难;长度、复杂性、细节或间接内容(隐含的、抽象的、比喻的、幽默的)的存在会影响理解[126-129]。神经精神缺陷,如心境和焦虑障碍、脑震荡后综合征、人格改变、攻击性和精神病等也在创伤性脑损伤后常见报道[130],有关内容详见第 19 章。

脑外伤后的语言评估

TBI 后认知交流障碍的个体在行为上有很大差异,在计划评估时必须考虑到这一点。言语-语言病理学家使用标准化和非标准化的工具来评估 TBI 后的认知交流障碍。神经沟通障碍与科学学会(Academy of Neurologic Communication Disorders and Sciences, ANCDS)发布了 TBI 患者认知沟通技能评估的实践指南。在审查了言语-语言病理学家最常使用的和/或测验出版机构推荐的评价 TBI 患者交流能力的标准检查,根据测验的信度和效度挑选出最佳的评价工具。它们包括:美国言语-语言-听力协会的功能性交流技能评价量表(american speech language hearing association functional assessment of communication skills, ASHA-FACS)、执行功能行为分级评定量表(behavior rating inventory of executive function, BRIEF)、日常生活交流活动评价量表第 2 版(communication abilities in daily living, CADL-2)、重复性成套神经心理状态测验(repeatable battery for the assessment of neuropsychological status, RBANS)、语言能力测试扩展版(test of language competence-expanded, TLC)和西方失语症成套测验(western aphasia battery, WAB)

ANCDS 声明强调标准测验只是评估过程的组成部分,交流能力的评估必须囊括多方面的信息,包括个体损伤前的特征、发展和恢复的阶段特征以及交流相关的、有个体意义的日常活动的需求。大多数临床者在捕捉某一新认知-交流障碍的出现时,都将正式的和非正式的测试联合使用。根据这些障碍对日常生活功能的影响,才能制订个体的治疗计划。

值得注意的是对超早期恢复的患者进行评估,这在临床上极具挑战性。一旦患者开始出现某种程度的局部反应,能最低程度的对周围环境产生意识,就需 SLP 的介入。

脑外伤后的语言治疗

越来越多的证据表明,脑外伤后的康复重点应该集中于修复、补偿、功能和参与日常生活各个方法的哲学为指导,包括考虑环境因素、个人独特的生活环境和他人提供的支持质量[131]。脑外伤的治疗应侧重于认知、沟通和社交缺损。例如,认知缺损的治疗可以专注于改善定向和记忆的任务,有助于改善选择性注意和辨别,并强调推理、执行功能和社会功能。社会沟通的治疗可以集中在提高话语、实用技巧、非语言交流(如眼神交流、面部表情、空间关系或个人空间)的任务上。语言治疗可以集中于改善词汇提取缺陷、幽默理解和比喻性语言。治疗应侧重于最大化功能性沟通,包括在与 TBI 患者最相关的环境中提高沟通伙伴的理解和交流能力[132]。

言语-语言病理学家(SLP)整体健康服务的一项重要任务就是家庭训练,如何与患者对话、应用外在辅助设备、通过管理刺激来改造环境等都很重要。此外,如何最好地管理破坏性的社会行为可能是有益的信息。有时家属难以适应与性格和能力改变的患者同住,通常需要推荐患者进行心理或社会性治疗。

吞咽障碍

吞咽具有维持生命的功能,为了通过口腔摄取足够的营养和水分,吞咽必须安全有效地进行。在吞咽过程中,必须保护呼吸道,防止异物进入气管和肺部。吞咽清除残留的食物和液体以及从口咽汇集的分泌物。脑干的感觉通路提供反馈,用于执行特定的吞咽运动计划。异常吞咽或吞咽困难与显著的发病率和死亡率相关,并可导致脱水、营养不良、吸入性肺炎或气道阻塞[133,134]。吞咽困难可由多种病因引起,包括脑卒中、进行性神经疾病、脑外伤或头颈癌。吞咽康复是通过评估受影响的解剖学和生理学以及功能结局来指导的。

吞咽生理学

吞咽是由 30 多块肌肉和神经共同控制的一种模式化和可改变的行为[135],它与其他模式化反应相协调,如呼吸对于气道保护和咀嚼食团处理[97,136]。多项行为在吞咽的过程中相互协调;然而,根据食团的流动和生理功能,吞咽可分为几个阶段[137]。

吞咽前的准备期

在一种物质被放入口腔之前,视觉和嗅觉的感知、对这种物质的营养、食欲和其他因素的认识可能会影响向口腔的输送。送食物或饮料到口腔需要合适的器具和运动控制来操作它们。环境因素如干扰物也会影响进食和饮水的准备[138]。

口腔准备期

吞咽固体和液体的口腔准备期是不同的,因为固体必须被嚼碎成更小的碎块,然后才能被运送到咽部。在第 1 阶段的运送期间,固体食物被转移到下牙咀嚼,并进一步被唾液分解。液体通常被保存在舌头表面或前口腔的舌沟中,而软腭和舌密封防止液体过早移动。鼻咽开口处允许气味分子从口腔传入嗅觉感受器。

口腔中的食物刺激机械性感受器,从而激活咀嚼中枢模式发生器,使升降下颌的肌肉产生序列性收缩和放松,引起口部的循环开闭[139]。唾液从唾液腺分泌出来,帮助分解食物,刺激味觉感受器。食物的物理一致性由口腔机械感受器持续监测。一般来说,一块固体食团的颗粒在不同个体之间会被分解到一个类似的程度,尽管每个人咀嚼周期的持续时间和数量往往不同[140]。

口腔推送期

当食团被向后输送到咽部时,口腔推送期开始。在口腔传送食团的第 2 阶段开始时,舌尖与前硬腭接触,一波收缩波向后传播,推动食团进入口咽[141]。第 2 阶段的运送可能不止一次,在继续咀嚼的同时和吞咽之前,食物的一部分留在会厌处。液体不需要咀嚼,但类似地通过舌输送到口咽。

咽期

吞咽的延髓中枢模式发生器接受正确的感觉传入后,引起复杂的运动序列,食团通过咽腔、喉周、上食管括约肌(upper esophageal sphincter,UES)进入食管;健康成人该过程约为 1s[142]。食团属性(如容积或一致性)的更改可以改变此阶段中事件的时序和持续时间[143]。

在咽部阶段的开始,几个行为同时发生才能使食团进入胃而不进入气道。软腭向后提升和移动,咽后壁收缩以封闭鼻咽,并为食团推送创造足够的压力。当喉通过真假声带内收、杓状软骨前倾和会厌反转被封闭时,就会出现短暂的呼吸暂停。另外,舌骨和喉的向前上抬高固定了下颌下的结构,使其远离食物通道,保护呼吸道。随后舌与后咽壁接触,咽壁的波状收缩将食团推入下咽。咽部阶段结束时,舌骨和喉恢复到基线位置,喉和腭咽开放,会厌恢复到直立位置。

食管期

当 UES 松弛时,食团进入食管,通过食管蠕动推送向下,经下食管括约肌(lower esophageal sphincter,LES)入胃。食管清除需要重力辅助,但也需要足够的口咽压力和 LES 的松弛。LES 的张力性收缩和食管扩张(继发性蠕动波)所触发的食管反射性吞咽,共同防止胃内容物反流。

吞咽的评估

当患者报告或显示吞咽困难的症状或体征时,进行吞咽评估。评估的目的是确定功能性和神经生理学上的障碍,并根据患者目前的吞咽状态确定一种安全有效的营养和给水的方法。评估应详细描述患者的主诉、病史、临床吞咽评估,包括外周运动和感觉系统的物理检查(经口摄食试验),必要时进行仪器诊断,如吞咽造影和纤维内镜检查,提供吞咽解剖的成像,食团流动,并可以识别导致吞咽功能障碍的具体生理缺陷。

主诉的描述

在许多情况下,主诉可以指导评估,并告知问题对个人生活质量的影响程度。重要的主诉包括感觉食物滞留在喉或胸部、吞咽启动困难、进食时伴随咳嗽甚至呛咳、流涎或清除口腔分泌物困难、体重降低、饮食习惯改变、吸入性肺炎、胃食管反流症状等。要求患者应详细说明导致产生这些症状的食物和液体的类型,以描述可能受到影响的解剖和生理状况。重要的是要认识到吞咽功能随年龄的变化而变化,这些变化在很大程度上未被个体所认识,并且在大多数情况下,尽管生理上发生了变化,仍然可保持功能性吞咽[144]。

饮水或进食时,患者可能会主诉咳嗽或呛咳,这些症状提示存在喉部渗漏(食团入喉但在声带水平以上)和/或误吸(食团通过声带进入气道)。少量的渗漏和吸入可能偶尔会发生在健康人身上[145]。然而,经常大量吸入可能会显著增加肺炎的风险。老年人吸入性肺炎的风险因其他因素而加重,如对喂养和口腔护理的依赖、牙列不良、非经口营养、复杂的病史和大量用药以及吸烟[146]。

食物滞留在喉或胸部可能是残留或反流的表现。潜在原因包括延髓性麻痹、咽食管憩室、肿瘤、狭窄或食管运动障碍。食物黏在胸部的感觉(胸段吞咽困难)通常与食管或 LES 功能异常有关。颈段吞咽困难(食物黏滞在颈部上)的主诉可能是由咽、食管或食管括约肌功能异常所致。

鼻腔反流可能是由于软腭无力或功能不全引起的。口腔异味可能与肿瘤、感染、咀嚼问题、口腔卫生不良或食物咽部滞留有关,提示可能存在咽或食管憩室。吞咽时疼痛是值得警惕的症状,常与食管癌有关。胃灼热、反酸或消化食物反流提示胃食管反流。胃内容物的反流或呕吐可导致呼吸道并发症,如吸入性肺炎。体重减轻或饮食习惯的改变亦常反映出吞咽的潜在问题。

吞咽功能的改变可能会破坏吃饭时的社交体

验。吞咽困难对生活质量的影响可以通过标准化问卷来调查,如 SWAL-QOL 或吞咽困难障碍指数[147,148]。

病史

病史是根据患者的一般健康和社会史编写的。神经疾病史可能提示吞咽障碍的病因,如脑卒中、头部外伤、神经肌肉疾病或退行性疾病。呼吸系统疾病和使用人工气道也可能导致吞咽障碍。所有之前的手术都应该记录下来,特别是涉及头部和颈部的手术。目前使用的药物应该排除副作用(如镇静、肌无力、黏膜干燥、定向障碍或运动障碍)导致的吞咽障碍。气道、食管和大脑的影像学研究可以提示吞咽障碍的病因。相关实验室检查也应注明,包括感染、营养缺乏[缺铁可能会导致出现食管蹼(esophageal webs)]、结缔组织病或肌肉炎症。现在的饮食状况、摄取营养和水分途径、口腔健康和是否有影响行为或意识水平的疾病,这些信息对吞咽障碍的康复很重要。此外,心理社会因素,如一个人通常吃饭的环境,可能对吞咽有很大的影响。

吞咽的临床检查

吞咽的临床评估包括对上气道、消化道和脑神经的检查,以及对不同食物和液体吞咽的测试。检查口腔的牙列和咬合情况,这对咀嚼能力有影响。在进行食物测试之前,口腔内的残留物提示吞咽有障碍,口腔应检查结构和黏膜的完整性和口腔卫生。

在单独的、有目的的运动中监测面部、颈部和口腔结构的力量、对称性和活动范围。眉毛、双肩、唇、舌或软腭的不对称可能表明神经系统损害,可能影响吞咽功能。唇力的下降可能使食团在口腔内的封闭变得复杂,舌的力量或活动范围的减弱可能会限制食团的口内管理,咀嚼可能受到下颌运动范围和力量的限制。面部和口腔的感觉减退可能导致对残留物认知的减退,因而改变吞咽的运动计划。用力咳嗽被评估为气道保护的措施,颈部甲状腺切迹上方的触诊可作为吞咽时舌喉上抬的间接测量方法。

体检结束后,就要对不同的食团大小和液体的浓度进行测试,以评估功能性吞咽。测试的顺序由临床医师的偏好和患者的病史,特别是当前的饮食决定。通常,先试验少量的水。记录好吞咽的几个方面,包括口腔的控制,吞咽启动的时间,鼻腔反流,舌喉部抬高和口腔残留。渗漏/误吸的症状包括咳嗽、清嗓、湿音和呼吸的变化。如果注意到吞咽困难的症状和体征,临床医师可以进一步测试以确定最安全有效的饮食水平。补偿策略,例如放食物的方法(即使用汤匙、杯子、吸管等)、体位、姿势也可以尝试。如果高度怀疑渗漏和误吸,中止测试直到仪器评估完成。如果临床评估提示障碍不能充分量化,也可以进行仪器评估。必须指出的是,在某些情况下存在隐性误吸(误吸发生时无症状或体征),高危患者和复发性肺炎或体重减轻的患者应使用仪器诊断研究仔细评估,以排除隐性误吸。

诊断性检查

仪器检查的目的是确保安全获得营养和水分时,明确吞咽障碍的机制;此外还可检查有无结构缺损,明确何种生理成分(如食团的准备、舌控制、咽期吞咽的启动、舌根后缩、喉闭合、UES 开放、食管廓清)受损,明确有无误吸及其机制,评价那些基于已知生理损害而进行的治疗和代偿技术是否有效。仪器检查的适应证包括:频繁呛咳、难以管理分泌物、吞咽后湿音、呼吸系统并发症、原因不明的体重降低等。相对禁忌证包括不能配合检查和有严重的呼吸功能障碍。下面将详细讨论两种方法:视频吞咽造影检查(videofluorographic swallowing study, VFSS)和纤维内镜吞咽功能检查(fiberoptic endoscopic swallow study, FESS)。

视频吞咽造影检查

视频吞咽造影检查也称为改良吞钡试验(modified barium swallow, MBS),是评估口咽吞咽障碍的金标准,在这个过程中,患者进食可放射成像的液体和食物,直接观察食团的流动、吞咽解剖学和生理学。可以获得的测量有:食团控制和推送、吞咽状况的时序和协调、喉部误吸和渗漏以及口咽残留量。

侧位的 VFSS 可以减少辐射暴露,标准位是在 x 轴上观察从唇到颈椎,在 y 轴上观察从硬腭到颈段食管。帧率应不低于 30 帧/s,以充分显示持续为 1s 或更短时间[149,150]的吞咽过程。较低的帧率可能会损失临床评估所获得信息,因为大多数吞咽过程发生在一秒钟内。

标准化方案有助于减少检测时间,从而减少辐射暴露,并提供系统化的发现和障碍记录。改良的钡剂吞咽障碍概览可作为刺激传送的指南,也为临床分级提供了分类[151]。通常,开始 VFSS 检查时取侧位,用少量稀的液体钡或碘己醇。随着评估进展,可采用不同性状的食物,包括稀流质和浓流质钡剂、布丁、饼干或蛋糕。经验性方法也可用于确定与功能性和有障碍的吞咽相关的因素,如液体/食物的质地和容积、患者的体位和食团摄入的方式。根据观察到的气道保护和食团管理,VFSS 检查中的顺序和入量因人而异。在可能的情况下,首选自己进食,因为它更接近人在非临床环境下的饮食行为。

为了评估咽收缩和食团清除的对称性,患者需重新定位于前后位进行进一步评估。这个视图应该包括 x 轴上头骨的宽度和 y 轴上硬腭到颈段食管的宽度。在这种体位下跟踪食团通过 LES 的过程来评估食管功能。这种投射使声带可视化,让患者发音筛查声带外展有无受损。

借助 VFSS 可以看到在每个吞咽阶段食团的轨迹和吞咽的解剖和生理。在吞咽前、吞咽中或吞咽后,可以描述是否有渗漏或误吸。代偿和康复技术的尝试可以在 VFSS 期间进行,以评估其生理效应。VFSS 的局限性包括辐射暴露和钡造影剂对口腔的刺激。此外,VFSS 以二维图像的形式记录吞咽的三维过程,某些解剖结构如声襞、喉软骨等可能难以区分。

纤维内镜吞咽功能检查

纤维内镜吞咽功能检查(fiberoptic endoscopic evaluation of swallowing,FEES)是用于评估吞咽功能 VFSS 的另一种选择。FEES 可以在床边执行,当做吞咽造影的条件受限时,这是特别有用的。与 VFSS 不同,FEES 提供了清晰的黏膜完整性和可视化的喉和咽部的结构运动,如声带和杓状软骨。经鼻插入的内镜看不到口腔的成像。在 FEES 检查期间,患者可以食用任何液体或食物,不需要添加钡。可以添加绿色食用色素,以便对食团和残留进行清晰的成像。与 VFSS 相类似的一致性、质地和策略可以用来充分评估吞咽功能。虽然 FEES 可以提供在吞咽前后渗漏和误吸的清晰视图,但会厌翻转和咽壁收缩将光线反射回内镜("白屏")模糊了视图,这阻碍了在吞咽瞬间发生的渗漏或误吸,UES 上缘的食管功能不能用 FEES 来评估。尽管有不适、作呕,并在罕见的情况下,喉肌痉挛可能限制其在一些患者的应用,但由于没有辐射暴露,FEES 可以反复多次使用。由于两种方法都不能提供整个气道及消化道的完整三维视图,因此 VFSS 和 FEES 的结果可以互为补充;然而,在同一患者身上 FEES 可能诊断出更严重的吞咽困难[152]。

其他诊断性检查

几项其他的检查可以用来评估食管功能。食管

造影(钡餐检查)能评估食管运动。内镜检查可以发现各种食管和 LES 疾病,并为诊断性活检提供了机会。咽部和食管的测压法可以测量食团的推进和运动的压力。

吞咽障碍的处理

吞咽障碍治疗的建议是基于障碍的识别和在评估过程中补偿性策略的尝试。在治疗过程中,建议饮食调整进行一些难度更大的一致性试验。食物质地和液体浓度的规范层级由国际吞咽障碍饮食标准化委员会(图 13-1)提供[153]。患者的最佳饮食水平必须平衡吞咽的有效性、安全性和患者的接受度。额外的味道和温度的改变也可以促进功能性进食和吞咽。

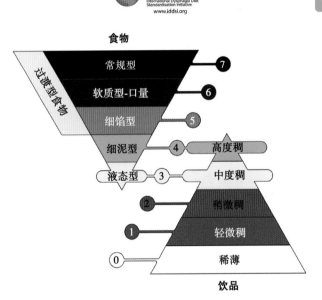

图 13-1　食物质地和液体浓度的完整框架(Copyright © The International Dysphagia Diet Standardisation Initiative 2016. Available from: http://iddsi.org/resources/framework/)

如果建议患者进行非经口进食或营养补充,多学科小组应确定最合适的管饲类型。鼻胃管使用时间一般不超过 1 个月,对预期吞咽功能快速恢复的患者应予以考虑。对于需要长期管饲患者,内镜或手术放置经皮胃造口或空肠造口管可能是必要的。管饲不能消除所有患者的误吸,并增加放置困难和对周围黏膜和结构损伤的风险[154,155]。食管吞咽困难可通过外科手术治疗,如高张性 UES 可采用注射肉毒毒素治疗、扩张或环咽肌切开术。

基于潜在的生理缺陷,某些姿势可能有助于改善功能:

- 在一些有喉渗漏/误吸的患者中,将下颌靠近胸部可以增强气道保护[156]。
- 单侧咽部无力伴咽部显著残留者,头转向无力的一边,使食团通过咽部力量强的那一侧,降低UES压力[157]。将头侧向强壮的一侧也有助于将食团推向更强的一侧。

为了改善吞咽功能,发展了几种训练和操作:

- 声门上吞咽:声门上吞咽训练结合屏气和吞咽,然后咳嗽,以促进气道保护和UES开放[158,159]。
- 用力吞咽:通过推挤喉部肌肉来完成用力的吞咽动作,以达到舌喉部抬高、UES开放、保护气道和产生压力的目的[160,161]。
- Mendelsohn手法:在Mendelsohn手法中,患者被训练延长舌咽部提升,这也增加了UES开放时间[162,163]。
- Shaker训练:Shaker训练从仰卧位开始,患者头抬高向前看脚趾,每次抬起维持1min,以提高UES开放和舌骨上肌群的力量[164]。
- Masako手法:Masako手法或"咬舌练习"(tongue-hold exercise)是通过在吞咽时伸舌并在上下牙齿之间咬住来完成的。这个练习的目标旨在咽后壁的运动[165]。

在实施前,应在仪器评估中评估姿势动作、改良饮食或运动的影响。

治疗技术的最新进展包括表面电刺激、呼吸训练和经颅电刺激。对于周围神经系统完整的患者,表面电刺激可促进吞咽相关肌肉的收缩,以改善吞咽困难患者的舌喉部抬高[166]。此外,低水平的表面电刺激项目可减少慢性吞咽障碍患者的误吸和残留[167]。虽然在仪器评估中可以个体化评估,刺激的效果可能因患者而异,受益于电刺激和适当治疗方案的患者人群仍在研究中。旨在呼气肌肌力训练为目标的呼吸训练可改善神经或退行性疾病所致的吞咽障碍患者吞咽时的气道保护,这种治疗方法针对舌喉抬高的颏下肌群[168-170]。在神经性吞咽障碍的病例中,经颅电刺激受损或健侧的半球可能通过上调吞咽网络中的神经元活动来促进吞咽功能[171]。

在整个治疗过程中,反馈可以告知患者他们练习的准确性[172],仪器评估过程中的训练策略和练习提供了视觉反馈,表面肌电可以让患者比较在一次治疗中吞咽的次数和用力程度。来自临床医师的语言反馈和自我监控的训练也有助于治疗。

听力

听力丧失是一个很常见的公共卫生问题;在美国12岁及以上的人群中,12.7%的人存在双侧听力丧失[173]。若将单侧听力丧失包括在内,23.3%的人听力丧失达到或超过25dB HL(听力水平)[173]。随着预期寿命的延长和人口的老龄化,以及噪声暴露的增加,在未来几十年里,听力丧失的总体发病率预计将会增加。听力丧失的发病率随年龄的增长而显著增加,在60~69岁的人群中,44.9%的人受到听力丧失的影响[173]。这一比例在70~79岁的人群中为68.1%,在80岁及以上的人群中为89.1%[173]。听力丧失是一种潜在的致残障碍,会影响交流,导致心理社会功能、健康相关的生活质量、工作效率和整体生活质量下降[174]。听力丧失的存在可能会对人一生的认知功能产生重大影响。最近的研究表明,听力丧失与大脑皮质和脑干水平的结构和功能的变化独立相关[175,176]。在老年人中,感觉功能的变化可能是后来发生的神经退行性疾病的早期风向标[177]。最近有研究表明,听力丧失与老年人患痴呆症的风险增加有关[178]。听力丧失经常被那些受影响的人和卫生保健提供者曲解、误解和忽视。

听力丧失的社会心理影响

目前听力丧失对社会心理的影响知之甚少,这一问题尚未被多数人关注。即使与患者同住的人都难以掌握听力障碍这一涉及各方面的、不可见的残疾对日常生活活动的影响。除非自己亲历或关系亲密的熟人存在听力丧失,否则难以认识到我们依赖听力的方式。听力丧失以某种方式影响日常生活的许多方面。听力丧失影响交流,开始是轻度的,随着听力丧失的加重影响越来越明显。另外,听力损失限制了环境意识,当它影响到听到警报信号(如汽笛和警报器)的能力时,可能成为一个安全问题。听力丧失影响人际关系、就业机会、学术和学习。

据报道,听力丧失最常见的两个结局为产生抑郁和社会隔离感。此外,对一般健康状况、生理、认知、情绪、行为和社会功能具有副作用。社会和情感障碍甚至可见于轻中度听力丧失的患者。不能听见全部或部分对话,可令患者感到受挫、生气甚至多疑。长此以往,社会关系恶化,听力丧失的患者身处孤立,生活质量下降。听力丧失与日常生活活动表现能力和工具性日常生活活动(instrumental activities of daily living)能力下降相关[174]。

我们常对听力丧失的患者存有误解,缺乏同情心,形成了社会偏见;而对视力损失患者的态度却截然不同。听力丧失患者的症状(对其说话无反应、不恰当的回答或要求复述)常常鼓励其他人与听力障碍的患者(似乎他/她的认知能力亦有下降)进行谈话和治疗,导致产生挫折感或截断性交流(truncated communication)。

健康照顾者的主要目标就是帮助患者维持或重获功能。独立生活能力需要功能性健康的维持。功能性健康不仅指生理健康,还包括情感性的、认知的和社会性的健康。医师可确认某些损害患者功能性表现但又可被治疗的状况。然而,很多健康医疗专业者将听力丧失视为不影响功能性健康的良性障碍。对 60 岁以上老年人定期进行评价听力和管理也应成为健康照顾标准的一部分。

耳的解剖学和生理学

在解剖上耳是一个复杂的器官,可将气骨中的声波转化为机械性能量,机械能量再转变成电化学信号和作为听觉信息处理的神经冲动。听觉系统的外周组成可分为外耳、中耳和内耳三部分。外耳由耳郭和外耳道组成,耳郭是有皮肤覆盖的软骨结构,是外耳看得见的主要部分;外耳道长约 2.5~3cm,呈"S"形连接耳郭和鼓膜。鼓膜呈圆锥形,高约 9mm,分隔外耳和中耳。中耳为含气空间,包含锤骨、砧骨及镫骨三块听小骨,听小骨组成听骨链连接鼓膜和内耳。镫骨是人体的最小骨,其底板嵌在内耳的前庭窗内。内耳分为耳蜗和前庭迷路两部分,负责感音神经性听力(耳蜗)和感受头部动态时角、线加速度(前庭迷路和半规管)。耳蜗为 32mm 长的螺旋形管状骨性结构,此管状结构可分成三个含淋巴液的膜性腔室:前庭阶、蜗管及鼓室阶。鼓室阶为 Corti 器的所在,是听感觉的终端器官,含有起感受器作用的内外毛细胞约 16 000 个。内外两群毛细胞的顶部都有成簇排列的微绒毛,称为静纤毛。基底膜负责听觉系统频率分析的初始阶段。激活的位置是编码频率信息的工具,而这些频率信息反过来又被保存在所有较高水平的听觉通路到皮质水平。内毛细胞通过基底膜的运动被激活,并控制听觉神经纤维的激活。外部的毛细胞对声音的反应与内部的毛细胞不同,通过它们的伸长和缩短活动功能,主要是作为放大器,增加耳大约 50 分贝的灵敏度。毛细胞的基底部排列有约 30 000 个感觉神经纤维,形成了第Ⅷ脑神经(听神经,CN Ⅷ)的耳蜗支。同侧耳蜗核的突触位于小脑脑桥角(脑桥、小脑和延髓交界处),听觉系统的中枢部分从此处开始。耳蜗核的大部分听觉通路纤维经斜方体投射至上橄榄复合体,再向外侧丘系和下丘投射,后续听觉束最主要接替核团为位于丘脑的内侧膝状体,从该处纤维投射至位于颞叶外侧裂 Heschl 回的初级听觉皮质。

听力功能评估

听力学评估

当患者主诉疑似听力丧失时,评估和管理过程中的首要目标为诊断听力丧失的类型、程度以及潜在的病因。病史应详细包括听力丧失的持续时间,突发性丧失还是渐进性丧失,丧失的程度是稳定的还是渐进的抑或波动性的。询问患者是否存在相关症状如耳鸣、眩晕、耳痛或耳溢液、耳闷。此外,还须回顾有无听力丧失的家族史、强声暴露史、脑外伤史、耳的手术史和毒性药物使用史。

听力问卷也有相当大的价值,因为所获得的信息与个人所经历的具体困难和个人对其听力困难的看法有关。询问重要的人对患者听力状况的看法也是有帮助的。物理检查包括耳内镜观察外耳道有无堵塞,鼓膜是否透亮、完整。患者的听力状态可通过一系列听力学测试确定,基于听力学检查、病史和物理检查的结果,提示进一步听力学评价和有关的神经学、实验室和影像学检查。完成评估,明确诊断后就可以开始听力康复。

听力行为学评估

纯音测听

纯音阈值测定指不同频率的刺激确定气传导和骨传导的听觉阈值,这是最基本的听力测试。受试者对重复实验能做出 50% 正确察觉的最低声压级称为听阈,听阈可帮助确定听觉损失的类型、程度和听力图。采用 250~8 000Hz 的刺激音,八度音法(如 750Hz、1 500Hz、3 000Hz 或者 6 000Hz)确定气传导阈值。对于某些应用,如耳毒性药物监测,8 000Hz 以上的频率评估也可能包括在内。空气传导信号通过外挂耳机或插入式耳机传递,信号沿整个听觉通路传递,包括外耳、中耳和内耳。使用插入式耳机有避免因放置不当或使用超耳式耳机时耳道塌陷而产生虚假结果的优点。采用 250~4 000Hz 的刺激音,八度音法确定骨传导阈值。骨传导测定量时,将骨振动器置于检测耳一侧的乳突,屏蔽非检测耳的声传导。骨传导振动器令颅骨振动,直接刺激内耳耳蜗,而不影响外耳和中耳。骨传导阈值反映了个体的听敏感能力,并且不受外耳和/或中耳疾病的影响。

纯音阈值可用曲线图或表格表示(图 13-2)。横坐标上的频率刻度以赫兹(Hz)为单位测量,八度和八度之间的频率为 250~8 000Hz。纵坐标的强度范围为信号的纯音听力级(hearing level),单位为分贝(dB),范围从-10dB 低声至 110~120dB 强声。

言语测听

除纯音阈测听之外,基本的听力评估还包括对言语识别阈(speech recognition threshold,SRT)和词识别表现(word recognition performance)的评价。SRT 可检查纯音阈值测定的信度。该测验使用双音节扬扬格词(spondee words)(如热狗、牛仔、棒球),嘱受试者复述各耳听见的单词,直至不能理解或不能听见。SRT 定义为受试者能正确复述所给言语信号数目的 50% 时,对应的给声强度。500Hz、1 000Hz、2 000Hz 言语三频率的纯音听阈均值(pure-tone average,PTA)或取言语三频率中阈值

较好的两点值,其与 SRT 的差值应在 10dB 之内。SRT 可交叉检验纯音阈值的效度。如果 PTA 与 SRT 相差 10dB 以上,必须确定该差异的来源。可能的原因包括:功能性听力丧失、异常听力图、语言或认知障碍、患者误解测试的指令等。

听力障碍不仅反映听敏感性丧失,还可反映对言语的理解能力降低(尽管声量足够大)。词识别测验(言语识别)采用 25~50 个单音节单词的标准化列表,分析患者理解言语的能力;这些单词列表音位平衡,体现了日常英语的内容。每耳分别测听单词列表,之后要求患者复述。测试一开始是在一个舒适的音量水平,更高的音量水平用于确定受试者的最佳词识别表现。在一定强度范围内测试单词识别性能也可能提供有用的诊断信息,因为在某些具有某种形式的神经性听力丧失的个体中,较强的语音的听力性能可能较差。那些不能通过越来越多的可听语音来提高听力的人,可能无法从助听器的扩音中受益。一个基本的听力评估也应该包括在噪声或竞争语音背景下的语音处理的一些措施,因为已经

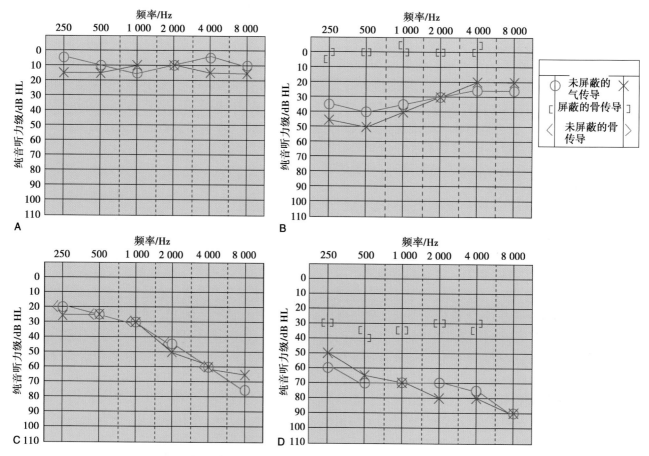

图 13-2　听力图的例子。A:双耳听力正常。B:轻度传导性听力丧失患者的听力图。注意气导阈值提示听力障碍,但骨导反应正常,存在气骨导差。C:感觉神经性听力丧失患者的听力图,气导阈和骨导阈均下降。D:混合性听力丧失患者的听力图。尽管气导阈和骨导阈均降低,但气导阈的损害更大

证明,一个人在噪声背景下处理语音的困难不能根据纯音听力图准确预测[179]。

听力生理学评估

声导抗测试

中耳功能的生理学评价亦为常规的基本听力学评估。通过声导抗测试,中耳的评价包括鼓室声导抗测试(tympanogram testing)和声反射测试(acoustic reflex testing)。鼓室声导抗测试测量了中耳传音系统的声导抗或声顺、鼓室压,有助于诊断和鉴别中耳疾病。一定强度的声刺激可引起双侧镫骨肌反射性收缩,增加听骨链的硬度。反射是双侧的,可以用对侧或同侧耳朵的刺激来测量。评估声反射的完整性不仅可反映中耳功能,还可表明参与反射的其他成分如耳蜗、CN Ⅶ和CN Ⅷ、低位脑干的功能。对测试耳的同侧或对侧信号的反射模式进行分析,可以帮助确定特定条件下的病变部位。幼儿听觉反射的缺失可能意味着需要进一步的测试来排除听觉神经病变/非同步化的存在。

诱发耳声发射

耳声发射(otoacoustic emissions,OAE)指受到声刺激后,耳蜗将低量的音频能量发射回外耳道,只有当耳蜗外毛细胞正常时,才可能引出诱发耳声反射,可反映耳蜗功能是否完整。一般而言,OAE 只存在于听敏感正常或接近正常的受试者,易受外耳、中耳或内耳疾病的影响。OAE 已被广泛应用于新生儿听力筛查以及不能或不愿提供对声音的行为学反应的患者中。OAE 还提供了对行为测试结果的客观交叉检查,是监测耳毒性的客观方法,辅助诊断功能性听力丧失和听觉系统的神经疾病,如听觉神经病/非同步化运动。OAE 虽为听力评估提供了辅助信息,但不能替代听力图检查,而且此时不能充分预测纯音敏感性。

听觉诱发电位

当耳受到声音刺激时,会发生一系列的生物电活动,这些活动从耳蜗开始,迅速到达皮质结构。与脑电图(electroencephalography,EEG)很相似,听觉诱发电位(auditory-evoked potentials)可以通过放置在头皮上、耳道内或附近的表面电极记录。利用计算机将电位变化时相锁定和平均处理后,能使听觉反应突显出来。耳蜗电位图(electrocochleography,ECochG)、脑干听力诱发反应(auditory brainstem response,ABR)、听觉稳态响应(Audio Steady-State Response,ASSR)和听觉中潜伏期反应(auditory middle latency responses,AMLR)是最常用于听力评估的诱发电位。ECochG 可测量耳蜗电位,临床上主要用于诊断和监测梅尼埃病。ARB 常用于新生儿听力筛查,评估儿童的外周听敏度;不能合作的耳神经病患者;或用于小脑脑桥角手术的术中监测,防止听力系统的医源性损伤。当 ABR 被用来估计周围听觉敏感性时,为了估计听力丧失的程度以及听力丧失的形态和病因,有必要包括频率特异性刺激和有时骨传导刺激。ASSR 用于评估外周听力丧失的程度、类型和听力图;尤其对极重度听力丧失的病例,还可预测行为性听力图。AMLR 在临床上较少被应用,目前认为 AMLR 源自听觉丘脑皮质通路,可用于预测听阈,有助于深入了解累及初级听觉通路的神经疾病和听处理疾病。

听力测量学测验的释义和听力丧失的类型

分别比较双耳气传导和骨传导的听阈,可确定听力损伤的解剖位置。气传导结果表明有听力丧失但骨传导结果正常时,为传导性听力丧失(图 13-2)。气导阈和骨导阈的差值反映了传导量,称为气骨导差(air-bone gap)。任何外耳道经中耳传音机制的功能障碍均可引起传导性听力丧失。尽管耳内镜可检查出部分传导性听力丧失的病因如耵聍栓塞、鼓膜穿孔、中耳炎等,但耳骨硬化、听小骨链断裂等部分传导性听力丧失的病理在耳内镜检查中可表现为正常。鼓室图(tympanometry)为描述中耳系统的状态提供了信息。传导性听力丧失患者的感觉神经系统完整,因此词识别率正常;但需要对方大声说话代偿传导性障碍。因此,医学上无法治愈的传导性听力丧失患者是助听器最好的候选对象。

气导阈和骨导阈的听力丧失相同时,称为感觉神经性听力丧失(图 13-2)。听力损害的部位可位于耳蜗、相关的神经通路或两者兼有。感觉神经性听力丧失的具体病因不能仅靠听力测量学结果来确定。词识别测试的结果常常为感觉神经性听力丧失的病变部位提供重要的诊断依据。一般而言,损害涉及耳蜗,则言语识别率下降的程度与听力丧失的程度一致。感觉性(耳蜗)听力丧失的程度越严重,词识别能力越差。此外,许多有耳蜗听力丧失的人在噪声或竞争性语音环境中处理语音有很大困难。但另一方面,神经性听力障碍的言语识别率与纯音阈值不成比例。40dB HL 的感觉神经性听力丧失,词识别率为72%,则损害涉及耳蜗;而同样数量的听力丧失,其单词识别评分仅为 10%,则表明可能有 CNⅧ、脑干或皮质受累。从康复的角度而言,言语识别率愈高,听觉系统的失真程度愈小,使用助听设备的成功率愈大,预后愈好。感觉神经性听力丧失的鼓室图通常正常,但听反射模式可帮助鉴别神经损伤的病因。

骨传导听敏度损失联合气传导的严重损失则表现为混合性听力丧失(图 13-2),骨导阈下降反映感觉神经性损失,存在气骨导差反映传导性损失。鼓室图可诊断混合性听力丧失中引起传导损失的中耳损害。

此外,外周听力机制和中枢听觉通路的损伤或功能障碍亦可导致听力丧失。中枢听处理疾病常表现为在噪声环境或语言信息衰退的环境(室内有回音)中,出现言语理解困难。听觉测试结果常显示,安静环境中的听敏度和言语识别能力正常。在语言信息衰退的环境中(如噪声环境)或言语识别测试难度增加(如使用滤波言语测听)时,患者在频率和时间处理的测量、双耳分听测试和/或中枢听觉通路的电生理测量(如 ABR 何 AMLR)中的表现降低。常见的病因包括头部外伤、脑卒中、神经发育性疾病、遗传因素、肿瘤、神经疾病和衰老[180-186]。传统听力辅助放大器对听处理障碍患者的效果欠佳,其他类型的听力系统辅助设备和听力治疗可能有益于此类患者执行听觉训练方案或音乐训练。

听力丧失的程度和听力图

气传导评估的结果为听力丧失的程度提供了定量信息。PTA 是一个三频率平均值,分别为 500Hz、1 000Hz 和 2 000Hz,用于对听觉进行分类。表 13-2 给出了一个基于 PTA 的分类系统的例子。除听力丧失的类型和程度之外,纯音听力图的曲线也可帮助描述和理解听力丧失的影响。听力图曲线分类包括平坦型、斜坡型和上升型,斜坡型听力图提示高频听力丧失更严重,上升型听力图提示低频听力丧失更严重。

表 13-2　听力损失程度的分类系统

纯音均值	分类	纯音均值	分类
0~15dB HL	正常	56~70dB HL	中重度
16~25dB HL	轻微	71~90dB HL	重度
26~40dB HL	轻度	≥91dB HL	极重度
41~55dB HL	中度		

如上所述,任何类型的听力分类系统都必须谨慎解释,因为大多数都是基于纯音气导阈值,而不考虑语音识别困难的影响。病因因素、听力丧失类型或听力丧失形态也是决定听力丧失对个人功能影响程度的重要因素。此外,即使纯音听力丧失的程度相似,根据生活方式、对听力的需求和其他心理社会因素的不同,患者听力丧失受到的影响也各异。

听力丧失的病因

很多疾病、遗传病、衰老、外伤或耳毒性药物均可致听力丧失。下面的内容将回顾听力丧失的主要病因,包括影响外耳、中耳、内耳以及听觉中枢通路的因素。

遗传性听力丧失

遗传性听力丧失约占新生儿听力丧失的 50%~60%。大约 70% 的遗传性听力丧失是非综合征型,大约 30% 是综合征型。非综合征型多为感觉神经性听力丧失。多达 40% 的非综合征性听力丧失是由 GJB2 基因突变引起的。GJB2 基因包含连接蛋白 26 的指令,连接蛋白 26 对耳蜗功能起作用[187]。听力丧失的遗传传递约 70% 为隐性,约 30% 为显性,约 1% 为 X 连锁型,约 1% 为线粒体型。非综合征型隐性遗传性听力丧失多为先天性、极重度表现,非综合征型显性遗传性听力丧失的表现具有多样性,可分为先天型或迟发型。以听力丧失为表型特征的综合征至少有 400 种。综合征型听力丧失在其表现上很不稳定。它可以是传导性的、混合性的或源于感觉神经性,程度可从轻微至极重度;病情稳定或进展;可涉及单耳或双耳。遗传性听力丧失网站提供了遗传性听力丧失遗传学的全面综述[188]。

外耳

当听力丧失源自外耳道时,通常与耵聍或异物阻塞有关。外耳道积聚过量耵聍是患者求诊的最常见原因之一。老年人、儿童和有认知功能障碍的患者患有耵聍栓塞的风险更高。耵聍所导致的传导性听力丧失从轻微到轻微不等。外耳道感染(外耳炎)可发生急性、慢性和恶性的表现,它们通常是由细菌感染引起的,但更罕见的可能是由病毒或真菌引起的。症状包括耳痛、流脓、水肿、炎症、瘙痒和耳胀。如果感染过程引起耳道肿胀闭塞,导致传导性听力丧失。医疗处理包括疼痛治疗和炎症控制。

中耳

中耳炎是中耳的一种感染或炎症，通常在完整的鼓膜后面有积液。急性中耳炎（acute otitis media，AOM）常见于儿童，是美国抗生素治疗的最常见感染。用药或中耳手术可缓解或控制 AOM；若未经治疗则感染可能累及颅内或颞骨内结构。分泌性中耳炎（otitis media with effusion，OME）指中耳充满液体，但除了听力丧失外，通常没有急性感染的迹象或症状。中耳炎患者的听力表现为轻中度传导性听力丧失，听力图一般呈上升形态。鼓室图平坦，表示中耳系统缺乏活动性和梯形反射。耳声发射也可能缺如。

除听力丧失外，中耳炎的并发症还包括胆脂瘤，呈现颞骨内增生，有鳞状上皮角化的囊袋。胆脂瘤阻碍了传音，侵蚀了中耳听骨，导致传导性听力丧失。当胆脂瘤侵蚀颞骨时，则患者有罹患混合型或感觉神经性听力丧失、头晕和/或脑膜炎的危险。乳突手术可根治胆脂瘤，手术的主要目标为切除胆脂瘤，其次为重建鼓膜和/或听小骨，保留或提高听力。手术后如果仍有明显的听力丧失，可能需要使用助听器。

血管球瘤是中耳最常见的肿瘤[189]。起始症状常为搏动性耳鸣和听力丧失。耳内镜检查可见鼓膜及其后方有红蓝色搏动性血管团块。血管球瘤引起听小骨活动度下降或中耳阻塞，多达 75.9% 的患者存有传导性听力丧失。随着血管球瘤向内侧生长，可能逐渐涉及耳蜗导致混合型或感觉神经性听力丧失。若患者病情稳定或血管球瘤的位置和生物学特征允许，可行外科切除术[189]。

耳硬化症是一种进行性、局灶性的疾病，其特点是骨的过度吸收，取而代之的是柔软的新骨，逐渐变为致密的硬化团块。在耳硬化症早期，病灶侵犯前庭窗可引起镫骨底板固定，阻碍听骨链传递声音。在这个阶段，听力丧失是传导性的，并且是轻微的，此时很适合做镫骨切除术，该矫治术切除部分镫骨并代之以假体。晚期阶段，耳硬化症侵入内耳，引起重度至极重度的混合性听力丧失，但以感觉神经性为主。不愿或不适宜手术的患者可使用助听放大器改善听力。

内耳

老年性耳聋

老年性耳聋是指与年龄相关的听力丧失，最常见的听力表现为斜坡型、高频感觉神经性听力丧失。随着年龄增长，听阈值逐渐下降，最早可见于 30 岁的男性和 55 岁的女性。年龄相关的听力丧失可能在发育障碍或唐氏综合征患者中更早发生[190]。伴随听敏度的下降，言语理解能力降低，尤其在噪声背景和回音室内，或对方语速较快或有口音时，患者的言语理解能力下降，认知功能下降可加重上述障碍。年龄相关的耳功能改变包括内耳结构（如耳蜗血管纹、毛细胞和 CNⅧ 的树突）的退行恶化。多数患者的年龄相关性的改变都伴随听力丧失的其他病因，如遗传易感性、噪声环境中暴露、使用耳毒性药物或罹患耳病。单独使用助听器或联合其他听力放大设备，多数老年性耳聋患者可改善听力。

噪声性听力丧失

暴露在高音量环境中可损伤毛细胞，导致噪声性听力丧失（noise-induced hearing loss，NIHL）。大约 24% 的 20~69 岁的美国人因接触噪声而听力下降[191]。在最近的美国国家调查[192]中，12~19 岁的儿童中有 16.8% 有 NIHL 的证据，这使得儿童人群中的 NIHL 越来越受到关注。NIHL 在年轻人中的流行是由于个人音乐系统的广泛使用和没有使用噪声保护装置。单次噪声暴露后可突然发生 NIHL，但更常见的是由于多年噪声暴露的累积效应而逐渐发生。有害噪声包括脉冲性噪声和持续性噪声。早期听力损失在 4 000Hz 处，随着重复暴露，NIHL 逐渐向中低频发展，听力和言语理解能力恶化，最终需使用助听扩大器。

耳毒性药物

有许多药物可能对内耳有毒，并可能导致听力丧失、耳鸣、平衡功能障碍或这些症状兼而有之。最常见的耳毒性药物包括氨基糖苷类抗生素、顺铂、大剂量水杨酸盐和袢利尿剂。典型的耳毒性耳聋为双侧感觉神经性听力丧失，以高频听力丧失开始渐向低频扩展，最终恶化至严重的交流障碍，必须使用扩音器。一般而言，氨基糖苷类药物引起渐进起始的听力丧失，顺铂在单次治疗后即可引起严重的听力丧失；两者均可致永久性耳聋。大剂量水杨酸类药物和袢利尿剂所致的听力丧失多为可逆性。听力敏感的听力学监测应与可能的耳毒性药物治疗同时进行。

感染和免疫性疾病

内耳迷路炎是内耳的感染，常由中耳炎症蔓延而来，如作为 AOM 或伴有胆脂瘤的慢性化脓性中耳炎的并发症，先天性疾病和脑膜炎的并发症也可引起迷路炎。内耳感染最为棘手,常引起严重的乃至永久性的感觉神经听力丧失或眩晕、脑膜炎、脑水肿或死亡。迷路炎的治疗包括抗生素、类固醇,部分病例可行鼓膜切开和置管术。根据听力丧失的程度,患者可受益于助听器,但部分病例需植入人工耳蜗。系统性感染如获得性梅毒和 Lyme 病亦可导致感觉神经性听力损失,治疗可采用抗生素合并糖皮质激素,根据听力丧失的程度使用助听器。

在没有感染的情况下发生的全身炎症和自身免疫性疾病也可能影响听觉系统。如自身免疫性内耳疾病(autoimmune inner ear disease,AIED),或具有典型的全身性症状,如结节病、韦氏肉芽肿病(Wegener granulomatosis)、多软骨炎或系统性红斑狼疮。

创伤

脑外伤可导致耳的局部损伤或涉及外耳、中耳、内耳以及中枢结构的侵入性损伤。颞骨的纵行骨折常引起传导性或混合型听力丧失,横行骨折最常引起极重度的感觉神经性听力丧失和眩晕。自我清洁或有异物进入外耳道时,如使用棉棒,则易划破外耳道、导致鼓膜破裂、中耳听小骨分离和内耳损伤等。外耳道易受冻伤、破裂伤和烧伤。

肿瘤

颞骨常见的肿瘤为听神经瘤,亦称为神经髓鞘良性瘤(vestibular schwannoma),占小脑脑桥角肿瘤的 80%,颅内肿瘤的 10%,来自 CN Ⅷ的前庭部分。听神经瘤患者常为单侧感觉神经性听力损失伴言语识别能力差、耳鸣、偶发眩晕。治疗包括肿瘤外科切除术或高聚焦放疗,尽管部分患者可保留听力功能,但首要目标应为肿瘤切除,术后部分患者可使用助听器获益。

医疗-手术康复

医疗或手术治疗听力丧失常用于听觉系统传导机制损伤的患者。中耳系统的听力损伤常需行耳外科手术治疗,手术如鼓膜成形术(修复鼓膜穿孔)、鼓室成形术(如重建听小骨)、耳硬化症的镫骨切除术和中耳化脓时鼓膜切开置管术等,常可纠正传导性听力丧失。

耳外科手术常用于治疗危及生命的疾病而非提高听力功能,需行耳外手术的病理状态包括胆脂瘤、血管球瘤或慢性中耳疾病。此外,听神经瘤引起的感觉神经性损伤需行耳神经外科手术治疗。先天性或遗传性感觉神经性听力丧失、NIHL、老年性耳聋和多数感觉神经性听力丧失都无须耳科手术。感觉

神经性听力丧失手术康复的最大进展为发展人工耳蜗植入技术治疗重度至极重度的听力丧失。

助听放大器

助听器是感觉神经性耳聋患者改善沟通和改善听力障碍的主要资源,而传导性疾病引起的听力损失通常可以通过医学或外科干预得到改善。助听器技术的显著改进使得在选择和安装助听器以适应大多数听力丧失的原因方面有了更大的灵活性。在过去的 10 年中,我们见证了各种各样的助听器的创新,这些助听器在物理尺寸和技术复杂程度上都有所不同。然而,尽管使用助听器有诸多益处,但只有 15% 的听力丧失患者拥有助听器[193]。

助听器的适用人群

由于抱有"助听器无益于神经性耳聋"这样的误解而不鼓励患者使用助听器,这对患者是不利的。有些医师告诉患者没有助听器也能生活和等待听力恢复,此时咨询专业的听力学工作者可令患者自我决定最适合他们的生活方式和听力功能的需求。不鼓励交流障碍的患者使用助听器,这样只会增加他们的孤独感和挫折感。除非提供保证和支持,听力受损的患者可能不幸地推迟和避免使用助听器。把患者转介给听力学工作者进行听力评估和助听器评估,让他们有机会了解听力丧失及其对日常生活功能的影响,以及有资格选择适合他们个人需要的许多种声音放大系统。

助听器的选择和适配

目前助听器的类型包括耳后型、耳内型、耳道型和深耳道型(complete in the canal,CIC)。对于传导性听力丧失或单侧听力丧失的人,也有骨锚定位助听器。耳后式助听器以细管和开放式助听器为特点,近年来越来越受欢迎。此类助听器可消除耳内阻塞感,适合轻至中度听力丧失以及高频区听力丧失的患者。选择合适的助听器必须考虑到听力丧失的程度和类型、音响容忍度、沟通需要和手灵巧度等因素。

助听器包括许多功能,可具有增强放大的信号,根据用户需求裁减声音的特点。压缩电路可以放大柔和的语音和其他声音,而对较大的声音几乎没有增益。此外,自动音量调节环路可自动降低持续的背景噪声,促进噪声环境中的言语理解。双耳助听器可以相互交流,并在处理有噪声背景的语音时提

供额外的优势,频率压缩或频率移动改变了放大信号的带宽,使其在患者可听到的范围内。大多数助听器允许听话者自行决定使用哪些程序,安静环境中可选择宽频放大程序,而在噪声环境中选择其他程序消除低频噪声,又或使用电话或听音乐时选择适宜的特定程序。多数助听器内置微芯片,可由计算机数字编程。听力学工作者可根据患者需求设置助听器的个体程序,用户可远程控制多程序助听器,方便更改程序和音量。固定或自适应指向麦克风(adaptive directional microphone)提高了信噪比,更利于言语的理解。数字助听器所提供的多种多样的调节功能,为听力学工作者提供了许多可能的选择,以便为每个听力受损的人选择最优的设置。然而,这种灵活性可能需要多个工作场所的访问和听力受损的个人的坚持,直到他们的需求得到解决。蓝牙技术实现了助听器和其他电子装置如手机、MP3 播放器之间的无线通信,有助于热爱科技的助听器用户联络外界。

辅助听力设备

尽管助听技术已有长足的发展,但诸如说话者的距离、背景噪声、回音和中枢听觉处理能力的下降等影响言语理解的因素,并不能单靠使用助听器而解决。辅助听力设备(Assistive Listening Device,ALD)是指为不利听力环境设计的情境特定性放大工具。ALD 常将麦克风放置在声源旁(如电视、剧院舞台或演讲者的讲台,声音从那里直接传递给听众)。传导方法包括采用红外光、FM 调频无线电波和感应线圈直接提高信噪比,降低噪声,同时增强声源,促进理解。美国公法 101-336 和美国残疾人法案(1990)都要求公共设施配有辅助性听觉技术。教堂、剧院和教室装配 ALD,可避免听障患者因不能听到布道、演出或公共演讲而感到孤独。

电话放大器、低频门铃、电铃放大器、图文电视解码器等都是听障患者日常使用 ALD 的实例。低频信号报警器为高频听力丧失患者而特殊设计。严重听障患者还可选择闪光报警钟、报警床震动器、闪光烟雾探测器等报警装置。

人工耳蜗植入

人工耳蜗植入指外科手术植入听觉假体,可为双侧重度或极重度感觉神经性耳聋且不能受益于助听器的患者提供声学刺激。人工耳蜗旁开毛细胞,直接刺激耳蜗内残余的听神经纤维。美国 FDA 于

1984 年批准了人工耳蜗植入可应用于成人,1990 年批准了其在 2 岁儿童中的应用,2000 年适用年龄放宽至 12 个月儿童。全世界现有超过 219 000 名患者接受了耳蜗植入手术[194]。耳鼻喉医师和听力学工作者组成团队,评估患者是否适宜做人工耳蜗植入。适应证患者需做大量的听力学评估证明佩戴助听器无效,还需做耳科评估确定其适合做植入手术。植入手术包括诸如耳蜗内植入电极阵,并连到位于耳郭后方皮下的内部感应线圈,在耳后放置外感应线圈。手术伤口愈合后,患者接受外部设备(麦克风、言语处理器和传送装置)的安装和调试。麦克风常佩戴在耳旁水平,向言语处理器发送电信号。言语处理器外观贴合体型或酷似耳后式助听器,将声音数字化为编码信号,再将这些电信号传送到内部感应线圈最终至耳蜗的电极。电流在活跃的电极之间流动,刺激剩余的第Ⅷ对脑神经纤维,产生听觉。听力学工作者编码言语处理器,确定和建立适合患者的最佳映射图(sound map)。康复包括重复随访编程、精细调试映射图和密集的听觉训练。患者参与整个康复过程对植入手术的成功至关重要。

如果植入的人工耳蜗不能提供正常听力,用户还可能存在的受益包括对背景声音的识别及在有或没有语音阅读线索的情况下理解口语的能力。儿童患者早期植入人工耳蜗可增强言语和语言技能的发育,提高整体理解能力。现有的证据提示双耳双模装配(一侧植入人工耳蜗,对侧装配助听器)可成为儿童患者的标准治疗。通过对听力丧失的普遍筛查,接受耳蜗植入和强化早期干预服务的重度听力丧失儿童可获得与 4~7 岁正常听力儿童相当的语言效果[195]。

言语阅读和听觉训练

助听器和其他放大系统为听力障碍患者提供了听觉信息,但并不能保证理解能力。通过言语阅读(读唇)和听觉训练获得补充信息促进听力技能也是听力康复的重要组分。

读唇是指在言语识别时运用视觉提示以及整合对面部表情、肢体运动和手势的理解。我们每个人都在一定程度上运用了读唇技能,而通常没有意识到视觉输入帮助识别对方说话的重要性。很多听障患者,尤其渐进性听力丧失的患者,都因需要而进一步发展了读唇技能。尽管一定数量的言语信号能被视觉识别,但仅有 1/3 的英语言语可视清晰。部分

发音(如 f 和 th)的口型相对容易辨别,但另一些发音(如 k 和 g)没有口型,还有部分构音(如 p 和 b)的口型易于混淆。

听觉训练可帮助听障患者有效利用有限的听觉提示和助听器传送额外的听觉信息。但部分听觉训练项目并不具有时间-效益或成本-效益。近年来基于计算机的适应性听觉训练程序(如 Listening and Communication Enhancement, LACE 软件)可以支持在家个体化的听力康复[196]。这些项目已经证明了一定程度的成功,特别是在有噪声的听力环境中,新的助听器使用者提高了听力表现[196]。然而,许多以家庭为基础的听觉训练项目对听力丧失患者的效果尚未得到最终证明[197]。

听力康复策略还可以帮助听障患者成为自信的聆听者,消极接受听力丧失这一事实或不能理解言语的听障患者只会感到被社会孤立。听障患者需要提醒他人自己存在听力障碍,提示他人采用更有效的方式进行交流。有一些自助组织,最值得关注的是美国听力丧失协会,它提供地方团体,以及一个活跃的全国性组织和期刊。

虽然采用助听器、耳蜗植入和听觉康复并不能治愈听力障碍或使听力和交流效率恢复正常,但这些方法代表了当代最好的治疗方法。它们将提高大多数人有效沟通的能力,减少听力丧失的后果。

致谢

作者希望感谢 Beth Solomon、Carmen Brewer、Martin B. Brodsky、Jeffrey B. Palmer 和 Jennifer Ryder(上一版《言语、语言、吞咽和听力康复》的作者)的贡献。他们最初发表的许多内容仍保留在本章更新中。我们还要感谢 Stephanie Kwiatkowski 对这一章的编排和准备所做的贡献。

（窦祖林、贺子桐 译　王强 审校）

13 e表

参考文献

13 参考文献

Debra B. Homa • David A. DeLambo

根据 2016 年的一项调查显示,大约 20% 的美国人有残疾[1]。然而,残疾人在就业市场上是弱势的,最近的调查估计,在 2016 年底,处于工作年龄的残疾人中有超过 2/3 的人失业[1]。工作在生活中起着核心作用,是自我认同和经济独立的常规来源[2]。从一开始,美国职业康复的主要目标就是帮助残疾人通过就业活动成为有生产力的社会一员。

职业康复(vocational rehabilitation,VR)计划是专门为促进残疾人就业而设计的。历史上,职业康复服务的重点一直是帮助那些被认为具有职业潜力的残疾人员。在美国,直到 1978 年,法律意义上的职业康复服务才包括为没有明确职业目标的个人提供服务[3]。作为对 1973 年的美国《康复法》(PL 93~112)的修订,第七条,独立生活(Independent living,IL)综合服务,授权为那些在相当长的时间内需要多种服务、残疾导致不能工作或参与其他主要生活活动的严重残疾者提供服务[4]。本章概述了美国的职业康复和独立生活项目。美国相关法律、项目和观念仅供国内同行在学术研究时参考,实际工作中要按国内行业规范和法律法规执行。本章重点将放在职业康复和独立生活服务的立法历史和目的,以及这两种服务模式的区别。作者描述了职业康复项目的设置和工作人员,以及帮助残疾人实现其目标的服务。本章亦简要回顾了一些重要的研究结果,以证明职业康复服务的成效及对实践的影响。

虽然职业康复和独立生活服务在同一法例内,但两者并不总是紧密相连,因为职业康复专业人士往往认为独立生活服务的对象最终不能够胜任有报酬的工作,因此不能够从他们的工作中获益[3]。然而,近年来,职业康复和独立生活的目标和原则已经开始趋同,而且很可能会继续趋同,特别是随着国际功能、残疾和健康分类(ICF)的国际影响越来越大,对康复和残疾的新理解越来越被广泛接受。本卷第 9 章对 ICF 进行了更全面的描述,WHO 于 2001 年批准了 ICF,并为理解健康及与健康相关的疾病提供了一个新的框架[5]。

ICF 概念模型提供了一个对健康的整体视角,符合当代的康复哲学——残疾是人与环境之间相互作用的结果[6]。随着 ICF 的进一步发展,欧洲医学专家联盟中物理和康复医学分布采用了 ICF 概念模型,把康复理解为一种健康策略,帮助人们在与环境的互动中获得最佳的功能[7,8]。在这个模型中,个体并非有残疾,而是健康状况使他们正在或可能会体验到残疾[7];《联合国残疾人权利公约》也赞同对残疾的理解与 ICF 模型一致,它指出:"残疾是有功能障碍的人与态度的和环境的障碍之间相互作用的结果,这些障碍妨碍了他们在与他人平等的基础上充分和有效地参与社会活动",包括最大限度的独立性和工作的权利[9]。

职业康复和独立生活服务的目的和特征

职业康复

职业康复的主要目的是帮助残疾人准备并获得有报酬的工作,通常是通过竞争就业(如有偿工作)。职业康复项目提供康复服务,旨在最大限度地提高独立性和就业,并促进充分融入和参与社会[10]。康复顾问与各种各样的残疾人一起工作。这些残疾包括身体残疾如脊髓损伤(SCI)、卒中、关节炎、多发性硬化、先天性或骨科问题、慢性疼痛或截肢;认知障碍如创伤性脑损伤(TBI)、器质性脑综合征、发育和学习障碍以及精神疾病包括重度抑郁症、双相情感障碍和精神分裂症[4]。

职业康复服务是多学科的,涉及广泛的专业人员,如医师、物理治疗师、作业治疗师、言语病理学家、心理学家、康复顾问、个案管理员、就业专家、特殊教育教师等[3,11]。他们也可以在多种情况下提供服务,包括美国州联邦职业康复项目(美国教育部下属的一个公共代理机构)、私人、非营利性社区项目

（如 Goodwill 工业、Easter Seals）、康复医院、退伍军人管理系统、营利性康复公司、精神病康复公司、保险公司和雇主残疾管理项目[12]。在美国州联邦系统内,职业康复过程涉及一种协作关系,在这种关系中,康复顾问和残疾人一起工作,以确定可行的职业目标和实现就业所需的服务。这个过程一般包括:①个人评估和规划,包括面试、笔试和在真实或模拟工作情况下的表现评估;②综合服务,包括辅导、教育、职业训练、物理治疗、言语治疗和辅助技术;和③工作安置,可包括岗位培训或试工、职业发展、求职培训、就业辅导、长期工作安置和就业后服务。私营康复公司与有工作相关残疾的人士一起提供或计划提供服务,例如职业评估、工作能力评估、职业分析、工作强化和调整、职业培训、工作调整、求职技能、工作实习和雇主发展。

在美国州联邦职业康复项目中,由个性化就业计划形成的服务条款是个人和顾问共同制订的。一旦安置工作完成,后续服务将持续至少 90 天,为新员工及其雇主提供支持和咨询。这有助于确保各方对就业情况都满意[4]。

独立生活

在一个物质和社会化的世界里,一个严重残疾的人独自生活往往很难适应,这意味着他一生都会面临挑战。注意个人的需要也很重要,因为严重残疾的影响可能在不同的人生阶段或不同的情况下发生变化。例如,某人在某个生活领域或在某个领域的发展阶段相对没有受到残疾的阻碍,但在另一个时期或不同的情况下,他可能会被严重残疾所带来的无数挑战中的任何一个击垮[4]。独立生活的首要目标是使残疾人充分融入和参与社会。此外,独立生活服务通过帮助严重残疾人士了解他们"通过某些支持服务和消除环境障碍来更好地控制自己的生活"的能力,从而促进他们的自我实现[3]。

独立生活服务由大约 500 个独立生活中心(Centers for Independent Living,CIL)（也被称为 Independent Living Centers）组成的一个全美性的网络来提供。美国《康复法》中定义的 CIL 是"消费者控制的、以社区为基础的、跨残疾的、非居住的私营非盈利机构,由残疾人士在当地社区内设计和运营,提供一系列独立的生活服务"[13]。CIL 需要提供以下核心服务:

1. 同行咨询和支持。
2. 用户和系统宣传。

3. 信息和引导服务。
4. 生活技能培训活动。
5. 协助完成从护理院和类似机构到以家庭和社区为基础的生活的过渡。
6. 帮助有严重残疾的客户留在/返回社区,避免机构生活。
7. 继中学教育之后,有重度残疾的青少年过渡到社区生活(即中学后生活)。

与公共的州联邦职业康复项目相反,独立生活中心是由消费者控制的私人、非盈利、社区组织,由残疾人士提供服务和主张并服务于各种类型的残疾人士。独立生活中心不属于居住项目;相反,它们帮助个人确定和实现独立生活目标。近年来,独立生活服务越来越被认为是对传统职业康复的补充[3]。由于医疗技术的进步,许多 20 世纪 60 年代严重残疾的只对独立生活抱有希望的人,现在通常都能找到工作。因此,独立生活和职业康复是康复过程中更大的进展。尽管职业康复项目侧重于实现与就业相关的目标,而独立生活项目提供的服务使严重残疾的人在生活中获得更多的自主权。他们的目标都是帮助残疾人在其社区和家庭单位内发挥最大潜力。

独立生活中心是残疾人士的倡导者,致力于解决一系列美国、州和地方问题。他们努力增加住房、就业、交通、社区、娱乐设施、社会和卫生服务等物质和项目方面的机会。服务通常由残疾人提供。例如,一个最近有脊髓损伤(spinal cord injury,SCI)的消费者可能会得到一个经验丰富的人的建议。具体服务通常包括住房信息、服务人员照料、阅读或翻译,以及有关独立生活所需的其他商品和服务的信息。这些服务还可能包括交通、同伴咨询、倡导或政治行动、独立生活技能培训、轮椅等设备维护和修理,以及社交和娱乐服务。职业康复可以提供这些服务,但在有限的基础上,可以作为实现主要职业目标的辅助或补充手段。相反,根据 2014 年《劳动力创新与机会法》(Workforce Innovation and Opportunity Act,WIOA)修订的美国《康复法》(Rehabilitation Act),职业康复项目将这些服务的消费者推荐给独立生活中心。虽然独立生活立法的主要特点多年来一直如此,但 WIOA 实施了几项重大变革。例如,独立生活中心和他们的服务现在被纳入美国卫生与公众服务部的社区生活管理局(Administration for Community Living,ACL),而州联邦职业康复项目仍然在教育部。此外,WIOA 增加了如下变化[14]:

1. 独立生活核心服务中心新增了三项核心服务。上面列出的核心服务 5~7 显示了这些新增内容(1~4 是最初的独立生活法规)。

2. 消费者控制现在指的是有残疾的消费者,而不是照顾者或消费者的父母。这突出了自主和自我决定的重要性。

3. 个人援助服务包括一系列的服务,帮助消费者控制他们的生活,在工作场所、家庭和社区进行日常活动,包括社会关系。

职业康复和独立生活都采用了以消费者为中心的方法,但它们的目标不同。在职业康复过程中,仔细评估和审查功能受限的性质和程度、社会经济因素和其他因素,以制订职业目标和就业计划。职业康复曾在残疾人权利运动中遭到批评对残疾人士是消极的,由于其专注于提供旨在"修复"个体,而非消除可能放大或导致残疾的社会和环境心理障碍[15]。相反,独立生活运动在认识到残疾是外部障碍的结果,而非个人内部的"问题"方面发挥了重要作用[16]。在独立生活过程中,根据个人的独特需要和意愿,独立的概念有不同的定义。成功的定义是尽可能长时间地最大限度地自给自足,并强调自我指导[17]。个人在某些生活情况下可能是独立的,但在另一些情况下,就所需的服务水平而言,则是相对"依赖"的。在独立生活内部,自我决定是指导原则;根据个人的需要,自主和独立的程度可能会有所不同,但个人在决策过程中尽可能地保持控制权[18]。例如,四肢瘫痪的人可能能够在工作中独立完成任务(如通过使用在电脑上的声音识别程序,以弥补上肢活动的限制),但在家中进行日常生活活动(ADL)时,需要私人助理提供更广泛的协助。虽然 ADL 依赖,但个人保持自我决定。

为了被认为有资格获得职业康复服务,消费者必须有残疾的情况,表现出显著的就业障碍以及可行的职业目标[3,10]。

评估是职业康复过程的重要组成部分,也是确定个人是否有资格获得服务的必要的初始步骤。一旦确定了资格,评估对于理解残疾对消费者的功能性影响是至关重要的。根据评估结果,康复顾问和消费者确定一个职业目标,并开始规划实现该目标所需的服务。

另一方面,独立生活服务承认残疾对客户的影响,但不需要对客户进行彻底的分析,也不需要将残疾作为提供服务的先决条件。此外,职业康复服务与消费者是否有资格享受职业康复服务完全无关。

例如,一个消费者可能不想寻求工作或职业康复服务,但能够获得独立生活服务。独立生活项目的成功依赖于社区内的人员和资源的指导和支持。消费者的参与通过独立生活中心的组织架构来确保,该组织架构必须由残疾人员来管理;此外,独立生活中心(CIL)必须确保大多数工作人员,包括那些负责决策的人,以及理事会都是残疾人士[13]。独立生活服务旨在解决个人和环境方面的困难。在总体上,研究概述了以下重要领域:自我形象、幸福感、功能限制、卫生行为、人际交往能力、系统层面(如法规、身体接触)和社区层面(如医疗服务提供者、社会和家庭支持)的环境障碍。此外,研究表明,旨在传授独立生活技能的项目(如宣传、住房和交通、卫生保健、社交网络和技术获取)在帮助个人离开护理院和融入社区方面可能特别有效[19]。

独立生活服务的适当性是建立在为残疾人士争取尊严、自由和掌握自己的命运权利的基础上的[3]。表 14-1 突出显示了州-联邦系统的职业康复服务与独立生活中心提供的独立生活服务之间的一些区别。

表 14-1 职业康复与独立生活服务

州-联邦系统职业康复	独立生活中心
公共机构	由消费者管理的私人、非营利性社区项目
需要对残疾的功能影响进行评估,以确定获得服务的资格	无须评估来确定适合的服务
正式服务计划(IPE)	没有严格定义的服务计划
顾问和消费者合作;双方必须就目标和服务达成一致	服务由消费者指导
主要目标是有收入的工作	主要目标与独立生活相关,由每个消费者定义
康复顾问提供的服务	由残疾人士提供的服务
以消费者为中心的	以消费者为中心的
聘用是成功的标准	最大限度的自给自足是成功的标准
在独立生活中心为消费者提供独立生活技能培训	提供独立生活技能培训
主要服务的目标是实现就业成果	宣传是一项主要的服务
关注与就业相关的目标	专注于提高自主性

消费者的投入为独立生活运动提供了基础[3]。Yoshida 等人[20]利用 SCI 消费者的反馈,开发了一个模型,强调了消费者投入在康复过程中的重要性。这个模型与独立生活一致,包含以下内容:

(1)通过帮助个人在多个领域(如住房、投资贷款计划、职业目标等)控制自己的生活,培养消费者的自主权,并促进知情决策;

(2)通过促进活动来战胜绝望从而增强希望;

(3)关心和尊重消费者及其个性(个人是独一无二的,而不是数字);

(4)应用残疾状况的生活经验。也就是说,消费者指出专业人士需要重视他们所能提供的关于残疾对他们生活影响的信息。因此,根据这些 SCI 消费者的上述价值标准(即关心和尊重消费者,促进消费者自主,以及希望和应用残疾状况的生活经验)是与独立生活运动及其哲学一致的。

消费者主权和授权是独立生活运动的核心。残疾人士在身体和社会方面都受到歧视。需要赋予权利以抗争在住房、就业、教育、贫困和社会孤立方面的歧视[15]。授权是一种自我决定的形式,在这种形式中,残疾人有权通过倡导(自己或机构)来决定自己的命运。1998 年的美国《康复法修正案》也正式规定了消费者在职业康复过程和规划中的选择。消费者主权,有时被称为消费者参与,主张残疾人能够最好地判断自己的利益,并最终决定向他们提供什么服务[16]。当前这种消费主义的兴起直接挑战了传统的服务提供体系。在个案规划方面,已逐渐减少对专业决策的重视;因此,服务提供计划现在由残疾人士和他或她的顾问共同制订。

由于在独立生活中心中倡导技能培训所增强的意识,许多残疾人能够更好地了解其利益以及必须与之相互影响的机构的规定[21]。

立法的历史

20 世纪初以来,两次世界大战以及一系列立法对职业康复计划项目和独立生活运动产生了重大影响[3]。美国职业康复项目始于 1918 年《士兵康复法》(the Soldiers' Rehabilitation Act)的通过。联邦职业教育委员会由《史密斯-休斯法》(the Smith-Hughes Act)(PL 65~178)于 1917 年建立,旨在为残疾老兵创建职业康复项目,美国劳工部的任务就是为这些人找到工作。1920 年通过的《史密斯-费斯法》(the Smith-Fess Act),即职业康复立法,服务于身体有缺陷的平民,这些人要么完全或部分不能从事创造性的工作。州联邦基金匹配用于职业康复服务,包括职业指导、职业教育、职业调整和安置。虽然没有强调身体上的修复,但如果残疾人需要完成职业培训,就会提供假肢装置。1920 年的法案每隔几年就需要重新授权,因此该法案经常面临被终止的危险。1935 年美国颁布的具有开创性的《社会保障法》(Social Security Act)包括就业补偿、老年保险、对受抚养儿童的援助、妇幼保健服务以及其他重要项目。此外,职业康复项目已经永久生效,因此需要美国国会的一项法案来废除职业康复系统。1936 年的《伦道夫-谢泼德法》(the Randolph-Sheppard Act)和 1938 年的《瓦格纳-奥日法》(Wagner-O'day Act)为有视力障碍的个人经营联邦所有的自动售货机提供了机会,并要求联邦政府分别从盲人工作室购买某些产品[3]。

从 1920 年到 1943 年,职业康复只向身体有缺陷的人提供服务。1943 年的《巴登-拉福莱特法》(the Barden-Lafollette Act)扩大了对智力缺陷、精神疾病和失明患者的服务。第二次世界大战极大地改变了平民和退伍军人的康复制度。在战时工业劳动力短缺期间,残疾人展示了他们的劳动能力。此外,医学的进步,如抗生素的发展,意味着更多的军人能够生存。1944 年的美国《军人调整法》(Servicemen Readjustment Act)(PL 73~346)被称为《退伍军人权利法》(GI Bill of Rights),它保证为退伍军人(无论是否残疾)提供最高 4 年的学费和生活费补贴。

1954 年的职业康复法案修正案(the Vocational Rehabilitation Act Amendment)(PL83~565)为康复项目的大规模发展奠定了基础。这项立法的重要方面包括授权使用联邦资金来建设和发展康复设施,授权向教育康复专业人员的机构提供培训赠款,以及为改善和扩大康复设施的研究和示范项目提供大量资金宣传康复治疗知识。这项立法通过在美国各地建立研究生水平的培训项目,促进了职业康复的专业化。研究示范基金允许美国研究机构或非营利性机构进行专门针对职业康复的项目[3]。现在,残疾领域如残疾人士的心理、社会和行为组成部分得到了系统的研究。研究结果随后应用于培训项目、政策和康复委托管理服务[15]。

1973 年的美国《康复法》(the Rehabilitation Act)是一项强有力的立法,对职业康复项目产生了重大影响,这种影响一直持续到今天。该法案的其他重要特点是制订了个性化书面康复计划(individualized Written Rehabilitation Plans)［现在称为就业个性化计划或个人就业计划（Individualized Plan for Employment, IPE）］和消费者申诉程序。这两项创新措施首次强调了消费者赋权的概念，同时从"客户"转变为"消费者"。现在，客户被视为消费者，这一变化承认，传统的"家长式"态度的服务提供者是康复的障碍。消费者变得比过去更加主动，在训练有素的职业康复专业人士的帮助下，他们被赋予自主决策的权利。在这种模式中，残疾人士与康复顾问、作业治疗师、物理治疗师、医师和其他医疗专业人员作为一个团队一起工作，这标志着他们与过去有所不同，过去他们被认为是顺从的医疗接受者[3,15,22,23]。

消费者权益保护是推动 1973 年美国《康复法》各项原则的强大动力。该法案包括了处理歧视和环境障碍的若干规定，如下：①第 501 条，要求联邦政府本身在其雇佣实践中不得有歧视；②第 502 条，设立建筑和交通法规执行委员会（Architectural and Transportation Compliance Board），执行残疾人资格认定标准；③第 503 条，禁止在雇佣过程中基于残疾状况的歧视（仅适用于联邦合同接受者或分包商）；以及④第 504 条，其中禁止任何符合条件的残疾人被任何联邦资助的项目排除在外。这些项目包括学校（小学、中学、中学后）、医院、诊所和福利机构。强调了项目的无障碍性。这项立法规定，接受联邦资金的雇主或机构必须为残疾人士提供"合理的食宿"。对雇主来说，这意味着工作重组、工作场所改造、提供专业培训或持续的支持。

1973 年的美国《康复法》在 1974 年作了修订，对"残障人士"一词作了更广泛的定义。新定义强调主要生活活动的局限性，而不仅仅是职业目标。该法案在 1978 年[3,24]又进行了若干修订，其中最重要的是第七章的标题为"独立生活综合服务"。其目的是授权向各州提供赠款，以便向残疾人士提供独立的生活服务，但不强调就业方面。这些服务不需要职业培训。此外，还为残疾人士列了一个权利法案科，并设立了全美独立生活委员会。这一修正案使独立生活中心与传统的康复计划合作。1986年的《康复法修正案》（Rehabilitation Act Amendments）授权美国职业康复机构为无法获得竞争性就业的严重残疾人士提供就业支持服务。因此，长期安排在车间被认为是一个不太有利的选择。该修正案还增加了康复工程的使用以帮助独立[3]。

美国残疾人法（Americans with Disabilities Act, ADA；PL101～336）是残疾人士民权立法的标志，于 1990 年通过[15]。它的目的是结束对残疾人士的歧视，促进他们的社会和经济融合[24]。要纳入《美国残疾人法》的保护范围，则是必须存在一种精神或身体上的障碍，"实质性地限制"了一项或多项主要生活活动（如步行、饮食、自我护理、工作等），或者该个体具有以下记录：障碍（如癌症缓解、药物滥用、精神疾病记录、描述学习障碍的教育记录），或被视为残障（如雇主因面部胎记而不雇用其担任销售职位）。传染性疾病（HIV/AIDS）也被纳入了该法律，尽管在工作场合它们可能对他人构成"直接威胁"。其他情况，如恋童癖、盗窃癖、赌博成瘾和变性不受《美国残疾人法》保护。随后的法院裁决认定，可通过矫正措施（缓解措施）减轻的损害不包括在《美国残疾人法》中。例如，当遵循药物治疗方案时，高血压和糖尿病并没有实质性地限制主要的生活活动。这些法院的裁决在《美国残疾人法》的实施过程中产生了模棱两可的效果，使人们担心原来的反歧视保护措施正在被逐渐削弱。结果，《美国残疾人法修正案》（the ADA Amendments Act）于 2008 年 9 月签署成为法律。《美国残疾人法修正案》（the ADA Amendments Act）于 2009 年 1 月生效，旨在保护 1990 年制订的《美国残疾人法》。修正案保留了《美国残疾人法》对残疾的定义，并主张对残疾的定义应以"广泛"的定义加以看待和解释。它澄清了法律认为的主要生活活动以及矫正措施。例如，它扩展了主要的生活活动，包括那些在以前的立法中没有明确指出的活动，如阅读、弯腰和交流，并增加了主要的身体功能，如免疫系统和神经功能。根据修正案，在确定残疾状况时，包括角膜接触镜或眼镜在内的矫正措施将不予考虑。如果主要生命活动在活动状态下会受到实质性限制，则处于缓解状态或发作性状态的障碍将被视为残疾。此外，"被视为"有残疾的人无权获得合理的安置[25]。

《美国残疾人法》禁止在就业（第Ⅰ项）、公共服务（第Ⅱ项）、公共交通（第Ⅲ项）、公共便利设施（第Ⅳ项）和电信（第Ⅴ项）方面歧视残疾人士。《美国残疾人法》的主要目的是为符合条件的残疾人士提供平等的就业机会。根据《美国残疾人法》第一章，禁止在雇用、晋升、职业培训和解雇过程中因残疾而进行歧视[15]。一个合格的残疾人员是可以在有或没有合理安排（如语音识别计算机软件）的情况下执行一项工作的基本功能（如新闻记者的文字处理技能）的人。超过 15 名雇员的企业必须为合格的残疾人士提供合理的工作残障便利设施条件,除非这种工作便利设施条件会带来"不必要的困难"。这种调节可能包括改善工作场所的无障碍程度、设备的改造、工作计划的修改或提供翻译。不必要的困难是由本组织的财政状况决定的。《美国残疾人法》第二章禁止在州和地方政府的项目中歧视残疾人士,如图书馆、法庭、县博物馆和公共交通设施。残疾人应平等享有这些服务,并且项目为这些服务提供合理的食宿[3]。

《美国残疾人法》第三章,公共服务的提供,禁止剧院、酒店、礼堂、博物馆、私立学校等公共场所对残疾人士的歧视。既需要消除障碍,又需要易于实现的可重新设计的调节(就财务影响而言)。第三条强调了美国人享有社会上所有公共设施的基本权利[3]。残疾的存在不应妨碍人们享有这种自由。例如,一个坐轮椅的人,如果前门没有坡道,他就不能在全家度假时住旅馆。第四章是《美国残疾人法》处理电信通信的组成部分,要求有听力和/或语言障碍的个人以与无残疾人士相当的成本获得平等的电话服务[15]。服务包括聋人通信设备(通过电话线使用键盘进行通信)或电话中继服务(第三方运营商将来自非语言用户的信息传递给通过语言进行通信的用户)。最后,第五条禁止对利用《美国残疾人法》保护其权利的个人进行报复或胁迫。

1992 年的《康复法修正案》规定了大量消费者参与美国职业康复机构的政策和程序。这些修正案强调残疾人士的就业成果、对独立生活服务的承诺、知情选择[3]和消费者参与职业康复过程。此外,还设立了康复咨询和独立生活委员会,主要由残疾人组成,以便就机构政策和程序提供指导残疾。还确定了选择程序的顺序,以确定谁将获得服务,残疾最严重的个人将优先获得服务。资格要求有所改变,因为现在假定该人可以从职业康复服务中受益并实现就业结果,除非另有说明[10]。术语已更改,现在使用"残疾(disabled)"代替"残疾(handicapped)"[15]。其他的修正包括支持从学校过渡到工作、支持就业、在职培训、服务少数民族和个人护理服务。

1998 年,《康复法修正案》被纳入新的立法《劳动力投资法》(Workforce Investment Act, WIA;(PL105~220),旨在统一美国的劳动力计划[3,10,15]。《劳动力投资法》以"一站式"概念为基础,把就业培训、教育和就业服务放在单一地点。对程序进行了精简和整合,以避免过去出现的服务脱节的问题。

这些项目包括失业援助资源、职业培训、就业咨询、职业评估和个人日托服务,而他们利用的是一站式服务。该法强调加强消费者对职业规划过程的控制。

个性化书面康复计划(the individualized written rehabilitation plan)现在被称为 IPE,客户被期望成为计划制订的积极参与者。该法更加强调需要有资格的职业康复顾问提供服务。获得康复咨询硕士学位并通过康复顾问资格(certified rehabilitation counselor, CRC)考试是获得这一资格的方法[3]。

1999 年,《工作许可和工作激励改进法》(the Ticket to Work and Work Incentive Improvement Act, TWWⅡA;(PL 106~170)获得通过,为社会保障收入(Supplemental Security Income, SSI)和社会保障残疾保险(Social Security Disability Insurance, SSDI)的受益人提供一张"票",他们可以用这张"票"从自己选择的就业网络获得职业康复服务。该计划是自愿的,消费者可以选择自己的康复服务供应商,指定为雇主网络(employer network)或 EN。供应商可以是私有实体,也可以是公共实体。例如,独立生活中心、美国职业康复机构、教育机构和职业介绍所都是潜在的就业网络。《工作许可和工作激励改进法》还规定消除工作障碍,如失去医疗保险。从 2000 年 10 月开始,医疗保险和医疗补助覆盖范围扩大到更多有工作的残疾人士。SSDI 允许 9 个月的工作试用(有 3 个月的宽限期),因此在 12 个月内不影响个人的福利。在试工期结束后,通过医疗保险制度为在职人员提供长达 93 个月的延长医疗保险。

因此,如果残疾人士不相信他们会因为就业而失去福利,就业率就会上升。这些补充医疗福利和社会保障福利有助于消除残疾人士就业的重要不利因素[3]。

《劳动力创新与机会法》(Workforce Innovation and Opportunity Act, WIOA)更新并取代了《劳动力投资法》(the Workforce Investment Act, WIA)。尽管《劳动力创新与机会法》保留了许多旨在简化和统一一系列联邦劳动力计划的《劳动力投资法》关键功能,但它也通过州联邦职业康复计划实施了影响服务前景的重大变化。与《劳动力投资法》一样,《康复法》作为其他劳动力项目的合作伙伴被纳入《劳动力创新与机会法》,并对 1973 年的《康复法》进行了修订。最重要的是,《劳动力创新与机会法》强调了为残疾青年提供的过渡服务,要求州联邦职业康复计划保留至少 15% 的预算,以便为残疾学生提供职前过渡服务。就业前过渡服务包括以下必要的活动:工作探索咨询、在岗实习、大专院校毕业后培训项目咨询、工作准备培训和自我宣传的培训(self-advocacy training)。剩余资金可能也适用于以下活动,帮助残疾学生从学校过渡到工作或中学后教育如培养独立生活技能,进行循证实践研究,为职业康复顾问和学校员工提供培训,以及与机构和企业建立多种伙伴关系[26]。作为职业康复服务的结果,WIOA 还更加强调综合就业,并显著减少了对庇护工场(sheltered workshops)的使用。WIOA 下的所有劳动力项目,包括州联邦职业康复项目,都必须共享共同的绩效衡量标准,更加关注高质量的就业结果,也就是说,帮助更多的职业康复消费者在提供更好的工资和福利的工作中实现就业。此外,该法案还加强了与雇主的合作,提高工作安置和相关服务的效率。

康复中的消费者运动

20 世纪 60 年代末到 20 世纪 70 年代初,随着消费者(consumer)[而不是患者(patient)/顾客(client)]运动的发展,强调的是倡导和自我决定,独立生活和残疾人权利运动的时机已经成熟。重度残疾人能够主导和管理他们的生活是独立生活的驱动力。此外,残疾人需要的服务和支持最好由本身就有残疾,并且其关于残疾和服务的知识都来自第一手经验的个人来提供。

同理心(empathy)是这个模型的基石,消费者为其他消费者提供服务和指导。在这个模型中,一个残疾人可能会解决一个新获得残疾的人可能会遇到的许多问题。消费者可以讨论对残疾问题的调整、适应性设备以及多服务系统的导航技术[4]。该模型遵循酗酒者互戒协会(alcohol anonymous)等组织的模式,在这些组织中,物质使用障碍最好由那些经历过类似经历的人来解决。

Little[27]指出,独立生活中心通过积极参与、自我决定和残疾教育等领域促进消费者赋权和独立,例如对残疾人士的反应历来是基于群体压迫而不是他们的功能限制。个人控制可以通过在决策和日常活动中做出尽可能多的选择(自主)来获得。别人的帮助要尽可能少。建立一个集体的身份是很重要的,就像理解独立生活运动和中心的主要基础一样。许多消费者不熟悉残疾人权利和独立生活哲学理念。许多消费者在网上询问他们的住所。他们不知道独立生活中心的使命和核心服务。独立生活中心

可通过提供促进自我决定的集体的统一培训和活动来促进赋权。一个自信的消费者更有可能做出反映需求和心愿的独立决定。基于消费者投入而产生积极结果的活动可以增强自我效能感。

消费者的赋权

残疾法案继续强调残疾人决定自己的生活的基本权利[3]。自 1973 年以来,消费者与顾问之间的伙伴关系和消费者赋权已推动了康复实践和法律的制订,这些都是所有康复立法的基础,例如:

- 1978 年的美国《康复法修正案》(Rehabilitation Act Amendments)规定,保障残疾人更多地参与他们的康复计划。
- 1986 年的《康复法修正案》(Rehabilitation Act Amendments)包括对个人消费者权益的支持,并对个人就业计划(IPE)格式进行了修订,将消费者对自身康复目标的陈述纳入其中。
- 1990 年的《美国残疾人法》通过确保就业、交通、公共服务和公共便利设施领域的权利,进一步加强了消费者的自我决定。
- 1992 年的《康复法修正案》也支持自我决定的运动。
- 2014 年《劳动力创新与机会法》(the Workforce Innovation and Opportunity Act)(第 3 条)增加了残疾人获得高质量劳动力服务的机会,并帮助他们获得有竞争力的就业机会。

消费者赋权是我们当前的康复政策和实践范式背后的驱动力。此外,Niesz 等人[28]指出:"消费者赋权现在被消费者、服务提供者、决策者和研究人员视为一种指导哲学和职业康复规划的预期结果"(第 124 页)。自成立以来,独立生活运动将消费者控制视为康复和重建的必要组成部分,不仅是个别机构所需要的服务,而且是为其活动提供场所和管理其资源的机构和组织的必要组成部分[3,15]。因此,1992 年美国《康复法修正案》要求,独立生活中心的大部分员工、管理人员和董事必须是残疾人。这种授权的观点认为消费者是一个有能力的变革代理人,能够发现问题、找到解决方案、并做出独立的决定。在这个范例中,康复顾问作为解决问题和决策的指导或促进者。知识就是力量,顾问鼓励消费者收集信息来提高知识。康复顾问实行知情同意,并不断强调消费者是负责其改变的称职代理人[15]。Kosciulek[29]强调职业康复可以通过与消费者建立一个强有力的工作联盟来促进消费者授权,即一个

促进自律性和自我决定权的联盟。在过去,残疾人更少有机会作出决定,这使他们更难以这样做。同样,消极的态度和对整个社会的低期望"可能导致消极的自我评价和消极的员工自我概念"(p. 41),阻碍职业发展。

消费主义、无障碍和辅助技术

长期以来,社会、环境和文化障碍使残疾人无法充分获得工作、教育和参与社区活动的机会。技术进步被认为是扩大残疾人机会的一种手段,帮助他们克服环境障碍,提高功能能力,最大限度地提高独立性[30,31]。使用适当的技术可以改善残疾人的行动能力、交流能力和独立生活技能,从而极大地提高他们成为美国社会的完全参与者的能力。为此目的,1988 年通过了《残疾人技术援助法》(the Technology-Related Assistance for Individuals with Disabilities Act),以促进残疾人员利用技术服务[30]。《残疾人技术援助法》将辅助技术(assistive technology,AT)正式定义为"用于增加、维持或改善残疾人的功能能力的任何项目、设备或产品系统,无论是商用现货、修改的或定制的"[30]。辅助技术的范围从助行器或拐杖等"低技术"(low-tech)设备到语音合成器或爬楼梯轮椅等"高科技"(high-tech)设备。这项法律被 1998 年的《辅助技术法》(the Assistive Technology Act)所取代,该法案主张在各州范围内协调和利用辅助技术服务,并开发响应消费者需求的技术项目[3]。2004 年的《辅助技术法》(Tech Act)修正案通过一个标准化的、各州范围内的实施过程促进了辅助技术服务的改进,其中包括为康复顾问提供辅助技术培训的计划[32]。

其他影响残疾人生活的法律也把技术作为一个基本组成部分。例如,1996 年的《电信法》(the Telecommunications Act)(第 104 条 104 款)通过规定电信服务和设备的设计、开发和制造要使残疾人员能够获得和使用(如果容易实现的话),以保障残疾人员的公民权利[33,34]。辅助技术有助于完成 1973 年的美国《康复法》及其随后的 1986 年和 1992 年的修正案的立法授权,这加强了消费者积极参与职业康复过程的必要性,并强调消费者的选择、自我决定和赋予消费者权利[35]。与强调消费者参与一致的是,根据《劳动力创新与机会法》的授权的 2014 年《康复法修正案》,在提供职业康复服务时考虑到辅助技术[3]。在为残疾儿童提供特殊教育服务方面,辅助技术的重要性也得到了越来越多的认可,1986 年和

1990 年的《残疾人教育法》(the Individuals with Disabilities Education Act,IDEA)修正案就证明了这一点。1997 年对 IDEA 的修订加强了辅助技术在特殊教育中的作用,要求为有个性化教育计划(individualized education program,IEP)的学生考虑辅助技术服务[36]。

《美国残疾人法》提高了公众对物理障碍的认识,并规定了统一的美国无障碍(accessibility)标准。根据《美国残疾人法》的授权,建筑和交通障碍合规委员会(Architectural and Transportation Barriers Compliance Board)在 1991 年发布了无障碍设计的指导方针,该指导方针经美国司法部修改并通过,成为可执行的《美国残疾人法》无障碍设计标准[37]。虽然辅助技术大大增加了许多残疾人的就业机会并改善了他们的生活质量,但辅助技术服务的重点仍然主要放在个人身上,他们必须选择并学会使用辅助设备。与此相反,"通用设计(universal design)"的概念是指产品的设计要尽可能地让所有人都能使用,而不需要个人的适应或特殊的设计。通用设计的例子如带有大的橡胶握把的钢笔和铅笔,以减少手和手腕的不适,这些产品在商店里很容易买到。通用设计和辅助技术可以被认为是连续存在的,通用设计允许进入主流,而辅助技术可以满足个人的特定需求,在产品中两者可以存在一些重叠,既是通用设计又是辅助技术[38]。辅助技术对残疾人生活的影响不仅限于技术本身;它还使消费者能够成为有关辅助技术服务和设备的选择和决策的完全参与者。辅助技术也对当前的职业康复理念做出了重大贡献,帮助扩大职业康复的理念从正常化(残疾人必须适应变得尽可能"健康")到赋权模型,这个模型承载了人们自己做决定的原则,并享受这一原则完全整合到他们生活和工作的社区[31]。

为了避免辅助技术的弃用和提高消费者的满意度,消费者需要参与辅助技术购买过程[39]。例如,被告知的消费者,即参与获取设备的过程的消费者,往往会感到满意。如果个人需求没有得到正确的评估,那么满意度就会降低。因此,鼓励对涉及消费者的需求进行评估。互联网、使用/试用一个设备(如从本地独立生活中心借用)以及与其他用户交谈都是获得信息的途径。因此,建议采取以下做法:①提供一系列辅助技术选择的信息;②将消费者参与到整个购买过程中;③对人-环境和设备进行需求评估;④确保消费者能够符合当前的辅助技术用户要求,并能够在获得设备之前试用设备,并⑤进行跟踪

以查看产品是否有效工作。上述策略可以帮助确保消费者对产品满意,并减少放弃辅助技术的机会。

职业康复服务系统

职业康复和独立生活服务都提倡以消费者为导向服务,并由有共同目标、原则及资助机制相关联的机构和组织的系统提供。下面将更详细地介绍这些系统。

职业康复系统

自近 100 年前联邦立法以来,州联邦职业康复项目一直是职业康复服务的主要提供者。像私人的、非营利性的、基于社区的康复项目一样,私人的、营利性的康复公司也提供职业康复服务。另一个重要的职业康复提供者是退伍军人管理局(the Veterans Administration),它为残疾的退伍军人提供职业康复服务[40]。独立生活中心越来越多地提供职业康复服务,很多是与美国职业康复机构合作的[4]。

康复顾问

虽然许多独立生活中心要求提供服务的人有残疾的直接经验,但由美国机构或私人康复公司雇用的康复服务人员会接受正式的培训,为残疾人提供咨询服务。康复顾问通常拥有康复咨询方面的硕士学位,但辅导和咨询或社会工作方面的研究生学位也很常见。然而,康复咨询有别于其他咨询行业,是康复领域的一个专科[41]。康复顾问可以通过康复顾问认证委员会(Commission on Rehabilitation Counselor Certification,CRCC)进行认证,也可以通过其所在州获得执照许可。尽管许可证或认证不是标准要求,但州机构可能会需要。CRCC 已将康复咨询的实践范围定义为帮助不同残疾人士"通过咨询过程的应用,在尽可能完整的环境中实现其个人、职业和独立生活目标"的过程[41]。康复顾问可以在此过程中采用各种策略,包括:评估,诊断和治疗计划,职业咨询,个体和/或团体咨询,重点是帮助个人适应残疾的影响,服务协调,消除环境和/或意愿障碍的方法,工作分析、工作发展和安置服务,以及协助工作调整。

州职业康复机构

各州的职业康复机构根据联邦立法——美国《康复法修正案》开展工作,在每个州都有机构向残疾人员开放。州政府机构与多个社区伙伴合作,向个人提供外展服务并实施。这些合作伙伴包括学校系统、独立生活中心、社区精神卫生机构、医院和医疗诊所、药物滥用中心、当地支持团体、其他州和县的就业计划以及多个社会服务机构[4]。州级职业康复机构还可以与私人康复公司或社区康复项目签约,以提供一系列服务,包括职业评估、职业安置服务、辅助就业和/或职业指导。

在州职业康复机构中,康复顾问和消费者合作制订一个康复计划,即个性化就业计划(IPE)。1973 年美国《康复法》规定,康复计划包括:①一个具体的职业目标和实现时间进度表;②达到目标所需服务;③实现目标所需的二级目标;④二级目标所需的服务和提供者;⑤评估进展的标准和程序;⑥顾问和消费者责任;⑦个案的年度总结[3,4]。该计划的目标可能包括提供服务,如治疗、培训(如大学、在职培训)、工作安置和专门的适应设备或交通工具。

私人康复服务

私人康复通常是指由私人公司雇用的康复从业者提供的服务,并由第三方为服务付费[42]。在 20 世纪 70 年代末和 80 年代,私营的、营利性的康复公司数量有了巨大的增长,这很大程度上是由于旨在促进受伤工人康复的州工人赔偿立法[43]。由于这项立法,私人康复公司应运而生,以满足保险公司和雇主所需的及时和高效的服务[44,45]。此外,保险公司越来越关注控制日益增长的医疗费用;他们发现,尽早转介有保险或生病的工人进入康复程序可以减少他们的伤残支出。与州职业康复机构相比,私营康复机构在帮助个人重返工作岗位方面往往更有效率。私营部门的康复顾问的所负责的个案数量要比州职业康复机构的要少,并且他们主要关注的是职业指导和安置。在私营部门工作的康复顾问需要基本的业务技能、保险行业的知识、对工人补偿制度的理解、法律和医疗案例管理方面的专业知识,以及提供职业专家证词的能力[46]。许多私营机构的康复顾问是自雇人士或小公司的共同所有人[47],尽管近年来有一种趋势,即小公司与大型管理型医疗组织、保险公司和其他医疗机构合并。私人康复顾问通常与保险公司签订合同,通过工伤补偿、免责保障(译者注:即不管是否由于个人过错造成伤病均在保障范围)或长期残疾保险等方式,为符合条件的个人提供职业康复服务,并在保险公司的覆盖范围内提供服务。因此,私人康复公司通常会迎合支付方的目标。因为工人补偿法是由每个州而不是联邦法律管辖的,所以职业康复服务的提供会因州而异[3]。

职业康复服务

虽然服务因个人需要而异,但职业康复过程主要包括四个阶段,通常依次为:①评估;②计划;③治疗(提供服务)和④终止或实现职业目标——通常是就业。康复顾问通常通过对消费者的初步访谈来开始评估阶段,以获取信息,并提供信息来帮助消费者做出明智的选择。在评估阶段,可能需要在康复计划之前通过医疗评估、心理评估、职业评估或相关诊断服务获得额外的信息[3]。与当地雇主建立关系以促进残疾人就业也是职业康复实过程的重要组成部分。以下是职业康复机构在职业康复过程中提供的服务。

职业评估

职业康复首先要评估消费者的职业兴趣、能力和职业潜力。职业评估通过提供个人优势和劣势的信息,确定所需的服务,帮助消费者和职业康复顾问设定目标并制订康复计划。评估也可以用于确定消费者从职业康复中获益的潜力。职业评估可以帮助康复顾问和消费者回答以下问题:①您能回到原来的职业吗?②您能否通过工作调整和辅助技术返回到先前的职业?③您的哪些技能可以转移到其他职业?④哪些培训或其他服务将帮助您成功就业?

评估是一个多学科的过程,最初涉及从各种来源收集数据,如工作和教育经历及病历。对于接受过躯体康复服务的人,这些记录可能包括体格检查和康复小组的报告,如作业治疗和物理治疗报告。职业康复顾问也可以为消费者提供额外的评估服务,如心理评估或职业评估。心理评估可以提供有关个人学习能力、应对技能和个性特征的有用信息,而职业评估描述的是与工作相关的重要行为、能力和兴趣。

虽然职业评估(vocational evaluation)和职业评定(vocational assessment)这两个术语经常可以互换使用,但职业评定是一个包括许多不同形式评估的总称。职业评估被明确定义为一种综合评估,它利用多种工具,包括纸笔测试、结构化和非结构化访谈以及真实或模拟工作[48]。职业评估侧重于与工作相关的能力,可以使用工作样本(work samples)、情境评估(situational assessments)和在岗评估(on-the-

job evaluations)。工作样本测量方法最常用于职业评估,通常是通过模拟特定工作或一组工作的通用工作样本系统(如VALPAR)来实现;职业评估也可以包含来自行业的实际工作样本。

使用多种评估程序可以帮助验证其他评定数据,从而有助于得出更符合实际的结果和建议[48]。交叉验证评估数据对残疾人可能尤其重要,因为人们对这一人群的纸笔测试的有效性提出了质疑,尤其对严重残疾的人[49]。此外,职业评估可以在评估过程中纳入辅助技术,例如,修改工作样本或其他测试工具,并提出建议,包括考虑将消费者的职业潜力最大化的特定辅助技术设备[50]。例如,职业评估人员可以推荐语音识别软件,使手功能受限的消费者能够完成需要计算机访问的工作。

评估个人的功能性技巧是评估过程中非常重要的一部分,可以应用于许多领域,如独立生活技能、人际交往、感觉意识、情绪稳定性、学习能力和耐力。许多功能性技巧可以作为情景评估或在岗评估的一部分,也可以通过更正式的方法,如工作样本和清单来观察。现在也有一些复杂的系统被设计用来衡量广泛的躯体能力如搬抬的力量,如ERGOS II 工作模拟器[51]。这些系统更有可能作为功能性能力评估(functional capacity evaluation, FCE)的一部分,在工作调整项目、医院或诊所中进行,而不是在职业评估期间。

工作安置

工作安置包括一系列的服务,如求职技能培训、直接就业、工作调整、支持就业和工作发展。这些服务可以由康复顾问或安置专家(通常称为安置专家或就业专家)提供。职业分析有时作为一项服务与工作安置一起提供,尽管它也可以作为职业评估的一部分。就业准备是一个重要的考虑因素,可能会受到社会心理因素、交通便利程度和医疗状况的影响,包括医疗条件的稳定性、忍耐力和毅力。还必须处理包括动机、自尊和应对资源的工作心理准备。

一旦个人准备好找工作,他或她必须发展或完善就业技能,这些技能是成功找工作所必需的,这在很大程度上取决于过去的经验。例如,一个人在年龄较大时的生活中遭受了残疾,并且有很长的工作经历,那么他就有可能需要改进求职技巧,包括与潜在的雇主一起解决残疾问题。实际上没有工作经验的个人将需要更广泛的求职技能培训,通常包括识别和跟踪工作线索、简历撰写、完成申请和面试技能[4]。

　　工作安置活动可以看作是一个连续过程，通常称为选择性安置[52]，从自我安置（通常称为以客户为中心的安置）到顾问承担所有安置任务。求职者的技能和个性特征、残疾的性质、当地的劳动力市场条件和机会、甚至运气都会影响顾问的参与程度。康复计划将针对消费者的工作目标，规定可接受的地理和环境条件，考虑所需的工作调整类型，并规定所需的后续和支持服务。职业康复顾问或职业治疗师的主要作用是帮助消费者开发求职技能，使用诸如指导和角色扮演之类的工具，或者拍摄模拟面试的视频。除了求职技巧之外，他或她还必须知道如何在求职申请或面试中回答有关残疾的问题。对于正在找工作的残疾人士来说，法律知识是至关重要的，比如《美国残疾人法》所规定的知识。

　　消费者可能还需要帮助，以确定和学习如何申请工作调整（job accommodations）。虽然个人必须了解需要什么样的工作调整，职业康复顾问或安置专家往往可以作为雇主的顾问，帮助协商工作调整的过程。根据《美国残疾人法》的规定，雇主必须做出合理的调整安排，但对这个术语仍有不同的定义。

　　一些雇主认为工作调整贵得令人望而却步，尽管大多数调整的费用不到 3 500 元（500 美元）[53]。事实上，工作调整可以减少工人的赔偿和其他成本。一些调整可能像设备的重新安排一样简单。例如，对于使用轮椅的人，一个高度可调节的办公桌，一个语音激活的免提电话和移动办公用品乃至方便的抽屉就是低成本和简单的调整。调整的其他例子包括工作重组（job restructuring）（如与其他工人调整工作任务）、弹性工作时间、大字体、允许雇用个人护理人员或服务性动物以及大按键电话。

　　支持性就业（supported employment）是另一种工作安置模式，它对严重残疾（如脑外伤、发育性残疾或严重认知障碍）的个人特别有效。传统的工作安置模式假定个人已经为就业作好了准备，并在获得工作之前接受了充分的培训，与之相反，支持性就业则采用"场景培训（place-train）"的方法。也就是说，个人被置于一个常规的、竞争激烈的工作环境中，并给予必要的支持，如来自工作教练和/或工作导师的帮助，以提供工作培训并确保成功[54]。

　　消费者一旦就业，与消费者和雇主的后续服务有助于确保成功的结果，是就业过程中的一个重要步骤。当问题出现时，康复顾问或安置专业人员可能需要介入消费者、雇主中的任一方或双方，以解决问题。可能需要进一步的工作调整来帮助解决工作表现方面的困难。然而，如果消费者最终无法胜任工作，消费者和顾问可能会达成最好停止工作的共识，因为职业康复的成功是消费者和雇主双方来说的成功。就业专业人员必须与雇主建立良好的关系，最终的安置成功可能需要提供长期的后续服务[55]。

　　工作发展（job development）也是工作安置服务的一个重要组成部分。残疾人员会持续遭遇来自雇主的歧视，由于常见的对残疾人的"偏见"，比如相信残疾人员会增加雇主的保险费率、会出意外或工作表现和能力有问题等，雇主可能反对雇佣残疾人士。因此，康复顾问和安置专业人员需要消除这些误解，并积极向雇主推广雇佣残疾人员的好处。康复专业人员必须能引起重视并活跃于商业组织中，在社区内建立良好信誉。可以推向市场的服务包括招聘和推荐合格的申请人、咨询服务（如 ADA 的履约、工作调整和关注残疾的培训计划）、员工辅助计划，以及支持和后续服务[55]。许多安置计划还建立了由雇主和社区内其他重要商业联系人组成的商业咨询委员会，以交流思想和制订策略，改善残疾人士的就业机会[56]。

　　工作分析（job analysis）对于工作安置的最终成功至关重要。在特定环境中对特定工作进行细致的分析可以帮助职业康复专业人员确定合适的工作场所或确定某项工作对消费者而言是否可行。例如，在为受伤的工人提供服务时，康复顾问可以对工人的先前工作或正在考虑的替代工作进行分析，并将此信息提供给工人的主治医师，然后由主治医师确定工作与工人的身体能力是否一致。必须根据所需的技能、知识、需要的能力、工作环境的特征以及特定的工作任务对工作进行分析[57]。对环境因素的分析可以考虑在工作场所的停车、洗手间、餐厅和建筑的无障碍性。必须评估工作的体力需求，如举起、抓握、站立、行走、坐立、说话、听力、写作和阅读。对于认知或情感受限的人来说，其他关键因素可能包括工作氛围（如忙碌或放松）和认知需求（如记忆、推理、解决问题）。工作分析要求康复顾问在各个领域拥有丰富的专业知识，包括残疾的知识、工作安置、雇主需求、无障碍标准、商业惯例、劳动和管理的角色[46]。

就业成果：研究发现的回顾

　　对残疾人士就业结果的康复研究概况表明，有

14

一些变量可能有助于康复专业人员确定哪些人最能从他们的服务中受益。这项研究可以帮助康复专业人员更好地了解促进或阻碍残疾人员就业结果的环境和个人特征。有了这些研究成果,专业人员可以设计程序和/或实施专门的技术和知识,帮助残疾人员在康复领域获得成功。

在过去的三十年里,残疾人的就业率一直很低,一般只有 1/3 甚至更少[3]。美国劳工统计局的最新数据反映了大萧条(the Great Recession)以来残疾人就业的显著增长。尽管有这些好处,但处于工作年龄的残疾人就业与人口的比(即就业人员与总人口的比例)截至 2017 年 1 月仅为 27%,远远落后于非残疾人的 72.4%[58]。

凯斯勒基金会(Kessler Foundation)[59]调查了自《美国残疾人法》通过以来,残疾人员与普通人口在就业方面是否存在差距。73% 的待业者报告说残疾是他们目前没有工作的原因之一;56% 的人在他们的工作领域找不到工作;37% 的这些待业者报告说,无法获得适当的工作安置对就业产生了不利影响。Rubin 等人[3]指出,成本的认知是一个重大障碍,并提供了一系列技术资源,包括工作调整网络(JAN)(www. aksjan. org)、能力中心(AH)(www. abilityhub. org)和跟踪研究与开发中心(http://trace. umd. edu/)。此外,有一系列可用于资助辅助技术潜在资源(如医疗补助、医疗保险、职业康复、自我支持计划、特殊教育、退伍军人管理等)。因此,职业康复专业人员可以帮助个人利用各种现有资源,减轻残疾对他们获得和维持就业能力的影响。

Chan 等[60]发现参加州-联邦职业康复计划的受过高等教育的消费者倾向于获得更高质量的就业机会。为确保学业成功,职业康复顾问可以采取措施,确保向残疾学生提供帮助其适应大学生活并促进成功的服务。同样,与大学生活有关的社会心理问题可以由职业康复顾问帮助解决(如学习技能、适应问题、生活安排偏好、支持系统等),以增加获得成功的大学经历的可能性[3]。参加社会支持俱乐部、向大学咨询有关适应问题、在学习技巧上获得帮助以及获得辅导服务,这些都是职业康复专业人员可以鼓励和支持的援助例子。Oswald 等人[61]指出,康复专业人员可以增加残疾大学生就业的可能性。在这项研究中,一所大学的残疾服务办公室(disability services,DS)为他们的残疾学生提供了一个全面的职业康复项目,以增加他们成功就业的机会。该项目的组成部分包括以下策略:①通过面对面的活动来提高沟通技巧,以提高沟通(语言、非语言)技能(如在正式面试之前与 DS 进行模拟面试、参加课堂讨论、加入俱乐部等);②在就业方面对残疾的自我认识(如家庭或工作调整,如辅助技术)和福利分析案例评估(确定就业对残疾福利的影响);③参与校园活动以磨炼专业技能;④参加体验式课程(如实习、实地考察等);⑤通过培训和同行评估活动制作成功的简历;⑥在申请工作之前全面审查学生的个人资料(考虑一系列需求,例如交通无障碍、个人护理员、家居无障碍);和⑦与工作相关的活动,如与同事、教师和家庭的网络联系。上述活动被认为是重要的,可以在大学增加残疾学生的就业成果。

毫不奇怪,有工作的残疾人的生活质量比他们的同类人群要高[62]。因此,职业康复专业人员可以利用基于证据的实践,通过增加就业可能性来提高残疾人的生活质量[62]。以证据为基础的实践,如高等教育、就业援助和过渡服务,已被发现可提高残疾消费者的职业康复就业结果[60]。Leahy 等[63]将促进消费者动机和消费者自我决定/自主决策的策略描述为职业康复治疗范例中的重要工具。这些策略包括促进消费者就业动机和自我主导的活动(如与顾问/客户进行的动机性访谈和共同目标发展)。同样,一项大型的荟萃分析回顾了脊髓损伤(SCI)个体就业相关的变量,从而得出受雇者的生活满意度很高的结论。因此,鼓励通过增加生活满意度的策略来增加就业成果[64]。

在重型脑外伤(TBI)患者中,社交沟通技巧缺陷较少的人,其就业率往往高于那些话题管理糟糕、讲话缓慢和话题转换困难等倾向于违反对话原则的人。此外,那些被雇用的人往往对自己的沟通困难有更高的自我意识。这些发现表明,针对自我意识和沟通技能培训的治疗可以帮助提高 TBI 患者的就业率[65]。同样,由 Liaset 和 Loras[66]进行的荟萃分析证实,以下四个变量与获得性脑损伤(ABI)的消费者重返工作(return to work,RTW)相关:①自我意识(接受并意识到与 ABI 相关的优势和劣势);②赋权(促进自主决策/自我效能);③动机(恢复工作的意愿);和④促进(如改良工作环境和工作任务)。

多发性硬化症患者中具有较高认知功能者往往比他们的同伴得到更多的就业机会。也就是说,康复专业人员可以向这些消费者提供认知训练(如主动聆听、同理心、记忆训练等)。此外,与症状较严重者相比,年龄较小、教育程度较高且症状较轻的人更有可能被全职或兼职雇用。这些结果表明,旨在帮助减少症状和提供教育的方法将增加成功就业的可能性[67]。患有双相情感障碍的个体当认知表现(即执行功能和言语记忆)得分较高、症状(即抑郁症状)较少时,往往获得更好的就业结果。躁狂症状并未对就业产生负面影响。更少的住院治疗时间也与更好的就业结果相关。因此,认知技能培训模式和能力强化训练可减少住院治疗时间,并关注那些会增加积极就业结果可能性的方面[68]。消费者中的自我倡导技能(self-advocacy skills)以及雇主的支持被认为是残疾人就业的主要推动力[69]。可以采用一系列的策略来提高客户的自我倡导技能和工作发展,从而为雇主提供支持[3]。

一些研究报告了某些人口统计学因素,例如种族、性别、残疾严重程度和残疾的特征等与职业成果有关[70-72]。总体来说,白种人、年轻人、受过良好教育的人,并且在残疾之前有过成功的职业的人更倾向于有成功的职业成果[73-75]。但是,由于消费者变量比环境变量更容易识别和衡量,这些研究结果至少可以部分反映出,缺乏明确的策略来评估环境因素对职业康复结果的影响[76]。随着基于前面讨论的国际功能、残疾与健康分类(ICF)概念模型进行的更多研究,环境促进和障碍因素对职业康复结果的影响可以具体地评估。例如,Young[77]研究了受伤工人成功重返工作的相关变量,并确定了促进成功就业的许多因素,例如与同事间相互支持的关系、灵活的工作条件以及与家庭和医疗保健提供者的良好关系。

Beveridge 和 Fabian[70]发现,当消费者的个性化就业计划(IPE)与就业结果一致时,他们更有可能获得更高的薪酬。尽管这一发现适用于所有消费者,但对于认知障碍者尤为明显。此外,身体残疾者的收入比感觉和精神残疾者的收入高得多。

残疾时的年龄、发病前的就业状况、工作状况和心理困扰也被发现是 TBI 患者成功就业的重要预测因素。事实上,脑外伤加上学习和心理障碍往往会对这一人群的就业结果产生负面影响[65,78]。在很小年龄或超过 40 岁受伤的人就业的可能性较小[72,79]。

心理社会因素似乎也在残疾人员就业结果中发挥着重要作用。例如,消费者的自我意识是重新就业的关键因素[80]。缺乏自我意识和不切实际的目标是消费者在经过职业康复服务后无法找到工作的主要原因。在一系列残疾群体的,动机似乎可以预测就业状况[73-75]。自我控制常被认为是寻找工作和就业成功的重要预测因素。与那些认为自己受到更多外部控制的消费者相比,这种积极主动的态度往往会产生更成功的结果[81,82]。

在一项具有里程碑意义的州联邦职业康复系统成果和有效性研究中,职业康复服务项目的纵向研究(longitudinal study of the vocational rehabilitation services program,LSVRSP)追踪了 3 年时间内消费者的进步[83],在接受服务的参与者中,69% 的人成功就业,即获得竞争性或非竞争性就业连续工作 90 天的时间。在那些成功就业的消费者中,75% 的人获得了竞争性就业,而 25% 的人获得了非竞争性就业,包括辅助就业、扩展就业、家庭主妇和无薪家庭工人。该研究确定了一些消费者特征,包括残疾类型,这些特征对实现就业结果有重大影响。例如,听力或骨科损伤的消费者更有可能获得成功就业。与成功就业结果相关的其他特征包括在申请时正在工作、有更多的需抚养人和更高的自尊心。相反,领取残疾福利的个人(如 SSI、SSDI)获得就业的可能性较小。职业康复服务项目的纵向研究(LSVRSP)还研究了职业康复服务与就业结果之间的关系,发现工作安置、在职培训以及商务/职业培训是就业的重要预测指标,也就是说,在 3 年后的随访中,获得了这些服务的消费者更有可能被雇用。

总结

从历史上看,职业康复和独立生活服务似乎经常有不同的目标,有时甚至是相反目标,独立生活的早期开发人员认为,职业康复专业人员通过其家长式的态度和残疾医学模型的起源为残疾人员制造了更多的障碍。消费者运动成功地实现了政策变化,推动了立法授权,从而促进了消费者赋权,并促进了职业康复和独立生活目标的逐步合并。在康复过程中职业康复和独立生活都被视为是必不可少和相辅相成的角色。职业康复和独立生活越来越多地共享对残疾的更全面的、生态的理解,这种理解强调环境在放大或最小残疾影响方面的作用。在职业康复方面,重点已从努力改变残疾人转向消除或改变环境中妨碍残疾人积极参与工作和社会的障碍。这些项目也在许多方面相互补充。职业康复计划以目标导向的服务方式,协助消费者就业或接受进一步教育以拓展未来的职业机会。独立生活项目培养了残疾人员更大的成就感和对自我命运的掌控感。在促进

14

自我倡导和自我效能,它们为残疾人员扩大了生活机会和社会认同。通过促进独立,独立生活促进了职业选择,因此可以看到与职业康复服务协同工作。

在过去,职业康复和独立生活专业人员的角色虽然明显不同,但现在正变得越来越接近。康复和独立生活专家都是变革的推动者,他们作为促进者帮助残疾人最大限度地提高他们的独立性,尽可能充分地参与他们的社区生活,并倡导他们自己的需要和兴趣。然而,职业康复和独立生活项目强调的结果类型有所不同。职业康复项目将成功的结果定义为就业,最好是有偿的竞争性就业。这样的结果是可测量的,并且可以收集和统计职业康复服务的结果数据来评估项目的整体表现。与此同时,把就业作为成功的唯一标准是一种狭隘康复观[84]。相反,独立生活的成功结果更个性化,定义也更宽泛,因为它是基于每个消费者的需求和意愿,并且通常与更难以确定和衡量的领域的进步有关,如生活质量、应对技能、自主性和自尊。ICF 模型提供了一个多维的健康视角,其中有健康状况的人可能有残疾,也可能没有残疾,这取决于他们与环境的相互作用;作为一个概念框架,这将有助于职业康复和独立生活的进一步统一。例如,在职业康复体系中,基于 ICF 的标准可以用来衡量反映生活其他重要方面进展的指标,更准确地评估项目的有效性,而不是仅仅依赖就业结果[76]。此类指标可以与独立生活的消费者目标紧密结合,如改善生活质量。另外,基于 ICF 的标准可能包括长期以来被独立生活运动认为在经历或可能经历残疾的个人生活中至关重要的环境因素。

（李奎成、刘浩、鲁智　译　伊文超　审校）

参考文献

Danbi Lee ● Allen W. Heinemann

在《美国残疾人法》通过很久之后,残疾人在社区生活、社区参与、工作和经济参与方面继续面临不平等和差异对待。最新的凯斯勒基金会/美国残疾调查组织对美国残疾人的调查发现,残疾人与非残疾人之间在就业、家庭收入、交通、医疗、上网、社交、去餐馆和生活满意度方面仍然有很大的差距[1]。生活参与方面的这些差距往往是环境障碍的结果,例如,不能前往建筑和自然环境,缺乏交通、收入不平等、歧视以及由于身体、认知或功能上的限制带来的差耻感。

在国际功能、失能和健康分类(ICF)之前,参与被定义为社区生活、社区融合、独立生活、参与和生活[2]。ICF(图 15-1)将参与列为失能和健康的一个主要组成部分和康复服务的终点,这引起了人们对如何在康复实践和研究中概念化这一关键成果的极大关注[3]。此外,ICF 还明确提出了环境因素对人们生活和参与的影响,使人们有兴趣制订更充分、更准确的环境因素及其对参与影响的措施(关于国际环境论坛的详细讨论,参见第 9 章)。

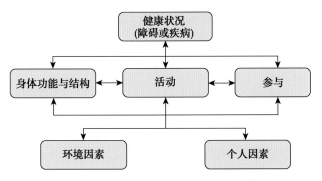

图 15-1　国际功能、失能和健康(ICF)模型

将对参与的评估作为结局,可以使康复干预的重点转移到与残疾人日常生活相关且有意义的真实结局上。虽然参与工具在临床环境中的使用还很有限,但更多的临床试验将参与工具作为主要或次要结果来评估干预措施对人们生活的影响[4]。参与和环境评估也用于描述基于个人和人口的参

与水平或参与概况,以便更好地了解对干预和支持的需求[4,5]。

本章回顾了选择测量工具来评估残疾人口参与和环境因素的考虑因素。我们首先回顾了将参与和环境因素概念化的理论要点架。我们特别聚焦于 ICF 模式,由它引发了对参与和环境因素概念的讨论。然后,我们介绍了特定的衡量这两个概念的工具,并回顾了如何才能最好地使用它们。

参与和环境因素的概念

不同领域的学者通过研究环境因素如何影响人类的行为和参与活动,从而认识到环境与参与的关系。某些理论要点架已经发展和演变为描述人们的表现、参与及其环境之间的动态和相互作用,如行为和社会科学的生态模型[6-9],老年病学的能力-压力模型[10-12],作业治疗的人-环境-作业模型[13-16]和失能研究中的失能社会模型[17]。这些模型也影响了 ICF 的定义[3],ICF 是健康分类系统的一个组成部分,将失能描述为健康状况、活动限制、参与限制以及个人和环境因素的交互作用。

参与

在 ICF 模型中,参与被定义为个体对生活情境的参与[3]。有九个领域与参与和活动有关:①学习和应用知识,②一般任务与要求,③交流,④活动,⑤自理,⑥家庭生活,⑦人际交往和联系,⑧主要生活领域,和⑨社区、社会和公民生活。虽然 ICF 为参与的定义提供了一种分类法,但定义中"参与生活情境"没有提供足够的细节,使使用者容易受到潜在的特殊决定影响[2,5,18]。此外,在 ICF 中,参与的重点是个人的"行动(doing)",强调参与而忽视对生活进行选择和控制的能力,而不考虑个人的主观评价、角色、价值观以及参与所赋予的独特含义。残疾人报告说,积极和有意义的参与并不意味着独立的表现,而是意味着有控制感和权利,有选择和参与活动、环

境或社会群体的机会[19]。例如，如果人们以自己的方式参与某项活动，或者如果他们能够获得诸如自适应设备、个人援助和支持性社会政策等支持，那么他们的参与就不会感到或受到限制。或者，如果人们可以选择不参与某些不重要角色，那么他们的参与方式也不会受到限制。因此，参与是一个细致入微的个人概念，反映了个人的需求、资源、偏好和社交。

环境因素

ICF 从人们所生活和行为的环境的生理、社会和态度方面描述了环境因素[3]。该模型区分了五种不同种类的环境因素：①产品和技术；②自然环境和人类对环境的改变；③支持和关系；④态度；⑤服务、系统和政策学习。各类环境因素可以阻碍或促进活动与参与。通常，环境因素的作用不仅是阻碍和促进。参与同环境因素之间是相互影响的，这意味着它们在本质上是相互的、双向的。人们对自己所处的环境做出反应，同时也会影响和改变环境，创造更多参与的机会[5,20]。也就是说，环境塑造了人们的生活，人们也改变了环境以获得更好的生活。环境因素对参与来讲可以是独立的、混杂的、适度的和中介的因素[21]。

评估参与

已经开发了多种参与工具，以反映不同人群和环境的研究和临床需要。尽管参与这一术语直到被引入 ICF 才被频繁地用于评估，但在 ICF 之前，类似的概念包括社区融合和失能等[22,23]。一些工具可用来评估参与的程度，包括发生在社区环境或社会环境中的活动，或涉及社会互动和休闲活动等社会组成部分。

在选择一种工具时，使用者必须仔细考虑他们的概念要点框架、评估的参与方面（即主观、客观或两者兼而有之）、兴趣人群和工具的心理特性。我们选择了框 15-1 中列出的参与工具，因为它使得参与能清楚地操作，显示出强大的心理测量特性。它在不止一个损伤组中进行测试，并且已被开发人员以外的研究人员使用。该清单包括 7 项成人工具（CIQ、CHART、CPI、IPA、KAP、PM-PAC 和 PROMIS）和 4 项儿童工具（CASP、CHORES、CAPE/PAC 和 PEM-CY），这些工具针对的是个人可能参与的生活情境中与年龄相关的方面，如成人就业、儿童玩耍和

上学。我们根据每个评估的内容、类型和特点对参与工具进行分类，以帮助临床医师和研究人员选择用于临床和科研的参与评估工具。

框 15-1　成人和儿童参与评估工具

成人
- 活动卡分类（ACS）[24]
- 生活习惯评估（LIFE-H）[25]
- 社区整合问卷（CIQ）[22]
- 社区参与指数（CPI）[26]
- Craig 残障评估与报告（CHART）[27]
- Frenchay 活动指数（FAI）[28]
- Guernsey 社区参与和休闲评估（GCPLA）[29]
- 活动和参与的 ICF 筛选评估（IMPACT-S）[30]
- 参与和自主性的影响（IPA）[31]
- 基尔参与度评估（KAP）[32]
- Nottingham 扩展日常生活活动（NEADL）[33]
- 重组工具的参与评估-客观因素（PART-O）[34]
- 参与调查/移动（PARTS/M）[35]
- 参与概况（PAR-PRO）[36]
- 参与的客观因素和主观因素（POPS）[37]
- 急性期后照顾参与评估（PM-PAC）[38]
- 参与度（P-Scale）[39]
- 患者报告结局评估信息系统（PROMIS）的社会健康[40]

儿童
- 儿童表现活动量表（ASKp）[41]
- 生活习惯评估（LIFE-H）[42]
- 参与辅助度（APS）[43]
- 儿童和青少年参与度（CASP）[44]
- 儿童帮助：责任、预期与支持（CHORES）[45]
- 儿童参与问卷（CPQ）[46]
- 儿童和青少年参与和环境因素评估（CAPE/PAC）(47)
- 儿童休闲评估量表（CLASS）[48]
- 儿童和青少年参与和环境因素评估（PEM-CY）[49]
- 儿童作业参与问卷（PICO-Q）[50]
- 儿童活动卡分类（PACS）[51]
- 儿童社区参与问卷（PPCPQ）[52]
- 儿童兴趣概况 PIP[53]
- 学前活动卡分类（Preschool Activity Card Sort, Preschool ACS）[54]

由于参与涉及活动的表现以及个人的偏好和角色，因此参与工具评估客观和主观两个方面。客观工具评估频率、参与度、所需援助水平和限制；主观工具评估感知道的困难、满意度、重要性和对参与的控制感。一些工具涉及参与的客观和主观方面，而另一些工具只关注某一方面。表 15-1 突出了参与工具评估的各个方面。

表 15-1　参与工具的测量特征

客观因素	成人	儿童
参与度	社区整合问卷（CIQ）	儿童帮助：责任、预期与支持（CHORES）
	Craig 残障评估与报告（CHART）	儿童参与和乐趣的评价/儿童活动偏好（CAPE/PAC）
频率	Craig 残障评估与报告（CHART）	儿童参与和乐趣的评价/儿童活动偏好（CAPE/PAC）
	社区参与指标（CPI）	儿童和青少年参与和环境因素评估（PEM-CY）
	基尔参与度评估（KAP）	
辅助水平	社区整合问卷（CIQ）	儿童帮助：责任、预期与支持（CHORES）
	Craig 残障评估与报告（CHART）	
局限性	急性期后照顾参与评估（PM-PAC）	儿童和青少年参与度（CASP）
	患者报告结局评估信息系统（PROMIS）	
主观因素	成人	儿童
感知困难	Craig 残障评估与报告（CHART）	
	参与和自主性的影响（IPA）	
	患者报告评估信息系统（PROMIS）	
满意度	社区参与指标（CPI）	儿童参与和乐趣的评价/儿童活动偏好（CAPE/PAC）
选择（重要性）	社区参与指标（CPI）	儿童参与和乐趣的评价/儿童活动偏好（CAPE/PAC）
控制度	社区参与指标（CPI）	
	参与和自主性的影响（IPA）	

表 15-2 显示了参与工具中 ICF 所涵盖的领域。该表还显示了每种工具是针对多个人群的通用应用开发的，还是针对特定的损伤群体开发的。许多针对特定情况的工具已经与其他损伤组一起测试过，可能对具有不同类型损伤的人有用。

表 15-3 和表 15-4 总结了每种选定工具的目的、格式、有效性、信度、强度和/或局限性。我们通过康复评估数据库（https://www.sralab.org/recoveration-measures）来获取这些信息。该网站定期更新信息，提供适合接受康复服务人群工具的最新信息。

表 15-2 评估工具涵盖的 ICF 参与领域

目标人群	成人	学习和应用知识	一般任务与要求	交流	移动	自理	家庭生活	人际关系
特殊人群	CIQ		×		×		×	×
	CHART	×		×	×	×	×	×
一般人群	CPI	×	×	×	×	×	×	×
	IPA				×	×	×	×
	KAP				×	×	×	×
	PM-PAC	×		×	×	×		×
	PROMIS		×				×	×
目标人群	儿童	学习和应用知识	一般任务与要求	交流	移动	自理	家庭生活	人际关系
特殊人群	CASP	×	×	×	×	×	×	×
一般人群	CHORES		×	×	×		×	
	CAPE/PAC	×		×	×			
	PEM-CY	×	×	×	×	×	×	×

所有工具测量"主要生活领域"和"社区、社会和公民生活"领域。

15

表 15-3　成人参与评估工具

评估量表	目的	评估形式	测试诊断/人群	信度 重复评估的信度 内部一致性 使用者间信度	效度 内容效度 效标效度 结构效度	备注
社区整合问卷(CIQ)	评估残障人士社区融入情况	15个条目 三个领域： • 家庭融入 • 社会融合 • 生产活动 得分： • 家庭融合 • 社会互动 • 生产活动 • 总分（0~29分） • 分数越高融合人越好	• 伴随失语的脑卒中 • 创伤性脑损伤 • 获得性大脑损伤（ABI） • 脑瘤 • 脊髓损伤（SCI） • 生理残障 • 老年人	伴随失语的脑卒中 • 重测信度良好（ICC=0.96）[55] TBI • 重测信度良好（ICC=0.63~0.93）[56] • 重测信度优秀 r=0.74~0.96（患者和家人之间）[22] • 重测信度差（α=0.26~0.95）[22,56,57] 身体残疾 • 重测信度差（α=0.45~0.84）[58] 老年人 • 重测信度好（ICC=0.98）[59] • 重测信度良好（α=0.79）[59]	TBI • 内容效度：由康复专家创建，中试，因子分析得出三因素[22] • 效标效度：不同领域的3个子量表[22]；CHART（r=0.67）和 DRS 中度相关（r=0.43）[60] • 结构效度：确定3个因素[61]；与相应的悉尼社会心理融合量表[62]明显相关（r=0.41~0.60）[60]；与 CHSRT 中相应的子量表显著相关（r=0.33~0.67）[60] SCI • 效标效度：较差 图表 sf（r=0.24~0.79）[63]	• CIQ 分数反映脑瘤患者的性别，年龄，教育程度和种族[64]
Craig 残障评估与报告（CHART）	评估残疾人士在社区内的工作能力	32个项目 六个领域： • 物理独立性 • 独立认知 • 移动 • 职业 • 社会融合 • 经济自效能 总分（0~600分）：分数越高参与度越好	• 脑卒中 • SCI • 创伤性脑损伤 • 多发性硬化症 • 烧伤 • 截肢 多个诊断	SCI • 重测信度良好（ICC=0.80~0.95）[27] • 重测信度差（在患者者代理人之间） 　（r=0.28~0.84）[27] • 重测信度良好（ICC=0.88~0.95）[65]	截肢/SCI • 效标效度： 自我报告 FIM（r=-0.04~0.54）[27] SCI • 结构效度：在职人员的亚得分高于失业人员[66] 创伤性脑损伤 • CHART 社会融合与服务成员社区融合分量表的相关（r=0.26）[67]	• 32项长表，也有简式（CHART-SF）

续表

评估量表	目的	评估形式	测试诊断/人群	信度 重复评估的信度 内部一致性 使用者间信度	效度 释放部分 内容效度 效标效度 结构效度	备注
社区参与度 (CPI)	评估个人对社区的重视、尊重和鼓励程度	20 个参与项目（频次、重要性及每个项目的满意度问题） 48 个授权项目 域： • 国内、生产性参与、社交,休闲和公民活动 • 参与的重要性 • 参与控制 分数： • 频率 • 重要性 • 满足 • 总获权分数转换（0~100）	• 多重残疾	释放部分 • 内在一致性良好（α=0.96），项目总差异（r=0.18~0.73）[26]	释放部分 • 结构效度：一维的；使用轮椅者获得的权利更少,残疾严重程度的得分也不同[26]	• 部分康复患者出院后可用网络和电话回访 • 为 CPI 问题提供多种回答模式可以提高回答率[68]
参与和自主性的影响力 (IPA)	评估个人感知缺陷和自主性	39 项 5 大类： • 室内自主性 • 室外自主性 • 家庭角色 • 社会关系 • 有偿工作和教育 分数： • 控制（0~4） • 感知困难（0~2）	• 神经肌肉疾病 • 脑卒中 • 脊髓损伤 • 类风湿性 • 关节炎 • 纤维肌痛 • 帕金森病 • 老年残疾	多种损伤（神经肌肉损伤,风湿性关节炎,纤维组织炎,多发性硬化） • 重测信度优良（ICC = 0.83 ~ 0.97）[31,69] • 内部可靠性差（α = 0.84 ~ 094）[23,31,69] 脊髓损伤 • 重测信度优良（ICC = 0.83 ~ 0.88）[70] • 内部可靠性差（α = 0.90~0.96）[70]	多种障碍 • 内容效度：以 ICIDH 为依据,多学科研究小组的临床经验,患者的定性研究[23] • 结构效度：与模型适合（正常适合指数 0.98,比较适合指数 0.99）[69]	• IPAS 很好记录了常见残疾和特殊临床组别的心理学特征 • 缺点包括响应的地板效应和天花板效应

续表

评估量表	目的	评估形式	测试诊断/人群	信度 重复评估的信度 内部一致性 使用者间信度	效度 内容效度 效标效度 结构效度	备注
基尔参与度评估(KAP)	评估参与度评估工作、教育,社会活动,日常活动的参与性	15项 分数 • 总分(0~11)	• 关节痛 • 银屑病关节炎 • 脊柱问题 • 强直性脊柱炎	关节痛 • 重测信度差-良好 (ICC=0.57~0.63) • 内部一致性良至优良(α = 0.57~074) • 内部可靠性不确定	老年人 • 效标效度:随着老年人膝盖疼痛和僵硬程度的增加,外出活动受到限制。	• KAP常被用于流行病学研究获得短暂的功能损伤的描述 • 天花板效应和重测信度差-显著可能限制KAP的实用性
急性期后照顾参与者评估(PM-PAC)	评估参与者出院或在家庭的一系列照顾	51项 7大类 • 移动性 • 社区、社会和城市生活 • 角色功能 • 自我保健生活 • 家庭管理和设施 • 交流 分数 • 社会和家庭参与 • 社区参与	• 脊髓损伤 • 病原卫生学 • 肌肉骨骼,神经病学和医学上复杂的疾病	肌骨源性、神经源性疾病[38] • 重测信度差-良好 (ICC=0.61~0.86) • 内部一致性良好至优良(α = 0.72~0.89)	• 内容效度:通过 ICIDH-2 和 ICF 的有效指导,项目评审主要集在患者和飞行测试 • 结构效度:CFA表明存在七个典型因素,PCA导致两个环境因素[71];不同分数介于参与者症状不同[38]	• 良好的心理测量特征和最小的负担使PM-PAC成为一个很好地选择 • 认知障碍人群应用PM-PAC有限
患者报告结局评估信息系统(PRO-MIS)的社会健康	评估生活场所肌活动的常规社会角色的参与性与满足感	社会角色和活动的参与能力 • 35条目(4,6,8条目) 社会角色和活动的满足感 • 44条目(4,6,8条目) 社会角色参与的满足感 • 14条目(4,6,7条目)参与自由选择社会活动的满足感 • 12条目	• 一般人群 • 慢性病(COPD,CHF,背痛,抑郁症)	能力项目 • 高可靠系数(>0.98),可接受的总项目相关性(0.65~0.85)[40] 满足项目 • 高可靠系数(>0.98),可接受的项目相关性(0.47~0.82)[40]	能力满足性项目 • 内容效度:德尔菲专家共识,文献回顾,有慢性病的典型小组 能力项目 • 结构效度:好的验证因素分析(CFI = 0.96, 0.97),单一维度,合理项目[40]	• 临床变化和健康状况变化的敏感性[74] • CAT和简化表格可从 http//www.healthmeasures.net和RED-Cap得到

Adeq,充分;CAT,计算机化适应性测试;CFA,验证性因子分析;Corr,相关性;DRS,残疾等级量表;Exc,优秀;FIM,功能独立性评测;ICC,同类相关系数;PCA,主成分分析。

表 15-4　儿童已选择的参与评估工具

评估量表	目的	评估形式	测试诊断/人群	信度：重复评估的信度 内部一致性 使用者间信度	效度：内容效度 效标效度 结构效度	备注
儿童和青少年参与度量表（CASP）	评估儿童在家、学校和社区生活情况下的参与和限制程度	20 项 四个领域： • 家庭参与 • 学校参与 • 社区参与 • 学校参与 家庭和社区生活活动 分数： • 总分（0~80）	• 获得性脑损伤儿童 • 残疾儿童（ABL、CP、脊柱裂、孤独症、学习障碍、截肢和发育迟缓等）	获得性脑损伤儿童 • 重测可信度优良（ICC=0.94）[44] 残疾儿童 • 内部一致性优良（α=0.96） • 个人分离指数（2.84）分离项目指数（6.71）[75]	残疾儿童 • 结构效度：残疾程度不同，预期的生活状态层次[75]：3 年后证明和 Pedsdol 和 ABAS 高度相关[76]	• 有多种译本：包括西班牙语、德语、法语、瑞典语和中文 • 基于人群研究的脑外伤青少的有英国和西班牙青少年报告版本；心理学评估尚待进行；
儿童帮助：责任、预期与支持（CHORES）	评估参与家务劳动及完成家务劳动所需要的帮助	34 项 2 个领域： • 自我照顾家务任务 • 家庭照顾家务任务 分数： • 总喜好分数（0~33） • 帮助分数（0~100）	• 对有/无功能障碍（认知和行为障碍、身体残疾）儿童（6~14 岁）的照顾者	• 重测同信度优良（ICC=0.92）[45] • 内部一致性优良（α=0.96）[45] • 评分者间信度高（父母-职业治疗师一致性=80%）[77]	• 内容效度：基于焦点小组和专家输人[45] • 结构效度：与 CRI 家庭责任因素弱相关[77]	• CHORES 比其他工具更集中于家务任务

15

续表

评估量表	目的	评估形式	测试诊断/人群	信度　重复评估的信度　内部一致性　使用者间信度	效度　内容效度　效标效度　结构效度	备注
儿童参与和乐趣的评估/儿童活动偏好（CAPE/PAC）	评估儿童的直接活动参与度和活动喜好	55项 5个领域： 休闲 活动身体 社会功能 基于技能的 自我提升活动 分数： 整体参与评分 域分数（正式/非正式活动） 五种活动的参与分数	有/无功能障碍儿童（6~21岁）	• 重测可信度中等到良好（0.72~0.81）[47] • 内部一致性中等至良好（0.67~0.84）[47]	• 内容效度：文献综述、专家综述 前瞻性实验[47] • 结构效度：改变意愿与环境支持性，基于残疾的分组显著负相关[47]	• CAPE/PAC对活动偏好提供综合评估 • 可以从Pearson教育得到
儿童和青年的参与和环境措施	评估参与者的参与、流利性、参与及渴望程度改变学校、家庭和社区的一系列活动	参与部分 25项3条 分数 • 流利性（0~100）：占最大可能性的百分比，参与的百分比 • 介入水平（1~5） • 渴望改变的百分比（0~100）	有/无功能障碍儿童和青年（5~17）	• 证明两次测试正确性（ICC=0.58~0.79）[49] • 证明内部一致性正确（α=0.59~0.83）[49]	• 结构效度：渴望改变环境支持存在显著负面差异，由缺陷区分小组分数[49]	• 有多种翻译版本：包括荷兰语、犹太语、德语、冰岛语、意大利语和韩语、葡萄牙语、塞尔维亚、土耳其、法语、阿拉伯语和传统汉语

ABAS 适应行为评估量表；CRI，儿童常规清单；ICC，同类相关系数；Pedsdol，儿童生活质量量表。

评估环境因素

目前已经制订了一些工具来衡量环境因素对活动和参与的影响；框 15-2 列出了测量环境方面的工具。典型的测量策略是询问受访者环境因素对参与来说是障碍还是促进。表 15-5 列出了框 15-2 中所列工具评估的环境因素各个方面。一些工具仅仅将环境因素评估为障碍，如果没有障碍就算所作是支持[78]。虽然这些类型的工具有助于确定主要障碍，但有些工具将环境因素不同背景下可能确定为障碍或促进者[79,80]。这些工具使我们能够更充分地了解环境因素如何影响参与。这些工具使用各种评估表描述环境因素及其后果。客观的工具能够使用观察方法获得可用性和可接近性方面的环境特征。主观工具要求被调查者描述遭遇的频率、环境因素的大小或强度，以及个人感知道的环境因素的总体后果。

表 15-6 列出了环境工具所涵盖的 ICF 领域和相关评估领域。所有工具都可以用于一般人群样本，而 CHEC 和 FABS/M 是为行动障碍患者开发的，EAMQ 是为老年人开发的。我们选择了表 15-7 中列出的四种成人环境仪器（CHIER、FABS/M、MQE、EFIB）和表 15-8 中列出的三种儿童环境仪器（CHIER-CP、PEM-CY、YC-PEM）进行详细综述。我们选择这些工具是因为它们使用自我报告，在参与的背景下评估环境因素，涵盖 ICF 的所有环境领域，并且已经被开发人员以外的研究人员使用[93]。这些表格总结了每一种工具的目的、格式、有效性、可靠性、优点和/或局限性。

框 15-2　成人和儿童环境因素评估工具

成人
- 社区健康环境调查表（CHEC）[81]
- Craig 医院环境因素调查（CHIEF）[78]
- 下肢移动障碍者促进或阻碍的环境因素调查（FABS/M）[79]
- 家庭和社区环境评估量表（HACE）[82]
- 环境质量评估（MQE）[83]
- 环境因素条目库（EFIB）
  - 建筑和自然环境特征[84]
  - 信息技术获取[85]
  - 社会态度[86]
  - 系统、服务和政策[87]
  - 辅助技术[88]

儿童
- Craig 医院亲子环境因素调查（CHIEF-CP）[89]
- 儿童和青少年参与和环境因素评估（PEM-CY）[90]
- 幼儿参与和环境因素评估（YC-PEM）[91]

表 15-5　成人和儿童环境因素评估工具

客观因素	成人	儿童
存在的环境因素	社区卫生环境调查表（CHEC）	
	家庭和社区环境评估量表（HACE）	

主观因素	成人	儿童
发生频率	Craig 医院环境因素调查（CHIEF）	Craig 医院亲子环境因素调查（CHIEF-CP）
	下肢移动障碍者促进或障碍的环境因素调查（FABS/M）	
	环境因素条目库（EFIB）	
强度/程度	Craig 医院环境因素调查（CHIEF）	Craig 医院亲子环境因素调查（CHIEF-CP）
	下肢移动障碍者促进或障碍的环境因素调查（FABS/M）	
	环境质量评估（MQE）	
环境因素的影响	Craig 医院环境因素调查（CHIEF）	儿童和青少年参与和环境因素评估（PEM-CY）
		幼儿参与和环境因素评估（YC-PEM）
无阻碍环境	下肢移动障碍者促进或障碍的环境因素调查（FABS/M）	

注：所有工具都测量"产品和技术"领域。

表 15-6　每种评估工具涵盖的 ICF 环境因素条目

目标人群	成人	自然环境和人工改造	支持与关系	态度	服务、方法和策略
特殊人群	CHEC	×			
	EAMQ	×			×
	FABS/M	×	×	×	×
一般人群	CHIEF	×	×	×	×
	HACE			×	×
	MQE	×	×	×	×
	EFIB	×	×	×	×

目标人群	儿童	自然环境和人工改造	支持与关系	态度	服务、方法和策略
一般人群	CHIEF-CP	×	×	×	×
	PEM-CY	×	×	×	×
	YC-PEM	×	×	×	×

表 15-7 成人环境因素评估工具

评估量表	目的	评估格式	测试诊断/人群	信度 重复评估的信度 内部一致性 使用者间信度	效度 内容效度 效标效度 结构效度	备注
Craig 医院环境因素调查 (CHIEF)	评估身体、社会和政治环境在参与中的障碍程度	25 项目 五个领域： • 可得到性 • 住宿 • 资源可利用 • 社会支持 • 平等 评分： • 频率（0~4） • 等级（0~2） • 影响评分（0~8）	• 脑卒中 • 脑瘫 • 脊髓损伤（SCI） • 创伤性脑损伤（TBI） • 多发性硬化症 • 截肢	SCI[78] • 重测信度优秀（ICC=0.77~0.93） • 内部可靠性充分（ICC=0.62）（参与者-代理协议） • 多个诊断（脊髓损伤，创伤性脑损伤，截肢）[78] • 内部一致性良好至优秀（α=0.77~0.93）	多个诊断[78] • 内容效度：基于关于 4 个主题的共识专家 • 结构效度：不同的分数在不同的损伤组中 创伤性脑损伤[92] • 效标效度：生活满意度量表及 CHART 总分	• 可用简式（CHIEF-SF）
下肢活动障碍者的促进或阻碍的环境因素调查 (FABS/M)	评估下肢活动障碍的患者感受到环境的影响	65~133 个项目 六个领域： • 主要移动设备 • 家居特色 • 社区建设和自然特征 • 社区目的地访问 • 社区设施访问问域 • 社区支持网络	• 移动障碍	移动障碍[79] • 重测信度优秀（r=0.52~0.82） • 内部一致性差至良好（α=0.35~0.94）	移动障碍[79] • 内容效度：基于 ICF 理念 • 结构效度：充足的规范与 RNLI 和 PARTS/M 相关	• FABS/M 仪为移动障碍者设计

评估量表	目的	评估格式	测试诊断/人群	信度 重复评估的信度 内部一致性 使用者间信度	效度 内容效度 效标效度 结构效度	备注
环境质量评估 (MQE)	评估环境因素对社会参与的影响	109 项目 九个领域 • 社交网络 • 家庭态度 • 就业市场 • 收入 • 商业服务 • 司法服务 • 社会卫生服务 • 教育服务 • 公共基础设施服务 评分： • 均值 • 障碍因素(−3 到−1)和促进因素(1~3)	• 脑卒中 • 可用于任何诊断	• 没有建立	• 内容效度：通过康复中心的技人和指导加强专业人员[83] • 效标效度：LIFE-H 总分(r=0.42)[83]	• MQE 广泛覆盖 ICF 环境编码 • MQE 障碍有利评分弱相关，提示其评估不同的概念[93]
环境因素条目库 (EFIB)	评估环境因素对执行活动困难的帮助	自然及人造环境项目 • 18 条目 利用信息及技术 • 23 条目 辅助技术 • 14 条目 社会态度 • 32 条目 服务、系统和策略 • 41 条目	• 神经源性疾病 (脑卒中，脊髓损伤，脑外伤)	自然和人造环境项目[84] • 个人分类信度充分(0.70;α=0.80) • 良好的项目分类信度(0.97) 接触信息及科技[85] • 良好的个人分类(0.83)和产品分类可靠性(0.99) 社会态度[86] • 良好的人员信度(0.83)和项目信度(0.98) • 高质的内部一致性(α=0.97) 服务、系统和政策[87] • 93.6% 的参与者显示 Rasch 效度>0.7	• 内容效度：基于 10 个内科和结局评估专家与评估脑卒中、脑外伤、脊髓损伤领域研究组的输入 自然及人造环境项目[84] • 结构效度：统一、层次性，与 CPI 和 PROMIS 参加社会角色活动及满意度中等相关 获取信息和技术[85] • 结构效度：层次结构，与 CPI 和 PROMIS 社会量表，信息支持和工具支持中等相关(r=0.37~0.46)，同服务、系统和策略项中等相关(r=0.62) 辅助技术[88] • 结构效度：设备质量和类型影响设备效益；设备效益影响参与 社会态度[86] • 结构效度：单向度 政策[87] • 结构效度：单向，适合 Rasch 模型，与 CPI，PROMIS 社会参与项目相关	• EFIB 概要但集中评估 ICF 环境因素 • 相对较新，很少研究者使用

Adeq，充分；Corr，相关；Exc，优秀；ICC，同类相关系数；Mod，中度；RNI，重返正常生活指数。

表15-8　儿童环境因素评估工具

评估量表	目的	评估形式	测试诊断/人口	信度 重复试验的信度 内部一致性 使用者间信度	效度 内容效度 效标效度 结构效度	备注
Craig 医院亲子环境因素调查（CHIEF-CP）	评估身体、社会、政治因素对青少年参与的阻碍程度	10项 领域： • 身体和结构 • 服务和协助 • 学校和工作 • 态度和支持 得分： • 频率（0~4） • 等级（0~2） • 冲击评分（0~8分）	• 残疾孩子（2~12岁）的父母	• 内部一致性充分（α=0.76~0.78）[89] • 重复信度良好（ICC=0.73）[89]	• 结构效度：PEM-CY 环境支持力分数及支持与障碍的数量中等到显著有关[89]	• CHIEF-CP 提供了与成人的 CHIEF 连续性测量方法
儿童和青少年参与和环境因素评估（PEM-CY）	评估环境设施对青少年参与是支持还是阻碍	45个项目跨越三个领域（家庭、学校、社区） • 环境因素和活动的要求 • 资源 分数： • 环境支持性（0~100） • 环境支持（0~100） • 环境资源（0~100）	• 伴和不伴残疾的儿童和青年（5~17岁）	• 内部一致性中等到良好（α=0.67~0.91）[49] • 重测可信度好（ICC=0.76~0.96）[49]	• 结构效度：与 CHIEF-CP 中到重度相关[90]；收入和分组分数不同[90]	• PEM-CY 可在 CanChild 上购买 • 开发人员在网上调查开发版本
幼儿参与和环境因素评估（YC-PEM）	评估儿童在环境设施的支持度	46项跨越三个地方（家、托儿所/学前教育，社区） 分数： • 环境支持（0~100）	• 儿童（0~5岁）的父母伴儿童和不伴进展性残疾/发育迟缓	• 内部一致性高（α=0.92~0.96）[91] • 重测可信度良好至优秀（ICC=0.91~0.94）[91]	• 结构效度：根据障碍得状态不同，分组得分不同[91]	• YC-PEM 是对0~5岁儿童的 PEM-CY 的照顾者的版本

15

评估环境因素的挑战之一是,环境支持程度越高的人往往报告参与程度越高,但由于他们经历了更多的环境暴露,他们可能报告更多的环境障碍。相比之下,那些在外逗留时间有限的人不太可能意识到中或重度障碍,这可能被误解为经历的障碍较少[5]。使用者可选择将环境措施与参与措施结合使用,以避免此类误解。

总结

自从 ICF 发布以来,我们在评估参与和环境因素方面取得了相当大的成就。本章重点介绍的这些工具,至少从心理测量谱系开始,可以提供一个全面的评估。这些表格总结了参与和环境工具的特征、涵盖的 ICF 领域和心理测量学特性的信息,这些信息可以帮助临床医师和研究人员进行评估和选择合适的工具。临床医师和研究人员在选择、应用工具进行实践和研究应用时,应考虑自身的需求和工具的用途、形式、目标人群、优势和局限性。

（袁华、戴春秋 译　李奎成 审校）

参考文献

Janet F. Haas

一位 59 岁的老年男性突发左脑半球脑血管意外。两周后,他入住康复医学科(rehabilitation unit)接受脑卒中后所致的言语表达障碍和右侧偏瘫的治疗。但是他拒绝康复团队为其制订的生活自理、活动和言语康复目标。相反,他急于回家并且继续工作。他结发 30 年的妻子因为他的残疾水平而担心照顾他的问题,因而竭力要求团队继续康复治疗。

患者、家属和康复从业者(rehabilitation practitioners)通常对于康复治疗的目标、过程及效果均会产生分歧。医疗卫生从业者(health care practitioners)所面临的困境是他们制订的治疗方案如何得到各方的认可。对于这位患者的情况,从业者是尊重这位患者出院的意愿,还是考虑其妻子的困境?这与期望之间使他们感到左右为难。尽管他们也知道康复训练会提高患者的运动和生活自理能力,并最终使其回归家庭,但却不能为任何没有签订知情同意书的患者实施治疗,同时也意识到其妻子还没有作好在家中照顾他的准备。

康复从业者经常在临床实践过程中遇到不同的道德困境。某一项道德原则,比如自主原则或有利原则,很可能与其他原则不分伯仲,但我们必须做出选择。从业者必须努力在错综复杂的道德准则中平衡协调并分清主次问题[1]。具有道德性质的决定与法律、科技、宗教或政治控制的决定是不同的。他们的重点是什么是合乎情理的,而不是操作的可能性或合法性。其他一些因素,如礼仪、成本和便捷性等在道德决策中也影响不大。

道德(moral)和伦理(ethical)这两个术语密切相关,都强调礼仪、风俗习惯和性格特征。古罗马政治家和辩论家西塞罗(Cicero)曾使用拉丁语的道德去解释希腊的伦理[2]。但如今对这两个术语的使用也分别赋予了不同的意义。伦理是从理论和思想的高度所定义的价值观;而道德注重实际行为,即行为

本身是对还是错。本章将追溯美国医学伦理学的发展过程,并讨论其在康复实践中的应用。本章将描述在临床康复实践中常见的道德冲突,并且介绍了解决这些难题的方法。另外,还讨论了一些政策问题,如资源分配、医疗体系改革和花费,以及康复专业人员的职责等。读者需要注意的是,道德和伦理是有显著的文化差异的,在实际工作中处理类似问题时,不要与我国传统道德与伦理理念相违背。

发展历史

宗教影响

公元前 5 世纪,希波克拉底(Hippocrates)描述了医疗行为中的科学性、技术性和伦理性[3]。希波克拉底誓言源于著名的宗教派别 Pythagoreans 的传统。一小部分医师在克斯岛(Isle of Cos)秘密宣誓,秉承誓言,效忠导师,并承诺维护神圣的誓言。医师必须尽全力帮救死扶伤,禁止任何伤害患者,并且要有独立处理临床问题的能力。

在中世纪,宗教传统深刻影响了医学伦理的发展,当时修道士控制着医疗行为[4]。此后,天主教徒将医学决策的原则融入其道德伦理体系[3]。同样,新教徒也通过特定的伦理审查将医学伦理学融入一个更广泛的、更系统的神学中[3]。东正教犹太人(Orthodox Jews)在医疗行为中遵从犹太法典(Talmudic)和希伯来教义(rabbinical teachings),强调生命神圣不可侵犯[3]。

近代影响

在启蒙时期(17 世纪后期到 19 世纪早期),宗教思想对医学道德的影响随着近代哲学推理理论的兴起而逐渐减弱。在学者们的研究、探讨并出版了一系列医学理论的同时,争议也纷纷涌现[3]。

医疗行为规范在不断的医疗实践中发展起来。1789 年,一次伤寒的流行在英国的一家医院造成了

混乱,医疗工作者承担着繁重而陌生的责任。随着紧张局势的加剧和一些医疗工作人员的辞职,退休医师托马斯·珀西瓦尔(Thomas Percival)却临危不乱,设计了一套职业行为规范来平息风波。他建议相对于社会大量的需求,医师要优先解决个体患者的直接需要,并且要表现得既沉稳又亲切,既具有权威而又谦虚谨慎,以此来取得患者的感激和尊重并增加其克服疾病的信心[5]。帕西瓦尔(Percival)的上述准则在 1847 年被美国医学会(American Medical Association)第一次出版的医疗道德规范收录。

近代发展

随后多年,医学伦理的发展相对较慢,但是最近数年,特别是在过去的 40 年里,由于医疗技术的突飞猛进,医学伦理学也得到了快速发展。科学技术的进步为医疗行为的实施奠定了基础。医疗卫生和生物科学的迅猛发展也引发了突破以往职业界限的复杂道德问题。

丹尼尔·卡拉汉(Daniel Callahan)描述了导致医疗伦理冲突地的五个因素[6]。第一,医疗技术的进步让人类有干预自然规律的能力,诸如肾脏透析、器官移植、基因工程和胚胎移植技术等。然而,社会对医疗卫生的期许以及采用有效技术的趋势,使得约束使用新技术成为一个难题。

第二,医疗资源昂贵。当医学对人类的帮助还很少时,收费往往是低廉的。但随着新生儿存活率的增高,急救技术的改善,急性期治疗的干预挽救了越来越多的生命,进而导致慢性疾病治疗费用的急剧上升。近 40 年来,医疗卫生费用支出的增长速度大大超过了个人收入或国民收入的增幅[7]。目前美国医疗支出达到 14 万亿元/年[合 14 万亿元/年(2 万亿美元/年)],超过其国民收入的六分之一[8]。

第三,卡拉汉(Callahan)指出,公众对医学伦理问题的认识在提高[6]。希波克拉底时代神秘的医学气氛已逐渐被目前快速发展的大众医学所替代了。美国超过 80% 的人在医院里结束生命。纳税人为医疗卫生项目提供资金并支持医学研究。关于人类问题的研究必须受联邦政府伦理审查委员会(Institutional Review Boards)的监管,保护患者隐私的相关法律也已制订。

第四,患者的话语权也逐渐在完善。美国社会对个人权利的支持以及对少数民族、女性和残疾人权利的日益尊重,也强化了人们对患者权利的关注。在医疗环境中,应尊重患者的自我权利和自尊,且患者有权利做出自己的决定[3]。

最后,卡拉汉提到由于医疗技术的进步,许多患者的生命得以维持和延长,但对患者生活质量的忧虑也随之增加,我们不禁自问,这些幸存者将会面临何种生活[9]。因为有时候治疗患者所产生的负担甚至超过了治疗本身的益处[10]。

近年来,这种巨大的变化已遍及并影响到整个医疗保险行业。医疗报销的机制由于现代医疗管理和其他营利性机构的出现而发生改变。人们对其中认定付款责任人、医疗从业者和消费者之间的关系和角色的期望也发生了巨大的变化。

迄今为止,关于康复医学的伦理内容虽然有许多介绍,但几乎很少得到正式关注[11]。康复医学仍是一个相对较年轻的医学领域,正努力寻求医学科学界的认可和接受[12]。康复医学在治疗慢性病上的分歧远不如生与死的决策那样惊心动魄。很多患者会在一段相当长的时期内接受不同医疗从业者的康复治疗,没有一个明晰的责任认定可能就会出现伦理问题的冲突。

康复医学面临长期治疗固有的道德冲突,引发人们对康复医学伦理方面的兴趣。如今问题已经凸显:专业人员的职责、专业人员与患者之间的关系、家属承担的角色和期望,以及康复治疗目标的制订等方面[11,13-29]。基本道德原则的讨论为研究康复医学相关问题提供了一个概念上的框架。

伦理原则

有利原则

有利(beneficence)原则一词的含义包括仁慈、宽容和善行。它是指一种道德责任,帮助他人,避免伤害他人,并试图在利益与伤害之间取得平衡。在医疗卫生环境中,有利原则的首要任务当然是促进患者的健康和安康(well-being),并预防疾病、伤痛和折磨[2]。

当患者的价值观与传统上医学的价值观相冲突时,是否可以确保有利原则的实施尚不确定。患者、家属和专业人员对患者是否能够获得最大的利益或高标准的生活质量等方面的意见分歧很难解决。在同一道德框架内,可能很难平衡各方的利益差异。Beauchamp 和 McCullough 建议:"有利原则应该包含平衡利与弊、平衡利与其他益处,以及平衡弊与其他不利的责任"[4]。

自主原则

自主（autonomy）原则以尊重他人的价值观和信仰为基础。个人对生活有隐私权和自主决定权。隐私权和自主决定权能让个人掌握自我决定权，可以确保不受他人干涉，基于个人自由做出决定。在医疗卫生的环境内，自主权是知情同意医学理论的基础。有责任准确告知患者有关其诊断和治疗方法的信息，并在开始治疗前征得患者的同意。即使这些决定似乎是不明智的，也应予以尊重[2,4]。

许多学者指出，有利原则与自主原则存在冲突，因为有利原则强调寻求患者的最大利益为出发点，而自主原则的重点是尊重患者自身的选择[4,30]。医务工作者需要在这两项原则中间寻求平衡，深思熟虑哪些决定不利于患者。当患者的选择与医务工作者根据现有信息判断出的决定不一致时，如何看待患者的行为尚不清楚。恩格哈特（Englehardt）提出，"道德上尊重个人的义务往往迫使医师必须尊重患者的自主权，但这么做时会丧失很多重要的东西"[30]。在日常临床实践中，当患者的自主选择可能危害其本身的最大利益时，医务工作者可倾向于单方面的家长式管理并限制患者的自主权。

公平原则

公平（justice）原则涉及以下问题：社会集体中的责任归属问题以及如何分配任务和利益的问题。平均分配模式要求社会对所有成员提供平等的医疗卫生资源，并公平地对待人民。但是，医疗资源本身的稀缺导致了竞争和冲突[2]。社会成员完全平等分配资源还是照顾弱势群体？究竟哪种更公平呢？

美国对面向全体公民提供的基本医疗服务尚未做出界定。例如，尽管性传播疾病相对普遍并且可能带来公共卫生危害，但有些人既没有接受任何预防措施也没有得到及时治疗。但是其他一些治疗方法，例如器官移植或择期整容手术等，似乎对某些患者而言很容易获得。某些州允许一些治疗，但其他州可能并不会同意报销。通常，急性期的治疗可以有充足的资金垫付，但是改善患者生命的后期医疗（aftercare）和康复往往没有充足的基金保证。美国有数以百万计的人虽然努力工作，但却没有资格获得公共医疗保险，更没有能力购买个人医疗保险。即便是对于那些有医疗保险的人，其报销方案也可能存在很大不同的承保范围。

尊重个人尊严和自主选择权已经掩盖了社会的整体需求。丹尼尔·卡拉汉（Daniel Callahan）在考虑什么样的医疗才是社会真正的需要时指出，医疗需求必须与其他需求相适应，包括教育、住房、社会福利和文化[9]。医疗卫生的需求程度反映了社会的生存需要。这些基本问题的意义不容易回答，但相对于其他已经有明确社区发展方向的发达国家相比，美国在发展基于社会公平政策方面的健全的医疗卫生体系方面已经相对落后。

临床实践中的伦理问题

康复概述

急诊医师（acute care physician）试图挽救生命，缓解症状发作，逆转病理进程，并让患者病情恢复稳定状态而出院。与急诊医学不同，康复不是以治愈患者为中心，而是针对慢性的功能障碍，而这些功能障碍往往是不可逆的，也是难以治愈的，而且功能障碍可能会终身存在。

康复治疗的对象包括疾病、外伤和先天性畸形等导致的病理性病损状态。残疾患者往往存在某些功能受限。当功能受限不能完成重要的活动时，我们称为残疾[31]。康复治疗试图通过功能训练和环境改造以改善患者的功能障碍，需要整个专业团队合作完成上述任务，包括但不限于医师、护士、心理治疗师、社工和教育工作者，以及物理治疗师、言语治疗师、作业治疗师、娱乐治疗师和职业康复治疗师（vocational therapists）等。康复治疗不仅要考虑生理和病理功能障碍，还要考虑患者独特的家族、社会、职业、心理和经济因素的影响。成功的康复不仅需要关注医学方面的因素，非医学因素，还包括从皮肤的耐受性到家庭环境改造，以及照护者（caregivers）等都需要全面考虑。

由于患者的全面康复需要专业的康复治疗团队和家庭的支持，这种复杂关系就像三角形的三个点。家庭通常由几个人组成，医疗团队也包括多学科的从业者。患者、家属及医师必须相互理解，同时保持独立。三方的权利和责任必须清晰，模糊不清的责任会导致多方面的混乱和冲突。

1987 年 Hastings 的报告描述了康复医学中的伦理问题后，Kirschner 又花费大量精力研究了康复医师最关注的伦理问题[17,32]。通过调查研究康复日常工作中遇到的伦理冲突状况，大致总结出以下四个主要问题：稀缺资源的分配、康复目标的制订、患者决策能力的让步和对保密性的关注[32]。他们认为团队之间的冲突尤其令人担忧。从业者在如何平衡支付人的责任和对患者负责的角色方面常常感到困难。如何确保治疗决策中的公平令他们担心。

在另一项研究中，许多担任管理职位的注册护士对医疗资源的不当分配表示担忧，包括过度医疗和次优治疗（suboptimal treatment）[33]。他们质疑如何在尊重患者自主权的同时确保在提供良好的医疗和避免伤害之间做到最佳权衡。在康复治疗所固有的临床和政策困境的背景下，本章讨论了类似调查中发现的伦理问题（表 16-1）。

表 16-1 康复治疗的临床实践

临床实践问题	政策问题
1. 患者选择	1. 资源分配
2. 康复目标设定	2. 医疗保险和康复内涵
3. 医患关系	3. 专业人员的职责
4. 专家和治疗团队问题	
5. 家属的责任和义务	
6. 生活质量和治疗结束	

患者的选择

在美国所提供的医疗服务并不一定反映出对医疗服务的需求量。2010 年，有超过 4 860 万美国人没有医疗保险。2016 年，由于 2010 年美国国会通过了《平价医疗法》（Affordable Care Act, ACA）提供的保险，未投保的美国人数量降至 2 860 万[34]。即便在有保险的人群中，研究表明他们获得的医疗服务也受种族、收入和地理位置等因素的影响[35]。许多急性期过后需要康复治疗的患者可能无权享有康复治疗费用的报销。

在康复治疗前，康复从业者通常要评估有潜在康复需求的患者。医疗提供者需要认识到并不是所有的患者都会从康复治疗中获益，因为有些患者病情太重而无法参加治疗或功能障碍严重而难以康复，而另一些患者的功能障碍相对较小[36]。对预期患者的评估，要求从业者查看从医院记录中获得的信息，并咨询转诊及其他治疗专业人员。同时，他们还可以检查患者本人并与其家属进行交流等。

在治疗过程中，由于治疗需要患者通过不断应用新方法和途径来解决问题，以满足自身功能的需求，所以患者本身的学习和保留信息的能力被认为

对成功康复至关重要。患者的年龄和康复的预期效果是最初考虑的因素之一。除非患有重度功能障碍，有强烈康复愿望的患者都是康复治疗的绝佳对象。

康复从业者在做决定前会重点考虑许多非医学因素，特别要注意的是家属在物质和精神上是否有能力支持患者康复，因为强大的社会支持系统对患者的预后至关重要[37]。经济能力对接受康复治疗也是一个重要的决定因素，如果没有经济能力的保证，会限制长期康复服务和康复设备的使用。

康复医学科本身的特征会影响患者的选择。有些科室专门治疗特定的疾病或障碍，其他的科室则强调训练患者达到生活自理和恢复工作能力。床位可用性或治疗团队模式也会影响选择，使原先没有机会接受治疗的患者也获得了康复治疗的机会[16]。

尽管从业者在进行选择时以患者的利益需求为原则，但是某些专业人士可能会忽略基于循证的康复预后信息。此外，支付能力和可能遇到的治疗负担也会影响决策，虽然入选标准不是公开提出的，但这些影响因素在提供决策灵活性的同时，也可能因为主观性而存在潜在的不公平。缺乏关于道德困境的培训，可能会使从业者做出基于其个人信仰体系和价值观的判断[16]。患者的选择也可能受以下因素的影响：比如社会希望在为残疾人提供医疗服务时节省开支；或者从业者对老年患者良好康复结局可能存在偏见[17]，往往在没有充分来理解患者康复预后的诊断信息的基础上就对患者做出了选择。

选择的过程充满了矛盾。是选择一位有很大康复需求但预后相对较差的患者，还是选择一位功能障碍和康复需求相对较小的患者？是选一位终身需要康复的年轻人，还是选择一位对社会贡献一生但生命所剩无几的老年人呢？对于愿意承担自身残疾情况和依从性不好的患者，多少治疗是有效的呢？

目前选择康复患者的方法似乎偏向于那些富裕的人。Engelhardt 称之为彩票式中奖（lotteries）：个人能力和疾病是"自然中奖"（natural lottery）；受教育程度和工作地位、经济能力和保险以及社会影响力是"社会中奖"（social lottery）[38]。"优胜者"（winners）可以适应复杂的医疗环境并找到方法治疗疾病，但是"失败者"（losers）却不可能享受医疗资源和服务。社会经济方面没有竞争力的患者可能没有办法享受康复服务，同时得不到合理的解释，实际上也很难有能力对这种不合理的选择提出质疑和挑战。

如果不能为陷入两难困境的决策者提供清晰明确的选择标准，那么该系统无法存在固有的不公平性。虽然筛查工作是必要的，以确保患者的医学状况稳定，并证明他们具有可治疗的功能障碍，但筛查过程仍会存在重大不足之处。从业者需要把选择方针标准化并以书面形式表现出来，并向暂时不建议进行康复治疗的患者解释原因，同时保证将来会进行再次评估。否则在疾病早期做出的仓促决定，可能将该患者今后康复需求都排除在外。患者有权利再次被评估，为选择过程提供颇有价值的权力制衡。

患者的个人目标制订

为了制订患者的治疗计划，医疗团队成员会就出院后环境的要求与患者本人及其家属进行讨论。在开始治疗前，医疗人员会列出治疗目标并在治疗过程中加以检查和修正，以确保不偏离目标且具有可行性。

Trieschman 是谈及患者康复期间目标设定问题的学者之一，她强调为了筹划和完善目标，与患者及其家属沟通非常重要[22,24,25,39-42]。她告诫照护者避免给患者一些从长远来看无论如何都会被拒绝的勉强目标，而着重于强调确保从康复环境到家庭环境转移技能的重要性[42]。贝克尔（Becker）等强调需要促进家属和医疗机构员工之间的密切互动，并确保整个团队解决治疗目标之间的差异[39]。

尽管康复从业者鼓励患者参与到设计治疗方案中来，但这对于某些患者来说可能是个难题。刚介入康复时，许多患者已经因经痛、乏力、疲劳、沮丧或焦虑而筋疲力尽。很少患者能够接受他们新患残疾或病情加重的事实，他们对自身状况的需求常缺乏现实和家庭经验，因此很难阐明真正的出院后需求[25,43]。同时，患者可能对康复所能取得的效果知之甚少。康复医学科自身可能都是让患者感到焦虑不安的。期望他们与一些带着清晰可见的伤痕和功能障碍的陌生人之间交往，朋友与家人的探视也因治疗被限制，也许可能导致患者感觉与所熟悉的事物切断了联系。

对治疗的可能性和效果，人们往往有不同的理解。有关风险和获益、痛苦、成本、健康和残疾的信息获取方法受其个人价值观的影响。所以对患者、家属、医疗团队和保险公司而言，意见不同甚至相互排斥的情况并不罕见。患者希望可以自己决定什么对个人才是有意义的，因为那种精疲力竭和心灰意冷的感觉只有他们自己最了解。同时，他们可能对想要追求不同目标的家属产生愧疚感。亲属则认为作为照护者的身份他们的意见应该优先考虑。从业者基于从业经验可能倾向于自己的决定，不接受来自患者或其家庭可能花费时间、金钱或精力却无效果的选择。各方关系十分紧张[25-27]。

不管患者是否做出不明智的选择，我们都要将患者的自主原则置于最高地位。患者的自主权可以因医学知识欠缺而做适当让步，但从业者所掌握的专业技术并不意味着道德权威。专业人员应避免将个人价值观强加给通常最了解自己、最有意义的情况的患者，因为通常患者自己最了解什么对自己是有意义的。经验表明，在没有约束的环境下，患者可能会拒绝需要大量时间、耐心或注意力的任务。他们可能会放弃那些没有吸引力或笨重的设备，而忽略了有关自我康复和家庭锻炼活动的建议。交通、社交网络或经济因素可能都不足以支持康复机构的干预措施[25]。

康复从业者可能意识不到他们推荐的方案对患者产生的作用，因为这些患者往往是突然发生意外而丧失活动能力的。患者需要学习治疗方案的成本、风险、有效性，以及充分了解替代治疗方案的医疗和功能影响所带来的收益[44]。临床医务人员（clinicians）应从价值观念、伦理规范和制度上的优先权等方面来沟通，最终形成他们的建议。陶伯（Tauber）认为，只有持续不断的努力阐明各方坚持的价值标准，并描绘观点中的主要矛盾，才有助于减轻照顾残疾人时产生的道德压力[45]。

患者的决策能力

与急诊治疗相比，接受康复治疗的患者和医疗提供者（care providers）之间的关系可能持续的时间更长[15]。在长期康复治疗中怎样进行信息交换和贯彻道德规范和原则的本质值得进一步研究。

美国法律和习惯随着时间的推移而发展成非常尊重患者的权利。患者和医师之间日益平等关系已经取代了过去家长式的管理模式[17]。"契约"模式要求从业者必须如实告知患者真实病情，并通过正确平和的方式向患者提出选择方案。尊重患者的自主权原则让医师必须对患者仁善。医师负责提供患者自主选择的医疗服务。在建立医患互信和平等关系的过程中，尊重患者的隐私权是最重要和最基本的要求。

Caplan 描述了组成康复契约的几点因素[15]。康复中的关系是多层面的，而不是局限于单一的从业者和患者之间。患者会跟整个康复团队和家属之间建立联系，而这通常在治疗中起着不可或缺的作用。遭受严重损伤的人需要时间来适应残疾的现实。许多人因其功能丧失而感到痛苦。面对充满不确定的未来，并且对残疾将如何影响其生活选择的方式知之甚少，患者往往感到迷茫和无所适从。同样，患者家属可能对他们亲人残疾后的照顾等问题也很不清楚。

Caplan 指出康复中的医患关系是复杂和不断发展的。他指出，对于一个有自主权的患者来说，医师的职能应是引导患者作出决定而不是仅为患者提供信息[15]。他注意到在康复治疗早期阶段，患者往往对康复中的各种问题认识不清而不足以自主选择。因此初始阶段主张专业康复人员在医患关系中起主导作用[17,22,26,27]。如果患者尚未接受自己的残疾状态，没有作好康复治疗的准备，Caplan 强调从业者应该运用言语激励等方法鼓励患者积极参加早期的康复。他承认，相比其他学科，这种方法需要医师付出更多爱心和努力，但从长远来看，最终会得到患者的承认，恢复患者的能力和自主权[15]。Caplan 将其描述为"教育模式"的治疗。他强调从业者在争取尽可能全面地了解患者的价值观和偏好的同时，赢得患者的理解与合作也非常重要。

定期评估患者做出自主选择权的能力至关重要。从业者必须在患者接受自己的残疾功能状态后尽快恢复患者自主选择权。独立的调查委员应负责确定治疗期间患者的自主权有没有得到充分尊重。家长式管理模式只限于患者恢复自主选择权利过程中的过渡阶段，长期如此必会损害患者的最大利益[17]。

对患者神经心理方面障碍的评估信息要简单、格式化，以便患者明白和调整。诸如简易智能状态量表（MMSE）之类的简单测试恐怕不足以评估患者的神经心理状态。为了了解患者的决策能力，可能需要进行更全面的评估，包括在适当环境下的特定技能，以确定患者是否恢复了自我决策的能力。如果患者和照护者在治疗过程中存在分歧，则应仔细辨别和讨论那些分歧背后的价值观，不能直接假定患者没有这种能力而忽略掉。有自我决策能力的患者可以充分理解选择治疗方案的潜在好处、风险和预后效果，并能与他人交流自己的决定[44,46,47]。

专业团队间的道德冲突

康复治疗由多学科的专业人员团队来共同进行。患者往往需要改善功能障碍、心理社会问题和职业能力等，这都需要康复团队提供协调和全面的治疗，而不是个人所能完成的。一个经验丰富的团队有能力提供高效的、组织良好的康复服务[19,22]。

康复治疗中，患者和家属可能不习惯与康复团队这么多的成员密切合作。对他们来说，区分团队成员之间的职责分工和权利界限不是一件简单的事情。对许多患者来说，弄清每个专业人员的期望和需要知道的内容也并不容易。与各种各样的专业人员一起时，要始终表现一致对他们来说也是艰巨的。

无论多么微妙，康复团队成员应该能够认识到患者面对团队压力时的脆弱性。精疲力竭、受惊吓的或困惑的患者可能会对专业人员感到畏惧。Purtilo 指出迫于康复团队人数众多的压力，患者往往感觉到被强迫遵循一些他们不同意的治疗意见[19]。有时康复团队成员需要学会如何保护患者的"隐私"，如何整合从患者和家属那里获得可能相互矛盾的信息。

从业者在患者治疗过程中担当老师和指导者的角色，以改善患者的功能并帮助患者适应残疾。同时面对多个患者时，要求团队成员应该平衡多个患者间的利益冲突。一些公共制度，比如时间表、吸烟规定或电子设备的使用，可能与特定患者的习惯产生冲突。团队必须平衡这些个体与公共统一制度间的利益冲突[17]。

团队成员在制订不同的康复目标和应该对何种目标优先处理时可能产生分歧。个别成员可能与团队其他成员产生冲突[48]。没有权威人员的治疗团队很难在处理分歧时达成统一意见。此外，在长期和紧张的工作中，团队成员因为忠实于自己的团队而不愿与他人冲突。

Purtilo 建议以小组的形式来探讨个人和共同的价值观，为了培养一种"共同的道德语言"来制订道德的决策[19]。成员间应该培养有效的团队动力，并力求在同一制度框架内统一行动，相互理解，解决冲突[17,32]。团队中的每个成员都要对整个团队的行为负责，当患者的利益受到危害时都应该能勇敢站出来对治疗行为提出质疑。团队成员必须尽力对患者及家属和蔼可亲，并努力避免无意间令他们产生畏惧，即便是难以相处的患者或家属也必须受到尊重。

康复专业人员应该向患者及其家属说明团队成员的责任分工及指定的团队负责人[17]。明确沟通渠道以缓解患者的不确定感。家属应该明确决策过程。从业者在要尽力做到保护患者的隐私，同时向患者和家属强调参与患者治疗的人员间分享相关信息的必要性。团队成员之间应努力避免并解决患者、家属和专业人员之间的冲突。必要时,康复团队应该寻求其他专业人士的建议和支持以促进做出理性决定[47]。也可要求伦理委员会组织中立的专题讨论会进行讨论与调解。

家属的义务和权利

在患者的康复治疗中家属的作用是很重要的。家属的参与与否可能直接决定患者能否入院治疗。在治疗过程中,家属应该与康复团队交流并学习照护的技术、完善治疗目标,承担出院后的相关安排。

亲属间的相互帮助一直是社会所期望的。家庭或亲属的关系被认为具有独特的广泛性和相互联系的[17]。在康复进程中,家属往往承担照顾任务,他们能提供患者需要的特殊情感支持、影响和身体方面的照护[14]。

随着专业治疗的范围和费用的增加,对家庭照护的需求也在增加[49]。一些康复治疗已经转移到家庭环境中。尽早出院被认为可以增强患者的自主能力,并且可以评估患者在真实生活中实现各种目标的能力。门诊治疗或居家康复治疗(outpatient or home settings)更受患者欢迎,花费也比住院低。

一项随机对照试验研究了中重度功能障碍的脑卒中患者常规住院康复与早期回归居家康复的异同,发现居家康复的患者在日常生活活动能力、步行、运动能力、手精细功能、社交和满意度等方面都比住院康复患者恢复得更好。而且,这些患者只耗费了住院康复一半的费用,且照顾程度与正常住院相差无几,也没有发现对家庭中主要照护者产生明显的负面影响[50]。

Callahan 发现在许多家庭中,家属负责照顾残疾成员对双方都有好处[14]。为了适应患者需求的变化,照护者需发展并磨炼自身的技能,他们可能会为自己能够获知患者的需求并提供悉心的照料而感到自豪。家属通常是能提供最佳照护的人选。

但是,也有家庭会遇到困难。患者和照护者之间潜在的未释放的压力势必影响双方关系的满意度。可能有些家属没有足够能力去照顾一个残疾的家属,冲突也可能来源于没有足够的经济来源或者身体方面的支持。家属可能会对患者的状况感到生气、难过或沮丧。他们可能会质问自己是否准备好长期应对一个重度残疾人或预后不确定的人的情况。面对这个他们毫无选择的意外情况,他们会觉

得已经威胁到自身应得的快乐和自主权利。

没有一个简单的公式来确定家属对患者应该尽到哪些责任和义务。有些家属可能会心甘情愿提供照护,也有家属对此并不乐意[14]。家属之间相互照顾在现如今变得更加复杂,因为现今的家庭单元远远小于过去,而且较为分散,现在的小家庭模式很难让几个家属共同承担照护任务。女性往往对承担照护的责任有特殊的使命感,但也受工作所限。尽管有些家属是心有余而力不足,还有一些家属在经济上和心理上也不能提供有效的支持。也有些家属尽管有能力胜任,但往往并不愿意牺牲自己的人生计划和梦想[14]。医务人员又难以理解患者和家属间特殊的关系,以至于在困难时不能很好地处理。

从业者虽然把握不住劝说照护者尽心尽力照顾患者的程度,也不知道这样是否合情合理。但当患者只需要家属微小的利益牺牲时,为维护患者的最大权益,这个时候就需要说服家属必须承担相应的责任。但是,当患者存在重度功能障碍时,照护可能需要付出更大牺牲,此时,劝说就显得不合时宜。Callahan 指出,社会上对那些尽心尽力照护残疾患者的人缺乏奖励和激励,这些人不但得不到奖励,反而更有可能遭遇社会隔绝,当然,更不可能被当作英雄看待[14]。

社会上并没有对这些照护者的经济补偿机制或者减轻心理负荷的政策。因此,有没有充分的照护条件对家属来说至关重要,包括日间照料中心(day-care centers)、暂时性照料(respite care)、咨询服务、自助小组(self-help groups)和适当的训练设备等[49]。只有这些条件足够完善,社会才能寄希望普通家属能够担起照护重度残疾患者的重担。

终止康复治疗

终止康复治疗的指标有很多[17]。患者接受康复的目的是要稳步地达到既定的康复目标。当患者的进展显著减慢或改善程度似乎已达到一个平台期时,康复团队成员应该考虑治疗是否继续。有关治疗效果方面的问题通常首先由专业人员而不是家属提出。有时患者及其家属会有在专业人员看来不现实或者不重要的目标。还有些时候,医疗人员可能会担心那些计划是否能使出院的患者获得足够的治疗[33]。

康复团队的道德观也影响着何时终止治疗的决定。从业者基于一些模糊的概念做出评估,如"益处""生产力""功能进步"和"回归社会"等词以描述

治疗的终点[39-41,51]。医疗人员对患者应对外界真实环境能力的主观性评估,家属对康复服务和设备的有效性要求,都影响正确的评估。有时即便从业者个人观念会与患者差异较大,但他们对功能水平的概念是相同的[17]。保险提供者决定治疗时间的长短和进程也很常见,但往往不是患者本人或从业者所预期的合理的时间窗。虽然这很花费时间,从业者应倡导美国医保政策以确保基于循证的康复治疗有足够的报销费用。

我们的社会缺乏将"健康、功能和生活质量"等模糊的概念与个人所珍视的价值观(如自主权和独立性)联系起来的共同背景。医师不能最终决定生活质量,其未经验证的理论假设未必比其他人更高明。

关于残疾人生活质量的研究表明,逆境并不一定导致一个人消极地评价其生活质量[52]。事实上,很多接受自己残疾的患者可能也同样拥有充实有意义的生活[53]。但是,不同患者之间的活动能力、愿望和成就之间存在差距可能会影响其生活质量,因为他们会过分关注未完成的愿望[54]。为了确保对终止治疗做出深思熟虑的决定,从业者必须清楚知道影响患者生活满意度的重要因素有哪些。

在康复治疗过程中,有些患者会过早被评估。在遇到一些依从性不好、不能合作或没有治疗积极性而不服从管理的患者时,康复团队可能会较早谈论出院事宜。还有些患者受到医疗保险涵盖范围的限制。有新患者时,专业人员如果感到康复资源的应用受限,就会考虑终止已经长期接受治疗的患者。患者的居家环境以及他预计在出院时需要协助的条件,也会影响决定治疗的时程。

近年来,在患者还没有完全的能力参与训练之前就开始康复治疗已变得越来越常见。因为一些患者临时出院后可能不会重新入院,因此从业者可能不愿意早期中断康复治疗。还有些时候,不管在功能康复方面取得多少进步,一旦出现并发症的发作就需要转诊到急症治疗。关于是否需要重新接纳患者继续康复治疗,可能是患者和康复专业人员存在分歧的原因。

如何合理地分配患者的治疗,就连熟知伦理道德原则的优秀医疗人员都感到为难。有时,康复团队无法解释基于何种标准决定终止治疗。还有些时候,患者和家属没有意识到评估因素的重要性。当然,患者及其家属有权利知道评估患者进步的指标和是否继续康复治疗的原则。从业者有责任记录患

者的阶段性进展作为终止治疗的客观依据。如果尊重患者及家属的意愿,在决定终止康复治疗时,邀请患者及家属参与讨论是非常重要的[17]。

医疗卫生政策的伦理含义

医疗卫生资源配置

超过 1.25 亿美国人患有慢性病、残疾或功能障碍[55]。那些有早产并发症或先天不足的新生儿,若是出生在几年前未必能存活,但在现有医疗条件下,他们通常能存活但常常伴有严重残疾。许多严重受损的人在极端危险的条件下幸存。快速发展的医疗技术也使遭受严重战争创伤的受害者得以生存。现在美国人的平均寿命已经大大延长了;到 2040 年,将约有 23% 的人年龄超过 65 岁[56]。人口的增长、寿命的延长和先进的急救措施必然导致日后慢性病患者日益增多。这些慢性病患者会经常从康复服务中获益,通过康复治疗,提高其在工作、学校或家庭中的功能技巧[49]。

医疗支出费用自 20 世纪 80 年代后逐年增长。1950 年,美国国民生产总值(gross national product, GNP)的大约 5% 用于医疗卫生;但到 1998 年,医疗卫生支出已经占国民生产总值的 15%,是迄今为止世界上最高的水平,是排名其后国家的两倍[57,58]。现今的医疗花费支出占国民生产总值的 16%[56]。即使是中等收入的美国人,也都开始担心由于无力支付而得不到一些必要的医疗服务[59]。

美国医疗负担日益加重。这些花费来源于医院的服务、复杂的医疗技术、医疗报销计划费用、诉讼费用和患者的临终治疗费用等[56]。重度损伤患者的治疗费用也很昂贵,一些脑外伤或脊髓损伤后的患者需要花费大量的医疗费用。

研究表明,尽管健康状况较差的人比健康状况良好的人更大机会享有公共服务,但事实上健康状况较差人群有其他保险的比例少于健康人群。少数民族的保险覆盖率低于白种人。生活在贫民区和农村的人员获得的医疗救助通常有限。即便控制了诸如生活压力大和卫生条件差等因素,接受医疗救助的人往往比没有接受救助的人有良好的健康状态[59]。

丘吉尔(Churehill)曾表示,尽管道德上存在争议,美国还是根据人们的支付能力来分配医疗卫生服务[56]。许多没有保险的人只能放弃预防保健和

基本医疗服务,例如:眼镜、助听器和常规牙科保健。即使是急需的医疗,没有经济来源的人也难以享有。美国联邦基金会对七个发达国家(澳大利亚、加拿大、德国、荷兰、新西兰、英国和美国)的 12 000 名成年人进行的调查显示,美国人最喜欢抱怨医疗限制。37% 的被调查者称由于费用原因,在过去一年中没有去看病、检查和开药[60]。

在 2013 年,美国联邦基金对 11 个社会经济高度发达国家的患者进行了抽样调查。结果显示,美国患者在常规工作时间外或生病后预约去就诊的难易程度排名位列于这些国家的最后,或者说是比较靠后。另外,美国人最有可能使用急诊治疗,在过去的两年中,有 39% 的美国成年人去过急诊室接受治疗。但是,美国的全科医师(general practitioners)人数少于其他国家,每 1 000 人群占比是相邻排名国家瑞典的一半,是法国或德国的 1/5。美国人的医疗也受到费用的限制。超过 1/3 的受访者表示,费用限制他们开药、就诊或进行体检等[61]。

旨在延长寿命的干预措施常忽视提高其生活质量。急救医学的英雄主义和戏剧色彩使之看起来比平淡无奇的预防医学和基础治疗更为重要。分散的、不协调的个人健康保险的系统和公共医疗基金支持的项目往往也忽视了很多人,尤其那些患有慢性疾病患者的需要。医疗资源分配遗失了重要环节,即对需要优先享有医疗服务的人群进行确认和权衡轻重(weigh priorities)[9]。

公平的社会在分配医疗资源方面绝不会偏袒投过保险的人、富人或白种人。符合道德原则的医疗系统也必须尊重秉承公平、正义的原则。我们尊重成员间互惠互利的协助,希望社会公民一视同仁地得到帮助,承担起照顾患者的义务而不是区别对待。毕竟,没有人能幸免于意外的疾病或灾难,且不幸往往让人们团结一致[56]。

那么,面对有限的资源到底应该如何提供医疗服务呢?实用性原则要求必须选择能为大多数人带来最大利益的服务[2],而正义原则意味着要求服务以需求为基础。但是,对需求的评估往往带有主观性,基于明显的个人意愿、期望和偏好[9]。

在资源有限的环境中,医疗卫生应该适用于普通情况的一般性原则,而不能鼓励个性化的特殊服务[56]。基础治疗可能改善结局;特殊治疗需要有证据支持,证据必须提供此种特殊治疗方法的有效性以及哪方面的有效性。能改善生活质量的治疗应该取代昂贵却只有微小收益的治疗。

有些医疗卫生规划者认为,医疗服务分配不当,不仅损害不能充分获得医疗者的健康,也会损害接受过度服务者的健康。2004 年联邦调查研究显示,美国不同地区虽然医疗花费存在很大差异,但健康结局却差异不大。例如,虽然犹他州的人均花费仅为马萨诸塞州的 59%,但人口健康状况的比率却是相似的[62]。

在明尼阿波利斯市、迈阿密、波特兰和奥兰治县对患者的一项对比研究显示生命的最后 6 个月无论花费多少,都未能提高预期寿命或生活质量[63]。迈阿密的医疗花费远远高于明尼阿波利斯市,患者在死去世前 6 个月的花费,前者是后者的 2 倍,但医疗结局差不多。迈阿密的患者找医疗专家看病的次数是明尼阿波利斯市的 6 倍,住院时间是后者的 2 倍,而入住 ICU 的频率是后者的 2 倍多。一般来说,一个 65 岁的迈阿密老人的终身花费比明尼阿波利斯市高出 35 万元(5 万美元),但结局却没有差别。据美国国会预算局(Congressional Budget Office)报告称,美国只有不到一半的医疗治疗有充分有效的证据支持[7]。事实上,住院患者可能比那些接受更少治疗、出现更低感染率和其他并发症少的患者预后更差。

医疗保险改革

尽管医疗技术的进步让人们的健康获益,但美国人开始担心医疗费用有一天会超过其经济承受能力。1965 年美国联邦对医疗卫生政策作了一次重大改革,即《医疗保险法》(Medicare Act)。1971 年,尼克松(Richard Nixon)曾试图改变美国单一承担医疗保险的模式,建议联邦政府授权让雇主为员工缴纳医疗保险,以及与 Medicaid 相似的有效体系以覆盖个人不能承担的保险费用。尽管这些提议没有通过,但在随后 20 年里,医疗费用的增加迫使包括马萨诸塞州、佛蒙特州、俄勒冈州、明尼苏达州和田纳西州在内的各州实施强制保险。然而,事实证明这些项目费钱而且难以实施,立法者经常难以执行这些命令,也未能为穷人提供新的保障。即使面临罚款,许多人在没有收到补助金的前提下是没有能力购买医疗保险的。没有医疗保险的美国人的数量持续增加[64]。

到 20 世纪 90 年代初,对医疗保险覆盖率不足的担忧,促使克林顿(Bill Clinton)任命了一个工作团队,起草改革医疗保险管理办法以使更多的人能享受到可负担的医疗救助。尽管这些改革努力都失败了,但对医疗成本问题的关注还是推动了支付报销系统的变革,包括旨在控制医疗成本的管理式医疗保险模式。

住院率和住院时间从此开始下降,但总体医疗费用仍持续增长,实际医疗花费没有得到根本控制[56,59]。

2006 年,马萨诸塞州进行了一项值得注意的改革,当时共和党州长和民主党控制的立法机构实施了意义深远的医疗保险改革。所有居民都必须参加医疗保险或缴纳税务罚款。如果居民不能做到,则要求企业雇主必须为员工投保或支付小额费用。联邦医疗救助计划(medicaid program)是提供给低收入个体的,除此之外还可给予津贴购买较以往低水平的个人保险。到 2008 年中期,以往没有投保的人群中 2/3 已拥有医疗保险,其中 40% 为无政府补贴的个人保险。该计划的人均费用由州政府和重新分配的联邦资金共同承担,比预期的要少,但是出人意料的快速增加了补贴医疗的总预算[65]。

在整个 2008 年美国总统竞选期间,人们对医疗服务的获取、成本和质量的担忧继续受到全美政治关注,反映出选民的关注;但医师们并不满意。2008 年 5 月,马萨诸塞州医学会(Massachusetts Medical Society)和新英格兰医学杂志(New England Journal of Medicine)召集了医学界、学术界、商业、保险和政治方面的专家小组,商讨解决医师对初级医疗的不满。专家们发现目前对医师和机构的补偿机制主要奖励复杂的技术操作,而不考虑脑力劳动或与患者相处的时间。他们指出一部分国家已经通过电子系统和其他医疗相关信息技术获得好处。专家团强调学术界应把注意力集中在解决如何改进医疗的可及性和质量的复杂经济、研究和政策等问题[66,67]。

选举后,公众对医疗改革的需求仍在继续。奥巴马(Barack Obama)提出了 ACA(通常称为"奥巴马医改[Obamacare]"),这是自 20 世纪 60 年代 Medicare 和 Medicaid 创立以来最重要的医疗卫生法律。该计划以 2006 年马萨诸塞州的医疗改革为模型,扩大了医疗补助计划,提供了基于收入的税收抵免,以帮助患者在新的医疗保险交易时购买保险,并实施了个人要求购买医疗保险或支付罚款。那些高收入和拥有"凯迪拉克(Cadillac)"保险的人要征税,并且大型雇主必须为全职雇员提供保险。在 2010 年法律通过那天,政治反对派首先提出了许多诉讼。他们争辩说,购买医疗保险的要求是违宪的,并且抱怨说,尽管参议院保守派已经采用了这种方法,但各州仍不应该建立医疗交易(health exchanges)[34,68]。

尽管向美国最高法院(Supreme Court)提出的两项诉讼均被推翻,但美国高等法院(Superior Court)在 2012 年的一项决定使各州免于扩大医疗补助的要求,还有 19 名州长拒绝这样做,使这些州的大约 300 万成年人无法获得医疗保险[69]。在随后的几年中,美国国会投票数十次试图废除该法律。尽管没有成功,国会确实阻止了过渡资金和为保险业提供稳定的新市场所需的财政救济的费用分摊补贴。尽管仅在 2016 年,未满 35 岁的成年人的未参保率下降了 5%,但新市场未能吸引大量健康的年轻消费者来抵消目前已参保的病残人口[70]。随着时间的推移,大量的医疗保险公司拒绝参加医保交易,从而减少了竞争并提高了价格[34]。

尽管如此,仍有超过 2 000 万美国人获得了医疗保险,其中约 60% 通过医疗补助计划获得,而 40% 是由于法律对在医疗交易购买的医疗保险提供了补贴。从 2013 年到 2016 年,每年的登记人数继续增加,每个州的未参加保险率下降,尤其在扩大了 Medicaid 计划并创建了州医疗交易和强有力的外展和登记计划的州[71]。总体而言,未参保率从 16% 降至 9%,无保险美国人从 2010 年的 4 860 万下降到 2016 年的 2 860 万[34]。

在 2016 年美国大选之后,有关医疗保险覆盖率的争议仍在继续。2017 年 3 月 7 日,共和党人提出了一项医疗法案,以取代更加面向自由市场的 ACA,削减医疗补助计划的扩张,并从根本上改变联邦政府资助医疗补助计划的方式,该计划为 1/5 的美国人提供保险。它还消除了大型雇主对全职雇员提供保险或支付消费税的要求[72]。取消了美国人拥有医疗保险的要求,随着时间的流逝,个人购买医疗保险的基于收入的税收抵免也被取消[73]。ACA 最受欢迎的三项规定将继续执行:禁止对既有疾病和终身保险限额进行保险,以及允许年轻人在 26 岁之前保留其父母医疗计划的规定。它还允许保险公司向老年人收取更高的价格[74]。由于税收抵免不足,数以百万计的通过 ACA 受保的人将有失去保险的风险,特别是 50 多岁和 60 多岁的人,他们的保险费用会更高[75]。将取消对年收入超过 140 万元(20 万美元)的企业和个人的税收,这是 ACA 的资金来源。

在有数以百万计的美国人受益后,国会没有撤销重大社会福利计划的先例[68]。代表医院、医师、护士和退休人员的有影响力的团体反对该法案,称其致力于"确保所有人都能负担得起医疗费用"[76]。

医疗保险游说组织"美国健康保险计划"（America Health Insurance Plans）已警告领导人，Medicaid 的变更可能会损害治疗和覆盖范围，包括行为医疗服务和阿片类药物使用障碍的治疗等[74]。同时，许多保守派人士表示，新法案在废弃 ACA 方面还远远不够[77]。无论如何，由于保险的原因所需的康复治疗会受到限制。

康复专业人员的职责

专业人员在管理医疗服务中扮演着"看门人"（gatekeepers）的角色，他们在控制医疗花费和为患者提供最大利益之间陷入两难境地。接受调查的医师中，有 75% 关注因限制检查、治疗和转诊而获得奖励的伦理问题。接受调查的人中有 87% 的人认为医师应该被授权与患者讨论治疗覆盖的局限性问题[78]。

医师担心在平衡个别患者的治疗与总体医疗资源方面会损害了他们对患者忠实治疗的义务，许多人感觉到逐渐失去患者的信任。Caplan 同意上述观点。他主张通过制订公共政策，以确保从伦理上解决患者医疗资源的局限性问题[78]。标准化的治疗指南应与规定相结合，以使患者发现治疗选择不合理时有上诉的权利[79]。

严重残疾的患者可能特别容易受到经济限制。患有多系统障碍的患者由于对康复治疗的潜在益处缺乏了解，无法克服偏见从而限制了自身的治疗[79]。治疗受限，可能导致无法弥补疾病和残疾导致的特定社会劣势（social disadvantage）。在一个鼓励个人主义高于集体主义的社会中，个人如果被认为没有能力全身心地为社会做出贡献，则有可能处于危险之中。一个公平的医疗体系不能损害那些患有慢性疾病患者的治疗质量和时程[80]。

康复专业人员有责任在其领域内维持个人和专业能力水平。在许多临床领域中，专业人员得体的行为在临床领域被视为专业素养的表现。医务人员的经济收入如果与制药、辅助设备和医疗设备公司有着复杂的商业关系，则是十分令人担忧的。Weber 等[81]指出制药和生物医学公司向医务人员免费提供礼物、免费样品、器材、医疗设备、参加会议、吃饭和休闲等引发的风险。调查显示，这种关系会影响医师的处方行为[82]。对研究的商业赞助、生物医学公司的股权以及有偿咨询关系可能为其提供者带来一种有权利的感觉。在医学院和教学医院中，对行业关系的限制和披露要求变得越来越普遍[83]。必

须执行职业道德和商业行为守则，以保护患者的利益并确保医务人员在经济利益驱使下仍能保持正直[84,85]。

调查显示，同样的治疗项目在医师个人经营的"合资机构"（joint ventures）中往往收费相对较高。在佛罗里达州展开的一项调查显示，医师自己拥有的物理治疗机构，治疗质量较低，注册治疗师较少，而且患者的治疗时间较短[86]。

专业治疗的其他问题也应该引起重视[17]。治疗团队内部的动态可能会影响从业者的效率。合理的保障措施应该能让团队成员对同事或其他机构的建议和行为提出质疑。个人在争论团队规范和期望值时需要得到支持。无论是出于专业知识还是出于个人价值观，从业者应该有权拒绝某项任务。他们同样有责任告知患者可能带来有益但尚未经科学研究证明有效的治疗方法。

康复机构应努力在更广阔的社区内为残疾患者提供服务。机构应扩大和加深其社区康复服务，以加强残疾患者融入社会的能力。慈善机构应该调动家庭和更广泛的社会网络的响应来传达道德上合理的价值观，同时确保得到良好财务支持的情况下保证对患者的专业治疗。

有时，残疾是由可预防的事故或不明智的生活方式选择导致的。例如，饮酒或使用手机以及超速可能会导致交通事故，如果没有使用安全带或汽车座椅，损伤会更加严重。同样，骑摩托车和自行车时没有戴安全头盔将会导致严重的脑部损伤。滥用枪支更能造成严重的残疾损伤。

深知许多患者的持续性残疾都是由于可预防的事故造成的，应动员康复从业者倡导通过公共政策以加强预防意外伤害的能力，包括枪支管制、头盔使用规范以及对酒后驾车和超速的严厉处罚措施等。尽管权衡个人权利与社会大众的需求始终是一项挑战，但从业者有义务倡导通过公共政策来预防不必要的残疾发生。当然，康复从业者也有能力准确地描述脊髓损伤和脑损伤所造成的长期灾难性后果。

目前医疗机构和专业学会都在其教育项目中纳入了道德课题。如果道德教育对康复专业学生如此重要，那么对其他学科专业的学生同样重要。教职员工需要资料和时间来熟悉伦理学。某些专业和专科（如护理、全科医学和内科等）已将伦理道德规范引入资格认证中去。同样，康复认证机构也可进行效仿[17]。随着知识渊博和敬业的教师数量的增加，康复从业者可能会在专业培训计划中为学生增加道

德方面的正式认证要求。

康复专业的继续教育也应强调伦理学方面的学习。一些康复机构发起了道德讨论，也有一些康复机构成立了与综合医院类似的伦理委员会，以通过讨论和学习研讨会探索解决问题。这样的项目会提高了专业人员的道德素养。

杂志编辑可以鼓励对临床案例研究进行审核，并鼓励有关康复政策方面的学术著作。医学伦理会议的组织者应当赞助发起关于康复伦理方面的专题讨论会并对错综复杂的康复话题进行讨论评判。康复专业人员应大力加强与社区组织间的合作并加深对医疗救助伦理的讨论。人们注意到，对于倡导团体、机构委托人、工作人员、患者和家属成员而言，对患者、家庭和从业人员面临的道德挑战进行教育是无价的[17]。

总结

康复从业者在未来将继续面临越来越多的道德考验。他们必须努力确保在可靠的科学研究基础上提供卓越的治疗，并且必须确保在经济压力和科学技术创新日新月异的时代下对患者保持高度的热情和同等的尊重。在当今复杂且令人生畏的医疗环境中，医疗服务提供者必须接受人与人之间以及他们照顾和理解患者和家庭方式之间的差异。在提供优质治疗的同时提供安慰和舒适从未像现在这样重要。

医疗从业者有必要认识到目前的医疗系统是存在不平等现象的。当康复从业者检查医疗资源的质量和有效性时，他们必须对美国仍有数百万人无法接受基本医疗救助的现状有所回应。康复医务人员应识别并在面对商业利益和其他诱惑时严格遵守职业道德。在资源有限的时代，从业者有责任考虑医疗康复的作用。也要意识到某些医疗需求在具有其他重要需求的社会中仍未得到满足的事实，他们必须认识到这点，还要尽量减少昂贵但收效甚微的治疗。在美国社会试图平衡弱势群体的需求与广大社会民众的需求时，医务人员必须积极协助制订合理的公共政策。

（廖麟荣、廖曼霞 译　陈丽霞 审校）

参考文献

16 参考文献

Francesca Gimigliano • Jorge Laíns • Leonard S. W. Li

并非混沌、彼此碾压伤害，这世界无序中透着和谐：

那里，我们看见变化中的秩序；那里，虽万物各异又融洽一致。

亚历山大·波普[1688-1744]，温莎森林，第 13 行

物理医学与康复学（physical medicine and rehabilitation，PMR）、物理与康复医学（physical and rehabilitation medicine，PRM）、康复医学（rehabilitation medicine，RM）和物理疗法都是可替代术语，用于描述"针对所有年龄段患者丧失的健康状况和共患病提供预防、医疗诊断、治疗和康复管理的基本医学专业，特别强调功能受损和活动受限的干预以提高他们身体和认知功能（包括行为能力）、参与能力（包括生活质量），促进个人和环境因素的调整"[1]。康复医学专业的医师被称作为康复医师（physiatrist）[1]。

国际物理医学联盟首任主席 Frank Krusen 在 1952 年伦敦举行的首届物理医学国际学术大会的发言中，引用了参会者达成的共识，称"康复作为新兴的医学学科已建立，旨在恢复身体残疾者的正常生活；在面对慢病或残疾时，医务人员须避免绝望或消极的态度；应采取积极的方法帮助患者重新获得自我满足、自我尊重和幸福感；医师不仅要关注患者寿命的延长，还要提高他们的生活质量……在接诊患者时，应同时考虑心理和生理因素对他们的影响。"[2]

本章讨论了康复医学实践发展的几个方面，包括国际物理与康复医学会（International Society of Physical and Rehabilitation Medicine，ISPRM）在世界范围内协调专业发展所发挥的作用。

---

[1]在美国和加拿大，该医学专业被称为物理医学与康复学（PMR）。在世界其他地区（即欧洲、亚洲和许多其他国际地区），该医学专业常被称为物理与康复医学（PRM）。在本章中，为了保持统一和惯例，当提到美国和加拿大时，该专业将被列为 PMR，当提到其他地区时，将被列为 PRM。

历史

物理医学与康复学在现代医学模式下已存在了近一个世纪。作为一门医学专业，它的发展与历史事件有关，这些事件导致了大量残疾的发生，比如 20 世纪上半叶的世界大战以及脊髓灰质炎的流行。然而，基于热、冷、水、按摩和体育锻炼等的物理因子治疗则可以追溯到公元前几个世纪。考古学家发现在公元前 10 万年前的斯洛伐克，尼安德特妇女经常泡热矿泉[3]。墨西哥的阿兹特克人已经运用矿泉疗法，这种疗法在希腊人和罗马人中很受欢迎。

美洲

北美洲：美国和加拿大

在美国和加拿大，作为医学专业，物理医学与康复学得到了毕业后医学教育鉴定委员会的认可，它强调因疾病、伤残或症状恶化而导致功能受限的残疾人的预防、诊断和治疗。PMR 工作者，即"康复医师"，采用整体的、以团队为导向的治疗方法，这种方法通常结合药物、注射、运动、物理治疗以及针对患者的个性化宣教[4]。康复专科医师为因神经肌肉功能障碍导致的急慢性残疾者提供治疗。PMR 的首要目标是优化患者生活相关的所有功能，包括医疗、心理、社会和职业环境各方面。

与大多数西方国家一样，美国的物理医学与康复学的起源可以追溯到 20 世纪中叶，由于战争导致伤残士兵人数迅速增加，医务人员开始转变思维，开始思考为各类残疾人进行服务的方式，开始关注综合的、以团队为导向的治疗的价值。帮助和照顾残疾人的至关重要性传遍美洲大地，很快被认为是基本的社会和伦理职责所在。

在物理医学与康复学发展早期，实际上被分成两个独立而清晰的专业领域："物理医学"和"康

复"[4]。Frank Krusen(1898—1973)作为首部康复医学教材的作者和首位物理医学住院医师培训项目(在梅奥医学中心)的创立者,专注于电、热、光、力学疗法、运动和其他缓解疾病和残疾的物理治疗方法,被认为是物理医学方面的先驱人物。为了使物理医学的医师区别于物理治疗师,Frank Krusen 首创了"康复医师(physiatrist)"的名称。

几乎同期,为了改善伤残士兵的医疗状况和功能并帮助他们回归日常活动,Howard Rusk 医师(1901—1989)在全美开启了康复医学先河,创建了首家综合性康复医院——设在纽约大学的 Rusk 康复医学研究所。

1947 年随着美国物理医学委员会的成立,物理医学被认定为一门医学专业。1949 年,"康复"一词被添加到该委员会名称中。多年来,PMR 在美国稳步发展。20 世纪 80—90 年代期间,康复服务的主要对象是住院患者。近现代,逐渐强调了针对门诊患者的服务。

物理医学与康复学作为一门医学专业不仅在美国本土繁荣发展,在其他地区也是如此。例如在波多黎各,物理疗法学呈跳跃式发展。Herman Flax 医师是波多黎各 PMR 的先驱之一,他用了 25 年时间将该专业的历史发展过程载入史册[5]。

在美国,要想成为合法注册执业的康复医师,首先要在医学院校完成 4 年的学习,然后毕业进入为期 1 年的实习阶段,通过在内科、外科、儿科、家庭医学科、妇产科等学科的轮转和项目培训加强基本临床技能。1 年实习期后紧接着是为期 3 年的 PMR 住院医师培训计划。完成 3 年住院医师培训后,合格的毕业生将参加由美国物理医学与康复学委员会(American Board of Physical Medicine and Rehabilitation,ABPM & R)组织的资格考试。如果顺利通过考试,第一年工作期满后还要参加面试。以后每隔 10 年需要重新进行资格认证。

越来越多的 PMR 住院医师完成培训后选择参加由物理医学与康复学委员会认证的康复亚专科培训,亚专科包括脊髓损伤(SCI)、儿科、疼痛医学、神经肌肉学、甲丙氨酯和缓和医学、脑损伤和运动医学。其他非认证的亚专科培训范围就更广了。以上专科培训的一般期限为 1~3 年。

为了增加 PMR 的教育、培训和研究机会,1967 年,由 Ernest W. Johnson 领导的康复医师团体成立了康复医师协会(Association of Academic Physiatrists,AAP)[6]。

当学科肩负为残疾人持续提供有质量、富有同情心的治疗使命的同时,也面临着来自保险公司和第三方支付逐步减少报销比例的挑战。另外,针对诊断分类日益增加而出现了缩减住院周期的做法。比如,急性脑卒中患者回到社区前的急性期康复的平均住院日仅有 14~21 天。世界上其他地区类似的患者可能要住院 2~3 个月,相比之下,美国的医疗体系允许的住院天数要少得多。

另一个主要的变化和挑战是针对急症住院治疗预先支付体系[7]的出现,导致患者从急性期康复环境中每天约 3h 的强化康复训练转变成亚急性康复环境的小强度训练,甚至是"护理院性质"。在全美,为了促进医疗卫生系统的垂直化管理,医院把急性期病床变成亚急性期病床。此外,许多医院购置了亚急性期的医疗设施包括疗养院和康复中心作为替代。

除了专注于学术或医院康复项目,越来越多的私营康复医师(包括个人执业和集体执业)将他们的执业重点集中在疼痛管理上,这是随着经济发展必然会出现的情况。因为现在越来越少的康复医师能对传统残疾如脑卒中、脊髓损伤、脑外伤(TBI)患者进行治疗,因此极有可能对康复医学领域的根基和传统构成威胁。

在教育和住院医师培训范畴内,越来越多的住院医师选择 PMR 专科培训。尽管部分人的执业会受到限制,但相当一部分人仍然认为保持专业多样化非常重要,并准备为各种类型的残疾人提供康复服务。由于传统的残疾患者(如脑卒中、SCI 和 TBI)在美国的医疗卫生体系中占有一定比例并不断增长,因此对康复"通才"需求非常大。最近,康复医师对提升优质服务和充满激情地为残疾者代言的呼声被引起关注:"作为医疗行为的执行者,我们常致力于为患者提供细致的专业技术,而常常忽略了人道主义的一面——从患者的角度看待疾病和生活"[8]。

美国 PMR 的繁荣发展是与其他医学专业和相关领域共同作用的结果。康复医疗是团队工作,包括物理治疗、作业治疗、言语治疗、娱乐治疗、心理治疗以及康复护理等。多机构、多部门和多学科整合为跨学科合作创立了丰富的资源环境。

与美国一样,加拿大凭借为残疾公民提供高质量、集中的、基于功能的治疗而感到骄傲。在加拿大,完成了医学院校学习后(通常是 4 年),医师要通过加拿大住院培训匹配服务参加住院医师培训。

加拿大皇家内外科学院(Royal College of Physicians and Surgeons of Canada，RCPSC）为康复医师提供毕业后教育课程，为时长 5 年的专业教育。第一年，住院医师完成基本的临床培训，包括内、外科轮转及一个月的选修课。接着便是 4 年的康复医学及与康复相关的（神经病学，骨科学，风湿病学等）科室轮转。在最后一年，住院医师要完成皇家学院认证的资格考试，包括笔试和客观结构化临床测试（Objective Structured Clinical Examination，OSCE）。不同于美国的是，加拿大考试的两部分都是在住院医师的最后一年完成。顺利通过考试后，康复医师被授予加拿大皇家内外科学院会员称号。

大部分康复住院医师会在住院医师培训期间完成 6 个月的神经肌肉疾病/肌电图培训，并参加加拿大临床神经病学会的肌电图考试，该考试专门针对康复医学和神经学专业的住院医师。作为皇家学院认证专家，所有康复医师在 5 年内必须参加加拿大内外科学院资格认证课程而且必须要修满 400h 的继续教育（Continuous medical education，CME）学分。

加拿大物理医学与康复学会（Canadian Association of Physical Medicine and Rehabilitation，CAPM & R）[19]是加拿大康复医师的国家级组织，主要目标是促进教育、科研合作和康复医师间的相互发展。2006 年 CAPM & R 提供的调查指出，53% 的康复医师是私人执业，其中 1/3 只治疗门诊患者；78% 的康复医师同时在临床或大学任职。和美国类似，康复医师开始关注门诊患者。住院体系正朝着这样一种模式发展，即住院医师/家庭医师是病历记录中的主治医师，而康复医师则作为顾问身份参与。

和美国的管理式医疗卫生体系不同，加拿大享有全民医疗保险制度，即每个公民都平等地享有医疗卫生服务，并由政府承担所有医疗费用。这对于住院体系来说既有优点又有缺点。优点是保证了每个需要康复的患者都能接受康复医疗服务，康复医师及其团队可以根据患者需要决定住院时长。例如，加拿大脑卒中患者的平均住院时长比美国长，可达 40 天[10]。相反，与美国相比，加拿大卫生体系的缺点是等待时间较长：从卒中发病到住院接受康复治疗的平均等待时间是 29 天（中位数：15 天）。

拉丁美洲

在拉美，康复医学发展的主要动力是传染性疾病的暴发和流行，如脊髓灰质炎，如今该疾病在这一地区的许多国家已根除。这促进了公共卫生状况的改善，也使得康复医学迅速发展成一门医学专业学科。这些现象在很多拉美国家同时出现。

欧洲国家和美国为拉美康复体系的发展提供了范本。因此，拉美康复医学的发展也遵循着相同的模式。最初，该专业主要集中在物理医学的各个方面，随后康复医学也开始发展。不断要求改善卫生状况和在国家层面发展康复专业的可能性加速了康复治疗在该地区的发展。

拉美和加勒比海美国在 20 世纪 40—50 年代纷纷成立物理医学与康复学会，随后，大家一致认为需要成立一个拉美地区学会以囊括各国学会，于是 1961 年成立了拉丁美洲康复医学会（Asociación Médica Latinoamericana de Rehabilitación，AMLAR）[11]。

拉美在政治、地理、人口和流行病学方面跨度很大，导致在整个拉美卫生体系中康复医学的实践水平和技术能力水平不尽相同。拉美和加勒比海人口统计学预测，在今后 40 年内由于出生率的下降和 60 岁以上人口预期寿命的增加，人口结构将发生明显变化，出现严重的老龄化。

从流行病学观点来看，人口统计学数据改变产生的后果是，老龄人口的日益增长增加了慢性非传染性疾病的流行；此外，在传染病发生地区传染病流行的同时，由外伤和生活习惯（意外事故、社会暴力、工伤、吸毒）等导致的非传染性疾病也成倍增加。高危新生儿数量的增加，以及营养不良和社会对土著民族的排斥[12]，都会导致对有资质康复医师的需求增加。对接受最高标准培训，并在获得资格后接受继续医学教育的康复专业人才的需求增加，是各国物理医学与康复医学会和拉丁美洲康复医学会的主要关注点[13]。

康复医学在拉美的发展程度并不一致。78% 的国家拥有康复机构，62% 的国家具有针对康复医学的专门立法，51% 的国家执行了特定康复项目。非常有限的相关数据资料和研究工作阻碍了康复医学进一步发展。从业者有康复医师和专业技术人员，后者主要由物理治疗师组成，此外还有言语治疗师、心理学家、护士、社工以及作业治疗师等。医学院校提供极少的康复医学教育。除上述提到的因素外，还有其他因素阻碍拉美康复医学的发展，比如大部分国家从事康复医学的人员极少；残疾人很难融入社会；私营服务在医疗卫生体系中起着重要作用并且不愿意支付康复医疗费用[12]；很多人不能得到医疗救助，更不用说去康复机构了。残疾往往与贫穷和社会排斥相关联。

乌拉圭康复事业蓬勃发展得益于一批杰出的在

国外完成医学培训的乌拉圭籍专家,以及其他理解残疾干预的重要性并及时、果断和明智地付诸行动的人[14]。其中,Alvaro Ferrari Forcade 为康复事业做出了巨大贡献,他意识到有必要使用评估工具来评定患者的功能状态,他设计编制了一种量表,从三个层面记录患者的功能状态:身体、心理和社会[15]。这是源自拉丁美洲的国际上最早的残疾功能评估。

1969 年 10 月,泛美卫生组织(Pan American Health Organization,PAHO)在智利圣地亚哥举行的"专科医师培训"小组研讨会上,强调了康复医学是一门运用整体方法进行治疗的医学专业[15]。

拉美有三种基本的康复医疗模式:①急性期医院康复;②康复中心;③社区康复(Community-based rehabilitation,CBR)。大多数国家会侧重其中一种模式,因此各国康复医师的个人经历也不同。乌拉圭是利用急性期医院康复作为模式的代表,同时提倡康复与各学科间的合作,目前正在建立与儿童康复相关,康复中心。阿根廷和智利发展的是前两种模式。尼加拉瓜、萨尔瓦多、哥伦比亚、阿根廷和圭亚那发展的则是社区康复。在非政府组织(nongovernmental organizations,NGO)的帮助下,墨西哥、厄瓜多尔、秘鲁和玻利维亚等国开展了社区康复。巴西三种模式都有,对残疾的多学科诊断和干预是该国康复医学发展的重要原因。圣保罗医院康复研究所、里约热内卢的巴西康复协会(Associaçāo Brasileira Beneficiente de Reabilitaçāo,ABBR)和圣萨尔瓦多的康复机构不仅是巴西也是拉美地区康复医学的重要培训点。20 世纪 70 年代早期,巴西是最早开展康复住院医师培训计划的拉美国家之一[16],为拉美地区其他国家的康复发展提供了样板。

从 20 世纪 90 年代开始,阿根廷、智利、巴西、哥伦比亚、墨西哥等国的康复医学技术都有所提高,尤其在骨科和神经康复方面。这些国家的康复发展对整个拉美地区在专业实践、学术培训和专业人员教育上都产生了积极影响。

目前,拉美物理医学与康复学会试图通过各国的物理医学与康复学会,统一规范拉美各国康复医师的职业经历、继续教育、职业资格和资格再认证等事宜。

由于政策、立法及技术发展的不尽相同,康复医学在拉美各国的发展参差不齐。过去十年里,拉美改进了流行病学调查方法从而保证了数据更加详尽、一致,便于比较。从功能、社会融入和参与的角度出发,通过使用标准化和一致性方法的流行病学数据,更好地了解残疾概念;进而希望能够制订更好的康复医学政策和计划,将康复医学专业更好地整合到各国的医疗卫生系统中去。

欧洲、地中海东部和非洲

欧洲和地中海东部

1907 年,第二届国际物理治疗大会在罗马举行,当时主要由放射科医师组织[17]。会后,意大利和其他许多国家出版了一些关于物理治疗的教科书。1931 年,意大利和德国开始处理工伤事故,促使了功能重建和假肢技术的发展。当时使用的术语是物理治疗和物理医学。20 世纪 50 年代,恢复和康复这一术语也开始流行起来。康复医学的临床应用范围扩大到残疾儿童、外伤、外周和中枢神经损伤以及退行性疾病的康复等。

学校开设了针对康复医师和其他康复专业人员如按摩师和物理治疗师的课程。1962 年,欧洲医学专家联盟(European Union of Medical Specialists,UEMS)[18]认可物理医学是在物理医学与康复医学下的自主学科。在此期间,许多康复治疗方法得到发展和传播,如 Brunnstrom 技术、Vojta 技术、Bobath 技术、Kabat 技术、Salvini-Perfetti 技术、Maigne 技术等。

康复医学的发展得益于在意大利、法国、葡萄牙、比利时和荷兰成立的首个国家级物理与康复医学会,它们的发展与欧洲政治体的发展平行。1963 年在布鲁塞尔通过比利时皇家公报正式宣布欧洲物理医学与康复联盟(European Federation of Physical Medicine and Rehabilitation,EFPMR)成立。它最初是将欧洲大陆已经存在的五个国家级学会联合在一起,并于 2003 年转变为一个学会即欧洲物理与康复医学会(European Society of Physical and Rehabilitation Medicine,ESPRM)[19],当时已经有 21 个欧洲国家学会,现在数量已经增加到 35 个。1969 年,成立了欧洲康复医学会(European Academy of Rehabilitation Medicine,EARM)[20];1971 年,欧洲医学专家联盟物理医学与康复学分会成立;1991 年,欧洲康复学院担任欧洲委员会[21]。

欧洲物理与康复医学会有以下目标:①成为欧洲领先的康复医师协会;②宣传残疾相关的基础知识,加强对残疾人活动、参与和环境因素的管理;③进一步加强康复医学科研和临床实践之间的联系[22]。该学会吸收欧洲所有符合资格的康复专家

17

成为个人会员,并向欧洲各国康复学会提供联盟会员资格。欧洲物理与康复医学会每两年组织一次科学大会。

欧洲康复医学会有多达 50 名来自欧洲各地的资深康复医学专家,受邀专家均是因为他们对该专业作出了杰出贡献,特别是在人道主义方面。学会的目标是改善康复医学的各个领域,使需要康复的人能够从中受益;它的座右铭是"以人为本、为人服务"[23]。

欧洲医学专家联盟物理医学与康复学分会的宗旨是促进康复专业能力发展,通过专业培训以及验证和再验证的持续专业发展(continuing professional development,CPD)过程,协调该专业在欧洲的水平、缩小彼此差距;致力于建立临床实践标准并促进相关研究。该分会对欧洲医学专家联盟负责(正如其他专业一样),并与欧联邦和欧洲理事会密切合作。执行委员会下主要设三个委员会:①培训和教育委员会(物理医学与康复学委员会的欧洲法定委员会);②临床事务委员会(负责物理医学与康复学的临床医疗质量认证),和③专业实践委员会(负责界定和维护康复医师的执业范围)[24]。

欧洲最先开展的康复研究领域涉及脊柱侧凸的治疗、战争截肢和工伤患者的护理和治疗,以及 20 世纪 50 年代开始流行的数以千计的脊髓灰质炎患者的治疗等。

康复医学在欧洲的发展取得重要进展,不仅是因为 1980 年《国际残损、残疾和残障分类》(International Classification of Impairment, Disability, and Handicap, ICIDH)的出版[25],更重要的是 2001 年 WHO 批准了《国际功能、残疾和健康分类》(International Classification of Functioning, Disability, and Health, ICF)[26]。

康复医学,不论在个体还是人群层面,都必须同时具备科学证据和流行病学依据。根据不同国家如整个欧洲共同体的健康指标,列举按疗效优劣排列的干预措施。现今,WHO 提出的 ICF 已经成为在临床和社区水平整合个体和人群数据最好的工具,并且为解释个体和人群健康状态的决定因素提供了统一表述。欧盟为其成员国提供了从科学、管理、社会政策、文化、教育和职业方面描述和收集所有健康数据的方法[27]。

1989 年,欧洲物理医学与康复医学会出版了首部 PRM 的白皮书[28],2006 年发布了第 2 版[29,30],最近刚刚出版了最新版本[31]。这部白皮书成为欧洲康复医师的参考书。

在意大利和其他欧洲国家,物理医学与康复学的核心是个体康复计划,即整合康复团队各成员的技能和职责、利用康复不同阶段所需的设备设施和技术,为患者提供持续康复服务以帮助他们获得最佳幸福感、参与能力和健康状况。2011 年,在意大利物理医学与康复学会等的支持下,意大利卫生部发布了《意大利康复计划》,为当地康复政策制订提供指南,包括①收集残疾和康复数据;②确定 ICF 的生物-心理-社会模式作为康复框架的必要性;③团队工作;④持续医疗;⑤康复研究;⑥健康和康复财政[32]。

从教育方面看,除丹麦和马耳他,物理医学与康复学在几乎所有其他欧洲国家都是独立的医学专业,但其名称和关注的重点根据不同国家的传统和法律会有所不同。不同国家培训时间不同,通常持续 4~6 年。欧洲各国人均康复专业人员数量并不均衡,其数量从英国和爱尔兰的低于 0.5 人/10 万居民到葡萄牙和捷克共和国的超过 4.5 人/10 万居民不等。物理医学与康复学专业人员可以在欧洲医学专家联盟的成员国自由行医,但与其他任何医学专科一样,需要获得美国培训机构的官方资质认证。这些国家级资质认证具有法律效应并且由 PRM 欧洲委员会认证。PRM 欧洲委员会为康复医学专业人员建立了全面系统的毕业后教育体系,包括:①特定健康状况的基础知识和物理医学与康复学的应用;②至少 4 年的正式详细记录在案的康复医学科标准培训;③全欧洲每年一度的笔试;④建立美国培训和认证管理体系,便于国内培训者的联系和交流;⑤标准的培训者资质认证规则和流程;⑥由认证专家实地考察的培训基地质控措施;⑦欧洲医学专家联盟的继续职业发展和继续医学教育项目,每隔十年进行再认证。2018 年 4 月在马拉喀什召开的大会上,欧洲医学专家联盟理事会批准了欧洲物理和康复医学培训要求[33]。

物理医学与康复学专业人员可以直接治疗患者也可以开设处方:①医学干预(药物和实用方法);②物理治疗(手法治疗、运动疗法、锻炼、电疗法和其他类型的物理疗法包括超声治疗、冷疗和热疗、光疗法、水疗和浴疗、透热疗法、按摩治疗和淋巴治疗);③作业治疗;④言语和语言治疗,吞咽治疗,营养治疗;⑤神经心理干预和心理评估及干预,包括心理咨询;⑥残疾设备、辅助技术、假肢、矫形术以及技术支持和援助;⑦患者教育;⑧康复护理。

物理医学与康复学专业人员可以在公立和私立卫生服务机构工作,不同的欧洲国家情况会有所不同,奥地利、捷克共和国、希腊和瑞士是私人执业比例最高的国家。

地中海东部地区康复医学发展的重要事件是创立了地中海物理和康复医学会(Mediterranean Forum of Physical and Rehabilitation Medicine,MFPRM)[34]。20 世纪 90 年代初,地中海流域的康复专家希望促进地中海国家康复服务和康复医学的发展,希望构建像大家庭般的机构、并通过某种途径互相帮助以增进彼此关系。以色列迈出了第一步,Haim Ring 向以色列物理与康复医学会提议并于 1996 年 5 月在以色列的荷兹利亚举行第一届地中海地区大会。会标是一只和平鸽在写有"康复无边界"的地中海地图上飞翔。来自 42 个国家约 500 人参加了这次会议,值得一提的是地中海地区有 11 个国家的代表参会。大会决定每两年举办一次,以加强地中海国家之间的联盟。参会代表越来越多,更重要的是地中海国家的参会代表稳步增长。2000 年在希腊雅典举行的第三届地中海物理医学与康复学大会上,成立了地中海物理医学与康复学会,并在第四届大会期间通过了地中海物理医学与康复学会条例。学会的使命和目标是:①成为地中海流域及其毗邻国家从事康复医学工作的医师们的学术团体;②促进多方面的信息交流,包括康复医学研究、多中心实验、国家和区域项目以及地中海流域的会议和大会;③在会员活动积极的国家每两年组织一次地中海物理医学与康复学大会;④通过与国家级物理医学与康复学会合作,影响政府支持康复医学领域的倡议和合作。地中海沿岸或毗邻国家中所有合格的康复医师都可以免费成为 MFPRM 会员[35,36]。在教育方面,很重要的开端是成立欧洲-地中海康复学校[37]。自 2005 年 11 月在意大利锡拉库萨开学以来,学校每年都会招生,这归功于负责人 Franco Cirillo 的努力,以及西西里亚地区财团、意大利物理医学与康复学会以及最近加入的欧洲物理医学与康复学会的财政捐助。该学院学术委员会由意大利和欧洲-地中海成员国组成。学习为期 4 天(通常从周一到周四),根据年度预算,会对部分学生免费(包括食宿)。每年都会选择不同的主题,并邀请该主题的专家举办讲座和实践活动。

一些中东国家,如科威特、沙特阿拉伯和伊拉克,一直在大力支持和参与康复医学的发展。

科威特的物理医学与康复学会非常活跃,举办了许多学术活动。有一家 80 多张床位的大型康复医院,可以为科威特以及来自其他中东国家的残疾患者服务,该康复医院提供许多专业服务,也是各种学术活动的中心。在满足科威特卫生部制订的准则后,这家医院在 2004 年获得了卫生部的认证。科威特首届物理医学与康复学大会暨 ISPRM 首届区域性会议于 2000 年 4 月举行。医院扩大了诊断设备规模,拥有全套肌电图和尿动力学检查室,并开始实施综合心肺康复计划[38]。

2001 年 2 月,沙特阿拉伯的康复医学专家负责组织了一次重要的研讨会,并得到 ISPRM 的认可,会上共有 25 名来自沙特阿拉伯及其他国家的专家演讲,议题主要包括脑卒中、脑外伤和脊髓损伤的康复进展[39]。2014 年 9 月,ISPRM 认可的首届国际儿童康复大会在东部省份召开,会议由位于达曼的法赫德国王专科医院的康复医学科主办,有包括 ISPRM 代表在内的数个国际级讲师出席。

1982 年,在伊拉克首都巴格达建立了一个拥有 130 张床位的国家脊髓损伤中心,学科带头人是 Kaydar M. Al-Chalabi,ISPRM 会员[40]。最初,来自丹麦的康复医学小组和伊拉克的小组一起工作了 4 年并建立了工作体系。该康复中心的运行的成功率和其他脊髓损伤中心类似,尽管遇到了许多困难,包括药品、辅助设备和其他用品的供应短缺。在学术上,医院与巴格达大学医学院有合作。由于战争关系,建筑物严重受损,中心一度停业了一段时间,2004 年完成重建工作后又重新开业。

非洲

北非和撒哈拉以南的非洲在康复服务发展上差异非常大。2015 年,地中海物理医学与康复学会第 11 届大会在埃及举行,2019 年,第 13 届大会在摩洛哥举行,如果说北非国家康复医学的发展和标准能够与其他地中海国家并驾齐驱,撒哈拉以南地区的康复发展情况仍远未达到世界其他地区制订的标准。

在摩洛哥首都拉巴特的穆罕默德五世军队医院有一个运作良好的康复科[41]。2016 年 6 月,摩洛哥卫生部长致信给下一级卫生主管,标题为"加强二、三级医院的康复服务"。卫生部长在这份重要文件中指出:这些医院,包括大学医院,应该设立康复科。因此,作为改善残疾人或其他健康问题患者生活的医疗保健计划的一部分,在卡萨布兰卡设立了一家康复中心。该中心旨在为贫困残疾人提供康复服务以帮助他们独立生活[42]。

一些国家如南非、津巴布韦和埃塞俄比亚,康复服务组织得相对好些,但在其他大多数国家,康复中心更像是为饱受折磨的受害者提供庇护和康复的场所,只是他们把服务延伸到没有受到折磨的个体[43]。

在南非,既有康复医疗服务中心也有能够处理各种康复问题的民营康复诊所。

公立、民营康复医院、学校、职业培训中心以及各类残疾人联合会是津巴布韦康复服务的主要提供方。津巴布韦劳工和社会福利部为在培训中心注册过的残疾人提供职业培训津贴。卫生和儿童福利部在15个转诊医院都设有康复单元。残疾人组织则更多是提供职业技术和社会心理康复,而不仅是作业和物理治疗[44]。

埃塞俄比亚通过与一个名为"点亮世界"的奥地利组织合作,启动了社区康复计划,为畸形足和脑积水的儿童、难产导致瘘管发生的妇女、难产或人工流产失败导致残疾的儿童及其他人提供适当的治疗和随访。社区康复项目主要目的是对患者和医务工作者进行宣教,帮助社区居民认识到康复对改善患者生活质量的价值。该项目除了提供康复服务外同时也培训物理治疗专业的学生。大学旨在培养出愿意在城市或农村工作的毕业生。2006年,首批80名物理治疗师毕业[45]。

亚洲和大洋洲

世界上大多数人口居住在亚洲,其中约15%存在不同某种形式的残疾。在该区域内,文化和经济发展的巨大差异影响了康复服务的广度和范围。本区域内的发达国家,康复需求的增加与人口老龄化,特别是肌肉骨骼系统疾病和脑卒中的发生有关。然而,大部分亚洲国家仍是发展中国家,卫生保健和服务资源有限,营养不良、传染病、交通意外和工伤、自然灾害,甚至战争仍然是损伤的主要原因[46]。由于康复资源和专业技术有限,亚洲一些发展中国家已经提倡并且实施社区康复[47-52]。

文化的多样性也导致了该地区康复医疗实践的多样性,因此直到最近才开展了正式合作。东南亚地区(包括西亚)康复医学会于1998年建立并于同年在泰国举行了第一次会议。2002年在菲律宾举行了第二届会议。在两届会议期间,2001年在日本举行了由日本康复医学会主办的千禧年亚洲研讨会[53]。在这次会议上,来自亚洲各国的代表讨论了

成立亚洲康复医学会的提案。此后,日韩康复医学联合大会分别于2002年在韩国,2004年在日本举行。这些会议,加之亚洲一些国家经济的快速发展,增加了建立区域性学会的兴趣以促进和提升物理医学与康复学专业的发展。在2005年巴西圣保罗和2006年中国珠海举行的特别小组会议之后,一个区域性学会——亚洲与大洋洲物理医学与康复医学会(Asian Oceania Society of Physical and Rehabilitation Medicine,AOSPRM)[54]在2007年韩国首尔举行的第四届ISPRM大会上正式成立。自此,亚洲与大洋洲物理医学与康复学会每两年召开一次大会。第一届会议于2008年在中国南京召开,此次大会吸引了来自19个会员国家超过700名参会代表,包括欧洲和南北美洲的参会者。此次会议中提出了关于培训、研究和交流的进一步合作。南京会议期间还决议将亚洲与大洋洲物理医学与康复学会英文官方名称进行了细微的修订。

该区域与世界其他地区一样,不同的国家对物理医学与康复医学的命名不同。最常用的三种名称分别是康复医学、物理医学与康复学和物理与康复医学,而康复医学是最常用的术语。

日本和菲律宾在20世纪60年代建立了学术团体,而2/3的其他国家则在20世纪80年代或更晚才建立。康复医学在这一地区是相对新兴的学科。在大部分国家,康复医师只占整个医师数量的1%甚至更少[55,56]。一些国家在近几年才建立这个专业,而某些国家到现在仍然缺乏足够的康复医师,康复学术社团也有待建立。

康复医学专业培养计划的成熟度在各国也差异较大。在拥有完善培训计划的国家或地区,也存在培训方式和培训年限的不同。一些国家,在开始正式康复医学培训前,要求完成2~3年的综合医学教育并通过入学考试,完成全部培训后要接受资格考试委员会的认证,最后才能成为康复医师。一般来说,大多数国家康复医学核心培训时间3~5年不等[55,56]。各国之间、国家内部不同地区的培训计划也有所不同。例如,澳大利亚和新西兰享有同一个学术团体和培训体系,而中国大陆的培训体系则与其特别行政区中国香港特别行政区不同。大部分拥有资格考试委员会的国家都已建立继续教育项目。

在亚洲国家,康复医学的实践发展在一定程度上受到东方医学的影响。考虑到一些国家如中国,传统中医(traditional Chinese medicine,TCM)或东方医学历史悠久,因此已经将之部分应用到康复医学

日常实践中。关于脑卒中康复的国际调查发现,相比世界其他国家而言,亚洲国家更多应用东方医学如针灸和推拿治疗脑卒中患者[57]。这就激发了人们对"中西方相遇"项目的兴趣,旨在互相交流中西医知识。在一些亚洲国家,为残疾人提供康复服务的另一重要途径是社区康复。然而,这些国家并没有针对社区康复的正规康复医学培训计划。这将是该地区康复医学培训发展的重要领域之一。

随着循证医学实践的倡导,传统中医和东方医学开辟了研究领域,为其在康复医学中的作用提供证据。将西医和东方医学相结合的"整体医疗"取代了单独的西医或东方医学,成为该地区康复医师感兴趣的领域,亚洲与大洋洲物理医学与康复学会内部合作将会进一步加强,从而促进该地区康复医学专业培训和研究的发展。区域合作如亚洲与大洋洲物理医学与康复学会和欧洲物理医学与康复学会

的合作也在进一步深入。尽管康复医学专业在该地区相对年轻,但是通过与其他地区的合作和相互影响,该地区康复医学将会呈现美好的未来。

国际物理与康复医学会

国际康复医学会(International Rehabilitation Medicine Association,IRMA)与国际物理与康复医学联盟(International Federation of Physical and Rehabilitation Medicine,IFPRM)于 1999 年 11 月合并成立国际物理与康复学会(ISPRM)[58]。

ISPRM 是物理医学与康复学的国际性组织,包括(截至 2018 年 7 月)66 个国家学会会员和超过 35 000 名康复医学领域的个人会员(图 17-1)。它是非政府组织(NGO),是国际物理医学与康复学研究的催化剂,肩负着人道主义、专业和科学的使命[58]。

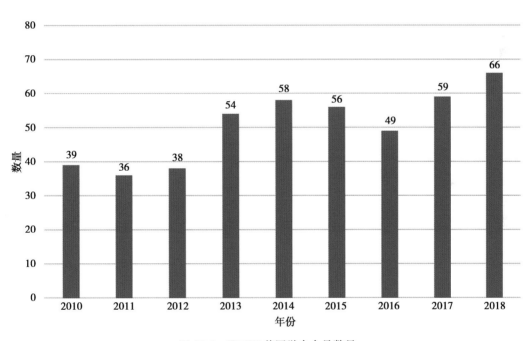

图 17-1　ISPRM 美国学会会员数量

ISPRM 的愿景是成为世界物理医学和康复学的引领者,并为全球残疾人代言[59]。它的使命是在全球范围最优化残疾人功能和与健康相关的生活质量,减少残疾和/或医疗问题[60]。

ISPRM 的官方机构包括代表大会、委员会、执行委员会,主席内阁、历任主席理事会以及国际教育和发展信托基金(International Education and Development Trust Fund,IEDF)[59],这一结构旨在确保各国 PRM 协会及个人成员均有代表,并确保来自以下世界三大地区的康复医学专家有平等的代表权:①美

洲;②欧洲、地中海东部和非洲;③亚洲和大洋洲[61](表 17-1)。这些地区会轮流产生 ISPRM 主席、选举代表参加代表大会和轮流主办每年的国际大会。

表 17-1　按地理区域划分的 ISPRM 国家学会数量

地理区域	国家级学会数量
美洲	17
欧洲,地中海东部和非洲	32
亚洲和大洋洲	17

ISPRM 的工作由常务委员会、特别委员会以及工作组确立[59]。三个常务委员会包括：①章程委员会；②审计与财务委员会；③奖项及提名委员会。特别委员会是：①临床科学与研究委员会；②大会科学委员会；③灾后重建委员会；④教育委员会；⑤国际交流委员会；⑥出版和通讯委员会；⑦ISPRM-WHO 联络委员会；⑧联合国（United Nations，UN）联络委员会。此外，还设立了两个工作组：①康复医学超声应用工作小组（USPRM）和②妇女与健康工作小组。

章程委员会旨在通过维护最新的管理制度和文件来协助 ISPRM 完成使命。其主席和委员由 ISPRM 主席推荐并经执行委员会批准[62]。

审计与财务委员会有权对学会的财务工作进行监督和提出建议。根据章程，该委员会主席是 ISPRM 的财务主管，其委员必须由 ISPRM 主席推荐并经执行委员会批准[63]。

奖项和提名委员会负责提名副主席、秘书、财务主管、国际教育和发展信托基金主要受托人以及奖项和提名委员会委员候选人；推荐个人荣誉会员；准备奖项设立标准和奖金标准，推荐奖励类型（奖章、现金或其他），并推荐获奖候选人。该委员会由同一委员会提名并经代表大会批准的六名成员组成。该委员会主席由 ISPRM 前任主席担任[64]。

至于特别委员会，委员会主席通常由 ISPRM 主席推荐并经执行委员会批准，大会科学委员会是唯一例外，其委员会主席由大会地方组织委员会（Local Organizing Committee，LOC）提议并经 ISPRM 主席内阁批准。

临床科学与研究委员会旨在提高物理医学与康复学科研质量，增进对残疾问题的了解，为残疾政策提供信息。该委员会最近的任务是针对几项康复医学议题向 ISPRM 提出建议。

大会科学委员会负责组织和规划确保 ISPRM 国际大会的顺利举行，特别是确定大会主题、确定大会所有学术/教育项目，并选出负责审阅摘要的论文评审委员会。论文评审委员会由 23 名成员组成，分别为 9 名由当地组织机构推荐的康复医学专家、9 名由 ISPRM 主席内阁推荐的专家、ISPRM 候任主席、现任主席以及前三届大会的大会科学委员会主席[65]。

灾后重建委员会旨在从康复医学角度，减轻自然灾害或人为灾害幸存者以及创伤导致的残疾人的残疾程度，优化功能、提高健康相关生活质量[66]。

教育委员会通过向其成员提供教育和培训机会来协助学会完成使命[67]。

国际交流委员会的目标是成为信息交流中心，为各大洲提供康复医学方面独特的教育和学习机会[68]。

出版和通讯委员会旨在协调 ISPRM 与科学出版和信息发布有关的活动。其下设四个分委会：①期刊，主要负责与 ISPRM 官方期刊和与学会相关的其他期刊的主编和编委会联络；②新闻报道，负责为电子媒体出版物提供新闻素材；③网站，与总部办公室协作监督和协调 ISPRM 网站的运营；以及④社交媒体网络，最近刚刚成立，目的是利用主要的社交媒体渠道发布与 ISPRM、ISPRM 国际大会和其他与 ISPRM 有关的新闻[69]。

ISPRM-WHO 联络委员会负责与 WHO 的联系，特别是就 ISPRM 感兴趣的问题向 WHO 提供意见，同时将 ISPRM 认为需要 WHO 关注的问题提出。鉴于与 WHO 合作的重要性，最近决定，对 WHO 而言，ISPRM 官方代表是 ISPRM 主席，该分委会主席为负责 WHO 事务的 ISPRM 指定技术官[59]。

联合国（UN）联络委员会通过与联合国合作，协助 ISPRM 优化残疾人功能以及与健康相关的生活质量[70]。事实上，ISPRM 最近已被联合国残疾人权公约缔约国会议（UN Conference of States Parties to the Convention on the Rights of Persons with Disabilities，COSP UNCRPD）认可为非政府组织（NGO），因此有资格参加其每年举办的会议[59]。

为促进国际、地区和美国间的合作与关系协调，ISPRM 已通过谅解备忘录（Memoranda of Understanding，MoU）与不同科学协会和各地区康复医学会建立重要的外部关系，包括 AMLAR、ESPRM、EARM、PRM UEMS、MFPRM、ARMA 和 AOSPRM（框17-1）。

框 17-1　区域学会

亚洲-大洋洲物理医学与康复医学会
东南亚地区康复医学会
波罗的海和北海物理医学与康复医学会
欧洲物理医学与康复医学会
拉丁美洲康复医学会
地中海物理医学与康复医学会
泛阿拉伯物理医学与康复医学会

为提高康复医学研究质量、传播研究成果，ISPRM 与最近建立的 Cochrane 康复专场开展了一项重要的合作[71]。这是 Cochrane 内部的一个小组，成员来自世界各地通过网络联系在一起，共同参

与基于循证的康复临床实践的制订、传播和实施。Cochrane 康复专场是在 ESPRM 的倡议下和包括 ISPRM 在内的一些组织机构的支持下设立的。在 2017 年 ISPRM 国际代表大会期间，ISPRM 领导层与 Cochrane 康复专场主任签署了谅解备忘录。ISPRM 已同意在其年度国际大会期间主持 Cochrane 康复执行委员会和顾问委员会会议，并在大会议程中为 Cochrane 留出专门的会议时间和空间。

ISPRM 国际大会是其主要的面对面会议。第一届 ISPRM 国际大会于 2001 年在阿姆斯特丹（荷兰）举行，有来自 61 个国家的 1 192 名代表参会。自 2013 年以来，其已成为一年一度的盛会。2018 年，第 12 届国际大会在巴黎（法国）举行，来自 104 个国家的 4 005 人参会。

从 2014 年开始，在 ISPRM 支持下，ISPRM 发展中国家峰会每年在中国举行，旨在促进亚洲发展中国家的康复医学教育。

在出版和通讯委员会的指导下，ISPRM 创建了一个"期刊网"，规定其中期刊的特殊要求，其必须与 ISPRM 保持官方联系[72]。期刊的三个类别已经确定：①ISPRM 官方期刊，包括《国际物理和康复医学杂志》（*Journal of the International Society of Physical and Rehabilitation Medicine*，JISPRM））[73]和《康复医学杂志》（*Journal of Rehabilitation Medicine*，JRM）[74]；②与 ISPRM 合作出版的期刊，分别为《康复医学年鉴》（*Annals of Rehabilitation Medicine*，ARM）[75]、《物理和康复医学年鉴》[76]和《欧洲物理和康复医学杂志》（*European Journal of Physical and Rehabilitation Medicine*，EJPRM）[77]；③ISPRM 支持的期刊《Fisiatrica 学报》[78]，《康复医学综述》[79]，《中国康复医学杂志》[80]，以及《葡萄牙物理与康复医学杂志》（*Portuguese Journal of Physical and Rehabilitation Medicine*，PJPRM）[81]。

总结

物理医学并非人云亦云的术语，绝大多数物理医学专家都有不同的理解。不同的国家对物理医学的定义不尽相同，即便同一个国家，对物理医学的理解也可能有所不同。物理医学是一门源于其他古老专业的学科，而每一专业都有其国际和国内发展史。

Sidney Licht，1960

从历史角度来看[82,83]，毫无疑问，康复医学自创立以来走过了漫长的道路，诸如 ISPRM 这样的全球性组织的壮大对其发展做出了巨大贡献。尽管不同地区和不同体系间仍存在分歧，但在整个世界范围，不论是发达国家还是发展中国家，康复医学都发生着巨大快速的变化。区域性和国际性会议数量以及国际物理医学与康复学期刊数量的增加为在全球范围协调住院医师和教学计划、统一概念和术语、建立新康复医学体系以及稳固和加强新体系的策略方针建立均作出了重要贡献。

康复医学研究正如火如荼地开展，包括动物实验研究在内的研究项目，其质量和范围都在显著提高[84,85]。过去几年，最明显的特征之一就是人员招募方面的巨大变化，不仅是数量、更是活跃骨干成员的质量，他们不管是否拥有正式职位，都积极投身于地区和国际组织活动中，这无疑大大提升了康复医学工作和活动的水准。如今，康复医学领域诞生了"国际载体"。通过不同地区的报告可以看出康复医学的未来是光明的。专业性弥补了地区间差异，康复医学越来越全球化[86]。康复医学将迎来美好的曙光。

致谢

本章的合著者谨此致谢，感谢已故的 Haim Ring 教授对本章撰写作出的杰出贡献，他的领导力和学术成就将被永远珍藏和铭记。

（张雯、刘坤 译　王于领 审校）

参考文献

第 18 章 | 脑卒中康复

Joel Stein

脑卒中自古就被人们所认识,至今仍是导致失能的主要原因。本章节首先回顾了脑卒中的病因、发病机制及症状,包括对常见脑卒中综合征的讨论;接着阐述了脑卒中的病因评估、预防复发的策略及脑卒中后的恢复和康复进程;最后探讨了脑卒中一些长期后遗症及其管理。

定义

脑卒中是指突然发生的脑部某区域血管堵塞或出血而引起的脑永久性损害。其他原因所致的脑局灶性病变,如脑外伤、脱髓鞘性病变、脑肿瘤、脑脓肿以及其他疾病等,也可以产生类似脑卒中的临床症状,也具有相似的康复治疗需求,但脑卒中的定义中未正式包括在内。

脑卒中分为两大类:由血管闭塞引起的缺血性脑卒中和由脑实质出血引起的出血性脑卒中。有些分类也将脑非实质性出血,如颅内动脉瘤破裂引起的蛛网膜下腔出血(subarachnoid hemorrhage,SAH)归为出血性脑卒中。

相当多的脑卒中患者,因缺乏明显临床症状或未被识别而没能得到医学治疗(据估计,70~74 岁之间的年龄段,约 28% 的人患有无症状性脑梗死)[1]。脑卒中最常见的临床表现为偏身瘫痪,但也会产生其他多种症状如感觉丧失、言语和语言障碍、视觉丧失等。由此产生的神经性缺损通常称之为病损(impairment),可能导致或不导致功能受限。

脑卒中康复的目标是达到最大限度的功能独立性,促进神经功能恢复和尽可能减少失能,成功回归住所、家庭和社会,重建有意义和令人满意的生活。

康复团队需承担对脑卒中幸存患者及其家属进行脑卒中二级预防教育的职责,包括改变脑卒中危险因素,以及提高脑卒中患者对预防措施的依从性。这些目标的实现是通过运动和其他疗法来促进恢复、减少病损,功能性训练来代偿后遗的病损,辅具的应用如支具或轮椅来替代丧失的功能。

成功的康复还需要处理围绕患者回归家庭与社会可能产生的许多社会心理问题。

流行病学

每年大约有 795 000 美国人罹患脑卒中,其中 610 000 人为初发,其余为复发[1]。据估计,美国 20 岁以上的脑卒中幸存者约为 660 万[1]。尽管近年来美国脑卒中发病总数保持稳定,但由于老年高危人口数量增加起到的抵消作用,使得年龄相关的脑卒中发病率呈现下降趋势。2003—2013 年,美国脑卒中死亡率下降了 33.7%(由于人口总量的增加和老龄化,总死亡率下降了 18.2%)。目前,脑卒中已下降成为美国第五大死亡原因,其发病与年龄密切相关,约 10% 的脑卒中患者发病年龄在 18~50 岁之间。在 1995—2008 年,少年和青年(5~44 岁)的缺血性脑卒中发病有所增加,原因不明。年轻人中脑卒中发病率男性多于女性,85 岁以后女性发病则更多见[1]。

危险因素和预防

缺血性脑卒中危险因素可分为两类:潜在可干预因素和不可干预因素。后者包括年龄、种族/民族、性别和家族史。潜在可改变因素包括高血压、吸烟、心房颤动、糖尿病、饮食、肥胖、久坐的生活方式和高脂血症。

虽然脑卒中一级预防主要关注缺血性脑卒中的危险因素,但出血性脑卒中危险因素也已被识别。出血性脑卒中二级预防应特别关注高血压的控制、戒酒、抗凝药物的限制应用等方面的宣教。

复发性脑卒中的危险因素

脑卒中早期的复发风险最高。初次脑卒中幸存者,再次发病风险为每年5%,5年累积复发风险约25%[2,3],最高可达42%[2]。初发危险因素同时可增加脑卒中复发的风险,尤其高血压、心脏病(如心房颤动)、吸烟、糖尿病[4,5],酗酒也是复发的危险因素(框18-1)。

框 18-1　脑卒中可控危险因素

脑卒中可控危险因素	脑卒中可控危险因素
高血压	吸烟
心脏病	糖尿病
缺血性/高血压性	纤维蛋白原升高
瓣膜	红细胞增多症
心律失常	高脂血症

脑卒中死亡率高,初发幸存者中约32%~58%在5年内死亡,预后随年龄、性别和种族而异[1]。

Leonberg和Elliott[4]通过采取积极、持续的多危险因素控制措施,能够使脑卒中复发率降低16%。因此,我们应致力于通过控制危险因素来降低脑卒中复发和死亡的风险。

脑卒中的类型

脑血栓形成

动脉粥样硬化性脑血管病引起的颅外和颅内大血管血栓形成约占所有脑卒中病例的30%,见表18-1[5]。动脉粥样硬化性斑块在颈部血管和脑底部尤其突出。没有良好侧支循环的情况下,这些部位的血管突然闭塞往往会引起大面积脑梗死。

动脉粥样硬化的危险因素包括:高血压、吸烟、糖尿病和高脂血症。某些情况下,主干血管逐渐进行性的狭窄为侧支循环的建立赢得了足够的时间,因此完全闭塞可能无临床症状或比预期小很多。

表 18-1　脑卒中的病因

病因	%
大血管阻塞/梗死	32
栓塞	32
小血管阻塞,腔隙状态	18
脑出血	11
蛛网膜下腔出血	7

经允许摘自 Mohr JP,Caplan LR,Melski JW,et al. The Harvard cooperative stroke registry:a prospective study. *Neurology*. 1978;28(8):754-762.

与常常呈突发性起病的栓塞性脑卒中不同,动脉粥样硬化血栓形成性脑卒中一般更隐匿,患者可能仅仅在试图起床或行走时才意识到无力或其他损害。临床损害程度通常会在数小时甚至数天内持续加重,随后病情趋于稳定,然后逐渐开始改善。

脑栓塞

栓塞性脑卒中约占全部病例30%。栓子可能来源于心脏或瓣膜上的血栓、反常栓塞、颅外动脉内溃疡性动脉粥样硬化斑块(框18-2)。心源性栓塞可能由形成于近期心肌梗死(myocardial infarction,MI)部位、心肌运动减弱部位、心房颤动患者左心房内、病变瓣膜或人工瓣膜处的血栓脱落引起。反常栓塞是由于骨盆或下肢深静脉血栓脱落,进入右心房,穿过未闭的卵圆孔进入左心房,最后进入脑循环。

框 18-2　脑栓塞的来源

脑栓塞的来源
- 心源性
- 心房颤动,其他类型心律失常
- 附壁血栓-最近的心肌梗死,心肌运动减弱,心肌病
- 细菌性心内膜炎
- 人工瓣膜
- 非细菌瓣膜赘生物
- 心房黏液瘤

大动脉
- 主动脉和颈动脉的动脉粥样硬化

反常栓塞
- 伴右至左心脏分流的周围静脉栓塞

由于脑内局部动脉血供的突然中断,脑栓塞表现为急性起病。脑血管的解剖特点使栓子更容易进

入大脑中动脉(middle cerebral artery, MCA)区域,其他任何血管区域均有可能被累及。许多栓子是易碎的,流入脑循环会破碎成较小的碎片,引起多个大血管远端分支处的多发性小梗死。

脑栓塞初期临床症状变化很快,如果栓子溶解和破碎,神经系统损害表现可能会迅速消失。虽然抗凝药物治疗适用于复发性脑卒中的长期二级预防,但发病时立即给予肝素抗凝治疗会增加症状性出血转化风险[6]。因此,对于大面积心源性栓塞性梗死患者,急性期抗凝治疗往往会推迟应用,但一般不迟于发病后 2 周。

腔隙性脑梗死

腔隙性脑梗死约占全部脑卒中病例的 20% ,病变小且局限。病灶直径<1.5cm,主要为供应皮质下结构大血管深穿支的梗死,包括内囊、基底核、丘脑和脑干。若腔隙性梗死发生在关键区域,也可能导致严重的神经功能损害症状,但通常比大血管的梗死轻微,大多数时候是无症状的。腔隙性脑梗死的发病与高血压高度相关,可能由微动脉粥样硬化或脂质透明样变性引起。

脑出血

脑出血(intracerebral hemorrhage, ICH)约占全部脑卒中病例的 11% ,最常见原因为高血压。高血压性脑出血往往发生在细小、深部、穿透性动脉处。通常认为是由高血压患者这些血管处形成的微动脉瘤(Charcot Bouchard 动脉瘤)破裂引起,多发生在壳核或丘脑,约 10% 的患者自发性出血发生在小脑。

脑淀粉样血管病是脑出血的另一个重要原因,约占 5% ~ 20% 。常在 65 岁以后发病,但偶尔也可能最早在 45 岁时就有影响,脑出血倾向于发生在脑叶,非脑深部。通常 MRI 显示含铁血黄素沉积,提示初次临床症状发生前就有过既往小的出血灶。然而除避免使用可能诱发出血的药物和有高血压则适当控制高血压外,目前尚无有针对性的治疗措施。

脑出血发病往往表现较为剧烈,伴有严重头痛以及迅速进行性神经功能的损害。出血量大者,会逐渐出现意识模糊,甚至昏迷。脑出血数日内,血肿的占位和脑水肿还会引起小脑幕疝,导致患者死亡。虽然脑出血死亡率高于脑梗死,但有一些证据表明,同等情况下脑出血引起的神经功能损害恢复程度高于脑梗死[7]。

相当一部分脑出血患者在症状出现后会继续出血。最近一项临床研究显示重组活化因子Ⅶ可以减少血肿的扩大,但未能显示可以改善功能状态或降低死亡率[8]。

脑出血是公认的抗凝治疗的并发症,可自发性出血或由小的外伤引起。华法林服用者的脑出血风险与国际标准化比值(INR)升高程度有关。一项临床研究提示:与 INR 在 2.0~3.0 之间的个体相比,INR 在 3.5~3.9 时维持颅内出血的调整优势比(adjusted odds ratio)为 4.6,INR4.0 以上则增加到 8.8[9]。

外伤、血管炎和肿瘤出血也可引起脑出血。有出血倾向的患者(如血小板减少症或凝血功能障碍者)更易发生颅内出血。

急性小脑出血患者的典型表现是突发头痛、无法站立,伴恶心、呕吐和眩晕。颅后窝病变较大者,血肿和水肿可堵塞第四脑室,引起急性脑积水。外科紧急减压术清除血肿可挽救生命。小脑出血清除术后或病灶较轻者,能够获得良好的功能恢复,小脑梗死患者也是如此[10]。

蛛网膜下腔出血

蛛网膜下腔出血(subarachnoid hemorrhage, SAH)约占全部脑卒中病例的 7% ,通常是由于脑基底部动脉瘤破裂出血流至蛛网膜下腔所致。动脉瘤从动脉壁小的病损发展而来,并逐渐增大。随着动脉瘤体积增加,破裂风险也会增加。因此,直径≥10mm 的无症状动脉瘤建议行临床干预[11]。动脉瘤破裂之前,会出现小出血引起的头痛或扩大的瘤体直接压迫引起的局灶性脑神经损害。动脉瘤一旦破裂,病情危急,会出现剧烈头痛,继之以呕吐和脑膜刺激征。初期局灶性症状不明显,随后会因脑出血或动脉血管痉挛而致脑梗死引起。昏迷十分常见,多达 1/3 患者可能会立即死亡。再出血也很常见,因而早期外科手术/放射介入治疗消除动脉瘤防止再出血,已成为临床常规操作。蛛网膜下腔血液可引起动脉血管痉挛,导致局部脑梗死,并出现局灶性神经功能损害症状。SAH 后常规给予尼莫地平可以减少血管痉挛的发生和/或严重程度。

SAH 可以很快发展为脑积水,与脑室内出血造成脑室系统阻塞有关,也可能在急性期数周后出现,是脑脊液(CSF)中血源性刺激引起蛛网膜炎导致的迟发性并发症。

动脉瘤闭塞可以采用外科手术夹闭瘤体颈部,或通过血管造影法放置可拆卸线圈以栓塞动脉瘤。

SAH 或 ICH 也可能是由动静脉畸形(AVM)出

血引起。AVM 是大脑表面或内部实质扩张的血管团，为一种先天性异常，儿童或青年期即有出血倾向。约半数病例出血为首发症状，约 1/3 患者表现为癫痫发作或慢性头痛。大多数 AVM 最终会出血，初次出血结局较好，第一年再次出血率约 6%，此后每年为 2%~3%。治疗包括手术切除 AVM、质子束治疗、神经血管栓塞消融术。

脑卒中综合征

脑血供分布有相对可预测的解剖学特点，特定功能可定位到相应脑区，某些血管区域好发脑卒中，易导致许多常见的缺血性脑卒中综合征。这些脑卒中综合征在发生时可以被识别，并有助于对病灶进行定位和预测功能恢复结局。尽管当前已描述了很多种脑卒中综合征，本章中我们仅对最常见的进行讨论。

颈内动脉综合征

颈内动脉完全闭塞的临床表现可从无明显症状到发生灾难性变化。侧支循环良好的情况下，颈动脉堵塞可能不会有神经系统损害的表现。相比之下，大脑前或大脑中动脉供血区大面积梗死则迅速表现为严重的对侧感觉和运动障碍。在有些病例（尤其年轻人）中，严重的脑水肿可能导致小脑幕疝，甚至死亡。这种情况下及时行经颅去骨瓣减压术可能会挽救生命。

范围较小的梗死会导致大脑中动脉供血区部分或全部损害，大脑前动脉循环可以通过前交通动脉接收对侧的血流而维持。

大脑中动脉综合征

颈内动脉的分支为大脑中动脉（MCA）和大脑前动脉。MCA 供应额叶、顶叶和颞叶外侧面以及下面的放射冠、并延伸至壳核和内囊后肢的深部。MCA 的主要分支穿过大脑外侧裂时，发出一系列称为豆纹动脉的小分支，这些分支深深地穿透到大脑皮质的下部，为基底核和内囊供血。MCA 在大脑半球外侧面分为上下两个分支，为大脑半球外侧面供血。MCA 起始处的堵塞，会引起上述所有供血区的受累。常伴有较大病灶和中线移位的脑水肿，可使患者表现为意识障碍、头眼向病灶侧偏斜、对侧偏瘫、感觉减弱及同向偏盲。若涉及优势半球，常会出现失语。若 MCA 供血的整个区域都被堵塞，失语会很严重。随着患者意识的恢复，其他症状将变得明

显，即吞咽困难、对侧偏盲。非优势半球损伤的患者则会出现知觉障碍和偏侧忽略。急性期过后，患者重新控制了头和眼的运动，恢复了正常意识水平，但严重的功能缺陷，如运动、视空间和言语功能障碍通常持续存在。

除豆纹动脉外，MCA 分支梗死几乎均源于栓塞，与 MCA 主干血管闭塞引起的梗死不同，这些部位的梗死范围更小、更靠近外周。MCA 的上部分支为 Rolandic 区和前 Rolandic 区（中央沟和中央前回）供血，此处梗死将导致对侧颜面、上下肢出现较严重的感觉和运动障碍，但下肢症状较轻。随着病情逐渐恢复，患者通常能够以痉挛性偏瘫步态行走，而上肢运动功能几乎很难恢复。如果累及左半球会出现严重的失语，理解力会逐渐增强，而表达性失语可能会持续存在。MCA 上部分支堵塞导致的局灶性梗死会引起较局限的缺陷，如对侧上肢和面部的单纯性运动障碍、失用或运动性失语。

MCA 下支供应顶叶和颞叶，左半球病变将导致语言理解力的严重障碍，还会影响视辐射，导致部分或完全对侧同向偏盲。右半球病变通常会导致身体左侧忽略。最初，患者可能会完全忽略患侧，甚至断言其左上肢属于别人。这种严重的忽略会逐渐改善，但之后可能会出现各种持续性的损害，如注意力下降、结构性失用、穿衣性失用、知觉障碍和言语韵律缺失。

几种发生在 MCA 豆纹动脉分布区域的腔隙性梗死的一些常见特征性症状和体征已做描述，其中最常见的是内囊病变导致的纯运动性偏瘫。内囊前部病变可以导致构音障碍伴手笨拙，丘脑或相邻内囊的病变会导致对侧感觉丧失、伴或不伴无力。这些病变引起的神经功能缺损通常会逐渐恢复且最终结局良好。

大脑前动脉综合征

大脑前动脉（anterior cerebral artery, ACA）的分支供应额叶内侧皮质、内侧旁区域以及沿其上缘的半球侧面的带状区域，其深穿支为尾状核头部和内囊前肢供血。ACA 闭塞并不常见，一旦发生，常出现对侧上肢与面部较轻的瘫痪，而下肢瘫痪较重并伴有下肢及足部的感觉减退。左侧病变会引起经皮质运动性失语，表现为自发言语减少，但保留了复述单词的能力。经常出现抓握反射、吮吸反射和反跳性僵硬（也称为 Gegenhalten-肌肉高张症，即在肢体被动运动时表现为非随意性的阻力变化），尿失禁很常

见。额叶皮质的大病灶通常会产生行为改变,如缺乏自主性、注意力分散和固执,患者的推理能力可能也会下降。双侧 ACA 梗死可能引起严重的意志力丧失(缺乏启动)。

椎基底动脉综合征

两条椎动脉在延髓和脑桥的交界处汇合,形成基底动脉。椎动脉和基底动脉共同通过旁正中动脉和短回旋支供应脑干,并通过长回旋支供应小脑。基底动脉在中脑上部水平处终止并分叉形成两条大脑后动脉。后交通动脉连接大脑中动脉和大脑后动脉,从而形成了 Willis 环。

应注意椎基底动脉系统病灶的一些一般临床特征。与半球病灶单侧症状不同,脑桥和延髓的病变通常会越过中线并产生双侧症状。当存在运动障碍时,它们通常是双侧的,具有不对称的皮质脊髓征,并且经常伴有小脑症状。脑神经受累非常常见,并发生在主要病变的同侧。可能存在分离性感觉丧失(脊髓丘脑通路受累而后索通路保留或者相反)、构音障碍、吞咽障碍、平衡障碍、眩晕以及霍纳综合征(Horner syndrome)。特别值得注意的是,没有皮质障碍症状,如失语症和认知障碍。如果累及大脑后动脉,则可能发生视野缺损和视空间障碍,但不伴有脑干受累症状。特定脑神经受累的判定可以对病变进行精确的解剖定位。

椎基底动脉远端分布区域常发生腔隙性梗死,主要源于基底动脉或大脑后动脉小的深穿支的堵塞。与大脑的腔隙性梗死不同,大多数脑干腔梗是有症状的。脑干不同水平的腔梗,具有各种病灶相关的特征性脑干综合征。脑桥腔隙性梗死常导致纯运动性偏瘫。读者可以参考神经科文献来全面理解这些病变。

这里,我们将对需要康复治疗的患者中几种相对常见的脑干综合征进行详细描述。

延髓背外侧综合征(Wallenberg 综合征),是由延髓外侧楔形区的梗死所致,可由椎动脉或小脑后下动脉的堵塞引起。该综合征的临床特征以及相应受累的解剖结构可表现为对侧疼痛和温度(脊髓丘脑束)的损害;同侧霍纳综合征,包括瞳孔缩小、上睑下垂、面部出汗减少(下行交感神经束);吞咽障碍、构音障碍、发音困难(上颚和声带的同侧麻痹);眼球震颤、眩晕、恶心和呕吐(前庭神经核);同侧肢体共济失调(脊髓小脑束)和同侧面部感觉障碍(三叉神经感觉核)。患有这种综合征的患者初期由于眩晕、平衡障碍和共济失调,功能严重受限,但通常后期恢复良好。

椎基底动脉的堵塞可能导致严重的功能障碍,表现为完全的运动和感觉丧失以及脑神经损害征象,无法恢复,患者常昏迷。闭锁综合征(Locked-in syndrome)是一种不常见但灾难性的脑干卒中综合征,影响脑桥上部腹侧、双侧皮质脊髓和皮质延髓通路,但网状激活系统和上行感觉通路未受累。患者感觉功能正常,能看、能听、但无法移动或说话。可以眨眼和向上凝视,这为患者提供了非常有限但可用的交流方式。患者清醒,定向力正常。有些患者无法存活,而存活下来的患者会存在严重的失能和依赖。这部分患者在合理的康复干预下,可能会出现缓慢的改善和部分恢复。

中脑也可能发生局灶性梗死,可以影响皮质脊髓下行通路,有时还会累及第Ⅲ对脑神经(Weber 综合征),导致同侧动眼神经麻痹和对侧肢体瘫痪。由于这些脑神经位于中脑(第Ⅲ和第Ⅳ脑神经)和脑桥(第Ⅵ神经)及相互连接的神经纤维,因此在各种脑干卒中综合征中都可以看到眼球运动的异常。

大脑后动脉通过穿通动脉灌注丘脑以及颞叶和枕叶及其皮质下结构(包括视辐射)。枕叶梗死会导致部分或完全对侧偏盲,当这些视力缺陷累及优势半球时,可能会出现阅读困难或命名物体困难。当丘脑受累时,会有对侧偏身感觉丧失及中枢性疼痛,尽管只有约 25% 的卒中后中枢疼痛由丘脑病变引起。据报道,与中枢性疼痛有关的其他病变部位是脑干和丘脑向顶叶的投射纤维。丘脑综合征的患者常主诉有影响到身体对侧的持续的、痛苦的、烧灼样疼痛,对患者查体可见对侧所有模式的感觉受损,常伴有感觉迟钝。邻近结构如内囊(偏瘫、共济失调)或基底核区(手足徐动症)也可能受累。

脑卒中病因学评估

对于许多患者而言,脑卒中仅代表全身动脉粥样硬化性血管疾病的一个方面,此类患者通常存在多种危险因素,例如年龄增长、高血压、糖尿病和吸烟。然而,在没有常见危险因素或动脉粥样硬化的情况下也会发生脑卒中。

脑卒中病因学的研究关注患者的年龄和有无危险因素。例如,一位 79 岁的男性腔隙性梗死患者,既往有高血压和长期吸烟史,其高凝状态可能不需要再评估。然而,对于一位无可识别危险因素的 32

少女性脑卒中患者,这可能是脑卒中病因评估的重要部分。

脑卒中病因的基本评估包括:全面的查体和神经系统检查、脑成像检查(CT、更推荐 MRI)、心电图、非侵入性颈动脉检查和超声心动图(参见第 5 章,影像学技术)。可能发生心源性栓塞的患者,有必要进行 24h 心电图监测,较长的监测时间(如使用可植入事件记录器)会提高诊断率。经食管超声心动图检查可提供左心房、二尖瓣和主动脉弓的清晰影像。如果有反常栓塞的可能性,则超声心动图应包括一项发泡试验以评估是否有从右到左的分流,也应经常进行深静脉血栓的监测。CT 或 MRI 血管造影可显示大血管闭塞、狭窄或分离的出现。偶尔也会选择常规的数字减影血管造影,尽管这项检查越来越多地用于血管内介入治疗。

年轻患者中,评估经常包括高凝状态的监测、血管炎或风湿病(如系统性红斑狼疮)的筛查。

儿童和青年脑卒中

脑卒中可发生在任何年龄,而且是导致儿童和青年人失能的重要原因。大多数脑卒中病例,约 40%～50% 没有发现明显的危险因素,例如心源性栓塞来源和动脉粥样硬化。这些患者应进行彻底的脑卒中病因调查。框 18-3 给出了可能的原因。凝血障碍可能是遗传性或后天获得性的,可能占青年血栓性脑梗死病例的 20%。抗凝血酶因子Ⅲ、蛋白 C 和蛋白 S 缺乏症是最重要的凝血疾病之一,因为这当中的每一种物质都是天然存在的抗凝血系统的组成部分。这些凝血疾病均需要长期服用华法林抗凝治疗。

框 18-3　儿童和青年脑卒中的原因

脑栓塞	药物诱发性
颅外动脉创伤	血管炎
血栓栓塞性阻塞	凝血疾病
剥离	凝血因子Ⅲ缺乏症
蛛网膜下腔出血	蛋白 C 缺乏症
动脉瘤	蛋白 S 缺乏症
动静脉畸形	同型半胱氨酸尿
镰状细胞贫血	口服避孕药
血管病	产后
烟雾病	药物诱发性
系统性红斑狼疮	

颈动脉夹层可以发生在轻微或没有先前创伤的情况下,并在大脑中动脉区域导致脑卒中。颈椎快速整脊操作也可能会引起椎动脉夹层。

多种血管炎也可能引起脑卒中,其中一些是多系统自身免疫性疾病的一部分,例如系统性红斑狼疮。遗传性高半胱氨酸尿症也是导致青年脑卒中一个不常见的原因,它可使个体更易患早期动脉粥样硬化。最后,据报道脑卒中也是怀孕期间或产后偶见的并发症之一。

脑卒中急性期管理

脑卒中急性期管理的目标是:①通过溶栓或神经保护来限制或逆转神经损伤;②监测和预防继发性脑卒中并发症,如颅内压升高。

重组组织纤溶酶原激活剂静脉溶栓是一种公认行之有效的治疗方法,脑卒中发病后尽早给予溶栓治疗是最有效的[12,13]。溶栓治疗在脑卒中后 4.5h 内给药均有效[14]。机械取栓对发病后 6h 内前循环近端大动脉闭塞的患者有效[15-17]。早期快速溶栓在不断提升,并且最近的创新包括使用可放入救护车的移动 CT 扫描器,加快患者医疗救助的速度[18]。

开发一种有效的神经保护剂仍然是脑卒中急性期救治的主要目标之一,但至今远未成功。控制血压、发热和高血糖被证明可以改善急性期脑卒中患者的结局。

兴奋性毒性在梗死周围半暗带神经元缺血坏死中扮演着重要的角色。即将死亡的神经元会释放出兴奋性氨基酸,尤其谷氨酸,这些氨基酸激活细胞膜通道,使钙积聚在受伤但尚未死亡的细胞内并达到毒性水平。细胞内钙的升高引发神经元内一系列神经化学递质的变化,这些神经元产生自由基并导致细胞死亡。尽管在动物模型中证明有效,但谷氨酸受体拮抗剂和自由基清除剂用于脑卒中急性期患者的临床试验结果却令人失望。

脑卒中二级预防

脑卒中二级预防包括多方面努力降低危险因素,除了使高血压、糖尿病等相关医学危险因素的治疗达到最优化以外,还包括行为改变,例如戒烟、有氧运动和饮食结构改变[19]。

药物治疗以及间或必要的外科手术治疗是脑卒中预防的关键组成部分。

抗血小板药物用于缺血性脑卒中的二级预防，适合大多数患者。阿司匹林（剂量为 50~325mg）可使脑卒中发生率降低约 25%[20]。胃肠道毒性（出血、消化不良）是阿司匹林最常见的副作用，其次是过敏。

氯吡格雷是另一种抗血小板药，作用机制与阿司匹林不同。临床试验提示其预防脑卒中的功效与阿司匹林相当，但价格较贵。虽然氯吡格雷的使用偶可发生血栓性血小板减少性紫癜的副作用，但一般耐受性较好。氯吡格雷与阿司匹林在脑卒中早期联合应用有效[21]，但长期联合应用似乎提高了出血并发症的风险，却并不会继续降低脑卒中发病的风险[22]。噻氯匹定是一种有着相似功效的相关药物，但可以引起中性粒细胞减少症，因此很大程度上已经停用[23]。

另外一种药物双嘧达莫，单独服用也有效，但通常作为与阿司匹林（Aggrenox，脑康平）固定剂量合用的一部分。一项欧洲大型临床试验显示同时服用阿司匹林和双嘧达莫比单独应用阿司匹林疗效更优，其联合应用可使脑卒中风险降低 37%[24]。最近一项研究显示双嘧达莫与阿司匹林联合应用和单独应用氯吡格雷相比未能显示疗效上的任何差异[25]。理想的抗血小板药选择的不确定性仍然存在[26]。

即使应用抗血小板药也会发生脑卒中。预防性抗血小板治疗在脑卒中患者的应用目前尚无共识，临床常用阿司匹林联合双嘧达莫治疗替代阿司匹林单药治疗，或氯吡格雷替代阿司匹林单药治疗。

华法林用于预防脑卒中通常仅限于心房颤动或其他已知心脏或其他栓塞来源的患者。大多数情况下，INR 值的目标值为 2~3，特定类型机械性心脏瓣膜患者 INR 值的范围可以更高。新型口服抗凝剂如达比加群、阿哌沙班、利伐沙班和依多沙班，在心房颤动或心源性栓塞脑卒中患者预防中是华法林的有效替代品，且不需要像华法林那样进行频繁的实验室监测[27-28]。这些新药比华法林价格昂贵，增加了一些患者的经济负担。

他汀类药物已证明可降低脑卒中复发的风险，通常列为二级预防的一部分，无论是否存在高脂血症都应服用[29,30]。

颈动脉内膜切除术可降低患有单次或多次短暂性脑缺血发作（TIA）、同侧颈内动脉狭窄达 70% 或更高的患者的脑卒中风险[31]。

狭窄 50%~70% 的患者，如果有症状，即患有 TIA 或与颈动脉病变同侧的脑卒中，可以考虑进行手术。无症状性颈动脉狭窄患者的颈动脉内膜切除术缺乏证据，建议狭窄 60%~99% 的无症状患者也考虑手术[32]。

颈动脉支架越来越多地用作颈动脉内膜切除术的替代方法。关于比较颈动脉支架置入术和颈动脉内膜切除术的随机对照研究的荟萃分析显示，年龄 70 岁以上的患者发生与支架置入术相关的围术期脑卒中或死亡的风险较高，而 70 岁以下的患者则不然[33]。

急性期康复

脑卒中幸存者的康复在全球有不同的模式。在许多欧洲国家，卒中单元将急性期脑卒中管理和之后的强化康复治疗整合在同一病区。关于卒中单元的研究一致表明，与普通病区相比，转归较好[34]。值得注意的是死亡率的改善均与并发症的预防和/或早期认识以及早期介入有关[35]。

在美国，脑卒中急性期治疗经常会在大约数日内迅速过渡到康复治疗。尽管如此，很重要的是，康复不应被视为单独的治疗阶段，仅在急性期临床干预结束后开始，而应作为临床医疗管理中不可或缺的一部分，贯穿于整个疾病管理的始终：急性期治疗、急性期后治疗和回归社会。尽管对疾病的诊断和医疗是早期治疗的重点，但同时应有康复措施的介入。这些措施从本质上讲，多数是预防并发症，如偏瘫、昏睡和大小便失禁患者极易发生压力性溃疡，应精心采取措施防止皮肤破裂，包括避免皮肤潮湿、应用足跟保护夹板、勤翻身以保持适当姿势、日常检查和皮肤清洁[36]。

许多急性期脑卒中患者存在吞咽障碍，有发生误吸和肺炎的风险（参见第 13 章：言语、语言、吞咽和听力康复）。健康人误吸通常会引起剧烈咳嗽，但多达 40% 的急性期脑卒中患者经历过隐匿性误吸。防止误吸以及由此引起进一步吸入性肺炎的措施，包括神志不清的患者避免经口进食。即便是神志清醒的患者，在开始经口进食或饮水之前应仔细进行吞咽功能的评估。该筛查性的评估可以由医师或护士在床边进行，患者喝一小杯水，观察是否有咳嗽或音质的变化[37]。如果可疑误吸，应行吞咽造影检查或软管内镜吞咽评估（flexible endoscopic evaluation of swallowing，FEES）。急性期应留置鼻胃管或胃造瘘管。平卧于床上的患者有相当大的反流和误吸风险，应保持床头抬高[38]。

18

脑卒中后，膀胱控制功能常受损，最初多为低张力膀胱伴溢流性尿失禁。如果留置导尿管，应尽快拔除，并仔细监测以确保排尿功能的恢复。对于较为少见的脑卒中后持续尿潴留的患者，间歇性导尿比留置尿管更合适[39]。

偏瘫患者因活动减少而发生挛缩的风险很高。早期阶段如果出现痉挛，会因为持续四肢姿势异常促进挛缩的加重。制动的危害可以通过规律的被动牵伸和关节全范围活动来改善，建议最好每天至少两次。尽管手部固定夹板的使用仍较广泛，但研究未能证明其实用性[40-41]，这些可被视为干预措施的一部分，但应定期重新评估以确定是否需要继续使用。

下肢深静脉血栓（deep vein thrombosis，DVT）形成的风险很高，尤其在偏瘫患者。因此，每个患者都应采取措施预防 DVT，如皮下注射低分子肝素或外置气动压缩靴。

早期活动有助于降低 DVT、失用综合征、胃食管反流、吸入性肺炎、挛缩形成、皮肤破裂和直立性低血压（直立耐受不能）的风险。积极的心理因素也是有益处的。具体的训练任务包括床上体位转换、坐起、床椅转移、站立和行走，还包括自我护理，如自己进食、梳理和穿衣。这些活动的时机和进程取决于患者的状况。虽然直觉上应尽早开始这些活动，但 AVERT 试验发现，非常早期的活动（如脑卒中后24h 内）反而预后可能较差。因此，根据此时间范围来安排患者活动是明智的[39]。

康复评估的项目

脑卒中长期康复需求应在发病后的几天内进行评估。多数脑卒中幸存者将会从急性期康复医院或卒中单元（即住院康复机构，或称 IRF）中受益，纳入康复项目的标准见框 18-4。有些脑卒中患者更适宜进行亚急性期康复程序（基于专业护理机构，或称 SNF），在较长时间内，进行较低强度的康复计划和较低程度的医疗监管。这些康复计划更适合因发病前身体状况（如痴呆）而不太可能返回家庭，或太虚弱而无法接受强化康复训练，或神经系统损伤太严重无法住院康复治疗的患者。美国心脏学会《脑卒中康复指南》推荐，与 SNF 相比，符合 IRF 条件且有机会进入 IRF 的脑卒中幸存者应首选 IRF[42]。部分失语、视力减退或轻瘫等单一功能受限的患者，更适合在门诊或家庭护理机构接受康复治疗。

框 18-4　综合康复计划的准入标准

稳定的神经系统状态

持续存在的严重神经功能缺损

明确存在的失能至少影响以下两项：

行动能力、自理、交流、肠道或膀胱控制、吞咽

足够的用来学习的认知功能

足够的与治疗师互动的能力

能够耐受积极康复计划的体能（每天至少 3h）

可达到的治疗目标

脑卒中恢复

代偿、恢复和康复

从历史上看，康复主要集中在代偿技术的指导上，例如用拐杖走路、踝足矫形器（AFO）的应用或单手穿衣技能等。随着人类对成年人大脑可塑性和康复干预促进恢复的能力的认识日益提高，旨在使神经功能获得最大化恢复的治疗手段正在不断增加（参见第 61 章，神经修复与可塑性）。这些方法在某种程度上相辅相成，因为康复的目标是最大化恢复神经功能，并教会患者代偿性方法以解决任何残留的缺陷。脑卒中早期阶段常常需要大量的努力去改善患者功能，虽然看起来很有希望，但益处仍然难以评估。由第三方支付费用限制了康复时间和强度，从而导致临床上继续偏重于代偿的方法，即使有证据表明实现部分神经系统康复的希望不断增加。在当前的卫生保健环境下，解决这种紧张关系仍然存在问题。

病损的恢复

偏瘫和运动恢复是所有脑卒中引起的病损中研究最多的，多达 88% 的脑卒中急性期患者伴有偏瘫[43]。多数偏瘫患者上肢比下肢更容易受累，并且上肢功能性运动恢复的程度小于下肢。产生这种情况的原因有很多，最重要的原因可能如上所述，缺血性脑卒中多发生在一些特定的血管走行区。更具体地说，发生在 MCA 区域的脑卒中比仅发生在大脑前动脉区域更为普遍。MCA 高血流量以及较多易于栓塞的直接路径可能是 MCA 区经常发生脑卒中的基础原因。在 ACA 区域梗死的患者，与上肢损伤重于下肢损伤的通常模式相反，上肢远端的运动功能

得以完好保留。

　　造成上下肢功能恢复差异的另一个因素是上下肢功能需求明显不同。如果下肢能够保持伸展的姿势并进行一些粗大的自主运动,则可以合理地行使其功能。相比之下,上肢依靠精细的手部灵活运动控制来完成功能性任务,粗大运动(通常在上肢的近端部分得到恢复)不会产生实质性的功能水平提升。

　　脑卒中发病时手臂无力的严重程度和手部运动恢复的时间都是上肢最终运动恢复的重要预测指标[44-47]。发病时手臂完全麻痹或到 4 周时仍没有可测量的抓握力时,实用手功能恢复的预后很差。但是,即使在那些发病时出现严重手臂无力的患者中,也有多达 11% 的患者可以恢复良好的手部功能。还有一些其他的规律可以总结出来。对于 4 周内手部运动有一定恢复的患者,多达 70% 的患者会完全恢复或恢复良好。完全功能恢复,如果能够达到,通常会在发病后 3 个月内完成。影像学研究表明,皮质脊髓束的病变程度可预示恢复潜力[48,49]。使用经颅磁刺激引起运动反应的能力也可作为另一项预测恢复的指标[50,51]。但是,这些脑成像和神经生理学参数还尚未进入广泛的临床应用。

　　"哥本哈根卒中研究"详细描述了运动恢复的模式[52],总结数据如图 18-1 所示。95% 的脑卒中患者在发病后 11 周内神经系统水平达到了最佳。症状越轻恢复越快,症状重的平均在 15 周内神经系统水平达到最佳。运动恢复的过程在进行性改善的早期阶段后进入平台期,6 个月后仅发生少量可测量的改善[53]。然而,一些随意运动出现明显部分性恢

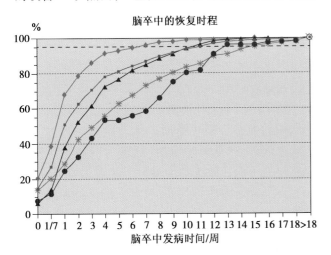

图 18-1　以达到最佳神经功能的患者的累积百分比显示脑卒中幸存者恢复的时程。患者按照发病时的严重程度分组:◆轻度;▲中度;*重度;●非常严重;■表示所有患者的恢复时程

复的脑卒中患者,恢复可能会持续更长一段时间。当然,功能恢复因人而异,非常重要的是,不要将这些数据误认为是固定路线。即使在卒中后数年,脑卒中患者的明显的慢性稳定的运动障碍仍可通过强化运动计划来改善,这一发现也为寻求确定合理的运动康复治疗终点的临床医师带来了难题。

　　约 1/3 的急性期脑卒中患者伴有失语,相当一部分患者会改善(参见第 13 章,言语、语言、吞咽和听力康复)。脑卒中后 6 个月或更长时间,只有 12%~18% 的患者伴有可识别的失语症[54-55]。语言功能恢复的时程较慢,比运动能力的恢复过程漫长得多,有时候这种改善可持续一年以上[55]。恢复进程取决于语言障碍的性质,具有大面积半球病变的 Broca(非流利)失语症患者的恢复往往很少,而具有较小病变(如局限于额叶后叶)的患者通常发展为轻度失语症,表现为命名不能和找词困难。完全性失语症患者(理解和口语表达均受影响)倾向于缓慢进步,理解力的改善通常优于表达能力。最初具有完全性失语症的脑卒中患者的交流能力在较长时间内会有所改善,最长可达发病后一年或更长时间。病变大的完全性失语症患者可能仅显示轻微的恢复,但病变较小的患者可能会大大改善。Wernicke(流畅性)失语症的语言恢复情况各异。

　　偏侧忽略通常会发生在右顶叶大面积梗死的患者,导致对左侧空间内的物体和动作的注意力不足。在一些情况下,可能与缺乏对病损(如偏瘫)的认识有关,称为失认症。严重时,甚至缺乏对左侧身体的认识。偏侧忽略的恢复通常会较大但不会完全恢复,似乎一般遵循与卒中后偏瘫类似的成比例恢复的模式[56]。

　　大约 20% 的患者有视野缺损,一般来说脑卒中后视觉改善程度不高。如果视野缺陷持续超过几个星期,后期恢复的可能性就更小了。

神经功能恢复机制

　　脑卒中后神经功能恢复在发病后很快就开始了,这与多种机制有关(参见第 61 章,神经修复与可塑性)。脑卒中后数天到数周内出现的改善包括缺血性半暗带区的功能恢复,水肿和相关占位效应的消退。与早期解决方案时间上重叠,并持续数月的是大脑可塑性和大脑皮质功能重组的过程。动物和人体功能性磁共振成像(fMRI)以及其他技术的研究均显示了与可塑性相关的大脑皮质图谱的改变。运动学习和运动恢复的过程之间存在相似性,并且

18

这些过程之间可能存在一些重叠。有着明显的稳定缺损的慢性期脑卒中患者，通过强化训练所观察到部分或全部运动功能改善可能是运动学习的结果，而不是"运动恢复"本身[57]。

大脑可塑性受使用的影响很大，如动物和人体试验所示。关于如何确定最佳的训练程序从而达到最大限度运动功能恢复的研究正在进行[58]。运动功能一直是大部分脑卒中研究的重点，这方面建立的许多原理也可以应用于脑卒中引起的其他神经系统损害中（有关神经可塑性的更多细节，参见第61章）。

脑卒中所致特殊障碍与康复

认知与交流

诸多因素会影响脑卒中后认知与交流的恢复，包括病灶大小、部位、既往病史如脑卒中史（单次或多次）、痴呆或其他神经系统疾病，特别是一些老年卒中患者，发病前普遍存在未被诊断的认知功能下降。

谵妄在脑卒中急性住院期也很常见，可由感染、睡眠紊乱、体液或电解质紊乱、药物副作用引起。尽管任何年龄段的脑卒中均可能出现谵妄，但老年患者发生谵妄的危险性更高。

谵妄通常是可逆的，应识别谵妄以便治疗其潜在病因。预后的判断不应取决于对脑卒中直接相关的缺损程度的错误印象。

脑卒中还会影响患者保持警觉和专注的能力。大面积的半球梗死和脑干某些损害都会使患者出现嗜睡。兴奋剂（如右旋苯丙胺、哌甲酯、莫达非尼或阿莫达非尼）经常被用于治疗嗜睡，具有一定的效果。大多数脑卒中后觉醒水平降低的患者通常会在数天或数周内明显改善。

床旁精神状态评估是每位脑卒中患者评估的重要组成部分。Folstein 等人制订的简易精神状态检查量表（the mini-mental state examination，MMSE）[59]是一个十分有用的床边评估工具，可以快速筛查一系列精神认知障碍，效度良好，但与蒙特利尔认知评估量表（MoCA）相比，MMSE 对视觉空间和执行功能障碍的评估不敏感[60]。美国国立卫生院脑卒中量表（NIHSS）是另一种广泛使用的量表，包括一部分认知与语言功能的评估。正式的神经心理学测试可能有助于进行认知与语言功能的全面评估，但最好在脑卒中患者完成部分康复并达到稳定水平后再进

行。知觉损伤，初级感觉系统完好无损、但感官信息的处理却受到损害，在脑卒中患者中也很常见，特别是（但不限于）那些非优势半球病变者。严重情况下出现左侧空间忽略，可能伴有右侧凝视。更细微的损伤可能需要正式测试才能判别，常用的床边视觉忽略测试包括：字母划销任务、画钟或图形绘制或二等分线段测验。

偏侧空间忽略可能会更多地影响某些形式的刺激，例如视觉、触觉或听觉。治疗通常包括视觉和/或言语提示的使用，包括让患者学会口头提示自己向左侧看。有时在眼镜上应用 Fresnel 棱镜将图像进一步向右移动，以便诱导移除棱镜后仍然存在的持续适应，小范围研究支持这种方法的实用性[61]，但该技术目前尚未广泛使用。初步研究发现非侵入性脑刺激如重复经颅磁刺激（rTMS）[62]或 θ 节律暴发（theta-burst）式刺激有效[63]。

右顶叶脑卒中通常也会导致结构能力缺损，患者可能无法复制或绘制简单的图形（或省略左侧的元素）。其他床旁的知觉功能测试包括无法识别手掌书写（体表图形觉），无法识别手里的物体（实体觉缺失）以及同时双侧皮肤或视觉刺激消失。

疾病失认，即缺乏识别脑卒中所造成缺陷的能力，右顶叶病变患者很常见，可能包括对偏瘫的认识不足，缺乏对继续住院的必要性判断，严重情况时无法识别自己的偏瘫肢体为自身肢体。

"失用症"一词是指当基本运动和感觉功能明显保留时，个人无法执行意向性运动。失用是运动计划障碍，而不是协调（如共济失调）或力量控制（如偏瘫）的问题。一个人如果没有瘫痪，仍无法按照命令执行任务（如"梳头"或"挥手告别"），可能会发现是意念运动性失用。这种类型的失用症在优势半球卒中个体中最为常见，非优势侧顶叶病变的患者可能出现穿衣失用。

脑卒中后会发生各种行为变化，反映出大脑解剖结构的损害。额叶受损个体会出现注意力下降和意志缺乏，严重额叶病变（通常为双侧），严重的意志缺乏可能导致无动性缄默。淡漠很常见，表现为对自身缺乏关注，对朋友或家人的了解和关心也下降。

脑卒中后注意力和执行功能的缺陷非常普遍，其发生与额叶、顶叶或颞叶病变有关。脑卒中患者可能表现出对一项任务保持注意力的能力降低，也无法顺利从一项任务切换到下一项任务，或者无法过滤掉环境中的不重要刺激，从而导致注意力涣散。

注意力缺陷往往被误解为记忆障碍,因为没有注意到所提供的刺激和信息的个体过后也无法回忆。

痴呆,特别是较轻的痴呆,可能在卒中前就已存在。而在疾病恢复初期,临床医师往往不能识别和诊断。

脑卒中本身可能引起多发性梗死性痴呆,具有多个病灶的患者(尤其双侧)更易显示出痴呆的特征。大量研究表明在有卒中病史的患者中、具有更广泛白质改变者罹患痴呆的风险更高。

脑卒中后抑郁很常见,下文将更详细地讨论。卒中后多达 20% 的患者发生情绪不稳,右半球病变患者更常见。情绪不稳定的个体常常无法控制或抑制其对常见环境刺激的情绪反应,即使卒中患者意识到这种反应是不恰当的,也可能非常容易哭泣或大笑。情绪不稳定(有时称为"情绪失控")往往被误认为是抑郁症。对卒中患者及其家属的教育尤为重要。许多人发现,只要了解其病因,他们就可以合理地耐受这些症状。情绪不稳定会随着时间推移而逐渐改善,可能对右美沙芬/奎尼丁或选择性 5-羟色胺再摄取抑制剂(SSRI)抗抑郁药的联合应用有部分反应[64-66]。

交流障碍

交流是一项复杂的功能,包括对信息的接收、中枢处理以及信息的表达(参见第 13 章)。语言作为交流的中介,由一个符号系统组成,这些符号被组合在一起,以传达思想,即字母、单词或手势。语言障碍称为失语症,其存在反映了优势半球的异常。另一个术语言语指的是涉及口语产生的运动机制,即呼吸、发声和发音。发声障碍和构音障碍均属言语障碍。音调和语调(韵律)在交流中也很重要,在右半球脑卒中后可能会受损。

目前有许多种失语症分类方法。最简单的分为两类:运动性失语(有时称为非流利、表达性或前部失语),以非流利性言语为特征;感觉性失语[有时称为流利性、接受性、后部失语或韦尼克失语(Wernicke aphasia)],其特征是流利性言语(表 18-2)[67]。命名性失语是失语症中较轻的一种,突出表现为难于回忆正确的单词或名称。简单的床旁检查可以使临床医师对交流障碍进行分类。表 18-3 提供了失语症床旁评估期间通常要解决的问题,可以使用正式的失语症检查量表对患者进行全面评估。框 18-5 总结了常用的失语症检查量表。

表 18-2　失语症的分类

分类	流利度	理解	复述	命名
完全性失语	差	差	差	差
布罗卡失语	差	好	多变	差
孤立性失语*	差	差	好	差
经皮质运动性失语	差	好	好	差
感觉性失语	好	差	差	差
经皮质感觉性失语	好	差	好	差
传导性失语	好	好	差	差
命名性失语	好	好	好	差

* 经皮质混合性失语(译者注)。

经 Springer:Brandstater ME 许可改编。Basic aspects of impairment evaluation in stroke patients. In:Chino N,Melvin JL,eds. *Functional Evaluation of Stroke Patients*. 1st ed. New York:Springer-Verlag;1996:9-18。

表 18-3　失语症床旁评估

问题	临床检查
患者能理解吗	发出口头指令;要求患者指向对象
患者能说话吗	要求患者给物体命名,描述并计数。倾听自发语
患者能复述吗	要求患者复述单词
患者能阅读吗	给予文字指令
患者能书写吗	要求患者抄写或听写单词

框 18-5　常用失语症的检查

常用的正式失语症测试

- 波士顿诊断性失语症检查[14]对在特定患者中观察到的失语症特征进行分类,还提供了失语症严重程度的评分,可以与一般的失语症患者进行比较[24]
- 西方失语症成套测验[25]与波士顿测验有些相似。它测量自发语的各种参数,检查理解、流畅性、物体命名和复述。有总得分,称为失语商,是衡量失语症严重程度的指标
- Porch 沟通能力指数(PICA)与其他测试的不同之处在于,它评估语言、手势和图形反应。其格式非常结构化,必须由经过培训的专业人员进行。可提供有关语言障碍细节的有用的统计性总结,以及结果预测
- 功能性沟通交流量表[26]提供功能沟通交流的总体评级,它不是诊断性测试。评分表明严重程度,可以作为恢复判断的有用指标

语言治疗是基于对患者认知与语言能力,以及病损的详细评估。康复介入早期,治疗师重要的是帮助患者建立一种可靠的方法,以进行是/否的基本交流。然后,根据患者具体病损情况过渡到采用特

18

定的治疗技术。

特定技术已被描述为能够改善理解、单词、音素检索以及可以补充言语交流的手势等。有功能的交流恢复可能比运动恢复的过程更久，脑卒中后 6～12 个月以及往后也可以看到有意义的改善。一项荟萃分析提示言语疗法对失语症有效[68]。然而，Cochrane 的综述却没有足够的证据支持这种结论[69]。近期已确定了强度反应效应，治疗强度与更大改善相关[70]。较新的治疗方法，包括强制诱导失语症治疗（对于脑卒中有困难的言语任务进行强化练习，避免使用非言语交际）显示出一定的益处[71,72]。

视觉缺损

视野缺损在 MCA 或脑后动脉分布的脑卒中患者中很常见。除了床旁视野检查后，还包括同时性消退（extinction）检查，是康复治疗临床评估的一项重要内容。更正式的视野检查证明可能对特定患者有用。单独视野缺损没有空间半侧忽略的患者，一般教会进行有效的视野代偿。基于计算机视觉恢复治疗的初步报道[73]，还未在更严格的方法中复制应用[74]。

脑干卒中可引起眼外麻痹和相关复视。修补通常对控制复视有用。适当时可在眼睛之间交替贴片，以进行眼外运动并促进麻痹的眼肌恢复。

吞咽障碍

吞咽障碍可能会影响 40% 的单侧半球性脑卒中患者[75]，并且是发生肺炎和吸入性肺炎的重要危险因素（参见第 13 章）。它通常具有良好的预后[76,77]，但对于有脑干病变或双侧半球性脑卒中的患者可能更为严重和持久[78]。

吞咽障碍可能单独影响吞咽的口腔准备期和咽期，或兼而有之。对患者的床旁评估包括观察吞咽过程中嘴唇、舌头、脸颊、颚的功能、喉头的抬高情况以及语音质量。让患者在床边吞咽少量水（30～90ml）可提供有关口腔控制，吞咽及时性，是否有湿声以及有无咳嗽的大量信息。昏睡患者由于意识水平的改变，经口摄食不安全，应等其清醒再行评估。

如果初次筛查提示吞咽障碍，通常建议由言语和语言病理学家（或在某些机构中由作业治疗师完成）进行更广泛的床旁评估。一些患者隐性误吸（不咳嗽），床旁评估的总体结果应指导关于更广泛评估的决策[79]。吞咽造影检查（video fluoroscopic swallowing study, VFSS），也称改良吞钡造影，提供了有关吞咽机制的详细信息，并可以直接可视化观察误吸。此外，改良的食物稠度（如增稠的液体）和代偿性吞咽方法，如点头吞咽可以在吞咽造影检查中进行测试，以确定它们是否可以导致更安全的吞咽。

吞咽纤维内镜检查评估（FEES）是另一种技术，可以更直接地观察吞咽过程，并且在某些情况下被用作 VFSS 的替代方法，特别是在 VFSS 不可用（如在疗养院）或后勤上不可行（患者由于医疗上的原因无法因转移到放射科进行 VFSS 检查）。尽管 FEES 不能直接观察到误吸，但它确实提供了大量的信息，可补充床旁检查并避免 VFSS 带来的辐射暴露。

代偿和恢复策略均对吞咽障碍有用。改变食物稠度（如浓浆食物或增稠的液体），物理方法（如控制食团的大小和运行节律）或使用点头吞咽、两次吞咽等被广泛使用。随着时间推移，这种吞咽练习似乎可以改善功能，并可以增强自发恢复的进程。

对于不能安全吞咽的患者，建议使用鼻胃管、胃造瘘管或空肠造瘘管进行肠内喂养。这些导管都不能完全有效预防吸入性肺炎，部分原因是口腔分泌物可能是吸入性肺炎的来源，而不是喂养。鼻胃管和胃造瘘管均允许通过胃食管反流机制产生误吸，尤其当患者平躺在床上时。饲管的选择取决于几个因素，包括患者的喜好，饲管的预期使用时间和手术相关风险。鼻胃管因频繁移位、导管阻塞和患者不适而经常被证明对长期喂养存在问题。因此，如果预期使用饲管的时间较长，则胃造瘘管通常会受到青睐。虽然大多数半球性卒中患者可以恢复良好的吞咽功能，脑干病变或双侧半球病变者可能恢复较慢，部分需要无限期使用饲管。一些患者虽然恢复了吞咽足够食物的能力，但尚不能够饮用足够液体以维持充足水分供给，这种情况下，可能仍需要饲管短期或长期补充液体。

令人吃惊的是，因卒中康复而入院的患者中营养不良的数量很多，一份报告显示高达 22% 的患者存在营养不良[80]，老年患者卒中前可能处于临界营养状态。如果在急性期康复期间未进行严密监测，其体液和营养状态可能会进一步受损，原因包括吞咽困难、对他人喂食或管饲的依赖、对食物缺乏兴趣、抑郁以及沟通问题。即使是看上去警觉的患者，营养不良和脱水的风险也是非常现实的（尤其限制饮食，意志缺乏或注意力缺陷的老年人）。所有患者应密切关注液体、蛋白质以及总卡路里摄入量和体重。可能需要开具口服营养补充剂处方，如果患者持续摄入量不足，则可能需要肠内管饲。

运动障碍

力量、爆发力（能产生力量的速度）、运动控制和协调、肌张力和平衡都可能因脑卒中受到影响。肌力评估最广泛使用的临床量表是医学研究委员会（MRC）的 6 分量表，从 0~5，其中 0 表示完全瘫痪，3 表示完全克服重力移动肢体，5 表示正常力量[81]。该量表可用于对下运动神经元病变或肌病患者的肌力进行分级，但对评估脑卒中患者却存在问题。脑卒中患者通常是一个肌群在不同程度上激活，与肢体的位置和协同肌肉的共同激活有关。脑卒中患者在抓握时可能会产生相当大的力量，与腕部和肘部弯曲相关，但单独选择性屈曲手指的力量要小得多。此外，此量表不能评估运动控制的能力，还可能会导致误解，例如患者可以产生相当大的力，但运动控制受限，MRC 得分为正常或接近正常。尽管存在这些缺点，但 MRC 仍然在临床医师中广泛使用，通常用限定性描述加以补充（如肘屈曲在 MRC 量表上为 4/5，呈屈曲协同模式，运动控制程度中度降低）。使用测力计[82]来测量力的产生需要更多时间，并且同样无法评估运动控制，在脑卒中瘫痪临床评估中作用有限。

Brunnstrom[83]采用了一种不同的方法来评估偏瘫患者的运动功能，根据运动恢复的阶段来评估运动模式并评估运动功能（表 18-4）[67]。尽管该评级可以非常快地进行，但该量表仅在广义分类中定义恢复。此外，并非所有的偏瘫脑卒中患者都依次经历这些"阶段"，有些患者在恢复过程中跳过了某些阶段。由于这些原因，该量表尚未获得广泛的临床或研究应用。

表 18-4　Brunnstrom 运动功能恢复分期

分期	特征
1 期	肢体无主动活动
2 期	出现痉挛，出现微弱的基本的屈伸肌共同运动
3 期	痉挛显著，患者可主动活动肢体，但所有肌肉运动均为共同运动模式
4 期	患者开始出现脱离屈曲和伸展共同运动模式的选择性主动肌肉活动
5 期	痉挛开始减轻，大部分肌肉活动均为选择性的，并脱离了共同运动模式
6 期	可进行平滑的、相位式、协调良好的分离运动

经 Springer；Brandstater ME 许可改编. Basic aspects of impairment evaluation in stroke patients. In：Chino N, Melvin JL, ed. Functional Evaluation of Stroke Patients. 1st ed. New York：Springer-Verlag；1996；9-18。

尽管在上运动神经元病变患者中评估和解释肌力有局限性，但肌力确实与功能性任务的表现相关[84]。Fugl-Meyer 等设计了一个更详细、更全面的量表，其中对 50 种不同的动作和能力进行了评分[85]。该量表评估力量、反射和协调，并得出综合评分。Fugl-Meyer 量表是可靠的，重复评分反映了随时间推移的运动恢复。该量表的上肢部分在研究中被广泛使用，但是完成很费时，因此尚未被临床医师广泛采用。已经开发出各种其他运动量表来进行更全面的运动功能评估（而不仅仅是损伤），这些量表主要用于研究中，例如 Wolf 运动功能测试[86]、动作活动记录量表（MAL）[87]、上肢动作研究量表（ARAT）[88]等。

痉挛状态或肌张力是指检查者通过移动肢体被动牵伸肌肉时感觉到的阻力，如果牵伸速度变快，通常会增加（速度依赖性）。肌张力异常增加在偏瘫肢体中很常见，而痉挛严重的患者往往缺乏良好的运动控制。姿势和肢体位置等因素可能会影响痉挛状态，在测量肌张力时必须加以考虑。用于评估痉挛的量表的信度仍然有限，使用最广泛的是改良 Ashworth 量表（参见第 40 章，痉挛状态）[89]。大多数痉挛状态可以通过伸展和保持体位来保守治疗。在需要药物治疗时，可以使用口服抗痉挛药物（如巴氯芬或替扎尼定），但药物通常无效，并可能导致镇静或认知障碍。注射治疗的使用（主要是肉毒杆菌毒素，也可以注射苯酚或酒精）通常可有效降低痉挛，但并不能缓解运动控制方面的潜在障碍。偶尔受影响严重的个体可能会从鞘内巴氯芬泵中受益。

运动无力的治疗

早期阶段和支持治疗

脑卒中早期，偏瘫肢体可能完全瘫痪，并有发展成挛缩或神经压力性麻痹的高风险。该早期阶段的治疗应包括患者在床上的正确体位以及坐姿时手臂在轮椅槽中的支撑。当患者移动或转移到轮椅上时，应避免手臂受到牵拉。患肢所有关节应至少每天一次关节活动全范围的被动活动，防止挛缩。

如果肢体变得痉挛，经常缓慢牵伸有助于降低肌张力。痉挛通常在上肢屈肌中占主导地位，可使手腕和手指处于过度弯曲的恒定位置，而下肢处于过度伸展状态。静态腕手矫形器可能有助于将上肢关节维持在功能位，但不会减少潜在的痉挛[90]。踝

18

足矫形器（AFO）可能有助于控制下肢踝关节的功能位。

运动功能的恢复

脑卒中后数小时至数天内，运动功能恢复最明显。此期间提倡多种促进运动恢复的方法，包括传统方法，例如 Bobath[91] 提倡的神经发育技术，以功能为导向的运动训练（如练习转移和早期步行），以及最近关注的重复性任务导向训练。根据 FLAME 研究结果，一些中心使用选择性 5-羟色胺再摄取抑制剂（selective serotonin reuptake inhibitor，SSRI）来增强运动恢复[92]，尽管目前该治疗的更大的确定性临床试验还在进行。

运动康复的最佳时机和强度仍然不明确。VECTORS 研究发现，与常规剂量康复方案相比，早期采用结合了强制诱导运动疗法（CIMT）的大剂量上肢运动疗法实际上导致了较差的结果[93]。最近一项使用任务导向训练（ICARE）增加上肢治疗的研究未能证明比卒中后常规上肢治疗更具优势[94]。

任务练习是增强运动恢复的基础，其他一些技术也在研究，包括 CIMT、运动训练、机器人辅助康复、非侵入性脑刺激（经颅磁刺激、经颅直流电刺激）和干细胞疗法。

如最初所述，CIMT 利用强化的短期上肢训练课程（通常为期 2 周）以及重复性任务导向训练和行为塑形技术来增强上肢运动控制能力，并将其纳入行为库中。这种功能改善的潜在机制尚不确定。Taub（开发了该技术的人）最初设想该疗法能够克服肌力较弱肢体的"习得性失用"，认为患侧肢体存在运动功能改善的潜力，但并未纳入实际使用中[95-97]。采用经颅磁刺激识别皮质映射的变化[58]，并使用功能性磁共振成像（fMRI）观察到初级和辅助运动皮质的激活[98]，表明运动系统的皮质重组是该治疗效果的重要潜在机制。其他任务导向的练习也已显示出效果[99]，确定最佳运动方案的研究正在进行中。组织安排和成本方面的考虑限制了 CIMT 的可用性，同时 CIMT 也仅适用于较小范围的功能障碍。CIMT 的改进方案正在研究中，以便提供更易实施的可行治疗方案[100]。

与传统疗法相比，机器人辅助疗法训练具有多个潜在优势，它可以提供连续一致的治疗，并且特别适合于高度重复的运动。大多数机器人训练系统为尝试运动的用户提供助力，因此可供卒中后偏瘫更严重的患者使用。上肢器械已显示出在脑卒中的急性期[101,102]和慢性期[103,104]均有益。下肢机器人系统已开发用于步态训练，如下文所述（"运动疗法"）。尽管这些设备有望提供更有效的治疗，但当前这一代需要专业帮助（治疗师或助手）来设置患者治疗方案并监督治疗过程。除少数例外情况外[104]，尚未证明机器人疗法优于剂量相当的常规疗法（参见第 64 章）。

虚拟现实和游戏系统已作为另一种形式的治疗被提出，鼓励患者运动并提供反馈。一项荟萃分析发现了运动功能改善的证据[105]。随后的一项多中心随机对照试验未能证明与特定的上肢运动活动相比，特定游戏干预的益处[106]。但是考虑到将市售游戏系统用于康复的低成本和低风险，使用这些系统作为常规疗法的辅助手段来激发脑卒中患者的积极性是合理的。

肢体电刺激（有时称为治疗性电刺激或功能性神经肌肉刺激）从 20 世纪 60 年代开始就被用作偏瘫的一种治疗方法。最近的一些证据表明它某种程度上可能对恢复运动功能有益[107]。对于下肢，这些设备提供了踝足矫形器的替代方案，很受一些患者欢迎。

植入式电刺激系统已被开发用于下肢背屈不足，但目前在美国尚未在临床试验之外应用[108]。有关该疗法的更广泛讨论，参见第 54 章。

使用肌电图（EMG）信号的生物反馈已尝试用于改善卒中后的运动控制，试验结果好坏参半。有些显示了益处，但另一些则没有比对照治疗更好的结果。尽管一篇关于生物反馈临床试验的综述确实发现其略微有效[109]，但获益的程度却很小，在美国临床使用相对罕见。常规的肌电生物反馈包括记录来自测试肌肉的表面肌电，并使用肌电信号的听觉或视觉显示作为对患者肌肉活动状态的反馈。肌电信号补充了治疗师提供的常规再教育。通过靶肌肉的肌电信号触发治疗性电刺激的组合疗法是可用的[110]。在另一种方法中，已经开发了在表面肌电信号上中继以控制或触发设备的机器人[111]。

镜像疗法，通过镜子的使用来产生偏瘫上肢运动错觉，在小规模的研究中被发现是有益的[112]，荟萃分析也提示其有效性[113]。另一种更具侵入性的方法是迷走神经刺激结合上肢运动，是增强运动恢复的另一种潜在方法[114]。

运动疗法

脑卒中早期阶段，有些患者不能有效地控制躯干,而且偏瘫下肢的力量不足以维持行走时的直立姿势。这些患者应接受初步治疗,以发展粗大躯干控制,并进行姿势、平衡和重量转移至患侧下肢等早期步态训练。随着恢复的进程,脑卒中患者将获得更好的粗大运动技能和躯干平衡能力,并获得更大的腿部力量。尽管存在痉挛状态和无法选择性的激活单个肌肉,大多数脑卒中患者仍会行走,但许多人需要使用踝足矫形器或手杖,而且行走速度比以前慢。偏瘫不太严重患者的步态可能不对称,但患侧下肢不需要支撑。许多脑卒中患者需要手杖走路,通常是标准型手杖,也可能是四脚手杖,具体取决于患者的平衡障碍情况。尽管偏瘫患者经常无法有效使用助行器,但轻度轻瘫或其他与脑卒中相关的平衡障碍(如共济失调)患者可能会发现助行器更有用。

报道提示偏瘫患者可从加强步态训练中受益,该疗法包括在减重支撑运动平板上行走时使用绑带部分支撑体重(PBWSTT)[115,116]。利用绑带代替了较差的躯干控制,利用电机驱动运动平板进行力量运动训练。早期训练中,两三名治疗师协助患者控制躯干、骨盆和力量薄弱的腿。尽管对该方法的初步研究令人鼓舞[117]。但更大的随机对照试验(LEAPS 试验)发现该技术并未表现出比传统步态和平衡训练的优势[118]。在步行过程中减轻患者体重的其他设备包括使用天轨(如 ZeroG,Aretech,Ashburn,VA)或气动支撑(如 AlterG,Fremont,CA)的设备。

康复机器人已被建议作为 PWBSTT 训练的替代方案,部分原因是 PWBSTT 在治疗期间需要两名甚至三名工作人员协助。尽管已经证明了这种方法的可行性[119],但有证据表明,治疗师协助在运动平板上进行步态训练比机器人训练更有效[120]。而且,LEAPS 试验的结果指出任何情况下都不支持该人群中的 PBWSTT[118]。目前,在临床试验以外,几乎很少有证据支持 PWBSTT 方法。

感觉障碍和中枢性疼痛

脑卒中后的感觉障碍可伴有或不伴有运动障碍,尽管本体感觉丧失通常会导致运动功能下降,即使本身没有无力也是如此。丘脑病变可能会导致严重的对侧感觉丧失,并出现中枢性疼痛综合征。特别是涉及脊髓-丘脑-皮质通路的脑卒中,可能发生中枢性疼痛。疼痛通常在发病后几周开始,对常规止痛药(包括阿片类止痛药)的反应较差,并经常描述为烧灼样疼痛,虽然其他类型的疼痛也可能占主导。

皮质病变后可能保留了初级感觉模式,但是这些感觉可能有性质改变和程度降低。知觉障碍,常见于顶叶病变,表现为在同时进行双侧刺激时患侧刺激无法感知(消退),两点辨别觉下降,物体识别减低(实体辨别觉)以及对划在手掌的数字识别受损(图形觉)。

尽管研究了多种药物来治疗脑卒中后中枢性疼痛,但遗憾的是很少有专门治疗卒中后感觉丧失的干预措施。三环类抗抑郁药是研究的热点,但对一些患者没有良好的效果,并且还可能存在抗胆碱能的副作用(特别在老年人)。加巴喷丁或拉莫三嗪等抗惊厥药也显示出一定的疗效[121,122]。

脑卒中康复的结局与预后

脑卒中患者及其家庭、医护团队都将从准确的预后评估中受益,并帮助做出决策。生存预期、预期恢复程度以及康复后可能遗留的残障程度都是评估预后的重要因素。

考虑到大脑执行的各种复杂功能,脑卒中病灶位置和大小的可变性,评估技术的局限性以及许多基线因素对恢复的影响(如年龄、并发症、性格、应对能力以及社会因素),开发准确的预后评估模型会面临很大挑战不足为奇。

预测失能和功能状态

从康复的角度来讲,关键的康复结局是恢复功能和回归社会,康复计划的核心目的是最终减轻失能。因此,相当多的注意力集中在识别可预测患者功能结局的因素上,尤其步行和日常生活活动能力(ADL)方面。

腔隙性病变的预后通常极佳,尽管当病变位于关键位置时可能会出现明显的持续性功能缺陷。因血栓形成或栓塞而引起的大血管梗死,预后与病灶体积有关。病灶占颅内体积 10% 以上时,预后最差[123]。

虽然许多脑卒中患者最初无法独立行走,但发病后 3 个月内 54%～80% 患者可以恢复一定的步行能力(尽管经常需要拐杖或 AFO 的帮助)[55,124]。Gresham 等人报道的 Framingham 队列数据表明脑卒中长期存活者表现出良好的功能性活动能力恢复,其中 80% 具有一定的独立活动性[125]。

大多数卒中后遗留神经系统严重受损的患者最

初在基本的 ADL,包括洗澡、穿衣、进食、如厕、梳理、转移和步行方面均呈依赖状态。从事这些活动的能力通常以 ADL 量表和功能独立性量度表(FIM)[R] 进行评估[126]。随着恢复的发生,几乎所有患者的 ADL 功能均会得到改善。在大多数报道中,约47% ~ 76% 的脑卒中患者在 ADL 方面实现了部分或完全独立[127-129]。基本 ADL 量表(如 FIM)虽然对康复早期阶段的变化敏感,但对功能范围上限的敏感度却有限,即天花板效应。FIM 量表不能衡量工具性 ADL 水平(如准备饭菜或做家务的能力),但这是患者回归社会能力的重要组成部分。

大多数试图确定哪些因素可以预测 ADL 最终功能结局的研究者均使用了多变量分析。最有用的功能结局预测因素为初始 ADL 评估(最常见的是 FIM 评分)。其他重要变量包括年龄和坐位平衡。框 18-6 给出了预测康复结果的重要变量列表,并非所有这些因素都在每项研究中显示和去做统计分析进行结果预测。

框 18-6 ADL 不良结局的预测因素

高龄	视空间缺陷
并发症	心理精神问题
心肌梗死	二便失禁
糖尿病	初始 ADL 低分值
脑卒中严重程度	时间间隔:从发病到开始
重度虚弱	康复
坐位平衡不良	

ADL,日常活动能力。

年龄对康复结局的影响可能部分与常见并发症和功能损害有关,而不仅是年龄所致的结果本身。

直观地说,神经功能缺损越严重,功能预后越差,这似乎是合理的,但单独考虑神经功能缺损时并不一定结果如此。例如,对预测变量的分析未能表明,有感觉缺陷患者的最终结局要比感觉保留的患者差[130]。当将功能独立性作为感兴趣的结果预测指标时,初始 ADL 评估的严重程度通常是最终 ADL 功能恢复的更可靠预测指标之一。平均而言,较低 ADL 分数入院的康复患者功能预后不如最初以较高 ADL 分数入院的患者。尽管有许多其他因素影响患者出院的去向,但 FIM 分值>80 分的多数患者能出院并回归家庭[131]。

尽早开始康复是非常重要的。脑卒中康复结局的研究表明,无论脑卒中严重程度如何,患者尽早入院康复都会有更好的结局[132]。除了提高功能恢复之外,早期康复和训练还可以减少继发的并发症(如挛缩和健康恶化),还有助于调动患者的积极性。

社会变量

患有重度失能、需要最大限度的 ADL 帮助、肠道或膀胱功能失禁者,最有可能需要长期的机构护理[127]。虽然功能状况是决定患者出院去向的最重要因素,但心理社会因素、脑卒中前家庭成员互动[133]和有能力的配偶支持等均会影响患者是否能够返回家庭。家庭成员愿意并能够提供重要的身体护理照顾的支持性家庭可以在家管理严重失能患者。相比之下,失能轻得多但没有家庭支持的患者,如果不能完全独立,则可能需要机构护理。

临床医师面临评估单个患者的挑战时,预测功能结局的指南很有用,但由于多个变量相互影响,因此并不精确。社会心理因素的负面影响,可能导致被判断为功能预后良好的患者表现不佳。只有对患者的医疗、神经、功能和社会心理状况进行全面评估,才能做出最佳的预后估计。

康复期间的医疗管理

脑卒中康复患者并发症的发生率很高,这反映了患者人群的年龄及脑血管疾病通常是全身性疾病过程的一部分这一事实。这些疾病如果严重或管理不善,可能会干扰患者对康复计划的参与,并可能对结局产生反作用。同样,医疗并发症经常发生在亚急性康复期,影响多达 60% 的患者和多达 94% 的严重病变患者[134]。常见的内科和神经系统并发症见表 18-5[125,127-129],这里简要讨论一些重要且常见的疾病。

心脏疾病

在大多数患者中,脑卒中是系统性疾病(如动脉粥样硬化高血压、高血压性血管疾病或引起栓塞性卒中的心脏病)过程中的急性事件。多达 75% 的卒中患者可显示并存心血管疾病的证据,包括高血压(估计范围约为 50% ~ 84%)和冠状动脉疾病(多达 65%)[135]。另一组心脏疾病是通过心源性脑栓塞引起脑卒中,这些疾病包括心房颤动和其他多种原因引起的心律失常、瓣膜病、心肌病、心内膜炎或近期心肌梗死。

表 18-5 脑卒中亚急性康复期常见并发症

并发症	频率/%
内科类	
肺误吸,肺炎	40
尿路感染	40
抑郁症	40
肌肉骨骼疼痛,RSD	30
跌倒	25
营养不良	16
静脉血栓栓塞	6
压力性溃疡	3
神经系统	
中毒性或代谢性脑病	10
卒中进展	5
癫痫发作	4

RSD,反射性交感神经营养不良。
数据来源于:
Wade DT, Wood VA, Hewer RL. Recovery after stroke-the first 3months. J Neurol Neurosurg Psychiatry. 1985;48:7-13;
Feigenson JS, McDowell FH, Meese P, et al. Factors influencing outcome and length of stay in astroke rehabilitation unit. Part 1. Stroke. 1977;8:651-656;
Gresham GE, Fitzpatrick TE, Wolf PA, et al. The Framingham Study. Residual dis-ability in survivors of stroke. N Engl JMed. 1975;293:954-956;
Wade DT, Hewer RL. Functional abilities after stroke:measurement, natural history and prognosis. J Neurol Neurosurg Psychiatry. 1987;50:177-182;
Domboyy ML, Basford JR, Whisnut JP, et al. Disability and use of rehabilitation services following stroke in Rochester Minnesota, 1975-1979. Stroke. 1987;18:830-836。

伴随心脏疾病对脑卒中患者短期和长期存活以及功能预后均具有负面影响[136,137]。脑卒中亚急性康复期间经常发生心脏病的急性加重[136],常见问题包括心绞痛、无法控制的高血压、低血压、心肌梗死、充血性心力衰竭、心房颤动和室性心律失常。如果问题得到及时诊断并适当治疗,某一种并发症可能对患者恢复进展或结局影响很小或没有影响。但是,这些并发症往往确实会影响患者充分参与治疗计划的能力,充血性心力衰竭和心绞痛会降低运动耐力并限制床上翻身、转移和行走的能力。

尿路问题

脑卒中可通过多种方式影响泌尿功能,包括尿路感染、尿潴留和急迫性尿失禁。脑卒中急性期,由于精神状态改变或卒中对排尿的神经控制的直接作用,一些患者会出现尿潴留。发病前的排尿功能障碍,通常由男性良性前列腺肥大和女性压力性尿失禁引起,是脑卒中患者常见的并发症。由于发病后患者活动能力或沟通能力的下降,常常发展为更严重的问题。

脑卒中急性期经常使用留置导尿管进行导尿,虽然可以减轻急性尿潴留,但可能会导致尿路感染并干扰正常排尿模式的重建。对于不能自主排尿的患者,应尽快拔除留置尿管,并采用间歇性导尿代替。对于脑卒中后膀胱功能受损的患者,采用超声波进行无创性膀胱容量测量通常会很有帮助。

脑卒中患者尿潴留通常会很快消失,但许多患者会发生尿急和/或尿失禁。膀胱逼尿肌去抑制很常见,并导致尿频和尿急,在某些个体甚至导致尿失禁。抗胆碱能药物如盐酸奥昔布宁(ditropan)或托特罗定(detrol)可用于抑制膀胱收缩,但可能引起抗胆碱能副作用,如口干或意识模糊等。

肌肉骨骼疼痛和复杂性局部疼痛综合征

肩膀和手臂疼痛脑卒中后很常见,更易发生在疾病早期,数周到 6 个月之内,研究发现多达 72% 的患者受到影响,尤其那些患有严重偏瘫者[138]。最近研究报道的发生率较低,一项研究显示卒中康复单元 37% 的脑卒中患者自诉疼痛。这种明显的发病率降低[139],可能与加入了关节全范围活动训练的较密集、较早康复训练介入有关。

尽管有些患者发病前可能存在肩部疾病,例如肩袖肌腱炎,但大多数偏瘫患者的疼痛是由盂肱关节的半脱位、痉挛和挛缩的不同组合引起的。其中,肩关节半脱位为常见病因。然而,半脱位在肩部疼痛中的作用也有争议,许多患者可能发生半脱位而没有疼痛症状。

肩关节半脱位在体格检查时很明显,除非考虑其他诊断,通常无须影像学检查。脑卒中患者肩关节半脱位的治疗可以阻止随后出现的肩部疼痛[140]。某些肩部疼痛病例与肩胛带肌肉(如肩胛下肌)痉挛有关,尽管尚不清楚这是疼痛的真正原因,还是不相关发现。

上肢软瘫,查体明显半脱位或伴有任何肩部疼痛的患者,应在脑卒中后早期采取预防措施以减少发生肩部疼痛的可能。正确的姿势包括坐位时将上臂支撑在臂槽内或搁板上,转移时避免对手臂的牵拉。建议走动或站立时选择性使用支持性吊带,但经常使用会对身体平衡产生不利影响。

18

过度使用肩带可能会导致上肢使用机会的减少，减慢功能恢复并导致活动范围的丧失。如果出现痉挛引起疼痛，可以使用肉毒毒素或苯酚注射[141]。

上肢复杂性区域性疼痛综合征（complex regional pain syndrome，CRPS）（也称反射性交感神经营养不良或肩手综合征）的发病率仍存在争议。一些研究报告提出，根据临床诊断标准，CRPS 发病率高达 1/8，使用骨扫描标准为 1/4[142,143]。但这些数字似乎被夸大了，因为纳入了偏瘫患者上肢疼痛的其他原因，如肩关节半脱位以及一些中枢性疼痛综合征。预防措施很重要，包括经常关节被动活动、按摩脱敏以及在治疗中纳入偏瘫上肢的主动运动，这些措施都很有用，可以显著降低 CRPS 的发生（参见第 39 章，有关 CRPS 病例的治疗讨论）。

静脉血栓栓塞

大多数由脑卒中引起明显行动受限的患者均应接受 DVT 预防，包括使用低剂量皮下肝素或低分子量肝素，后者在高危人群中更为有效。低剂量的低分子量肝素治疗可降低 DVT 的风险（比值比为 0.34），而不会增加颅内或颅外大出血的风险[144]。对于不能安全接受这些药物的患者，外部气压治疗是一种有效的替代方法，尤其在急性期住院阶段。尽管许多康复机构试图在药物治疗之外或代替药物治疗而使用气压治疗，但由于患者参与了下床活动，因此在这种情况下使用它们还是有问题的。预防的最佳持续时间仍不确定，一旦患者经常走很远的距离或出院回到社区，大多数医务人员就会停止使用它。

所有疑似 DVT 的患者均应及时进行静脉多普勒超声成像检查。目前，对于该人群通常不进行常规筛查。有时候症状可能很细微或不存在，因此，体格检查不足以证实或排除诊断[145]。

新诊断的 DVT 患者应立即接受低分子量肝素（或偶尔静脉注射常规肝素）全剂量抗凝治疗，直到使用华法林至少 2 天可达到治疗性 INR（介于 2～3 之间），或开始使用一种新型的口服抗凝药（达比加群、阿哌沙班等）开始治疗。急性 DVT 患者卧床休息的较老建议已被取代，大多数患者可以耐受继续活动[146,147]。对于不能安全接受抗凝治疗的患者（最常见的是近期发生颅内出血的患者），应插入下腔静脉滤器以防止肺栓塞。

抑郁

脑卒中后抑郁症很常见，根据诊断标准，已报道多达 50% 的患者存在抑郁[148,149]。研究显示左额叶或双额叶损害与重度抑郁有关[150]，但考虑完成常见抑郁评估量表需要一定的语言功能，这可能会干扰失语症患者抑郁的准确评估。脑卒中后抑郁症的高发，存在多种理论，这似乎比仅仅由于后天导致失能的心理压力导致的结果更为普遍。一种假设是脑卒中可能通过病变引起额叶去甲肾上腺素能、多巴胺能和血清素能神经元投射的损害而导致脑儿茶酚胺神经递质的耗竭[151]。

脑卒中后抑郁的诊断可能会因以下原因而变得复杂：独立性丧失相关的正常悲伤、卒中可能导致的情绪不稳以及脑卒中自身引起的与抑郁相关症状（如睡眠障碍、疲劳、食欲缺乏）的高发病率。持续的抑郁情绪、社交兴趣的丧失以及对康复治疗计划的参与受限，通常是该人群诊断抑郁更可靠的指标[152]。

持续抑郁与恢复延迟和较差的最终结局相关。因此临床上所有患有严重抑郁症的患者均应给予积极治疗。脑卒中后抑郁的患者通常对标准抗抑郁药物反应良好，处方常开具 SSRI。但是，SSRI 也可能具有增强运动恢复的"副作用"，为其使用提供了双重理由[92]。一些医师也会使用兴奋性药物（典型的为哌甲酯）进行治疗，试图"增强"反应并获得更快的功能恢复。

性功能

脑卒中患者通常会出现性功能障碍[153]，性欲和性行为同时下降占主导，偶尔会表现为性欲亢进。脑卒中后性功能障碍的确切机制尚不清楚，但可能涉及社会心理因素和医学问题的结合。脑卒中最常见于年龄较大、伴有高血压和/或糖尿病的人群，即使没有脑卒中，这些都是性功能障碍的危险因素。性功能障碍的医源性因素在该人群中也很常见，因为许多常用处方药会干扰性功能，包括降压药和抗抑郁药（尤其 SSRI）。抗惊厥药物是减少性欲和性功能障碍的公认原因[154]。此外，性功能障碍在成年人中普遍存在，多达 40%～45% 的成年女性和 20%～30% 的成年男性具有至少一种表现[155]。因此，在该人群中观察到的某些性功能障碍可能不是卒中直接导致的。

不论具体原因如何，脑卒中后性功能问题的患病率估计在 57%～75% 之间[156,157]。性功能障碍在脑卒中患者的性伴侣中也很常见，这很可能是由于心理社会应激因素的共同作用以及脑卒中后遗症导致其常规伴侣的性可用性下降所致。

一些脑卒中患者及其性伴侣怀有恐惧心理（有时没有表达出来），担心恢复性活动可能会引发另一次卒中。尽管仅有有限的数据可以直接解决这一问题，但大多数执业医师同意，在绝大多数情况下，出院后恢复性活动是安全且适当的。这主要是基于一些研究的推论提示恢复性活动使得心肌梗死的风险较低[158]。

大多数脑卒中性功能障碍的自然转归是较好的。一项关于脑卒中男性患者的研究显示出现勃起功能障碍的患者中有 82% 在数月内自行改善。ADL 依赖程度是脑卒中患者性频率降低的强预测指标[159,160]。

磷酸二酯酶-5 抑制剂，如西地那非（万艾可）和他达拉非（希爱力），对某些脑卒中勃起功能障碍的男性有用。对于潜在的药物相互作用应谨慎对待，包括 α-肾上腺素受体阻滞剂和硝酸盐类。

氟班色林被批准用于治疗女性性欲减退，但尚未研究用于治疗患有这种症状的女性脑卒中患者。

一般来说，在脑卒中后性行为方面，医师和其他专业卫生保健人员应告知患者，他们愿意和可以讨论相关问题，需要时可以向患者及其性伴侣提供进一步的信息。患者和医师双方的尴尬通常是讨论该主题的障碍，关于性的含蓄假设（如医师认为患者性活动降低）。关于恢复性活动的安全性的保证，是这种咨询的一个特别关键的方面。在一项研究中，结构化的 30min 性功能康复讨论计划没有显示出比仅提供书面材料的优势，还需要更多的研究去理解患者的喜好[161]。

持续照护

据观察，脑卒中患者在发病数年后的慢性期内仍可以不断恢复运动功能，这为康复工作者带来了机遇和挑战。我们尚不确定理想的康复计划包括什么，特别是治疗强度和持续时间方面。对于脑卒中患者可以获得的最佳结局的不确定性既为患者保留了希望，也为医务人员的工作带来了复杂性。

另外，脑卒中患者其他康复需求可延续至发病后很多年，如抑郁、痉挛状态、挛缩、骨质疏松、体重增加和活动减少所致的各种功能失调。其中一些问题的逐渐发展，如由于痉挛和拉伸不足而导致的关节活动范围逐渐缩小，患者未寻求医治，最终导致功能的丧失，严重残障的脑卒中患者会无限期地从定期的物理评估中受益。

（单春雷、李源莉　译　窦祖林　审校）

参考文献

18 参考文献

第 19 章　颅脑创伤

Steven R. Flanagan • Brian S. Im • Heidi N. Fusco •
Prin Amorapanth • Erika L. Trovato

颅脑创伤(traumatic brain injury,TBI)在世界范围内均属常见病。它是由于外力直接或者间接作用于头部而导致的正常脑功能受损。所有年龄、种族和性别群体均可能发病,具有相当高的发病率和死亡率。尽管美国报道的 TBI 发病率非常高,但仍在很大程度上被低估了,这掩盖了它对受伤人员的生活、家庭、卫生保健系统和社会的巨大影响。全世界的情况都是如此,尤其 TBI 流行病学调查水平更低的发展中国家。与 TBI 相关的问题影响了患者的整体健康、功能、社会角色和家庭动力。毫无疑问,由于 TBI 产生的直接医疗费用、照护需求和生产力的丧失,造成了巨大的经济损失。

由于损伤的严重程度、病理生理学、急性期和长期医疗管理、受伤时的年龄、性别和可能的遗传因素等方面的差异,TBI 对不同人群的影响差异很大。TBI 的临床表现千差万别,各种躯体、行为和认知问题可能合并存在。这给临床医师评估、诊断和治疗带来了巨大的挑战。这些症状可能是短期的,通常是在单纯的脑震荡发生之后出现,也可能是长期的,随着年龄的增长,出现看似无关的医疗问题的风险增加。虽然躯体障碍是常见且主要的致残原因,尤其对于中重度的脑损伤患者,但行为和认知问题是 TBI 的共同特征,并且经常成为重返社会的主要障碍。这些问题也影响了康复服务的提供,因此需要多学科医疗人员的协作,提供一种全面和整体的治疗方法,最好由受过专门颅脑损伤医学培训的康复医师领导。

一些医学问题要么是 TBI 特有的,要么是受伤后经常发生的。医师(主要是康复医师)需要进修培训以获取更多的知识和技能来充分识别、诊断和治疗患者。在考虑 TBI 时,我们常想起一句谚语"你看见你要找的,而你找你知道的"。美国医学专业委员会意识到 TBI 患者的最佳治疗需要特殊技能和知识,因此批准了颅脑创伤医学亚专科,该学科通过美国物理医学与康复委员会授予通过笔试的合格证书。

流行病学

TBI 在美国和世界各地都很常见,有相当高的发病率和死亡率。在美国,每年有 3 000 万与创伤相关的人员到急诊科(emergency department,ED)就诊、住院或死亡,其中至少有 16% 归因于 TBI[1]。大约 30% 与创伤有关的死亡直接或部分归因于TBI[2]。从 2007 年到 2010 年,报告的 TBI 总体发病率上升,这在很大程度上是由于 ED 就诊人数增加,而住院率和死亡率则保持稳定或略有下降[3]。报告的发病率和急诊就诊人数的增加很可能反映了公众对 TBI 的意识增强,这是由于媒体关注了与运动和军事有关的脑震荡,而不是 TBI 发病率的实际增加[3],此外还有赖于开展了诸如 CDC HEADS UP 计划之类的全美性调查。

多数到 ED 就诊的患者是轻度 TBI,也称为脑震荡。一项研究表明,从 2001 年到 2009 年,与运动相关的脑震荡 ED 就诊人数增加了 62%,这也支持了人们对脑震荡发病率增加的认识[4]。急诊就诊的TBI 患者中有近 90% 治疗后出院,11% 的患者经住院治疗后出院,其余 2% 死亡[1]。尽管这些数据相当可观,但它们仍低估了 TBI 的真正发生率,因为它们仅依赖于 ED 或医院就诊的数据和报告的死亡病例,并未考虑到那些轻度 TBI 的人,这些人通常不接受医院护理,而是寻求院外治疗或未接受治疗。同样,该数据也未包括向联邦机构寻求治疗的患者[1]。除了平民伤亡外,美国国防部的数据还显示,从 2000年到 2011 年,陆军、海军、空军和海军陆战队中有235 000 名军人和女兵患有 TBI[5]。使问题进一步复杂化的是对轻度 TBI 做出最终诊断的挑战。对于轻度 TBI,既没有明确的诊断依据,也没有广泛接受的定义,这使得其临床诊断存在不准确性。最后,美国CDC 仅资助了 20 个州进行国家级的 TBI 发病率评估,这样就限制了来自未资助州的数据[3]。

虽然 TBI 对年轻人和老年人都有影响,其总体发病率在整个年龄段分布不均。受伤率最高的是年轻人(儿童,青少年,青壮年)和老年人。小于 4 岁的 TBI 儿童 ED 就诊率最高,其次是青少年、青壮年和老年人。与其他年龄段相比,大于 75 岁的老年患者住院的可能性更高,他们的死亡率最高并且预后也较差[1,6,7]。在所有年龄段中,男性比女性更容易受伤,总体比例为 3:2[1]。

自 1996 年以来,已报告的因跌倒导致的 TBI 呈稳定增长趋势[1,8,9],是所有 TBI 的主要原因,最常见于年轻人和老年人。虽然机动车交通事故导致的 TBI 呈下降趋势,但仍是第二个最常报告的病因,在青少年和青壮年中发病率最高。他们也是 TBI 相关死亡的主要原因。与移动或静止的物体碰撞是第三常见的原因,而攻击是四种主要病因中最不常见的[1]。TBI 病因中有很大比例被归类为"其他"或"未知",后者是由于未能在医院和其他场所完成受伤原因录入而造成的[1,3]。人们对运动和娱乐性 TBI 的兴趣越来越大,尽管目前还不清楚它们的发病率,因为它们被报告在其他类别中,如跌倒或被物体撞击[3]。来自 ED 和有组织的体育活动提供的数据有限,目前尚不足以提供准确的信息。

据报道,在美国与 TBI 相关的长期残疾人数在 317 万[10]到 530 万[11]之间。患病人数因年龄而异,儿童和老年人残疾人数分别约为 145 000 和 775 000[10]。考虑到儿童轻度 TBI 和虐待性头部创伤可能未被报道[12],这两种情况都可能被低估了。在老年群体中,TBI 相关的残疾可能被误认为是正常的衰老以及与年龄相关的疾病,例如痴呆。由于医疗费用、误工的工资损失和终身残疾,TBI 造成了巨大的经济负担。据估计,2000 年的总损失为 4 230.1 亿元(604.3 亿美元),生产力损失远大于其他身体部位的损伤[13]。但是,现有的残障率只是粗略的估计,因为它们仅仅是根据两个州的一次估计推算出来的[3]。因此,目前无法获得可靠的全美性预估、州与州之间的比较、趋势、近期精确估算或人口群体之间的差异[3]。

自 1988 年以来,与 TBI 相关的死亡率稳步下降[1,14],部分可能是由于机动车事故的总体减少,以及强制性使用安全带和放置安全气囊。也有越来越多的人遵循已公布的治疗重度 TBI 的指导方针,这些方针一旦实施,估计可将死亡率降低 50%[15]。除年龄因素外,受伤时酒精中毒的程度(占所有伤害的 1/4~1/2)[16]与死亡率有关[17]。

病理生理学

TBI 的病理生理机制可以根据损伤在撞击时发生还是在撞击后发生,以及损伤是局限在特定的大脑区域还是广泛分布而分为多种。原发性损伤是在受伤时发生或开始的,而继发性损伤是在稍后的时间点发生的。局灶性损伤是指相当局限的损伤区域,而弥漫性损伤则存在于大脑的广泛区域。预防伤害,例如在机动车辆上强制使用安全带和放置安全气囊,是减少原发伤害发生或减轻其影响的唯一手段。在最初的撞击后发生的脑损伤为降低损伤的影响和改善预后提供了机会。这将在本章的"急性管理"部分中进一步讨论。

原发性损伤包括局灶性挫伤和外伤性轴索损伤。大脑为颅内柔软的黏稠胶状物质。由于撞击到头部或身体,大脑将在颅骨内移动,大脑的表面会撞击颅骨,导致挫伤。尽管大脑的整个表面都容易受到挫伤,但颅骨的粗糙内表面接近额叶的下部和颞叶的前部,使这些区域特别容易受到损伤。对冲伤是在受伤时颅骨内大脑的来回运动引起的大脑对侧损伤。损伤大小、位置和深度及双侧是否发生挫伤,均可以表示损伤的严重程度。挫伤可能会导致局灶性运动和感觉障碍,这取决于其具体位置,但行为和认知障碍更常见。挫伤后可能会发生出血性转化,导致水肿和局部缺血性改变,从而引起进一步的组织破坏、神经元坏死、软化和反应性神经胶质增生[18](图 19-1)。它们还可导致颅内压(intracranial pressure,ICP)升高,这种情况需要神经外科干预或其他更积极的治疗。

弥漫性轴索损伤(diffuse axonal injury,DAI),通常也称为创伤性轴索损伤,是 TBI 发病和死亡的主要原因之一。它发生在加速-减速损伤中,这涉及以角和旋转方式快速移动头部的力。这导致轴索的快速剪切,进而引起细胞膜不稳定、离子不平衡和细胞骨架破坏[19-24],从而引发一系列事件,最终导致钙介导的神经元损伤和轴突运输受损。神经元细胞骨架结构的破坏造成轴突运输的进一步损害,而细胞骨架结构通常支持细胞成分的运动[19,25,26],从而导致

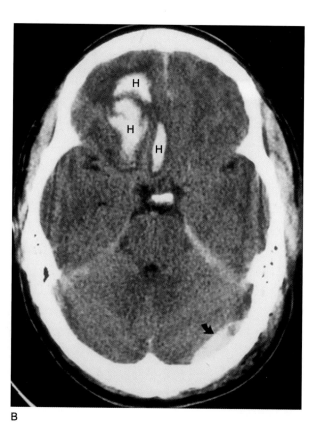

图 19-1　A:脑挫伤。该 CT 是一名 6 岁男孩的,他是高速机动车上的乘客,汽车碰撞后被发现无反应和呼吸暂停。箭头表示右颞叶大面积低密度非出血性挫伤(摘自 Fleisher GR,Ludwig S,et al. Textbook of Pediatric Emergency Medicine. 5th ed. Philadelphia, PA:Lippincott Williams & Wilkins;2005)。B:脑挫伤。该患者的右额叶区域有出血性挫伤(H=出血),周围有水肿以及左枕硬膜外小血肿(黑色箭头)(摘自 Pope TL, Harris J. Harris &Harris' Radiology of Emergency Medicine. 5th ed. Philadelphia, PA:Wolters Kluwer Health/Lippincott Williams & Wilkins;2013)

19

肿胀,最终轴索断裂和沃勒变性。尽管 DAI 发生在整个大脑中,但多见于中脑、脑桥、胼胝体、大脑半球白质,包括内囊、小脑[27,28],以及组织密度不同的部位或白质纤维束改变方向的地方[29]。总的来说,这些病理过程的结果主要是由于突触缺失导致去传入状态,包括立即意识丧失[30]以及行为和认知的改变,发生率较高。轴索损伤是微观的,因此在标准的神经影像学检查中通常看不到轴索损伤,尽管间接证据可能是由于微血管破裂而在 CT 和 T1/T2 加权磁共振图像上出现出血点(图 19-2)。临床上可用的更先进的 MRI 技术如梯度回波序列和磁化率加权图像看见与 DAI 相关的微小出血(图 19-3),而弥散张量成像(diffusion tensor imaging,DTI)可检测到轴索破坏。与标准的 CT 和 T1/T2 加权的磁共振图像相比,扩散加权和流体衰减的反转恢复(Fluid-attenuated inversion recovery,FLAIR)图像在显示 DAI 的证据方面也更加敏感。

在组织学上,DAI 显示为轴突回缩球,代表轴突的近端部分与远端节段断开(图 19-4)。尽管曾经

被认为是在受伤时发生的,但最终轴索断裂通常发生在受伤后的某个时刻,这为研究人员在神经元死亡之前逆转这一过程的提供了机会[31]。不同程度的 TBI 均可出现 DAI,因其他损伤而死亡的轻度 TBI 患者的组织学尸检结果证实了这一点[28,32]。

在 TBI 后几分钟之内,兴奋性氨基酸(主要是谷氨酸)过度释放,其释放量与损伤的严重程度相关[33-38]。去极化的神经元释放出大量的谷氨酸,而受损的星形胶质细胞则会释放更多的谷氨酸,从而破坏神经元的再摄取机制。过量的谷氨酸会引起氮甲基-d-天冬氨酸受体为主的不受控制的刺激,从而导致细胞内外钾转运的改变以及钠和钙的不受控制的内流。细胞内钙的毒性增加会导致 Ca^+ 依赖性蛋白酶的活化,产生具有破坏性的氧和氮化合物,并导致线粒体损伤,线粒体通透性增加会引发细胞凋亡[39-41]。细胞能量衰竭是由于广泛的去极化、线粒体损伤、糖酵解的显著增加以及细胞重建离子稳态所需要的大量能量共同作用的结果[42-44]。

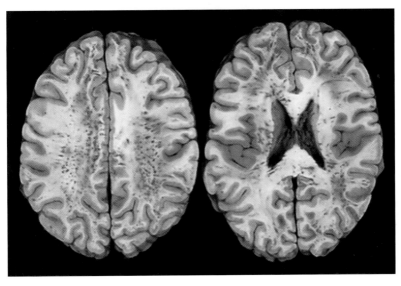

图 19-2　弥漫性轴索损伤(DAI)大体切面,可见弥漫性白质淤点出血点(摘自 Weiner WJ,Goetz CG,Shin RK. Neurology for the Non-Neurologist. 6th ed. Philadelphia, PA:Wolters Kluwer Health/Lippincott Williams & Wilkins 2010)

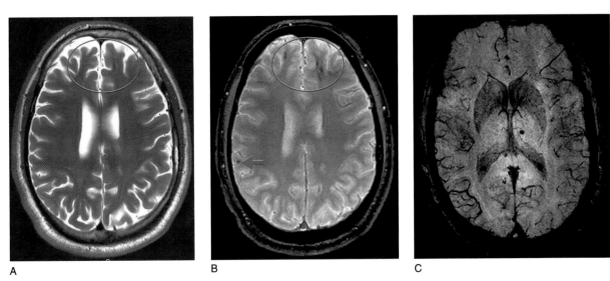

A　　　　　　　　　B　　　　　　　　　C

图 19-3　创伤性远端轴索损伤在入院 CT 上不明显,仅在 T2* 梯度 MRI 上可见。受伤 1 年后的轴向 T2 加权像(A)和 T2* 梯度(B)磁共振图像显示额叶皮质下白质内(圆圈)有大量双侧微出血,右顶叶皮质下白质内有单个出血点(箭头)。根据这个年龄段患者的脑室和脑沟异常突出,也可发现弥漫性脑容量减少。不出所料,TAI 病变在 T2* 梯度序列上比在 T2 自旋回波序列上更为明显(摘自 Gean AD. Brain Injury:Applications from War and Terrorism. 1st ed. Philadelphia,PA:Wolters Kluwer Health/Lippincott Williams & Wilkins;2014)。C:TBI 的受试者的磁敏感加权图像(Susceptibility-weighted image,SWI)。由于脱氧血红蛋白,静脉血管在图像上呈暗色。TBI 导致左侧丘脑出现黑色微出血病灶(摘自 Smith WL,Farrell TA. Radiology 101:The Basics and Fundamentals of Imaging. 4th ed. Philadelphia,PA:Wolters Kluwer Health/Lippincott Williams & Wilkins;2014)

19

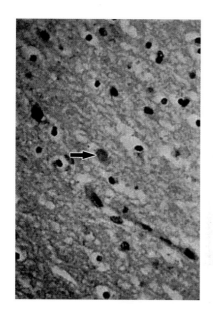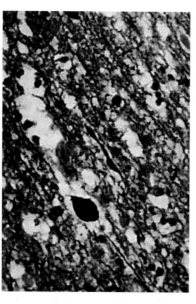

图 19-4　弥漫性轴索损伤。25 岁男子重度闭合性 TBI 后大脑皮质的显微切片。**左**：轴突收缩球（箭头），苏木精和曙红染色显示嗜酸性肿胀。**右**：Bielschowsky 染色标本上的回缩球（资料来源：Dr. S. R. Vandenberg）

继发性损伤发生在最初的损伤之后的某个时刻，这提供了一个通过医疗干预来预防或减轻进一步损伤的机会。ICP 升高是造成继发性损伤的主要因素，可导致弥漫性缺血和潜在的脑疝。大脑被容纳在坚硬的颅骨内。脑水肿和颅内出血（intracranial hemorrhages，ICH）导致颅内压升高，如果严重到一定程度，它将使大脑移位到相邻的脑室中，造成神经功能损害，并限制脑灌注导致缺血。后者常因严重的 TBI 后脑血流量（cerebral blood flow，CBF）自主调节的改变而进一步加重。在未受损伤的状态下，脑血管阻力是根据维持正常脑循环的血压变化而调节的。自主调节功能受损使得脑灌注程度受到全身血压的影响，在低血压期间可能会加重局部缺血。因此，创伤后的主要任务是维持足够的脑灌注。这可以通过积极控制颅内压并保证全身血压来实现。

无论是轴外出血还是脑实质内出血均可增加颅内压并压迫脑组织。轴外出血发生于脑实质外，但发生于脑膜内或直接毗邻脑膜。硬膜外出血（epidural hemorrhages，EDH）通常与颅骨骨折有关，后者破坏了脑膜中动脉或较少见的硬脑膜窦（图 19-5）。蛛网膜下腔出血易使脑动脉发生血管痉挛，并可能导致 TBI 预后较差[45]（图 19-6）。硬膜下出血（subdural hemorrhages，SDH）是由易受剪切力影响的桥接静脉破裂引起的。急性严重 SDH 表现为觉醒程度的迅速下降或局灶性神经功能缺损的进展（图 19-7）。然而，由于自然发生的脑萎缩，老年人具有较大的硬膜下腔，因此允许有限的硬膜下物质的存在而没有明显的临床症状加重。但由于内皮细胞变性，胞质突起和内皮细胞

小裂孔引起的毛细血管通透性增加[46]，纤维蛋白溶解增加[47]和凝血异常[48]，SDH 也可能会在老年患者中缓慢进展。这在一定程度上解释了在 SDH 缓慢进展的老年人中经常观察到的神经功能恶化。

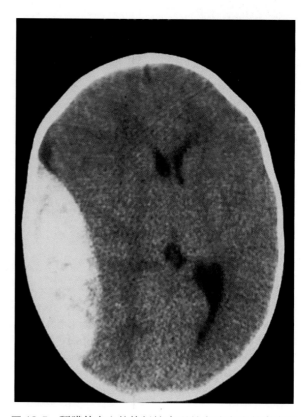

图 19-5　硬膜外出血的特征性表现是向脑突出的高密度影（血液）。其中大多数是由于动脉撕裂引起的，属于外科急症。中线移位可证明血肿造成大脑发生移位（摘自 Smith WL，Farrell TA. Radiology 101：The Basics and Fundamentals of Imaging. 4th ed. Philadelphia，PA：Wolters Kluwer Health/Lippincott Williams & Wilkins；2014）

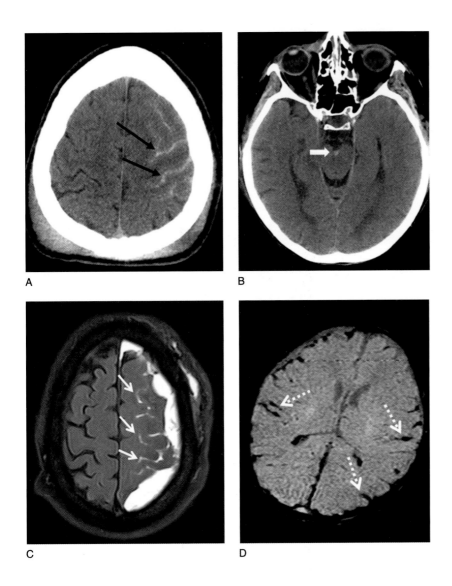

A B

C D

图 19-6 创伤性蛛网膜下腔出血。来自四个不同的 TBI 患者的图像。A:外伤性蛛网膜下腔出血(traumatic sub-arachnoid hemorrhage,tSAH)常见于撞击部位周围的脑沟(箭头所指)。tSAH 常被忽视的部位是脚间池(B,箭头),这可能是 TBI 的唯一线索。tSAH 在 FLAIR(C,箭头)上呈高信号,在 SWI(D,虚线箭头)上也可见(摘自 Sanelli PC,Schaefer P,Loevner LA. Neuroimaging the Essentials. 1st ed. Philadelphia,PA:Wolters Kluwer;2016)

19

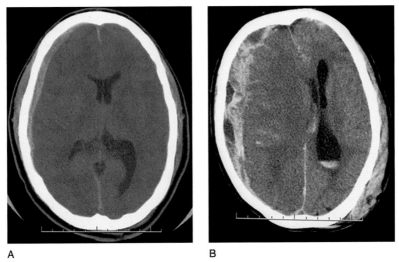

A B

图 19-7 硬膜下血肿的 CT 扫描。A:右侧急性硬膜下血肿,典型新月形。B:右侧急性硬膜下血肿,低密度区内有未凝血清和血液。注意中线向左移动时的显著占位效应。左侧侧脑室内也有出血。

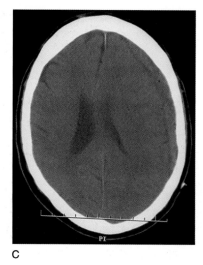
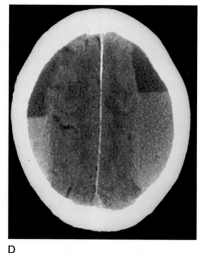

图 19-7(续)   C:左侧亚急性硬膜下血肿与脑实质等密度。D:双侧急性或慢性硬膜下血肿伴积液-液平(经 Griggs RC,Joynt RJ 许可转载。Baker and Joynt Clinical Neurology on CD-ROM. Philadelphia,PA;Lippincott Williams & Wilkins;2004)

急性期处理

在正常的生理条件下,脑血管在大范围的血压变动下可通过改变血管阻力自动调节保证充足的 CBF。因此,当全身血压较低时,脑血管阻力降低,脑灌注充足。另外,全身血压过高会导致脑血管阻力增加,从而防止大脑充血。TBI 后,正常的脑血管调节发生改变,使脑灌注容易受到全身血压的影响。大脑被严格地限制在颅腔内。颅脑创伤后常出现脑水肿,或伴有脑出血。这导致颅内压升高,全身血压必须克服高颅压以保证充分的脑灌注。当脑血管自身调节改变时,大脑易受缺血的影响,特别是在出现全身性低血压时。因此,严重 TBI 急性期治疗的主要目标是限制继发脑损伤,其中主要是维持充足的 CBF。

脑灌注的充分性可以通过脑灌注压力(cerebral perfusion pressure,CPP)来测量。CPP 定义为平均动脉压(mean arterial pressure,MAP)与 ICP 的差值。在缺乏正常的脑血管自动调节的情况下,根据检测结果并通过药物或者手术的方法调整 MAP 和 ICP 来预防脑缺血。典型的处理方法是一种平衡策略,包括降低升高的 ICP 和维持 MAP 水平,以保证足够的 CPP,但避免长期全身性高血压的有害影响。低 MAP 使损伤的大脑缺血,而维持过高的血压会导致大脑充血和其他有害影响。颅脑创伤基金会和美国神经外科医师协会(the American Association of Neu-rological Surgeons,AANS)制订了针对老年男性严重

TBI 的指导方针,其中包括预防继发性损伤和改善预后的措施步骤[49]。除了外科手术清除脑血肿占位外,还有几种降低 ICP 的方法。

通过密切监测临床体征来指导治疗,这些体征提示存在 ICP 升高,或者通过 ICP 检测仪更直接地测量 ICP。当使用直接的测量方法时,当前的指南建议当 ICP 超过 22mmHg 并将 CPP 维持在 60 ~ 70mmHg 之间开始治疗。ICP 高于 22mmHg 与死亡率增加有关[50],而 CPP 持续大于 70 与成人呼吸窘迫综合征的发生有关[51]。50 ~ 69 岁的患者维持收缩压>100mmHg,对于那些年龄在 15 ~ 49 岁之间以及大于 70 岁的患者收缩压应该>110mmHg[52]。用高渗盐水或甘露醇进行静脉高渗治疗可以通过从大脑中吸取液体来减轻脑水肿。在脑室系统中放置 ICP 监测仪可同时排出脑脊液(cerebrospinal fluid,CSF),这已被证明可降低 ICP。然而,目前只推荐格拉斯哥昏迷量表(Glasgow coma scale,GCS)低于 6 分的患者使用这种方法,因为一项研究表明,在较轻的损伤中使用脑脊液引流会增加死亡率[53]。颅骨去骨瓣减压术是一种手术方法,切除大部分的颅骨并打开其下面的硬脑膜,消除颅骨对肿胀的大脑体积扩张的限制,从而降低 ICP。关于其对死亡率和预后影响的研究结果不一,尽管方法学问题限制了研究结果的可靠性[49,54-57]。

过去,巴比妥酸盐和过度通气被广泛用于降低 ICP,但现在仅在非常有限的情况下使用,因为副作用限制了它们的益处。巴比妥酸盐会增加全身低血

压的风险,降低心排血量,增加肺内分流,从而导致低氧血症。目前建议用于常规内外科治疗难以处理的高 ICP 病例,但需注意达到血流动力学稳定并在治疗前和治疗中进行监测[49]。过度通气可降低 PaCO₂,导致 CBF 降低。因此建议仅将其作为一种预防脑疝的临时措施使用,但在受伤后 24h 内避免使用,因为此时 CBF 通常会严重降低[49]。TBI 后正常通气的目的是防止缺血和脑充血,后者可能由低通气引起的 PaCO₂ 升高和 ICP 升高所致。治疗颅脑创伤后 ICP 禁忌使用糖皮质激素。虽然在许多神经疾病和神经外科手术过程中经常使用它们来减少脑水肿,但在创伤性脑损伤后未被使用,因为其会增加死亡率并使结局恶化[58]。

评估

损伤的严重程度

可靠地评估损伤严重程度是一种获取信息的理想途径,可以让医师了解即时和长期预后,跟踪病情的进展,并在医疗服务提供者之间准确地共享信息。为了获得广泛的使用,评估需要易于使用、有效和可靠。有多种工具可用来评估创伤性脑损伤的严重程度,并可在一定程度上提供关于死亡率和长期功能预后的信息。GCS 由 Jennett 和 Teasdale 在 20 世纪 70 年代早期开发,作为评估和记录脑损伤严重程度和意识水平的标准化手段[59]。它包含身体检查的三个组成部分,旨在定量地描述意识水平和损伤严重程度。这三种分量表的得分是基于患者最佳的运动、语言和视觉反应(图 19-8)。

总分是所有分项得分的总和,从 3 分到 15 分不等。病情严重程度在 13~15 分为轻度,9~12 分为中度,3~8 分为重度。虽然最初将昏迷界定为 8 分,但定义意识改变水平的更具体的指导原则是随后发展起来的,并在本章后面进行了描述。GCS 易于被许多医疗从业者使用,并提供了有关 TBI 患者意识障碍程度的可靠信息。它仍然是在急性情况下评估脑损伤严重程度最广泛使用的工具,并且对于监测 TBI 患者的神经系统症状变化非常有用。然而,它的局限性限制了其效用。镇静药物和早期插管限制其准确评分,酒精中毒或娱乐性药物也会人为降低评分。当患者有气管插管时,GCS 只能通过睁眼和运动反应评分,然后用"T"表示有气管插管而无法

格拉斯哥昏迷量表	最高得分15分	最差得分3分
临床表现	反应	得分
睁眼反应	自发睁眼	4
	呼唤睁眼	3
	疼痛刺激睁眼	2
	无反应	1
语言反应	正常交谈	5
	言语错乱	4
	不连续的词语	3
	只能发声	2
	无语言反应	1
运动反应	按指令运动	6
	疼痛定位	5
	疼痛躲避	4
	刺激时肢体屈曲	3
	刺激时肢体伸展	2
	无反应	1

图 19-8　格拉斯哥昏迷量表(GCS)。GCS 得分在 3~15 分之间,其中 3 分是最差的,15 分是最好的[摘自 Teasdale G, Jennett B. Assessment of coma and impaired consciousness. A practical scale. Lancet. 1974; 2(7872): 81-84. Copyright © 1984 Elsevier. With permission]

评估语言反应。

全面无反应性量表(full outline of unresponsiveness,FOUR)是一个相对较新的评估意识障碍程度的工具。它评估身体功能的四个方面,包括眼睛反应、运动反应、脑干反射和呼吸。每项得分从 0 分到 4 分,总分从 0 分到 16 分(表 19-1)。它不评估言语反应,从而消除了气管插管对 GCS 评分的影响。这个量表被证明具有良好的评分者间信度,可能提供比 GCS 更详细的神经功能细节,包括能够更好地识别不同阶段的脑疝[60]。研究表明,这四方面的评分至少具有与 GCS[60,61] 相似的预测早期死亡率的能力,以及预测损伤后 3 个月不良结局的能力[62]。虽然 FOUR 没有像 GCS 一样受气管插管的影响,但镇静药物和中毒同样影响其使用。

神经影像学

无论是对中重度 TBI 的初步治疗,还是筛选轻度 TBI 病例,都不可避免地涉及神经影像学研究,以识别和量化宏观病变,这些病变要么需要立即进行手术干预,要么需要一个基线,根据该基线可以比较未来的影像结果以评估其变化。计算机断层扫描(computed tomography,CT)仍然是急诊评估需要立即手术治疗的病变的首选成像方法。非出血性挫伤可通过额叶下极和颞叶前部等已知易受损伤区域的低密度区来鉴别。相关的水肿或出血性脑挫裂伤可能需要神经外科干预来治疗颅内高压(图 19-1)。

表 19-1   全面无反应性量表(full outline of unresponsiveness)

项目	0	1	2	3	4
睁眼反应	疼痛刺激仍闭眼	闭眼但疼痛刺激睁眼	闭眼但大的声音刺激睁眼	睁眼但无追踪	睁眼,追踪或指令眨眼
运动反应	对疼痛无反应或肌阵挛	伸展反应	屈曲反应	定位疼痛	指令运动
脑干反射	瞳孔、角膜和咳嗽反射消失	瞳孔、角膜反射消失	瞳孔、角膜反射消失	一侧瞳孔固定或扩大	瞳孔、角膜反射存在
呼吸	插管,以呼吸机速度呼吸或呼吸暂停	插管,呼吸高于呼吸机速率呼吸	未插管,不规律呼吸	未插管,陈-施呼吸	未插管,规律呼吸

轴外出血以其独特的形状、相关的损伤以及它们相对于三层脑膜的位置来确定(图 19-9)。EDH 位于颅骨和硬脑膜之间的硬膜外间隙内。在未受伤的情况下,硬膜外腔是一个潜在的空间,因为硬脑膜紧紧地附着在颅骨上。外伤后,通常伴有颅骨骨折,脑膜中动脉或硬脑膜窦可能被破坏。由此产生的出血将

硬脑膜撕裂,除了在骨缝处,从而产生典型的椭圆形或双凸形的 EDH(图 19-5)。硬膜下间隙由硬脑膜和蛛网膜的边界决定。出血的原因是桥静脉断裂,充满硬膜下间隙,呈典型的新月形(图 19-7)。蛛网膜下腔是蛛网膜和软脑膜之间的腔隙。软脑膜附着在大脑上,因此,出血通常出现在脑沟内(图 19-6)。

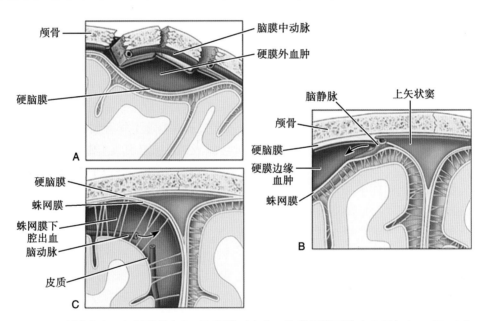

图 19-9：颅内出血。A:硬膜外出血。B:硬膜下出血。C:蛛网膜下腔出血(经 Moore KL、Dalley AF、Agur AMR 许可转载。Clinically Oriented Anatomy. 8th ed. Baltimore,MD:Wolters Kluwer; 2017)

传统的影像学技术,如 CT 和传统的磁共振成像(magnetic resonance imaging,MRI),已被证明在识别宏观病变方面是非常有效的,这是处理急性创伤的必要组成部分。然而,它们在评估微观损伤和脑生理学方面有明显的局限性,如与 DAI 和代谢改变相关的损伤。此外,很少能提供与行为和认知相关的正常生理学的信息。较新的磁共振技术,如梯度回波、磁敏感加权、功能性和磁共振波谱,可以检测到

微观损伤和生理变化,这可能是传统标准图像上看不到的 TBI 相关发病的原因。在轻度 TBI 中尤其如此,尽管有临床证据表明躯体、认知和情感功能受损,但标准影像学研究通常无法进行病理学检测。

结构/化学成像

DAI 被认为是 TBI 后发病的主要原因,但由于它发生在微观层面而不是宏观层面,因此在标准的

CT 和 MRI 扫描上表现不明显。磁共振弥散加权成像检测水分子在生物组织中的扩散速度。它可鉴别和区分细胞毒性水肿和血管源性水肿,前者表现为限制性扩散,并与 TBI 损害和预后相关[63]。DTI 利用体内水分扩散速度和方向的可变性生成图像。水沿着轴突扩散得更快,而不是穿过轴突,这种现象被称为各向异性。结果被称为各向异性系数(fractional anisotropy,FA),范围从 0~1,FA 值更高表明更大程度的扩散被限制在白质纤维束的平行轴上。平均扩散率(mean diffusivity,MD)是指水向轴突轴线扩散的程度。未损伤的白质纤维束 FA 值高而 MD 值低,可用 DTI 来评价。这允许在体内对纤维束的完整性进行研究,并与 DAI 的组织病理学证据相关[64]。DTI 已被证明是在正常标准磁共振成像中轴突损伤的证据[65],显示白质损伤的范围和数量[66],以及 TBI 后与运动障碍相关的最大白质纤维束异常的位置[67]。FA 值与损伤严重程度和预后相关[68-70]。

DTI 与其他弥散加权像相结合,可以更好地了解轴突损伤的病理生理过程。它通过检查导致各向异性减少(如水肿和轴突断裂等)的个体组成和时间进程,从而有可能为未来改善 DAI 的治疗确定一个治疗窗[71]。利用 DTI 技术可以生成纤维束图像,提供有关神经元损伤、大脑解剖和大脑功能的额外信息。DTI 和纤维束成像一般都用于研究,并不容易被接受为临床工具。

梯度回波和磁化加权 MRI 可检测脑内含铁血黄素和其他血红蛋白降解产物微量沉积,这是 CT 不能显示的 DAI 指标(图 19-3)。磁共振波谱(magnetic resonance spectroscopy,MRS)使用不同的软件,但其硬件与标准 MRI 相似,用来分析不同于健康组织的病理状态下特定脑区内各种代谢产物的浓度。这些数据要么来自大脑的单个体素,即单体素谱,要么来自更大范围内同时获得的二维或三维分析,即磁共振波谱成像(magnetic resonance spectroscopy imaging,MRSI)。N-乙酰天冬氨酸(N-acetylaspartic acid,NAA)仅存在于神经元组织中,是 MRS 检测到的几种主要脑代谢产物之一。低于正常水平的 NAA 表明神经元丢失或细胞功能异常改变[72],这些 TBI 患者即使标准神经影像表现正常,其预后也较差[73]。MRS 测定的其他代谢产物包括肌酸(能量利用标志物)、胆碱(细胞膜破裂、炎症和髓鞘形成的标志物)、肌醇(星形胶质细胞标志物)、谷氨酸和乳酸,与 NAA 一起,在 TBI 后的不同时间获得的结果与预后相关[74-77]。

MRS 是一种评估轻度 TBI 后损伤的潜在工具,尽管常规 MRI 没有发现病灶,但它显示全脑 NAA 减少与脑萎缩相关。这为轻度 TBI 可能导致广泛的损害提供了证据[78],并与预后相关[77]。MRS 数据可以显示 TBI 引起的生理变化、易受损伤的脑区、基于诸如年龄(78 岁)等特征的个体损伤易感性,以及代谢变化,实现传统影像学无法完成的 TBI 后结果的预测作用。纵向 MRS 研究可以检测与特定认知能力相关代谢产物的浓度随时间变化的程度和位置。这提供了有关生理和化学变化的信息,这些变化对损伤后的恢复产生有利或不利的影响[79]。随着 MRS 的应用,我们可以对 TBI 急性和修复过程相关的分子变化以及这些变化发生的时间有更深入的了解,就有可能开发出改善这些病理变化和患者预后的治疗方法。

特殊人群

意识障碍

在 20 世纪 70 年代初,Jennett 和 Plum 将持续性植物状态(vegetative state,VS)命名为一种"觉醒,但意识丧失"的状态[80]。从那时起又陆续演化出一系列定义,这些定义能够对意识障碍(disorder of consciousness,DOC)进行更加全面的描述和类别划分,并且包含了诊断标准和评估方法。昏迷是指一种不清醒的状态,在这种状态下,患者保持闭目,没有睡眠-觉醒周期变化或自发性活动出现的迹象。昏迷中的患者对有害刺激表现出的反应是反射性的,缺乏语言、执行指令和交流的能力。TBI 后出现的真正昏迷状态一般较为短暂,患者在这一阶段过后直接死亡或过渡到另一个清醒或非清醒的意识水平阶段。

Jennett 和 Plum 最初命名的植物状态是一种对个体出现觉醒、但没有明确证据证明意识存在的简单描述。患者的睡眠-觉醒周期如脑电图记录所示,且可以自发睁眼,但没有自主运动、无言语和交流的能力以及对适当刺激产生情绪反应。

病因和损伤时间是判断 VS 预后的两个重要因素。与非外伤性因素(如缺氧、缺血或代谢障碍)相比,TBI 后恢复到高水平意识状态的能力明显优于前者[81,82]。在 TBI 1 个月后,52% 的植物状态患者可进入更高一级的意识状态,例如 1 年内出现最小意识,而非外伤性植物状态中只有 11% 的患者能出现该变化[81]。在一项包含 423 个病例的荟萃分析中，TBI 后植物状态 6 个月的患者有 16% 在伤后 1 年出现意识变化，非外伤性植物状态患者则没有[81]。"持续性植物状态"中的"持续"一词是指这种无意识状态是持续一段时间的，而"永久性"是指植物状态是不可逆的。因此，"永久性植物状态"一词最初是由于随着时间的推移而未出现有效预后而发展起来的，并根据病因被应用于创伤后不同时期的植物状态患者[80]。然而，在一些外伤病例中，伤后 1 年或数年后恢复意识的报道屡次出现。因此，Aspen 神经行为组织（Aspen Neurobehavioral Group, ANG）建议使用描述外伤性和非外伤性病因以及发病时间的词来代替"持续性"[83]。

基于意识恢复的进程，ANG 进一步扩展了属于 DOC 范畴的定义。即承认意识水平有微小的或间歇性的改变，且有明确的行为证据证明其存在。这种改变最初被描述为最小反应状态；该组织随后将其重新命名为最小意识状态（minimally conscious state, MCS），以便更好地体现反应是有意识的调节而非反射引起的。提示 MCS 存在的行为证据至少包括以下一种：执行简单的指令，可理解的言语，用言语或手势表达是/否反应（不论正确与否）以及由相关环境刺激引起的、与反射无关的活动或情绪反应[83]。脱离 MCS 预示着可靠且持续的交流和功能性物体使用能力的出现。与植物状态相似，外伤性 MCS 的预后要优于非外伤性[84]（表 19-2）。

表 19-2 意识障碍的行为特征

行为	昏迷	植物状态	最小意识状态
睁眼	无	自发性	自发性
自发性活动	无	反射/固定模式	自动/操作物体
疼痛反应	姿势性/无	姿势性/回撤	定位
视觉反应	无	惊吓/追视（少见）	目标志别/追视
情感反应	无	随机	偶尔
指令执行	无	无	不持续
言语	无	随机发声	可听懂的词
交流	无	无	不可靠

（经允许摘自 Hirschberg R, Giacino JT. 植物状态和最小意识状态：诊断、预后和治疗. Neurol Clin. 2011;29（4）:773-786. Copyright© 2011 Elsevier）。

有研究表明，准确诊断不能说话或不能执行指令患者的 DOC 是具有挑战性的，准确率范围在 30% ~ 40%[85-87]。由于觉醒状态的评估可能间断地受个人理解和执行命令能力的影响，需要进行一系列的检查。为了提高患者在清醒或充分觉醒情况下进行检查的概率，理想状态下的评估应在数天内的不同时间段分次进行。决定执行指令的能力也取决于指令本身的复杂性和患者对指令的依从性。考虑到植物状态下的周期性眨眼现象，因此嘱患者闭上双目时可能会出现假阳性反应。然而，在要求患者执行非自发性的复杂指令时，如"竖起两根手指"，尽管很难真正完成该动作，但这也是一个明确区分最小意识状态和植物状态的重要标志。植物状态和最小意识状态的更复杂的鉴别难点是运动障碍，尽管患者完全具备准确感知和理解运动指令的能力，但运动障碍却可能会妨碍患者执行该指令。一些使用 fMRI 的研究已经证明了一些临床上被诊断为植物状态的患者，具有理解和心理上执行指令的完整能力[88-90]。有几种工具均可用于评估 DOC 患者，其中昏迷恢复量表修订版（the Coma Recovery Scale-Revised, CRS-R）被美国康复医学会意识障碍学组确定为最可靠的工具[91]。该量表包含 6 个分量表，按照从脑干到皮质功能的层次结构排列次序分别评估听觉、视觉、运动、口腔运动/言语、交流和觉醒功能。

儿童和青少年颅脑创伤

儿童 TBI 患者所面临的问题与成人十分相似，但其在病理生理、评估、干预和结果等方面仍有许多需要特别关注的问题。儿童与成人的大脑在含水量、髓鞘化程度、CBF、颅骨性质和突触数量方面有所不同，这些因素可能会影响儿童大脑对外伤的反应[92-95]。外伤对发育中大脑造成的短期和长期效应与成人 TBI 不同。与成人版评估工具相比，儿童 GCS、儿童定向力和遗忘测试（children orientation and amnesia test, COAT）等儿童版专业评估工具更适合处于发育年龄的儿童患者，能够更准确的评估儿童的真实情况（图 19-10）。根据受伤时的发育年龄，儿童可能会在度过了一个看似良好的恢复期后又出现与 TBI 相关的问题。因此在儿童成长到青少年和成人时期，当其行为和/或获得新的认知技能的能力出现明显问题时应对其进行密切关注[96-99]。

儿童和青少年 TBI 的发病率最高，这一事实可能被大众低估。与成人相似，健康保健系统对于许多轻度 TBI 儿童和青少年不太了解和重视[1]，对虐待性头部创伤的报道则更少[12]。急诊就诊率最高的人群分别是 0~4 岁和 15~19 岁[1]。跌倒是 0~14

儿童昏迷量表

睁眼	自发	4	
	呼唤	3	
	疼痛	2	
	无	1	

++ =灵敏
\+ =迟钝
\- =消失
C =因肿胀闭眼

最佳运动反应	执行指令	6	
	疼痛定位	5	
	屈曲回撤	4	
	异常屈曲	3	
	伸展	2	
	无	1	

通常记录最好的肢体和符合年龄水平的反应

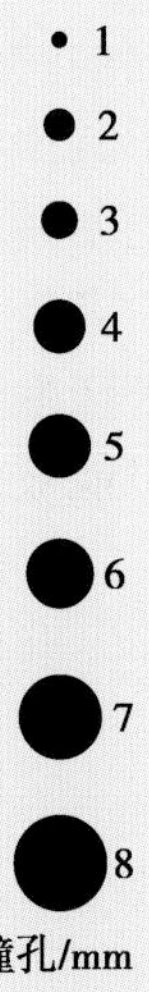

	>2岁			<2岁
听觉或视觉刺激的最佳反应	定向	5		5 微笑，倾听，听从
	模糊	4		4 哭泣，可安慰
	不恰当词语	3		3 不恰当，持续哭泣
	非交流性词语	2		2 激越，烦躁
	无	1		1 无
	气管插管	T		T 气管插管

总体儿童昏迷量表	

图 19-10 儿童格拉斯哥昏迷量表（GCS）。儿童 GCS 为评估婴幼儿意识水平（Level of consciousness，LOC）提供了适合其发育水平的线索。分数被分配到相应的级别，所得分数之和反映了儿童意识水平的总体描述和客观测量情况。得分越低，儿童意识状态越差（经允许摘自 Ricci SS，Kyle T，Carman S. 妇幼护理. 第三版. 宾夕法尼亚州费城：Wolters Kluwer；2016 年）

岁儿童急诊就诊的主要原因，15～19 岁青少年的急诊就诊则大多由机动车或交通事故所致[1]。根据相关报道，由晃动冲击导致的非接触性 TBI 在 2 岁以下儿童中的发病率为 17 例/10 万人，因可能有未报道的病例，这一数据的准确性有待证实[12]。15～19 岁的 TBI 致死率最高，主要原因是车祸等交通意外伤害[1]。在美国，遗留有 TBI 相关慢性问题的儿童和青少年约为 145 000 人，根据先前提到的 TBI 未报道病例，这一数字可能会更高[12]。

TBI 给儿童造成了相当多的问题，特别是身体功能、认知和学习技能、行为及社会化领域方面[100-102]。

认知障碍最常见于语言、记忆、感知运动技能、注意力、记忆和学习等领域[97,100,102]。TBI 尤其前额叶损伤之后较常出现执行功能障碍[103]。轻度 TBI 儿童大多不会出现长期的认知或行为问题[104]，但中重度 TBI 儿童大多存在长期问题[105]。轻度儿童 TBI 也与一些持续性问题有关[106,107]，是造成儿童 TBI 相关残疾的重大负担[106]。家庭环境在 TBI 后续康复中起着重要作用，家庭应对能力较差、社会经济地位较低、资源较少和不良的家庭环境会导致儿童的恢复结局更差[100,101,107]。

TBI 对儿童和青少年的短期影响与其他年龄段大致相同，但根据受伤时的年龄，在一定时期内会出现不同的表现和后遗症。一般来说，受伤情况相似时，年幼儿童的认知和运动功能的预后较年长儿童更差，这似乎与“年幼儿童的神经可塑潜能优于年长儿童”的理论相悖。这可能是由于发育中的大脑相对不成熟，使儿童在日后更难获得发育更复杂认知能力所需的技能[108,109]。许多儿童看起来恢复良好，但几年之后往往会表现出异常问题，如学习困难、行为问题、社交障碍和犯罪行为[96-98,110]。可能是由于出现异常行为的时间与受伤时间有间隔，导致这些问题往往被错误的归因于其他原因[111]。TBI 后常见精神障碍，任何程度的损伤（包括轻度在内）均有可能发生[112,113]。家庭的支持也是精神障碍恢复的一个重要预测因素[113]。儿童 TBI 后的精神疾病诊断率增加，包括人格改变、注意力缺陷/多动障碍、对立违抗性障碍、创伤后应激障碍和焦虑。TBI 后抑郁症的出现与受伤前是否有抑郁病史、伤者一级亲属是否有抑郁症等风险因素或是否是弱势群体有关[114,115]。儿童 TBI 与后来双相型情感障碍和精神疾病的发展之间的关系仍存在争议[114]。

无论损伤程度如何，TBI 儿童和青少年在重返校园后通常需要接受教育。虽然脑震荡患者可能需要短期的调整，但那些更严重的 TBI 患者通常需要持续性的调整方案。

TBI 造成的认知、运动能力和行为问题将影响患者在学校的表现以及学习和社交能力。每年约有 20 000 名因 TBI 致残、需要专业服务帮助的儿童和青少年重返学校[116]；由于外伤前的学习障碍、未将 TBI 视作致残原因、国家级分类标准改变等因素，部分患者被诊断为其他疾病，因此这一数值可能被低估[116,117]。正确识别儿童 TBI 至关重要，因为认知发育可能在儿童受伤后出现滞后并导致学习困难，因此在患者接受教育的过程中必须密切关注其变化。

老年颅脑创伤

虽然与TBI相关的病理生理改变可以发生在任何年龄组，但在受伤时处于高龄的患者更容易出现特殊问题。随着年龄的增长，大脑逐渐出现自然萎缩，桥静脉更易受到剪切力的影响，导致硬膜下血肿的风险随之增加[48,118]。SDH可能迅速扩张，导致损伤后神经系统迅速恶化；也可能缓慢扩张，导致躯体和认知功能有所下降。由于老年人的硬膜下空间相对更大，因此这种缓慢恶化在老年人中更为常见。在产生显著影响之前，大量液体积聚于大脑，通常会导致神经功能的减退、轻微或没有恶化。许多老年人在没有直接头部创伤的情况下，在看似轻微的受伤或跌倒后会出现硬膜下血肿，并可伴有逆行性遗忘[119,120]。

除了硬膜下出血的敏感度差异之外，还有其他因素可以区分老年TBI与其他年龄段的TBI。发病率、性别、种族、病因、住院时长、出院后处理、医疗并发症、功能结局和死亡率等都随发病时的年龄不同而由差异。TBI具有多个发病年龄高峰的特点，其中75岁以上者发病率最高[1]。他们与TBI相关的住院率也最高[1,121,122]。最近的趋势显示，TBI患者在创伤中心的住院率大幅增加[123]。一项令人担忧的分析显示，与TBI相关的住院和老年人急诊的比例超过了其人口的增长率[123]，这表明，考虑到这部分人口的迅速增长，TBI的整体比例将有相当大的增长。

研究结果显示，与同样受伤的年轻患者相比，年龄的增长对功能技能、认知能力、住院时间、医疗费用和住院处置都有显著且持续的负面影响[7,124-126]。不良结果可能与多种因素有关，包括老年人整体健康状况较差。老年TBI患者脑血管、心肺和肌肉骨骼系统的共病率较高，认知功能和特殊感觉功能受损的可能性较大[127]，这些都将增加TBI带来的额外问题。抗凝和抗血小板药物的高使用率会增加老年患者脑出血的风险[128]。此外，颅脑损伤对老化大脑的影响还包括加剧了脑和神经元萎缩、突触密度降低和大脑可塑性下降[129,130]，这些可能导致老年患者的预后更差。然而，我们也知道，老年人群在功能和认知方面的显著提高是可以实现的，因为大部分接受住院康复的老年患者可以出院并重返社区，他们需要更长的恢复时间[6]。但是，医疗保险和医疗援助服务中心（the Centers for Medicare and Medicaid Services，CMS）从2002年开始启动针对医疗保险受益人的预期付款系统（the prospective payment system，PPS），这在经济上限制了急性住院患者住院治疗的时间，从而限制了可能获得的最大收益并限制了其预后。在PPS的影响下，康复设施的报销金额已明显少于治疗脑外伤患者的费用[131]。这可能会对老年TBI患者如何以及在何处接受所需的康复服务产生不利影响，因为在许多中心，积极的康复治疗可能被认为成本太高而无法提供。

年龄是TBI后死亡率的独立风险因素[132]，与GCS联合使用时，其危险因素增强[133]。在所有程度的TBI中，老年患者的死亡率明显高于年轻患者[3,7,134-136]。尽管急性TBI死亡率总体呈下降趋势，但在过去数十年中，由跌倒导致的TBI死亡率一直稳步上升，是75岁以上老年人TBI死亡的主要因素[1,14]。老年人因TBI致死的报道上升可能与TBI诊断更明确、死因说明更详细有关。其他因素包括药物副作用，如降压、抗血小板和抗凝药物[137,138]；并发症和并发症的发病率更高[139]；死于继发性器官衰竭的可能性更大[140,141]。老年TBI早期最常见的致死原因与神经系统疾病、精神障碍和呼吸系统疾病（包括吸入性肺炎）有关。

考虑到与年龄相关的死亡率的急剧上升，随着人口不断老龄化，很有必要进一步调查与老年人TBI发病相关的因素。此外，还需要制订预防计划以降低TBI的相关风险因素。采用一些主动性策略可能会获得很好的效果，如预防跌倒、复习驾驶课程和对药物依赖的监控。然而，尽管随着时间的推移，神经或功能的改善微乎其微，严重创伤性损伤的老年人在出院后通常至少还能够存活数年[142]。

在给老年患者特别是中枢神经系统（central nervous system，CNS）损伤的患者开具处方药时应特别注意。与年轻患者相比，老年患者的药理反应通常无法预测或更加明显，更容易造成老年人产生精神状态的改变、跌倒风险的增加及其他问题。药物治疗"小剂量开始缓慢加量"的原则在老年TBI患者中十分重要，这是因为老年TBI患者存在认知、步行和其他与年龄相关的并发症。因此，他们更容易受到药物副作用带来的不利影响。与年轻人相比，老年TBI患者的配偶可能由于自己身体上和认知上的一些问题而无法照顾患者，因此在老年TBI患者计划出院时还要特别关注其配偶的身体状况。老年TBI患者更加需要家庭照护服务，如果照护者无法为患者提供一个安全的家庭环境，则有必要使用适当的护理设备来辅助。

衰老伴颅脑创伤

尽管 TBI 的急性期问题已广为人知，但 TBI 的长期后遗症直到最近才成为系统性研究调查的焦点。据估计，美国有 530 万人存在与 TBI 相关的长期问题[11]。前身为医学研究所的美国国家医学院（the National Academy of Medicine，NAM）召集了一个专家小组来研究 TBI 患者的长期健康问题[143]。这项 2009 年的广泛性回顾研究结果明确表明，TBI 对于许多人来说是一个慢性的、终身的医疗状态的开始。有证据表明，出院后的 TBI 患者存在精神疾病、神经内分泌失调、睡眠障碍、神经退行性病变、癫痫发作和认知退化等问题的风险在增加。据报道，中重度 TBI 患者死亡率是正常人群的 2 倍多，中度 TBI 患者的预期寿命减少 6 年，重度患者减少 9 年[144-146]。这些慢性后遗症导致幸存者的生活质量下降，增加其家庭的压力，并给卫生保健系统带来了沉重负担。因此有人建议应把 TBI 长期后遗症视为一种慢性疾病[147]。

TBI 诱发痴呆的风险仍存在争议。有的研究发现 TBI 与数年后出现的痴呆有关[148-151]，有的研究则没有发现两者之间的关联性[152-154]。然而，NAM 在对现有的所有有效证据进行全面回顾后得出结论，发生意识丧失的严重 TBI 和老年痴呆症之间存在一定关联[143]。最近的证据表明慢性创伤性脑病（chronic traumatic encephalopathy，CTE）的存在，据报道这种情况发生在大脑受到重复性损伤之后。另据报道，CTE 会导致身体、认知和情感方面的问题，这些问题与前职业运动员特定的神经病理学发现有关[155,156]。CTE 的临床表现和病理组织学发现与其他痴呆状态相似，但区别也很明显，可以认为它是一种潜在的独特的疾病。类似地，有过 TBI 病史的痴呆患者与没有 TBI 病史的痴呆患者的临床表现、病程和认知的细微差异表明，他们的神经退行性表型与其他已知的痴呆亚型不同[157,158]。这说明由 TBI 引起的痴呆病因和表现与先前描述的情况不同，值得继续研究和探索可能的特殊治疗。

许多成年人在 TBI 后出现明显的精神障碍，其发生率远远高于一般人群。最常见的精神病学诊断是重度抑郁症，在创伤后 1 年的发病率约为 13%[159]，伤后 10 年增至 60% 以上[160]。焦虑症是第二常见的精神类疾病诊断，发生率在 18%~60% 之间[160-162]。这些长期精神疾病后遗症不仅增加了患者重返社区生活的难度并影响其生活质量，而且

被视为比创伤性脑损伤的认知或身体后果更严重的障碍[160]。对这类人群进行积极的情绪监控至关重要，同时应为其提供心理支持以便能将精神疾病后遗症的严重程度降到最低。

脑震荡

定义

目前国际运动脑震荡会议（the International Conference on Concussion in Sport，ICCS）将脑震荡定义为由生物机械力引起的影响大脑的复杂病理生理过程[163]。该定义虽然阐明了脑内神经紊乱是症状的基础，但目前的定义对于损伤的准确表现是相对不明确的。脑震荡是一种轻度 TBI，一般与中度或重度颅脑创伤（GCS 分级）造成的持续意识丧失无关，伴有功能障碍，通常表现为有时限的病程。最近的数据表明，在运动相关损伤中，意识丧失的发生率不到 10%，而创伤后遗忘的发生率仅为 25%~30%[164-166]。因此，目前脑震荡定义的另一个值得注意的方面是缺乏进一步的分级或分类，例如意识丧失或创伤后遗忘综合征，这些在历史上一直是脑震荡诊断的突出特征[167-170]。由于在判断预后方面缺乏临床实用性，以及在哪些分级或分类方案最有用的问题上缺乏专业共识，脑震荡目前仅代表一种诊断。

脑震荡的流行病学

在美国，脑震荡的发生报道从 160 万到 380 万不等[171-173]。如前所述，由于多种因素的限制，包括对症状的了解有限，对诊断的严重程度缺乏认识及对漏报的鼓励，可能导致未报告的脑震荡的比例很高[173-176]。许多脑震荡的患者可能在医院外的其他地方就诊，脑震荡可能不会被筛查，不会被报告，或者根本不被治疗。在老年人中，可能会因为脑震荡的症状和体征被错误的归因于正常的衰老过程并非脑震荡而导致进一步漏报。缺乏快速、客观的检测方法也会导致脑震荡的诊断不充分。几乎所有的团队运动和一些个人运动都存在明显的发生脑震荡的可能，其中以橄榄球、摔跤、足球和女篮的脑震荡发生率最高[177-179]。值得注意的是，橄榄球的参与率和脑震荡发生率都是最高的，全美橄榄球联盟（the National Football League，NFL）几乎每一场比赛都有脑震荡报告，60% 的 NFL 退休球员职业身涯中至少报告过一

次脑震荡[180,181]。数据还表明，在限定运动类型时，女性有更高的脑震荡发生率，提出的假设解释了这种差异，包括颈部肌肉力量的差异，女性更倾向于报告症状以及女性体育运动的游戏性[179,182,183]。

急性脑震荡

脑震荡的症状和体征范围很广，没有任何一种症状和体征可用来确诊或诊断。

症状通常分为几个方面，包括与躯体、认知、情绪和睡眠有关的症状[164,165,184-189]。最常见的报告（症状）包括头痛、头晕、疲劳和感觉"慢下来"[164,188-190]。相关症状可能需要一段时间才能表现出来，因此在可能的情况下，由专业人员对疑似脑震荡患者进行临床评估是非常重要的。最近的证据表明，在最初的脑震荡后坚持运动可能会加重症状并延长恢复时间[191]。尽管存在复杂的因素，大多数脑震荡患者报告的症状在 7~10 天内消失，但在此期间出现的神经心理表现和神经生理变化可能会持续存在[166,192-198]。脑震荡的症状可能会因脑力或体力下降而加重，因此目前建议早期开始短暂的大脑和身体的休息[163]。

脑震荡后症状/综合征

在大约 10%~30% 的脑震荡中，症状会持续长达一个月或更长时间[193,199]。对于脑震荡后症状持续出现是否代表一种单一综合征，还是更确切地说反映了个体损伤的潜在异质性，存在一些分歧。许多文献认为脑震荡后综合征包括在初次伤害后 3 周内出现至少三种症状，并持续至少 3 个月，而持续性脑震荡后综合征（persistent postconcussive syndrome，PPCS）通常定义为症状持续超过 3~6 个月[200]。ICD-10 标准通过以下八种症状中的三种或三种以上来定义脑震荡后综合征：①头痛；②头晕；③疲劳；④易怒；⑤失眠；⑥注意力减退；⑦记忆困难；以及⑧在脑震荡损伤情况下对压力、情绪或酒精的不耐受。

根据《精神障碍诊断与统计手册》第 5 版（Diagnostic and Statistical Manual of Mental Disorders, Fifth Edition, DSM-5），脑震荡后综合征是指在 TBI 后立即出现并持续超过急性期的轻度或重度神经认知障碍（neurocognitive disorder, NCD）[201]。一些与持续性脑震荡症状相关的因素已经被确定，包括最初自我报告的症状严重性、长期头痛和注意力缺陷[202]。有数据表明正在进行的诉讼或涉及继发性获益可能会增加持续性症状的严重程度和持续时间[203,204]。

脑震荡损伤机制

目前的数据表明，头部的直线和旋转加速度是脑震荡损伤的主要危险因素。从动物、尸体到计算机模型，许多关于加速度如何导致脑损伤的理论模型已经在多个层次上进行了研究[205-207]。此外，虽然对头部的直接冲击显然会导致直线和旋转加速度的急剧增加，但涉及惯性运动（如在"挥鞭伤"中所持续的）的间接冲击也可能导致头部产生脑震荡。头部加速被认为会导致脑组织产生应变模式，这可能会通过 DAI 对白质纤维束造成损伤，之前在本章中描述过。关于导致脑震荡伤害的峰值加速度的确切阈值还没有确定。做出这种判断的困难一部分在于如何精确而直接地测量受伤时大脑内的动力学。作为替代方法，研究人员目前正在改进传感器技术和力学分析算法，以便更好地量化头部加速度。这些传感器提供了更具体的数据，从而可以计算与对头部特定区域的冲击有关的脑震荡风险，以提高防护设备对白质完整性的保护效果[208,209]。有一些数据表明，与中度和重度 TBI 相反，头部撞击力的位置和大小与脑震荡的恢复程度似乎没有明确的关系[210,211]。然而，研究人员已经确定了几种可能影响脑震荡冲击力的生物力学因素。这其中包括头部与颈部和肩部关系的稳定性，以及脑组织脆弱性的个体差异。最近研究表明，增加颈部力量可能在减轻冲击力方面发挥一定作用[212,213]。

预测头部撞击可能会降低脑震荡的风险，因为这需要时间来激活颈部肌肉组织，从而稳定头部[214,215]。

脑震荡的病理生理学

从病理生理学的角度看，DAI 被认为是脑震荡及其功能受损的主要结构机制。动物研究支持在脑震荡造成急性轴突损伤后发生代谢水平的多级变化[216-219]，与更严重的 TBI 中发生的情况类似，本章前面对此进行了介绍。这包括由于非选择性的去极化引起的神经元离子环境的紊乱，从而导致谷氨酸介导的兴奋性毒性损伤。使用质子 MRS 成像的进一步研究也证明了神经元损伤的代谢产物特征[220,221]。由于膜电位的恢复被认为是大脑皮质基础能量消耗的主要原因，脑震荡损伤后未受抑制的兴奋性活动可能导致大脑灌注和葡萄糖利用之间的严重不匹配[216-218,222,223]。脑震荡后代谢失配的概念因大脑自动调节功能的损害而加剧，这为 Leddy 等人开发的脑震荡诊断和治疗分级运动方案奠定了理论基础[224,225]。虽然脑震荡的临床病史中经常会提到诸如 CT 和 MRI 的神经影像学检查，但在大多数脑震荡患者中，这些检查结果通常是正常的，因为脑震荡被认为会导致结构和功能的改变，只有通过更先进的成像方法才能发现这些变化[226]。这些方法包括本章先前描述的 MRI 特殊技术，以及功能活动和功能连接的变化[227-231]。静息态功能磁共振成像显示了当受试者没有参与任何特定的认知任务时大脑连接的模式，显示了被称为默认模式网络(default mode network，DMN)的变化[232-235]。基于任务的功能磁共振成像研究已经证明了情景记忆和工作记忆网络的变化，这取决于受试者需要执行的任务。目前尚不清楚这些功能活动的变化是否反映了脑震荡损伤区域的病理活动增加，或是附近未受伤区域的代偿活动增加[232,236,237]。

脑震荡的临床评估

脑震荡目前是一种临床诊断，其结果综合了外伤史、症状学、体检结果和临床评估工具提供的数据。当然，在怀疑脑震荡后立即进行医学评估，应特别评估有关的神经病理学急症，如颅内出血、颅骨和面部骨折或颈髓损伤，包括意识改变、颈痛、感觉丧失或运动控制障碍和异常姿势在内的"红色警报"。在处理了紧急问题后，针对脑震荡的进一步评估应包括特定病史，该病史应记录既往脑震荡、神经或精神疾病诊断以及偏头痛家族史，因为这些因素可预测长期或更严重的症状学表现[235]。相关症状可以通过使用标准化的症状检查表来量化，如在第 5 版运动性脑震荡评估工具(the fifth edition of the Sports Concussion Assessment Tool，SCAT-5)中列举的症状，它要求患者对 22 种症状的严重程度进行评分[238]。考虑到脑震荡症状的多样性，使用标准化检查表可确保症状不会被遗漏。

评估还可以作为大致观察认知处理、语言功能和注意力的机会。

除标准的身体检查项目(如脑神经功能，肌力和协调性)外，脑震荡检查还应重点对认知、平衡和视觉功能进行评估。通常使用标准化的临床工具来进一步扩大检查范围。脑震荡的标准化评估(the Standardized Assessment of Concussion，SAC)是一系列广泛使用的简短认知任务，据报道对检测脑震荡非常敏感[194,195,239,240]。SAC 的任务专门评估记忆形成、延迟回忆和注意力。为了评估平衡，平衡误差评分系统(the balance error scoring system，

BESS)是一种评估平衡功能的有效工具[241,242]，该系统的最初形式是在泡沫垫上进行，而"修订版"则不使用泡沫垫。BESS 评估患者在三种不同静态姿势[双腿、单腿和串联站姿("加强 Romberg")]下的稳定性。这两个量表被嵌入 SCAT-5 中。此外，King-Devick(KD)和移动通用词典评估系统(mobile universal lexicon system，MULES)测试是针对脑震荡患者进行过充分研究和效度验证的筛查工具，通过使患者快速命名排列在卡片或电子显示器[245,246]上的数字(KD)[243,244]或物体图片(MULES)来评估患者大脑视觉功能。

总体而言，这些测试很容易在快速游戏环境以及门诊临床环境中进行，并提供有关疑似脑震荡患者功能的有用客观信息。结合症状等级列表，已证明这种对脑震荡进行多管齐下的评估方法对脑震荡的诊断和处理均具有很高的可信度[166,192,193]。

管理与治疗

目前对急性脑震荡的建议包括，在怀疑脑震荡后立即从受伤环境中撤离，以避免进一步的脑损伤或症状加重，恢复时间延长[163,191]。受伤者应由具有脑震荡诊断经验的临床专业人员进行评估，当天不再恢复比赛[163]。除了减轻症状负担外，强调不在同一天恢复比赛也是出于对二次撞击综合征(second-impact syndrome，SIS)的担忧，SIS 是在最初受伤后不久受到第二次脑震荡的潜在致命后果。SIS 被认为是脑血流自动调节功能急性丧失的结果，可导致恶性脑水肿，发生率 100%，死亡率接近 50%[247,248]。然而，SIS 的数据相对较少，23 年来仅发现 35 例可能病例[249,250]。一旦临床情况稳定，通常建议在急性脑震荡损伤后开始短暂的脑力和体力休息(2~3 天)，逐渐重新参与活动[163,251,252]。越来越多的研究表明，与以前的建议相反，以"结茧"的方式延长休息时间实际上可能导致更长的时间内症状恶化[253-255]。运动员可以遵循"分级重返比赛"协议重返比赛，该协议包括在 7~10 天内逐步提高体力消耗水平，最终在符合重返比赛条件下参与运动[163]。

除侧重于受损大脑代谢恢复的管理建议外，脑震荡治疗还可能包括通过合理地使用药物或针对性疗法进行具体的对症治疗。脑震荡后头晕和平衡障碍很常见，病因如良性阵发性位置性眩晕(benign paroxysmal positional vertigo，BPPV)是一种需要积极治疗的疾病，对其进行治疗可以显著缓解症状[256]。情绪症状，例如抑郁和焦虑，可以使用抗抑郁药(如

舍曲林)治疗[257,258]。视觉功能障碍可由神经验光师或神经眼科医师精确诊断,然后通过视觉疗法加以解决[259]。通过优化睡眠卫生习惯以及使用褪黑素或其他促进睡眠药物,增强昼夜节律来改善睡眠,对恢复也至关重要[260]。

随着患者的恢复并重返活动,脑震荡的二级预防也非常重要,因为有脑震荡病史的患者遭受再次损伤的风险会增加三到五倍[199,261-264]。这可能包括考虑各种因素,从成功治疗可能限制最佳表现的症状到活动的质量和强度。如果一个人因某一特定活动而出现多次脑震荡,有必要明确讨论该活动的风险/获益比。

结局评估

由于TBI常常导致认知和身体功能缺陷以及行为困难,因此需要多方面的结局评估。这就需要使用针对不同恢复方面的多种量表和评估工具进行全面评估。虽然不可能每一种结局量表和评估手段都使用,但仍有一些更常用的工具可以提供涉及多个领域的信息。

通过观察创伤性脑损伤模型系统(the traumatic brain injury model systems,TBIMS)所使用的测量方法,可以找到一些更为广泛认可的结果测量方法的良好指南。TBIMS由美国国家残疾人独立生活与康复研究所(the National Institute on Disability, Independent Living, and Rehabilitation Research,NIDIL-RR)赞助,这是一个多中心计划,致力于收集纵向数据,并针对TBI提供单中心和协作研究。总的来说,2016年美国数据和统计中心的情况说明书中的TBIMS数据显示,TBI患者在整个住院康复过程中功能改善最为显著,通常在受伤后1~2年以上恢复趋于平稳。大约1/3的TBI患者在受伤后2年需要进行一定程度的监管。TBIMS中TBI患者的长期就业率大约是受伤前的一半。研究表明,TBI患者的总体预期寿命比一般人群短,但健康和功能下降的速度存在差异[265]。该计划使用的结局测量及其一些局限性在下面会强调。

功能独立性量表(functional independence measure,FIM)和FIM比率(FIM变化除以住院康复时间,也称为FIM效率)已广泛用于衡量在康复环境中的进展和改善的质量。FIM评估完成18种功能性技能所需的辅助水平[266]。尽管它的确包含少量的认知和交流技能,但它在躯体功能上所占的权重更大。

因此,它由于对认知和行为的评估范围有限而受到争议,而认知和行为评估对TBI患者尤其重要。例如,那些在TBI后认知方面取得显著进步的人,他们的FIM评分可能变化很小,因此不能反映他们的整体进步。

功能评估量表(functional assessment measure,FAM)是为了解决这一缺陷而制订的,其中包含了FIM未包含的认知、行为、交流和重返社会技能的评估。尽管进行了这些额外的评估,但评论者们认为FAM仍然不足以充分解决这些问题[267]。

残疾等级量表(disability rating scale,DRS)测量一般的功能,可用于追踪从昏迷直到社区生活的恢复情况[268]。它缺乏对特定功能任务的全面详细评估,但可用于跟踪一个人从脑损伤中恢复时的整体残疾程度。评论人士指出,DRS对轻度损伤的患者存在天花板效应[269]。

格拉斯哥结局量表(Glasgow outcome scale,GOS)是一个简单的五个等级量表,用于测量残疾严重程度,功能性预后级别从死亡和植物状态到重度残疾、中度残疾和恢复良好[270]。为了更具体地对恢复超过VS的患者进行功能水平分类,扩展的格拉斯哥结局量表(GOS-E)是一个扩展到包括重度残疾、中度残疾和恢复良好上下水平的8个等级表[271](表19-3)。但它没有提供详细的恢复评估方法,并且在评估预后时对微小但具有临床意义的变化缺乏敏感性。

表 19-3　格拉斯哥结局量表和扩展的格拉斯哥结局量表

格拉斯哥结局量表

1. 死亡
2. 持续性植物状态
3. 严重残疾:有意识并且残疾
4. 中度残疾:有残疾但可以独立
5. 预后良好:可以回归工作或学校

扩展的格拉斯哥结局量表

1. 死亡
2. 持续性植物状态
3. 较重的严重残疾:不可脱离照护>8h
4. 较轻的严重残疾:可脱离照护>8h
5. 较重的中度残疾:不能回归工作
6. 较轻的中度残疾:可在特定条件下回归工作
7. 一般的恢复良好:遗留有一些残疾
8. 恢复良好:遗留有一些障碍但没有残疾

Rancho Los Amigos认知功能水平测试是一种被人们熟知的评价工具,可对TBI患者各个典型的恢复阶段进行分类。虽然它不能对患者进行个体化客观评估,但它可用于监测病情进展和制订治疗方案。最初它包含 8 个等级,但后来的修订版将其增加到 10 个等级,其中包含了更高功能级别的详细说明。该工具没有评分系统,根据观察到的 TBI 患者的主要认知能力和行为表现被分配到各个等级(表 19-4)。

表 19-4　Rancho Los Amigos 认知功能水平测试修订版

Ⅰ. 无反应

Ⅱ. 全身反应

Ⅲ. 局部反应

Ⅳ. 混乱和激越

Ⅴ. 混乱和不恰当行为

Ⅵ. 混乱和恰当行为

Ⅶ. 自主意识和恰当行为

Ⅷ. 有目的性且行为恰当,需要帮助

Ⅸ. 有目的性且行为恰当,有要求时需要帮助

Ⅹ. 独立完成有目的性的且恰当的行为

社区融合问卷(community integration questionnaire,CIQ)衡量 TBI 患者的独立性和参与社交、家庭和社区活动的方式。它可以评估一个人融入社会的程度。这是一个包含 15 个项目的量表,每个项目都有多项选择评分[272]。也有报道称其在评估社区患者时会产生天花板效应[269]。

参与能力客观重组型评估工具(participation assessment with recombined tools objective,PART-O)可评估参与度和社会功能,它来自 CIQ 和其他两个测试,参与目标和参与主观性。它最初包含 24 个项目,但后来被修订为 17 个项目[273]。它已被用于研究涉及重返社会的干预措施的长期预后和有效性。

监护评分量表(supervision rating scale,SRS)包含 13 个项目,用于描述和分类一个人正在接受监护的水平[274]。它描述了他们接受监护的强度和持续时间,并指出了他们的护理负担。值得注意的是,按照正确的评估方法,给出的评分是针对患者实际接受的护理,而不是感觉需要的护理。

生活满意度量表(satisfaction with life scale,SWLS)包含五个项目,评分从强烈同意到强烈反对共七分。它通过测量整体认知判断而不是情绪来评估对整体生活的满意度。5 分、10 分、15 分、20 分、25 分和 30 分被用作衡量结局的指标,评分代表极不满意到极满意[275]。

创伤后遗忘(posttraumatic amnesia,PTA)是指在 TBI 之后一个人处于混乱,定向力减退并且无法回忆受伤后发生的信息和事件的状态下的持续时间。定向日志(orientation log,O-LOG)和加尔维斯顿定向及健忘测试(Galveston orientation and amnesia test,GOAT)被用来评估定向力并通过定向改善情况来了解创伤后遗忘的恢复情况[276,277]。儿童版 COAT 是为了更好地适合评估儿童 PTA 而开发的。研究者还开发了修订后的多项选择版本 AGOAT,以更好地评估失语症患者的 PTA。追踪患者的定向力改善情况是有意义的,因为 PTA 的恢复时间是 TBI 后功能恢复的最佳预测指标之一,恢复时间越长与预后越差相关。

与 PTA 相比,一些医务人员更喜欢使用创伤后混乱状态量表(posttraumatic confusional state,PCS)进行评估,因为它更好地描述了创伤后神志不清的状态,而不是主要集中于失忆的状态[278]。与 PTA 类似,PCS 提供了损伤严重程度的指标,并可预测预后[279-281]。

TBI 对行为控制和心理健康都会产生负面影响。行为控制能力不良和躁动会显著影响一个人在日常活动中的安全性和独立性。TBI 的心理后遗症很常见,这会加重 TBI 相关的认知和身体损害,并妨碍其重新融入社会。

激越行为量表(agitated behavior scale,ABS)是用来监测和追踪一个人在脑损伤后可能表现出的激越程度[282]。它最常用于那些处于混乱状态的人。在观察期间,评估人员对 14 种特定的行为是否存在以及存在的程度进行了分级。每个行为的评分从 1 分(缺失)到 4 分(表明该行为以极端程度存在)。总分从 14~56 分不等,分数越高表示激越程度越严重。量表总分与特定亚项的得分相结合,可提供对去抑制、攻击和不稳定性的状况评估(图 19-11)。由于激越的监测依赖于捕捉到所有事件,因此使用此量表以及大多数其他激越监测工具的挑战是在记录中保持谨慎,以避免遗漏事件,当负责填写表单的人员在事件发生期间不在场时可能会发生这种情况。它是一个有用的工具,可以监测旨在改善特定不良行为的干预措施的有效性。

情绪障碍在 TBI 后很常见,有几种常用的工具评估它们的存在和严重程度。广泛性焦虑症七项量表(generalized anxiety disorder seven-item scale,GAD-7)评估了患者经历七种不同类型的广泛性焦虑的频

激越行为量表

患者＿＿＿＿＿＿＿＿＿＿＿　　　　观察时间:

评估地点＿＿＿＿＿＿＿＿＿　　　　开始:＿＿年＿＿月＿＿日＿＿时

评估人员＿＿＿＿＿＿＿＿＿　　　　终止:＿＿年＿＿月＿＿日＿＿时

在评估时间结束时,指出每个项目中描述的行为是否存在,如果存在,则说明达到何种程度:轻度、中度或重度。请使用以下数值和标准进行评分。

　　1=无:该行为不存在
　　2=存在轻微程度:该行为存在,但不妨碍其他在情境中恰当行为的发生(被检查者可能会自发地改变方向,或者持续的激动行为不会破坏恰当行为)
　　3=存在中等程度:被检查者需要从激动的行为转向恰当的行为,但可以从这种暗示中获益
　　4=存在严重程度:即使有外界的提示或重新定向,被检查者也会由于受激动行为的干扰而无法进行恰当的行为

不要留下空白。

＿＿1. 注意力持续时间短,容易分心,无法集中注意力
＿＿2. 冲动,缺乏耐心,对痛苦或挫折的忍耐力低
＿＿3. 不合作,抗拒照顾,要求高
＿＿4. 对人或财产的暴力和/或威胁性暴力
＿＿5. 爆炸性和/或不可预测的愤怒
＿＿6. 摇摆、摩擦、呻吟或其他自我刺激的行为
＿＿7. 拉扯管道、约束装置等
＿＿8. 离开治疗区
＿＿9. 不安,踱步,过度运动
＿＿10. 重复性行为,动作和/或语言
＿＿11. 急促的、大声的或过度的谈话
＿＿12. 情绪的突然变化
＿＿13. 容易引起过度的哭泣和/或大笑
＿＿14. 自我虐待,身体上和/或语言上

总分＿＿＿＿

图 19-11　激越行为量表

率。5 分、10 分和 15 分被定为轻度、中度和重度焦虑的分级标准。分数等于或大于 10 表示需要进一步评估[283]。患者健康问卷九项量表(patient health questionnaire nine-item scale,PHQ-9)评估了患者经历九种不同抑郁症状的频率。5 分、10 分、15 分和 20 分被作为轻度、中度、较重和严重抑郁的界值。它源自一个更大的患者健康问卷,用于监测抑郁症的严重程度[283,284]。

认知障碍

　　TBI 相关的认知问题在所有损伤严重程度的患者中都极为常见,并直接影响到个体的残疾程度。它们也是患者重返有酬工作和独立生活的有力预测指标[285]。认知问题表现在多个方面,通常影响到注意力、记忆力、反应时间、工作记忆和执行能力。TBI 病理生理学的局灶性和弥漫性损伤表现有助于解释为什么认知过程如此普遍地受到损害。例如,累及额叶的局灶性损伤通常受脑挫伤的影响,可能导致

通常依赖于完整前额叶皮质功能的执行能力受损。几乎所有的认知能力都依赖于相互关联的神经网络,而这些神经网络会被 DAI 所破坏,从而导致功能分离和低效。TBI 相关认知障碍的广谱性,部分也是由于认知的相互关联性。

　　正常的记忆和执行能力部分依赖于完整的注意力,而注意力和工作记忆有时被认为是重叠的过程。治疗认知障碍需要通过神经心理学的评估,观察其对日常功能的影响,对认知矫正以及可能的药物干预方法进行仔细的分析。

　　标准化神经心理学评估对识别认知障碍脑区以及残存的认知功能脑区非常重要。需要大量的标准化测验来评估认知功能的多个领域,以识别和定义损伤的性质和范围,包括相对优势和劣势。这就需要对测试结果进行解释,以评估颅脑创伤前的认知能力,这些认知能力是通过标准化的单词阅读测试来评估的,比如成人阅读的韦氏测试(Wechsler test of adult reading),以及对患者就业和教育背景的了解。一旦完成了标准化测验并对结果仔细分析,就

可以制订认知康复计划,以改善认知障碍对日常生活的影响。这通常是通过制订已确认的损伤区域的代偿策略来实现的,尽管一些干预措施已经证明在特定的神经心理学测试中能有效地改善功能表现[286]。

认知矫正有多种方式。过程特异性矫正通过对特定技能的重复刺激,指导特定认知技能的再培训,以重组更高级的神经和认知过程为目标[287]。

功能性技能培训的重点是提高一个人在特定环境下的能力,从而获得对日常生活所需技能的再培训,而不是改善潜在的认知障碍。元认知方法处理与认知问题的意识、错误的自我监控和自我调节相关的问题,目标是在适当的情况下使用代偿策略,例如使用每日计划来应对自我认知的记忆或计划受损。多种技术已被描述并发现对代偿特定的认知障碍是有效的。三篇系统综述探讨了多种认知治疗模式,支持对 TBI 后注意力、记忆、社交沟通技能、执行功能和综合性整体神经心理康复实施具体干预措施[288,290]。

药物干预是 TBI 后潜在的提高认知功能的另一种手段。它们通常被推荐作为辅助治疗而非基本治疗,最好与代偿性策略一起使用而不是作为替代方法。药物改变认知功能的主要机制是影响神经递质功能,因此需要了解相关的神经解剖学和神经生理学知识。一个重要的原则是,在可行和药物耐受的情况下,首先限制使用可能对认知功能产生负面影响的药物。这些药物包括抗惊厥药[291]、多巴胺能拮抗剂[292,293]、苯二氮䓬类药物[292,294]、抗胆碱能药物[295]和阿片类药物[292]。儿茶酚胺能和胆碱能神经递质系统是注意功能的基础,可以通过药物进行调节。增强注意力的最有力证据是哌甲酯[296~298]。

研究表明,乙酰胆碱酯酶抑制剂可以改善中度至重度记忆障碍患者的记忆功能,但对轻度记忆障碍患者则没有效果。尽管指南是根据现有证据发表的,但药物治疗其他许多认知功能的支持证据是有限的[298]。

创伤后激越

激越被描述为攻击性、躁动、冲动和好斗行为,但也包括任何妨碍 TBI 患者参与康复治疗和融入社会的行为。在 TBI 后,激越的发生率约为 33%[299-301],患者有伤害自己或他人的风险,包括照顾者、护理人员和社区居民。

治疗激越首先要尽可能客观地描述和记录行为。在本章前面描述的 ABS,提供了一个攻击行为的客观评估方法。它既可以用来评估在规定时间内出现的激越程度,也可以用来衡量改善激越的治疗效果。激越也可以用 Rancho Los Amigos 认知功能水平分级来衡量,它描述了患者和清醒状态和神志不清的程度。改良的外显攻击行为量表(modified overt aggression scale,MOAS)对攻击行为的四个方面进行评定,包括言语攻击、对财产的攻击、自身攻击和体力攻击。它可以被不同的护理人员使用,包括护士和家庭成员,这对激越患者随访和评估治疗干预效果是有用的。

最初的激越管理包括识别、纠正或去除 TBI 患者可能正在经历的神经性、代谢性、感染性、内分泌和疼痛刺激。例如,神经功能受损患者合并未经治疗的癫痫、便秘或尿路感染可表现为激越。意想不到的药物也会引起激越,包括那些具有矛盾副作用的药物,如苯海拉明、左乙拉西坦或苯二氮䓬类药物。

环境改造是通过多种方法来控制激越,主要涉及制造一个患者在恢复过程中可以忍受的感官刺激水平。在急性期,通常包括营造平和安静的环境,在任何时候都需要限制临床医师和探视者的数量,以及在不影响安全活动的情况下,容忍患者一定程度的躁动。在与每个临床医师的交流过程中,患者常因重新定向而受益。患者的安全措施包括增加护理查房的频率,提供直接的一对一监护,以及床/室的改造,以加强安全性和对过度刺激的控制。安全带和手套被认为是物理约束方法,因此需要每天记录评估需求和有效性。不推荐腕带、床边栏杆、胸部 Poseys(指一种限制活动装置)和网状床,因为它们会引发躁动和身体伤害。在住院期间,为了更好地控制环境,护理单元的特定位置可以上锁,防止认知功能受损的患者私自逃跑[299]。

抗精神病药物和苯二氮䓬类药物在急性精神障碍和不安全行为升级时应保留使用。在长期使用时,氟哌利多和利培酮被证明会阻碍患者空间学习和运动功能的恢复[302]。同样,长期服用苯二氮䓬类药物也被证明会损害认知功能[303~305]。抗胆碱能药物由于其抗胆碱能作用,可引起认知障碍患者反常性激越[306,307]。虽然在控制激越方面没有完美的药物,但一篇系统综述为非选择性 β-肾上腺素受体阻滞剂(普萘洛尔和吲哚洛尔)治疗激越提供了最有力的支持[308]。可每天多次给药,注意心率和血压的下降。副作用包括嗜睡和抑郁，在哮喘和心脏传导阻滞患者中禁用。在 38 例患者的单样本随机对照试验中，给予金刚烷胺（每天 2 次，每次 100mg）显示可减轻烦躁易怒症状，但攻击性没有减轻[309]。该研究的扩大样本设计（多中心）研究结果显示，并没有显著减少烦躁易怒的作用。有趣的是，丙戊酸对减轻躁动有帮助，但研究比较有限[310]。当使用丙戊酸时，临床医师必须定期检查丙戊酸浓度、白细胞计数、肝酶和血氨水平。

遗传和分子生物学标志物

研究潜在的遗传标志物或者基因，帮助识别或分类群体中的特定个体，可以预测 TBI 患者损伤的轻重和恢复的好坏，这对许多不同社会机构包括军队、体育组织以及整个卫生界都具有重要的意义。这些标志物可为预后判断提供依据。生物学指标或者生物标记物是一项客观的指标，可以用于评估 TBI 患者，深入了解他们目前的病情状况。生物标志物可以是任何某个指标，从作为心脏功能标志的血压到反映各种病理过程的影像或分子。寻找生物标志物也具有广泛的研究吸引力，如血清或脑脊液成分，或在神经影像学研究中的特定发现可以提示是否发生 TBI 以及损伤程度。这可能有助于预测预后，并可能根据个人对损伤的反应来更具体地指导干预措施。

对于和 TBI 及其恢复相关的遗传和分子生物学标志物的研究进行详细评估超出了本章的范围，但有一些一般性的主题和趋势值得一提。载脂蛋白 E 等位基因的某些亚型作为个体对脑损伤和神经可塑性的敏感性潜在指标，已引起了广泛的关注。E4 等位基因与 TBI 预后较差相关[311,312]。评估其他不同基因的上调或下调也有可能作为生物标志物应用。

研究 TBI 后炎症和免疫反应因子的各种变化也很有意义。许多蛋白质包括白介素、酶、干扰素、受体、S100 蛋白和氨基酸正在被研究，以了解它们在 TBI 不同方面的潜在指示作用。目前，在标准的临床评估或实践中还没有得到被广泛认可的标志物。

颅脑创伤的并发症

颅脑创伤后的并发症很常见，已知会延长住院时间，并使功能预后更差[313]。这些并发症可能包括但不限于癫痫发作、自主神经系统功能障碍、脑积水、内分泌功能障碍、异位骨化（heterotopic ossificatio，HO）、脑神经功能障碍、静脉血栓和栓塞、痉挛、肠道和膀胱功能障碍以及压力性损伤。管理的基本目标是治疗和预防这些系统并发症，从而改善脑外伤后的发病率和死亡率[314]。

创伤后痫性发作和癫痫

创伤后痫性发作和癫痫是 TBI 的常见并发症。创伤后痫性发作（posttraumatic seizures，PTS）是个体遭受创伤性颅脑创伤后发生的单发或反复的痫性发作。创伤后癫痫（posttraumatic epilepsy，PTE）是一种以反复发作的迟发性癫痫发作为特征的疾病，在有 TBI 病史的患者中不可归因于其他原因[315]。PTS 可以根据其与初始损伤的时间关系进行分类。创伤事件发生后 24h 内立即出现为急性 PTS，损伤后 24h 至 7 天内发生为早期 PTS，7 天后出现为晚期 PTS。PTS 可根据其临床和脑电图（electroencephalographic，EEG）特征进一步分类。局灶性发作被认为发生在大脑半球的一个局部区域，而全身性发作则发生在双侧对称的位置而没有局灶性发作。局灶性癫痫可根据损伤时意识的存在与否进一步分类。部分性癫痫是指那些仍存在意识的癫痫，而复杂性癫痫是指那些失去意识的癫痫。可在略多于一半的 PTS 患者中观察到局灶性发作，在成人和早期癫痫[316]、CT 局灶性病变[317]、穿透性 TBI[318] 和更严重的非穿透性 TBI[317] 患者中出现的频率更高。

PTS 的发生率根据损伤的严重程度、损伤后的时间和危险因素的存在与否而有所不同。约 1/2 ～ 2/3 的 TBI 患者在发病后 12 个月内会出现癫痫发作，2 年后发生率为 75% ～ 80%[319]。TBI 约占普通人群器质性癫痫的 20%，占全部癫痫的 5%[320]。器质性癫痫包括一种独特的大脑结构异常，这种异常可能是后天获得的，也可能是遗传所致。虽然治疗的重点是减轻癫痫发作，但复发的风险会一直存在。最近的证据表明，尽管早期 PTS 患者有 20% ～ 30% 会出现迟发性癫痫，但在第一周后的癫痫发作与更高的复发可能性相关[321]。一般认为立即发生的 PTS 几乎不会增加癫痫复发的风险[316]。1/5 ～ 1/3 的晚期 PTS 患者会频繁复发，传统的抗癫痫药物（antiepileptic drug，AED）治疗通常无效[321]。

癫痫发作是重度 TBI 患者住院和死亡的一个重要原因[144]，反复发作的 PTS 可能对患有 TBI 的儿童和成人产生不利影响[322]。因此，为了减少包括认知和行为障碍在内的并发症和不良后果的发生，对

PTS 和 PTE 进行治疗是非常重要的。有证据表明，与无癫痫发作的患者相比，PTE 患者在康复过程中出现的去抑制和/或攻击性行为以及激惹性更为频繁和严重。同样，PTS 与重度 TBI 患者 1 年后的 GOS、DRS、FIM 和神经行为评定量表的子量表所测量的预后较差明显相关[323]。

增加个体 PTE 易感性的危险因素包括年龄小于 5 岁或大于 65 岁、酗酒和癫痫家族史[324]。遗传载脂蛋白 E（apoE）ε4 基因型也被认为是一个危险因素[325]。增加 PTE 风险的损伤相关因素包括严重创伤、穿透性头部损伤、颅内血肿、线性或凹陷性颅骨骨折、出血性挫伤、持续超过 24h 的昏迷、有早期 PTS 和既往 TBI 病史的患者。这些患者在损伤后急性期易出现累积的局灶性神经影像或脑电图异常[326]。

使用 AED 预防癫痫发作已被证明可以降低早期 PTS 患者的发病率，但不能降低晚期 PTS 的发病率[327]。一项关于预防措施有效性的系统回顾表明，没有临床证据表明 AED 预防早期癫痫可减少迟发性 PTS 的发生，或对死亡或神经功能障碍有任何影响[328]。

作为其临床指南的一部分，美国神经病学会（American Academy of Neurology，AAN）得出结论，预防性使用苯妥英钠对降低重度 TBI 患者早期癫痫发作的风险是有效的。然而，预防性使用抗癫痫药物如苯妥英钠、卡马西平或丙戊酸钠对预防重度 TBI 患者的迟发性癫痫是无效的[316]。在神经外科手术后的第一周给予抗癫痫药物是一种常规做法，是由 TBI 基金会和 AANS 推荐的[49]。有证据表明苯妥英钠能有效降低重度 TBI 患者早期 PTS 的风险[329]。然而，最近的一项研究表明，根据 DRS 和 GOS 评分[329]，左乙拉西坦是安全有效的，并且比苯妥英钠有更好的长期疗效，而且似乎正在被普及应用[330]。

大多数癫痫发作都可以通过训练有素的专业人员的临床观察来诊断。一旦观察到 PTS，EEG 可以在病灶定位、癫痫持续状态和严重程度预测等方面提供有价值的信息。此外，脑电图可以鉴别意识水平改变的患者是否存在亚临床癫痫发作[331]。

长时程的脑电图监测技术包括动态脑电图，它可以使患者在正常的环境中不受干扰地继续进行日常生活活动，而住院患者视频脑电图（video-EEG，VEEG）监测为无人情况下获得脑电图同时观察临床行为提供了直接的机会[332]。长时程 VEEG 可能有助于区分精神性发作与癫痫，据报道，在 20%~30% 的中重度 TBI 难治性 PTE 患者中会出现精神性发作[333]。此外，脑电图可以为有早期 PTS 病史的患者提供有用的信息，以决定其是否可以减少抗癫痫药物的使用。

如果认为患者适合抗癫痫药物治疗，应考虑 PTS 的类型、途径、频率和用药方法、预期的副作用和并发症。抗癫痫药物的副作用可能会限制其使用，需要调整剂量，改用替代药物，或需要综合疗法来实现癫痫的充分控制。在选择抗癫痫药物时应该考虑到其对认知的不良反应是 TBI 患者非常关注的问题。卡马西平被认为是治疗部分性癫痫的有效药物，而丙戊酸则是治疗全身性癫痫的合理选择[334,335]。苯巴比妥过去常用，但现在很少使用，因为它对认知和行为有不良影响[336]。与卡马西平或丙戊酸钠相比，苯妥英钠也因其对认知的不良影响而不受欢迎[337]。第二代药物如左乙拉西坦、拉莫三嗪和托吡酯越来越多地用于临床，尽管缺乏证据证明它们优于老一代抗癫痫药物，特别是在 PTS 方面。有证据表明，与新型抗癫痫药物相比，老一代抗癫痫药物对癫痫患者的有效性和安全性没有区别，但要注意老一代药物（苯妥英钠、卡马西平和丙戊酸）更有可能导致更多的不良事件[338]。

对于何时或是否停用 PTE 患者的抗癫痫药物，尚无具体的指南。然而，许多临床医师考虑对 2 年无癫痫发作的患者停用抗癫痫药物[339]。同样，如果决定撤药，也没有建议在什么时间段撤药，尽管保守的观点建议在 1 年内逐渐减少用药[340]。

对于那些持续经历难治性癫痫发作的患者，应考虑手术治疗。AAN 与美国癫痫学会联合成立 AANS，支持前内侧颞叶切除术对治疗复杂部分性癫痫发作的益处，并建议将这些患者转诊至癫痫手术中心[341]。同样，手术切除癫痫病灶也为仔细挑选的难治性 PTE 患者提供了重要的治疗选择[342]。如果患者对药物治疗不敏感且不愿意手术切除治疗，迷走神经刺激（vagus nerve stimulation，VNS）是一种替代疗法。AAN 治疗和技术小组委员会将 VNS 列为治疗难治性部分性癫痫安全有效的方法[343]。

自主神经功能障碍

自主神经系统是由交感神经和副交感神经系统组成的，它们在身体应对日常挑战时促进体内平衡。TBI 可引起自主神经功能障碍，引起高血压、发热、心动过速、呼吸过速、瞳孔扩张和伸肌姿势。

19

自主神经功能障碍（autonomic dysfunction）的发生率在已发表的文献中差异很大，可能是由于有许多不同的名称来描述它，包括阵发性交感神经系统风暴、自主神经功能障碍综合征、自主神经功能异常、交感或自主神经风暴、阵发性自主神经不稳定伴肌张力障碍（paroxysmal autonomic instability with dystonia，PAID）。也没有广泛接受的诊断标准来定义它。最近，人们致力于更准确地描述这种综合征，包括明确其定义、命名和诊断标准。因此，建议用"阵发性交感神经过度兴奋（paroxysmal sympathetic hyperactivity，PSH）"取代以前的术语来描述这种"综合征"，即在严重的获得性脑损伤幸存者的亚组人群中可观察到的，同时存在阵发性短暂的交感神经活动（心率、血压、呼吸频率、体温、出汗）和运动（姿势）活动增加"[344]。

TBI 是最常报道的引起 PSH 的疾病，在重症监护病房收治的中重度 TBI 病例中，其发病率介于 8%~30%[345]。它很少发生在于其他急性神经系统疾病。年轻人中更常出现，并且与持续发热有关[346]。发病率报道的巨大差异可能是由于对 PSH 的定义不够明确。在一项前瞻性队列研究中，与非自主神经功能障碍的 TBI 幸存者相比，自主神经功能障碍患者的预后明显更差，住院时间更长，预计花费更高[345]。

虽然关于 PSH 的病因有多种理论，但似乎有更多的证据表明其发病机制与外界联系中断有关。这意味着中枢神经兴奋和抑制驱动的正常平衡被破坏，从而导致自主神经功能障碍[347]。少数尸检和病理生理学研究支持的一般结论提示，尽管尚未发现单一病变或病变模式，但是中脑水平或其周围的通路出现相对不连续的改变[348]。

因为没有病理检查结果，所以 PSH 是一个排除性诊断。PSH 的定义是在没有其他潜在原因比如难以控制的败血症或气道阻塞的情况下，以下六个标准中同时存在四个：发热、心动过速（心率>120 次/min 或如果用 β-肾上腺素受体阻滞剂治疗仍然>100 次/min）、高血压（收缩压>160mmHg 或脉压>80mmHg）、呼吸急促（呼吸频率>30 次/min）、出汗过多、伸肌姿势或严重肌张力障碍[345,346]。

也可能出现瞳孔扩大和面部严重发红（表 19-5）。阵发性发作通常在受伤后 5~7 天开始，但也可能更早开始。这些发作遵循一个相对规律的模式，平均每天发生一到三次。每次的时长从不足 1h 到 10h 不等。这种疾病的病程变化很大，从一两周到几个月不等。随着时间的推移，发作次数会减少，但时间可能更长[346]。

表 19-5　阵发性交感神经过度兴奋症状

心动过速	>120 次/min（或如果用 β-肾上腺素受体阻滞剂治疗，>100 次/min）
呼吸急促	>30 次/min
血压	收缩压>160mmHg 或脉压>80mmHg
发热	
出汗过多	
瞳孔扩大	
伸肌姿势	
面部严重发红	

PSH 治疗的一般原则包括适当的补液、排除近似疾病［如感染、肺栓塞（PE）、脑积水、癫痫］、有效的镇痛和避免任何明确的诱发因素[349]。如果症状持续，可能需要药物治疗。由于许多神经递质参与自主神经控制通路，几种药物被认为可能改善 PSH 的症状。支持药物疗效的研究证据比较有限，其中大部分是在重症监护病房进行的，这些干预措施很难在典型的发生 PSH 的康复环境中应用。因此，制订指南和最佳临床实践是很困难的。然而，更多证据支持硫酸吗啡和非选择性 β-肾上腺素受体阻滞剂（如普萘洛尔）的潜在有效性[350]。鞘内注射巴氯芬（intrathecal baclofen，ITB）可能对难治性病例有效。溴隐亭和可乐定对某些患者有帮助，但它们的疗效不太一致[351]。早期发现 PSH 和充分治疗对减少住院时间和促进恢复具有重要意义。

创伤后脑积水

脑积水的定义是由于脑脊液从脑室内生成直到吸收进入全身循环不充分所致的脑室系统主动性扩张[352]。这个定义是专门针对脑积水的，因为它排除了脑脊液动力学方面的其他异常，如良性的颅内高压，其脑室不扩大。它也排除了脑萎缩或代偿性脑积水，其脑室扩大不是一个主动的扩张过程（图 19-12）。

既往研究报道的创伤后脑积水（posttraumatic hydrocephalus，PTH）发病率存在差异，很可能是由于其定义的不同，但有报道重度 TBI 患者的发生率高达 45%[353]。患者通常在住院康复期间被诊断为 PTH，一些证据表明，高达 40% 的病例是在这种情况

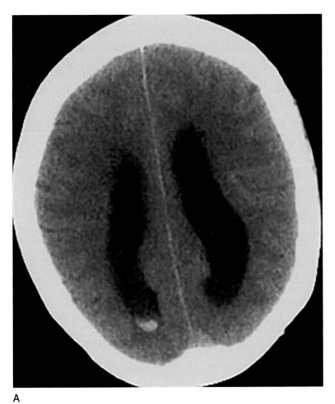
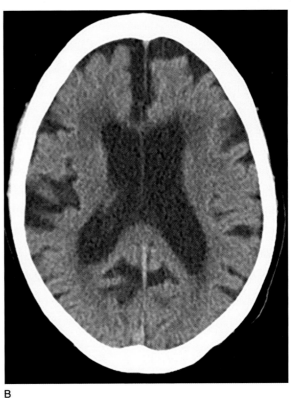

图 19-12　A：CT 图像显示脑室扩大，脑沟消失。脑室因交通性脑积水而增大（经允许摘自 Weiner WJ, Goetz CG, Shin RK. Neurology for the Non-Neurologist. 6th ed. Philadelphia, PA：Wolters Kluwer Health/Lippincott Williams & Wilkins；2010）。B：头部 CT 图像显示脑萎缩，脑室和脑沟扩大，无脑室周围水肿

下被诊断出来的[354]。一项研究表明，大多数 PTH 病例发生在住院康复的早期，25% 在 2 周内，50% 在 3 周内，75% 在 8 周内。两名患者在出院至受伤后 1 年内出现 PTH[355]。

　　发生 PTH 的危险因素包括脑出血、脑膜炎和颅骨切除术[352,356,357]。高龄、严重残疾和入院时意识障碍是康复期发生 PTH 的独立预测因素。转入康复治疗后，植物状态发生 PTH 的相对风险增加了两倍以上[355]。这是 TBI 后常见的疾病，一项研究发现，纳入急性 TBI 住院康复计划的患者约 8% 被诊断为 PTH。在该研究中，观察到 PTH 患者急性损伤的 CT 神经解剖影像特征包括：93% 有蛛网膜下腔出血或硬膜下积液，30% 有脑室内出血，52% 有中线移位，83% 有基底池受压。32% 有皮质下挫伤，97% 有皮质挫伤[358]。脑积水可分为交通性/非梗阻性脑积水，以及梗阻性/非交通性脑积水。在交通性脑积水中，脑室是相通的，脑脊液可以在脑室系统内自由地流动。这种情况是由于血液、蛋白或纤维化使得蛛网膜颗粒水平的吸收受阻，从而影响脑脊液的吸收[352,356]。交通性脑积水是最常见的 PTH 类型，可以观察到所有的脑室系统组成部分都扩大[352,357]。非交通性脑积水发生时，脑脊液在脑室内或进/出口

时流通受阻，影像上显示梗阻部位对应的特定脑室系统组成部分扩大。

　　PTH 的发生时间从几周到一年不等，但最常见的是在外伤后的前三个月，此时严重的颅脑创伤患者还在住院治疗。

　　脑积水可出现与颅内压升高相关的症状和体征，包括头痛、恶心、呕吐、嗜睡和精神状态改变。也可能出现与正常压力性脑积水相关症状，包括共济失调、尿失禁和痴呆。颅骨缺损处经常会发生膨出，或者可以出现高血压、心动过缓和低通气的组合症状，称为库欣三联征。临床怀疑 PTH 始于对上述症状和体征的观察。当患者在康复过程中停止恢复，或者他们的功能和/或觉醒度恶化时，也可能会怀疑 PTH。当出现 PTH 时，CT 和 MRI 通常显示脑室增大，但单凭这一点不足以作出明确诊断，因为它可能代表脑萎缩，也称为代偿性脑积水。倾向于活动性脑积水的脑室形态包括颞角增大、额角凸出、额角半径扩大、额角位置靠近中线使"侧脑室夹角"变窄[359]。脑沟消失、脑室周围透亮区和跨室管膜积液有助于脑积水的诊断。许多有创性检查，包括放射性核素脑池造影、腰椎输液试验、脑脊液腰穿放液试验。放液试验包括腰椎穿刺引流脑脊液，然后进行

临床评估，以确定是否存在短暂的功能改善。放液试验后有改善表明脑室分流术在临床上是有作用的。持续3~5天的腰椎置管引流试验，比单纯放液试验对分流成功的敏感性和预测价值更高[360]。

PTH的治疗取决于许多因素，包括临床表现、并发症、症状严重程度和患者耐受性。使用碳酸酐酶抑制剂如乙酰唑胺或呋塞米，症状可能会迅速改善。患者还可能通过连续腰椎穿刺或脑室外引流得到暂时缓解。明确的治疗方法是通过外科分流术将液体从脑室系统中适当地排出。有四种主要类型的分流可供选择，包括脑室-腹腔（ventriculoperitoneal，VP）、脑室-心房、脑室-胸腔和腰池-腹腔。VP分流术是治疗PTH最常用的方法。分流并发症并不罕见，包括脑脊液引流不足、感染、癫痫发作和硬膜下血肿，后者是由于引流过度所致。

神经内分泌障碍

人们越来越认识到外伤后垂体功能减退是TBI的一种并发症，可能导致疾病发生和预后不良。在颅脑创伤后神经内分泌功能障碍的系统评价中，TBI和动脉瘤性SAH恢复期垂体功能低下的发生率分别为27.5%和47%。也有证据表明，与轻度或中度TBI相比，重度TBI的垂体功能减退更严重。此外，创伤后垂体功能减退的患者表现出生活质量下降和代谢不良[361]。这与研究结果一致，即及时诊断和治疗TBI后内分泌并发症有助于加快康复进程[362]。

中枢神经内分泌系统由下丘脑和垂体前叶、后叶组成。下丘脑是丘脑下方前脑的一部分，协调神经内分泌系统的相互作用。垂体腺（脑垂体）位于蝶鞍内，蝶鞍是蝶骨内的一个骨性空腔，通过垂体柄与下丘脑相连。较大的垂体前叶（腺垂体）在下丘脑的影响下储存和释放多种激素，包括卵泡刺激激素（follicle-stimulating hormone，FSH）、黄体生成激素（luteinizing hormone，LH）、促肾上腺皮质激素（adrenocorticotropic hormone，ACTH）、促甲状腺素（thyroid-stimulating hormone，TSH）、催乳素（prolactin）和生长激素（growth hormone，GH）。较小的垂体后叶（神经垂体）负责储存和释放缩宫素和抗利尿激素（Antidiuretic hormone，ADH），后者又称为加压素。这些激素由下丘脑产生，然后通过垂体柄进入垂体后叶，最终在那里释放。这使得这两种激素特别容易受到下丘脑和垂体柄神经元损伤以及垂体本身损伤的影响（图19-13）。

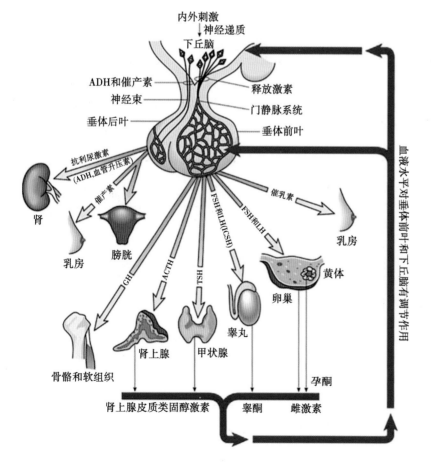

图19-13 下丘脑与垂体功能的关系以及垂体前叶、中叶和后叶分泌的激素（经允许摘自 Rosdahl CB, Kowalski MT. Textbook of Basic Nursing. 10th ed. Philadelphia, PA: Wolters Kluwer Health/Lippincott Williams &Wilkins; 2012）

尚未明确哪些患者在什么时候筛查垂体功能降低,因为可以指导临床医师的科学证据很少。在 TBI 急性期,无论何时出现临床症状,都应进行筛查和治疗。对于中重度的慢性期 TBI,临床医师可选择遵循共识指南,建议所有患者在伤后 3 个月和 1 年进行内分泌功能评估。推荐的筛查包括清晨皮质醇水平、游离 T4、TSH、胰岛素样生长因子(insulin-like growth factor-1, IGF-1)、FSH、LH、睾酮(男性)、雌二醇(女性)、催乳素和尿游离皮质醇。如果有必要,可以进行更专业的检测,包括生长激素和皮质醇激发试验,以更准确地诊断内分泌异常[363]。

TBI 患者最常见的神经内分泌疾病之一是抗利尿激素分泌失调综合征(syndrome of inappropriate antidiuretic hormone secretion, SIADH)。该综合征可能导致低钠血症,但需要鉴别其他低钠血症的原因。Bartter 和 Schwartz 于 1967 年首次提出了 SIADH 的经典诊断标准,其中包括低钠血症和相应的血清低渗透压、持续的肾脏排 Na$^+$、尿稀释度低于最大值、缺乏容量丢失的临床证据(皮肤张力正常,血压在正常参考范围内),无其他低钠血症的病因(肾上腺功能不全、甲状腺功能减退、心力衰竭、垂体功能不全、伴盐耗的肾病、肝病、影响肾脏排泄功能的药物)和通过限制液体来纠正低钠血症[364]。头部外伤可破坏垂体后叶功能,这也是尽管血浆渗透压低,血容量正常或增加,但 ADH 分泌水平不适当的原因之一。

临床症状因低钠血症的严重程度和发生速度不同而有一定差异,通常在轻度(Na$^+$在 130~134mmol/L 之间)或 SIADH 逐渐进展加重的情况下出现。如果症状确实存在,那么它们很可能是非特异性的,如恶心、纳差和不适感。在重度(Na$^+$<130mmol/L)或急性发作的 SIADH 情况下,患者可能表现出脑水肿症状,如头痛、肌无力、癫痫发作或精神状态改变。总体重也可能增加,但通常不出现周围组织和肺水肿、黏膜干燥、皮肤张力下降和直立性低血压[364]。

一旦临床怀疑 SIADH,应进行另外的辅助检查,包括血和尿渗透压以及尿钠,以明确诊断。标志性的实验室检查结果包括低钠血症(血清 Na$^+$<135mEq/L),伴有低血清渗透压和高尿渗透压。

SIADH 的治疗和纠正低钠的速度取决于几个因素,包括低钠血症的程度和患者的症状,以及它是急性还是慢性的。在大多数情况下,主要的治疗方法是将液体限制在每 24h 约 1.0~1.2L,而且每天监测血清钠。严格控制液体的入量和出量,确保液体的入量少于尿量和无形丢失液量的总和。这也可以通过记录每日体重来进一步监测。如果患者的症状表现更严重或出现剧烈的症状,如抽搐或精神状态改变,可在数小时内输入 3% 高渗盐水,并进行严密的临床和实验室监测。但是为了避免脑桥髓鞘溶解的发生,在 24h 内血钠升高水平不得超过 10mEq/L。对于慢性 SIADH 病例,可能需要药物治疗。加压素受体拮抗剂通过减少肾集合管中水通道蛋白-2 的数量起作用,从而降低集合管的透水性。考尼伐坦和托伐普坦是目前美国市场上唯一的血管升压素受体拮抗剂,美国 FDA 批准用于治疗住院患者的低钠血症[365]。循环利尿剂如呋塞米通常与生理盐水一起使用,以补充随利尿排出的钠离子。渗透性利尿剂,如尿素和甘露醇也是治疗的选择。尿素通常用于治疗难治性 SIADH,不适应其他疗法的患者,或当其他疗法无效时使用。此外,去甲金霉素可通过破坏 cAMP 的生成和作用而诱发尿崩症,从而干扰精氨酸升压素对集合管的作用。

TBI 患者低钠血症的另一个原因是脑耗盐综合征(Cerebral salt wasting, CSW)。其特征是在患有颅内疾病但肾上腺和甲状腺功能正常的患者中肾钠转运异常导致细胞外容量耗竭[366]。CSW 通常在急性 CNS 疾病或外伤的情况下发生。导致脑耗盐综合征的条件包括头部损伤、脑肿瘤、颅内手术、卒中、脑出血、结核性脑膜炎和颅缝早闭修复。然而,CSW 也可以发生在没有大脑疾病的情况下[367]。CSW 的确切机制尚不清楚,但人们认为肾钠转运的缺陷是诱发因素[368]。CSW 的确切发病率还不十分明确,据报道,TBI 后 CSW 的发病率为 0.8%~34.6%,这可能是由于这些研究中使用的方法学存在差异[369]。

CSW 所致的低钠血症会出现和 SIADH 相似的一些症状和体征,包括嗜睡、烦躁、头痛、意识改变、癫痫和昏迷。同样,症状的严重程度通常反映了血清钠浓度下降的幅度和速度。SIADH 与 CSW 的区别依赖于细胞外容积的准确估计。遗憾的是,没有一个单独的生理发现可以准确和重复地测量这个容积。因此,应该关注低血容量的间接症状,包括直立性低血压、毛细血管充盈时间延长、皮肤张力下降、黏膜干燥和前囟门凹陷。这些症状通常只有在中到重度脱水时才会出现。与 SIADH 相似,CSW 的实验室检查包括尿钠浓度升高和血清渗透压降低。两种情况的主要区别因素是细胞外容积,其中 CSW 较低。

CSW 综合征的治疗主要是纠正血容量的不足和低钠血症,以及通过静脉注射(IV)高渗盐水溶液[370]补充正在发生的尿钠流失。区分 CSW 综合征和 SIADH 是非常重要的,因为不恰当的治疗(即限制液体摄入)可能导致血容量不足从而进一步恶化,使全身血压降低影响到脑灌注。

急性 TBI 后高钠血症需要排除尿崩症(Diabetes insipidus,DI)。有两种类型,分别为垂体/中枢性和肾源性。垂体/中枢性 DI 与 TBI 有关,被认为是由于神经垂体损伤引起的。通常与蝶鞍附近的颅骨骨折有关,这可能会撕裂垂体柄,影响垂体后叶的 ADH 分泌。ADH 水平降低,由于肾水量流失引起过多的容量丢失,导致高钠血症和高渗血症。

患者通常会因为排出大量低比重尿而出现脱水迹象,包括烦渴和多饮。实验室检查包括 24h 的尿液定量和尿比重测定,DI 患者的尿比重通常小于1.005。血清和尿液研究显示高血清钠(>145mEq/L)和高血清渗透压(>280mOsm/kg)合并低尿渗透压(<300mOsm/kg)。

治疗 DI 的首选药物是醋酸去氨加压素(Desmopressin acetate,DDAVP),它是 ADH 的类似物,具有持久的抗利尿作用[371]。DDAVP 有皮下、静脉、鼻内和口服制剂。在部分 ADH 缺乏的情况下,可以使用氯磺丙脲改善肾对 ADH 的反应。

异位骨化(Heterotopic Ossification,HO)

异位骨化是在骨骼外软组织中形成成熟的板层骨,通常发生于近端的大关节周围,造成疼痛和严重的关节活动范围受限。在遭受 TBI 后的任何时候都可能发生,但最常见的是在前 6 个月内,发病高峰出现在第 2 个月。TBI 后 HO 的确切发生率尚不清楚,报道从 11% 到 73.3% 不等,这主要是由于不同研究中的患者群体和诊断标准存在差异。有临床意义的 HO 的发生率在 10% ~ 20% 之间[319,372]。TBI 相关的 HO 与住院时间明显延长和 FIM 评分较低存在相关性。更具体地说,与没有 HO 临床并发症的 TBI 对照组相比,这些患者的入院和出院 FIM 评分都更低,主要由于 ADL 和移动性分项评分低所致[373]。

有几个因素与 TBI 患者合并 HO 的高风险有关,但报道不一致。报道的因素包括总体损伤严重程度(不特指 TBI)、昏迷持续时间、机械通气、痉挛、合并骨折、人口学特征、皮肤压力性损伤和水肿。最近的一项研究表明,昏迷和机械通气持续时间延长,合并手术处理的骨折,以及自主神经失调症状,与发生 HO 的高风险相关[374]。这些特征可能在一定程度上解释了受累患者较差的功能改善和对行动能力

的不利影响。因此,在康复过程的早期阶段,为了保持关节的活动范围,行走以及定期和谨慎的关节活动至关重要[375]。

疼痛和关节活动范围受限是出现 HO 时两种最常见的症状和体征。其他临床症状包括局部肿胀、发红、关节发热、肌肉僵直和低热[376]。髋关节是 TBI 后 HO 最常见的部位,其次是肘、肩和膝关节[377-380]。首先根据临床表现诊断 HO,排除其他原因,如感染、静脉血栓栓塞(Venous thromboembolism,VTE)或未确诊的骨科损伤。在 HO 形成早期血清碱性磷酸酶(serum alkaline phosphatase,SAP)会升高。SAP 是一个敏感的指标,其水平随着症状和影像学表现的进展而上升。在发病后 2 周左右明显异常,通常在 8 周达到峰值,接近正常值的 3.5 倍[378]。遗憾的是,SAP 的特异性差,因为它可以由于多种其他原因而升高(如骨折的手术干预,肝毒性)。尽管对 HO 没有特异性,但 HO 患者的肌酸激酶水平可能升高,这可能有助于制订治疗计划和评估治疗反应[379]。超声已被用于髋关节 HO 的早期诊断。然而,这是一项依赖于操作者的检查,没有任何数据可用于明确超声诊断其他关节 HO 的价值[377]。平片通常在骨形成过程的早期是不明显的,几周到几个月后才能显示 HO 的迹象(图 19-14)。早期检测和评估 HO 成熟度最敏感的影像学方法是三相锝-99m(99mTc)亚甲基二磷酸盐骨扫描[376]。CT 和 MRI 可能有助于在切除手术前了解局部解剖,但这些成像方法在评价 HO 其他方面的作用尚未证实[379]。

HO 一旦发生对关节活动范围产生不利影响,最重要的是采取预防措施。如果没有禁忌证存在需要进行 ROM 训练,控制痉挛,以及使用 NSAID。一旦 HO 开始出现,就没有任何治疗方法可以阻止或逆转其进程。治疗目的是在急性炎症征象消退后,通过强化的关节运动和治疗干预,限制其进展并最大限度地提高受累关节的功能。

TBI 中 HO 的治疗方法很大程度上来自脊髓损伤和全髋关节置换术(Total hip arthroplasty,THA)后 HO 的研究结果。吲哚美辛仍然是预防 THA 后 HO 的金标准,虽然其他非甾体抗炎药,包括萘普生和双氯芬酸同样有效,可以考虑作为替代的一线治疗[377]。脊髓损伤后,给予吲哚美辛 75mg/d 的剂量治疗 3 周,可使 HO 的发生率降低 20% ~ 30%。对于大多数接受 THA 的患者,推荐使用吲哚美辛治疗 7 天作为预防 HO 的方法[377]。

如果手术预期能改善功能,如站立姿势、坐位能

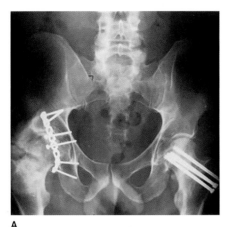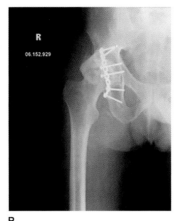

图 19-14　**A**：骨盆正位片显示一名 40 岁的牧场主在一次轻型飞机坠毁事故中右髋骨折脱位，左股骨颈骨折。他头部受伤，昏迷了两周。可见明显的异位骨化，这实际上几乎限制了髋关节的运动。**B**：同一患者异位骨切除术后 1 年的平片。患者髋关节屈曲已恢复到 90°，并有最小的旋转和外展限制。他对自己的效果非常满意（摘自 Callaghan JJ，Clohisy J，Beaule P，et al. The Adult Hip：Hip Arthroplasty Surgery. 3rd ed. Philadelphia，PA：Wolters Kluwer；2016）

力、行走能力或独立进行日常生活活动的能力，应考虑手术切除 HO。对于因为皮下的骨质导致反复压迫损伤的患者，也应考虑切除手术[379]。切除手术时机通常选择在伤后 12～18 个月，以保证 HO 成熟。Garland 根据 HO 的病因，推荐了不同的手术治疗时机：直接创伤性肌肉骨骼损伤后 6 个月、脊髓损伤后 1 年和颅脑创伤后 1.5 年。理想的患者在 18 个月之前进行手术切除 HO 时没有关节疼痛或肿胀，碱性磷酸酶水平正常，骨扫描显示 HO 成熟[372,380]。手术切除 HO 的并发症包括出血、伤口愈合问题、蜂窝织炎、感染（包括骨髓炎）和 HO 的复发可能[377]。

脑神经功能障碍（Cranial Nerve Dysfunction）

在创伤患者急性治疗期和病情稳定期，脑神经损伤常被忽略甚至遗漏。作为康复服务提供者，必须能够诊断这些病变，因为脑神经功能障碍会影响康复、视力、吞咽和沟通交流。多发脑神经损伤、骨折、面部畸形的存在会使相关脑神经的识别变得困难。下文将详述每对脑神经损伤后的临床表现及治疗。

嗅神经（Cranial Nerve Ⅰ，CN Ⅰ）损伤的患者会主诉嗅觉受损或完全丧失，也会经常注意到味觉丧失。CN Ⅰ 损伤是由于穿过筛板的薄神经纤维撕裂造成的。TBI 患者 CN Ⅰ 损伤的发生率为 7%[381-383]。床旁检查 CN Ⅰ 的方法可以让患者辨别常见的芳香物质，比如咖啡粉。不建议使用有毒物质（如氨）进行检查，因为他们可以同时刺激三叉神经（CN Ⅴ），导致假阴性结果。

CN Ⅰ 损伤多可以自行恢复；部分未能自行恢复的患者，治疗可应用代偿措施，比如应用烟雾报警器，或者检查食物过期日期，从而以避免环境危害。

视神经（CN Ⅱ）损伤的患者会出现视力障碍，主要表现为视物模糊、视野缺损或者完全失明。TBI 患者中视神经损伤的发生率占 5%[382]。CN Ⅱ 损伤容易与顶叶病变或者枕叶皮质损伤相混淆，顶叶病变会引起偏侧忽略，枕叶病变会导致偏盲或者象限盲。Terson 综合征是与创伤相关的玻璃体或者眼内出血所致的视力障碍。CN Ⅱ 损伤的评估包括全面的眼底检查和视觉诱发电位检查。对于重伤且无法进行检查的患者，临床医师只能进行粗略的视觉功能评估，例如识别彩色图片或物体。随着疾病恢复，患者配合程度提高，可以获得更全面的眼科评估，最好由神经验光师或神经眼科医师进行。如果患者存在特殊视觉问题，可应用特殊镜片和训练来进行代偿[384]。

眼外肌运动受到控制眼球运动的三对脑神经（CN Ⅲ，Ⅳ，Ⅴ）以及脑干神经核的影响。CN Ⅲ 支配眼球运动及眼睑上提的大部分肌肉，并使瞳孔缩小。CN Ⅲ 损伤可导致复视、斜视、眼上睑下垂以及同侧瞳孔散大。TBI 后其发生率从 17%～71% 不等[385,386]。滑车神经（CN Ⅳ）支配上斜肌，司眼球向外下方运动。在所有的脑神经中，CN Ⅳ 是唯一从大脑背侧发出的神经，颅内走行长，因此颅内压升高时极易受到损伤。损伤后表现为垂直或旋转性复视，常在患者下楼或阅读时，双眼向下注视时表现明显。因此，CN Ⅳ损伤的患者，常不自觉地通过低头并朝向未受影响的一侧来代偿复视症状。TBI后CN Ⅳ损伤发生率极低，现有报道其发生率为1.4%[387]。

展神经（CN Ⅵ）支配外直肌。损伤后表现为患侧眼球内斜视，导致水平复视。据报道，发病率为4.1%[387]。治疗这些神经损伤的方法包括原发病治疗（如肿瘤、脑积水、脑水肿），视觉疗发，眼睑贴和修补手术。经过详细评估后，CN Ⅲ、Ⅳ、Ⅵ单独或者复合损伤时，可应用肉毒毒素注射治疗或者行矫正手术治疗，但需在病情平稳后（6~12个月）才考虑此类治疗方法[388]。

三叉神经（CN Ⅴ）是最大的脑神经。具有三个主要分支：眼神经（V1），上颌神经（V2）和下颌神经（V3）。三个分支均含有感觉纤维，只有下颌神经具有运动纤维。角膜反射消失、面部感觉消失或者面部神经性疼痛，提示三叉神经病变，TBI后发生率为0.4%~2%[389]。治疗包括应用角膜润滑剂、角膜保护镜或者药物止痛治疗。TBI后颞骨骨折会造成面神经（CN Ⅶ）损伤，导致面瘫，舌前2/3味觉消失，听觉过敏以及泪腺分泌障碍。上运动神经元及中枢神经元损伤应与下运动神经元及周围神经损伤相鉴别，后者导致上下部面肌均瘫痪，眼睑闭合无力。这使得患者极易出现角膜溃疡。治疗可应用角膜润滑剂，眼睑内金片植入术或者眼睑缝合术。

颞骨骨折可损伤位听神经（CN Ⅷ），引起听力丧失、眩晕、耳鸣。传导性耳聋是由外耳或中耳结构（锤骨、砧骨、镫骨）受损引起，神经性耳聋是由神经损伤或混合损伤引起。颞骨骨折后听力丧失的发生率更高[390]。在与爆炸相关的TBI退伍军人的研究中，神经性耳聋所致听力丧失和耳鸣较为普遍[391]。TBI后经过积极手术治疗骨折及解除神经压迫，部分听力丧失可自行恢复。前庭治疗对CN Ⅷ损伤所致的平衡功能障碍有益[392]。

TBI后舌咽神经（CN Ⅸ）和迷走神经（CN Ⅻ）单独损伤较为少见。舌咽神经（CN Ⅸ）包含感觉纤维和运动纤维。感觉纤维分布于扁桃体、舌后1/3、颈动脉体、颈动脉窦，副交感纤维分布于腮腺和耳神经节，并控制茎突咽肌运动功能。损伤表现为舌后1/3味觉消失、悬雍垂偏向健侧、唾液减少、吞咽困难、咽反射消失。TBI患者中其发病率为0.5%~1.6%[389]，需由语言治疗师进行治疗。迷走神经（CN Ⅹ）也由

感觉纤维和运动纤维组成，在所有脑神经中行程最长，分布范围最广。损伤表现为咽反射消失、吞咽困难、声音减小、声带麻痹，其发病率约为0.1%[389]。钝器损伤及枕骨骨折常易出现迷走神经损伤。治疗包括言语治疗及声带发声训练。

副神经（CN Ⅺ）仅含有运动纤维，支配胸锁乳突肌和斜方肌。损伤表现为向病变对侧转颈不能，患侧肩下垂。治疗包括积极的物理治疗，必要时可行手术治疗。舌下神经（CN Ⅻ）为运动性脑神经，支配除腭舌肌之外的舌内肌及舌外肌。该神经损伤表现为构音障碍和吞咽困难，伸舌偏向病灶侧。CN Ⅻ损伤常见于颈部贯通伤，需要通过特殊运动治疗来改善。

痉挛（Spasticity）

痉挛定义为中枢神经系统损伤后，速度依赖性被动牵伸时阻力增加（参见第40章）。在对122例重度TBI患者的回顾性研究中，发现痉挛的发生率高达70%[313]。痉挛只是中枢神经系统损害时上运动神经元损伤的症状之一，其他症状包括阵挛、肌张力障碍、肌肉僵硬和关节挛缩[393,394]。

痉挛是由于脊髓水平信号处理异常，并且缺乏脊髓上水平反射抑制所致[394]。在某些情况下，痉挛有助于运动功能恢复，改善静脉回流，保持肌容积及骨量，并可预防深静脉血栓形成[299]。但是，多数时间痉挛是不利的，它可以引起疼痛，造成肢体和关节畸形，阻碍肢体功能及运动恢复，并对良肢位摆放和个人卫生产生不利影响[395]。

痉挛的评估需要进行详细的体格检查，包括：关节位置、关节活动范围、肌张力、腱反射、肌力和运动协调性。Tardieu量表和改良Ashworth量表（Modified Ashworth Scale，MAS）是常用的评定肌张力的量表（表19-6）[395,396]。临床医师必须为患者及其陪护人员制订治疗目标[395]。治疗是多学科的，涉及非药物和药物治疗以及对潜在有害因素（如代谢或感染原因）的纠正。肌肉牵伸是治疗痉挛的一线治疗方法，可由康复治疗师进行，也鼓励多由参与护理的家属或患者本人进行。有多种方法进行牵伸，包括应用静态或动态矫形器进行关节位置维持训练，或者进行被动、主动、等速或等长运动进行训练。这些方法都有助于增加肌腱长度，并可以降低运动单位的兴奋性[395,397]。其他非药物治疗方法包括神经肌肉电刺激（Neuromuscular electrical stimulation，NEMS）和使用机器人技术，例如Lokomat[395,396]。

19

表 19-6　改良 Ashworth 量表和 Tardieu 量表

改良 Ashworth 量表

分级	描述
0	无肌张力增加
1	肌张力轻度增加,受累部分被动屈伸时,在活动范围之末时出现最小阻力或出现突然的卡住和放松
1+	肌张力轻度增加,在关节活动范围 50% 之内出现突然卡住,然后在关节活动范围 50% 之后均呈现最小阻力
2	肌张力增加较明显,关节活动范围的大部分肌张力均明显增加,但受累部分仍能较容易的被动运动
3	肌张力严重增高,被动运动困难
4	受累部位被动屈伸时呈僵直状态

Tardieu 量表

分数	描述
0	被动活动范围内无阻力
1	被动活动范围内轻微阻力
2	特定角度突然卡住,被动活动受阻,继之释放感
3	特定角度易出现阵挛(持续压力<10s)
4	特定角度出现显著阵挛(持续压力>10s)
5	受累部位关节僵直

改良 Ashworth 量表:通过关节有效的被动活动运动范围来评估;Tardieu 量表:分数由三个速度取得:V1 尽可能慢,V2 肢体抗重力下降的速度,V3 尽可能快。肌肉反应的角度(卡住或阵挛)记录为 R1。在 V1 条件下,关节活动范围记录为 R2。

药物治疗包括中枢性药物和周围性药物。巴氯芬是 GABA-B 受体激动剂,作用于突触前和突触后神经末梢,从而抑制脊髓反射。巴氯芬是脊髓损伤和多发性硬化的一线治疗用药,已被扩展应用于 TBI[299]。其副作用通常会限制最大剂量的使用(每日最多 80mg),包括精神错乱、疲劳、口干、尿潴留和便秘[299]。TBI 患者口服巴氯芬常会加重认知障碍和觉醒度,从而限制了其在该人群中的应用。突然停药会导致戒断反应和引起癫痫发作。

地西泮和氯硝西泮是作用于 GABA-A 受体附近的苯二氮䓬类药物。副作用包括镇静和认知障碍,会对学习新技能产生负面影响,因此影响其在脑损伤中的应用[299]。替扎尼定是一种中枢作用的 α2-肾上腺素能激动剂,可降低椎管内谷氨酸盐,从而抑制痉挛。替扎尼定的副作用包括镇静、口干、虚弱、直立性低血压和肝酶异常,并且在肾功能不全的情况下限制用量[395,397]。丹曲林通过抑制肌浆网中钙的释放来抑制肌肉收缩,但会导致全身性肌肉无力。其剂量大于 200~300mg/d 时有可能引起不可逆的肝毒性[299,398]。最后,加巴喷丁已被用于非 TBI 所致痉挛性病例,且其可同时治疗神经痛。加巴喷丁改善痉挛的作用机制尚未明确,其副作用包括晕厥,嗜睡,眼球震颤,头痛和震颤。

肉毒毒素注射可有效治疗痉挛,并仅在肌内注射部位局部起作用。与口服降痉挛药物不同,它不会引起镇静或精神错乱,并且适量给药不会引起全身无力。肉毒毒素抑制神经肌肉接头处乙酰胆碱的释放,从而阻止相应运动单位的激活。可以应用电刺激定位,肌电定位和超声定位等多种方式引导下进行肉毒毒素局部注射。肉毒毒素注射治疗持续效果通常为 3 个月,因此需要定期重复进行,以控制痉挛。其副作用包括肌无力,注射部位局部刺激、出血和淤青,如果在颈部附近注射,可能会出现吞咽困难。目前有几种肉毒毒素制剂,其治疗痉挛的有效性已在多项随机对照试验中得到充分证明[395]。苯酚用于周围神经阻滞,通过引起神经溶解而用于化学神经阻断术。其不仅作用于运动纤维,对感觉纤维亦有影响,因此在感觉神经附近注射时可能引起感觉障碍。它也可以导致软组织纤维化,但其成本比肉毒毒素低得多[395]。

鞘内注射巴氯芬可有效治疗较为严重的广泛性痉挛。用药需以微克计,药物通过与植入腹部皮下的小型泵相连的导管连续不断地直接输送到鞘内。现已证明即使应用最大口服剂量的巴氯芬治疗的患者,其 MAS 评分也会降低[399]。鞘内给药时应用巴氯芬剂量较小,与口服巴氯芬相比,其副作用明显减少[400]。该泵需要定期进行维护保养,至少每 6 个月进行一次药物补充,每 5~7 年更换一次电池[400]。对于经济能力差和行动不便的患者而言,这种水平的维护可能很困难。因此,在植入泵前,需要确定患者进行随访的能力和意愿,因为如果补充药物不及时,可能会导致痉挛加重、癫痫发作、器官衰竭甚至死亡等戒断反应。

颅脑创伤后关节挛缩是由于肌腱韧带和关节囊缩短引起的,通常是由于抗痉挛治疗不充分造成[401]。挛缩的常见表现是肩关节内收和内旋,髋关节、膝关节屈曲以及踝跖屈。预防挛缩最主要的措施是每天多次进行关节牵伸训练[401]。挛缩的治疗需要专业治疗师对短缩关节进行长时间的静态牵伸[401]。如果挛缩严重，保守治疗效果不佳，严重影响患者功能状态，则可以考虑手术松解治疗[402]。

静脉血栓形成及栓塞（Venous Thrombosis and Embolism）

深静脉血栓形成（Deep vein thrombosis，DVT）和肺栓塞（Pulmonary embolism，PE）是 TBI 后常见的并发症，严重时可危及生命。PE 是创伤患者三天后死亡的第三大原因[403]，多是因为担心 TBI 患者 ICH 扩大，从而影响 DVT 预防治疗所致。未采取 DVT 预防措施的 TBI 患者 DVT 的发病率为 54%[404]。

DVT 预防包括器械预防和药物预防，但标准预防方法是药物预防。器械预防包括使用气压泵（Intermittent pneumatic compression，IPC）或弹力袜来防止下肢静脉血栓形成。在仅接收器械预防的 TBI 患者中，DVT 的发生率为 31%，PE 为 3%[405]。高龄、脱水、重度颅脑创伤、制动或偏瘫的患者发生深静脉血栓的风险最高[406]。

药物抗凝治疗可有效预防 DVT 的发生。有研究证明，不同剂量的普通肝素（Unfractionated heparin，UFH）和低分子量肝素（Low molecular weight heparin，LMWH）均可预防 DVT 发生，但 LMWH 疗效优于 UFH[404]。且 UFH 与 LMWH 相比，UFH 可增加 ICH 和 PE 的发生率[407]。

临床中，人们常担心药物预防会引起 TBI 后 ICH 或加重 ICH。然而，最近的荟萃分析提出，伤后 72h 内开始药物预防可降低 VTE 风险，且不会加重 ICH[408]。

下腔静脉滤器（Inferior vena cava，IVC）具有减少 PE 而不增加 ICH 风险的优势。但是，IVC 的并发症包括其从植入部位移位、腐蚀和局部血栓形成，从而导致血栓形成后综合征。在临床中，IVC 滤器应用于对器械和药物预防有禁忌的患者[409]。

肠道和膀胱功能障碍（Bowel and Bladder Dysfunction）

在颅脑创伤发生后，肠道功能障碍包括但不限于便秘和大小便失禁[410]，会对患者的生活质量、功能结局和处置产生不利影响[411]。肠道功能障碍可能归因于运动能力下降、吞咽困难（导致纤维和液体摄入减少）、肠道收缩功能障碍以及认知、意识和沟通障碍[412]。

关于颅脑创伤后肠道功能障碍的评估和治疗，要求临床医师评估患者的肠运动模式，并进行充分

的临床检查。在改善常规排便功能的方法上，应着重于制订排泄时间表（通常在早餐或晚餐后），并结合饮食调整，以增加纤维和液体的摄入。车前子壳是大量生产的泻药和纤维补充剂，会增加粪便的体积，令非常松散的粪便变硬或固化，或者软化非常硬的小粪便。多库酯钠和聚乙二醇是粪便软化剂，可增加粪便的含水量，从而利于通便。番泻叶和比沙可啶是刺激性泻药，刺激肠道组织并促进排便。当有嵌顿发生时，灌肠会很有用。最后，二甲硅油可通过降低胃部和肠道气泡表面张力，并帮助消除气体来治疗肠胃不适。

泌尿功能障碍（Urinary dysfunction）与认知障碍、失语症和运动障碍相关[413]，并导致生活质量下降、皮肤破损、不适、社交孤立、不住在社区，以及更高的死亡率[414]。在评估功能障碍时，需要确定排尿的方式，以及实验室和临床检查，从而评估患者是否充分补水或是否存在尿路感染。可以通过超声测量膀胱内的尿液体积，或直接插入导管的方法，在床边确定膀胱排空效果。由熟练的临床医师进行正式的尿流动力学检查（Urodynamic studies，UDS），可以提供有关膀胱充盈压和括约肌活动的有用信息，这些信息可用于确定膀胱功能障碍的原因并指导治疗。如果通过排尿史、体检和尿后残余量的测定都不能明确尿失禁或尿潴留的原因，UDS 能够帮助判断。

当逼尿肌过度活动时，患者出现频繁的小容量尿失禁，源于逼尿肌在低于正常膀胱体积时收缩，患者可能会感到频繁而急切的排尿需求，并失去对膀胱的控制。定时排尿被认为是治疗逼尿肌过度活动的金标准，使尿失禁次数明显减少[414,415]。在定时排尿中，短时间间隔（每 2~3h）协助患者排尿，有助于防止逼尿肌在膀胱充满尿液时不受控制地收缩。只有在保持这些间隔的情况下，每次排尿的空隙时间长度才会增加。定时排尿也可以与抗胆碱能药物，例如奥昔布宁联用[413,415]。然而，目前已证实单独定时排尿，或用奥昔布宁联合定时排尿，比单纯使用奥昔布宁更为有效。此外，对于颅脑创伤患者应谨慎服用抗胆碱能药物，因为这些药物可加剧便秘、口干、嗜睡和认知障碍。

尿潴留会直接对患者造成危险，因为它会迅速导致膀胱感染、膀胱过度膨胀、输尿管反流、肾积水和肾衰竭。尿潴留的原因包括前列腺肥大或尿道狭窄引起的流出道梗阻和逼尿肌-括约肌协同障碍（Detrusor-sphincter dyssynergia，DSD）。DSD 通常发生在脊髓损伤之后，而不是单纯的 TBI，当逼尿肌失

去协调收缩裳，尿道内外括约肌松弛时就会发生 DSD。由于膀胱过度扩张和逼尿肌过度活动引发的尿潴留，使患者仍有可能出现尿失禁。在治疗尿潴留时，清洁间歇性导尿优于留置导尿。患者需要按照时间表进行导尿，以免过度充盈。最后，如果存在膀胱出口梗阻，例如前列腺肥大，α-肾上腺素受体阻滞剂（如多沙唑嗪和坦洛新）已被证明可改善尿流量并降低 PVR[414]，但该类药物应谨慎使用，因为可能会导致直立性低血压。

压力性损伤（Pressure injuries）

压力性损伤是在骨性突起或承重表面上方形成的皮肤和皮下组织区域受损。由于存在活动障碍、营养不良、意识和感觉水平改变以及肠道和膀胱失禁，使得 TBI 患者有压力性损伤的风险[416]。患者最常见压力性损伤的区域发生在骨头突出部，那里对皮肤的压力最大，包括枕骨、肩胛骨、骶骨、臀部和足跟。目前已证明，颅脑创伤后压力性损伤的发展会令死亡率上升[417]。

压力性损伤的治疗需要多学科的管理，包括改变支撑面、优化营养、创口敷料的应用、体位摆放以及手术修复[416]。伤口护理时临床医师会为患者开出合适的敷料和坐垫/被褥类型的处方，这在一定程度上取决于损伤的类型（如坏死、干燥、潮湿等）。尽管敷料日益先进，但首先专注于解决早先发现的潜在问题非常重要。

伦理考量

对于所有患者来说，在任何情况下，有益、不伤害以及自主的原则都是重要的医学伦理考量（参见第 16 章）。在 TBI 患者的治疗中同样如此。但是，由 TBI 引发的认知缺陷和行为改变，通常使得该类病患的伦理决策复杂化。而要严格执行第四原则，即公正，就更加具有挑战性，尤其在美国的医疗保健系统中。

在美国，尊重患者的自主权，即患者自己做出决定的权利，是医疗保健系统的核心要求。即便患者的决定可能不利于其健康，他们也有权在不受任何胁迫的情况下决定接受何种治疗，并在充分了解情况和治疗方案的前提下做出明确、一致的决策。然而对于 TBI 患者不应草率行事。因为，TBI 导致的认知缺陷通常会令患者对环境和情境的自我意识能力受损，对做出决定所导致的后果认识不足，同时还存

在沟通表达能力受损和对情境的冲动反应。介于这些并发症，在患者以自主的名义做或不做任何事情之前，确定他们是否有能力做任何决定是很重要的。

根据 Appelbaum 和 Grisso[418] 的论述，判定患者是否具有决策能力必须满足四个条件。患者必须能够表达选择；患者必须了解自身状况和所提供的信息；患者必须陈述基于何种理由而做出决定；患者必须清楚做出该决定所引发的后果。获得符合上述每一项条件的知情同意是提供合乎伦理的医疗保健的一项重要实践。

由于每个 TBI 患者的认知障碍水平、处理和理解信息的能力都不尽相同，所以临床医师要对每一个患者的决策能力进行单独评估。对于具有严重认知或沟通障碍的患者，此过程可能非常快速和直接。而对于那些症状较轻的患者，他们或许有能力做出某种基本的决定，但是缺乏处理复杂问题的能力。此外，伴随着 TBI 患者在康复过程中认知能力的提高，有必要对其决策能力不断的进行重新评估。而关于患者是否有能力依据自身状况做出接受某种治疗的决定，则属于临床医师的业务范围。但是，判定患者是否具备做出更正式，更具约束力的决定的能力，需要借助法律程序，并可能导致指定监护人来承担决策责任。

TBI 可能导致的行为改变，揭示了医疗伦理的进一步潜在挑战。TBI 患者做出的决定，可能与传统思想或大多数社会价值观不符。但是，在患者家人朋友可能提供支持的情况下，预先准备的书面证据可以证明，这与患者在脑损伤之前的理念是一致的。在这种情况下，必须考虑患者是否缺乏决策能力，或这种能力是否因传统思想的误导而产生偏差。如果患者在受伤前就有精神疾病或人格障碍，将使得这一过程变得更加复杂。即便在这种情况下，患者的自主权也应该被尊重，并进行全盘考量。同样重要的是，即便医护代理人或近亲为缺乏决策能力的患者做出了决定，也应该尽一切可能确保该决定与患者受伤前的价值观念相符。

与之相反的是，患者可能会表现出决策能力，但根据书面证据或家人朋友的意见，患者做出的决定似乎与先前的价值理念不一致。对于情况复杂的 TBI 患者来说，这种涉及身份和自我意识的问题会变得很棘手。对于非紧急事件，等到患者康复之后或许就可以明确而自信的做出决定。此外，患者和患者的支持系统，包括近亲或医疗代理人，如果能就某一项决定达成协议的话，也有助于增强对该决定

19

的信心。但是,当双方之间存在分歧或发生紧急事件时,事态只会进一步复杂化。在这种情况下,寻求伦理专家或伦理委员会的建议,并审查医学伦理的原则,可以提供相关指导。

不伤害和受益原则也是伦理的重要考虑因素。不伤害是指避免采取对患者健康不利行为的责任,受益是指为患者的福祉而采取行动。尽管这两个概念不尽相同,但在指导伦理医疗方面,这两个原则经常协同工作。它们看起来很简单,但实际上,很少有不会产生风险或负面影响的决策。重要的是权衡每个决策的风险和受益,并确保所有决策均以让患者受益为目标,同时竭尽所能的避免对患者造成伤害。在某些情况下,如果治疗的收益不高,并且该治疗的潜在并发症很可能或可能具有高危险性,那么提供前期治疗或许会有帮助。在 TBI 的管理中,由于许多治疗的证据基础有限或者复杂,这些原则经常会被挑战。比如,在 TBI 管理中常见的药物,如用于激动剂管理的丙戊酸和用于失眠管理的曲唑酮,目前还缺乏研究证据支持它们在这些问题上的使用[298]。再比如,脑损伤医学中采取的许多治疗方法是以改善患者的功能或生活质量为目的,而不是谋求医学稳定性。

在这些情况下,患者或患者的决策者(如患者缺乏决策能力)应当清楚地了解治疗的重点。同时他们还必须清楚地理解治疗目标,因为这是衡量受益和不伤害原则的重要因素。如果患者的目标和治疗与潜在获益不符,那么对该患者的治疗则可能无法满足受益原则。

公正原则使得医学伦理的复杂性更上一层楼,尤其在美国的医疗系统中。公正指的是公平,在医学上指的是对患者的公平待遇。而公平的定义则可能存在争议。

例如,大多数人认为应该平等对待两名在各方面特征相同的患者。但事实上,患者之间通常是不平等的,比如在预后、资源需求、从给定治疗中受益的能力及对社会的利益和负担等方面。在这种情况下,如果考虑到患者不同的情况,问题就变成了如何公平对待他们。

此外,公正也分多种类型,特别是分配公正、矫正公正和补偿公正。尽管它们在某种程度上可能都与医学伦理和 TBI 的护理有关,但分配公正是与本议题最相关的一种公正。分配公正是指在整个社会中,公平地分配资源和责任。同样,如何定义公平就变得很重要。在 TBI 的治疗中,大量被认为具有潜在益处的治疗方法得到不同机构的认可,但是一些经过细致研究的治疗方法,却很少能被证明具有潜在收益,因此很难界定哪些是不公正的治疗方法,尤其考虑经济因素的情况下。在美国,对于是否拥有保险,甚至保险水平或经济状况不同的患者来说,在 TBI 的康复过程中,所获得的资源和机会通常也是不平等的。在这种情况下,为患者提供不平等的护理是否公平? 还是说,无论税收对社会造成何等负担,都应该平均分配资源? 其他需要考虑的因素还包括,在康复环境中更多的使用资源,是否会对减轻社会负担产生长远影响,以及这是否会改变相对于分配公正的公平性。这些都是重要的哲学问题,没有简单的答案。

自主、不伤害、受益和公正的原则经常引发医学伦理方面的讨论。这些原则中的每一条都与 TBI 管理中的伦理考量息息相关。在我们的社会中,尊重自主权,并基于不伤害和受益原则为患者提供护理是一种崇高的价值观。TBI 使与这些原则相关的医护服务变得更加复杂,因为与脑损伤相关的认知缺陷和行为改变,经常使患者被怀疑是否具备决策能力。如果患者不具备这种能力,通常很难做出最有利于患者的决定。在这种情况下,只有认真的进行评估才能遵守医学伦理的原则。分配公正以及如何将其与我们的社会联系起来,也是我们卫生保健系统中争论的一个话题。而究竟什么才是公平,则是这场争论的核心问题。至于在资源利用率高且疗效可靠性证据有限的 TBI 护理中,如何界定公平更是难上加难。

总结

TBI 是一种常见的疾病,影响着全球数百万人,对患者、家人、医疗系统以及社会都产生了巨大影响。尽管报告的发病率很高,但几乎可以肯定的是,它们都低估了这一问题所带来的真正负担,而在老龄化社会中,报告发病率的上升则进一步加剧了这一问题的严重性。除了因跌倒受伤的老人以外,总体死亡率虽然在下降,但是在将来,与 TBI 相关的长期残疾者的总体患病率几乎肯定会上升。除了众所周知的急性损伤后果之外,包括精神疾病、神经退化性疾病、早期死亡及其他医学问题在内的长期问题，也日益凸显了人们对于 TBI 的认知，即 TBI 是一种慢性疾病，通常会影响终身。

鉴于 TBI 患者存在较大的个体差异，临床医师在治疗时将面临许多挑战，因为除了运动问题之外，患者通常还会有认知和行为领域的问题，这增加了对 TBI 患者整体管理的复杂性。尽管与转归、遗传学和生物标志物相关的知识不断累积，但准确诊断轻度 TBI 且不考虑严重程度而预测结局，仍然是一门不精准的科学。不过可以确定的是，治疗 TBI 患者的临床医师需要对患者的病情有一个全面的了解，包括识别和诊断其相关的疾病，关注病情对其整体身心健康带来的影响，同时需要具备有效的干预知识和技能，以减轻患者的不良后果。

（张皓、张小年、王荣荣　译　温红梅　审校）

参考文献

19

Francois A. Bethoux ● Mary Alissa Willis

多发性硬化症(multiple sclerosis,MS)是一种复杂的多因素性中枢神经系统(central nervous system,CNS)疾病。虽然它的诊断、急性期治疗和预防复发管理(disease-modifying therapies,DMT)通常由神经内科医师负责,但对疾病及其后果的综合管理却需要一个包括康复专业人员在内的多学科团队。由于MS是一种慢性且常为进展性的疾病,因此重点不仅在于尽量改善功能,而且要尽可能地维持功能。MS康复治疗的关键是深刻理解其病理生理机制以及治疗的作用和原理。

MS是北半球导致中青年人非创伤性失能的最常见原因[1]。尽管发病时间和病程因人而异,但起病年龄多在 20~50 岁之间[2]。其照护需求随着复发和/或进展性损害的发展而改变。团队工作模式对于维持和改善功能至关重要。美国 FDA 批准的用于复发性 MS 的药物数量一直在稳步增长,从2007 年的 6 种增加到 2017 年的 15 种,还有很多处于研发中。尽管治疗 MS 的药物数量显著增加,但没有一种方法可以让患者治愈或替代 MS 照护的康复治疗。

人口统计学与流行病学

MS 在北美是一种常见疾病。在美国和加拿大的患病率各不相同,每 100 000 人中 40~220 人[3]。除少数例外,MS 的患病率随地区与赤道距离(向北或南)的增加而升高[4]。

这种分布的理论解释包括由于日照减少引起的维生素 D 缺乏、乳制品、遗传因素以及暴露于各种环境因素等[5]。虽然 MS 可发生在任何种族,但北欧人群的患病率更高[6]。MS 与感染有联系,但没有一种感染可被认为是引起疾病活动的确定原因或诱因[7]。最近的报告表明,尽管教育和医疗服务水平有所提高,MS 的发病率仍在不断增加,DMT 的出现和诊断标准的完善也使人们更好地识别该疾病[8]。尽管 MS 不像其他许多神经系统疾病那么常见,但

这种伴随终身的疾病花费却是相当巨大的,对于残疾程度低者,主要是药物的直接费用,而对于残疾程度更高者,则是由于生产力丧失和日常护理产生的间接费用[9]。

病因学

MS 被认为是"自身免疫"性疾病[10]。女性的发病率是男性的 2~3 倍[11]。尽管 MS 不被认为是一种遗传性疾病,但某些家庭确实有相同的遗传因素如 HLA-DR2,这可能会增加 MS 的易感性[12]。单卵双生子共患 MS 的风险为 30%,双卵双生子共患 MS 的风险为 5%,MS 患者的一级家庭成员共患 MS 的风险为 2%~4%[13]。多项遗传连锁研究已证实 MS 与主要组织相容性区域的关联,尚不明确与编码白介素的其他区域的联系[14]。除遗传因素外,环境因素也在发挥作用,移民至 MS 发病率不同的地区的人往往会"获得"新地区的发病率,尤其在儿童时期移民时。MS 的特定发病原因仍然未知。

病理学,病原学和病理生理学

病理学与发病机制

MS 病理学的特点是大脑半球、视神经、脑干和脊髓中存在多灶性脱髓鞘病变[15]。早期病变具有轴突不完全损伤的脱髓鞘分界区,淋巴细胞和巨噬细胞的炎性浸润,以及星形细胞增殖和神经胶质增生[16]。对轴突的超微结构分析显示,在新的脱髓鞘区域中,轴突纤维和轴突横断面在早期有减少[17]。

在急性活动性病变中,由于血脑屏障(blood-brain barrier,BBB)破坏伴随炎症反应,钆渗入组织实质内[18]。在脱髓鞘区域明显可见室周淋巴细胞浸润[19]。巨噬细胞是病灶中最主要的炎性细胞,其中许多含有髓鞘碎片[20]。

随着病理过程的发展,慢性非活动性病变中炎症水平下降伴细胞减少,少突胶质细胞前体细胞变得相对静止[21]。

变性随着少突胶质细胞被破坏和星形胶质细胞增殖而出现。当脱髓鞘发生时,病变中也可能有一定程度的髓鞘再生[22]。但是,随着疾病的进展,在新的髓鞘再生区可发生斑块边缘的脱髓鞘,并引起病变扩大。这些将最终导致永久性瘢痕的形成。

多发性硬化的病理生理

MS 的临床症状通常归因于轴突传导的丧失。传导性轴突节段性脱髓鞘可引起传导阻滞,其严重性取决于脱髓鞘的程度以及是否有代偿机制的参与。实验性脱髓鞘的传导阻滞发生在脱髓鞘的部位,而在其他未受影响的节段中则不会发生[23]。实验性脱髓鞘后的最初几天,这种阻滞似乎最为严重[24]。急性脱髓鞘轴膜的钠通道密度相对较低,可能不足以有效地传播动作电位[25]。

安全系数(safety factor)是指允许传导的过量电流除以轴突去极化所需的最小电流的测量值[26]。在正常的有髓轴突中,安全系数通常是三至五倍。在脱髓鞘的轴突中,安全系数降低,通常刚超过一倍。

因此,环境因素的微小变化会导致此类纤维的轴突阻滞(安全系数降低)。这可能是 MS 感觉和运动症状加重的基础,两者都可能将安全系数降低到发生传导阻滞的程度。

脱髓鞘的轴突在几天或几周后传导恢复。这可能与沿轴突脱髓鞘部分的钠通道的出现有关,从而允许沿这些脱髓鞘节段的微跳跃式传导,与沿髓鞘轴突的跳跃式传导相似,但距离相对较短[27]。在先前脱髓鞘的节段中,髓鞘再生伴随传导改善[28]。

功能的恢复可能归因于炎症或水肿压力的消退、体液因素的去除、结旁髓鞘的重新附着或通过替代途径(脑可塑性)等引起的神经传导改变[29]。髓鞘再生也可能是恢复阶段的关键组成部分,通常需要几天到几周的时间[30]。患者经常注意到,重复运动会导致他们变得乏力,尤其走路时。在实验性脱髓鞘过程中,一系列刺激久而久之会引起间歇性传导阻滞[23]。这与膜[31]的超极化有关。

多发性硬化的类型

在 20 世纪九十年代后期召集了一个国际专家组,提出了 MS 亚型的通用分类[32]。该分类能有效的将患者进行分组,仍在广泛使用,但是最近提出的表型描述可能会更准确地定义单个患者的病程[33]。

复发缓解型多发性硬化

复发缓解型 MS(relapsing-remitting MS,RRMS)的特征是新的或恶化的神经系统症状在几天内出现多次复发,并可能在 4~8 周的时间内得到缓解,无论是否接受糖皮质激素治疗。必须将"真实"复发(持续超过 24h 且无其他原因)与"伪复发"区分开来,在"伪复发"中,症状恶化是由感染或其他生理压力引起的,通常在病因得到解决后就可以缓解。患者通常恢复至接近其复发前的基线水平,但大多数患者仍遗留一些损伤,并且复发与 RRMS 患者的失能积累有关[34]。RRMS 是 MS 最常见的形式[35]。RRMS 通常始于视神经炎(optic neuritis,ON)——持续数天至数周的短暂性单侧视力障碍,可伴有球后痛[36]。其他 RRMS 患者可能最初会感到四肢发麻或无力,感觉异常是 MS 最常见的初始症状[37]。一般而言,有感觉症状的患者以及早期加重后症状完全缓解的患者表现出较好的长期预后[37]。美国 FDA 批准的 RRMS 药物可降低复发率,减少 MRI 上病灶活动并可能减慢其失能进展(e 表 20-1)[38-46]。

继发进展型多发性硬化

很大比例的 RRMS 患者在疾病进程的不同阶段转变为继发进展型 MS(secondary progressive MS,SPMS)。SPMS 的特征在于多次复发之间逐渐恶化。与复发-缓解阶段相比,SPMS 通常可能有更少的复发次数和 MRI 新病灶,并且最终可能会表现出仅有进展而没有复发。治疗 RRMS 的药物仍可用于那些近期复发或 MRI 改变的患者,但是,对于没有持续复发活动的老年患者,这些药物的益处不太明显[47]。大多数 SPMS 患者都有累积的功能障碍,例如步态障碍和痉挛,这些可能会受益于康复手段。

原发进展型多发性硬化

原发进展型 MS(primary progressive multiple sclerosis,PPMS)患者通常发病年龄较大,并且呈进展性病程,没有突然发作。与 RRMS 或 SPMS 患者相比,他们的 MRI 病变往往更少。PPMS 占 MS 患者的 10%~15%。PPMS 与 RRMS 不同,在不同的性别中无明显差异[48]。患者在 50 多岁时临床表现比较明显[49]。PPMS 经常以运动症状起病,表现为不对

20

称的轻瘫，并且倾向于快速进展，这证实了不论疾病类型如何，以运动症状开始（相对于感觉症状）的患者病情都较差的临床观察[49]。

Ocrelizumab 是美国 FDA 唯一批准用于治疗 PPMS 的免疫调节剂[50]。与所有用于 RRMS 的药物一样，Ocrelizumab 可预防炎症。该药物可减缓某些 PPMS 患者的残疾进展，但不能恢复失去的功能。

其他相关的脱髓鞘疾病

视神经炎

许多 MS 患者会出现 ON，即单侧视力突然减退，其程度从轻微的中央暗点到完全的光感丧失[36]。在一项关于 ON 的长期研究中，有 57% 的人最终发展为 MS[51]。ON 和 ON/MS 患者均对静脉应用甲泼尼龙反应良好[36]。ON 使用皮质激素的 Cochrane 分析得出结论：没有证据表明高剂量或低剂量的类固醇具有长期益处；大剂量糖皮质激素在 ON 试验中看到的改善似乎仅限于短期结果[52]。有关临床孤立综合征（Clinical isolated syndromes, CIS）患者（如孤立的 ON）的数据表明，MRI 表现为多发性脑部病变的患者在病变出现后 1~2 年内发展为 MS 的风险较高[53]。因此，对 ON 或其他 CIS 患者进行脑部 MRI 检查是一种有效的风险分层方法，并有可能指导后期的治疗。

横贯性脊髓炎

横贯性脊髓炎（Transverse myelitis, TM）是脊髓的一种炎症性疾病。部分患者快速进展为相对完全的脊髓综合征，出现运动、感觉以及肠和膀胱功能受累。其他患者有不对称或不完整的运动或感觉症状。TM 可能是 MS 的最初表现，或者是其他免疫介导的神经系统疾病（视神经脊髓炎，神经性结节病，狼疮等感染或特发性疾病）的部分表现。尽管进行了广泛的血清学和脑脊液（cerebrospinal fluid, CSF）检测，高达 1/3 的病例仍是特发性的。TM 的关键康复问题包括移动，痉挛，肠和膀胱管理以及在急性期避免压力性溃疡和深静脉血栓形成。

视神经脊髓炎（德维克病）

视神经脊髓炎（neuromyelitis optica, NMO）或 NMO 谱系障碍（NMO spectrum disorder, NMOSD）现在被认为是不同于 MS 的临床疾病。NMO 的传统概念包括相对严重的 ON 和 TM 的亚急性组合，不累及大脑。自发现 NMO-IgG 抗体以来，NMO 的分类经历了几次修订[54]，该抗体与水通道蛋白-4 水通道靶向结合，在 70% 的临床 NMO 患者中呈阳性，但在 MS 中很少呈阳性。NMO 中的神经系统疾病发作-典型为 ON 和 TM-通常更为严重，并且恢复不如 MS 复发完全。血浆置换用于治疗对高剂量糖皮质激素无反应的 NMO 复发。脊髓损伤节段往往可达三个或三个以上，比典型 MS 的脊髓损伤（通常仅一个节段）长。ON 的脑脊液可表现出显著的白细胞增多或中性粒细胞优势，这在 MS 中较少见。预防复发需要终身免疫抑制治疗。对 NMO 的临床和影像学特征保持警惕非常重要，因为其预后和治疗与 MS 并不完全重叠。

多发性硬化的诊断

MS 最常见的表现过程是反复发作的症状，随时间推移影响不同的神经结构（"病变在时间和空间上分布"）。常见症状包括疲劳，共济失调，无力，麻木和刺痛，膀胱功能障碍，痉挛，认知问题，抑郁，ON 和疼痛。尽管经过了多次修订，MS 的诊断仍需要在空间和时间上多次发作的体征和症状，或者出现进行性症状以及适当的脱髓鞘亚临床证据[55-57]。

诊断标准

多年来，已经开发了数套诊断标准。在 20 世纪 60 年代，Schumacher 等完全基于临床症状诊断 MS[55]。在 20 世纪 80 年代初期，这些被 Poser 等修改，以便用亚临床数据代替某些临床标准[56]。

MS 的早期诊断仍主要是基于临床症状和 MRI 特征[57]。特征性 MRI 表现包括脑室周围、近皮质、皮质下、幕下和脊髓病变。MRI 可用于表明空间上的多发性，替代临床上两个部位发病的检查结果。修订后的 McDonald 标准允许采用统一的诊断标准，也有助于流行病学研究以及患者入选临床试验。

磁共振成像

MRI 已成为诊断和监测 MS 及相关疾病最重要的临床辅助工具[57-59]。多种 MRI 手段已用于分析 MS 的诊断，进展，急性病变，分型，并监测治疗效果[59]。

MRI 在改变我们对 MS 疾病病因和病程的概念中也至关重要（图 20-1）。在 20 世纪 80 年代，一系列 MRI 试验表明，新病灶的发生频率是新临床事件的

5~10 倍,从而改变了我们对临床静止期疾病活动性的理解[60]。此外,MRI 支持了早期 MS 病变中轴突损伤的概念,该概念最早是根据病理学研究提出的。纵向 MRI 对脑萎缩的测量结果显示,有 MS 复发的患者随着时间的推移会出现缓慢但确定的脑萎缩[61]。最后,特别是用 MRI 的 FLAIR(液体衰减反转恢复)序列成像显示,皮质病变在 MS 中很常见,这一事实在这些成像技术出现之前并未被认识到[62]。

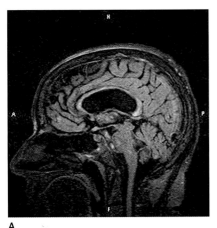 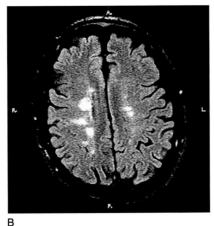 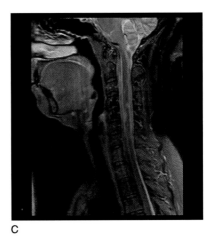

图 20-1　A:矢状 T1 加权脑图像 0.93T。一位 57 岁的女性,继发进展型 MS。注意到有胼胝体变薄。B:轴向 T2Flair 脑图像 1.5T。一位 37 岁的男性,有 2 年复发型 MS 病史。可见多发室旁椭圆形病变。C:矢状 T2Flair 颈髓图像 1.0T。一位 24 岁的女性,有莱尔米特征和神经源性膀胱。可见多发单节段或较小的病灶伴脱髓鞘

传统的 MRI 成像将 MS 病变识别为 T2 高信号的脑室周围的椭圆形病变,有时垂直于脑室。胼胝体病变很常见,并呈指状分布,称为"Dawson 手指征"[59]。随着疾病的进展,病变可能会融合。对于更加慢性和严重性的疾病,脑萎缩会越来越明显。T1 低信号(黑洞)与受影响区域的轴突缺失相关[63]。

在 BBB 破坏发生后的几周内,受影响的大脑将对造影剂钆具有通透性。因此,静脉注射钆后不久,MRI 会在 T1 加权图像上显示"增强"或不透明区域。MS 的特征性增强模式是"开环征",其中钆以不完整的外围模式增强,通常指向远离侧脑室的方向[64]。

目前其他的研究应用技术包括脑实质划分,磁化传递率,弥散张量成像(diffusion tensor imaging,DTI)和 MR 波谱。这些技术可能对于记录轴突纤维缺失和预测失能有帮助。

诱发电位

诱发电位(视觉,体感和脑干听觉)是一种使用总和及平均重复外周刺激来评估感觉通路的中枢成分的方法[65]。美国神经病学会指南建议,视觉诱发电位可能有助于识别临床 MS 高风险的患者,体感诱发电位可能有助于确定罹患 MS 高风险的患者,而没有足够的证据推荐脑干听觉诱发电位作为一种有用的检测方法来识别临床 MS 高风险的患者[66]。

没有数据支持反复进行诱发电位测试来监测疾病发展。

相干光层析成像

相干光层析成像(ocular coherence tomography,OCT)是一项可以对视网膜神经纤维层(retinal nerve fiber layer,RNFL)厚度进行成像的技术[67]。OCT 是一种灵敏,安全且可重复的方法,可以分析诸如神经纤维丢失,神经节细胞丢失和黄斑水肿等特征。它在临床试验和临床决策中的作用仍需进一步评估[68]。

腰椎穿刺

如今,腰椎穿刺和脑脊液分析越来越少,因为成像技术的改进已普遍取代了这种侵入性操作。但是,腰穿检测到的寡克隆带和 IgG 合成增加与 MS 的诊断有关[69]。这些发现提示 CNS 脑室内和脑室周围存在免疫系统活动,但这并非 MS 特异性的。其他疾病如狼疮,莱姆病和神经结节病也可能显示寡克隆带。对 MRI、诱发电位和 CSF 的诊断准确性的研究表明,如果其中三项测试中有两项为阳性,则第三项不会显著提高诊断率[70]。神经科医师正在减少患有典型 MS 且具有特征性 MRI 表现患者的 CSF 检查频率。CSF 检查在非典型性表现即 MRI 非特征性以及需要鉴别其他诊断的情况下有帮助。

电诊断测试

通常，MS 中的肌电图检查和神经传导测试不发挥作用，因为 MS 中通常没有累及周围神经系统。但是，对于少见的同时伴有中枢和周围性脱髓鞘的患者，这些检查是帮助的[71]。

药物管理

糖皮质激素

糖皮质激素和促肾上腺皮质激素（adrenocorticotropic hormone，ACTH）已用于 MS 治疗多年，远早于 MS 治疗的随机对照试验。一项 MS 急性加重的早期随机试验显示，与安慰剂治疗的患者相比，接受 ACTH 治疗的患者在 4 周时的失能评分有所改善[72]。在过去的 20 年中，多项研究表明，在症状急性期使用类固醇治疗具有类似的短期改善效果。一项系统综述发现，有足够的证据支持静脉注射甲泼尼龙在 MS 急性期的应用[73]。静脉使用类固醇的常见并发症是引起功能障碍的急性加重。类固醇的使用必须权衡相应的长期风险，包括偶发的对甲泼尼龙过敏，骨质疏松症，白内障，臀部或肩膀的无菌性坏死以及糖尿病。

疾病缓解治疗

美国 FDA 批准了 15 种用于治疗复发型 MS 的药物，并且正在开发更多药物（表 20-1）。早期药物——干扰素 β（IFN-β）和醋酸格拉替雷，是注射剂型，在预防复发和 MRI 改变方面具有中等效力[74-78]。

尽管现在有口服药物，但由于上述两种药物安全性较好，仍被广泛使用。干扰素的常见副作用包括注射后出现流感样症状[74-76]。痉挛患者注射后可能会出现痉挛加重。皮肤注射部位反应是醋酸格拉替雷最常见的副作用[77,78]。1/3 000 的概率会发生特发性反应，表现为胸闷和呼吸短促持续几分钟。

现有三种口服药物。芬戈莫德是 2010 年批准的一种鞘氨醇 1-磷酸受体调节剂。该药每日一次，首次给药与短暂的心率下降有关[79]。富马酸二甲酯是 2013 年批准的每日两次口服制剂。常见的副作用包括胃肠道症状和面色潮红[80]。与干扰素相比，芬戈莫德和富马酸二甲酯的疗效相似，两者均显示复发率降低和 MRI 改变[79,80]。特立氟胺是一种每日一次的药物，可抑制嘧啶合成所需的酶。与干

表 20-1　复发型多发性硬化的疾病缓解疗法

药物	美国批准年份	给药途径	给药频率
干扰素 β-1b（Betaseron/Extavia）	1993/2009	SC	隔日一次
干扰素 β-1a（Avonex）	1996	IM	每周一次
醋酸格拉替雷（Copaxone）	1996	SC	每日一次
（Copaxone 40）	2014	SC	每周三次
（Glatopa）	2015	SC	每日一次
干扰素 β-1a（Rebif）	2000	SC	每周三次
聚乙二醇干扰素 β-1a（Plegridy）	2014	SC	每两周一次
芬戈莫德（Gilenya）	2010	PO	每日一次
富马酸二甲酯（Tecfidera）	2013	PO	每日两次
特立氟胺（Aubagio）	2012	PO	每日一次
米托蒽醌（Novantrone）	2000	IV	每三个月一次
那他珠单抗（Tysabri）	2004	IV	每四周一次
达利珠单抗[a]（Zinbryta）	2016	SC	每月一次
阿仑单抗（Lemtrada）	2014	IV	每年一次
Ocrelizumab（Ocrevus）	2017	IV	第 1 天、第 15 天，然后每六个月一次

[a] 于 2018 年主动退出市场。
SC，皮下；IM，肌内；PO，口服；IV，静脉注射。

扰素和格拉替雷一样，这种药物的疗效也为中等[81]。特氟米特的副作用包括腹泻和头发稀疏。

米托蒽醌是一种静脉药物，由于存在降低心脏收缩功能和药物相关白血病的风险，因此使用受限[82]。那他珠单抗每月一次静脉注射，与安慰剂相比，可将复发频率降低约 70%，并在第 2 年减少 92% MRI 新的钆增强病变[83]。这种药物的使用也受到可能引发的严重并发症的限制：如进行性多灶性白质脑病（progressive multifocal leukoencephalopathy，PML）。尽管通常不是致命的，但与那他珠单抗相关的 PML 会导致除了 MS 额外的神经功能缺损[84]。

达利珠单抗是一种每月两次皮下注射的白介素 2 受体阻滞剂，似乎具有与口服药物相似的功效[85]。出于安全考虑，该药物于 2018 年 3 月自发撤回。阿仑单抗是一种非常有效的药物，最初每年两次输注，第 1 年为 5 天，第 2 年为 3 天[86]。这种药物的使用

受到继发性自身免疫病发生风险的限制,必须每月对实验室检查进行严密监测。Ocrelizumab 已被批准用于 RRMS 和 PPMS。这种人源化 CD20 单克隆抗体在每两周输注一次,共输注两次的初始治疗后,每半年输注一次[87]。轻度输注反应很常见。长期安全性-包括患乳腺癌的风险-仍有待确定。

不同神经科医师使用 DMT 的方法不尽相同,必须针对每个患者进行个性化设置。DMT 应该在疾病过程的早期开始[88]。如果患者依从药物治疗,则治疗 6 个月后复发或出现新的 MRI 病变可能表明存在突破性疾病(breakthrough disease)。突破性疾病或 DMT 失败可能会增加失能的风险。因此,通常考虑改变治疗方法。

康复

康复是 MS 患者管理的重要组成部分。美国国家 MS 学会发表的专家意见书总结了在 MS 康复的一般建议[89]。在实践中,康复专业人员在尝试对 MS 患者进行康复干预时,仍面临严峻挑战。

MS 总体上是一种进展性神经系统疾病,由于存在疾病复发的情况,它不遵循传统的康复模型。康复干预的最佳时机尚未明确。经常是患者延迟转诊,此时功能障碍已固定且功能改善的机会有限。尽管许多 MS 患者有持续的康复需求,付款人通常每年只偿付少量的治疗性训练,而且需要证明功能进步以继续治疗,这时预防功能丧失对于降低疾病的个人和社会成本是至关重要的。

可变性和不可预测性使得很难在 MS 中应用标准的康复方案。临床表现高度异质,并且复杂的损伤是功能代偿的障碍。症状和功能表现会随时间甚至是在一天之中发生变化,并非总是保持一致的模式,给人以“试图击中移动的目标”的感觉。此外,劳累经常会导致 MS 症状的短暂恶化,并且可能会影响患者对康复疗程和家庭锻炼计划的依从性。最后,我们常常会观察到患者的抱怨与临床表现之间不匹配(如对轻度损害高度担忧,而对明显的身体或认知功能的损害明显缺乏自知力),这可能会影响康复目标的设定和效果。

支持 MS 康复治疗的证据

在上面的专家意见中,美国国家 MS 学会认为需要更强有力的证据来支持治疗建议。最近,美国神经病学会指南制订、传播和实施小组委员会发表

了有关 MS 康复证据的综述[90]。作者发现,有证据支持多学科门诊康复、门诊或家庭物理治疗、住院运动后进行家庭运动、平衡训练和呼吸康复的有效性,急需设计良好的康复干预试验。在一项 MS 康复的系统综述中,Khan 和 Amatya 提出了有力的证据支持物理治疗可改善活动和参与,基于运动的教育计划可改善患者的疲劳感[91]。在一项荟萃分析中,与常规治疗相比,物理治疗对步行结局有小幅度但显著的改善[92]。总之,有关 MS 康复效果的证据仍在迅速增加,尽管需要良好设计的临床试验并进行长期随访以完善临床照护。

神经可塑性

越来越多的证据表明,康复的某些作用是由中枢神经系统的可塑性介导的。由于 MS 引起的 CNS 损害导致的脑功能重组已得到证明。与健康对照相比,MS 患者通常表现出与特定任务有关的激活增加(包括募集在健康对照中通常不激活的区域),而其他区域的激活则减少,这表明脑功能的适应性重组[93]。在 DTI 上还证实了白质微观结构的改变,部分各向异性值(FA)降低,横向弥散率提高。尽管 MS 引起了广泛的损害,但在运动康复[94,95]和认知训练[96]后仍显示出功能重组和白质微观结构的改善。

运动训练

失健(deconditioning)被认为是导致 MS 患者疲劳的重要因素[97]。有氧运动和抗阻运动训练对身体素质、活动水平、主观疲劳和自感健康状况的益处已在随机对照研究中得到证实[98]。最近的一项荟萃分析显示,在多种运动训练方式下,步行表现(速度和耐力)都有小幅度但显著的改善[99]。当前针对中度残疾 MS 患者进行运动的建议包括有氧运动 30min,以及对主要肌肉群的力量训练,每周至少两次(最好不在同一天,以避免过度运动)[100]。实际上,在没有康复专业人员的指导下,患者通常很难启动可持续的常规锻炼,以找到合适的锻炼类型、强度和运动持续时间并鼓励患者度过艰难的初始几周。短期的密集运动和锻炼计划,例如 CAN DO 多发性硬化症计划也可以作为一种选择。

病情加重后恢复

即使使用大剂量的糖皮质激素治疗,MS 急性加重也常常使患者遗留功能损害。实际上,MS 急性加

重已被确定为该病复发类型中残疾累积的主要原因[34]。住院或门诊多学科康复也可增强功能恢复[101]、体育活动和自我效能[102]。

慢性失能的康复

几项对照试验显示，多学科住院或门诊康复具有客观和/或主观益处，主要体现在进展性疾病过程中的患者[103]。但是，康复计划结束后这些收益的遗留效有所不同。没有确切的证据支持运动或康复对疾病进展的影响[104]。

MS 康复的疾病特异性结果指标

康复中通用的结果评价指标，例如 Barthel 指数和功能独立性指标（Functional Independence Measure，FIM），可以应用于 MS 患者。但是，这些测量指标并未涵盖疾病的重要方面（如疲劳，视觉障碍），对随时间的微小但显著的变化敏感性不足，或者表现出上限效应（特别是在认知障碍方面）。许多疾病特异性的测量工具尽管在康复过程中常常没有开发和验证，但它们在临床实践和研究中可能有益处（e 表 20-1）。

症状管理

MS 是导致多种症状，影响功能和健康的疾病。对这些慢性症状的管理通常包括非药物治疗，涵盖生活方式改变和康复干预。

热耐受不良

已有的神经系统症状在热的条件下（由炎热的环境或体温升高引起）加重或复发是一种非常普遍的现象，过去甚至被用于支持 MS 的诊断[105]。脱髓鞘或部分脱髓鞘的轴突导致神经系统传递的安全系数降低是一种可能的机制（请参见病理生理学）。热耐受不良会限制患者参与康复和运动的潜力。调节空气或水的温度，使用风扇，冷却背心或排热装置以及家庭中空调装置的医疗建议都是实用且有效的，尽管缺乏有关冷却设备有效性的高水平证据[89]。

短暂性神经系统事件

短暂性神经系统事件（Transient neurologic events，TNEs）构成了 MS 中常见但未被充分认识的问题。在一个系列报道中提到，高达 20% 的患者出现 TNE[106]，包括涉及神经系统症状的刻板、简短（几秒钟）、频繁（每天多达数百次）事件。肢体的肌张力异常、无力、视力障碍、构音障碍、异常感觉和肌肉痉挛都可以看到。如果没有直接询问，患者通常不会报告这些事件，因为它们不符合 MS 复发的一般模式。它们很可能是由于相邻的脱髓鞘纤维之间的假突触传递，而不是基于皮质的癫痫发作现象。它们有时在数周内发生并消退，可能代表新的脱髓鞘事件。如果需要，用小剂量抗癫痫药治疗可能是有效的（如卡马西平，托吡酯）。

痉挛

痉挛（定义为速度依赖的牵张反射增强[107]）和运动功能下降（轻瘫，灵活性下降），这两者都是上运动神经元综合征的组成部分，在 MS 患者中经常共存，并且是引起残疾的主要原因（参见第 40 章）。通常认为 MS 的痉挛是脊髓源性的，尽管也有脑源性痉挛。

在最近发布的一项针对北美 MS 协会（North American Consortium of MS，NARCOMS）患者注册中心的 10 000 多名参与者的调查中，超过 80% 的参与者报告出现了痉挛相关症状，而超过 1/3 的人遭受中度或严重的困扰。更明显的痉挛与更严重的残疾和行动不便相关[108]。虽然在其他中枢神经系统疾病中使用的结局指标和干预措施都可以应用于 MS 患者，但是评估和治疗 MS 的痉挛是具有挑战性的。此外，对症治疗的副作用（特别是镇静和无力）可能使其难以达到有效剂量。在回顾文献和专家共识的基础上，已制订了 MS 痉挛治疗的临床实践指南[109]。

总体而言，已发表的证据不足以支持大多数抗痉挛药在 MS 中的功效，并且大多数研究都存在方法学问题[110]。某些治疗方法是超说明书使用。临床对照试验已证明口服巴氯芬[111]、替扎尼定[112]、加巴喷丁[113]、苯二氮䓬类[114]和丹曲林钠[115]在 MS 患者中的疗效。益处通常包括缓解症状（如僵硬，痉挛，与痉挛相关的疼痛），降低对被动运动的阻力并改善活动范围。但是，主观功能的益处（如移动）未被评估或未找到。据报道，巴氯芬和苯二氮䓬类药物会增加无力，有时会导致功能恶化[114]，而替扎尼定则较少引起这些问题[112]。必须谨记某些药物曾发生（特别是丹曲林钠和替扎尼定）肝毒性，尤其当患者同时接受具有潜在肝毒性的 DMT 治疗（如 IFN-β、硫唑嘌呤、环磷酰胺和米托蒽醌）时。据报道左乙拉西坦有助于解决与痉挛相关的表现[116]。

大麻素最近已被引入与 MS 相关的痉挛的管理中。基于几项大型临床试验的结果，在一些欧洲国家和加拿大，已批准以口腔黏膜喷雾剂[δ-9-四氢大麻酚（THC）/大麻二酚（CBD），纳比昔莫尔]形式使用的内源性大麻素调节剂治疗中重度 MS 相关痉挛[117]。这种药物最一致的益处是患者报告的痉挛数字评分改善[118]。

头晕和疲劳是抗痉挛药物临床试验和观察性研究中最常报告的副作用。长期安全性尚不清楚[119]。

肉毒毒素（botulinum toxin，BT）引起的化学神经阻滞可用于治疗局灶性痉挛或伴有局灶问题的弥散性痉挛[120]。遗憾的是，BT 的大型临床试验主要集中于卒中后痉挛，但最近文献综述的作者得出结论，BT 在 MS 相关性痉挛治疗的有效性和安全性与卒中后痉挛具有可比性[121]。然而，在 MS 患者，需要更仔细地选择患者和计算给药标准。同样地，采用苯酚或酒精进行化学神经阻滞也是如此。

鞘内注射巴氯芬（Intrathecal baclofen，ITB）治疗是 MS 痉挛最常用的外科治疗方法。关于其功效、副作用和并发症，有相当大量的证据来自不受控制的观察性研究[122]。然而，诱发无力的风险非常大，由此，ITB 治疗主要用于患有严重下肢痉挛和挛缩的不可行走的 MS 患者。ITB 在该组患者中的益处包括缓解与痉挛有关的不适和疼痛，增加护理的便利性，改善姿势和改善转移能力[122]。ITB 也可用于可行走的 MS 患者，而不会引起功能丧失[123]。该组患者的益处不仅包括缓解痉挛相关症状和降低肌张力，还包括主观上改善功能和生活质量[124]和客观改善步态参数[125]。阿片类药物和可乐定也已经用于鞘内以治疗 MS 的顽固性疼痛和痉挛，单独或与巴氯芬合用（更常见）[126]。

虚弱

不论有无痉挛，都可以观察到四肢和中轴肌肉的自主运动输出减少。多种因素可能导致虚弱，包括中枢神经系统运动控制能力下降、制动和失健、痉挛，由于体位引起的肌肉慢性伸长、热耐受不良和疲劳。用力导致虚弱程度增加被认为与中枢神经系统的神经传导阻滞有关，但也可能与肌肉疲劳、肌肉兴奋性和代谢受损有关[127]。此外，其他症状（如疼痛或认知障碍）可能会抑制运动表现。

运动表现的波动性是 MS 的特征，它使测试和治疗计划变得复杂。除肌肉测试或手持测力法[128]外，功能测试也是必不可少的，在繁忙的临床实践中，功能测试可能包括简单的测试，例如定时 7.62m 步行或九孔钉测试。可以通过步行耐力测试来评估运动疲劳，例如 6min[129]或 2min[130]步行测试。

很少有直接针对肌肉无力的干预措施。据报道有氧和渐进抗阻训练后，肌肉力量得到改善[131]。这些运动计划必须针对 MS 患者的特定功能损害进行高度个体化定制，尤其在运动强度和持续时间方面。由于人们认为因体育活动引起的体温升高在一定程度上与运动疲劳有关，因此运动前的冷却可改善运动表现并增加锻炼的益处[132]。抗痉挛治疗可通过减少拮抗肌群的共收缩来改善肌肉力量输出，特别是以局部注射方式给药时。在 MS 恶化的情况下，大剂量类固醇可能会加速神经系统恢复，从而增强肌肉力量。

4-氨基吡啶（4-AP）是钾通道阻滞剂，可促进脱髓鞘轴突的传导。美国 FDA 批准了 4-AP 的缓释剂型（Ampyra，达伐吡啶缓释片），以改善 MS 患者的行走。这是基于两项Ⅲ期临床试验中行走速度的显著改善，对下肢肌肉力量亦发挥有益作用[133]。在试验中患者对药物的反应率（根据步行速度的持续改善）分别为 35% 和 43%。

达伐吡啶缓释片的剂量为每天两次（间隔约 12h），每次 10mg，与餐同时或不同时服用。有癫痫发作史和中重度肾功能不全是该药的禁忌证。与安慰剂相比，该药物的副作用发生率大于 2%，发生频率较高的副作用包括尿路感染，失眠，头晕，头痛，恶心，虚弱，背痛，平衡失调，MS 复发，感觉异常，鼻咽炎，便秘，消化不良和咽喉痛。在推荐剂量下，癫痫发作的风险（无癫痫病史）较低。长期开放标签安全性研究显示安全性相同[134]。

辅助设备和矫形器，除了在安全性方面的益处外，还通过减少活动的能量需求和代替无力肌肉的作用来帮助代偿无力。已开发的髋关节屈曲辅助装置（hip flexion assist device，HFAD）是有助于行走过程中屈曲髋关节的主动装置。HFAD 由近端腰部附件，内侧和外侧动态张力带以及附接到鞋带的远端连接器组成。所有组件都是可调的。一项针对 21 名可行走的 MS 患者无对照的前期研究显示，HFAD 使用后"受影响"的腿部疼痛，步行速度，步行耐力以及肌肉力量均得到了显著改善[135]。

功能性电刺激（functional electrical stimulation，FES）是主动补偿力量输出不足的另一种方法，通过使特定的肌肉收缩来提高功能。几种用于足下垂的FES设备[如Odstock足下垂刺激器(ODFS),NDI医疗,俄亥俄州克利夫兰(美国);NESS L300,Bioness公司,巴伦西亚,加利福尼亚(美国);WalkAide,Innovative Neurotronics,德克萨斯州奥斯汀(美国)]目前用于MS患者。已发表的证据表明,MS患者使用FES可以提高步速[136]。最近,已经引入了用于足下垂的植入式FES装置[137]。

疲劳

疲劳是MS最常见的症状之一,在一项调查中,疲劳与78%的活动受限有关[138]。疲劳是一种主观症状,定义为"缺乏体力和/或精神的能量,被个人或护理人员感受到会干扰正常和预期的活动"[97]。通常,感觉到的疲劳程度与观察到的运动或认知能力下降并没有很好的相关性,这通常被称为易疲劳性[139]。原发的MS疲劳可能是受大脑免疫反应的直接影响,类似于病毒感染引起的疲劳[140]。此外,功能性MRI研究表明,与健全的健康对照相比,执行相同的任务时MS患者激活更多的大脑区域,某些研究表明,这种现象与疲劳有关[93]。MS的疲劳似乎与MRI的脑内病灶或脑萎缩无关[141]。感觉到的疲劳确实与抑郁相关,而抑郁也导致疲劳[142]。疲劳测量量表(如疲劳严重度量表和修正的疲劳影响量表)可用于跟踪结果[143]。

临床实践指南对MS的疲劳评估和管理已有规范[97]。全面的基线评估至关重要,既可表现症状,也可检测可治疗的继发原因或促成因素,例如药物,睡眠不足,抑郁,感染和甲状腺功能障碍。行为调节是疲劳管理的重要组成部分,包括优化全天能量利用的策略(活动的时间安排,休息时间和小睡时间,以及使用辅助装置以减少活动的精力成本)和锻炼[144]。推荐按照针对行为改变的自我管理程序行动[145]。用于MS疲劳的对症药物通常在超说明书使用,主要包括金刚烷胺和莫达非尼。尽管一些研究表明这些药物可改善MS疲劳,但结果却不一致,荟萃分析表明,以康复为导向的策略比药物治疗更有效[146]。瑜伽[147]或正念训练[148]等替代疗法也可能会有所帮助。

膀胱功能障碍

膀胱功能障碍会影响高达90%的MS患者,并与疾病的严重程度和残疾相关,但并不总与病程相关[149](参见第22章)。泌尿系统症状会影响日常活动、就业、社交生活和总体生活质量[150]。此外,通常继发于尿潴留的尿路感染可导致MS症状恶化和疾病活动性增加。

尽管报道的MS患者尿路症状的患病率和发生率差异很大,但尿急和尿频一直被认为是最频繁的,其次是尿失禁,排尿踌躇和尿潴留[151]。虽然泌尿系统症状的存在与异常的检查结果高度相关,但在没有不适的情况下也可以发现膀胱功能障碍。神经源性膀胱功能障碍的检查通常包括尿液分析和尿液培养,残余尿量(postvoiding residual,PVR)测量以及尿流动力学检查。可能需要进行肾脏超声和其他上尿路影像学检查,特别是在患有逼尿肌-括约肌功能障碍(detrusor-sphincter dyssynergia,DSD)或留置导管的患者中,但与其他神经系统疾病相比,MS伴发上尿路并发症相对较少[149]。

通过"膀胱卫生"的教导(如摄入足够的液体;避免使用咖啡因,阿斯巴甜和酒精等膀胱刺激剂)来进行教育和行为调整,通常有助于减轻泌尿系统症状,尤其与逼尿肌过度活动有关的症状。其他可供选择的治疗包括盆腔锻炼[152],药物,导尿管[最好是间歇性导尿(intermittent catheterization,IC),有时是留置导管],以及较少用的外科手术。

逼尿肌过度活动是MS中最常见的膀胱功能障碍,经常用抗胆碱能药物治疗,例如扁豆胺,奥昔布宁,托特罗定,索非那新,托吡铵,达利福星,米拉贝隆或非索罗定,尽管它们尚未在MS中进行充分研究[153]。抗毒蕈碱样症状是使用这些药物的主要限制因素,而缓释制剂的副作用可能较轻[154]。醋酸去氨加压素(desmopressin acetate,DDAVP)鼻喷雾剂或片剂可用于减少MS患者的夜尿和遗尿症[155]。逼尿肌BT-A注射对由于逼尿肌过度活跃导致的尿失禁是有效的,在重复注射之前效果维持的中位时间为42周,尽管这可能会导致暂时性尿潴留,需要IC[156]。据报道,骶神经调控对某些特定的MS患者是有效的[157]。当保守治疗失败时,应考虑手术治疗,包括膀胱扩大成形术(在大多数情况下为腹部造瘘留置导管)和骶神经阻断术。

DSD包括括约肌收缩和逼尿肌收缩同时发生,导致膀胱排空不全。DSD常常与逼尿肌反射亢进合并发生;因此,对于已经出现尿急和尿失禁但尚未进行IC的患者,建议在开始抗胆碱药物治疗之前先测量PVR。膀胱排空障碍(由于DSD或逼尿肌功能不全所致)可用α-肾上腺素受体阻滞剂(如特拉唑嗪或坦洛新)治疗,尽管有关其功效的报道相互矛盾[153]。通常认为苯乙二酚在 MS 中无效。有传闻报道在有尿潴留的 MS 患者括约肌注射 BT 的疗效。一项随机对照试验未能显示出在括约肌中单次注射 BT-A 后 PVR 的显著变化，尽管排尿量和逼尿肌压力得到了明显改善[158]。可以进行括约肌切开术或放置尿道支架，例如，当 IC 不可行但需要充分的逼尿肌收缩才能完全有效时。IC 是逼尿肌收缩不足的最常用治疗方法。尿潴留的外科手术包括放置耻骨上导管（比留置 Foley 导管更容易处理）和尿失禁改道。

肠功能障碍

肠功能障碍虽然在 MS 中很常见，但与膀胱功能障碍相比，研究较少。临床管理建议已于近期发表[159]。便秘是 MS 中肠功能障碍最常见的症状，其次是排便急迫和失禁[160]。尽管认为主要与脊髓受累有关[161]，但尚未完全阐明 MS 中神经源性肠功能障碍的病理生理机制。导致肠功能障碍的因素很多，包括运动不便，饮食和液体摄入不足以及药物的副作用。患者和护理人员的教育是成功执行肠道管理计划的关键。除了纠正上述因素外，纤维补充剂，粪便成型剂和软化剂通常也有帮助，并可以补充栓剂和灌肠剂。抗胆碱药物可能有助于排便急迫和失禁。

性功能障碍

MS 患者经常发生性功能障碍，他们通常希望维持性活跃状态[162]。研究发现性功能障碍与脑部病变程度相关[163]。虽然 MS 对中枢神经系统的影响被认为是性功能障碍的主要原因，但 MS 的二级和三级后果，包括伴随的神经系统症状（疲劳，感觉减退，痉挛），抑郁症和婚姻关系问题，亦会导致性功能障碍。男性主要报告勃起功能障碍（erectile dysfunction，ED），以及性欲下降，射精或性高潮功能障碍和生殖器感觉受损。女性常见的不适包括欲望减少，润滑减少，性高潮功能障碍，性交困难和阴道感觉降低[164]。应进行详尽的访谈（包括经过验证的问卷）和检查，包括在女性盆腔检查中对会阴部感觉的评估，并指导治疗计划。亚临床检查无须经常进行。

教育和咨询对男女双方都有用，因为良好的关系是亲密关系的关键。通常开具磷酸二酯酶 5 抑制剂（西地那非，伐地那非，他达拉非）以治疗男性 ED。其他较少使用的方法包括振动刺激，真空泵，罂粟碱或前列腺素 E1 注射以及植入的阴茎假体。

由于缺乏证据，女性性功能障碍的药物治疗选择更加有限。西地那非在 MS 妇女中的一项小规模双盲试验显示，阴道润滑性能显著改善[165]。处理其他导致症状的因素，振动刺激和适当的性体位可能会有所帮助。

震颤

震颤是 MS 中最常见的运动障碍（仅次于痉挛），通常与共济失调有关，可能包括休息，姿势和动作成分（"红核震颤"）[166]。震颤最常见于上肢。尚未完全阐明这种使人虚弱的症状的病理生理学机制，尽管丘脑的作用已做了广泛的研究。震颤的严重程度和干预的效果通常是通过 Fahn 震颤评分量表来测量的。康复干预措施包括使用辅助设备和技术以及手腕负重（如果存在无力和易疲劳性，则难以使用）。药物治疗常常令人失望，尽管异烟肼，谷氨酰胺，普立米酮，左乙拉西坦，卡马西平，口服四氢大麻酚，氯硝西泮和普萘洛尔均报告了一些积极的结果。丘脑毁损术和深部脑刺激治疗可用于 MS 伴有严重震颤的患者[167]。总体而言，这些手术方法在 MS 中的应用仍然受到限制。其疗效的证据有限，主要来源于病例报告和采用各种评估工具的系列病例。长期结局的研究较少，而且似乎是中等效果。

疼痛

俗话所说"MS 不会引起疼痛"，与临床经验和众多出版物相矛盾（参见第 39 章）。高达 81% 的 MS 患者在疾病过程中某些时间会感到疼痛[168]。MS 的疼痛通常是多因素和多方面的。有时认为这是疾病过程的直接后果，例如神经病理性疼痛以及与上运动神经元损伤和炎症相关的疼痛。肌肉骨骼疼痛和头痛也很常见。

神经病理性疼痛

中枢神经病理性疼痛在 MS 中很常见[169]。可能表现为感觉异常，触摸痛和/或神经痛，并常与其他感觉障碍有关。部分横贯性脊髓炎可能伴有躯干周围的束带状疼痛，有时被称为"MS 拥抱感"。慢性感觉异常性疼痛通常被描述为烧灼感，但有时患者在试图描述疼痛特征时会感到茫然。这种疼痛被认为源自中枢神经系统病变。抗惊厥药和抗抑郁药［三环类和选择性 5-羟色胺再摄取抑制剂（selective serotonin reuptake inhibitors，SSRI）］通常用于治疗 MS 的神经病理性疼痛，尽管只有有限的证据显示它们在该人群中的疗效。最近的两项小型临床试验发现，度洛西汀对中枢神经性疼痛有效[170]。这些药物的潜在副作用，特别是镇静作用，不容忽视[171]。由于缺乏确切的证据和滥用的可能性，阿片类药物的使用日益引起争议[172]。大麻和大麻素减轻 MS 的中枢性疼痛可能有效[119]。

15% 的 MS 患者在其病程中会经历三叉神经痛，通常累及三叉神经的第二和第三支，某些患者可能在诊断之前出现[173]。这种综合征被认为是由神经传导的神经元旁传递引起，它发生在三叉神经进入区域周围，伴脱髓鞘反应，卡马西平和其他抗惊厥药通常有效。如果口服药物不能缓解疼痛，则治疗选择包括甘油注射，三叉神经的球囊消融以及射频热或外科神经根切断术。

与上运动神经元损伤相关的疼痛

痉挛可能与疼痛有关。夜间痛性痉挛可在 MS 患者中出现。其定义为腿部暂时性疼痛性伸肌或屈肌痉挛，持续数秒至数分钟，通常在夜间发生，被许多患者称为"抽筋"。这可能会严重干扰睡眠并加剧白天的疲劳。夜间服用加巴喷丁的开放标签试验显示，22 名患者中有 20 名的夜间痛性痉挛有所减轻，且副作用可接受[174]。大麻素对痉挛性痉挛也有帮助[119]。

与炎症相关的疼痛

眼球运动加重或触发的眶后和眶周疼痛常在 ON 的情况下发生，通常在糖皮质激素治疗后会改善。没有视觉障碍的眶后疼痛意义不明确，可能对甾体或非甾体抗炎药有反应。

肌骨疼痛

起源于肌骨的背部，颈部以及上肢和下肢疼痛在一般人群中普遍存在，也会在 MS 中发生，尤其与年老有关。这个问题不容忽视，因为它是更严重残疾、不适和医疗并发症的起因。实际上，MS 及其治疗增加了肌肉骨骼问题的风险。例如，由于虚弱，痉挛和/或协调障碍而导致的异常姿势和身体力学可能会引起过度的关节压力。与神经系统损害相关的跌倒可能导致骨折和其他伤害。

糖皮质激素治疗会增加股骨头无菌性坏死的风险，与制动同为骨质疏松症和继发并发症的危险因素。即使肌肉骨骼问题的诊断很简单，但如果合并其他类型的疼痛，或可能有多种病因时，也可能会引起困惑。例如，神经根疼痛可由脱髓鞘以及神经根受压引起。如有疑问，做进一步检测并转介给肌肉骨骼专家是合理的。

头痛

头痛是 MS 患者的一种常见主诉，在一些研究中，MS 患者比健康对照者更常报告头痛[175]。偏头痛和紧张型头痛是 MS 患者最常出现的头痛类型，尽管其病理生理学联系尚未得到充分证实。局部面部疼痛综合征（如三叉神经痛）和眶后疼痛，尤其在眼球运动时，在 MS 中更为常见。由于 MS 患者经常服用多种药物，因此头痛可能与药物副作用有关。MS 中偏头痛和紧张型头痛的治疗通常与普通人群没有区别。

视力障碍

略超 1/4 的 MS 患者有视力障碍，并且与其他 MS 症状一样经常波动，这使患者更难以适应。遗憾的是，没有对 ON 后遗留视力丧失的治疗方法。即使视敏度令人满意，对比度、灵敏度和色彩感知也会受到损害。夜间驾驶可能会受到影响。患者应每年接受眼科检查，以监测适合治疗或矫正的情况。类固醇的使用可能会增加罹患白内障的风险，葡萄膜炎发生在 1% 的 MS 患者中。大字印刷的阅读材料和基于计算机的放大系统可能对严重视力受损的患者有所帮助。戴太阳镜对畏光患者有帮助。MS 复视患者很少建议行矫正手术。其他干预措施包括使用眼罩和棱镜。视振荡有时会对抗惊厥药或巴氯芬产生反应[176]。

抑郁症

MS 患者常见的抑郁症被认为既是 MS 的症状又是并发症。一项对华盛顿州金县的 739 名 MS 患者进行的大规模人群调查发现，严重抑郁症状的时点患病率为 41.8%[177]。据报道，MS 人群自杀风险增加[178]，尽管最近的出版物没有发现自杀风险增加[179]。MS 抑郁的原因是多方面的，包括中枢神经系统损害、免疫和激素功能障碍、MS 症状负担、药物副作用和社会心理因素[180]。IFN 治疗可能会增加患抑郁症的风险，尽管其支持证据的方法学质量可疑[181]。抑郁通常会导致疲劳和认知障碍。由于疲劳，疼痛和抑郁症状经常同时出现，被称为症状性三联征，在 MS 和其他神经系统疾病均有发现。抑郁症的某些躯体表现和 MS 症状之间的重叠可能会影响某些抑郁症严重程度量表的评分。监测抑郁症的存在以及积极治疗抑郁症至关重要。在美国神经病学研究院 2014 年发布的循证指南中,由于证据不足,未对抑郁症的药物或非药物干预措施提出建议[182]。安慰剂对照的帕罗西汀对 MS 患者重度抑郁症的随机临床试验显示无显著疗效[183]。然而,抗抑郁药被广泛使用。一些抗抑郁药被认为是"增强能量"的药物(如帕罗西汀,安非他酮),在严重疲劳的情况下可能引起人们的兴趣。非药物干预包括心理治疗和咨询以及认知行为治疗。运动可能会对情绪产生短期的有益影响。尽管最近的报道表明抑郁症的 MS 患者接受治疗的比例较高,但人们认为抑郁症在 MS 中的诊断和治疗仍然不足[184]。

认知障碍

认知障碍是 MS 患者的重要问题。全面的神经心理学(neuropsychological,NP)测试表明,超过 40% 的 MS 患者至少在某种程度上表现出认知障碍[185]。常见的主诉包括健忘、注意力/专注力下降、多任务处理困难和"认知疲劳"。尽管有些患者会表现出明显的认知缺陷并可能符合痴呆的诊断标准,但在许多情况下,常规探访过程中进行标准访谈和测试不会发现重大异常。全面的 NP 测试通常显示出注意力,信息处理速度,工作记忆,言语和视觉空间记忆以及执行功能方面的选择性缺陷[186]。

最近,MS 简明国际认知评估(Brief International Cognitive Assessment for Multiple Sclerosis,BICAMS)已在多个国家得到验证[187]。BICAMS 最多需要 15min,并且不需要进行神经心理学培训。在临床试验中,建议使用诸如同步听觉系列加法测验和符号数字模式测验之类的单一测试作为筛选和结果度量工具。研究发现,自我报告认知障碍的测量方法与抑郁和疲劳评分的相关性比与神经心理学测试的相关性更好[188]。

尽管先进的影像学技术(如 fMRI,DTI)能识别出与认知障碍相关的结构和功能因素,但尚未完全阐明 MS 认知障碍的病理生理机制[96]。

认知障碍的治疗通常始于对患者具体缺陷的教育(常常是安慰)和促发因素的解决,例如抑郁症,疲劳,热耐受不良和药物治疗。睡眠障碍尤其阻塞性睡眠呼吸暂停不容忽视。康复干预传统上依赖于使用代偿策略(如节奏,助记术记忆助手)和环境适应。现有关于 MS 的认知训练的文献不断涌现[189]。用于治疗阿尔茨海默病的乙酰胆碱酯酶抑制剂(如

多奈哌齐,美金刚)可能会有所帮助,尽管未经美国 FDA 批准用于 MS[190]。

言语和吞咽问题

MS 患者中存在言语或沟通的问题的比例超过 1/5[191](参见第 13 章)。构音障碍,声音强度降低,认知障碍,疲劳和抑郁都可能导致沟通减少。MS 患者具有语言障碍,尽管其中一部分似乎与执行功能受损有关[192]。

吞咽困难也相对频发,其程度可从间歇性轻度问题到因慢性误吸而需放置经皮内镜下胃造瘘术(PEG)。

社会、职业和财务管理

与许多慢性疾病相似,MS 影响患者与外界的相互沟通[193]。据报道,MS 的照料者负担很大,女性照料者(或照料伴侣)报告的负担水平更高、对心理的担心增加,而男性照料者则报对身体的忧虑更多[194]。精神和认知障碍的存在会增加护理人员的负担[195]。MS 的一些特征使管理变得复杂:该疾病通常在成年初期被诊断出来,此时患者仍处在建立个人和职业生涯过程中;疾病的发展是不可预测的,症状会波动,使患者难以调整和提前计划;DMT 价格昂贵,即使有健康保险,仍有越来越多需患者负担的费用;功能障碍通常是由损伤和主观症状共同造成的,而标准的神经系统检查可能无法完全确定这些缺陷。即使出于社会,心理和经济原因需要维持工作,因工作压力导致 MS 症状恶化,难以在工作场所获得合理的住宿以及工作时疲劳对家庭和休闲活动的负面影响也迫使患者停止工作并申请残障补助金[196]。

健康

MS 患者的病理变化与一般人群相同,并发症对残疾的影响在最近几篇文献中有所报道[197]。此外,MS 及其治疗可能会增加继发性医学问题的风险,反过来对 MS 症状产生影响。例如,由于神经源性膀胱引起的尿路感染通常会导致 MS 症状加重;行动不便会导致骨质疏松症,并增加肥胖的风险。但是,患有 MS 的人可能倾向于忽略对常见健康问题的系统筛查,因为他们专注于管理 MS 及其后遗症。在疾病的后期,肢体残疾可能已成为获得初级保健服

务的障碍[198]。MS 患者定期去看初级保健医师是很重要的，并在需要时转诊到适当的专科。此外，基本的健康建议（如饮食，运动）可以帮助改善整体健康状况并降低 MS 症状的严重程度[199]。

结论

MS 是一种复杂的、长期的、不可预测的、功能及心理负担极大的疾病。它可以说是最难控制的神经系统疾病之一。可选择的 DMT 数量已大大增加，但要注意的是某些新疗法可能会导致严重的并发症。虽然患者和神经科医师之间会就 DMT 做出决定，但康复专业人员通常会与患者进行更频繁的接触，并且可能会意识到神经系统状态的变化，提示疾病恶化、潜在的副作用或并发症，而将这些信息传达给神经内科治疗团队至关重要。

康复治疗在 MS 中仍未得到充分利用，并且 MS 康复定义不如脊髓损伤或卒中康复明确。但是，越来越多的证据表明，康复干预措施可以改善功能并降低症状严重程度。尽管康复仍不被认为对疾病过程有直接影响，但它可以解决 MS 的间接后果（如由于失健而导致的体力和耐力下降），并有助于管理与更高水平残疾相关的并发症（如肌肉骨骼和心血管并发症）。疾病管理中常用的原则可以并且应该应用于 MS 的症状管理和康复中，具体包括疾病诊断（或识别问题），及早开始适当的治疗以及随时间监测和调整治疗策略。

（温红梅、曾佩珊 译　林枫 审校）

参考文献

20

第 21 章　帕金森病及运动障碍性疾病的综合康复

Vu Q. C. Nguyen　●　Mark A. Hirsch　●　Nicole F. Rup

康复医学是一门针对进展性退行性神经系统运动障碍的独特专业,致力于改善不同疾病患者的个体功能水平。这些疾病往往需要开展综合的跨学科康复治疗。本章将着眼于原发性帕金森病及运动障碍疾病的最新进展,综述这些运动障碍的具体功能表现和并发症,并讨论其综合康复和锻炼的方法。最后,本章将评价诸如化学性神经阻断术等干预技术的价值。

帕金森病是一种复杂的、慢性进展性、高度致残的神经退行性疾病,发病率随着年龄的增长而增加,具有多种运动和非运动症状,是仅次于阿尔茨海默病的第二常见的神经退行性疾病[1]。在美国约有100 万例帕金森病患者,其中每年新诊断病例有 6 万,而全世界患者总量估计有 620 万人。从 50 岁开始其发病率急剧上升,到 80 岁时达到峰值,患者诊断时的平均年龄为 61 岁。60 岁及以上人群的患病率为 1%,而 80 岁及以上人群的患病率接近 4%。在 60 岁之前被诊断出帕金森病的患者中,每 20 例中就有 1 例是"青年帕金森病"(young-onset Parkinson disease,YOPD)[2,3]。男性患者的人数超过女性的 2 倍,且每个年龄段的发病率都超过女性。女性罹患帕金森病的比率较低且发病年龄较大。这归功于雌激素对黑质纹状体多巴胺能系统的神经保护作用。就人种而言,帕金森病在西班牙裔个体中观察到的发病率最高,其次是非西班牙裔白人、亚裔和非裔美国人[4,5]。

帕金森病相关费用的支出主要取决于疾病的严重程度及其进展速度。在美国,目前每年用于帕金森病的医疗服务直接费用(如医疗保健费用)和间接费用(如收入损失)高达 1 085 亿元(155 亿美元);由于人口老龄化和帕金森病相关的提前退休人员[6]显著增加,预计该费用将迅速上升。根据当前的经济模型预测,降低帕金森病的进展速度可能会节约大量的美国医疗保健支出。将一位患者病情进展减慢 20% 可以为美国医疗保健系统节省 531 237 元(75 891 美元),包括收入损失;而终止一位患者病情进展可以为美国医疗保健系统节省 3 097 003 元(442 429 美元)[7]。物理医学和康复干预措施,包括促进更积极的生活方式,可能有助于实现这些目标。与一般人群相比,帕金森病患者的预期寿命缩短,其从症状发作到死亡的平均时间为 16 年,平均死亡年龄为 81 岁。美国的帕金森病年死亡率高居全球第四。与发病后早期死亡的相关因素包括高龄确诊、运动症状较重、痴呆和精神病性症状[5,8]。年龄、性别和 Tinetti 步态得分是帕金森病死亡率、步态、平衡、姿势功能损害程度、上下楼梯和姿势转换能力的独立预测因子。

帕金森病最早记载于 1817 年,时年 62 岁的英国医师 James Parkinson 在一篇有关"帕金森病"的论文中首次描述了该病[9]。这是一种基于临床表现的诊断,可以通过尸检发现纹状体多巴胺神经元丢失以及路易小体(Lewy bodies,LB)形成来进行确诊。帕金森病的标志性特征可归类为帕金森综合征,包括运动迟缓、静止性震颤和肌强直,伴有或不伴有姿势不稳。姿势不稳是经典的特征;但是,由于其较晚出现,因此通常在诊断时尚未发生。帕金森病的另一个特征是存在"开"期和"关"期状态。"开"状态是指通过药物可有效管理运动症状;"关"状态是指难治性运动症状和功能障碍。此外,帕金森综合征可见于各种神经退行性疾病,这将在本章的后面进行讨论。总体而言,所有帕金森病患者都具备帕金森综合征,但并非所有帕金森综合征都是帕金森病[4]。

基础解剖学和病理生理学

帕金森病运动功能的逐步恶化是由黑质致密部和腹侧被盖中黑质纹状体多巴胺能神经元的丢失所致,其中以腹外侧黑质丢失最为显著。出现运动功能障碍以及诊断时,患者已经丢失了 60% ~ 80% 的神经元[10]。在解剖学上,尾状核和壳核合称为纹状体。纹状体和丘脑底核是所有运动投射到基底核的接受实体。他们接受来自大脑皮质、中线丘脑核、海马、杏仁核和初级嗅觉皮质的兴奋性输入。纹状体还接受来自黑质致密部的多巴胺能输入，和来自中脑中缝核的5-羟色胺能输入[11]。基底核-丘脑皮质结构反过来调节信号输出，以优化正常的身体运动[1]。该调节涉及两个多巴胺能通路。兴奋性通路是直接通路，涉及多巴胺能 D1 受体，并投射至苍白球和黑质网状结构。抑制通路是间接通路，涉及多巴胺能 D2 受体，并投射至外侧苍白球/纹状体和丘脑底核之间的连接。基底核对随意运动的净效应是抑制竞争性运动模式并着重易化皮质选择的随意运动（图 21-1）[12]。

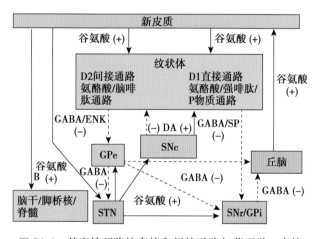

图 21-1　基底核环路的直接和间接通路与药理学。直接通路投射氨酪酸（GABA）介导的抑制性输入直接进入黑质网状部（SNr）和内侧苍白球（GPi）的输出核。间接通路将抑制性 GABA 纤维投射发送到外侧苍白球（GPe），后者将 GABA 介导的抑制性输入投射到丘脑底核（STN）。STN 输出到 SNr/GPi 的是兴奋性谷氨酸投射。实心箭头反映了兴奋性通路，虚线箭头为抑制通路。DA，多巴胺；D1，D1 多巴胺受体；D2，D2 多巴胺受体；DYN，强啡肽；ENK，脑啡肽；PPN，脚桥核；SNc，黑质致密部；SP，P 物质（摘自 Alexander GE，Crutcher MD. Functional architecture of basal ganglia circuits：neural substrates of parallel processing. Trends Neurosci. 1990；13（7）：266-271）

神经元细胞丢失引起的多巴胺生成减少会导致兴奋性通路的失活和抑制性通路的过度活化，从而抑制了随意运动活动[13]。研究表明，肠、外周和中枢神经系统中的环境和遗传的神经炎性因素会引起神经元线粒体功能障碍，从而导致错误编码的蛋白质特别是 α-突触核蛋白错误折叠的积累。α-突触核蛋白的聚积可导致关键的神经递质酶的积累、细胞质酪氨酸羟化酶（tyrosine hydroxylase，TH）的丢失和胆碱乙酰基转移酶的减少。这些事件增加了氧化应激，加速了细胞的整体退化。此外，α-突触核蛋白的错误折叠会激活星形胶质细胞和小胶质细胞，这些

胶质细胞与组织损伤有关。这也支持免疫炎症反应会加剧帕金森病神经退行性变的理念[14-17]。

来源于投射神经元的少髓鞘轴突在形态上又长又薄。这使得它们特别容易受到与不利环境所致的 α-突触核蛋白错误折叠所造成的伤害。投射神经元通常来自谷氨酸能、氨酪酸能、多巴胺能、去甲肾上腺素能、5-羟色胺能、组胺能和胆碱能通路[18]。α-突触核蛋白的错误折叠会在肠、外周和中枢神经系统的这些投射神经元中聚集。聚集体可以经突触从一个神经元弥散至另一个神经元，导致神经元变性和死亡的范围逐渐扩大[1,13,17]。有证据表明，肠神经系统在变性级联反应的启动中起主要作用，其中迷走神经是从胃肠道到脑干（肠脑轴）的主要通路。其他代表性通路包括自主神经系统和脊髓中心向脑干核投射的神经纤维[17]。

危险因素

与帕金森病发病率增加相关的因素分为医学状况、社会习惯、环境暴露和遗传因素。医学状况包括高热量饮食、血清胆固醇升高、头部外伤和感染后状态。在具有 α-突触核蛋白基因 *Rep1* 长等位基因（*SNCA Rep1*）的人群中，颅脑外伤（traumatic brain injury，TBI）与帕金森病密切相关。有 SNCA Rep1 的 TBI 患者被诊断出帕金森病的时间，比没有危险因素的患者平均早 5 年[19]。确定的社会习惯的危险因素包括吸食甲基卡西酮、甲基苯丙胺和苯丙胺。这些毒品使帕金森病患者风险提高了三倍。环境暴露包括接触农药（杀虫剂、杀真菌剂、灭鼠剂和除草剂）、牛奶食用量、甲醇、有机溶剂、二硫化碳、氰化物和缺乏身体活动。在农药中，百草枯和鱼藤酮会增加帕金森病患病风险。百草枯会形成活性氧，加速 α-突触核蛋白的错误折叠，破坏细胞膜的传导，并加速蛋白质的聚集[20]。鱼藤酮抑制线粒体I复合物，增加 α-突触核蛋白原纤维的形成，并加剧 α-突触核蛋白的错误折叠、聚集、修饰和毒性[21]。最后，与帕金森病相关的基因突变有 SNCA、真核翻译起始因子 4γ1（*EIF4G1*）基因、葡萄糖脑苷脂酶编码基因（*GBA*），这种酶缺乏见于 *Gaucher* 病；富含亮氨酸的重复激酶 2（*LRRK2*）基因位点、PTEN 诱导的蛋白激酶 1（*PINK1*）基因位点、超氧化物歧化酶 2（*SOD2*）基因和液泡蛋白分选 35（*VPS35*）同源基因[4]。编码 dardarin（PARK8）的 *LRRK2* 突变已被证明是帕金森病的最常见遗传形式，占病例的 2%。这些基因外显不

全,患者的临床表现基于环境暴露和基因激活[22]。

有些因素被认为可以预防帕金森病。研究证实,吸烟可降低患病风险,保护作用似乎在于吸烟的持续时间,吸烟时间更长的人患帕金森病的机会较小。吸烟 40 年或更长时间的吸烟者将其比值比(odds ratio,OR)降低至 0.30。另一方面,较高的吸烟量并没有带来任何额外的保护作用。有证据表明,暴露于尼古丁后,烟碱样乙酰胆碱受体(nAchR)表达增加,从而起到神经保护作用。通过增加 nAchR 的表达,尼古丁似乎还可以防止由甲基苯丙胺滥用引起的多巴胺能缺乏[23]。与降低风险相关的另一个因素是咖啡因的食用量。每天中度摄入 3.1~5 杯咖啡的人,其 OR 为 0.45。饮酒也有保护作用,每周中度饮酒 3.1~7 单位,OR 为 0.60。较高的饮酒量并不能带来任何额外的保护性效应[24,25]。流行病学研究发现运动与帕金森病风险之间呈负相关。在青壮年期,体育锻炼和高水平的中度到剧烈运动(每周≥180MET·小时)似乎降低了帕金森病的风险;然而,尚不清楚是体力活动水平较低导致了帕金森病的体征出现,还是患者在确诊后降低了运动强度。有趣的是,青壮年体育活动不足与神经退行性疾病有关,这也是康复医师鼓励所有未见运动禁忌证的患者参与体育锻炼的一个重要原因。

帕金森病的病理分期

2003 年,Braak 及其同事提出了脑干受累之前存在长达 20 年的临床前阶段,描述了周围神经向中枢神经系统进展的病理过程。错误折叠导致 α-突触核蛋白蛋白原纤维的聚集,构成 LB 的核心成分。LB 是球形蛋白质块,聚集在神经元细胞质中,取代了正常的功能性细胞组分。LB 可以经神经突触传递到下一个神经元[13,17]。有证据表明,LB 的积累开始于肠和自主神经系统,并累及胃肠道和口腔(唾液腺)。据 Braak 的理论,LB 通过舌咽神经、迷走神经和嗅神经的核团扩散。此后,这些蛋白质聚集体以递增的方式分布,从而影响网状结构、中缝下核和蓝斑,继而影响中脑被盖、基底前脑和黑质致密部。该疾病穿透杏仁核、丘脑髓板内核和海马 CA2 区。在这个阶段,运动功能障碍开始出现。当病理扩展到扣带回和颞叶皮质时,患者会出现情绪问题。同样,当额叶和顶叶皮质受累时,患者会出现认知障碍(e 表 21-1)。

非运动表现

帕金森病具有运动前期,称为前驱期,其临床表现是由肠道和自主神经系统受累所致,然后扩散至黑质。前驱期可能在明显运动综合征出现之前的 30 年内发生。

从病史上看,非运动功能包括抑郁或情绪波动、疲倦或白天嗜睡,快速眼动(rapid eye movement,REM)睡眠障碍、失眠和便秘。最近的数据揭示了视觉空间和认知特征的问题,例如执行功能障碍,表现为记忆检索、注意力、计划、多任务处理和专注能力受损[26]。长期流行病学数据表明,80% 的帕金森病患者最终罹患痴呆症。此外,脑脊液中 α-突触核蛋白的水平和脑源性神经营养因子(brain-derived neurotrophic factor,BDNF)的多态性已被证明可预测认知功能障碍和衰退[27]。REM 睡眠行为障碍的特征在于睡眠期间的梦境行为。熟睡的患者会放声哭笑或大喊大叫,出现复杂的随意运动,从床上掉下来,以及导致损伤的暴力行为[28]。REM 睡眠行为障碍是一个强有力的预测指标,其中有 80% 的人最终会发展为突触核蛋白介导的神经退行性疾病,而 62% 的人被诊断出患有帕金森病。从快速眼动睡眠行为障碍到帕金森病或痴呆发作的时间为 5~29 年,平均 14.2 年[29]。帕金森病的另一个早期的非运动性特征是畏食症或嗅核变性。几乎所有帕金森病患者都会出现嗅觉障碍[30]。便秘往往在帕金森病发病前 15 年就出现了。每天排便少于一次的男性患帕金森病的可能性是普通人群发病率的四倍[30]。最后,由于大多数患者不会主动报告冷漠、疼痛、性功能障碍、大便失禁,便秘或睡眠障碍的症状,因此有必要对上述症状进行调查。

运动表现

帕金森病是一种异质性疾病。患者不会表现出所有非运动和运动症状。但是,所有患者最终都会出现运动能力下降,并经常因吸入性肺炎而死亡。Mhyre 提出了首字母缩写词 TRAP 来描述帕金森病的核心运动特征:静止性震颤(tremor)、僵硬(rigidity)、运动不能(akinesia,运动迟缓和运动减少)和姿势不稳(postural instability)[13]。高达 70%~90% 的帕金森病患者都有静止性震颤的症状,其在静止状态表现明显,并受到运动的抑制。它是一种非随意性的、通常难以察觉的、频率在 4~6Hz 的节律性运动。与震颤相关的常用术语是"搓丸样",它描述了拇指和示指的摩擦。僵硬表现为静止时原动肌和拮抗肌群的张力增高,放松的肢体抵抗被动屈伸关节运动。它单侧起病,最多可见于 90% 的患者。运动不能的症状通常被错误地命名为运动迟缓,但事实上它包含两种成分:运动迟缓(速度降低)和运动减少(幅度降低)。它导致动作启动速度和运动幅度逐渐降低。精细运动控制和灵巧性的丧失导致患者难以完成诸如扣衬衫纽扣和系鞋带等活动。运动幅度逐渐变小和动作延迟导致面部表情减少、面具脸、低音症和小字征。最终,多达 90% 的患者会出现步态冻结。最后,躯干运动体征表现为姿势不稳、难以适应姿势变化、整体转动困难和步态障碍。病情进展会导致姿势反射丧失、运动起始时交互支配的腿部肌肉失调、屈伸膝和踝背屈的峰值扭矩减少、前倾驼背体态、害怕跌倒、冻结现象;及跌倒风险的增加[31]。步态障碍的特点是步伐缓慢、小碎步、支撑面狭窄、手臂摆动减少。患者往往有慌张步态或向后倾倒的趋势。执行双重任务(如步行时交谈)变得更加困难。

诊断评估及临床监测

1992 年,Hughes 及其同事提出了一系列诊断标准,后来被英国帕金森病学会(the United Kingdom Parkinson Disease Society, UKPDS)脑库临床诊断标准(e 表 21-2)采纳。这是帕金森病使用最广泛的诊断标准,并已在欧洲和北美使用。

借助现代成像技术,更有前景的诊断工具开始投入使用。多巴胺转运体(dopamine transporters, DAT)是突触前蛋白,可调节纹状体中多巴胺的产生。研究发现它们在核壳和尾状核中浓度很高。帕金森病患者表现出 DAT 的降低[32]。2011 年 1 月,美国 FDA 批准使用 DaTscan 来辅助诊断帕金森病[33]。DaTscan 利用放射性核素[123]I 碘氟烷标记物通过单光子发射计算机断层扫描(single-photon emission computed Tomography, SPECT)脑成像来突出显示纹状体多巴胺活性。正常的大脑图像显示双侧壳核和尾状核呈对称的"逗号"或"新月形"图像(类似图钉上的高尔夫球)。随着疾病的进展,一个或两个半球图像显示出截断的逗号或句号形状,这反映了壳核中纹状体多巴胺生成的减少,且仅在尾状核中具有活性。SPECT 活性的丧失指示疾病晚期状态,此时壳核和尾状核均失去活性。值得注意的是,有文献报告帕金森病患者参加超级马拉松比赛后,DaTscan 显示双侧壳核后部连接和尾状核对称性连接处恢复部分活性[34]。

近年来,由于 UKPDS 脑库临床诊断标准建立的年代久远,且仅针对运动障碍,因而被认为已经过时。为了解决帕金森病的全球影响,国际帕金森病和运动障碍协会(International Parkinson and Movement Disorder Society, MDS)工作组在 2015 年建立了一套新的诊断标准(图 21-2)。该工作组致力于建立一套更全面的诊断标准,以反映当前对帕金森病的

21

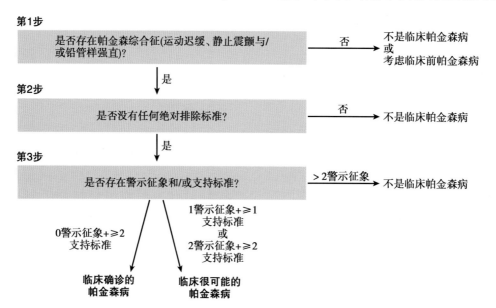

图 21-2   帕金森病临床诊断标准[摘自 Kalia L, Lang A. Evolving basic pathologic and clinical concepts in PD. Nat Rev Neurol. 2016;12(2):65-66. Copyright © 2016 Springer Nature. Ref][35]

理解。帕金森病是一种累及多系统的缓慢进展性的神经退行性疾病,通常具有遗传性,会影响神经系统的所有部分。基于这样的理解,第一个标准是存在帕金森综合征,即运动迟缓、静止性震颤和肌强直,伴有或不伴有姿势不稳。确定有帕金森综合征后,利用 MDS 帕金森病诊断标准来确定"临床很可能的帕金森病"与"临床确诊的帕金森病"。临床很可能的帕金森病诊断:①没有绝对排除标准;②不超过两个警示征象;③每个警示征象必须至少具有一个相应的支持标准。临床确诊的帕金森病:①没有绝对排除标准;②至少存在两个支持标准;③没有警示征象。图 21-2 概述了此诊断标准。

诊断之后对患者的状况进行监测,并最大限度地减少病情进展尤为重要。目前有几种量表来监测帕金森病患者的临床变化并评估其残疾水平。1967年,Margaret Hoehn 和 Melvin Yahr(H&Y)制订了评估帕金森综合征患者残疾水平的标准[36]。他们利用"帕金森综合征"一词对帕金森病和相关运动障碍进行了更广泛的评估。后来引入了改良的 H&Y 量表,以增加躯干和四肢受累的敏感性并描述功能状态。这种方法直到 20 世纪 80 年代才被广泛使用。1987 年,Stanley Fahn 及其同事开发了统一帕金森疾病评估量表(Unified Parkinson Disease Rating Scale,UPDRS),它成为帕金森病最常用的临床跟踪量表[37]。在 2001 年,MDS 发起了对 UPDRS 的严格审查,以提高其利用率。这导致对 UPDRS 的修订,并随后创建了 MDS-UPDRS[38]。新的量表增加了以下非运动因素:认知障碍、幻觉和精神病、情绪低落、焦虑情绪、冷漠以及多巴胺失调综合征,例如亢进、冒险或成瘾行为(赌博、性冲动异常、强迫性重复、吸毒或吞咽过多)。新量表添加了临床锚点,以确保各项评估的一致性。此外,新的量表关注测量轻度损害,并增加了对"轻微"和"轻度"的划分。整个 MDS-UPDRS 量表可以在国际帕金森与运动障碍协会的网站上找到[39]。帕金森病的鉴别诊断包括表现为帕金森综合征的疾病。先前确定的表现为帕金森综合征的损伤包括暴露于神经毒素 1-甲基-4-苯基-1,2,3,6-四氢吡啶(1-methyl-4-phenyl-1,2,3,6-tetrahydropyridine,MPTP)。在 20 世纪 80 年代初期,一群人因使用了被 MPTP 污染的非法生产的哌替啶(Demerol)类似物而出现了严重的、不可逆的帕金森综合征。MPTP 穿过血脑屏障,并被氧化为神经毒素 1-甲基-4-苯基吡啶(1-methyl-4-phenylpyridinium,MPP+)。MPP+会抑制线粒体复合体 I 的活性,从而

破坏纹状体多巴胺神经元[40]。多巴胺 D2 受体拮抗剂可以诱发或加剧帕金森综合征。这些药物包括典型的抗精神病药(氟哌利多、硫代哒嗪、氯奥沙普秦)、非典型抗精神病药(利培酮、奥氮平)和胃肠道药物(丙氯拉嗪、异奥沙普秦和甲氧氯普胺)。较少见的原因包括丁苯那嗪、利血平、甲基多巴、氟尿利嗪、桂利嗪、维拉帕米、丙戊酸和锂。

医疗管理

药物治疗

左旋多巴

由于外源多巴胺不能穿越血脑屏障,因此左旋多巴是治疗帕金森病的金标准。它是一种多巴胺的前体,可以穿过血脑屏障并在黑质致密部中转化为多巴胺并储存在多巴胺能神经元的突触前部。芳香族氨基酸脱羧酶(aromatic amino acid decarboxylase,AAAD)是一种将体内左旋多巴转化为多巴胺的酶。它能高效转化经胃肠道系统摄入的左旋多巴,因此仅有 30% 的残留左旋多巴能够进入全身循环。为了使 AAAD 的影响最小化,左旋多巴与卡比多巴(一种外周作用于 AAAD 的抑制剂)常联合使用。与卡比多巴联合使用时,左旋多巴的生物利用度会增加两倍。另外,通过降低左旋多巴的外周转化,卡比多巴也减少了外周多巴胺的副作用,如恶心、呕吐和低血压。左旋多巴的半衰期约为 1h,并在胃肠道、肾脏和肝脏中代谢,其中 70% 通过尿液排出。

2015 年,美国 FDA 批准了卡比多巴-左旋多巴的肠溶性凝胶制剂的使用。由于疾病晚期胃肠道不稳定和胃排空异常,药物吸收不良很常见。肠内凝胶制剂通过经皮内镜胃空肠造口管将药物直接递送至空肠近端而增强了吸收[41]。由于食物和蛋白质的摄入会影响左旋多巴的吸收,因此每日蛋白质摄入量应降至 0.8g/kg 体重。与其他多巴胺能药物合用时,卡比多巴-左旋多巴的剂量应减少 10%~30%。由于左旋多巴确实会增加异动症和运动并发症的发生风险,因此,有观点支持推迟左旋多巴治疗的启用时间,建议当疾病晚期运动症状影响到患者日常生活时再考虑开始左旋多巴治疗。

多巴受体激动剂

多巴胺激动剂是治疗帕金森病的第二有效药

物。多巴胺 D2 和 D3 受体激动剂与突触后的多巴胺受体结合后，可增加多巴胺的转运。与左旋多巴相比，多巴胺激动剂诱发异动症和运动症状波动的风险较小，但会增加幻觉、精神症状、低血压、周围性水肿、日间嗜睡和冲动控制障碍的副作用。故而在 70 岁以上的患者中应谨慎或避免使用。所有患者在服用多巴胺激动剂期间均应进行血压、心率、警觉性和体重监测[42,43]。

最常用和推荐的一线药物包括罗匹尼罗（口服）、普拉克索（口服）和罗替高汀（透皮贴剂）。罗匹尼罗的半衰期为 6h，并且通过肝脏代谢；副作用包括胃肠道（恶心、呕吐、消化不良、腹痛和便秘）和神经系统副作用（头晕、嗜睡、头痛、晕厥、意识错乱、幻觉、冲动控制障碍和睡眠发作）。普拉克索在年轻人中的半衰期为 8h，在老年人中为 12h，尿中的排泄率不变。建议肾功能不佳者进行剂量调整。其副作用包括恶心、腹部不适、便秘、头晕、嗜睡、头痛、幻觉、冲动控制、运动障碍、直立性低血压、口干、周围性水肿和肌肉痉挛。罗替高汀具有双相代谢，即最初的半衰期为 3h，而去除贴剂后的终段半衰期为 7h。它通过共轭和 N-脱烷基代谢。副作用包括恶心、呕吐、纳差、嗜睡、头晕、运动障碍、多汗症、局部皮肤反应、视力障碍和周围水肿。注意事项包括避免磺胺过敏，并在 MRI 检查之前将其去除，因为贴片中含有金属铝[44]。在帕金森病晚期，可通过皮下连续泵入阿扑吗啡来治疗运动减少和"关"期发作。注射部位为腹部、上臂或大腿，其半衰期为 40min，该药具有明显的首过代谢效应。副作用包括恶心、呕吐、嗜睡、精神萎靡、头晕、直立性低血压、幻觉、精神错乱、运动障碍、鼻漏和周围性水肿。应避免与 5-羟色胺抑制剂合用以避免发生低血压[44]。

二线药物包括麦角衍生物多巴胺激动剂卡麦角林和溴隐亭。这些药物适用于对一线药物无效或耐受的患者。甲磺酸溴隐亭是一种半衰期为 5～15h 的口服药物，在肝脏中代谢。副作用包括恶心、呕吐、腹部不适、不自主运动、共济失调、幻觉、精神错乱、"开/关"现象、头晕、晕厥、低血压、嗜睡、失眠、抑郁、视力障碍、呼吸急促、便秘、眩晕和虚弱。长期使用会增加胸膜纤维化[44]。单胺氧化酶 B（monoamine oxidase B，MAO-B）抑制剂可阻断多巴胺的分解，例如司来吉兰和雷沙吉兰。它们在帕金森病早期作为单药使用，或在疾病后期辅助左旋多巴治疗均有效。司来吉兰是一种具有 10h 半衰期的口服药物，并被 CYP450 分解为苯丙胺。雷沙吉兰的半衰

期为 3h，并通过 CYP1A2 代谢。两种药物的副作用都包括高剂量导致的高血压危象、恶心、体重减轻、消化不良、低血压、心动过缓、头晕、头痛、幻觉、梦境生动、失眠、类似流感的症状、运动障碍、肌张力障碍、皮疹和光过敏[45]。

儿茶酚胺氧甲基转移酶抑制剂

儿茶酚胺氧甲基转移酶（catechol-O-methyltransferase，COMT）在外周起作用，它将左旋多巴分解为无效的代谢产物 3-氧-甲基多巴（3-O-methyldopa，3-OMD）。COMT 抑制剂与左旋多巴联合使用可提高其生物利用度。恩他卡朋的半衰期为 2h，并通过葡萄糖醛酸化作用进行代谢。副作用包括左旋多巴的不良反应加剧，尿液呈棕色/橙色和腹泻，还可能出现血压和精神状态的变化。托卡朋的半衰期为 3h，并通过葡萄糖醛酸化、CYP2A6 和 CYP3A4 代谢。副作用与恩他卡朋相似，可能有转氨酶增高和肝功能衰竭。opicapone 是每日一次的第三代 COMT 抑制剂，可以改善"关"期状态。副作用包括异动症、失眠和便秘[44]。

其他药物和在研药物

抗胆碱能药物（苯托品和苯海索）可有效缓解较年轻患者在病程早期就出现的严重震颤或肌张力障碍。常见的是非选择性胆碱能受体阻滞剂，其副作用包括认知障碍、痴呆加剧、谵妄、镇静、幻觉、便秘、口干、视力模糊和尿潴留。较高剂量会引起低血压和心悸，这一现象在老年人中尤为突出，应避免使用[43]。帕金森病与基底核中谷氨酸的过度活化有关，这种活化会导致氧化应激和细胞死亡。金刚烷胺是一种氮甲基-d-天冬氨酸（N-methyl-d-aspartate，NMDA）拮抗剂，可增强突触前多巴胺的释放和 NMDA 谷氨酸能拮抗作用。研究显示，它是抑制左旋多巴诱发的异动症的唯一药物，其副作用包括足部水肿和网状青斑。它通过肾脏排泄，在体弱的老年人或肾功能不全的患者中，金刚烷胺可能会引起思维混乱、幻觉和运动症状加重[13]。利鲁唑通过 NMDA 受体拮抗发挥作用，已被批准用于肌萎缩性侧索硬化症，但对帕金森病的疗效有待商榷[45]。乙酰胆碱酯酶抑制剂包括利斯的明、多奈哌齐、加兰他敏和美金刚。利斯的明是经美国 FDA 批准用于治疗轻度至中度帕金森病痴呆症的唯一药物[46]。腺苷 A2A 受体共定位于多巴胺 D2 受体上，据报道它在帕金森病中表现活跃。伊曲茶碱是一种腺苷 A2A 受体拮

抗剂,已被证明可以辅助左旋多巴缩短帕金森病的"关"期时间。沙芬酰胺(一种 α-氨基酰胺)通过抑制单胺氧化酶(monoamine oxidase,MAO)、拮抗钠通道和抑制谷氨酸释放而对左旋多巴或多巴胺激动剂起辅助作用[47]。最后,大麻二酚是大麻的主要非精神活性成分。它可以显著减少精神病发作、改善快速眼动睡眠行为障碍并消除噩梦[48,49]。

外科治疗

脑深部电刺激术

早期的外科手术本质上是毁损性的。丘脑切开术用于治疗震颤,苍白球切开术用于治疗左旋多巴引起的异动症。虽然这些术式有益,但由于干预的方式具有不可逆性,因此仅适用于特定人群。当药物治疗无法控制运动症状时,脑深部电刺激术(deep brain stimulation,DBS)则成为晚期帕金森病的首选手术治疗方法。刺激的主要位点是丘脑底核和苍白球。DBS 优于消融手术,因为它允许改变刺激强度(或去除刺激器)以适应帕金森病进展所造成的症状改变。虽然双侧植入可能是治疗双侧运动症状的一种经济有效的治疗方式[43],但是双侧丘脑底核刺激仍存在不少风险,可导致认知障碍,若设备出现故障会增加住院率和急诊室使用率[50]。虽然 DBS 不能减慢疾病进展,但是它能最有效地控制运动症状,例如运动迟缓、冻结、左旋多巴相关的异动症、肌强直、步态不稳和震颤,从而改善患者日常生活(ADL)和活动能力。刺激丘脑底核比较经济有效,最适用于严重的"开"和"关"症状。刺激内侧苍白球可有效控制运动障碍,且效果长期稳定。DBS 不适用于非运动症状,例如认知障碍、情绪障碍、语言障碍或自主神经功能紊乱[51,52]。不良反应通常可控和可逆。它们包括感染(6.1%)、刺激器导线的迁移或错位(5.1%)、导线断裂(5%)、颅内出血(3%)和皮肤糜烂(1.3%)。可能与脑深部电刺激术相关的其他并发症包括张睑失用(1.8%~30%)、构音障碍或声音低弱(4%~17%)、步态障碍(14%)、姿势不稳(12.5%)、体重增加(8.4%)、言语流利性下降(14%)。截至 2016 年,已有超过 10 万名帕金森病和其他运动障碍患者接受了 DBS 手术。十年结局研究支持 DBS 在运动症状波动、异动症、震颤、肌强直和运动迟缓方面的持久益处[53]。

康复治疗

跨学科治疗团队可提高协作,并确保帕金森病患者在整个疾病过程中都能获得量身订制的、循证的、具有成本效益的治疗。团队促进了患者和提供治疗者之间的协作,同时降低了总成本。该团队包括运动障碍病神经科医师、康复医师、物理治疗师、职业治疗师、言语病理学家、神经心理学家、药剂师、神经外科医师、性学家、健身专家、帕金森病护理专家和营养师,他们根据帕金森病患者各个阶段的个体需求组成团队,共同设计量身订制的治疗和护理计划[54-57]。社会工作者和患者照护人的参与有助于治疗计划的设计和社会问题的管理。通过针对和管理各种缺陷或障碍,康复医师和康复团队会助力帕金森病患者的治疗。本节重点介绍康复专业人员使用的主动参与和锻炼原则,以最大限度地减小功能障碍和功能受限对帕金森病患者的健康和残疾程度的影响。对于没有禁忌证的患者,在确诊时一直延续到疾病所有阶段都建议开始康复治疗和锻炼计划。

帕金森病缺乏运动

体育锻炼对帕金森病有益的观念越来越深入人心。遗憾的是,与患有卒中或多发性硬化症的成年人相比,大多数居家的帕金森病患者(>80%)的身体活动水平仍然较低[58]。与健康年龄相匹配的对照组相比,他们每周的体育活动减少了约 30%[59]。帕金森病患者的体力活动随躯干运动功能障碍出现、年龄增长、疾病进展和严重程度加剧而减少。这会降低其力量和耐力,进一步加重运动缺乏和并发症。如果没有日常的体育锻炼,退行性疾病的进程将更加迅速,从而增加发病率、患者负担和医疗成本。提高神经退行性疾病患者的运动能力具有挑战性,因为许多患者可能会出现运动、精神和情绪症状,包括步态障碍、沮丧、淡漠、焦虑、低的结局期望值、洞察力缺乏和低自我效能[60,61]。迄今为止,最大的一项有关促进帕金森病体育锻炼的研究是荷兰的 ParkFit 研究,该研究使用美国运动医学学院制订的基准(每周五次适度运动 30min 或 3 次强化运动 20min),安排久坐的帕金森病患者参加训练课程,或给予相匹配的常规物理治疗干预,以增加户外运动活动(ParkFit)[62]。结果表明,ParkFit 计划增加了每周步行活动的体力活动量、计时起立行走试验的得分以及 6min 步行测验的距离[63]。此外,ParkFit 参与者的每周户外运动增加了 24%。有证据表明，运动应作为一种生理手段，治疗各个阶段的帕金森病患者。由于帕金森病患者心脑血管疾病的发病率高，建议在开始运动计划之前对运动禁忌证进行筛查[64,65]。

抗帕金森病药物和运动可能利用相似的途径来缓解帕金森病的症状。越来越多的证据表明，锻炼能促进内源性大脑修复机制，对疾病的主要特征的影响远比以往认为的更显著。动物模型表明，缺乏活动或应激会加速退化，而运动会促进大脑修复或重组（神经可塑性），并伴随行为恢复。运动诱发可塑性的机制包括纹状体神经发生、突触形成、血管新生和整体突触效率提高，其中包括运动回路（背侧纹状体）中局部多巴胺释放增加，多巴胺能扩散加速，和递质在突触停留时间延长［通过下调多巴胺转运体（DAT）和和 TH 活性，以及改变谷氨酸储存系统］[61,66]。这些机制中，部分是由运动和内源性神经营养因子［包括 BDNF 和神经胶质细胞源性神经营养因子（glial cell-derived neurotrophic factor, GDNF）］的上调所触发。帕金森病的动物模型（侧重于丰富环境、强迫使用肢体和跑台训练）显示，运动可提高线粒体功能和 ATP 水平，增加 BDNF 表达，修复 TH 标记的神经元，增加多巴胺神经元净计数，或减慢黑质致密部多巴胺能神经元的丢失，并调节纹状体功能相关的关键基因[67-69]。皮质运动兴奋性降低是帕金森病严重程度的标志。人类帕金森病研究显示，当患者在长达 45min 的跑台训练过程中达到 3.0 代谢当量（metabolic equivalents, METS）和/或年龄调整后的最大心率的 75% 时，不论是否使用减重装置跑步运动均可引起大脑变化，包括皮质运动兴奋性增加。另一个积极的变化包括在进行为期 2 个月，每次 45min，共 24 次渐进式跑台训练（心率达到年龄调整后的最大心率的 75%）之后，背侧纹状体（壳核）中的多巴胺 D2 受体密度增加。这是重要的积极变化，因为 D2 受体是皮质纹状体谷氨酰胺酸输入调节的重要来源，并且 D2 受体激活与纹状体中棘神经元活性有关。其他有益的神经元变化，如以固定周期进行间歇训练期间血清 BDNF 的上调，快速平衡训练（90min 以内）引起顶叶-基底核的单侧连接和小脑回路的脑灰质体积变化，以及进行 100km 的超级马拉松后，双侧壳核和尾状核多巴胺能的摄取量增加[34,70,71]。从 2004 年到 2011 年，全球最大的帕金森病物理疗法（physical therapy, PT）试验是"ParkinsonNet"。它报告了五项主要发现：参与 Par-

kinsonNet①降低了家庭护理的使用率，并改善了患者家附近的社区内医疗服务，从而降低了成本，优化了临床结局（髋部骨折率降低了一半）；②经由执业物理治疗师，可积累知识和遵守循证物理疗法的准则；③越来越多的医师将患者转诊给 PT；④增加了每个治疗师的患者数量，从而提高了帕金森病方面的专业技能；⑤提供了更多的患者与医疗提供者之间的合作机会，减轻了焦虑和压力，从而去除帕金森病的神经退变的诱因[72,73]。近年来，实施 Parkinson-Net，已经提高了全世界帕金森病治疗的质量[74-76]。

实施 ParkinsonNet 的关键信息包括：①帕金森病患者和照料者希望能够更多地参与到多学科治疗网络中，并将其作为他们的"健康指导"；②对自身治疗有更高参与度的患者具有更好的健康素养，依从性更好，对治疗的满意度更高，并获得更好的健康结果[77]。患者对最令人困扰的症状的理解，显示出个体之间的广泛差异，并且常常与临床医师的观点不同。因此，对于康复医师而言，重要的是要让患者在就医的过程中直接参与，"共同设计"他们的治疗。举例来说，可鼓励患者识别并对其生活质量和 PT 目标的重要性进行排序。应鼓励康复从业者与患者共同识别存在的问题，加强与患者之间的沟通。此外，已证明将患者确定的目标纳入治疗计划，可提高患者对物理治疗师治疗建议的依从性，并朝着 PT 目标迈进[78]。此外，个性化治疗方法还可以满足患者对高质量治疗的不同期望[62,63,70-72,84,99,111,113,120-124]（e 表 21-3）。

步态和平衡障碍

步态功能障碍是 18% 的帕金森病患者的主要体征[117,118]。步态异常集中表现为步长的缩短，经典步态模式的特点是曳行步态[79,119]。髋部、膝部和踝部屈曲范围的减少，手臂摆动的减少，躯干旋转的受限以及躯干前屈的增加，是帕金森病步态的典型运动学改变[80,81]。许多患者表现出启动步态的发作性犹豫，或步行期间突然停止，并且无法开始运动的"冻结"情况[82]。帕金森病的第二种步态是慌张步态，其特征是躯干前倾姿势，步伐小，步速和步频增加[83]。慌张步态发生时患者的脚不自主地置于重心后面，患者需要快速迈出向前小碎步以纠正重心与双足的差距来保持平衡，从而形成一个前倾和后倾的循环[84]。帕金森病也常见手臂摆动减少和转身缓慢[84]。在 H&Y 分期 3~4 期患者中，平均步行速度估计为 0.88m/s，而通过人行横道的标准步行速度为 0.94~

$1.2m/s^{[85,86]}$。步行速度降低是死亡的独立危险因素，*OR* 为 $16.28^{[87]}$。这些步态异常使帕金森病患者面临失去平衡或跌倒的各种风险$^{[81,88]}$。

尽管帕金森病患者往往可以进行直线行走，但是他们的整体步态会受到运动不足、僵硬、姿势不平衡以及惧怕跌倒的困扰，疾病晚期尤甚$^{[81,89-91]}$。长期以来，人们注意到担心跌倒会增加将来跌倒的风险$^{[92]}$。在 2009 年 Mak 的前瞻性分析中，特定活动平衡信心量表(activities-specific balance confidence，ABC)是经常性跌倒的重要预测指标。ABC 量表的得分大于 69，在预测未来 12 个月的跌倒风险时显示出 93% 的敏感性$^{[92]}$。帕金森病的步态康复目标应为增加步幅和步长，扩大支撑面，改善足跟到足趾的推进，以及增加手臂的摆动。从历史上看，这在地面训练中很有效。现在还出现了新的策略，包括使用减重跑台训练(partial body weight-supported treadmill training，PBWSTT)。其他有潜力的训练包括舞蹈、虚拟现实和武术的交叉训练。步态训练经常可与听觉和视觉提示结合使用，以改善运动启动并限制冻结发生。步态训练通常和平衡训练相结合(参见第 4 章)。

2013 年的一项随机对照试验(randomized controlled trial，RCT)比较了个体调整的跑台训练组和平地行走训练组的效果，训练每周 3 次，为期 5 周。结果显示，两组的步行速度均得到改善，但只有跑台训练计划组显示步幅有所改善。跑台训练组还显示出计时起立行走试验(timed"up and go"，TUG)测试和静态姿势图参数的改善，在 1 个月的随访评估中，步态参数仍持续改善$^{[93]}$。PBWSTT 还提高了"开"期 UPDRS 得分和步态指标(2min 跑台步行和 10m 步行测试)。2014 年 Ganesan 的研究提示，与稳定药物治疗的非运动对照以及常规步态训练(走直线路径，增加手臂摆动、转身以及通过听觉提示迈出更大步子)相比，PBWSTT 训练后，患者 UPDRS 运动评分和平衡指数显著提高$^{[94]}$。2014 年，对帕金森病不同治疗方法进行的 Cochrane 综述中，包括六项步行速度的研究。在所纳入的研究中，除一项研究外，其余研究都显示，在进行提示或跑台训练，或两者同时进行的干预组中，步行速度的改善最大，而未出现步态改善的那项研究，没有采用这些疗法$^{[95]}$。2014 年，Hass 确定步行速度的最小临床重要差异(minimal clinically important difference，MCID)为 $0.06m/s^{[85]}$。对帕金森病患者步行速度 MCID 的验证，仍需要更多研究支持。

美国帕金森基金会(National Parkinson Foundation)的统计数据显示，有 38% 的患者会在 1 年内跌倒，许多患者会在一天内反复跌倒$^{[96]}$。研究表明，跌倒史、冻结发作、平衡不佳、疾病严重程度和腿部力量下降是帕金森病跌倒的预测因素$^{[97]}$。自主的步行速度低于 $1.1m/s$，会增加帕金森病跌倒的风险。旨在进行步态训练的 PT 可以帮助患者步态正常化，并降低跌倒的风险$^{[98]}$。在一项针对疾病严重程度从 1 期到 4 期(根据 H&Y 分期)、且平均评分为 2.6 的一组患者的研究中，有 59% 的患者在给定的 6 个月内经历了至少一次跌倒。该研究表明，跌倒与以下三个预测因素最密切相关：在过去的 12 个月中至少跌倒了一次($OR = 5.8$)，在过去一个月中出现冻结步态($OR = 2.4$)，以及自行选择的步行速度小于 $1.1m/s$($OR = 1.9$)$^{[98]}$。Li 在 2012 年的研究提示，与阻力训练和牵伸训练相比，太极拳训练可减轻轻度至中度帕金森患者的平衡障碍。太极拳可以减少参与者跌倒的次数，其效果与抗阻训练相当，并能保持 3 个月$^{[99]}$。McGinley 研究表明，在为期 8 周的渐进式力量训练期间，患者跌倒的次数明显减少$^{[95,100]}$。

运动启动和冻结

帕金森病患者通常运动启动迟缓，这可能是由于运动皮质的延迟激活，从而阻碍了发起和执行正常运动的能力$^{[101]}$。尽管皮质脊髓系统完好无损，但异常的运动命令会导致运动迟缓，影响运动任务的启动和执行。高复杂度的任务会加剧这些功能障碍。诸如写字之类的高度精细的活动，需要在运动组分之间进行切换，帕金森病患者适应不断变化的任务的能力有限，因此很难做到这一点。实际上，运动的缓慢启动或运动的缺乏，貌似是帕金森病患者节约能量和/或维持功能的一种适应策略$^{[102,103]}$。患者经常在转弯、走过门口、跨过门槛，或绕行、跨越物体走动时表现出冻结现象$^{[80,83,104]}$。冻结通常被描述为小步曳行，或与完全运动不能相反颤抖$^{[105]}$。在执行双重任务、向开放空间够取物品，或在完全黑暗的环境中行走时，患者通常会出现冻结现象$^{[106-109]}$。这种发作通常持续不到 10s，但随着疾病的进展可能会延长$^{[108]}$。步行训练和体感、视觉或听觉提示相结合，可以改善冻结现象。例如节拍器、"激光鞋"，后者使用时，通过在摆动相之前，将激光线垂直投射在患者对侧脚前方，为患者提供连续的动态视觉提示，或在转弯时，用足触发激光开关$^{[110]}$。

采取有意识的运动策略来增加步幅，保持迈步节奏，横向重心转移，有意识地注意步态，鼓励大弧度的转弯并保持足够的运动水平，这些都可作为冻结步态的治疗策略[111]。研究还表明，具有冻结步态的患者，仍然可以在固定自行车、普通自行车或滑步车上锻炼。在家中出现冻结步态会给患者带来麻烦。冻结步态的居家治疗策略包括重心转移练习，使用指导性提示，鼓励迈出大步，鼓励更努力地抬起脚以廓清障碍物，以及使用市售的三维楼梯地毯或瓷砖，这些措施都显示出了不错的治疗价值[112,120-124]。

运动迟缓

运动缓慢和动作减少，即运动迟缓，也许是帕金森病最典型的损害。有 77%~98% 的帕金森病患者可表现出运动迟缓。药物有助于改善运动迟缓[84]。既往一些研究考察了运动训练对帕金森患者运动迟缓的影响。这些研究使用了动作观察、骑自行车、音乐、PT 以及阻力训练。一项针对 20 名参与者的试验显示，为期 12 周的高强度离心运动计划可改善运动迟缓，在 10m 步行、TUG、PDQ-39 和肌肉力量方面获益[98]。一项研究调查了 48 例轻度至中度帕金森病患者上肢抗阻运动对运动迟缓的益处。通过肌电图客观评估发现：训练后患者运动速度更快，上肢原动肌动作电位的持续时间和波幅增加[114]。另一项研究调查了高强度力量训练对 26 例轻度至中度帕金森病患者运动迟缓的影响，发现力量训练可减少上肢和下肢运动迟缓，并改善生活质量[115]。

异动症与肌张力障碍

虽然药物可以控制和改善运动症状，但它们也可能导致不良反应。左旋多巴治疗七八年后的常见并发症是不自主的、大幅度、烦躁不安的运动，被称为异动症。最常见的是左旋多巴的血浆浓度最高时出现的异动症，被称为"剂峰"异动。有观点认为，这是左旋多巴的血浆浓度对多巴胺受体的搏动刺激，导致异常神经元放电所致[116]。在早期阶段，可以通过减少左旋多巴的剂量，或降低使用频率来控制异动症，但这通常会导致帕金森病症状（如静止性震颤、运动迟缓和肌强直）的恶化。如果异动症相对较轻，并且对患者没有困扰或危险，那么大多数人宁愿异动，也不愿意产生少动。如果异动症的幅度变大，以至于产生伤害患者的危险，则必须对其进行治疗。治疗选择包括调整左旋多巴方案，或在治疗方案中添加金刚烷胺。如果异动症持续存在，并伴有

普遍的帕金森病症状或严重的运动波动，则可以考虑将患者转诊至神经外科行 DBS 手术。

肌张力障碍（导致异常姿势的不自主的肌肉收缩）通常与帕金森病并存。最常见的部位是足部，有足趾屈曲和足内翻，通常在左旋多巴剂末时（血浆浓度最低）出现。通过摄入另一剂左旋多巴，可使肌张力障碍得到缓解。肌张力障碍也可能以剂峰效应发生。遗憾的是，峰值剂量的肌张力障碍不易治疗。如果肌张力障碍是一个局部问题，则可以选择肉毒杆菌毒素进行局部治疗。

吞咽困难

高达 75% 的帕金森病患者会出现吞咽困难和食管动力障碍[125-130]。仅 20%~40% 的帕金森病患者会意识到吞咽困难，只有不到 10% 的患者报告症状[131]。受多巴胺能控制的横纹肌异常和受自主神经影响的平滑肌异常，是造成这种复杂损伤的原因。电视透视下吞咽评估有助于确定吞咽的哪个特定阶段受到损害，并且有助于试用补偿性策略。经 X 线透视的改良的吞钡检查表明，最常见的异常是动力不足、下咽部淤滞、误吸和食管括约肌开放不足[132,133]。帕金森病相关的口腔期吞咽困难的常见模式，常包括舌的反复泵式运动、口腔残留和/或过早溢出。患者在咽期可有会厌谷残留、体感缺陷和/或自发吞咽率降低，在食管期有运动减退、痉挛和/或多次收缩。鉴于患者很少报告吞咽障碍，建议使用帕金森病标准化问卷，例如吞咽障碍问卷（敏感性 80.5% 和特异性 82%）和帕金森病慕尼黑吞咽障碍测试（敏感性 81.3% 和特异性 71%）[131]。言语训练包括口部运动练习和补偿策略，以防止渗漏和误吸。口部运动练习、气道保护动作和姿势补偿很重要。补偿性操作包括增稠液体/进食固体、收下颏和连续多次吞咽。其他选择包括呼气肌力量训练。DBS 和左旋多巴对吞咽困难的作用尚有争议[134]（参见第 13 章）。

多涎

帕金森病患者往往有唾液增多，发病率在 70%~78% 之间[135]。流涎可能与唾液分泌过多或唾液清除不足有关。有数据表明，这可能是帕金森病的吞咽问题，而不是唾液分泌过多所致[136]。流涎会导致误吸，和随之发生的吸入性肺炎。对于唾液增多，可以尝试咀嚼口香糖或硬糖，尝试口服或局部使用抗胆碱药（如格隆溴铵）治疗。腮腺内注射肉毒

杆菌毒素也可能有帮助,在极少数情况下可能需要放疗[134,136]。

营养

体重减轻在帕金森病中常见,并且与生活质量下降相关,这可能至少部分是由于嗅觉障碍和味觉障碍所致。营养不良与食欲缺乏、吞咽困难、过早饱腹感和便秘有关。维生素 D 对于维持正常的基底核功能很重要。维生素 D 缺乏症在帕金森病患者中常见,也可能导致更高的骨质疏松症发病率。左旋多巴的有效性与维生素 B_6、维生素 B_{12}、叶酸和同型半胱氨酸缺乏有关。强迫饮食与多巴胺激动剂的使用有关,并且与体重增加有关。有报道称,13% 的患者行丘脑底核 DBS 术后出现体重增加[134,136]。由于氨基酸会竞争性抑制左旋多巴的吸收,因此应监测和限制蛋白质的摄入。患者应在饭前或饭后 1h 服用左旋多巴,以利于吸收。在患有严重异动症的帕金森病的晚期阶段,这一问题值得关注。为保持均衡和充足的营养,应考虑补充维生素 D、维生素 B_{12} 和叶酸以及钙[137]。当无法满足热量和体液需求时,可以考虑使用胃造口术饲管。

胃排空延迟

帕金森病患者常因胃排空延迟,导致过早饱腹感、恶心、呕吐、腹胀或腹部扩张。由于出现胃蠕动减少和胃食管反流,患者会诉"胃灼热"或消化不良,这增加了营养摄入不足的风险。由于左旋多巴从小肠吸收,胃轻瘫可能导致左旋多巴的药效延迟或完全丧失[136],抗帕金森药物本身也可能导致胃排空延迟。遗憾的是,胃肠道促动力剂(诸如甲氧氯普胺)可能加重异动症[132]。胃轻瘫的治疗包括少食多餐、避免高脂肪和高纤维食物,以及运动[134]。左旋多巴的替代给药形式包括泡腾剂、液体剂、凝胶剂和泵剂[136]。

便秘

便秘被认为是帕金森病最早的体征/症状之一,可比特征性运动早 15.3 年出现。基于人群的研究报告显示,帕金森病进展的风险随着便秘的严重程度而增加(危险比从 3.3 升至 4.2)[136]。其原因是多方面的,包括胃肠道交感神经支配的改变,结肠转运的延迟,阿片类药物甚至是息宁等药物的使用,总体活动受限以及水合作用受损[136]。非药物治疗包括充足饮水,增加体力活动和高纤维饮食。日常使用渗透性通便剂,例如聚乙二醇或乳果糖可能会有所帮助。帕金森病中也可见协同失调性排便障碍,可通过生物反馈/盆底康复等措施改善[136]。

膀胱功能障碍

膀胱过度活动症是帕金森病中最常见的膀胱异常之一,例如夜尿症、尿频和几乎没有残余尿的尿急,这些下尿路症状的患病率从 38% 到 71%[138]。夜尿症是最常见的症状,见于 60% 以上的有泌尿系统主诉的帕金森患者。帕金森病的泌尿症状被认为是继发于多巴胺能回路受阻,而多巴胺能回路通常会抑制排尿反射[138]。在某些患者中,逼尿肌反射减弱和尿道括约肌出现问题,可能出现尿潴留,这可能需要进行尿动力学检查以协助诊断。左旋多巴对尿路症状的影响尚不清楚,且不可预测[138]。行为管理是一线的治疗方式,如使用小便器或床旁马桶等适用设备,避免触发排尿因素,调节饮食摄入的时间,以及定时排尿。鉴于行动不便,应教育患者及早应对排尿冲动,可使他们有足够的时间上厕所。生物反馈可以提高对尿道括约肌的控制能力。作用于外周的抗胆碱药可治疗泌尿系统症状,但由于会引起诸多副作用(包括思维混乱、便秘和口干),其使用会受到限制。应记录排尿日记,以帮助治疗人员确定潜在的治疗策略。排尿日记应记录膀胱容量(通过测定最大排尿量)、是否存在多尿、排尿量与大小便失禁的关系、尿急程度和排尿量。如果发生尿潴留,则可能需要间歇性导尿[139]。多系统萎缩(multisystem atrophy,MSA)患者与患有膀胱功能障碍的帕金森病患者之间存在关键区别。MSA 患者通常会在疾病过程中更早出现尿路功能障碍(以及其他自主神经功能障碍),排尿后残留大量尿液并伴有括约肌功能障碍更常见,而帕金森病患者通常在出现运动症状后出现下尿路症状。左旋多巴对 MSA 患者无效,而对帕金森病有益,尽管这并不是普适规律[138,139]。

认知功能

大多数患者在诊断时即存在认知障碍。然而,认知障碍的进展通常很慢。最常受影响的认知领域包括注意力、记忆力和学习力、执行力和视觉空间功能[140]。尽管信息处理速度可能较慢,但似乎没有语言功能和推理能力的损害。与阿尔茨海默病相比,帕金森病痴呆症更常影响视觉空间和执行功能,而不是记忆障碍[141]。研究人员发现,新诊断为帕金森病的人中,有 36% 患有某种形式的认知障碍[142]。

21

帕金森病认知障碍的其他特征通常包括视觉幻觉和妄想症[141]。帕金森病痴呆症的发展没有遵循可预测的时间过程。帕金森综合征1年内发生的痴呆与LB痴呆有本质区别[141],LB型痴呆症和帕金森病痴呆症之间可能存在与路易体分布模式相关的病理学差异[140]。悉尼多中心研究表明,83%的病程超过20年的帕金森病患者会发展为痴呆症,这一发现得到了其他多项大型队列研究的支持。据报道,从帕金森病发病到痴呆出现的平均病程为10年[140,141]。最近的研究将帕金森病患者的睡眠障碍(包括REM行为障碍)与较差的认知表现和痴呆风险相关联[141]。

2007年,运动障碍协会工作组调查了帕金森痴呆的临床诊断标准,发现帕金森病患者发生痴呆症的风险增加了6倍,点患病率接近30%。工作组指出,年龄较大者,帕金森综合征症状更严重,有运动不能的帕金森病患者更容易出现帕金森病痴呆症,其主要的相关病理机制是脑皮质和边缘结构的路易体型变性。帕金森病痴呆症的存在与较高的死亡率相关[140]。2015年Neurology杂志的荟萃分析研究了认知训练对轻度至中度帕金森病患者认知和行为的影响,分析认为,认知训练涉及针对认知领域的任务的结构化,和理论驱动的教学策略或指导性实践,可以使用电子或纸质载体。一般而言,训练可使总体认知、工作记忆、处理速度和执行功能有显著但数值不大的提高。认知治疗非常重要,特别是当药物治疗不见效时。除了卡巴拉汀(rivastigmine,利伐斯的明)以外,尚没有治疗帕金森病认知障碍的特异药物[143]。有研究调查了有氧和无氧运动训练对帕金森病患者认知功能的益处[144-147],一项关于有氧跑台训练的研究表明,它对执行功能有益[144]。迄今最大的研究评估了多模式体育锻炼计划对不用药治疗的轻度至中度帕金森病非痴呆患者的工作记忆和注意力的益处,研究人员认为,锻炼可以改善这些患者的记忆力,和基于额叶的执行功能[146]。

睡眠障碍/疲劳

睡眠障碍是帕金森病的非运动性症状之一。常见的睡眠障碍包括白天嗜睡、失眠、不宁腿综合征和REM睡眠行为[148]。嗜睡或日间过度嗜睡的病因是多因素的,包括疾病过程本身、药物、与年龄有关的睡眠结构变化,以及同时存在原发性睡眠障碍(如阻塞性睡眠呼吸暂停)。可以考虑进行行为管理,例如锻炼、保持一致的觉醒时间表,使用始终如一的作息

时间表、保持一致的睡前程序,以及在就寝前至少1h内避免使用电子设备。此外,应考虑药物干预措施,包括减少多巴胺能药物,更换药物以及考虑使用莫达非尼等兴奋剂[148]。最近有学者对咖啡因进行了研究,但尚未建议将其作为帕金森病患者白天过度嗜睡的可选治疗方法[149,150]。帕金森病患者经常主诉入睡困难、难以保持睡眠和早醒。治疗任何并存的情绪障碍,例如抑郁症、焦虑症或夜间运动症状,可能有助于改善失眠和睡眠质量。可以考虑将褪黑素作为药物治疗,同时给予认知行为疗法,来治疗帕金森病患者的失眠症[148,149],但需要更多的数据来支持。几项研究发现,帕金森病患者的不宁腿综合征(restless legs syndrome,RLS)患病率增加。然而,在帕金森病患者中,RLS与静坐不能、坐立不安和剂末现象很难区分。缺铁、妊娠和终末期肾脏疾病伴透析,可能加剧RLS症状或增加易患性[148]。许多用于治疗帕金森病的多巴胺能药物,已被证明对RLS有效。然而,大多数研究纳入的是RLS患者,而不是专门针对伴有RLS的帕金森病患者。非帕金森病文献中循证治疗的建议也可能适用于此,如在适当时,对铁缺乏症和触发剂(如抗抑郁药)进行评估[151]。

在三级医疗中心的帕金森病患者中发现,多导睡眠图定义的REM睡眠行为障碍患病率约为39%～46%。REM睡眠行为障碍的特征,是在REM睡眠期间正常的无张力状态被打破,并伴有梦境[151]。保护患者及其共眠者,应是REM睡眠行为障碍管理的第一步。改变睡眠环境的方法包括将床垫放在地板上,将易碎物品移到无法触及的地方,以及将床安置在远离窗户或玻璃的地方。氯硝西泮是快速眼动行为障碍的一线治疗药物,褪黑素和普拉克索可能有用[148]。REM睡眠行为障碍既可以在帕金森病的运动症状之前发生,也可以在之后出现,并且已成为包括帕金森病、LB痴呆或MSA在内的突触核蛋白病的最强临床预测指标之一[151]。只有三项研究调查了运动对帕金森病患者睡眠的益处[56,152,153]。其中一项研究调查了抗阻训练对中度帕金森病患者睡眠质量和肌肉力量的影响,结果显示训练有益于改善睡眠质量[152]。另一项研究评估了气功对轻度至中度帕金森病患者的睡眠效果[153]。结果显示,在6个月的随访中,各种标准化的睡眠量表以及步态表现和活动能力均有所改善。

骨质疏松症/骨密度

研究证实,帕金森病患者的血清25-羟基维生素

D 水平较低。与对照组相比,帕金森病患者的活动较少,并且更常留在室内,这可能导致维生素 D 缺乏症。每天补充 1 200IU 的维生素 D,可以预防疾病恶化(根据 H&Y 分期和 UPDRS 评估)。较高的维生素 D 水平可能与更好的运动功能有关。在动物模型中,维生素 D 具有神经保护作用,可减缓神经毒素引起的多巴胺能神经元的丢失。维生素 D 对基底核功能至关重要[154]。多项荟萃分析显示,帕金森病患者具有比健康对照者更高的骨质疏松症风险[155,156]。女性骨质疏松症全球纵向研究(global longitudinal study of osteoporosis in women,GLOW)发现,帕金森病是骨折风险的最强单一预测因子,将其与其他研究因素进行比较(包括多发性硬化症、COPD、骨关节炎、癌症和心脏病),其年龄调整后的风险比为 2.2(95% CI:1.6~3.1)。[157]。Ozturk 研究表明,与年龄相匹配的对照组相比,通过 DEXA 扫描测得的帕金森病患者的骨密度较低[158]。该研究还证实,根据年龄匹配的对照组,帕金森病患者维生素 D 水平低于预期。骨质疏松症的风险可能与同型半胱氨酸水平改变有关,这是左旋多巴已知的副作用,已被认为是骨折的潜在危险因素[155,159]。骨质疏松症的风险是否继发于药物副作用、行动不便和活动减少、还是体重减轻、维生素缺乏症(D,B₁₂,K,叶酸)等其他因素尚不明确[159](参见第 31 章)。

2014 年对六项研究的荟萃分析表明,帕金森病患者的骨折风险比对照组高 2.66 倍(95% CI:2.10~3.36)[160]。另一项研究表明,帕金森病患者比年龄相匹配的对照组更易患脆性骨折。英国数据库和大型德国健康保险公司数据库中也有类似的发现[159]。Tan 推测帕金森病和骨折之间的关联机制,可能部分是由于这些患者的骨矿物质密度低于预期和跌倒风险增加[160]。Idjadi 研究表明,患有帕金森病的髋部骨折患者住院时间更长,而且更经常从急性病房中转入专业护理机构。与其他社区居住的髋部骨折患者相比,帕金森病的髋部骨折患者在 1 年的随访中,ADL 下降幅度更大,但工具性 ADL 下降幅度差别却不明显[161]。

精神和情绪表现

2008 年对 104 项研究的系统综述表明,帕金森病中重度抑郁症的加权患病率为 17%,轻度抑郁症为 22%,心境恶劣为 13%。不论是否存在 DSM 定义的抑郁症,在 35% 的患者中均存在临床上显著的抑郁症状[162]。多巴胺替代是帕金森病治疗的基石,

也可能导致精神并发症[163]。随着左旋多巴替代物的增加,一些人可能会出现幻觉妄想、躁动、躁狂或思维混乱。对新近诊断的未经治疗的帕金森病患者进行了为期 24 个月的随访,发现其抑郁、焦虑、疲劳和冷漠的发生率更高。超过一年的多巴胺替代疗法,与精神症状增加有关,症状包括冲动控制障碍和白天过度嗜睡[164]。冷漠,或缺乏动力、兴趣或努力的行为,在帕金森病患者中较常见,其存在不一定与抑郁有关[165]。

帕金森病的抑郁症已被证明与疾病的严重程度和病程无关[166-169]。与帕金森病相关的抑郁症是独特的,因为它通常不与负罪感、自责感或毫无价值感相关[170]。患有帕金森病的抑郁症患者的焦虑症发生率较高,其产生自杀念头的概率较高,但自杀率却较低。与基于神经化学的或固有的抑郁相比,帕金森患者的"反应性抑郁"或抑郁症状,与慢性疾病存在多大程度上的相关尚不清楚,两者都可能起作用。帕金森病患者确实比其他慢性病患者表现出更多的抑郁症状,这表明内在过程可能在帕金森病中占主导地位[171,172]。患有帕金森病的抑郁症患者,其自我照顾的得分较低,运动障碍较严重,认知症状较多,生活质量较低[162,170]。在帕金森病和严重抑郁症中均可见冷漠、认知障碍、精神运动迟缓或躁动、疲劳和睡眠功能障碍等问题的重叠,这会掩盖抑郁症的评估并导致漏诊[170]。MDS 委托的工作组在 2007 年发表了关于帕金森病抑郁量表使用的研究结果,该工作组推荐了汉密尔顿抑郁量表(Hamilton rating scale for depression,HAMD)、贝克抑郁量表(Beck depression inventory,BDI)、老年抑郁量表(geriatric depression scale,GDS)、医院焦虑和抑郁量表(HADS)以及蒙哥马利-阿斯伯格抑郁量表(Montgomery-Asberg depression rating scale,MADRS)。为了评估抑郁症状的严重程度,建议使用 HAM-D、MADRS、BDI 和 Zung 自评抑郁量表(Zung self-rating depression scale,SDS)[170]。

很少有数据指向用于治疗帕金森病抑郁症的特定药物。Richard 在 2012 年进行的一项研究表明,文拉法辛或帕罗西汀可能是治疗帕金森病抑郁症的有效方法。然而,Menza 还在 2009 年进行了一项研究,比较了去甲替林、帕罗西汀控释片(CR)和安慰剂,证明去甲替林而非帕罗西汀,在 HAM-D-17 评分变化方面优于安慰剂,但该研究样本量少且持续时间短[173,174]。2011 年的一项研究还显示,相比于帕金森病临床监测,为期 10 周的认知行为治疗明显降

低了 HAM-D-17 得分[175]。

社会心理和行为问题

2016 年的一项研究显示，在 ADL 方面需要帮助、步态问题、非运动症状的数量、疲劳、抑郁、自我效能低下、运动症状、疼痛、疾病严重程度、冻结发作、女性和运动症状波动，均会对生活满意度产生负面影响。在疾病晚期（H&Y 分期 4 期和 5 期），非运动症状数、自我效能感、行走困难和疲劳的发生，与生活满意度相关[176]。2009 年，哈克尼研究发现，探戈组患者的健康相关的生活质量得分，呈现出显著的正向差异，而华尔兹/狐步舞、太极拳和对照组则无明显获益[177]。Ebersbach 在 2010 年进行的研究，并未发现 LVST 语音治疗（Lee silverman voice treatment，LVST）BIG 处方、北欧式健走和对照锻炼之间的生活质量存在差异，但这项研究可能不足以证实这一点[178]。目前正在开展一个有趣的瑞典队列研究，该队列于 2013 年首次对 223 名患者进行评估，并计划于 2016 年再次进行评估，参数包括疾病严重程度、活动性、跌倒史和跌倒的恐惧程度、对辅具的需求、生活满意度，以及其家庭环境的特征和自我保健技能，预计将有进一步的、有关老年帕金森病患者的居家和健康信息发表[179]。

疼痛

疼痛症状见于 60% 的帕金森病患者，其发生率比年龄匹配的对照组多 2 ～ 3 倍。疼痛出现通常早于运动症状，并且与疾病的持续时间、性别或年龄没有明显的联系。帕金森病患者的疼痛可分为五个领域，即肌肉骨骼、肌张力障碍、中枢性、与静坐不能相关，和神经病理性/神经根性[180]。肢体僵硬是帕金森病患者最常见的疼痛原因[181]。头痛也很常见，其特征是深度的、搏动性的枕部或颈部疼痛[182]。每当帕金森病患者跌倒时，都应排除骨折。疼痛最常发生在受运动症状影响最大的一侧，或运动症状首次出现的一侧。出现疼痛的危险因素是存在运动波动，以及运动症状的严重程度。疼痛可能与左旋多巴治疗的"关"期有关[180]。以改善患肢的活动性和柔韧性为目标的帕金森病症状的治疗，可以帮助减轻原发性疼痛。继发性疼痛可能是由于便秘而引起的腹部不适，或复合性区域疼痛综合征引起的肩部和肢体疼痛。肉毒杆菌毒素注射可帮助缓解痛性肢体肌张力障碍。

心血管疾病/脑血管疾病

直立性低血压是帕金森病的常见非运动性症状。有证据表明，在帕金森病病程的早期即出现心脏交感神经失支配，后来可发展为植物自主神经功能紊乱和直立性低血压。数据表明，由于这些患者有心率提升不足的风险，因此在进行达到亚极量的运动训练时应谨慎行事[183]。直立性低血压的治疗包括非药物性措施，例如头高位睡觉、少食多餐、放宽液体和食盐摄入量，以及使用弹力袜。此外可以使用药物治疗，包括米多君和氟可的松，但是没有足够的数据推荐使用它们[135,184]。麦角衍生的多巴胺激动剂，例如培高利特和卡麦角林，与瓣膜性心脏病的风险显著增加有关。这些药物可引起瓣叶和二尖瓣瓣膜装置纤维化，导致瓣膜增厚、缩回和变硬，从而导致瓣叶关闭不全和反流。与对照组相比，Zanetti 研究了服用多巴胺受体激动剂（麦角衍生和非麦角衍生）的患者超声心动图下瓣膜反流的发生率，结果表明，服用培高利特或卡麦角林的患者的瓣膜反流风险显著更高，并提示累积剂量和瓣膜反流程度之间存在相关性。与对照组相比，非麦角多巴胺激动剂的风险没有增加。服用麦角和非麦角衍生的多巴胺激动剂的患者，其平均二尖瓣面积显著增加，瓣叶变硬和瓣叶的顶端移位。这项研究表明，患者使用多巴胺激动剂可能需要心脏监测[185]。

治疗方法和方式

PT 和运动对帕金森病患者有益。2014 年针对帕金森病的欧洲物理疗法指南显示，运动可能具有神经保护作用，可提高帕金森病患者皮质运动兴奋性及其神经可塑性[84,186]。2001 年的 RCT 显示了 PT 可改善 UPDRS 的 ADL 部分，以及提高患者自选的舒适步行速度。这些改善都在短期内可见，并在随访中延续到 6 个月[187]。回顾帕金森病的几种独特治疗方法可见，LSVT BIG 专注于大幅度活动的剧烈运动，以专门解决运动幅度[188]。1 个月内 16 次的语音部分（LSVT LOUD）治疗专注于语音音量和清晰度[189]。LSVT LOUD 被证明音量提高可以保持 2 年[190]。根据 2014 年欧洲 PT 指南，常规物理治疗是指 PT 监督下的主动运动干预，包括针对步态、平衡、转移和身体能力的干预措施，重点是大幅度的功能性任务练习、正反馈，以及强度和复杂性的逐步提高[84]。BWSTT 在帕金森病患者中已显示效果。北欧健走、瑜伽、武术和舞蹈（包括阿根廷探戈，芭蕾和爱尔兰舞蹈)也显示出益处。

2012 年的 Cochrane 综述显示帕金森病短期康复(<3 个月)的益处和疗效,并表明不同的物理治疗干预类型之间无治疗差异[191]。2014 年欧洲物理疗法指南建议,常规 PT、提示和跑台训练均可改善步态速度。他们的记录有力地证明,常规疗法和太极拳均可提高 UPDRS 第三部分的评分[84]。2014 年的 Cochrane 综述对帕金森患者群中的治疗技术进行了比较,总计 43 项 RCT。这是对 2001 年综述的更新,该综述没能找到足够的证据,来支持或反对某干预措施优于另外一项[84]。与 Ebersbach 的 2010 研究中的北欧式步行和家庭锻炼相比,LSVT BIG 组 UPDRS 运动分量表得分显著改善(下降 5.05 分),而北欧式步行和家庭锻炼分别只降低了 0.58 分和 1.68 分[178]。在 Rigdel 的 2009 年研究中,帕金森患者运动干预后 UPDRS 运动评分也显示出显著改善,与随意步伐组相比,强迫运动组降低了 16.6 分[192]。根据 Tomlinson 及其同事的 Cochrane 综述,UPDRS 运动评分的 MCID 在 2.3~5 之间[95]。

矫形器和自适应设备

2013 年,Kegelmeyer 研究了五种不同的辅助设备与无辅助设备对步态和绕障碍物行走的影响[193]。患者在之前的 6 个月中跌倒率约为 50%,并且在研究之前不依赖辅助设备。他们被要求独立行走 10m,所试用的设备包括拐杖、标准助行器、两轮助行器、四轮助行器和带有激光的 U 型助行器。在所有设备上患者都出现了冻结现象,但最常见于两轮助行器,四轮助行器似乎可以提供最佳安全性和最接近正常的步态模式。

听觉和视觉提示

已证明视觉和听觉提示可以改善步态参数。2013 年的荟萃分析表明,听觉提示(如节拍器的节拍,音乐或计数)可以改善步频、步幅和速度,而视觉提示(如激光笔、自适应眼镜或地板上的线条)仅仅改善了步幅。在 26 项研究中,只有 3 项研究同时检查了视觉和听觉反馈。这些研究显示出步频的显著改善,但步幅或速度却没有改善。这些数据表明,听觉提示在改善步态参数方面,可能比单独使用视觉提示更为有益[194]。

其他运动障碍

康复专业人员在遇到运动障碍时,最常见的困难是将其正确分类(框 21-1)[195](如这是肌张力障碍还是简单的痉挛状态? 该患者是否患有抽动或局灶性肌阵挛?)。与正确分类的重要性相反,识别给定运动障碍的潜在病因(如缺血性、缺氧性、创伤性)在其管理中通常不那么重要。不管具体原因如何,个体运动障碍的处理方式通常是相似的(药物引起的运动障碍除外)。

框 21-1　运动障碍

舞蹈病
短暂、快速、有力、有节奏、离散、无目的地猛掷四肢
手足徐动症
缓慢的扭动动作,无法保持四肢或身体部位的姿势
投掷症
振幅大,肢体猛扑运动(通常近端)
肌张力障碍
持续的肌肉收缩导致反复扭曲变速运动和异常姿势
震颤
身体的节律性和振动性运动
抽搐
间歇性,重复性,刻板,突然,猛的一下,通常影响脸部和头部
刻板动作
无目的、统一重复、随意、遍及全身的运动
静坐不能
主观躁动不安,强迫移动
肌阵挛
突然、短暂、不规则的一组肌肉收缩

帕金森叠加综合征

帕金森叠加综合征包括多系统萎缩(MSA)、进行性核上性麻痹(progressive supranuclear palsy, PSP)和弥漫性路易体病(diffuse Lewy body disease, DLBD)。在疾病的最初 1~2 年中,这些疾病与帕金森病很难区分。只有进行仔细的临床随访,并监测多巴胺替代治疗对个体是否有效及有效程度如何,才能做出合理的临床诊断。MSA 的特征是尿失禁、出汗减少和直立性低血压[196]。在 MSA 中,这些症状出现在疾病发作的头 3~5 年内。在帕金森病中,这些症状也可能会发生,但仅在发病后 10~15 年才出现。在临床上,MSA 患者不能通过多巴胺替代治疗改善。PSP 的特征是无法进行随意的眼球运动[197],另一个特点是性格明显改变。受影响的个体会变得冷漠,并可能显得沮表。PSP 导致明显地行走困难,症状发作后一两年内经常跌倒。因此,PSP 患者的步态异常比帕金森病的步态

异常进展更快。

DLBD 的特点是智力功能明显下降、视觉幻觉、运动迟缓、僵硬，可能还有静止性震颤[198]。在 DLBD 患者中，痴呆和视觉幻觉在疾病发作的头 3 年内进展迅速，运动迟缓和僵硬则进展相对缓慢。其治疗方法有限，多巴胺替代治疗虽可以缓解运动迟缓和肌肉僵硬的症状，但却会加重视觉幻觉，并且可以导致潜在的痴呆急性恶化。所有帕金森叠加综合征的共同特征，是症状不会随着多巴胺的水平改变而改善，这与多巴胺替代治疗后帕金森病的症状会得到明显改善形成鲜明对比。正是对多巴胺的无应答，以及对症状进展的监测，才有助于将这些综合征与帕金森病一一区分。

震颤

震颤是由互为拮抗的肌肉进行交替但同步的收缩，而产生的规则的振荡运动[199-201]。震颤具有节律性，这一点与其他非随意运动障碍不同[202,203]。震颤分为静止性、特发性或动作性。静止性震颤发生在患肢处于肌肉松弛的放松状态，通常见于帕金森病或帕金森叠加综合征的患者。特发性震颤是可见的、持续的震颤，往往是手臂或头部处于特定位置或移动时出现。大多数特发性震颤是遗传性的，可通过使用酒精、苯二氮䓬类、普萘洛尔或普立米酮而缓解。动作性震颤可见于任何随意的肌肉收缩。具体而言，"意向性震颤"是动作性震颤的一种亚型，在这种震颤中，肌肉收缩的类型是动态的，而不是等长的或姿势性的[204]。

肌张力障碍

肌张力障碍是指持续的肌肉收缩引起速度可变的重复性的扭转运动，从而导致姿势异常。肌张力障碍可能是局灶性、节段性、多灶性或广泛性[205-208]。局灶性肌张力障碍涉及单个身体部位（如眼睑痉挛、书写痉挛），而节段性变化影响两个或多个连续区域（如颅颈）。多灶性肌张力障碍累及多个不连续的身体部位。广泛性肌张力障碍累及腿部节段性区域，和至少一个其他的身体部位。单侧肌张力障碍也称为偏侧肌张力障碍。无论解剖分布如何，肌张力障碍收缩通常都是间歇性地开始，并变得严重和持续，导致持续的异常姿势。继发性肌张力障碍与神经系统疾病有关，例如脑损伤、脑肿瘤和感染[209-211]。继发性肌张力障碍也可由药物引起，例如吩噻嗪和舍曲林[212]。

基底核的输出受损在肌张力障碍的发生中发挥着一定作用[213]。在偏侧肌张力障碍的患者中，影像学研究显示有 73% 的人曾患有偏瘫或基底核神经病变[214]。单侧壳核病变与偏侧肌张力障碍有关，而双侧壳核受累可能造成全身性肌张力障碍[205]。斜颈和手肌张力障碍被认为分别由尾状核头部和丘脑受累所致[214]。丘脑和丘脑底部疾病，以及下丘脑功能异常也可能是潜在原因[215,216]。由于目前对肌张力障碍确切病理生理了解不足，临床上难以定义具体的药物疗法。治疗已成为"反复实验"的过程，这常常使患者和临床医师感到沮丧[206,207,217]。用于治疗各种肌张力障碍的口服药物包括多巴胺激动剂、拮抗剂和耗竭剂，以及抗胆碱药和 GABA 激动剂[苯二氮䓬（GABA_A）和巴氯芬（GABA_B）]。这些全身性药物具有许多副作用。局部注射肉毒杆菌毒素是一种安全有效的替代方法，尤其对于局灶性肌张力障碍。迄今为止，尚未很好地研究 PT 技术的功效，例如软组织松动术、颈部肌力训练、牵伸以及矫形干预。同样，包括催眠、生物反馈和放松技术在内的行为改变疗法，也是成效甚微。

颈部肌张力障碍

颈部肌张力障碍是最常见的局灶性肌张力障碍，累及胸锁乳突肌，斜方肌和颈后肌。它会引起模式化的、重复的痉挛性运动，导致头部扭转（旋转斜颈），后伸（后斜颈），前屈（前斜颈）或向肩膀倾斜（侧斜颈），这些头部运动中的一个或多个可以同时发生，步行或站立会使情况恶化，但患者将手放在下颌或下巴上，可使头部回到中线。颈部异常运动可能与眼睑痉挛、嘴唇运动或咀嚼运动，以及震颤有关。由于基底核和前庭反射通路在维持正常的头部姿势中起作用，因此被认为与颈肌张力障碍的发生有关[218]。肌张力障碍中也存在神经递质系统的紊乱[219]。瞬目反射恢复异常提示脑干受累[220]。早年的颈部和上肢创伤也与颈肌张力障碍的发病有关[221-223]。在颈部肌张力障碍的治疗方面，巴氯芬、苯二氮䓬类、抗胆碱能药、卡马西平和多巴胺激动剂或拮抗剂已经投入试用，但副作用可能会限制其使用。肉毒杆菌毒素局部注射到受累肌肉（即胸锁乳突肌、斜方肌、头夹肌）有效，并且没有明显的并发症。在极少数情况下，肉毒毒素会局部扩散到邻近的咽部和喉部肌肉，可能引起吞咽困难。

舞蹈病（Chorea），手足徐动症和投掷症

Chorea 源自希腊语中的舞蹈一词，是一种简短、

快速、有力和有节奏的非随意运动[224]。舞蹈样运动是不连续的、无目的性的运动,常累及身体的远端区域,例如手和足。手足徐动症是指近端的大肌群(如整个手臂或腿)扭动,及呈蛇状的非随意运动。对侧丘脑底核、尾状核和壳核受损可能引起舞蹈症[225-228],双侧丘脑受累也可以致病。舞蹈样运动可见于 Sydenham 舞蹈病、甲状腺功能亢进、脑动脉炎、真性红细胞增多症、系统性红斑狼疮、亨廷顿病和摄入吩噻嗪的患者[211,229]。手足徐动症的运动要明显慢于舞蹈样运动,其特征是扭转运动,并且几乎不能保持任何身体部位(如手指、手腕、足趾)的位置。尽管手足徐动症最常见于四肢,但也可能累及躯干肌群。在威尔逊病(Wilson disease)、脑瘫、基底核疾病或药物诱发的情况下,都可以看到手足徐动症的表现。当它与舞蹈症一起出现时,被称为舞蹈样手足徐动症。与舞蹈病相反,投掷症的运动幅度很大,且累及的是近端肢体,动作经常突然出现,且没有明显的模式。投掷症多累及一侧肢体,故也通常被称为偏身投掷症。对侧丘脑底核受累可能是其原因,但是也可能涉及其他皮质下结构的损害[226-228,230,231]。研究认为,对侧丘脑底核的病变破坏了对苍白球的抑制通路,导致纹状体中的多巴胺过度活跃[232]。在双侧基底神经节疾病中可见双侧受累的投掷症(biballism)[233]。投掷症还与代谢异常有关,例如高血糖症、肿瘤、系统性红斑狼疮和脑炎[227,234]。

抗癫痫药(如苯巴比妥和丙戊酸)可能对舞蹈症、手足徐动症和偏身投掷症有效。多巴胺拮抗剂(如氟哌利多和吩噻嗪)和多巴胺消耗剂(如利血平和丁苯那嗪)可能会对偏身投掷症有所帮助[231]。GABA 激动剂(如氯硝西泮)也可能改善舞蹈症,因为 GABA 似乎介导了丘脑底核的抑制作用[231]。病情严重难以使用药物治疗时,可以考虑立体定向丘脑切开术[235]。

抽动症,刻板动作和静坐不能

抽动症是间歇性的、刻板的、重复性的抽动动作。尽管患者可以意识到这种运动,但是执行动作时仍难以抵制[236]。抽动症表现为动作或发声。抽动症往往与有目标的任务相关,例如眨眼和清嗓,通常在一定程度上可以进行自主抑制。抽动症可以分为单纯型及复杂型,前者如做鬼脸,后者如抽动秽语综合征[237]。抽动通常会在睡眠时消失,而在压力大的情况下恶化。刻板动作是无目的的、单一重复的、

随意的全身运动,例如,在智力低下者和苯丙胺成瘾者中可见点头、撞头、身体摇摆和手臂抽搐[238]。

静坐不能是指内在不安,和强迫四处走动的行为。尽管从定义上来说是主观的,但它可能表现为无法站立或坐,或无法保持恒定的步伐。在某些情况下,唯一的发现就是足趾轻拍或腿部晃动。静坐不能通常在 TBI 后早期出现,与其他行为学的后遗症难以鉴别。静坐不能被认为是由额叶多巴胺受阻所致[239]。因此,抗多巴胺能药物(如抗精神病药)可能诱发这种疾病。有时使用一些多巴胺激动剂(如罗匹尼罗、氯米帕明、可乐定、普萘洛尔、氯氮平和吡拉西坦[240,241])可能会有所帮助。可以用金刚烷胺治疗由精神地西泮类药物引起的静坐不能,但最好的治疗是减少或终止服用诱发症状的药物[242]。

心因性运动障碍

心因性运动障碍(psychogenic movement disorders,PMD)可由各种精神疾病所引起。有观点认为,多达 9% 的有神经系统症状的患者没有"器质性"病变,其中运动障碍是较常见的症状[243,244]。对 PMD 患者与帕金森病患者的自我残疾报告进行的评估显示,两种人群的感知残疾严重程度相同[245]。一组运动障碍患者的系列病例显示,有 3.3% 的患者被诊断出具有临床记录的 PMD[244]。常见的 PMD 有震颤、肌张力障碍、肌阵挛、抽动、舞蹈病、偏身投掷症和帕金森病[246],提示 PMD 的一个特征是临床症状表现不一致或波动。PMD 通常具有急性发作和自发缓解的静态过程。集中注意力时症状严重,而分散注意力则症状缓解。PMD 患者对药物的反应与安慰剂相当。当 PMD 患者前来就诊时,即使 PMD 的诊断是基于神经系统检查,也应尝试进行精神病学诊断。常见的精神病诊断包括分离(转换)障碍、装病、躯体形式障碍、做作性障碍、抑郁和焦虑。多达 60% 的 PMD 病例有明确的相关精神病学诊断(通常是抑郁症)、诱发事件和继发性增益。除了康复之外,行为管理、支持和鼓励对心因性步态障碍有效。但是,如果症状持续 ≥12 个月,则可能会导致长期残疾[247]。

药物诱发的运动障碍

药物是诱发运动障碍的常见原因,因此在评估运动障碍时应注意药物因素[238]。抗精神病药是最常见的、可直接引发运动障碍的药物。抗精神病药

所引起的运动代表性副作用是锥体外系综合征（包括静坐不能、帕金森综合征、肌张力障碍和迟发性运动障碍）。该机制涉及多巴胺受体的突触后阻断[241,248,249]。服用抗精神病药后的几天内会出现急性锥体外系综合征，并且在停用药物后症状仍可能会持续数天。尽管大家认为药物诱发的静坐不能、肌张力障碍和帕金森综合征病因相同，但它们各自具有独特的运动和精神症状，可帮助区分彼此[249]。在抗精神病药的锥体外系反应中，较不常见的是急性喉肌张力障碍[238]。

迟发性运动障碍的特征是口面运动障碍、肌张力障碍和舞蹈样手足徐动症，它是由基底核中多巴胺受体的超敏反应所致（由于抗精神病药物对突触后受体的阻断延长）。老年人迟发性运动障碍的危险因素包括高龄、女性、酗酒或吸毒史、糖尿病和吸烟[248]。与迟发性运动障碍相反，帕金森样副作用由纹状体中多巴胺受体被阻断所引起。其他药物也与运动障碍的发生有关，例如锂、甲基多巴和甲氧氯普胺可能引起帕金森综合征[250]，三环类抗抑郁药、口服避孕药、苯丙胺、匹莫林和锂可能导致舞蹈样手足徐动症[251]。据报道，苯海拉明和氟卡尼可引起肌张力障碍，扑翼样震颤与卡马西平有关，苯妥英钠与舞蹈样手足徐动症有关[252-255]。框 21-2 列出了在康复科和神经科临床实践中，经常遇到的可能引起运动障碍的药物。

框 21-2　一些可能导致运动障碍的药物

多巴胺拮抗剂	肾上腺素能药物
氟哌啶醇	安非他命
甲氧氯普胺	哌醋甲酯
多巴胺激动剂	咖啡因
左旋多巴	β-肾上腺素能激动剂
降压药	其他
甲基多巴	抗组胺药
单胺氧化酶抑制剂	三环类抗抑郁药
抗癫痫药	丁螺环酮
苯妥英钠	锂
卡马西平	西咪替丁
丙戊酸	口服避孕药
加巴喷丁	可卡因
氨基甲酸酯	选择性 5-羟色胺再摄取抑制剂

摘自 Jain SS, Francisco GE. Parkinson disease and other movement disorders. In: DeLisa JA, ed. Rehabilitation Medicine: Principles and Practice. 3rd ed. Philadelphia, PA: Lippincott Williams & Wilkins; 1988: 1035-1041, Ref. (256)。

其他治疗选项

肉毒毒素注射

局部肌内注射肉毒杆菌毒素，可以说是肌张力障碍和其他运动障碍的非手术治疗中最重要的进展。源自肉毒杆菌 A 和 B 型的神经毒素，可通过阻断乙酰胆碱的释放来影响神经肌肉的信号传递。肌内注射的毒素导致部分化学性神经阻滞，注射后 24~72h 可看到临床效果，而 4~6 周后达到峰值，平均作用时间为 3~4 个月。注射需借助体表标志、肌电图、电刺激或超声引导。早期的治疗适应证是眼睑痉挛和斜视。多年来，它已被用于治疗偏侧面肌痉挛以及各种肌张力障碍，如颈肌张力障碍（痉挛性斜颈）、口舌肌张力障碍、颅侧肌张力障碍、肢体肌张力障碍和"职业性痉挛"[257-260]。由于该毒素会影响神经肌肉的信号传递，因此禁用于神经肌肉接头疾病（如重症肌无力和肌无力综合征）。然而据报道，它已成功用于治疗重症肌无力患者的痉挛性斜颈[261]。肉毒毒素注射可能的不良反应包括注射点和邻近肌肉的过度无力。已报道的不良反应还有罕见的流感样症状和过敏反应。不建议在注射后 3 个月内重新注射，以避免潜在的抗体产生。

鞘内注射巴氯芬

鞘内注射巴氯芬可能有助于缓解局灶性肢体和躯干肌张力障碍[262,263]。早期的报道提示该方法可能有效，但其有效性尚未得到试验的支持。此外，鞘内注射巴氯芬的疗效尚未与口服药物、肉毒杆菌毒素和神经外科手术的疗效直接进行比较。当口服药物无效且其副作用难以忍受，或病情严重需要使用超过推荐剂量的肉毒杆菌毒素时，可以使用该泵。鞘内注射需要进行神经外科手术，以植入巴氯芬泵。康复科医师可参与运动障碍患者的筛查，筛选出鞘内注射巴氯芬治疗的潜在获益者。训练有素的康复医师在患者植入巴氯芬泵后的康复治疗中起着至关重要的作用，包括监测植入后的反应和并发症，制订适当的治疗干预。如果患者对鞘内注射巴氯芬的试验剂量起反应，即应考虑手术植入注药系统。手术医师将带有药物储存器的泵放置在腹壁中，并将其与导管相连。这个导管通常置于下胸段的蛛网膜下腔内。通过遥控外部编程器可调整药物的剂量、速率和给药模式。医务人员可以通过将 Huber 型针头经皮插入容器端口,来重新填充药物储存器。鞘内巴氯芬的优点是剂量滴定简单,以及可与其他疗法(如口服药物和肉毒杆菌毒素)同时安全使用。常见的不良反应包括嗜睡、虚弱和头晕,该不良反应会随着剂量的减少而消退。与泵相关的问题包括导管打结、断裂、移位以及连接中断,这些均可以通过外科手术纠正。

(邱怀德 译　李放 审校)

21 e表

参考文献

21 参考文献

21

Ronald K. Reeves ● Morgan Brubaker ● Steven Craig Kirshblum

有关脊髓损伤(spinal cord injury, SCI)最早的文献记载见于公元前 3000—前 2500 年 Edwin Smith 的手术草稿,当时它被视为一种"不治之症"[1]。近 50 年脊髓损伤治疗发生了巨大的变化,患者的存活率、平均寿命、社区重适能力和生活质量(QOL)都有所提高。主要的进展包括:专业化的脊髓康复中心;由美国教育部下属的美国残疾康复研究机构(NIDIL-RR)出资建设的模式化 SCI 中心;SCI 的专门组织和专业期刊的创立及发展;1998 年 SCI 医学亚专科的发展。对脊髓损伤的病理生理学机制的理解,以及在对急性、亚急性和慢性脊髓损伤患者进行干预以改善神经学和功能预后方面的进展仍在继续。未来的目标仍然是在寻找潜在治疗方法的同时,提高脊髓损伤患者的独立能力。

创伤性脊髓损伤的流行病学

发病率及患病率

1973 年建立的美国 SCI 统计中心(NSCISC)数据库,大约可获得美国每年新发创伤性 SCI 总数 13% 的数据资料,这些数据被用于研究 SCI 的流行病学概况[2]。除去极重度损伤、非白人、和暴力事件所致的创伤等特殊情况,与基于人群的研究相比,这个数据库中的 SCI 患者几乎可以代表所有的 SCI 患者。在美国,创伤性 SCI 的发病率约为每百万人中有 54 个新发病例,或每年约 17 000 例[2]。在世界范围内,每年约 179 000 个创伤性 SCI 新发病例,相比之下,世界上其他地方 SCI 的发生率一直低于美国[3]。据估计,全美 SCI 患者人数在 282 000 左右[2]。

年龄、性别和种族

虽然 SCI 主要在年轻人中发生,但是受伤者的平均年龄已从 20 世纪 70 年代的 29 岁稳步上升到目前的 42 岁[2,4]。自 2000 年以来,超过 11.5% 的受伤者年龄超过 60 岁[2]。导致受伤年龄增加趋势的原因可能包括转诊模式向模式化 SCI 治疗体系转变、向 NSCISC 提供数据的系统位置的变化、老年人在事故中存活率的变化或包括跌倒在内的特定年龄人群的发病率的变化。大约 5% 的创伤性 SCI 发生在 15 岁以下的儿童。成人男性通常比女性更容易发生创伤性 SCI,比例为 4:1。然而在儿童中,这种性别差异并不是很明显。美国注册中心和 NSCISC 提供的数据显示非裔美国人的 SCI 发病率高于白人。

受伤原因和时间

NSCISC 的数据显示,包括汽车、摩托车和自行车在内的机动车事故(MVC),位居 SCI 受伤原因的榜首(2010 年以来,机动车事故占创伤性 SCI 发病原因的 38%),随后依次是跌倒(30%)、暴力事件(13.5%)(主要是枪伤)和娱乐体育活动(9%)。也有一些其他数据指出,跌倒已经成为 SCI 的主要原因[5,6]。对于 45 岁以上的人来说,跌倒一直是创伤性 SCI 的主要原因。跌倒多发生在较低的高度,导致颈椎损伤[7]。随着年龄的增长,颈椎管狭窄的发生率也在增加,这使得老年人即使在遭受较小创伤时,也有可能发生 SCI。MVC 在男性中所占比例低于女性,而在由于枪伤、跳水事故及摩托车事故所致的 SCI 中,男性所占的比例更高。在机动车事故导致的 SCI 中,非轿车型汽车(如赛车)翻车导致 SCI 的可能性更大[8]。

因暴力事件导致的 SCI,在 1980 年以前占 SCI 总数的 13.3%,1990—1999 年达到最高值 24.8%,2010 年下滑至 13.5%。暴力所致的 SCI 在少数民族中更为常见。在休闲运动所致的 SCI 中,跳水受伤占多数,其次是滑雪、冲浪、摔跤及打橄榄球。导致 SCI 的体育运动种类因美国而异[9]。随着年龄的增加,由休闲运动和暴力事件所导致的损伤数减少。

在美国儿童中,SCI 的发病率为 1.99/10 万。其中,机动车事故为主要原因,有报道显示,在由机动车事故所致 SCI 的儿童中,有 2/3 的人不系安全带。

报道还称,在所有儿童病例中,有 30% 的人涉及酒精和毒品。男孩 SCI 的发病率是女孩的两倍,总平均年龄是 14.6 岁。儿童 SCI 发病率在地域上也有不同,南方和中西部地区几乎是东北地区的 2 倍[10]。

创伤性 SCI 在周末的发生频率较高,周六最高。同时存在季节性变化,以七月份发病率最高,八月、六月紧随其后。这种季节性变化在美国北方更为显著。

相关损伤

脊髓损伤往往往合并其他严重的损伤,最常见的包括骨折(如肋骨骨折、长骨骨折)、意识丧失、创伤性气胸。这些损伤的性质和发生率与导致 SCI 的病因密切相关。例如,气胸的发生更多见于枪伤。磁共振(MRI)显示约 12%~28% 的患者会发生非连续性脊椎损伤(至少有一个被正常椎体分开的脊椎骨折、半脱位/脱位损伤)[11,12]。

神经平面和损伤程度

创伤性 SCI 中最常见的是颈部损伤(大约58%),其次是胸部和腰骶部损伤。C5 是最常见的损伤节段,T12 是导致截瘫最常见的损伤节段。自2010 年以来,美国脊髓损伤统计中心数据库报道的康复出院人群中最常见的神经病学分类依次为不完全性四肢瘫(45%)、不完全性截瘫(21.3%)、完全性截瘫(20%)和完全性四肢瘫(13.3%)[2]。儿童SCI 比成人更容易造成截瘫及完全性神经损伤。出院时只有不到 1% 的患者能达到神经功能完全恢复。最近,不完全性四肢瘫的患者比例有所增加,而完全性截瘫和四肢瘫的患者比例稍有下降。

损伤的病因与损伤平面和严重程度紧密相关。大多数与休闲体育活动相关的损伤、跌倒和大约50% 的机动车事故会导致四肢瘫,而暴力事件通常导致截瘫。完全性神经损伤更多发生于暴力事件和年轻人群中。胸部损伤最可能导致完全性神经损伤,而多数低节段的神经损伤是非完全性的。颈部损伤最常被评定为美国脊髓损伤协会损害分级(ASIA impairment scale,AIS)的 A 级或 D 级。

脊髓损伤后的婚姻和职业状况

因为大多数 SCI 患者相对年轻,故受伤时有超过一半的人(51.4%)仍是单身。已婚的受伤患者以及受伤后结婚的患者的离婚率比普通人高,在受伤后 3 年内尤甚。受伤后患者结婚的可能性也随之降低[2,13,14]。

据报道,逾半数进入模式化治疗体系的 SCI 患者(58.1%)受伤时已经就业[2]。大约 12.4% 和27.7% 的 SCI 患者分别在伤后第一年和第十年就业,但这一比例因损伤的神经平面和严重程度的不同而有很大差异。脊髓损伤平面越高,损伤程度越严重,回归工作岗位的机会越小。到伤后第十年,多数人是全职工作而不是兼职。再就业的促进因素包括:接受过更正规的教育、更年轻者(50 岁之后患者就业率下降尤为明显)、男性、白种人、已婚、受伤时已有工作、损伤评级为 AIS D、有更强重返工作的积极性、非暴力原因所致的 SCI、会驾驶、有低水平的社会残疾人福利保障需求以及伤后恢复期较长。那些在受伤后第一年内重返工作的患者通常回归到相同的工作单位和岗位,而一年后重返工作的患者通常是经过再训练后进入其他单位从事别的工作。

住院周期

受伤后立即进入模式化 SCI 治疗系统中的患者,在急性护理单元的平均住院日从 20 世纪 70 年代的 24 天降至现在的 11 天[2]。类似的趋势也出现在康复单元,患者的平均住院日明显下降(从 98 天降至 35 天)[2]。总体来说,完全性神经损伤患者的平均住院日(在急性护理单元和康复单元中)更长。

预期寿命

受伤后,尤其严重损伤患者伤后第一年的死亡率明显高于随后的几年。在过去的 30 年里,伤后两年内的死亡率下降了 40%。然而,自 20 世纪 80 年代以来,SCI 患者的平均预期寿命并没有明显提高,仍然大大低于非 SCI 患者的预期寿命[2,15]。影响受伤后死亡率的因素包括男性、高龄、呼吸机依赖、因暴力事件导致的损伤、损伤平面较高(特别是 C4 或更高水平)、完全性神经损伤、残疾后自我适应能力差、社区参与差、经济状况不佳、无医疗保险或第三方医疗补助[15-17]。

预期寿命评估(表 22-1)通常基于神经损伤平面(NLI)、损伤的完全程度、受伤年龄、呼吸机依赖情况[2]。在完全性损伤患者中,高位四肢瘫(C1-3)患者的死亡率高于中间或低位四肢瘫患者,而后者的死亡率又高于截瘫患者。相比于低位损伤患者,损伤等级的差异对于高位损伤患者更为重要。损伤为AIS A、B 或 C 级的截瘫患者在预期寿命方面没有显著的差异。那些高位(T1-6)截瘫患者的死亡率要高于低位损伤患者。

22

表 22-1　损伤后的平均预期寿命(年)与损伤程度、受伤时年龄(适应于伤后至少存活一年的人群)

受伤年龄/岁	无脊髓损伤	任何平面的运动功能	截瘫	低位四肢瘫(C5~8)	高位四肢瘫(C1~4)	呼吸机依赖的任何平面
20	59.6	53.4	46.4	41.3	35.3	18.1
40	40.7	35.6	30.3	25.8	22.2	13.0
60	23.2	19.8	16.5	14.1	12.5	7.9

死亡原因

呼吸系统疾病是 SCI 后的主要致死原因,其中肺炎最为常见[2]。心脏疾病位居第二,然后是败血症(常与压力性溃疡、尿路或呼吸道感染有关)和癌症。癌症最常见于肺部,其次是膀胱、前列腺和结肠/直肠。

迄今为止,肺炎是导致四肢瘫患者死亡的主要原因,而心脏病、败血症和自杀在截瘫患者中较为常见。年轻患者或截瘫患者的自杀率最高。对于受伤超过 30 年、年龄在 60 岁以上、任何神经平面的不完全性运动损伤(ASI D)患者,心脏病是其主要死因。30 年前,泌尿系统(GU)疾病(即肾衰)是导致死亡的主要原因,但近年来由于泌尿系统护理技术的进步使得其致死率大幅下降。

终身的花费

SCI 患者每年的平均费用(医疗保健和生活费用)和预计的终身费用,与受教育程度、神经损伤程度和伤前工作史密切相关[2]。对于 AIS A/B/C 高位四肢瘫(C1-4)、低位四肢瘫(C5-8)、截瘫或者任意神经平面的不完全性运动损伤(AIS D)患者来说,第一年的费用估计分别是 7 555 884 元(1 079 412 美元)、5 459 783 元(779 969 美元)、3 682 462 元(526 066 美元)和 2 465 953 元(352 279 美元),随后每一年的费用估计分别为 1 312 101 元(187 443 美元)、804 916 元(114 988 美元)、487 819 元(69 688 美元)和 299 523 元(42 789 美元)。按受伤年龄预估的终身费用为:对于 C1-4 高位四肢瘫患者来说,25 岁时受伤的终身花费为 33 525 688 元(4 789 384 美元);50 岁时受伤的终身花费为 18 425 148 元(2 632 164 美元)。对于 C5-8(AIS A/B/C)低位四肢瘫患者,25 岁时受伤的终身花费为 24 495 961 元(3 499 423 美元);50 岁时受伤的终身花费为 15 067 206 元(2 152 458 美元)。对于 AIS A/B/C 的截瘫患者,25 岁时受伤的终身花费为 16 390 206 元(2 341 458 美元),50 岁时受伤的终身花费为 10 758 832 元(1 536 976 美元)。

对于任意神经平面的不完全性运动损伤(AIS D)患者,25 岁和 50 岁时受伤的终身花费分别为 11 200 406 元(1 600 058 美元)和 7 905 555 元(1 129 365 美元)[2,18]。

急诊医学和外科处理

创伤性 SCI 的治疗应从事故现场开始[19]。当发生外伤,应怀疑脊柱有损伤。对所有受伤患者都应该保持其脊柱的稳定,对潜在的脊柱损伤患者最好使用坚固的颈托,并固定于支持背板上,用绳子固定整个脊柱,然后转移到坚实的软垫上,同时保持脊柱良好对线,以防止皮肤损伤。在排除脊髓损伤之前,转移应通过滚动的方式。应采用传统的心肺复苏方法(CPR),即抬下颌开通气道的方法,把有潜在颈椎不稳的损伤程度降到最小。受伤后及时复苏、固定脊柱及避免额外的神经损伤和并发症是至关重要的。SCI 后的最初阶段,是伴随儿茶酚胺释放的高血压期,随后很快进入脊髓休克期,即损伤平面以下的迟缓性瘫痪和肌肉牵张反射消失,但这并非在所有患者中发生。Ditunno 等人提出脊髓休克从反射消失到反射亢进可分为四个阶段[20]。神经源性休克是脊髓休克综合征的一部分,是损伤平面以下交感神经活动减弱的直接结果,包括低血压、心动过缓、体温过低,并常见于损伤后急性期。此时副交感神经(PS)活动占主导地位,尤其在 T6 或以上水平损伤的患者中。低血压的治疗包括液体复苏(通常是 1~2L),以产生足够的排尿量(大于 30ml/h)。在神经源性休克中,进一步的补液必须谨慎进行,因为患者有发生神经源性肺水肿的风险,且同时使用了血管升压药。损伤后第一周平均动脉压维持在 85mmHg 左右与改善神经预后有关[21]。

心动过缓在颈脊髓损伤的急性期很常见。当心率低于 40~44 次/min 或出现症状时,可静脉给予阿托品(0.1~1mg)治疗,或在任何可能引起进一步迷走神经刺激的动作(如鼻气管抽吸)前使用阿托品预防。典型的心动过缓一般在 6 周内恢复,但在一些损伤严重的患者中持续性心动过缓发作可超过 6 周。部分患者可能需要植入心脏起搏器以保证安全活动[22]。

呼吸评估对于急性 SCI 患者至关重要,需要通过进行动脉血气分析和测量用力肺活量(VC)来评价呼吸肌肌力[23]。一次用力肺活量小于 1L 表明通气不足,这些患者通常需要辅助通气。那些测量结果在临界值的患者则需要进行连续评估。在评估初期应该插鼻胃管,以防止呕吐和误吸。导尿管不仅可以引流尿液,还有助于准确评估排尿量。因此,应将其保留在位直到患者的血流动力学稳定或不再需要密切注意体液状态[19]。

到达急诊科后,在保持执行预防脊髓损伤的措施同时,应该先进行基本的神经系统检查。可以采用影像学检查(包括 X 线、CT 或 MRI)来评估脊椎骨折、脊柱不稳和/或脊髓病理学改变的情况。创伤后标准平片应包括颈椎、胸腰椎的正侧位片。因为有非连续骨折发生的可能性,所以,一旦发现有一处骨折,脊柱的其他部分也需要仔细检查。CT 扫描通常能够更好地显示 C1 和 C7 椎体,而 MRI 能更好地显示神经结构。在明确排除损伤或通过手术或恰当的矫形装置来稳定脊柱之前,脊柱应保持固定状态。如果患者脊柱僵硬并且存在中线压痛,临床医师应该怀疑其骨折的存在(即使 X 线平片阴性),尤其当患者出现脊椎病、强直性脊柱炎或弥漫性间质性骨质增生(DISH)[19]。47% 的脊柱创伤患者和 64% 的SCI 患者合并有其他损伤,包括头部、胸部、肋骨和长骨骨折[24]。因此,对患者进行全面的评估是必要的。

刺伤和枪伤通常不会造成脊柱不稳定,因此一般不需要手术固定或矫形器固定。嵌入椎管周围的物体(如匕首)应该保留在原处,然后在手术室内可直接看见椎管的情况下,将其取出。子弹穿过腹部脏器导致的损伤应给予广谱抗生素和破伤风预防性治疗。子弹不一定要取出,但是,当进行其他外科手术能接触到它时,也可以将其取出。

对于在创伤性 SCI 中是否静脉给予甲泼尼龙(MP)这一问题,一直争议不断[25]。甲泼尼龙的药物作用机制包括增加脊髓血供、防止脂质过氧化、清除自由基和抗炎作用。美国国家急性 SCI 研究(NA-SCIS)2 指出,伤后 8h 内静脉给予甲泼尼龙[30mg/kg 静脉注射和 5.4mg/(kg·h)持续静滴 23h]可以改善伤后第 6 周、6 个月和一年的神经恢复,虽然没有对功能恢复进行明确的研究[26]。美国国家急性SCI 研究(NASCIS)3 指出,如果 MP 在 SCI 后 3h 内应用,应维持 24h;如果在 SCI 后 3~8h 内应用,应维持 48h[27]。应用 NASCIS 方案的效果和安全性受到了质疑,因为研究结果并没有获得一致的重复结果,研究方法和分析方法也受到了关注,而且应用激素治疗可能会提高患者的发病率和死亡率[28-31]。2013年的神经外科指南提出大剂量 MP 可能引起包括死亡在内的副作用,因此不推荐将其用于创伤性 SCI的治疗[32]。也有一些其他文章提出了不同的观点,这个问题也一直在文献中被讨论,并且不同的医院采用的激素治疗方案也不同[33,34]。

急性损伤后的其他建议包括尽快将脊髓损伤患者转移到专门的治疗中心,以减少并发症和住院时间(LOS)[19,35]。急性脊髓损伤患者,特别是高位四肢瘫的患者,应该评估其是否有合并创伤性脑损伤的证据(TBI;参见第 19 章)[如意识丧失或外伤后健忘症(PTA)]。对于椎管外骨折应考虑在早期进行固定。如果发生高能量损伤,应评估其主动脉是否受到损伤。在伤后 48h 内应避免使用琥珀酰胆碱(可能导致潜在致命性的高血钾反应)作为麻醉剂。阴茎异常勃起较为常见,通常为自限性,无须治疗。最后,对于需要机械通气的重症患者来说,使血糖维持在正常值很重要[19]。

并非所有的 SCI 都与脊柱骨折或脱位有关,也可能是由于脊柱运动范围过大所致,而不一定有力学结构上的异常。当评估有运动相关颈部创伤的青少年或受虐待儿童(特别是可能遭受身体虐待的儿童)时,高度怀疑无影像学异常的 SCI(SCIWORA)是至关重要的[19]。

脊柱稳定性和脊柱固定原则

White 和 Panjabi 提出的脊柱不稳定理论被广泛认可,即脊椎丧失在生理负荷下保持其移位模式的能力,该种变化不会引起最初或额外的神经缺陷,也不会导致重大畸形和使人丧失正常生活能力的疼痛[36]。这个定义适用于脊柱轴向的各个平面。目前,有各种分类都可用来描述脊柱损伤。在临床上,脊柱不稳定的影像学诊断标准已经建立。Denis 提出的用来描述胸腰椎骨折的"三柱理论"被广泛接受(e 图 22-1)。"三柱理论"将脊柱分为三柱,前柱包括椎体前部、前纵韧带和纤维环的前半部分;中柱包括椎体后部、后纵韧带和纤维环的后半部分;后柱包括了所有的后方成分(包括椎弓根)。根据 Denis 三柱理论,如果这三柱中的任意两柱被破坏,就会出现脊柱不稳定[37]。另外,颈椎[38]和胸腰椎[39]分类系统也已经建立,这些分类系统主要关注损伤形态和机制,这有利于医护人员之间互相交流和从研究角度考虑更好的定义。

脊柱损伤时主要损伤的是韧带,如关节突关节脱位,是不稳定的,需要进行内固定手术。手术干预的目的是通过脊髓减压和恢复脊柱稳定性来促进神经恢复。采用前路或后路手术都可以达到神经减压的效果。手术方式的选择取决于手术医师的专业知识和损伤特定的病理生理学。由于脊髓损伤最常见的病因是骨和/或椎间盘向后突出进入椎管内,所以选择前路手术更为合适。然而,前路手术更易出现并发症,包括引起喉返神经损伤,导致言语和吞咽功能障碍。完成充分的神经减压后,应进行脊椎固定和融合。通常应用从自身髂骨获取的自体骨来进行融合。腓骨也可以作为自体骨供体,主要用于需要进行多个节段融合的情况。金属内固定器可以固定骨骼,以利于骨性融合。但是,金属内固定器只是用于促进骨性融合的临时装置。

包括脊髓减压在内的脊柱手术的疗效和时间已经趋向于早期干预。伤后 24h 内,也可能是 8h 内行脊髓减压可以改善神经系统预后,尤其在脊髓不完全性损伤患者中[40-44]。从总体上看,早期进行手术干预似乎可以减少住院日,促进康复,减少住院费用,并且可以减少术后并发症。急诊手术的指征是进行性的神经功能恶化。对于患有脊髓中央管综合征(CCS)的患者,尽管有一些研究指出经保守治疗后神经功能恢复良好[45,46],但最近的一些研究更倾向于应用手术减压来促进神经恢复[47,48]。

术后或不需要手术的患者,通常需要佩戴矫形器 1~3 个月。脊柱矫形器类型的选择取决于脊髓损伤的水平。一般来说,枕骨至 C2 水平的损伤,可选用 Halo 背心,但也有一些外科医师会使用头颈部矫形器(HCO)(如 Miami J Collar or Aspen Collar)。C3-7 水平损伤可选用头颈部矫形器(HCO);T1-3 水平损伤可选用颈胸部矫形器(即延长的 HCO 或 Yale 支架)。T4-L2 水平损伤可选用胸腰椎矫形器(TLSO),而 L3 水平及以下损伤则需选用腰骶部矫形器(LSO),连接到一侧髋部或大腿部(人字形绷带连接到 LSO 或 TLSO),以确保下腰椎

和骶椎的良好固定。

解剖学、神经解剖学和血液供应

深入理解脊椎和脊髓解剖对于理解脊髓医学是至关重要的,读者应该查阅解剖学文献以获取更多信息。成年后,脊髓长度仅占脊柱的 2/3,其末端位于第一腰椎(L1)下缘(L1-2 椎间盘水平)(图 22-1)。由于颈神经根有 8 对,而颈椎只有 7 个,所以 C8 神经根从第一胸椎上缘的椎间孔穿出。脊髓节段(尤其胸腰段)与其相应的椎体平面不完全对应,这就解释了为何 T12 椎体骨折导致的脊髓损伤平面在 L1-2。脊髓末端呈圆锥状,故称为脊髓圆锥。腰神经和骶神经根在椎管内下行一段距离后,从各自的椎间孔穿出。这些神经根形似马的尾巴,故称为马尾(CE)。

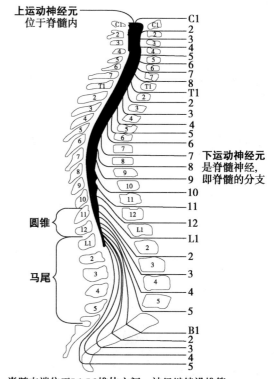

脊髓末端位于L1-L2椎体之间。神经继续沿椎管下行,从椎间孔穿出,并穿过骶骨。

图 22-1　脊髓和神经根

脊髓的血供来自一条脊髓前动脉(ASA)、两条脊髓后动脉(PSA)和前、后根动脉。脊髓前动脉由位于上颈部的两条椎动脉分支汇合而成。脊髓前动脉供应脊髓的前 2/3,包括灰质、前侧及前外侧的白质。脊髓前动脉供血不足可以导致本章后面所描述的脊髓前索综合征(ACS)。脊髓后动脉供应脊髓的

后 1/3,包括后外侧和后侧的白质。

脊髓横断面是由中央蝴蝶状的灰质区,及周围的白质区组成。脊髓灰质包含胞体和主要的神经元、树突、有髓和无髓轴突。自主神经元位于脊髓侧方,从腹侧发出,支配平滑肌。下运动神经元(LMN)位于脊髓腹侧,从腹侧发出,支配横纹肌。脊髓白质由上行和下行的有髓和无髓轴突(神经束或纤维束)组成。上行通路向大脑传递感觉信息,下行通路从大脑向下传递运动信息。

感觉束由外周感觉神经轴突组成,其胞体位于背根神经节(DRG),上行至脑干。痛温觉感受器的突触从脊髓后角进入脊髓灰质,上升一到两个节段后交叉至对侧,沿脊髓丘脑侧束走行,上行至丘脑的腹后外侧核(VPL)。压力觉和轻触觉(LT)神经纤维以同样的方式进入同侧的脊髓白质,然后分成两支:一支进入脊髓后角灰质区,形成突触,上升一到两个节段后交叉至对侧;另一支在同侧上升 10 个节段后,最终也进入脊髓后角,形成突触,交叉至对侧,并与位于腹侧白质的其他分支,一同组成脊髓丘脑前束。这些轴突沿与侧束相同的途径到达中央后回,然后由中央后回分析处理这些感觉信息。

脊髓后索传导三种不同的感觉:本体感觉、精细触觉和振动觉。其神经纤维到达背根神经节后,立即进入同侧的背侧白质,并上升至延髓。在骶、腰和下胸椎平面进入脊髓并位于脊髓背侧白质内侧(即身体下部)的轴突,称为薄束。在胸椎(T6 以上)和颈椎平面进入脊髓并位于脊髓背侧白质外侧(从身体上部)的轴突,称为楔束。位于延髓的神经突触聚集成一束,形成内侧丘系,上行至中央后回。脊髓小脑束起自脊髓,止于同侧小脑,传递肢体及关节位置信息(本体感觉)。

皮质脊髓侧束是传导随意肌活动信息的主要神经束,起源于大脑额叶的中央前回,通过内囊下行至延髓。大约 80%～90% 的轴突在椎体交叉处交叉至对侧,并沿着皮质脊髓侧束在脊髓外侧白质中下行。在每个脊髓平面,都有轴突从侧束分离并进入脊髓灰质前角,与二级神经元形成突触。其余 10%～20% 未交叉的轴突在同侧脊髓中沿着皮质脊髓前束下行,然后在其所支配肌肉对应的脊髓水平处交叉。这两根神经束(单一连续的神经元)起自中央前回,止于脊髓前角,称为上运动神经元(UMN),同时构成突触的二级神经元称为下运动神经元(LMN)。

神经评估

评估 SCI 患者的损伤平面最准确的方法是进行标准化的神经系统检查,即国际脊髓损伤神经病学分类标准(ISNCSCI)[41]。该标准给临床医师提供了 SCI 评估时最常使用的术语的定义,并详细描述了神经系统检查方法。关键术语详见 e 表 22-1。该检查包括感觉检查和运动检查。在患者取卧位时进行检查,以便能够比较最初和后续的检查结果。把检查获得的信息记录在一个标准化流程图上(图 22-2),有助于确定感觉、运动、神经损伤平面、运动指数评分以及对损伤进行分类。登录 AISA 网站(www. asia-spinalinjury. org)可获得该检查的网络课程和该标准的分类信息。

感觉检查

感觉检查包括轻触觉和针刺觉(锐痛/钝痛)检查。应对 28 个皮节(图 22-2)都进行检查并分级:0 = 缺失;1 = 障碍;2 = 正常(或没有损伤);NT = 无法检查。面部作为检查每个节段皮肤感觉的参考点。2 表示与面部感觉相同。一般用棉签头进行轻触觉检查。如果感觉比面部弱,则记为 1;如果没有感觉,则记为 0。一般用清洁安全的大头针来进行锐痛和钝痛的检查,1 表示能区分出锐痛和钝痛,但与面部感觉相比有质的区别(即感觉迟钝或感觉过敏)。如果患者没有感知道大头针或无法区分锐痛和钝痛,则记为 0。在一些特殊情况下(即皮肤表面有烧伤、石膏固定或截肢等),无法进行准确的感觉检查,则该节段记为无法检查或 NT,或者可以对皮肤内的其他替代位置进行感觉检查并记录。在可疑情况下,则以 10 次中 8 次答案正确作为衡量准确性的标准,因为此时的猜测率减少到 5% 以下。

在骶段最低处,即 S4-5 段(肛门黏膜和皮肤交界处)同样用大头针和棉签进行检查。用直肠指检来检查肛门的深压觉(DAP)。检查者的手指在患者直肠壁上给予较强的压力,要求患者报告有无触摸或受压的感觉。肛门深压觉记录为有感觉或无感觉。如果患者在 S4-5 节段时轻触觉和针刺觉均无损伤,则当前的 ISNCSCI 检查中认为不需要进行肛门深压觉检查,但是应进行肛门直肠检查中运动部分的检查,以评估运动储备(见下文)[49]。

感觉平面是指身体两侧均具有正常感觉功能(轻触觉和针刺觉评分均为 2)的最低脊髓节段。如果轻触觉平面是 C6,而针刺觉是 C5,则整体的感觉

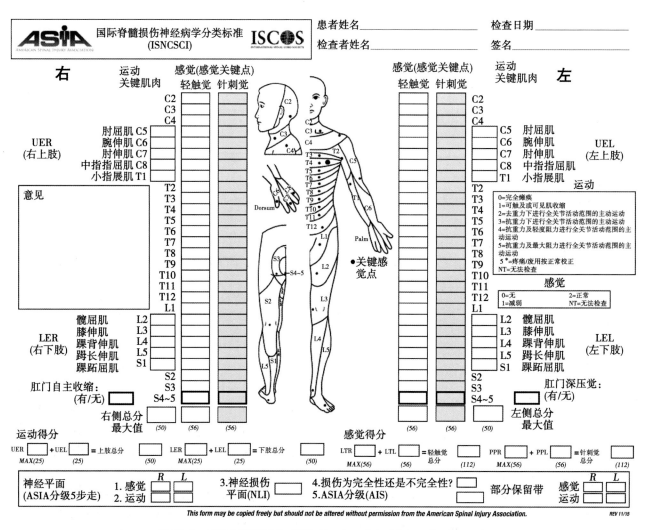

图 22-2　ASIA 流程图（© 2011 American Spinal Injury Association）

平面是 C5。如果感觉缺失起始于或仅在乳头连线部位以上（T4 皮节），常常认为该患者 T3 的感觉得以保留。如果是 T1 和 T2 节段感觉缺失，尽管 T3 节段存在一些感觉，仍建议将 T3 节段记为感觉缺失。有人认为乳头水平上方的感觉保留区由 C4 支配，称为 C4"披肩"或"隔板"。

运动检查

运动检查是指用传统的徒手肌力测试（MMT）方法（从 0 级到 5 级）对身体两侧各 10 个关键肌进行检查，5 个在上肢（C5-T1 肌节）和 5 个在下肢（L2-S1 肌节）（e 表 22-1）。关键肌的选择是基于其肌节神经支配，并要求可以在仰卧位进行检查。大部分肌肉都受到两个脊神经根的支配（如肘屈肌受 C5 和 C6 的支配）。若一块关键肌的肌力是 5 级，则认为其受到支配它的两个神经根的完全支配。若一块关键肌的肌力是 3 级，则认为其受到了近端神经根更

完全的支配（如肘屈肌受 C5 神经支配）。检查者可用手指感受肛门外括约肌（EAS）的收缩情况来进行肛门自主收缩的检查，分为存在或不存在。

检查 T8 水平以下急性损伤的患者时，髋关节被动和主动屈曲不应超过 90°，因为这可能会给腰椎施加一个过大的后凸应力。因此，可能只能对髋屈肌进行等长收缩检查。如果疼痛限制了患者施力，且检查者认为患者开始时的肌肉收缩表现出正常肌力，则肌力应评为 5 * 级，同时要指出该评分的原因（如疼痛）。

运动平面指的是关键肌肌力≥3 级的最低脊髓节段，且在该平面以上关键肌肌力为 5 级。对于没有相应的运动平面（即 C5 以上、T2-L1、S1 以下）的损伤，则采用感觉平面进行定位。例如，一个人上肢所有关键肌肌力正常，下肢所有关键肌肌力均为 0 级，感觉平面在 T4，则推测运动平面在 T4。同样，如果两侧肘屈肌（C5）肌力均为 3 级，但左侧感觉平面

在 C4,右侧感觉平面在 C3,则左侧运动平面在 C5,右侧为 C3。这是由于右侧的 C4 皮节是受损的,推测 C4 肌节也受到了损伤,该患者不符合损伤平面的关键肌肌力≥3/5 级,而平面以上(在本例中为 C4)肌力正常的标准,因此,将运动平面定为 C3。左侧的 C4 皮节正常,所以认为 C4 肌节也是正常的,因此将左侧运动平面定为 C5。

神经损伤平面(NLI)是指身体两侧感觉和运动功能均正常的最低脊髓节段。完全性脊髓损伤患者中,仅有不到 50% 的患者感觉平面和运动平面是相同的。损伤后一年,运动平面可能比感觉平面要低多个脊髓节段[50]。在没有可用的关键肌(即 C5 以上;T2-L1;S2 以下)情况下,NLI 即对应感觉平面。

如果患者是由于非脊髓损伤的原因而感到肌肉无力,应将其记录在案,在进行损伤分类时纳入考虑范畴。例如,一个 T8 骨折和完全性截瘫的患者,同时存在左侧臂丛神经损伤,应该标记其左手臂的感觉和运动障碍是由于臂丛神经损伤造成的,而非 SCI,患者的神经损伤平面仍可能归为 T8。

AIS 分类

国际标准经历了过去 30 年的发展,已被公认为临床和研究中用来评估脊髓损伤最合适的方法,并被纳入国际核心 SCI 数据库。1982 年,ASIA 首次发表了脊髓损伤神经学分类标准,将 Frankel 量表纳入[51]。这个标准在 1992 年被 AIS[52] 取代,且经过多次修订(1996、2000、2011)[53-56],最终在 2015 年再次修订[49]。

根据 AIS,脊髓损伤可被分为完全性和不完全性损伤。完全性损伤被定义为损伤个体没有"骶段保留"。骶段保留是指在 S4-5 皮节保留以下一个或多个残余功能:轻触觉或针刺觉(可在任何一侧,损伤或完好),肛门深压觉或肛门自主收缩。任何一个结果出现,即说明患者存在骶段保留,为不完全性损伤。不完全性损伤(即骶段保留)患者较没有骶段保留的患者在运动功能恢复方面,预后更好。

e 表 22-2 描述了 SCI 的分类步骤,表 22-2 列举了 AIS 分级。在线培训课程提供了检查内容的详细说明(www.asia-spinalinjury.org)。由于 ISNCSCI 分类会定期更新,建议读者登录 ASIA 学习中心了解最新分类情况。部分保留区(ZPP),是指完全性脊髓损伤(AIS A)患者神经损伤平面以下的皮节和肌节仍存在部分神经支配。部分保留区应该是记录有感

觉或运动功能保留的最低脊髓节段,但仅限于完全性损伤患者。

表 22-2　AIS 分级

A	完全性损伤:骶段(S4-5)无任何运动或感觉功能保留
B	不完全性感觉损伤:骶段(S4-5)感觉功能保留,但无任何运动功能,而且身体任一侧运动平面以下无 3 个节段以上的运动功能保留
C	不完全性运动损伤:肛门自主收缩(VAC)时,骶段(S4-5)运动功能保留,或患者符合不完全性感觉损伤的分类标准[骶段(S4-5)、轻触觉、针刺觉及肛门深压觉保留],同时伴有身体任一侧运动平面以下有 3 个节段以上的运动功能保留。运动平面以下超过 3 个节段的关键肌、非关键肌运动功能保留可用来确定不完全性运动损伤。AIS C 级-神经损伤平面以下,不到一半的关键肌肌力≥3 级
D	不完全性运动损伤:不完全性运动损伤的定义如上所述。神经损伤平面以下,至少有一半的关键肌肌力≥3 级
E	正常:如果用 ISNCSCI 测试出所有节段的感觉和运动功能都为正常,并且患者既往有脊髓损伤史,那么 AIS 等级为 E。既往无脊髓损伤者不能评 AIS 等级

注意:达到 C 级或 D 级的诊断,则患者必须为不完全性脊髓损伤,即在骶段(S4-5)有感觉保留或运动保留。此外,还必须有①肛门括自主收缩或②运动平面以下有 3 个节段以上的运动功能保留。

摘自 Kirshblum S, Waring W Ⅲ. Updates for the International Standards for Neurological Classification of Spinal Cord Injury. Phys Med Rehabil Clin N Am. 2014;25(3):505-517。

不完全性脊髓损伤综合征

不完全性 SCI 综合征包括中央索综合征(CCS)、脊髓半切综合征(BSS)、脊髓前索综合征、脊髓圆锥综合征和马尾综合征(CES),可由外伤性和非创伤性损伤引起[57]。脊髓中央索综合征最常见,在脊髓不完全性损伤中约占 50%,在创伤性脊髓损伤中占 9%。脊髓中央索综合征的特点是上肢运动功能障碍比下肢严重,且存在骶段保留。其最常发生于有颈椎病的老年人因跌倒导致颈椎过伸性损伤时,也可能发生于任何年龄,并与其他病因、诱发因素和损伤机制有关[58]。可能的损伤机制包括发生退行性改变的骨骼向前和向后压迫脊髓,及已有椎管狭窄的患者在脊柱过伸时黄韧带向内膨出。

一般来说,脊髓中央索综合征患者在功能恢复方面有较好的预后。下肢功能一般最早恢复,恢复

22

程度也最大，其次是直肠和膀胱功能、上肢近端，最后是远端手功能。步行能力、ADL、直肠和膀胱功能的恢复取决于患者的年龄（小于或大于 50 岁），大于 50 岁的年长患者相对于年轻患者来说，预后不太乐观[57,59-61]。特别是在独立步行（从 87% 到 97%：从 31% 到 41%），解小便（83%：29%）和穿衣（77%：12%）方面更加明显。然而新发脊髓损伤为 AIS D 级的四肢瘫老年患者，在恢复独立步行方面，预后较好。

脊髓半切综合征（BSS），是一种类似于脊髓半切病变的损伤，占所有创伤性 SCI 的 2% ~ 4%[57,62-64]。典型表现为：①损伤平面同侧所有感觉消失；②损伤平面同侧迟缓性瘫痪；③损伤平面以下同侧位置觉、精细触觉和振动觉消失；④损伤平面以下对侧痛温觉消失；⑤损伤平面以下同侧运动觉消失。这是由于脊髓丘脑束在脊髓内交叉，而皮质脊髓束和背束在脑干交叉所致。单纯的脊髓半切综合征很少见，而脊髓半切叠加综合征（BSPS）较多见[65]，BSPS 主要表现为相对的同侧偏瘫和对侧痛温觉消失。尽管从传统意义上说，脊髓半切综合征与刀伤有关，但也可有其他不同的病因，如伴或不伴脊椎骨折的闭合性脊柱损伤[66]。

通常同侧近端伸肌先恢复，然后是远端屈肌[67,68]。伴有同侧痛温觉受损的远端肢体，其运动功能恢复早于对侧肢体。在康复出院后，75% ~ 90% 的患者能实现独立行走，近 70% 的患者能独立进行功能性技巧活动和日常生活活动。最重要的功能预测因素是上肢或下肢无力占主导地位：若上肢无力重于下肢时，则患者出院时更有可能实现独立步行，且直肠和膀胱的功能恢复也更好。

脊髓前索综合征指的是脊髓的前 2/3 受损，但后索完好。可能发生于屈曲型损伤、椎间盘突出或骨骼碎片压迫脊髓、直接损伤脊髓前部或损伤脊髓前动脉（为脊髓前部供血）。常见于主动脉瘤术后。脊髓前索综合征主要表现为运动功能和针刺觉受损，轻触觉、本体感觉和深压觉保留。

脊髓后索综合征（PCS）已从最新版的国际标准中删除，该型在脊髓损伤临床综合征中最少见，发生率<1%。由于脊髓后索的选择性损伤，患者通常本体感觉和振动觉受损，但运动功能和痛温觉存在。脊髓后索综合征与颈部过伸型损伤、脊髓后动脉闭塞、肿瘤、椎间盘压迫以及维生素 B_{12} 缺乏相关。本体感觉受损的患者通常步行功能预后较差。

脊髓圆锥和马尾损伤（CE）包括脊髓圆锥以上的部分，称为圆锥上段，由 L4-S1 组成。圆锥上段受损将影响到下腰椎神经根支配的下肢和足部肌肉，而骶段反射保留。球海绵体（BC）反射和排尿反射保留，代表上运动神经元损伤（UMN）或骶上神经受损。骶段神经支配的肌肉（如趾屈肌、踝跖屈肌和腘绳肌群）最有可能发生痉挛性瘫痪。其恢复与其他上运动神经元的脊髓损伤类似。圆锥病变表现为上运动神经元和下运动神经元损伤。由于 S2-4 前角细胞损伤，影响 S2 及以下的神经节段，故表现为支配肛门括约肌和膀胱的下运动神经元损伤。膀胱和直肠反射减弱或消失取决于确切的损伤平面和损伤程度。如果神经根（L3-S2）没有受损，下肢和足部运动功能保持完好，称为"神经根逃逸"，其最常见病因为创伤和肿瘤。

L1 椎体水平以下的损伤通常会影响马尾或发自腰椎和骶段的神经根，导致运动功能障碍和下肢肌肉萎缩（L2-S2），伴有直肠和膀胱功能障碍（S2-4）、性功能障碍和踝跖屈反射消失。马尾综合征（CES）是下运动神经元的损伤，伴有球肛门反射消失。马尾损伤的神经功能恢复相对于上运动神经元损伤预后较好，最有可能是由于神经根在组织学上是周围神经，可以再生，因此对损伤的适应性更强。马尾损伤，可表现为神经失用或轴索断裂，但可在几周或几个月的时间内逐步恢复。马尾综合征可由外伤、肿瘤、椎管狭窄、椎间盘压迫、感染或术后硬膜外血肿引起[57]。

在临床实践中区分马尾和圆锥病变是比较困难的，因为两者在临床表现上有部分重叠。疼痛在圆锥损伤中很少见，但在马尾综合征中很常见。圆锥损伤会导致鞍区感觉异常，如果有骶段保留，通常会有感觉分离，即痛温觉消失，而触觉保留。马尾损伤中，神经根分布的区域常发生感觉缺失，而不是感觉分离。

非创伤性脊髓损伤

非创伤性脊髓损伤（NT SCI）患者是脊髓医学中的一个重要群体，病因包括椎管狭窄、肿瘤、多发性硬化（MS）（参见第 20 章）、横贯性脊髓炎（TM）、感染（病毒、细菌、真菌、寄生虫）、血管缺血、放射性脊髓病、运动神经元病、脊髓空洞症、维生素 B_{12} 缺乏症等。我们对于脊髓疾病的认识正在迅速发展，治疗方法也在不断改进。国际脊髓损伤学会提出了一个 NT SCI 的分类系统，以便于在这个快速发展的领域进行跨中心数据比较[69]。椎管狭窄和肿瘤是北美、欧洲和澳大利亚住院康复的非创伤性脊髓损伤患者中最常见的病因[70,71]。与创伤相关的脊髓损伤患者相比,非创伤性脊髓损伤患者更可能是老年人、女性和已婚人士,并且通常神经功能损伤较轻,伴有不完全运动损伤性截瘫[70-73]。非创伤性脊髓损伤患者在康复期间痉挛、直立性低血压、深静脉血栓(DVT)、压力性溃疡、自主神经反射异常(AD)和伤口感染等并发症的发生率较低[74,75]。然而,由于非创伤性脊髓损伤多在老年人中发生,他们可能发病前存在可能影响康复效果的其他医疗问题。一般来说,非创伤性 SCI 患者可从住院康复中获益,其住院时间比创伤性 SCI 患者短,但回归家庭的比例两者相差不多[70]。功能状态、性别、年龄和非创伤性 SCI 的病因均可影响患者的生存率[76]。

非创伤性脊髓病变最常见的病因是,年龄相关的脊柱改变导致椎管狭窄、神经受压和渐进性症状。幸运的是,患者可以从住院康复中获益,神经系统和功能得到改善[77]。神经源性膀胱和直肠、神经病理性疼痛和痉挛比较常见,通常需要在住院康复期间进行治疗[73]。

在美国,非创伤性脊髓损伤的第二大常见病因是肿瘤。脊髓肿瘤可以是原发性或转移性的,可发生在硬膜内或硬膜外。根据影响单中心的转诊偏倚,肿瘤类型可能会有所不同。然而,转移性肿瘤是肿瘤相关脊髓病变的最常见病因,该类患者康复出院后的生存时间相对较短[76,78]。正因为如此,住院患者的康复重点是帮助患者和家属在不花费大量时间在医院的情况下,以尽可能高的生活质量在家进行管理。大多数脊柱肿瘤为转移性,且 95% 都发生在硬膜外。大约 70% 的脊柱转移发生在胸椎,临床表现为疼痛,尤其在夜间和仰卧位更为明显。肿瘤类型和术前神经功能状态是患者功能结局的最强预测因子[79]。

相反,脊柱、脑膜或神经组织原发性肿瘤(如脑膜瘤和室管膜瘤)患者在住院康复治疗后生存期较长[76]。在这种情况下,住院康复治疗计划与不完全性创伤性 SCI 患者的计划相似。一些肿瘤(如肉瘤或脊索瘤)患者可能需要进行广泛的手术切除,然后放化疗。然而,随着手术术式的优化,生存率的提高,术后康复在患者护理中起着重要作用[80,81]。侵袭性髓内星形细胞瘤可能同样需要放化疗。为适应

这些治疗,有时需要对住院患者的康复方案进行修改。在某些情况下,在开始放化疗之前,可能需要住院康复治疗。

对脊髓炎症性疾病的认识一直在不断进展。从历史上看,横贯性脊髓炎包括了一组广泛的病症,即急性、亚急性感染性和炎症性疾病,这使得康复预后很难确定[82]。人们逐渐地开始理解这个广泛范畴内的不同临床实体,这与我们了解肿瘤类型会影响预后和治疗选择的方式非常相似。多发性硬化(MS)、急性播散性脑脊髓炎(ADEM)和视神经脊髓炎(NMO)是侵犯脊髓的特异性炎症状态。多发性硬化通常表现为脑损伤和脊髓短节段不对称性损伤,并且没有相关的特异性生物标志物。相反,视神经脊髓炎常常表现为跨越三个或更多椎体水平的纵向广泛性脊髓 MRI 显像异常。随着对其理解的不断发展,诊断标准会定期修订[83]。NMO 之前被称为 Devic 病[84],是第一个具有特异性血清学生物标志物(水通道蛋白-4 自身抗体,AQP4)[85]的中枢神经系统炎症综合征。脊髓灰质中星形胶质细胞 AQP4 抗体滴度已被证明与纵向广泛性脊髓损伤长度和疾病临床活动相关[86]。虽然视神经脊髓炎最初被认为仅累及视神经和脊髓,但现在认为其是中枢神经系统的弥漫性疾病。由于它现在被认为是 AQP4 通道疾病谱中的一部分,所以视神经脊髓炎谱系疾病(NMOSD)现在被用于描述 AQP4 血清自身抗体阳性的病例[87]。目前,视神经脊髓炎、多发性硬化、急性播散性脑脊髓炎急性发作期的治疗方案是用每天静脉注射 1 000mg 甲泼尼龙,连用五天。根据对静脉注射类固醇激素的反应,视神经脊髓炎和急性播散性脑脊髓炎的二级治疗可能包括血浆置换和静脉注射免疫球蛋白。这些治疗在住院康复期间可能需要继续进行。幸运的是,这些治疗方法有很好的耐受性,一般不影响治疗参与度,除非时间安排上不允许。激素治疗偶尔也会维持较长时间,此时预防肺孢子虫病是必要的。与 MS 不同的是,NMO 用免疫抑制剂治疗以防止复发,而 MS 则用神经调节剂治疗。ADEM 通常是单相病程,其严重影响中枢神经系统的多个区域。但其预后优于 MS 和 NMO。血清髓鞘少突胶质细胞糖蛋白抗体阳性已经被证明可以预测单相病程和良好预后[88]。多发性硬化症的恶化症状往往得到了很好的控制,所以 MS 导致的残疾多由疾病长期的慢性进展所致。随着预防 MS 恶

化方法的改善,针对 MS 急性发作的住院康复治疗逐渐在减少。相反,门诊康复护理和纵向随访变得至关重要。

感染性脊髓病变在一些脊髓损伤中心是非创伤性脊髓损伤的最常见病因[70]。硬膜外脓肿导致的脊髓损伤是感染相关的脊髓病变最常见的病因,金黄色葡萄球菌是最常见的病原体[89-91]。与大多数脊髓损伤的病因相似,男性比女性更易感,而且和大多数非创伤性脊髓损伤的病因一样,该类疾病平均患病年龄为 60 岁。由于硬膜外脓肿是由菌血症引起的,所以,17 节胸腰椎比 7 节颈椎更易感。因此,不完全性截瘫是最常见的神经功能缺损。寨卡病毒和西尼罗河病毒等由蚊虫叮咬传播的病毒感染可能会导致急性暴发性麻痹,就像 20 世纪初的脊髓灰质炎一样。结核病在北美、欧洲和澳大利亚相对少见,而在一些国家中却是脊髓病变的主要病因[92]。与大多数脊髓损伤相似,神经功能缺损症状的严重程度与该病预后相关[92]。虽然感染相关的脊髓病变比较罕见,但其可以表现为慢性疾病,如神经梅毒,脑脊液检查是诊断的必要条件。

非创伤性 SCI 的最后一个主要分类是血管源性。这一组包括硬膜外血肿、缺血、血管炎和血管畸形引起的外源性脊髓压迫。血管源性非创伤性 SCI 患者所占百分比在各个中心中有显著差异[70]。硬膜外血肿和缺血性病变表现为突发性神经缺损症状,而血管畸形和硬脑膜动静脉瘘表现为隐匿性神经功能恶化。抗凝治疗是硬膜外血肿的常见病因,内科/手术治疗是缺血性脊髓损伤的常见原因。由于硬脑膜动静脉瘘和血管畸形可能会导致静脉压增高,此时患者会出现一些不常见症状,即运动导致血流量增加进而引起静脉压进一步增加,引起反复发生的短暂性下肢无力症状。与其他非创伤性 SCI 相似,血管源性脊髓病变组比创伤性 SCI 组年龄大[93]。可能由于血管源性的脊髓病变发病率相对较低,多方报道的结果各不相同[70,93]。纤维软骨栓塞(FCE)是缺血性脊髓损伤的一个罕见但逐渐被认识的可能病因。该病最初是在兽医的尸检结果中描述的,是狗缺血性脊髓病变最常见的原因[94]。人类最初的病例报告也是尸检时在供应脊髓的动脉中发现了髓核碎片栓子[95,96]。与大多数非创伤性 SCI 病因相比,其平均年龄与创伤性 SCI 相似,而且女性比男性更易患。将纤维软骨栓塞与其他急性发作的非

创伤性 SCI 区分开来是一个挑战,最近才提出了一个诊断标准[97]。

非创伤性 SCI 患者的其他非典型病因如代谢性、营养性和中毒性脊髓病变,是亚急性和慢性进行性脊髓病变鉴别诊断的重要因素,特别是在高危人群中。有肥胖症手术史、酗酒史、放射治疗史、甲氨蝶呤暴露史和过量锌暴露史的人都属于高危人群[98,99]。由维生素 B_{12} 缺乏引起的脊髓亚急性联合变性的典型临床表现为共济失调和痉挛性瘫痪。查体可发现本体感觉缺失,MRI 检查可发现后柱信号异常。铜缺乏虽罕见,但也可能导致类似的情况[100]。如缺乏的营养物质已明确,替代疗法可能会引起一定程度的临床改善。晚期放射性脊髓病是放射治疗后数月或数年发生的一种迟发型并发症。这种并发症的发生率与总辐射剂量、剂量分数和照射的脊髓长度有关。这种损伤主要影响脊髓边缘的白质,且常常呈隐匿的进行性损伤。晚期放射性脊髓病的诊断仍是排除性诊断,且预后较差。

脊髓功能评估与治疗

国际标准(the international standard)是已被广泛接受的损伤评估工具,总体来说评分间信度非常好[101]。在上肢重建过程中,最常用的是国际四肢瘫手功能分级标准(the international classification for surgery of the hand in tetraplegia)[102]。自主神经功能标准(the autonomic standard)也被开发用来记录自主神经功能,包括血压(BP)、心率、体温调节、膀胱功能、直肠功能和性功能,而且推荐与 ISNCSCI 联合进行评估[103,104]。

具有相同脊髓损伤平面和严重程度的个体,由于设备适应、他人协助和环境可及性的不同,其活动能力表现也可能不同。本书第 7 章对功能评估进行了详细的介绍。脊髓损伤后,可以通过一系列的试验进行功能评估,包括抓握-释放试验(grasp and release test)[105]、上肢能力评估工具(capabilities of UE instrument)[106,107]、功能独立性评定(independence measure,FIM)、加拿大职业能力评测(Canadian occupational performance measure)、四肢瘫痪功能指数(quadriplegia index of function,QIF)、脊髓损伤独立量表(spinal cord independence measure,SCIM),以及肌力、感觉和抓握能力分级重定义评估(graded redefined assessment of strength, sensibility, and prehension, GRASSP)[108-113]。FIM 作为一种普通工具应用于 SCI 时存在一定的缺陷。GRASSP 和 SCIM Ⅲ是目前最常用于四肢瘫痪患者的功能评估方法。

要测量标准化环境中的步行能力,可采用起立行走试验(timed get up and go test)、6min 步行试验(6-minute walk test)和 10m 步行试验(10-m walk)[114,115]。Forrest 分析了这些评估方法的优点[116]。SCI 步行量表(walking scale for SCI)是一个有效的量表,根据支架、辅助设备和个人辅助水平的不同组合对步行进行分级[117,118]。

脊髓损伤的康复

在重症监护即开始设置康复,包括解决脊髓损伤患者的特殊需求,满足患者医疗、体育、社会、情感、娱乐、职业和功能恢复的需要[119]。如果可以预防早期医疗并发症,就可以加速住院患者的康复进程,从而减少总的医疗费用。

SCI 专家在急性期的医疗建议可制订成问题清单(e 表 22-3)。最重要的方面包括直肠、膀胱和肺部管理;深静脉血栓形成;胃肠道并发症预防;适当

的床上体位以预防挛缩和压力性溃疡。第 50 章讨论了运动预防挛缩,第 58 章讨论了矫形。这些内容的每一部分在脊髓早期的护理中都至关重要。一旦患者病情稳定,应转移到专业的康复单元。

专业的 SCI 中心提供有经验的 SCI 医师和治疗师,包括心理、职业和 SCI 宣教的服务,是一种积极匹配的支持方案,并有机会与其他类似损伤患者一同接受康复[120,121]。全面的 SCI 教育计划,对教育患者及其家属对 SCI 相关问题的理解至关重要。在较大的 SCI 中心存在额外的机会,包括可获得移动试验设备和高水平的辅助技术。包括患者和家属在内的多学科康复团队,对脊髓损伤个体获得最佳治疗非常重要。e 表 22-4 列出了康复处方的范例。随着急性期康复住院时间缩短,需要整个团队的协调和沟通,以便及时和安全的出院。推荐经常进行团队会议和早期家庭评估。

功能目标

康复开始后,一旦确定患者的运动损伤平面、AIS和神经功能预后,就要制订短期和长期的功能目标,并设置治疗处方。表 22-3 列出了预期功能结局,e 表 22-5 列出了每个损伤平面所需的常见设备[122]。

表 22-3　不同损伤平面一年后的功能性结局预测

	C1-4	C5	C6	C7	C8-T1
进食	依赖	提供适当辅助装置后可独立	提供适当的 W/O 设备可独立	独立	独立
化妆	依赖	需要帮助	提供适当辅助装置后需部分辅助	提供适当辅助装置后独立	独立
上肢穿戴	依赖	提供适当辅助装置后需极少量辅助	独立	独立	独立
下肢穿戴	依赖	依赖	需要帮助	提供适当辅助装置后通常独立	通常可独立
洗澡	依赖	依赖	提供适当辅助装置后需部分辅助	提供适当辅助装置下独立	辅助下可独立
床上转移	依赖	需要帮助	需要帮助	部分帮助下独立	独立
重心转移	使用电动轮椅时独立 使用手动轮椅时依赖	需帮助,除非使用电动轮椅	独立	独立	独立
转移	依赖	最大限度的帮助	水平移动辅助下可独立	独立	独立

续表

	C1-4	C5	C6	C7	C8-T1
推轮椅	电动轮椅独立 手动轮椅依赖	使用电动轮椅可独立；水平移动在部分帮助下可独立使用手动轮椅	手动轮椅独立-水平移动时车轮要包上辅助材料	独立-除路缘或不平坦的地面	独立
驾驶	无法驾驶	改装后可独立	改装后独立	手控车或改装车	手控车或改装车

完全截瘫患者的可能结果

	T2~9	T10-L2	L3-S5
ADL(梳洗,进食,穿衣,洗澡)	独立	独立	独立
B/B	独立	独立	独立
转移	独立	独立	独立
步行	倚靠支撑架、倾斜台或轮椅进行站立仅站立训练	户内行走 穿戴矫形器户外行走	有可能进行社区步行
矫形器	双侧 KAFO,前臂拐杖或助行器	KAFO,前臂拐	可能使用 KAFO 或 AFO,手杖/拐杖

预估长期目标是康复处方的出发点。应使康复计划个体化,以满足每个人的优势、缺陷及个体情况。第一次团队会议应该讨论出院计划,以确保及时、安全地出院。尽管基于年龄、性别和医学共病的损伤程度相似,但在个体结果中仍存在大量的可变性,因此并非每个患者都可以实现理想的结果。

C1-4 平面

C3 运动平面以上的患者通常需要长期呼吸机辅助,然而大多数 C4 平面损伤的患者能够脱离呼吸机。呼吸设备包括呼吸机、分泌物管理器(电动吸痰器或机械吸痰设备),备用呼吸机和电池,以及在停电时使用的发电机。在出院前应与当地的电力公司和紧急服务部门联系,告知他们患者的需求。

高位颈髓损伤患者的康复目标主要包括预防继发的并发症,对患者和家属进行教育和培训,指导购买适当耐用的医疗设备(DME)和环境改造。患者应独立指导他人提供护理,包括重心转移、关节活动、姿势定位、佩戴矫形器和转移,以及设立环境控制单元(ECU)。其他目标包括利用呼吸控制、口操纵棒、头控、舌或下巴控制来独立使用电动轮椅。轮椅应配置减压垫和倾斜靠垫和/或可倾斜的靠背来独立减压。如果患者可以控制电动轮椅,那么电动轮椅和有高靠背的能倾斜或斜躺的手动轮椅,都可以作为家居及社区内辅助转移的备用轮椅[122]。一旦正确的装配,此类患者应该能够独立使用辅助技术。这些辅助技术包括较低水平的技术设备(即适合的电话和翻书器)和更高层次的设备[日常生活电子助手(E-ADL)],它能通过语音激活或开关通路控制一个或多个电子电器(电视、广播、灯光),允许独立通信和控制他们所处的环境。推荐使用一种有助于转移的电梯和带软垫的马桶/淋浴椅。一辆配有升降装置和系带的车,或方便轮椅进入的公共交通工具是社区转移所必需的。

通过使用各种电刺激实现高位(C2 及以上)损伤平面患者的呼吸功能恢复(参见第 55 章)。这些方案可帮助摆脱呼吸机,促进言语产生和提高生活质量。

C4 神经平面损伤的患者,其肘关节有一定的屈曲和三角肌力量,可以使用活动臂支撑器(MAS)或平衡前臂矫形器(BFO)来帮助进食、梳洗和卫生。一旦屈肘肌有足够的力量抗重力和足够的耐力,就不再需要这些设备。尽早给患者提供可以轻松喝到液体的长吸管或瓶子。

尽管患者最初可能无法忍受每天 3h 的运动,但对高水平损伤的患者进行急性期住院康复治疗是有益的,虽然训练目标看似很局限。损伤后早期的 SCI 医疗和护理对监测、治疗和预防可能导致未来发病率和死亡率的并发症至关重要。患者和家属的宣教、情感和社会支持以及先进科技(如电动转移、辅助技术)的辅助下,患者可在适当的环境中实现独立,这些因素在回归家庭/社区与长期居住在机构间可能存在差异。

C5 平面

C5 运动平面增加了屈肘关键肌群(肱二头肌)、三角肌、菱形肌及部分神经支配的肱肌、肱桡肌(BR)、冈上肌、冈下肌和前锯肌。脊髓损伤急性期,预防肘关节屈曲和前臂旋后挛缩是很重要的,这些挛缩是由无拮抗肌对抗的伸展、夹板固定导致,必要时给予抗痉挛药物注射。带有可以插不同器具的口袋(如万用套)的对指长夹板,对于许多任务均有帮助,包括进食、卫生、修饰和写作。大多数功能性活动都需要使用辅助器具;然而,在神经功能完全恢复后可以考虑肌腱移植。

增加屈肘肌力以便于能够使用电动轮椅操纵杆,使用边缘突出部分(耳柄)或塑料涂层的手柄,可在水平面上推进手动轮椅。除了手动轮椅外,通常还需要一个带有倾斜装置的电动轮椅。使用轮辋-激活的动力辅助轮椅可能是有利的。这些轮椅均为电动机连接到后轮毂的手动轮椅。患者每次用手动推进,都有电动机提供补充动力。因此,与普通的手动轮椅相比,在相同的距离下患者推进轮椅所需的力气更小。该功能特别适合四肢瘫痪或截瘫和过度使用造成肩痛的患者。与常规手动轮椅相比,使用电力辅助轮椅可以提高四肢瘫痪患者的日常生活能力[123,124]。

该平面患者在排便过程中几乎全部需要帮助。建议使用带软垫的便桶/淋浴椅,因为直立位时重力有助于排便,而且软垫有助于防止皮肤破裂。

膀胱管理是基于与 SCI 专家和泌尿科专家的讨论、尿动力学检查结果、可获得的援助量和生活环境而做出的决定。间歇导尿(IC)通常不能独立完成,需要他人完成。如果使用腿部引流袋,可利用电子仪器排空尿袋。该平面可驾驶经过特别改装的厢式货车,可配备一个进出的电梯,使使者在这一活动中完全独立。

C6 平面

C6 平面增加了执行伸腕功能(桡侧腕伸肌)的关键肌群,并部分支配旋后肌、旋前圆肌和背阔肌。主动伸腕可使肌腱固定,对抗拇指和示指的屈曲,因为肌腱随着手腕的伸展而伸展。C5 和 C6 运动平面损伤的患者早期应避免过度伸展屈肌("选择性紧缩"),以免失去腱效应。腱效应可以让一些有这种程度损伤的人在没有夹板的情况下进行活动,如进食。可以制作肌腱固定夹板,但经常被患者丢弃。

佩戴辅助具后,进食、修饰和上肢卫生通常可以独立;但是,建议对服饰进行修改,如魔术粘贴的鞋子、有环的拉链和套头衫。做饭和其他家务仍需辅助。可使用转移平板与环带实现下肢转移,但通常都需要帮助。虽然 C6 运动平面的患者可以驱动塑料涂层轮柄的手动轮椅,但长距离行驶往往需要电动轮椅,特别是要回归工作的人。电动辅助车轮同样有好处。装配辅助性设备有利于男性患者间歇性导尿,但该技术对女性患者较困难[125]。

C7、C8 平面

C7 运动平面增加了肘伸功能(肱三头肌)的关键肌群;C8 支配中指屈肌。C7 平面被认为是在轮椅水平下大多数活动可独立的关键平面,包括重心转换、水平面间转移、进食、修饰、穿上衣和准备便餐[126]。在凹凸不平的地面转移、下半身穿衣和打扫房子可能需要一些帮助。如果患者可以转移和装卸轮椅,则可以独立使用汽车。

男性可以间歇性导尿,但对女性来说却很困难,尤其下肢存在痉挛。女性的手术选择包括自控式尿道分流,美观的脐造口使导尿更容易[127]。在软垫马桶座椅上进行排便护理,特别是栓剂的插入,可能仍然需要帮助或使用合适器具(即栓剂插入器)。

T1-12 胸椎平面

胸椎水平的截瘫患者都应独立掌握基本的日常生活能力,包括下肢穿戴及在平坦和凹凸不平的路面进行轮椅移动的技能。这需要高超的轮椅技术如在路缘、坡道、车轮(在两个后轮上平衡轮椅)和地板上进行轮椅转移。大小便管理应该独立。

对于大多数高水平的完全性胸段损伤患者来说,社区步行并不是一个长期的功能性目标。损伤平面越低,由于腹部和椎旁肌肉的支配,躯干的控制力就越强。对于较低平面的胸段损伤,一旦他们掌握了基本的轮椅移动技能,较好的躯干控制将允许其使用双侧下肢矫形器进行步行训练,作为一种锻炼,也可以用于短距离家庭步行。

22

L1-2 平面

该平面的肌肉包括屈髋肌和部分股四头肌。虽然患者可以短距离行走，但功能性移动仍然需要轮椅。膀胱护理通常通过间歇性导尿完成。该损伤平面的患者可用手操控汽车。

L3-4 平面

伸膝肌群完全保留神经支配，并有部分踝背屈（L4 肌节）的力量。步行通常需要踝足矫形器（AFO）、手杖和拐杖。肠道和膀胱的管理应该是独立的。这些损伤在本质上是典型的下运动神经元损伤，肠道管理通常是通过腹肌收缩和手排空。由于骶反射丧失，栓剂将无效。膀胱管理通常是通过间歇性导尿或 Valsalva 手法，如果膀胱残余尿在正常范围内，并且泌尿系统检查提示该方法无禁忌证，则可以使用吸水垫。

L5 及以下水平

这些人应在所有活动中都应独立，除非有相关的问题，如剧烈的疼痛、心脏疾病等。

治疗中的特殊活动

关节活动度

在脊髓损伤患者中，肩关节活动度对于预防疼痛很重要。在 C5 和 C6 运动平面患者中，应特别注意 ROM 以减少肘关节屈曲和旋后挛缩。如前所提，主动伸腕和手指功能薄弱或缺乏的患者，手指屈肌不应完全伸展，而应有所收紧和自然卷曲，利用"腱效应"动作来改善其握力和功能。在临床指征允许的情况下，俯卧位有助于预防髋屈肌挛缩和牵张髋屈肌。预防跟腱紧张和挛缩对轮椅踏板的正确定位很重要。当肌紧张或痉挛干扰功能时，建议进行腰椎牵伸，但通常避免这种情况，以增加患者在短或长时间坐位时姿势稳定和平衡。

减压

防止压力性溃疡发生，减压必不可少。仰卧时，最初每 2h 进行一次翻身，密切监测逐渐扩展但消散缓慢的红斑（即早期压力性溃疡）。使用镜子将大大提高对骶区及坐骨结节（ITS）的监测。高平面损伤（C5 及以上）患者通常需要一个带有斜垫和/或倾斜装置的轮椅。C5 平面的患者可以重心前移（绳带连接轮椅背面协助返回到直立位置），或重心侧移。这些重心的变化比把轮椅向后倾斜 35° 或 65° 能更有效地缓解压力[128]。然而，小幅度前倾在减压或增加血流方面无效[129]。尽管仍然推荐其他类型的减压，但 C7 及以下受伤的人通常能够进行独立的撑起减压。在轮椅上时，每 20～30min 应进行至少 2min 的减压[130,131]。计算机化的压力图可以定位患者轮椅坐垫中的高压区域，并可作为教学工具来演示提供最佳效果的减压技术。当持续保持一个姿势超过 3min 且角度大于 25° 时，最好使用倾斜装置来减压并改善坐骨结节处组织灌注[132]。

转移

最初，可以在垫子上进行转移训练，随后过渡到功能性接触面。转移训练包括患者和护理人员。电梯转移（一人或两人）适用于转移依赖的患者。可使用手动或电动升降机：独立式、滚动式或附在建筑物上（即天花板上）。下肢可支撑体重并有足够的臀部和膝关节活动度的患者可进行站立转移。转移板转移（通常被称为"滑动"）允许在坐位平面转移，使用一个板来桥接板间间隙。但是，要注意不要滑过滑板，以防剪切力导致皮肤破损。滑板坚固、光滑、平整，由木头或塑料制成，有不同的尺寸、样式和手柄，适用于不同的转移情况。与坐位转移相比，使用滑板可以减轻肩部压力。上半身强壮、短时间坐位平衡良好、头部和肩部运动控制良好的患者可用坐姿转移。也可在床上安装一根旋转秋千杆，使患者把身体抬起来，然后荡到另一个表面。这可能会导致肩部疼痛，不建议水平面上使用。地板到椅子/椅子到地板的转移在意外情况发生时特别有用，例如摔倒，这时患者可以独立返回轮椅。但这对体力要求很高，要求较强的手臂和肩膀力量。

当转移到轮椅上时，轮椅摆放位置很重要。轮椅应放置在转移面的旁边，与之呈 30°～45° 角。锁好刹车，移开脚踏板和扶手。所使用的转移技术和方法应考虑骶骨和骶髂关节等表面压力性溃疡。

一般来说，截瘫患者应能独立转移，而四肢瘫痪患者可有不同程度的转移独立性。在大多数情况下，无论是否使用滑板，损伤平面在 C7 或 C7 以下的人可进行独立转移，尽管一些 C6 受伤的人转移也可不用滑板。无论有无转移滑板，C5 受伤的人都应在其他人帮助下转移，而 C4 或以上受伤的人完全依赖于他人转移。脊髓损伤患者使用的具体转移方式差异很大。提高座椅高度的垫子，框架，以及可以帮助脊髓损伤患者站立的机械装置,对转移都非常有帮助。

站立

脊髓损伤急性期,使用倾斜台或站立架站立可降低高钙尿症,并能延缓或减少骨质流失[133]。但尚未有证据表明其可逆转脊髓损伤患者的骨质疏松症。脊髓损伤慢性期患者站立时应谨慎,因为他们的骨密度往往等于或低于骨折阈值[134]。站立时额外的生理获益包括减少痉挛,重力作用下膀胱与直肠管理增强,并通过正常负重面减压来预防压力性溃疡[135,136]。早期应用倾斜台可治疗在康复过程中的直立性低血压(OH)。

步行

步行一般有四个水平:社区、家庭、运动性步行和无法步行[137]。社区性步行需独立完成转移、坐站转换,以及有或无拐杖和辅助器具辅助下在家、外出步行适当的距离[大于 45.7m(150 英尺)]。家庭性步行仅指在住宅内相对独立的步行能力,且转移时仍可能需要帮助。运动性步行适合于需要大量帮助才能行走的患者。

步行的生理益处包括可能减缓骨质疏松症进展,减少尿钙沉积和痉挛,并且重力作用可促进消化和改善肠道功能,而且站立可以预防压力性溃疡[138,139]。此外,站立和步行使人们能够接触到轮椅水平不能触及的物体,并使人们能够进入轮椅无法进入的区域,例如通过狭窄的门道或进入未经适当改造的浴室。虽然 SCI 后步行存在生理和心理上的好处,但它也有明显的缺点,与常规的能量消耗和轮椅速度相比,其能量消耗增加、移动速度下降:上肢负重,易于造成患者肩、肘和手腕的问题,很难长期坚持[140-142]。

社区步行需要双侧髋屈肌肌力大于 3/5 级,且伸膝肌至少达 3/5 级,并最大限度使用单腿长短支具[137]。受伤后早期可进行步行预后判断,其取决于年龄和神经检查[143-147]。虽然已有多项研究对此进行了探索,但 Van Middendorp 等人[148]描述了其中一个最简单的模型。该模型利用年龄、L3 和 S1 的感觉和运动功能以及在伤后 14 天内评估的运动功能来预测伤后 1 年的步行。46% 的不完全性四肢瘫痪患者在 1 年后可社区步行,另外 14% 的患者可家庭步行。最初不完全性运动损伤的患者比最初不完全性感觉损伤的患者有更大的步行机会。对于那些 AIS B 的患者,针刺觉保留给恢复步行提供了较好的预后。大约有 5% 的完全性截瘫患者(损伤程度越低,步行机会就越大)和 76% 的不完全性截瘫患者可重新获得性社区步行。相同下肢运动力量(LEMS)下,不完全性四肢瘫患者实现社区步行的比例低于不完全性截瘫患者,因为其上肢力量减弱无法在必要时启动辅助步行设备。入院时患者的AIS 等级有助于预测出院时的步行能力,入院时为AIS C 和 AIS D 的患者,大约有 28% 和 67% 在出院时能重新获得步行能力。虽然损伤程度对步行没有显著影响,但年龄的增长确实对步行恢复有负面影响[146-148]。

有许多辅助步行的矫形器可供选择,包括机械矫形器、功能矫形器(FES)和混合矫形器(机械矫形器和 FES 的组合)[149]。膝踝足矫形器(KAFO)最常用于步行。其他偶尔使用的设备包括 Parawalker,RGO,高级 RGO(ARGO),髋膝踝足矫形器(HKAFO)和可以使胸椎水平截瘫的患者行走的髋引导矫形器(HgO)。Parastep 系统是 FES 步行系统的第一个例子[149,150]。从此以后,机器人外骨骼和先进的步态训练策略成为可能,这将在第 4 章、第 55 章、第 58 章和第 63 章中介绍。在过去的十年中,已经有一些实验研究了步态训练的方法,在急、慢性脊髓损伤患者的康复治疗中,无论是部分体重支持步态训练还是机器人行走都没有显示出优于传统地面行走的治疗效果[151-153]。

辅助技术设备

辅助技术设备(ATD)在第 56 章中详细介绍。脊髓损伤后,人们可以使用身体任何部位来激活一个开关,只要他们能够始终如一地完成这项活动。可行的激活部位包括头、下巴、嘴、肩、臂或手。语音激活也是一种选择。在开处方之前,确定患者的能力、需要完成的任务、患者的目标,以及可能存在的任何环境障碍是很重要的[154]。

在康复研究中使用基于大脑的指令信号来控制辅助技术、机器人技术或神经假体显示出越来越大的潜力,并且有可能被证明对高水平四肢瘫患者有用。大脑信号是通过电极收集和处理的,电极可以放置或植入不同的水平。一旦信号被处理,它可能被用来控制许多设备,包括与神经修复或机器人设备相连的计算机,以协助 ADL[155,156]。目前临床上还没有基于脑的指挥信号产品,其应用还需要更多的研究。

22

针对 SCI 患者的家庭改造

e 表 22-6 列出了一些家庭无障碍化的一般指南和建议。作为康复过程的一个重要方面，应尽早完成家庭评估或住宅平面图，以便患者回家。在进行家庭评估时，需要知道患者的受伤程度和活动状态、功能恢复的预测、返回家庭的社会状况和经济上的考虑等关键信息。需要评估的主要区域包括入口、卧室、浴室、厨房和一般安全问题，以确保有安全的轮椅进出口和在家中操作轮椅的空间。家庭应无火灾、健康和安全隐患，并且有足够的加热、冷却和电力供应，以满足必须存在的额外医疗设备的需求。

SCI 后驾驶

大多数运动平面在 C5 及以下的人可使用适当的设备恢复独立驾驶。康复驾驶专家对患者进行评估，协助其选择合适的车辆，并建议必要的车辆改装，包括适当的控制、提升、锁定和系紧装置。

一个完全截瘫且无其他并发症的人可能需要机械手和一些附加的小型设备来操作自动变速器汽车。此类人员的评估和培训通常在伤后 3 个月内进行。四肢瘫患者通常在伤后晚些时候（最多 1 年）进行评估，以便神经系统恢复到稳定状态，因为任何运动功能的增加都可能意味着所需设备的不同。更高平面的损伤（C5 和一些 C6）需要更广泛的适应，以允许加速、刹车和转向。对于较低平面的四肢瘫患者，可以通过旋转手柄或其他装置来帮助转向。在任何情况下，这个人的身体状况都应该是稳定的，心理上也应作好重新上路的准备。

应进行驾驶评估，包括当前和过去的驾驶记录、当前的药物治疗、视觉筛查、身体技能测试（即 ROM、力量、感觉和本体感觉测试、平衡、痉挛、转移和轮椅装载技能）、轮椅或移动设备的要求以及反应时间[157,158]。如果患者有脑外伤史，应进行认知和知觉筛查。方向盘评估包括车辆进出和主要、次要控制的操作。训练时间从几个小时的机械手控制和标准驾驶到 40 多个小时的操纵杆驾驶不等。

对于大多数截瘫患者来说，如转移没有问题，可以选择自动变速车。可配备将人提升到全尺寸卡车座椅水平的转移助手，但比较昂贵。如果转移或轮椅装载较困难，则应考虑货车。装载设备可以帮助客户装载轮椅。可以考虑能够折叠手动轮椅并将其放在车顶托架中的车顶装置或可将折叠轮椅存放在

驾驶员座椅后面的升降机。大多数四肢瘫患者会选择一辆装有电动门和坡道或电梯的改装货车。神经损伤平面高于 C5 的人需要一辆货车来满足他们的交通需求，但无法独立驾驶。通常来说，运送坐在轮椅上的人是比较容易的，因为轮椅已提供适当的支撑。通常需要一辆经过结构改造的全尺寸货车或底盘较低小型货车。对于非独立驾驶者，可以降低汽车底盘高度使其视线下降，能够从侧窗看到外面。

SCI 后的医疗问题

心血管系统疾病

血栓栓塞性疾病

血栓栓塞性疾病，包括 DVT 和肺栓塞（PE），是 SCI 后常见的医疗并发症。据报告约 64% 的急性创伤后期 SCI 患者患有 DVT（范围为 47%~100%），急性创伤后期 DVT 发生率取决于筛查的检测方法和是否使用预防措施[159-163]。模型系统数据显示急性康复期间 DVT 和 PE 发生率分别为 9.8% 和 2.6%[161]。中国台湾的最新数据表明 SCI 后 VTE 风险显著增加，并指出 SCI 后 DVT 风险是普通人群风险的 16.9 倍[164]。DVT 的发展常见于损伤后前 2 周（约 80% 的病例）。据报道，约 5%~8% 的患者伤后第一年发生 PE，PE 为所有 SCI 患者伤后第一年死亡的第三位主要原因[162]。然而，美国脊髓损伤统计中心的最新数据显示，由于 PE 导致的死亡率已经下降到 3.3%，现已成为 SCI 后一年内死亡的第六大死因[165]。随着伤后时间的增加，发生室性心动过速的风险降低。最近的一个大型数据库报告称，VTE 在损伤后前 3 个月、6 个月和 1 年的风险分别为 34%、1.1% 和 0.4%[166]。

在严重创伤者中，SCI 患者 DVT 的风险最高，与非 SCI 创伤患者相比[163]，优势比为 8.6。某些危险因素包括截瘫大于四肢瘫、完全大于不完全损伤、伴发下肢和骨盆骨折以及既往室性心动过速病史。其他未被一致认可的相关因素包括性别、肥胖、非骨科损伤和外科治疗。

脊髓损伤患者 DVT/PE 的高发与 Virchow 三联征有关，包括淤血、内膜损伤和高凝状态，这些都是急性神经损伤的后遗症。应高度怀疑，并下令进行诊断测试，以便作出正确诊断。DVT 的临床症状可能包括单侧水肿、低热和不完全损伤患者的疼痛/压

痛。然而,SCI 的体格检查受限,因为水肿可能继发于制动,且患者可能有感觉丧失。

SCI 中最新的联合指南作出以下建议[163]。当无下肢损伤的禁忌证时,应在可行的情况下尽早使用间歇性充气加压装置(PCD)[带或不带分级加压袜(GCS)]来机械预防血栓形成。一旦没有活动性出血的证据,低分子肝素(LMWH)应在 SCI 后急性护理阶段用作血栓预防。不推荐使用低剂量或剂量调整的普通肝素预防脊髓损伤患者的静脉血栓栓塞(除非 LMWH 不可用或禁用)。也不建议在 SCI 后的早期急性护理阶段口服维生素 K 拮抗剂(如华法林)预防血栓形成。尽管目前尚无实验报道,但在脊髓损伤后的康复期直接口服抗凝剂(DOAC)可能可以用于预防血栓形成。

对于预防的持续时间,建议在行动不便的 SCI 患者中至少进行持续 8 周的抗凝血栓预防。尽管对 SCI 后的最佳预防时间尚不清楚,但应个体化考虑,完全性运动损伤、下肢骨折、高龄、既往 VTE 病史、癌症和肥胖的 SCI 患者应进行更长时间的预防。

不推荐使用下腔静脉(IVC)过滤器预防 SCI 的原发性血栓;但对于急性近端 DVT 且绝对抗凝治疗禁忌证的患者,可短期使用 IVD 过滤器。在抗凝开始前,可放置一个临时 IVC 过滤器。因为没有证据支持过滤器的益处(降低 PE 或死亡率),SCI 中不推荐使用预防性 IVC 过滤器;与过滤器使用相关的并发症发生率超过了过滤器所预防的疾病的发生率;当前过滤器长期放置并不安全;并且存在显著的与这些设备相关的不合理的费用损耗[167,168]。

无论是急性护理住院期间,还是在入院康复时,不推荐常规多普勒超声(DUS)检测临床上不明显的 DVT。

在急性脊髓损伤患儿中,推荐使用 GCS 和/或 PCD 进行机械预防。青少年患者推荐(年龄大于 12 岁)接受抗凝血栓预防,尤其存在其他危险因素如下肢或骨盆骨折。最后,对于慢性 SCI 患者,如果在医疗或外科手术期住院期间血栓形成的风险增加,则建议预防[164]。

贫血

贫血是脊髓损伤急性期的常见病,常为正细胞正色素性贫血[169]。血清铁、TIBC 和运铁蛋白通常较低。虽然确切的原因尚不清楚,但在某些情况下,出血可能是一个影响因素。大多数患者在伤后 1 年贫血症状有所改善,如贫血持续存在,通常与慢性炎症有关[170]。一项对慢性脊髓损伤患者的研究发现,贫血和低蛋白血症的平均患病率分别为 34% 和 6%,继发于败血症、癌症、肺部和心血管疾病(CVD)的患者,死亡率更高[171]。

直立性低血压

当收缩压(SBP)下降 20mmHg 或舒张压(DBP)下降超过 10mmHg 或以上时,就会发生直立性低血压(OH)[172]。许多急性 SCI 患者 SBP≤90mmHg,症状成为诊断和治疗中更可靠的参数。脊髓损伤患者通常会出现症状性低血压并伴有体位改变,特别是从仰卧位变为直立位。相关症状包括头晕、眩晕、耳鸣、疲劳、心动过速,有时还有晕厥。在一项研究中,74% 的急性 SCI 患者治疗过程中出现直立性低血压,59% 的患者有相应的症状和体征,其中 43% 的患者的症状限制了康复治疗[173]。OH 可在受伤后持续数周,常延缓康复进程。在颈椎水平和神经完全性损伤的患者中,OH 发生频率更高。当卧床时间延长时,矫正 OH 往往更难[174]。在进食、暴露于温暖环境、排便和膀胱快速排空后,OH 会增强[175]。症状与脑灌注减少有关,并非特定的外周血压水平。

虽然静息血压很少恢复到损伤前水平,但对直立性低血压症状的适应却是很缓慢的,特别是四肢瘫和 T6 以上损伤的患者。虽然确切的机制尚不清楚,但可能包括血管壁压力受体和儿茶酚胺受体的敏感性增加、痉挛的发展、脑血管灌注的自我调节改善以及肾素-血管紧张素系统的适应[176]。应提醒患者避免快速的体位改变。简单的调整,比如在下床前抬头几分钟,可以有效地减少 OH 的发作。

尽管研究有限,物理方法包括在腿上加压包扎和在坐起来之前穿上腹部绑带,在倾斜的桌子或高靠背倾斜轮椅上反复改变姿势以及 FES,有助于治疗[177]。保持足够的水分摄入很重要,对膀胱管理来说,应在症状改善之后开始液体的摄入。建议避免使用利尿剂,如酒精和咖啡因,以尽量减少餐后低血压。睡眠时,应鼓励床头抬高 10°~20°,以增加血浆容量和立位耐力。

如果上述干预措施不能解决症状,则在治疗方案中添加药物。最常见的药理学干预是盐酸米多君(3 次/d,2.5~10mg/次),如果无效,则使用盐皮质激素,如氟氢可的松(0.05~0.1mg/d)[178,179]。若活动会引起低血压发作,则应在运动前 1h 服药。服用这些药物时,应密切监测患者是否患有高血压。其他药物包括盐片(4 次/d,1g 氯化钠/次)、麻黄碱、

l-苏氨酸-3,4-二羟基苯基丝氨酸（l-DOPS）和 l-NAME 一般很少使用[178,180]。

慢性静息性低血压会影响患者的活动能力并对患者健康产生长期有害影响，因为静息性低收缩压（<110mmHg）与疲劳有关，并可导致认知功能缺陷，可能导致其他并发症[179,181]。2014 年 2 月，美国 FDA 批准了一种作为去甲肾上腺素前体的合成氨基酸 DurxDopa，用于治疗在 SCI 中已研究的神经性 OH[182,183]。

自主神经反射障碍

AD，也称为自主神经反射亢进，是一种综合症状，显著特征是血压突然升高，见于 T6 及以上损伤的 SCI 患者，由于自主神经功能障碍导致。神经完全性损伤且损伤平面较高的个体易出现更严重的症状[184-188]。易感患者的发病率在 48% ~ 90%，但很少在伤后的前几周内出现，一般在伤后一年内出现。

通常情况下，有害刺激通过外周神经传达到脊髓，并在脊髓丘脑束和背柱中上升，其中中外侧细胞柱的交感神经元受到刺激。这会触发不受调节的交感神经系统级联反应，导致局部血管收缩。通常，如果神经损伤平面位于或高于 T6 水平，这种血管收缩可累及内脏血管（由来自 T5-L2 的神经支配），并导致持续性高血压，这是 AD 的典型表现。AD 所致高血压定义为高于基线水平 20mmHg。

最常见的刺激源是膀胱，无论是过度扩张还是感染，第二个最常见的刺激源是肠道（即粪便嵌塞）。这些病例来源占全部病例的 80% 以上。其他原因包括压力性溃疡、趾甲内嵌、急腹症、骨折和身体姿势。在女性中，AD 可发生在分娩和分娩期间[189]，在男性中可发生在刺激射精期间。

AD 最常见的症状是头痛，在额部和枕部有明显的撞击感，其次是损伤部位以上出汗和潮红。来自颈动脉窦和主动脉弓的压力感受器检测到血压升高，并将脉冲传递到脑干的血管运动中枢，该中枢试图通过迷走神经的脉冲减慢心率来进行补偿。但抑制交感神经系统的信号在脊髓损伤处被阻断（图 22-3）。

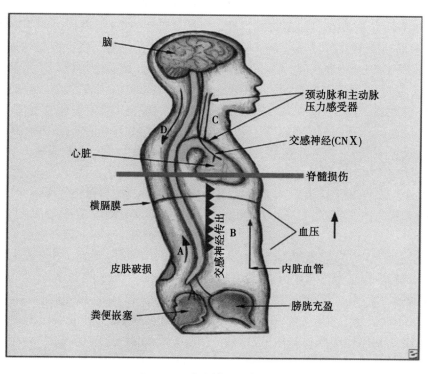

图 22-3　自主神经反射异常

症状和体征以及由此引起的由 PS 神经系统介导的代偿反应反映了交感神经溢出。交感神经放电会引起高血压以及毛发直立。PS 反应引起头痛、瞳孔收缩、窦充血和心动过缓。虽然典型的心动过缓会发生，但心动过速更常见。更严重甚至危及生命

的症状可能发生，包括心律失常、癫痫发作、颅内出血、肺水肿和心肌梗死。

AD 需要立即关注，目的是消除刺激和降低血压。应每 2 ~ 5min 监测一次血压和脉搏，直至稳定。应迅速调查患者的病因。确诊后的首个干预措施是

让患者坐直,松开所有的紧身衣服。下一步应检查膀胱是否过度扩张,如有留置导管,应冲洗留置导管,如果没有留置导管,则应给患者导尿。如酚酞管堵塞,用少量接近体温的液体轻轻冲洗。如果可以的话,在放置导管前应使用 2% 的利多卡因凝胶。如果膀胱是发病原因,血压应迅速恢复到基线。如果血压持续升高(即收缩压>150mmHg),在检查粪便嵌塞之前应进行药物治疗。如果是这样,在调查 AD 病因时,应使用起效快、持续时间短的降压药物。直肠检查前,建议将利多卡因凝胶放置在肛门直肠区域内。如果不存在嵌塞,则应寻找其他可能的病因,包括压力性溃疡、趾甲内嵌、感染、骨折、DVT 和 HO。

治疗 AD 最常用的药物包括硝酸盐凝胶(如硝酸甘油糊剂)和较少使用的可乐定、硝苯地平、特拉唑嗪、β-肾上腺素受体阻滞剂、苯氧基苯胺和水杨酸。硝酸盐的使用是有益的,因为它们易于应用,滴定,致病源发现后可立即停用。如果使用硝苯地平,建议咀嚼和吞咽,而不是含在舌下。因可能发生低血压,血压应经常监测,尤其在快速找到源头的情况下。应在 AD 发作缓解后至少 2h 内监测患者的复发症状,以确保其不会复发。如果对治疗反应不佳和/或未确定 AD 的原因,患者应住院监测,维持血压的药理学控制,并调查 AD 的其他可能原因。对于大多数分娩期间患有 AD 的妇女,硬膜外麻醉是首选且有效的。

SCI 后的心血管疾病、肥胖症和糖尿病

代谢综合征是一组向心性肥胖、血脂异常、高血压和胰岛素抵抗的疾病,与直接促进 CVD 的促炎和凝血状态相关[190]。

心血管疾病是慢性脊髓损伤患者死亡和发病的主要原因。与健康人群相比,脑血管病在 SCI 人群中发生频率更高,且发生年龄更早[191,192]。导致这一发病率增加的因素包括相对久坐的生活方式、不良的饮食习惯、血脂异常以及肥胖和糖尿病患病率的增加。四肢瘫痪和神经完全损伤的患者风险最高[193]。据报道,心血管病的发病率在 25%~50%[191,192,194]。

脊髓损伤患者 CVD 的病理生理是多因素的。身体成分发生变化,包括无脂体重减少和脂肪组织相对增加。无脂体重的相对减少导致高密度脂蛋白(HDL)水平降低、糖代谢受损和进行性胰岛素抵抗[190,195]。鉴于脊髓损伤人群中 CVD 的高患病率,早期识别危险因素对于启动可以改变这些风险的早

期干预至关重要。

脊髓损伤后早期就会出现脂质代谢的变化,并随着时间的延长而发展。SCI 后男性出现的主要紊乱是 HDL-c 显著降低。据报道,截瘫男性中,63% 的 HDL-c 值低于 40mg/dl,44% 的 HDL-c 值低于 35mg/dl,19% 的 HDL-c 值低于 30mg/dl[196]。HDL-c 水平降低与 NLI 升高、运动完全性损伤和腹围增加有关[197,198]。与男性相比,绝经前女性的 HDL-c 水平与普通人群相似[199]。据报道,SCI 患者的血清 LDL、总胆固醇和 TG 与普通人群相似[196]。

Nash 等人利用一般人群的标准发现 34% 的 SCI 患者存在代谢综合征[200]。然而,一般人群代谢综合征标准或其他常见的 CVD 风险筛查手段可能没有完全反映 SCI 后机体组成、脂质分布、血糖稳态和血压的变化。因此,有人建议对此类特殊人群进行标准的修改[201,202]。

降低心血管事件风险的干预措施最初应侧重于降低可改变的风险因素,包括戒烟、减肥、饮食调整和增加体力活动水平(参见第 49 章)。尽管患有 SCI 的人比普通人群摄入的卡路里更少,但是他们摄入的脂肪水平已经被证明超过了推荐值,而且由于能量消耗的显著减少,他们的每日卡路里仍然可能过剩[203,204]。

在尝试行为改变后仍然存在高血压、血脂异常或高血糖的患者,应接受适当的药物治疗。建议采用结构化的运动方案[205]。手摇车(高强度,目标 HR 为最大预测值的 70%~80%)和 FES 已显示出能改善 SCI 患者糖耐量和血脂状况的功效[206-208]。

急性运动反应和运动适应能力与脊髓损伤的程度和完整性有关。T4 及以上的完全性脊髓损伤患者心率下降,最大心率低于 130 次/min[209]。这些人的运动能力受到心排出量和运动肌肉循环减少的限制。截瘫患者的运动能力降低,心率反应增强(与非截瘫患者相比),这与瘫痪组织内的循环受限有关。他汀类药物应被考虑用于治疗 SCI 患者的脂质改变[210]。

考虑到通常用于测量肥胖的标准,SCI 中肥胖的真实发生率可能被低估。预估(使用体脂百分比)2/3 的脊髓损伤患者肥胖[202]。遗憾的是,瘫痪导致轮椅使用者更难有效减肥。CV 运动的建议包括每周至少锻炼三次(更多是为了促进体重减轻),每天锻炼 90min,包括心血管调节和力量训练。应避免这些人群中常见的上肢过度使用造成的损害。肥胖与乳腺癌和结肠癌、CTS、卒中、冠心病、糖尿病、高血

压、血脂异常、阻塞性睡眠呼吸暂停和压力性溃疡有关[202,211]。

据报道，大约有 20% 的慢性 SCI 患者患有糖尿病。研究表明，口服葡萄糖耐量试验可以比空腹血糖测定更早地检测胰岛素抵抗[212,213]。早发现有助于早治疗，这是减少糖尿病长期并发症包括慢性皮肤溃疡、外周血管疾病、心脏病和卒中的关键组成部分。高血糖症状包括多饮多尿。在脊髓损伤患者中，多尿可能包括间歇性导尿容量增加、新发尿失禁或 AD。糖化血红蛋白的测定也有助于糖尿病的诊断和治疗效果的监测。

胃肠系统

胃肠系统的解剖学和生理学考虑：胃肠功能的调节

幸运的是，胃肠系统的许多器官、组织和细胞都是自主运作的。可调节副交感神经系统、肠内肠道系统、内分泌、肌源性和管腔内信号。上运动神经元肠功能障碍发生在脑桥和骶髓之间。这是 C1-T10 SCI 患者最常见的功能障碍类型。相关的功能缺陷包括对饱腹感的感觉缺陷、保留大便的痉挛性盆底和不太有效的蠕动模式[214]。胃绞痛反应是由于饭后大肠

和小肠蠕动增加。它在 SCI 后被保留，尽管没有健康时的控制稳健[215]。结肠推进粪便需要蠕动。脊髓损伤后，在没有定期自发或有意排便的情况下，转运和运动依赖于定期排便护理。直肠扩张本身能抑制肠蠕动，影响胃近端的消化功能，防止胃排空。肠道管理是一个独特的计划，旨在有效清除大便和防止尿失禁。其组成部分包括液体摄入、饮食、运动、药物和排便护理[216]。肠道护理是一种辅助残缺功能的治疗方法。通过对饮食、水合作用、药物和刺激技术的经验性操作，在控制和疏散之间保持平衡。

大便控制

大便控制是通过不同结构的组合协同作用，以防止大便失禁。这些屏障是可移除的，以便进行肠道排空。目前的状态，控制或排空大便，取决于促进排便的力量和那些抵抗排便的力量之间的平衡（图 22-4）。排出力包括腹内压、结肠收缩力、弹性力和重力。阻力包括肛门直肠角、肛门内括约肌（IAS）和肛门外括约肌（EAS）引起的肛管张力和摩擦力。大便稠度是一个关键因素，可以改变两方的平衡。小而硬的大便比软而大的大便更难排空[217,218]。即使是有正常控制机制的受试者在急性腹泻时大量的液体粪便也可能失禁。

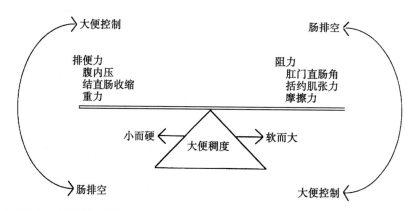

图 22-4   大便控制或排便之间的力量平衡。粪便的物理特性是影响平衡的关键。小而硬的粪便将支点向左移动，排便时需更大的力量。软而大的粪便使支点向右移

肠腔内容物

肠腔内容物通过改变大便的物理特性、细菌的作用以及各种物质对黏膜受体的影响而影响胃肠功能。粪团的物理特性严重影响结肠运动和排便效率。典型的缺乏纤维的西方饮食，易导致小、硬、镰

刀状的大便，这样的大便使结肠蠕动运送和直肠排空遇到困难。在健康人中，大便稠度对直肠排空的影响已得到充分研究[217,218]。干而硬的大便难以压缩、破裂，并与结肠壁产生强摩擦。这些大便很难排出。

在饮食中添加植物纤维会增加大便量和水分含

量,从而增加可塑性并减少转运时间[219]。随着膳食纤维的增加,粪便微生物数量也增加[220]。大肠内不可消化纤维的细菌发酵产生短链脂肪酸。这些短链脂肪酸被结肠黏膜被动吸收并可被氧化为重要的能量源[221]。细菌在胆盐代谢中也很重要。胆盐能刺激结肠运动;因此,如果大便过松,结合胆盐的药物如胆甾胺会有帮助。

此外,肠腔内容物还可以通过刺激特定的黏膜受体影响胃肠功能。已知五种胃肠感觉受体存在。肠腔内容物能对机械的、化学的、渗透的、热的或疼痛的刺激作出反应。

内源性神经调节

肠神经系统嵌入肠壁,从咽到肛门贯穿整个肠道。Meissner 神经丛分布于黏膜下层,向 Auerbach 神经丛、自主神经节和脊髓传递局部感觉和运动信号。Auerbach 神经丛(肌间肌)分布于纵肌层和环肌层之间。肠神经系统整合来自内容物的感觉信息,协调局部和远处的分泌和蠕动。神经毒素河豚毒素可以阻断所有肠神经活动导致结肠收缩,直肠进行性和阶段性收缩,IAS 紧张收缩[222]。因此看来肠神经系统对下消化道的主要作用是提供抑制作用。

外源性神经调节

外源性神经系统提供了肠反射的整体协调以及胃肠道与整个人的整合(图 22-5)。

胃肠道接受副交感神经和交感神经系统的神经支配。副交感神经传出纤维的功能是复杂的。单独的迷走神经节前纤维群可以在同一器官内支配抑制性或兴奋性神经元。内脏下神经损伤(副交感神经 S2-4)导致排便障碍和便秘的发生[223]。交感神经通常抑制运动和分泌活动以及引起胃肠括约肌收缩。交感神经刺激导致肠动力性肠梗阻和肠活动减少。虽然外科交感神经切除术对人类肠道功能的临床影响很小,但在动物模型中会产生腹泻[224]。

EAS 横纹肌由直接来自中枢神经系统的 α 运动神经元支配。EAS 的 α 运动神经元胞体位于脊髓 S2～S4 节段的前角细胞内。它们的轴突在会阴神经中。会阴神经或骶索损伤导致盆底和外括约肌松弛性麻痹。

肛管

肛管提供了排便的主要机制,是排便时必须穿

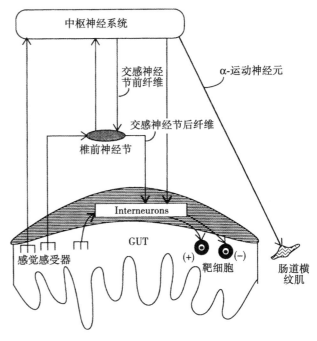

图 22-5　肠神经系统的一般结构。肠内感觉纤维通过迷走神经(节内的胞体)或交感神经(背根神经节内的胞体)、椎前神经节和肠壁内中间神经元将信息传入中枢神经系统。信息被处理后,传出纤维将指令传输至效应细胞。支配横纹肌(环咽肌和肛门外括约肌)的 α 运动神经元是唯一不涉及肠神经系统的传出神经元

过的屏障。肛门内括约肌(IAS)是直肠圆形平滑肌层的特化增厚以维持最大收缩的持续状态。其造成大部分肛管静息压力[225]。

正常的肛管内静息压力为 50～100cmH$_2$O。SCI 后静息压力没有改变[226]。肛门外括约肌是与盆底相连的横纹肌,由会阴神经支配。EAS 和盆底肌肉在清醒和睡眠状态下都显示出持续电活动的不寻常特性[227]。据推测,这种特性允许 EAS 和盆底在无意识和睡眠期间保持自制。尽管 EAS 在静息状态中起着很小的作用,但 EAS 的收缩可使肛管压力在短时间内加倍。在对粪便控制有严重威胁的事件中,外括约肌功能非常重要,如咳嗽、直肠急性收缩或站立。

耻骨直肠肌起源于耻骨联合后面,向后延伸至肛门近端的直肠周围。耻骨直肠肌向前拉动直肠,在直肠和肛管之间形成一个角度,即肛门直肠角。粪便中的这种扭结有助于控制粪便[228,229]。相反,耻骨直肠肌不能适当放松,并持续出现急性肛肠角,则不易于排便[230]。IAS、EAS 和耻骨直肠肌协同工作以避免尿便失禁,统称为肛门括约肌机制。

直肠和肛管近端(肛门直肠交界处)的黏膜含有丰富的感觉感受器。这允许对其中物质形态进行判

断:液体、固体和气体物质。直肠抑制反射或取样反射可使直肠内容物与该感觉区接触。直肠抑制反射包括直肠压力升高刺激的短暂性 IAS 松弛。当肛肠连接处的感觉受体判断其内容物时,EAS 张力增加,即保护反射,以避免失禁。直肠抑制反射发生在睡眠和白天,通常在潜意识水平。

脊髓损伤后早期胃肠道并发症

脊髓损伤后立即出现无力性肠梗阻,通常在一周内消退。对于持续性腹胀,可能需要进行间断鼻胃管减压。肠梗阻持续时间超过 3 天时应考虑肠外营养。如果肠梗阻持续时间较长,可以使用红霉素和/或甲氧氯普胺来刺激蠕动[231]。新斯的明对难治性假性梗阻也有效[232]。

与一般创伤人群相比,脊髓损伤患者患消化性溃疡的风险更高[233]。发病率约为 5%~7%,虽然已有报道称存在高达 24% 的发病率[234,235]。大多数溃疡都是在受伤后几天内发生的。更高水平和更严重的损伤(神经学完全损伤)风险最大。排除其他危险因素后,建议使用应激性溃疡预防[组胺 2 阻断剂或质子泵抑制剂(PPI)]通常 4 周[19]。PPI 在预防高危患者上消化道出血方面更有效;然而,它可能增加梭菌感染率。

与健康人相比,SCI 患者患胆汁淤积症和胆石症的风险也更高(25%~30%)[236,237]。胆囊运动受损被认为是病因之一。T10 以上病变患者胆囊充盈功能受损,空腹容积降低,可能使胆汁更易结石。由于脊髓损伤后感觉改变,诊断更具挑战性。然而,大多数患者仍表现为传统症状,常伴有右肩放射痛,可能仍有右上腹部疼痛和压痛等表现[236,238]。高怀疑指数,以及实验室和放射检查,对及时作出诊断至关重要。

肠系膜上动脉综合征(SMA)是指十二指肠第三段在肠系膜上动脉和主动脉之间受压。它很少发生,更常见于四肢瘫患者,但发病率低于 0.33%。患者会感到恶心、呕吐、腹痛和腹胀,在饭后或仰卧时更加严重。诊断已明确与上消化道相关。可使患者易患此病的危险因素包括体重减轻、脊柱矫正术后和长时间处于仰卧位。患者可以通过左侧卧位和服用甲氧氯普胺缓解[239]。

急腹症的诊断往往是一个挑战,尤其较高水平的脊髓损伤患者,因为缺乏常见腹部病理学症状和体征。因此,在评估以发热、腹痛和/或肩部放射痛和白细胞计数升高为表现的脊髓损伤患者时,应高度怀疑。早期进行专门的实验室检查,如腹部超声或 CT 扫描,往往有助于确诊。胰腺炎应该被考虑,尤其有持续性肠梗阻或无力性肠梗阻复发的急性患者[240]。内脏敏感性降低或丧失限制了急性胰腺炎的临床认识,因此仅基于实验室调查。高水平 SCI 背景下的急性胰腺炎可能是由局部介导的 Oddi 括约肌功能障碍和自主神经衰竭时胰腺迷走神经支配共同作用的结果[241]。

临床评估

与其他患者一样,SCI 患者评估应从完整的病史和体检开始。症状指导评估。症状通常是模糊的;恶化或缓解因素可提示其发病原因。应评估体位、一天中的时间、饮食、肠道护理、药物和泌尿功能产生的影响[216]。应注意相关症状的存在,如 AD、腹壁痉挛、发热和体重变化。胃肠道症状检查进一步阐明了功能。应仔细询问患者病前肠功能,因为神经病变可能改变先前存在问题的表现形式。必须认识到症状对患者进行必要生活活动能力的影响;神经源性肠功能障碍对生活质量的有害影响是众所周知的[242]。最后,应系统地评估肠道管理的组成部分。应获得饮食类型的历史记录,特别强调液体和纤维的摄入以及使用泻药、大便软化剂、纤维补充剂和具有抗胆碱能特性的药物。应记录肠道护理的频率、持续时间和技术,以及大便稠度、刺激时直肠缺少大便、尿失禁和出血等问题。

体格检查不仅是对结肠和盆底的评估,还包括对可能影响肠道护理的相关病理学、感觉/运动障碍和活动限制的调查[243]。腹部检查允许对腹壁进行运动评估,叩诊鼓音,触诊结肠,以及诱发症状[216]。盆底神经支配和功能应通过神经和直肠检查评估。接触肛门皮肤时,皮肤反射可通过 EAS 收缩来识别。球海绵体反射是由阴茎头挤压或阴蒂压迫引起和肛门括约肌张力增加引起。这两种反射都提示完整的感觉(S3-4)和运动(S2)反射弧[214]。直肠检查应评估感觉、自主收缩、耻骨直肠张力、直肠穹窿肿块和大便稠度。实践检查是一个教育和解释各种肠道护理技术选择的机会。脊髓损伤医学联合会发表了关于"成人脊髓损伤患者的神经源性肠管理"的建议。这些建议为神经源性直肠的评估、管理监测和教育提供了建议。全文可在 PVA. org 上下载或在《脊髓医学杂志》上查阅[216]。

肠排空机制

在神经系统完整的人群中,排便从直肠充盈的感觉开始。将大便推入直肠的强烈移动性收缩会引起这种感觉。直肠壁、耻骨直肠肌和盆底上的牵拉感受器可在低至 10ml 的容量下感知直肠扩张[244]。持续的直肠扩张引起直肠收缩和直肠抑制反射[245]。如果选择排便,则为坐姿。坐位使直肠和肛管之间的角度不那么尖锐[246]。在健康人中,通过关闭声门来保持胸部的充分呼吸,腹部和直肠内压力可能会升高。腹部肌肉收缩,横膈膜下降。神经未受损的人通常可以通过瓦尔萨尔瓦动作(Valsalva maneuver)使直肠内压增加 100cmH_2O 或更多。上运动神经元损伤患者常在手指刺激下开始肠排空。手指直肠刺激是指将戴手套和润滑的手指整个长度插入直肠,并以圆形漏斗状移动来扩张远端直肠。这可打开括约肌机制,伸展耻骨直肠肌,并刺激蠕动[216,243,247]。手指直肠刺激可使约 75% 的静息肛门张力短暂消失,进一步拉直肛门直肠角度。通过 Valsalva 手法的实施以及腹外压的增加来增加排出力。利用这些技术提高腹内压的能力与 SCI 的水平和完整性密切相关。C5-6 水平损伤的患者很少能产生超过 10cmH_2O 的腹内压力。

一旦开始排便,整个左结肠可能会因大量蠕动而排空,或者一点一点排空粪团。肛门反射(即大便通过肛门引起结肠收缩)的存在已被提出,但尚未被证实。大便稠度是排便方式的主要决定因素。在脊髓损伤患者中,因为排便和阻力之间的平衡太脆弱,大便稠度非常重要。

脊髓损伤后胃肠道问题

胃肠道症状常见于脊髓损伤后的慢性期。结肠和盆底功能在社交中非常重要,并受社会规范的制约。排便的需要和对意外排便的恐惧限制了生活[242]。据报告,排便困难的患者需要超过 60min/d 的肠道护理或超过一周一次的手动排便。排便问题对生活质量的影响巨大。在排便困难的患者中,肠道护理通常占据了一天中大部分时间,为了尽量减少症状,饮食受到很大的限制,并且通常会因排便困难而紧急就医。反射障碍、直肠出血和泻药过度导致的失禁也经常发生。

如果常规肠道护理无效,有一些手术方法可以提高神经源性肠道管理的成功率[248]。手术方案选择需要跨学科评估[216]以探讨手术风险[249]、手术对身体外观和功能的影响。经肛门灌洗已被证明可以减少便秘,提高排便控制和生活质量[250]。顺行控制灌肠(ACE)可能是成人神经源性直肠难

治性肠疾病患者的一种选择。它最初是为脊髓脊膜膨出的儿童设计的,可显著减少如厕时间和改善生活质量[251,252]。阑尾结肠造口是将阑尾穿过腹壁,用 100~500ml 的生理盐水冲洗造口处,以诱发排便。结肠造口术也是一种可以提高肠道护理独立性和提高生活质量的手术[249,253,254]。在严重残疾患者的亚组中,这项治疗取得了良好的效果(249 人)。对于排空困难、对肠道程序改变无反应的患者,结肠造口可以缩短肠道护理所需的时间,提高自我效能和生活质量[253,255]。许多患者说,他们希望能更早地接触这些补救方法[255,256]。

神经源性直肠的医疗和康复管理

SCI 后改善胃肠功能的评估和干预方法应是跨学科的,并涉及所有残疾领域[214]。肠道管理计划考虑以下因素:饮食、液体摄入、药物、体力活动和肠道护理计划。肠道护理是指使用以下一个或多个方式辅助排便:体位、辅助设备、直肠刺激排便以及辅助手法(腹部按摩)[214,216]。

肠道管理的所有组成部分都应发挥其最大性能。脊髓损伤患者,特别是四肢瘫痪患者,无法克服肠道阻力,可通过肠道护理排出大便。粪便稠度应通过饮食和药物加以调整(图 22-4)。在非残疾人群中可能微不足道的肠道管理调整可以显著地改变平衡。粪便稠度是一个关键变量。应鼓励每天摄入 15~30g 膳食纤维[214,216]。麦麸和车前草通过增加粪便含水量使粪便更加柔软[257]。其他有益的干预措施包括利用重力的直立肠道护理、束腹带、每日渗透性泻药、增加肠道护理频率、更频繁的手指刺激和更强的触发药物。

应避免结直肠过度扩张,因为众所周知,直肠扩张会通过结肠反射减少肠道转运。频繁的肠道护理(即每 1~2 天一次)可以避免大便引起的结肠扩张,还可以促进结肠转运。在进食后利用胃肠道反应定时进行肠道护理,或在前一天给予口服泻药,可能会改善肠道护理效果。液体摄取量应足以维持软便,建议 2~3L/d,这取决于膀胱管理和限制情况。有效的肠道管理计划对脊髓损伤患者的身心健康都很重要。超过 1/3 的截瘫患者将直肠和膀胱控制功能丧失列为与损伤相关的最显著的功能丧失[258]。大便失禁对患者来说是毁灭性的,会导致社会孤立、因缺勤而失去收入、抑郁和生活质量下降[214,242,259]。肠道个体化管理常常需要反复试验。在规划肠道管理时,应考虑损伤程度、先前的排便习惯、患者的生活

方式以及护理人员的可用性。

肠道管理将根据神经源性直肠功能障碍的类型而变化，即 UMN 与 LMN 直肠。UMN 损伤患者的胃肠动力可能降低，尤其在降结肠，但他们的静息直肠张力将正常增加，胃肠相关反射保持完整。包括胃绞痛和直肠反射。为了利用胃结肠反射（结肠收缩伴胃扩张），应指导患者在进食后 20～30min 进行肠道管理。咖啡因是一种兴奋剂，可以在排便前使用，以帮助排便。膳食纤维或补充纤维作为一种膨大剂，可以提高结肠转运时间。建议每日纤维摄入量为 30g/d。

UMN 神经源性肠的基本肠道护理程序分为几个步骤（e 表 22-7）。肠道管理的一个组成部分是手指刺激，它是通过戴着手套润滑的手指插入直肠并沿顺时针方向以圆周运动缓慢旋转手指，直到感觉肠壁松弛或粪便或气体通过（大约 1min）。这引发直肠反射：刺激直肠黏膜引起结肠收缩。这将触发直肠下穹窿的粪便排出。一旦穹窿空了，就要插入栓剂，以刺激下结肠收缩并排空位于降结肠上部的粪便。应每隔 10～15min 重复进行手指刺激（3～5次）以检查是否还有粪便，粪便可留在直肠穹窿内，直到手指周围的内括约肌闭合或两次刺激均无结果。理想情况下，肠道管理应在每天的同一时间进行，以促进肠道的"再训练"。受伤超过 1 年的患者可以隔天早上进行一次肠道检查。据报告四肢瘫痪的人需要更多的帮助和更多的时间来完成肠道管理[260]。如果一个人在手指刺激过程中有 AD 的困难，局部应用 2% 黏性利多卡因进行预处理。

对于便秘的患者，可以使用乳果糖、聚乙二醇、双氢考地尔片、镁乳或卡斯卡拉等泻药代替或与 3-2-1 方案的组成部分联合使用。口服药物应个体化，最终目标是随受伤时间的增加尽量减少药物的使用。一次只应改变肠道管理方案的一项，至少完成三个肠道周期才能实现改变的效果。虽然大容量灌肠偶尔用于便秘发作，但不建议长期使用。比沙可是大多数栓剂制剂的有效成分[261,262]。它们刺激感觉神经末梢，导致肠蠕动时局部和锥神经介导的反射增加，常以排气为信号。一般需要 15～60min 排出气体，随后粪便排出[214]。与标准植物油制剂相比，含有水溶性碱（魔弹）的栓剂溶解更快，并显著缩短肠道管理的时间[263]。多孔酯钠灌肠剂可最快速地将肠道排空[262]。最近批准的药物鲁比前列酮、利那洛肽和普卡那肽有助于严重的神经源性直肠排空，但这些在 SCI 中尚未得到研究。

LMN 肠患者通常有圆锥或马尾损伤。肛管张力降低，皮肤球海绵体反射消失，盆底可能被动下降。在 LMN 病变中，由于盆底肌无力伴 EAS 松弛，通常会尿失禁。由于没有脊髓介导反射，手指刺激和接触刺激栓剂在很大程度上是无效的，因此需要手动排便。通过使用膨松剂使粪便保持牢固以辅助人工排出。LMN 肠道护理通常包括手指直肠刺激和早晚饭后的手动排空。SCI 患者肠道护理模式研究表明，LMN 患者的平均肠道护理频率为每天两次，UMN 患者的平均肠道护理频率为每周三次[264]。辅助技术，如瓦尔萨尔瓦动作，从右下腹开始顺时针方向的腹部按摩，沿着结肠进行，增加体力活动，并在便椅上完成肠道管理，可能有助于排便。

泌尿系统问题

在 20 世纪 70 年代之前，肾脏疾病是慢性脊髓损伤死亡的首要原因。随着间歇性导尿（intermittent catheterization，IC）技术的出现和泌尿道护理水平的提高，肾脏疾病的患病率已经显著下降。然而如果处理不当，神经源性膀胱仍是肾脏疾病进展的危险因素。了解泌尿系统功能的解剖和生理，以及 SCI 是如何影响这一功能的，对医疗服务人员和 SCI 患者预防这些并发症至关重要。

泌尿系统解剖和生理

上尿路

肾脏由肾实质和收集系统两部分组成。输尿管从肾盂输尿管连接处下行到膀胱，在进入膀胱之前在膀胱壁的肌层和黏膜下层之间斜行。这个结构既允许尿液流入膀胱，又能够防止尿液反流进入输尿管[265]（e 图 22-2）。

下尿路

膀胱由膀胱体（或者说是逼尿肌）和膀胱底组成，膀胱底包括膀胱三角和膀胱颈。逼尿肌由纵横交错的平滑肌束组成。膀胱三角位于膀胱底下部，从输尿管开口延伸至膀胱颈[265]（e 图 22-2）。

尿道有两种括约肌：内括约肌和外括约肌。内括约肌在膀胱颈和近端尿道的交界处，由结缔组织和平滑肌组成，受自主神经支配[266]。尿道外括约肌由横纹肌组成，受躯体神经支配。尿控是由尿道括约肌和盆底肌的适当收缩调节的[267]。

下尿路的神经解剖学

尿液的储存和排空是中枢神经系统（CNS）和周围神经系统（peripheral nervous system，PNS）之间相互作用的复杂功能。CNS 通过在脊髓和大脑之间传递的信号来协调和控制排尿。PNS 通过下尿路的副交感神经、交感神经和躯体神经支配膀胱的存储和收缩（e 图 22-3）。膀胱中经典的神经递质是乙酰胆碱和去甲肾上腺素，但还有其他递质可以独立起作用或帮助调节这些递质。

盆内脏神经起源于 S2-4 脊髓节段的中间外侧灰质。节前神经穿过骨盆神经到达紧邻逼尿肌或逼尿肌内的神经节，然后通过节后短神经到达由乙酰胆碱激活的膀胱平滑肌胆碱能受体。这些信号使得膀胱收缩[268,269]。

交感神经起源于 T11-L2 脊髓节段的中间外侧灰质。交感冲动下行很短距离即到达腰椎旁交感神经节，然后沿节后腹下神经到达膀胱基底部、尿道的 α-肾上腺素受体和膀胱的 β-肾上腺素受体的突触（图 22-6）。α-肾上腺素受体刺激导致平滑肌收缩，增加膀胱和出口括约肌阻力。β-肾上腺素受体刺激导致平滑肌松弛，使膀胱松弛[268-270]（图 22-6）。

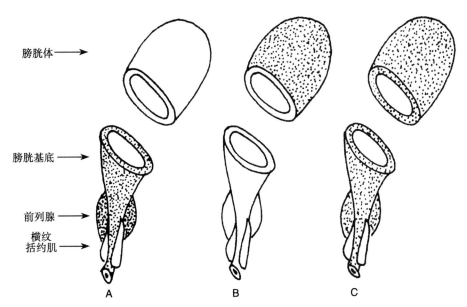

膀胱体 →
膀胱基底 →
前列腺 →
横纹括约肌 →

A　　B　　C

图 22-6　膀胱受体的位置。膀胱存储是由同时刺激交感 α-肾上腺素受体（收缩）（A）和 β-adrenergic 受体（放松）（B）完成的，刺激交感胆碱能受体（C），膀胱排空

膀胱的感觉神经支配通过骨盆神经到达骶脊髓，并传递对排尿至关重要的机械感受性输入。尿道内括约肌受自主神经系统控制并有大量的 α-肾上腺素受体，导致受到刺激时关闭。尿道外括约肌处于躯体神经支配下，可随意闭合[266,271]。

正常排尿生理

排尿有两个阶段：充盈（储存）期和排空（排尿）期。膀胱充盈时，作用于 β-肾上腺素受体的交感刺激逐渐增强，膀胱体收缩；作用于 α-肾上腺素受体的刺激使膀胱基底部和尿道收缩。当膀胱充盈且顺应性正常时，膀胱内压力在 0~6cmH$_2$O 之间，不应超过 15cmH$_2$O[272]。排尿时，尿道括约肌活动停止，逼尿肌收缩。

神经源性膀胱的类型

脊髓损伤患者可能伴有脑损伤，这也可能影响膀胱功能。膀胱功能障碍的类型取决于大脑和脊髓损伤的程度。脑桥上部孤立性病变可能的膀胱功能障碍是逼尿肌反射亢进，膀胱和尿道括约肌的协调性保留。

创伤性骶上脊髓损伤可导致早期脊髓休克，损伤平面以下反射减退、逼尿肌无反射。在这个阶段膀胱无收缩。膀胱功能的恢复通常在骨骼肌反射的恢复之后。无抑制的膀胱收缩在 6~8 周后逐渐恢复[273]。

脊髓休克缓解后，骶上脊髓完全性损伤的患者常出现逼尿肌反射亢进伴逼尿肌括约肌协同失调（detrusor-sphincter dyssynergia，DSD）。当逼尿肌收缩时，尿道括约肌同时收缩，就会发生 DSD。如果不治疗，就会有膀胱输尿管反流和上尿路损伤的风险。在骶上脊髓部分或不完全损害的情况下，可以不同程度地发生逼尿肌反射亢进和 DSD[274]。

22

骶髓或骶神经根的损伤通常会导致膀胱无收缩和不同程度的括约肌功能障碍。膀胱顺应性也可能下降，因此这些个体还需要泌尿学评估，以确保上尿路没有受损的风险[275]。

神经泌尿学评估

病史和体格检查

患者评估应包括脊髓损伤前影响其泌尿功能的问题（如糖尿病、前列腺手术等），以及损伤后基于躯体和认知的膀胱管理能力。社会支持也在膀胱管理方案中发挥重要作用，应该加以讨论。

诊断检查

尽管对于检查项目和检查频率没有共识，但共识认为 SCI 患者有必要进行定期的上、下尿路评估。美国截瘫协会和美国泌尿协会已经制订了泌尿系统评估建议[276,277]。

急性损伤患者病情稳定后应该立即进行基线泌尿学评估。血尿素氮、肌酐、半胱氨酸蛋白酶抑制物-C 和肌酐清除率是评估肾功能的简单、廉价的方法。然而值得注意的是，慢性脊髓损伤患者的肌肉质量通常比健全个体少，所以他们的血肌酐低于健全个体。上尿路的诊断检查包括肾脏超声、计算机断层扫描（computerized tomography，CT）、静脉肾盂造影（intravenous pyelogram，IVP）、24h 尿肌酐清除率和疏基乙酰甘氨酸（mercaptoacetyltriglycine，MAG）3 肾脏定量扫描。肾脏超声有助于发现肾积水和肾结石。如果结石或肿瘤需要进一步的解剖学评估，应该考虑行 CT 检查。IVP 能够同时评估解剖和功能，但有过敏反应、辐射暴露和患者不便等缺点。定量 MAG3 放射性核素肾扫描评估肾功能是一种安全有效的方法[278,279]。

下尿路检查包括膀胱造影、膀胱镜检查和尿流动力学（urodynamics，UDS）检查。膀胱造影可以评估膀胱解剖和排尿功能，并识别反流。膀胱镜检查可以评估血尿的成因、复发性有症状尿路感染、复发性无症状细菌尿伴结石形成（如变形杆菌）、导管通过困难（如狭窄）和膀胱结石。留置导尿管的患者应进行更频繁的膀胱镜检查，以评估和清除膀胱结石，并评估可能的癌性病变，可同时进行活检[280]。

UDS 能够在膀胱充盈和排空时评估膀胱括约肌和尿道括约肌的功能。神经源性膀胱的 UDS 应在患者脱离脊髓休克或在最初的泌尿系统评估期间进行。这类测试对于确定膀胱功能至关重要，因为个体的排尿症状通常与排尿障碍类型不一致。初始测试完成后，其他测试可以根据需要选做。UDS 包括许多检查，应该包括复杂膀胱造影（cystometrogram，CMG）、压力流量分析、尿道外括约肌肌电图（electromyography，EMG）、UDS 时的荧光透视（视频尿动力学）和 PVR 测试。如果患者能够耐受，可在进行 UDS 时在膀胱和直肠中放置压力传感器，并监测膀胱充盈和排尿过程中的压力（e 图 22-4）。正常的 USD 检查结果展示在 e 图 22-5，不同类型神经源性膀胱功能障碍的异常表现展示在 e 图 22-6。

UDS 检查期间应进行血压监测，因为检测可能导致 AD。在进行 UDS 之前，应进行尿培养，并用抗生素治疗菌尿，以防止菌血症[277]。

神经源性膀胱的管理

神经源性膀胱管理的主要目标包括①预防上尿路并发症（如肾功能恶化、肾积水和肾盂肾炎）；②预防下尿路并发症（如膀胱炎、膀胱结石、膀胱输尿管反流）；③制订膀胱管理计划，使个体更易重新融入社区。保持膀胱的平衡，在膀胱排空后保持相对较低的膀胱排尿压（$50 \sim 60 cmH_2O$）和较低的 PVR 容量（100ml 或更低）将有助于实现这些目标。

膀胱引流法

间歇导尿

对于脊髓损伤后尿潴留且上肢功能良好的患者，IC 是首选的引流方法。IC 应每 4~6h 进行一次，目的是足够频繁地进行导尿，以防止膀胱过度膨胀（<500ml）。患者的液体摄入量应限制在 2L/d，以控制膀胱容量。IC 不推荐用于以下患者：无法进行 IC；尿道解剖异常，膀胱容量小（<200ml），认知能力差，动力不足；无法遵守导尿时间表或限液；或尽管接受了治疗，但仍出现伴有膀胱充盈的 AD[280]。

留置导尿

对于上肢功能受限、高液体摄入、认知障碍或药物滥用、逼尿肌压力升高以及其他微创膀胱管理方法不成功的 SCI 患者，应考虑留置导尿[280]。使用留置导管的一个主要优点是提高了独立性，减少了对膀胱护理人员的依赖。导管应固定在腿或腹部，以防止尿道口处产生张力。导管大小应控制在 14~16Fr，每 2~4 周更换一次。

与 IC 相比,留置尿管的医疗并发症更高,包括膀胱或肾结石、血尿、尿道糜烂和狭窄、阴茎阴囊瘘、附睾炎、肾盂肾炎、菌血症、膀胱纤维化,且可能是膀胱癌的病因[281]。据报道,膀胱癌发生的风险出现在留置尿管 10 年后[280]。

如果要长期留置导管,患者可以改用耻骨上导管(suprapubic catheter,SPC)。SPC 直接进入膀胱,而不是通过尿道,并使用直径更大的导尿管(22~26Fr)。SPC 的优点包括:不脱衣服就可以更换,导管不易扭结,更舒适,不易干扰性活动,更容易清洁,而且是可逆的。虽然 SPC 与留置导尿管具有相似的膀胱风险,但由于它们不通过尿道,因此患者发生前列腺炎、尿道炎、附睾炎以及尿道刺激、狭窄和糜烂的风险较低[280,281]。

安全套集尿和其他排尿方法

以下排尿方法只有在进行综合泌尿学评估,确保个体不会有高膀胱内压后才加以考虑。定时排尿、瓦尔萨尔瓦动作和 Credé 动作不需要插管,但有时需要使用外部安全套导管,如下所述。

定时排尿对于轻度到中度尿失禁和膀胱功能正常而尿道括约肌不活跃的患者有帮助。患者每隔一定时间排尿,以避免渗漏。这可以与手动增加膀胱内压力(即 Credé 动作)或腹内压力(即瓦尔萨尔瓦动作)相结合。这些方法可以使逼尿肌不活跃、无反射性逼尿肌、有下运动神经元损伤或括约肌切开的患者排空膀胱[280]。这些手法可能导致痔疮恶化、直肠脱垂、疝气和已经存在的 DSD 恶化[282]。膀胱输尿管反流和高逼尿肌压力是这类排尿方法的禁忌证。

骶髓排尿反射完整的男性可以考虑反射性(自发)排尿。当自发的不受抑制的收缩导致排尿时,就可以考虑使用此方法。反射性排空的男性通常患有 DSD,通常需要对括约肌进行治疗。治疗方法包括 α-肾上腺素受体阻滞剂、尿道支架、括约肌内注射肉毒杆菌毒素和括约肌切开术。下文将更详细地讨论这些方法。这些男性需要进行上下尿路的监测,因为排尿压力升高会导致膀胱输尿管反流、肾结石或膀胱结石或感染、膀胱或肾功能恶化以及 AD[283-286]。

进行上述排尿动作的男性可使用外置安全套导管。只有当膀胱能够以最小的 PVR(<100ml)收缩和排空时,才应该使用这些方法。皮肤应被严密监测,因为使用安全套导管的人由于阴茎感觉减弱而面临皮肤破损的风险。

药物治疗

神经源性逼尿肌过度活动的治疗

抗毒蕈碱药物是治疗神经源性逼尿肌过度活动的一线药物。这些药物能够稳定和放松逼尿肌,减少过度活动,改善膀胱顺应性,有助于防止膀胱和肾脏损伤。临床上有许多口服抗毒蕈碱药物。这些药物包括奥昔布宁、托特罗定、曲司氯铵、达非那新、索利那新和非索罗定[287,288]。奥昔布宁、托特罗定、曲司氯铵、达非那新已被广泛研究,并已证明是耐受性良好和有效的治疗方法[287,289]。

抗毒蕈碱药物常见的不良反应包括口干和便秘,这可能会影响患者的用药依从性。这种情况在非选择性抗毒蕈碱药物(如奥昔布宁)中尤为常见[287-289]。最近报道了非选择性抗毒蕈碱药物的潜在认知损害,在选择治疗方法时需要考虑到这一点,尤其对于有颅脑损伤或认知障碍病史的患者。如无眼科医师的同意,窄角型青光眼患者不应使用抗毒蕈碱药物,胃排空受损的患者建议谨慎使用[288]。奥昔布宁透皮给药比口服奥昔布宁副作用少。

米拉贝隆是一种较新的药物,用于脊髓损伤患者,通过刺激 β_3-肾上腺素受体使逼尿肌松弛[288]。初步研究显示,脊髓损伤患者用药后的最大逼尿肌压力降低,膀胱容量和顺应性提高,大小便失禁减少[290,291]。该药物是否能够作为一种主要治疗方法或补充治疗方法,仍然需要更多的评估来确定[288]。

三环类抗抑郁药有时单独使用或与抗胆碱能药物联合使用。这些药物具有外周和中枢抗胆碱能作用,能够减少不受抑制的膀胱收缩、增加膀胱容量、增加尿道阻力[292]。

由于口服抗胆碱能药物具有副作用,有时会使用膀胱内灌注药物。这些药物的主要优点是由于较少的全身吸收,几乎没有全身副作用。虽然这些药物可能有效,但患者可能会放弃使用,因为大多数药物的作用时间很短,而且需要进行大量的工作。用于膀胱内灌注的药物包括利多卡因、奥昔布宁、辣椒碱和树脂毒素。

另一种更常用的方式是将 A 型肉毒毒素注射到膀胱壁。肉毒杆菌毒素抑制神经肌肉接头处乙酰胆碱的释放,从而阻止神经肌肉收缩,放松痉挛或过度活动的肌肉。已经发现剂量在 100~300 个单位之间可以抑制过度活跃的逼尿肌[293-295]。可能需要 1~4 周才能达到最大效果,可持续 3~9 个月,因此通常

22

需要重复注射。系统评价显示,肉毒毒素注射入逼尿肌可显著改善神经源性逼尿肌过度活动,且耐受性良好[287,293-295]。患有神经肌肉疾病、肉毒杆菌毒素过敏或服用氨基糖苷类药物的患者应避免使用这些药物[280]。如果患者同时使用肉毒毒素注射解决上肢或下肢痉挛问题,这些区域和膀胱的注射需要协调,以避免意外的肉毒毒素过量。

括约肌出口梗阻及过度活动的治疗

α-肾上腺素能阻滞剂已被证明能有效改善前列腺出口梗阻和逼尿肌括约肌协同失调患者的膀胱排空[296,297]。OH 是这些药物的潜在副作用,特别是在颈椎水平脊髓损伤的患者中。在开始服用这些药物之前应该仔细考虑,特别是如果患者还在服用磷酸二酯酶抑制剂来治疗勃起功能障碍。

括约肌注射肉毒杆菌毒素是治疗 DSD 的一种方法。这些注射能够有效地治疗过度活跃的括约肌,几乎没有不良反应[287]。肉毒杆菌毒素注射对于症状性低血压、对 α-肾上腺素受体阻滞剂有不良反应或药物依从性差的患者效果很好。

尿道括约肌功能不全的治疗

下运动神经元损伤的 SCI 患者可能有括约肌无力或功能不全。在使用增加括约肌压力的治疗方案之前,必须排除逼尿肌过度活动或膀胱顺应性差的可能。否则,增加尿道括约肌张力以防止尿失禁可能会增加膀胱内压,从而导致反向压力、上尿路引流不良和上尿路损伤。

尿道周围注射胶原蛋白治疗尿道内括约肌缺乏症已得到美国 FDA 批准。临床试验主要集中在非脊髓损伤患者,但对那些括约肌张力降低的 SCI 患者可能有帮助。

神经源性逼尿肌不活动或无反射症的治疗

氯贝胆碱对膀胱和肠道具有选择性的刺激作用,对乙酰胆碱酯酶的快速水解有抵抗力,可用于增强非脊髓损伤患者的膀胱收缩。虽然已经在 SCI 个体中使用,研究人员尚未证实它能有效地诱导逼尿肌反射不全的膀胱收缩,但它已被证明能够增加括约肌压力。因此,只有膀胱收缩力低和括约肌功能协调的患者才应该考虑使用这一方法[298]。这种药物不应用于 DSD 或膀胱出口梗阻患者[299-301]。

神经源性膀胱手术治疗

只有在其他保守方法无效或有无法忍受的副作用时,才应考虑手术治疗神经源性膀胱。术前应对患者进行完整的泌尿学评估,包括上、下尿路解剖和功能评估,以确定安全有效的手术方式。

可控和非可控性尿流改道

尿流改道是神经源性膀胱的手术治疗方法之一。尿流改道有多种类型,神经源性膀胱的尿流改道可分为两种:可控尿流改道和不可控尿流改道。

可控尿流改道手术一般是改道手术的首选,可用于需要尿流改道且有足够手功能进行 IC 的患者。可控性改道分为两种类型:①正位尿流改道,即肠储存器与尿道吻合;②可控导尿袋。

正位尿流改道用于增加膀胱容量,患者能够通过尿道导尿。对于可控导尿袋,可以将造口放置在便于导尿的位置,例如在脐内,这样患者无须脱去衣服就可以导尿。正位尿流改道最常用的肠段是回盲瓣。右结肠改造成为气囊,末端回肠或阑尾改造成为导管[302,303]。使用结肠改道的潜在并发症是狭窄、黏液分泌、尿漏和胆盐吸收不良[304]。

SCI 患者采用非可控性尿流改道的最常见原因是尿失禁、尿道狭窄或瘘管导致压力性溃疡愈合不良,从而使尿流从会阴处分流。对于不能执行 IC 的个人,也可以考虑使用。对于脊髓损伤患者,如果他们太虚弱而不能接受大手术,或有下列情况之一,则应谨慎考虑尿流改道:炎症性肠病、盆腔放疗、先前手术引起的严重腹部粘连或肾功能受损[280]。

最常见的非可控性尿流改道是回肠导管改道。将 10~15cm 长的回肠及其肠系膜与回肠主体分离,分离的回肠一端封闭,另一端经腹壁引出,外翻成乳头状口,将输尿管置入回肠引流。

膀胱扩大术

膀胱扩大术是一种常用于为有意愿进行 IC 的患者重建低膀胱内压、大容量膀胱的手术技术。患有炎症性肠病、盆腔放疗、先前手术引起的严重腹腔粘连和肾功能受损的患者不应接受膀胱扩大术[280]。

在考虑膀胱扩大术之前,全面的术前评估十分重要,包括胃肠道病史、包含肝肾功能(血肌酐必须<2.0mg/dl)在内的实验室检查和综合泌尿系统评估,因为可能有继发于手术的代谢并发症[302-309]。膀胱自动增大术不会产生代谢异常,但在技术上较为困难[309]。

膀胱扩大术和尿路改道的长期随访内容包括定期监测上尿路和血生化和肾功能。膀胱镜可用于监测结石或肿瘤[302,303]。

经尿道括约肌切开术及尿道内支架

尽管已不再常用，经尿道括约肌切开术（tran-surethral sphincterotomy，TURS）和尿道内支架仍是降低括约肌出口阻力的方法。

TURS是一种治疗SCI和DSD的成熟方法，需要使用安全套导管。如果男性患者想要反射性排尿、有膀胱输尿管反流或上、下尿路并发症，或不能耐受降低逼尿肌压力的药物治疗[280]，则可以考虑该方法。不能使用安全套导管的男性不应采用TURS。虽然TURS可以改善反射障碍症状，减少残余尿和感染[310]，但该过程具有许多潜在的负面后果，并且不可逆。其中包括术中及围术期大出血、血凝块滞留、大直径导尿管持续引流、尿道狭窄、勃起和射精功能障碍，30%~60%的患者需要再次手术。

另一个降低括约肌出口阻力的方法是放置尿道支架，使括约肌保持开放。支架可以移除，因此这一过程可能是可逆的。这种治疗能够有效降低排尿压力和PVR尿量，而不会影响勃起功能。并发症包括血尿、阴茎水肿、尿道损伤或疼痛、尿石沉积、支架内组织生长、支架移位、持续性AD、二次手术和尿道狭窄[280,311,312]。

人工尿道括约肌和尿道吊带

这些手术的目的是增加尿道括约肌功能不全患者的膀胱出口阻力。这些手术只能在泌尿系评估，确保没有高膀胱内压或膀胱输尿管反流的迹象后进行。

人工尿道括约肌是由：①围绕近端尿道可以充气和放气的尿道袖带；②充气时袖口存储液体的气囊；③通过将流体从袖带分流到气球以充放气的泵组成。尿道吊带法是使用合成的、自体的或捐赠的组织在尿道周围形成吊带。这两种手术都有很高的成功率，但并非没有并发症和再次手术的潜在需要[313]。

神经刺激

研究人员不断尝试通过神经刺激来改善排尿，如果骶髓反射弧完好，神经刺激是神经源性膀胱管理的一种选择。电刺激有多个靶点来增强神经源性膀胱功能，既可以通过减少无抑制的膀胱收缩来促进尿液储存，也可以通过触发无抑制的收缩来改善排尿。神经刺激技术包括在膀胱、骨盆神经、脊髓圆锥、骶神经、骶前根或胫后神经上放置电极。其中，骶神经前根刺激是最成功的[314]。第54章详细介绍了这个技术。

儿童膀胱管理的注意事项

上文讨论的用药原则同样适用于儿童，但需要考虑到儿童的年龄。

清洁IC是治疗儿童膀胱排空不能的有效方法。通常还需要使用抗胆碱能药物（奥昔布宁，1.0mg/岁，每天两次）。如果当孩子是新生儿时即开始进行IC，父母和孩子都会逐渐适应。孩子们通常可以在5岁时开始自行间歇导尿。

对于那些因括约肌张力差、膀胱容量小或导尿困难而无法成功实施IC计划的患者，另一种方法是用阑尾输出道（阑尾切除术）或蒙蒂管（回肠切除术）建立一个可控的尿流改道。同时常要进行膀胱扩大和尿道吊带放置。虽然可能发生并发症，但可控尿路改道对于神经源性膀胱儿童来说，长期疗效和耐受性较好。潜在的并发症包括膀胱结石、吻合口狭窄、吻合口出血、小肠梗阻和浅表伤口开裂[315]。

神经源性膀胱并发症

尿路感染

对于真性尿路感染（urinary tract infection，UTI）与继发于SCI的神经源性膀胱患者的细菌定植的定义，文献和以及医疗卫生专业人士之间缺乏共识。接受治疗的患者确有真性泌尿系感染，这一点十分重要。那些没有真性尿路感染而接受治疗的人可能会进行不必要的尿液培养，面临抗生素副作用的风险，并可能产生耐药病原体，一旦他们发生真性尿路感染，将难以治疗。无论采用何种方法进行神经源性膀胱管理，菌尿都很常见。引起菌尿的通常是细菌定植，而不是膀胱感染。文献有时称其为无症状尿路感染。为了帮助澄清这一误解，NIDRR定义了诊断神经源性膀胱的SCI患者尿路感染的三个必要标准：①尿中存在细菌（菌尿）；②尿中白细胞增加（脓尿）；③新发症状[316]。由于许多SCI患者膀胱感觉减退丧失，他们可能会出现较不特异的体征和症状，如虚弱不适，痉挛增加，新发的尿失禁，尿潴留，或AD。在鉴别诊断伴有脑损伤的患者的新发认知改变时，也应考虑尿路感染。高烧不太可能是由膀胱感染引起的。如果患者主诉高烧，应考虑肾盂肾炎或感染性压力性溃疡等非泌尿系统病因。

22

抗生素治疗

目前,普遍的共识是不治疗无症状菌尿或预防性使用抗生素预防尿路感染[317]。多项研究表明,预防性使用抗生素后,菌尿减少,但临床感染率无显著差异[318-320]。在某些情况下可以预防性使用抗生素,包括膀胱镜检查或 UDS 等程序的尿道消毒,以防止菌血症,或是膀胱内含有产脲酶病原菌(如变形杆菌、假单胞菌、克雷伯菌、普罗维登斯菌)。目前尚不清楚预防性抗生素是否应当用于复发性临床感染、膀胱输尿管反流或肾积水等解剖异常的患者,但有时也会在这些情况下使用。除了抗生素的成本和潜在的副作用外,预防性使用抗生素的一个主要关注点是耐药菌的发展。

一旦进行了尿培养并诊断出尿路感染,就可以开始对有症状的患者进行经验性口服抗生素治疗,同时等待培养结果。7 天疗程的抗生素通常效果很好。有明显发热的患者很可能有上尿路受累(即肾盂肾炎),因此,这些患者应该比膀胱感染的患者使用更长时间的抗生素。此外,这些患者应该接受泌尿学检查以确定尿脓毒症的原因。在静脉输液或口服液水化过程中留置导尿管以保持膀胱减压十分重要。

膀胱感染的潜在并发症包括附睾炎、前列腺或阴囊脓肿、脓毒症或上尿路上行感染。肾盂肾炎的潜在并发症包括慢性肾盂肾炎、肾脏瘢痕形成、进行性肾功能恶化、肾结石(如果存在变形杆菌等能够分解尿液的病菌的话)、乳头状坏死、肾或腹膜后脓肿,或菌血症和败血症。

预防 UTI 的最好方法是通过确保低压储存和在低压下定期完全排空膀胱来维持膀胱平衡。蔓越莓补充剂、马尿酸乌洛托、L-甲硫氨酸和膀胱冲洗已经等各种预防尿路感染的方法都已被试验过,但没有一种方法被证明有效,而且几乎没有科学证据支持使用这些方法[287]。

膀胱输尿管反流

膀胱输尿管反流与 SCI 后肾功能恶化有关,且反流程度与肾损害程度有关[321,322]。在神经源性排尿功能障碍的患者中,膀胱内高压被认为是反流的主要原因。其他原因包括复发性膀胱炎、肾盂肾炎、膀胱增厚和小梁形成引起的膀胱输尿管斜行解剖改变。对于那些有反流和排尿功能障碍的患者,主要的治疗方法是降低膀胱内压和根除感染。

膀胱和肾结石

在 SCI 患者中,膀胱结石是仅次于尿路感染的第二大致病原因[323]。留置尿管的患者比 IC 患者结石形成的风险更高[324-326]。在一项对 500 名患者进行的大型回顾性研究中,留置导尿管的患者每年形成结石的绝对风险为 4%,而间歇导尿患者的每年形成结石的绝对风险为 0.2%。在形成结石后,随后形成新发结石的风险增加了三倍,达到每年 16%[326]。膀胱结石的标准治疗包括膀胱镜和直视下碎石取石。

大约 8% 的 SCI 患者出现肾结石[327],这使患者面临很高的肾脏恶化风险[328]。结石通常与尿路感染有关,特别是当细菌产生脲酶时,因为脲酶使尿液碱化,并促进磷酸铵镁和磷酸钙结石形成。以前报道的最常见的结石是与感染相关的含有磷酸铵镁的结石,其次是草酸钙和磷酸盐结石,这一趋势可能正在改变[329]。鹿角形结石更常见于磷酸铵镁结石,如果不治疗,有 50% 的可能失去受累的肾脏[330]。肾结石的其他危险因素包括较高的损伤程度和神经完全性四肢瘫痪,既往膀胱或肾结石病史,膀胱输尿管反流,留置尿管,以及高血钙[327,331,332]。

肾结石的临床表现包括腰痛、恶心、呕吐、血尿、多汗、AD 或复发性尿路感染。评估包括结石分析,血清学检查(BUN、肌酐、钙和磷),尿液分析(包括尿液 pH)和 24h 尿量收集,并测量钙、草酸、枸橼酸盐、镁、尿酸、钠、钾和磷。影像学检查包括 KUB X 线片、超声、CT 和静脉肾盂造影。

肾结石的治疗包括用液体进行药物稳定、感染治疗和疼痛管理。结石的外科治疗包括体外冲击波碎石术、经皮肾镜碎石术、输尿管镜碎石术和开放性肾镜碎石术。一旦出现结石,5 年内复发率为 15%~72%。

预防结石的最佳方法是每 2~4 周更换一次导尿管,并治疗变形杆菌等结石形成菌。

肾积水与肾衰竭

输尿管扩张是由于输尿管蠕动无法克服沿其路径增加的压力[333]。输尿管扩张有多种原因,包括快速利尿、结石或狭窄引起的机械性梗阻、膀胱壁顺应性差、DSD、膀胱出口梗阻或某些类型的尿路感染。输尿管扩张应该引起重视,因为这会导致肾积水和肾衰竭。

肾衰竭以前是 SCI 后的主要死亡原因。仔细监测上尿路和下尿路,结合有效的膀胱管理计划,显著降低了肾衰竭的发生率。肾衰竭的危险因素包括上述输尿管扩张的风险,以及复发性压力性溃疡和四肢瘫痪[322,328,333]。

膀胱癌

据报道,留置导尿管或接受膀胱扩大术的患者比健全的人患膀胱癌的风险更高[343,335]。对于留置导尿管的患者,可能只有患鳞状细胞癌的风险增加,这是一种极其罕见的膀胱癌[336]。癌症发生的可能原因可能包括尿路感染引起的慢性刺激、尿潴留、膀胱结石、膀胱增大或尿流改道后肠黏膜暴露于尿液[343,335]。留置导尿管 10 年以上的患者每年应进行膀胱镜检查。持续性血尿或符合潜在恶性肿瘤的体质症状的患者应立即进行筛查[335]。

最近一项观察 SCI 患者中的膀胱癌发生的荟萃分析发现膀胱癌的发病率为 6%,其中 36.8% 的人患有鳞状细胞癌,46.3% 的人患有移行细胞癌。SCI 与膀胱癌诊断的间隔时间为 24 年,患者留置尿管的时间为 6~29 年。在诊断方面,膀胱镜诊断膀胱癌的敏感性为 64%,细胞学诊断膀胱癌的敏感性为 36.3%[337]。

肌肉骨骼系统疾病

制动性高钙血症

急性制动后,尿钙在 2 周内增加,在伤后 1~6 个月达到最大值。急性脊髓损伤的制动刺激破骨细胞性骨吸收,导致骨中钙丢失和高钙尿,当钙吸收超过尿液排泄能力时,会导致高钙血症。高钙血症(>10.5)在脊髓损伤中的发生率约为 10%~23%。体征和症状通常出现在伤后 1~2 个月之间出现,但也可能在受伤后 2 周至 6 个月内出现[338]。症状可能无特异性,包括急性发作的恶心、呕吐、疲劳、腹部不适、便秘、纳差、弥漫性肌肉骨骼疼痛、多饮、多尿(可能导致脱水),以及包括嗜睡、神志不清甚至精神错乱在内的行为变化。摄入高钙饮食不会增加尿钙或血钙浓度。诊断方面,应评估血清钙水平,如果存在低血清白蛋白,则进行校正。也可以测量离子钙。

治疗包括早期活动和水化。静脉滴注生理盐水(100~150ml/h)以增加钙的排泄。由于输液量较大,推荐使用 Foley 导管。随着血清钙水平的下降,许多症状会很快消失。

患者水化时,可使用呋塞米促进钙的排泄,但通常只进行积极持续的水化。禁用保钙型利尿剂,如氢氯噻嗪,因为其有升血钙作用。

二膦酸盐,如帕米膦酸盐(静脉注射 30~90mg,持续 4~24h)能够有效降血钙,优点是只需一剂,起效快[339,340]。该治疗能够在 3 天内迅速降低血清钙,随着血清钙水平的下降,症状迅速改善,此时可以停止静脉输液。血清钙在 7 天内降至最低点,并可能在几周或更长时间内保持正常。有些患者可能需要重复治疗,因此建议在治疗后继续监测钙水平。据报道,站立可以减少高尿钙[133,341]。其他已投入使用的药物包括降钙素、依替膦酸盐和糖皮质激素[133,342]。对于无症状高钙血症的患者也推荐进行治疗,因为长期高钙血症可能导致肾钙质沉着。

骨质疏松症

受伤后破骨细胞活性显著增加,导致骨质吸收。骨丢失在受伤后的前 14 个月最活跃,在接下来的几年中丢失的速度较慢,患者在受伤后早期发生病理性骨折的风险增加[134,343,344]。下肢骨丢失的速率为每月 2%~4%[345,346],与股骨近端和中段相比,股骨远端和胫骨近端的丢失速度更快。松质骨比皮质骨丢失多,因此,与骨干和长骨相比,干骺端的骨丢失更多。伤后 2~3 年,双下肢可能丢失 25%~50% 的骨密度,每年持续丢失高达 3%。截瘫和四肢瘫痪患者之间下肢的骨丢失没有差别[343]。骨质疏松,特别是膝盖处的最大危险因素包括神经完全性损伤,较低的体重指数(body mass index,BMI)和高龄[347]。

脊髓损伤后骨丢失的治疗包括负重、FES 和药物干预[348,349]。治疗措施包括使用站立架、步行。FES 治疗的结果好坏参半[349-353]。FES 可能有剂量依赖效应,达到临床目标结果所需的确切剂量尚待确定。在慢性 SCI 中,FES 干预大于 3d/周且持续时间超过 3 个月的患者膝关节骨密度显著增加,但只有在 FES 持续治疗的情况下才能维持疗效[349]。慢性脊髓损伤和低骨密度患者使用 FES 可能导致骨折,应谨慎[354]。

SCI 后骨丢失的治疗包括解决骨质疏松的继发性原因、改变生活方式、物质补充、康复干预和药物干预。包括教育患者吸烟、过量咖啡因和酒精对骨骼健康的影响[355]。对于慢性 SCI 患者,在骨吸收快速阶段完成后,建议对骨密度降低且无病前或病后肾或膀胱结石病史的患者补充 1 000mg/d 的钙[355]。由于维生素 D 缺乏症在 SCI 后非常普遍,并会对骨骼健康造成负面影响,应评估并通过补充纠正维生素 D 缺乏[356]。生活方式的改变和物质补充对这一人群减少骨丢失和骨折风险的影响还缺乏充分的研究。

对于二膦酸盐治疗急性和慢性 SCI 骨丢失疗效的研究结果相互矛盾,这导致了临床治疗方法上的差异[355,357-360]。同样,最近几篇关于使用二膦酸盐治疗 SCI 后骨丢失的系统评价得出了不同的结论[361-364]。二膦酸盐在预防 SCI 后骨折中的作用还没有研究。有前景的新疗法将在第 31 章中进一步讨论。

骨折

损伤平面以下的骨折是 SCI 后骨丢失的常见并发症。慢性 SCI 人群中骨折的患病率约为 25% ~ 46%[365,366],这一数据可能被低估,因为患者可能没有意识到骨折的存在,也可能没有寻求医疗护理。骨折随着时间的推移而增加,首次骨折的平均时间约为 9 年[367]。

骨折在女性和神经完全性损伤的人中更常见,截瘫比四肢瘫痪更常见[162,365,366,368]。大多数骨折是由于转移过程中跌倒造成的,但骨折可能是由于轻微的应力(如久坐或 ROM),或者没有任何已知的病因,被称为脆性骨折(由不足以使正常骨骼骨折的伤害引起)[369]。股骨髁上骨折是最常见的骨折,其次分别是胫骨远端、胫骨近端、股骨干、股骨颈和肱骨。急性骨折的症状包括发烧、剧烈疼痛、肿胀或痉挛增加。普通的 X 线检查通常可以明确诊断。

对于有步行能力的患者,管理类似于非 SCI 人群。对于不使用下肢进行功能性活动的慢性 SCI 患者的骨折,治疗的主要目标是最大限度地减少并发症,保持良好的对线,并保留骨折前的功能。大多数骨折采用软垫夹板治疗[366]。填充良好的膝关节固定器可用于股骨髁上、股骨干和胫骨近端骨折;填充良好的踝关节固定器可用于胫骨远端骨折。对无须步行的患者,一定程度的缩短和成角是可以接受的。数天之内应允许患者采用坐位。骨痂形成通常在 3~4 周内较明显,但是 ROM 始于 6~8 周,负重可延后较长时间。虽然骨折不愈合的发生率为 2% ~ 10%,但对于那些不通过下肢负重的患者来说,这在临床上并不显著。

由于低骨量、骨髓炎风险、反复菌血症和皮肤破裂等潜在并发症,手术、塑形和外固定通常不适用于 SCI 患者。当保守方法不能控制旋转畸形、发生股骨近端骨折、严重肌肉痉挛、血供不足、缩短和成角会导致不可接受的功能障碍或影响美观时,可以选择手术治疗。股骨颈和股骨转子下骨折最难处理,如果髓内钉等小装置可以使用的话,可以考虑采用内固定。

异位骨化

异位骨化(heterotopic ossification,HO)是关节周围软组织内板层骨的形成。发生率在 13% ~ 57%,通常发生在受伤后的前 6 个月(高峰在 2 个月)。1 年后发生的 HO 通常与新近发展的压力性溃疡、深静脉血栓或骨折有关。HO 的危险因素包括高龄(儿童和青少年发病率低)、神经完全损伤、男性、痉挛、深静脉血栓和压力性溃疡[370]。这些风险因素可累积存在。

大多数 HO 病例只有影像学表现,无临床意义。高达 20% 的患者出现关节活动受限,高达 8% 的患者进展为关节强直。只有损伤神经平面以下的关节会发育成异位骨,最常见的部位是臀部(前内侧),其次是膝关节,然后是肩关节。关节可能出现发热和肿胀,因此必须与脓毒性关节、蜂窝织炎、深静脉血栓形成、骨折和炎性关节炎区分开来。患者可能会感到疼痛、不适、低烧和痉挛加重。在严重的情况下,邻近的神经血管结构可能受损,导致远端肢体肿胀和神经卡压[371]。

SCI 后发生 HO 的发病机制尚不完全清楚,通常认为是中枢神经系统破坏相关本体感觉功能障碍、创伤后 2 度局部炎症改变、痉挛、制动性高钙血症、体液因素等的综合作用导致骨髓间充质骨原细胞向关节间隙迁移[372,373]。交感神经束的损伤也可能导致关节周围的局部血管和血液灌注增加而促进 HO 的生成。至少有两个过程在脊髓损伤后 HO 的发生发展中起着重要作用:软组织中多能间充质细胞的激活和骨形态发生蛋白(bone morphogenetic protein,BMP)的局部产生。在 BMP 的作用下,肌肉间充质细胞可以从成纤维细胞向骨母细胞分化,然后增殖为成骨细胞。肌肉间充质细胞活化和局部诱导 BMP 表达的特异性因素仍不清楚。HO 的组织学与正常成熟骨相似,皮质和骨小梁结构发达。骨骼的代谢率很高,添加新骨的速度是正常骨骼的三倍多[374]。

HO 累及组织的程度各不相同。在一些患者中,只有少量的骨骼在关节周围发育,不会导致关节功能障碍,而在另一些患者中,可以发现大量的骨化,导致严重的功能限制或关节强直。

HO 的长期并发症包括继发于活动度降低的坐位能力丧失、慢性疼痛、压力性溃疡、深静脉血栓和痉挛增加，严重时，邻近的神经血管结构可能受损，导致四肢远端肿胀和神经卡压。HO 也可能出现在 SCI 发生的几年后，与 PI、DVT 或骨折相关。

实验室检测能够敏感发现 HO，但不具有特异性。血清碱性磷酸酶水平在出现临床和影像学表现出现之前就开始升高，但在几周内可能不会超过正常水平。因为血清碱性磷酸酶水平与骨活动的数量或程度无相关性，所以不应被用于判断新骨的成熟度或预测复发。血清肌酐磷酸激酶（creatinine phos-phokinase，CPK）升高可能是 HO 更可靠的预测因子[375,376]。虽然 C 反应蛋白（C-reactive protein，CRP）和血沉（erythrocyte sedimentation rate，ESR）等非特异性炎症标志物可用于随后的疾病活动的监测[377]，但任何引起全身炎症（如感染，PI）疾病都可能导致这些指标升高。CRP 是疾病活动性的一个更可靠的预测因子，CRP 的正常化与 HO 炎症期的消退相关。尿羟脯氨酸和胶原代谢产物的排泄与碱性磷酸酶水平相关，也可以作为 HO 存在的间接标志。

三相骨扫描是诊断早期 HO 最敏感的影像学检查，可以在平片上钙化变得明显之前发现疾病活动。骨扫描的前两个阶段测量早期炎症期间流向关节的血流量的增加。第三阶段，或静态骨相，更具特异性，因为它测量放射性核素在骨基质中的吸收，但可能需要 3 周才能呈阳性[378]。骨扫描也是评估异位骨成熟度的最有用的技术。X 线平片在三相骨扫描首次显示 HO 后约 2~6 周呈阳性，或在临床表现后 1~10 周呈阳性[379]。超声检查可能早期呈阳性，其优点是无辐射，是一种相对便宜的检查方法[380]。MRI 中肌肉、筋膜和皮下组织呈长 T2 信号（水肿），有助于准确诊断 HO[381]。CT 扫描可用于确定手术切除的骨体积，已有用于对 HO 进行分类的多重分级系统[382]。

Brooker 分类描述了正位 X 线片上骨化的进展，仅适用于髋关节周围的骨化[383]。Finerman 和 Stover 根据影像学表现划分了髋关节周围 HO 的五个不同等级[384]。Garland 和他的同事提出了一个五组的影像学分类方法，根据软组织中的骨形成程度进行术前分类。其中包括：①微小；②轻度；③中度；④重度；⑤强直[385]。该分类可用于任何位置的 HO。Mavrogenis 等人建议根据 HO 的位置进行描述，以更好地估计预后[386]。

根据影像学表现和临床病程，Garland 提出有两类 HO[385]。Ⅰ 类患者有 5~6 个月的 HO 影像学进展和血清 ALP 升高，此后 HO 变为惰性。Ⅱ 类的特点是 HO 的影像学进展，并在骨扫描上持续活动较长一段时间。Ⅱ 类患者最终更有可能需要手术。

治疗方法包括柔和伸展的 ROM、二膦酸盐、非甾体抗炎药（若无禁忌证），以及放射治疗和后续的手术切除。一旦诊断出 HO，不建议进行可能导致额外组织微损伤的过度 ROM 训练，这可能导致 HO 的形成增加[387]。但是细致温和地松动受影响的关节，以防止 ROM 的进一步丧失似乎不会加速 HO 的形成[388]。急性炎症期过后，可采用温和而持续的压力缓慢增加或维持现有 ROM。低负荷延长末端伸展可以增加 ROM 而不会造成组织损伤，目的是将 ROM 维持在功能范围内。更频繁但持续时间更短的活动可能会有所帮助。冰块的应用可能有助于减轻炎症。如发生疼痛，可能意味着组织损伤。HO 急性期是使用 FES 的相对禁忌证[389]。

SCI 患者 HO 预防的药物研究发现，应用乙膦酸钠和吲哚美辛（在损伤后 5 周内每天 75mg，持续 3 周）与安慰剂[390,391]相比，HO 的形成较少。华法林也可能有效，通过抑制骨钙素的形成发挥作用[392]。尽管有可用的治疗方案，但由于脊柱融合手术后发病率相对较低，并可能干扰骨愈合，因此预防性治疗并不是常规使用。

研究表明，二膦酸盐治疗可以降低 HO 患者的新骨形成率，但对已经沉积的骨没有影响。这种药物阻断了骨形成的后期，即矿化阶段，阻止了无定形磷酸钙转化为羟基磷灰石。虽无明确的方案，目前的建议是，如果诊断时 CPK 水平升高，口服依替膦酸盐 20mg/（kg·d），持续 6 个月；如果初始 CPK 水平正常，则口服 20mg/（kg·d），持续 3 个月，接着口服 10mg/（kg·d），持续 3 个月[393]。使用这种方案，停药后水肿消退更快，反跳更少。如果初始 CPK 升高，或 CRP 大于 8，有人建议加用 NSAID，直到 CRP 低于 2 或 CPK 正常[377]。

依替膦酸盐最常见的副作用是胃肠道反应，10%~20% 的患者出现恶心和呕吐。建议在用餐前 1~2h 分次给药。新一代二膦酸盐的临床试验正在进行中。尽管有报道称依替膦酸盐静脉给药停药后水肿消退更快，反跳更少[394]，此配方已不再使用。NSAID 在治疗 HO[391,395]方面已有研究，但由于胃肠道并发症，尤其在脊髓损伤后的早期，NSAID 的使用往往受到限制。

脉冲低强度电磁场疗法（pulse low-intensity electromagnetic field therapy,PLIMF)利用磁场增加局部血流量来增加氧气水平和减少炎症的毒性副产物,已被证明在预防脊髓损伤后 HO 是有效的[396],尽管目前并不经常使用。不同剂量的放射治疗已被用于早期 HO 形成的患者[397],然而,长期风险尚未得到研究。考虑到长期并发症的可能性,放射治疗通常不被用作主要治疗。

ROM 严重受限到引起活动或 ADL 显著功能限制、直接导致 PI 等并发症的患者可采用手术切除。切除肘关节和肩关节周围 HO 的手术指征是能够改善进食、卫生和穿衣,以及临床证据显示尺神经进行性压迫[398,399]。大多数临床医师建议等到骨扫描显示异位骨成熟后进行手术,这可能需要 12~18 个月的时间,也有人认为可以早期进行手术[399]。MRI 或 CT 扫描能够准确对 HO 进行术前定位。

切除 HO 有许多术式。楔形切除术是最常见的手术方式,但经常伴随大量失血。其他并发症包括伤口感染,神经或血管损伤和 HO 的复发。术后 72h 开始轻柔的改善 ROM,待软组织肿胀消退 1~2 周后开始积极物理治疗。术后治疗包括非甾体抗炎药 6 周和/或依替膦酸盐[20mg/(kg·d)]3~12 个月和/或放疗[379,400-403]。虽然放疗降低了 HO 的复发,但会延迟伤口愈合,增加骨坏死和发展肉瘤风险。在一项小型研究中(N=5),在手术前后接受帕米膦酸盐治疗 HO 的患者没有复发,这提供了一些证据表明帕米膦酸盐可以阻止手术切除后 HO 的进展[402]。虽然手术后 HO 的复发很常见[379,401,402],但衡量手术成功与否的标准是功能的改善,即轮椅坐位、修饰、卫生、进食和活动能力。

上肢神经肌肉骨骼疼痛

SCI 患者的上肢需要进行承重性活动,包括重心变换、转移和轮椅驱动以等日常生活活动,因此,上肢出现过度使用综合征的概率增加。第 29 章对上肢肌肉骨骼障碍进行了全面回顾。肩痛是 SCI 后最常见的关节疼痛[404]。30%~50% 的患者主诉肩部疼痛严重,乃至影响功能。肩痛的患病率随着受伤时间的延长而增加[405,406]。伤后第一年,疼痛多见于四肢瘫痪患者,但在以后的几年更常见于截瘫患者。由于 SCI 患者很大程度上依靠上肢的功能实现各种日常生活活动,因此任何因疼痛导致的上肢功能进一步丧失都可能对患者功能独立产生不利影响[407,408]。

2/3 的肩痛是由慢性撞击综合征引起的,大约一半合并有肩袖损伤。SCI 特有的其他原因包括肌肉力量失衡、痉挛、挛缩、矫形器和空洞的存在。急性非创伤性疼痛应考虑消化性溃疡、心绞痛和急腹症引起的牵涉性疼痛。除了第 29 章概述的上肢疼痛的典型评估外,对 SCI 患者的评估还应包括对患者的姿势、功能(减压、轮椅驱动、ADL、转移)和家庭/工作环境的评估。轮椅使用者肩痛指数(wheelchair user shoulder pain index,WUSPI)是一个包含 15 个条目的自评量表,每一项分 0~15 级,通过视觉模拟量表(VAS)测量各种日常生活活动中的肩部疼痛强度[408,409]。该量表通常被用于监测治疗效果。

肩痛治疗一般依靠常规的肌肉骨骼护理。使用代偿技术(转移板优于水平转移,侧向或前倾优于垂直重心升高)以达到相对休息是 SCI 患者肌肉骨骼损伤治疗的重要组成部分。疼痛缓解后,治疗重点是建立肩关节周围肌肉力量和柔韧性平衡,预防进一步的损伤[410,411]。最常见的肌肉失衡是前方肌肉紧张,后方稳定肌肉没有提供相当的力量[405]。合适的轮椅和背部支撑也能起到预防肩部疼痛的作用。肩袖撕裂的患者通常不进行手术,因为患者术后需要长时间的固定,造成严重的失能和独立性下降[405,412]。但是手术可能有一些好处,一项小型研究发现手术后患者力量和关节活动度都有所改善,因此保守治疗无效、依从性好、术后制动不是限制因素的患者可以考虑手术治疗[413]。

过度使用损伤可能影响肘关节(32%)、腕关节和手(45%),包括腕管综合征(carpal tunnel syndrome,CTS)、尺神经卡压、亚急性综合征和应力性骨折[407]。肘部疼痛最常见的病因是伸肌和屈肌腱过度使用,因为它们都止于肱骨内上髁。尺神经病变可导致手固有肌无力和手内侧麻木,并可影响 ADL[405]。CTS 的发病率在 40%~80% 之间,影响截瘫患者的可能性更大[414],损伤时间长的人的发病率更高[415]。这可能是由于转移、轮椅驱动和减压时反复挤压腕关节所致。除了经典的 CTS 治疗外,使用衬垫手套可能会减少轮椅驱动造成的损伤。在权衡术后恢复时间与手术的长期获益后,可以考虑手术松解[416]。

脊椎疼痛也很常见。应考虑痉挛、相邻节段退变、椎体骨髓炎和克氏脊柱关节病[417]。第 27 章和第 28 章介绍脊柱疾病。

四肢瘫痪患者上肢的手术干预

手术干预可以提高某些四肢瘫痪患者的移动能

力。可以单独或联合使用肌腱移植、神经移植、关节融合术和植入上肢(upper extremity,UE)神经假肢系统以恢复颈椎 SCI 后患者的上肢功能[418]。为使神经稳定,一般在 SCI 后 6~12 个月手术。术前评估的包括上肢力量、感觉、关节活动度和痉挛程度等。职业和娱乐活动能力也应评定[419]。术前针对预期结果和术后恢复计划进行讨论有助于患者和临床医师建立切实的期望。

四肢瘫上肢肌力的国际分级已被用于规范 SCI 后上肢肌腱转移手术的评估[420,421](表 22-4)。与 ASIA 不同的是,功能性肌力的肌力分级为 4 级或 5 级,而不是≥3 级[422]。这是因为肌肉在腱转移术后肌力通常会下降一级,因此,术前≤3 级的肌肉可能没有足够的力量来完成术后的功能任务。接受手术的肌肉应该没有痉挛或仅有轻微的痉挛。为了通过三角肌、肱二头肌至肱三头肌腱转移恢复肘关节伸展功能,肩部应有功能性 ROM,并尽量减少肘关节屈曲挛缩[423]。

表 22-4　四肢瘫上肢肌力国际分级

运动分组	功能肌肉
0	肱桡肌无力或力弱(3 级或更低)
1	肱桡肌
2	肱桡肌,桡侧腕长伸肌
3	肱桡肌,桡侧腕长伸肌,桡侧腕短伸肌
4	肱桡肌,桡侧腕长伸肌,桡侧腕短伸肌,旋前肌
5	肱桡肌,桡侧腕长伸肌,桡侧腕短伸肌,旋前肌,桡侧腕屈肌
6	肱桡肌,桡侧腕长伸肌,桡侧腕短伸肌,旋前肌,桡侧腕屈肌,指伸肌
7	肱桡肌,桡侧腕长伸肌,桡侧腕短伸肌,旋前肌,桡侧腕屈肌,指伸肌,拇伸肌
8	肱桡肌,桡侧腕长伸肌,桡侧腕短伸肌,旋前肌,桡侧腕屈肌,指伸肌,拇伸肌,指屈肌
9	仅手固有肌无力或力弱
感觉	
0	两点辨别觉>10mm
Cu	两点辨别觉<10mm

功能肌:4 级或 5 级。

Mc Dowell CL, Moberg EA, House JH. The Second International Conference on Surgical Rehabilitation of the upper limb in traumatic quadriplegia. Hand Surg. 1986; 11 (4): 604-608. Copyright© 1986 Elsevier. With permission。

手术患者的行为评定极为重要。因为术后患者需要一段时间的制动、活动限制和康复来限制他们目前的生活方式。患者必须作好准备,并能坚持执行所有康复计划。在康复期间,患者需要监护人更多的帮助,调整工作和娱乐计划,以及适应日常生活活动和转移策略。四肢瘫痪后的上肢手术有很长的历史,也有多种可以选择[424,425]。然而这些技术可能无法保证使大部分患者获益[426,427]。C5 水平损伤的患者最常见的手术包括:将肱桡肌肌腱移植到桡侧腕短伸肌以重建腕背伸功能,从而提供被动的捏力和握力(改善抬举、进食、修饰和卫生能力),以及将三角肌肌腱移植到肱三头肌以恢复伸肘功能[428,429]。后者使患者能够在坐位时稳定身体,并使肩部向躯体外侧外展,提高修饰、个人卫生、写作和自我进食能力[430]。然而,手术的目标不是提高转移能力,因为主要的肩降肌肉——背阔肌缺乏。肱二头肌到肱三头肌的腱移植也可以进行[431,432],一些外科医师更喜欢这种手术方式。

Moberg"关键抓握"步骤可用于重建无腱鞘患者的侧方或"关键"抓握[433,434]。功能活动的改善包括修饰、进食、写作和桌面技能,这些可以维持较长时间[435]。可以将活动的肌肉,如肱桡肌,移植到拇长屈肌以实现侧捏,或移植到指屈肌以实现抓握,这两种术式都可以提供更好的功能,比 Moberg 拇长屈肌肌腱融合效果更佳[436-438]。C6 水平损伤患者也可行后三角肌-三头肌肌腱移植术。建议在手部重建之前或同时进行此手术,这样不会降低治疗效果[439]。C5 和 C6 水平运动功能损伤患者可能出现前臂的旋后畸形,可以通过肱二头肌绕桡骨颈路径重建来纠正[440]。

C7 水平损伤的患者,目标是重建主动抓握和提高手的控制能力。将肱桡肌肌腱移植至拇长屈肌,可恢复拇指屈曲功能。将桡侧腕长伸肌或尺侧腕屈肌肌腱移植到指深屈肌可恢复手指屈曲功能。C8 水平损伤的患者,通常有手内肌或爪形手畸形。蚓状肌可防止掌指骨过度伸展,从而改善患者的功能,这类患者很少需要手术。

术后石膏制动通常需要 1~3 个月,但现在一些外科医师即刻开始肌肉激活训练,以防止萎缩和粘连[426]。不论何时都应指导患者适当抬高肢体以控制水肿。一旦患者可以进行全关节范围活动,就应制作一个可移动的热塑性夹板来保护肌腱不被过度

22

拉伸。瘢痕的处理包括粘连松解和脱敏技术。生物反馈和治疗性超声有助于肌腱移植术后的肌肉再训练[441],活动强度和时间应逐渐增加,术后 3 个月内应避免剧烈的抗阻活动。数据显示,患者能够从肌腱移植中获益,并且满意度较高[442,443]。

在 C5 或 C6 水平损伤四肢瘫痪患者中植入神经假体能够改善上肢功能[444-446]。第 54 章详细描述了 FES 器械的发展[447-449]。尽管许多新的技术具有巨大的潜力,但将新技术应用于临床仍有许多障碍[450]。

压力性损伤

压力性损伤(pressure injuries,PI)是 SCI 最常见和最严重的并发症之一,在脊髓损伤后急性发作或伴随患者一生。多达80%的脊髓损伤患者将在某个时期患上 PI[451-453]。尽管在专门的 SCI 中心进行护理的患者的 PI 发病率可能较低,但在发病后的急性期,仍有大约 1/3 的患者会出现 PI[454-457]。PI 会对患者的日常生活活动和 QOL 产生深远的影响,以及耗费巨大的直接和间接经济成本。皮肤病是慢性脊髓损伤患者再住院的第二个最常见的原因,AIS A、B 或 C 级截瘫患者比任何程度的四肢瘫痪患者或 AIS D 级截瘫患者更有可能因皮肤问题住院[458]。美国国家压力性溃疡委员会(NPUAP)于 2016 年 4 月将"压力性溃疡"术语修改为"压力性损伤"[459],因此在本节中使用。

PI 表现为完整的皮肤或开放性溃疡,并可能出现疼痛。损伤是由于强烈和/或长时间的压力或压力与剪切力相结合造成的[459,460]。压力的量与引起溃疡所需压力的持续时间之间存在反比关系;短期施加的强烈压力可能与长期施加的较低强度压力一样具有破坏性。当压力施加在身体表面时,最强的压力是对骨表面的组织,而肌肉对于压力的影响比皮肤对于压力的影响更敏感。剪切力是指力与皮肤表面相而,发生在皮肤保持静止和底层组织移动时,可由于多种活动引起,例如,在转移过程中滑动而不是抬高。

对于 PI 的发展有许多已研究的危险因素,其中包括人口和心理社会变量,但这些研究有一些不一致之处[461]。在急性康复阶段,入院时存在 PI 和较低的 FIM 评分可能是住院期间发展出新的 PI 的最大危险因素[455,457]。总的来说,较长的 SCI 持续时间和已有的 PI 是未来溃疡发生的重要危险因素。其他相关变量包括男性性别、吸烟和摄入酒精以及营养不良。医学共患病,包括心脏病、糖尿病、血管疾病、免疫缺陷、胶原血管疾病、恶性肿瘤、精神病和肺部疾病,也是与 PI 发生有关的因素,可能导致伤口愈合不良。

长期溃疡(20 年或 20 年以上)虽然发病很少(<0.5%),但可能发展为马乔林溃疡(Marjolin ulcer),它是一种鳞状细胞癌。活检可以鉴别出临床表现为疼痛、持续渗出、疣状增生和出血的癌变[462]。

最常见是采用 NPUAP 量表是进行分期,详见表 22-5。具体的变化包括压力性损伤一词取代压力性溃疡,因为这能更准确地描述针对完整和溃疡的皮肤的压力性损伤。在先前的分期系统中,1 期和深部组织损伤描述了完整的皮肤损伤,而其他分期描述了开放性溃疡。有报道称这导致了混乱,因为每个阶段的定义都将损伤称为压力性溃疡。阿拉伯数字取代了罗马数字。存疑的术语从深层组织损伤诊断标签中删除,添加的其他 PI 定义包括医疗器械相关压力性损伤和黏膜压力性损伤。

表 22-5　美国国家压力性溃疡委员会分类(NPUAP)

分期	描述
分期 1	指压不变白红斑,皮肤完整
	局部皮肤完好,出现压之不变白的红斑,深色皮肤表现可能不同;指压变白红斑或者感觉、皮温、硬度的改变可能比观察到皮肤改变更先出现。此期的颜色改变不包括紫色或栗色变化,因为这些颜色变化提示可能存在深部组织损伤
分期 2	部分皮质缺失伴真皮质暴露
	部分皮质缺失伴随真皮质暴露。伤口床有活性、呈粉色或红色、湿润,也可表现为完整的或破损的浆液性水疱。脂肪及深部组织未暴露。脂肪及深部组织未暴露。无肉芽组织、腐肉、焦痂。该期损伤往往是由于骨盆皮肤微环境破坏和受到剪切力,以及足跟受到的剪切力导致。该分期不能用于描述潮湿相关性皮肤损伤,比如失禁性皮炎(IAD),皱褶处皮炎(ITD),以及医疗黏胶相关性皮肤损伤(MARSI)或者创伤伤口(皮肤撕脱伤,烧伤,擦伤)

分期	描述
分期 3	**全层皮肤缺失** 全层皮肤缺失,溃疡和肉芽组织中可见脂肪,常出现外包(伤口边缘内卷)。可见腐肉和(或)焦痂。不同解剖位置的组织损伤的深度存在差异;脂肪丰富的区域会发展成深部伤口。可能会出现潜行或窦道。无筋膜,肌肉,肌腱,韧带,软骨和或骨暴露。如果腐肉或焦痂掩盖组织缺损的深度,则为不可分期压力性损伤
分期 4	**全层皮肤和组织缺失** 全层皮肤和组织缺失,可见或可直接触及到筋膜、肌肉、肌腱、韧带、软骨或骨头。可见腐肉和或焦痂。常常会出现边缘内卷,窦道和(或)潜行。不同解剖位置的组织损伤的深度存在差异。如果腐肉或焦痂掩盖组织缺损的深度,则为不可分期压力性损伤
不可分期	**全层皮肤和组织缺失,损伤程度被掩盖** 全层皮肤和组织缺失,由于被腐肉和焦痂掩盖,不能确认组织缺失的程度。只有去除足够的腐肉和(或)焦痂,才能判断损伤是 3 期还是 4 期。缺血肢端或足跟的稳定型焦痂(表现为:干燥,紧密黏附,完整无红斑和波动感)不应去除
深部组织损伤	**持续的指压不变白,颜色为深红色,栗色或紫色** 完整或破损的局部皮肤出现持续的指压不变白深红色,栗色或紫色,或表皮分离呈现黑色的伤口床或充血水疱。疼痛和温度变化通常先于颜色改变出现。深色皮肤的颜色表现可能不同。这种损伤是由于强烈和(或)长期的压力和剪切力作用于骨骼和肌肉交界面导致。该期伤口可迅速发展暴露组织缺失的实际程度,也可能溶解而不出现组织缺失。如果可见坏死组织、皮下组织、肉芽组织、筋膜、肌肉或其他深层结构,说明这是全皮质的压力性损伤(不可分期、3 期或 4 期)。该分期不可用于描述血管、创伤、神经性伤口或皮肤病
医疗器械相关性损伤	**该概念描述了损伤的原因** 医疗器械相关性压力性损伤,是指由于使用用于诊断或治疗的医疗器械而导致的压力性损伤,损伤部位形状通常与医疗器械形状一致。这一类损伤可根据上述分期系统进行分期
黏膜压力性损伤	由于使用医疗器械导致相应部位黏膜出现的压力性损伤。由于这些损伤组织的解剖特点,这一类损伤无法进行分期

为脊髓损伤患者及其家属/护理者制订一个全面的教育方案是必不可少的,包括关于病因、危险因素、正确体位、设备(如垫子)、并发症和伤口预防原则、皮肤护理、治疗以及何时寻求医疗关注。预防建议包括:至少每天检查骨突部位的皮肤,必要时使用镜子,定期在床上和轮椅上进行体位调整,如果有失禁,保持皮肤清洁和干燥,有单独规定的轮椅和压力再分配垫或动力倾斜/倾斜靠垫,确保所有设备的维护和正常运作,保持营养完整的饮食和适当的体重,停止吸烟,并限制酒精摄入量[451,463]。

由于 PI 发生在骨性隆凸部位,损伤发生的部位取决于体位。坐位时,IT 的风险最大,在侧卧位,大转子就会存在风险,而在仰卧位,骶骨、脚跟和枕骨(特别是在婴儿)都会有 PI 发生的风险。因此,SCI 后最常见的 PI 位点是根据在某一体位的持续时间而变化。急性损伤后,最常见的位点是骶骨,其次是足跟和坐骨。发病 1 年,最常见的部位是骶骨、坐骨、足跟和大转子;发病后 2 年,顺序为坐骨、骶骨和

大转子。在床上时,应寻找合适的床垫。枕头可用于提供额外的填充或减轻骨突上的压力。伤后早期最常用的方法是每 2h 在床上翻一次身。一旦出院,尽管没有记录在案,但常见是给予 2h 翻身时间的方案。俯卧位具有较大的低压表面积,在慢性患者中推荐为可耐受体位。

重量转移,是将 IT 的压力重新分配到其他区域,以允许坐骨区域的组织再灌注,当患者坐在轮椅上时,可以通过一些技术来进行,包括前、侧或向上的重量转移。如果患者无法执行自己的体重转移,照顾者可以给予帮助或倾斜椅子,使患者的体重不再停留在他们的 IT。

建议每 15min 进行一次体重转移,时间大于 2min,以允许足够的组织再灌注[130,464,465]。当在没有任何倾斜机制的情况下进行倾斜重量转移时,需要至少 45°才能分配足够的压力[466]。

坐垫的选择是极其重要的。没有一个垫子适合所有 SCI 患者,处方的制订应该基于压力反应的结

果、处方者的临床知识和患者的喜好。

　　PI 治疗的一般原则类似于非 SCI 人群,包括减轻压力的重要性;消除可逆的潜在易感条件;避免摩擦、剪切力和组织浸润;保持伤口湿润;管理过度引流;组织清创[451,467]。一般来说,1 期和 2 期 PI 通常采用局部护理而非手术治疗。由于 3 期和 4 期 PI 的高复发率以及伤口愈合所需较长时间,往往需要手术干预。在 PI(特别是 3 期和 4 期)发展之后伤口护理团队的早期参与是很重要的。一个关键的部分是通过定位技术和适当的支撑表面来消除 PI 上的直接压力。限制 IT 损伤患者的坐位时间是很重要的。

　　如果 PI 不愈合,可能需要进行手术。肌皮和筋膜皮瓣是 SCI 患者需要手术闭合 PI 的首选术式。由于它们的血液供应,这些皮瓣能够更好地承受压力和剪切力,还可以通过将高度血管化的肌肉组织带入感染区域而在骨髓炎中发挥巨大作用。使用特定皮瓣或类型取决于外科医师的专业知识和损伤的大小和位置。处理压力性损伤术后愈合的问题是十分重要的,包括吸烟、痉挛、营养问题和细菌定植(来自尿液和粪便的污染)。如果有大量大便失禁影响伤口,或怀疑干扰骶骨和 IT 上的 PI 的术后愈合,可以考虑暂时进行结肠造口术,尽管大多数 PI 患者在术后不会有这一步[468]。

　　在骶骨区,可以完全或部分用到臀大肌。在坐骨处,大腿后筋膜皮瓣、臀下肌皮瓣、腘绳肌 V-Y 推进皮瓣和阔筋膜张肌筋膜皮瓣均可用于覆盖该区域的缺损。不建议进行预防性的单侧或双侧坐骨神经切除术。在大转子处,尽管替代方案包括使用股外侧肌、臀大肌下部和股直肌,阔筋膜张肌筋膜皮瓣仍被认为是最佳选择。

　　术后应严格规定在低空气损失床垫或空气流化床上卧床休息,并尽可能释放手术部位的压力。对于骶骨或 IT 的恢复,床头不应高于 15°,因为这个位置增加了溃疡部位剪切的修复风险。文献中,对于固定后皮瓣所需的长度并没有一致的意见,并且根据皮瓣的大小以及不同的手术方案而有所不同,其长度从 2 周到 6 周不等。一旦溃疡部位开始愈合,坐位所需的髋关节被动关节活动度可以被激发。一旦髋关节 ROM 处于 90° 时手术部位没有出现应激状态,可以开始保持短时间的坐位,即 15min,然后回床对手术部位进行评估。随之而来的是一个渐进的坐位计划,每天保持坐位 15min,一到两次。尽管个体方案有所不同,但通常经过两到三周的治疗,患者

可以进展至一天坐 5h,在 8 周半时可以一直保持坐位。术后并发症是十分常见的。在最近的一项对压力性损伤术后并发症的研究中发现其总的发生率为 21%,其中最常见的是缝合开裂(31%),其次是感染(25%)[470]。

　　压力性损伤复发是很常见的,而 IT 复发最常见。吸烟、糖尿病和心血管疾病都与最高的复发率有关。

呼吸系统问题

　　呼吸衰竭是急性和慢性 SCI 的主要死亡原因[471,472]。大约 2/3 的急性脊髓损伤患者都会经历呼吸系统并发症,包括肺不张、肺炎和/或呼吸衰竭,并且需要机械通气[473]。主要的吸气肌是膈肌,它由膈神经支配(C3-5),在强健的个体中占肺活量(VC)的 65%。其他参与吸气的肌肉包括肋间外肌及附属肌肉,包括三角肌、胸锁乳突肌、斜方肌和胸大肌。但是,仅这些肌肉不足以维持足够的氧合。呼气在很大程度上是一种由胸壁回缩引起的被动活动。强有力的呼气,如有效咳嗽所需的呼气,需要腹部和胸部肌肉的收缩,由胸神经根(T1-11)支配。肺功能障碍在脊髓损伤中最常见的模式是功能限制而不是阻塞。

　　刚发生脊髓损伤的四肢瘫患者的 VC 会减少,但会随着时间,由于力量的增长、肋间和腹部张力的发展,使胸腔稳定、膈肌的机械作用增强[474-476]。在 C5 及以上完全性运动损伤的患者中,出现典型肺活量损失的约为 50%,C6-8 为 1/3,T1-7 出现的概率仅略低于正常的下限[477-479]。

　　流行病学研究表明,20%~25% 的急性脊髓损伤患者需要机械通气。根据 ICU 的一般管理,机械通气通常是在理想体重的较低潮气量(TV)6~8ml/kg 的情况下开始的,但许多 SCI 专家建议在密切监测患者压力的同时,将潮气量向上调整(10~20ml/kg)。在 SCI 人群中,较高的潮气量被证实是安全的,并且可以更好地清除肺不张,同时在切断呼吸机的辅助下会出现更好的结果。氧气只应作为一种临时措施,因为大多数患者都有健康的肺。如果血氧饱和度低,患者通常会有分泌物需要清除或出现潮气量不足。

　　一旦患者插管,用力肺活量是一个关键参数。约 15~20mg/kg 的 VC 是成功脱离呼吸机的良好预测指标[477]。神经损伤平面在 C2 及以上的患者膈肌将失去功能,并且立即需要某种类型的通气辅助。

C4、C5 平面损伤的患者可能一开始需要机械通气，但大多数可以成功的脱离呼吸机。

脱离呼吸机通常是在当患者的 VC 接近 10ml/kg 体重时进行[481-484]。渐进自由呼吸技术是推荐的脱机方案，它包括使患者从呼吸机支持中脱离，并逐渐增加脱机时间[472,485,486]。这样允许患者在试验之间休息，逐渐增强他们的力量，并在脱机试验之间保持肺部的扩张。其他方法，包括已经使用的无创通气手段。神经肌肉疾患的患者峰值咳嗽流量达到 160L/min 可成功拔管[487]。

对于仍然依赖呼吸机的患者来说刺激膈肌收缩可能允许每天至少有一段时间不使用正压通气。第 55 章详细地讨论了对呼吸功能进行电刺激，无创通气手段，包括间歇正压通气（IPPV），间歇腹压呼吸机，持续气道正压通气（CPAP）和双相 PAP（BiPAP）也可用于 SCI 患者。

在颈椎和高位胸段水平损伤的患者中，有效排除肺分泌物是至关重要的。手动辅助咳嗽（即"四联咳嗽法"）是通过在患者试图呼气时向上对腹部提供推力来进行的。最好不要对刚刚使用新的下肢静脉滤器的患者[488]进行"四联咳嗽法"，避免其移位。进行咳嗽之前，应通过敲击或使用类似于"排痰仪"或"摇摆床"的装置来通过对胸壁的温和振动清除分泌物。常规的吸痰也可以用来清除分泌物，但要观察是否出现继发于迷走神经刺激的心动过缓等自主反射。使用机械吸气/排气（MI-E）装置有利于清除分泌物，可通过气管切开术、面罩或口罩使用。MI-E 的优点包括提供一个深吸气（正压）冲击气道，一个呼气（负压）紧随其后。压力的快速转移产生了来自肺的高呼气流量，类似咳嗽。与抽吸相比，MI-E 的优点包括：它具有更好的清除左肺分泌物的能力，更大的痰液可以被清除，而且更舒适，患者能更好地耐受[489]。

四肢瘫患者的 VC 受患者体位影响，直立体位相对于仰卧位减少 15%。膈肌和其他肌肉一样，在收缩末端范围处于力学的不利位置。在中胸段或以上平面的 SCI 患者，膈肌功能可能部分受限，使其处于力学上的不利地位，并使残气量增加。腹部黏合剂通过将膈肌放在一个更有效的位置上来改善坐位下的呼吸功能[490,491]。使用吸气阻力肌肉训练，腹部加重和激励式肺量计可以改善肺功能[492]。舌咽呼吸（GPB）是一种快速小口呼吸，每一口 60 ~ 200ml，并且通过舌头和咽部肌肉推动空气从声门到肺部。许多患者可以通过这种技术增加 VC，并辅助咳嗽和延长呼吸机间歇时间[493]。

呼吸系统疾病是慢性脊髓损伤患者的主要死亡原因，大多死于肺炎。个体在发病时有呼吸机使用史，有反复肺不张或肺炎史，一次 VC 小于 2L，夜间气喘，或平均 SaO_2 小于 95% 的人有发展为迟发型呼吸功能不全的风险。肺炎（每 5 年一次）和流感（每年一次）的免疫接种对脊髓损伤患者来说很重要，因为他们是高危人群[494]。

睡眠呼吸暂停

据报道，即使在发病后的第一年[495-500]，超过一半的脊髓损伤患者也可能会发生睡眠呼吸暂停。常见的特征包括响亮的打鼾、睡眠中断、呼吸暂停、夜间气喘和窒息、白天嗜睡和疲劳。虽然在不同的报告中结果不都完全一致，但部分危险因素已有所描述，并且在脖子粗短的老年男性人群和完全性四肢瘫痪患者中更常见。某些药物（如抗痉挛和抗心律失常）和损伤的时间长短也可能有影响。在 SCI 患者中，睡眠呼吸暂停主要是阻塞性的，但较小比例的患者会表现为中枢性睡眠呼吸暂停。并发症包括白天嗜睡和认知改变，包括注意力不集中、复杂问题解决、短期回忆和判断力减退。此外，高血压、肺动脉高压、充血性心力衰竭、抑郁和死亡的风险增加。

建议适当回顾患者有关睡眠障碍、打鼾和白天嗜睡的问题。然而，仅仅完成调查是不够的，患有睡眠障碍的人应该接受一项正式的多频道睡眠记录研究。最近正在评估一项家庭检测项目的有效性，因为 SCI 患者很难进入睡眠检测室进行研究。治疗包括夜间辅助通气和可能药物的使用，以减轻上呼吸道症状。

神经系统问题

双重诊断：TBI 并发急性 SCI

并发 TBI 在原发性 SCI 患者中的发生率在 24% ~ 60% 之间[501,502]。历史性因素，如损伤机制（即高速撞击）、意识丧失、现场长时间地拔管和/或插管、NLI 较高、PTA 的存在和格拉斯哥昏迷分级（GCS）评分减低，应提醒医务人员注意并发 TBI 的可能性（参见第 19 章）。

幸运的是，大多数与 SCI 相关的 TBI 是轻度的，在损伤后 1 年似乎不会影响预后[501]。然而，当出现严重 TBI 时，双重诊断的患者对康复团队而言构成了挑战[503]。缺陷可能表现在注意力、专注度和记忆力上。这些可能会妨碍新的学习和问题的解决。患者可能表现出激惹、攻击性、抑制解除和抑郁。这对 SCI 患者而言是个问题,因为 SCI 的康复需要密集的新的学习,需要有能力掌握行动和自我照顾方面的新技能,并适应新的生活方式,才能融入社区。

对 SCI 人群常见问题的医疗管理,如疼痛、DVT 预防、痉挛和神经源性膀胱,需要对双重诊断的患者给予特别考虑。脊髓损伤的护理提供者需要考虑到这样一个事实,即在脊髓损伤中常规使用的一些药物可能对恢复中的大脑(即巴氯芬和苯二氮䓬类药物)产生不利影响。应特别注意使用对认知影响最小的药物。对于 SCI 和 TBI 双重诊断的患者来说,急性问题的评估更加复杂。发烧可能代表感染,高热症,或发生在 TBI 中的"中枢发热"。升高的 BP 可能表明那些 SCI 在 T6 水平或以上的患者存在 AD。然而,那些伴随着 TBI 的人可能会经历短暂的血压升高,继发于中央驱动的"交感神经风暴"。如果缓解 AD 的初始干预不能改善患者血压,应该开始药物治疗。焦虑在有 TBI 的患者中很常见,在有双重诊断的患者中也应该进行类似的管理。行为干预,例如重定向和减少环境刺激是一线治疗。当行为修饰无效时,采用药物治疗较为合适。

对于具有 TBI 的人而言,获取新信息往往是具有挑战的,在治疗中简单任务的重复对康复有益,并持续进行直到在治疗师最低限度的提示下完成个人技能。治疗环境本身也要有区别,因为患有 TBI 的人在刺激性较低的环境中表现较好(即受到视觉和听觉的干扰较少、在治疗师的密切监督下)。认知治疗的策略应由治疗团队的所有成员共同加强巩固,如在每次门诊谈话时提醒患者使用记忆簿和提示临床认识。神经心理学的评估也是极为重要的。

并发中至重度 TBI 明显影响截瘫患者的康复预后[504]。此外,也指出会有更大的适应困难,较小的功能增益(经 FIM 测量),以及康复稳定极限(LOS)的各种可变影响[501,504-508]。医疗疾病可能会增加。例如,可能有患者因不能记住完成减压而导致的 PI 风险增加,和因不能充分执行这些任务而导致的膀胱和肠道的困难。

SCI 后的疼痛

脊髓损伤后的疼痛是很常见的,足以被认为是一种预期中的情况[509]。在急性期,疼痛通常与最初创伤对软组织和骨骼系统的损害有关。经过适当的

治疗后,这种疼痛通常会消退。然而,47% ~ 96% 的患者之后仍会出现疼痛[405,510-513]。模式系统数据表明,受伤后 1 年的疼痛患病率高达 81%,25 年后为 82.7%。脊髓损伤后,20% ~ 33% 的疼痛者为重度疼痛。慢性疼痛的存在是导致 QOL 降低、心理功能和融入社会水平降低以及 ADL 干扰增加的一个重要原因[514]。疼痛对 QOL 的影响可能大于损伤本身[515]。

几种不同的 SCI 疼痛分类[516-518]最近被统一标准化[519,520]。脊髓损伤后疼痛有两个基本类别:痛觉性疼痛和神经性疼痛。其他重要的 SCI 疼痛特征可在国际 SCI 疼痛数据集中找到[521-523]。作为一个主要类别,肌肉骨骼或痛觉性疼痛更常见,发生在一半以上的脊髓损伤患者身上,神经病理性疼痛普遍存在于 40% ~ 50% 的脊髓损伤患者[524]。肌肉骨骼疼痛是指来自组织和骨结构损伤的疼痛,可能包括过度使用综合征、骨折和压迫综合征。神经病理性疼痛(又称神经性或中枢性疼痛)可直接归因于脊髓损伤,按损伤程度(损伤区或以下)和病因可分为多种亚型。它通常被描述为灼烧,刺痛,痉挛性痛,电击样痛,或一种无法忍受的寒冷的感觉。神经性疼痛比肌肉骨骼疼痛更难治疗,并且可能在损伤后的任何时候发生,甚至在最初损伤后的几年,自发恢复的概率很低。

第 39 章详细讨论了疼痛管理。科克伦回顾发现,相对较少的证据证实了非药物干预对 SCI 后慢性疼痛的好处[525]。抗惊厥药物,最显著的是加巴喷丁和普瑞巴林,是一线药物,在 SCI 相关神经病理性疼痛[526,527]以及焦虑、睡眠障碍和抑郁[528]患者中显示出有效性。因为有支持加巴喷丁和普瑞巴林的有力证据,所以它们是非常可取的首要选择[529,530]。此外,度洛西汀作为一种相对新的选择性 5-羟色胺和去甲肾上腺素再摄取抑制剂,已在 SCI 相关的神经病理性疼痛中显示出疗效[531]。

包括脊柱融合或神经减压在内的外科治疗方法对于治疗来源于脊柱不稳定或脊髓空洞症的疼痛十分有效。许多研究都没有发现脊髓刺激的任何优势[532,533]。选择性背根切除术提示能够改善损伤水平上发生的神经病理性疼痛,而对那些低于损伤水平的神经病理性疼痛作用很差[534]。

创伤后脊髓空洞症

脊髓损伤后最常见的进展性脊髓病变是创伤后脊髓空洞症(PTS)。PTS 可能发生在受伤后的 2 个

月到几十年间的任何时候[535-538]。在多达 8% 的患者中,PTS 表现为神经功能下降,但在更高比例的病例(高达 50%)中,首先在磁共振上发现脊髓中出现一个细长的空洞。其发病机制尚不清楚,但空腔开始于脊髓损伤水平的脊髓后角和脊髓后索之间的灰质。PTS 通常在伤后 5~15 年出现,并且更常见于完全性脊髓损伤(AIS A 级)患者,其次是胸椎 SCI(与腰椎 SCI 相比),以及大于 30 岁的患者[538-540]。诱发因素包括脊髓血肿,椎管狭窄或压迫,脊柱后凸畸形。囊肿可通过中间灰质的解剖结构向后部和/或向尾部延伸,压迫脊髓,并可能是由于腹部或胸内压力增加(即咳嗽、喷嚏、用力或 Valsalva、举重、身体前倾的减压技术和四联咳嗽)导致蛛网膜下腔液体压力增加所致。

PTS 的早期征兆往往是非特异性的和多变的;有显著拉长的空洞的患者甚至可能症状很不明显。最常见的表现症状是疼痛,灼烧痛,随着咳嗽、喷嚏和紧张而增加,通常位于最初损伤的部位,或可能放射到颈部或上肢。最早的征兆是深腱反射缺失平面的上升。感觉水平的上升是常见的,通常伴有分离的痛温觉丧失,但触觉、位置觉和振动觉完好。痛觉的丧失会导致沙尔科关节(Charcot joint)。无力也可出现,但很少是单独出现的。其他的发现可能包括痉挛性改变、多汗、AD、疲劳、膀胱改变、恶化的 OH、脊柱侧弯、呼吸改变以及很多其他症状。

用钆造影的 MRI 是诊断 PTS 的金标准。一个脊髓空洞可能会自行分解、发展,然后稳定或持续发展。神经系统监测是必不可少的,连续 MRI 成像也是有帮助的。保守治疗包括疼痛控制,活动限制,保持床头抬高大于 20°,并根据需要提供康复干预(即功能训练和适应性设备)。活动限制包括避免增加胸内/腹压的动作,即高张力的运动、Valsalva、Crede 排尿法和直接压迫下腔静脉的四联咳嗽,以及避免身体前倾的减压动作和举重,特别是如果这些活动会加重症状。手术治疗通常用在进行性神经(运动)退化或严重的顽固性疼痛时。手术治疗包括分流(脊髓空洞-蛛网膜下腔引流,脊髓空洞-胸腔引流,或脊髓空洞-腹膜引流),重建蛛网膜下腔需切开蛛网膜/脑膜的瘢痕和硬脑膜重建,以及脊髓切除术[541-543]。手术能提高一部分但不是全部患者的肌力,缓解疼痛,而感觉的恢复通常不是那么容易。术后 MRI 显示脊髓空洞的体积减小通常可以预示着良好的手术结果;然而空洞完全消失对于良好的临床结局并不是必要的。神经症状的恢复也很常见(高达 50%)。

痉挛

与 UMN 相关的 SCI 的痉挛发生率约为 70%,大约一半的患者需要药物干预[544,545]。虽然痉挛可能偶尔有助于改善功能(即转移、站立、移动和协助 ADL),但它更容易导致各种并发症,包括挛缩、疼痛、功能受损和 QOL 降低。颈段和上胸段脊髓损伤患者发生痉挛的频率高于下胸段、腰骶部脊髓损伤患者。

第 40 章对痉挛管理进行了全面的回顾。用于评估 SCI 痉挛的最常见的临床量表包括 Ashworth 量表(AS)[546]、改良 Ashworth 量表(MAS)[547]、Penn 痉挛频率量表(PS FS)[548]、痉挛的脊髓评估工具(SCATS)[549]、VAS 视觉评分量表[550]和 Wartenberg 摆动试验[551]。不同的量表评估痉挛的不同方面,并且各个量表之间具有较弱的相关性[552]。

在开始治疗之前,应评估潜在的伤害性来源,如果存在,则应治疗。常见的病因包括尿路感染、膀胱结石、压力性损伤、腹部疾病、足趾嵌甲、痔疮和肠阻塞。在其他稳定的患者中,痉挛的变化也可能是脊髓空洞症的一个重要表现[535]。痉挛相关的干预措施应该针对患者最重要的方面,改善舒适和功能,并允许个人参与生活活动。

牵伸是治疗 SCI 相关痉挛的主要方法[553],每天应该至少做两次。站立活动,包括使用倾斜板或站立架,能提供长时间的关节伸展,并缓解痉挛。目前已经投入使用的方式包括冷疗和超声(ES),通常具有短期效益。姿势和位置对于降低肌张力极为重要。在轮椅上有足够的下背部支撑,以保持腰椎前凸和一个适当的座椅平面角度或"倾倒",减少座椅对背的角度,鼓励适当的直立姿势,可能减少伸肌张力。对有挛缩风险的关节进行石膏、夹板固定,矫形处理也可能有助于降低张力[535,545]。

有许多药物治疗 SCI 相关的痉挛[555,556]。巴氯芬是最常用的。在选择痉挛药物时,应该仔细考虑个人的年龄、共患病、认知状况和目标。遗憾的是,一些证据表明痉挛药物可能会减缓脊髓损伤后的功能恢复,这在治疗决定中也应该考虑到[557]。第 41 章全面地回顾了对痉挛的管理,提供了更多的信息。

22

体温调节

下丘脑是大脑的中央温度处理器，通过自主神经调节（交感和副交感神经）血液流动来控制核心温度和体温。当中心温度降到37℃以下时，下丘脑会引起打颤和血管收缩，并伴有皮肤的动静脉血液的回流，当它感觉到温度高于37℃时，会引起出汗和血管扩张。

T6以上水平的SCI患者由于阻断了体温感应和脊髓自主神经系统对周围的控制而影响了体温的调节。这导致患者部分处于发热状态，因为他们可能难以维持正常的核心温度来应对温度的环境变化[558,559]。脊髓损伤的患者还可能减少或向大脑提供不正常的温度信息。因此，脊髓损伤的患者，尤其颈段损伤的患者，即使核心温度可能是正常的，也可能因为多余的或异常的热信息，而感到寒冷。

许多药物可以在脊髓损伤患者的低体温中起作用。可能加重体温过低的药物包括抗痉挛剂（巴氯芬、替扎定）、苯二氮䓬类药物、三环类抗抑郁药、5-羟色胺摄取阻滞剂、酒精和麻醉品。可能缓解体温过低的药物包括氧丁宁、加巴喷丁和抗抑郁药去甲肾上腺素和5-羟色胺摄取抑制剂。

体温过低会引起严重的并发症，包括损害呼吸和心律失常，因此应该防止其发生。长期治疗低温是预防性的，最重要的方法是保暖。另外，应避免酒精摄入，因为它会导致血管扩张和热量损失，并且应避免处在寒冷的环境下。慢性四肢瘫痪患者在正常环境中也可能体温低于正常[<36.5℃（97.7℉）][560]。

同样，患有SCI的人在温暖的环境中可能会出现体温过高，所以应该提醒他们根据设施/环境穿着适当的衣服，以及常喝冷饮、用风扇、喷水洗脸部和裸露的皮肤处。

心理问题

SCI是改变患者及其家属生活的事件。因此，损伤后有各种各样的适应问题并不奇怪（参见第12章）。

抑郁障碍是脊髓损伤后最常见的心理困扰形式，大约影响了20%～45%的患者，通常发生在第一个月[561-564]。抑郁症的危险因素包括先前的抑郁史或家族史、疼痛、女性性别、缺乏社会支持、多重生活压力、并发症以及酒精或药物滥用。

其他因素包括完全性神经损伤、脑外伤、自我控制力低、受教育水平低、失业、社会网络和家庭支持差、经济来源少、建筑障碍、职业困难以及个人和交通援助的需要。第12章更详细地讨论康复的心理方面。

患有SCI的个体自杀率大约是美国特定年龄/性别自杀率的5倍。它是最年轻年龄组SCI患者的主要死亡原因，发病后1～5年最高[565-567]。对那些近乎完全康复的"轻微"损伤（不完全性损伤）的患者来说，自杀率更高。

除了抑郁，缺乏社会支持、有企图自杀史和自残史的患者也较容易实行自杀计划。在SCI人群中出现率增多的药物滥用，也是自杀的主要危险因素。医师和其他医护人员必须持续监督脊髓损伤及急性期的抑郁症患者。

多达20%的SCI患者显示有焦虑和创伤后应激障碍（PTSD）。有抑郁和/或焦虑特征的患者的PTSD症状可能更明显[570]。

脊髓损伤后心理障碍的治疗包括咨询、运动和药物干预。认知行为疗法在多项研究中已被证明有效[571-574]。同样，定期锻炼对SCI[575-578]后的情绪也有较好的影响。第12章提供了关于康复医学的心理方面的补充信息。

药物滥用

在SCI中经常遇到药物滥用。CAGE，是一种四问筛查工具，是对SCI人群而言的可靠工具[579]。高危饮酒者和吸毒者往往表现为年轻、单身、男性和受教育程度较低。那些CAGE评分较高的人有更高的医疗并发症发生率，包括更多的疼痛、PI和较低的生活满意度[580,581]。

酒精和药物滥用对SCI的影响包括增加了醉酒的风险；阻碍了学习和康复；干扰了自我护理；面临并发症的风险；导致抑郁、死亡和发病；限制了长期的预后和独立生活的能力[580-583]。酗酒者在康复医院接受教育和参加职业活动的时间较少，参与康复的积极性低于不饮酒者[584]。药物滥用的预防和治疗方案应作为SCI康复的一部分。

性与生殖功能

虽然男性和女性在SCI后仍保有对性行为的兴

趣,但欲望水平和频率都有所下降(参见第 46 章)[585]。恢复性功能是极其重要的,也是 SCI 患者未被满足的需求[585-587]。据报道,在截瘫的个体中,它的重要性具有最高优先级;对于恢复了手和手臂功能的四肢瘫患者而言,性行为具有第二优先级。因此,在适当的时候与患者讨论这个方面是极其重要的。

勃起功能障碍的程度取决于脊髓损伤的水平和严重程度。一个患有上运动神经元(UMN)病变的男性通常会保留反射性勃起,但具有较低的心理性勃起能力。超过 90% 的完全和不完全 UMN 病变的男性可以实现反射性勃起,而不到 10% 的完全 UMN 病变的男性和大约 50% 的不完全 UMN 病变的男性可能能够实现心理性勃起[588]。通常,反射性勃起是不够有效的,很难维持,而且往往难以达到能完成性交的硬度。完全性下运动神经元(LMN)病变的患者中,大约 12% 可以实现反射性勃起,大约 25% 能够实现心理勃起[588]。大约 90% 的不完全 LMN 损伤患者可以实现勃起。巴氯芬鞘内注射以及其他药物的使用,可能会导致勃起困难和性功能障碍。

有几种治疗方法可用于勃起功能障碍,包括口服磷酸二酯酶 PDE-5 抑制剂、阴茎植入物、真空勃起装置、血管活性药物鞘内注射和前列地尔尿道内注射。通常,患有脊髓损伤的男性会用 PDE-5 抑制剂[585]治疗或应对他们的勃起功能障碍,包括西地那非(西地那非)、瓦地那非(莱维特拉)和他达拉非(cialis)[589-591]。这些药物显示出相似的安全性和有效性特征,但副作用的特征可能有所不同。由于 PDE-5 抑制剂是作用于由氧化亚氮诱导的循环 GMP 系统,它们用在具有 LMN 病变的男性患者中疗效较差,因为 LMN 病变时很少能出现反射性勃起。PDE-5 抑制剂不会引出勃起(就像鞘内注射一样),而是通过维持循环 GMP 的鞘内水平来帮助维持勃起。对于服用硝酸盐(由于低血压)治疗心绞痛或冠状动脉疾病的患者而言,是禁忌药物,因此,有 AD 风险的患者应受到禁用 PDE-5 抑制剂的警示。患有四肢瘫痪或高位截瘫的男性在使用后几个小时内应注意直立性低血压的发生可能。

真空勃起装置(带收缩带的泵)可以作为一种有效的无创方法来管理 SCI 男性患者的勃起功能障碍[592]。虽然此装置相当的安全和有效,但由于其使用所需的过程问题,该装置没有经常被应用。

体外注射前列腺素 E1(前列地尔)可诱导 UMN 和 LMN 病变的患者出现勃起,反应率超过 90%[593]。鞘内前列地尔注射液起效迅速,并且不依赖于氧化亚氮-PDE-5 系统就能保持高的海绵窦内循环水平的 GMP[594]。不良反应,特别是如果剂量没有被仔细滴定时,会出现包括注射部位的低血压、出血、淤伤、疼痛和纤维化,以及异常勃起。与真空泵一样,手功能差的男性在没有帮助的情况下可能很难自行注射,或者可能依赖于训练有素并愿意为其完成注射的伴侣。镰状细胞病的患者禁用前列地尔。前列地尔也可被配制成一种小的栓剂(MUSE)进行尿道内注射[595]。虽然尿道内制剂侵入性较小,但对 SCI 男性勃起功能障碍的治疗无效[585]。

大多数患有脊髓损伤的男性在没有一定帮助的情况下难以生育,只有不到 10% 的夫妇成功地实现了自发怀孕[596]。勃起功能障碍、射精功能障碍和精液异常是出现这种情况的主要原因。尽管如此,SCI 的男性患者仍应保有成为生物学上父亲的现实期望。

只有大约 5% 的完全 UMN 病变和 18% 的 LMN 病变的男性患者可以成功射精[597]。不完全损伤的患者中成功受精的比例更高。为了在不能射精的男性中获得精子可以使用阴茎振动刺激(PVS),如果仍不能成功获得,可以尝试电刺激取精术(EEJ)。这些方法对损伤平面在 T10 或以上的男性患者(有完整的球-海绵体反应)比损伤平面在 T11 或以下的患者更加有效[598,599]。它们可能会诱发出 AD,患者应该根据需要进行监测和预处理。

如果这些方法都不成功,还有许多手术技术可以获取精子。包括睾丸精子提取,睾丸精子抽吸,显微外科附睾精子抽吸,经皮附睾精子抽吸,输精管精子抽吸[588]。随着生殖医学技术的进步,丈夫患 SCI 的夫妇具有了较为合理的妊娠率。

对于患有脊髓损伤的妇女来说,在性行为方面存在一些生理和心理障碍[585,600,601]。较长的持续时间和较低的损伤水平是参与性交的积极预测因素[602]。

女性的性唤起可以通过心理或反射途径实现,并且在大约 25% ~ 50% 的脊髓损伤妇女中出现减少[603]。在患有 SCI 的妇女中,T11-L2 皮肤节段中感觉功能的保留与心理性生殖器官充血(心理性性唤起)的能力有关,并且与具有最小感觉或没有感觉

22

保留的患者相比，具有更大程度的生殖器反应[604,605]。在 S2-4 皮肤节段中，反射性性唤起（手性刺激）与完整的反射功能有关。T6 以上节段完全 SCI 的妇女在没有生殖器血管充血的情况下，会发生心理性性唤起。大约 50% 的妇女报告她们在损伤平面以上发展了新的性唤起区域，包括头部、颈部和躯干[607]。有学者认为，迷走神经可能作为生殖器感觉通路，绕过脊髓，传入冲动，可引起高潮[608,609]。

超过 50% 的患有 SCI 的妇女表示有频繁的性行为，其中几乎一半能够达到高潮，尽管与没有 SCI 的妇女相比，达到高潮的时间延长了[610-612]。有完整的球海绵体和/或球肛门反射的女性患者通常可以达到高潮，而 S2-5 没有感觉功能或没有球海绵体和/或肛门反射的女性患者的能力显著降低。值得注意的是，西地那非对因 SCI 导致性唤起障碍的女性似乎没有临床意义上的益处[585,613]。

一旦月经恢复，SCI 就不会影响女性的生育能力。脊髓损伤后 85% 的颈段和高胸段损伤的女性患者和 50%~60% 的所有女性 SCI 患者立即发生闭经。在伤后 6 个月~1 年内，50%~90% 的妇女月经恢复。是否完全性脊髓损伤似乎不会影响月经周期。SCI 的女性在与非 SCI 的女性同年龄时经历更年期。一旦月经恢复正常，患有 SCI 的妇女便可以怀孕，其成功率与一般人群相似。应与患者的妇科医师讨论节育方法，同时考虑到风险（如血栓栓塞的风险）与每种选择的好处。

怀孕会带来一系列独特的潜在问题，如压力性溃疡的发展，反复发生的 UTI，痉挛增加，或肺功能下降。脊髓损伤女性的早产发生率略有增加[614,615]。AD 可能在易感女性中发生。先兆子痫可能很难与 AD 区分；然而，一旦确诊 AD，硬膜外麻醉是合适的治疗手段，并应至少持续到产后 12h，或直到 AD 解决。

研究表明，顺产率约为 37%，另有 31% 的分娩为助产，其余 32% 采用剖宫产[616]。低于 T6 损伤平面的患者顺产率可能更高，而高节段损伤的患者更有可能发生 AD 并且需要助产。

长期随访

与 SCI 专家长期随访对患者而言是极其重要的。最初，访问频率应更高；随着患者状况的改善和得到更加专业的支持，访问频率可以减少。随访允许监测

医疗问题，重新评估治疗计划，并更新目标和设备处方。随着患者从住院治疗中提早回家，以前在医院经历的医疗问题现在可能在家里发生[617]。可能包括肠道、膀胱和痉挛的变化以及 HO、高钙血症和 AD 的发展。在临床问题稳定和门诊治疗结束后，可以根据需要再进行每年全面的随访。患有脊髓损伤的人一生都需要定期和全面的医疗保健。包括对非 SCI 医疗问题以及特定 SCI 问题的常规健康监测和护理。脊髓损伤后常见问题的生理学改变和许多典型症状的缺乏对卫生保健人员带来了独特的挑战。

患有脊髓损伤的人应遵循一般医学筛查的建议，包括结肠癌和糖尿病的筛查、乳房 X 线摄影和血脂检测。遗憾的是，患有 SCI 的人不太可能接受预防性健康筛查[618]。由于 SCI 后的变性尿失禁，结肠癌筛查的准备工作尤其具有挑战性。粪便样本测试尽管相对较新，但可能证明对有神经源性直肠的患者结肠癌筛查特别有效。由于 SCI 后骨密度的预期变化，骨质疏松症筛查需要比通常更早地开始。在某些情况下，SCI 医师可以管理所有的常规保健筛查，但通常需要初级保健提供者的合作来解决需要处理的 SCI 特定的和一般的护理问题。

有时，可能需要重新进入康复医院接受医学治疗（如 PI、AD）或康复治疗。急性住院后，患有脊髓损伤的人可能需要一个康复技术的"进修课程"，最好是在密集的住院环境中教授。继发性的医疗并发症在慢性脊髓损伤患者中极为常见。再住院最常见的原因包括 GU 并发症、PI 和呼吸系统并发症[162,458]。

未来

随着对脊髓神经生物学、技术发展和创新治疗方法的进一步理解，脊髓损伤后功能恢复的机会将继续增加。当然，对治疗的探索欲望与以往一样强烈。在过去的十年中，干细胞技术、基因治疗、对微型生物群系的理解以及先进的机器人已经被证明在 SCI 的护理中具有巨大的潜力。对脊髓的刺激显现出巨大的前景。基础科学研究继续向治愈脊髓损伤的最终目标进展。与脊髓恢复相关的关键因素包括尽量减少损伤的继发性影响，中和抑制中枢神经系统再生的底物的作用，将促再生物质输送至损伤脊髓，使脊髓轴突在损伤后与之连接并沿其生长，以增强损伤后轴突的生长。除了药物和临床治疗程序，康复也是任何治疗策略的关键部分。康复的专业人

员应该在参与研究的同时,仍致力于患者和他们的需要。急性期护理和长期的医疗问题,以及协助患者积极参与社会、娱乐和职业活动,是康复医学的职责所在!

致谢

我们要对以下作者的杰出贡献表示最深切的感谢,他们对以前版本所做的基础性工作使本章成为可能:KathBogie、Monifa Brooks、Chester H. Ho、Todd A. Linsenmeyer、Steven A. Steins 和 James M. Stone。

(许光旭、杨云、王宇、刘欣荣、赵若欣、
王双燕 译 许涛 审校)

22 e图

22 e表

参考文献

22 参考文献

22

第 23 章 运动神经元病

Nanette C. Joyce • Dorothy Weiss Tolchin • Ileana Michelle Howard •
Sabrina Paganoni

在 20 世纪中期,由于脊髓灰质炎的流行,物理医学与康复医学专业的出现与运动神经元病(MND)密不可分。在美国,归功于有效的疫苗接种和公共卫生工作,脊髓灰质炎出现了历史性下降,但已经牢固地确立了康复对其他运动神经元病的价值。

术语"运动神经元病"(MND)通常被用作肌萎缩性侧索硬化症(ALS)的同义词,在美国,ALS 通常被用作成人 MND 的总称,该术语涵盖了较为不常见的变异型,例如原发性侧索硬化(PLS),进行性肌萎缩症(PMA)和进行性延髓麻痹(PBP)(图 23-1)。PLS 被定义为仅涉及上运动神经元(UMN)功能的疾病。相反,PMA 表现为单纯的下运动神经元(LMN)症状和体征。PBP 局限于延髓区域(图 23-1)。尽管最初只表现为单独的上或下运动神经元或延髓病变中的一种,但受累者随后可能会演变为在临床或病理学检查中表现出既有上运动神经元又有下运动神经元症状的典型的 ALS。ALS 的经典表现是由涉及多个身体部位的 UMN 和 LMN 功能障碍共同导致

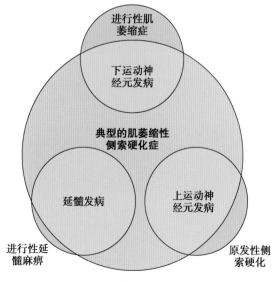

图 23-1 成人 MND 的示意图

的。属于 MND 范畴但又具有不同临床表现和预后的其他疾病包括既有儿童又有成人的变异型的脊肌萎缩症(SMA),以及与 X 连锁有关的脊髓延髓性肌萎缩(SBMA)。最后,MND 可能是由脊髓灰质炎病毒或西尼罗河病毒(本章未涵盖)之类的传染源引起。

在成年人中,ALS 比其他类型 MND 更加常见。因此,ALS 将是本章的重点,首先将从对疾病的描述开始,包括解剖学,生理学,流行病学和遗传学。其次是诊断检查,药物治疗和康复策略,其中大多数可应用于任何成人 MND。

基础解剖学和生理学

顾名思义,运动神经系统是 MND 病理改变的主要部位。运动系统由产生皮质脊髓束和皮质延髓束的 UMN 和起源于前角细胞的 LMN 组成。运动冲动在皮质运动区的 UMN 中产生。它们的轴突穿过放射冠和内囊,然后继续穿过脑干,其中大部分在延髓的锥体中交叉。皮质延髓束的神经元与脑干的神经核形成突触,而皮质脊髓束轴突则在皮质脊髓侧束中下行。这些轴突终止于脊髓的前角,在那里它们与 LMN 形成突触。LMN 的轴突将冲动从脊髓传递到骨骼肌。

流行病学

肌萎缩性脊髓侧索硬化症

肌萎缩性脊髓侧索硬化症(ALS)是成人 MND 中最常见的。欧洲基于人口登记(European population-based registries)的分析证实发病率为 2.6/100 000 人/年,患病率为 7/100 000 ~ 9/100 000 人。由于 ALS 在美国是没有登记的疾病,因此没有有关疾病患病率

和危险因素的完整信息的美国数据库。所以，美国许多有关 ALS 的流行病学数据都来自医疗保险，医疗补助，退伍军人健康管理，退伍军人福利管理发表的数据。一个全美性的自愿在线 ALS 注册平台，它在毒品和疾病注册服务机构（ATSDR）的支持下运营，为收集有关 ALS 发病率和患病率更加完整的信息提供了机会，并为 ALS 患者提供了有关环境，生活方式，职业和其他潜在危险因素的信息[1]。在美国，每年估计有 5 000~6 000 例新诊断的 ALS，这些数据通常包括 PLS 和 PMA。据估计，PLS 和 PMA 分别占这些病例的 1%~3% 和 10%[2,3]。ALS 好发于40~60 岁之间的人群[4]。50% 的 ALS（ALS 患者）患者在症状发作后 3 年内死亡，而 90% 的患者在 5 年内死亡[4]。目前约有 20 000 名美国人患有 ALS，在非西班牙裔白人男性中患病率最高。

在大量前瞻性队列研究中，吸烟与 ALS 相关[5,6]。最近发现这种关联似乎在美国 ALS 登记处也一直存在[7]。服兵役似乎也与 ALS 高发生率有关。2006 年，医学研究所（现称为美国医学研究院）发布了报告："退伍军人的肌萎缩性脊髓侧索硬化症：科学文献综述"，该综述回顾了有关服兵役和 ALS 诊断的流行病学研究。根据现有证据，该报告得出结论认为，"在服兵役与 ALS 的后期发展之间存在有限的提示性证据"[8]。

目前考虑与 ALS 相关的其他潜在危险因素包括脑外伤和体育运动。脑外伤史和 ALS 诊断之间存在相关性，尽管尚不清楚 ALS 症状的出现是损伤的原因还是结果。一项荟萃分析显示，之前有脑外伤病史的 ALS 患者的总体比值比为 1.45（95%CI：1.21~1.74），尽管确诊时颅脑损伤的时间短的相关性最强[9]。一些流行病学研究表明职业运动员和运动人群发生 ALS 的风险增加，但其他人群研究表明运动对死亡率具有降低作用[10]。因此，ALS 与剧烈运动之间的关联仍然不清楚。文献中还探讨了其他几种潜在的危险因素，其结果相互矛盾，包括环境毒素、外伤史、电击史和其他[11-14]。

脊肌萎缩症

SMA 是一种常染色体隐性遗传疾病，是导致婴儿致死的主要遗传性原因。基因携带率估计为1/60~1/40，新生儿出生时患病率为 10/100 000。SMA 在一般人群中的患病率估计为 1.2/100 000。大多数 SMA 病例开始于儿童时期[15]。

脊髓延髓性肌萎缩（SBMA 或肯尼迪病）

SBMA（一种 X 连锁的疾病）的发病率估计约为 ALS 的 1/10，或者每 100 000 例男性中有 0.19 人，并且在成年后开始发病。

病理生理学和遗传学

肌萎缩性侧索硬化症

尽管在确定病理生理学关键步骤方面已取得了巨大进展，但 ALS 潜在的确切发病机制仍然不清楚。1993 年发现超氧化物歧化酶 1 型（SOD1）基因突变与某些 ALS 病例有关[16]，表明氧化损伤可能在运动神经元死亡过程中起作用[17]。已经提出了许多其他可能机制，包括线粒体功能障碍，细胞骨架紊乱，小胶质细胞活化和兴奋毒性[18]。支持后者的发现是，美国 FDA 批准的治疗 ALS 的利鲁唑会影响谷氨酸的神经传递，谷氨酸是中枢神经系统的主要兴奋性神经递质[19]。但是，利鲁唑治疗的生存获益是中等的（与安慰剂相比，生存期增加了 3 个月左右）。几个关键的进展，包括识别家族性 ALS（fALS）和散发性 ALS（sALS）的泛素蛋白[20]，以及在额颞叶痴呆（FTD）和 ALS 中出现的累积的泛素化 TAR 的 DNA结合蛋白 43（TDP-43）[21] 阐明了疾病过程中的常见途径。尽管进行了大量研究，但是到目前为止，还没有关于 ALS 发病机制的统一假设出现。

ALS 一般从局灶性疾病开始，始于大脑或脊髓，并扩散到邻近区域。皮质和脊髓中运动神经元的死亡导致轴突变性，脊髓和脊神经前根萎缩以及远端肌肉萎缩，UMN 和 LMN 均受影响。导致神经元死亡的一系列事件尚不清楚，但病理学研究表明细胞内包含体增加，包括 TDP-43 和泛素化包含体[22]。近来人们已经认识到，诸如颞叶回路以及行为和额叶执行回路等的非运动系统也可能在 ALS 中受到影响，使 ALS 作为纯运动性疾病的传统理念受到了挑战[23]。

传统上，ALS 被分为散发性 ALS（sALS）（约占90%）或家族性 ALS（fALS）（其余为 10%）。SOD1突变占所有 ALS 病例的约 2%，占 fALS 的约 20%。在过去的 20 年中，人们为了解 ALS 的遗传因素付出了很大的努力：ALS 易感基因的数目不断增加，位于9 号染色体开放读码窗（C9orf72）基因内含子区域的六核苷酸重复（GGGGCC）扩增已经成为 ALS 最为常

23

见的遗传因素,占 fALS 40% 和一部分的 sALS(根据种族的背景不同,最多占 10%)[24]。与 ALS 相关的基因涉及一些细胞内代谢过程,这加深了我们对疾病病理生理学的理解[25,26]。

脊肌萎缩症(SMA)

SMA 是一种常染色体隐性遗传病,由运动神经元存活(SMN)基因突变引起。虽然我们知道运动神经元存活蛋白在人体的许多组织中广泛表达,但其功能目前尚不完全清楚[27]。

遗传研究现在已确定,SMA 是由 SMN1 基因突变引起的,所有患者均具有至少一个拷贝的 SMN2 基因。在纯合 SMN1 突变的背景中必须存在至少一个拷贝 SMN2;否则将会发生胚胎致死。SMN2 的拷贝数在人群中有所不同,这种变化似乎对 SMA 的疾病严重程度具有重要的修正效应。SMN2 拷贝数越高,SMA 的临床表型越不严重。但是,对于给定的 SMN2 拷贝数,SMA 表型和疾病严重程度可能存在差异[28]。

大多数 SMA 患者都在儿童期发病。成年期发作的 SMA 也是由 SMN1 基因的纯合突变引起的,尽管在少见情况下成年期发作的 SMA 是由于其他基因的常染色体显性突变所致。

脊髓延髓肌萎缩症(SBMA)

在 1991 年阐明了 SBMA 的遗传机制:该疾病是由 X 连锁隐性突变导致雄激素受体基因中 CAG 扩增引起的。未受影响的个体的 CAG 重复序列的大小介于 5~35 之间,而有症状的个体的重复序列大小通常至少为 37 个谷氨酰胺[29]。

临床表现

肌萎缩性侧索硬化症

典型的 ALS 的特征是 UMN 和 LMN 的混合症状和体征,包括无力、萎缩、肌束颤动、反射亢进和痉挛。几项研究已证明该病具有广泛的表型异质性[30-34]。在 MND 范畴中仅描述了 ALS 的 UMN 和 LMN 的变异型(图 23-1)。

在经典 ALS 中,初始症状为四肢肌肉、延髓支配肌或很少见的呼吸肌无力。ALS 最常表现为非对称、无痛、进行性四肢无力(60% 的病例)。肌无力的症状可能非常隐匿并且发展缓慢。约有 30% 的病例

出现伴有构音障碍或吞咽困难的延髓病变,这通常出现在老年人中。起病时仅出现呼吸系统无力是十分罕见的表现,在一项研究中仅占不到 3% 的病例[35]。

大多数情况下,症状会发展到邻近的肌肉组织和身体部位。但是,一些 ALS 的变异型表现出疾病长期只累及身体一个局部区域,包括连枷臂(臂肌萎缩),连枷腿,肱肌萎缩性双侧瘫(BAD)和下肢萎缩性双侧瘫。

对怀疑患有 ALS 的患者的评估始于详细的病史,一般体格检查和神经系统检查。非运动性脑神经功能,感觉检查和小脑检查应正常。通常眼球运动以及肠和膀胱功能不受累及。

根据病史或检查(床旁检查或在正式的神经心理学测试中),人们可能会发现认知和/或行为变化,这些变化现已被视为 ALS/FTD(额颞叶痴呆)疾病谱的一部分[36]。尽管传统的认知筛查可能对与 FTD 相关的变化不敏感,但 ALS 认知行为量表和 ALS 照顾者行为问卷是临床医师可以用来筛查损害的便捷工具[36]。随着 ALS 逐渐被视为一种包括 FTD 的临床和神经病理学特征多系统疾病[37],认知或行为障碍可先于肌无力出现或随着疾病进展而明显。假性延髓性麻痹作为一种上运动神经元(UMN)综合征可出现在 ALS 患者中。患者会出现不恰当的笑或哭,这与他们的情绪不符,并且可能使社交变得尴尬。

由于脑干中的运动神经元丢失而引起的延髓支配肌肉无力会影响言语,吞咽和控制分泌物的能力。尽管只有 1/3 的患者在疾病发作初期表现为延髓支配肌肉无力(延髓起病 ALS),但大多数患者会在疾病的晚期发展为延髓支配肌肉无力。言语障碍可能包括痉挛型、弛缓型或混合性构音障碍。痉挛型构音障碍的症状包括说话费力,语速减慢,音调降低,辅音发音不精确,元音失真和音调中断。LMN 功能障碍会导致弛缓型构音障碍,其言语具有鼻音和/或湿音。音调和音强是单调的,短语异常短,并且可以听到吸气音。

正常吞咽涉及大约 50 对肌肉的复杂协调运动,以将食物和液体从口腔运送到胃部。出现咀嚼和吞咽困难,鼻腔反流或喝液体时咳嗽都可能表明有吞咽障碍。有的人还可能会描述进食时有疲劳感。在体格检查中,可以使用以下测试来评估面部和延髓肌的功能:鼓腮、吹口哨、下颌张开和闭合唇部的能力以及各种音节发声的能力。应检查舌肌的震颤和

萎缩,并评估舌头的力量和运动范围。应评估咽反射和下颌反射,以发现 UMN 功能障碍。ALS 患者唾液的产生通常不受影响,但流口水和误吸是延髓肌无力导致吞咽困难的常见后果。液体摄入不足可能会导致呼吸道分泌物增稠,这进一步增加了清除气道的难度。

在肢体检查中,要寻找上运动神经元、下运动神经元混合型功能障碍的证据。LMN 病理改变可通过肌肉萎缩,肌束颤动和肌肉抽动得到证明。肌肉抽动可能发生在身体的任何部位,包括大腿,上肢和腹部[38]。手内肌群的萎缩很常见,但是手指屈肌的力量通常会保留,这是与包含体肌炎的有效区分因素[39]。头下垂是 ALS 中常见的肌无力的一种表现,尽管这可以在其他的神经肌肉疾病中看到(ALS 和重症肌无力是导致头下垂的两种最常见的神经肌肉疾病)。UMN 病理改变可能导致肢体灵活性丧失或感觉僵硬。UMN 的体征包括痉挛和反射亢进,表现为反射和阵挛的异常扩散或尽管由于 LMN 丢失而导致肌肉萎缩,但仍出现反射活跃,比如巴宾斯基征(Babinski sign),Hoffmann 征或下颌反射亢进等病理性反射高度提示 UMN 功能障碍。

尽管四肢运动无力通常是 ALS 最容易识别的症状,但是呼吸肌无力对功能和生存影响最大。呼吸无力的早期症状可能轻微,包括端坐呼吸或睡眠呼吸障碍。睡眠呼吸障碍和夜间通气不足在 ALS 患者中很常见,即便在白天功能保留的情况下也是如此。症状可能包括缺氧、打鼾、窒息发作、端坐呼吸、坐立不安、失眠或白天睡眠过多、早晨头痛、嗜睡和疲倦。这些症状出现后应进行进一步的评估[40]。在没有微误吸(这可能会造成气体交换的一些损伤)的情况下,肺组织气体交换的基本功能不受 ALS 的影响。相反,ALS 的运动神经元变性会损害吸气肌、呼气肌和上呼吸道的肌肉。吸气肌无力包括膈肌、肋间肌和辅助呼吸肌,导致肺活量降低。在没有病前肺病理变化的情况下,肺活量测定通常可显示出限制性呼吸障碍的证据。平均而言,ALS 患者的肺活量以每月 2%~4% 的速度下降[41]。限制性呼吸障碍最终会导致高碳酸血症性呼吸衰竭,咳嗽的效能和清除分泌物的能力下降。清除分泌物的能力下降使 ALS 患者面临呼吸系统并发症的风险。

最近对 ALS 患者的调查显示,继发症的发生率很高;尤其疲劳、肌肉僵硬、抽动和疼痛[42]。体重减轻是该病的另一个普遍特征。体重减轻常见且预后较差[43-45]。虽然很容易将体重减轻仅仅归因于吞咽困难,但还有其他一些因素会影响体重。ALS 被认为是由以下因素引起的高代谢状态:无力肌肉执行功能任务时所需的能量消耗增加,痉挛和肌束震颤引起的肌肉活动增加,肌肉分解代谢。这些因素可以增加基础代谢率和热量需求[46]。另外,由于疲劳,上肢和延髓支配肌肉无力可能会限制患者的自我进食。许多 ALS 患者会感到极度的肌肉疲劳感[47]。据报道,在所有患者中约有一半出现由于肌肉失衡以及肌肉体积和活动能力的逐步丧失而引起的疼痛[48]。常见的肌肉骨骼疾病包括肩痛,粘连性关节囊炎,颈背部疼痛,踝跖屈挛缩和爪形手。

诊断后 ALS 的平均预期寿命为 2~5 年。由尸检确定的 ALS 最常见的直接死因是呼吸衰竭,其次是心力衰竭和肺栓塞[49]。不良的预后因素包括发病时年龄较大,在疾病的临床过程早期出现延髓和/或肺功能障碍,以及从症状发作到确诊的时间较短[50,51]。

成人脊肌萎缩症

SMA 有多种形式,所有形式都包括选择性破坏前角细胞(LMN)。最常见的形式通常称为 I 型,II 型和 III 型。这些是儿童时期发病,并且为常染色体隐性遗传[14]。成人型 SMA 患者(IV 型 SMA)通常出现在三十至四十岁。遗传可以是隐性的(与 SMN 相关)[52]或显性的[53]。该病的特征是进行性、对称性、肢体近端无力。患者自述由于 LMN 功能障碍和变性导致的下肢近端和臀部无力。可能出现上肢近端无力,舌肌震颤和手抖。成人型 SMA 比儿童型 SMA 要缓和得多,并且寿命正常。

脊髓延髓肌萎缩症

SBMA,也称为肯尼迪病,是一种 X 连锁的、隐性遗传的、成年发病的前角细胞疾病。LMN 出现缓慢进展的肢体近端和延髓支配肌肉无力,广泛的肌束颤动,通常主要累及下面部和舌。与其他 MND 不同,通常存在相关但无症状的感觉神经病,往往在进行作为诊断过程一部分的神经传导检查时偶然被发现。该疾病是多系统性的,因为它是 X 染色体上雄激素受体基因突变导致的。因此,体征和症状可能包括男性乳房发育症,睾丸萎缩和生育力降低。尽管严重的肌肉无力通常要到三十岁才出现,但 SBMA 的最早表现可能出现在青春期或成年早期,包括男性乳房发育症,肌肉疲劳,抽动或肌酸激酶(CK)升高[54]。

23

SBMA 患者的疾病进展慢于 ALS，但据估计其预期寿命比普通人群短约 12~15 年，最常见的死亡原因是肺炎和呼吸衰竭[55]。鉴于临床表现的重叠，SBMA 通常被误认为是非典型性 ALS[56]。但是，与 ALS 相反，SBMA 患者的症状进展通常慢得多，并且没有 UMN 的症状和体征。

诊断

在缺乏可靠生物标志物的情况下，ALS 仍然是由电生理诊断（EDX）结果支持的临床诊断。因此，对 ALS 和其他类型的成人型 MND 的诊断主要是排除过程。除了通过基因测试揭示已知 ALS 致病基因中的突变外，没有单独的测试可以明确诊断。早期患病或局限性疾病的患者可能难以诊断；ALS 确诊的平均时间大约为 12 个月[57]。当怀疑是 ALS 时，必须根据个体的不同临床表现（表 23-1）设定不同的鉴别诊断，然后再努力排除类似 ALS 的疾病。除了 CK 轻度升高和 EDX 异常外，大多数实验室检查的结果通常都在正常范围内。表 23-1 列出了可以用于排除潜在类似疾病的鉴别诊断和实验室检查。

表 23-1　运动神经元病的鉴别诊断和实验室检查

临床表现	鉴别诊断	实验室检查
延髓病变起病	重症肌无力	乙酰胆碱受体和肌肉特异性激酶（MuSK）抗体
	脑干肿瘤	脑 MRI
下运动神经元为主	多灶性运动神经病	神经节苷脂单唾液酸（GM1）抗体
	脊髓延髓性肌萎缩（肯尼迪病）	基因检测
	脊肌萎缩症	基因检测
	甲状腺功能低下	促甲状腺素
	副蛋白血症	血清蛋白电泳/免疫固定
	副肿瘤综合征	抗体组（血清，脑脊液（CSF））
	包含体肌炎	肌肉活检
	莱姆病/西尼罗河病毒/脊髓灰质炎/梅毒	血清学
	泰-萨克斯病（Tay-Sachs disease）	己糖胺酶 A 水平
	重金属中毒	24h 收集尿液中重金属
	铜缺乏	血清铜和锌
上运动神经元占主导地位	维生素 B_{12} 缺乏症	维生素 B_{12}，甲基丙二酸，同型半胱氨酸
	人类免疫缺陷病毒（HIV）	HIV
	热带痉挛性轻截瘫	人 T 细胞淋巴样病毒 1 型血清学
	肾上腺脊髓神经病	超长链多不饱和脂肪酸
	遗传性痉挛性截瘫（HSP）	基因检测
	多发性硬化	脑和脊柱 MRI
混合型	脊椎病	脊柱 MRI

值得注意的是，提出的诊断性检查仅用于临床，当然不必在每位患者身上进行所有这些检查。通常，可以依据临床表现及支持性的 EDX 数据和辅助实验室检查（基于临床表现选择）来诊断 ALS。最新数据表明，大脑皮质过度兴奋是在 ALS 患者中发现的最早病理变化之一，这在将来可能会转变成有用的临床生物标志物[58]。El Escorial 标准在研究中用于对确诊 ALS 的进行分类，并且对于临床研究的 ALS 患者招募很有帮助[59]。

一部分 MND 病例可以通过基因检测确认。这包括大约 70% 的 fALS 患者和 10% 的携带 ALS 基因的 sALS 患者，这些患者可以用当前可用的基因组进行测试,患有肯尼迪病的患者以及成人型 SMA 患者与 SMN1 突变有关。

电生理诊断检查

EDX 测试有助于确诊临床上可疑的 MND,排除相互矛盾的且可能可以治疗的诊断(如伴有传导阻滞的多灶性运动神经病),并确定疾病进展的程度。运动神经传导检查可显示波幅降低,同时潜伏时和传导速度相对正常。随着波幅明显下降,传导速度可以有 25% 的下降,可能是传导最快的神经纤维的丢失。在 ALS 患者中感觉神经传导研究通常是正常的。相反,在 SBMA 中,背根神经节的病理学改变通常会导致感觉神经传导异常[60]。

针电极检查可提供疾病详细程度的最多的信息,并提供 EDX 数据以支持诊断。针极肌电图(EMG)可评估涉及 LMN 的疾病,包括出现的亚临床疾病。可能会观察到异常的自发电活动,包括纤颤电位,正锐波和束颤电位。运动单位的动作电位可能表现出多相性,波幅和时程增加,募集减少。

支持临床上怀疑为 ALS 的 EDX 标准随着时间不断发展。最常用的标准称为 El Escorial 标准(修订版)。这个由世界神经病学联盟建立并修订,以明确统一的标准纳入与 ALS 相关的临床试验和研究中的 ALS 患者[59]。该标准概述了确诊 ALS,拟诊 ALS,由实验室检查支持的拟诊 ALS,或可能的 ALS(修订版中删除了原始 El Escorial 标准中包括的可疑 ALS 类别)的阈值要求(表 23-2)。根据 El Escorial 标准,对 ALS 的诊断要求存在 LMN 变性(通过临床,电生理或神经病理学检查),并需要通过临床检查发现 UMN 变性的证据,以及在一个区域内或其他区域内有症状或体征的进行性扩展[59]。同时,该标准要求不存在其他类似疾病所观察到的 LMN 和/或 UMN 变性迹象的疾病过程的电生理,影像学或病理学证据[59]。EDX 研究可用于提供 LMN 功能障碍的实验室证据:为了满足 EDX 标准,必须在四个独立的身体区域(延髓、颈髓、胸髓和腰髓)中的两个区域中获得活跃的去神经征象(定义为肌纤颤电位、正锐波)和慢性去神经征象(定义为时相延长、巨大波幅运动单位,募集减少)的证据[59]。值得注意的是,当检查颈椎和腰椎区域时,这些变化必须在至少两块由不同的神经根和周围神经支配的肌肉中看到。在延髓区域,一块肌肉的变化就足够了。在胸椎区域,T6 水平或以下的椎旁肌或腹肌的变化都是可以认可的。

表 23-2 El Escorial 标准(修订版)

诊断类别	要求
临床上确诊的 ALS	在三个区域有 UMN 及 LMN 损害的体征
临床上拟诊的 ALS	临床检查中两个身体部位有 UMN 和 LMN 的体征,其中一些 UMN 体征出现在 LMN 体征的头侧
临床上拟诊的 ALS-有实验室检查支持	临床检查中一个身体部位有 UMN 和 LMN 的体征 或者 一个身体部位只有 UMN 体征 以及 由按照肌电图标准定义的 LMN 体征在至少两个身体部位出现
可能的 ALS	一个身体部位有 UMN 和 LMN 的体征 或者 两个及两个以上身体部位出现 UMN 体征 或者 LMN 体征出现在 UMN 症状的头侧 以及 没有临床上拟诊 ALS 的实验室检查的支持

身体部位:延髓,颈椎,胸椎,腰椎。

El Escorial 标准主要是为了研究和试验入组而建立的,并且有严格规定:估计约有 20% 的 ALS 患者会在没达到诊断标准阈值的情况下死亡。为了提高诊断标准的敏感性,于 2008 年制订了 Awaji 标准。这些标准将肌束震颤电位等同于纤颤作为急性失神经支配的征象[61]。虽然 Awaji 标准提高了对 ALS 诊断的敏感性,并保持可接受的特异性[62],但并未被研究界广泛采用。

管理

药物治疗与研究

缺少有效的 ALS 疾病缓解方法。美国 FDA 首批用于 ALS 治疗的药物利鲁唑(riluzole)具有中等程度的治疗效果,并且未从实质上提高肌力或功能,并且仅仅将生存期延长了几个月[63-65]。然而,ALS 研究带来了一些突破性发现[65,66]。在过去的 20 年中,ALS 的发现速度大大加快,FDA 最近批准了第二种药物依达拉奉(edaravone)来减缓疾病的进展(图

23-2)[66]。尽管最近的临床前期发现尚未转化为有效的治疗方法，但有几个因素促使人们重新产生了希望。首先也是最重要的，ALS 研究团队非常合作，并开发了基础设施资源来优化转化研究[67-72]。活跃的患者团体[73,74]对此给予了支持，这激发了该领域的发展。据估计，目前约有 20 项针对 ALS 的活性药物试验，药物候选化合物的输送通道在日益增加，并

且有大量的临床研究项目，包括大规模的基因组学和深入的表型研究。希望这些努力，联合有关遗传学基础和疾病的分子机制的新知识，会在不久的将来产生针对该疾病的新方法。最终，鉴于多种病理生理机制在 ALS 中发挥作用，可能需要针对不同途径的联合用药来有效减慢或阻止运动神经元的丧失[75]。

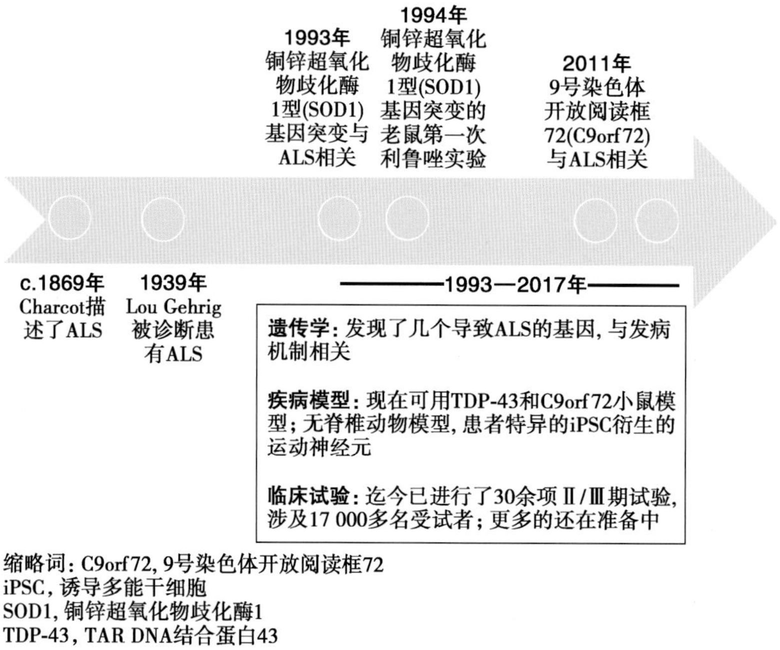

图 23-2　ALS 研究的时间表（摘自 NeuroRehabilitation, 37, Paganoni S, Karam C, Joyce N, et al. Comprehensive rehabilitative care across the spectrum of amyotrophic lateral sclerosis, 53-68. Copyright 2015, with permission from IOS Press. The publication is available at IOS Press through http://dx. doi. org/10. 3233/NRE-151240)

尽管有效的疾病缓解方法仍在研发，但可以通过药理学和非药理学方法有效治疗几种与 ALS 相关的症状，包括情绪改变、疼痛、痉挛、抽搐、疲劳、口腔分泌过多和假性延髓性麻痹患者的情绪（表 23-3）。患者经常询问关于补充和替代疗法来控制疾病进展和症状[77]。ALSUntangled（ALSUntangled. com）对这些适应证之外的治疗提供了很好的综述。有基于调查的证据表明药用大麻由于其特性可以减轻与 ALS 相关的某些症状[78]，包括镇痛、抗痉挛、肌肉松弛、支气管扩张、唾液减少、食欲刺激和睡眠诱导[79]。这些非对照性的报道已被动物模型的数据证实[80,81]。大麻素疗法作为 ALS 中缓解疾病或控制症状剂的潜能值得进一步研究[80,81]。对这些症状的协调护理和对疾病进展的管理最好在 ALS 多学科临床的背景下解决。

表 23-3　ALS 相关症状的治疗选择

症状	可能的治疗
抑郁	选择性 5-羟色胺再摄取抑制剂（SSRI），去甲肾上腺素再摄取抑制剂（SNRI），安非他酮，三环类抗抑郁药物，认知行为疗法
假性延髓性麻痹情绪	奎尼丁（右美沙芬/奎宁）
疼痛	药物：局部镇痛药，对乙酰氨基酚，非甾体抗炎药，加巴喷丁，普瑞巴林，阿片类药物，类固醇注射（冻结肩） 其他：牵伸及全关节活动范围训练，推拿，经皮神经电刺激，冷热疗法，针灸，扳机点注射

续表

症状	可能的治疗
抽搐	巴氯芬,加巴喷丁,大麻素,最近一项试验表明,美西律可能有效缓解 ALS 中的抽搐[76]。
流涎	药物:格隆溴铵,阿米替林,阿托品滴剂(舌下),东莨菪碱透皮贴剂,莨菪碱 其他:肉毒毒素,唾液腺放射治疗
难以清除分泌物	机械性吸气-排气(MIE)装置,咳嗽辅助设备,愈创甘油醚

SSRI,选择性 5-羟色胺再摄取抑制剂;SNRI,去甲肾上腺素再摄取抑制剂。

多学科治疗

为了满足 ALS 患者复杂且快速多变的需求,我们采用了基于美国神经病学协会的 2009 年 ALS 实践参数的多学科治疗模型,已经成为最佳治疗范例[82]。

在传统的单人医师治疗与多学科临床模式之间进行比较时,发现后者可以延长生存期,改善生活质量并减少住院治疗,支持转变为多学科临床模式[83-85]。肌萎缩性侧索硬化症协会(ALSA),一个患者倡议的组织,向指定的通过现场审查并确认拥有一支经验丰富、全面的跨学科的、适合单次就诊的患者的团队,授予 ALSA 临床卓越中心的称号,并且该团队还提供访问 ALS 研究的方法(http://www.alsa.org/community/centres-clinics/centers-and-clinics-descriptions.html,于 2/1/17 访问)。目前,全美国共有 51 个中心获得了这一称号。在加利福尼亚州,ALSA 与临床中心和游说者合作,通过了 SB1503 号法案,使加利福尼亚所有 ALS 患者都有获得多学科治疗的权利。其他 ALS 诊所由肌肉萎缩协会(MDA)或其他非营利组织赞助。大多数 ALS 诊所往往位于学术中心,患者可能需要几个小时就能到达最近的多学科诊所。

多学科团队包括神经肌肉病学专家(通常是神经内科医师或康复医师)和医护专业人员团队,例如物理治疗师(PT)、作业治疗师(OT)、呼吸治疗师、护士、营养师、言语治疗师、社会工作者和心理学家[86]。患者按约去诊所时,诊所可能还会为他们提供矫形支具师和提供耐用医疗设备的供应商。为了向 ALS 患者提供全面治疗,还需要一个扩展的跨学科专业医师团队,并且通常包括一名管理与 ALS 相关的限制性肺部疾病的呼吸内科医师以及一名胃肠科医师或介入放射科医师进行胃造瘘术来改善营养支持。

为了满足美国神经病学会(AAN)的实践参数和质量指标[87],在多学科会诊期间应解决以下医疗问题:肺功能测定,非侵入性或侵入性通气管理,讨论或管理胃造瘘术以维持营养,管理和使用利鲁唑以缓解疾病,ALS 功能评分量表(ALSFRS)的得分,安全行走和跌倒筛查,流涎评估,认知障碍筛查以及关于和完成预立医疗指示的讨论,晚期治疗的计划。典型的多学科门诊预约要比传统的预约长,有报告显示,每个执业医师在每个患者身上平均花费约 30min 的时间[88]。但是,如果考虑到患者和陪护者准备去参加和往返于预约的诊所见到每一位执业医师所花费的时间,那么多学科诊所模式将明显地减轻患者的医疗负担。关于多学科诊所模式提供治疗的成本以及收益是否超过这些成本的严格评估已开始在文献中出现[88]。

呼吸功能:评估和管理

呼吸功能的监测和支持在 ALS 多学科诊所中是最重要的,并且是通过神经肌肉病学专家,呼吸内科医师和呼吸治疗师之间的密切合作来实现的。在多学科 ALS 诊所中呼吸治疗师的作用包括对与 ALS 相关的限制性肺部疾病的证据进行临床评估,进行肺功能测试以及提供清除分泌物和通气支持的建议。通气支持包括非侵入性和侵入性的选择(见下文),呼吸治疗师可以协助管理和给予使用设备的建议(如尝试使用不同的鼻罩来获得最佳的适应性和舒适性,以增加耐受性)。

呼吸衰竭是 ALS 中最常见的死亡原因。它是由于肌肉无力导致呼吸泵出现衰竭而发生的。必须连续监测肺功能,并且每次就诊时都应进行肺功能测试,直到患者再也不能耐受为止。多种模式测试被认为是最有效的策略[89,90]。在 ALS 患者中,使用五项测试是检测早期呼吸衰竭并尽早启动非侵入性通气(NIV)的最敏感方法。非侵入性通气(NIV)与提高生存率相关[89]。测试组套[90]包括以下内容:

- 直立和仰卧用力肺活量(FVC);AAN 指南建议在 FVC 预测值的 50% 时开始启用 NIV。
- 直立和仰卧最大吸气压(MIP);AAN 指南建议在

23

MIP 大于-60cmH$_2$O 时开始启用 NIV。

- 夜间血氧饱和度：医疗保险和医疗补助中心（CMS）建议在夜间脉压血氧饱和度测试期间，SpO$_2$ 降至 88% 以下且持续 5min 以上时，应开始启用 NIV。

[医疗保险和医疗补助中心，"用于呼吸辅助设备的 LCD（L11504、L5023、L11493）"，美国卫生和公共服务部（修订日期 2/4/2011）]。

另外，鼻吸气压力（SNIP）大于（即接近于零）-40cmH$_2$O 或 PaCO$_2$ 大于 45mmHg 分别满足 AAN 和 CMS 指南时开始启用 NIV。最后，AAN 指南建议肺功能测试可用于预测 ALS 患者的存活率。生存期少于 3 个月的患者 SNIP 大于-30cmH$_2$O（即接近零），白天氧饱和度小于 95% 或夜间血氧饱和度小于 93%。

评估是否有足够的分泌清除能力是使用峰值呼气流量计进行咳嗽峰流速（PCF）测试来评估的。当 PCF 低于 270L/min 时应启用分泌清除技术。增加咳嗽支持可以通过手动辅助咳嗽或机械通气（MIE）装置来完成。MIE 装置通过面罩输送正压气流和负压气流来改善咳嗽的吸气和呼气成分，清理分泌物。MIE 设备具有以下主要优点：

- 通过进行分泌管理来减少黏液堵塞相关的大面积肺不张
- 减少慢性局限肺不张
- 降低胸壁僵硬度，减少呼吸做功

当使用 MIE 辅助启动咳嗽时，调整负压和正压设置都是有帮助的。在患者耐受的情况下，可以将-25cmH$_2$O 到+25cmH$_2$O 的起始压力逐渐增加到+40cmH$_2$O 和-40cmH$_2$O。对患有延髓功能障碍导致肌肉张力下降的患者进行 MIE 时应谨慎，因为负压可能导致气道塌陷。对于这些患者，可以使用高频胸壁震荡（HFCWO）和同时有带人工辅助咳嗽动作和吸痰功能的袋式面罩。

强烈建议使用 NIV 改善疾病结局以及患者的生活质量。无论是侵入性还是非侵入性的辅助通气治疗，都是我们用于 ALS 治疗的最有效的延长生命的疗法[64]。

可以选择提供压力波动的双水平气道正压通气设备，而不是连续压力通气设备。新型的双水平设备提供了多种设置选项，并可以在规定的设置范围内自动调整。通常对于 ALS 患者，目标是随着时间推移达到呼气正压（EPAP）和最小吸气正压（IPAP）之间达到一个较高的压力范围。肺部限制性疾病的患者在 EPAP 设置过高时很难呼气，如果 EPAP 设置过高则可能会导致二氧化碳（CO$_2$）潴留。除非患者有阻塞性成分，否则 EPAP 的起始压力应低一点，约为 3~4cmH$_2$O。如果在不进行正式睡眠检测的情况下对设备进行设定，则最低的 IPAP 为 8~12cmH$_2$O 的初始设置将提供一些支持。通常，以初始潮气量为 6ml/kg，备用呼吸频率为 8~10 次/min 开始是安全的。呼吸治疗师将帮助监测设置的适当性，这可以通过睡眠检测或在家中的夜间脉搏血氧饱和度检测中实施。转变为 24h NIV 的患者将从容积转换型通气机中受益。当这些设备配备可充电电池、可安装在电动轮椅上时将具有更大的移动性。

根据 AAN，机械通气的气管切开术（也称为气管切开-有创通气或 TIV）也是一项推荐使用的干预措施[64]。那些患有延髓或胸髓疾病或严重的限制性肺疾病且肺活量低的患者更有可能选择 TIV。在开始 TIV 之前，患者，照料者和临床团队应确定启动 TIV 停止的因素（如某些患者声明如果他们不能进行交流或者闭锁综合征时，他们希望中止干预）。重要的是要描述即使患者在接受 TIV 存活的情况下，ALS 也是会进展，而且不能很好地预测在 TIV 治疗下患者的寿命（根据疾病的进展和威胁生命的并发症的发展，如肺栓塞，感染，开放性皮肤损伤，寿命可能长达数月至数年）。脑机接口技术正在为这一人群而兴起[83]。

通常要避免供氧，因为氧气可能产生呼吸抑制，加剧肺泡通气不足并最终导致二氧化碳潴留和过早呼吸停止[91,92]。建议仅对伴有肺部疾病的 ALS 患者供氧，可以先用 NIV 尽可能提高血氧饱和度，或者在疾病末期作为一个舒适措施，然后将其置于双水平通气装置中。

吞咽障碍

吞咽障碍是 ALS 患者营养不良的主要原因。ALS 言语和语言病理学专家（SLP）和营养师负责评估吞咽的有效性，并提出改善饮食安全性和营养摄入的建议。在确诊时，有 45% 的延髓病变患者存在吞咽困难，而将近 81% 的 ALS 患者会出现吞咽困难[93]。由于第Ⅸ、Ⅹ 和Ⅻ脑神经受累，延髓障碍患者的舌、咽部和食管功能受到破坏，导致这些患者说话、咀嚼和吞咽时有困难。口腔活动减弱最终会导致卡路里和液体摄入量减少，因为患者会害怕窒息或无法花费更多的时间来安全地吃完一顿饭。这些发现说明了同时拥有注册营养师和言语治疗师作为多学科 ALS 团队成员的重要性。

吞咽是一项复杂的任务,需要协调并准确地调节延髓肌的收缩时相(参见第 13 章)。正常吞咽分为四个阶段:口腔准备期和口腔输送期,咽期和食管期。在口腔期,制备食团然后将其推入口咽部进行吞咽,此阶段需要良好的舌肌控制,这在延髓 ALS 中通常会受到损害。咽期在口腔期后,需要包括软腭、喉、声带和会厌在内的快速协调运动。吞咽的口咽期在 ALS 中是最先受到影响的,并且在异常时通常会导致误吸。ALS 患者吞咽困难的最早证据是难以吞咽稀流质,如水、咖啡和茶,而且没有吞咽后咳嗽。

有多种技术可用于评估吞咽的口咽期和误吸风险:

- 89ml(3oz)饮水试验:观察患者的饮水情况,注意吞咽后咳嗽、唾液积聚、构音障碍增加和湿音
- 吞咽造影检查(VFSS):也称为改良吞钡实验,它评估食物均质性和姿势变化对吞咽的影响,同时获取误吸和运动异常的证据
- 纤维内镜下吞咽功能检查法(FEES):经鼻喉镜用于评估咽期吞咽和误吸的情况,并可以识别咽部食物残留

为了应对吞咽功能障碍,经常建议使用吞咽技术和改变食物均质性,目的是降低误吸风险并优化营养状况。建议可能包括姿势调整(如点头样吞咽)或行为改变(如屏气),有助于避免食物残留和误吸。饮食调整是一种常用的治疗策略,既解决了液体的黏度又解决了固体的质地以提高吞咽安全性,又减少虚弱患者完全咀嚼的需要。

尽管在 ALS 中的应用受到限制,但是已采用了几种外科手术作为预防误吸的确定性治疗方法:喉气管分离,气管食管改道和全喉切除术[94]。这些手术可能适合于喉部功能丧失的患者,可用于发声和保护下呼吸道。在每次手术中,气管被转移到颈部造口,而口咽仍与食管保持连接,从而使食物进入胃,并防止食物、液体或唾液进入下呼吸道引起误吸。虽然操作破坏性大,但该操作提供了在延髓肌无力情况继续进行安全的口腔摄入的可能性[95]。

营养状况

体重减轻在 ALS 中非常常见,并且给患者带来了巨大挑战。在诊所中营养状况由医师和 ALS 营养师进行监控。ALS 营养师监测体重并提供建议,以满足 ALS 患者个体化的热量需求。

ALS 患者体重减轻的原因是多方面的,包括但不限于肌肉萎缩,代谢亢进,呼吸衰竭,吞咽困难和由于上肢无力而致摄入减少。较低的体重指数(BMI)和快速的体重减轻与疾病快速进展有关[44,45,96,97]。尽管各研究中的发生率有所不同,但似乎有超过一半的 ALS 患者符合营养不良的标准,其 BMI 低于 18.5kg/m^2。达到营养不良标准的人死亡风险增加了 7.7 倍[98]。在 Korner 等人的最新报告中,体重减轻对生活质量产生负面影响,导致人们感觉其身体功能和活力下降[99]。在所研究的 121 个 ALS 患者中,报道中那些体重减轻且随后接受或不接受胃造瘘术(N=23)的高热量补充者体重稳定或增加。选择胃造瘘术的人中有百分之八十五生活质量得到改善[99]。

对于进行胃造瘘术的最佳时间,存在各种建议。患者的理解和准备当然是必要的,并且在充分必要的胃造瘘术时机之前进行置管,可以让患者在仍然享受经口营养摄入时还可有时间适应其存在。AAN建议在 FVC 等于或大于预测值的 50% 时进行胃造瘘术,以减少呼吸相关的手术风险[64]。在 FVC 低于预测值的 50% 的患者中,X 线摄影下胃造瘘术(RIG)被认为是最安全的置管方法。

最近,Dorst 等人在一项多中心前瞻性研究中发表结论,该研究评估了经皮内镜下胃造瘘术(PEG)在 89 名 ALS 患者中的安全性,发现 FVC 低于预测值的 50% 时该过程在围术期通常是安全的,死亡率为 1.1%[91]。值得注意的是,作者还建议在围术期预防性使用一次抗生素,缓慢补充营养(<836kJ/d),并以高卡路里营养补充为目标[100]。此外,作者得出的结论是,在围术期使用 NIV 可以进一步降低与 PEG 相关的呼吸系统风险,从而可以在病程后期创造安全置管的条件。

另外一种用于确定胃造瘘术的放置时间的策略是依据基线体重下降百分比,并建议当患者体重下降其基线体重的 10% 时进行置管[64]。最近一系列的体重下降超过基线体重 20% 和低于基线体重 20% 的患者的结果对比表明,在体重下降超过基线体重 20% 的患者中,胃造瘘术或 RIG 术后存活时间较体重下降低于基线体重 20% 的患者减少了 149 天。

由于与 ALS 相关的代谢亢进,因此无法准确预

测 ALS 患者的热量需求，机制尚未完全清楚，越来越多的证据表明是葡萄糖代谢受损和线粒体功能障碍[101]。尽管传统上一直使用 Harris-Benedict 方程用于预测临床患者的热量需求，但众所周知，该方程式不适用于 ALS 患者。为了解决这个问题，Shimizu 等人最近完成了一项使用双标记水确定 ALS 患者总能量消耗的研究，并开发了一个他们认为更加精确的用于预测热量需求的方程式，同时使用 Harris-Benedict 方程和 ALS 功能评定量表修订版（ALSFRS-R）评分：总能量消耗=（1.67×Harris-Benedict 方程方预测的静息代谢率）+（11.8×ALS-FRS-R）−680[102]。

康复和姑息治疗

康复医师的角色

尽管目前尚无任何方法治愈各种类型的变性 MND，但是康复医师可以做很多有意义的事情来解决这些进行性疾病的生理和心理影响[103]。我们将在本节中重点介绍 ALS，尽管所描述的某些原理可能同样适用于其他 MND。

从确诊开始，通过神经病学、康复和临床姑息治疗的通力合作，可以实现 ALS 的最全面管理[103]。通常，神经病学治疗在病程初期是最集中的，侧重于诊断和药物管理，而姑息治疗侧重于精神支持、晚期疼痛、呼吸困难管理、计划和管理死亡及丧亲之痛[86,104-106]。康复干预措施涵盖了整个病程，旨在预防并发症（如牵伸以预防四肢无力时挛缩），优化生活质量（如保存能量以参与社交活动），代偿失去的功能（如用于构音障碍患者的替代性通信设备），并预测未来的需求（如向家庭宣教可用的干预措施和决策所涉的因素）[86]。康复和姑息治疗专家在提供症状管理，为患者和家庭组织心理社会支持，支持决策以及使患者和家庭获得社区支持服务方面交叉最多[103,106]。

没有关于康复干预措施及其时机的统一的循证指南。康复干预需要仔细的个体评估和个体化的解决方案。建议将跨学科诊所（如本文前面所述）作为 ALS 患者及其家人的医疗之家，最好由神经肌肉学专家（神经内科医师或康复医师）[107]进行管理。患者应在每次去诊所就诊时（每 3 个月或必要时更

多次）重复基于功能的评估，当患者不能再去诊所时，通过电话或远程医疗进行评估。ALS 患者的康复治疗计划应包括以下方面的建议：运动，患者和家人教育/安全，设备/改进，症状管理，以患者和家庭为中心的决策，预先指令的审查，并考虑从姑息治疗合作中受益的任何需求。

正式评估康复需求

在 ALS 治疗中康复医师可以提供一种基于问题的，以功能为导向的方法来解决一系列不断变化的损伤和挑战，以及针对即将发生的功能下降的预期指导[86,103]。识别和解决不断变化的需求可能在临床上具有挑战性，目睹患者病情逐渐进展可能在情感上具有挑战性。在每次就诊时使用评估工具可以指导提供者了解患者当前的需求，进而提出必要的干预措施，并提供满意的专业治疗[108]。监视功能变化的有用工具是 ALS 功能评定量表修订版（ALS-FRS-R）。这是一个包含 12 个问题的自我报告调查表，经常在研究中用作疗效判定指标，也可以在临床中用于了解患者的功能状态。在每个领域（言语、流涎、书写、切食物/使用餐具、穿衣/卫生、在床上翻身/调整床单、行走、爬楼梯、呼吸困难、端坐呼吸、呼吸功能不全），受访者选择一个从 0~4 的答案，其中 0 为正常功能，4 代表完全丧失功能/依赖他人[109]。最近还设计了两个附加的分期工具，来帮助临床医师评估疾病的进展，并可以在临床中用于监测进展和评估康复需求：国王学院和米兰-都灵分期系统。国王学院系统基于涉及的身体区域的逐渐进展[110]，而米兰-都灵系统基于行走/自我护理、吞咽、交流和呼吸的独立性的逐渐丧失[111]。

1978 年，Sinaki 和 Mulder 描述了 ALS 的六个阶段用于指导康复管理[112]，并且在 1998 年，Dal Bello-Haas 等人则对每个阶段的一系列强化治疗注意事项进行了描述[113]：

- 第一阶段的特点是移动和日常生活活动能力（ADL）可独立完成。治疗的重点是患者和家庭教育，保存能量和居家安全。在能耐受的情况下建议进行主动关节活动，有氧运动和抗阻运动。
- 第二阶段的特征是中度无力和独立性最低限度的下降。治疗通常包括使用支具和进行主动、辅助主动、被动关节活动。
- 第三阶段的特征是某些肌肉群的严重无力。患

者经常走动,但腿部无力逐渐加剧。治疗方法包括计划使用轮椅。可能需要颈托来代偿颈部伸肌无力。治疗的重点是功能。

- 第四阶段是轮椅的使用。此阶段的治疗方法包括监测受压的皮肤区域,并改进座椅和床垫以缓解压力。
- 第五阶段的特点是转移和变换体位困难。治疗方法包括转移训练和体位改变,以减少因不动而发生的疼痛。
- 第六阶段是所有 ADL 的依赖以及呼吸支持的使用。治疗方法的重点是生活质量和培训照料者,以满足患者大量的需求。

建议在整个疾病过程中提供心理支持,教育以及与社区资源的联系[112,113]。

康复医师与物理治疗师、作业治疗师和言语治疗师密切合作,以实施和指导康复计划。物理治疗师和作业治疗师能帮助解决运动异常,包括肌无力,痉挛和挛缩导致的步态、转移和 ADL 受损。SLP 评估吞咽困难和交流需要。在 ALS 中疾病的进展会迅速使 ALS 患者从独立变为依赖,并且患者之间的表型变异性意味着每个人的功能丧失模式将是独特

的,需要进行系列评估才能满足患者的需求。

康复干预

运动

患者经常询问关于运动在减缓肌肉减少中的作用以及进行发病前运动的安全性。对目前最严格的 ALS 运动数据的评估表明,与单独的牵伸训练相比,适度的有氧运动和缓和的肌力训练可能会改善功能,尽管需要更多的研究来证实这种效果[114,115]。重要的是,没有观察到适度运动的负面影响[116,117]。

根据临床经验,对于医疗允许可以运动的患者,我们建议在具有照顾 ALS 患者经验的物理治疗师(PT)的指导下进行运动训练,该运动训练应包括日常运动方案,并根据需要安装辅助和移动设备[103]。身体活动可以维持心血管功能,并可以预防疾病相关肌肉萎缩后的失用性萎缩。表 23-4[103] 中描述了有关柔韧性、力量、有氧运动和平衡训练的实用性运动建议。如果患者出现过度使用的症状,即运动后 24~48h 出现肌肉酸痛,大肌肉抽搐或沉重感,长时间气短,应降低运动计划的强度[118]。

表 23-4　实用性运动建议

运动	描述	益处	实际考虑因素
灵活性训练	牵伸,关节活动度训练	预防和处理挛缩的标准治疗的一部分;也可能有助于减少疼痛和痉挛状态	鼓励在疾病早期定期进行牵伸训练和关节活动度训练 当肌无力妨碍患者独立进行训练时,需要照料者的参与
肌力训练	重复的肌肉抗阻训练	维持肌力并延迟功能障碍发生的潜在作用	避免高阻力运动。一种实用性的方法是采用可以让患者舒适地举起 20 次的重量。然后,要求患者以该重量进行 2~3 组训练,每组 10 次。负荷的逐渐增加取决于疾病的阶段。不要训练无法抗重力的肌肉。避免离心运动
有氧运动	利用大肌群进行的动态活动	在减少失调和改善功能独立性、情绪、睡眠、痉挛状态和生活质量方面有潜在作用	选择一种摔倒后伤害风险最小的运动方式(如与跑步机不同的卧式固定自行车)。有氧运动应该以中等,次最大量的水平进行。一种实用性的方法是从每次 10min,每周运动 2~3 次开始,并且运动可以耐受。如果患者锻炼过程中不能舒适地说话,那么运动项目就太剧烈了
平衡	利用不同方式进行平衡训练	降低跌倒风险的潜在作用	在物理治疗师的监督下进行

23

随着时间的推移,物理治疗的重点将从最大限度地利用剩余肌肉到利用移动和其他设备来补偿无力的肌肉,以优化舒适度和生活质量[113]。由于大多数保险公司每年只提供固定的疗程,因此患者应间歇性地进行物理治疗,以解决新的需求并修改家庭计划,而不是在病程开始时就连续进行。当需要进行改良活动时,基于社区的适应性运动将社交、支持和运动完美地结合在一起,并且患者还可以考虑采用低强度水中运动治疗和减重平板训练[119]。除了体质下降,参与安全训练活动可能会受到情绪或认知改变的限制,如果患者表现出兴趣或参与度下降,则必须考虑这些因素。

加强呼吸肌力量的呼吸训练也是全面运动计划的重要组成部分,通常被忽视。呼吸治疗师可以提供吸气肌和呼气肌训练,肺活量训练以及人工辅助咳嗽训练,这些训练可能会改善肌力[120,121]。

保存能量

随着四肢和膈肌的肌力下降,尽可能有效地步行和进行活动的策略将有助于最大限度地实现自主性、社交、安全性和日常生活乐趣。保存能量技术包括预先计划,确定活动的优先级,在短暂的活动与休息之间取得平衡,避免不必要的运动,获得一个残疾标牌和/或辅助通道,有效地安排工作区域,穿轻便的衣服以及使用适当的设备。在进行物理治疗(PT)和作业治疗(OT)期间可以练习许多保存能量的技巧。

转移和运动功能

日常功能性移动包括床上移动和转移。在床上变换体位以及安全地从一个平面移动到另一个平面非常重要,因为受伤对患者而言可能会导致体质严重下降。照料者受伤会降低照料者提供护理的能力。随着四肢或呼吸肌无力进展或移动设备变化,应对患者和照料者进行床上安全移动和转移技巧的培训。与物理治疗师和作业治疗师的合作可以优化针对患者的关于技术和设备的建议。通常,床移动辅助设备包括过头的吊架和可调节的医院病床。对ALS患者,全电动医院病床是最好的选择,尤其对于到疾病晚期的患者,当使用吊架装置时可能会变得困难甚至可能导致肌肉骨骼损伤。转移辅助设备包括滑板、转移带和可调高度的座椅。辅助下功能性移动的主要原则是教会患者如何告知照料者进行体位改变和转移,以使患者能尽可能地控制自我护理,舒适度和身体。

设备

矫形器

矫形器通常用于肌力下降患者的体位改变,预防畸形,改善功能,减轻疼痛以及保存能量。用于ALS患者的常见矫形器是用于代偿颈部伸肌无力的颈椎矫形器,用于代偿手内肌无力的手矫形器(夹板)以及用于代偿踝背屈无力的踝足矫形器(AFO)。使用矫形器的主要原则是:①由经验丰富的治疗师或矫形支具师进行评估和调整;②必要时进行定制以确保舒适性和使用性;③重点是对新的矫形器进行基于功能的物理或作业治疗培训;④经常对矫形器下的皮肤进行检查,以检查其是否合适和皮肤是否完整。表23-5和表23-6描述了ALS护理中常用的手矫形器和踝足矫形器[103]。

表 23-5　ALS 护理中最常用的手矫形器(夹板)

夹板类型	描述	用途
休息位手夹板	轻巧;可在白天和/或晚上使用,以保持腕部和手部固有肌无力的患者适当的肌肉长度	预防腕部和手指屈肌挛缩
抗爪形手矫形器	通过限制掌指关节(MCP)伸展、保持关节屈曲来改善抓握力	减少"爪形手"畸形;改善抓握力
翘夹板	支撑腕关节在20°~30°的伸展位	改善腕部伸肌无力患者的抓握力
维持拇指在对掌位置的支具	将拇指保持在外展和对掌的位置	改善拇指外展肌和伸肌无力患者的抓握力

From Majmudar S, Wu J, Paganoni S. Rehabilitation in amyotrophic lateral sclerosis: why it matters. *Muscle Nerve*. 2014, 50(1): 4-13. Copyright © 2014 Wiley Periodicals, Inc. Reprinted by permission of John Wiley & Sons, Inc。

表 23-6　ALS 护理中最常用的踝足矫形器(AFO)

AFO 类型	描述	用途
后钢板弹簧	内侧和外侧修剪线放置在踝的后面;有一定程度灵活性	轻度到中度足下垂
碳纤维外侧或后侧支架踝背屈辅助支具	轻巧;不显眼	中度足下垂(也有助于膝关节控制)

23

续表

AFO 类型	描述	用途
地面反应矫形器（FROs），例如足趾分离支具	旨在利用地面反作用力在足趾处提供"推力"，以辅助前行并代偿踝跖屈无力；还可产生膝关节伸展向量，有助于抵消股四头肌无力和膝关节屈曲的倾向	伴股四头肌无力的轻度到中度足下垂；还有助于代偿踝跖屈无力
铰链式	包括踝关节；与静态 AFO 相比，可以更方便地进行从坐到站的转移；可以根据需要合并抗痉挛功能（如限制踝跖屈）	中度足下垂±痉挛最佳使用时需充分的膝关节伸肌力量

步行辅助设备

随着 ALS 的进展，仅靠下肢矫形器可能不足以提供安全的步行。呼吸功能障碍也可能限制步行的耐力。一开始可能会用手杖、拐杖或助行器来辅助步行，预计在大多数情况下，最终将需要电动轮椅和照料者帮助下的轮椅式移动。

手杖、拐杖和助行器需要躯干和上肢的力量，具体的设备选择取决于所需支持的体重，前行的速度，上肢的力量和患者的喜好。当手部力量足以压紧手刹时，通常会使用带有手刹和座椅的四轮助行器，以提高稳定性，易于推动和停止。踏板车通常不用于 ALS 患者的原因有几个：踏板车需要一定的躯干稳定性，无法根据疾病进展进行改进，并且保险范围可能不包括最终使用的电动轮椅。

当需要使用轮椅并且患者能够在不同座面之间转移时，手动轮椅首先可以提供最大的灵活性，能实现自行推进、照料者推动和在汽车中运输。我们建议从 ALS 协会或肌肉萎缩协会等组织租用或借用轻便[<16.3kg（36lb）]或超轻便[<13.6kg（30lb）]的手动轮椅，或自费购买。在过去的几年中，大多数保险公司只能承保一个轮椅，承保的轮椅应该是电动轮椅，其价格可能高达 175 000 元（25 000 美元）。

当开始使用手动轮椅时，应预计电动轮椅的使用。理想情况下，将在专业的轮椅和座椅诊所就诊，并且由患者的医师在咨询诊所后开详细的轮椅处方[122]。保险范围还需要由处方医师亲自评估的关于患者需求的具体文件。医师必须说明为何手动轮椅不行，以及患者可以安全地使用电动轮椅。通常，ALS 患者需要使用 CMS C 类轮椅（最容易修改，可以释放压力和使用呼吸机）。轮椅处方上应指定的特性包括：座位大小；后背高度；头、颈、躯干和四肢支撑物；坐垫类型；压力释放方式；安全带；驱动器类型（前轮、中轮或后轮）；用户界面（如操纵杆，小型操纵杆，头部阵列，呼吸吸管，视线控制）；因为痉挛或挛缩进行的调节；以及要附加的其他设备（如通信设备）。

康复医师可以通过全面且快速地完成文书工作，并与保险公司和轮椅供应商一起支持患者的需求，从而在患者尽快得到轮椅方面发挥关键作用。电动轮椅获得保险公司批准、制造并交付给患者使用的过程可能需要数月的时间。

需要公共交通系统为行动不便或其他障碍的人提供无障碍交通。选项通常包括带有轮椅绑带的带坡道的公交车，以将轮椅安全的固定到公交车上，坡道地铁车厢，将客户直接送到他要求的目的地之间的辅助交通工具。患者可能需要医师的必要证明才能注册辅助运输服务。

开移动设备处方的主要原则如下：①在患者完全需要设备之前开处方并开始安装，以使患者能够在设备上进行训练并为文书工作留出时间；②与矫形器或者轮椅诊所的专业训练人员合作开具详细的处方，设备应针对患者进行个性化设置，以适应无力、痉挛、挛缩和其他问题；③对于轮椅，预期未来的需求，例如，为轮椅预留膝上托盘或呼吸机管路的空间，即使目前它们都不是必需的；④注意保险和临终关怀转诊的时间，因为大多数保险每 5 年只承保一个轮椅，临终关怀不支付轮椅或大多数其他耐用医疗设备的费用；⑤新设备抵达后，应在经验丰富的治疗师的指导下对患者及其家人进行培训；⑥经常监测舒适度和皮肤完整性，并根据需要修改轮椅；⑦使用电动轮椅可能需要对房屋和车辆进行进一步的修改，包括坡道；⑧电动轮椅经常需要维修，建议备用手动轮椅；⑨过渡到辅助行动可能会在情感上难以接受，对患者的自我认知构成挑战，并且对身体造成限制（如患者无法再到达其家中的部分区域）。将开放式交流和支持性咨询纳入此护理阶段非常重要。

23

日常生活活动辅助设备

在 ALS 中,无力、疲劳、挛缩和疼痛会限制 ADL(自我照料)和更复杂的工具性 ADL(家庭管理事务,例如家务、育儿、做饭、驾驶、财务管理、打开和关闭家用电器)的独立性。为了促进参与这些任务而进行的活动修改包括改变任务本身,利用辅助技术执行任务以及改变执行任务的环境。以吃饭或者做饭为例,改变一个对精细运动协调能力有限的人的任务可能是捣烂香蕉而不是切成薄片。准备水果的辅助技术可以包括摇臂刀用以代偿手的无力,以及护板用以减少溢出。环境改造可包括从厨房柜台下面移开橱柜,以便于进入食物准备区。

辅助设备有预制件,也可以由作业治疗师改进或从头开始创建。为了最佳使用设备,需要正确放置并在患者清醒和注意力集中时使用。当在家中面临困难时患者和照料者通常是解决问题的创造者,我们可以从他们那里汲取很多能够与其他患者和照料者分享的经验。表 23-7 列出了基本 ADL 的辅助设备及其用途。

表 23-7   ADL 辅助设备示例

活动	设备	用途
吃饭	万能袖带	握持餐具,代偿手固有肌无力
	勺状盘子,盘子保险杆	允许处理食物并最大限度的减少溢出
洗漱	肩挂式洗发水清洗盘	坐在轮椅上时便于在水槽上洗头发
	厚的和/或长柄的牙刷,梳子,指甲钳;带吸盘底座的指甲刷	代偿手部无力和平衡能力下降或脊柱活动范围缩小
沐浴	沐浴手套	代偿手部无力
	沐浴凳,扶手	代偿无力,保存能量,提高安全性(注意,毛巾架不应该用作扶手,因为它们通常无法支撑体重)
穿衣服和脱衣服	纽扣活套,改良的拉链头,弹性鞋带	代偿手部无力和协调能力受损
上厕所	穿衣杖	代偿手臂无力;用于将衬衫的一面拉过身体
	马桶椅,马桶增高器	方便安全转移;延长独立性

房屋装修,居家安全和应急准备

对于手部无力的患者,对现有设备的改进可以延长回家的独立性,包括:钥匙延长器,以使钥匙更大以便于抓握;门把手扩展器,将门把手转换为便于使用的杠杆;以及声控式窗帘,恒温控制器,灯光和其他家庭设施。为适应轮椅而进行的典型家庭改建包括改建浴室以容纳整个轮椅的转弯半径和轮椅进入淋浴间,在家门外安装坡道,清除门铰链以使门开的更宽以及翻修一楼的房间(如客厅)成卧室。医疗保险和商业保险通常不包括房屋装修,但在某些情况下,医疗补助将会包括装修或改造。

《美国残疾人法案》规定了创建无障碍公共设施的建筑标准。这些标准在进行家庭无障碍改造时也应尽可能地使用,因为它们提供了充足的轮椅转弯半径[152.4cm(60 英寸)],合适的开关高度[离地板 76.2~91.44cm(30~36 英寸),坐位时可够及的高度]和安全的坡度[每 0.3m(1 英尺)高度,长度为 3.7m(12 英尺)]。无障碍设计的规定在 ADA.gov 上可以找到。

出于家居安全考虑的改建非常重要,因为跌倒和受伤可能导致严重的功能下降。一般家居安全的提示包括:移走松动的小地毯和清理人行道,安装良好的照明设备,保持过道上没有奔跑和跳跃的小宠物,以及在浴室和其他区域增加扶手。在可以安装的地方尽早安装坡道或楼梯升降机,可以防止因肌无力的进展而在楼梯上跌倒。物理治疗师(PT)或作业治疗师(OT)上门进行安全评估可以得出针对具体情况的实用性建议。

作好应急准备,例如断电、家庭失火或与天气相关的疏散能够减少焦虑并提供很大的实用性帮助,甚至可能挽救生命。一般建议包括:向当地公用事业公司注册,以便在停电时优先考虑备用电源;如果可能的话,为升降机和呼吸机准备备用发电机;保存药物清单并预先告知患者,而且一直张贴在家里。

红十字会出版了一本小册子和详细的清单,帮助残疾人作好应急准备-为残疾人和其他特殊需要人群作好灾难准备。

交流

预计几乎所有 ALS 患者都会发展为构音障碍,进而产生口吃。语言的清晰度和韵律均受到影响,并且在患者进展为口吃之前的很长一段时间交流的有效性已受到损害。无法交流以及伴随的自主权和社交的丧失是初诊患者恐惧的主要原因。在疾病过程中对患者进行支持交流的各种选择的教育很重要。同样重要的是,要确保患者获得很好的言语语言的治疗和监护,以使交流始终达到最大化(参见第13章)。

　　言语治疗师(替代和增强交流专家)和矫形师是康复团队的关键成员,能够帮助患者与他人互动并控制患者周围环境。康复最初侧重于通过避免过度使用,减少背景噪声,降低语速,过度发音,帮助患者和照料者开发用于确认理解的系统[123]。ALS 中构音障碍的患者对发音训练的反应不佳,传统的言语疗法无法纠正,甚至可能因疲劳而使言语清晰度变差。

　　随着构音障碍的研究进展,可以使用各种低端、高端技术替代性和增强性通信工具,如表 23-8 所示。相较于高端技术的设备,技术含量较低的方法更易于使用,并且应该尽可能长时间地使用。易写手写板是一个具备手写功能的电子板,是一个相对便宜的选择,它是由灰暗的白板升级而来。只要患者具备足够的手功能,易写手写板是非常简便易用的。另一个简单和普遍的选择是手机上的短信功能。应鼓励使用异步通信,例如电子邮件、文本电话(TTY)系统(如果构音障碍并保留充分的手部功能)以及社交媒体程序,因为通信不受言语缓慢或难以理解的限制。越来越多的电脑和苹果版本的移动设备交流程序,比如 MyTalkTools 移动 APP(由 @mytalk. zendesk. com 提供支持)也可以使用。表 23-8 列出了所有低端和高端技术通信方法。

表 23-8　交流技术

低端技术	• 文字/书信/画板(患者选择的选项或通过患者眨眼或其他反应确认别人辅助的扫描) • 腭托 • 患者与言语治疗师或照料者之间开发的二元选择注视交流系统 • 手机短信,社交媒体 • 手机和平板电脑
高端技术	• 具有文字预测功能的 LiteWriter • 便携式语音放大器 • 带有回放的语音库(语音样本仍可理解时存储语音样本) • 文本-语音合成器(可以通过手、眼睛注视、红外信号进行控制;可以安装到轮椅上)
新兴技术	• 脑-机接口技术[124,125]

疼痛管理

　　疼痛不是 ALS 的常见特征,尽管它经常作为疾病进展的并发症而出现[126,127],并且没有被恰当地管理,尤其对于临近生命末期的 ALS 患者[128,129]。疼痛可能是由于在矫形器或轮椅上体位不当,无法移动导致的肌肉骨骼并发症,抽搐,神经病理性疼痛综合征,痉挛,压力性溃疡和不相关的情况(如关节炎)引起的。图 23-3 列出了许多潜在的疼痛来源。抑郁、睡眠质量差和疲劳会加剧疼痛。疼痛管理包括特定病因的药物管理,适当的关节腔注射,适当的设备安装和使用,正确的床上体位摆放和转移以及对需要大剂量阿片类药物治疗的顽固性疼痛患者的姑息治疗咨询。

生活质量

　　通常,照料者和临床医师都容易低估 ALS 患者的生活质量[130,131]。ALS 患者自己感觉生活质量随着时间的推移保持稳定,与力量或身体功能的变化无关。某些经历,比如起病时言语障碍[132]和疼痛[48]能够降低他们的生活质量,但通常来说,ALS 患者的生活质量似乎与社会和生存因素(如社会支持,财务状况和精神)最相关[133-136]。这是十分重要的,因为不应该简单地认为患者表达出的不满和悲伤与疾病的进展相关,还应该考虑到其他可控的病因。

　　另一方面,随着患者身体功能的下降,照料者的生活质量似乎也越来越差[137,138]。ALS 患者的主要照料者通常是配偶。配偶角色在 ALS 患者的整个过程中发生了很大变化。未患病的配偶在亲密关系、经济支持和共同家庭责任方面失去伴侣。他或她承担了照料和安慰患者,家庭装修以及在多个领域做决定的责任。家庭之外的社交活动减少,注意力从其他家庭成员上转移(到患者身上),责任和日常生活不断变化。在家中照顾 ALS 患者的经济花费每年可能达到数万美元甚至更多,其中包括供应品、援助、家庭装修、药物和医疗费用。这些因素会导致压力、内疚、焦虑和抑郁。

　　ALS 患者的综合康复护理包括解决照料者的负担。建议包括确认照料者的关注点,鼓励自我护理,并以专家的身份在患者护理方面与照料者进行合作。正念训练的策略[139]可能对某些家庭也有所帮助。

　　重要的是,促进家庭护理服务的引入对于减轻

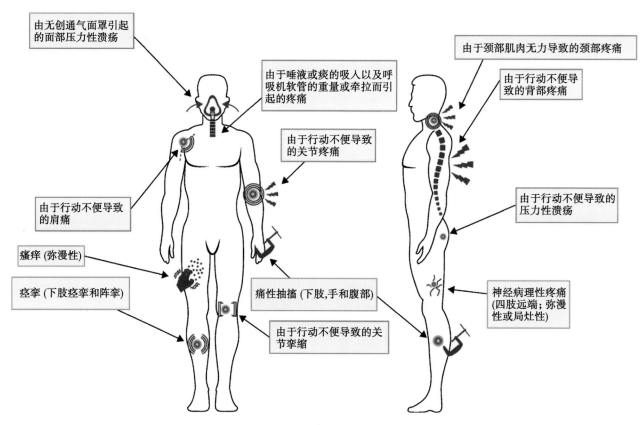

由无创通气面罩引起的面部压力性溃疡

由于唾液或痰的吸入以及呼吸机软管的重量或牵拉而引起的疼痛

由于行动不便导致的关节疼痛

由于行动不便导致的肩痛

瘙痒 (弥漫性)

痉挛 (下肢痉挛和阵挛)

痛性抽搐 (下肢,手和腹部)

由于行动不便导致的关节挛缩

由于颈部肌肉无力导致的颈部疼痛

由于行动不便导致的背部疼痛

由于行动不便导致的压力性溃疡

神经病理性疼痛 (四肢远端；弥漫性或局灶性)

图 23-3　ALS 的疼痛类型

照料者压力具有巨大潜力。在一项针对 ALS 患者的家庭护理研究中,即使有额外帮助的照料者,每天平均也要花费 11h 来进行患者护理。接受调查的主要照料者中有 42% 感到身体不适,48% 的人感到心理不适[140]。鉴于在家中聘请帮助的费用很高,社会工作者或其他资源专家在将照料者与适当的资源联系起来这一方面会非常有帮助。

最近一项对神经科医师的研究表明,姑息治疗方面的经验使神经科医师能够更好地评估有管饲和有创通气 ALS 患者的生活质量[131]。这表明,康复医师也可以从姑息治疗培训和经验中受益,并应该寻求这种经验,以改善对 ALS 和其他神经肌肉疾病患者的治疗。姑息治疗培训可以在激发患者偏好并且根据患者的价值观、经验和偏爱进行指导管理。

姑息疗法

姑息治疗既是一种哲学理念,又是医学的一个亚专业(参见第 36 章)。像康复治疗一样,重点也放在舒适度和生活质量上,尽管姑息治疗主要侧重于治疗生命垂危的重病患者。姑息治疗可以与疾病缓解治疗和参与临床试验同时进行。

与治疗 ALS 患者及其家人相关的姑息治疗原则包括了解患者的价值观和目标;支持决策;患者和家庭教育;晚期疼痛、呼吸困难、口腔分泌物和焦虑症的晚期症状管理;帮助患者避免意外的紧急住院治疗;引导伦理问题;帮助患者终止生命和处理遗产;帮助规划死亡过程;管理主动死亡的症状;过渡到临终关怀;并为遭受痛苦的患者和家人提供支持。

严重的功能下降需要新设备如电动轮椅等,出现肺功能大幅下降、体重减轻 10% 或更多、反复感染、皮肤损伤愈合不良、交流或认知障碍时,根据医疗需求以决定是否使用干预措施(如 PEG、NIV、TIV),根据患者或家属的特定需求在每个合适的时间召开一次患者/家庭会议,就最近的变化和预期的未来变化进行公开讨论。例如,门诊患者腿部无力加重可能会启动轮椅安装计划;疾病进入新阶段也可能引发患者/家庭关于轮椅使用到预期寿命的问题。神经肌肉专家可以选择组织召开与姑息治疗或其他支持性治疗提供者合作的会议,并使用"透露坏消息"准则。这包括与患者/家人坐在一起,进行眼神交流,询问家人他们知道什么以及他们想知道什么,推迟电话/呼叫以专注于对话,见证悲伤,并帮助他们制订下一步计划,包括在几天/几周内通过电话或亲自跟进。如果医疗状况允许,讨论的节奏应由患者主导[105,141,142]。如果在医学上被认为有必要饲管进食或长期机械通气的患者拒绝以上治疗方式时,则应启动着重采取姑息治疗方法和/或咨询,并考虑到临终关怀服务的作用[143]。

决策

患者在疾病过程中需要做出许多困难的决定。从诊断开始,患者必须决定一次需要了解多少信息以及如何接受这些信息。在交流和认知影响决策之前,以及在医疗紧急干预需求出现之前,必须讨论有关营养和通气的预先决策。这些干预措施的决策通常基于患者的价值观、宗教信仰、目标(如为参加孩子的婚礼而活着)和有效的家庭支持,尽管患者医师的观点也会影响决策。医师在决策过程中必须意识到这一点,这一点很重要。

必须确定有关复苏的程序,并在紧急情况下将其张贴在家里。许多州都有特定的维持生命治疗的医师处方/维持生命治疗的医嘱(POLST/MOLST)表格,这些表格为急诊医疗人员提供院外紧急治疗/不进行复苏(DNR)医嘱,此外可以用作卫生保健提供者和患者家属之间进行讨论的工具。一般治疗的积极性愿望也必须记录在案。例如,当患者仍然相对健康时,诸如"如果您要受到严重感染,您想在哪里接受治疗?"以及"您是否想要所有可用的医疗干预措施,包括可能延长生命的医疗干预措施"之类的询问将有助于讨论有关患者所需治疗的地点和类型,表明患者的偏好[144]。

患者可能会询问在医师帮助下自杀的问题。在华盛顿州,根据《有尊严的死亡法案》,个人可以接受致命药物,死于 ALS 的患者中有 5% 寻求药物,而在获得致命药物处方的患者中,有 77% 的患者使用了药物[145]。主要原因包括丧失自主权,丧失参加愉快活动的能力,丧失尊严,丧失身体功能控制,成为他人的负担,疼痛控制不理想以及治疗涉及的财务问题[145]。关于请求医师帮助下死亡的深入讨论超出了本章的范围,但是医患就该主题进行对话的原则包括:①了解患者的原因并确保可以控制疼痛和抑郁等症状以及对生命末期的恐惧得到充分解决(如许多患者担心空气缺乏或窒息;实际上,大多数患者会平静地死亡,并且如果出现这些症状的话,可以获得医疗管理);②医师应熟悉有关医师帮助下死亡的当地的法规和法律;③如果医师对对话感到不舒服,可以友好地转介到其他提供类似服务的人员。

在疾病早期,应确定一项医疗保健管理指导方案,并指定持久的授权委托书。这些决定应每隔几个月重新审查一次,因为意愿会随着时间而改变。对话应包括让患者和家属描述他们所关注的问题,通常,患者担心成为家人和朋友的身体和经济负担;一个可以解决这些问题的长期计划讨论能够减少焦虑并促进计划制订[146]。美国神经病学会建议至少每年提供临终援助规划(包括预先决策,有创通气和临终关怀)[87]。

临终关怀

临终关怀是患者在预后为 6 个月或更短时可以选择的一项保险福利,侧重舒适性和生命的终结。临终关怀提供多学科的症状管理,心理和精神支持,医疗设施(但通常不提供移动性或其他昂贵耐用的医疗设备),确定主动死亡的过程,给予药物管理以在死亡过程中提供舒适感,规划避免不必要的紧急住院,家庭丧亲支持。患者在接受临终关怀服务时可以进行管饲和无创正压通气,因为认为这些是舒适的措施。临终关怀通常是根据患者的意愿在患者家中进行,但也可以在住院患者临终关怀或 ALS 患者专用设施中提供。临终关怀机构为家庭提供了心理支持,但并不提供多小时的家庭护理服务。

在许多情况下,由于 ALS 的濒临死亡过程相对较长,可能难以估计预期寿命,因此难以记录 6 个月的预后符合临终关怀标准。由于临终关怀服务可以减轻痛苦并促进安详地死亡,因此,如果 ALS 患者在 12 个月内迅速恶化并伴有严重的呼吸障碍,营养障碍或危及生命的并发症(反复吸入性肺炎,压力性溃疡,上尿路感染(UTI),败血症,使用抗生素后发烧),则应考虑进入晚期阶段并符合临终关怀标准。可以清楚地看出,当拒绝或撤销主要干预措施时,患者即将死亡。在这种情况下,只要患者和照料者同意,我们建议尽快启动临终关怀服务。有时可能需要在适当的时机在不同的场合进行几次对话,使患者和家人有时间并支持他们来考虑生命的终结。重要的是要关注临终关怀在优化家庭护理方面的价值,并且在患者选择的地点提供舒适的死亡。

无论是否使用有创通气,ALS 患者的主要死亡原因是呼吸衰竭。大多数 ALS 患者会安详地死亡。可能会出现令人痛苦的症状,尤其咳嗽,充血,疼痛,呼吸困难,失眠,焦虑和恐惧[147]。这些可以由临终关怀提供者进行药物管理。如果患者决定不放置管饲,那么在可能的情况下积极的舒适措施还包括为

23

了享受允许少量的口腔摄入，提供良好的口腔卫生和处理口干。如果患者拒绝或撤销维持生命所需的无创或有创通气，则可以用苯二氮䓬类药物和阿片类药物通过药理学积极地治疗呼吸困难、咳嗽、分泌物和焦虑症，如果症状不能得到舒适管理，则可以使用镇静剂[148,149]。

当患者接受临终关怀治疗时，康复医师继续参与是绝对适当的（并受到患者和家人的欢迎）。这为患者、照料者和临床医师提供了连续性，并对临终关怀团队进行持续的个性化临床介入。在可能的情况下，一些医师参加殡葬服务，同时为临床医师和家人提供终结性和持续性服务。

总结

ALS 是一种进行性疾病，尚无治愈方法。ALS 患者在疾病的发展过程中（通常为 3～5 年）表现出多种症状以及不断增长的需求。经验丰富的跨学科团队可以通过治疗与疾病相关的症状，提供各种可以提高功能和生活质量的康复策略，促进神经科、康复医学科、临终关怀以及许多急需的专职医疗服务提供者（他们为患者和照料者提供直接的教育和护理）的合作，在疾病的各个阶段对患者的寿命和照料者产生巨大的影响。随着新的科学突破使我们越来越接近找到可以改变疾病的治疗方法，预计 ALS 患者的寿命将延长，并且对 ALS 康复干预的需求将继续增长。

所有 MND 都是残酷的进行性疾病，它们同时剥夺了患者的独立性，剥夺了与家人在一起的时间和经历。虽然关于 ALS（最常见的 MND）的讨论占据了本章的大部分内容，但其处理原则也适用于其他 MND。

致谢

本章为了纪念 Lisa Stroud Krivickas 博士，她是一位治疗 ALS 的先驱康复医师。我们很幸运得到了 Krivickas 博士的指导和启发，并努力继续她的康复医师的工作，致力于寻找治疗的方法并增加 ALS 康复的可选择项目。

（王强、杜新新 译　张皓 审校）

参考文献

Mark A. Thomas • Stephanie Rand

本章的目的是全面了解周围神经疾病的种类及影响,重点是该类疾病的病理学和治疗方式。尽管周围神经病的病因各不相同,但表现出的临床症状却是相类似的。本章从生理角度对该疾病所产生的疼痛、无力、自主神经功能障碍、感觉改变和外形异常等症状对患者日常功能和生活质量的影响进行讨论。

周围神经解剖学和神经生理学

周围神经易受各种损伤,但具有很强的修复和再生能力。周围神经包括细胞体、轴突、树突、细胞膜(神经膜)、神经内膜、神经束膜、神经系膜、神经外膜和施万细胞。这些结构是周围神经病分类、病理生理学和治疗的核心(e 图 24-1)。神经纤维按直径和髓鞘化程度分类,直径最大的有髓纤维信号的传导最快(e 表 24-1)。

A 型纤维(α 至 δ)是最厚的有髓纤维,传导速度最快(4~120m/s),它们调节运动、肌梭和皮肤的活动。直径较小的 B 型纤维是有髓鞘的节前自主传出神经,传导速度为 3~15m/s。C 型小纤维,直径约 0.1~2μm,传导速度 0.5~4m/s。这些往往是节后自主传出和传入神经,可以调节内脏活动(血管运动、心脏、消化、呼吸),小纤维神经病中会选择性地累及到它们。

运动神经纤维的细胞体是前角细胞,感觉神经的细胞体位于背根神经节。与躯体纤维不同,自主神经纤维既有节前神经元,也有节后神经元,其中节后神经元的胞体位于外周,通过无髓鞘的 C 纤维向外延伸。

轴突外膜或细胞膜包含有轴突浆,可以进行顺向和逆向的转运。运输由神经电极性维持,流速为 1~3mm/d,这是神经再生的一个速度限制因素。当神经受伤时,流速会加快。

有髓神经纤维的轴突外膜被施万细胞包绕,施万细胞负责处理脂蛋白髓鞘。施万细胞功能正常是有髓纤维维持功能和再生的关键因素。

施万细胞节间间隙(郎氏结)是膜去极化、跳跃传导和轴突分支的场所。在无髓鞘的神经纤维中,神经纤维的关系没有那么复杂,数根纤维包含在一条管道中,通过沿轴膜的连续去极化(涡流去极化)传递信号。

神经内膜内包含了轴突和施万细胞,成组排列成束状。这些神经束被神经束膜包绕,神经束膜维持束内正压,这些结构形成一道阻碍弥散屏障,即血液-神经屏障。当神经束膜被破坏时,会产生轴突肿胀,影响信号转导。

在神经束膜外,神经外膜由胶原和弹性蛋白纤维组成,包含并支持周围神经束及其血管供应。它的组织结构在近端神经节段中比较复杂,在远端的神经节段中则比较简单。神经外膜包绕着周围神经,负责抵抗机械破坏,它的弹性组织特性允许一定程度的变形,超过这个程度神经就会发生断裂。这就是为什么处于拉伸状态的神经比处于静止状态的神经更容易受伤的原因。

神经外膜内的轴突不断地与其他束分离并融合。这种分离融合在神经束每隔 0.5~15mm 发生一次,多发生在周围神经的近端。在到达运动终板之前,它们会分支 20 次到 100 次。

神经系膜支持通过神经外膜供应神经纤维的毛细血管网。神经系膜很容易受损,这是周围神经易受缺血而损伤的原因。

除了干细胞的分化和组织,遗传学还决定了周围神经的代谢过程。糖蛋白和多糖的合成参与了轴突的髓鞘形成和调节(腓骨肌萎缩症)[1]。正常的鞘脂代谢保护细胞表面免受外界环境的影响,参与细胞增殖、分化、应激反应、坏死、炎症、衰老、凋亡和自噬等过程中的细胞识别和信号转导。棕榈酰化作用在轴突的生长和完整性、退化、再生以及顺行和逆行信号转导中起作用[2]。

周围神经由分布在系膜和外膜的血管供应,称为血管网。这些血管在神经表面形成纵向的吻合。

神经内膜血流量与神经内膜毛细血管数量成正比。毛细血管密度随部位的不同而变化，与神经对缺血性损伤的易感性相对应[3]。

外周神经系统出现大量与年龄相关的生理变化[4]，前角细胞数量减少。神经元芽生、生物合成、运输和增殖的能力下降。施万细胞营养因子合成减少。最终的结果是保护性反射减慢，本体感觉、振动觉和牵张反射的减弱。疼痛和温度识别阈值增加。

流行病学

在美国，周围神经病确切的发病率、患病率、致残率和花费尚不清楚。据报告，55 岁或 55 岁以上人群的患病率为 8%，在一般人口的患病率高达2.4%[5]，其中小纤维神经病的患病率可能高达 53/100 000[6]。

2 型糖尿病患者周围神经病的患病率可能超过26%[5]。目前，美国人口中糖尿病的患病率约为10%，并且每年都在上升。神经病变是糖尿病最常见的并发症，终身患病率近 50%[7]。2003 年，糖尿病周围神经病（DPN）患病人数估计超过 2 000 万，由此产生的年花费超过 763 亿元（109 亿美元）[8]。

每年为急性特发性脱髓鞘性多发性神经病（吉兰-巴雷综合征）所花费的患者护理费和残疾津贴约为 119 亿元（17 亿美元）。估计有 11% 的患者发展为永久性残疾[9]。

约 60%~70% 的血管性疾病患者存在周围神经病。其中，65% 为轻度至中度残疾，13% 为中重度残疾，4% 为重度残疾[10]。

2004 年，创伤性周围神经损伤年花费约 10 500亿元（1 500 亿美元），导致美国当年出现了 850 万个活动受限日和 500 万个残疾日，同年共进行周围神经修复 200 000 余例[11]。

病理生理学

周围神经病的危险因素和发病机制包括一系列机械、代谢、并发症、遗传和表观遗传因素，这些因素破坏了周围神经系统内的稳态。负调控因子活性的增强就是其中一个因素。异常的 10 号染色体引导的磷酸酶和张力蛋白产物或受损的信号源、启动子、调节因子，介导受损轴突再生[12,13]。髓鞘和轴突内稳态的维持及功能的修复可能存在明显障碍。正调控因子如生长因子胰岛素样生长因子 1（IGF-1）、

成纤维细胞生长因子（FGF）、表皮生长因子（EGF）、重组人促红素（EPO）的活性下调，它们在氧化应激期间防止神经元损伤、调节 Wnt 信号转导、阻滞促凋亡通路和维持神经元完整性发挥作用[14]。转录调节因子（如 YAP/TAZ）的水平和活性异常将影响周围神经的发育和髓鞘的维持[15]。

雌二醇生成不足或 G-蛋白偶联的雌激素受体密度过低[16]，不能减轻异常的血管扩张，并提供抗伤害作用[17]，或促进施万细胞增殖和髓鞘形成[18]。小分子热休克蛋白的突变可能导致轴突远端遗传性运动神经病变。

许多周围神经病都存在神经炎症，如免疫或毒素引起的神经病变，表现为促炎细胞因子表达的增加和免疫信号通路的变化[19]。周围神经病可能是系统性血管炎的早期症状[20]。

施万细胞功能异常可能在某些周围神经病的发病机制中起一定作用。施万细胞异常与糖尿病神经病的发病机制有关，且糖尿病神经病变对轴突和微血管有影响[21]。降脂药物可以影响施万细胞髓鞘的形成，是周围神经病的危险因素[22]。

生理损伤影响周围神经信号转导。神经失用是一种由于短暂脱髓鞘而导致的局部传导阻滞，很少影响感觉或自主神经纤维。肥厚的有髓神经受影响最大。神经失用症通常是由于周围神经受压所致。这些损伤通过施万细胞修复愈合，恢复正常传导通常需要 1~2 个月[12]。轴突断裂是一种更为严重的损伤，常导致沃勒（wallerian）变性，神经内膜管通常不受影响。轴突断裂常继发于牵引损伤或严重的神经压迫。较短或远端神经段损伤的预后良好，但近端损伤的预后不太确定，因为必要的再生长度是恢复的主要限制因素。神经断裂是指周围神经的完全断裂分离，除非进行神经吻合，否则不可能恢复。神经损伤的愈合常常导致神经纤维的错误连接和不完全再生。

周围神经损伤可由压迫、挤压、撕裂、牵拉、缺血、热损伤或高速损伤引起。损伤也可能由感染、瘢痕组织形成、骨折骨痂或血管病变引起。

周围神经的压迫伤通常导致局灶性脱髓鞘，从而导致传导阻滞，其恢复取决于髓鞘再生。所有轴突保持完整的周围神经损伤，肿瘤坏死因子 α（TNFα）会通过轴突运输转运至损伤处，并伴随着周围神经 TNF 受体[23]的重组。

挤压伤可引起节段性脱髓鞘，但施万细胞管通常保存完好，可恢复正常。钝性或穿透性创伤造成

的撕裂伤会产生局部损伤,通常为毫米大小。周围神经被拉长超过其静止长度的 10%～20% 会增加轴突损伤的风险[24],这是关节脱位时常见的损伤机制。单独拉伸可能引起轻度传导阻滞,数小时后恢复。更严重的拉伸会使轴突和结缔组织中断而导致出血,可能需要手术修复。

热性血管损伤可引起所有组织的坏死,大的有髓纤维最容易受到冷损伤。血-神经屏障损伤导致神经内水肿和神经内压升高,从而导致局部传导阻滞。如果病变是进行性的,则轴突运输停止并且在几天内退变。

变性和再生

原发性(逆行性)变性通常由损伤部位开始,发展到下一个近端郎飞节。它往往继发于创伤后,而发生频率低于继发性退变(沃勒变性)。

沃勒变性是顺行性的,从损伤部位向远端发展。变性开始于损伤后的第 2～3 天,并伴随着髓鞘回缩。损伤后第 2 天～3 天在神经纤维变性前出现神经碎裂,神经元胞体发生肿胀并持续 10 天～20 天。这些变化在近端神经损伤时更为明显,且持续时间更长。损伤部位的施万细胞在损伤 1 周后被激活并参与髓鞘碎片的清除。

施万细胞对神经修复至关重要。它们不仅支持轴突迁移,还分泌神经营养因子以促进神经生长[25]。神经嵴或间充质干细胞可分化为施万细胞,促进周围神经再生。

轴突再生和再髓鞘化的过程是以空的神经内膜管中施万细胞的激活开始的。轴突芽出现并沿神经内管生长。这些再生轴突由中性白蛋白引导沿神经束膜向现存最大远端神经束走行[24]。

周围神经在修复过程中可形成神经瘤,被称为神经残端神经瘤(持续性神经瘤),通常位于神经干外侧。它是在轴突进行连续性重建时形成的。侧位神经瘤表明神经不完全断裂仍具有信号转导功能。当神经瘤嵌入瘢痕组织时,预后较差。梭状神经瘤通常是连续性的,而球根状或哑铃状神经瘤则是广泛分布的,后者需进行切除和神经缝合术治疗。如果神经直径超过 50% 位于神经瘤内,将导致功能受损,应切除神经瘤[26]。

无髓鞘的轴突芽最初与远端神经残端结合,然后进行髓鞘再生。神经鞘和轴突的直径均增大。如果断端间隙大于 2mm,则重新连接的可能性要小得多。在这种情况下,未成熟的神经突(芽)会死亡或形成神经瘤。

重新建立连接后,感觉损失区域缩小,部分感觉区域扩大以形成与其他神经形态相适应的吻合支[27]。自主神经纤维的受累会导致无汗症和毛发运动及血管舒缩活动受损。如果皮肤浸泡在水中出现皱纹或有出汗,周围神经通常无法完成准确并完整的再连接。神经肽(甘丙肽和垂体腺苷酸环化酶激活肽)的产生可以促进神经突的生长,但在修复过程中可能导致其发出过多的分支[28]。

通常先有疼痛和温度觉的恢复,再有汗腺功能的恢复,随后出现轻触觉、振动觉和实体辨别觉的恢复。两点辨别觉的恢复预示着整体感觉功能的恢复[26]。

分类

周围神经病可以根据位置、病因、病理(神经或遗传错误)、发病时间或临床表现来分类(表 24-1)。它可以是全身性的、斑片状的、发生于近端或远端位置的。病因包括创伤、代谢性疾病、营养不良、感染、自身免疫系统疾病、胶原血管疾病、遗传错误、有毒物质暴露(包括药物治疗)、热损伤或缺血。

表 24-1　周围神经病的 Seddon 分类

类别	病因	后果	常见受累神经	神经损伤的 Seddon 分类		预后
神经失用	挤压	传导阻滞	粗有髓运动神经	Ⅰ	神经纤维完整	1～2 个月内愈合
轴索断裂	牵引,严重挤压	沃勒变性	有髓运动和感觉神经	Ⅱ	神经纤维完整	短节段/远端节段愈合较好
				Ⅲ	神经内膜破坏	可能需要修复手术
				Ⅳ	神经内膜,神经束膜破坏	可能需要修复手术
神经断裂	横断伤	神经连续性完全中断	所有神经	Ⅴ	神经内膜、神经束膜、神经外膜被破坏	即使手术治疗,预后也很差

神经病可影响轴突和/或髓鞘。该疾病可能局限于单个神经（单一神经病变），也可能涉及多个神经（多神经病变），可以是对称或非对称的。神经病可以是急性的，也可以是慢性的，但在起病隐匿、诊断延迟的情况下，这一点尚不清楚。根据所涉及的神经，临床表现可表现为无力、感觉异常、感觉过敏、感觉缺失或自主神经功能改变，如循环或出汗等。

周围神经病的 Seddon 分类与临床相关。它可以用来预测功能转归，并提供合理的治疗。神经病理学分为三个层次：神经失用症、轴索断裂和神经断裂（表 24-1）。

诊断

周围神经损伤的诊断是建立在病史、临床检查、电诊断的基础上的。影像学在识别特定神经损伤方面可以发挥作用。

临床表现

临床症状与神经功能障碍相关，无力、抽搐、麻木、感觉异常和疼痛是常见的症状。患者还诉有因步行笨拙、平衡差、步态异常而导致的行走及日常生活活动障碍，其他可能的症状包括头晕、消化不良、不正常的出汗、大小便改变或心功能异常。多个特异并敏感的问卷已被用于周围神经病的诊断，如小纤维症状调查问卷[29]、糖尿病或化疗引起的多神经病问卷。徒手肌力评定可用来发现外周神经分布区的无力。肌肉容积在两月内可萎缩 50% ~ 70%。测量肢体周长有助于检测肌肉体积的微小损失和动态变化。肌肉无力会导致步态异常，伸、抓、举、拿的能力下降。

感觉检查可发现针刺觉、轻触觉或两点辨别觉的减退，其他感觉检查需要更加定性的评估，如温度觉和振动觉。

自主神经纤维受累表现为出汗减少，毛发运动和血管收缩受损。如果皮肤浸泡在水中而起皱，或尚且能出汗，则提示周围神经损伤不完全。

神经撞击征提示脱髓鞘和髓鞘再生。当该体征由近端神经向远端神经发展时，提示神经恢复。当远端的 Tinel 征持续出现时，提示神经从桑德兰 2 型或 3 型损伤中恢复[30]。

描述或确认周围神经病的最佳诊断工具仍然是电诊断检查（参见第 3 章）。神经传导研究可以对症状或病变分布区的感觉、运动和混合神经功能进行

量化。局灶性脱髓鞘的证据包括远端潜伏期的延长和传导缓慢或消失。在轴突病变中，诱发反应的波幅降低或消失。

电诊断检查对诊断和判断预后均有价值。在沃勒变性发生之前，神经传导检查可能是正常的。若感觉神经传导缺失超过 7 ~ 10 天，神经失用的可能性就比较小，而提示神经发生严重损伤。e 表 24-2 总结了神经损伤后的电诊断结果。

检查

小纤维神经病的诊断试验可以包括定量的感觉测试、温度和振动感觉的测量，以及定量的运动神经轴突反射试验。小腿远端皮肤穿刺活检（3mm）测量表皮神经纤维密度[31]。表皮内神经纤维密度低于 0.5 年龄分位数（平均正常纤维密度的 5% 或更少）表明存在小纤维周围神经病。影像学检查包括超声、MRI、功能成像和针对相关损伤的成像（参见第 5 章）。MRI 研究可以通过描述神经病变的空间模式、评估神经丛等近端神经结构、评估神经束、观察创伤后或围术期周围神经结构的变化来补充诊断检查[32]。伤后第四天，MRI 即可检测到相关结构变化。MRI 对轴突或神经样病变具有良好的敏感性和特异性。神经束内信号增强对细微神经损害具有高度敏感。MRI 还能测量神经直径[33]。神经失用的 MRI 表现是正常的。

磁共振神经成像以及用于评估相关损伤（如骨折或脱位）的平片，可能是有用的。当检查显示血管反应异常时，激光多普勒血流仪可显示受累的交感神经[34]。

实验室检查可以帮助确定周围神经病的病因。常规检查包括血糖、血红蛋白、白细胞、血小板、血沉、甲状腺相关激素、肌酐和血清蛋白质电泳等。测试是针对特定的疾病，如病史和检查所建议的来进行。

还有一些生物标志物可以帮助预测和跟踪。血清 IL-27（致病性）和 IL-35（保护性）可能与吉兰-巴雷综合征[急性炎性脱髓鞘性多发性神经病（AIDP）和急性运动性轴索神经病（AMAN）]的严重程度和结局相关[35]。绝经后妇女雌激素水平与周围神经病风险相关[36]，一种来源不明的慢性感觉运动神经病与一种意义未明的单克隆抗体病有关（MGUS）[37]。

非创伤性周围神经病

周围神经的轴突易受中毒性、代谢性、内分泌性

和遗传性疾病的影响,而髓鞘易受自身免疫性、营养性、遗传性、中毒性或代谢性疾病的影响。在美国,糖尿病和酗酒是周围神经损伤最常见的诱因。15%~20% 的非创伤性周围神经损伤是特发性的[38]。

中毒性,营养性,代谢性和内分泌性周围神经病

中毒性周围神经病是由于暴露于各种有机和无机毒素、药物和重金属所引起(e 表 24-3)。一些中毒性周围神经病可以通过适当的方法进行治疗。许多常用的治疗药品、环境污染物、工业溶剂和其他工作场所的化学物质都可能具有神经毒性。大部分毒素作用于较长的外周神经的末梢轴突使其变性,但也有些毒素直接损害细胞体或诱发原发性脱髓鞘[39]。例如,顺铂和苏拉明会导致背根神经节神经元细胞的凋亡。

可能引起神经病变的药物包括 α 干扰素、胺碘酮、阿米替林、氯霉素、氯喹、西咪替丁、秋水仙碱、糖皮质激素、顺铂、氨苯砜、二达诺辛、二苯乙妥英、二硫非兰、乙胺丁醇、异烟肼、锂、甲硝唑、呋喃妥因、一氧化二氮、紫杉醇、苯妥英、吡哆醇、氰酸钠、苏拉明、破伤风类毒素、沙利度胺和长春新碱[38]。神经毒性有机化合物包括丙烯酰胺、二硫碳、二氯氧醋酸、酒精、环氧乙烯、甲基丁基酮、磷酸三甲酚酯。可能具有神经毒性的重金属包括锑、砷、金、铅、汞和铊。

代谢性周围神经病的典型表现为手套、袜套样感觉缺失。这种感觉缺失是伴随着相同分布区的无力出现的。上述表现可能是长期的和潜在的,特别是存在营养性疾病或内分泌等疾病时。可能需要数月或数年的治疗恢复正常[40]。

维生素如维生素 B_1(脚气或糙皮病)、维生素 B_2、吡哆醇(维生素 B_6)、维生素 B_{12}(恶性贫血)以及蛋白质或热量的缺乏均可导致轴突病变。糖尿病、甲状腺疾病和甲状旁腺疾病是最常见的损害周围神经的内分泌疾病。

在美国,糖尿病周围神经病(DPN)影响 5%~50% 的糖尿病患者。周围神经病的发生率随患者年龄、糖尿病的持续时间、平均血糖、吸烟、血糖、身高、高脂血症而变化。其平均年发病率为 2%,约 0.56% 的患者有严重症状和缺陷。糖尿病病史长达 25 年的患者患病率可达 50%。HLA 基因型可能是用于预测或管理糖尿病患者的周围神经病遗传性的标志[41]。

DPN 与周围神经血管减少、血管生成因子和神经营养因子缺乏有关[42]。内源性纤维蛋白溶解和葡萄糖代谢受损导致外周神经微血管缺血,而血管的变化是由多羟基化合物通路进行调节。山梨醇和醛糖还原酶将葡萄糖储存在非胰岛素依赖组织中(视网膜、肾脏、神经)。山梨醇的积累会对细胞膜产生渗透压力同时降低氧化亚氮释放和血管舒张。最终结果是由于血管收缩、毛细血管基底膜增厚、内皮细胞增生、氧分压降低,组织缺氧等原因导致的微血管病变。

高血糖会损害神经元、施万细胞、神经滋养血管的内皮细胞。组织发生氧化应激,产生活性氧和糖基化终产物,从而导致机体感觉、运动和自主神经功能受损[42]。神经内膜和神经上皮发生淋巴细胞浸润会破坏信号转导[43],异常的胰岛素信号转导也会损害髓鞘蛋白的调节[44]。

除对称性、长度依赖性的感觉运动性多发性神经病外,糖尿病还可引起自主神经病、脑神经病、多发性单神经炎、单发性神经病或神经丛神经病。糖尿病治疗过程中也可能引起神经病变。此外,糖尿病患者可以并存多种形式的神经病变。神经病理性疼痛影响多达 20%~30% 的 DPN 患者[7]。

最常见的主诉是脚、脚踝和小腿的麻痹感或灼痛感。由于远端无力,姿势控制从脚踝转移到了髋部,从而增加了保持直立所需负荷。自主神经病会引起脚以及其他器官系统的动静脉分流和组织缺氧。严格控制血糖可以延缓糖尿病神经病变的发生或发展[45,46]。抗氧化治疗、醛糖还原酶抑制剂、α-硫辛酸和 γ-亚麻酸可能在糖尿病神经病变的治疗中发挥一定作用。脑源性神经生长因子(NGF)、重组 NGF、神经营养蛋白 3、粒细胞刺激因子和其他肽已被用于治疗糖尿病神经病变,但效果有限[47,48]。输注小神经营养性非神经肽("双重作用肽")可能会提高神经传导速度[49]。

血糖控制不佳和降糖过快均可导致神经病变的风险增加,这可能是由于动静脉分流和小纤维内膜缺氧所致。由治疗引起的小纤维神经病变在血糖控制得到大幅度改善的 8 周内出现神经病理性疼痛和/或自主神经功能障碍。它最常见于用胰岛素治疗的 1 型糖尿病(DM)[7]。

小纤维神经病

小纤维神经病是诸如法布里病(Fabry disease)

24

或 Ehlers-Danlos 综合征等疾病的特征，但更常见于另一种疾病的并发症，例如 DM、甲状腺功能减退、干燥综合征、狼疮或其他血管炎、结节病、营养缺乏、乳糜泻、莱姆病、HIV 感染、淀粉样变性或纤维肌痛[50]。在 40% 的病例中小纤维神经病变的病因是不明确的[51]。

小纤维神经病会导致患者在伤害感受，温度感觉和自主神经调节方面发生功能障碍。典型症状包括感觉障碍、疼痛、异常的冷热感觉以及各种胃肠道、泌尿和心血管疾病。症状最典型的是神经长度依赖性，从脚开始并向近端发展，尽管斑块状、非长度依赖性或广泛分布并不罕见。检查可能无法确定受累的纤维[6]。可能存在异常性的疼痛。

遗传性周围神经病

因为遗传性周围神经病是根据遗传、临床表现的分布、运动、感觉或自主神经的受累程度、神经病理学或相关疾病而进行分类的，所以分类结果可能会让人产生困惑。遗传性周围神经病（e 表 24-4）包括遗传性运动感觉神经病（HMSN）Ⅰ型、Ⅱ型（腓骨肌萎缩症）、Ⅲ型［德热里纳-索塔斯病（Dejerine-Sottas disease）］、Ⅳ型（Refsum 病）及 HMSN Ⅴ型至Ⅶ型。HMSN 通常为常染色体显性遗传，具有可变的穿透性。常染色体隐性遗传和 X 染色体相关疾病的发病率较低，一般预后较差（e 表 24-5）。HMSN 的突变会影响编码髓磷脂的基因。目前研究已经发现了一些异常现象，其中包括因染色体 17p11.2 的重复而导致周围髓磷脂蛋白 22 异常[52]。突变可产生异常的内质蛋白，导致施万细胞凋亡[53]。髓磷脂基因突变的类型决定了疾病的严重程度。髓磷脂蛋白 0 的缺失是最严重的。17p11.2 染色体的缺失可导致遗传性神经病，并可导致压力性麻痹。P0 基因的点突变和连接蛋白 32 基因的缺陷是以 HMSN 的伴 X 染色体的形式出现[54]。Ⅰa 型 CMT 疾病源于 17 号染色体的缺陷。在Ⅰb 型 CMT 疾病中，患者 1 号染色体中存在缺陷。MFN2 基因突变是轴突型 CMT2 最常见的病因[55]。30% 的 CMT Ⅱ型疾病中，轴突线粒体解耦的丝裂霉素 2 基因存在缺陷，导致氧化磷酸化水平下降[56]。

最常见的 HMSN Ⅰ型和Ⅱ型 CMT 疾病的患病率为 1/250 000 ~ 1/50 000，其临床表现多种多样。通常表现为缓慢进展的双侧对称性无力，尤其远端肌肉更为明显。Ⅰ型疾病患者的髓磷脂易受到影响，其发病年龄多在 10 岁以内。Ⅱ型疾病患者轴突受影响最大，通常在 10 ~ 20 岁之间发病。这两种类型的患者部分发病隐匿，直到很久才出现症状。感觉障碍与运动障碍的分布范围是相似的。足下垂导致的平衡障碍和跌倒是常见的症状，患者往往患有畸形，如马蹄足、跟骨外翻和空凹足。合并疼痛较少见。

CMT Ⅱ型遗传异质性比Ⅰ型更高，表型变异范围更广。由此造成的残疾程度从非常轻微到严重不等。在Ⅱ型疾病中，患者髓磷脂的肥大改变较少，而神经元或轴突受累较常见[52-56]。HMSN Ⅲ型（德热里纳-索塔斯病）是一种遗传性肥大性周围神经病，伴有明显的脱髓鞘和髓鞘再生。神经失用是本病的典型症状[57]，患者表现为运动发育迟缓，跑跳困难，四肢无力。

HMSN Ⅳ型（Refsum 病）的特征是施万细胞内线粒体的改变，但在其他 HMSN 类型中也有类似的异常变化[58]。HMSN Ⅴ型与脊髓小脑变性相关，Ⅵ型与视神经萎缩相关，而Ⅶ型与色素性视网膜炎相关。

其他遗传性周围神经病包括弗立特里希共济失调、压力敏感性遗传性神经病和各种影响周围神经结构或功能的疾病，如急性间歇性血卟啉症、腓肌萎缩型共济失调症、赖利-戴综合征、法布里病、梅茨巴赫病等。上述疾病导致周围神经节段性脱髓鞘和髓鞘再生，使信号转导减慢[59-63]。大的有髓运动纤维受累最为严重的，患者发生下肢远端肌肉无力、萎缩的概率可达 60% ~ 80%[60]。感觉丧失和反应迟钝显著存在，而上肢萎缩和无力不明显。

感染性周围神经病

周围神经病可与免疫过度激活引起的感染有关，也可与治疗剂的毒性作用有关。在某些情况下，周围神经损伤直接来自微生物感染、神经炎症或血管炎，均可进行治疗。影响周围神经最常见的病毒性疾病有人类免疫缺陷病毒（HIV）、巨细胞病毒、寨卡病毒、EB 病毒、带状疱疹、丙型肝炎、小儿麻痹症、细小病毒和狂犬病。西尼罗河病毒感染可影响前角细胞和运动轴突产生类似于急性脊髓灰质炎的病变[61]。

高达 16% 的新近诊断为 HIV 感染的患者和 50% 的慢性 HIV 患者存在某种形式的周围神经病，神经系统疾病可能是疾病发生的第一个表现[62]。最常见的症状是由于远端对称多神经病引起的手套样感觉异常或感觉迟钝。

其他与 HIV 相关的周围神经病包括 AIDP、慢性炎性脱髓鞘多神经病（CIDP）、多发性单神经炎、腰椎神经根病变和淋巴瘤神经病[63,64]。神经功能损害的程度与血浆 HIV1 的 RNA 水平有关[64]。抗反转录病毒药物也会引起周围神经病。

影响周围神经的细菌性疾病包括莱姆病、麻风病和白喉。典型的表现是由于远端对称性多神经病引起的感觉和运动障碍，尽管也有患者表现为单神经病和神经根病。感染莱姆病可导致多种类型的周围神经病，其最常见的模式发生在病程的晚期。它是一种影响多种感觉神经的大纤维轴突病[65]。神经内膜血管供应的破坏可导致多发的单神经炎[66]。在世界范围内，麻风病仍然是一种常见的感染，可直接损害周围神经。少数情况下，周围神经病可能是弯曲杆菌、布鲁菌或梭状芽孢杆菌感染的并发症[67]。

治疗主要依赖于有效的抗生素或抗病毒治疗。高压氧可以保护周围神经纤维免受感染以及缺血性、毒性或抗体介导的变性[68]。高压氧可以改善 HIV 患者的神经病变症状[69]。营养因子或生长因子，例如用于治疗 HIV 相关神经病变的重组 NGF，在感染消退后可能会促进神经恢复[70]。

危重病多发性神经病

危重病多发性神经病（CIP）以机械通气脱机失败为主要临床表现[71]。脓毒症导致的多器官衰竭患者，其全身炎症反应及高热可引起纯运动神经或混合神经的多发神经病。慢性肝病或肺病、冷球蛋白血症、巨细胞动脉炎、痛风、坏死性血管炎[72,73]和大剂量静脉注射类固醇也与 CIP 有关。由于该病的临床表现经常被原发疾病、类固醇、神经肌肉阻滞剂或神经压迫等因素所掩盖，所以电诊断是 CIP 的主要诊断标准。该病需与一过性神经肌肉阻滞、肌病和坏死性肌炎相鉴别。

发生脓毒症时细胞因子及自由基的释放可导致 CIP 的发生，并进一步损害周围神经微循环[74]。其表现除了近端肌肉力量减弱，非炎性性轴突变性及远端运动纤维相关萎缩也较为典型。感觉纤维受损相对较小。CIP 可使四肢、面部及脊柱旁肌肉产生中重度肌无力，并伴随明显的肌肉萎缩。深部腱反射丧失的程度并非一致的。因此连续观察肌酸激酶水平及电诊断实验有助于动态跟踪疾病的进展。

CIP 的恢复时间从 3 周到 6 个月不等[75]。腓神经分布区域肢体乏力是最常见的远期障碍。如果患者能在危重病中幸存，尽管会存在虚弱及生活质量下降，其预后仍相对较好。

免疫介导的周围神经病

免疫介导的周围神经病通常发生于感染后或与血液和风湿性疾病相关[76]。多器官衰竭和恶性肿瘤出现相类似的反应，包括炎症和神经损伤。神经病变可以是急性或慢性的，涉及感觉神经、运动神经和混合神经。

免疫介导的脱髓鞘蛋白攻击髓鞘并导致血管炎和缺血[77]，所发生的炎症机制包括细胞免疫和体液免疫[78]。TNF-α 调节免疫反应，尤其 T 细胞介导的组织损伤。吉兰-巴雷综合征所表现的急性脱髓鞘特征与识别糖脂和神经节苷脂 GM1、GD12 和 GD16 的感染后抗体有关。脊神经根和周围神经的淋巴细胞浸润有助于巨噬细胞剥离髓鞘。

吉兰-巴雷综合征（AIDP）是一种感染后周围神经脱髓鞘疾病，伴有神经束膜和轴突的损伤，常合并血管-神经屏障的破坏和节段性巨噬细胞介导的髓鞘损伤。炎症和脱髓鞘可导致不同程度的轴突退变，其中神经失用最为明显。67% 的 AIDP 患者发病前有病毒感染、免疫、手术或影响免疫系统的病史。AIDP 表现为急性起病的肌力下降、肌张力降低和反射减退。肌力下降是渐进性的，累及四肢。延髓和面部肌肉也会受到影响。自主神经功能障碍和感觉症状通常较轻微[78]。多达 30% 的病例在发病后 1~2 周内发生呼吸衰竭[79]。患者一般需要 3~18 个月恢复，许多患者会遗留轻微的肌力下降。

Miller Fisher 综合征是吉兰-巴雷综合征的良性变异，发生在约 5% 的格林巴利患者中。它的特点是眼肌麻痹、反射减弱和共济失调。GQ1b 抗体比较多见。急性运动性轴索神经病（AMAN）是一种轴突变异性疾病，通常伴随着空肠弯曲菌感染。该病可发生沃勒变性，但髓鞘通常不受影响。抗体介体包括 GM1、GD1a 和 GD16[79]。急性运动感觉性轴索神经病（AMSAN）是另外一种以轴索病变为特征的疾病。还有一种为吉兰-巴雷综合征的感觉型变异，最罕见的是一种急性自主神经功能障碍。

吉兰-巴雷综合征的治疗包括高剂量免疫球蛋白注射、血浆置换或血浆交换[80,81]。早期治疗可减少瘫痪和插管的时间，尤其对于病情较重的患者。脑脊液（CSF）抗体复合物的过滤可以减少周围神经损伤，而糖皮质激素的疗效并未被证实。

CIDP 是一种 T 细胞介导的自身免疫性周围神

经病,它涉及运动和感觉纤维。肢体功能障碍源于近端和远端肌肉的无力,上肢易发生肌束震颤[82]。

CIDP 的鉴别诊断包括 HMSN 和肌萎缩侧索硬化症。CIDP 的组织学特征包括单核细胞浸润、显著的神经内膜水肿和广泛的束间变异。由于髓鞘和肿瘤中均存在表面抗原免疫反应性,CIDP 可能与恶性肿瘤,特别是黑色素瘤有关[83]。

CIDP 的治疗包括大剂量静脉注射免疫球蛋白、免疫抑制药物或免疫吸附[84]。类固醇治疗可能没有效果,但有证据表明 CIDP 对干细胞治疗反应良好[85]。

副蛋白血症周围神经病(e 表 24-6)是一种最常见的原因不明的单克隆人免疫球蛋白病(MGUS),它可能与产生类蛋白(免疫球蛋白)的血液系统疾病相关。这些疾病包括多发性骨髓瘤、冷球蛋白血症、淋巴瘤、淀粉样变、巨球蛋白血症(与 IgM 单克隆人免疫球蛋白病相关)和 POEMS 综合征(38 例)。各种恶性肿瘤,如支气管肺癌、卵巢癌、睾丸癌、阴茎癌、胃癌、口腔癌、脑膜癌、燕麦细胞癌和骨硬化性骨髓瘤也与副蛋白血症神经病有关。尽管临床表现和进展多种多样,该病具有较高的死亡率[86]。该病可以在抗体产生之前或之后发生。

神经病变通常是一种长度依赖性轴突丢失感觉及运动多发性神经病。它最常影响感觉系统,导致患者出现麻木、痛觉过敏、痛觉过度,也可发生抽筋和轻微的远端无力。其他变异包括远端脱髓鞘对称性神经病和慢性炎症性脱髓鞘神经病。

其他免疫性神经病包括多灶性获得性脱髓鞘感觉和运动神经病(Lewis-Sumner 综合征,MADSAM)、远端获得性脱髓鞘对称性神经病,多灶性运动神经病[87,88]和亚急性炎症性脱髓鞘多神经病(SIDP)。

24　周围神经鞘瘤

可以发生恶化的神经鞘肿瘤包括神经鞘瘤和神经纤维瘤。在神经纤维瘤病(NF)1 型(NF1 基因突变)中,22 号染色体上的神经纤维蛋白生成减少和肿瘤抑制基因丢失。患者诉有 30% 的时间存在疼痛。发生恶化最常见的是 NF1 型(10%),当神经肿瘤迅速增大时应定期监测[89,90]。

神经卡压/压迫综合征

神经卡压综合征几乎常见于任何周围神经(e 表 24-7)。长的外周神经如正中神经、尺神经、桡神经、腓神经和胫神经最易受损伤,尤其远端。压迫可以是急性或慢性的,常由外部压迫、神经肿胀或供应缺血组织的血管压迫引起。筋膜室的过度压力和僵硬会导致节段性脱髓鞘伴神经失用。神经内循环的改变、轴突运输的损伤和血管通透性的改变促使水肿的形成并阻碍信号转导[91]。包绕部位内的压力升高(如月经前的液体潴留或肌腱过度使用导致的增厚/水肿)、边界僵硬(如腕管)、神经直径的病理性增大(水肿或肥大性髓鞘再生)、神经牵拉或栓系、狭窄空间内出现异常肌肉或骨骼,以上情况可使神经容易受到损伤。确认和评估压迫性神经病变的最佳诊断检查是电诊断检查和超声检查[92]。

胸廓出口综合征在尺神经和/或正中神经分布区产生症状。患者出现 C8-T1 神经支配的手内在肌无力和感觉障碍。

神经血管束的压迫通常发生于斜角肌头端之间、副肋或胰腺肿瘤。治疗可包括超声引导麻醉剂注射、斜角肌肉毒毒素注射、物理治疗,当保守治疗失败时,可进行内镜或开放手术[93,94]。治疗强调肩颈部的活动范围、姿势和肩胛带的肌力加强。

正中神经易受多个部位的压迫,包括腕管、髁上突/Struthers 韧带和肱二头肌腱膜。

旋前综合征累及前臂正中神经,导致手和鱼际隆起处正中神经分布区感觉丧失。骨间前神经综合征的特征是前臂骨间前神经所支配肌肉的运动功能丧失。

最常见的卡压综合征是腕管综合征(CTS)[95]。患者可能会因手或手指疼痛和感觉异常而醒来,并抱怨手部笨拙和总是掉落物品。大约 50% 的患者没有明确的病因,超过 50% 的患者最终出现双侧受累[96]。腕管综合征可能继发于重复性创伤、妊娠、类风湿关节炎、肌肉或肌腱异常、痛风、黏液水肿、淀粉样沉积、骨折或硬皮病。

腕管综合征的症状包括正中神经远端分布区的触觉、两点辨别力减弱以及肌肉无力。在尺神经和桡浅神经的分布区,鱼际隆起(手掌正中皮神经)和皮肤有感觉保留。鱼际肌会出现萎缩,拇短展肌可能存在无力,但前臂正中神经所支配肌肉不存在无力现象。激发试验可导致或加重正中指神经分布区的感觉异常。通过拍打屈肌支持带上的正中神经,可诱发 Tinel 征或神经撞击征。远端感觉异常提示脱髓鞘/髓鞘再生。当进行 Phalen 手法(腕关节完全掌屈)或反 Phalen 手法(最大背伸)时,可以使腕管远端直接卡压正中神经而出现感觉异常症状。

腕管综合征的治疗可在掌侧使用腕夹板来限制

腕关节的运动,并将腕关节置于中立位置。局部注射糖皮质激素到腕管,或服用抗神经病理性疼痛药物是有帮助的。按摩、拉伸腕横韧带和肌腱滑动也是很有用的。在工作期间,通过人体工程学的改变将手腕放在一个中立的位置,可减少腕管症状。当保守治疗失败或腕部骨折/脱位导致正中神经损伤而出现急性腕管综合征时,应考虑手术治疗。需要将腕横韧带完全切割以获得好的治疗效果。手术入路可以是开放的,也可以在内镜下进行。开放入路手术发生并发症的风险较低,内镜下松解术可使患者更早地恢复工作和日常生活能力,但复发率较高[97]。

尺神经卡压可发生于其走行的多个位点。最常见的部位包括肘部(尺骨沟内或尺侧腕屈肌远端头之间)、肘管和腕部(钩状骨钩和豌豆骨钩之间的Guyon管)。重复性劳损后,小鱼际向内隆起可发生压迫。尺神经在肘部和腕部之间异常穿出尺侧腕屈肌时也可发生卡压。根据压迫部位的不同,肌肉无力可能局限于尺侧手固有肌,或累及前臂尺侧肌肉、指深屈肌(尺侧)和尺侧腕屈肌。手背尺侧感觉缺失有助于鉴别近端压迫还是Guyon管内压迫。

桡神经压迫也可以发生在多个部位,阳性体征与神经受压迫的部位密切相关。肘部、腕或手指伸肌均可出现肌肉无力,感觉丧失可累及后臂、前臂或手。当位于肱骨中段的桡神经近端发生卡压时会出现肱三头肌无力。当出现肱桡肌无力而肱三头肌正常时,往往提示桡神经远端存在病变。桡侧腕伸肌无力表明卡压位于旋后肌腱弓。骨间后神经压迫常累及尺侧腕屈肌和指长伸肌,而无感觉受累。桡神经浅部损伤可出现感觉异常而无肌肉无力。

夹板有一定的治疗效果,动态矫形器可以使手腕和手指保持伸展,但由于限制肌腱活动,握力仍然会受到影响。当存在旋后肌腱弓存在神经受压时,则需要手术进行松解。

股外侧皮神经(LFCN)压迫(异常性股痛,Bernhardt-Roth综合征)是最常见于中年男性。它表现为大腿前或前外侧的疼痛或红肿,常由于损伤、压迫或LFCN病变引起。卡压可能发生在脊柱附近、腹腔内或神经离开骨盆的部位(最常见)。也可由髂嵴和髂前上棘附近的浅表压迫引起。最常见的病因如紧身的衣服、重负荷的安全带(通常与职业有关)、创伤(如在快速减速时被安全带压迫)、妇科压迫(与月经周期、子宫内膜异位症或胎儿压迫有关)和肥胖[98]。较少见的病因包括骨盆骨折、骨盆截骨术、

子宫切除术、肿瘤、出血和脓肿。

髋关节伸展可能增加LFCN的角度和张力,从而加重症状,而髋关节屈曲起相反作用。大约20%的患者出现双侧感觉异常性股痛。治疗包括纠正长短腿(以尽量减少患侧髋关节过度伸展)、手法解除浅表压迫、电针和脉冲射频的应用。超声引导下糖皮质激素注射或酒精神经松解,可能有效。如果需要手术,神经切断和神经减压的有效率相似[99]。

腓神经压迫最常见的部位是腓骨头后面。踝背屈、足外翻、趾伸肌无力,腿和脚感觉减退是典型的表现。感觉丧失发生于腓深神经和腓浅神经的分布区。治疗包括佩戴踝足矫形器、关节活动度练习和力量训练。

胫神经卡压最常见于踝管。内侧足跟和足底有疼痛和/或感觉异常。内侧弓是否受累与隐神经感觉区有关。患者可能有足部损伤或畸形史,如扁平足。踝管可能有神经撞击征。足部矫形器可以改善肌肉无力,并有助于减轻相关疼痛。当保守治疗无效时,可选择手术进行韧带松解。

外伤性周围神经损伤

外伤性周围神经损伤可由压迫、挤压伤、撕裂伤、牵张/牵拉、缺血、热损伤或高速创伤引起。感染、瘢痕形成、骨折骨痂或血管病变可进一步损伤周围神经。不同周围神经对创伤的耐受程度各不相同。纤维类型、神经大小、神经束的数量、软组织的保护性缓冲、神经走行(骨上、经筋膜或肌肉)和栓系均可影响神经耐受性和损伤后的恢复能力。瘢痕形成、异位骨化和骨折骨痂会对周围神经产生牵拉。

最严重的创伤是由于钝性或穿透性创伤而导致的神经横断。邻近组织损伤可能会导致诊断延误。

骨折和脱位会同时伴有较高的神经损伤风险。有48%肩关节脱位患者会出现神经损伤,而肱骨干骨折后桡神经损伤的发生率为11%[100]。尺骨神经失用症是肘关节骨折脱位最常见的神经病变。髋关节脱位的神经损伤发生率为3%,而与膝关节脱位相关的神经损伤发生率为18%[101]。

周围神经挤压伤通常会导致神经局灶性脱髓鞘而出现传导阻滞,其恢复取决于髓鞘再生。挤压伤仅引起节段性脱髓鞘,而施万细胞管通常被保留,因此功能可以恢复。由钝器或穿透性创伤造成的撕裂伤会产生定位明确的神经损伤,通常为毫米大小。

当外周神经被拉伸超过其静息长度的10%~

20%时，就会增加轴索断裂的风险[24]，这也是关节脱位发生神经损伤的常见机制。轻度拉伸导致的传导阻滞可在数小时内恢复，而严重的拉伸会导致轴突和结缔组织断裂和出血，可能需要手术进行修复。

冻伤会导致所有组织坏死。大的有髓纤维对低温损伤最为敏感。血-神经屏障的损伤会导致神经内膜水肿和神经内压增加而出现局灶性传导阻滞。如果病程继续进展，轴突运输会停止，轴突在几天内发生退变。

医源性损伤可由手术操作、牵开器放置或血肿压迫或牵拉神经引起[101]。1%~10%的前臂骨折患者会出现神经损伤。在进行肘关节镜和肩关节镜检查时也有发生神经损伤的报告。初次人工髋关节置换术后神经麻痹的发生率为0.3%，已确定的危险因素包括腰椎疾病、年轻和吸烟[101]。

治疗

保守治疗

周围神经病急性期处理的重点在于治疗相关疾病，提供足够的镇痛，并预防并发症（框 24-1）。相关治疗方法包括脑脊液过滤、抗反转录病毒治疗、化疗药物、生物制剂、静脉注射免疫球蛋白、血浆置换和干细胞[38]。基础疾病的治疗需要处理导致水肿或神经周围组织增厚的疾病。其他需要处理的内容包括纠正营养不良、消除有毒物质暴露或抑制免疫反应。

框 24-1　周围神经病的初步治疗

- 避免或纠正过度活动-进行人体工程学的调整
- 对潜在疾病的进行治疗
- 夹板-休息位夹板：减少因关节位置、肌肉/肌腱过度使用或神经牵拉引起的神经压迫
- 减少外部挤压
- 佩戴用于恢复关节运动或位置的矫形器
- 减少肿胀和/或水肿
- 应用抗炎和/或止痛药
- 激素注射
- 物理治疗：理疗、按摩、运动
- 外科手术进行神经减压或移植

已有研究报道维生素 C、姜黄素和大麻素可对受损周围神经发挥基因或直接作用。治疗的目的是增强神经存活和再生、促进神经合成代谢、减少氧化应激及延缓细胞凋亡。每种治疗方案的价格各不相同，并且经常有人提出新的治疗方案[102-106]。

干细胞治疗在促进周围神经再生方面的价值越来越大。有证据表明，功能性施万细胞可以通过植入干细胞前体获得。间充质干细胞还可以分泌神经营养因子、血管生成因子、细胞因子和免疫调节物质，这些可能对治疗糖尿病神经病变特别有益[44]。它们提高了外周神经恢复连续性的潜力[107,108]。神经嵴干细胞可分化成施万细胞而有效促进轴突再生[109]。

抗毒蕈碱受体药物如哌仑西平和毒蕈碱毒素 7（MT7）已被用于改善周围神经病指数如感觉神经末梢耗竭、热痛觉减退、神经传导减慢等指标。在 DPN 和 HIV 化疗诱导的周围神经病动物模型中发现了改善[109]。

药物治疗最常用于解决疼痛或自主神经功能障碍的症状（参见第 52 章药物治疗）。当自主神经障碍症状明显且有破坏性时，一些药物可能会有帮助。这些治疗直立性低血压或心动过速、膀胱功能困难和多汗症的药物通常是超药品说明书使用的。它们包括 α_1-肾上腺素受体激动剂，β-肾上腺素能阻滞剂，乙酰胆碱酯酶抑制剂，盐皮质激素，抗胆碱能药物，肉毒毒素和抗胆碱能药物，它们在应用时应小心，因为可能具有严重的潜在副作用。

长期镇痛药的选择应考虑潜在的累积性药物相关的副作用。不鼓励长期使用阿片类药物。其他止痛剂、局部麻醉剂或糖皮质激素注射和神经刺激（经皮，脊髓）可用于治疗周围神经病理性疼痛。

止痛药物包括三环类抗抑郁药、选择性 5-羟色胺/5-羟色胺-去甲肾上腺素再摄取抑制剂、非类固醇抗炎药（包括经皮吸收制剂）、阿片类、局部抗刺激剂、局部辣椒碱、α-硫辛酸、A 型肉毒毒素、大麻、抗惊厥剂和抗痉挛剂[110,111]。对于慢性中度至重度神经病理性疼痛的治疗，加拿大疼痛学会（2007）建议一线用药包括加巴喷丁和普瑞巴林、三环类抗抑郁药和 5-羟色胺去甲肾上腺素再摄取抑制剂[112]。如果这些治疗无效，则建议使用曲马多和阿片类控释剂作为二线药物。建议大麻素作为替代治疗[113]。如果上述药物均无效，美沙酮、有效性证据等级较低的抗惊厥药物（拉莫三嗪、乳糖胺）、tapentadol 和肉毒毒素也可视为有效药物。

抗惊厥药调节钠通道，抑制神经病理性疼痛的异位放电。加巴喷丁和普瑞巴林在减轻疼痛，改善

睡眠,提高糖尿病后神经病理性痛患者的情绪和生活质量方面被证明是有效的。作用于外周伤害性神经元的钠通道特异性亚型抑制剂,或改良 T 型电压门控钙通道阻滞剂是治疗神经病理性疼痛的未来药物选择的有希望的目标。抗 NGF 单克隆抗体、钠通道、特异性受体和细胞因子也在研究中作为治疗选择。

抗抑郁药对疼痛和疼痛相关的抑郁症是有效的。三环类药物和 SNRI 药物也可用于治疗疼痛。刺激肽(来源于细胞因子蛋白或生长因子的短链氨基酸)可以促进愈合、减轻疼痛,并可以防止神经元死亡[114]。

保守治疗的另一个组成部分是物理治疗。据报道经皮电刺激、脉冲射频刺激、脉冲电刺激、热冷刺激[115-117]均可缓解神经病理性疼痛。疼痛肢体的动员和正常使用肢体是很重要的,特别是慢性局部疼痛综合征可能使周围神经病复杂化[118]。用于包扎/压迫综合征的保守治疗方案可缓解神经压迫并减少炎症和水肿。治疗还应解决导致液体滞留或组织增厚伴发疾病,如黏液水肿,痛风,或肢端肥大症。治疗方法包括夹板、药物、按摩和肌腱松动。夹板可以限制关节的运动并减少神经上压力的间歇性增加、改善手部位置和功能或防止可能产生拉伸损伤神经的运动。避免在周围神经损伤后使用丁哌卡因/局部麻醉剂,因为这会加剧细胞死亡[119]。

手术

当保守治疗失败时,应采取外科手术对神经受压部位进行减压以保持神经的活性。周围神经创伤后恢复能力取决于一些内在因素,例如年龄、周围组织的状况、营养、受伤时间和类型,以及所涉及的特定周围神经和病变程度。通常情况下,营养良好的年轻患者近期发生的远端神经损伤恢复最好。同样,医疗、手术和术后管理的质量等外在因素,也会影响愈合[24]。

成功进行神经修复的阴性预后因素包括高龄、因脱位引起的神经损伤、修复延迟超过 5 个月、先前接受过放射治疗、神经离断(间隙)超过 2.5cm,近端神经损伤以及神经末梢状况不佳[26]。

当临床和电诊断检查尚无定论时,探索性手术可揭示病变的严重程度。尽可能早地进行修复是明智的,因为神经再生高峰发生在受伤后约 3 周[12]。当受伤后 2 个月(臂丛神经为 4 个月)仍无功能恢复或部分功能丧失在数周后仍无改善时,也应考虑手术。手术修复的目的是改善周围神经的恢复和功能。

恢复神经连续性的基本方法有两种:宏观修复(通过神经外膜缝合或移植重新连接神经末端)和显微修复(缝合单个神经束)[120]。周围神经修复的四个关键组成部分包括支持细胞、支架蛋白、生长因子和细胞外基质[25]。施万细胞或干细胞可沿基质植入,添加神经营养因子以增强轴突生长的速度和质量[121]。

清洁割裂伤需要立即或在 8~12h 内进行初步修复。在发生重大外伤、钝器横断伤、伤口受污染或神经完全断裂而无清晰的神经边缘时,延迟或二次修复更为常见。修复延迟可以更好地确定病变并降低感染的风险。

宏观神经缝合术可恢复神经外膜的连续性。此外还可进行神经束膜修复以及束间神经修复,但是没有一致的证据表明这些方法可以改善临床结局。直接对神经外膜进行缝合可导致神经瘤形成。神经束膜必须足够大以锚定缝合线,并且被修复的神经保持适当的紧张度也至关重要[122]。

当发生离断的神经末梢间隙大于 2cm 时,需要进行周围神经移植[123],可以从各种途径获取神经导管。移植物和导管可以是不可降解的或可生物降解的生物管或合成管。它们可以装满含有神经营养因子的支架,并接种施万细胞或干细胞。微环境因子调节神经炎症反应并影响轴突再生的准确性和方向。神经导管富含神经营养因子,建立了可增强轴突再生的微环境。自体移植物在很大程度上是不可用的,因为获取移植物的过程会导致病态、结疤、感觉丧失和获得性神经瘤。移植物应灵活且具有生物源性(动脉、静脉、肌肉或胶原蛋白),以减少差异。与不可降解的导管相比,可降解的材料(胶原蛋白、甲壳素、聚合物和水凝胶)更为可取,不可降解的导管会导致周围组织的炎症并伴随神经卡压[124]。

移植物或导管内神经细胞因子(NGF)、脑源性神经营养因子(BDNF)、纤毛状神经营养因子和神经营养因子 3、4、5、6[125]可增强神经再生。营养因子通过降低成纤维细胞活性和抑制蛋白酶活性发挥作用。

神经溶解可被用来去除瘢痕组织。为了弥补神经离断间隙,可采用移植手术的替代方法包括神经松动术、神经移位、组织扩张[126]、关节屈曲和骨骼缩短[127]。如果不能进行周围神经修复和再生,神经转移可为上肢的功能的恢复提供一种可选方法[128-131]。

功能评价和康复

对周围神经病患者的功能评估始于病史和体格检查。检查应确定运动和感觉障碍的分布。病史应包括患者的肠道功能、膀胱功能和性功能检查的报告，以及对基本 ADL 表现、职业、业余活动的自我评估。一些已经过验证的工具可以作为体格检查的补充。一些仪器可以测量特定疾病的功能，如糖尿病或化疗引起的周围神经病或神经病理性痛。评估功能的通用问卷也很有用[132-134]。一系列的功能评估可以记录治疗过程，帮助确定患者的护理是否有效或是否需要修改。

肌肉无力模式应通过特殊运动来进行进一步评估。近端肌肉无力可导致患者举手过头或转移障碍，而远端无力可影响患者精细运动或步态。如条件允许，应通过直接观察来评估患者移动性和 ADL 能力。周围神经病会对患者职业产生深远的影响，如麻木、刺痛和无力会导致患者工作质量和生产力的下降。神经病理性痛可能是严重并持续的，并限制患者工作能力。如果患者植物纤维严重受累，其可承受的工作强度可能会降低。

感觉受损的患者可能在精细运动或精确任务方面有困难。与糖尿病或其他血管危险因素相结合，神经病变所带来的皮肤发生破损的高风险，使工人对于从事需要长时间站立和行走的工作受限。平衡障碍或身体无力会增加摔倒的风险，需要对工作进行调整或限制。无力可能会使得工人持续进行抓、举、拿或抓住工具和其他物体的能力下降，在高处工作或使用危险设备时可能不安全。

卡压性神经病和压迫性神经病可随着工作有关的活动增加而加重，进而导致患者残疾。CTS 是最常见的例子。患者重返工作的不利因素包括繁重的工作、手部重复运动的职业史、参与工伤赔偿案以及使用振动工具。治疗包括炎症的控制、人体工程学的评估和调整使用的工具或工作区。

工作能力和残疾是由周围神经病和其他共病的综合作用决定。功能的评估对确定患者的状态很有帮助。它可以识别出一些缺陷，而这些缺陷可以通过适当的康复计划进行改善。

康复旨在解决症状和改善残疾（表 24-2）。治疗包括一系列广泛干预方式，来改善炎症、疼痛、无力、耐力下降、活动能力以及与 ADL 相关的残疾。

表 24-2　周围神经病的康复策略

存在的问题		功能表现	康复干预方式
无力	近端	从椅子上站起来、跳跃、爬楼梯、举起/持物及伸手困难	渐进性抗阻练习
	远端	足下垂/拍打、足趾夹力差、握力或挤压力弱	踝足矫形器或踝上矫形器、夹板、功能矫形器、工具或设备调整
广泛的无力和功能下降		耐力下降，易疲劳	一般的体能训练、省力技术宣教和睡眠质量调节
远端感觉缺失		本体感觉丧失、平衡功能差、精细运动控制不佳	精细运动功能训练、辅助器械（如手杖）
运动控制受损		同上	
自主神经功能障碍		盗汗，畏寒，肠、膀胱和心肺症状	选择手套、衣服、止汗剂、饮食，进行放松运动训练
疼痛		活动能力下降	镇痛药、神经刺激、神经阻滞、手术
畸形			夹板、足矫形器、支具、手术

运动是康复计划的一个常见组成部分。运动的类型、强度和调整取决于治疗目标和患者的健康状况及耐受性。耐力训练可弥补糖尿病神经病变中营养因子的缺乏，并有可能改善周围神经的功能。力量和耐力训练可以提高患者 ADL[135]。针对无力部位进行单独的力量训练，可以提高患者 ADL 的表现和腿部力量，特别是近端肌肉。提高运动能力的主要锻炼靶点包括髋屈肌和股四头肌。也有证据表明，运动有益于感觉和运动神经的恢复[136]。

夹板和支具有助于限制关节或肌腱的运动，以减少神经所承受的压力，并避免错误的姿势和活动。支具、适应性设备、行走辅助设备或轮椅在改善患肢灵活性方面具有必要性。安全措施包括扶手、转移辅助设备，以及通过清除障碍物、充足的照明和防护鞋来优化安全环境。矫形手术可以改善远端肌肉的力量下降。在手术之前进行松解组织和采用减少粘连的策略(按摩,超声波,运动)对于神经卡压病变是有用的。

来自 HMSN 的力量下降易导致行走异常和跌倒。康复干预的重点是维持安全有效的步态。支具如足踝矫形器,可以提供足够的支持。如果挛缩需要手术松解,术后支具或夹板也是必不可少的。为了避免马蹄足和足弓畸形的发生,选择合适的鞋子至关重要。舒适的保护鞋应具有足够的深度和强硬的内侧支撑,这有助于改善疼痛、皮肤破损和进行性畸形。锻炼对于下肢近端肌肉力量的增强是非常有效[137]。

吉兰-巴雷综合征的康复治疗措施侧重于预防挛缩、皮肤破损、肺炎和抑郁症。通讯设备、悬吊、减压床垫和床轨在疾病的急性期是有帮助的。AIDP 通常表现为力量进行性下降,因此在患者病情稳定之前,运动、支撑、适应性设备和职业再培训是不合适的。日常生活能力再训练、轮椅、步行训练和支具对于解决残留的损伤和残疾是非常必要的。

危重病多发性神经病患者的康复治疗侧重于预防压力性溃疡、挛缩和神经卡压。在恰当的康复阶段,应增加锻炼、加强活动和日常生活能力训练、应用矫形器和适应性设备。危重患者的早期康复可以改善其总体康复效果,并减少残疾遗留[138]。周围神经手术术后,需在早期增加其相关关节的主动活动范围,必要时提供夹板辅助康复。术后早期是否行关节被动活动仍存在争议。除了进行有限的关节活动以防止关节挛缩[139]外,肢体术后通常要固定 4~6 周。早期触觉刺激可促进感觉功能的恢复[127]。高压氧可以减少神经内膜水肿、降低压力,并改善血管损害[74]。

并发症的处理

皮肤破损、截肢、沙尔科关节和尿路感染等并发症通常与糖尿病性、淀粉样变性和遗传性感觉神经病有关。其他神经病变还可导致足部畸形、脊柱后凸,以及受影响区域的毛发脱落或溃疡。影像学可以显示骨密度丢失、病理性骨折,或神经性关节病。

疼痛、烧伤、皮肤创伤、感染、跌倒损伤、皮肤破损和截肢是感觉型神经病的潜在并发症。应该对患者进行鞋类、皮肤和足部护理,以及控制血糖的必要性方面的教育。鞋子应该选择宽松、深的,并且有一个开口式设计(德比鞋的鞋楦比牛津鞋的鞋楦更可取)。同时应该有足够的内侧支撑和弓形支撑。鞋矫形器可以改善疼痛和步行时因脚畸形或动态不稳定而导致的肌肉无力。

神经修复后产生的慢性疼痛、1 型和 2 型复杂性区域疼痛综合征、神经瘤形成、周围神经卡压综合征、虚弱、感觉丧失和萎缩性皮肤变化可使术后恢复过程变得复杂。如果神经手术失败,肌腱移植可促进患者部分功能的恢复。

周围神经系统是运动控制和感知体验的重要组成部分。当系统的正常运行被破坏时,可产生疼痛、残疾和生活质量受损。物理治疗的目的旨在恢复最佳功能和患者满意度。改善患者与周围神经病相关的损伤和残疾的能力是基于对疾病病理发展的临床认知。通过疾病预防和有重点的治疗,以期最大可能的实现患者的身体功能和生活质量恢复。

(李铁山、高呈飞 译　邱怀德 审校)

参考文献

Jay J. Han

肌病是以骨骼肌受累为主的各种不同疾病的总和,是致残的重要病因之一,可以损害患者的转移、自我照料及独立生活的能力,除了表现出骨骼肌无力外,许多肌病还可能累及其他的系统,如心脏和肺脏。肌病相关的功能障碍水平取决于肌病的类型,受累的程度以及进展的速度。

截至目前,归类在肌病总称下的各种肌肉疾病的类型和数量庞大,而且还在不断扩展。随着我们对肌病基因水平和分子水平的认识不断深入,肌病的分类和命名也在持续不断的革新。本章节不对某个具体的肌病进行详细讨论,而旨在为物理医学和康复医学工作者们以概览的视角认识肌病的诊断方法,临床特征,治疗和管理。

虽然大多数肌病到目前为止仍未找到治愈的办法,如神经-肌肉病,但并不代表是无法治疗的疾病。康复工作者仍能在肌病治疗方面发挥举足轻重的作用,如通过治疗让患者的功能最大化,延长或维持独立转移能力的时间,阻止身体结构变形及防治并发症,并帮助患者融入社区,在精神心理方面有良好的适应度。肌病或神经-肌肉疾病涉及多学科的合作,常常需要神经科、心脏科、呼吸科、骨科的参与,当然也离不开物理治疗师、言语治疗师、作业治疗师、矫

形医师们的努力。神经肌肉疾病专家以及康复医学专家对肌病的深刻认识有利于对康复问题和康复目标的把控。同样对肌病的认识也利于康复医师正确处理肌无力引起的功能障碍,对并发症的识别有利于开展综合的跨学科的综合康复措施。

肌病的定义和分类

周围神经系统病变可能发生在脊髓前角、周围神经、神经-肌肉接头或肌肉等不同的水平。当原发病在肌肉本身时,我们称之为肌病。本节将帮助读者概览各种不同的肌病,而与肌病康复有关的部分将在后面进行讨论。肌病大体可分为三类,包括遗传性肌病,获得性肌病,以及系统性疾病相关性肌病(表 25-1)。几乎所有遗传性肌病都有特征性的遗传学表象或能够检测出的基因变异,进一步分为肌肉萎缩型,先天性肌病,远端型肌病,线粒体肌病,代谢性肌病等等。一般来说,肌萎缩表现为基因变异引起的肌细胞的结构性缺陷,而这些基因对维持肌细胞正常机构具有至关重要的作用,肌萎缩通常是进行性的,组织病理学能发现肌纤维退行性改变、炎症、萎缩。常见的遗传性肌病类型、遗传学特点,以及受

表 25-1　肌病分类

遗传性肌病	获得性肌病
肌营养不良症	**炎症性肌病**
进行性假肥大性肌营养不良	多发性肌炎(PM)
Becher 肌营养不良(BMD)	皮肌炎(DM)
强直性肌营养不良(DM1 型和 DM2 型)	包含体肌炎
面肩肱型肌营养不良(FSHD)	**中毒性肌病**
肢带型肌营养不良(LGMD)	内固醇肌病
眼咽型肌营养不良(OPMD)	降脂药物相关性肌病
Emery-Dreifuss 肌营养不良(EDMD)	酒精性肌病
先天性肌病	其他药物相关性肌病
中央轴空病,线状体肌病,中央核肌病,多空肌病,先天性肌纤维分	**内分泌肌病**
布不均衡,还原体肌病,指纹体肌病,胞质体肌病,肌原纤维肌病	糖皮质激素异常性肌病

续表

遗传性肌病	获得性肌病
代谢性肌病 　糖原贮积症 　脂质贮积病 　呼吸链缺陷病	**甲状腺肌病** **甲状旁腺肌病** **垂体功能异常性肌病** **电解质紊乱性肌病**
远端型肌病 　Welander 型、Markesbery-Griggs-Udd 型、Nonaka 型、Miyoshi 型、 　Laing 型	**感染和肉芽肿性肌病** 　病毒性、细菌性、真菌性、结核感觉性、寄生虫性 　结节性肌病
线粒体肌病 　Kearns-Sayre 综合征、进行性眼外肌麻痹、线粒体脑肌病伴乳酸中毒 　和卒中样发作、肌阵挛性癫痫伴蓬毛样红纤维、危重病性肌病、神 　经病-共济失调-视网膜色素变性病（NARP）、肌病-眼外肌麻痹伴 　周围神经病-胃肠病型脑病（MNGIE）、Leber 遗传视神经病 　（LHON）、亚急性坏死性脑脊髓病	**系统性疾病相关的肌病** 　危重症性肌病 　电解质紊乱性肌病 　副肿瘤性肌病
离子通道病 　先天性肌强直 　先天性副肌强直 　原发性低钾型和高钾型周期性瘫痪	

累的基因位点,基因的变异类型见 e 表 25-1。先天性肌病是一组相对非进展性肌病,多出现在新生儿或婴幼儿时期,这一分类最主要是基于病理形态学变化及临床特征。远端型肌病顾名思义累及肢体远端,而不像其他类型肌病主要以近端受累为主。代谢性肌病是由基因突变导致的脂质或糖代谢异常而引起的一类肌病,因为基因突变而导致酶合成受阻,进而引起酶促反应的底物异常堆积或酶通路上产生物的缺乏。线粒体肌病是一组母系遗传性疾病,其线粒体结构和功能是异常的。因为线粒体在全身器官的细胞氧化功能方面都起着非常重要的作用,故线粒体病同样也可以累积到神经系统、心脏、肺脏、胃肠道、内分泌系统等骨骼肌以外的地方。诊断基于临床表现、血生化检查以及组织病理学检查,特征性表现是改良 Gomori 三色染色下可见蓬毛样红纤维。另外一组肌病为离子通道病。包括各种遗传性肌细胞膜离子通道异常导致的肌肉活动功能障碍,如先天性肌强直,先天性副肌强直,原发性低钾或高钾性周期性瘫痪,等等。

第二类获得性肌病包括炎症性肌病,内分泌性肌病,中毒性肌病,肉芽肿性肌病,感染性肌病等,炎症性肌病包括多发性肌炎,皮肌炎,包含体肌炎。内分泌相关性肌病分类比较明确,这些原发病包括甲

状腺疾病(甲状腺功能亢进或减退),肾上腺疾病,垂体功能异常,甲状旁腺功能异常(甲状旁腺亢进或减退)。血清电解质紊乱也可导致肌病,如血清钾、钠、钙、镁、磷等浓度异常。与中毒性肌病相关的最常见物质包括 3-羟基-3-甲基戊二酰辅酶 A(HMG-CoA)还原酶抑制剂、纤维酸衍生物(可降低白胆固醇)、氯奎、胺碘酮(两亲性药物)、秋水仙碱、长春新建(抗微管类药物)、齐多夫定(抗人类免疫缺陷病毒药物)酒精等。在所有中毒性肌病中以酒精性肌病最常见,患者通常有大量、长期的饮酒史。结节病可呈现肌肉肉芽肿样病变。感染性肌病可以由各种病原微生物引起,包括病毒(柯萨奇病毒、人类免疫缺陷病毒、人嗜 T 淋巴病毒 I 型)、细菌,真菌,结核杆菌,甚至寄生虫。

最后一类是系统相关性肌病,这类肌病有一个明显的全身性过程,并最终累及肌肉。常见的病因是败血症引起的多器官功能衰竭,全身性疾病引起的电解质功能紊乱,潜在的肿瘤等。

不同的肌病其临床特征及病程特点也因不同的病理生理而表现各异。在肌病的某个阶段,康复医学介入是必要的,另外,康复治疗选择的可及性、在人群中发病的普遍程度、其他器官受累程度都或多或少地决定了康复介入的必要性。为了制订合理的

25

康复计划,康复医师们需要了解特定病因下肌病可能的功能障碍以及预后。

疑似肌病患者的评估

病史

疑似肌病患者最常呈现的症状是肌无力,肌无力定义为某一块肌肉或一组肌群可产生的最大收缩力减小,可急性或隐袭起病(框 25-1)。一般来说,肌病更易累及肢体近端,因此当出现以下活动障碍时要警惕肌病存在的可能性,难以从椅子上或马桶上站起,上下楼梯感觉吃力,难以完成需要上举手臂的活动,包括穿衣、梳妆修饰、伸手去橱柜取物品等(e 框 25-1)。难以拧瓶盖等远端肌肉受累的症状多提示某些特定肌病的可能性。肌肉疲劳表现为肌力水平难以维持足够时间,相对来说疲劳症状不易准确评估。虽然肌肉疾病本身也可以表现为疲劳,但当疲劳成为突出主诉的时候,更多见于神经肌肉接头疾病,或上运动神经源性疾病。

框 25-1   提示肌病的临床表现和实验室检查

近端型肌无力
无感觉障碍
腱反射正常或轻度减弱
血清肌酸激酶升高
针电极肌电图:短时程、多相、低波幅的运动单位电位
神经传导正常
肌肉活检:肌纤维坏死,再生,中央核

肌肉痛也是常见的肌病症状之一,尤其多见于炎症性肌病。但即便如此,无肌痛症状并不能作为排除肌病的依据。如果肌肉痛症状突出而缺乏肌力减退则需要考虑其他病因。应注意是否存在与力弱或疲劳症状相关的肌红蛋白尿症状,后者多提示代谢性肌病。感觉异常提示不太可能是肌肉病,但应注意在少数情况下患者会将肌无力描述为某种感觉异常,从而干扰我们的判断。

家族史是最重要的病史信息之一。当怀疑遗传性肌病时,详尽的家族史以及家系图谱是非常重要的诊断依据。X 连锁的隐性遗传性肌病,如迪谢内肌营养不良(Duchenne muscular dystrophy,DMD),男性有 50% 的概率从母亲那里遗传,而女性则有 50% 概率成为携带者。常染色体隐性遗传性肌病,如肢带型肌营养不良(limb-girdle type muscular dystrophy,LGMD),很少有阳性家族史,使诊断变得困难。常染色体显性遗传性肌病,如强直性肌营养不良或面肩肱型肌营养不良(facio-scapulo-humeral muscular dystrophy,FSHD)等,在遗传家系图谱中会显示后代中有 50% 的成员患病。那些因常染色体或 X 染色体上基因突变而导致的散发病例诊断比较困难,这类肌病缺乏阳性家族史。

对于有肌无力症状的患儿,应注意采集发育过程中一些关键年龄节点信息,包括何时学会控制头部,能够独立坐、站、行走。另外应注意有无足尖行走,跌倒,脊柱过度前凸,跑步能力等病史信息。

体格检查

查体应从视诊开始(框 25-2),在肌病的早期肌萎缩是不容易被观察到的,原因是普通人群中正常变异度本来就很大,而且肌病也往往是双侧对称的,不容易从自身比较中发现。腓肠肌肥大多见于肌营养不良性肌病,尤其迪谢内肌营养不良,其次的贝克肌营养不良(Becker muscular dystrophy,BMD),这种假性肥大是因脂肪或结缔组织替代引起的,而不是因为肌肉肥大[1](图 25-1)。应注意观察是否存在强直性肌营养不良的一些特征性表现,包括颞肌和咬肌萎缩,面部瘦长伴额部光秃。

其他对肌病诊断有提示价值的症状包括皮疹的分布、关节挛缩、韧带松弛等,这类症状多见于皮肌炎,埃默里-德赖弗斯肌营养不良(Emery-Dreifuss muscular dystrophy,EDMD)以及其他结缔组织病。由于有些肌病可引起心电传导异常或心肌病,因此心脏检查对诊断肌病也是很重要的。肺部检查可能发现一些线索提示伴随限制性肺通气障碍或继发于吞咽障碍的吸入性肺炎。

因为肌无力是肌病常见而突出的症状之一,所以判定肌力损害的程度很重要,但临床上徒手肌力

框 25-2   疑似肌病体格检查要点

近端受累大于远端,颈部和面部肌肉受累
注意观察面部特征
感觉应该是正常的
腱反射保留或仅轻度受损
肌强直
鸭步和 Gover 征
注意肩带肌定位和肌力检查

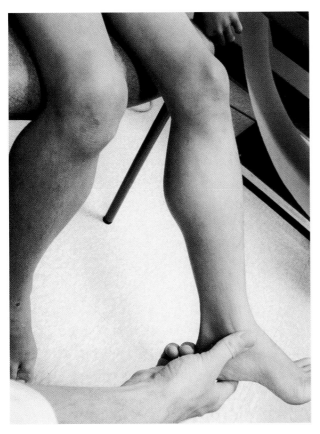

图 25-1 一名患有 DM 的 8 岁男孩,表现出腓肠肌假性肥大

检查只是一个粗略的方法,研究发现,当肌力被评定为 4/5 级时,其肌力已经丧失了 50% 左右(Medical Research Council scale)[2]。骨盆近端的肌肉力量更加强大,因而不容易被徒手检查法准确地评估,因为患者很容易克服检查者施加的阻力。手持的肌力测量仪能更精确的测量肌力,但在测量力量较强的肌肉时也会面临同样的困难[3]。在测量神经源性肌力减退时肌力测量仪能够提供更可靠的数据,因为正常的肌力范围变异度本身就很大,此时肌力测量仪能够提供连续变量的数据,而不是对某一块肌肉或肌群简单判断正常或异常。

可能更合理的测量肌力方法是观察重复的动作,如从蹲到站立,反复的脚尖站立,将手臂抗阻情况下举过头顶。注意识别 Gover 征,其表现是:当患者要从蹲到站立时,需要用手支撑膝盖,在起立过程中双手逐渐从膝盖沿着大腿上移,此动作是为了代偿伸膝和伸髋力量的不足。

在有些肌病中,面部和颈部肌肉力弱比较常见,如面肩肱型肌营养不良,这类患者因眼轮匝肌和口轮匝肌无力而不能用力闭合眼裂,即使检查者施加轻微的阻力也无法克服,吹口哨也困难。另外这类患者还可能出现上睑下垂、复视症状。在 DMD 患

中屈颈无力比伸颈无力更常见,而且还可能是最早出现的症状[4]。

肌强直表现为肌肉收缩后放松延迟或持续的肌肉收缩状态。可以要求患者用力抓住检查者手指并迅速放开,会发现手指伸展困难。此外用扣诊锤敲击手掌鱼际时可诱发掌部肌肉不随意地收缩,称之为叩击性肌强直。在肌病中,肌腱反射一般都是保留的,除非广泛的肌肉破坏导致肌力严重下降,这一点是与神经源性肌肉损害的重要鉴别点。

仔细的步态观察也很重要,进行性的步态异常有可能是肌营养不良症突出的症状之一。

腰椎过度前凸也是肌病早期表现之一,通过腰椎过度前凸将重力线维持在髋关节的后方以此代偿屈髋无力。臀中肌步态也很常见,表现为支撑相躯干过度向支撑侧倾斜以代偿对侧髋外展肌群无力。同样,当伸膝力弱时,则表现为支撑相末期膝关节铰锁在过伸位,使重力线落在膝关节的前方。这些现象在 DMD 或 BMD 中很常见。也可以见于其他类型的肌病,通过膝过伸或膝反张以稳定膝关节。在以远端肌无力为主要表现的肌病当中,如强直性肌营养不良症以及少数面肩肱型肌营养不良,踝背屈和跖屈无力可以是早期的突出表现。此类患者在步行中表现为跨阈步态,与下肢周围神经损害表现很相似。

肩部的异常形态以及肩胛骨的位置对于识别肌病也很重要,在 FSHD 和 LGMD 中,由于背阔肌、斜方肌下部、菱形肌、前锯肌受累,导致肩胛骨向侧上方移动,肩部前倾。此外肩胛骨内侧突出,表现为翼状肩胛,由于肩胛骨向上拉移动置于斜方肌的深部,使斜方肌隆起,看起来很像斜方肌过度肥大。

实验室检查

对于疑似的肌病,最重要的实验室检查是血清肌酸激酶(creatine kinase,CK)。因肌纤维破坏,肌酸激酶渗漏进血清中,在炎症性肌病以及 DMD 和 BMD 早期,CK 可高达正常值的 50~100 倍。而缓慢进展的肌营养不良症,CK 仅轻度或中度升高。然而 CK 并不是一个很好的筛查肌病的检测方法,因为在先天性肌病、慢性进展的肌营养不良症、慢性期的炎症性肌病、系统疾病导致的肌肉受累,CK 可以是正常的。临床医师还应该警惕不要对轻度升高的 CK 进行过度的解读,因为健康人由于高强度的肌肉锻炼也可以引起 CK 升高。相反,在那些已经有显著的肌萎缩的患者中,CK 可以是正常的,甚至是偏低

的，因为残存的肌纤维太少导致释放的 CK 也减少。转移酶、醛缩酶、乳酸脱氢酶升高也可见于肌病，但没有特异性，因为肝脏损害时同样可以升高。血乳酸和丙酮酸水平升高提示代谢性肌病，尤其动脉血，但糖原代谢异常时并不会升高，因为糖原不能分解。

电生理诊断

肌电图检查（electromyography，EMG）对于肌病诊断极其重要，它能将病损定位在肌肉本身而不是脊髓前角。另外肌电图能帮助定位最佳的肌肉活检取材部位，某些肌电图异常表现对一些特殊的肌病类型具有提示价值。需要注意的是，某些肌病肌电图表现也可以是正常的，因此正常的肌电图表现不意味着可以排除肌病。

神经传导一般是正常的，但当肌肉严重萎缩时也可以引起运动神经传导的复合动作电位波幅降低。针电极肌电图是否能发现静息下的正尖波和纤颤波取决于肌纤维退变是否处于活跃期，自发电位可见于急性炎症性肌病以及快速进展的肌营养不良症，但鲜见于缓慢进行的肌病以及系统性疾病继发的肌肉损害。

提示肌源性损害的特征性针电极肌电图表现是随意收缩时可见低幅、多相、短时程的运动单位电位。因为即使运动单位动员增加，肌肉的力量也只是轻微增加，所以产生同样大小的收缩力需要比正常时动员更多的运动单位，此时针电极肌电图表现为早募集现象，这一现象在慢性肌病中可能表现轻微或者缺乏。椎旁肌、冈上肌、冈下肌、臀肌、髂腰肌等在诊断肌病时尤为重要。

肌肉活检

最理想的肌病活检标本是力量减弱但并没有发生严重的肌萎缩（参见第 2 章）。电诊断异常的肌肉其肌肉活检发现异常的可能性也很大，虽然我们不应该对刚做过肌电图的肌肉进行活检，因为肌电图针本身也会损伤肌纤维。最方便获取的肌肉标本取材部位包括上肢的三角肌、肱二头肌以及下肢的股四头肌。病理检查可见肌纤维坏死、变性、萎缩，结缔组织增生，炎性浸润，核仁增大。不同的先天性肌病，包括中央核肌病，肌管肌病，中央轴空病，杆状体肌病等在电镜下也表现各异。此外免疫组织化学方法还可以发现抗肌萎缩蛋白以及其他的膜结构蛋白的量的变化。

分子遗传学

新的分子遗传学研究极大地增加了我们对肌病的了解。在很多神经肌肉病的研究中，染色体定位，识别致病基因，定位突变基因等对诊断起到了非常大的帮助作用。典型的例子就是 DMD 和 BMD，两者都是由一个 X 染色体上的超大基因突变引起的。这个基因的蛋白产物是抗肌萎缩蛋白（dystrophin），被确认为细胞骨架肌膜的重要成分，维持着肌纤维的稳定性[5]。来自血样的基因分析可用于诊断抗肌萎缩蛋白相关性肌病，然而只能在 65% 的 DMD 以及 80% 的 BMD 患者中有阳性结果。改进的 DNA 分析对抗肌萎缩蛋白较小的基因突变进行检测可将 DMD 的检测阳性率提高到 90%[6]，但阳性的结果并不能将 DMD 与 BMD 进行清晰地区分。当基因突变检测结果阴性，或者要在较轻型的 DMD 与重型的 BMD 之间进行鉴别时，抗肌萎缩蛋白的免疫组化研究是很必要的。如果抗肌萎缩蛋白缺乏或其水平低于 3% 则考虑 DMD，而 BMD 表现为抗肌萎缩蛋白的分子量异常或总量减少。在过去几年，商业性质的基因检测服务在迅速增长，并持续扩张。当无法得到商业性基因检测服务时，还有数量众多的致力于某类特殊肌病研究的实验室，他们能提供用于研究性基因检测服务。基因缺陷疾病的文献综述以及能提供肌肉病或神经肌肉疾病基因诊断的实验室清单可在 https://www.Ncbi.nlm.nih.Gov/gtr/ 上查到。虽然基因检测在现有的诊断手段中占据着举足轻重的地位，但它仍然不能代替细心的病史询问和全面的体格检查以及丰富的临床经验。

肌病的临床表现

遗传性营养不良性肌病

迪谢内肌营养不良

DMD 是 X 连锁的遗传性疾病，基因突变位点在 X 染色体短臂 2 带 1 区（Xp21）[7]。如上文提到，该基因编码抗肌萎缩蛋白，后者是肌细胞骨架蛋白的重要组成部分，维持肌纤维的稳定性。抗肌萎缩蛋白的缺乏导致肌细胞更易受损于机械压力，最终导致肌纤维缺失以及被纤维组织替代[5,8]。

DMD 是儿童肌病中最常见的类型，男婴出生患病率约 1∶5 000～1∶3 500[9]，虽然该病是经典的男性遗传性肌病,但约 1/3 是由基因突变引起,没有家族史。典型的早期表现是步态异常,反复跌倒,爬行困难。虽然出生后早期就可能出现肌张力低下,动作发育迟缓,但 75%~80% 的患儿直到 4 岁前才被注意到[4]。步态异常表现脚尖行走以代偿伸膝无力,

或因伸髋无力而过度腰椎前凸。另外一个提示盆带肌无力的经典症状是 Gover 征,表现在患儿起立的过程中,患者首先要四点支撑,然后通过双手支撑帮助伸膝,再用双手从膝部支撑逐渐上移至大腿,直至完成站立(图 25-2A-D)。

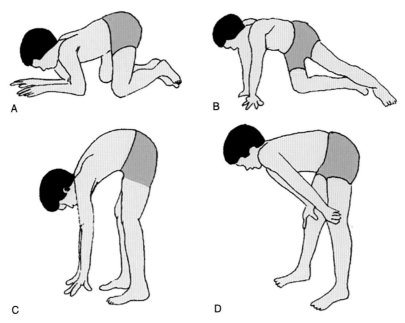

图 25-2　A-D:患有 DMD 男孩由于骨盆带肌无力表现出的 Gower 征(摘自 Rosdahl CB,Kowalski MT. Textbook of Basic Nursing. 10th ed. Philadelphia,PA:Wolters Kluwer Health/Lippincott Williams & Wilkins;2012)

体格检查会发现,最早的肌无力可能表现在学龄前期的屈颈无力,然后是肩带和盆带肌无力,进行性加重,虽然患儿或家属会觉得功能的丧失是突然出现的而不是逐渐发生的,这是因为此时代偿性动作已不足以抵消肌无力和活动范围受限。定量肌力测试可发现截至 6 岁时,至少有 40%~50% 的肌力丧失。徒手肌力测试会发现从 5 岁至 13 岁,肌力丧失会呈线性加重。到 14~15 岁进入相对的平台期,但更可能是触底效应,此时徒手肌力检查已无法敏感地测出肌力的变化[10,11]。

康复要点总结在框 25-3 中,不经过积极康复,约在 7~13 岁时需要使用轮椅,平均开始使用轮椅的年龄大约在 10 岁左右。使用计时运动能力测试有助于预测何时需要依赖轮椅。一项自然病史的研究发现,那些步行 9.1m(30 英尺)耗时超过 12s 的患者,全都在 1 年之内丧失了步行能力[4],在这个时间段里,制动或者是其他急性疾病的打击都可能令患者永久丧失步行能力。与其他肌病不同的是,关节挛缩是 DMD 突出问题之一,几乎所有 13 岁以上的患儿都有关节挛缩问题[4,12,13],最早出多见于踝关

节的跖屈肌群、髂胫束、屈髋肌群,之后逐渐扩展到膝关节、肘关节和腕关节。未发现关节挛缩程度与肌肉抗重力伸展损失程度存在相关性,而且与关节的主动肌与拮抗剂力量失衡也无关[4]。显然下肢关节挛缩将对白天的轮椅上生活带来困扰。自然病史研究数据发现,相比跟腱挛缩,进行性肌力减退才是丧失步行能力的更关键原因,因为在依赖轮椅之前,跖屈超过 15° 的跟腱挛缩并不多见[4](图 25-3)。

框 25-3　进行性假肥大性肌营养不良康复要点

维持儿童期的活动能力、关节活动度、肌力
进行性脊柱畸形
限制性肺通气
心律失常和心肌病
青春早期肥胖,青春晚期恶病质
心理调适和社会融入

脊柱畸形也是一个 DMD 主要的临床关注点(参见第 28 章),DMD 脊柱畸形患病率与年龄有很大关系。虽然显著的脊柱侧弯与开始需要使用轮椅在时间上相关,但两者间似乎并不存在因果关系[4,14]。

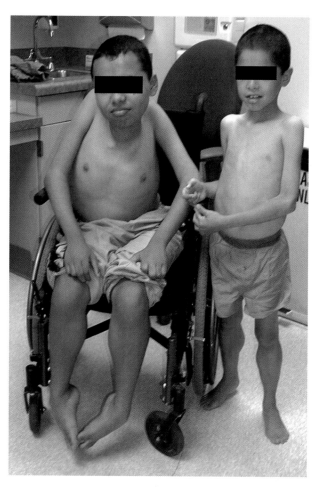

图 25-3　一对患有 DMD 的兄弟,年龄分别为 8 岁和 15 岁。哥哥(左)有严重的肌肉萎缩、脊柱侧弯和多处关节挛缩。弟弟(右)表现出肩胛骨后缩、腰椎前凸增加,且站立相出现跖屈(脚趾行走)来维持体重线在髋部后方和膝伸展时前方之间

而诸如青春期生长发育加快、进行性躯干肌肉受累可能与青春期的脊柱侧弯存在更大的相关性。有些研究证据表明脊柱侧弯类型以及早期的肺功能检测结果与脊柱侧弯程度有关[15]。当脊柱没有严重的后凸或前凸,抑或用力肺活量超过 2L 时,出现严重脊柱弯曲的可能性较小。目前比较清楚是支具并不能延缓脊柱畸形的发生[12,16,17],而是否手术矫正则取决于肺功能的受累程度。虽然在十岁以前用力肺活量可接近预测值的 100%,但在 5~10 岁以前最大的静态气道内压(无论是最大吸气压还是最大呼气压)都是减小的。在第二个十年的早期肺功能相对处于平台期,但随着进入青春期,肺功能开始呈现与年龄相关的线性下降[4]。在 10~12 岁期间,用力肺活量越高预示随后几年限制性肺通气严重程度以及脊柱畸形的程度越小[4]。当肺活量低于预测值的 40% 时,脊柱畸形矫形手术视为禁忌,因为此时围术期死亡率将增加;然而随着目前肺功能护理水平的

提高,矫形手术已不是绝对的禁忌[18]。症状性的呼吸衰竭常见于青春期末,对于这一并发症的管理将在后半部分更详细的阐述。

因为抗肌萎缩蛋白也会出现在心肌以及浦肯野纤维上,所以心脏同样可以受累[19]。大多数超过 13 岁的 DMD 患者会出现心电图异常[4],如肢体导联深 Q 波,ST 段抬高,R 波递增不良,R/S 比值增高,静息下心动过速,传导阻滞。心电图还用于评估心肌受累的死亡风险,包括胸导联 R 波低于 0.6mV;V5 的 R 波的小于 1.1mV;V6 的 R 波小于 1.0mV;室性期前收缩,窦性心动过速[20]。室性心律失常导致的猝死,左心功能衰竭等并发症在 DMD 中有详细阐述[21,22]。然而充血性心力衰竭可能是更常见的并发症,有研究者发现约 40% ~50% 的 DMD 患者死于这一并发症[23,24]。心肌病通常在患儿 10 岁以后会被注意到,几乎见于所有 18 岁以后的患者[25]。超声心动图对诊断心肌受累大有帮助,而心肌收缩功能障碍预示着短期预后不良[26]。一旦 DMD 患者到达青春期,审慎的做法是定期做心电图、超声心动图、动态心电图检查。

抗肌萎缩蛋白也出现在脑组织[27]中,DMD 患者的平均智商水平低于同龄人或者正常值水平[4]。也可出现一种特定的与智商无关的认知缺陷[28],表现为难以执行需要注意复合语义信息的任务。神经心理学测验发现的轻中度异常可以出现在没有明显肌力减退之前。

活动减少导致的肥胖也是 DMD 另一个关注点,尤其在患者依赖轮椅进行活动之后[29,30]。由于许多患者接受了肾上腺皮质激素治疗,体重增加成为最常见的不良反应。在 DMD 的末期(17~21 岁),体重下降也是营养方面的一个突出的问题,这可能是营养不良或 DMD 晚期对蛋白和卡路里摄入需求增加有关[31,32],部分原因也可能与限制性肺通气障碍导致的呼吸做功增加有关。

在这种情况下,已难找到有效的治疗方法,口服皮质激素可能增加肌容积,增加肌力,缓解肌肉退化,但其机制依旧不明,新的研究提示皮质激素治疗获益源自缓解心肺、脊柱侧弯等并发症[33-35]。致力于增加肌容积和肌力的药物研究、干细胞治疗、基因治疗也在进行中[36-37]。

贝克肌营养不良症

BMD 与 DMD 一样也是 X 连锁的隐性遗传性肌病,不同的是起病较晚,进展较慢(e 表 25-2)。BMD

致病基因同样位于 X 染色体短臂 2 带 1 区（Xp21），该基因正常状态下编码抗肌萎缩蛋白。但 BMD 患者抗肌萎缩蛋白量只有正常水平的 20%～80%，或者存在抗肌萎缩蛋白分子量的异常。与 DMD 的框移突变不同的是，BMD 大部分是框内缺失引起。其发病率低于 DMD，约 24/1 000 000[38]。

如果没有抗肌萎缩蛋白的检测，仅凭其他临床资料鉴别 BMD 与 DMD 也许有些困难。虽然 BMD 发病年龄晚于 DMD，但两者起病时间仍存在重叠部分。肌酸激酶的水平不能作为两者之间的鉴别依据。最有价值的鉴别是进入青春后是否还具备行走的能力。BMD 患者很少会在青春末期依赖于轮椅，而对于 DMD 患者来说，即使是表现"超常的"患者在 16 岁以前也会依赖于轮椅。实际上 BMD 到了中年甚至中年以后仍具备良好的行动能力。BMD 进展类型大概可分为两种，一种平均起病年龄在 7.7 岁，到 20 岁的时候会出现上楼梯困难。而更多见的是进展相对缓慢的类型，起病平均年龄在 12 岁，到 20 岁时上楼梯没有困难。前者在肌电图检查方面异常的概率更高[40]。正常抗肌萎缩蛋白的比例不能用于预测 BMD 的预后[41]。

BMD 的体格检查方面表现与 DMD 很像，虽然严重程度方面更轻。颈部屈肌和下肢近端肌肉可早期受累，尤其伸髋和伸膝的肌群[39]，继而在逐渐累及上肢近端（图 25-4）。伸肌受累程度重于屈肌[39]。也可以出现腓肠肌假性肥大；Gover 征的出现提示下肢近端肌肉受累。站立时腰椎过度前屈，因髋外展肌无力导致步行时躯干过度向负重侧倾斜以代偿对侧髋外展无力，表现为左右摇摆的步态。

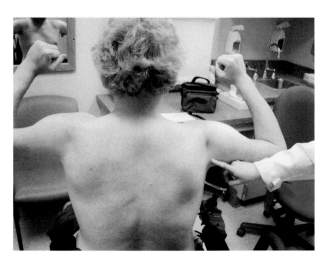

图 25-4　一名患有 BMD 的 36 岁男性，三角肌后束和冈下肌出现假性肥大，导致腋窝后凹陷征

Beker 型肌营养不良症早期并无明显的关节挛缩问题[39,40]，只有在依赖轮椅阶段开始以后才会出现。关节挛缩与轮椅坐位有关，表现为屈髋、屈膝、踝跖屈位。脊柱畸形发生率明显低于 DMD，BMD 很少会发展到需要矫形手术的程度[39,40]。可有严重的心脏受累，其严重程度与肌病的骨骼肌受累程度不成比例[40,42-46]。可有高达 75% 的患者出现异常的心电图改变[39,47]，常见的心电图异常包括异常 Q 波，右束支传导阻滞，左或右室肥大，非特异性 T 波异常。超声心动图发现 37% 的患者左室扩张，63% 有全心无力导致的收缩期功能障碍[47]，有些患者甚至最终需要接受心脏移植治疗[48,49]。患者不一定表现出明显的心脏受累症状，因此需要定期的心电图和超声心动图检查。与 DMD 不同的是，严重的肺功能障碍并不是 BMD 的突出表现，用力肺活量只有到 30～50 岁之间才开始低于预测值。因为肋间肌、腹肌受累程度相对高于膈肌，因此最大呼气压受损会早于最大吸气压（maximal inspiratory pressure，MIP）[39]。

除了少部分患者轻度异常外，一般认知功能和神经心理学测试不会出现异常。

强直性肌营养不良症（DM1 型和 DM2 型）

强直性肌营养不良包括两种，即 DM1 型和 DM2 型，共同的表现是肌强直和肌营养不良，而在其他器官受累方面则表现各异，而且两者的致病基因也是不同的。DM1 型是由于 19 号染色体长臂 1 区 3 带 3 亚带编码肌强直蛋白激酶（DMPK）的基因 CTG 重复扩增，而 DM2 型则是由 3 号染色体长臂 2 区 1 带上的 9 号锌指蛋白基因 CCTG 重复扩增引起[50-52]。DM1 型是成人慢性肌营养不良症中最常见的类型，发病率约为 1/8 000[9]，而 DM2 则少的多，仅占所有强直性肌病中的 2%。但两者都可累及多个系统，包括骨骼肌、平滑肌、脑组织、眼外肌等（框 25-4），临床上可表现为白内障、心脏传导阻滞、吞咽障碍、内分泌异常、肌无力和肌强直。

框 25-4　强直性肌营养不良的康复要点

进行性肌无力，远端受累程度大于近端
肌强直，收缩后放松困难
心脏传导异常
吞咽障碍
白内障
夜间低通气，睡眠呼吸暂停

DM1 和 DM2 都是常染色体显性遗传疾病。如上所述，DM1 的表型是由于 DMPK 基因上 CTG 三核苷酸重复扩增引起的[50,51]，正常人 CTG 重复不会超过 50 次，而强直性肌营养不良症患者可重复高达 50 至数千次[50-52]。发病年龄与 CTG 重复扩增的次数有关。轻度的、晚发的患者重复扩增仅 50~150 次，而先天性的强直性肌病则可高达 1 000 个重复拷贝以上。先天性强直性肌病仅见于 DM1 型，而且在患者下一代中其扩增区还有可能继续扩展，从而表现为更为严重的基因表型。目前商业性检测 DM1 型 CTG 和 DM2 型 CCTG 扩增数量的分子遗传学诊断已存在。

DM1 型强直性肌营养不良面部特征比较明显，病程长者可表现为瘦长脸，颞肌和咬肌萎缩。上眼上睑下垂比较常见，男性患者常见早秃现象。与常见的肌病近端受累为主不同的是，强直性肌病远端受累为主，尤其在发病早期，如踝背伸无力，足下垂，内翻足或外翻足，手部肌肉无力[53]。而 DM2 型则是近端受累为主，但最终无论是 DM1 还是 DM2 型，两者随着病症进展颈部肌肉、肩带肌、盆带肌均会受累及。显著的关节挛缩不常见，脊柱侧弯畸形仅多见于先天性起病的 DM1 型[53]。

强直性肌病显著的特征是肌强直，肌肉放松延迟或收缩时间延长。比如，用叩诊锤叩击手部鱼际肌可引起拇展肌持续收缩和隆起；当要求患者持续抓握后突然松手时可表现为抓握强直，手指不能打开。针电极肌电图检查时可见肌强直样放电，频率逐渐增高的电活动，但这一肌电图特征并不是强直性肌病特有的。肌强直和肌无力在不同患者间受累程度也不一样，功能障碍与受累部位有关。

心脏异常在 DM1 型和 DM2 型中都很常见，约 70%~75% 的患者会出现心电图或超声心动图异常[54]。心脏传导阻滞常见，也会出现 P-R 间期延长、电轴偏移，窦内传导阻滞是强直性肌病患者潜在的死因，某些少部分患者会因此而猝死[55]。某些情况下需要考虑安装人工心脏起搏器，对于那些有气促、心悸、胸痛或者其他心脏症状的患者来说，需要定期的心脏功能评估。

当新生儿患先天性强直性肌营养不良时，呼吸肌受累可导致致命的呼吸衰竭。许多非先天性 DM1 型患者在成人后期会出现限制性肺通气障碍[53]。夜间呼吸困难和低通气可能发生，临床医师应特别注意以下症状：晨起后头痛，做噩梦，打鼾，睡眠障碍，白天嗜睡倦怠等。平滑肌受累可表现为吞咽困难、便秘，尤其在先天性肌强直患者中。吞咽造影可见向食管内推送延迟，容易造成误吸[56]。虽然患者

中糖尿病病发病率相对正常人更高的说法还存在争议，但胰岛素不敏感的现象相对来说比较普遍。其他的内分泌异常包括性腺功能障碍和不育症，甲状腺功能异常，应注意排查。囊后白内障几乎见于所有的 DM1 型和 DM2 型患者，需要眼科持续随访，当视力严重受损害时，需要考虑白内障摘除手术治疗。

认知障碍在先天性强直性肌营养不良症中非常普遍，智商水平可达到精神发育迟滞的标准[53,57]。非先天性的 DM1 型认知功能损害程度不一[53]，认知水平似乎和 CTG 拷贝次数存在一定的关联性。

面肩肱型肌营养不良

FSHD 与其他类型肌病相比显著的不同点就是受累及范围局限在面部、肩带肌，在成人各型肌营养不良中排列第二位，发病率约为 10/100 万~20/100 万，它也是一种常染色体显性遗传性肌病，突变位点定位于 4 号染色体长臂 3 区 5 带上（4q35）[58]，端粒区片段长度缩短[59]，这一片段缩短的原因是被称为 D4Z4 的拷贝序列缺失。该病的发病机制目前已基本清楚[60]。现已有用于诊断 FSHD 特异的、敏感的基因检测服务。

FSHD 显著的特征是面部肌肉受累，包括口轮匝肌、颧肌、眼轮匝肌，这会造成眼裂闭合无力而不是眼上睑下垂，面具脸，难以用力闭眼、缩唇、吹口哨以及用吸管饮水（图 25-5）。症状一般出现在青春期或成人早期，病理检查并无特异性发现，也可表现为肌纤维萎缩或肥大。血清肌酸激酶一般正常或仅轻度升高。确诊仍需要分子遗传学检测。

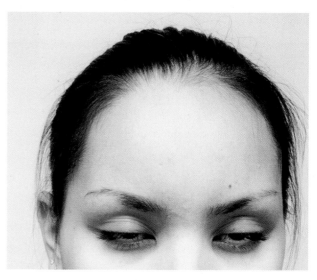

图 25-5　一名患有面肩肱型肌营养不良症的 21 岁女性在尝试闭眼动作。表现为眼睛闭合无力，面部表情减少

由于前锯肌、斜方肌下部、菱形肌，背阔肌受累，导致双侧肩胛骨向侧上方移动（图 25-6），翼状肩非常常见。与其他大多数营养不良性肌病相比，肌肉非对称性受累比较常见[61]。有研究者认为这是由于一侧承担工作负荷更多引起[62]，但这种说法尚存在争议。虽然患者的肩外展和外旋都受限，但如果在稳定肩胛骨的前提下，三角肌的力量并不表现为明显减退。肘的屈伸活动受限也很常见。在病程晚期，常常会累及下肢近端肌肉。但是在早期阶段踝背伸受限也可见到。约 20% 的患者最终会需要借助手动或电动轮椅来实现移动[63]。Coats 综合征（毛细血管渗出性视网膜炎）是早发型变异，通常合并有神经性耳聋。肌无力幼儿期起病，进行性加重，20~30 岁会依赖于轮椅进行活动。毛细血管渗出性视网膜炎需要早期识别并及时治疗，以免造成永久性视力损害。听力研究发现高频听力损害在患者中比较普遍[64-66]。

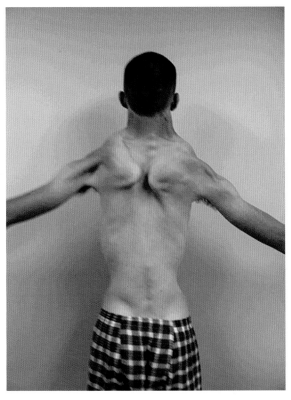

图 25-6　一名患有面肩肱型肌营养不良症的年轻人的肩带肌外观。肩外展肌无力和肩胛骨过高导致斜方肌肥大（摘自 Campbell WW. DeJong's The Neurologic Examination. 7th ed. Philadelphia, PA: Wolters Kluwer Health/Lippincott Williams & Wilkins; 2013）

严重的关节挛缩不常见，脊柱畸形常见为脊柱过度前屈或侧弯，或者两种情况同时出现。为了代偿伸髋无力，患者腰椎过度前凸，在有些患者中表现的还比较严重，但相比较而言，脊柱侧弯却很少严重到需要外科矫形手术治疗的程度。

心脏并发症少见，虽然有学者发现部分患者出现了心肌纤维化和传导阻滞[67,68]。约半数患者会出现轻度限制性肺通气障碍，但呼气肌受累较吸气肌受累更甚，这一点与其他类型的肌营养不良症类似[61]。由于球部肌肉和呼吸肌受累较轻，因此患者生存期限往往是正常的。

肢带型肌营养不良

在基因检测技术问世之前，那些慢性进展的，以四肢近端受累为主的肌病，无论遗传方式是常染色体显性遗传（1 型）还是常染色体隐性遗传（2 型），都被归为肢带型肌营养不良。新的分子遗传学研究发现了一些肢带型肌营养不良的变异基因。目前已发现 34 个亚型[69]，其中 8 个是常染色体显性遗传（LGMD1 型，A-H），26 个是常染色体隐性遗传（LGMD2 型，A-Z）。在本章节中不对各亚型进行详细的讨论，有兴趣的读者可以通过查阅最新文献综述了解更多详情[70]，LGMD 作为这类肌病的总称仍然保留，毕竟各个亚型的临床表现和病程有很大的相似性。

需要注意的是肢带肌受累并不是 LGMD 所特有的表现，其他可有类似表现的肌病如 BMD、DM2 型、DMD、埃默里-德赖弗斯肌营养不良、晚发型脊肌萎缩症等均需仔细去鉴别。确定具体某一亚型常常是不容易的，对大多数患者来说可能性不大。而详细的病史，家族史，遗传方式，临床特点都有助于缩小鉴别诊断范围。

目前已明确常染色体隐性遗传 LGMD 与编码肌糖复合物的基因突变有关，进而影响抗肌萎缩蛋白的合成，后者是肌细胞膜的重要成分，维持着肌细胞骨架的稳定性[71]。虽然肌无力症状会最终广泛累及骨骼肌，但严重的关节挛缩、限制性肺通气障碍并不常见[72]。在美国 LGMD2C-F（sarcoglycanopathies，肌聚糖蛋白病），以及 LGMD-2C 型（Dysferlinopathy）、LGMD-2A 型（Calpainopathy）是最常见的肢带型肌营养不良，但在世界范围来看，LGMD 的类型及发病率可能是不一样的[73]。

心脏受累不多见，而且明显少于肌萎缩蛋白相关性肌病（如 DMD 和 BMD），但某些亚型中，比如 LGMD1A-D，LGMD2C-F，LGMD2I，心脏可有明显受累的现象，这种情况下，需要心脏科医师随访，定期进行心电图、超声心动图或动态心电图检查。呼吸受累可以是以上各亚型晚期的突出问题。

一个进展较快的肌聚糖蛋白病亚组被称为重型儿童常染色体隐性遗传性肌营养不良症（SCAR-MD），这类病与 DMD 早期表现很像，也是儿童期起病，肌无力类型也相似，但不同之处是发病男女比例均等，而且进展相对 DMD 慢，丧失自由行动的能力大约在 10～20 岁之间。

非营养不良性遗传性肌病

先天性肌病

先天性肌病这一术语用于一组常染色体隐性遗传性肌病，经典表现是新生儿肌张力低下，能明确肌肉受累，肌无力非进展型或者进展相当地慢，儿童早期运动发育明显迟缓，有些患者可出现精神发育迟滞。肌无力通常累及下肢近端及臀部肌肉、肩带肌肉。因为没有进行性肌纤维丢失，所以这类肌病不归类为肌营养不良症。各型的诊断主要基于组织学、电镜下肌肉活检。中央轴空病、杆状体肌病、肌管肌病、中央核肌病都属于此类。

代谢性肌病

这类患者存在糖、脂类、嘌呤代谢障碍，表现为运动耐力下降，劳累性肌痛。体格检查不一定可见的肌无力症状，但活动后易诱发疲劳、肌痛、肌肉僵硬等症状。高强度运动的患者可能会出现棕红色尿液，那是因为横纹肌溶解导致的肌红蛋白尿。在有些代谢性肌病中，进行性肌无力可能表现的比运动诱发的症状更为突出，因而看起来更像肌营养不良症。酸性麦芽糖缺陷病（又称 Pompe 病）、肌肉磷酸化酶缺陷病（又称 McArdle 病），肉碱缺乏病（carnitine deficiency）都归属于代谢性肌病范畴。

Pompe 病（酸性麦芽糖缺陷病，糖原贮积症 2 型）是一种酸性溶酶体酶缺陷导致的糖原代谢异常，有三种常染色体隐性遗传形式。第一种是出生后即出现肌张力低下，两岁内死亡。第二种是儿童期起病，运动发育延迟，四肢近端肌力减弱，死亡时间在 20 岁以前。第三种是成年型，30～40 岁方起病，表现为缓慢进展的四肢近端肌力减弱，临床表现与肢带型肌营养不良、皮肌炎类似。酶替代性治疗（enzyme replacement therapy，ERT）可能对这类肌病有效，该方案尚处在临床验证阶段。目前已有针对此类肌病的诊断、治疗指南[74]。

由于有潜在的治疗前景，将 Pompe 病与其他难治性肌病相鉴别就显得非常重要，尤其当一个患者表现为肢带肌力减弱，呼吸功能不全，但心脏没有明显受累，同时又有提示代谢性肌病的证据时。Pompe 病是有可能被有效治疗的，目前已有针对该病的商业性诊断服务。

McArdle 病通常是常染色体隐性遗传性肌病，以男性更多见。由于糖原代谢缺陷，患者不能耐受体力活动，易疲劳，运动后肌肉僵硬。在发作间期体格检查可能正常，虽然有些患者可以表现为进行性近端肌无力。前臂非缺血性运动测试可用于该肌病的评估[75]。

肉碱缺乏病是最常见的脂质代谢病。有原发性和继发性两种：原发性血浆和组织中肉碱水平显著降低，而继发性仅轻度降低。缺少肉碱将损害线粒体内长链脂肪酸代谢能力，肌细胞能量产生减少。口服肉碱对部分病例有效。

获得性肌病

炎症性肌病

炎症性肌病的明显的特点是肌活检可见炎症细胞，包括三种类型，皮肌炎、肌炎、包含体肌炎。虽然三种类型存在区别，但这一组肌病都被认为是在遗传易感性基础上由环境因素所诱发的。多发性肌炎和皮肌炎可能和心肺疾病、肿瘤存在关联。此外炎症性肌病也可以是其他结缔组织肌病的部分表现。如硬皮病，系统性红斑狼疮，混合型结缔组织病，干燥综合征等。总体来说特发性炎症性肌病发病年龄具有双峰的特征，儿童青少年好发于 10～15 岁，而成人则好发于 45～60 岁，女性发病率约是男性的两倍，而包含体肌炎除外，后者男性发病率是女性的两倍。及时、准确地对多发性肌炎或皮肌炎做出诊断是非常重要的，因为治疗的效果和预后取决于免疫治疗开始的时间，越早开始，治疗效果和预后越好。

皮肌炎

皮肌炎的特征性表现包括急性、亚急性、隐匿起病的肌无力，伴随特征性的皮损。眼睑上可见紫色、鳞屑状皮疹，眼眶周围水肿，又称为向阳性皮损（heliotropic rash）。其他常见皮损部位包括手背、膝和肘的伸面以及踝部。可伴或不伴肌痛，肌无力一开始累及四肢近端，逐渐波及四肢远端。当出现吞咽和发声困难时提示有咽肌受累。其他的临床表现包括心律失常、心肌病、关节痛、间质性肺病。成人皮肌炎和未发现的恶性肿瘤可能存在关联,因此对于新诊断的皮肌炎,因警惕合并恶性肿瘤的可能性。

儿童皮肌炎和成人型不同的是更容易合并皮下和肌肉组织血管炎、异位骨化以及脂肪营养不良。单用皮质激素既可有效缓解病情病又可预防复发,通常可以在病情缓解后逐渐减少剂量。成人型皮肌炎对激素的治疗反应不十分肯定,往往需要合并使用其他的免疫抑制剂,而且很难完全中断药物治疗而不复发。

多发性肌炎

多发性肌炎的诊断往往比皮肌炎更难,因为看不到特征性的皮损。该病很少在 20 岁以前发作,亚急性或隐匿起病的四肢近端、屈颈无力应警惕多发性肌炎的可能性。约 1/3 的人可有肌痛症状,但并不一定是突出的表现。肌酸激酶可有明显升高,但对于病史较长伴有肌萎缩的患者也可以表现为正常。血清肌酸激酶水平能一定程度反映肌肉受累的严重程度。心脏和肺的累及程度与皮肌炎类似,恶性肿瘤为病因的可能性显著低于皮肌炎。主要治疗方法是激素辅以其他免疫抑制剂。

包含体肌炎

20 世纪 70 年代,发现约 1/3 的炎症性肌病的病程特点、累及部位与其他类型肌病均存在差别,被称为包含体肌炎,因为病理检查发现了炎症细胞以及含有核包含体及胞质管丝包含体的空泡肌纤维。目前发现 50 岁以上肌病患者中,包含体肌炎最为常见[76],且男性发病率高于女性。特别的是,包含体肌炎近端和远端都易受累及,尤其屈腕和屈指肌受累多于伸腕和伸指肌,股四头肌受累程度高于其他类型肌病,约 1/3 会表现为肌痛,常误诊为肌萎缩侧索硬化症,因为发病年龄常见于 50 岁以后。多数包含体肌炎进展较快,能发展到需要通过轮椅实现转移的程度。遗憾的是,包含体肌炎对免疫抑制剂不敏感,治疗主要是辅助器具的应用[77]。

中毒性肌病

药物和毒物都可能会对肌肉和其功能产生损伤,致病机制包括直接的肌细胞损伤、通过电解质紊乱间接损伤、肌肉缺血性损伤、引起过度的肌纤维活动以及免疫机制等。肌肉损害范围可以是局部的,也可以是大范围的,可以急性发病,也可以是在长期暴露后发病。

皮质醇性肌萎缩和内固醇肌病

虽然内源性皮质醇增多(库欣综合征)导致的肌无力并不多见,但是长期使用外源性激素治疗可引起肌萎缩以及肌无力,且肌无力症状近端重于远端。每天使用泼尼松 30mg 治疗与更小的剂量或隔天使用治疗相比,内固醇肌病发生的风险更高[78]。肌无力程度与激素疗程长短并不一定有关联。肌酸激酶水平正常或降低,肌肉活检可见 2 型肌纤维损害重于 1 型。这更可能是肌蛋白合成代谢减弱而不是分解代谢增加。有研究证明持续的抗阻训练有助于减少或阻止内固醇引起的肌病[79]。

他汀和其他药物相关的肌病

HMG-CoA 还原酶抑制剂(统称为他汀类药物)一直以来用于高脂血症的治疗,同时他汀药物也是目前世界上最常用的药物之一。大多数接受他汀治疗的患者并不会产生肌肉症状或毒性反应。但根据药物不良事件报告估计,他汀治疗引起的毒副反应(statin-induced myotoxicity,SIM)在临床实践中发生率高达 7% ~ 29%[80]。虽然对大多数人来说,他汀都有良好的耐受性,但仍有可能出现或轻或重的肌肉症状。有些患者会有轻微的肌无力症状,尤其在下肢,或者诉一过性肌痛伴或不伴血肌酸激酶(CK)水平升高。其他的肌肉症状包括僵硬感,痉挛,肢体发软,关节痛等。但对于有些患者 CK 升高可能是唯一的异常而不伴其他任何他汀相关的肌肉损害症状。他汀药物引起肌肉损害的确切机制尚不明确,可能与多种因素有关,包括他汀对肌细胞的直接损害,免疫与环境协同作用的机制,也可能与基因易感性有关。一般来说轻度的肌痛症状和 CK 轻度升高(低于正常范围上限的四倍),应该在密切观察下继续使用他汀治疗(基于对整体健康的风险获益比考虑),或者可以考虑换用其他的药物。以下情形应停用他汀治疗:严重肌肉痛,检查发现有客观的肌力损害,CK 显著的升高(高于正常范围上限的 4 倍)等。在这种情况下,肌肉损害很少会进展到肌坏死的程度,大部分是呈自限性过程,症状在停药数周后消失,CK 逐渐回到正常范围。再此尝试使用其他的他汀类药物或从小剂量起逐渐递增治疗仍可能会导致肌肉损害。应该通过病历观察以及系统文献综述找出那些可能诱发或加重他汀肌肉毒副反应的可纠正的因素,如酒精摄入,甲状腺水平低下,血浆维生素

D 水平低下等。当肌肉坏死时，会表现为急性或亚急性的近端肌无力、CK 水平显著升高（高于正常范围水平上限的 10 倍）。一些严重的患者会出现横纹肌溶解症和肌红蛋白尿。最近还发现了特别严重的他汀肌肉毒副反应，被称为他汀相关性免疫性肌病，这类病例相当罕见，每 100 000 接受他汀治疗的患者中，约 2 ~ 3 人可能患此病[81]。其特点是出现 3 羟基——3 甲基辅酶 A 还原酶（HMGCR）抗体，靶抗原是他汀类药物。这是一种非常罕见而严重的肌病，表现为进行性肌无力，血清 CK 显著升高达正常范围上限的 10 倍以上，肌肉活检可见肌坏死。虽然大多数他汀肌肉毒副反应是自限性的，在终止他汀治疗后可恢复正常，但 anti-HMGCR 抗体性肌肉损害病程更加迁延。抗体检测有利于鉴别自限性他汀肌病与他汀相关的自身免疫性肌病，后者通常需要免疫抑制剂治疗。另外其他可降脂的纤维酸类衍生物也可造成肌肉损害。两亲类药物（抗疟疾和抗风湿类）和抗微管类药物（秋水仙碱和长春新碱）也同样可引起肌病损害。

酒精相关性肌病

在所有中毒性肌病中，酒精性肌病被认为是最常见的一种。酒精对肌肉的损害效应表现多样，其范围从伴肌红蛋白尿的急性肌肉坏死到慢性萎缩性肌病。急性酒精性肌病的常见症状是弥漫性痛性痉挛、肌痛、肌肉肿胀和肌无力。目前认为酒精相关性肌病的严重程度似乎与急性或长期大量酒精摄入有关。治疗方法为停止饮酒并纠正电解质紊乱。

内分泌肌病

甲状腺病

肌痛、肌痉挛症状在未接受治疗的甲状腺功能减退患者中很常见，但仅有 1/3 的患者表现为肌无力[82]在这些患者中，轻微的近端肌无力伴腱反射减弱或延迟很明显。与多发性肌炎类似的广泛近端肌无力以及 CK 升高的现象也可能发生[83]。CK 上升可达 10 ~ 100 倍。肌肉组织学检查无特异性，甲状腺素替代治疗有望缓解症状。甲状腺功能亢进可出现肌无力，肌萎缩，腱反射正常或亢进，CK 水平正常或稍低，肌肉活检可以正常或可见 2 型肌纤维显著地萎缩。病因可能与肌肉组织的分解代谢增加有关。治疗甲状腺功能亢进可缓解继发的肌肉损害。

感染性肌病

HIV 感染

HIV 感染可引起炎症性肌病或肌炎，在获得性免疫缺陷综合征（acquire immunodeficiency syndrome，AIDS）患者中较普遍。临床表现与特发性皮肌炎相似，对称性近端肌无力，血清 CK 升高。该病需要与齐多夫定引起的肌肉毒性症状以及 HIV 晚期本来就有的全身性无力相鉴别。

与系统疾病相关的肌病

许多系统疾病都可能引起肌肉损害，这种损害可能不是表现在徒手的肌力检查中，而是耐力下降以及运动能力下降，这种情况一般不认为是肌肉病。但有些系统疾病可对肌肉产生选择性损害，这种情形下应该被看作是肌病。ICU 的重症患者常合并有肌肉损害或多发性神经损害，或者两者同时存在[84,85]。在那些接受大剂量皮质激素治疗、使用了神经阻滞剂或败血症引起多系统器官功能衰竭的患者中易出现肌肉损害。坏死性肌病可能与未发现的胰腺癌、肠道恶性肿瘤、肺癌有关。

各种原因引起的电解质紊乱也可引起肌病。低钾血症是引起肌无力的最常见的类型，可能由长期腹泻或使用利尿剂引起。近端肌无力更明显，血清 CK 降低的水平与肌无力的程度有关。也可能出现横纹肌溶解症，在活检时可见肌纤维坏死。肌肉症状通常会随着电解质紊乱的纠正而得到缓解。其他的电解质异常包括高钙或低钙血症、低磷血症、低钠血症、高镁血症等。

肌病的康复要点和策略

肌无力与抗阻训练

肌肉疾病的主要临床表现是肌无力，除某些炎症性肌病和代谢性肌病以外，都没有行之有效的药物治疗方案，因此物理治疗的目标是维持和改善肌力、功能和生活独立能力。在适当的支具、步行辅助器具以及其他的辅助工具帮助下，患者的功能状态可得以改善或持续。因为大多数肌病以四肢近端受累为主，所以坐站困难、不能上下楼梯、难以举臂穿衣等成了最主要的功能障碍。

对大多数慢性肌病来说，维持肌肉力量最关键的方法是持续训练。但这种方式对于肌病尚存争议[86,87]。因为没有证据表明对病变肌肉进行力量训练能产生在正常人身上一样的效果。肌肉训练过度带来削弱肌力作用往往阻止了临床医师对肌肉抗阻训练的接受。也正是由于来自照料者的担心和疑虑，使得这部分患者采取了一种消极、被动的生活方式，导致失用性的肌无力越来越多[88]。对于过度训练担心的依据多源自个案报道以及患者的个人感受[62,89,90]。但最新对于肌萎缩蛋白和糖蛋白的了解并没有让我们增加对过度训练的担忧。这些蛋白对维持收缩状态下的肌细胞骨架蛋白的稳定性十分重要[71,91]。在肌萎缩蛋白缺陷动物模型中发现，离心收缩能加重肌肉的破坏，尤其细胞骨架单位承受更大的应力[92,93]。因此可以想象，强烈的肌肉收缩，特别是离心收缩部分将使病变的肌肉承受比健康肌肉更大的损害，尤其对于肌细胞结构蛋白相关的肌病来说更是需要考虑的问题。如 DMD、BMD 以及大多数 LGMD。最近对于肌病受试者和健康对照者的研究表明，单次剧烈的离心收缩可带来近似的结果[94]，但更远期的效应还不得而知。

运动训练的作用在快速进展型肌病（如 DMD）和缓慢进展型肌病以及静止性肌病之间是不同的。对于 DMD，用徒手肌力检查和等速肌力计量仪均显示肌力随着病程进展在快速减退[4,95]，考虑到这一自然病程，康复主要目标就定在维持肌力上。虽然受制于方法学的限制，但仍有些研究表明通过阻抗训练能维持甚至轻度改善 DMD 的肌力[95-97]，对这类患者来说，也许最值得鼓励的是把阻抗训练融入患儿的日常游戏中，而不是负重的练习[98]。

对于进展缓慢或静止期的肌病来说，康复的目的是增强肌力，以让患者获得更多的力量去完成日常功能。一项针对慢性进展型肌病和周围神经肌肉疾病的研究发现，力量训练在前者中取得了一定的效果[99-103]。这种肌力的改善到底是因为训练引起肌肉肥大还是减少了肌纤维的失用效应还不清楚。系统回顾仅发现两个随机对照的抗阻训练研究符合入组标准（分别是 DM 和 FSHD），得出的结论仅是阻抗训练不会加重肌病的损害，而没有充分证据支持这样的训练是有益的[104]。

因此有两个问题仍有待解答，什么的训练方式是合适的？即使肌力增加了，日常生活能力是否一定随之增加？有证据表明，相较轻度的抗组训练而言，高强度的抗组训练并不会产生更强的肌力训练效果[101,102]。轻中度的抗组训练包括膝关节伸肌最大等长收缩力 30%~40%，反复三组，每组 4~8 个伸膝动作；肘关节同样的频次，但阻力负荷为最大肘关节伸肌等长收缩的 10%~20%。没有对照试验表明过度训练进一步损害肌营养不良症肌力。

对于炎症性肌病，传统的做法是不鼓励患者进行肌力训练，认为会加重肌病的炎症程度。小样本的研究发现中等强度的肌力训练可增加肌力、改善功能水平，同时又不会恶化炎症程度[105]。训练带来的效果取决于肌病是否处于活动期、药物治疗、功能障碍的水平。那些慢性的、稳定期的炎性肌病能耐受更高强度的抗组训练，每周三天，每天 10 个最大肌肉收缩，不会造成不良结局[106]。

有氧运动

目前对于肌肉疾病的有氧运动训练效果的研究还缺乏足够的关注。无论是炎症性肌病还是营养不良性肌病都可能累及心肺器官，从而限制了心肺功能以及适应性的训练。与对照组相比，成人炎症性肌病[107]和青少年肌营养不良症[108]的有氧运动水平都降低了。多位研究者发现，固定自行车训练可提高神经肌肉疾病的氧气摄入水平[109]，也可降低亚极量工作负荷下心率[110]。对 LGMD-2Ⅰ型患者研究发现，中高强度的循环耐力训练是安全的，且能够提高工作能力[111]。在 FSHM 和 DM 中也发现有氧运动提升了氧气摄入水平同时未出现肌肉损害的表现[112,113]。两项研究中都发现力量结合有氧训练可增加炎症性肌病的氧摄入量。这里的力量结合有氧训练指的是室内自行车和跑步，并不是特别为有氧运动而设计的训练方式。目前还没有符合系统评价标准的随机对照研究去针对肌肉疾病进行有氧运动训练[114,115]。

因为最大有氧运动能力很少是制约日常活动能力的重要因素[116]，通过抗阻训练提高肌肉力量和耐力更有可能提高日常工作能力。有氧运动可有助于降低心血管病风险。流行病学研究发现惰性生活方式可将正常人群的冠心病风险提高到两倍，而这种惰性的生活方式在炎症性肌病中很普遍[117]。温水中游泳是一个特别有益的维持炎症性肌病患者有氧运动能力的活动方式。

心脏并发症的治疗

与炎症性肌病有关的症状性心脏并发症多见于 DMD、BMD、强直性肌营养不良症（DM1 和 DM2），埃默里-德赖弗斯肌营养不良，某些 LGMD、线粒体肌

25

病[118,119]。无症状性心电图异常在炎症性肌病中非常普遍，但室上性心律失常、心肌病、充血性心力衰竭也可以出现。

对于慢性心肌病，每年进行心电图检查是必要的，因为很可能最早的异常来自心电图表现[120]。抗肌萎缩蛋白可在心脏浦肯野纤维中发现，抗肌萎缩蛋白缺乏可能造成 DDMD、BMD 患者心律失常。一旦心电图表现为异常，需要进一步做超声心动图检查，每年定期评估，必要时需心脏病专家们介入。有时心脏传导阻滞和心律失常表现得很严重，需要安装人工起搏器治疗，如 DMD、BMD、强直性肌营养不良症和 EDMD。当射血分数低于 35% 时，需要应用血管紧张素转化酶[121]、洋地黄类强心药物、利尿剂以控制症状性心力衰竭[122]。应该慎用排钾利尿剂，因为低钾可恶化肌无力症状[123,124]。

应该注意慢性呼吸功能不全导致的肺心病与原发性心肌病相鉴别。在处理心肌病之前需要纠正低氧血症和呼吸衰竭。对于慢性呼吸衰竭，应给予人工机械辅助通气治疗而不是单纯吸氧，因后者可能进一步加重二氧化碳潴留。

肺部并发症的治疗（参见第 34 章）

呼吸功能不全是神经肌肉疾病的头号死因[125]。造成呼吸衰竭原因包括骨骼肌病导致的呼吸肌直接受累，呼吸动力学异常，气道廓清不良，感染，偶尔也可有呼吸中枢异常导致。但随着肺康复技术的进步，那些进行性神经肌肉疾病呼吸受累的患者可以存活的更久。如迪谢内肌营养不良患者目前平均预期寿命已经从 19 岁增加到 25 岁，而且能存活到 30 岁以上的患者数量也在逐步增加[126]。

呼吸肌力量和功能的评估能帮助我们决定是否需要施以人工辅助通气或辅助排痰。用力肺活量是呼吸功能受损以及生存期限的高度预测性指标。FVC 小于 1L 时，未经人工辅助通气的迪谢内肌营养不良患者平均生存期只有 3.1 年，5 年生存率仅 8%[127]。其他呼吸功能指标包括最大吸气压（MIP），最大呼气压（MEP）咳嗽峰流速也是评估呼吸肌力量的有效指标。当这些指标下降时（咳嗽峰流速<160L/min 或 MEP<45H$_2$O）时，说明气道廓清能力已经很差，将很快出现呼吸衰竭[128,129]。手法技术或机械呼吸器（咳嗽辅助器）也有助于清除气道分泌物和肺的清洁。

进行性呼吸肌无力可导致限制性肺通气障碍，表现为低通气，二氧化碳潴留，当 FVC 始终低于预测值的 30% 时，则导致呼吸衰竭[130]。气道分泌物以及肺弹性和阻力负荷增加、胸椎后突畸形均可影响呼吸做功。迪谢内肌营养不良患者慢性缺氧和二氧化碳潴留可引起呼吸中枢动力不足，进而造成睡眠中窒息，进一步加重二氧化碳潴留[131]。对迪谢内肌营养不良患者进行呼吸抗阻抗训也许有效，但目前对呼吸肌训练的有效性尚存在争议，没有推荐使用的研究性依据。一项研究发现，经过 24 个月的呼吸训练可增加最大吸气压或 12s 最大自主呼吸容量[132]，也有其他的研究发现呼吸肌力量和耐力也得到了提升[133-135]，但也有相反研究结论发现呼吸功能并未得到明显改善[136,137]。此外，最新的研究发现氧化亚氮作为保护机制在肌肉训练时释放是迪谢内肌营养不良症的损害因素[138]。考虑到呼吸训练方案可能对已经营养不良的肌肉产生进一步损害，那就不要等到肌病后期才进行训练，因为此时呼吸肌已接近其疲劳阈值[139]。

其他常规做法是在没有禁忌证的情况下每年给迪谢内肌营养不良患者注射流感和肺炎球菌疫苗预防肺部感染。保持合适的体重也很重要，过度肥胖和过度消瘦都是不利的。目前在迪谢内肌营养不良患者呼吸道管理管理方面已经达成了一定的共识别[140]。

人工通气支持的建议

提示呼吸功能损害的症状和体征包括那些与呼吸异常有关的睡眠障碍（如梦魇，晨起后头痛，白日困倦）以及呼吸功能不全的相关症状（包括劳累性呼吸困难，强迫坐位呼吸，疲劳，反常呼吸模式）等[140-142]（e 框 25-2）。多导睡眠图加持续二氧化碳饱和度检测有助于确定是否合并睡眠中低通气现象。在家中不具备多导睡眠图检测的情况下，指脉氧检测可作为血氧饱和度降低及低通气的筛查性指标[143]。有一些研究致力于验证哪些指标可以用来有效预测通气支持的有效性。用力肺活量和吸气末压力是最常用的预测指标。当用力肺活量低至 500~700ml 或低于预测值的 55%、吸气末压力低于预测值的 30% 时可能发生二氧化碳潴留[130]，对于一个进展型肌病患者来说，通用的预测即将要使用机械通气的指标包括严重的限制性肺病（用力肺活量低于预测值的 45%），呼吸肌无力（吸气压力低于预测值的 30%），静息状态下呼吸困难，二氧化碳潴留等[144]。

肌肉疾病的人工通气支持

慢性肌病患者呼吸衰竭经常是逐渐发生的,采用非侵入性的方法对早期呼吸衰竭进行干预能很有效的维持呼吸功能,首次使用通常发生在夜间睡眠,可见到经过干预后氧分压上升,二氧化碳分压下降[145-149]。通气支持带来的获益可延续到脱离通气支持的阶段,提高白天清醒程度和日常生活能力[150]。一些研究者报告经呼吸肌支持的迪谢内肌营养不良患者的生活满意度甚至于普通人群相似[150]。并且健康体验和社会功能与非进展型的呼吸肌使用者也相似[151]。

非侵入正压通气可经口、经鼻面罩或经全面罩进行。无论经何种方式,最重要的是要有好的密封性。间歇经鼻正压通气(鼻面罩或鼻枕)特别便于夜间使用,而经口面罩白天使用更适合。睡眠期间用非侵入性双水平气道正压通气(bilevel positive airway pressure)对于迪谢内肌营养不良合并睡眠相关性呼吸障碍以及低通气时显示出有效性[152-154]。一般来说,双水平气道正压模式通气比持续正压通气更适于肌病合并限制性肺通气障碍。通气支持过程中需反复检查面罩的密封性以及压力水平的变化。

负压呼吸器是在胸部、腹部形成负压以扩张胸廓和肺。胸甲型负压通气机是典型的负压通气装置,但受限于舒适性的需求及密封性不良的问题。对于一些需要间歇性通气支持的患者,以上问题可用通过可充气的橡胶皮囊缠绕在腹部来解决。在充气阶段,腹部脏器上移,膈肌被推向上方,肺内气体被动排出。当气囊排气时,膈肌下移导致自发性气体吸入。缺点是患者必须至少有 30° 的坐位,夜间难以实行,但能增加声量,减少其他通气支持的使用时间。

当患者抗拒非侵入性通气支持或存在禁忌证,以及严重的咽喉肌麻痹或功能障碍时需要考虑持续侵入性经气管插管通气支持。那些气管插管辅助通气的肌病患者需要全时间段的呼吸支持,所以便携式的能与电动轮椅配套的呼吸器就可以显著提高患者社区的生活质量。但随着非侵入性呼吸支持技术的持续改进,更多的患者和临床医师会选择非侵入性通气支持而不是经气管插管的侵入性通气,即使在需要 24h 连续通气支持的情况下[155-157]。非侵入

性呼吸通气装置在便携性、小型化、电池寿命、操作简便性、性能、个性化适应方面的进步让它在各种神经肌病患者中越来越受欢迎[158]。

肢体挛缩和支具

许多慢性肌病在晚期都可能出现肢体挛缩,通常发生在轮椅依赖阶段,可能是肌源性的,关节源性的,或由软组织短缩引起。关节挛缩其他潜在的病因包括肌肉组织的纤维化和脂肪替代[159],最终引起肌肉长度缩短,关节活动范围严重受限,关节的主动肌和拮抗肌失衡,强迫坐位,为在站立过程中稳定关节而产生代偿性姿势改变,这些情况大多见于迪谢内肌营养不良患者,马蹄足畸形为了保持地面反作用力作用于膝盖的前方。另外患者的多关节肌的延展性变差,如缝匠肌、阔筋膜张肌,腓肠肌等。

关节挛缩的预防和处理

在一些肌病中,如迪谢内肌营养不良,当进入轮椅依赖阶段后关节挛缩是难以避免的,及时采取了积极的牵伸治疗。对于轻度关节挛缩的可移动的患者来说,维持关节活动度的治疗是非常有效的预防手段。在 DMD 阶段早期即开始进行牵伸治疗可延缓关节挛缩的发生[160-162]。每天至少 2~3h 的站立和行走配合被动的牵伸对预防关节挛缩是必要的[163]。

正确的牵伸技术至关重要,牵伸位应该保持慢数 15 下,一个治疗段内重复 10~15 次。小腿三头肌、缝匠肌、髂胫束牵伸对年龄小的迪谢内肌营养不良患者至关重要[164]。文字形式的指导计划能有效补充言语指导的不足。目前对于热疗等物理因子对牵伸的作用研究还不够充分。也许肌病患者关节挛缩最重要的原因是关节 24h 内处于静态的姿势。

夜间使用静态夹板或踝足矫形器来预防跖屈挛缩尚存在争议[160],但也有不少人持支持态度[164,165]。一项随机对照研究发现单纯牵伸治疗与牵伸治疗加夜间静态夹板固定混合组相比,后者能使每年 23% 的关节挛缩延迟发生,但混合组研究中患者退出比例也较高[166]。然而也没有证据支持延迟的关节挛缩能延长自由活动生存期。一旦关节挛缩出现,通过延长屈髋肌、髂胫束、跟腱延长的手术治疗带来的释放效果似乎无法产生有益的改善力量和功能的效果[167]。

25

支具对肢体活动能力的作用

因为大多数肌病都选择性影响肢体近端,所以相较于远端肢体功能障碍,支具的使用是一个更复杂而又有争议的问题。最大的争议来自对 DMD 的支具使用(e 表 25-3)。当 DMD 患者已出现直立困难时,髋和膝关节挛缩通常还比较轻[4,160],但是如果想实现支具辅助下直立行走,通常需要跟腱和髂胫束外科松解治疗[168,169]。这种情况下,支具需包含双侧膝-踝-足矫形器,同时将踝关节固定在 90°,使用带锁盘的膝关节支具;另外还需要大腿上段的坐骨承重支具以帮助维持身体直立并防治腰椎过度前凸。

显然,持续站立和支具辅助下限制性步行能对髋关节、膝关节、踝关节的肌肉产生良好的牵伸效果。16 岁的患者经每天持续日常站立牵伸后,其跟腱和膝关节挛缩程度已不那么明显[164]。虽然文献中有报道[170],但尚不清楚使用下肢支具能否真正减轻脊柱侧弯畸形的发生。然而延缓关节挛缩的进展本身并不能延长步行和活动的能力,因为造成轮椅依赖的最主要因素是肌无力,而不是关节挛缩[159]。另外,使用支具需要更大的能量消耗、持续的物理治疗,也增加了跌倒风险。显然,对于快速进展的进行性肌营养不良症,在使用积极的外科手术和矫形治疗之前,需要与患者及家属详细讨论患者生活质量的问题。一项系统文献回顾发现,膝-踝-足支具或许能延长 DMD 患者站立的能力,但不一定能改善患者功能性步行能力[171]。

脊柱畸形的处理

神经肌肉疾病以及肌病合并的脊柱畸形可以非常严重并不断进展,进而导致多种不良后果。严重的脊柱侧弯和骨盆倾斜能引起疼痛、坐位平衡困难、直立位坐姿、日常照料困难、容易发生压力性溃疡、还可能恶化限制性肺通气障碍。虽然各种肌病都可能合并进行性脊柱畸形,但最常见于遗传性肌病以及临床表现更严重的肌病。这其中包括 DMD,先天性肌营养不良,先天性强直性肌营养不良,以及儿童期重型常染色体隐性遗传性肌营养不良症(severe childhood autosomal recessive muscular dystrophy, SCARMD),脊柱畸形偶尔也发生在 FSHD 以及先天性肌病中。

脊柱侧弯畸形在丧失步行能力的 DMD 中发生率已高达 75%~90%[4,172],与年龄也有密切关系,通常 10~14 岁时已经表现得非常明显。虽然脊柱侧弯畸形随着轮椅上生存的时间延长而加重,但是脊柱侧弯与轮椅使用之间还没有确立可靠的因果关系。丧失步行能力与严重的脊柱侧弯都代表病情的进展和加重,可能与多种因素有关,如年龄、青春期发育、核心肌群力弱等。在轮椅依赖前进行常规的筛查与放射学检查通常并无多大价值。一旦开始使用轮椅后,可通过每 4~6 个月一次的放射学检查进行监测。脊柱侧弯进展的速度来自不同的报道各异约,每年进展 11°~42° 不等,所以密切的随访观察是必要的。

DMD 的脊柱支具不能改变脊柱侧弯的自然病史,即使在支具使用的情况下,也会持续进展[12,16,17]。通过调整轮椅高度和靠背角度来延缓脊柱畸形的发生也被证明是无效的[173]。其他的方法,如脊柱锻炼,推拿,电刺激椎旁肌等治疗的效果也未被证明。近期的研究发现经过皮质激素治疗的 DMD 脊柱畸形的进展程度可能得到延缓,但长期使用激素造成的副作用同样也引人关注[33,172]。在这种情况下,唯一能有效治疗严重脊柱畸形进展的治疗方法只剩下外科脊柱矫形装置。对手术干预指征和最佳时机取决于脊柱畸形程度和心肺功能状态。Cobb 角在 30°~50° 之间时进行手术治疗的做法已获得广泛认同[15,174,175]。术前的心肺功能评估至关重要,当 FVC 低于预测值的 30% 时应考虑放弃手术。虽然近期的研究发现 FVC 低于预测值 30% 并没有增加术中和术后的并发症,但仍需仔细的术前风险评估和预案制订以及术后常规积极通气支持以最大限度减少并发症的发生[176]。睡眠期间脉氧检测能提供术后通气需求的有价值的预测信息。对于存在较高风险的患者,术前面罩通气、睡眠期无创正压通气能促进术后呼吸功能恢复。术前心脏科会诊,包括心电图和超声心动图检查对评估心脏传导异常和心肌病也很重要。左心室功能障碍和心肌病变是心律失常和猝死的重要危险因素。麻醉过程中的恶性高热并不局限于 DMD,也可发生在其他类型肌病中,当这类患者需要麻醉时,应特别当心出现恶性高热的可能。脊柱畸形矫形术后的管理包括早期康复治疗,当病情稳定时需要搬出病房,止痛,需要时通气支持,清理气道。

虽然一些脊柱畸形有望通过矫形手术获得改善,但仍不清楚这样的治疗能否改善或维持肺功能。DMD 进行性用力肺活量丢失是由呼吸肌受累导致的,虽然脊柱畸形也发挥了部分作用。一些研究提示手术矫正治疗能保存肺功能,提高生存率[17],但也有研究认为矫形手术并不能延缓 DMD 肺功能的衰退和延长生存期[4,177]。需要记住的是,预防脊柱畸形以及矫形手术的主要目的是帮助患者改善坐位平衡,这样一来患者才有可能使用轮椅,另外也便于护理,提高生活质量。

体质和代谢问题

骨骼肌容积减少,多余脂肪堆积,身体活动能力和能量代谢的改变在快速进展型和缓慢进展型的肌病中都很普遍。肥胖将对力量本已减退的肌肉带来更多的负担,也会阻碍患者的日常活动能力,增加呼吸做功。一项对 DMD 的研究发现,9~14 岁的患者中约 40% 的人超重(年龄-体重百分位大于 90%),13~17 岁患者中 40% 低体重(年龄-体重百分位低于 10%),而 17 岁以上的低体重患者比例则高达 65%[4]。这说明在青春早期体重是趋向于超重的,但在肌病晚期趋向于低体重,这是因为一旦到了某个病情阶段,肌肉组织的开始被脂肪组织替代,肌肉组织比例逐渐降低。虽然还不清楚少部分 DMD 患者在晚期体重增加的原因是什么,但晚期体重降低可能由能量和蛋白质需求增加而热卡又摄入无法满足营养需求导致的。经皮胃造瘘能快速地补充热卡和液体,就算是那些仍有吞咽能力的患者有时也需考虑,但偶尔经口进食以享受美食乐趣仍是可以考虑的。慢性进展的肌病患者也需要考虑充足的营养摄入。一项成人的针对非抗肌萎缩蛋白相关的肌营养不良症研究发现,患者存在不同类型的微营养素和大营养素缺乏,铜以及水溶性维生素和肌力测量之间存在显著的相关性[178]。

神经肌肉疾病中的代谢、能耗和慢性疾病风险的关系正在得到关注和重视。有几项研究发现慢性进展的肌病患者基础代谢率也降低[88,179,180]。也有研究发现,慢性进展的神经肌肉病患者与对照组相比,24h 能量消耗和体力活动都减少了,而脂肪的比例增加了[88]。同样也发现肥胖和采用惰性生活方式的人群患慢性病的风险更高[181]。使用计步器指导活动量及饮食干预能增加慢性进行性神经肌肉病患者的活动水平,减少热卡摄入,但最终的健康结局尚不得而知[182]。

生活质量和社会心理问题

一项针对神经肌肉疾病的调查(包括慢性肌病)认为作为一个群体来说,不同病情阶段的患者生活质量与行动自由者相比[183],并无大的差别。但分析生活质量的某个具体成分是有意义的,虽然病情损害和功能障碍程度并不一定能预测生活满意度,但很多因素都可能对治疗结局产生影响,如缺乏对疾病的了解、外部服务协调能力差,消极的态度,降低的期望值等。无论是自己独立,还是在照料者协助下独立都是生活质量的关键内容。团体支持常常在心理支持及获取其他社区资源方面起着重要的作用。最近的研究发现,那些单身、无子女、更早发病的患者生活质量受其功能障碍和病损的影响比以前认为的要多[184]。心理问题归纳在表 e 框 25-3 中。康复工作者协调肌病患者各种影响康复的因素很重要,只有这样才能进行及时和有效的干预。

医师有可能会低估肌病患者疼痛带来的影响。疼痛的原因是多方面的,而且是可以治疗的,更多与关节退变以及筋膜有关,而不是源于肌肉病变本身。一项针对慢性神经肌肉病的调查发现疼痛的严重程度和频率与关节炎以及下背痛相当[185]。完善的疼痛评估和治疗能显著改善患者生活质量,也应该是物理治疗的一部分。

最近的一项关于神经肌肉病患者就业情况调查发现(包括肌营养不良症),就业最大的障碍是教育的缺乏[186],残疾程度和病情本身不是最重要的制约因素。失业是强直性肌营养不良症患者面临的主要困难,也许与非躯体因素有关。仍需更多的研究工作来确定改善慢性疾病(包括肌病)患者生活质量的途径,但对于康复医师来说有责任跳出疾病范畴以外来解决功能障碍的问题,即使对于他人开来是无可救药的疾病。就算没有治愈的方法,也总有各种可采用的康复措施来改善生活质量。

结论

虽然基因和分子生物学研究方面取得了非常大的进展,帮助我们对很多肌病有了更深入的理解,但对于肌病以及许多其他神经肌肉病的治疗仍只是支持性的，无法使病情逆转和治愈。适当而审慎的体能锻炼、辅助器具、常规的物理疗法都是治疗的重要内容。对肌病的理解帮助我们判断病情预后，并以此为依据采取恰当的措施去预防并发症，同时医师也能制订一个与患者和家属期望目标相匹配的康复计划。有了正确的治疗措施，许多肌病患者仍有可能获得较好的生活质量。

致谢

David D. Kilmer 博士对本章节的编写做出了重大贡献，但遗憾的是他在本书完成和出版以前已经离世，因此本章节特别要奉献给他。

（何川、张文通、卢倩 译　刘元标 审校）

参考文献

25 e表

25 e框

25 参考文献

第26章　颈椎疾病

Matthew T. Santa Barbara ● Gwendolyn Sowa

颈椎结构复杂、灵活性好,具有重要的生物力学功能,其受损是导致残疾、疼痛和医疗费用支出的重要因素。约95%的人在65岁之前有颈痛经历[1]。约10%的人在一生的某个阶段会出现严重颈部不适。据估计,颈痛的年发病率为12.3%[2]。

随着颈椎疾病发病率和功能受损程度的增加,对其病理生理和不同治疗方式的研究也不断深入,其中包括各种各样的侵入性干预措施。本章将介绍常见的颈椎疾病,并对解剖学、生物力学、康复方法及其相关治疗进行概述。

解剖与生物力学

颈椎由7个椎骨和5个椎间盘组成。C2-C7椎体前部通过椎间盘和脊柱钩椎关节(也称为Luschka关节)连接,后部通过关节突关节连接(图26-1)。C1、C2节段解剖结构独特。枕-寰-枢椎或Oc-C1-C2复合体(Oc-C1-C2complex)是一个特殊的上颈段结构,使头部和上躯干之间具有较大活动度[3]。该节段关节由无椎间盘的滑膜关节组成。其基本结构为:C1椎体呈双凹环型,上接枕骨髁凸、下连C2椎侧块。齿状突,或称齿突(odontoid,ordens),即C2椎体向上突起部分,给C1环和枕骨(Oc,occiput)提供直接的柱形固定[4]。Oc主要通过翼状韧带连同少量十字韧带上臂和顶部与齿状突连接[5]。C1环通过强韧的十字韧带横臂、C1-C2副韧带以及C1-C2关节囊与齿状突相连[6](图26-2)。

在下颈段,椎间盘约占颈椎高度的1/4[7,8]。由于颈椎间盘前部比后部稍厚,因而形成颈椎前凸[9]。颈椎间盘与椎体(disc-to-vertebral)高度比为2:5,而腰椎处比例为1:3,因而颈椎间盘比腰椎间盘活动度更大。前纵韧带沿椎体和椎间盘前方走行,为限制颈椎伸展提供结构支撑。后纵韧带在后方支撑椎间盘和椎体,在颈椎前屈时受到牵张、后伸时松弛。浅层项韧带是一条致密中线带,从Oc延伸到C7棘突。在正中矢状面上,由后向前依次为棘上韧带、棘间韧带以及黄韧带,均参与颈椎稳定[4]。黄韧带具有显著的多维抵抗性能,特别是在脊柱前屈和侧屈

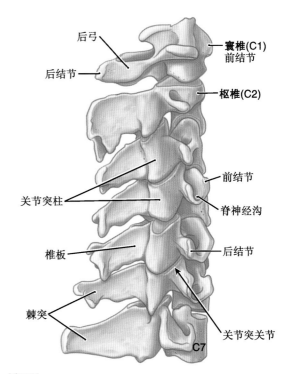

图26-1　颈椎关节:侧面观(摘自 Agur AM, Dalley AF. Grant Atlas of Anatomy. 14th ed. Baltimore, MD: Wolters Kluwer;2016)

后弓

后结节

寰椎(C1)
前结节

枢椎(C2)

关节突柱

前结节

脊神经沟

椎板

后结节

棘突

关节突关节

C7

侧面观

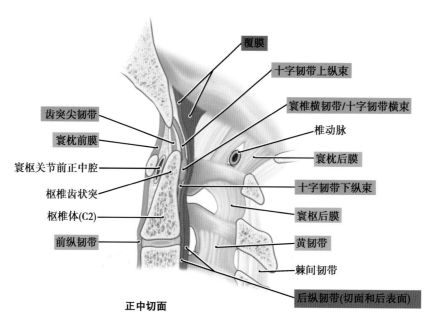

图 26-2　Oc-C1-C2 复合体正中切面(摘自 Agur AM,Dalley AF. Grant Atlas of Anatomy. 14th ed. Baltimore,MD:Wolters Kluwer;2016)

时更为明显。颈椎关节突在抵抗轴向旋转和侧屈方面也具有重要作用[10]。这些结构的损伤可能导致颈椎负荷分布异常和过度活动。

椎间盘的外周由纤维环组成,纤维环由以 Ⅰ 型胶原和 Ⅱ 型胶原为主的多个层状结构交错排列构成。纤维环包裹着内部的髓核[9]。这种独特的排列结构使得纤维环能够适应成角运动,并提供稳定性以对抗扭力和剪切力。纤维环异常受力是椎间盘病理改变的重要诱因。过度机械应力和长时间负重会导致炎症细胞因子的释放,这些细胞因子与疼痛和椎间盘进一步退变级联反应有关[11]。

髓核是一种半流体胶冻状结构,主要成分是水,约占椎间盘的 40% ~ 60%,可以发生形变、调节运动以及压缩载荷[7]。髓核还含有大量的 Ⅱ 型胶原蛋白和丰富的蛋白多糖,这些蛋白多糖可以吸收水分有助于其抵抗压缩应力[11]。随着年龄增长,髓核逐渐被纤维软骨取代,水、蛋白多糖含量和椎间盘高度也逐渐降低。随着变性的进展,髓核和纤维环的区别变得不明显。

正常椎间盘的神经支配局限于纤维环外 1/3 ~ 1/2[12,13]。椎间盘前份由椎神经和交感神经干分支支配。椎间盘后份、后纵韧带、硬脊膜前部和双侧硬脊膜根袖由窦椎神经后丛支配[14](e 图 26-1)。

椎间盘通过终板与椎体分隔[8,15]。终板由透明软骨和纤维软骨组成,形成一个可渗透表面,营养物质可通过该表面在椎体松质骨和椎间盘之间交换。

在胎儿时期,终板有血管供应。但在出生后 10 ~ 15 年,这些血管会逐渐消失[16]。此后,基本无血管的椎间盘通过终板和纤维环外围的血管获取营养[7,9]。终板的这些改变可能通过溶质转运以及椎间盘力学性能的改变而导致与年龄相关的椎间盘退变[17]。

钩椎关节,又称 Luschka 关节,是位于第三至第七节椎骨之间的前连接关节,可分担载荷,常受退行性改变影响[7]。关节突关节(zygapophyseal joints,"z"joints)属于平面滑膜关节,由相邻椎骨的上、下关节突组成。每个关节突关节由圆形或卵圆形关节面组成,关节面覆有关节软骨、并由纤维关节囊包裹[18]。关节突关节可能包括位于腹侧和背侧关极的纤维脂肪半月板。这些半月板在关节滑动时从关节腔内滑出,以覆盖暴露的关节面[19](e 图 26-2)。

从 C2-3 到 C5-6,关节突关节与颈椎纵轴呈近似 45°角,在 C6-7 处角度通常更大[20]。上关节突越向尾端越高,关节上端进一步延伸,部分高于椎间盘水平。关节突关节的方向可以抵抗椎体向前和向下位移。由于上颈段的关节突关节相对水平,因而比下颈段承受更多的轴向载荷。关节突关节的方向决定了颈椎运动的性质和幅度[18]。

Oc-C1-C2 复合体的主要运动包括:屈伸运动(Oc-C1、C1-2),旋转运动(C1-2),以及较小的侧屈运动(Oc-C1)[9]。Oc-C1 关节大约有 10°的前屈和 25°的后伸运动。C1-2 关节可以左右旋转大约 45°[21,22]。在 C2-3 到 C7-T1 之间,每一节段的运动范围有一个近似值,即屈伸 10°,侧屈 10°以及轴向旋转 10°。颈椎中段的屈伸和轴向旋转幅度最大,向两端逐渐减少。通常,侧屈角度在 C2-3 处最大,向尾部逐渐减小[23]。颈部的正常活动范围是:前屈 60°、后伸 75°、左右侧屈 45°、旋转 80°[24]。颈椎失稳是指在屈伸过程中椎体水平位移大于 3.5mm 或角度变化大于 11°[25]。

颈椎的神经包括脊髓,背、腹侧神经根,脊神经,背、腹侧神经支。硬脊膜和蛛网膜袖包裹腹侧和背侧神经根,并最终与脊神经外膜融合。脊神经是由腹侧和背侧神经根组成。每一个脊神经都经椎间孔出椎管,椎间孔(intervertebral foramen)由前内侧的钩椎关节、后侧的关节突关节以及上下椎体的椎弓根构成。头侧第一个真正的神经孔位于 C2-3 水平,这个孔面积最大,越向尾侧椎间孔径越小[8]。脊神经属于混合神经,位于神经孔内并伴有根动脉和静脉[26]。C3~C7 脊神经从各自椎弓根上方发出,而 C8 脊神经自 C7 椎弓根下方发出。C1 脊神经在 C1 后弓上方分为背侧支和腹侧支,而 C2 脊神经自硬膜囊发出,斜向下穿过寰枢关节的背侧[27]。出椎间孔后,脊神经分为背侧支和腹侧支。C5~T1 腹侧支参与组成臂丛。C1~C4 腹侧支组成颈丛,支配颈肌,耳面部以及颈部皮肤。C1 和 C2 腹侧支分别支配寰枕关节和寰枢关节[14]。

颈椎关节突关节由来自颈背支内侧支的关节支支配。每个颈椎关节突关节都接受来自上下背支内侧支的双重神经支配。C3 背支的内侧支较为独特。其内侧深支参与支配 C3-4 关节,而较大的 C3 内侧浅支,也称为第三枕神经,支配 C2-3 关节[18]。除 C2-3 关节之外,第三枕神经还支配头半棘肌,枕下区域皮肤感觉。这是 C2 以下唯一具有皮肤分布的背侧支[28]。

轴性疼痛及牵涉痛

轴性或机械性颈痛是一个非特异性术语,涉及各种颈痛疾患,包括退行性椎间盘疾病、脊椎病和挥鞭样损伤。这与神经根型颈椎病不同,后者的疼痛主要来源于颈神经根,下文将对此进行讨论。

病理生理学

颈椎病是一种退行性改变,可影响包括颈椎间盘、双侧关节突关节和钩椎关节在内的五个关节[29]。退变级联反应被认为始于椎间盘高度减少、钩椎关节以及正常关节突关节生物力学紊乱。这些解剖学改变通常是由髓核丢失蛋白多糖、引发椎间盘脱水,进而导致生物力学改变。钩椎关节和关节突关节肥大、骨赘形成、纤维环破坏以及黄韧带肥大导致了继发的退行性改变[30-32]。

椎间盘退变性疾病最常见于 C5-6,其次是 C6-7。这些脊柱节段的运动增加,致其椎间盘更容易受到损伤[33,34]。由退行性改变或急性创伤造成的椎间盘损伤可产生局部和放射症状[12]。纤维环外 1/3 处有神经末梢,在损伤发生时可受到刺激。已有研究表明,纤维环内部结构的退变或损伤可通过刺激局部机械感受器和痛觉感受器,从而产生疼痛[12,33]。此外,这些退行性改变可能造成局部炎症介质增多。已有研究证实,在退行性疾病和椎间盘突出中存在炎症介质水平升高[35]。这种富含细胞因子的环境有利于神经再生和新生血管形成,这也可能导致椎间盘退变性疼痛[36]。术中通过对颈椎间盘的机械和电刺激,也证实了纤维环介导疼痛的能力[34]。纤维环缺损还能导致髓核物质移位,进一步刺激炎症反应,进而影响纤维环外层、硬脊膜、后纵韧带、背根神经节和脊神经[37]。

利用颈椎间盘造影术,可以特征性描述椎间盘源性疼痛类型[34,38,39]。在一个 807 例椎间盘注射的研究中,404 例一致性疼痛反应被用来描述牵涉痛模式。刺激 C3-4 至 C7-T1 水平的椎间盘可引起肩胛区疼痛。刺激 C5-6 以及尾端节段椎间盘可引起上肢相关症状,而刺激 C6-7 引起特定的前胸壁疼痛[38](图 26-3)。值得注意的是,在行颈椎间盘造影术时,多达 70% 的无症状对照患者可产生疼痛症状。将颈椎间盘造影作为诊断工具是有争议的,也没有证据表明它的使用与功能结果相关[40]。此外,颈椎间盘 MRI 异常与通过椎间盘造影观察到的疼痛诱发电位的相关性较差[39]。

在退行性改变或创伤后,关节突关节也可以成为疼痛来源。这些颈椎后部单元特别容易在颈椎突然发生屈伸运动的挥鞭样动作时受伤。在过去十年里,与挥鞭损伤相关的疾病发病率增加,是致残的重要原因之一[41-44]。

使用神经阻断诊断技术,持续 3 个月以上的慢性颈椎关节突关节疼痛约占颈椎挥鞭样损伤的 54%~60%[43,44]。在这些慢性颈痛人群中,C2-3 关节最容易出现临床症状,其次是 C5-6[43,44]。一些在有限样本量的无症状和有症状志愿者中进行的研究表明,关节内关节突关节刺激和麻醉会导致特定的疼痛模

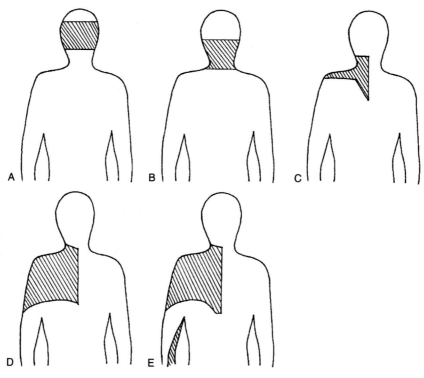

图26-3　颈椎间盘造影术中各颈段对应的疼痛模式:C2-3(A)、C3-4(B)、C4-5(C)、C5-6(D)和C6-7(E)。为方便说明,在C4-5至C6-7中,只描绘了左侧疼痛区域[摘自 Grubb SA,Kelly CK. Cervical discography:clinical implications from 12years of experience. Spine. 2000;25(11):1382-1389]

式[45-47]。刺激 C2-3 引起的疼痛到达上颈部和枕部区域,而 C3-4 和 C4-5 关节疼痛可影响颈椎中下部,并延伸至肩胛骨上界。刺激 C5-6 引起的疼痛向肩部延伸,而刺激 C6-7 引起的疼痛向更尾侧的肩胛区辐射(图 26-4)。由于疼痛区域存在重叠,来源于关节突关节或者椎间盘的疼痛在临床上难以鉴别,同时也难与神经根痛鉴别。诊断性内侧支传导阻滞可用于证实关节突关节是否是挥鞭相关疾病或轴性颈痛的疼痛来源[48]。

在慢性颈痛患者中,58% ~ 88%的患者表现为明显的颈源性头痛(即颈椎或颈部软组织病损牵涉到头部的疼痛)[42-44]。由于上颈段关节突关节的神经支配来自 C1-C3,这部位的损伤可能产生头面部区域牵涉痛,因此颈源性头痛常见于挥鞭样损伤。颈源性头痛最常见的产生部位是 C2-3 关节突关节,在挥鞭样损伤后,约50% ~ 53%的患者出现以头痛为主的临床症状[42,44,49]。在颈源性头痛中,Oc-C1 关节[42,50-52]和 C1-2 关节[50,51]被称为活性痛觉感受器。虽然在影像学上通常不能观察到关节突关节骨折、关节腔内出血和关节囊撕裂,但可以通过病理学检查发现[42-44,53-59]。

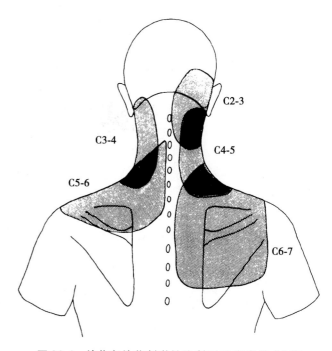

图26-4　关节突关节刺激性注射后的疼痛模式[摘自 Dwyer A,Aprill C,Bogduk N. Cervical zygapophyseal joint pain patterns 1:a study in normal volunteers. Spine. 1990;15(6):453-457]

病史

轴性疼痛包括多种疾病,如椎间盘源性疼痛和颈椎小关节综合征,因此患者的主观描述也是多种多样的。区分椎间盘源性、关节源性疼痛与神经源性疼痛的关键在于疼痛是否主要集中在中轴区。诊疗时应对患者进行筛查,以发现红色危险信号,或严重的潜在性系统性疾病及脊髓受损迹象。潜在的红色危险信号包括最近发生的创伤、恶性肿瘤、直肠和膀胱功能障碍、鞍区麻痹、步态和平衡功能障碍、进行性无力、静脉注射毒品,以及已知的强直性脊柱炎或炎症性关节炎病史或症状[40]。

原发性椎间盘源性疼痛的患者疼痛范围可能仅局限于颈部,伴有肌紧张和痉挛,当颈部长时间保持在一个体位时,肌肉僵硬和痉挛会更加严重。颈椎小关节源性疼痛可表现为颈椎中线或稍偏位的颈椎痛,可放射至肩部和肩胛区[41]。这些患者通常可能会反映最近有过挥鞭伤病史,在颈部进行伸展和牵拉活动时亦可能出现疼痛。

牵涉痛是指在实际疼痛产生部位以外的区域所感受到的疼痛。产生牵涉痛的原因可能是疼痛信号在经过脊髓和丘脑整合后,大脑无法辨认疼痛的真实起始部位所致。牵涉痛通常表现为深部、弥漫且难以定位的疼痛[14]。支配颈椎的任何神经结构受损都可产生局部疼痛和牵涉症状。颈部肌肉组织和韧带结构损伤也会导致局部疼痛,但对这两种损伤作为疼痛来源的研究较少[60,61]。

对疑似轴性颈痛的患者,其颈部检查应系统全面,以明确诊断并评估其他潜在的颈痛来源。通常有颈椎活动度检查、周围肌肉触诊以及包括徒手肌力检查、反射、感觉等神经系统查体。Spurling 试验(压颈试验)常用于神经根型颈椎病。Hoffmann 征常用于评估潜在的上运动神经元病变。肩关节和/或肩袖病变引起的颈部牵涉痛,与颈椎病变引起的疼痛症状类似,因此也有必要对肩部进行体格检查。对单纯轴向颈痛的患者进行检查时,可能会发现颈部活动范围减小或活动时伴有疼痛,而神经系统查体无异常表现[62]。

影像学

影像学检查中,椎体退行性改变(参见第 5 章)在 25 岁以下的人群中占 10%,在 40 岁以下的人群中占 35%,在 65 岁以下的人群中高达 95%[1,2]。在 60~65 岁无症状人群中,有 70% 的女性和 95% 的男性在平片上可见颈椎退行性改变[63]。值得一提的是,虽然影像学检查可发现颈痛患者存在椎体退行性病变,如椎间隙狭窄、骨赘形成等,但不是所有具有退行性变的人都有症状,而且这些病变也不一定提示疼痛来源[63,64]。在怀疑有创伤性骨折时,需行颈椎 CT 平扫检查,但对于单纯轴性颈痛的患者则可不用。颈椎 MRI 通常不作为一线检查,除非有重要的相关病史或阳性症状。与平片相似,颈椎 MRI 有很高的假阳性率,高达 30% 的无症状者 MRI 提示椎间盘突出或脱出[62,65]。

颈椎间盘造影是另一种可用于轴性颈痛检查的诊断工具。该检查需在放射影像引导下将造影剂注入髓核,然后通过 CT 扫描或平片来评估椎间盘形态。在注射过程中监测诱发痛,然后结合图像上的病理特征综合考虑加以诊断[66]。其适应证包括进一步评估影像学表现异常的椎间盘、MRI 或 CT 检查不能解释的严重症状以及在影像学提示多水平椎间盘病变时明确病变的程度[66]。

根据脊柱介入学会(SIS)标准,椎间盘造影的阳性结果包括:病变椎间盘出现一致性疼痛,以及在其他两个正常/对照的颈椎水平上无疼痛产生[67]。但是,对于阳性结果的含义,总体上仍缺乏共识[68]。2012 年的一篇关于颈椎间盘造影术在慢性颈痛中应用的系统综述表明,该技术的诊断准确性有限[68]。此外,与平片和 MRI 类似,颈椎间盘造影术被认为具有较高的假阳性率,但由于对阳性结果的定义不一致,该比率可能被高估。对假阳性率的估计范围在 5%~27%,而使用 SIS 指南评价阳性结果时真实值可能会更低[68]。椎间盘造影术检查的可靠性有限,再加上操作的有创性,限制了其实用性,目前最常用于选择手术治疗的病例。

无创治疗

轴性颈痛首选无创治疗手段,包括物理治疗。物理治疗处方标志着医师和治疗师之间交流的开始。其目的在于向治疗师介绍患者的基本情况,并向治疗师提供患者相关的查体和影像学检查结果。开处方的医师应尽可能避免笼统的诊断,如"扭伤/拉伤"或"评估和治疗"等。尽管脊柱物理治疗师会独立地评估病情,但医师提供的相关评估和客观诊断性检查结果对治疗需注意的事项以及如何提高疗效都至关重要。充分详细的检查结果和建议将为临床医师和治疗师之间坦诚地沟通和建立治疗合作关系提供良好的开端,因此,定期交流沟通至关重要,

26

应贯穿在整个治疗过程中。

物理治疗常用于患有颈椎疼痛和颈椎挥鞭样损伤的患者,他们对这些治疗方法均表现出相似的疗效[69]。运动疗法已广泛用于治疗轴性颈痛。必要时,可以通过全面的诊断和症状特异性的方法,经过综合考虑后合理地选择最优治疗模式来优化临床疗效,以提高治疗积极性。轴性颈痛患者的一般有氧运动训练以及颈胸部肌肉组织的强化训练也应该包括在物理治疗方案中。根据 2000—2010 年颈痛工作组(the Task Force on Neck Pain)的最佳证据分析表明:包括 McKenzie 在内的物理疗法,与被动疗法或使用颈围相比,能更好地促进挥鞭样损伤患者的恢复。物理治疗和运动干预在轴性颈痛的治疗中也展现出了积极的疗效[70]。

运动干预,特别是强化颈长肌和头长肌组成的颈深屈肌群的训练措施,能有效缓解急性和慢性机械性颈部疼痛[71]。例如颈深屈肌强化训练内容包括:颈屈曲位保持静态(等长)收缩的 10min 预热期,随后进行一个动态强化练习,包括动态(等张)的颈椎全范围屈伸运动,当达到预定的重复次数时增加阻力进行训练[72]。一篇发表于 2017 年的系统综述纳入了研究质量从中度到良好的 8 项研究,证明了低负荷颅颈屈曲运动方案对颈深屈肌的有效性。低负荷颅颈屈曲运动组受试者训练后颈部疼痛减轻、功能障碍程度降低,同时颈深屈肌的力量和耐力得到显著提高[73]。当为急、慢性轴向颈痛患者制订康复计划时,医师和治疗师应考虑这些研究结果。

在患者处于急性损伤阶段时,临床医师可运用以减轻疼痛为主要目标的治疗方法。冷、热疗法都可起到镇痛和减少肌肉痉挛的作用。研究表明神经放电速率会随温度的变化而变化[74]。体表冷热刺激引起的肌肉温度升高和降低与 γ 运动神经元活性降低有关[75,76]。这些神经放电速率的变化被认为有利于减少肌肉痉挛[77]。虽然体表温热疗法是一种常用的舒适干预措施,但由于冰敷穿透性较好,并且具有镇痛抗炎作用,因而在急性损伤期常作为首选[78]。局部有规律的冰敷会引起血管收缩,减轻伤害性和炎性介质如前列腺素的释放[79]。冷或热法可每日重复使用多次。冷或热疗法的选择主要取决于患者的感受和疗效。

超声波治疗可能是最常用的物理疗法之一(参见第 51 章)。一篇纳入了 1975 年至 1999 年之间发表的 35 项随机对照试验的综述对治疗性超声波的有效性进行了回顾,结果表明,对于治疗各种肌肉骨

骼损伤引起的疼痛或促进软组织恢复,超声波治疗的疗效优于安慰剂的观点缺乏足够证据支持[80]。

电刺激疗法包括低频、高频经皮神经电刺激(TENS)和干扰电,常用于缓解疼痛和炎症(参见第 54 章)。除冷、热疗法外,经皮神经调节疗法和经皮神经电刺激可以即刻缓解疼痛和明显降低功能障碍指数评分[70]。然而这些颈椎病治疗方法的使用是有时间限制的,它们不能替代其他更积极的康复治疗手段。

手法治疗是一种被动运动,可使关节或结构超出其正常生理范围,以增加运动范围或改善结构紊乱[81]。有人认为,对关节突关节的手法治疗可以增强从机械感受器到外周和中枢神经系统的信号传入[82]。这种传入冲动的常态化被认为可以降低肌肉僵硬,改善肌张力和促进局部组织代谢,并导致运动范围增加和疼痛减轻[78]。在进行整脊疗法前,治疗师必须排除颈椎不稳和椎动脉供血不足的可能,因为快速地整脊疗法可能会导致神经受压或血管损伤[83]。手法治疗也应避免应用于有神经根病理改变或明显的椎间孔或中央管受压的患者。仅建议对脊柱疾病有全面了解且技术熟练的治疗师进行整脊疗法。整脊疗法的常见不良反应包括局部和放射性不适、头痛和疲劳,其中大多数在 1 天内消失[84]。然而,手法治疗也有严重的不良反应,其中包括椎基底动脉卒中。这种严重的不良反应的确切发生率尚不清楚,从 1/585 万到 1/20 万不等[85,86]。

2015 年在 Cochrane 发表的一篇关于手法治疗的综述表明,这一干预措施的相关文献质量很低[87]。手法治疗被证明有利于疼痛的即时缓解,但这种疗效在随访期间没有持续[87]。手法治疗的适应证和禁忌证也缺乏共识。此外,由于颈椎手法治疗长期有效的证据相对缺乏,因此椎动脉剥离的风险也应考虑在内。

针灸治疗颈痛可能比假治疗组更有效[70]。对于那些轴性颈痛超过 6 个月的患者,针灸治疗可能特别经济有效[88,89]。与颈部疼痛扳机点注射治疗相比,针灸治疗后疼痛评分改善更显著[90]。

轴性颈痛的注射治疗

轴性颈痛患者经非侵入性治疗后症状无明显改善时,可以考虑使用糖皮质激素进行颈椎注射治疗(参见第 53 章)。2015 年的一篇关于颈椎硬膜外注射的综述表明:有多项非对照研究证实了其有效性,但仅有一项高质量、随机、双盲对照试验评价了颈部

硬膜外注射治疗椎间盘源性颈痛的疗效[91]。在 2 年的随访中，该随机对照研究显示椎间盘源性颈痛患者在接受颈硬膜外注射时，无论是否使用类固醇均可改善疼痛和功能预后[92]。在最近的一项回顾性观察研究中，经椎板间隙和经椎间孔入路的颈椎注射疗效相似。然而，由于动脉系统与经椎间孔入路的位置接近，容易导致脊髓前动脉综合征，因此经椎板间隙入路是首选的方法[93]。还需要进行其他随机对照试验，以对硬膜外注射治疗颈椎间盘源性疼痛的疗效达成共识。

系统综述表明，目前有明确证据支持射频神经切断术和颈内侧支阻滞治疗轴性颈痛有效，但证据有限，仍需要更多设计巧妙的试验来验证其有效性。由于支配关节突关节的远端轴突可能会再生，神经切断术后疼痛可能会复发[94]。

在颈源性头痛病例中，C2-3 小关节的射频消融术比类固醇注射更能缓解疼痛[49]。第三枕神经是 C3 背支的浅内侧支，支配 C2-3 关节突关节。当通过麻醉阻滞明确该神经为颈源性头痛来源时，射频神经切断术可有效地治疗其中 88% 的患者[95]。联合超声和透视引导，可以准确地显示并阻断第三枕神经[96]。

根据 2000—2010 年的颈痛工作组最佳证据显示，目前缺乏严谨的临床试验或队列研究专门探讨开放性手术对颈痛合并退行性变的治疗，有几篇关于颈椎融合术治疗轴颈疼痛的系列病例报道，但均不符合工作组证据评估的纳入标准[97]。

神经根型颈椎病

流行病学

神经根型颈椎病可由神经根受压相关病理改变引起，包括急性椎间盘突出、退变性椎间孔狭窄、创伤和肿瘤[98-101]。神经根性颈痛的年发病率为 5.5/100 000[102]。颈神经根病变最常累及的神经根为 C6 和 C7，多数研究提示 C7 病变综合征最常见[98,103-106]。年龄小于 55 岁的神经根型颈椎病患者，其病因多为急性椎间盘突出，而年龄大于 55 岁的有症状患者更可能由椎间孔退变或椎管狭窄引起[29]。

病理生理学

颈神经根可被椎间盘压迫在神经孔内，退行性

改变影响关节突关节或钩椎关节，或两者并存[107-110]（图 26-5）。椎间盘退变时，纤维环容易受损撕裂，导致椎间盘突出或髓核碎裂移位超出椎间盘间隙。椎间盘突出的特征包括突出的类型和病变的位置[111,112]。根据椎间盘突出物的形状对椎间盘突出进行分型（图 26-6）[113]。当椎间盘突出物在任一平

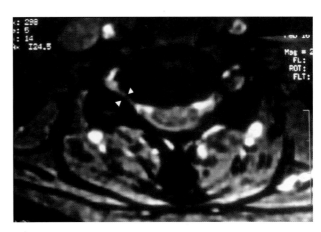

图 26-5　C5-6 节段轴向 MRI T2 加权像显示：脊椎退行性病变和由此导致的右侧椎间孔狭窄（箭头所示），患者为 C6 神经根病变

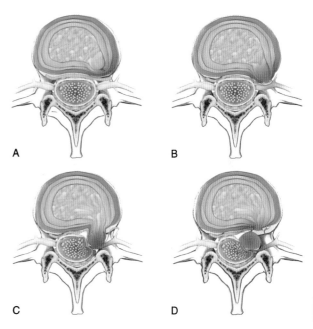

图 26-6　根据与纤维外环有关的突出物形状对椎间盘突出进行分型。A：椎间盘膨出：不认为是真正的突出，椎间盘内容物仍在纤维外环边缘内。B：椎间盘突出：突出的椎间盘内容物边缘距离小于突出起始部在纤维外环边缘的距离。C：椎间盘脱出：突出的椎间盘内容物边缘距离大于突出起始部在纤维外环边缘的距离。D：椎间盘游离：椎间盘内容物完全破裂与椎间盘分离进入椎管（摘自 Rhee J, Boden SD, Wiesel SW. Operative Techniques in Spine Surgery. 2nd ed. Philadelphia, PA: Wolters Kluwer; 2016）

26

面上的突出距离小于在椎间盘间隙平面上的突出距离时,属于椎间盘突出。当突出距离大于在椎间盘间隙平面上的突出距离时,属于椎间盘脱出。当椎间盘内容物从椎间盘中破裂分离时,属于椎间盘游离[113]。

椎间盘突出的位置分为三种:椎间孔内、椎体后外侧和中央型。其中,椎间孔内型颈椎间盘突出最常见,可导致急性神经根病变,影响相应椎间孔内的神经根。例如,C4-5 水平椎间盘突出可导致 C5 神经根病。后外侧型椎间盘突出是由于后纵韧带呈菱形而使椎间盘内容物倾向于向外侧移行所致。该突出位于后纵韧带外侧边缘和钩突后部之间。中央型椎间盘突出是由于内容物穿透后纵韧带而形成。这种病变更容易引起椎管狭窄和脊髓受压。在颈椎退行性病变的后期,当钩椎关节肥大使椎间盘内容物向侧方移行受阻时,则可能更容易发生中央型椎间盘突出[114]。

椎间盘突出引起的神经根病变可能是机械和生化病理生理过程共同作用的结果。一项研究发现:经手术摘除的神经根型颈椎病患者的颈椎间盘与外伤对照组相比,神经根型颈椎病患者的椎间盘基质金属蛋白酶、氧化亚氮、前列腺素和白介素的水平显著增高[35],说明这些生化标记物与神经根型颈椎病的病理改变密切相关[115-119]。

病史

神经根型颈椎病患者的典型表现为疼痛、无力、感觉异常或混合型感觉运动障碍[98]。大部分患者发病时主诉为颈部和上肢疼痛,否认外伤或其他特定的诱发事件[104,105]。多数研究表明,颈部和上肢均受疼痛影响,但更常累及上肢[105,120]。咳嗽、打喷嚏或瓦尔萨尔瓦动作(Valsalva maneuver)可能导致症状加重。有报道指出疼痛也可放射至前胸壁,导致伪心绞痛综合征[100,121-123]。仅根据患者对疼痛的描述,通常很难确定疾病的程度。疼痛症状的分布可能并不符合 Keegan、Garrett[124] 或 Foerster[125] 所定义的经典的皮节分布模型。这些皮节分布图研究是有局限性的,它的制订主要是基于压迫性损伤引起的感觉减退或敏感性降低。每一个经典实验在研究描述皮节区分布时都有很大部分的重叠。由于皮节区疼痛模式是通过选择性刺激颈脊神经引起的,因此适用于用于检查神经根型颈椎病患者的疼痛和感觉异常[126]。该疼痛模型是在透视下对 87 名受试者的 134 根神经根进行刺激后建立的。其中刺激 C5 神

经根时只有14%受试者出现了向肘部远端传导的疼痛。刺激 C6 神经根时,67% 的受试者影响到手尺侧;刺激 C7 神经根可表现出特有的前额部不适,而最常见的表现是放射至胸部的牵涉痛;刺激 C8 神经根有 14% 的受试者出现拇指疼痛。在超过 50% 的刺激中,并没有观察到符合经典皮节区分布的疼痛[126](图 26-7)。临床表现与经典皮节区图之间存在的一些差异也许可以用颈段脊神经鞘内背根段之间存在吻合来解释,多达 61% 的人存在这种表现[127-129](图 26-8)。此外,神经根性疼痛可能部分源于腹侧神经根受刺激引起的肌筋膜或肌肉痛[130]。

在检查可疑颈椎神经根病变的患者时,临床医师必须注意排除与神经根病变临床症状类似的脊髓外疾病。臂丛神经病变或神经痛性肌萎缩伴上干受累可出现类似于 C5 或 C6 源性神经根病的临床症

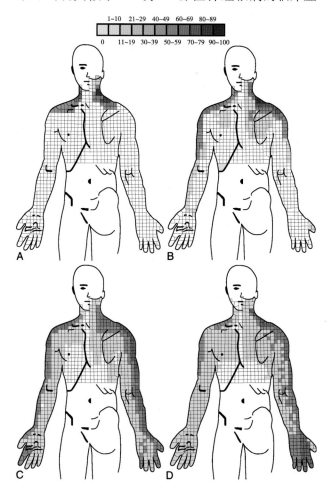

图 26-7　刺激 C4-7 脊神经时,躯体各部位出现刺激症状的百分比图。图示胸腹侧、背侧及四肢。A:C4皮节区。B:C5皮节区。C:C6皮节区。D:C7皮节区[摘自 Slipman CW, Plastaras CT, Palmitier RA, et al. Symptom provocation of fluoroscopically guided cervical nerve root stimulation:are dynatomal maps identical to dermatomal maps? Spine. 1998;23(20):2235-2242]

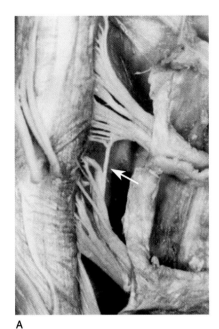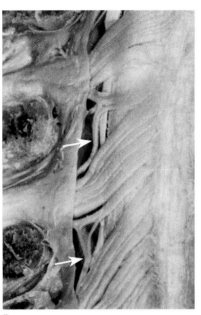

A　　　　B

图 26-8　箭头显示颈椎神经根间的腹侧(A)和更常见的背侧(B)硬膜内节段间吻合[摘自 Tanaka N,Fujimoto Y,An HS,et al. The anatomic relation among the nerve roots,intervertebral foramina,and intervertebral discs of the cervical spine. Spine. 2000;25(3):286-291]

状[131-133]。影响上肢的更为局灶性疾病同样会导致局部疼痛,包括肩胛下滑囊炎、外上髁炎和肱二头肌肌腱炎[98]。还应考虑其他影响正中神经、桡神经或尺神经的远端神经卡压。腕部的正中神经病变可导致疼痛向颈椎区域近端延伸[98]。当颈椎病合并脊髓病时,如肌萎缩侧索硬化症和脊髓空洞症,检查者应寻找可能合并的脊髓和根压迫的迹象[98,134]。

应仔细检查肌肉周径以明确是否存在肌肉萎缩的迹象,后者合并病程更长的神经根病变。C5 和 C6 受累可导致肱二头肌和肩胛周围肌肉萎缩。C7 神经根受累时,可以观察到三头肌周径减小。手部肌肉萎缩可见于 C8 或 T1 型神经根病变患者。徒手肌力检查被认为是一种比反射或感觉测试更敏感的明确神经病变节段的方法。需要注意的是,脊神经组成臂丛神经束或分支的变异可能导致上肢肌肉神经支配模式的改变[98,106]。

上肢反射检查应包括肱二头肌、肱三头肌、肱桡肌和霍夫曼反射。还应包括下肢反射检查和步态分析,以评估是否存在与颈髓损伤一致的反射亢进或共济失调。

颈椎主动活动范围内可以记录并观察到特定位置的诱发症状。尤其在颈后伸伴同侧屈时更容易导致神经根症状出现。Spurling 检查结合头部向患侧的旋转和侧屈动作,也可以结合轴向挤压动作。该动作的目的在于减少椎间孔面积并诱发神经根症状[29]。这种颈部压迫试验最初由 Spurling 和 Scoville 在 20 世纪 40 年代定义,当时首次提出了颈神经根综合征[135]。这种方法具有较高的特异性但敏感性较低[136]。对于疑似神经根综合征的患者,应慎用此检查,因为其可能进一步导致神经激惹。在那些颈椎主动伸展伴同侧屈动作导致反复神经根症状的患者中,应避免这种刺激性试验[98]。肩外展缓解征是指患者将患手放在头顶、上肢处于外展位。这个上肢外展的动作可以减轻椎间盘突出对神经根的压力并减轻疼痛[137,138]。上肢神经张力测试通过上肢运动对神经施加机械应力[139]。例如,尸体研究表明,肩部下压、肩外展 110° 伴外旋以及腕、手、肘伸展体位可导致颈神经根向下外侧移位并增加神经根张力[140]。当产生一致性疼痛时,神经张力试验阳性,该试验灵敏度高但特异性低[139,141]。

完整的检查还应包括肩关节的被动活动范围和肩峰撞击动作。在锁骨上窝、肘部、手腕的 Tinel 试验和腕管应力动作的测试,如 Phalen 测试和腕关节压迫,可显示近端压迫性神经病变或腕管综合征。

26

观察内上髁和外上髁触诊时的疼痛反应有助于排除局部肌腱炎的可能。也应考虑胸廓出口检查以排除引起下干神经丛病或动态血管功能不全,也称为"神经源性"或"血管源性"的胸廓出口综合征。将这些局部检查方法纳入可疑神经根病变患者的完整检查中,可能有助于检查者发现肌肉骨骼系统疾病或更为远端的神经病变。

影像学表现

X 线平片可以提供解剖病理学方面的信息,但不是每个有颈椎或神经根疼痛的患者都需要平片检查。除了前后位和侧位影像外,屈伸位影像在近期创伤、疑似不稳定或强直性脊柱炎或 RA 的患者中具有诊断价值[98]。

MRI 可以提供更多有关软组织或神经孔损害的信息,但无症状个体的颈椎 MRI 异常率很高[142-147]。Boden 等人观察到 63 例无症状患者中有 19% 存在明显颈椎 MRI 异常[148]。在 40 岁以下的人群中,14% 有椎间盘突出或神经孔狭窄,40 岁以上的人中25% 也存在类似的异常[112]。一项颈脊髓造影的研究发现,21% 的无症状受试者存在神经根充盈缺损[149]。

由于无症状个体这种异常影像发生率很高,必须仔细分析有症状个体中的高级颈椎影像表现,以明确影像学病理改变与临床表现之间是否存在相关性[150,151]。高级影像学检查适用范围应仅限于其可能改变治疗方案或出现红旗征的情况。同样有意思的是症状性颈椎椎间盘病变的影像学演变过程。一项针对 21 例神经根病变患者椎间盘突出的研究发现,病变体积最大的减小的最多,其中 16 个病变体积在 15 个月的 CT 随访中减小了 35% ~ 100%[152]。有类似的研究对患者进行连续 MRI 观察,40% ~ 92% 的患者表现出影像病灶回缩[153,154]。而更多的侧方突出则不太可能回缩(图 26-9)。

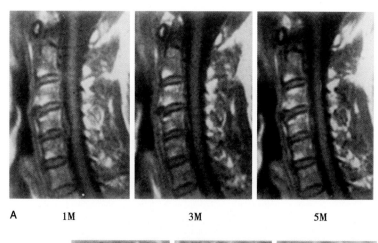

A　　　1M　　　　　　3M　　　　　　5M

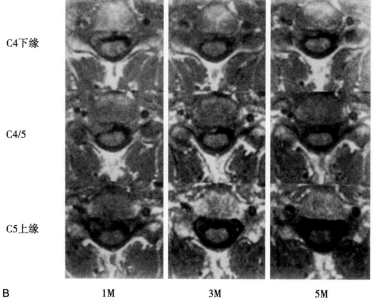

C4下缘

C4/5

C5上缘

B　　　1M　　　　　　3M　　　　　　5M

图 26-9　一位 56 岁男性在 C5 神经根病发病后 1 个月(1M),3 个月(3M),5 个月(5M),其矢状面(A)和横断面(B)MRI 检查所示。影像学证实了突出物回纳(摘自Mochida K, Komori H, Okawa A, et al. Regression of cervical disc Regression of cervical disc herniation observed on magnetic resonance images. Spine. 1998;23(9):990-997)

电生理诊断

肌电图（electromyography，EMG）和神经传导检查（nerve conduction studies，NCS）有助于定位颈神经根病变平面，并与臂丛神经病变、远端神经压迫或周围神经病变相鉴别（参见第 3 章）。在考虑介入治疗和体查结果尚不能明确病变平面的情况下，肌电图也很有用。然而，并非所有颈神经根综合征的患者都需要该检查。运动神经根损害时最早可观察到的异常表现是针电极记录到的运动单位神经募集活动减少。在神经根综合征[155]出现后至少 18~21 天才可观察到以正向锐波或纤颤电位为表现形式的异常活动（提示轴突丧失）。肌电图异常已表现出与脊髓异常和手术病理良好的相关性[156]。对七块肢体肌肉的针电极检查可能足以明确病理节段[157]。但需要注意的是，肌电图异常的节段敏感性和特异性可能仅接近 67% 和 50%[158]。

在临床上，具有节段性疼痛分布和/或肌力下降、反射异常或感觉丧失的患者可诊断为神经根型颈椎病。当病史不清时，影像学可以协助明确诊断。当观察到肌肉失神经支配模式时，如果颈椎影像学检查和临床表现不能确定，电诊断研究可能有助于明确神经根病变平面。如果根性疼痛仍需鉴别，且不满足诊断标准，特别是在 MRI 表现出多节段病变且体格检查尚不清楚确切的神经根病变水平时，则可采用诊断性选择性神经根阻滞[159]。2007 年的一项系统综述结论表明，这些神经阻滞的阳性预测价值较低，但却具有显著的阴性预测价值[160]。

无创治疗

目前还没有对神经根型颈椎病非手术治疗方法的共识[70,97,161,162]。多种一线治疗方法同样应用于轴向疼痛和神经根型颈椎病，例如物理治疗和运动干预。目前设计合理的比较非手术和手术干预的研究很少，2010 年 Cochrane 数据库的系统评价中，仅选出了一项符合比较两种干预方法的评价标准的随机对照试验[163]。该研究表明，在 3 个月的随访中，接受手术治疗的患者有短期获益，但在 1 年的随访中，手术组和非手术组的疗效没有显著差异[164]。非手术组包括物理治疗和各种类型颈围的佩戴，与颈围佩戴组相比，物理治疗组在随访时功能得到改善[164]。

一项针对神经根型颈椎病非手术治疗的多个回顾性和非对照性研究的综述表明，80%~90% 的患者获得了满意的疗效，尽管在 24~36 个月内可能没有完全恢复[105,164-167]。2016 年的一项系统分析表明，口服 NSAID 可能比安慰剂更有效缓解颈部疼痛和颈部挥鞭症，尽管那些神经根型颈椎病患者没有作为单独亚组进行分析[168]。最近的一项双盲、安慰剂对照、随机试验比较了口服泼尼松与安慰剂的短期疗效，两组患者均使用了对乙酰氨基酚。结果显示，两组患者疼痛和功能评分均较基线改善。然而，泼尼松组的改善程度更为明显，初步证实了短期服用泼尼松对神经根型颈椎病变患者有效[169]。针对神经根型颈椎病神经病变因素的药物包括三环抗抑郁药（TCA）（如阿米替林）和抗癫痫药物（如加巴喷丁和普瑞巴林）[170]。目前尚缺乏神经根型颈椎病患者使用这些药物的疗效评估。

一项针对 26 名连续接受非手术治疗的患者的回顾性研究，平均随访 2.3 年，结果显示其中 20 名接受口服止痛药、佩戴颈围、牵引、口服类固醇、硬膜外注射和物理治疗等不同治疗方案的患者取得了良好到优异的结果[171]。在一项对 155 例神经根型颈椎病患者的前瞻性研究中，1/3 的患者接受了手术治疗，而 2/3 的患者接受了包括口服止痛药和类固醇、牵引和硬膜外注射在内的非手术治疗。在 1 年的随访中，两组患者的疼痛和功能状态都有显著改善，而手术组的改善程度更高。26% 的手术组患者在治疗后仍存在剧烈疼痛[172]。Lees 和 Turner 对 57 名诊断为神经根型颈椎病的患者进行了长达 19 年的观察研究[1]。本研究中患者采用了多种治疗，包括休息、手法、治疗性运动和软颈围。在这 57 名患者中，45% 的患者描述了一次原发性疼痛发作，而后期无复发。其余患者中有 30% 描述了轻微症状持续，25% 报告了严重症状的持续或恶化。在 57 名患者中，32 名仍有明显改善，18 名患者将病情描述为症状静止或有症状。在这些神经根型颈椎病患者中，没有人发展成为脊髓型颈椎病。

与轴向颈痛相似，在神经根型颈椎病首次、无创治疗中，物理治疗处方以及医师和治疗师之间的沟通至关重要。患者的整体身体状况以及颈部肌肉组织的强化，应该使用类似于轴向颈痛的方式来处理。McKenzie 是一种常用的治疗神经根型颈椎病的物理疗法，它使临床医师能够确定运动的方向，并指导患者进行重复性运动，以减少与软组织功能障碍、结构紊乱或姿势综合征相关的脊柱疼痛[173]。治疗是基于在运动评估期间的个人体征和症状。特定的脊柱运动可以通过增加、减少、产生、消除、局限或扩散疼痛来影响患者的基本症状。观察疼痛是在特定的运动过程中还是在活动末产生，亦尤为重要。从最初的力学评估中收集的信息将使临床医师能够根据患者的需要调整康复计划[173]。

运动的目的是减轻疼痛并恢复相关软组织和关节的正常活动范围[174]。通常需要松动术来减轻脊柱紊乱，同时也可以加速脊柱功能障碍的恢复。有证据表明，如果治疗师根据激发患者的典型症状而不仅仅根据定位或触诊结果，徒手诊断技术可能更加可靠[175-180]。治疗师应不断与患者沟通以便将疼痛的诱发与松动和阻力的方向联系起来。

Maitland 将恢复脊柱运动的被动运动（即关节松动术）描述为四个等级[181,182]。Ⅰ级松动是在运动范围起始部位的小幅度来回摆动。Ⅱ级松动是在无阻力运动范围内进行的大幅度摆动。Ⅲ级松动是在运动范围内以 50% 关节阻力进行的大幅度摆动。Ⅳ级松动被描述为类似于 50% 关节阻力下形成的在关节终末端的小幅度节律性摆动。加减制也纳入这一系统以提供具体的运动等级。每一个加或减等于25%；即：分级为 3+ 的松动术相当于使用大幅度摆动时关节阻力的 75%，分级为 3- 相当于使用大幅度摆动时关节阻力的 25%。然而，与整脊术类似，系统性回顾表明支持关节松动术的文献质量为低到非常低，因此关节松动术不应成为无创性神经根型颈椎病康复计划的重点[87]。

虽然软颈围可以改善患者的舒适度，但不影响远期临床疗效[183,184]。在没有明显不稳定的情况下，建议不要连续使用颈围超过 72h，因为使用颈围会导致软组织僵直，延缓运动范围恢复[184-186]。不合适的颈围也会使患者容易产生异常的颈椎运动，增加继发性损伤的风险[187]。颈痛工作组的最佳综合证据发现，与主动治疗和休息相比，颈围几乎没有任何优势[70]。

牵引治疗常用于神经根型颈椎病。目前尚缺乏将牵引治疗与其他神经根病康复治疗方法进行比较的前瞻性随机对照研究，牵引治疗在提高治疗效果方面的作用尚未得到证实[188-192]。据报道，牵引治疗，尤其在发生神经根痛不久后予以牵引治疗，可减少脊神经根压迫相关症状和体征[193]。研究表明，如果施加足够的牵引力，神经孔大小可能会暂时增加，从而减轻脊神经根受压并可能促进愈合过程[194-196]。鼓励治疗师在使用机械设备之前，应用徒手牵引来评估患者对仪器牵引可能产生的治疗反应。仅在那些不能通过更为独立的力学运动来减轻神经根症状

的患者中才考虑使用牵引。

在牵引过程中，当颈椎与牵引角处于 24° 屈曲位时[197]，颈椎后部牵伸最大。门上牵引装置的正确使用方式为患者面对门，颈屈曲 20°~30°[197,198]。家庭牵引装置可为患者提供卧位颈椎牵引，此牵引体位相对更安全且更具有可重复性。机械牵引可以是静态的，即在整个治疗过程中使用均匀恒定的牵引力；也可以是间歇的，即在整个治疗过程中牵引力发生变化。通常建议，如果治疗部位炎症较严重，患者的症状容易因运动而加重，抑或患者的症状与椎间盘突出有关，则应进行静态牵引[199]。在初始牵引过程中，牵引力应始终保持在较低水平以降低反射性肌肉保护引起的风险，并进一步确认机械牵引方式是否恰当。推荐的颈椎牵引的初始牵引力 3.6~4.5kg[74]。6.75kg 的力会引起肌肉拉伸，而 11.25kg 的力是实现椎体分离所需的最小牵引力。颈椎牵引结合运动可能会产生额外的收益[200]。脊髓型颈椎病、脊柱不稳定和类风湿关节炎是牵引的禁忌证，对于可能存在较大血管损伤风险的老年患者应慎用牵引[191,201]。

工作中正确的姿势指导是颈椎病患者康复的重要组成部分。无论采用何种治疗性训练方案，或患者在家庭锻炼中的努力程度如何，脊柱持续偏离中立区的姿势都可导致受累组织进一步恶化和症状持续。一天大部分时间都坐在办公桌前的久坐工作者更容易遇到正确姿势带来的挑战。一般来说，应指导患者尽可能避免那些加重其颈部或四肢疼痛的典型姿势。

推荐在办公桌或电脑前采用髋、膝和肘关节屈曲约 90° 的姿势[202]（图 26-10）。与电脑显示器的适当距离为一臂长，该距离因人而异。计算机屏幕的上 1/3 应与眼睛高度齐平。应指导需要佩戴双焦眼镜的人阅读材料的摆放位置，以避免持续的颈椎伸展姿势[203]。此外，最好手腕或肘部都保持在支撑位置。这种支持有助于身体处于完全中立的位置，最终减轻肘部和腕管的周围神经张力。

神经根型颈椎病注射治疗

疼痛或症状严重的神经根型颈椎病患者在脊柱特异性物理治疗、口服抗炎药和止痛药初步治疗无效时，可考虑行颈椎硬膜外类固醇注射。颈椎注射方式有两种：椎板间隙入路和椎间孔入路（图 26-11）。椎间孔入路的优点是在产生疼痛的背根神经节周围注射所需药物[204]。然而，对比这两种技术在颈椎方

26

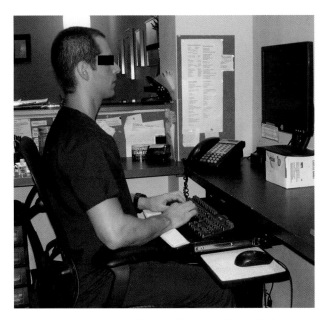

图 26-10　正确的符合人体工程学的坐姿体位

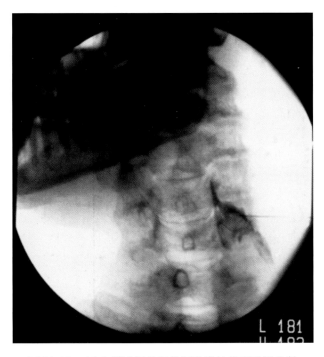

图 26-11　C6 左侧选择性经椎间孔脊柱增强造影注射

面的研究显示其疗效相似[205]。虽然椎板间隙入路不是唯一方法，但考虑到椎间孔入路存在脊髓前动脉综合征的风险，注射时首选椎板间隙入路[206]。

在进行颈部注射之前，还必须考虑类固醇药物的选择。地塞米松是一种非颗粒型类固醇，是唯一一种经颈硬膜外类固醇注射后未造成脑梗死或脊髓梗死的类固醇制剂[207-208]。而同样是类固醇的曲安奈德则被美国 FDA 在 2011 年发布黑框警告，警示说明曲安奈德是一种颗粒型类固醇，且有案例证实

当这种类固醇制剂通过椎间孔注射到颈椎时，会导致患者瘫痪、卒中和死亡。原因是颗粒型类固醇的颗粒黏附在一起，可能超过脊髓小动脉系统的直径，从而导致血管栓塞，引起并发症。而地塞米松等非颗粒型类固醇由于水溶性增加，更容易通过动脉系统，因此被认为是一种更安全且有效的颈部注射用药物。

一些关于硬膜外类固醇注射的研究具有局限性。2000—2010 年，颈痛工作组关于颈痛干预措施的最佳证据中，仅确定了一项符合纳入标准的随机对照试验[97]。这项研究表明，糖皮质激素有可能在短期内改善颈椎神经根症状[209]。2014 年一项多中心随机研究比较了硬膜外类固醇注射、保守治疗或加巴喷丁和/或诺曲替林联合物理治疗干预神经根性颈痛的疗效，结果显示联合治疗组症状短期有改善，但这些疗效持续时间不到 6 个月[210]。总的来说，尽管在透视引导下进行颈椎硬膜外类固醇注射治疗神经根性颈痛的操作频率很高，但缺乏与此相关的设计良好的随机对照试验。

与颈椎硬膜外类固醇注射相关的轻微并发症包括血管迷走神经反应、短暂性神经功能缺损、过敏反应和皮疹。严重并发症包括前面提到的脊髓前动脉综合征、卒中、脊髓损伤、皮质盲、癫痫和出血。由于这些潜在的严重并发症以及疗效的不确定性，颈部类固醇注射疗法目前仍未获得美国 FDA 批准，而是在非药品适用范围使用。此外，FDA 在 2014 年发布一个公告，警示经脊柱硬膜外腔注射糖皮质激素可能会产生严重不良反应，并要求在可注射糖皮质激素的药物标签上增加警告（https://www.fda.gov/Drugs/DrugSafety/ucm394280.htm）。

手术治疗

对于那些经充分非手术治疗后仍持续疼痛的患者，可以考虑手术治疗。对于有明显神经功能受损且症状进展迅速的患者，应立即考虑手术治疗。明显肌力减弱、肌肉萎缩和麻木而不伴疼痛者也是手术治疗的相对指征[211,212]。前、后入路均可用于神经根病变的手术治疗，手术方式的选择取决于患者的解剖学结构、医师的偏好和神经根压迫的类型。

经前路颈椎间盘切除植骨融合术（anterior cervical discectomy fusion，ACDF）和颈椎间盘置换术（cervical disc arthroplasty，CDA）均是治疗神经根型颈椎病的前路手术方法。其中，ACDF 使用频率最

26

高[213]。这种方法的优点包括能够在不干扰脊髓的情况下移除前部结构，从而使神经孔牵张，牵张节段并伴有相应黄韧带屈曲复位，以及节段稳定[29]。ACDF的缺点包括移植物供区疼痛、需要进行术后固定、移植物移位以及随后的邻近节段变性的可能。当用于神经根病变时，ACDF在53%～91%的患者中获得良好的治疗效果。与非手术治疗相比，ACDF可以更快地改善症状，尽管长期疗效没有显著差异[213-216]。预后较差与多节段手术相关[213-216]。ACDF禁用于先天性狭窄、主要由后部结构引起的狭窄以及超过3个受累节段的患者[217]。此外，随着手术节段的增加，假关节形成风险亦增加[218]。

颈椎间盘置换/成形术（CDA）是近年来兴起的外科技术，它的优点是保留颈椎屈伸活动，因此有可能预防假关节形成，然而这项技术与颈椎融合术进行比较的研究结果尚不一致[218-220]。研究正在探索将CDA扩展到多节段性神经根病治疗中[221]。CDA和ACDF有相同的副作用，而且CDA还有异位骨化的风险，但尚未得到临床证实[222]。需要对CDA开展更广泛的研究，以明确该手术的有效性、适应证以及严重不良反应（如移位）的发生率。

椎板成形术是治疗神经根病的一种后路手术方法。这种方法特别适用于无明显颈部或肩胛周围疼痛的侧方椎间盘突出或关节突关节病患者[29]。其优点包括避免脊柱失稳和融合的相关并发症。术后也不需要固定，避开了重要的前方结构，如颈动脉、椎动脉、喉返神经和食管等[110]。缺点包括：术后恢复期颈部疼痛程度比ACDF更高，并且无法行脊髓减压。该方法禁用于脊髓压迫或颈椎后凸畸形患者。据报道，在减轻疼痛、改善无力和功能方面，该手术的成功率高达90%[223]。

脊髓型颈椎病

病理生理学改变

当中央管狭窄压迫脊髓时，就会出现相应的临床表现。需要与之鉴别的疾病有运动神经元病、多发性硬化以及其他脱髓鞘疾病、外周和压迫性神经病变、颅内病变、脊髓肿瘤或脊髓空洞[29]。颈椎退行性级联反应发生过程中引起中央管和/或椎管狭窄时，脊髓型颈椎病的神经症状就会出现。这与我们在腰椎中的发现相似，中央管狭窄的原因可能是先天性发育异常或后天损伤所致。颈椎病仍是中央管狭窄和由此导致的脊髓病最常见的原因。椎间盘间隙变窄导致正常颈椎曲度消失和后方黄韧带褶皱形成。研究报道，黄韧带的钙化也会引起脊髓病[224]。褶皱黄韧带、椎间关节、关节突关节和椎体骨赘共同导致中央管狭窄[225]。颈椎病引起的脊髓压迫通常进展缓慢。患者常常会有明显的影像学表现，但仍无症状。脊髓能够承受明显的慢性变形而不会引起功能障碍[226]。除了直接的压迫效应，动态应力、血管功能障碍导致的缺血也会导致脊髓的病理生理学改变。

在颈椎后伸时，中央管间隙变窄，脊髓可能会夹在前部椎体骨赘、椎间盘、肥大的后纵韧带和黄韧带之间。前屈时，中央管间隙虽然变宽，但脊髓可能受到脊柱前部结构的牵拉[225-226]。颈椎不稳也可能会导致脊髓受到撞击。由于脊椎硬化改变导致节段性脊柱僵硬，相邻的运动节段可出现代偿性过度活动甚至半脱位。后纵韧带骨化也可导致脊髓病，这种骨化可发生在一个或多个水平。骨化后的后纵韧带可发展成球状团块，使脊髓前部受压。与其他人群相比，亚洲人群，如日本人，后纵韧带骨化的发生率特别高。这种情况的原因尚不清楚，但可能与遗传因素相关[226]。

皮质脊髓束通常在脊髓病发展早期受累，导致下肢无力。后期脊髓后索功能障碍引起共济失调，表现为宽基底步态[29]。目前，颈脊髓病综合征主要分5种类型[227]。根据这种分类，最常见的是脊髓横贯性损伤。在这种情况下，主要由皮质脊髓束、脊髓丘脑束和后索受累引起下肢症状，而上肢相对较少出现症状。在运动系统综合征中，症状类似于肌萎缩侧索硬化症。在这种情况下，皮质脊髓束和前角细胞受压迫。患者出现典型的上肢及下肢无力，可伴有痉挛和步态障碍而无感觉异常。第三种类型是脊髓中央综合征，类似于创伤后不完全性脊髓损伤。这些患者以上肢受累为主，普遍存在手无力症状，预后较差。上肢综合征脊髓病也被描述为肌萎缩型颈椎病和脊髓病手[228-229]（图26-12）。第四种为Brown-Sequard综合征（脊髓半切综合征），表现为单侧脊髓压迫，皮质脊髓束受累导致同侧偏瘫，脊髓丘脑束受累导致对侧感觉障碍。在臂痛脊髓综合征中，锥体束综合征与脊神经根压迫引起的神经根疼痛并存。

病史

脊髓型颈椎病的临床表现差异很大[230]。患者

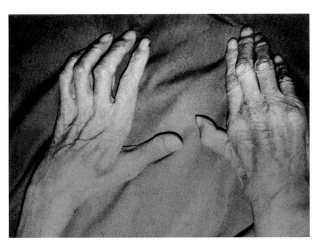

图 26-12　脊髓型颈椎病的肌营养不良手［摘自 Ebara S，Yonenobu K，Fujiwara K，et al. Myelopathy hand characterized by muscle wasting：a different type of myelopathy hand in patients with cervical spondylosis. Spine. 1988；13（7）：785-791］

通常主诉上肢出现相对弥漫性的、非皮节分布的感觉异常。许多患者没有意识到他们的功能变化，但确实出现了轻微的平衡和步态问题。随着脊髓受压和脊髓型颈椎病的进展，步态和平衡问题变得更加明显，手的精细运动协调性也受到影响，表现为操作按钮困难或书写异常。患者也可能诉不能快速伸展和屈曲手指[231]。手臂无力可以是单侧的，也可以是双侧的。下肢近端无力比远端无力更为常见。例如，患者可能会主诉从椅子上起立困难，但脚底无力的情况通常比较少见。在这方面，脊髓型颈椎病明显表现出与腰椎管狭窄相似的症状。随着病情加重可能出现直肠和膀胱功能异常，但不常见。虽然患者可能会出现颈痛症状，但 50% 的患者不会出现。此外，多达 15% 的晚期脊髓型颈椎病患者无颈部不适，这往往导致诊断不及时[226,227,232]。伴有相关神经根受累的患者可能更容易出现上肢痛[29]。

体格检查

在检查疑似脊髓型颈椎病的患者时，脊髓或神经根受压的患者可能出现颈部后伸受限并伴疼痛[226]。莱尔米特征（Lhermitte sign）最早描述于 1932 年，表现为患者坐位时被动屈曲颈部，引起沿躯干及四肢分布的触电样感觉[233]。这在 10% 的脊髓型颈椎病患者中可得到证实，多发性硬化和脊柱肿瘤患者也可观察到阳性反应[227,234]。C4-6 椎管狭窄患者可出现肩胛带肌肉萎缩症状，这是由于该节段前角细胞功能丧失所致。类似地，还可出现上肢肌肉肌束震颤和手部的固有肌萎缩[226]。

嘱患者保持手指在伸展和内收状态，如果在 30~60s 内观察到尺侧两个手指弯曲和外展，称为手指逃逸征阳性，提示患者可能患有脊髓型颈椎病。此外，在 10s 内，患者应该能够迅速伸展和屈曲手指至少 20 次。如果这个动作完成不够灵活，也提示患者颈部脊髓受压[226]。四肢针刺觉检查可以帮助明确感觉异常的范围和节段。震动觉检查可评估脊髓后索的功能，如异常提示脊髓型颈椎病的发病时间更长、病情更重。四肢腱反射通常亢进，但如果存在颈神经根受损，上肢相应腱反射也可能减弱。锥体束征包括踝阵挛、巴宾斯基征（Babinski sign）和 Hoffmann 征可引出。桡骨膜反射倒错是另一种病理反射，可见于脊髓型颈椎病患者，即轻敲肱桡肌肌腱出现肱桡肌反射减弱和手指过度屈曲，这被认为是由于脊髓损伤伴 C5 神经根病变导致压迫水平远端痉挛以及神经根受累水平反射减弱。在 C3 及 C3 以上节段脊髓受累的患者中，轻叩其肩胛骨下部可能会导致肩胛肱骨反射，其特征是肩胛骨抬高和肱骨外展[29,235]。

步态，包括跟趾动作以及跟趾步态也应进行评估。闭目难立征是一项针对位置觉的测试，要求患者闭眼手臂前伸并保持站立位，检查过程中失去平衡提示后索功能受损[226]。必要时，电生理诊断可能有助于区分脊髓型颈椎病和其他可能导致相似症状的疾病。

影像学表现

虽然平片可以显示与年龄和脊椎病相关的退行性改变，但这种成像方式并不能显示神经成分。在颈椎病患者的侧位平片中，前部骨赘通常较后部大但不引起症状，而后部骨赘因有可能导致相关的神经压迫，故临床意义更大。这种平片应该谨慎对待，因为退行性改变常见于无症状患者，且随着年龄的增长而增加。在某些情况下，后纵韧带骨化可以在侧位平片上显示为沿椎体后侧延伸的一根骨条。过伸过屈位片对于诊断常规侧位难以发现的脊柱不稳定是必要的[226]。

通常，颈椎前凸角度为 21°±13°，且随着年龄增加和退行性改变而减小。此外，9% 的无症状患者表现为颈椎后凸。正常成人颈椎管矢状径为 17~18mm（正常范围 13~20mm），即从椎体后缘的一点到椎板上相应点的距离。颈椎矢状径为 10~13mm 时，称为相对狭窄，此时可发生脊髓损伤。矢状径小于 10mm 称为绝对狭窄，与脊髓压迫高度相关。颈椎伸展动作会进一步减小椎管直径，进而在动态活动过程中压迫脊髓。

　　CT 扫描是确定椎管直径最准确的方法。颈椎椎管矢状径与椎体宽度的比值也可用来评估椎管是否狭窄，比值小于 0.85 为椎管狭窄，小于 0.8 时患者易出现脊髓病变。目前认为这种椎体和椎管尺寸的比较在人群中并不可靠[29,63,236,237]。MRI 是评估脊髓型颈椎病患者病情的金标准。MRI 成像的优点包括可以更好地显示椎间盘和神经元件，以及使脊髓内部改变可视化[29]。脊髓长期受压可能导致脊髓萎缩，MRI 可以鉴别脊髓实质的改变，如可能由脊髓软化症导致的脊髓空洞形成和脊髓内异常信号（图 26-13）。MRI 的缺点主要是对神经孔的显示受限，并且对于纤维环、椎体缘及后纵韧带骨化的区分相对困难。因此，一些医务工作者更倾向于 CT 脊髓造影，它可以为颈椎病患者提供更明确地软组织和骨骼结构评估[29]。

　　脊髓内的异常信号不一定与临床表现相一致，但它确实有助于识别脊髓的病理改变[226]。T2WI 脊髓信号增高可能代表了广泛的病理性压迫，但并不是一个有用的临床预后预测因子[238-240]。在有明显上肢无力和肌肉萎缩，即肌萎缩型颈椎病的患者中，

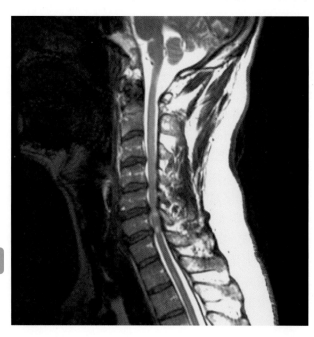

图 26-13　MRI 矢状位 T2WI 图像：C5-6 至 C6-7 之间椎间盘后突并压迫脊髓，C5-6 椎间盘下方和 C6-7 椎间盘间隙后方脊髓内信号强度增高（摘自 Kim DH，Vaccaro AR. Surgical treatment of cervical myelopathy. In：Slipman CS，Derby R，Simeone FA，et al.，eds. Interventional Spine-An Algorithmic Approach. Philadelphia，PA：Wolters Kluwer；2008：753-766）

脊髓前角细胞区域 T2WI 可见高信号（图 26-14）。这些结果表明，患者下运动神经元损伤（包括上肢无力和肌肉萎缩在内）可能是由脊髓动态性压迫和循环系统病变进而引起的脊髓前角细胞受损导致的[228]。

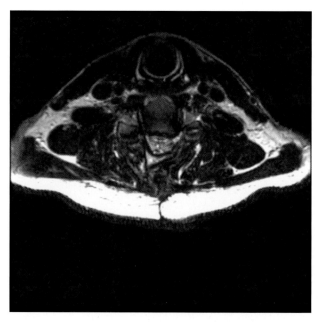

图 26-14　MRI 冠状位 T2WI 图像：C5-6 平面脊髓内小区域高信号，包括双侧前角细胞区域（摘自 Kim DH，Vaccaro AR. Surgicaltreatment of cervical myelopathy. In：Slipman CS，Derby R，Simeone FA，et al.，eds. Interventional Spine-An Algorithmic Approach. Philadelphia，PA：Wolters Kluwer；2008：753-766）

　　脊髓型颈椎病患者的病理改变包括白质和灰质破坏，伴随着损伤部位上下的脱髓鞘改变[225-226]。对不同受压程度的脊髓病理标本进行研究发现，轻至中度压迫时外侧白质束变性，重度压迫时中央灰质坏死。有趣的是，即使在脊髓严重受压的情况下，白质前柱仍然相对完好。组织学改变包括轴突脱髓鞘，继之出现细胞坏死、瘢痕或胶质增生，灰质内还可见囊性空化灶。这种中央破坏被认为是由脊髓变形引起的缺血性改变导致的[241]。突出的椎间盘和前方的骨赘也可能会压迫脊髓前动脉，引起血管性脊髓病[225-226]。灰质的血供来自脊髓前动脉分支的小动脉，当脊髓前后平面受压时，这些分支受到机械性压迫，可导致灰质和白质内侧相对缺血[242]。在局部脊髓动脉中，也可见动脉粥样硬化和内膜纤维化改变[226]。

自然病史

　　脊髓型颈椎病的病史是多变的。有些患者的病

情逐渐进展,而另一些患者的症状可稳定数月甚至数年。年龄大于 60 岁且早期出现双侧和更严重的脊髓病症状的患者预后更差、病情进展更快[243-245]。

有脊髓压迫的影像学证据,但没有症状的患者,可以继续观察临床症状和影像学改变。没有证据表明,轻微创伤是导致其脊髓损伤的危险因素[162]。对于那些脊髓病变症状较轻的患者,如反射亢进和步态异常,应与患者一起回顾文献中建议的预期临床病程。如果患者的病情没有进展,可能需要每 6 ~ 12 个月进行一次神经系统复查以评估非手术干预[153]。然而,并未证实非手术干预(如药物、固定、物理治疗和脊髓注射)对脊髓型颈椎病有益处[162]。

手术治疗

尽管 2013 年一项针对脊髓型颈椎病手术减压的前瞻性多中心研究表明,无论疾病的严重程度如何,术后患者的神经系统、功能预后以及生活质量都得到了改善,但大多数人还是建议对中度至重度脊髓型颈椎病患者进行手术干预[246]。对于有类似脊髓病症状的患者,可建议那些具有更明显影像学异常(包括脊髓萎缩、脊髓信号异常或颈椎后凸畸形)的患者尽早进行手术干预。最终恢复的程度通常与术前脊髓病的严重程度相关,此外,较大的脊髓横截面积、较小的年龄、单个而非多个节段受累以及较短的症状持续时间者预后更好[226,232,243]。

前路和后路手术均可用于治疗脊髓型颈椎病。与神经根型颈椎病相似,ACDF 是最常用于脊髓型颈椎病的前路手术。ACDF 术后的预期结果包括改善行走能力、增强上肢力量和恢复整体运动能力[226,232]。后路手术包括多层椎板切除术、椎板融合切除术和椎板成形术。这些方法适用于无颈椎后凸的多节段脊髓压迫。与前路手术相比,后路手术可使椎管直径增大,降低吞咽困难的风险,但术后颈痛较严重[247]。脊髓型颈椎病患者的手术路径是由中央管病变的性质和外科医师的经验决定的。在选择最合适的手术方式时,考虑的因素包括病变节段数量、颈椎矢状位排列、压迫位置以及颈椎不稳的存在[222]。

总结

颈椎病是导致功能障碍和残疾的重要原因。虽然有许多介入手段和手术方法用于干预颈痛和神经根型颈椎病,但物理治疗、强化锻炼、根据需要纠正不适当的生物力学以及口服镇痛药等非侵入治疗手段仍然是初始治疗方案的首选。需要更多精心设计的研究来充分评估硬膜外类固醇注射治疗颈痛和神经根型颈椎病的疗效和安全性。脊髓型颈椎病是一种更为严重的颈椎病理改变,目前尚无证据表明在需要治疗时采用非侵入性治疗方法有效。颈椎是一个复杂的结构体,有多种相关的病理改变,需要进一步研究其最佳治疗方案,以最大化改善功能、减轻残疾。

(王楚怀、鲍珊珊 译　岳寿伟 审校)

26 e图

参考文献

26 参考文献

第 27 章　腰椎疾病康复：基于循证医学的临床实践方法

Stefano Negrini • Fabio Zaina • Michele Romano • Carlo Trevisan

在过去的几十年里,随着医学的发展,腰痛(low back pain,LBP)的治疗方法已发生了明显变化[1-4]。以前,根据经典疾病模式,LBP 按照病理解剖学来进行分类并制订治疗方案。但可能是由于不恰当的治疗和医疗方案造成了医疗费用和残疾的不断增加[5],加重了社会负担,最终引发了对 LBP 的认识革命[4,6]。因此,LBP 分为继发性 LBP(少于10%)和原发性 LBP(又称特发性或单纯性 LBP)两大类,其中原发性 LBP 根据疼痛部位可分为 LBP 和坐骨神经痛,根据病程可分为急性、亚急性和慢性LBP[3,7-11]。一般而言,在现代医学模式中 LBP 被认为是一种生物-心理-社会综合征[4,12]。因此,以根据《国际功能、残疾和健康分类》(International Classification of Functioning,ICF)[13-20]制订疾病的生物-心理-社会治疗方案为主要任务的物理医学与康复学(physical medicine and rehabilitation,PM &R)在该领域中的重要性越来越明显[21,22]。正如医学领域的一贯情况,这些新进展尚需要一段时间才能应用到日常临床实践中[10,23-27]。现在,临床上针对一种疾病通常是由某些专科机构、医师和/或专业医技从不同的治疗方法中各自选择其擅长的对患者进行治疗,而不是序贯、系统的循证治疗[28,29]。物理医学与康复学所涉及的疾病范围很广,跨越多个医学学科[14,30],并且几乎所有腰痛患者的治疗均在门诊进行,这一问题看起来比其他专业更加明显[31-35]。此外,腰痛作为一种生物-心理-社会综合征已经被广泛认知,并且物理医学与康复学在 LBP 治疗中发挥着关键作用,因此,本章将对 LBP 的诊疗作一系列介绍。

本章内容是完全基于证据的,其侧重点在一旦证据被发现,在临床日常实践中该做什么——即一种以循证为基础的临床实践工具。因此,我们将从一些临床科学的前提,包括评估和结局的标准,物理医学与康复治疗的实际科学证据,以及诊疗过程(流程图)开始介绍[9]。事实上,另一个必需的前提是:在 LBP 以及其他疾病的康复治疗中,对疾病的准确诊断是首要和必需的。没有准确的诊断,我们就无法对患者进行康复治疗。只有做出准确的诊断,才能依据 ICF[17,18,36-38]对患者进行生物-心理-社会学定位,进而对 LBP 患者从 PM & R 的角度进行循证描述并制订相应的康复方案。

最后一个重要前提是专业术语:康复既不是以疼痛为导向(pain-orientated,PO)的治疗,也不是保守治疗。在我们看来,"保守治疗"只是过去用来区分 LBP 是否需要手术治疗的说法,不应该再继续使用[21,22]。"保守"一词对患者来说,并不是病症比较乐观的含义,只是说明不进行手术。在所谓的保守治疗中,有很多治疗是针对疼痛的,包括药物治疗、手法治疗、物理治疗等。这些治疗方法已经应用了很多年,并仍在继续应用,且有一定证据支持。然而,随着对以疼痛为导向治疗的局限性的认识不断增多[4,5,39],许多注重改善躯体功能、恢复活动能力、增加社会参与以及提高生活质量的综合性康复治疗方法出现并发展起来,我们称其为以功能为导向(functioning-orientated,FO)的治疗[40-42]。以功能为导向的治疗方法以 WHO 对功能的认识为基础[13],也代表了物理医学与康复学领域对功能的理解[14-20,30]。对大多数患者来说,这是更合适的治疗,需要致力于帮助 LBP 患者的康复专科医师重点关注[13,14,22,30,37,38]。这并不是让我们忽视药物、手法及物理治疗,它们对某些甚至是很多患者都是必需的。而是为了更好地进行诊疗,我们要认识到它们的不同,包括其优势和局限性。越来越多的证据表明,上述中有些治疗方法对急性 LBP 非常有效,可以对患者进行分组以给予个性化治疗。

评估、决策过程和康复治疗措施

评估和疗效标准

适当的诊断性检查是进行有效治疗的基础。检查应建立在准确了解病史和全面体格检查的基础之上[8-10],这也有益于营造良好的医患关系。对腰痛患者进行评估的首要目标是确定是否存在严重的脊柱病变(如肿瘤、感染、骨折等)。只有约 15% 的 LBP 患者能找到确切的病变[43]。Deyo 和 Uden 等对罹患 LBP 和坐骨神经痛约 4 周的患者进行研究发现,其可能的病因包括:椎间盘突出(4%~5%),腰椎管狭窄症(lumbar spinal stenosis, LSS)(4%~5%),脊柱骨折(4%),转移瘤或骨髓炎(1%),内脏疾病如主动脉瘤、肾病及妇科疾病(不足 1%)。

Waddell[44]认为在接诊 LBP 患者时,首先要排除严重脊柱病变(原发性或转移性肿瘤,感染或免疫疾病如强直性脊柱炎,骨质疏松性骨折,马尾综合征,各种神经病变),然后再进行疼痛评估,以判断疼痛是否为根性神经痛(椎间盘突出、椎管狭窄或手术瘢痕导致的坐骨神经痛):

- 一侧下肢疼痛,一般向膝以下放射,可放射至踝和足
- 下肢痛重于腰痛
- 疼痛分布区内感觉迟钝或感觉异常
- 神经根刺激的阳性体征
- 单个神经根相关的运动、感觉、反射异常

LBP 的评估包括对疼痛症状及其他所有症状的评定。由于神经生理感觉机制相当复杂,且个人难以区分疼痛本身及疼痛时产生的情绪反应,对疼痛的严重程度做出客观评价非常困难[45]。根据疼痛的持续时间,目前普遍接受的分类如下[3,5,8,11,46]:

- 急性腰痛(acute low back pain, ALBP):少于 4 周
- 慢性疼痛(chronic low back pain, CLBP):超过 6 个月
- 亚急性疼痛(subacute low back pain, SALBP):1~6 个月

最近的一项研究认为应以 14 天作为区分 ALBP 和 SALBP 的界线[47],也有人建议将超过 90 天的腰痛定义为 CLBP[9]。由于疼痛症状持续,患者会在躯体症状的基础上出现社会-心理层面的异常。此时的评估就不能再单纯地考虑疾病本身,而是同时要考虑失能和生活质量下降的问题。

评估的科学依据

医学上对诊断试验的基本要求是准确、安全、可重复[48-50]。准确性包括特异度和灵敏度两个指标。特异度是指病变确切存在时,检测结果为阳性的能力;灵敏度是指只要病变存在,检测结果就为阳性的

能力。为确定一个诊断试验的准确性,需要一个能衡量其特异度和灵敏度的金标准。对于脊柱病变,一些病例的金标准是通过外科途径确定是否存在明确的组织病变,也有一些病例是通过疼痛的加重或减轻来判断。在所有这些情况中,由于很难获得对疼痛的客观评价,所以用疼痛的加重或减轻作为标准都有内在的不确定性[51]。

各类临床指南(clinical guidelines, CG)[8,9,52]都强调详细采集病史和全面体格检查的重要性,尤其在首诊时,医师必须将全部注意力放在患者身上,并花费足够长的时间去获得患者的信任。事实上,有证据表明,适当的临床治疗仅对缓解疼痛以及减轻患者恐惧有益[53]。

基于腰痛的生物-心理-社会特征,在不久的将来,ICF[15-20]及其核心部分[36-38,54-56]的应用将成为腰痛评估的重要进展。

红旗警示和黄旗警示

为使排除严重脊柱病变的准确性提高,也为使患者安心,几乎所有现有的临床指南[57]都推荐使用"红旗征(一系列危险信号)(red flags)"(表 27-1)来分析患者病史。一个或多个危险信号的存在将决定是否需要有针对性的诊断确认及后续专家会诊,但其中一些信号的可靠性似乎存在问题[57]。最近,两项系统综述指出个别的红旗征缺乏证据支持,建议将它们结合起来作为进一步检查脊柱骨折、恶性肿瘤实用指标[58,59]。

还有临床指南[58]提出了其他的危险信号用于提示慢性疼痛的进展,被称为"黄旗征(yellow flags)"[60]。如果 ALBP、SALBP 患者出现这些危险因素,提示需要考虑心理-社会因素的影响并尽早进行认知-行为干预(表 27-1)。

病史和体格检查

进行病史采集时,诊断性分类的第一步为识别"红旗征",同时评估潜在的"黄旗征"[61]。

有些研究聚焦于如何对腰椎活动度、肌力以及加重或减轻疼痛的特殊动作进行体格检查。McKenzie 技术可以确定哪些动作能引起疼痛中心化,应进行哪些课程训练,但在其对于预后的提示作用方面文献尚未达成一致意见[62-64]。

Simmonds 等[65]在无症状受试者和腰痛患者间做了一项研究来验证 9 项体格检查方法的可靠性、有效性及临床可操作性,并通过问卷调查发现这些体格检查方法与失能程度的相关性不大。没有证据表明各种仪器进行的肌力分析有明显的临床优势[66]。

27

表27-1 在LBP患者的诊断过程中，重点是寻找红旗征（严重病变导致继发性LBP的危险因素）；
对于亚急性患者，关键是寻找黄旗征（提示LBP慢性化的危险因素）

红旗征（严重病变导致的继发性腰痛的危险因素）

年龄低于18岁的少年儿童出现严重背痛或年龄高于55岁的老年人出现背痛

暴力损伤病史

老年人有轻度创伤

夜间持续的进展性疼痛

肿瘤病史

系统应用类固醇药物

药物滥用、HIV感染

体重减轻

系统性疾病

长期存在的严重活动受限

剧痛或最少的活动量

结构畸形

排尿困难

肛门括约肌松弛、大便失禁、鞍区麻痹

广泛的进展的活动无力或步态紊乱

怀疑存在感染性疾病（强直性脊柱炎）

　　年龄小于40岁，逐渐发病

　　明显晨僵

　　长期活动受限

　　累及外周关节

　　虹膜炎、皮肤红斑、结肠炎、尿道分泌物增多

　　家族史

黄旗征（急性或亚急性腰痛慢性化的危险因素）

个体因素	年龄（U形相关）
	女性
	少数族裔
	低收入
	文化程度低
医学因素	体重指数（BMI）高
	既往手术史
	损伤
	神经系统缺陷
	神经根刺激（直腿抬高试验，Wassermann试验）
疼痛相关	持续时间
	强度
	下肢疼痛
	侧屈疼痛和/或屈-伸疼痛
	坐位困难
损伤后残疾相关	密切相关的损伤
	持续4周的严重功能受限
	严重残疾（Roland-Morris腰痛失能问卷，Oswestry失能指数，疾病影响状态调查）
	认为无法康复的风险
心理社会因素	不相符的症状和体征
	逃避行为
	心理负担
	精神萎靡
	情绪反应下降
	社会孤立
	抑郁（SCL-90，Zung，Beck抑郁量表）
	躯体化（SCL-90）
	应对能力下降（CPCT）
工作相关	要求过高
	不能完成自己的工作
	单调或千篇一律
	自我满足感低
治疗因素	退休前的治疗
	失能代偿
	热疗和冷疗
	物理治疗
	腰痛学校

摘自 Negrini S，Giovannoni S，Minozzi S，et al. Diagnostic therapeutic flow-charts for low back pain patients：the Italian clinical guidelines. Eura Medicophys. 2006；42（2）：151-170。

事实上，重复性试验的高相关性表明 Biering-Sörensen 试验更容易实施，也有更好的临床应用效果。关于肌疲劳，Taimela 等[67]认为腰痛患者首先感到疲劳，然后疲劳使活动质量下降，进一步使肌肉的运动知觉下降。因此，肌疲劳亦是一项危险因素。

临床试验以及各国的临床指南表明，触诊是评估患者病情的基础：脊柱触诊是否诱发疼痛，以及对区域和节段性活动的直接评估是完整体格检查的组成部分。最可靠的诊断试验是能引起疼痛的试验，软组织触诊次之[68]。区域运动试验比节段性运动试验更可靠，同一检查者进行试验的可靠性高于不同检查者[68]。

一方面，大量 LBP 患者的特定的结构性病因缺少明确的定义；另一方面，临床上又倾向于把 LBP 患者分为不同的亚组。尽管我们没有证据证明小关节病变是引发腰痛的原因[69]，但我们有方法来评价腰椎的稳定性。在各种试验中，腰椎被动伸展试验的敏感度和特异度最高[70]。

LBP 和下肢疼痛

对于放射到膝关节以下的下肢痛，没有足够的证据表明可通过病史和临床症状来指导诊断[71]。大多数体格检查（轻瘫或肌肉无力，肌肉萎缩，反射改变，感觉障碍）的诊断能力较差，由于研究对象不同、缺乏针对椎间盘突出的标准化分类标准以及研究过程中心理因素的影响，不同研究的结果不同在一定程度上是合理的（表 27-2）[72,73]。研究显示，在以椎间盘突出高发（58%~98%）为特征的接受外科手术的患者中，直腿抬高（straight leg raising，SLR）试验具有高灵敏度（总体估计值 0.92，95% CI：0.87~0.95），但特异度欠佳（0.10~1.00，总体估计值 0.28，95% CI：0.18~0.40）[72]；影像学检查的特异度高但灵敏度低[72]；交叉直腿抬高试验具有高特异度（总体估计值 0.90，95% CI：0.85~0.94）和低灵敏度（总体估计值 0.28，95% CI：0.22~0.35）[72]。将阳性试验结果综合可提高体格检查的特异度[72]。

影像学检查

影像学检查方法的选择必须以临床症状、病史及体格检查为基础[74]（参见第 5 章）。影像学检查的目的在于确定是否存在红旗征提示的严重病变，或者判断是否存在导致神经根性疼痛的椎间盘突出。对于腰痛或单纯坐骨神经痛的患者，如果不存在红旗征，在出现症状的 30 天内不需要进行影像学检查[3,8,9]。

表 27-2　有明确腰神经根痛病史患者的临床表现对影像学检查发现椎间盘突出的预测价值

表现	预测强度
交叉 SLR 再次引起患侧下肢痛	+++
SLR 小于 60°阳性（诱发下肢痛）	++
踝背屈无力	+
蹈趾无力	+
踝反射消失	+
感觉丧失，针刺觉，感觉异常	+
膝反射减弱	+
踝反射减弱	+
严重放射痛	++
疼痛导致夜间醒来	++
腰椎活动严重受限	++
脊柱前凸消失和/或坐骨神经痛致脊柱侧凸	++
单侧下肢疼痛比腰痛严重	++
放射至足	+
疼痛绘图（精确皮片描绘）	(+)

摘自 Negrini S，Giovannoni S，Minozzi S，et al. Diagnostic therapeutic flowcharts for low back pain patients：the Italian clinical guidelines. Eura Medicophys. 2006；42（2）：151-170。

现有临床指南均认为，在没有红旗征的情况下，X 线检查的诊断或治疗价值有限，而且不建议常规使用，因为 X 线检查结果中，只有椎间盘间隙变窄、腰椎滑脱（spondylolisthesis，SL）、腰椎峡部裂与 LBP 有显著相关性（表 27-3）[75]。MRI 检查为非侵入性的，对软组织和骨骼的显像令人满意，因而成为 LBP 患者相对全面的影像学检查工具。尽管如此，没有证据表明 MRI 的应用对无放射痛的 LBP 患者腰痛的治疗有帮助[76]。许多研究发现，无症状患者的椎管、椎间孔和椎体结构中存在椎间盘的异常（膨出、突出、脱出）；不过新的影像技术有望在未来提供更多帮助[77]。因此，Roland 和 van Tulder[78]提出了一个有争议的建议，即影像科医师在检查报告中增加这些内容："该发现可能与患者的症状无关，因为这些常见于无症状个体。"MRI 是一种高度敏感的检查，因此有获得假阳性结果的可能。在临床实践中我们应谨记这一点以节约费用，并避免不必要的外科手术。

27

表 27-3 影像学发现和明确的非特异性 LBP 之间联系的研究

影像学表现	研究数量	比值比	结果
椎间盘退化	12	1.2~3.3	中度阳性
脊椎骨关节炎	3	1.2~2.0	阴性
脊柱滑脱和脊柱前凸	6	0.82~1	阴性
脊柱裂	2	0.5~0.6	阴性
椎骨移行	3	0.5~0.8	阴性
Scheuermann 病	2	0.8~3.6	不明

摘自 Negrini S,Giovannoni S,Minozzi S,et al. Diagnostic therapeutic flowcharts for low back pain patients:the Italian clinical guidelines. Eura Medicophys. 2006;42(2):151-170。

社会心理因素,失能和生活质量

对于 LBP 患者的评估不应仅限于体格检查,也应包括社会-心理因素的评估,因为其对疼痛的慢性化、延迟重返工作的时间以及治疗的成功与否起决定性作用(参见第 12 章)。有证据表明,有些因素如工作满意度低、工作积极性差、伤残补偿金以及对既往治疗不满意等是导致 LBP 慢性化和/或复发的危险因素。心理不适、抑郁、躯体化和认知因素如灾变说是疾病慢性化/失能的预测因子[79],这些在 ALBP 患者中非常常见[80]。尽管无症状个体的精神压力症状可作为预测因子[81],但 LBP 的主要标志仍然是阳性病史[82]。

持续的疼痛通常会导致一定程度的失能。对 LBP 所致失能的评估可以通过专门的、经过科学验证的问卷来实现,如 Oswestry 腰痛失能问卷,Roland-Morris 问卷和核心结果评价工具(Core Outcome Measurement Instrument, COMI)[83-88]。有数据显示疼痛、失能和生活质量之间存在微弱但重要的相关

性[89]。持续性疼痛和失能会在很大程度上降低生活质量。显然,疼痛和失能对生活质量的影响更多地取决于其持续时间而不是强度。此外,即使疼痛程度在临床上有显著变化,失能及生活质量可能只有几乎察觉不到的改变。因此,我们必须采用最小临床重要差异的概念[90,91],即患者评估量表最轻微的改变就可反映其情况的改善。强调这一概念的好处是很重要的,它作为一个更好的疗效标准,能从功能和心理角度来评价患者。众所周知,目前为控制健康护理费用,对疗效的评价是必需的。

用一句与年轻患者有关的话来结束此节:尽管通常儿童和青少年的生活质量没有明显的下降,其腰痛发病率已呈上升趋势[92,93]。一项对 10 000 名学生的研究显示,明确的危险因素有背包超重、久坐及桌椅的高度[94]。明确的既往病史是更好的 LBP 预测因素,此外,还应认识到儿童和青少年患者的病史、体格检查和诊断与成年人有明显不同[95],因此应开展针对该群体的研究从而制订更好的治疗方案并避免成年后 LBP 复发。

诊疗流程图

成立于 1987 年[96]的 Quebec 工作组发表的第一个系统指南是对 LBP 治疗现有证据的归纳总结。近年来,为将日常临床行为用简单的方式表达出来,在 2006 年的《Eourpa Medicophysica》[9](即现在的《欧洲物理与康复医学杂志》)[97]中刊登的流程图非常有趣。"LBP 患者诊疗流程图"(Diagnostic-Therapeutic Flowcharts for LBP Patients,DTP)已经被开发为真正的流程图(图 27-1~图 27-7),对于已知证据

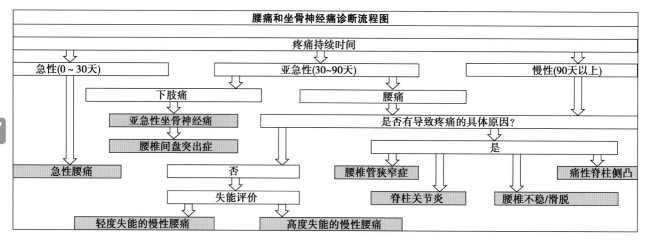

图 27-1 2006 年 Eourpa Medicophysica(即现在的《欧洲物理与康复医学杂志》)中发表的"腰痛患者诊疗流程图"综览。可以很容易地获得腰痛的分类[摘自 Edizioni Minerva Medica from Negrini S,Giovannoni S,Minozzi S,et al. Diagnostic therapeutic flow-charts for low back pain patients:the Italian clinical guidelines. Eura Medicophys. 2006;42(2):151-170]

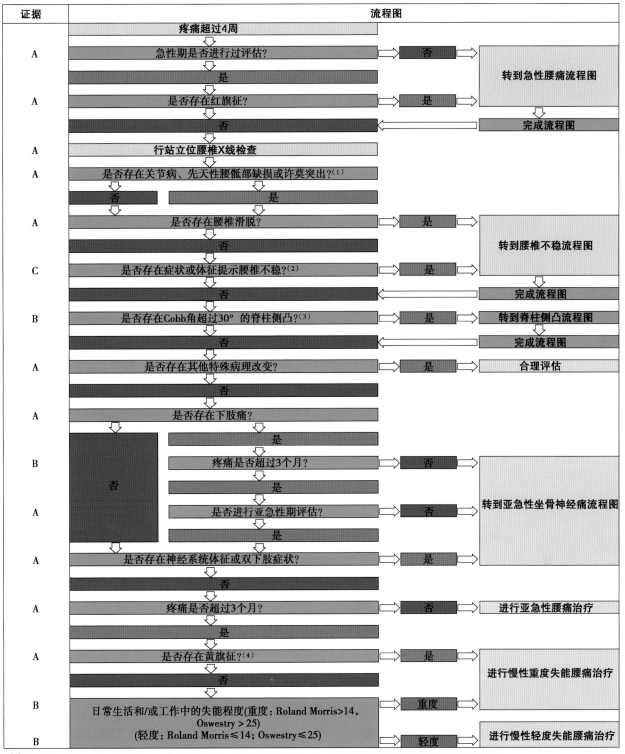

(1) 关节病：椎间盘病、骨赘形成、椎间隙狭窄和/或椎体终板增厚。这些通常都是没有任何关联的影像学诊断
(2) 神经,肌肉性脊柱不稳(与骨骼,韧带性脊柱不稳不同)文献中尚无明确定义, 可以参考以下标准：
　• 突然改变姿势和/或用力后出现的短暂锐痛
　• 稳定性试验中出现的疼痛, 例如：髋部肌肉等长收缩(屈曲、内收、外展)后突然放松, 躯干不稳
(3) 脊柱侧凸超过30° 可在成年期进展, 需要专业干预
(4) 见表27,1

图 27-2 亚急性和慢性腰痛诊断流程图［摘自 Edizioni Minerva Medica from Negrini S,Giovannoni S,Minozzi S,et al. Diagnostic therapeutic flow-charts for low back pain patients：the Italian clinical guidelines. Eura Medicophys. 2006；42（2）：151-170］

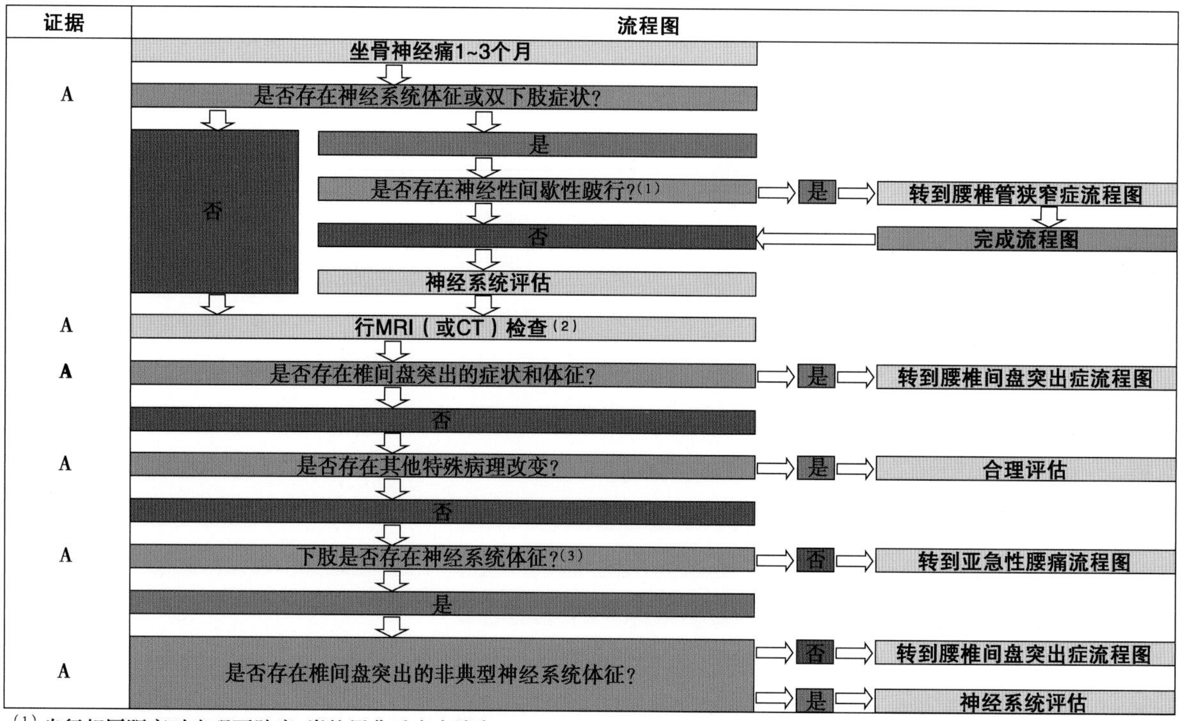

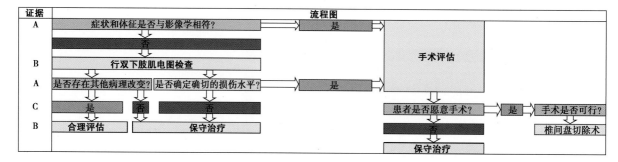

（1）步行相同距离时出现下肢痛,脊柱屈曲后疼痛消失
（2）CT扫描是次选筛查手段
（3）节段性肌力、感觉、反射异常和/或交叉直腿抬高试验阳性

图 27-3　亚急性坐骨神经痛诊断流程图［摘自 Edizioni Minerva Medica from Negrini S,Giovannoni S,Minozzi S,et al. Diagnostic therapeutic flow-charts for low back pain patients：the Italian clinical guidelines. Eura Medicophys. 2006;42(2):151-170］

图 27-4　腰椎间盘突出症诊断流程图［摘自 Edizioni Minerva Medica from Negrini S,Giovannoni S,Minozzi S,et al. Diagnostic therapeutic flow-charts for low back pain patients：the Italian clinical guidelines. Eura Medicophys. 2006;42(2):151-170］

27

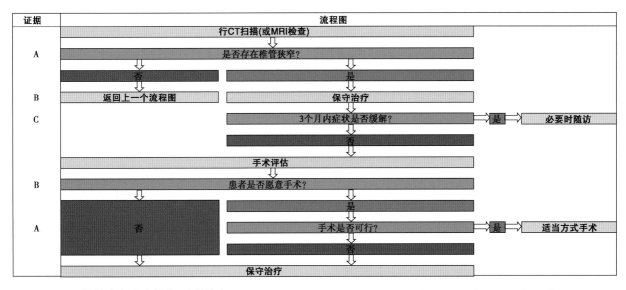

图 27-5　腰椎管狭窄症诊断流程图［摘自 Edizioni Minerva Medica from Negrini S，Giovannoni S，Minozzi S，et al. Diagnostic therapeutic flow-charts for low back pain patients：the Italian clinical guidelines. Eura Medicophys. 2006；42（2）：151-170］

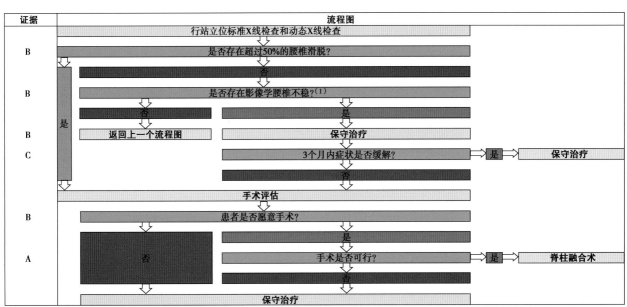

（1）活动范围超过3mm或椎间角大于10°

图 27-6　腰椎不稳、腰椎滑脱诊断流程图［摘自 Edizioni Minerva Medica from Negrini S，Giovannoni S，Minozzi S，et al. Diagnostic therapeutic flow-charts for low back pain patients：the Italian clinical guidelines. Eura Medicophys. 2006；42（2）：151-170］

27

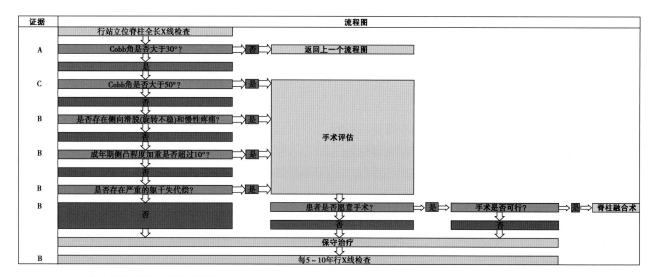

图 27-7　成人脊柱侧凸诊断流程图[摘自 Edizioni Minerva Medica from Negrini S,Giovannoni S,Minozzi S,et al. Diagnostic therapeutic flow-charts for low back pain patients:the Italian clinical guidelines. Eura Medicophys. 2006;42(2):151-170]

不能给出答案的多重灰色领域,通过权威的多学科共识,流程图提供了完整的意见,指导应该做什么以及应涉及哪些方面。此外,在物理医学与康复学[21]方面这些诊疗流程图还有如下特点:图 27-2 至图 27-7 将最有趣的诊疗流程图呈现给了读者,同时,在《欧洲物理与康复医学杂志》(EJPM & R)(www. ejPM & R. org)的开放数据版本中有更多的细节可供参考。

诊疗流程图是根据系统的文献检索和意大利所有从事这一领域的科学协会的多学科共识发展起来的。急性腰痛、亚急性腰痛和慢性腰痛之间的差别就是建立在诊疗流程图基础上。虽然在诊疗流程图设计最初假设了 LBP 的复发形式,但由于缺乏文献,也没有任何证据能区别 LBP 的首次发作和复发,所以有必要取消这一分类条目[9]。

图 27-2 中的流程图显示了最有趣的一点。事实上,在准备设计诊疗流程图时,曾就如何界定不同康复方法对亚急性 LBP 和慢性 LBP 患者的重要性进行讨论。达成的共识是:从康复和预防的角度来看,最重要的是亚急性 LBP 患者,这类患者仍有避免疾病慢性化的可能。慢性化是最糟糕的结局,因为只有极少数患者会从慢性 LBP 中恢复。同时,哪些慢性 LBP 患者应该得到最多关注,以减轻对其自身及社会造成的生物心理社会负担呢? 根据文献,这种选择以根据失能程度来区分患者的方式进行[9,21]。这虽然是全新的概念发展,但这与现有的慢性 LBP 相关知识相符[22]。此外,现有的针对疾病失能的调查问卷已经明确给出了重度失能和轻度失能患者的分级标准[48,86]。这一概念性进步提供了一种对各种可行治疗进行分类的方式(图 27-2)。

诊疗流程图的另一个重要观点是:不仅要认识到提出的治疗方法的重要性,还要认识到构成 LBP 患者完整治疗的其他因素的重要性。这一观点源自生物-心理-社会医学模式,是 LBP 现代治疗的基础[3,4]。它显然与通常使用的以疾病为导向的治疗方法相矛盾,该方法仅对治疗进行足够的考虑。对某些特定疾病,这是正确、经典的临床指南,但是以此类推到 LBP 领域是不正确的。因此,诊疗流程图中所有的治疗方案包括针对继发性 LBP 的在内(表 27-4~表 27-8),都涉及了健康宣教、工作及日常生活活动(activities of daily living, ADL)干预、体育活动指导、医疗治疗及针对性的康复,重申了所有这些因素在治疗生物-心理-社会综合征时的重要性。

继发性 LBP 通常不包括在临床指南中[10],但椎间盘突出症(disk herniation, DH)除外,另外腰椎管狭窄症、腰椎滑脱、腰椎不稳、成人脊柱侧凸(adult scoliosis, AS)及脊柱关节炎都有特定的流程图。除了脊柱关节炎需要风湿治疗,其他疾病的主要治疗建议如下:

● 为最终提出手术治疗建议确定一个具体的标志
● 除了罕见的临床急症,要在适当、完整的康复治疗过程之后再行手术治疗
● 排除手术禁忌证
● 全面告知患者治疗的优劣势,完成个体化的知情选择

针对每一个继发性 LBP 患者的临床症状,均应根据现有的文献制订专门的康复方案。例如,即使现阶段文献没有确切的证据支持,但最佳的训练方案仍然被提出,这显然是根据证据的强度来讨论的。

27

表 27-4　SALBP 的治疗

证据	内容
	治疗目的
A	对于具有高度慢性化风险的患者,治疗的主要目的是对导致疾病慢性化的生物、心理、社会方面的危险因素进行早期、针对性干预
A	对症治疗可能有效,但多学科心理社会干预对于预防疾病慢性化是必需的
A	**健康宣教**
	恢复可能缓慢
	缺乏明显的病理改变
	避免卧床休息
	对进一步诊断检查无帮助
	学习疼痛控制
	学习疼痛管理
B	**工作及日常生活活动干预**
	继续/逐渐恢复日常生活活动及工作
	最终更换/减少工作活动
	姿势控制
	必要时暂时减少体力活动
	缓解压力
A	**体育活动指导**
	立即行低强度有氧运动
	逐步开展喜爱的体育活动
	规律锻炼,每周至少两次
B	**镇痛药物治疗**[1-5]
A	对乙酰氨基酚伴或不伴阿片类药物
A	非甾体抗炎药
A	肌肉松弛剂
C	手法治疗
C	物理治疗
C	镇痛练习
B	**专业化多学科小组治疗**[4,5]
A	完成诊断性评估
B	镇痛治疗
C	个体化认知行为治疗
C	重返学校(教育+练习)
C	个体化特定练习
C	伴有工作场所检查的多学科治疗

[1] 镇痛药物治疗仅在必要时使用。
[2] 进行系统治疗。
[3] 遵循每种治疗的具体适应证。
[4] 优先考虑成本效率。
[5] 根据成本效率、患者喜好及既往结果选择治疗方法。

摘自 Edizioni Minerva Medica from Negrini S,Giovannoni S,Minozzi S,et al. Diagnostic therapeutic flow-charts for low back pain patients:the Italian clinical guidelines. Eura Medicophys. 2006;42(2):151-170。

表 27-5　CLBP 的治疗

证据	内容
	治疗目的
A	慢性疼痛的缓解率不足 5%。如果是轻度失能,治疗的目的是使用工具改善失能(患者主动治疗)和控制疼痛,从而降低失能程度,延缓病情进展
A	**健康宣教**
	缺乏明显的病理改变
	疼痛很难完全缓解
	疼痛可有减轻
	可提高生活质量、减少残疾
	学习疼痛管理
	缓解压力
	保持健康
	工作没有害处
	体育锻炼是重要、有效的
A	**工作及日常生活活动干预**
	继续/逐渐恢复日常生活活动及工作
	最终更换/减少工作活动
	姿势控制
	缓解压力
A	**体育活动指导**
	逐步开展喜爱的体育活动
	规律锻炼,每周至少两次
A	**专业医师评估**
	完成诊断性评估
	健康状况评估(生物层面)
	行为评估(心理层面)
	失能程度评估(生物-心理-社会层面)
	专业化多学科小组治疗
	见表 27-6
B	根据患者失能程度不同(轻度或重度),慢性腰痛治疗方法有所不同
C	如果是轻度失能,可考虑采取非专业治疗手段
C	文献中尚无非专业治疗手段有效的证据,但考虑成本/收益比时非专业治疗手段是可取的
C	综合治疗很复杂,但下列情况时可考虑: 严重失能 轻度失能,早期有慢性发展过程(有可能治愈) 轻度失能,治疗积极性高且未接受过综合治疗
C	下列情况不建议使用综合治疗: 轻度失能 由于认知、心理因素或治疗积极程度导致综合治疗实施困难 患者不相信有解决办法

摘自 Edizioni Minerva Medica from Negrini S,Giovannoni S,Minozzi S,et al. Diagnostic therapeutic flow-charts for low back pain patients:the Italian clinical guidelines. Eura Medicophys. 2006;42(2):151-170。

27

表 27-6　重度失能和慢性轻度失能 LBP 的治疗

重度失能		轻度失能	
证据	内容	证据	内容
A	**多学科康复**[1,2]	A	**多学科康复**[1,2]
A	认知行为方法的功能康复治疗		重返集体(教育加练习)
A	个性化的认知行为治疗		特定的个体化训练
B	特定的个体化训练		个性化的认知行为治疗
A	重返集体(教育加练习)		认知行为方法的功能康复治疗
C	**镇痛治疗**[3-6]	C	**镇痛治疗**[3-6]
A	对乙酰氨基酚伴或不伴阿片类药物	A	对乙酰氨基酚伴或不伴阿片类药物
A	非甾体抗炎药	A	非甾体抗炎药
A	抗抑郁药物	A	抗抑郁药物
B	肌肉松弛剂	A	肌肉松弛剂
A	镇痛训练	A	手法治疗/松动术
	手法治疗/松动术	B	推拿
	推拿		镇痛训练
	手术[7]		
C	脊柱融合		

[1] 优先考虑成本效率。
[2] 根据成本效率、患者爱好、前期结果,给予推荐选择。
[3] 只在必要时给予镇痛药物的治疗。
[4] 完成系统性治疗。
[5] 遵循每种治疗的特定适应证。
[6] 镇痛治疗只能镇痛,不能作为治疗。
[7] 适合于两年康复治疗无效者,根据患者意愿选择。
关于轻度和重度失能的定义,参见图 27-1。
摘自 Negrini S,Giovannoni S,Minozzi S,et al. Diagnostic therapeutic flow-charts for low back pain patients：the Italian clinical guidelines. Eura Medicophys. 2006;42(2)：151-170。

表 27-7　椎间盘突出的治疗

证据	内容	证据	内容
A	**建议**	B	逐步开展喜爱的体育活动
	椎间盘突出可自愈,但很慢	C	**抗感染治疗**
	问题是疼痛和可能的轻度神经残留损伤	C	类固醇[2]
	神经损伤恢复缓慢、渐进,且与治疗无关	C	非甾体抗炎药
	学习疼痛控制	A	**镇痛治疗**[3-6]
	学习疼痛管理	A	对乙酰氨基酚伴或不伴阿片类药物
A	**工作和 ADL 干预**	A	非甾体抗炎药
	继续/逐渐恢复日常生活活动及工作	C	手法治疗(缓慢活动,轻柔按摩)
	控制姿势	C	镇痛运动
	最终改变/减少工作活动	C	物理治疗
	缓解压力	B	**康复**
	暴露于专业危险因素时,强制退出[1]	B	特异性个体运动
B	**体育活动指导**	B	个体认知行为治疗

[1] 专业性危险因素：负重移动、躯干运动、振动。
[2] 仅一次短期治疗,不重复。
[3] 进行完整的治疗。
[4] 遵循每一治疗的特定的适应证。
[5] 优先考虑成本效率。
[6] 选择根据成本效率、患者喜好、可行性和前期结果给予推荐建议。
摘自 Edizioni Minerva Medica from Negrini S,Giovannoni S,Minozzi S,et al. Diagnostic therapeutic flow-charts for low back pain patients：the Italian clinical guidelines. Eura Medicophys. 2006;42(2)：151-170。

27

表 27-8　继发性 LBP（椎管狭窄、脊柱不稳、成人脊柱侧凸）的治疗

椎管狭窄		脊柱不稳		成人脊柱侧凸	
证据	内容	证据	内容	证据	内容
C	宣教	C	宣教	C	宣教
	难以缓解的椎管狭窄症状		区分结构性的和神经运动性的脊椎不稳		脊柱侧凸超过 30° 者病情成年后可能进展
	先天性椎管狭窄史未知		提高稳定能力可减轻疼痛		如果侧凸有加重趋势，这种趋势持续存在
	随时间变化脊柱弯曲可能恶化		长时间硬物支撑产生积极的预后		长远看来，前屈的脊柱侧凸患者在老年阶段可能很难保持正常的姿势
	控制脊柱弯曲恶化		学会如何控制和预防疼痛		外形随着脊柱侧凸的进展而恶化
	学会控制疼痛、预防疼痛		面对疼痛，而不是忍受疼痛		呼吸功能必须定期检查，心肺设备的使用应不断培训
	学习疼痛管理				练习能够减轻疼痛并产生短期的运动功能提高，但长远看来，它不能阻止病情的进展 练习必须是连续的 学会控制和预防疼痛 学会疼痛管理
	工作和日常生活中的干预措施		工作和日常生活中的干预措施		工作和日常生活中的干预措施
A	避免长时间步行，使用自行车	A	避免过度劳累和反复最大关节活动度的运动	B	避免过度劳累
	体育活动指导		体育活动指导		体育活动指导
B	非针对性的轻度有氧运动	B	非最大关节活动度的、非对抗性的轻度有氧运动	B	有氧运动
	镇痛治疗		镇痛治疗		镇痛治疗
A	见慢性腰痛	A	见慢性腰痛（表 27-5），但避免整脊疗法[1]	B	见慢性腰痛（表 27-5），但避免整脊疗法[1]
	康复治疗		康复治疗		康复治疗
C	提高关节活动度的练习，逐步增加步态训练	C	长期、规律的提高稳定性的练习[2]	C	长期、规律的提高稳定性的练习[2]
C	腰部支具	C	腰部支具	C	腰部支具
B	硬的脊柱矫正器	B	最终，硬的脊柱矫正器	B	硬的脊柱矫正器

[1] 调动是指重复练习最大关节活动度的运动，随时间变化有可能导致关节活动度增加。

[2] 稳定性练习可以通过改善本体觉、运动觉、脊柱运动的协调性、运动神经控制的精确性，增强稳定性肌肉（尤其多裂肌和横突间肌）力量来提高脊柱的神经肌肉控制能力。

摘自 Negrini S，Giovannoni S，Minozzi S，et al. Diagnostic therapeutic flow-charts for low back pain patients：the Italian clinical guidelines. Eura Medicophys. 2006；42（2）：51-170.

康复方法:治疗工具

文献中的实际证据

日常临床实践中,有很多LBP治疗方法被提出。某些疗法根本没有或仅有有限的证据支持,形成处方的唯一理由就是传统惯例,但对于其他疗法,我们能依赖更一致的结果。我们将治疗方法分为:以疼痛为导向的治疗(口服及注射药物、物理治疗、手法治疗),康复方法和教育干预[9]。现在对于某些读者来说,该分类并不是完全合理的:事实上,多数疼痛导向治疗自称是生理学和/或"病因学"的"标准化者"[34,62,98-102],但是到目前为止,这些假说并没有科学依据。此外,根据目前的文献,我们会将ALBP和SALBP合并考虑,因为没有足够的文献证据可以对两者做出真正的区分。

急性和亚急性LBP

疼痛处理

就治疗ALBP的总体作用而言,非甾体抗炎药(nonsteroidal anti-inflammatory drugs,NSAID)比安慰剂更有效(参见第52章)。然而,没有某一种NSAID的疗效可胜过其他的同类药物。有中等质量的证据证明:对于急性LBP来说,NSAID不比对乙酰氨基酚更有效,而且后者的副作用更少。与COX-2类药物相比,传统的NSAID似乎对胃肠道有更大副作用,但药效没有差别。在任何情况下,NSAID的有效剂量范围都很小。有高质量的证据表明,对乙酰氨基酚(4g/d)缓解ALBP的短期或长期效果并不优于安慰剂,而且20%的患者报告有副作用[103]。比起安慰剂,苯二氮䓬类及其他中枢性肌松剂对ALBP更有效[104]。

有较低到非常低质量的证据表明,在治疗ALBP患者时,手法并不比惰性干预、假手法或在标准医疗护理等其他治疗更有效。手法并不比其他推荐治疗更有效,相比之下它似乎是安全的,但要考虑其他因素例如医疗费用[105]。有中等质量的证据证明:在预防LBP方面,腰部支具并不比不干预或不训练更有效;而且,作为其他预防性干预措施的补充,腰部支具有效性的证据相互矛盾。在LBP的治疗中,比起其他干预措施或不采取干预措施,腰部支具的治疗效果尚不明确[106]。

没有相关数据支持以下这些治疗方法可用于LBP的治疗:类固醇注射、口服秋水仙碱、针灸、肌电生物反馈、腰部支具、经皮神经电刺激(transcutaneous electrical nerve stimulation,TENS)、牵引、基于各种疗法(超声波、冰、热)的热效应、鞋垫(高质量的证据表明鞋垫对于预防LBP无效)[107-111]。按摩可以短期改善急性和亚急性LBP腰痛症状,一些中草药似乎比安慰剂有更好的止痛作用,但支持这些方法的证据质量高低不一[112]。

教育干预

保持活动对ALBP的长期功能改善是有效且充分的[113,114]。卧床休息并不比保持活动更有效[115]。有高质量的证据表明,在重返工作后长期或短期时间内,2.5h的个人口头教育比无干预更有效。但低强度的教育干预并不比无干预有效[116]。由于仅有非常低质量的证据,所以目前还不确定腰痛学校对急性和亚急性非特异性LBP是否有效[117]。

以功能为导向的康复方法

运动训练在LBP的最初2周内无效,但是它对于职业因素导致的亚急性LBP是有效的[118]。有证据表明,对于急性LBP,McKenzie疗法比被动治疗更有效。然而,差别的大小没有临床意义[64]。

慢性LBP

以功能为导向的康复方法

中等质量的证据表明,在改善疼痛和日常功能方面,多学科的生物-心理-社会康复(multidisciplinary biopsychosocial Rehabilitation,MBR)比仅针对物理因素的常规护理或治疗更有效。亦有中等质量的证据表明,与针对物理因素的治疗相比,多学科治疗使人们在接下来的6~12个月内重返工作的可能性增加了一倍。多学科治疗方案往往内容密集并且比较昂贵,所以它们可能更适合有比较严重或复杂问题的患者[119]。

对于CLBP患者,有中等质量的证据表明,操作疗法(包括改正导致疼痛的行为以及践行健康行为方式)在短期内比其他备选治疗方法更有效,行为疗法比缓解疼痛的常规护理更有效,但没有一种特定类型的行为疗法比其他的更有效。从中长期的治疗效果来看,在疼痛或抑郁症状改善方面,行为疗法和团体运动之间几乎没有区别。进一步的研究可能对我们对效果预估的信心产生重要影响,并可能改变预估[120]。

教育干预

个体教育的效果还不清楚[116]。然而,有中等质量的证据表明,对于慢性或复发性LBP患者,与运动、手法、肌肉筋膜疗法、建议、安慰剂或候补控制因素相比，职业环境中的腰痛学校可在短期和中期使之缓解疼痛、改善功能及重返工作的状态[121]。

关于 CLBP，除了给予促进患者积极自我管理的最适当的运动和/或功能活动的具体建议外，强有力的证据支持给予患者保持活动的建议[114]。

疼痛处理

没有明确证据证明抗抑郁药比安慰剂对 CLBP 患者更有效。但这些结果并不意味着伴有严重抑郁的 CLBP 患者不应该用抗抑郁药治疗[122]。有（极低至中等质量）证据表明，在治疗 CLBP 时，相比安慰剂，阿片类药物具有短期疗效（对疼痛和功能）[123]。

单独使用 TENS 或牵引治疗 LBP 都可能无效[109,124]。与对照组相比，低能量激光治疗（low-level laser therapy，LLLT）可能有助于 SALBP 或 CLBP 患者的疼痛缓解及失能改善，但治疗效果有限。然而，不管有对照组，附加 LLLT 的运动疗法与单纯运动疗法相比，在疼痛缓解及失能改善方面只有很小的差别或者几乎没有差别[125]。

关于对 CLBP 患者的注射疗法，其疗效证据仍存在矛盾。注射疗法单独应用于 CLBP 并无效果，但与脊柱手法、运动和其他干预措施结合使用可以改善 CLBP 腰痛症状并减轻失能[126]。

康复工具

LBP 领域中用到的康复治疗工具有三种不同的背景：体力性（运动）、心理性（认知-行为方法）和社会性（教育方法）。在患者康复的全过程中，这些工具可以结合使用，以达到最佳效果。它们不应该被分割开来考虑，而是应该作为一个组成部分、经过正确的设计组合来达到最佳的个体康复。实际上，有中等质量的证据表明，应用强化的多学科生物-心理-社会康复以恢复功能的方法对 CLBP 患者有效[119]：在这种情况下，完整的康复治疗方案需要包括运动（功能恢复）[127,128]、心理（认知-行为）[120]和社会方法[40]，这样才会得到最佳效果。

运动

尽管证据显示运动的疗效不一，大多数西方国家仍将其作为 CLBP 的治疗工具[129]。2000 年的一项 Cochrane 系统综述指出运动对治疗 CLBP 中度有效，同时指出了运动对降低 SALBP 患者旷工的有效性。对于 ALBP，运动的作用被认为和保守治疗或者不治疗相同[118]。

科学期刊发表的大量研究报告了运动的低效

能，这与 LBP 患者自身及专家认为的可通过运动获益形成了对比。这一差异与下述事实有关：在科学影响很高的诸多此类研究中，研究对象是随机选择的，他们被分在不同的治疗组中，但分组的首要依据并不是疼痛[130-133]。此法从设计开始就存在概念上的缺陷，会导致临床试验结果的偏差。由于基于病理学的分类在至少 10% 的病例中是可能实现的[134]，诊断的目的之一就是收集有效数据从而对患者进行分组，并将其置于同质组中以给予最合适的治疗[130]。如果不能根据病因分类，大概可以根据功能特点或其他现有科学研究中的因素来分类。最近，有人尝试用一组特定的运动或人工方法来定义预测规则和分组，以便每个患者都得到最恰当的治疗。截至目前，我们还不能明确哪一方法是最可靠的，但我们认为针对这一问题继续进行更多研究从而得出最终的临床诊疗流程图是正确的[135]。在那之前，我们只能等待关于运动的相关证据清楚呈现。

此外，或许这可以解释为什么不同类型的运动尽管生理起源迥异，却都对治疗 LBP，特别是 CLBP 有效[118,129,136]。几年前，关于 LBP 的治疗有一个尚未定论的问题，即躯干屈曲运动训练是否比伸展运动更有效。研究并没有完全解决这个问题，因为首选运动方案不是随机确定的，而是通过基于对研究对象症状及其变化特点的仔细检查得出的。一项深入的荟萃分析阐明了可能对治疗 CLBP 最有效的运动类型[118,129,136]。虽然研究在肌肉伸展和肌力增强方面都出现了较好的结果，但其主要结论是在得到更好的治疗计划之前需要更多的研究，而且最好的训练计划可能会在那些经过亚组分类的患者中体现。核心稳定性训练似乎并不比其他运动更有效[137]，而关于 CLBP 已经发表了一些有利于运动控制训练的证据[138]，但在 ALBP 中没有[139]。

运动的目的包括（图 27-8）：

- 缓解症状；
- 重获功能，减轻运动相关的失能及恐惧，鼓励亚急性和/或慢性 LBP 患者进行日常的体力活动；
- 预防复发

疼痛的减轻可能与组织的生物学变化有关，如血液循环增加，关节囊及韧带受刺激引起的受累关节生物力学变化，稳定肌群功能增强以及重复运动引起的组织神经学脱敏[140]。

除了疼痛，SALBP 和 CLBP 患者还须面临许多其他问题。许多研究发现，"疼痛相关的恐惧"对脊柱的许多基础功能如弹性和力量有负面影响[141]。

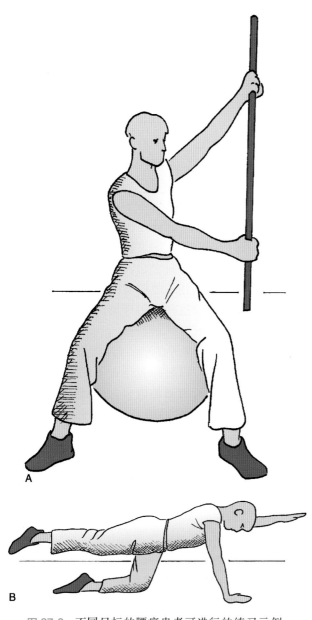

图 27-8 不同目标的腰痛患者可进行的练习示例。A:运动恐惧症是在慢性腰痛处置中应避免的主要因素之一;因此,患者必须练习各种复杂的运动。B:躯干及骨盆稳定性练习以改善脊柱的协调及运动控制

这种情况会引起失能进行性加重和增加发生失能综合征的风险,成为病情改善的另一个障碍。另一个典型的行为是 CLBP 患者可能出现"回避行为",即患者因担心腰受伤而表现出过度谨慎的动作[142],这会使运动神经质量进一步恶化。一个强化的、有针对性的运动计划可以降低"运动恐惧症"的发生风险,而且对相关失能有积极的影响[143,144]。在这方面,有证据显示在 SALBP 患者中逐渐增加功能训练可能会有良好效果[145-147],这种方法可以很容易地扩展到 CLBP 患者中[118,129],同时也能实现认知行为的目标[120]。

很多研究发现 LBP 发作后,保持脊柱稳定性的肌肉特征发生了变化。在疼痛侧,腰椎多裂肌呈现延迟激活[148]和横向缩小[149]。若不给予特殊治疗,即使腰痛消失,这些缺陷也会持续存在。首次发作后 1 年内 LBP 的高复发率可能是由于稳定肌的功能缺陷引起的。一些研究支持这一假设,并指出这些肌肉的功能恢复可以作为预防再次发作的保障措施。在首次发病 1 年内,参与多裂肌针对性增强训练的受试者,复发率为 30%,而没有参与的受试者,复发率为 84%。3 年后的随访仍显示结果有显著的差异,试验组的复发率为 35%,对照组为 75%[150]。

在青少年 LBP 患者中也观察到了相同的结果[151,152]。但目前没有文献说明选择哪些稳定性训练项目可更好地预防复发。至于非特异性 LBP 复发,一般的运动训练计划比针对脊柱稳定性的运动计划更能有效地减轻失能,这只能作为有明显腰椎不稳患者的选择。

最后,讨论一下最近很受关注的所谓的功能性康复治疗方法[41,127,153]。其对住院患者进行 3~5 周的强化训练[154,155],或对门诊患者进行以机器引导为主的长期训练[67,128,156]。这种方法的理论依据主要源自运动医学[141],它更多的关注功能障碍而非疼痛:事实上,功能障碍的改善比缓解疼痛更为重要[41]。即使不考虑任何康复方法在定义上必须是"功能的"这一点[22],此法已经展示出良好的疗效,必须作为一种概念被采纳[41],即使有一些情况(如没有特殊机器的门诊)被认为与文献中提及的不一致。

认知行为疗法

认知行为干预源于一个关于慢性疼痛的新观点,普遍用于导致失能的 CLBP 的治疗。根据已有的疾病模型,传统医学方法认为疼痛是疾病和随之出现的失能的原因[4,12]。这样就形成一个循环,即身体上的损伤造成疼痛,疼痛导致身体残损,而这种身体残损最终又将引发失能。然而,急性疼痛对组织损伤有生物警报意义,而慢性疼痛没有这一特性,它不仅仅受到躯体病理学的影响,还受心理及社会因素的影响[44]。从这一考虑出发,Waddell 提出了一个新的 LBP 疾病理论模型(图 27-9),这是一种生物-心理-社会模型,这一模型中不同的方面可以导致并解释慢性疼痛。

具体内容如下:
- 运动功能障碍:取决于体能的需求和真实体能之

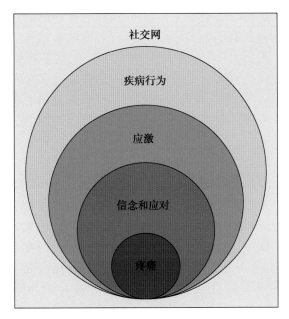

图 27-9　Waddell 提出的腰痛的生物-心理-社会模型[4]：许多方面能够导致和解释慢性疼痛

间的不平衡,实际体能不足以完成所需工作。

- 信念和应对:人们对疼痛的理解和感知方式在患者如何管理其健康问题中起到至关重要的作用。通常,CLBP 的患者已经接受了他们患有严重疾病的事实,并认为自己很难痊愈。通常由于既往失败的治疗经历,他们对恢复的可能性有错误的预期。这导致他们应对问题和新的治疗建议时采取消极的处理方式。不同的应对疼痛的策略解释了为什么有些患者度过疼痛急性期后即恢复,而另一些患者则忍受着 CLBP。面对疼痛有两种应对方式:积极地面对(应对者)或者消极地忍受(无应对者)。与疼痛相关的恐惧、灾难化的信念以及缺乏抵抗恐惧的心理和行为学方法,导致患者在遇到与其他患者相同的疼痛时产生一种回避行为。这将会导致身体活动减少,工作和社会关系受到影响,最终表现为身体和心理上的功能失调。
- 不良情绪:疼痛增加、情绪刺激和心理因素三者之间的关系密切,并且可能形成恶性循环。这些患者常常产生恐惧、焦虑、愤怒和抑郁情绪。
- 疾病行为:在很大程度上受到其他因素如对病症和未来治疗方案的偏见,对医护缓解其疼痛能力的质疑的制约。
- 社会关系:家人、朋友和同事等社交网络可以影响患者的情绪状态、对疾病信念的建立以及应对策略。良好的家庭活动可以帮助患者面对和战胜疼痛,而一个适应疾病的环境会加重疾病。总

的来说,这个模型提供了一个多学科交叉的方法,即通过使用针对个体化特点(如心理状态)的不同治疗技术来解决需要多学科治疗的问题。

被认为是高质量研究的两项 Cochrane 系统综述[120]和其他试验[145,146,157]提供的中等强度的证据表明,行为学治疗对于疼痛、功能状态和行为结果的疗效优于安慰剂、无治疗及其他治疗方式,分级明确的行为学治疗方法比传统治疗方法更能帮助患者重返工作岗位。而另一个低质量的研究发现[158],治疗一年后,在疼痛、功能状态及抑郁方面,行为学疗法和运动疗法的疗效没有差异。

对于慢性非特异性 LBP 患者的认知-行为治疗的目的是纠正其对健康状况的错误信念和改变健康观念。Weisenberg[159]和 Meichenbaum 于 1977 年首先提出该模型,模型强调了通过认知激励改变健康模式的重要性,即使患者真正认识到问题所在并对疼痛做出反应,进而寻求改变患者与慢性疼痛之间的关系的方法。这种方法必须像一个正确的学习过程一样,在从疾病行为到健康行为的过程中呈现给患者。行为治疗方法通常分为以下三种[160,161]:

- 操作治疗:以 Skinner 操作性条件作用原理[151]为基础,由 Fordyce[152]应用于疼痛,由健康行为的正向强化组成。
- 认知治疗:旨在明确并调整患者关于自身疼痛及失能的认知。
- 应答治疗:旨在直接调整生理反应系统。

首要治疗目标是通过外部事件预测治疗结果的积极影响。这种方法使患者从急性期的典型疼痛控制模型中解脱出来,同时,通过交流、教育和激励这些认知-行为模式所特有的方法学工具来改善患者的行为和功能。为了教育患者从正确的角度看待其健康状况,交流必须做到有效和双向。医师和治疗师应该确保患者了解自身的问题并作好提供帮助的准备。只有这样才能获得患者的信任,而信任是确保良好的治疗依从性所必需的。教育计划的优点是通过简单的人体解剖学和生理学课程向患者解释其问题的程度,直到患者对 CLBP 有清楚的了解。鼓励患者去应对痛苦而不是简单地去忍受,并教会患者在日常生活中能用到的简单方法是有用的,这可以通过解释主动方法如何以至关重要的方式来影响 LBP 的疼痛感知及与此相关的失能来实现。但这并不意味着将问题最小化,而是帮助患者去面对它,使其从只会增加痛苦的错误信念和疼痛回避行为中解脱出来。

27

应用的方法学不仅是简单的"学习改变"，还有"测试改变"。按照这一模型，在治疗开始之前需要建立某一具体目标，并且通过患者参与的自我评价来记录改善情况使患者对变化负责。该理论警示操作的设置是为了测试在日常生活中患者学到了什么并提示他们意识到进步。诊断性评价的核心是对生理和心理社会因素间的密切相互作用的理解，以及在两者的恶性循环中如何支持自身，因为该类患者的失能也意味着慢性疼痛、躯体功能障碍和疾病行为。

教育工具

LBP 管理的主要目标是为患者提供准确的信息。过去的几十年里，由于各种临床试验结果的出现，LBP 的治疗策略已经发生了改变。一个典型的例子是：发生 ALBP 时应尽可能保持积极活动成为共识[162]。然而，尽管它是 LBP 初级护理的一个重要因素，这一共识并不是一个被普遍接受的理念，很多人仍然认为他们的患者需要休息。

因此，更新数据集以充分解决这一问题是改变流行观念的有效工具。对于 ALBP，让患者了解病情并告知其对症处理的适当方法是非常重要的[114]。至于 SALBP，需要提供给患者如何确定延迟康复行为的建议，着重于预防慢性化[114]。而对于 CLBP，应该给出一些包括如何处理疼痛、控制灾变说及减少回避行为等的建议[114,120]。

过去腰痛学校曾被认为是 LBP 治疗的重要手段[114]，且在一段时间内非常流行。然而，这一观点已经受到广泛的质疑[163]，因为其主要是基于工程学假设和以疾病为导向的模式[164-167]，而后者已被生物-心理-社会模式所取代。尽管如此，腰痛学校仍被认为是最有实际内容和/或根据个人需要和/或临床实际制订内容的治疗手段，而不是千篇一律的治疗计划。在日常门诊中，这是现实，因为有多少腰痛学校就有多少治疗师在使用它们。如今主要在特定的专业环境中有一些有效的证据[121]。作为一种治疗手段，如果其作为一项基于认知行为练习的团队方法用于慢性非特异性 LBP，低成本的腰痛学校可能成为多数患者的重要疗法[9]，然而在急性期和亚急性期的应用仍然缺乏足够的证据支持[117]。

媒体是另外一种有教育作用且有趣的信息工具。通过多媒体信息的宣传，在流行观念中可以观察到显著的变化，数量可观的人放弃了疼痛需要休息的观念接受了应保持活动的正确观点[168]。这种行为上的改变是经济有效的，而且会延续到宣传运动结束后的几年[25]。

最后，许多研究表明，降低 LBP 初级护理管理费用的关键因素是意识到需要寻求家庭医师的帮助，从而采取正确的措施[164,169]，在这一方面多媒体教育也可以发挥作用。

物理医学与康复相关的主要疼痛管理工具

根据开发或应用这些工具的不同作者和学派提出的病理解剖学假说，这些方法有不同的背景。有些有一定的疗效，但并不适用于所有患者：从循证临床实践的角度来看，它们应该被重视，不是因为它们的理论，而是因为其有效性。此外，到目前为止，如何为每个患者选择单独的治疗方案尚未达成共识[9]。或许，就我们目前所了解的，最好的方法是从患者及治疗医师的首选方案开始，通过反复试验和错误中得出。认为药物治疗优于其他治疗或没有科学依据仅根据外在特征（诊断标签）[170,171]作出诊断，进而确定治疗方案的做法应该避免。事实上，有研究显示，这样的医疗方式可能大大增加了慢性化的可能性[102,170,172]，构成了严重的医源性黄旗征。

手法治疗

在缓解 LBP 的治疗中，手法或许是人类发明的最古老的工具。即使是因为对解剖学和关节生理学机制知之甚少而使用非常简单的技术，书面证据和艺术作品都显示手法治疗是非常有价值的。在过去数百年中，知识的进步和经验的累积促进了 LBP 手法治疗技术的多样化发展。

"手法治疗"这一术语包括主要针对软组织的治疗技术如按摩、增加关节活动度的松动术，以及基于小幅高速推力的应用技术如推拿[173]。关于手法治疗作用方式的理论几乎每个流派都不同[34]，如"骨性病变"和"微小椎体紊乱"等术语均假设运动节段的小损伤主要位于椎体关节突。但是，在这些可能的病变被证实之前，这种治疗一定是一种以疼痛为导向的治疗。

毋庸置疑，按摩是最古老和最广泛使用的手法治疗形式，它被应用在世界上的每一个地区并贯穿于许多治疗方法中。按摩也是研究热点，这一点在大量 Cochrane 系统评价中得到了证明，其目的是探讨按摩治疗的有效性。按摩已被证实对急性、亚急性和慢性 LBP 有短期疗效，对亚急性和慢性 LBP 也有作用[174]。整骨疗法和推拿是另外两种广泛用于

LBP 的手法治疗方法。最近的一篇综述证实了整骨疗法对急性和慢性 LBP 的疗效[175]。

在治疗急性 LBP 时,手法治疗并不比无效干预、假手法治疗或标准医疗护理等其他治疗更有效。与其他治疗方法相比,手法治疗在安全性方面的优势似乎并不比其他推荐的治疗方法更明显[105]。对于 CLBP,手法治疗与其他治疗方法相比对疼痛的临床疗效并不显著[176]。这些治疗方法的成本高、收效低,其有效性也较低。然而,应该注意的是,手法治疗技术的特点是基于患者与治疗师之间建立起的紧密关系,即使在疗效较差时,也只有 50% 的患者要求更换治疗方法,可能是因为这种与治疗师的关系能够使患者更好地面对症状和失能[177]。

物理疗法

物理疗法主要是通过各种运用物理原理的设备来解决康复医学中的问题。在日常临床实践中,物理治疗经常用于治疗腰痛,有时单独使用,更多时候是作为综合治疗方法的一部分。尽管各种设备的原理不一,均被认为是疼痛导向治疗,因为其主要作用于疼痛的感知和传导,即使它们也可能作用于细胞膜或炎症。

电是该领域中用到的主要物理原理,其中,TENS 是最常用的形式[178]。TENS 的发展和应用是基于 Melzack 和 Wall[45] 提出的闸门控制理论。根据这一理论,刺激大直径(A-β)的初级感觉传入纤维能够激活脊髓背角胶状质的抑制性中间神经元,从而增强伤害性信号从小直径 A-δ(译者注:此处原稿中是 D,应为 δ)和 C 类纤维的传导[45,172,173]。脊髓上机制包括内源性阿片类系统也有描述[179-182]。总之,TENS 可能的作用机制是“关闭闸门”并抑制疼痛的感知[45]。尽管有理论和充分证据证明 TENS 的生物学效应,但单独使用它治疗腰痛可能是无效的[109,124]。其他形式的电疗法也已经被提出,且一些论文已经发表[183,184],但我们仍然缺乏关于这些治疗的实质性基础研究证据。

超声波疗法治疗肌肉骨骼疾病已经应用多年。实验室研究表明,超声的应用提高了细胞的代谢率,增加了胶原的黏弹性[185]。动物研究证明,组织暴露于 1MHz 50J/cm^2 强度的超声中足以引起温度升高[186]。温度升高被认为是一种调节机制,可以调节组织修复、增强软组织延展性、促进肌肉松弛、增加血流量和减轻软组织炎症反应[185,187]。理论上讲,超声波疗法有效且应用广泛,但对 CLBP 是否有效

尚无确切的证据[188]。

目前,LLLT 可用于 LBP 等肌肉骨骼疾病的治疗[189,190]。LLLT 是一种光源治疗方法,能够发出特定波长的光,具有不产生热量、声音和振动的特点。LLLT 可能是通过细胞内的非热或光化学反应起作用,而不产生热效应。因此,这也被称作光生物学或光的生物刺激作用[191,192]。研究认为 LLLT 具有影响成纤维细胞功能和加速结缔组织修复的作用[193]。也有报告说 LLLT 具有抗炎效应,因其可降低前列腺素的合成[194]。一些研究表明,LLLT 在人体能起到有效的抗炎和镇痛作用[195]。LLLT 缓解疼痛的机制可能是其抗炎和结缔组织修复作用,这在许多体外和体内研究中已被证实[194,196]。但激光疗法治疗 LBP 的疗效尚未明确[125]。

脉冲磁场疗法(pulsed magnetic field therapy,PMFT)是一种简单、无创的技术,广泛应用于肌肉疼痛的治疗[197]。这一技术基于磁场和电场(在一定程度上)引起细胞膜的变化。暴露于脉冲磁场已被证明对于动物和人类都有一定的治疗作用。磁场暴露不影响人类的基本感知,但可以增加痛阈,在一定程度上具有镇痛效果[197]。然而,尚无证据推荐磁场用于 CLBP。

上述所有物理因子治疗方法都有一些基础研究并已被广泛应用,但尚缺乏其有效性的结论性研究。这些治疗方法常用于综合性康复治疗的疼痛导向治疗阶段,如果没有进一步证据支持,不应单独用于 LBP 的治疗。

药物

药物治疗是 LBP 患者控制疼痛的首选方法(参见第 52 章)。药物种类繁多,且每一种都有独特的疗效及副作用。非甾体抗炎药(NSAID)在 LBP 治疗中应用较为广泛,一项 Cochrane 系统综述[104]指出有中等质量的证据表明 NSAID 对 ALBP 并不比其他药物更有效,同时强有力的证据表明各种类型的 NSAID(包括 COX-2NSAID)有效性相同。对于 CLBP,有低质量的证据表明 NSAID 比安慰剂略有效[104]。COX-2NSAID 的副作用在统计学上明显少于传统 NSAID,但近期研究表明,COX-2 抑制剂与特定人群的心血管疾病发病风险增加有关。

尽管肌肉松弛剂似乎对治疗非特异性 LBP 有效[198],但对它们的应用仍存在争议。因其副作用,尤其对中枢神经系统的影响,应用时需谨慎。尽管阿片类药物可以用于 CLBP 治疗,且可能在短期有

27

减轻疼痛的效果,但因为具有潜在的耐药性和戒断反应,加上滥用和依赖的风险,使临床医师开具此类处方时有诸多限制。但其长期疗效(>16周)尚不明确[199,200]。一篇 Cochrane 系统综述[122]显示,尚无明确证据表明抗抑郁药比安慰剂有效,但这并非表明,患有 LBP 的重度抑郁症患者不应服用抗抑郁药。

治疗 LBP,特别是下肢放射痛时,可采用硬膜外糖皮质激素注射治疗[98](参见第53章)。美国疼痛学会/美国医师学会[201]的循证医学证据总结了有力的短期证据,表明 NSAID、对乙酰氨基酚和骨骼肌肉松弛剂可中度缓解 ALBP,最新的一篇 Cochrane 系统综述[122]也提出了三环类抗抑郁药用于治疗 CLBP 的最小推荐剂量。大量合理证据表明阿片类药物、曲马多、苯二氮䓬类药物和加巴喷丁(用于神经根病)等可有效缓解疼痛,相反,强有力的证据表明系统性应用糖皮质激素无效。作者发现,由于利益和目标之间的复杂权衡,此证据不足以确定某一种药物有完全的优势。考虑到伴随疾病以及同时使用的其他药物,应对每位患者进行特定分析后选择一种或多种药物。

腰痛

根据现有知识,我们确定术语"腰痛(low back pain,LBP)"是一个诊断,而不仅仅是一个症状。腰痛的诊断是通过排除做出的[5]:在这种情况下,其他如"扭伤""损伤""疾病"和"腰肌劳损"等已应用多年的术语,在多数情况下是不同特定病理解剖学背景下产生的概念。现在,这种方法已经被摒弃:最新的 LBP 分类标准基于疼痛的部位和持续时间[3,8-10]。尽管这可能是将流行病学框架不恰当地应用于临床,但实际上这是唯一根据预后和病理区别不同患者的有效途径。希望将来能将这一广泛的分类深化,但是目前这已经是临床和康复日常决策的较好方法。

这一渐进性研究将继续进行以获得不同症状的亚分类,从而提高治疗方法的有效性[63,131,133]。然而,这一过程需要花费数年才能得出满意的结论。

LBP 的发病率、患病率和所需花费都相当高[60,202-208]。急性腰痛的终身患病率在人群中高于80%,年患病率高达30%,旷工成本排在第二位,仅次于感冒和流感。然而,90%以上的急性 LBP 在30天内可缓解。另一方面,慢性 LBP 在人群中日发病率为4%~7%。它占据 LBP 整个巨大花费的75%~80%,且只有不到5%的患者可完全解除疼痛。尽管

亚急性 LBP 这一病理阶段应得到最大限度的重视,但几乎没有相关的研究,至今我们尚无有效的流行病学证据。

急性 LBP

定义和发病机制

ALBP 的定义为一侧或双侧腰部的疼痛或不适,可放射至臀部,持续时间不超过1个月[3,8,9,52]。导致 ALBP 发生的所有因素目前都知之甚少[102,170]。如果排除急性骨性或神经损伤,鉴别诊断应转向软组织评估。肌肉、韧带、骨突关节、椎间盘、和/或血管、交感神经系统均可能是疼痛的来源。然而,对其具体疼痛来源,观点尚不统一。

临床表现

ALBP 的临床表现多种多样:它可能在进行剧烈活动时突然出现,也可能在无明显诱因的情况下出现。可能隐匿起病,也可能使腰部活动完全受限。它可开始于一侧并转至另一侧,也可能一直固定不变。与疼痛程度无关,它可以持续数分钟至数周。显然,疼痛程度与结构损伤及其恢复没有必然联系。

诊断,分类及预后

诊断是排除性的,且必须通过临床检查来完成[3,8,9,52]。必须要小心排除红旗征(表27-1),如果不存在危险信号,健康风险以及由此产生的影像学检查和其他检查的费用将被视为是不合理的[3,8,9,52]。如今,尽管科学界一直在做这方面的努力,但基于脊柱结构的经过验证的子分类尚未建立[130,132]。ALBP 预后非常好:多数病例通常会于一个月内自愈[59,60,206,209]。大多数情况下,ALBP 会复发[209-211]。尽管存在广泛的临床疑虑,并没有证据表明临床情况会渐进性恶化[9]。

治疗方法

实际上,ALBP 治疗的主要目标在于安抚患者并为其提供准确的预防信息[3,8,9,52]。药物治疗是有效的,但是次要的,患者对此亦认同[212]。

康复治疗

关于 ALBP 的康复国际科学界达成的共识较少,但其中一个共识是在 ALBP 出现时应采取正确的行为。主要建议是尽量保持活动,避免卧床休

息[210,213]。然而,护理 ALBP 患者应同时考虑到与预防复发有关的两个重要因素:避免慢性化和腰痛急性期体能下降,这两点可能导致 LBP 频繁复发。

LBP 的真正问题是从孤立的偶然事件转变为慢性疼痛。这种转变依赖于一系列复杂的不总是可识别的心理社会因素,应仔细考虑"黄旗征"[60],它可以使医务人员区分单纯发作的 LBP 和转变为慢性的 LBP[214]。

许多研究揭示了 LBP 如何导致椎旁肌和稳定肌功能的迅速变化[149,215,216]。值得特别注意的是,肌肉组织并不会随着症状的消失自行修复,这被认为可能是 LBP 频繁复发的原因之一[150]。研究表明,当患者进行核心肌群针对性训练后,复发率明显下降。一个短期随访(1 年)显示,未训练组复发率为 87%,训练组为 30%。中期随访也存在同样的差别,参与训练的受试者 LBP 首次发作后 3 年内复发的概率为 35%,而回归日常生活未进行训练的受试者为 75%[150,217]。

亚急性 LBP

这是一类不太为人所知的腰痛,近年来,人们逐渐意识到亚急性 LBP 的重要性,但对该阶段的相关研究较少,对该疾病的理解仍不充分。

定义和发病机制

SALBP 是指单侧或双侧腰部疼痛或不适,可放射至臀部,病程持续 1~6 个月[3,8,9,52]。也有人将其分为亚急性期(1~3 个月)和亚慢性期(4~6 个月),但这既没有流行病学证据支持,也没有基于这种差别的临床决策。SALBP 的发病机制复杂。据我们所知,这是介于 ALBP 和 CLBP 之间的过渡时期。在这个时期,一些因素影响了 ALBP 的自愈好转,使疼痛持续存在并变得更复杂,经过一系列恶性循环,逐渐发展为 CLBP[4,12,218]。近年来的研究将这些因素归为腰痛慢性化的危险因素(表 27-1)[79,219-223]。根据生物-心理-社会综合征的定义,可将其分为生物、心理和社会因素。此外,如表所示,还可以作出某些其他区分。根据实际知识,可以认为预先存在的因素和/或新发展的个人或社会相关因素会导致急性期的器质性因素无法去除。在这种情况下,恢复就变得尤为困难。患者通常开始四处就医,每个专家都会给出自己的病因学观点,并根据自己的诊断制订治疗方案[170,171]。所有的这些都使情况日益恶化,因为它使患者认为这是一种难治的疾病,病情复杂

且没有明确的治疗手段。

临床表现

很显然,SALBP 患者与 ALBP 患者之间差别不大,尽管详细的病史采集和良好的临床检查通常可以让专家医师发现慢性化的特征。一个关键因素是 LBP 发生后持续的时间,另一个关键因素是让患者自由地叙述自己的问题,这样比较容易发现患者的心理和/或社会问题,也可从亲属及其他社会关系方面发现线索。必须明确指出的是,这些患者通常表现相似,但经过适当的时间和仔细的评估,就能发现 SALBP 患者的个体化表现,最终形成真正的临床表现。

诊断、分类及预后

与其他 LBP 一样,诊断是要通过排除法进行的。然而,为了排除真正的病理性脊柱病变[3,8,9,52],在这个阶段还需要进一步的评估。对于 LBP,可以行站立位(最终是动态的)X 线检查,对于坐骨神经痛,可以进行 MRI(和/或 CT)检查,最后可以根据个体评估情况进行其他血液学和/或神经生理学检查[3,8,9,51,52]。然而,一旦排除了假定的病理学改变,这些检查就不应继续重复的进行[51,224]。一旦排除了某一特定疾病,就应对患者进行仔细的生物-心理-社会学评估,评估患者在治疗过程中需要解决的生物-心理-社会问题,以便对患者进行相应的治疗。

治疗方法

SALBP 主要采用物理及康复治疗(表 27-4)[9,21]。事实上,在这种情况下,仍然有可能避免其发展为 CLBP,但是需要一种明确的康复方法。在此阶段,若仍以疾病为导向,采用"介入"的手段进行药物治疗,则是使用诊断标签进行疾病诊断,不但无法解决问题,而且增加了疾病慢性化的风险,应注意避免。只有真正的生物-心理-社会学方法才有可能解决这种问题。

康复治疗

根据上述 SALBP 的特征,此类疾病的治疗并不简单。而且,明显缺乏相关研究且所有治疗方法的证据都很薄弱[225]。然而,根据相关研究以及我们所了解的 ALBP 和 CLBP 的知识,可以得出一个比较明确的临床行为。

首先要明确是否需要药物治疗。有证据表明药

物治疗有效[225]，然而药物不能显著减少失能[226]，只是大多数情况下患者会得到药物并获得短期效果，但药物不能最终解决问题。有些患者对这一结果不满，也有一些患者已经想要结束这个由医疗行为导致并维持的"Saint Graal"恶性循环（无穷尽但又无法"最终解决"他们疼痛问题的研究，可能是消极的没有任何个人努力的）。因此，药物可以使用，但应避免诊断标签。医师应向患者仔细解释，药物治疗起效较快，是综合康复治疗中的一部分，但不是最终的解决办法。

康复是最重要的治疗方法，根据不同个体需求，结合教育、认知行为和体育锻炼治疗[40,227-230]。一般来说，亚急性期第一阶段的患者更需要教育治疗，而不是认知-行为治疗。而在后期（亚慢性期）则相反，因为疼痛已经与心理和社会因素进入了恶性循环[9]。尽管如此，治疗方案的制订必须完全个体化，应评估后再进行康复训练。

SALBP 的治疗需要团队合作。因为多专业协作有助于更好地了解所涉及的不同危险因素，同时，从不同的专业人员获得一致的信息对患者有着至关重要的强化作用，可以获得最佳结果。多专业评估必须关注不同的慢性化危险因素（表 27-1），以便逐一解决这些问题，并阻止 LBP 慢性化。因此，躯体、心理和社会学方法将因人而异。这给了 SALBP 治疗方案带来相当大的灵活性，可以视情况要求而定。

即使是在专科医师而不是心理学家那里，采用心理学方法治疗 SALBP 的效果也是显而易见的[231]。然而，它应该辅助进行而不应该作为主要治疗目标，因为大多数情况下患者不会接受直接的心理干预和/或完全的心理学治疗。在 SALBP 中尤其如此，因为患者及其亲属尚未完全理解疼痛的心理学含义。

慢性 LBP

定义和发病机制

CLBP 是一种疼痛超过 6 个月，伴或不伴有腰部功能障碍的疾病，疼痛区域为肋弓下缘和下臀沟之间（参见第 39 章）。慢性坐骨神经痛指单侧或双侧下肢疼痛持续 6 个月以上的情况。鉴于两种症状在发病机制和临床治疗上没有真正的区别，所以可以一起考虑[9]。尽管急性和 CLBP 的唯一区别似乎是疼痛的持续时间，但它们的病因和临床表现却大相径庭。文献中，CLBP 功能受限的发生和维持常用以

下三个模型来描述[153]：

- 躯体功能失能模型，认为肌肉力量、耐力及有氧运动能力的丧失是导致活动水平降低和功能受限的原因[100]
- 认知-行为模型，认为功能受限是学习过程中存在的适应不良以及回避行为造成的[161,232]
- 生物-心理-社会模型，认为功能的丧失是由躯体功能障碍和认知-行为障碍共同造成的[233]

就目前所知而言，CLBP 可以被定义为一种生物-心理-社会综合征[4,12,39]，所有症状均会随着时间推移而发展：在 LBP 慢性化危险因素发展的过程中，患者会进入 SALBP 的一系列恶性循环中（表 27-1）。当疼痛问题不能得到解决时，行为改变就不可避免地产生[4,234,235]，即使有时由于环境因素这些改变已经存在[13]。疼痛还会引起外周和中枢的痛觉敏化，从而加剧疼痛[236-240]。此外，疼痛还会导致躯体障碍，即引发疾病或功能受限，比如活动性、力量、耐力和协调性的改变[99,100,127,140,156,241,242]。最后，长期疼痛会带来社会效应，因为它会改变工作、人际交往和行为爱好[157,219,243]。所有这些因素彼此联系导致连续的复杂问题，包括身体、心理和社会层面。总体看来，CLBP 患者的腰部无法继续工作，一部分是身体上的问题，另一部分是不正确的行为和心理反应造成的。最终，这种情况会加剧问题的严重性，从而带来社会问题。

临床表现

通常，CLBP 的疼痛会持续数年，伴随着希望、失望、幻想破灭、恐惧，有时甚至是绝望。大多数时候，患者已经接受了许多医疗检查，进行了各种诊断并接受了许多治疗，但问题并未解决。当开始做治疗时，这样的患者有时会说："这是我最后的希望"。对慢性疼痛患者来说，疼痛往往成为他们生活的中心。他们已经习惯于疼痛的折磨，疼痛已成为他们日常生活的一部分。他们整天被疼痛所困扰，需要根据疼痛程度及发作节律来安排自己的生活。他们无法想象一个没有疼痛的生活，全部精力都集中在疼痛上。因为患者已经经历过无数次疼痛，对疼痛的恐惧感时刻伴随着他们。最终，患者会形成恐惧逃避行为[243,244]。这就导致因恐惧疼痛产生的活动受限要重于疼痛本身所产生的。CLBP 患者对可能引起疼痛的因素更为敏感，因此他们经常会限制活动，以免引起疼痛。这会导致"失用综合征"，有时也称为"退化综合征"[154,245]，尽管目前还没有明确的证据

支持[99]，这种躯体功能的逐渐丧失可导致 CLBP 发生并持续存在[100]。

诊断、分类及预后

同样，CLBP 的诊断采用排除法（图 27-2）。通常，CLBP 患者已经做过了各种检查包括 X 线、CT、MRI 等，所以没有必要再做更多的检查来诊断。如为新近的慢性化且亚急性期未做评估，那就必须要做检查来评估病情[9]。患者为了得到一个确切的答案往往会咨询不同的医师、治疗师、健康专家，但他们通常会得到很多不同的诊断，做很多检查以及接受不同的治疗方案。几乎每次患者对结果都很失望，结果充其量是暂时缓解，最坏的情况是什么都没有。实际上，导致这些不良后果的主要原因是不充分的治疗，且这些治疗是以疼痛为导向而非以功能为导向。

LBP 治疗的一个主要问题是对患者进行分类[63,130-133]。目前普遍认为 LBP 是一种集合了各种不同临床表现及各种背部症状的综合征，许多慢性化因素使疼痛表现更加复杂，也可能导致失能等更加复杂的临床问题[22]。准确可靠的分类有利于为患者制订个体化的治疗方案。迄今为止，LBP 专家还没有制订出有效的分类方法。

CLBP 的一个亚型为功能失调综合征，患者表现为身体各个方面的功能障碍或失调[99,100,127,140,156,241,242]。然而，该综合征未准确定义。显然更有效的方法是以失能为基础对患者进行分类[9,21]。这需要采用特定问卷来进行，即 Roland-Morris[246]问卷（至少 14 分[86]）以及"Oswestry 失能问卷"[88]（至少 25 分[86]）（图 27-2）。这两个问卷针对腰痛患者，且在世界范围内应用广泛，现已被翻译为多种语言。这种分类方法的有效性在于能够帮助筛选出需要综合治疗的以及需要更经济的治疗方案的患者[9,21]。

CLBP 很少可以完全治愈[210]。因此应告知患者重新恢复健康有一定的难度，适当采取其他的手段治疗是很有必要的。有一科学共识认为影响 CLBP 预后的主要因素是社会心理因素而非生物医学因素[79,219,247-249]。研究表明，对工作和躯体活动的恐惧及回避心理使 CLBP 患者丧失了管理疼痛、处理工作的能力，也使他们的自我效能信念明显降低。

治疗方法

长期疼痛会导致失能，所以 CLBP 患者需要进行康复治疗[9,21,22]。在这个阶段我们不能只关注疼痛，因为疼痛只是这些临床表现的一个方面。其他表现还包括躯体功能丧失、失调以及恐惧-回避行为。已经证明，我们应该更多关注功能方面的治疗，而不单纯是针对疼痛的治疗[102,250]。单纯药物治疗效果不佳，而且综合治疗也不是对每一位慢性腰痛患者都有效。这一点我们应该向患者明确交代，因为患者普遍希望尽快缓解疼痛，而药物往往起效较快。以疼痛为导向的治疗可以作为康复治疗的辅助手段，尤其对伴有重度失能的 LBP 患者，但不能单用于持续进展性的疼痛和功能障碍。许多患者认为药物是唯一治疗方法，每天使用 NSAID、肌肉松弛剂、阿片类药物或者类固醇等。通常当他们减少用药时，疼痛并没有明显变化。文献资料表明药物对 CLBP 仅有短期疗效，但是心理成瘾会导致药物滥用[104,201]。

康复治疗

对 CLBP 患者有效的康复治疗包括生物-心理-社会疗法[42]、认知行为疗法[120]、各种不同训练[136]以及康复教育[121]。尽管这些康复措施对患者是有效的，但他们的成本/收益比不同。主治医师可以根据患者的不同特点选择合适的康复措施。CLBP 患者有一系列临床表现，比如躯体功能失调及障碍、恐惧回避、社会心理因素和功能受限等。因此，尽管目前根据失能程度尚没有较科学的腰痛分类，我们仍应给予不同患者个体化的"侵入"少、花费少、最有效的治疗方案[9]。

对于重度失能的 CLBP 患者[9]，个体化训练结合认知行为治疗是最有效的康复治疗方案，目的是改善腰背部活动受限，增强功能，并给予患者正确的行为策略。对于轻度失能患者，推荐给予包括训练方法和康复教育的小组式培训[9]；如果无效，可以采取个体化康复训练、个体化认知行为治疗或者是个体化训练结合认知行为治疗。根据诊疗流程图[9]，重度失能的患者需要花费较高、个性化的治疗方法，而轻度患者可能受益于通常认为不太有效的治疗方法。

总体指导原则

不管采用何种治疗方法，有一些基本要点是所有 CLBP 患者都应该牢记的。LBP 患者的主要目的是解决其存在的问题，也就是希望医师能尽快解除持续疼痛。同时，患者也非常明确地知道，单纯一种方法不可能完全解决其疼痛。因为患者在这之前已经接受过许多相关治疗，都未能得到完全解决。即使经过长时间的治疗,腰痛也不可能彻底治愈。任何康复治疗方法的第一步,都应是明确告知患者疾病的预后,LBP 的治疗目的不是神奇般地去除疼痛,而是提高生活质量和指导患者运用正确的工具和方法来应对疾病,这当然不是要抹杀治疗的希望,而是为了避免对其他方面的困惑,实际目标必须在治疗开始就制订,加上有以前的治疗经历,患者将会完全理解这些才是实际的目标,而不会再相信其他的。

已有研究证实,与不配合治疗的患者相比配合的患者对疼痛有不同的反应,不配合的患者会异常激活与疼痛感知过程相联系的大脑区域[236,251-254]。Findlay 在 2007 年 ISSLS(the International Society for the Study of the Lumbar Spine,国际腰椎研究学会)年会上发布的一篇论文指出,不配合者是"被动患者",而配合者可以充分地积极地处理疼痛。接着指出了,每位患者应该是他们康复过程中最主要的行为主体而不是只作为观众的一部分。一般而言,任何疾病尤其 LBP,患者不习惯在治疗中主动,而且他们有时的反应表现为失望:他们想接受内科医师的药片或药物,或是物理治疗师、按摩师和整骨医师给予的被动治疗。他们想得到一些被动的治疗,且避免独立做任何事情。事实上改变他们的观点,使其逐渐成为治疗的主角才可以得到更好的结果。

对患者有效的问诊有利于尽快取得好的治疗结果,应确保患者没有严重的恶性疾病,即使我们不能完全消除疼痛,我们可以减轻疼痛强度并减少急性发作的次数。此外,他们必须知道应与医疗人员合作共同面对疾病,也要知道减轻躯体功能障碍和失调可以减轻失能程度并最终改善生活质量。这可使患者重新拾回许多之前因为恐惧而放弃的活动。患者能逐渐重新开始工作,并且可以参与一般的体力活动,去除一些已建立的恶性循环(图 27-10),进而建立一个良性循环。

团队治疗法是另一个讨论重点。有证据显示,多专业联合治疗在上述病例中疗效最好[120]。不同

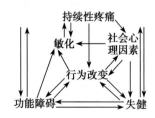

图 27-10　CLBP 患者从亚急性期就被慢性化危险因素构成的一系列恶性循环所围绕,本图简单解释了此复杂过程。

的专家采用相同的方法、相同的语言进行强化,能够打破患者恐惧和不信任的心理状态。此外,此类患者的问题是多方面的。他们有很多不同的问题要面对,不同专业的专家可以在不同方面给予患者最好的解决办法。

结合体育锻炼的认知行为疗法

根据文献,我们构想出一种基于个体化训练的认知行为疗法,以解决 CLBP 患者心理和躯体方面的问题。此外,锻炼是一种很好而且易接受的心理恢复的方式[118,120,145,147]。恐惧逃避行为必须通过一种鼓励性的和勇敢的挑战来面对,这一挑战中运动被认为是主要方面。这一方式可以被用于在社会心理和躯体两方面均有障碍且并无某一方面比较突出的患者。康复团队中物理治疗师将根据个体需要和身体(运动)及社会心理(问诊)方面对治疗的反应来选择重点治疗的方向。将这种方法作为金标准的最典型案例是高度失能的 CLBP 患者(表 27-6)[9]。通常,在这些患者中,生理缺陷与心理和社会缺陷有密切的联系,因此没有明确的某一方面更显著。这些因素之间通常缺乏明确的因果关系,因为我们看到的是一个恶性循环的最终结果,在这个恶性循环中,疼痛限制了身体活动,从而使每次活动都更加困难和痛苦。恐惧回避信念是产生和加剧这种循环的一个关键因素。社会和其他因素是其中的一部分,但以上因素紧密相联,以至于很难确定始动因素。

通常,需要较长时间(数月)的门诊康复才能达到满意的治疗效果[127,128,255];另一种选择是住院康复,但必须事先做好充分准备才能达到最佳效果[154,155,242,256]。患者已经尝试了许多疗法,但疗效欠佳,因此可能一开始对治疗师并不十分信任,患者通常很难清楚地理解这种疗法与其已经接受过的一般物理治疗之间的区别。有必要强调,这种治疗涉及持久疼痛引起的恐惧回避信念和错误的行为,因此这种方法更加复杂,并且需要团队协作。患者应该感受到团队的信任,不应被视为疯子或疑病症患者。因此,每个专业人士都必须以合适的方式来权衡措辞和做出解释。与此目的高度相关的是,认知行为治疗是由治疗师来实施的。这可以使患者感到更舒服,因为他们往往没有准备好接受真正的心理医师来进行这部分治疗。

这种治疗方法花费较高,包括躯体和心理的治疗,不可能在全部患者身上应用。如果患者存在认知、行为或主动性方面的问题,或者患者不相信解决方案的可能性,则不建议使用该方法[9]。

认知行为疗法

当社会心理方面的问题占主导，一般的身体状况和功能基本正常时，我们可以选择一种简单的认知行为治疗，其与前者的差别是没有具体的体育锻炼方法。通常，能够从这种方法中受益的是相对年轻的患者，他们整体生理功能良好，但有相关的恐惧回避信念，并且对 LBP 和未来的前景感到相当不安。来自缺乏充分准备的媒体或医师的不良信息，加上与健康相关的恐惧感，甚至是真正的疑病症，都可能导致患者症状的慢性化，尽管其身体功能受限本身并不严重。需要消除患者对未来和健康的担心，并且应该鼓励其重新参加体育运动，而不要过多地考虑以前的 LBP 经历。

体育锻炼方法

另一方面，当与躯体因素相关而心理社会因素不太重要时，可以为患者制订一种简单的并逐渐增加的个体化锻炼方法[118,129,145,147]。尽管这种方法没有提供专门的心理治疗，治疗师也应该就背部相关问题提供适当的常规宣教。对于没有心理和社会慢性因素，但存在躯体功能失调和功能受限的患者，应该推荐此方法。没有特别的慢性特征，但由于身体活动水平的逐渐下降导致功能相对丧失的老年患者是一个典型的例子。对于这样的患者，再次开始运动是相当困难的，他们常常会因为不习惯在健身房进行锻炼、运动或体育活动而感到尴尬。通常情况下，这些患者可以取得良好的效果，恢复到良好的功能水平，但他们仍然需要一个维持方案来维持疗效。

认知-行为腰痛学校

包含运动和康复教育的腰痛学校是 CLBP 患者负担最小的康复方法。与所有团体治疗相比，它的优点是费用较低，而且通过与其他有同样问题的人接触，患者可以相互对比。这种方法主要的局限性是它不能像个体化治疗那样具有特异性。然而，它可以为这些患者提供良好的信息和有效的社会心理支持。这种治疗方式主要适用于生活质量受损较轻不需要高强度治疗的失能程度较低的 CLBP 患者（表 27-6）[9]。此外，失能程度高的 CLBP 患者，特别是当缺乏更有效治疗的可能性或机会时也可应用此方法。

结论

一般来说，所有这些康复措施对于门诊患者应该持续数月，或必须在住院患者中加强治疗数周。这是取得实质性改变、阻止慢性化进展并在某种程度上逆转病程，从而恢复较高生活质量的最低限度。

如果不知道腰痛的具体原因，就没有必要制订维持治疗方案；对于已经获得处理问题的有效方法的患者来说，通过减少患者用药来停止治疗是很重要的。最好的维持方案是体育活动，无论是普通活动还是通过特定的机器进行[156]，每周必须定期进行几次。缺乏维持治疗可能导致 CLBP 复发[156]。

康复治疗在减少失能和疼痛强度方面是有效的。对患者的特征进行精确的评估可以让医师选择成本/收益比最好的康复措施。虽然最有效的康复策略是含有个体化训练的认知行为疗法这样的多学科方法，但在有些情况下，其他的策略可能更有效，或者同样有效但更便宜。

继发性 LBP

本部分讨论的是可能引发腰痛的脊柱疾病。必须明确的是影像学诊断和临床诊断之间存在巨大的差异。根据文献报道，当有症状和体征证实影像学检查有意义且与临床表现严格相关时，才能确定继发性 LBP 的临床诊断[3,8,9,46,52]。如果并非如此，最好的做法是通过影像学检查提示腰痛的特异性危险因素。相反，最糟糕的是仅通过影像学检查就给患者一个"诊断标签"[169,171]，这会导致患者走向慢性化。

坐骨神经痛和椎间盘突出症（DH）

与 LBP 一样，坐骨神经痛的治疗方法也随着时间而改变：如果临床评定无神经症状（无力、麻木、反射消失、神经根损伤），仅为亚急性坐骨神经痛，其治疗方法与 LBP 不同[9]（图 27-2）。接下来，本节讲述亚急性坐骨神经痛和椎间盘突出症（图 27-3 和图 27-4）。

定义和发病机制

坐骨神经痛通常被定义为腰背部及髋部放射到坐骨神经分布区的疼痛[257]。它影响到很多人，在普通人群中，与椎间盘相关的坐骨神经痛的年发病率约为 2.2%[258]。

大多数病例中，坐骨神经痛是由感觉神经根或脊髓背根神经节受刺激引起的。椎间盘和周围神经结构的错位是刺激的来源，但腰椎管狭窄症和肿瘤是其他可能的原因[46]。当刺激出现时，它会引起异常的神经冲动，从而在轴突分布区引发疼痛。

神经刺激有两种独立但不相互排斥的病理机制。首先，长期受压的神经根可能对机械刺激敏感,出现局灶性脱髓鞘、硬膜内水肿、沃勒变性和轴突损伤等病理改变。其次,神经的刺激可能是由化学介导的非细胞性炎症反应引起的,这种反应由炎症性和白细胞趋向性的髓核向神经周围扩散所致[101,259]。

临床表现

坐骨神经痛的典型临床表现是放射性疼痛:一种很深的、剧烈的疼痛,从一侧的下背部开始,当你试图做某些动作时,疼痛会迅速蔓延到臀部和腿部。当L4-5/S1神经根受累时,在受影响神经根支配的区域可感觉到神经根性疼痛;当L2-3神经根受累时,在大腿前侧可感觉到神经根性疼痛。疼痛并不总是沿相应皮区分布,这提示受累节段存在感觉缺失。

通常,腰部神经根性疼痛沿着一个窄带向下肢走行,为一种尖锐的、过电样或刀刺样疼痛。可在浅表和深部感知道,咳嗽或其他引起神经周围压力增高的动作均会使其加重并放射至足。

通常长时间坐位及站立可引起疼痛加重,向后弯腰也会加重疼痛。

腰椎活动度可能因为前屈受限和椎旁肌肉痉挛而改变。偶尔躯体疼痛可表现为钝性酸痛。

如果轴突损伤严重,可能会出现腿部或足部的无力,导致神经源性跛行。当伴有尿潴留或充盈性尿失禁等膀胱功能障碍、鞍区感觉障碍、单侧或双侧下肢疼痛和无力时,提示存在马尾综合征。

诊断、分类及预后

坐骨神经痛主要是通过病史采集和体格检查来诊断(图27-2、图27-3和表27-2)。根据定义,患者会提到下肢放射性疼痛,并可能同时叙述有感觉症状。患者偶尔也会有LBP,但通常比下肢疼痛轻。

病史和体格检查的首要任务是排除肿瘤、感染、重大的外伤史或危险的非脊柱病变等疑似腰痛的疾病。红旗征是可疑潜在严重疾病[260]的一系列相关危险因素和信号(表27-1)。

严重的神经系统损害、跛行或协调性问题、所有平面的腰椎活动的严重受限、椎体压痛或脊髓功能障碍是体格检查中最相关的发现,这可能提示相关的潜在疾病。

神经系统查体可以集中寻找神经根损伤、周围神经病变或脊髓功能障碍的证据(表27-2)。

在所有具有临床意义的下肢神经根病中,超过90%是由椎间盘突出引起的,主要为L4-5或L5-S1椎间盘水平的病变累及L5或S1神经根。

神经系统查体包括感觉检查、肌力和营养状态的检查、反射以及坐骨神经张力的临床检查。

感觉检查是通过在足部内侧(L4)、背侧(L5)和外侧(S1)进行轻触或轻压来进行的。患者肌力通过足趾行走(腓肠肌群,主要是S1神经根)、足跟行走(踝和趾背屈肌,L5和一部分L4神经根),或者单腿蹲起(股四头肌,大部分是L4神经根)测试。肌肉萎缩可以通过两侧小腿和大腿的周径来检测,当同一水平上的差异超过2cm时,这种差异可能是有意义的。

反射可以测试S1神经根(踝反射)或L4神经根(膝反射)。轻划足底时跨趾上翘(巴宾斯基或跖反射)的反应,可能意味着上运动神经元异常(如脊髓病或脱髓鞘病)。

SLR试验诱发疼痛表明神经根易受到炎症、张力、压迫或这些因素的组合刺激。SLR阳性指在小于70°时,膝关节以下即出现疼痛,踝关节背屈时加重,踝关节跖屈或肢体外旋时减轻,提示与腰椎间盘突出有关的L5或S1神经根紧张。

因为SLR试验的灵敏度估计为91%,相应的特异度为26%,如果患者报告一侧下肢典型的放射性疼痛,伴随着一项或多项神经检查结果阳性提示神经根紧张或神经功能缺损,则坐骨神经痛的诊断成立[46]。

对于急性坐骨神经痛,如果结果影响进一步的治疗或可能是其他疾病(感染、恶性肿瘤),而不是椎间盘突出症时,则可能需要影像学检查。对于保守治疗6~8周后无效的严重患者,可能也需要进行诊断性的影像学检查[46]。

急性坐骨神经痛的临床病程良好,大多数疼痛和相关功能障碍可在数周内消失。因此,大多数病例预后良好,但多达30%患者的疼痛持续至少一年[46]。

手术治疗:适应证和局限性

一致认为,马尾综合征是立即手术的绝对指征,但是坐骨神经痛的手术治疗仍存在争议,手术目的是解决椎间盘突出,去除部分椎间盘,解决椎间孔狭窄,从而去除引起坐骨神经痛的可能病因。手术治疗可能缓解下肢疼痛,但对LBP无效。

在2006年,一项广泛的SPORT试验将手术治疗与内科治疗的疗效进行了比较,共纳入1 244名患者,其中 501 名患者参与了随机对照试验,而 743 名患者参与了可选择手术或内科治疗的前瞻性队列研究[261,262]。

遗憾的是,在随机对照试验中,对指定治疗的依从性较差。在最初的 3 个月中,30% 的内科治疗组患者进行了手术治疗,50% 的手术治疗组的患者症状改善而不需要手术。

在 8 年的随访中,仅在随机队列的次要结果(坐骨神经痛的困扰、对症状的满意度和自我评价的改善)的意向治疗分析中,手术治疗具有统计学意义上的优势[263]。在长期随访中,观察到的效果相对较弱,且主要结果(躯体疼痛、运动功能、Oswestry 失能指数)没有统计学意义。结论是,经过严格筛选的接受手术治疗的腰椎间盘突出症患者,与接受非手术治疗的患者相比,症状改善更明显,且在长达 8 年的随访时间里,两组患者的结局均没有恶化。

最新的关于腰椎间盘脱出的传统微创椎间盘切除术的一项 Cochrane 系统综述指出,对于腰椎间盘脱出导致坐骨神经痛的患者,相较于保守治疗,严格筛选后行椎间盘切除可以更快地缓解急性发作,但对潜在椎间盘疾患的终身自然史的正面或负面影响仍不清楚[264]。

北美脊柱协会的最新临床指南指出,椎间盘切除术比保守/介入治疗更能有效地缓解神经根型腰椎间盘突出症患者的症状,这些患者需要进行手术治疗,推荐等级为 B。而对症状较轻的患者,手术或保守/介入治疗对缓解症状的短期和长期效果都很好[265]。

近年来,各种脊柱介入手术方法,如椎间盘内电热纤维环成形术、化学或机械经皮椎间盘切除术等,被用于治疗神经根型腰椎间盘突出症。北美脊柱协会的指南指出,没有足够的证据推荐或反对椎间盘内臭氧治疗、经皮椎间盘切除、等离子椎间盘减压/髓核成形术、椎间盘内高压盐水注射和经皮电热椎间盘减压术等[265]。

总之,手术治疗更适合于经过严格筛选的存在难以控制的疼痛或神经症状恶化的患者。

康复治疗

很多年来,椎间盘突出症被认为是外科疾病。直到最近才有证据表明自然恢复是很常见的,很多时候伴随着椎间盘突出自身的改善[266-269],这也在具体的康复治疗中被证实[270]。同时,有证据表明,无症状的椎间盘突出在人群中也很常见[266,269],导致

人们对坐骨神经痛症状的理解有所不同。如今,如果神经系统症状轻微或不存在,在出现症状(急性坐骨神经痛)的第一个月,影像学检查意义不大,因为自然变化可能很快,而且多数病例可自行缓解[8,9,46]。这说明有必要了解哪种康复治疗方案对这些患者最有用,目前正在进行一些关于保守治疗和康复治疗的研究[63,270,271](表 27-7)。

以疼痛为导向的治疗

对于存在严重神经性疼痛的病例,当然首选药物治疗(参见第 52 章)。实际证据证明 NSAID[272] 和短期卧床休息[115]有效。另一方面,即使至今没有任何实际的证据,但手法治疗和推拿、物理治疗、长时间卧床休息和类固醇药物等治疗仍被普遍使用。在这些病例中,药物类型的选择是根据个体的风险/获益比和患者意愿来确定的。

药物治疗

由于大多数指南建议在手术前需进行保守治疗,所以药物治疗在椎间盘突出症的治疗中起着至关重要的作用。

过去,关于坐骨神经痛的主要病理解剖学假说是压迫,但是近十年来炎症假说逐渐凸显出其重要性,并且开始盛行[273,274]。因此,镇痛和抗炎药物被认为是潜在的治疗手段,最近一篇关于药物缓解坐骨神经痛的综述和荟萃分析报道了其作用的证据[275]。

NSAID:四项试验比较了口服 NSAID 和安慰剂治疗急性坐骨神经痛的疗效。从所有三项研究中获得合并数据。在即时随访中,观察到疼痛(总体和下肢痛)的合并效应值较小且不显著,但是这种合并效应的证据质量被评为"低质量"。

五项研究比较了不同 NSAID 的作用,但没有一项研究表明其中一种比另一种好。

在三个独立的试验中,双氯芬酸的疗效与抗抑郁药或电针疗法相比没有明显差异,但是在即时疼痛和失能的改善程度方面比硬膜外注射糖皮质激素差。在其中一项试验的即时疼痛缓解方面,酮洛芬并不比联合使用糖皮质激素更好。

因此,NSAID 在缓解急性坐骨神经痛患者短期内疼痛方面仅有一些低质量证据支持[275]。

糖皮质激素:三项关于急性坐骨神经痛的试验比较了糖皮质激素与安慰剂的疗效。

就即时疗效而言,数据显示类固醇对下肢疼痛没有影响,中等质量证据。就短期疗效而言,数据显示类固醇对疼痛有显著疗效,中等质量证据。因此,

27

一些中等质量的证据支持应用糖皮质激素以短期内缓解急性坐骨神经痛患者的疼痛[275]。

抗抑郁药、抗惊厥药和阿片类镇痛药：三项试验研究了抗抑郁药、抗惊厥药和阿片类镇痛药的疗效。所有关于这些药物的证据质量都被认为是"低质量"或"非常低质量"。对于慢性坐骨神经痛的患者，抗惊厥药对失能和下肢或背部疼痛的即时效果并不比安慰剂好。相反，另一项试验显示，与安慰剂相比，抗惊厥药加巴喷丁短期内缓解总体疼痛效果显著。

一个四期交叉试验研究了阿片类镇痛药（缓释吗啡 15mg/d）、抗抑郁药（去甲替林 25mg/d）、两者联合和安慰剂对慢性坐骨神经痛的相对疗效。在这项试验中，与安慰剂相比，抗抑郁药、阿片类镇痛药以及两者联合使用对失能、下肢或背部疼痛的即时改善并无明显疗效[275]。

肿瘤坏死因子α抑制剂：活化的巨噬细胞与突出的椎间盘中的椎间盘细胞相互作用产生肿瘤坏死因子α(tumor necrosis factor-alpha，TNF-α) 和其他炎症因子。因此，TNF-α 被认为是椎间盘突出所致坐骨神经痛的病理生理机制中的炎症因子[276,277]。在过去的十年中，不同的研究测试了 TNF-α 抑制剂治疗坐骨神经痛的疗效。

在疾病的自然进程方面，短期及长期随访显示，与对照组相比，TNF-α 抑制剂既不能显著缓解腰腿痛，也不能增加患者总体满意度或能够恢复工作的比例。唯一证实的效果是在中期随访时降低了椎间盘切除术或神经根阻滞的风险。因此，TNF-α 抑制剂在治疗椎间盘突出引起的坐骨神经痛方面的临床价值有限[278]。

总之，对于常用于治疗坐骨神经痛的药物的疗效和耐受性，充其量只有低质量的证据。现有的证据并没有清楚地表明 NSAID、糖皮质激素、抗抑郁药、阿片类镇痛药或 TNF-α 抑制剂的即时疗效，甚至与安慰剂相比也是如此。

康复和/或药物/抗感染治疗

综合考虑各种不同类型的康复手段，我们需要重新考虑它们真正所起的作用。事实上，有一些运动疗法建议用药物治疗替代[64]，而其他的策略如教育和认知行为支持疗法有更广泛的受众。无论怎样，椎间盘突出症和急性坐骨神经痛的治疗是针对疾病的治疗，而不是一种生物-心理-社会康复治疗方法。因此，考虑保守治疗的脊柱疾病方面的专家，多数情况下是物理医学与康复学医师。因此，这与我们的领域相关，但是我们必须知道我们真正在做什么，是康复治疗还是药物治疗。

关于康复的研究还处于起步阶段。最新的系统综述指出，腰骶神经根综合征保守治疗的效果尚无任何实际证据[279]。更新的一项关于结构化运动的综述表明，与建议患者保持活动相比，有监督的运动项目仅对坐骨神经痛患者下肢疼痛的短期缓解起到稍微好一些的效果。从长期来看，运动项目与建议保持活动对疼痛及失能的疗效类似[280,282]。

与手术治疗相比，康复治疗经常被认为是"标准护理"的内容[261,262,264]，这里的"标准护理"只不过是指"一位物理治疗师所想或所能提供的任何治疗"。在一项比较卧床休息及继续日常生活活动的随机对照试验中得出同样的结果，显示两种干预方法均无效[281]。我们不能依靠这种方法论来理解真实的事物。一项针对预后好的患者的回顾性研究发现，松动术和一般锻炼比缓解痉挛的干预措施更有效[282,285]。我们未能从这些文献中发现更多的数据，因为此领域的研究尚在初步阶段。

理论上，McKenzie 疗法[62-64,283]是一项针对椎间盘突出症的物理疗法，或者说，是针对所有引起腰痛的椎间盘病变的疗法。该疗法的主要优势包括发现向心化现象的重要性[62,134,284,285]，以及根据疼痛症状发现和系统化了个体化训练的力学诊断[62,63]。向心化现象是重复运动引发的疼痛反应，这种疼痛向中线和背部转移。这种现象是进行镇痛练习的预后因素和决定性线索[62,134,284,285]。McKenzie 疗法的亚分类源于反复动作及疼痛反应，其对于训练的选择是至关重要的[63]，现也被用于其他方法亚分类的发展[130,132]。这种技术尚无其有效性的明确证据[64]，但作为一种可能的镇痛工具应引起重视，它有着可由物理治疗师直接操作的优势，物理治疗师同时还可以提供其他康复建议。显然，与其他药物治疗相比，费用是其主要的限制因素。

根据椎间盘突出症的病理生理改变和自然病程，当遇到急性坐骨神经痛和/或试图避免手术的椎间盘突出症患者时，康复的首要目标是帮助其自行吸收，并且尽可能地加快这一进程；另一方面就是避免疼痛加重和突出程度增加。在这方面，运动被认为可加快血流；因此，无论是哪种运动方法，只要不加重疼痛或组织损伤，在增强氧化作用、营养吸收和加快巨噬细胞到达的同时，均可以加速炎症和蛋白水解酶的清除，从而减轻炎性反应，促进椎间盘突出的快速吸收。因此，McKenzie 疗法不仅是通过力学手法促进椎间盘还纳，它还可以在不引起疼痛加重的情况下调整脊柱和有症状的椎间盘。因此它有利于炎症因子的快速清除、病理状况的不断消减。如果这被证实，就可以解释为什么在有关坐骨神经痛物理治疗方法的回顾性研究中，预后最好的疗法是关节松动术[282]。

不考虑其他因素，椎间盘突出症康复治疗的核心是：健康教育和认知行为学宣教。其目的是促进椎间盘回纳，降低症状加重并转为慢性的风险，最终提高患者自理能力。在这种情况下，知道该做什么和该避免什么应该是完整治疗的一部分，但是如果我们再加上近期和远期的期望（即椎间盘突出是什么，预后怎样，事实上椎间盘突出不是一种慢性状态而是急性发作等等），对患者肯定有帮助[9]。此外，在神经受损的情况下，患者需了解康复的时机以及其对日常生活有何意义。

因此，针对椎间盘突出症，好的疗法应包括药物治疗合并关节松动术和/或无痛范围内的积极锻炼，寻找症结，加快机体自身修复过程。健康宣教、信息提供、日常生活和工作的干预都是重要的。在我们获得更多数据来佐证该如何做之前，这些都是可行的。

腰椎管狭窄症

定义和发病机制

腰椎管狭窄症（lumbar spinal stenosis, LSS）被定义为各种类型的腰部椎管狭窄，引起其内容物的压迫（图 27-11）。这种狭窄对神经组织及其血供

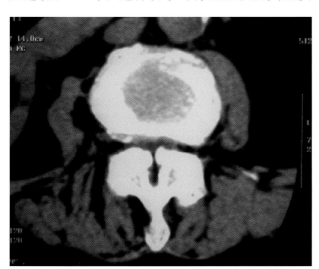

图 27-11　重度椎管狭窄。CT 扫描示由于先天性椎弓根短小和关节增生退变引起的中央型椎管狭窄

造成直接的机械压迫，从而引起一系列证候群[286,287,289,290]。这些症状会降低患者的生活质量，并促使其去医院就诊。

LSS 可以发生在腰椎管的不同部位，有时可能同时在多处存在。中央型椎管狭窄时可能会引起马尾神经受压。侧隐窝和椎间孔狭窄可引起神经根受压[288,289]。

影像学的椎管狭窄表现不能定义该综合征，LSS 的诊断是由有影像学支持的症状和临床表现决定的。

腰椎退行性病变、进展性病变或先天畸形可引起 LSS。退行性变通常是由关节病变引起的：椎间盘退变、小关节退变及增厚、退变性脊柱前凸（spinal lordosis, SL）、黄韧带肥厚和钙化均可引起单纯或复杂型椎管狭窄，或可使已经出现的椎管狭窄进一步加重[290,291]。椎间盘退行性变所致 LSS 最常见于 50 岁以上的患者[288,289,291,292]。先天畸形多见于年轻人，先天解剖结构异常和畸形例如脊柱过度侧凸和前凸可导致 LSS[286,287,292]。进展性的椎管狭窄多是由于椎体后侧结构生长障碍引起[293]。

临床表现

LSS 患者查体的阳性体征较少。约有 65% 的患者出现步行能力下降，但是多达 95% 的手术患者仅表现出以疼痛为主的主观症状[294,295]。

患者主要有三种主诉：腰痛、下肢症状和间歇性跛行。下肢症状是由神经根病变导致的，表现为下肢疼痛或刺痛，和/或沿下肢神经皮节走向分布的疼痛、烧灼感、麻木和感觉异常。常见于伴随第 5 腰神经根受压的 L5 椎管狭窄者。

关于间歇性跛行，患者常见主诉有：肌肉痉挛、无力、疼痛、酸麻感。一般无特定的皮节分布，常见于双下肢。偶尔，患者可能主诉膀胱功能失调和性功能障碍。L5 以下神经根受累的椎管狭窄间歇性跛行发生率较低。在部分混合型 LSS 中，神经根病和间歇性跛行可并存[296]。完全性马尾综合征极少出现[153]。

由于椎管和椎间孔的尺寸在屈曲时增大、伸展时缩小，所以 LSS 在伸展位时症状加重，屈曲位时症状减轻，这意味着站立位容易诱发症状，而坐位时症状减轻。

诊断、分型及预后

LSS 的诊断倾向于影像学诊断（图 27-5）。然

27

而,据报道约有 30% 的无症状患者影像学检查存在腰椎异常[297-299]。Boden 等人研究发现,60 周岁及以上无症状个体中,21% 的病例在 MRI 上显示有椎管狭窄[298],在 Jensen 等人的研究报道中,脊柱异常的比例高于 30%[269]。

由于临床症状和影像学表现之间存在差异[293,300],LSS 的临床诊断和影像学诊断间也存在不同。因而,该疾病的诊断需要综合考虑临床和影像学表现。

患者病史中与 LSS 诊断密切相关的关键因素包括:高龄、下肢严重疼痛、坐位时疼痛消失[301]。体格检查中与诊断密切相关的内容:宽基底步态、Romberg 试验异常、腰椎伸展 30s 后大腿疼痛以及神经肌肉损伤[301]。跑台行走同样有助于诊断:开始跑台行走后症状出现和恢复的时间组合、倾斜跑台上步行时间较长,均提示 LSS[302]。建议在临床实践中,把这些关键诊断因素结合起来,作为评估 LSS 的诊断原则,指导并方便临床诊断过程[301,303-305]。

一旦患者病史及临床查体疑诊为 LSS,可采用 CT 和 MRI 评估其解剖结构,近期的荟萃分析证明 CT 和 MRI 准确性相当。脊髓造影应当避免,一来因为它是侵入性的检查,二来它的精确性并不优于 CT 和 MRI[302]。

CT 和 MRI 均可对椎管直径做精确测量。前后径小于 10mm 定义为绝对狭窄,小于 13mm 时提示相对狭窄[306-308]。

根据 Geisser 等人的研究,椎管较小的患者表现出更明显的功能障碍,但椎管前后径与其他临床症状无显著相关性[309]。

LSS 从影像学角度可分为中央型狭窄、侧隐窝狭窄和椎间孔狭窄。理论上讲,中央型狭窄可引起马尾神经受压和间歇性跛行,但侧隐窝(或椎间孔)狭窄可引起神经根病变。

肌电图和神经传导速度检查对 LSS 的诊断有帮助,肌肉纤颤电位可很好地区分 LSS 和其他疾病,并且可以发现是共病还是其中的一个病种[310]。

有关 LSS 自然病程的研究不多,一般都显示其为一个相对缓和的过程[311-315],解剖学改变与症状严重性相关性不大,可能还有其他因素的参与。节段性过度活动、局部神经血管受损、静脉淤血、椎间孔狭窄和关节腔积液可用来解释疼痛加重和失能。一般来说,LSS 是总体上有所改善的症状反复综合征,LBP 和无症状交替出现。

手术治疗:适应证和局限性

LSS 是 65 岁以上患者行腰椎手术最常见的原因[316]。由于解剖学的异常和神经损伤不能预测患者的功能,所以患者对功能障碍的主观感受必须作为手术指征的重要组成部分(图 27-5)。

手术治疗的目的是提高生活质量,所以手术的适应证包括持续的严重的下肢症状和功能障碍。

不同的研究揭示了适宜人群进行手术的益处。Atlas 等人报道:在 1 年和 4 年的评估中,接受手术治疗的患者比未接受手术治疗的患者有更大的改善[317,318]。类似的研究结果也出现在一项持续 10 年的前瞻性研究中,随机分为手术治疗组的患者和随机分为保守治疗组的患者相比,前者有更好的治疗效果[319]。最近北美脊柱协会发布的指南中,减压手术可以改善 LSS 中度至重度症状患者的预后,建议等级为 B 级,LSS 中度症状患者进行药物/介入治疗的建议等级为 C 级[320]。

相反,最新的关于 LSS 手术与非手术治疗的 Cochrane 系统综述认为:由于现有证据质量不高,不能确定手术或保守方法哪个更好;然而,考虑到手术相关的副作用比率较高,临床医师在建议手术时应谨慎,患者应被正确地告知风险[321]。

最后,手术仅可以减轻下肢疼痛,但不一定能减轻腰痛[322-324]。

术后主观结果较差的预测因素包括情绪低落、心血管功能失调、步行能力障碍和脊柱侧凸,这些在决定手术时都要考虑在内[325]。

侵入性较小且能充分减压的手术最近有所报道。这些手术被描述为开窗术、椎板切开术、选择性减压术和椎板切除术,据说可以改善术后发病率、实现早期活动、减少住院时间。然而对失能的长期影响尚不明确。

一项关于棘突间隙的系统综述和荟萃分析表明,虽然患者可以通过微创技术从棘突间隙植入中获得一些益处,但使用这项技术会出现较高的再手术率,其成本也较高[326]。

康复治疗

根据早期定义,如果患者影像学诊断为腰椎管狭窄但无临床症状,那么即应该认为其存在 LBP 的特定危险因素,仅此而已。文献中有比较手术治疗和保守治疗的研究,这些研究主要是观察性的,由于患者的选择,组间交叉比较常见。通常在文献中,经过测试的康复计划并没有得到很好的描述[312,317-319,321]。一般可以找到一些"专家意见",但彼此没有完全一致的观点[317,327-329]。

对于 LSS,我们可以考虑两种主要的锻炼方法(表 27-8):一是直接针对病理改变以期通过治疗获得进步;另一种是将已稳定的情况处理的更好,即使远期结果可能是问题增加。我们应尽可能采取第一种方案,若第一种失败,再考虑第二种方案。

腰椎管狭窄一部分因为新骨形成,一部分因为软组织增厚[289,306]。只有后面这种情况可能在步行时血流增加,避免(或延缓)症状加重。在这方面,软组织弹性是主要目标,同时还需要恰当的运动来保障最好的生理状态。一方面,这意味着利用手法治疗、松动术[327]和锻炼来增加活动范围。另一方面意味着神经运动控制、本体感觉、肌力和耐力的训练。同时,锻炼的另一个目标是取得好的能力去对抗地心引力、轻微拉伸腰椎,使神经组织空间增大。这可以通过姿势教育、深部稳定肌群的耐力训练以及各种拉伸训练来实现。在这一点上,LSS 患者会表现出特定肌群受损[310,330],并确实引发症状。在这种训练方法中,非常重要的是教育患者步行时保持一个良好的直立姿势。因为我们要尽可能使病理解剖改变重新恢复正常,并且尽可能避免长期 LSS 患者典型的进行性的前屈姿势[311]。

另一个可能的方案是文献中最常讨论的[317,327,329],并且它应用在最严重的病例中,和/或在前面的方案失败的情况下。与先前的方案相比,该方案的目的是通过教给患者屈曲运动来提高其自主步行能力。因为在 LSS 患者中,屈曲比伸展更能增加血流空间,并且使个体活动更自如[293,331]。有文献对该方案进行过评价,且短期结果已经呈现[332]。在这种情况下,我们最终可以促进脊柱的逐渐弯曲,或者随着时间的推移我们可以减少自主性,要求患者使用手杖进行转移。

除了这些特定的方案,有氧运动可提高外周组织氧气的摄入,从而减轻症状,增加患者的最大步行距离[329,333]。另一可供选择的方案,或者是在进行先前所述方案之前进行的先期训练之一是减重步行训练[328]。此外,水中运动和牵引,神经松动技术[327]也被提及,但这些技术缺乏文献证据。矫形器和腰部支具也已提出,但同样没有文献数据[327]。

对于所有 LBP 患者,健康宣教是关键点[9]。关键信息包括疾病的病理知识、主要症状以及疼痛和ADL 的预后。特别是要解释屈曲姿势(flexed posture,FP)可能的进展,以避免该情况的发生。此外,疼痛的控制和预防很关键,这也是疼痛处理的策略。可根据需要对 ADL 进行调整,建议用自行车取代步行,如果需要的话,建议使用手杖。

腰椎不稳及脊柱滑脱

定义和发病机制

腰椎不稳是一个有争议的话题。尽管大家做了很多努力,目前仍然没有一个公认的腰椎不稳(lumbar spine instability,LSI)的定义。

Pope、Panjabi[334]、Frymoyer、Selby[335]等人提出了一个较为合理的概念。不稳可定义为对应力负荷的异常反应,运动学特点为运动节段超过正常范围的异常运动[335]。这种异常运动可由限制性结构(如:关节突关节、椎间盘、韧带和肌肉)的破坏来解释;上述结构的破坏或松弛将加剧失平衡状态,进而导致不稳[334]。

LSI 被认为是导致非特异性 LBP 潜在条件之一[334]。

传统上,发生于 CLBP 患者的椎体滑脱通常被认为是 LSI 最常见的临床症状之一(图 27-12)[336,337]。此外,有一些研究报道[338,339],在其他影像学发现无异常的 CLBP 患者中,节间运动是增多且异常的。

临床表现

非特异性 LBP 和坐骨神经痛是 LSI 和滑脱最常见的临床表现。椎体滑脱高发于从事重复性、交替性负荷活动的人群,如体操运动员、举重运动员和足球运动员。

很多回顾性和临床性发现用于提示腰椎不稳的存在:LBP 频繁的周期性发作、手法治疗后疼痛短期缓解、外伤史、应用硬支具或外固定后症状改善、触摸相邻棘突间存在"凹陷"、异常运动如不稳定、被动椎间运动测试后活动度增加。一般来说,这些发现的有效性还未被报道。

近期对 LSI 患者的调查问卷将背部疼痛的症状描述为:"复发性"(70%)、"持续性"(55%)、"卡顿感"(45%)、"交锁"(20%)、"打软腿"(20%)和/或"伴随一种不稳定的感觉"(35%)[342]。

关于 LSI 患者的临床实验数据显示,半数患者的 LBP 继发于某单一伤害性事件,而另一半患者LBP 的逐步发生则与多个小创伤事件有关[343]。

另一项由物理治疗师完成的调查问卷显示:肌

27

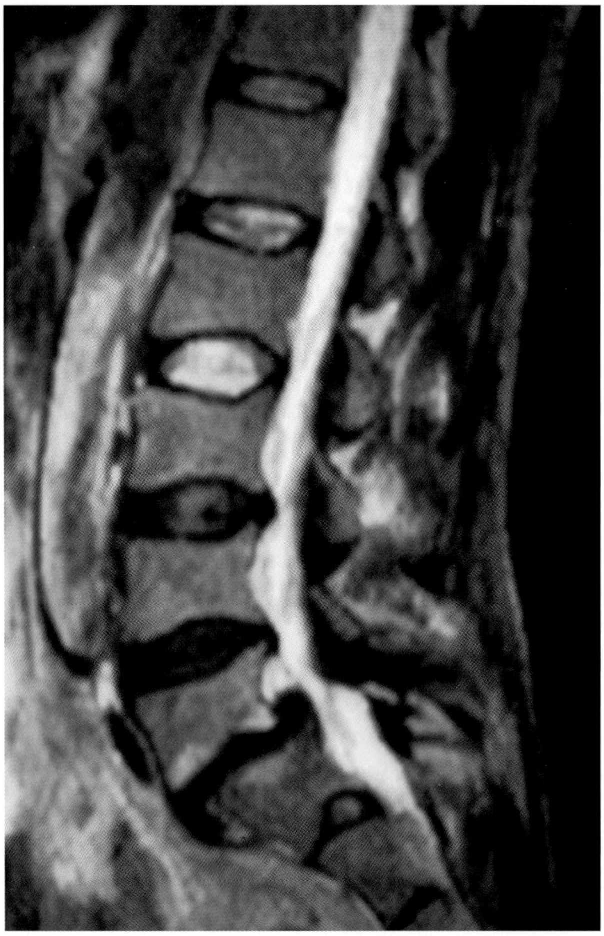

图 27-12　脊柱不稳。MRI 影像示 L5-S1 的 1 度腰椎滑脱，伴有 L3-4、L4-5 及 L5-S1 椎间盘退行性变

肉功能障碍、运动控制异常和肌力减退是临床诊断腰椎不稳最主要的指标。脊柱骨盆控制能力减退的描述包括：随运动发生的节段性位移、肌肉的保护性痉挛、协调功能/神经肌肉控制功能减退、位于节段性不稳水平的局部肌肉力量和肌肉耐力的减退[340]。

有研究表明，从病史和体格检查的角度，影像学不稳的两个重要预测因素为腰椎屈曲度和腰部椎间运动测试时活动度增加。上述两种因素都存在的情况下，不稳的可能性从 50% 增加到 93%[340]。

最近的一项关于 LSI 与临床症状间关系的研究发现：腰椎运动节段的平移较成角畸形对临床症状的影响更大，平移和成角畸形同时出现可引发严重的临床症状和持续性疼痛[341]。

诊断、分型及预后

首先，应当进行系统的病史采集和体格检查以明确 LBP 的特点；辨别神经根性症状与牵涉症状；记录矢状位序列和脊柱活动相关的信息；明确有无

神经功能减退，尤其要注意椎体滑脱水平神经根的功能（图 27-6）。

脊柱不稳可以分为两大类：影像学可见的不稳和临床不稳。影像学不稳反映了被动性骨骼韧带的解剖学限制结构的明显破坏，例如腰椎滑脱时的情况。临床不稳更难以诊断，并有可能同影像学的表现相矛盾。

影像学分析应从常规放射学入手，包括前后位、侧位和屈伸位的 X 线片。很多 X 线参数可从立位的侧位平片中获取，包括滑脱程度、滑脱角度、骶骨的倾斜度、腰骶角以及腰椎指数。CT 和 MRI 是有用的高级影像学方法，尤其在术前制订手术计划时，他们分别可以清晰显示骨组织和软组织的解剖结构。

Knutsson 最早描述了运用侧位 X 线片诊断节段性不稳的方法，拍片时要求患者做最大限度的腰椎屈伸活动[342]。然后计算矢状面上发生于每一独立脊柱运动节段的平移和旋转位移的总和[343-345]。

White 和 Panjabi 确立了运用屈伸位 X 线片诊断不稳的标准。即矢状面上椎体平移超过 4.5mm 或者超过椎体宽度的 15%；或者 L1/L2、L2/L3、L3/L4 矢状位旋转角度大于 15°，L4/L5 矢状位旋转角度大于 20°，L5/S1 矢状位旋转角度大于 25°[346]。尽管存在针对屈伸位 X 线片有效性的担忧[347,348]，但这种方法已经成为诊断腰椎不稳的标准。

腰骶关节的稳定依赖于 L5 相对于骶骨的空间位置、腰骶角、骶骨的倾斜度；同其他完整的骨-椎间盘-韧带复合体一样，腰骶关节的稳定性还受到骨盆影响。由于脊柱的稳定系数依赖于骨盆的稳定系数，脊柱局部空间位置的变化（如椎体滑脱）可导致整个脊柱的不稳定。有一些椎体滑脱的病例发展为严重的畸形，而另外一些病例则进展缓慢。骨盆影响似乎是与严重滑脱相关的最重要因素之一。

对于老年人，退行性椎体滑脱变得越来越普遍。多见于 50 岁以上的个体，女性发生率是男性的 4 倍，且多见于 L4-5[349-351]。然而，很少有退行性椎体滑脱超过下一椎体宽度的 25%~30%[352]。

手术治疗：适应证和局限性

成年患者 LSI 的处理决策需要考虑症状的严重程度和持续时间，以及患者的并发症。那些具有无法忍受的腰痛和/或下肢疼痛的患者不愿意接受长期的保守治疗方案，可作为手术的适宜人群（图 27-6）。

椎体滑脱患者中，约有 30% 的患者会发生滑脱的加剧。超过 70% 的早期无神经受损症状的患者，

滑脱程度并不随时间推移而加剧,针对这类患者可以采取保守治疗的方法。相反,多数具有间歇性跛行病史或者具有渐进性膀胱直肠症状的患者预后一般较差,故这些患者更适宜手术治疗[350]。

对于椎体滑脱,手术的指征包括:虽经 3 个月以上的非手术治疗,仍具有顽固的反复发作的腰腿疼痛或间歇性跛行,且生活质量明显下降;渐进性的神经功能减退或者膀胱直肠症状[353]。

最佳手术治疗方案的构成因素有哪些?或者说更合适的非手术治疗方案的构成因素有哪些?关于这类问题,目前还缺乏统一的认识。因此,当医师建议一名成年腰椎不稳的患者行手术治疗时,必须要仔细考虑个体的具体情况。

脊柱融合术是 LSI 的可选术式。起初,这种术式是用来稳固椎体骨折、脊柱结核及畸形如侧弯等。然而,近年来,大部分的退行性脊柱疾病也开始使用这种术式。脊柱融合术的基本原理是它能够减少脊柱的异常运动从而达到减轻疼痛的目的。但融合术治疗腰椎不稳的疗效仍不确切[354-356]。

关于腰椎滑脱的治疗,其主要目的在于解除压迫,所以对于应用脊柱融合术和内固定术的指征并没有共识。解除压迫的目的在于缓解神经根症状及间歇性跛行,融合的目的在于通过解除腰椎不稳来缓解 LBP,内固定术的目的在于促进融合并矫正滑脱和后凸畸形。

基于两方面的考虑,人们对手术效果提出质疑。第一,手术的长期效果尚不明确:大多数的研究属于回顾性研究,且都描述了大范围内的多种手术适应证和手术方法。第二,再次手术率:最近的一项纳入24 000 余名腰椎手术患者的研究显示,11 年内的累计再次手术率为 19.0%,而首次接受腰椎融合术患者的再次手术率更高[357]。

康复治疗

Panjabi 对临床脊柱不稳的理解做出了突出贡献[358],他提出机体中存在三个独立而又相互联系的子系统,它们的作用是控制脊柱节段间的稳定,包括:被动子系统(如:韧带、椎体、椎间盘)、主动子系统(肌肉系统)、神经子系统(如:感受器、脑皮质和皮质下控制中枢)。根据 Panjabi 提出的概念[359],其中任意一个子系统的功能缺损都将会导致腰椎不稳,腰椎不稳的本质在于稳定系统能力的显著减退,表现在将椎间中立区保持在生理范围内的能力显著减弱。椎间中立区[359]是指在"运动范围"内,脊柱

产生运动只需克服最小的内部阻力,并且具有很大弹性和松弛性的区域。稳定系统的各部分之间在功能上是相互依赖的[360],以便代偿可能出现的系统功能紊乱。组织损伤使脊柱节段难以维持稳定,肌力或肌肉耐力减退或肌肉控制功能减退都会导致腰椎不稳。通常,腰椎不稳是以上三种因素共同作用的结果。不同的腰椎不稳原因如功能性、神经肌肉性不稳或是椎体滑脱,康复计划的占比不同(表 27-8)。第二个子系统即肌肉系统是维持脊柱稳定的主要因素,其功能可通过康复治疗得到提高[361]。这意味着肌肉系统在中立区有特别有效的作用,而被动性结构只起到了次要作用。维持躯干稳定的肌肉也被作为一个核心稳定保持系统。该系统通常被描述为类似一个盒子[361],盒子的顶部为膈,底部为盆底,前面为腹肌,后面为椎旁肌和臀肌。核心肌群应当允许脊柱在整个运动范围内自由的移动[362],同时该系统通过连接上下肢的运动而成为运动链的功能中心。该肌肉系统可分为两部分,一部分是深部的局限性单节段肌肉[363](腹横肌和多裂肌),其功能是维持稳定;另一部分是浅表的全身性的多节段肌肉(腹外斜肌、竖脊肌、腹直肌、腰大肌),其功能主要是产生控制躯干的运动。此外,对于健康个体,当肢体受到视觉刺激产生运动时,多裂肌和腹横肌的肌纤维是首先激活的纤维[364],表面纤维活化的时间也依赖于运动肢体的引导,以协助脊柱空间位置的控制。不过,肌肉的运动还需要神经子系统的整合,以对可预知和不可预知的外力做出反应。神经肌肉刺激系统必须在正确的时间[365]以正确的量激发正确的肌肉,以保护脊柱免受伤害并做出预期的运动。即使没有外源性负荷,神经肌肉控制功能的减退也可以导致ALBP 的发生[360,366]。疼痛可能是由肌肉的调节错误引起,即当传入信息错误时,一块或多块肌肉会产生错误的反应量和时间。

急性期时首要的治疗目标为良好的疼痛控制[367]。方法包括:药物疗法或者物理疗法,以及简单的康复训练,同时避免进行脊柱矫正治疗和脊柱牵引;根据认知行为疗法,医师应向患者解释脊柱出现了什么问题(与机械性不稳区分,比如由椎体滑脱造成的不稳与神经肌肉性不稳的不同;告知患者退行性腰椎滑脱的自然进程,因为椎间隙的塌陷和腰椎滑脱的恶化,仅在 34% 的病例中发生);医师也要向患者说明应当如何去减轻疼痛,而不是单纯地忍受。指导患者避免突然的重负荷以及过度的脊柱屈伸活动也是有益的。腰椎滑脱患者必须知晓加重病

情的危险因素(如过度伸展脊柱的运动,高强度的体力运动)。腰椎滑脱患者也必须知晓可能会出现的主要问题,如:神经根痛、间歇性跛行。鼓励患者进行游泳、步行和功率自行车等有氧运动,这些运动能够促进脊柱的屈曲运动,并可避免冲击性有氧运动(如跑步)所导致的磨损和撕裂[367]。腰部支具也可用于急性期,每天几小时即可,其目的是为脊柱的自我稳定提供支持。随着增强稳定性练习的开始,腰部支具应当逐步被取代。对于某些特定的腰椎滑脱患者,硬性支具[368]可以避免腰椎滑脱加重,有时也能减轻腰椎滑脱。

慢性腰椎不稳的治疗措施主要是深入的认知行为干预措施和连续而集中的稳定功能训练(图27-13)。腰椎稳定功能训练是针对脊柱稳定肌的感觉运动功能的重新设定[360],其目的是提高肌肉的控制技能和改善迟钝的反应,对被动稳定系统的功能减退进行代偿。僵硬是由肌肉的特殊运动形式所导致的,这取决于关节的位置和脊柱的负荷。核心肌肉的耐力似乎比总肌力更重要[67]。原因在于,生理情况下只需要很小的力量(约为最大收缩力的10%)即可维持节段的稳定。第一阶段训练项目是特定的腹横肌-多裂肌的共同等长收缩[361],维持脊柱的静态中立位。训练的基础是收回动作,也称为腹部凹陷,这是由 Richardson[361]提出的,建议这个练习每天 10 次,每次 10min,练习时维持正常呼吸。练习时可在俯卧位腹部凹陷,最终保持对角线方向手足抬高(小燕飞式),或者四点跪位,以便于中立位脊柱前凸,维持腹横肌收缩的感觉。治疗师可应用易化技术如肌肉的触觉或视觉反馈。第二阶段,需要在患者感觉"不稳定"、疼痛或预期到疼痛的部位进行共同收缩。第三阶段训练包括日常的功能性需求,要求在较低的关注下进行充分收缩。然而,训练是循序渐进的,从训练单块肌肉发展到训练作为一个整体单位的核心肌,以便完成功能性活动。脊柱中立位被认为是无痛以及力量与平衡协调的姿势,这个位置的脊柱一直被提倡作为开始练习的安全姿位。通过综合练习如关节稳定性练习、平衡训练、干扰(本体感觉)训练、增强式(跳跃)训练以及借助晃动板、滚板和理疗球的训练来加强神经肌肉的控制能力。O'Sullivan 等[369]发现,患有 CLBP 并经影像学诊断为腰椎滑脱的患者,在经过 10 周的特定练习后疼痛强度和失能水平显著降低,具有统计学意义,并且这种降低在随后的 30 个月里依然能维持。

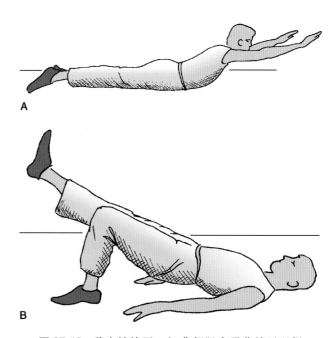

图 27-13　稳定性练习。A:背部肌肉强化练习以提高脊柱稳定功能。B:在这个练习中,无骨盆支撑,激发肌肉复合体的稳定性

成人脊柱畸形

定义和发病机制

脊柱老化可能发展成两种典型的畸形:脊柱侧凸和屈曲姿势(flexed posture,FP)。成人的脊柱侧凸是脊柱畸形和退化性疾病集中体现的一种功能障碍。脊柱侧凸的定义是,骨骼发育成熟患者冠状面上 Cobb 角超过 10°的一种脊柱畸形[370]。与定义无关的是,当 Cobb 角超过 30°时,成人脊柱侧凸可能会恶化,当超过 50°时,这种恶化的发生率更高[371-375]。脊柱老化的病理机制是完全可以预测的;起因是不对称的负荷和退变。不对称的退变导致不对称负荷增加,并因此导致一系列退变和畸形的发生。骨质疏松,特别是绝经后妇女的骨质疏松会加速该过程的发生。关节面、关节囊、椎间盘和韧带的破坏可能会发生单节段或多节段的不稳,并最终导致 LSS。还有一种原发性脊柱侧凸,直接由以前脊柱的不对称退变引起[370]。这种情况下虽然患者非常痛苦,但通常 Cobb 角不会随着时间推移而大幅度增加[376]。

屈曲姿势被定义为胸椎后凸,头部前伸,在严重的患者中可能会出现膝部屈曲。老年人屈曲姿势的病理生理学机制大多是多因素的,骨矿物质密度减低,脊柱骨折,椎间盘退变和随着年龄增长出现的背部伸展肌力下降,这些都是最常遇到的因素[377]。

临床表现

有显著脊柱侧凸的患者可能无相关临床症状，也可能因为畸形造成严重的失能。

成人脊柱侧凸最常见的临床问题是 LBP[370,378,379]。LBP 可能位于腰椎曲度的顶端、凸起处或凹陷处，可以合并下肢放射痛。这是肌肉疲劳或真性力学失稳的表现。

当腰椎前凸角度消失时，过度负荷和紧张的椎旁肌可能会导致弥散的、永久性的肌肉疼痛。然而，疼痛一般在患者直立时出现，特别是站立和坐位时，称作轴性腰痛，患者通常表示当平卧或侧卧以及脊柱轴向负荷解除时，疼痛可以得到良好的控制。

脊柱退行性变第二个重要症状是行走和站立时出现的放射痛和跛行[380]。放射痛可能是因为局部神经根受到压迫或牵拉，而跛行可能因为单个或多个平面的腰椎管狭窄。

第三个重要的临床表现是真性神经功能缺损，包括单根、多根或伴随明显膀胱和直肠括约肌问题的整个马尾神经损伤。事实上，单纯神经损伤是少见的，出现的原因是椎管间隙明显受损并伴有急性恶化和失代偿。

第四个相关的体征或症状是弯曲度的进展。当曲线达到一定程度和/或当骨质疏松的不对称塌陷可能与这种弯曲有关时，它通常变得有意义。当弯曲达到一定程度时，单个关节突关节和/或骨质疏松椎体的轴向力学负荷过度，弯曲就会自动增加。在这个演变过程中，通常脊柱老化会逐步使脊柱侧弯，并最终发展为老龄性前屈，行走时需要拐杖的帮助。

至于屈曲姿势，脊柱后凸改变可引起椎体超载、韧带和肌肉的不适当拉伸以及椎旁背部肌肉过度负荷，继而引起局部疼痛[377,381]。代偿性腰椎前凸过大可引起腰痛，前屈姿势可导致骶骨和骨盆疼痛。此外，屈曲姿势改变了脊柱关节面的压力分布，从而增加了骨质疏松相关脊椎病、椎体畸形的发生率。重度屈曲姿势患者存在抑郁程度加重、活动减少、脊柱伸肌和踝跖屈肌无力、平衡和步态测试得分较低、双足距离变慢增大、ADL 能力减退等症状[377]。

诊断、分类及预后

成人脊柱侧凸的诊断基于普通 X 线检查（图 27-7），共分为 4 类[370]：

- 1 型：原发性退行性脊柱侧凸，病变多基于椎间盘和/或小关节炎，后者不对称发病，多数情况下导致 LBP，伴或不伴有腰椎管狭窄的相关体征。这些弯曲通常被归类为退行性脊柱侧凸。
- 2 型：胸和/或腰椎特发性青少年脊柱侧凸，该病具有进展性，通常伴有继发性退变和/或失衡。该类患者可出现相邻弯曲的继发性退变和病情进展。
- 3a 型：继发于骨盆倾斜的成人侧凸。可见于腿长不一致或髋关节病变，特发性疾病的继发弯曲，神经肌肉性、先天性脊柱侧凸，腰骶关节非对称改变。
- 3b 型：继发于代谢性骨病（主要是骨质疏松症）的成年侧凸。常合并不对称性关节炎和/或椎体骨折。

对于成年脊柱侧凸患者，矢状面平衡似乎是临床健康状况的最重要、最可靠的影像学预测指标。矢状面失衡患者在疼痛、功能和自我形象的评估方面感觉更差[381]。年龄同样影响脊柱侧凸的自然病史。随年龄增加，胸椎后凸增加，而腰椎前凸减少，其综合结果趋向于全矢状面失衡[382,383,385,386]。

对于非手术患者来说，冠状面失衡似乎与疼痛和功能受损有关，但仅限于冠状面失衡大于 4cm 时[381]。

与成年脊柱侧凸所致疼痛相关的其他影像学参数包括：脊椎向侧方滑脱、L3 和 L4 终板倾斜角度、腰椎前凸和胸腰椎后凸[384]。

除常规临床检查外，症状性脊柱侧凸患者有时需要进行介入影像学检查，如连续的椎间盘造影、小关节阻滞、硬膜外阻滞以评价疼痛来源。对于有退行性脊柱侧凸和跛行、下肢痛症状、多节段腰椎管狭窄的老年患者，运动诱发电位（MEP）有助于明确临床表现的责任节段。

至于屈曲姿势，常规侧位 X 线检查有助于评估脊柱后凸和椎体畸形。脊柱后凸可通过传统 Cobb 角来测量，即 T4 椎体上终板和 T9 椎体下终板的夹角。

中间椎体的畸形可通过形态计量学进行量化，即比较单椎体前、中、后部的高度。当其中某一高度比其他高度低 20% 以上时，考虑发生了椎体骨折[385]。由于椎体骨折的数量和严重程度对疼痛、失能和继发骨折都具有预后参考价值，所以有学者提出了关于 L4 至 L5 之间椎体畸形数目和严重性的累计半定量指标[386,387]。

27

手术治疗:适应证和局限性

对于脊柱侧凸和屈曲姿势的患者而言,手术治疗是非手术手段无效或无法获得长期改善时方采取的最终选择。

术前计划包括对于主要症状或体征的深入了解,同时也需考虑到患者身体素质、年龄、骨质及手术预期。

可能的手术方法可分为后路、前路或联合手术。在所有这些手术中,可以进行简单的减压或稳定,也可以两者结合。在某些情况下,可以通过截骨或内固定进行连续节段矫正来取得额外的矫正[370]。

在这种情况下脊柱手术是要求很高的,因为它经常面对骨质差的老年人。该类病例的再手术率和并发症明显高于脊柱手术的平均水平[370,388,389]。

康复治疗

任何针对成人椎体畸形所致 LBP 的治疗,都必须着眼于以下两个基本因素(表 27-8):退行性不稳和腰椎矢状面生理曲度减少或消失。实际上,多项研究[384,390]结果明确了疼痛程度、Cobb 角和脊柱侧凸成因(退行性、新发性等)之间没有直接联系。然而,Schwab 等[391]记录了冠状面上 L3 和 L4 夹角、L1 至 S1 的腰椎前凸程度与疼痛和失能存在统计学上的直接显著联系。脊柱弯曲角度增加、腰椎前凸减少都会加重患者的不适感。

骨骼发育近成熟时,Cobb 角在 30° 以上的脊柱侧凸通常进展缓慢而隐匿,可影响解剖弯曲度和患者的功能状态[373]。该病变似乎是一种姿势松弛,至少在最初阶段没有结构上的真正畸形。但是长期不对称负重可造成不可逆的椎体结构改变。弯曲的进展与慢性 LBP 和心理痛苦的增加呈线性相关,严重病例甚至出现心肺功能下降[392]。

脊柱侧凸进展

脊柱侧凸是成年人中最严重的致残性脊柱畸形[375]。除了现有功能障碍,人们还意识到,随着时间流逝,病情会进一步恶化。此外,若主要弯曲位于胸腰段,在旋转和侧屈加重外,有可能出现完全的圆背和前屈/侧屈畸形。

越来越多的数据证实,单纯运动有可能减缓某些患者的侧凸发展,不仅在儿童中如此,在成年人中也是如此(图 27-14)[393]。侧凸角度减少并不意味着畸形减少,而是从直立姿势中出现的姿势塌陷中

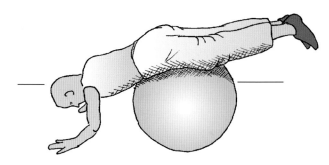

图 27-14   平衡和肌肉稳定功能的改善是成人脊柱侧凸患者所行脊柱训练的主要部分

恢复。Torell 和 Nachemson 的研究表明,若不考虑弯曲度,青少年患者在立位与仰卧位的 Cobb 角平均差为 9°[394]。文献中并没有数据精确地指出这种差异(Duval-Beaupère 将此称为"姿势破坏")[395]。该破坏的恢复可能是避免成年患者曲度增加的关键。另一方面,由于脊柱侧凸所致功能、外观和心理损害与弯曲度呈正相关[396],因此,最初的改善和随后的稳定性都应视为治疗的显著成功。

神经运动和生物力学方面的目标为针对姿势破坏、姿势控制力及椎体稳定性的改善。康复治疗应包含以下内容:

- 注意姿势破坏的病理性结局和恢复的可能性;
- 自主矫正也应包含肌力训练和椎体稳定性练习,需在姿势破坏恢复程度最大的位置进行;
- 患者功能的整体改善,亦包括可能出现的关节活动度和肌肉收缩的部分恢复;
- 平衡改善;
- 姿势整合,包括正确姿势的神经运动整合及人体工程学教育;
- 功能改善,心肺功能受损时需进行有氧训练和呼吸训练;
- 即使没有疼痛,也采用认知行为学手段。

背痛和成人脊柱侧凸

关于成人脊柱痛和脊柱侧凸的文献相当一致。研究者发现,成人脊柱侧凸患者腰痛的发病率与腰椎无偏斜者类似[397],但患病率更高[372,389,393,398]。虽然研究者发现未经治疗的腰椎侧凸患者的腰痛风险有所增加,但是疼痛似乎更常见于孕后妇女或脊柱超负荷一段时间后[399]。此外,无论有无侧凸,腰痛患者的外科手术率相似[400]。即使在疼痛症状作为选择稳定性手术处置的主因的情况下,其疼痛程度与弯曲度也并无联系[401]。但疼痛与腰椎前凸程度明显相关。实际上,疼痛加剧、生活质量下降和腰椎

27

曲度变平成正比[391]。因此,在治疗脊柱侧凸和持续性腰痛的成人患者时,我们的目标之一是恢复/保持矢状曲线,同时需特别注意获取良好的腰椎前凸。

强调脊柱伸展的肌力训练十分有效。在任何情况下,脊柱侧凸的三维特性要求我们要注意起始体位,这需要对患者进行多次测试后选择最适合的。

像所有 CLBP 患者一样,侧凸患者也会出现渐进的恐惧回避行为,即为避免疼痛而逐渐减少其活动。急性期的回避行为,如休息、跛行、使用拐杖都可以通过减轻相应结构的压力而有效缓解疼痛。

因此,此类行为将会持续存在以避免疼痛,但其会导致继发的"失用综合征"。所以 CLBP 患者的治疗计划需在认知行为方面制订开展。

背痛和脊柱后凸

脊柱后凸由 Scheuermann 病和成人特发性/姿势性后凸引起,存在胸椎段的明显僵硬,导致保留活动性的脊柱节段(也就是颈椎和腰椎)功能失调。虽然中部脊柱可得益于与手术同样有效的"自然"关节融合,但胸椎后凸上下的前凸过渡区椎体的压力增加引起局部应力,最终导致患者出现颈腰痛。此外,后凸角自身有时也会造成难以控制的局部锐痛。康复治疗与非特异性腰痛患者类似,包括姿势控制和功能恢复练习。

总结

目前认为 LBP 的治疗需要深入了解实际证据和个体的临床特征,粗浅的、非专业的处理方法已不再被接受。在我们的专业领域尤其如此,由于文献中知识的演变,即使不是专家共识,都表明了在 LBP 领域中康复治疗的领导作用。实际上,除 ALBP 外,康复团队治疗与药物治疗并用(但需清楚地区分两者)在大多数病例中是必要的[21,22]。

致谢

感谢 Salvatore Atanasio,Claudia Fusco 和 Francesco Negrini 的支持帮助。

（岳寿伟、怀娟 译　黄红拾 审校）

参考文献

27

第 28 章　　特发性脊柱侧凸

Stefano Negrini ● Sabrina Donzelli ● Alessandra Negrini ●
Michele Romano ● Fabio Zaina

定义

脊柱侧凸是一种脊柱及躯干的三维畸形[1],多指脊柱在冠状面上的弯曲,且常伴随水平面的旋转及矢状面的变形,造成平背(脊柱后凸和脊柱前凸减小)[2-5]。脊柱侧凸可由特定病因引起,但多达 85% ~ 90% 的病例无法确定病因:即特发性脊柱侧凸(idiopathic scoliosis,IS)[6-7]。IS 最常见于青少年期——青少年特发性脊柱侧凸(adolescent idiopathic scoliosis,AIS),是已明确的脊柱侧凸中进展较严重的一类。IS 可发病于从婴儿到老年人的任何年龄。本章将回顾 IS 的一般概念和康复治疗方法,重点关注 AIS,也包括所有其他类型。

特发性脊柱侧凸

病因和发病机制

IS 病因学受多因素影响,目前仍存在争论[8],并提出多种假说。现有的主要理论分为两大类:第一类认为与脊柱发育过程中出现的脊柱生物力学和脊柱生长障碍等相关;第二类则着重探讨脊柱以外可能的致病因素。如果只考虑其内在因素,可分为不对称骨生长、骨变形和异常的主动或被动脊髓组织系统,这些都与脊柱的生物力学密切相关。Heuter 和 Volkmann 定律认为,增加骺板上压力会阻碍生长,而增加牵张力会加速生长。因此,骺板负重不对称导致了椎体的不对称生长和楔入[9,10]。这些力学理论已在动物模型中得到验证,可能可以解释人体脊柱畸形的发生和进展[11]。因此,生长障碍似乎继发于畸形,而不是原发的。IS 患者生长高峰的较早出现,会对脊柱侧凸的进展和演变产生影响[12,13]。椎间盘和脊柱韧带在脊柱侧凸发展中的作用尚不清楚,仅在体外和动物模型中进行了研究[14,15]。

动物模型和人体研究试图将前庭系统功能障碍与 IS 相关联[16],有研究称两者之间存在联系,但尚未阐明其因果关系[17]。一些研究描述了遗传易感性在 IS 起源中的作用[18]。双胞胎研究表明,37 对同卵双胞胎的共同患病率为 73%,31 对异卵双胞胎的共同患病率为 36%[19]。许多不同的染色体在脊柱侧凸病因学中起作用,但涉及染色体范围广,难以得出相关临床结论。根据遗传学研究,环境因素在病理表现中起一定作用[18]。女性中 AIS 患病率更高的原因与可能涉及 X 染色体有关[20]。

某些激素可能影响 IS 的发病和进展,如褪黑素、钙调蛋白和瘦蛋白。褪黑素影响骨代谢[21-23];血小板中高水平的钙调蛋白与脊柱侧凸的严重程度相关[24];瘦蛋白被认为是 IS 发病的一个危险因素[25-27]。Stokes 描述了进展性脊柱侧凸发病机制中的椎体生长的力学调控概念[10,28,29],并提出"恶性循环发病机制假说",认为一个小的、已经存在的脊柱侧凸,可引起椎体生长力学调控的改变,继而导致脊柱侧凸的恶化[10,30]。

诊断

脊柱侧凸的诊断应考虑两点:即临床上前屈试验中剃刀背表现,及影像学上脊柱冠状面出现弯曲[1]。如果这两点中只符合其一,则无法明确诊断为脊柱侧凸:有剃刀背而无弯曲,可能是其他原因产生躯干不对称所致;有弯曲无剃刀背,可能与姿势异常相关。

分型

脊柱侧凸的保守治疗中,根据发病年龄、侧凸角度和形态进行的分型获得了专家的广泛认同[1,31](表 28-1)。"早发性脊柱侧凸"可分为婴幼儿特发性脊柱侧凸(infantile idiopathic scoliosis,IIS)和少儿特发性脊柱侧凸(juvenile idiopathic scoliosis,JIS)。

表 28-1　生长期特发性脊柱侧凸的分型

按时间顺序			弯曲角度		形态		
诊断年龄（年/月）			Cobb 角度数		顶椎		
						从	到
婴幼儿	0~2/11	轻	轻	≤20	颈	—	C6-7 椎间盘
少儿	3~9/11	中	中	21~35	颈-胸	C7	T1
青少年	10~17/11		中-重	36~40	胸	T1-2 椎间盘	T11-12 椎间盘
成人	18-	重	重	41~50	胸-腰	T12	L1
			重-极重	51~55	腰	L1-2 椎间盘	—
			极重	≥56			

数据引用自 Negrini S, Donzelli S, Aulisa AG, et al. 2016 SOSORT guidelines: orthopaedic and rehabilitation treatment of idiopathic scoliosis during growth. Scoliosis Spinal Disord. 2018;13;3, Ref[1]。

其他形态分型系统主要用于脊柱侧凸的外科手术治疗[32-35]。此外,针对成人脊柱侧凸畸形(adult scoliosis deformity,ASD)提出了一种基于弯曲类型和程度进行的分型方法,其特定指标包括矢状面骨盆和脊柱参数,可靠性高且与生活质量相关,因此也适用于康复领域[36]。

自然病程

了解疾病的自然病程可帮助医师预测疾病的预后并确定预防和治疗的时机。IS 的自然病程有明显的可变性,进展率为 10.3%~100%,进展速度为每年 2.3°~6.4°[37-40]。

支具治疗 AIS 的试验(bracing in adolescent idiopathic scoliosis trial,BrAIST)显示 58% 观察组患者出现进展,即骨骼成熟时弯曲进展至 50°[41]。当脊柱发育完全后,成人期弯曲大于 30°存在进展风险,大于 50°则进展风险最大[1,42]。

评估

临床评估

临床评估对疾病的诊断、预后、治疗及随访具有重要意义,其主要目标是早期发现并评估进展可能性,以进行早期恰当的保守治疗。

临床参数包括进行定量评估[如使用脊柱侧凸测量计测量 Bunnell 躯干旋转角(angle of trunk rotation,ATR)、肋骨隆起高度或躯干倾斜]和半定量评估(如弯曲灵活度、肩部和骨盆高度差异)的参数。在脊柱侧凸的处理中,患者的临床病史起着基础作用,是任何临床评估的第一步。初诊与复诊不同,前

者必须排除继发性脊柱侧凸等可能性,相关的体征和症状是很重要的,并需了解患者是否有其他家庭成员已出现脊柱侧凸和/或有可导致继发性脊柱侧凸的遗传或家族性疾病,妊娠、母亲暴露于危险因素的情况、分娩和身心发展情况都应该仔细评估。对于女性患者而言,初潮年龄是另一个决定脊柱侧凸进展风险的相关因素。体育活动及其频率也非常重要;应兼顾探讨轻微的神经症状、脑外伤等其他相关因素。

在随后的复诊中,病史主要集中关注患者的治疗依从性,需帮助并引导患者理解治疗的重要性。如询问患者"你什么时候戴支具,什么时候把它取下来?"或"你每周做几次练习,花多长时间?"。Thermobrace 等温度传感器可用于追踪支具实际的穿戴情况[43,44]。

问卷可帮助更客观、易行地监测与功能、疼痛、身体外观和心理影响有关的各种治疗因素。使用最多的是脊柱侧凸研究学会 22 项(scoliosis research society-22,SRS-22)量表[45]、伯特-索伯恩海姆生活压力调查问卷(bad sobernheim stress questionnaire,BSSQbrace)[46]和支具治疗问卷(brace questionnaire,BrQ)[47],此外还有近期开发的 Rasch 分析兼容问卷,包括 SRS-7[48]和意大利脊柱青少年生活质量(Italian spine youth quality of life,ISYQOL)量表[49]。

应对患者的躯干和姿势变化进行全面观察和评估。嘱其以双腿伸直、习惯性姿势的站立位进行评估。评估者从患者侧面,可评估骨盆的前/后倾、腹部隆起、躯干的前/后倾和头部的前倾。从前面可评估如漏斗胸、鸡胸等胸廓畸形,从背部可评估肩膀、

28

肩胛骨、胸廓、腰部和头部位置是否对称。

"躯干美学临床评估"(trunk aesthetic clinical evaluation,TRACE)是一种用于客观外观评估的临床量表,包含四个亚量表:肩[0-3]、肩胛[0-2]、肩胛骨到腰部之间的胸背部外观[0-2]和腰[0-4]。评估时,针对以上四点进行描述,并根据躯干两侧不对称性程度从0开始递增整数计分[50]。躯干美学对于脊柱侧凸很重要,且被SOSORT专家认定为保守治疗的主要目标[51],也是外科医师认为的最相关手术指征之一[52]。TRACE量表的可重复性和灵敏度已明确,故可用于日常临床评估,并用于监测治疗过程中的躯干外观变化。

腿长差异的评估也很重要,可能与骨盆位置改变导致的冠状面不平衡有关,评估首选直立位测量。铅垂线用于评估脊柱的矢状面和冠状面轮廓。在检查冠状面失代偿时,铅垂线沿骶骨嵴垂直于地面,检查者测量患者C7棘突处与垂线的距离。此外,评估冠状面上的矢状平衡也很重要,可在矢状面测量C7棘突处、L3(腰椎最前凸的点)棘突处与铅垂线的距离(图28-1),两距离之和即为矢状位参数(sagittal index),用于脊柱后凸的评估;脊柱前凸使用L3到铅垂线的距离进行评估。铅垂线测量是可靠而敏感的观察者自身评估方法[53-55]。

前屈试验是经典的脊柱侧凸筛查试验,是脊柱侧凸临床评估中最有价值的测量之一,可测量躯干旋转角(angle of trunk rotation,ATR)[56]。不管是否进行影像学评估,ATR均是监测治疗效果的基础。ATR测量需借助专门的工具——脊柱侧凸测量计:嘱患者向前弯腰,手臂下垂,双手合掌。脊柱侧凸测量计放在背部以寻找剃刀背每个隆起处的最倾斜点(图28-2),也可测量剃刀背高度(height of the hump,HH)[57,58]:需要将与隆起的另一侧的侧凸计底边抬高,使水银球于0°位置,并测量底边被抬高的高度。ATR和HH与Cobb角相关。

侧凸弯曲的刚度是另一个重要的参数,可为预测预后和选择治疗方案提供依据。当躯干前屈时,嘱患者向一侧侧屈,再向另一侧侧屈。如果不是强直的或结构性弯曲,就有可能使隆起位置反转;如果位置不改变,弯曲就是刚性的。

Romberg试验和Unterberger试验(又称Fukuda试验)均是排除继发性脊柱侧凸的有效筛查手段。步态和姿势的临床评估可用于不明确的病例,但仍需进

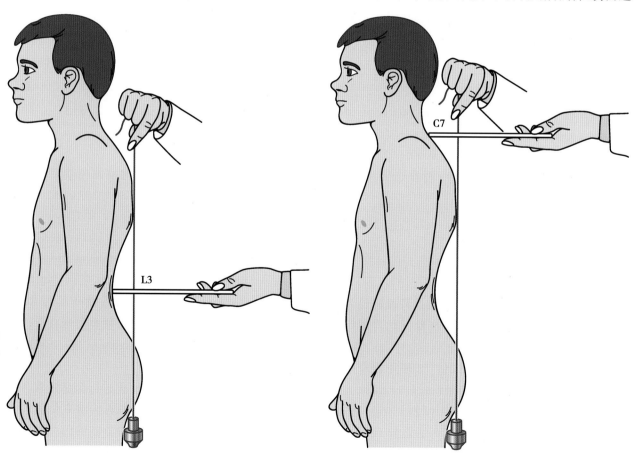

图28-1　铅垂线距离的测量

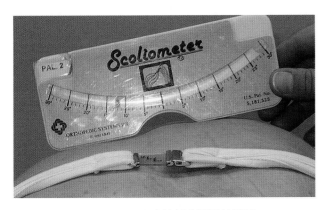

图 28-2　用 Bunnell 脊柱侧凸测量计测量 ATR

行神经学检查,如反射检查(包括腹壁反射)、运动和感觉检查、平衡测试和巴宾斯基征(Babinski sign)。

常规评估一些肌群(如腹肌、腘绳肌和胸肌)的肌力和伸展性;在俯卧位进行脊柱伸展性的评估。此外,身高和体重测量(包括身体质量指数计算)对于监测骨骼生长和脊柱侧凸进展的相关风险非常重要。

影像学

站立位正、侧位全脊柱 X 线摄片,及在治疗过程中对患者进行系统的影像学检查,是鉴别、修正和监测脊柱侧凸的金标准[31]。如果 Adam 试验(患者放松手臂和头部,身体前屈时使用脊柱侧凸测量计测量剃刀背)为阴性且脊柱侧凸测量计所得值低于5°,则不需要进行 X 线检查,除非有脊柱畸形保守治疗方面专长的临床医师另有主张[31]。X 线摄片在初诊和随访中同样重要,可用于脊柱侧凸的诊断,记录侧凸的严重程度、确定骨骼成熟度、监测进展和治疗效果,并可寻找脊柱侧凸的非特发性原因。建议在保护性腺的前提下使用数字胶片由后至前拍摄包含股骨头在内的全脊柱正位片。一般应采用站立姿势,且不给予辅助设备或正确姿势的指示[59],除非有特殊情况。建议每年影像学检查应不多于一次以减少随访的射线辐射[31],推荐使用一种新颖的技术——EOS 系统[60],通过正交正侧位低剂量 X 线对脊柱进行三维、精细的半自动重建[61]。

X 线摄片检查评估侧凸的位置、形态改变和生长潜能,可用于测量正、侧位弯曲和旋转角度。读片时,应像从后面看患者一样——患者的右边即为读片者的右边。通过冠状面、矢状面 X 线可观察椎体和肋骨的结构形态,以识别先天性脊柱侧凸。先天性脊柱侧凸的特征是先天性形态畸形,如椎体分节不良、半椎体形成、椎弓闭合不全、肋骨融合等。此外,通过 X 线椎体曲线可确定顶椎/椎间盘(最水平处)和端椎(冠状面最倾斜处)。通过定位顶椎,可确定形态上的侧凸分型(表 28-1)。

通过测量 Cobb 角可评估脊柱侧凸的严重程度;在上端椎的椎体上缘画一横线,在下端椎的椎体下缘画一横线,对两横线各做一垂直线,用量角器测量两垂直线的交角即为 Cobb 角(图 28-3)。考虑到固有的测量误差,侧凸变化需 ≥5° 表示较为有差异的变化[31],如果变化<5°,则认为侧凸是稳定的[31],也可在冠状面进行椎体倾斜角评估[62-64]:Cobb 角对应于两个椎体倾斜角的和(图 28-3)。椎体倾斜角可以

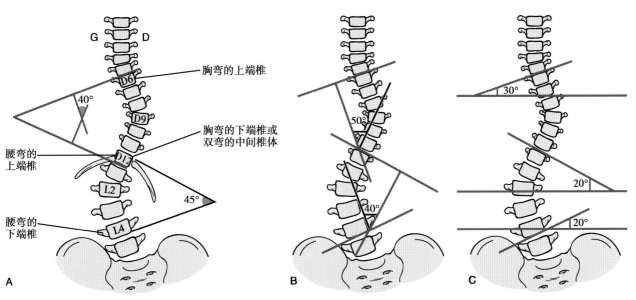

图 28-3　用经典(A)和 Cotrel 改良(B)方法测量 Cobb 角度数。图(C)示椎体倾斜角的测量:弯曲的 Cobb 角度数等于两个椎体倾斜角的和

使用脊柱侧凸测量计（直到 25°）进行评估：观察者内误差为 3°~5°，观察者间误差为 6°~7° 的[65]。

冠状面评估的第二步是旋转角度的测量，有多种方法。Nash-Moe 法[66]根据正位 X 线片上椎弓根的位置偏倚分成 5 个等级。Cobb 旋转法根据正位 X 线片上棘突的位置，将旋转分为 3 个等级。旋转可通过 perdriolle 方法[67-69]来测量角度，外侧缘置于 X 线片上需测量椎体的凸侧，椎体直侧缘置于栅格中。椎弓根的截距线测量旋转的幅度。

骨骼成熟度通过基于髂嵴骨化的进展程度的 Risser 分级进行评估，分 5 度：0 度（髂嵴无骨化中心）、1 度（骨骺在髂嵴前 25% 以内出现）、2 度（骨骺出现至髂嵴前 25%~50%）、3 度（骨骺出现至髂嵴 50%~75%）、4 度（骨骺大于髂嵴的 75%）、5 级（髂嵴骨骺完全骨化融合）。在欧洲，根据 Stagnara 的描述，多使用另一种 Risser 分级系统[70]：1 度为出现骨骺、2 度为髂嵴的部分覆盖、3 度为未融合的完全覆盖、4 度为融合开始。观察髂骨、坐骨和耻骨之间的三角软骨（triradiate cartilage，TRC）这一生长速度的标志，可有效估算生长速度峰值[71]。"Risser Plus"量表结合了原始的 Risser 分级和欧洲版 Risser 分级，并评估三角软骨融合，已被证明是一种有用的、可预测 Risser 0 度预后的细分级方法（表 28-2）[72]。

表 28-2　Risser Plus 分级，延续原始版和欧洲版 Risser 分级

"Risser+"分级	三角软骨骨化	美国 Risser 分级	欧洲 Risser 分级
0-	否	0	0
0	是	0	0
1		1	1
0%~25% 覆盖		0%~25% 覆盖	初始骨化
2		2	2
25%~50% 覆盖		25%~50% 覆盖	部分覆盖
3		3	
50%~75% 覆盖		50%~75% 覆盖	
3/4		4	4
75%~100% 覆盖		75%~100% 覆盖	覆盖完成
4			4
开始融合			开始融合
5		5	5
融合完成		融合完成	融合完成

引用自 Negrini S, Hresko TM, O'Brien JP, et al. Recommendations for research studies on treatment of idiopathic scoliosis: consensus 2014 between SOSORT and SRS non-operative management committee. Scoliosis. 2015;10;8. http://creativecommons.org/Licenses/by/4.0/Ref[72].

侧位片分析是完成诊断过程和进行正确临床决策的基础[3,73]，采用 Cobb 法测量颈椎前凸、胸椎后凸、腰椎前凸角度，即 C1 与 T1、T1 与胸腰椎反曲点（一般为 T12）、反曲点与 S1 的夹角。

其他重要的矢状面参数包括相互关联的骨盆角，以定义脊柱的矢状面平衡。

骨盆参数包括以下内容：
- 骶骨倾斜角：水平参考线与 S1 上缘之间的夹角。
- 骨盆倾斜度：股骨头中心与 S1 上缘中心的连线和椎体参考线的夹角。
- 骨盆投射角：与 S1 上缘中心的连线和 S1 上缘垂线之间的夹角。

见图 28-4。

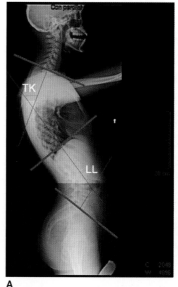
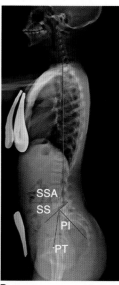

图 28-4　A：主要的矢状面参数：胸椎后凸（thoracic kyphosis，TK），腰椎前凸（lumbar lordosis，LL）。B：骶骨倾斜角（sacral slope，SS），骨盆倾斜角（pelvic tilt，PT），骨盆入射角（pelvic incidence，PI），和脊柱骶骨角（spinosacral angle，SSA）

治疗

治疗的选择

针对生长发育期 IS 患者进行治疗是为了避免患者在成年期因脊柱侧凸超过 30° 而出现健康问题[51,74,75]：侧凸超过 30°，成年期背痛和病情进展的风险会增加[42,76,77]。建议手术的重要临界值为 Cobb 50°——超过 50° 患者在成年期将持续出现健康问题[72]。可根据这两个临界值确定 IS 治疗的目标。还需考虑 IS 的自然病程。Duval Beaupère[78]认为 Risser 征和年龄可用于预测脊柱侧凸的进展。一

般来说,进展风险最高的阶段是在青春期前,此时 Risser 征在 0 和 1 之间。脊柱侧凸的保守治疗是一个循序渐进的进阶方案,更高的治疗阶梯意味着对患者来说疗效越佳,但治疗也更加困难[1],这一理念已被指南认可。

支具

支具治疗的目的在于阻止侧凸的进展。根据指南,支具适用于在生长过程中发现的 Cobb 角大于 20°的侧凸。支具治疗的主要目标是使患者在发育结束时 Cobb 角低于 30°(以保证成年后保持最佳功能和生活质量),或至少避免手术治疗[31]。支具治疗的相关研究证据质量很低,导致其在脊柱侧凸保守治疗中的作用存在争议[74]。青少年支具随机试验(bracing in adolescent randomized trial,BrAIST 研究)为支具改善侧凸进展、避免手术提供了高级别的证据[79],支具治疗的成功率与支具每日佩戴的时间呈线性关系。Lusini 的前瞻性观察试验的结果表明支具治疗对于侧凸 Cobb 角>45°且仍在进展的患者是有益的,可降低手术率[80]。尽管很难找到支持支具治疗的更有力的证据,但在过去几十年里,人们努力将治疗方案和支具的结构进行标准化[31,81],提出开具支具处方的医师和制作支具的矫形师必须具备的专业知识门槛[82]。在全球范围内,支具种类繁多,主要分布于欧洲和北美,最近发表的一篇文献概述了各类支具的特点,并对其现有证明有效性的证据进行概括,总结了以支具功能和构造为基础的生物力学原理[83]。

支具的佩戴与去除

支具每天佩戴的时间越长,阻止病情恶化的效果就越好[79,84]。Rowe 等人[85]在一项关于脊柱侧凸非手术治疗效果的荟萃分析发现,最有效的支具治疗方案是每天佩戴 23h。因此,依从性[86]是支具治疗成功的关键因素。获得较好的依从性是脊柱侧凸治疗的首要难点[87],这既取决于支具的设计和舒适度,也取决于治疗团队的投入程度[88,89]。治疗团队认真、用心地与患者交流、分享治疗目标可提高其依从性[90]。近年来,已开发一些可客观监测患者依从性的设备[91-93],并投入临床实践应用,这些设备可对支具的磨损进行精确测量,并帮助提高患者依从性[57,94]。支具治疗应持续到患者骨骼发育成熟。骨骼发育成熟后的 6~12 个月为大多数支具治疗的去除期,可减少佩戴时间,最终仅在夜间佩戴。对于

侧凸度数较高的患者,循序渐进的、更长的去除期更为有益[61,80,95,96]。

脊柱侧凸特定运动疗法

最近,一些研究支持运动疗法在阻止或预防侧凸进展方面的益处。一些随机对照试验(randomized controlled trials,RCT)也证实了这一点[97-102]。

IS 治疗中采用的运动疗法统称为脊柱侧凸特定运动疗法(physiotherapic scoliosis-specific exercises,PSSE)[1]。PSSE 治疗脊柱侧凸的目的是二级预防,即阻止或减缓侧凸进展。在专门为脊柱侧凸设计的运动疗法中,最重要的考虑因素[103]包括三维自我矫正、提高稳定性和为患者及其家属提供理论知识。三维自我矫正方法采用一系列有意识的运动练习,以达到由患者自己完成的、最佳的脊柱侧凸弯曲的调整,自我矫正可以主动或被动方式进行。被动的自我矫正则是患者借助外部工具或借助身体的特定姿势来进行矫正,如图 28-5 为被动自我矫正示例。假设患者为胸右腰左侧凸,在图 28-5A 中,其左臂的姿势和放在墙上的手可以对右胸弯进行调整;在图 28-5B 中,左侧卧位和左腰侧被动支撑有助于左腰弯的调整。"主动自我矫正"则是患者在不使用外部工具或身体特定姿势的情况下,通过运动来获得最佳的脊柱侧凸弯曲的调整。

图 28-6 展示一位患者主动自我矫正胸椎弯曲。

PSSE 治疗脊柱侧凸的一个重要的目标是帮助打破 Stokes 所提出的"恶性循环"[28-30,104],即椎体的逐渐变形与侧凸进展之间存在关系。PSSE 可启动一个"良性循环"(Rigo 提出使用支具[105],我们认为运动同样有效)来抵消这种不良"恶性循环"。

关于 PSSE 治疗脊柱侧凸的机制有两种不同的解读。第一种,运动时可以在最佳自我矫正后保持几秒钟,以达到提高稳定性的目的,这种解读的例子之一就是 Schroth 疗法[106]。

PSSE 的另一个不同的解读是:运动和自我矫正是两个不同的要素,这两个要素相结合,目的是以运动为一种工具,逐步训练患者,结合自我矫正以达到让患者在日常生活的某些活动中持续保持自我矫正的最终目的。因此,自我矫正和运动都是在没有外界帮助、在生理姿势下严格执行的,运用这一概念的治疗方法是脊柱侧凸科学运动疗法(scientific exercises approach to scoliosis,SEAS)[64]。

手术疗法

如果脊柱侧凸的非手术治疗失败,当侧凸进展

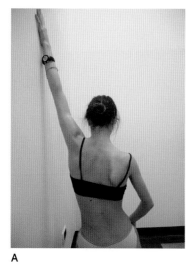 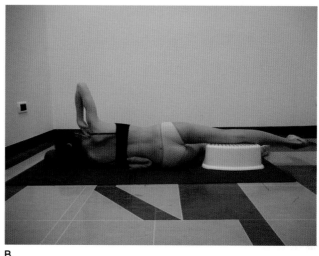

图 28-5　被动的自我矫正(见正文)。A:通过患者手臂和手的姿势帮助进行自我矫正。B:通过患者卧位的姿势和侧凸顶点下的被动支撑来帮助患者进行自我校正

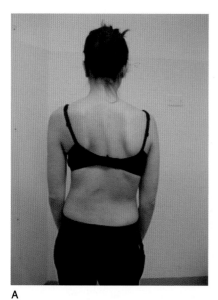 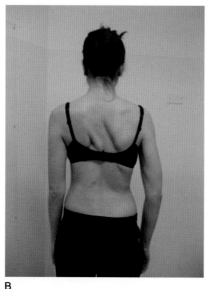 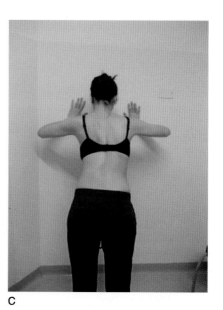

图 28-6　SEAS 疗法是以主动自我矫正的理念为基础(见正文)。A:放松状态下的患者有右胸弯。B:同一位患者进行主动自我矫正。C:患者进行主动自我矫正运动

到 45°~50°以上时,为了避免在成年期出现因进展性躯干不平衡而导致的问题,应考虑脊柱外科手术。脊柱外科手术的目标包括防止进一步侧凸进展、减少畸形、保持躯干平衡。手术治疗超出了本章的范围,以下将只进行一般性的说明。

脊柱侧凸的手术治疗分为融合手术和非融合手术。现代外科手术利用器械、棒、螺钉、钩和/或钢丝等实现脊柱的重新排列,提高其稳定性。治疗脊柱侧凸的标准手术入路是后路内固定融合术,内固定包括连接棒、锚钉、节段性椎弓根螺钉结构或使用椎弓根螺钉、钩和钢丝的混合结构。

脊柱外科术后康复治疗的标准方案尚不明确,但可在不影响脊柱手术的前提下,尽早使患者恢复功能。建议早期鼓励患者进行康复,以防止功能倒退和其他术后并发症,如相关的呼吸系统疾病等。物理与康复医学(physical and rehabilitation medicine,PRM)医师应明确术后开展康复的时机,以帮助患者恢复日常生活功能,防止继发性畸形。

脊柱异常弯曲的临床治疗需要对脊柱解剖学、生理学和生物力学有深入了解。临床检查的可测量结果(包括 X 线片)可使 PRM 医师更好地了解患者的脊柱弯曲和病理生理状况,以及其对脊柱产生的

影响,有了这些知识 PRM 医师可以为患者提供手术治疗相关建议,并制订恰当的康复计划以控制和减轻患者的脊柱弯曲,提高其生活质量。

其他治疗选择

手法治疗

手法治疗在脊柱推拿疗法盛行的国家广泛开展。2008 年发表了首篇手法治疗 IS 患者疗效的系统综述[107],但只纳入了两篇试验性研究,故无法得出任何结论。2016 年,另一篇系统综述中纳入的研究大多是病例报告或病例系列研究,仅有极少数可用的试验性研究,且研究方法较差;此外,仅有两项研究描述了 SRS-SOSORT 指南中推荐的结果,尚不足以得出手法治疗对 IS 有效的结论。

正畸方法

一些理论提出脊柱侧凸与牙齿咬合的相关性。

最近的一项综述支持错位咬合畸形和脊柱侧凸之间存在相关性[108]。这篇综述中纳入的论文质量非常低:只有纵向研究,没有可用的随机对照试验。在已发表的研究中,样本量非常小,通常为 20~30 名受试者;因资料报告不完整(通常没有可用的影像学依据),故脊柱侧凸的诊断也存在疑点[109]。一项关于早期正畸治疗少儿单侧后牙反咬合的疗效研究,发现治疗 1 年后患者的体位参数无明显变化[110]。综上所述,一些数据表明,后牙反咬合与脊柱侧凸之间存在相关性,但论文质量不高,目前还不能得出结论。

增高鞋垫与鞋底

尚无证据表明下肢鞋垫的高度差异与 IS 的发生或进展相关;因此,增高鞋垫与鞋底不推荐单独用于治疗 IS。没有证据表明鞋垫可以治疗或预防脊柱侧凸;因此,不建议将它们作为治疗手段。

运动和脊柱侧凸

运动与脊柱侧凸的关系一直存在争议。在过去,体育活动被用于治疗 IS,或被认为是脊柱侧凸进展或发生的原因。PSSE 可在三维平面上纠正脊柱侧凸引起的生物力学改变,且体育活动在社会交往、教育、改善协调、肌肉、发育和整体健康方面均起着关键作用[31-59,61-111]。竞技舞蹈和体操可能对脊柱侧凸有影响,且这类运动员患脊柱侧凸概率更高[112-114]。游泳曾被用于治疗脊柱侧凸,但近期发现游泳可能对发育中的脊柱造成负面影响,且躯干不对称在竞技游泳运动员中越来越普遍[115]。传统观念认为不对称运动可加重脊柱侧凸的进展,但最近

关于网球运动员的数据否定了这一观点,数据表明这类人群的躯干不对称的患病率与普通人群相似[116]。

不同的运动可以不同的方式影响身体生长,但考虑到运动潜在的负面影响,在治疗脊柱侧凸的竞技运动员时应尤为小心[112-116]。对于正在进行脊柱畸形治疗的患者尚无特定的运动处方,但专家们已达成一致:体育活动对生长起着关键作用,应鼓励正在进行脊柱畸形治疗的患者定期参加他们喜欢的运动。

成长期的其他脊柱侧凸

婴幼儿特发性脊柱侧凸和少儿特发性脊柱侧凸

IIS、JIS 和 AIS 在流行病学、自然史和治疗反应方面有所区别[117-119]。前两类弯曲发生时年龄较小,患者发生严重进展的风险更高[117],而在 AIS 中进展的风险要低得多[7,117,120,121]。IIS 虽然是唯一有弯曲自我消退可能的类型[123,124],但仍具有较高的进展风险[122]。Min Mehta 认为肋脊角是区分自我消退弯曲和进展性弯曲的一个特殊标志[125]。IIS 中继发性弯曲和左胸弯的发生率较高。

在文献中未能找到 JIS 和 IIS 的长期随访和支具作用的相关数据。Min Mehta 的研究表明了石膏固定的重要性[124],认为其是一种有价值的治疗方法[126-128];Robinson 随访了 89 名患者(全天佩戴或间断佩戴 Milwaukee 或 Boston 支具)至骨骼成熟,67% 的患者进行了脊椎融合术[120]。Jarvis 调查了间断佩戴支具对 JIS 患者骨骼成熟的影响,报告称 51% 的患者得到了改善[129]。在 16 例早发性脊柱侧凸[130] 的研究中发现了更好的结果,即进展率更低,通过 Donzelli 建议的治疗效果和患者管理可证明其疗效,Donzelli 曾发现 JIS 与 AIS 有非常相似的表现,结果也相似[90]。

先天性脊柱侧凸

先天性脊柱侧凸是指在出生时即表现出的脊柱的骨骼异常。

先天性脊柱异常由于椎体发育过程中形成或分节失败(或两者都失败)造成,可存在于多个节段,根据椎体的畸形或连接的特点进行分类。根据异常的结构不同,患者可能会表现为脊柱侧凸(向右或向左

28

弯曲）、脊柱后凸（圆背畸形）或脊柱前凸（腰椎前凸）[131]。有些先天性异常并非完全符合这些分类，存在的畸形也不是单一的，特别是脊柱侧凸和脊柱后凸常同时发生。

先天性脊柱畸形在宫内已有表现，最初可经胎儿超声检查发现[132]。60% 的病例可能存在与脊柱相关的神经系统、心血管系统和泌尿生殖系统异常，这些器官系统的发育开始于妊娠的第 5 ~ 6 周[133,134]。脊柱侧凸可能与神经系统疾病、肌肉异常和全身性综合征有关。

据估计，先天性脊柱侧凸在活产儿中的发生率为 0.5/1 000 ~ 1/1 000[135]。1988 年，Winter 和合作者对 234 例先天性脊柱侧凸患者进行了首次分型[136]，这种分型依赖于影像学的表现。Winter 将畸形类型分为形成障碍型、分节不良型或混合型。Moe 根据正、侧位 X 线摄片的形态学特征将先天性脊柱侧凸分为胚胎发育时期的形成障碍型、分节不良型和混合型，这种分型还需考虑其他因素，如形成障碍的程度、存在或不存在椎间盘间隙等。

先天性脊柱侧凸的自然病程通常是良性的[71]，事实上只有 37% 的儿童在发育成熟时的弯曲>30°。Winter、McMaster 和 Ohtsukap[136,137] 报道，可根据畸形类型和弯曲位置对恶化率和最终畸形的严重程度进行预测，上胸弯往往没有胸腰弯严重。在 5 岁之前和青春期快速生长阶段侧凸的进展加快，这两个时期是脊柱生长最快的阶段[71,138]。

神经肌肉型脊柱侧凸是一种继发于中枢神经系统其他病理的脊柱畸形。当侧凸与肌营养不良、脑瘫、脊髓肌萎缩症和其他神经管闭合相关疾病（如脊髓脊膜膨出）存在关联时，则被认为是神经肌肉型脊柱侧凸。神经肌肉型弯曲常与骨盆倾斜有关，患者的盆骨表现为不均匀地倾斜，一边比另一边高。通常患者并存脊柱后凸。与 IS 相比，神经肌肉型脊柱侧凸更容易发生进展并持续进展至成年期。在不能行走的患者中侧凸进展和躯干的不平衡更为严重。

患有神经肌肉型脊柱侧凸的儿童通常不会感到任何疼痛，这类患儿大多数存在平衡能力下降以及躯干、颈部和头部的协调功能障碍。神经肌肉型脊柱侧凸可导致胸廓功能不全综合征、轮椅使用问题和个人卫生难题。神经肌肉型脊柱侧凸的发病率可有很大的差异[17,18]，侧凸的可能性和严重程度随神经肌肉受累程度的增加而增加。

综合征引起的脊柱侧凸

许多综合征性疾病（包括遗传性和非遗传性综

合征）患者可发生脊柱侧凸，如 Marfan 综合征[138,139]、埃勒斯-当洛斯综合征（Ehlers-Danlos syndrome）[138]、肌营养不良[140]、骨软骨营养不良（侏儒症）[141]、神经纤维瘤病（neurofibromatosis, NF）[142]、Noonan 综合征[143]、VATER/VACTERL 综合征[144]、Angelman 综合征[145]、Rett 综合征[146]，普拉德-威利综合征（Prader-Willi syndrome）[147]、成骨不全[148]、21 三体综合征（Down 综合征）[149]和其他结缔组织疾病[138]等。

不同病例潜在综合征和脊柱侧凸的程度不同，其症状会有很大差异。通常脊柱侧凸是不痛的，但严重时会引起不适和/或疼痛。当一个儿童被诊断患有某种已知会引起脊柱侧凸的综合征时，应及早开始其脊柱侧凸的筛查。应定期进行背部的检查，包括 X 线摄片。在预后方面，各类引起脊柱侧凸的综合征的性质不同，侧凸的进展也不同。有些综合征会影响生长，在考虑进展的相关危险因素时必须重视这一点。

Marfan 综合征或埃勒斯-当洛斯综合征中涉及的"结缔组织松弛"，或在普拉德-威利综合征中需要使用生长激素这些因素，都会对脊柱侧凸进展和侧凸治疗结果造成影响。我们强烈建议对此进行密切的评估和随访，并与综合征治疗专家进行小组合作，这将有助于控制脊柱侧凸的影响，以获得可能的最佳结果。

治疗

观察通常是治疗低龄儿童脊柱畸形的首选方法。治疗方案的制订取决于患者的年龄、侧凸的进展、畸形的位置和类型。其次，非手术治疗方案应由多学科小组共同明确和管理，以确保所有临床领域均得到恰当的治疗。

先天性异常中出现的代偿弯曲可实现整体平衡以降低进展的风险，而单弯的先天性异常会导致较大的不平衡，应对治疗方案进行规划。仅 PSSE 本身只能专注于平衡脊柱而无真正疗效。如果侧凸持续进展，则需要全天佩戴支具来阻止脊柱侧凸的进展，以达到延迟手术这一主要目的，最好能避免手术。支具有时可用于防止继发性弯曲的进展。支具的类型选择需考虑先天性畸形的位置。支具使用的结果尚未统一，但其可以帮助平衡脊柱和重塑畸形。在患者不能行走的情况下，应减少使用支具，而着重轮椅的改造。

手术的目的是阻止侧凸进展、改善坐位/站位平

28

衡和耐受性(在不能步行的患者中)、减少二次调位、减轻疼痛。手术方案包括原位融合和切除并矫正畸形[150]。与 IS 相比,先天性脊柱畸形手术造成神经损伤风险更高[151]。脊柱稳定性取决于患者的年龄、活动状态和基本情况。

成人脊柱侧凸

病因学、分型和自然病程

ASD 是在骨骼发育成熟后诊断的脊柱畸形,与病因和发育年龄无关。ASD 可分为三组:骨骼成熟前发生的弯曲、骨骼成熟后发生的弯曲,以及成人手术或创伤后发生的弯曲。ASD 有三种分型系统:Aebi[152]、Schwab[153] 和 SRS[154],最后两个最近加入了另一个单一的分类[155]。导致成年期弯曲持续进展的危险因素已明确。在骨骼成熟时,大多数 Cobb 角超过 45°~50° 的侧凸可能会以每年 0.5°~3° 速度进展[156]。

脊柱侧凸患者在成年期存在背痛的风险,这也是我们必须在生长过程中治疗脊柱侧凸的一个最重要的原因[42]。脊柱侧凸在成年患者中会引起疼痛和功能损害[157,158]。在过去的十年中,许多研究探索了普通人群和不同脊柱疾病(包括脊柱侧凸)患者矢状面脊柱参数与其健康相关生活质量测试之间的相关性[159-162]。

评估

患者的临床评估是 ASD 评估的重要组成部分,包括病史、对相关问题的讨论、对并发症的回顾。患者主诉疼痛时,应记录疼痛的特性、强度、位置和发生时间。体格检查应包括畸形评估和神经学检查[163]。

对于脊柱畸形来说,站立位是最能说明问题的姿势,通过从 C7 棘突垂下一条铅垂线可评估矢状面和冠状面力线;仰卧/俯卧位可用于评估脊柱僵硬程度和肌肉收缩能力;在躯干前屈位,剃刀背隆起的大小可以通过测量 ATR 和 HH 进行评估;骨盆后倾和髋、膝关节屈曲是矢状位排列不齐的代偿表现,应在临床评估中进行记录,并应与影像学评估相结合(髋关节和膝关节在空间中的位置在常规 X 线片上可能不明显)[163,164]。

影像学研究对 ASD 的评估至关重要:放松直立状态下的正/侧位脊柱 X 线片是金标准,而 MRI 和 CT 等先进的影像学检查可用于评估手术计划、神经损害[163]和生活质量[160,165-168]。

治疗方法

关于 ASD 治疗的研究很少,但均遵循同一基本原理和目标:减轻疼痛、预防或减缓进展。ASD 的自然病程可指导治疗方案的选择[156,169]。对于 Cobb 角低于 30° 的成年人,没有明显的风险建议观察随访:这些患者可正常、健康的生活,至少每 5 年随访一次,每 5~10 年进行一次 X 线摄片,脊柱侧凸对背痛的影响并不大,但应由专业人士进行评估。Cobb 角超过 30° 的侧凸,根据侧凸的严重程度或其他相关症状,监测期可从 5 年到 3 年再到 1 年;Cobb 角超过 50° 的侧凸,建议每年进行一次随访,每 3 年到 5 年进行一次 X 线摄片有助于发现进展迹象[170,171]。应鼓励成人脊柱侧凸患者保持规律的身体活动和定期随访。如果出现疼痛或其他症状,如疲劳加重和主观认为的躯干外观恶化,应由脊柱侧凸治疗领域的专业医师进行评估。

ASD 会在成年期有所进展,脊柱侧凸的程度与进展风险相关,但其他因素与弯曲进展的关系尚不清楚,仍需长期的随访研究加以补充。妊娠、分娩和绝经被认为是脊柱侧凸进展的潜在危险因素[156,172-174]。在这种观点下,对那些脊柱侧凸严重并打算怀孕或即将更年期的患者,建议随访和/或运动是正确的,以防止出现进展。如果在妊娠期、更年期等情况下发生疼痛,应请该领域的专家进行评估。现有的证据表明,成人脊柱侧凸的治疗方法包括运动、支具和手术。

在一项回顾性研究中,34 名成人脊柱侧凸患者在平均 2 年的运动治疗后,68% 的患者脊柱侧凸得到了改善[175]。Monticone 的随机试验表明,在减少 ASD 的致残方面,SEAS 疗法优于普通物理治疗,且效果可维持至少 1 年[176]。Palazzo 发现了硬支具在减缓侧凸进展中的作用[177]。两种不同类型的支具在成人患者中进行测试:小样本前瞻性研究发现,严重 ASD 患者中,peak 支具在减少疼痛和残疾方面表现出良好的短期效果[178],而 30 名脊柱侧凸患者在 18~28 个月的监测中,Spinecor 支具改善了 77% 患者的疼痛。在成人患者中,当出现严重的脊柱不平衡以及保守治疗无法减轻疼痛时,推荐进行手术治疗[160,179]。

28

总结

　　IS 作为一个不断扩展的领域,需要引起康复医师的特别关注,目前外科领域专家仅关注外科手术治疗。这是一个充满挑战的领域,需要医师具备特定的专业知识和能力[1,31,32]。此外,有关物理与康复医学治疗的证据正在稳步增多[1,31],从而促进 IS 康复诊疗的进一步发展。现如今,SOSORT 作为一个特殊的国际协会,已成为提升 IS 康复诊疗能力和知识的最佳平台。

致谢

　　我们衷心感谢他们的帮助:Oriana Amata、Frances-ca Di Felice、Claudia Fusco、Salvatore minnel 和 Andrea Zonta。

(杜青、李欣 译　白玉龙 审校)

参考文献

Nitin B. Jain • Chan Gao • Brian Richardson

在美国,上肢疼痛是就诊的主要原因。这在体育运动和工作场所尤为普遍,对残疾和生产力下降有重大影响。

病理生理学

在潜在的条件范围下,神经和/或肌肉骨骼系统的损伤是最常见的。详细了解相关的功能解剖和损伤的潜在机制有助于精确诊断和成功治疗。

组织损伤和修复

上肢的损伤会影响各种结缔组织,包括韧带、肌腱、肌肉、软骨、筋膜、滑膜、脂肪和骨骼。在压力和应力下,结缔组织可能发生破坏。最常见的损伤机制包括急性创伤、反复过度使用或超负荷。肌腱结构特别容易因突然的超负荷而损伤,例如强力的肌肉收缩,尤其当肌腱本身由于并发疾病(结缔组织病)变得脆弱时。软组织愈合包括三个阶段:细胞对损伤的反应;未成熟胶原蛋白沉积导致的修复和再生;以及可能会持续数年的瘢痕重塑[1]。了解愈合的过程直接影响治疗和康复的效果。损伤的类型、年龄、血管、营养、遗传、激素和活动水平会影响软组织的愈合。急性损伤通常突然发作,伴有典型的炎症反应,并倾向于遵循可预测的过程愈合。慢性损伤(持续时间超过 3 个月)通常以隐匿性疼痛发作、进行性功能障碍和反复损伤为特征。随着年龄增长,胶原蛋白合成减少、肌腱愈合功能受损。运动可以改善肌腱的机械和结构特性,而静止状态会促进胶原蛋白降解和肌腱强度降低。

更常见的是,重复过度使用会导致累积性损伤疾病(cumulative trauma disorders,CTD),其特征是隐性疼痛发作,最终导致结构损伤。另外,CTD 也可能是由持续的不良姿势/生物力学、振动和/或反复的剧烈运动而引起的。CTD 是一个涵盖性术语,主要包括多种影响上肢、肩、颈部和下背部的特异性和非特异性疾病。此外,这些部位可能发生累及肌腱、关节、肌肉或神经病变的多种类型的 CTD。其中最常见的 CTD 是腰背痛、腕管综合征(carpal tunnel syndrome,CTS)、上髁炎、颈/肩疼痛和 de Quervain 腱鞘炎。职业性损伤中很大一部分为 CTD。尽管工作场所是发生 CTD 的最常见环境,但是在任何情况下,长时间暴露于上述机械应激源都会导致这些疾病。我们在这些疾病发病机制层面上讨论并总结了累积性损伤的证据(e 表 29-1)。持续或失控的压力会引起恶性循环:受损组织中会发生结构性适应不良,从而发展为进一步损伤和慢性症状,进而可能导致疼痛或运动障碍。过度使用所致损伤最常见的部位是肌腱-骨连接处[2]。

尽管提出了许多假说,但 CTD 的病理生理学改变尚未完全清楚。随着时间的推移,累积的生物力学应力会导致肌腱、肌肉、关节和神经组织的改变。在软组织中,损伤主要表现为炎症、胶原蛋白沉积和组织挛缩,进而导致疼痛或运动障碍。肌痛的原因可能是长时间肌肉收缩导致的局部血流量减少、缺氧和代谢物堆积,表现为肌肉疲劳和酸痛。肌腱相关疾病的机制可能与炎症和缺氧有关。已有研究表明,反复的机械应力可使人体内成纤维细胞释放前列腺素 E2(prostaglandin E2,PGE2)[3]。兔子髌腱暴露于 PGE2 可导致退行性改变。因此,肌腱病理改变可能是由于长期或复发的炎症所致。另一种可能的病因是血管减少,这可能使肌腱易于发生缺氧变性和随后的肌腱病变。无论何种原因,肌腱病变都表现为胶原蛋白排列紊乱和蛋白多糖基质增加。

导致职业性 CTD 的因素有很多,包括高强度作业、重复性工作、不当的生物力学姿势和振动[4]。美国卫生部下属的美国国家职业安全与健康研究所(National Institute for Occupational Safety and Health,NIOSH)回顾分析了主要 CTD 亚型的各种体力劳动因素的流行病学证据。需要注意的是,许多 CTD 是多种因素所致。

- 重复或长时间的活动:NIOSH 在 1997 年进行了一项回顾分析,中等强度的证据提示重复活动是导致与工作相关肌肉骨骼疾病的原因,如颈肩痛、CTS 和手/腕关节肌腱炎。但在腰痛(lower back pain,LBP)或上髁炎中未发现足够的证据[4]。

- 剧烈运动:流行病学证据支持在工作场所的剧烈运动会导致颈部、腰背部、肘部和手/手腕疼痛[5]。
- 姿势:持续的腕关节和前臂屈伸或桡尺偏可能引起肌腱与邻近解剖表面之间的摩擦。典型例子是腕关节经常桡偏所致的得奎文腱鞘炎[6]。
- 振动:振动发生在各种工作环境中:使用电动工具、抓住正在机器中加工的物体(如电锯中的木材)或使用敲击工具(如敲钉子)。振动是引起与高水平振动相关的表现为一系列血管和神经症状的手臂振动综合征(hand-arm vibration syndrome,HAVS)的原因[7]。

多项研究表明,社会心理因素会导致 CTD,特别是在涉及颈椎或腰椎疼痛的情况下。CTD 对雇主和员工都代价巨大。它们不仅导致工作时间的损失,还会导致生产力下降和员工士气低落,从而导致进一步的残疾。一项使用患者自我报告的上肢症状的研究表明抑郁症与腕管综合征、得奎文腱鞘炎、肘外侧疼痛和扳机指的严重程度呈正相关[8]。另一项研究发现,工作压力会对 CTS 患者回归工作产生不利影响[9]。考虑到社会心理压力与 CTD 功能障碍的相关性,应适当解决社会心理问题,以实现最佳康复。在对新的 CTD 患者进行评估时,临床医师应筛查社会心理因素和精神疾病并发症,并在有指征时咨询相关的精神卫生从业人员。

在准确诊断的基础上遵循相应原则,有利于上肢损伤的治疗和康复,使患者最终恢复正常的运动或职业[10](e 表 29-2)。人体工程学设计具有重要的作用,因为不良的身体力学、电动工具的高扭矩或高速度以及物体与工人之间的摩擦力[5]等多种因素会导致受力增加。

韧带

根据组织损伤和分离的程度,韧带损伤通常可分为 I、II 和 III 级(e 表 29-3)。I 级损伤的韧带结构完整性几乎没有破坏,炎症症状也很轻微,一般能快速完全恢复。II 级损伤时,韧带部分断裂,伴有明显的疼痛和炎症,功能一般在 4 周~6 周内恢复;然而,疼痛通常在受伤后持续几个月[11]。III 级损伤常有愈合时间延长、慢性不稳定、易反复发作和关节本体感觉受损。

肌腱

肌腱损伤的机制同样是过度拉伸和重复过度使用[12,13]。当施加快速或倾斜的张力时,肌腱特别容易断裂,因为此时肌腱处于紧张状态,附着的肌肉被最大限度地激活,肌群被外部力量牵拉,而肌腱相对自身肌肉而言力量较弱[14]。肌腱损伤或肌腱病变可根据一系列重叠的病理改变进行分类:炎症、变性和断裂(表 29-1)。当这种结构改变与滑膜有关时,被称为腱鞘炎。肌腱的病理改变是否伴有炎症仍有争议,但肌腱炎仍指累及肌腱的损伤和炎症。肌腱病是一种慢性的腱鞘内变性和萎缩,很少或没有炎症,结构完整性丧失,可能导致肌腱功能丧失[15,16]。腱周组织炎症可与肌腱萎缩同时发生,称为伴肌腱病的腱周炎。创伤性肌腱炎的功能分类特别有用,因为功能障碍程度与损伤程度密切相关(e 表 29-4)。该分级系统还为后续的治疗和康复提供了客观的参数。

表 29-1　肌腱损伤分类

损伤	特征
腱周炎或腱鞘炎	伴随疼痛、肿胀和压痛的腱旁组织炎症
肌腱炎	肌腱的炎症,伴有血管破裂和炎症
肌腱变性	肌腱内萎缩和变性,炎症相对少见;肌腱上可触及结节
腱周炎伴肌腱变性	慢性肌腱炎上基础上发生急性炎症
部分或全部撕裂	在合并肌腱变性的慢性炎症的基础上叠加急性炎症

肌肉

肌肉损伤在运动中非常常见。通常被归类为挫伤、劳损、撕裂和迟发性肌肉酸痛。挫伤是直接撞击所致,根据软组织肿胀、运动受限和功能障碍的程度分为轻度、中度和重度[17-19]。肌肉劳损是由于肌肉肌腱的过度拉伸或极度收缩引起的,尤其在肌肉离心收缩时。这些损伤多发生在肌肉肌腱交界处。迟发性肌肉酸痛通常发生在需要反复进行肌肉离心收缩的剧烈运动后 24~48h 内。炎症和代谢机制被认为是这种情况下肌肉损伤的原因[20,21]。

软骨(关节软骨、唇状软骨)

透明软骨形成关节面,其与骨骼系统密切相

29

关[22]。它在结构上可分为四个不同的区域:浅表区、过渡区、放射状区和钙化软骨区[23]。软骨组织的细胞外基质富含 II 型胶原和蛋白多糖。软骨细胞愈合能力有限,加速软骨修复的外科手术,如软骨下骨的微骨折,会导致纤维软骨组织而不是透明软骨的形成,生理结构和性能较差[24,25]。除非损伤部位位于血管带,可以启动生成血管和修复的级联反应[26],否则纤维软骨通常不能愈合。

周围神经

周围神经被施万细胞形成的髓鞘包裹。髓磷脂通过限制离子转移到郎飞结来加快传导速度,并通过释放神经营养蛋白如神经生长因子(nerve growth factor,NGF)提供神经营养支持[27]。神经失用症通常是挤压损伤造成的,是髓磷脂损伤的结果,其特征是局灶性传导阻滞。尽管髓鞘较薄且发生降解,但是神经形态在很大程度上是正常的,并且仍然存在神经肌肉连接。此外,在这种情况下,还可以看到施万细胞增殖、去分化和新陈代谢增加,这表明其尝试进行髓鞘再生[28,29]。当发生轴突损伤时,即细胞膜完整性丧失和轴突细胞骨架破坏,随之在损伤部位远端发生沃勒变性,形成有利于轴突再生和神经再支配的微环境[30]。

骨骼

骨骼具有极好的愈合能力,使骨骼愈合组织与未受伤的组织难以分辨[31]。初级和次级愈合都可以在骨折修复过程中启动[32]:初级愈合是骨折端的直接桥接,骨痂生成很少[33],而二级骨愈合通过丰富的骨痂形成骨段间的桥接,随后进行重塑[31]。次级愈合是大多数情况下的愈合模式,包括膜内和软骨内骨化[31]。成骨细胞、骨诱导信号、足够的血管形成和最佳的机械环境是成功骨愈合的前提条件[34]。

周围神经病变

详细讨论请参见第 24 章。

肌骨疾病

肩

肩部损伤是最常见的寻求治疗的肌肉骨骼疾病之一[35]。肩部损伤可大致归类为急性过程(如直接创伤)所致的损伤、重复性工作所致的损伤和退行性改变所知的损伤。某些职业与肩痛的发生显著相关,例如鱼类加工工人[36,37]、电工[38]、服装加工工人[39]、医院工作人员[40]和建筑工人[41]。总体而言,据报道肩袖损伤是工人遇到的第三大常见疾病,占 8.3%[42]。

解剖和运动学

肩关节由许多关节组成,包括肩胸关节,属功能性关节。盂肱关节是滑膜关节,肩胛盂周围有盂唇,为关节窝提供了较大的接触面。任何时候,肱骨头只与肩胛盂的 1/3 接触。盂肱关节囊包括三个功能连接韧带,分别为上盂肱韧带(superior glenohumeral ligament,SGHL)、中盂肱韧带(middle glenohumeral ligament,MGHL)和下盂肱韧带(inferior glenohumeral ligament,IGHL)。起于喙突止于大小结节的喙肱韧带(coracohumeral ligament,CHL)提供进一步支撑。肩锁(acromioclavicular,AC)关节是另一个由锁骨远端和肩峰组成的滑膜关节,由喙肩韧带、AC 韧带和喙锁(coracoclavicular,CC)韧带(CC 韧带由两个较小的韧带——锥状韧带和斜方韧带组成)提供支撑。肩关节的平滑活动不仅需要 AC 关节平移运动,还需要它的旋转运动。构成肩关节的最后一个滑膜关节是胸锁关节。关节的两端分别是锁骨的近端和胸骨柄。胸锁关节周围有四根韧带:前后胸锁韧带、肋锁韧带和锁骨间韧带。

肩关节和肩胛带的肌肉可分为两大类:稳定肩胛骨的肌肉和附着于肱骨的肌肉。前者包括斜方肌、肩胛提肌、菱形肌、前锯肌和胸小肌。这些肌肉连接躯干和上肢,提供肩胛带的稳定性,为运动和力量的产生提供基础。附着于肱骨的肌肉包括肩袖肌群(冈上肌、冈下肌、小圆肌和肩胛下肌)、三角肌、大圆肌、胸大肌、喙肱肌、肱二头肌和背阔肌。这些肌肉可完成上肢的大部分运动。

上面提到的肌肉可以分为几个功能组。例如,内旋是由肩胛下肌、背阔肌、三角肌前束、胸大肌和大圆肌完成。外旋肌包括冈下肌、小圆肌和三角肌后束。外展肌包括三角肌、冈上肌、斜方肌和前锯肌。内收由肩胛下肌、冈下肌、小圆肌、胸肌、背阔肌和大圆肌完成。肩关节前屈涉及胸大肌、肱二头肌和三角肌前束。后伸由三角肌后束、大圆肌和背阔肌完成。根据肱部的初始位置不同,一些肌肉可能有助于特定的运动。例如,如果肱骨处于前屈位置,胸肌可能有助于上肢早期后伸至中立位。

肩袖位于肩峰下间隙。肩峰下间隙上面是肩峰、肩峰下滑囊和喙肩韧带，中间是喙突，下面是肱骨头。肩袖在上肢过顶运动时起着特别重要的作用，这需要肩袖紧张性收缩来保持肱骨头固定在浅盂窝[43]。这就解释了为什么肩袖肌腱病常见于工作时需要上肢过顶的劳动者或反复投掷的运动员。

肩关节是一个复杂的结构，提供很大的关节灵活性而牺牲了部分关节稳定性。关节稳定性可分为静态和动态两部分。肩胛盂、软骨唇、肩胛盂韧带和关节囊提供中等强度的静态稳定性。肩袖肌肉和肱二头肌肌腱协助维持肩关节动态稳定。肩关节活动度（ROM）由盂肱关节和肩胸关节运动完成。前30°外展由三角肌启动，然后按照2∶1的比例完成运动，盂肱关节负责120°外展，肩胛胸壁运动提供额外的60°外展。但是，肱骨需要保持在外旋的位置，以便完成充分外展；否则，肱骨结节易撞击肩峰下表面。

已有多位研究者评估了肩胛骨的运动学及其与肱骨的相互作用。Borstad 和 Ludewig[44]研究了有症状和无症状个体的肩胛运动。通过电磁跟踪，他们能够评估肩胛骨倾斜和内旋。他们注意到，与对照组相比，有症状的个体在较低的肱骨上举角度时肩胛骨上旋减少，在较高的上举角度时肩胛骨倾斜增加。在多向不稳定的患者中也发现了同样的肩胛骨改变[45]。

常见疾病包括肩胛盂肱关节不稳定（参见第41章），AC关节损伤（参见第41章），以及肩袖疾病。

肩袖疾病

肩袖疾病是包括肩峰下/三角肌下滑囊炎、肩袖肌腱病、部分和全层肩袖撕裂的一系列疾病。肩袖疾病是65%～70%肩痛患者的潜在病因[46,47]。

发病机制　从外展、外旋位到内旋、前屈位的重复运动导致肱骨粗隆进入肩峰下或撞击喙肩韧带。Neer[48,49]描述了肩袖肌腱的渐进性撞击，并将其进展过程分为三个阶段。第一阶段表现为冈上肌止点水肿和出血。这种变化通常发生在较年轻的个体（12～25岁），通常是可逆的。第二阶段出现纤维变性、喙肩韧带增厚、肩峰骨质改变。最后一个阶段最常见于40岁以上的人群，并与部分或完全肩袖撕裂有关。总的来说，肩部撞击是一种机械压迫过程，经常导致肩袖肌腱病变。

肌腱撕裂分为部分撕裂和全层撕裂[50-52]，可由直接创伤或潜在肌腱变性引起。创伤性撕裂可以发生在任何年龄，退化性撕裂常见于40岁以上的患者。在60岁以上的无症状人群中，肩袖内撕裂的发生率为54%[53]。肌腱退行性撕裂的特征是成纤维细胞增多、新生血管增加、胶原蛋白基质变薄/丢失和脂肪浸润[54]。

关于肩胛骨的运动尤其撞击情况下的运动障碍已有生物力学方面研究。Kibler[55]将肩胛骨运动障碍定义为肩胛骨外旋和后缩运动的失控。这导致关节盂前倾，肩袖肌肉最大限度的激活不能实现，肩峰旋转减少。所有这些因素都导致撞击的发生。

症状和体征　肩袖疾病常见症状有结节处疼痛，夜间疼痛，夜间患肩卧位时症状加重，疼痛沿着上臂外侧向三角肌止点放射，以及过顶活动时疼痛。疼痛还可能导致力量和运动功能的丧失。肩部或肩部以上位置的活动会加重不适症状。

单独评估每块肩袖肌肉的等长肌力（如对抗肩关节内/外旋或外展）是有益的，而这项测试可使用办公室内的手提测力器方便地进行[53]。为了排除冈上肌影响，可在上肢内旋时，沿着肩胛骨平面（约在额状面前30%）外展。如果全层撕裂，将会发现明显的无力，而局部撕裂时由于存在肌肉代偿，表现为轻度无力或无肌力减弱。

患者存在疼痛弧（在60°～120°范围内的手臂外展存在疼痛），有时落臂测试（上肢下降时出现疼痛导致其迅速放下上肢）阳性。有几个特殊的检查通常用于评估单独的肩袖肌肉/肌腱和撞击（表29-2）[48,56-66]。

诊断　除了病史和体格检查外，还可以通过X线片、MRI、MR关节造影、超声和诊断性关节镜进一步评估。X线片显示肌腱钙化和肱骨头上移，提示慢性撕裂。MRI的T2加权像对全层撕裂具高敏感性和高特异性，而对部分撕裂的敏感性较低[67]。可根据撕裂肌腱内侧缘在冠状面的位置对撕裂肌腱的回缩程度进行分期：Ⅰ期超过粗隆；Ⅱ期在肩胛盂外侧，可见肱骨头；Ⅲ期在肩胛盂；Ⅳ期在肩胛盂内侧[68]。此外，MRI还可观察肌肉萎缩和肌肉脂肪浸润[51]。MR关节造影属侵袭性检查，具有良好的诊断敏感性和特异性，当怀疑有其他病理改变如上唇撕裂，则可进行该检查[69]。超声在肌腱撕裂的诊断中越来越受欢迎，因其准确性可与MRI相比，可动态检查，便携性好，费用更少[67]。超声显示肩袖撕裂是一个低回声区域，与MRI相似，但在鉴别部分撕裂时不太敏感[67]。

29

表 29-2　肩袖特殊检查

肌肉	检查	过程	解释
肩胛下肌	Lift-off 试验	检查者协助患者的上肢完全后伸并内旋,同时使他/她的手背碰到下背部	如果患者无法将手背从背部抬离,则为阳性
	被动 Lift-off 试验	检查者将患者的上肢置于其身体后方,使其达到最大的内旋(手背置于下背部,并将手向后拉离背部)	如果患者不能保持这个姿势,检查呈阳性
	压腹试验	检查者要求患者用手平压腹部,并尽量保持肩关节最大限度的内旋	阳性结果为肘关节回落到躯干后方
	Belly-off 征	检查者将患者的手臂被动屈曲和最大限度内旋,肘关节 90° 屈曲。检查者的一只手支撑患者肘关节,另一只手使肩关节最大限度内旋,手掌置于腹部。然后检查者松开患者手腕,要求患者保持手腕伸直,并主动保持肩关节内旋的位置	阳性结果为患者不能保持上述姿势,出现延迟,而且手会离开腹部
	Bear Hug	检查者要求受检者将受检一侧的手掌放在对侧的肩膀上,伸直手指(使受检者无法通过抓住肩膀进行抗阻),肘部置于身体前方。当检查者试图用垂直于前臂的外旋力将患者的手从肩膀上拉起时,检查者要求患者保持那个姿势(抗阻内旋)	如果患者不能将手按在肩膀上,或者与对侧相比,表现出抗阻内旋能力减弱>20%,则为阳性
冈下肌和小圆肌	0° 位置外旋减弱征	患者背对医师坐在检查椅上。肘部被动屈曲 90°,在肩胛骨平面保持上肢前举 20°,接近最大限度外旋(如最大外旋减 5° 以避免肩部弹性回位)。在检查者松开手腕并只在肘关节处支撑上肢时,要求患者主动保持外旋位	当发生滞后或外旋角度下降时,则为阳性
	90° 位外旋减弱征(坠落征)	患者坐在检查椅上,背对检查者,检查者在肩胛骨平面保持患者上肢前举 90°,肘关节屈曲 90°,肩关节最大限度外旋。检查者松开患者腕部仅支撑患者肘关节,要求患者主动维持肩关节最大外旋位	如果出现滞后或"跌落",则为阳性。(肩部外旋位置的维持主要是冈下肌的功能)
	Hornblower 征(吹号手试验)	检查者协助患者屈肘 90°,且肩关节在肩胛骨平面外展 90°。患者尝试抗阻外旋前臂	如果患者不能外旋,则为阳性,然后患者会采取一个独特的姿势
冈上肌	Jobe 试验(空罐试验)	首先在肩关节外展 90° 且内/外旋 0° 时评估三角肌;然后水平内收 30°,肩关节内旋大拇指向下,然后检查者在患者前臂远端处施加垂直向下的阻力来进行徒手肌力测试	第二次比第一次抗阻力量减弱则为阳性
	全罐试验	上肢在肩胛平面上举 90°,外旋 45°,检查者在前臂远端施加向下的阻力来进行徒手肌力测试	阳性为肌力减弱
	落臂试验	检查者被动地将患者的肩关节外展 180°,然后观察患者缓慢地将手臂放下至腰侧	如果手臂掉落(上肢不能有控制地缓慢放下),则为阳性。阳性结果显示肌腱撕裂
撞击	Neer 征	患者坐位,检查者站在其身后,用一手稳定肩胛骨,另一只手强制患者肩关节上举,使大结节撞击肩峰	如产生疼痛,则结果为阳性
	Hawkin 征	检查者使肱骨前屈 90°,并用力内旋肩关节。这个动作带动大结节深入喙峰韧带下	如产生疼痛,则结果为阳性
	O'Brien 征	检查者站在患者身后。要求患者前屈受累上肢至 90°,肘关节完全伸展。然后水平内收 10°～15°,内旋肩关节使拇指向下。然后检查者对手臂施加一个均匀向下的力。上肢保持同样的姿势,使掌心完全向上,再重复上述测试	如果在第一步中引起疼痛,在第二步时疼痛减轻或消除,则结果为阳性。值得注意的是,盂肱关节内的疼痛或疼痛性弹响本身也提示了盂唇异常。肩锁关节或肩顶部的疼痛是肩锁关节异常的诊断依据

治疗　肩袖疾病治疗包括手术治疗和非手术的保守治疗[70-72]。目前，外科肩袖修复手术几乎皆在关节镜下进行。非手术治疗包括多种方法：活动和姿势调整[73]、局部/口服药物治疗[71,74]、物理治疗[75-80]（针灸、手法治疗、冰疗、热疗、电离子透入疗法、声透导入、经皮神经电刺激、脉冲电磁场、超声）[71,79,81-83]及糖皮质激素注射[84,85]。没有足够的证据支持手术与保守治疗孰优孰劣。专家一致认为，急性创伤性撕裂应通过外科手术修复[71]。

药物治疗目的是减轻疼痛和促进主动参与治疗。最常用的疗效明确的口服药物包括非甾体抗炎药（NSAID）、COX-2抑制剂和对乙酰氨基酚[86]。局部非甾体抗炎药因其与全身性非甾体抗炎药相似的镇痛作用和与安慰剂类似的不良反应而日益受到青睐[87]。据报道，在肩袖疾病中注射利多卡因和糖皮质激素在疼痛控制方面疗效各异[88-90]，失败率约为40%[91]。尽管富血小板血浆（PRP）注射在外上髁伸肌腱病和髌骨肌腱病中有获益的报道[93]，但在肩袖疾病[92]中，尚缺乏令人信服的数据支持。康复治疗将在下一节中详述。

肱二头肌长头肌腱病

肱二头肌可负责肘关节屈曲、前臂旋后，以及上肢外旋时的一部分外展活动。肱二头肌的长头与肩关节功能整体相连，可以协助肩袖肌肉对抗肱骨向前、向上移动的力量。肱二头肌长头起于盂上结节和邻近的上唇，在肩关节囊内沿结节间沟与横韧带形成的骨纤维通道下行[94]。肱二头肌长头肌腱病是一种公认的肩痛病因，包括一系列炎症性肌腱炎和退行性肌腱病[95]。

发病机制　二头肌肌腱病可由炎症、变性、过度使用和直接/间接创伤引起[94]。肱二头肌腱常受到肩袖疾病、上盂唇前后部（superior labrum anterior and posterior, SLAP）损伤及AC关节紊乱等肩关节疾病的影响。二头肌腱的滑膜鞘与盂肱关节的滑液膜相通，与肩袖肌腱毗邻；因此，相邻结构的炎症可导致二头肌腱炎症[96]。孤立的二头肌腱病变可能继发于创伤、重复压力和剪切力作用以及肌腱不稳定[96,97]。肌腱可发生肿胀、解剖狭窄部位的卡压，并常伴出血。此外，持续炎症的部位可能发生粘连。肱横韧带作为肱二头肌长头主要稳定器的作用一直受到质疑[98]。肱横韧带由肩胛下肌腱、冈上肌腱、

CHL和SGHL共同组成，作为二头肌的吊索或滑轮，使肱二头肌稳定在结节间沟内[98,99]。在结节的远端，肱二头肌长头的稳定主要由胸大肌提供[100]。

症状和体征　可出现不适、无力及疼痛性弹响等症状。患者常诉肱骨结节间沟附近的肩前部局限性疼痛。肱骨结节间沟压痛是一个常见体征。肱骨内旋10°时，压痛点位于肩峰前外侧角远端约6～7cm处，上肢外旋时压痛点向外侧移动。压痛点的移动性对肱二头肌病变具有高度特异性[95]。在患者上肢抗阻内旋时触诊胸大肌肌腱止点内侧以检查胸大肌下的肱二头肌长头肌腱[101]。上臂位于体侧且肘关节屈曲时前臂抗阻旋后（Yergason检查）或肘关节伸展、腕关节旋后时肩关节抗阻前屈（Speed检查），检查过程中产生疼痛表示存在肌腱炎。在O'Brien主动压迫检查中，患者在肩关节前屈90°、内收15°、内旋且拇指向下时，抵抗检查者施加的向下的力；然后在掌心向上（肩关节外旋）时重复这个检查；如果疼痛在第一步时诱发，而在第二步时疼痛减轻，则结果为阳性。O'Brien检查对二头肌肌腱病没有特异性，在SLAP和AC关节损伤中可呈阳性[66]，当肩关节完全外展和外旋时，可以触诊到肱二头肌腱的半脱位，患者和检查者都能察觉到弹响感[97]。肌腱断裂最常见于二头肌长头近端，并导致大力水手征[102]。

诊断　X线片在识别相关病变如骨异常改变和关节退变方面很有用。MRI有助于腱鞘炎、部分撕裂和断裂的识别[103]。超声能准确诊断二头肌脱位/半脱位，断裂和撕裂。由于经常同时并发其他的肩关节病变，临床医师也应该检查是否存在肩袖肌腱病、撞击或肩关节不稳定。

治疗　Mariani等人[104]评估了保守治疗与外科治疗的区别，并指出两者在缓解疼痛、肘关节活动、伸肘力量、前臂旋前肌力或握力方面没有差异；非手术治疗组尽管最初功能减弱，却通常更快地恢复包括工作在内的活动；通常伴随屈肘（10%）和前臂旋后（20%）的肌力下降，很多患者会感受到这种无力。

二头肌肌腱病的首选治疗是保守治疗，通常可以成功缓解症状，包括休息、活动调整、NSAID和物理治疗[94,95]。如果疗效欠佳，可以尝试在肩峰下间隙、盂肱关节和肱二头肌腱鞘注射糖皮质激素[105]。最常见的手术是二头肌肌腱切开术和肌腱固定术[94]。

盂唇撕裂

盂唇是一种纤维软骨结构,增加关节盂的深度以提高其稳定性。上盂唇在临床上十分重要,因为它是二头肌的长头与上盂缘相连的部位。SLAP 撕裂是肩部疼痛和不稳定的常见原因。盂唇损伤的患病率为 3.9% ~ 11.8%[106],而在接受关节镜检查的患者中,患病率高达 26%[107]。

发病机制　SLAP 撕裂通常是由明确的机制所致,如上肢强力牵拉、直接的压力负荷和重复的过顶投掷活动。几项尸体检查研究表明,肱二头肌腱的负荷方向在 SLAP 损伤的形成中起着非常重要的作用[108]。肩关节外旋增加和关节囊后部挛缩被认为是投掷运动员发生 SLAP 损伤的危险因素[109,110]。

症状和体征　典型的疼痛发生在肩前部,有时肩外展和外旋时有弹响。当肱骨移位超过盂唇边缘时,Clunk 试验可呈阳性,提示肩关节不稳定或盂唇撕裂。O'Brien 试验是一种比较常见的提示 SLAP 撕裂的检查方法。单独的 O'Brien 试验的敏感性有限(约 63%);但是,结合其他测试,敏感性明显提高[111]。一项研究显示,当压迫试验和恐惧试验均为阳性时,O'Brien 试验的敏感性为 90%。单独来看,对盂唇撕裂敏感性和特异性最高的检查似乎是 Kim 等人[112]描述的肱二头肌负荷试验Ⅱ。患者仰卧位,将上肢抬高至 120°,肩关节最大限度外旋,肘关节屈曲 90°,前臂旋后,肘关节抗阻屈曲时疼痛,则结果为阳性。如果没有引起疼痛,或者在上肢抬高和外旋时已经存在的疼痛在肘关节抗阻屈曲时减轻或不变,则该测试为阴性。动态盂唇剪切试验对发现单纯的 SLAP 损伤的敏感性接近 80%[113]。在这个检查中,检查者站在患者身后,一只手握住患者的手腕,同时用另一只手在肱骨近端关节间隙附近施加向前的推力。如果患者诉疼痛,或者当患者的肩关节上举到 90° 到 120° 之间时,检查者感觉患者的肩关节后方出现弹响,则结果为阳性。

诊断　MR 关节造影在鉴别 SLAP 方面优于MRI,其敏感性为 82% ~ 100%,特异性为 71% ~ 98%[114],如果怀疑有盂唇撕裂,则可选择进行该检查。超声对上盂唇的评估不可靠,但通过横向入路可以清楚地看到后盂唇;因此,怀疑撕裂延伸到后盂唇时可行超声检查明确[114]。

Snyder 等人根据上盂唇和肱二头肌止于盂唇的锚点处撕裂的程度和形态将 SLAP 撕裂分为四型(Ⅰ至Ⅳ)(表 29-3)[115]。这个分类目前仍然广泛使用。

表 29-3　SLAP 损伤分型

Ⅰ 型	上盂唇磨损伴局限性退变
Ⅱ 型	上盂唇和肱二头肌止点脱离肩胛盂
Ⅲ 型	上盂唇的桶柄撕裂,二头肌止点完整
Ⅳ 型	上盂唇的桶状撕裂,盂唇的撕裂延伸至肱二头肌腱

治疗　非手术治疗应即刻进行,包括停止诱发损伤的活动、NSAID、拉伸以改善后囊伸展性、加强肩袖肌肉和肩胛稳定肌群力量锻炼[108,116]。超过 60% 接受非手术治疗的 SLAP 撕裂的过顶投掷运动员能够恢复到与受伤前相同或更好的竞技水平[117]。如果非手术治疗失败并且强烈怀疑 SLAP 是导致这些症状的原因,则需要考虑手术干预[116]。

粘连性肩关节囊炎(冻结肩)

粘连性肩关节囊炎是一种常见的肩关节疾病,与肩关节疼痛和活动范围受限有关。其发病率在一般人群中约为 2% ~ 5%,在 40 ~ 60 岁人群发病率最高[118]。中年女性和糖尿病患者发生特发性粘连性关节囊炎的风险更高。

发病机制　冻结肩的病理生理可能是特发性的,也可能与内部结构紊乱有关,如创伤、肌腱炎和撕裂。组织学上,生物级联反应是粘连性关节囊炎的基础,包括成纤维细胞增生、炎性挛缩、包膜增生和纤维化[119]。

症状和体征　特发性粘连性肩关节囊炎是一种自限性疾病,可分为四个不同的阶段,自然病程可达 2 年[118,120]。第 1 阶段,疼痛期(<3 个月):疼痛及多平面关节活动范围受限,以外旋、外展为重。第 2 阶段,凝结期(3 个月 ~ 9 个月):夜间剧烈疼痛,主动/被动 ROM 明显受限。第 3 阶段,冻结期(9 个月 ~ 14 个月):运动末或夜间肩关节僵硬、疼痛。第 4 阶段,解冻期(15 个月 ~ 24 个月):轻微疼痛,ROM 逐渐恢复。

诊断　粘连性肩关节囊炎是一种临床诊断。患者有肩部疼痛、关节主动和被动活动范围受限。如果进行 MRI 检查,粘连性关节囊炎的特征包括囊外水肿、关节囊增厚、腋隐窝容积异常和喙突下脂肪三角消失[121]。

29

治疗　治疗目的是减轻疼痛和逐渐恢复关节活动范围。在炎症早期阶段使用 NSAID 可短期缓解疼痛[122]。口服类固醇可能有助于粘连性肩关节囊炎的急性治疗。根据 Buchbinder 和 Cochrane 的综述，口服类固醇可使粘连性肩关节囊炎的疼痛、肩关节活动范围和功能获得短期的明显改善，但这种效果的持续时间可能不超过 6 周[123]。糖皮质激素注射能在短时间内快速缓解疼痛并改善 ROM，特别是前 6 周。通过使用荧光镜或超声的图像引导技术，可提高注射的准确性，可能有更好的注射效果[124]。RCT 显示肩胛上神经阻滞能有效缓解疼痛，但不能改善 ROM[125]。物理治疗是保守治疗的关键，可防止关节囊挛缩和恢复 ROM。作为粘连性肩关节囊炎凝结期的首选治疗，应在症状耐受的前提下开始进行，因为超过疼痛耐受限度的强化物理治疗可能适得其反[126]。扩张性关节造影，即在肩关节内注射生理盐水和/或类固醇或空气以松解粘连，被一些作者认为是安全有效的治疗方法[127]。关节囊扩张需要注射更大的容量（25～35ml 是典型的关节容量）。开始时注射利多卡因（3～5ml）可减少疼痛，使扩张更容易。也可以考虑麻醉下操作（manipulation under anesthesia, MUA）[122]。在这个过程中，被动上举和外展用于松解关节下囊，而被动外旋用于撕裂 CHL[128]。MUA 的安全性值得关注，因为已经报道了几种医源性并发症；因此，注射治疗比 MUA 更受推荐[129]。对于难治性病例，通常使用手术松解。

盂肱关节炎

盂肱关节炎是一种进行性疾病，可导致肩痛、关节僵硬和一定程度的残疾。超过 60 岁老年人有 1/3 患有此病[130]。

发病机制　60 岁以上患者的盂肱关节炎多为原发性骨关节炎（osteoarthritis, OA），即退行性变[131]。在年轻患者中，最可能的诊断包括关节不稳定、关节囊缝合术后关节病、创伤后关节炎、骨坏死、感染和类风湿关节炎（rheumatoid arthritis, RA）。

症状和体征　最常见的症状是肩痛、活动受限、功能障碍，有时还会出现机械性症状，如弹响、交锁和嵌顿。体格检查可发现压痛、主/被动活动范围受限、骨擦音、关节肿胀和明显的研磨感或弹响。当通过肱骨头向肩胛盂施加轴向负荷时，肩关节内外旋可诱发疼痛。评估受累的肩袖肌肉组织的伴随病变也同样重要。

诊断　X 线片在诊断性检查中是必不可少的。

X 线可很好地显示关节炎的病理改变，包括关节间隙狭窄、软骨下硬化、骨囊肿和骨赘。此外，也可以发现异常的骨连接和软组织钙化。肱骨头脱位上移至肩峰提示潜在的肩袖撕裂。CT 是评估骨结构的影像学检查，尤其对制订手术计划有重要意义。MRI 可用于评估软骨损伤（敏感性 87%，特异性 81%）[132]、软骨下骨水肿和周围软组织的病理变化。

治疗　盂肱关节炎的治疗目标是减轻疼痛和改善功能。保守治疗是首选选择，特别是对于轻度至中度关节炎或轻度功能损害的患者，无论影像学表现是否严重。休息并适时制动以及冰敷有助于缓解疼痛。口服 NSAID 是药物治疗的主要手段；然而，因其不良反应，不建议长期应用。氨基葡萄糖和软骨素的疗效尚具争议，大多数研究并未证明其疗效。可以考虑通过调整活动和更换职业来减少退化关节所受的机械应力和重复运动。物理治疗可以改善 ROM、肌肉力量和患者总体幸福感。关节内注射可以缓解症状[130]。超声引导可以提高注射精确性[133]。保守治疗无效且持续存在明显症状或存在慢性进行性关节盂骨侵蚀的患者，应考虑手术治疗。

肩关节康复的一般原则

肩关节康复的目标是恢复正常的关节活动范围和肌肉力量，并减轻受累关节的疼痛，以使患者恢复日常活动、与工作有关的任务或运动。肩关节康复应该包括对肩胛带、颈椎和胸椎的全面评估。颈部病变可能与肩部病变症状相似，因此在完成评估时排除颈部受累非常重要。颈椎和胸椎的活动不灵也会影响肩胛带复合体的活动范围，应该评估颈椎和胸椎的活动是否受限。

手法治疗是恢复所涉及结构活动范围的肩关节治疗手段之一。关节被动活动范围（passive range of motion, PROM）和主动助力活动范围（active assisted range of motion, AAROM），以及软组织激活或关节松动技术都被用于恢复受影响关节的正常活动。肩胛带的牵伸，特别是胸小肌和肩关节后囊的牵伸，可以改善肩胛骨的位置和肩关节的运动学。

一旦关节活动度得到恢复，应进行肌力训练（参见第 49 章）。包括肩胛稳定肌的强化，并以前锯肌、下斜方肌和中斜方肌为目标，以恢复正常的肩肱节律。还应进行肩袖肌肉肌力训练。哑铃或弹力带可用来进行抗阻训练。阻力的大小或运动的强度对患者来说应该具有挑战性，但同时又不会引起肩部病变恶化或炎症。通过观察患者的反应和恢复程度来确定适当的阻力。

正常活动范围和肌力得到恢复后,还需有助于运动员回归体育项目的强化训练。大部分体育运动都需要速度和力量,比如投球或发球。这些动作是竞技项目的重要组成部分,为了防止再次受伤,应该针对性进行这些动作的训练。

肘

肘关节附近的软组织损伤是比较常见的。肘关节的生物力学功能对确保上肢的协调运动模式和上肢力量传导至关重要。肘关节的评估同样需要了解上肢动力链的远端和近端部分的功能。在肘部受伤的情况下,活动受限常常由关节挛缩、肌腱短缩或包括肩、颈椎、手腕和手指在内的肌力减弱而引起。

解剖学和人体运动学

肘关节结构复杂。虽然通常认为其是一个铰链关节,但有多种关节参与其动态活动。尺骨-肱骨关节是肘关节的主要关节,对关节的稳定性起着重要的作用。尺骨-肱骨关节是一个典型的单轴铰链关节,允许其 150°屈曲。肘关节轻度过伸通常与韧带相对松弛有关,主要见于女性。桡肱和近端桡尺关节允许轴向旋转,可视为枢轴型关节[134]。多达 75°的前臂旋前和 85°的旋后是通过这些关节来完成的。桡侧和尺侧副韧带、鹰嘴窝和关节囊前部是肘关节的主要静态稳定器。动态稳定是通过肘部的神经肌肉控制来实现的,肱二头肌、肱三头肌、旋前圆肌和旋后肌提供主要的稳定功能。桡神经、正中神经和尺神经在肘关节周围相对容易触及,并容易因直接创伤、重复过度使用、卡压或嵌顿而造成损伤。这些症状在慢性肘关节疼痛中经常被忽视。

常见疾病是上髁病变(参见第 41 章)和鹰嘴滑囊炎。

鹰嘴滑囊炎

在体育运动中,鹰嘴滑囊炎常见于摔跤、举重和体操。在不戴护肘的滑板者和溜冰者身上也可以观察到。

发病机制　鹰嘴滑囊位于肱三头肌止点和鹰嘴的表面,易受急性创伤和反复摩擦损伤。

症状和体征　急性鹰嘴滑囊炎患者表现为疼痛和肿胀,肘关节活动范围正常,肘关节被动屈曲超过 90°时疼痛。慢性期疼痛可不明显,常触及增厚、肥大的滑囊。

诊断　鉴别诊断包括肘后撞击综合征、肱三头肌肌腱炎和鹰嘴骨折。系统性关节病患者常出现滑囊炎反应,但很少仅累及肘部。排除滑囊感染和鹰嘴或滑车骨折很重要。疑似滑囊感染应在实施适当的抗生素治疗前进行抽液并培养。

治疗　治疗包括肘部减压、冷疗、抗炎药物和加压治疗,特别是在急性期。严重肿胀的无菌性滑囊也可能需要抽液治疗,慢性情况下,可能需要手术切除。

肱三头肌肌腱炎

肱三头肌肌腱炎常见于拳击手、棒球投球手、举重运动员、板球投球手和体操运动员。

发病机制　肱三头肌肌腱炎通常是由肘部重复过度使用或过度伸肘造成的。这种损伤与炎症和微创伤有关,通常发生在鹰嘴的三头肌止点。

症状和体征　在抗阻伸肘和肩关节前屈状态下被动屈肘时出现疼痛。投掷运动员的肘关节屈曲和肩关节内旋受限。在不典型病例中,由于肱三头肌内侧头在内上髁处的半脱位,患者会诉肘部有弹响感。

诊断　需要鉴别肱三头肌肌腱炎与肘内侧尺神经半脱位,肘内侧尺神经半脱位存在手部感觉障碍。

治疗　肱三头肌肌腱炎治疗需要改变活动模式;治疗方法包括冷疗、超声或超声药物透入疗法;电刺激和软组织手法治疗。治疗性运动强调通过动力链进行柔韧性训练,重点是屈肘以及肩关节的前屈和内旋。进行循序渐进的抗阻训练和逐步恢复活动,同时监测症状变化。在恢复期使用限制肘关节完全伸展的矫形器可能是有益的。

肘关节关节炎

肘关节关节炎会引起疼痛、无力和运动障碍。根据病因可分为原发性和继发性。

发病机制　肘关节关节炎最常见的病因是外伤和类风湿关节炎。其他原因包括原发性 OA、感染性关节炎、结晶性关节病和血友病[135]。与其他关节骨关节炎不同,肘关节的原发性骨关节炎很少见,在普通人群中患病率不到 2%[136]。原发性骨关节炎与频繁使用上肢有关,如举重。软骨损伤和/或残损关节面不协调引起的继发性不稳定、骨折畸形愈合、复位不佳和感染并发症会造成创伤后骨关节炎[137]。

肘关节原发性骨关节炎以骨赘形成和关节囊挛缩为特征,关节软骨相对较少受累,关节间隙得以保留。创伤后关节炎的关节病理改变可能仅影响肘关节的特定区域，也可能影响整个关节[138]。

症状和体征 不同的病因，如 RA、OA 和创伤，可能导致临床表现略有不同。一般来说，患者主诉肘部和前臂疼痛和活动范围受限。这有助于确定疼痛与肘关节运动的关系。发生在活动终点的撞击类疼痛是由骨赘形成和关节囊挛缩引起的。整个运动过程的疼痛提示关节表面损伤。静息痛与感染、肿瘤、神经根型颈椎病、反射性交感神经营养不良有关[138,139]。在原发性 OA 的早期，可能存在撞击症状：肘关节末端伸展受限和撞击痛[139]。症状波动可能出现在慢性 RA 和创伤后关节炎[135]。关节内的游离体会导致肘关节的"嵌顿"或"交锁"。

除了常规肘关节检查外，还应注意尺神经敏感性、半脱位、感觉和运动功能的评估。应仔细评估运动范围及其与疼痛的关系。完全丧失 ROM 在关节炎中较罕见，如发生应怀疑存在异位骨化。同时要评估肌力和韧带稳定性。

诊断 X 线片在诊断和制订治疗计划中起着至关重要的作用。通常为正位、侧位（屈肘 90°）和肱桡斜位片。根据 X 线片，肘关节原发性骨关节炎可分为三类，这与手术治疗的选择有关。Ⅰ类肱尺关节有微小骨刺，肱桡关节正常。Ⅱ类出现轻微的肱尺关节炎及肱桡关节关节炎性变化。Ⅲ类除了表现出前两类的变化，同时有肱桡关节半脱位[140]。RA 的放射学表现为关节间隙狭窄、关节周围侵蚀和骨质减少。

一般不需要 CT 和 MRI 检查，除非需要观察关节内的游离体、实质性的骨畸形和可疑的异位骨化。当存在周围神经病变时，需要肌电图来评估神经损伤的范围及严重程度。当考虑为感染性关节炎时，应进行关节抽液。

治疗 明确的 RA 需要早期、积极地使用改善病情的抗风湿类药物和生物制剂进行治疗[141]。早期 OA 患者仅有轻微疼痛和轻度的运动障碍，可以非手术治疗，包括休息、非甾体抗炎药、活动矫正、包括动态铰链式和静态渐进式夹板治疗在内的物理治疗和糖皮质激素注射[135]。补充关节滑液对肘关节关节炎的疗效需要更多证据支持。中晚期骨关节炎、僵硬和关节活动终末时疼痛（如撞击）或疼痛累及整个关节活动范围，以及对非手术治疗无效的患者，可以施行手术治疗。手术方案包括滑膜切除术、关节清理、半关节成形术、人工关节置换术和全肘关节成形术（total elbow arthroplasty，TEA）。年龄、功能

需求、病因、是否伴有神经损伤和关节炎都会影响手术方案的选择[138,139]。

肘关节康复治疗包括作业治疗或物理治疗。康复计划的初始目标是减少关节的疼痛和肿胀。可使用物理治疗，如冷疗，来控制疼痛和炎症。早期康复使用绷带或夹板固定有益于组织愈合。如果患者的肘关节被固定，为了改善关节活动范围和防止关节僵硬，应适时开始早期活动。松动技术包括 PROM、软组织松动术和关节松动术。主动活动和 AAROM 运动都应包括在内，并应该是患者家庭运动计划的一部分。如果患者难以恢复关节活动范围，可以使用渐进式静态夹板来恢复缺失的关节活动范围。

为了防止肩带萎缩，对肩袖和肩胛骨稳定肌进行肌力训练是很重要的。肘关节的活动范围得到改善后，患者可以开始肱二头肌、肱三头肌、手腕和手部力量训练。抗阻训练可以使用哑铃或弹力带，应根据患者对特定运动的耐受性循序渐进。为了恢复整个上肢的神经肌肉控制和本体感觉，可以进行上肢的节律性运动。如果患者要回归体育运动，应进行专项运动以及增强训练，以防止再次受伤。应根据患者将要恢复的具体运动或任务来选择运动方式。

手和腕

手是我们与环境交互的主要工具。有人认为肩、肘和手腕最重要的功能是将手置于特定空间中。一旦手放置在正确位置，它才能够执行它的功能任务。因为手在日常生活中起着关键的作用，因此，手功能评估及治疗极其重要。

解剖学和人体运动学

人类的手部解剖结构极其复杂，有许多复杂机制使我们能够握网球拍、握笔或弹钢琴。相关解剖将在后面讨论。

常见的损伤包括三角纤维软骨复合体（*triangular fibrocartilage complex*，TFCC）损伤和远端桡尺骨关节（*distal radioulnar joint*，DRUJ）不稳定。

TFCC 损伤和 DRUJ 不稳定

TFCC 是位于腕尺侧的复杂解剖结构，由三角纤维软骨盘、浅层及深层背/掌侧桡尺韧带、半月板同系物、尺侧副韧带、尺侧腕伸肌（extensor carpi ulnaris，ECU）腱鞘组成[142]。桡尺韧带的浅层在 ECU

腱鞘下走行,而深层(也称皮下韧带)则止于尺骨茎突基底凹陷部位[143]。TFCC 的生理功能是稳定 DRUJ 和缓冲腕关节负荷[144]。TFCC 的损伤常见于网球、高尔夫、曲棍球、拳击和撑杆跳高等运动项目的运动员[144]。

发病机制　TFCC 损伤可能是由急性创伤或反复承重和旋转应力引起的[144]。TFCC 的中央/桡侧关节部分是无血管的,周围韧带部分血管较多;因此,中央/桡侧部分损伤较周围区域难愈合[145]。TFCC、旋前方肌、桡骨和尺骨之间的骨间关节起稳定 DRUJ 作用。背浅桡尺韧带和掌深桡尺韧带收紧时稳定 DRUJ 在旋前位;掌浅韧带和背深韧带收紧时稳定 DRUJ 在旋后位[146]。

症状和体征　患者可回忆起导致 TFCC 和 DRUJ 的外伤事件;但是,在慢性和退行性损伤中可能无任何诱发事件。疼痛局限在腕尺侧,腕部负重或内旋/旋后可加剧疼痛。尺骨头凹陷处的压痛,即尺骨中央凹征,表明尺三角韧带损伤[147]。评估 TFCC 的其他检查方法包括钢琴键试验、尺腕压力试验和 DRUJ 冲击触诊法[143]。

诊断　普通 X 线是帮助识别骨和关节病变的初步检查,尤其尺骨改变,是否存在尺骨茎突骨折以及远端桡骨和尺骨之间的间隙改变。在握拳内旋正位(前后)发现的尺骨异常易诱发尺骨撞击和 TFCC 变性[148]。MR 关节造影是首选的影像学检查,与 MRI 相比,在诊断中央 TFCC 撕裂(95.8% vs 77.1%)和外周 TFCC 撕裂(95.8% vs 87.5%)时具有更高的准确性[149]。值得注意的是,通过常规 MRI 发现,TFCC 异常在大于 50 岁的人群中更常见[150]。

治疗　对于没有 DRUJ 不稳定的慢性撕裂,非手术治疗是首选治疗包括支撑、包扎、活动调整和糖皮质激素注射[151]。如果保守治疗后症状仍持续或 DRUJ 不稳定,则应进行手术治疗[144]。急性 TFCC 撕裂最常见于外伤,可进行清创术(中央病变)或修复术(周围病变)治疗[144]。

ECU 损伤

详细讨论见第 41 章。

腕关节不稳

详细讨论见第 41 章。

Kienböck 病

Kienböck 病(月骨缺血性坏死)是一种导致手腕疼痛和功能障碍的进行性疾病。通常影响 20~40 岁的男性[152]。由多种因素(血管、解剖和创伤)引起,遵循可预测的模式:月骨塌陷、破碎、腕关节变形和退化[153]。

发病机制　Kienböck 病的确切病因尚不清楚,但认为与解剖/机械因素、血管断裂和外伤等多因素相关[154]。骨折、韧带萎缩、系统性疾病或主循环衰竭可能会损害血供。发现重复性微创伤与 Kienböck 病的发展有关,但不是单个创伤事件所致[153]。

症状和体征　典型的症状是腕背中部疼痛。此外,其他症状还包括运动功能减退、肿胀和患手无力。在体格检查中,在月骨和桡月骨平面的背面有压痛点。桡腕关节上方也可能出现积液或肥大。

诊断　在疾病的早期阶段,X 线检查可能是正常的。随着疾病的恶化,X 线片检查可以显示出囊性变化,月骨密度增加,月骨塌陷和破碎。在晚期,可以观察到次级变化,包括头状骨和月骨的近端迁移、近排腕骨背伸不稳定(dorsal intercalated segment instability,DISI)和退行性变化。在 X 线片上,通过在侧视图上测量舟状骨月骨角度来评估 DISI,而月骨塌陷和腕关节 OA 可以通过测量腕高率来评估,即腕关节高度(头状骨的远端关节面与桡骨远端关节面月骨窝之间的距离)和第三掌骨长度的比值,正常个体约为 0.53。三相骨扫描显示,在扫描的所有相中,月骨部位的摄取减少,表明血流不足。MRI 可以检测出早期病变,并表现为月骨的 T1 和 T2 信号降低或看起来像一个黑色月牙[155]。值得注意的是,月骨旁脱位和尺骨撞击综合征与 Kienböck 病在 MRI 表现相似。但是,它们是局灶性和非进行性病变。

Lichtman 提出的疾病分期系统最为常用,有助于指导治疗(表 29-4)[152,153]。

治疗　在疾病 I 期,应尝试石膏固定 3 个月的保守治疗[156]。大多数研究者建议手术治疗;根据研究报道,保守治疗的效果存在争议[153]。一项随访 65 个月的研究对比手术与非手术治疗效果,发现结局无差异,但近 25% 接受手术治疗的患者社交活动发生改变和出现功能丧失[157]。尽管发现大多数接受非手术治疗的患者在长期随访中均显示出该疾病的影像学进展,但只有不到 25% 的患者是有症状的[158]。对于保守治疗的患者,应进行常规监测。如果症状或影像学检查存在进展,则应开始手术干预。外科手术方法众多,包括关节平整术(缩短桡骨或延长尺骨)[159]、各种腕骨间融合术[160]、硅橡胶人工关节置换术[161]或血管化骨移植[162]。最重要的是,应尽早开始治疗,以限制进一步的月骨压缩和腕关节塌陷。

表 29-4　Kienböck 病分期

分期	症状	X 线	MRI	骨扫描
Ⅰ	非特异性腕关节疼痛	正常±压缩性骨折线	在 T1 和 T2 上信号均匀下降	摄取减少
Ⅱ	肿胀,僵硬,进行性疼痛	月骨硬化,±骨折线	同上	同上
ⅢA	症状提示存在不稳定,如桡侧和尺侧偏时发出"当啷"声;进展性疼痛;力量下降	月骨塌陷(从侧面看月骨前后面变宽),腕骨高度和排列保持不变(舟骨月骨角保持-10°~10°)	同上	同上
ⅢB	症状类似ⅢA 期	月骨塌陷伴以下症状之一:腕骨高度降低,头状骨近端迁移,舟状骨屈曲和旋转	同上	同上
Ⅳ	僵硬,持续疼痛,肿胀	同上+退行性改变	同上	同上

De Quervain 腱鞘炎

详细讨论见第 41 章。

扳机指

详细讨论见第 41 章。

手骨折、脱位和韧带和肌腱损伤

详细讨论见第 41 章。

退行性关节疾病

拇指基底 OA 是手部最常见的症状性关节病。33% 的 50 岁以上绝经后妇女有影像学证据显示存在拇指腕掌（thumb carpometacarpal, CMC）关节 OA[163]。CMC 关节炎的病因可能是多方面的，包括遗传、环境和生理学因素[164]。

发病机制　拇指 CMC 关节为双鞍式结构。这种结构允许多个平面的运动，例如屈伸、内收外展和旋前旋后。现已发现有 16 条韧带稳定大多角骨和 CMC 关节[165]，其中最重要的是喙韧带或深前斜韧带。韧带松弛加上关节的轴向负荷被认为是导致拇指基底部骨关节炎的主要因素。但是，手 OA 与肥胖之间也可能存在联系[166]。

症状和体征　OA 的后遗症，例如第一掌指（metacarpophalangeal, MCP）关节的不稳定性或疼痛，可能会导致疼痛和抓握异常。

诊断　拇指 OA 根据影像学表现进行分类，根据大多角骨掌骨间隙、滑膜炎程度和半脱位的变化进行分级。第 1 阶段关节间隙正常，而第 2 到第 4 阶段的关节间隙减小。第三阶段必定有骨赘增生和关节硬化。第 4 阶段包含以上所有改变并累及舟骨大多角骨关节[167]。每个阶段的症状各不相同。

治疗　在治疗拇指基底退行性关节疾病（basilar thumb degenerative joint disease, DJD）时，首要目的是控制症状。患者可能会需要新的手抓握模式和适应性设备，以最大限度地减少症状并使功能最大化。CMC 关节的生物力学使得拇指和示指处产生的任何捏力在 CMC 关节面处都会被明显放大。实际上，1kg 捏力可转化为 12kg 关节内压；因此，应尽量最小化指尖到指尖的对指活动[168]。当无法避免挤压动作时，可尝试增加被挤压物体的尺寸。换句话说，拇指和指尖之间的距离越大，对 CMC 关节的压力就越小；因此，加大握持工具或物体会降低拇指基地部的压力。扭转活动还会通过在关节上产生扭矩或扭转力使 CMC 关节受力。因此，使用各种小工具（如钥匙架和电动开罐器）可能会有所帮助。另外，可以使用带有组装握柄的钢笔、厨房用具或园艺工具。

夹板可帮助稳定拇指、减轻疼痛，并确保无症状地完成更多功能活动。常用夹板包括两种：短对掌夹板，起于手掌，跨过第一个 MCP 关节；另一种为长对掌夹板，起于前臂，支撑手腕，并跨过指间关节。患者通常在夜间能更好地忍受第二种夹板，而白天活动时更喜欢使用限制较小的短夹板。这些夹板通常将拇指固定于外展位，MCP 屈曲 30°。有几位研究者发现夹板可以稳定关节并缓解疼痛[164,169]。其他人发现关于夹板功效的研究在方法论上较薄弱且难以令人信服[169]。当关节存在固定的畸形时，夹板通常无法成功地减轻症状。有文章对应用 CMC 关节夹板治疗关节炎的证据进行了综述[170]。

多种方式可缓解疼痛，例如冷热交替浴、热水浸泡或石蜡浴。抗炎药通常用于控制疼痛。另外，可以考虑 CMC 关节注射糖皮质激素[171]。如果累及舟骨-大多角骨-小多角骨（scapho-trapezio-trapezoid，STT）关节，则可以使用一根针同时注射。

作为最后的选择，部分患者可选择手术治疗拇指基底 DJD。最常用的方法是关节韧带重建[172]。大多角骨被全部或部分切除，然后，使用来自桡侧腕屈肌（flexor carpi radialis，FCR）、拇长展肌（abductor pollicis longus，APL）或拇短伸肌（extensor pollicis brevis，EPB）的肌腱束将第一掌骨的基底部重新连接到腕骨上。各种技术被用来在第一和第二掌骨的基底部与舟状骨的远端之间编排肌腱。有些还使用剩余的肌腱来填充大多角骨留下的间隙，即韧带重建肌腱间置术（ligamentous reconstruction tendon interposition，LRTI）或"凤尾鱼"手术。尽管肌腱重建有助于恢复拇指的活动能力并减轻疼痛，但不适合从事繁重活动或体力劳动。需要大量握力和耐力的患者，最好采取关节固定术[173,174]，可以更快地恢复并保持握力。肌腱重建术需要 6 个月的恢复时间，通常只能恢复正常握力和捏力的 60% ~ 70%[175]。各种关节置换术较少见，并且不如肌腱重建术或融合术那么完善。

掌腱膜挛缩症

掌腱膜挛缩症［又称掌腱膜挛缩（Dupuytren contracture）］是掌腱膜增厚所致。男性的发病率是女性的 7~15 倍，被认为是常染色体显性遗传，具有易变性。通常，掌腱膜挛缩易影响北欧血统的白人，其患病率随年龄增长而增加[176,177]。筋膜增厚由尺侧向桡侧发展，并可能导致 MCP、近端指间（proximal interphalangeal，PIP）关节屈曲畸形，偶可累及远端指间（distal interphalangeal，DIP）关节。

发病机制　掌腱膜挛缩是一种良性的筋膜肥大。通常发病隐匿，起始于掌横纹处不易察觉的小结节，可以沿着掌腱膜张力线形成条索状结构[178]。其下的肌腱、滑膜鞘和皮肤层不受影响[179]。

掌腱膜挛缩的病理生理学机制尚未完全明确；嗜酒者、糖尿病和癫痫患者的发病率更高，而且认为与吸烟有关[180]。与创伤或工作活动之间没有明确的关系[181]。掌腱膜增厚是由成纤维细胞异常增生引起的，这种增殖与瘢痕的形成和愈合密切相关。结节和条索状结构形成分三个阶段。第一阶段是增生，在这一阶段，掌腱膜内的肌成纤维细胞数量自发地增加。第二阶段是退化，此时肌成纤维细胞沿着手掌和手指的张力线排列。肌成纤维细胞的活动导

致掌腱膜挛缩增厚。在第三阶段，肌成纤维细胞分解，留下挛缩的胶原，即结节，并成熟成条索[182]。

症状和体征　许多患有这种疾病的人并不知道它的存在。通常，当手掌结节和条索状结构出现压痛时才首次察觉[178]。频繁或用力的抓握活动常常导致结节或条索状结构的压痛。小指掌腱膜最常出现这种症状，约占 70%[183]。环指、中指、拇指和示指依次受累。

诊断　掌腱膜挛缩是一种临床诊断。临床评估的标志是掌腱膜内可触及的结节和条索状结构，最明显的是小指。皮肤肥厚的变化也是值得注意的。晚期通常出现关节畸形，包括 MCP、PIP 和 DIP 屈曲挛缩。也可能发生横向或指蹼挛缩。这些挛缩可能导致严重的功能限制，因此需要治疗。其他类似病理改变表现的疾病包括固有的关节挛缩、手掌神经节内囊肿、狭窄性腱鞘炎、职业性角化过度、胼胝形成、软组织巨细胞瘤、上皮肉瘤和 RA 早期改变[178]。

治疗　有多种治疗方案，包括夹板、放疗、二硫化物、维生素 E、抗痛风药物、物理治疗、超声治疗。然而这些治疗疗效不佳[184]。晚期掌腱膜挛缩的治疗是外科筋膜切除术。当患者不能进行"桌面测试"时，建议手术治疗[185]。在这项测试中，将手掌放在一个平面上，并尝试主动伸直受累的手指。如果 MCP 关节不能平放，则检测结果为阳性。这通常与 MCP 关节大于 30° 的固定性屈曲挛缩有关。手术的目的是恢复功能，而不是治愈疾病[186]。

近年来，经皮或酶切法筋膜切开术作为外科筋膜切除术的替代方法引起了人们极大的兴趣。Hurst 和 Badalamente[184] 已经证明向纤维条索状结构内注射胶原酶可以改善关节挛缩。他们报告，90% 的患者在平均 9 个月的随访中取得了良好的效果。虽然没有已完成的长期研究，这个手术仍提供了希望。

筋膜切除手术的术后康复是非常重要的，其重点在于保持皮肤的完整性，恢复关节活动范围，全面改善功能[187]。尽管进行了手术治疗，病情仍然难以控制，复发率在 28% ~ 80%[183]。

局灶性肌张力障碍（书写痉挛）

书写痉挛和音乐家痉挛都是局灶性肌张力障碍，影响一个单独的解剖区域。它们的特征是在特定活动过程中出现导致失能的抽搐、肌肉抽筋或痉挛[188]。做与此无关的其他动作时，手功能正常。倾向于影响年轻的成年男性。

发病机制　肌张力障碍可能在人群中散发，也

可能遗传发病。早发型肌张力障碍基因(*DYT1*)已被测序。大约10%的肌张力障碍患者有震颤或肌张力障碍的家族史[189]。另一些研究则认为患者有肌张力障碍家族史的比例更高[190]。肌张力障碍的病理生理机制尚不完全清楚。然而,似乎存在基底神经节[188]或皮质异常[191]的一些证据。产生和处理神经递质的能力存在神经生理学的缺陷,包括①氨酪酸(γ-aminobutyric acid,GABA),一种有助于大脑维持肌肉控制能力的抑制性物质;②多巴胺,一种影响大脑运动控制的抑制性化学物质;以及③乙酰胆碱、去甲肾上腺素、血清素。

症状和体征　通常是特发性的而非明显外伤的结果,尽管它可能是在外伤后发生的。屈肌比伸肌更常受累。在屈肌中,可能累及指浅屈肌(flexor digitorum superficialis,FDS)、指深屈肌(flexor digitorum profundus,FDP)、拇长屈肌(flexor pollicis longus,FPL)和蚓状肌。伸肌中可能累及拇长伸肌、示指伸肌、指总伸肌。患者经常出现镜像肌张力障碍,即使在试图用非惯用手写字时,也会导致惯用手痉挛[146]。局灶性肌张力障碍往往是局灶性的,不会随时间的推移变成全身性肌张力障碍。

诊断　电诊断显示肌肉同时收缩,主动肌/拮抗肌肌肉收缩交替消失。在没有被运动任务激活的肌肉中可以看到持续的肌肉收缩和过度收缩[192]。

治疗　治疗目的是纠正可能的病理情况。常用GABA调节药物,如肌肉松弛药地西泮、劳拉西泮、氯硝西泮和巴氯芬,并取得了一定的疗效。据报道,脑深部电刺激[193]和本体感受再训练[194,195]是有效的。

目前,肉毒杆菌毒素似乎可以最可靠地缓解局灶性肌张力障碍,且风险最小[196]。选择该治疗的患者应行详细的神经肌肉骨骼检查。一旦确诊为局灶性肌张力障碍,就需确定需要进行注射的肌肉。通常,这些肌肉可以通过让患者执行相应的激活任务来识别。也可用EMG识别所有被激活的肌肉,包括临床上可能不明显的深层肌肉。小肌肉的A型肉毒毒素注射起始剂量通常为2.5U,大肌肉的起始剂量通常为50U。肉毒杆菌毒素可以稀释成更低浓度以便于给药。EMG或超声引导下注射可提高正确识别痉挛肌肉的准确性[197]。注射效果通常会在1周内显现出来,并可能持续几个月。重复注射是安全的且对维持疗效来说是必需的[198]。A型肉毒杆菌毒素注射的副作用是相关肌肉无力,可通过肌力训练缓解。一小部分接受持续治疗的患者可能会产生

A型抗体。这些患者可能对B型或F型肉毒杆菌毒素有反应[199,200]。

手臂振动综合征

HAVS是一组与高水平振动相关的血管和神经肌肉症状。这是一种典型的职业病,是由接触振动工具或物体(如手提钻、钻头或链锯)的时间和强度增加造成的。

发病机制　虽然很难量化引起HAVS的操作强度或时间的阈值,但症状与累积暴露呈正相关[201]。这种疾病在林业工人、建筑工人、石匠和船厂工人中最为普遍[201,202]。

症状和体征　在整日的振动暴露下,HAVS可在3个月内迅速发生[203]。HAVS的临床表现包括血管、感觉神经和肌肉骨骼症状。血管症状包括可能由寒冷环境诱发的雷诺现象。一开始是手指变白(与血管收缩相关),然后是变青紫色,最终当血管扩张再灌注时出现红斑。在反应性充血阶段,手腕、手或手指可能会有明显的疼痛。并不是所有的患者都会经历这三个阶段,因为有些患者只有初始的变白阶段。症状的持续时间从几分钟到几小时不等。神经学症状包括刺痛感或麻木。患者还会有手部间歇性疼痛。握力可能会因手指屈肌或手内在肌无力而减弱。在慢性病例中,可能出现皮肤溃疡,通常发生在指尖。

诊断　HAVS的诊断有各种各样的测试。体检包括两点辨别和振动觉测试,可发现神经性感觉功能障碍[204-206]。多普勒超声检查上肢动脉是否通畅。继发于HAVS的雷诺征的患者在冷水浸泡后通常会有较长时间的手指冰凉,冷激发试验利用了这个现象。Coughlin等人证明冷激发热成像即在手浸冷水之前和之后的几分钟内对手指进行热测量,具高敏感性和特异性[85]。神经传导研究发现,在HAVSW晚期患者中,有36%存在手指感觉神经传导速度减慢而有20%存在腕部感觉神经传导速度减慢[207]。HAVS患者通常同时患有正中神经和尺神经病变[208]。另一种客观的测量方法是在基线和暴露在寒冷后分别记录手指的收缩压(finger systolic blood pressures,FSBP)。低温导致更强的血管收缩,这是通过有症状的HAVS患者FSBP的下降来衡量的[209]。Poole等人发现该技术的特异性为90%~95%,敏感性为43.5%~60%[210]。

治疗　HAVS的治疗首先要限制手的振动,使用防振手套和有防振材料覆盖的工具手柄,并正确

使用设备[211]。避免接触冷的物体或待在冷的环境中,保持手温暖可以减少雷诺征的发作。强烈建议戒烟,因为它有收缩周围血管的作用[203]。钙通道阻滞剂、硝酸盐、己酮可可碱和非甾体抗炎药等药物可能有助于减轻症状,尤其联合使用时[212,213]。

手部和腕部康复的一般原则

腕部和手部的康复目标是恢复关节正常的无痛活动范围,使上肢力量恢复正常,恢复日常生活活动。为了减少疼痛和促进相关组织愈合,早期可使用夹板或绷带。可以进行关节活动度训练,包括主动或 AAROM、PROM、软组织松动和关节松动技术。应教育患者进行不加重其症状的活动。还可以教患者学习使用冷疗,以帮助控制该区域的疼痛和肿胀。

一旦活动范围正常,疼痛减轻,患者就可以开始肌力训练。手腕和手的练习包括手腕的屈曲和伸展、手指的屈曲和伸展以及拇指的对指。应该考虑肘部、肩部和肩胛骨周围肌肉的力量训练。肌力训练应保持在无痛范围内,以免周围组织和关节结构受到过度的压力。一旦患者恢复到正常的肌力和活动范围,患者就可以开始逐渐恢复特定的功能活动或体育运动。

人体工程学

根据 2000 年国际人体工程学协会理事会,人体工程学是“一门探究人体和系统其他元素之间的相互作用的学科,是应用理论、原理、数据和方法来进行设计以优化人类健康及系统整体性能的专业。”它需要理解人类的能力,以及工作环境、机器、工具和特定工作任务所施加的限制。

许多人体工程学与 CTD 有关。它们在肌肉骨骼疾病中的作用和损伤机制在本章前面已经讨论过。除了针对每种疾病的治疗原则外,越来越多地利用工作场所的人体工程学改造来预防 CTD。美国劳工部下属的职业安全与健康管理局(Occupational Safety and Health Administration)发布了针对不同行业的工作场所指南,包括医疗保健、零售杂货店、造船厂等。疾病控制中心也有一份在各种工作场所环境下人体工程学注意事项的简明摘要,可在 http://www.cdc.gov/od/ohs/ergonomics/ergohome 查阅。虽然对人体工程学评价和设计的深入讨论超出了这一章的范围,框 29-1 也介绍了一些一般性的注意事项。

框 29-1　姿态/姿势

- 工人应避免肘关节极度屈曲,腕关节的极度屈曲或伸展,以及前臂的持续旋后或旋前。
- 重复性工作时(如打字),上肢在体侧放松,肘关节屈曲不超过 70°~90°。
- 避免在重复或持续的活动中长时间保持肘部过顶的姿势。
- 避免持续抓握或夹捏的活动。
- 避免腕关节重复的桡偏或尺偏。
- 避免长时间保持同样的坐姿。休息一下,伸伸懒腰,四处走走。

许多工作环境已经实现了人体工程学设计的变化。还需要进一步的研究来确定最佳的姿态和行为方式以避免重复张力。

（白云龙、王瑜元　译　金冬梅　审校）

参考文献

第 30 章　下肢功能障碍

Stephen C. Johnson ● Adrielle L. Fry ●
Eric T. Chen ● Melinda S. Loveless

本章回顾了影响下肢(从髋带到足部)的常见疾病,并简要回顾了相关的解剖学和体格检查。除了骨关节炎(OA)之外,每个问题都进行了区域性回顾,因为骨关节炎对于各区域的概念相似,将单独进行讨论。尽管每个区域是分别进行回顾,但通过动力学链(通过关节相连接的结构),一个区域中的问题可能导致另一区域中的问题,记住这一点很重要。因此,在检查下肢不适的患者时,应考虑到整个动力学链。下肢的疾病可能由于创伤、过度使用、生物力学缺陷或解剖学变异所致。一些更加针对于活跃运动人群的疾病会在运动医学章节(参见第 41 章)中进行回顾。

髋关节区

髋带周围的疼痛常为肌肉骨骼的不适。导致该区域疼痛的原因有多种,包括髋关节内和关节外病理改变,以及来自腰椎,骨盆,周围神经或腹部器官的牵涉性疼痛[1,2]。重要的是首先确定患者在何处感到疼痛,因为患者往往将臀部,髋部外侧和腹股沟的疼痛均称为"髋部疼痛"。全面的病史和目标明确的体格检查通常可以明确疼痛的来源,但诊断性注射和影像检查可作为识别或确认该区域疼痛源的必要临床工具。

解剖学

髋带,包括骨盆和周围的肌肉组织,提供了从躯干到下半身的链接。要重点熟悉骨性解剖结构以及肌肉附着部位,因为它们是髋带的常见病变区域。股骨髋臼(髋)滑膜关节由软骨覆盖的股骨头和髋骨组成。纤维软骨构成的髋臼盂唇增加了髋臼的深度,也为髋关节提供了流体密封状态以维持润滑和静水压力[3]。包裹关节的囊膜近端附着在髋臼上,远端附着在股骨转子间线上。囊膜周围的韧带进一步将其加强,这些韧带是髋关节伸展时站立的主要稳定结构(图 30-1)。

如同人体各区域,很多浅层和较深层的肌肉都在发挥着各种功能,该区域的肌肉则使髋关节屈曲、伸展、外展、内收、内旋和外旋。根据肢体的位置,肌肉的功能可能会有所不同。相关肌肉将在后续章节中根据其所属疾病进行回顾。

体格检查

在评估髋带的疼痛时,除了髋关节之外,还必须检查腰椎和下肢的动力链(参见第 1 章)。不仅要评估姿势和下肢力学对线,还需进行步态分析以评定 Trendelenburg 步态,代偿性 Trendelenburg 步态(躯干向患侧倾斜)或其他异常步态模式。髋部疼痛的患者经常表现出代偿性 Trendelenburg 步态模式。通过触诊髂嵴顶部来比较髋关节高度,以评估可能潜在的脊柱侧凸或下肢不等长。由于许多受累结构的位置较深,触诊在髋关节检查中的使用受到一定限制,但对于疼痛位于肌肉/肌腱附着的骨突处尤其股骨大转子的患者来说很有价值。进行肌力测试,对神经系统进行感觉和反射的检查也十分重要。

髋关节活动范围(ROM)的测试是在髋关节维持屈曲 90°(坐姿或仰卧),以及髋关节处于中立位而膝关节屈曲至 90°(俯卧或仰卧)的状态下进行,需评估屈曲、伸展、内旋、外旋、外展和内收。周围软组织结构(关节囊、韧带、肌肉)的张力随髋关节位置而变化,因此与髋关节中立位相比,髋关节屈曲状态时旋转的 ROM 可能有所不同。此外,对于主动 ROM 来说,坐姿中进行的测试是对抗重力的,而俯卧时重力起辅助作用,这可能会导致俯卧时主动 ROM 的增加。最后,因为全髋关节 ROM 和内外旋的运动分配因人而异[4,5],要注意检查和对比双髋关节的 ROM,并将 ROM 检查与特殊试验相结合,以进一步确定可能的疼痛源。当患者侧卧时,可以对髋关节外展 ROM 以及髋关节外展力量进行额外评估。

对于髋关节有许多特殊试验,参见 e 表 30-1。如果引起患者的腹股沟和/或外侧髋部的疼痛,则均认为该试验为阳性。重点在于检查过程中明确患者

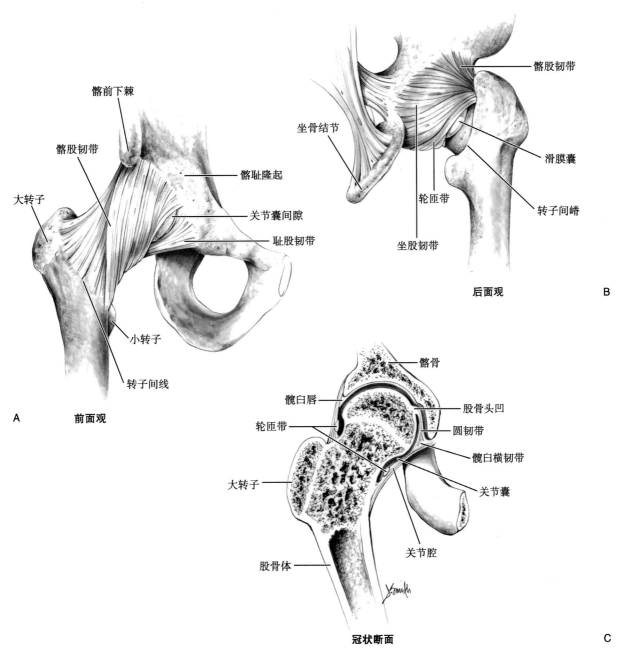

髂前下棘
髂股韧带
大转子
小转子
转子间线
髂耻隆起
关节囊间隙
耻股韧带

A　前面观

髂股韧带
坐骨结节
滑膜囊
轮匝带
坐股韧带
转子间嵴

后面观　B

髂骨
髋臼唇
股骨头凹
轮匝带
圆韧带
髋臼横韧带
大转子
关节囊
关节腔
股骨体

冠状断面　C

图 30-1　髋关节及其附件解剖（摘自 Callaghan JJ，Clohisy J，Beaule P，et al. The Adult Hip. 3rd ed. Philadelphia，PA：Wolters Kluwer Health，2015）

的疼痛点，因为周围的结构也可能受到压力。对于每个试验，都提供了对应的敏感性和特异性数据[6-8]。

髋关节的关节内病理改变

关节内问题涉及髋关节的盂唇、软骨和骨骼。患者最常见的疼痛是位于腹股沟、臀部或髋关节外侧。然而，髋部疼痛可牵涉至大腿前部、大腿后部、膝关节甚至膝关节的远端[9,10]。下面介绍的结构性畸形都被认为是髋关节炎发作前兆症状，但是 OA

将在本章末尾单独讨论。

股骨髋臼撞击和髋关节发育异常

股骨髋臼撞击（FAI）有三种形式：凸轮撞击、钳夹撞击和混合型。由于这些异常，髋臼和股骨之间发生重复碰撞，从而导致对周围结构的撞击和潜在损坏。凸轮畸形是股骨颈近端的骨性突出，导致头颈部偏移减小。凸轮畸形会对髋臼唇和髋臼软骨产生剪切损伤。钳夹畸形是股骨头被髋臼过度覆盖。它导致髋关节后下位的盂唇退变和撕裂以及对冲性

30

软骨损失，也可能导致盂唇骨化。FAI 的混合形式包含钳夹畸形和凸轮畸形。FAI 的病因尚不明确，潜在的影响因素包括儿童时期股骨头骨骺滑脱症（SCFE）或 Legg-Calvé-Perthes 病（LCPD）病史，髋关节发育不良，以及在发育过程中因创伤或参与运动而对骺板的反复性应力。FAI 在无症状患者中很常见，但确切比率尚不清楚[11,12]。FAI 患者的腹股沟疼痛会随着髋关节屈曲而加重，但疼痛也可能位于髋关节外侧或臀部。患者往往会有僵硬感，出现发软或卡顿的机械症状以及干扰日常活动的疼痛。检查中，屈曲内收内旋试验（FADDIR）或屈曲外展外旋试验（FABER）为阳性，屈曲髋关节可引起疼痛，并且在髋关节屈曲时内旋活动范围缺失。

另一方面，许多存在髋关节疼痛的年轻患者都有潜在的髋关节发育不良（DDH）。发育的异常和症状的严重程度各有不同。发育不良的髋臼较浅，偏向外侧并前倾，上部和前侧包裹不足。股骨头发育不良时体积较小，且股骨颈前倾，颈干角增大（髋外翻），大转子后移，结果是髋臼和股骨头之间的接触面积减小，从而使得应力增加。最终可导致退行性变和盂唇撕裂，具体取决于发育不良的严重程度。患者常表现为腹股沟疼痛，并随活动而加重。如果存在相关的盂唇或软骨病变，患者可能会感到机械症状。经检查，存在髋关节发育不良的患者髋关节 ROM 通常会增加[13]。

骨盆前后位（AP）和髋关节侧位（Dunn 式，蛙式侧位或 Cross-Table 位）的射影图片（X 线）可对 FAI 或 DDH 进行初步评估。这些影像可对髋关节畸形（FAI、DDH、Legg-Calvé-Perthes、SCFE）、缺血性坏死（AVN）和髋关节 OA 进行评估[13-16]。

FAI 和 DDH 被认为是关节炎的前兆症状，有许多研究表明它们最终会发展为 OA[17-19]，因此一贯使用外科手术治疗 FAI 和 DDH，以减缓 OA 的进展，并预防其他继发性病变。但不可忽视非手术治疗的初期尝试，并根据每个患者的病损情况进行治疗。治疗方式包括宣教、改良活动方式、物理治疗、镇痛药物和糖皮质激素注射[20,21]。如果保守治疗不能充分缓解症状，可以采取手术干预纠正髋关节形态，修复或切除受损的盂唇和/或关节软骨[13,20,21]。

髋臼盂唇撕裂

髋臼盂唇是一种纤维软骨结构，其横截面呈三

角形。髋臼盂唇的基底部附着于髋臼骨性边缘，外侧部与髋关节囊相连。髋臼盂唇外侧部 1/3 即与关节囊的连接处的血管丰富，而内侧部血管较少。另外，由于上前方髋臼盂唇的力学性能较差，大多数撕裂发生在该处。髋臼盂唇的撕裂降低了关节保持润滑和静水压力的能力，可造成软骨退行性变和 OA。需要注意的是，盂唇撕裂常见于无症状的患者[22]。

存在盂唇撕裂的患者常出现腹股沟疼痛，但疼痛可牵涉至臀部肌群或股骨转子区。疼痛可随髋关节的屈曲和负重而加剧。起病一般隐匿，但在外伤的情况下，疼痛可急性发作。除疼痛外，还可能有机械症状，例如发软、脆响、卡顿或弹响。

盂唇撕裂分为创伤性，退行性，特发性或先天性。要注意询问小儿髋关节病理病史，例如发育异常，SCFE 或 LCPD。尽管被归类为特发性盂唇撕裂，但发现大多数（约 49%～87%）患者存在与 FAI 或发育异常相一致的骨性畸形[3,23]。

在检查中，引出腹股沟、髋外侧和/或臀部疼痛的激发性髋关节试验提示，疼痛与关节内疾病有关。这些试验包括前方撞击试验，FADDIR 和后方撞击试验。患者可表现为减痛步态或 Trendelenburg 征阳性。X 线的评估首先从骨盆的 AP 位和受累髋关节的侧位片（Dunn 式，蛙式侧位或 Cross-Table 位）开始。下一步常是在超声或透视引导下进行诊断性（仅麻醉剂）或诊断治疗性（麻醉剂和糖皮质激素）的髋关节注射。如果患者往常的髋部疼痛得到缓解，则可行 MRI 或磁共振（MR）关节造影检查来评估可疑的盂唇撕裂。MR 关节造影对盂唇撕裂的评估优于 MRI，但与 3.0T 的 MRI 效果基本无差异[24]。MRI 还可以对软骨进行更精细的评估，并可显示早期 OA 的证据。关节镜是评估盂唇撕裂的金标准。

关于盂唇撕裂非手术治疗的研究较少，但是，建议在进行外科手术之前尝试一系列的保守治疗，如改良活动方式，避免激发性姿势，进行物理治疗以增强臀部弱势肌群，也可先行关节内激素注射[23]。手术治疗可为开放性或在关节镜下进行。盂唇撕裂的治疗包括修复、再固定或部分清创。如果存在 FAI 或其他导致骨质病变的疾病，例如发育异常，也必须加以解决，以防将来再次损伤[3,23,25]。

股骨头骨坏死

骨坏死，也称为缺血性坏死（AVN）。股骨头坏

30

死是由血液供应不足引起的,并可致髋关节破坏。由于遗传学、慢性疾病和其他危险因素的影响,其发病机制可能是多方面的。危险因素包括外伤、过量饮酒、吸烟和糖皮质激素的使用。较高剂量的类固醇(≥2g 泼尼松或同等剂量)会增加在用药后的一年中发生骨坏死的风险[26]。微小病灶可无症状,但大多数会发展为较大病灶,最终导致股骨头塌陷和股骨髋臼关节破坏。该疾病最常见于 30~70 岁之间的人群[27,28]。

出现症状时,患者表现为腹股沟疼痛,可牵涉至臀部或膝关节。检查可能无明显异常,或者出现因内旋引起的疼痛和内旋范围减小,步态可呈减痛步态。首先使用 X 线评估骨质疏松的影像学证据,并排除其他病理因素,如骨折或 OA。X 线可出现新月体征(软骨下透亮影)或变扁平的股骨头。MRI 是诊断的金标准,可显示出股骨头的水肿。MRI 还可以排除一过性骨质疏松症,这是一种罕见但自限性的疾病,通常出现在妊娠晚期或男性的 50~60 岁之间。在一过性骨质疏松症的 MRI 中,会出现更多的弥漫性骨髓水肿,并扩散到股骨颈和转子间区域。

骨坏死的常规处理是行外科手术,但对于较小或无症状的病变,可以通过观察和酌情在保护下负重来对患者进行非手术治疗。没有足够的证据支持使用物理因子或药物能够治疗骨坏死。手术包括股骨头保留式或全髋关节置换术。股骨头保留手术主要适用于无股骨头塌陷的病例。对于年龄较大,有 OA 或髋臼受累证据,或股骨头塌陷的患者,建议进行全髋关节置换术[28]。

髋关节关节外病理改变

大转子疼痛综合征

髋关节外侧疼痛以前仅被当作大转子滑囊炎,现已被证明存在多种病因。因此,大转子疼痛综合征(GTPS)一词涵盖了形式各异的潜在病症,涉及髋关节外侧的肌腱和滑囊,包括臀中肌和臀小肌以及周围的三个滑囊[1,2,29]。髋关节后侧肌肉的解剖结构参见图 30-2,髋关节外侧滑囊和肌腱止点的解剖结构见图 30-3。臀中肌和臀小肌被认为是"髋袖肌群",并表现出与肩袖相似的病理。GTPS 最常见的病因是臀中肌腱病变,其他包括臀小肌肌腱病变,肌腱部分或全层撕裂以及钙化性肌腱炎。最常见的是位于肌腱表层下无创性、局部性的撕裂。滑囊炎很

少单独存在,涉及的滑囊有臀大肌下滑囊(转子滑囊),臀中肌下滑囊和臀小肌下滑囊[2,29,30]。

患者就诊时主要表现为髋外侧疼痛,可放射至大腿外侧,但远端通常不会延伸到膝关节。最为常见的是患侧卧位时疼痛加重,负重或久坐也可引起疼痛。检查时,在大转子上有触痛。患者也可因 FABER 试验出现疼痛,Trendelenburg 征阳性,并且在髋关节屈曲 90° 时髋关节抗阻外旋无力和/或疼痛,以及髋关节伸展时抵抗髋关节外展无力和/或疼痛[1,2]。

X 线是最先要完善的影像学检查,可以显示大转子粗隆的异常改变或肌腱病变,若可见软组织内的钙化则提示肌腱内的钙化。X 线还可用于排除髋关节 OA 等其他病变。可以通过行 MRI 或超声评估臀部肌腱和滑囊的病变。MRI 同时还可显示髋关节的病理改变,也因此作为首选。

保守治疗通常是有效的,包括改良活动方式,镇痛药物,冰敷、热疗和着重加强髂带的物理疗法。如果需要,可将类固醇注射入滑囊中以短期缓解疼痛。另外可以考虑经皮针刺肌腱切断术,伴或不伴自体血液或富血小板血浆(PRP)的注射。如果保守治疗失败,则可以选择开放式或内镜手术来治疗肌腱病、慢性滑囊炎和肌腱撕裂[1,2,29-31]。

弹响髋

弹响髋(coxa saltans)是一种关节外的髋关节疾病,具有外部(coxa saltans externa)和内部(coxa saltans interna)两种类型。较常见的外部型指髂胫束(ITB)后方或臀大肌的前侧面滑动在大转子上的弹响。当髋部从屈曲状态运动到伸展状态时,可注意到弹响在外侧,也可在检查中视觉观察到。内部型与髂腰肌肌腱有关,并且有几种弹响机制。动态超声成像发现,最常见的病因是在髋关节屈曲,外展和外旋过程中,一部分髂肌与腰大肌肌腱下方相交。然后当髋关节伸展时,随着髂肌的远离,肌腱紧贴在下面的骨骼上。另一种普遍提出的机制是髂腰肌肌腱在髂耻粗隆处上的滑动,但这在超声评估中并不常见[32]。

弹响髋除了弹响之外,主要症状是疼痛。在没有疼痛的情况下,无须治疗。通常的保守治疗包括解决肌肉紧张,改善神经肌肉控制和肌肉平衡。如果这些治疗均无成效,则可将糖皮质激素注射到相邻滑囊中。难治性病例采用手术治疗,延长或松解受累的肌腱[1,32,33]。

臀区肌肉

A 浅层解剖

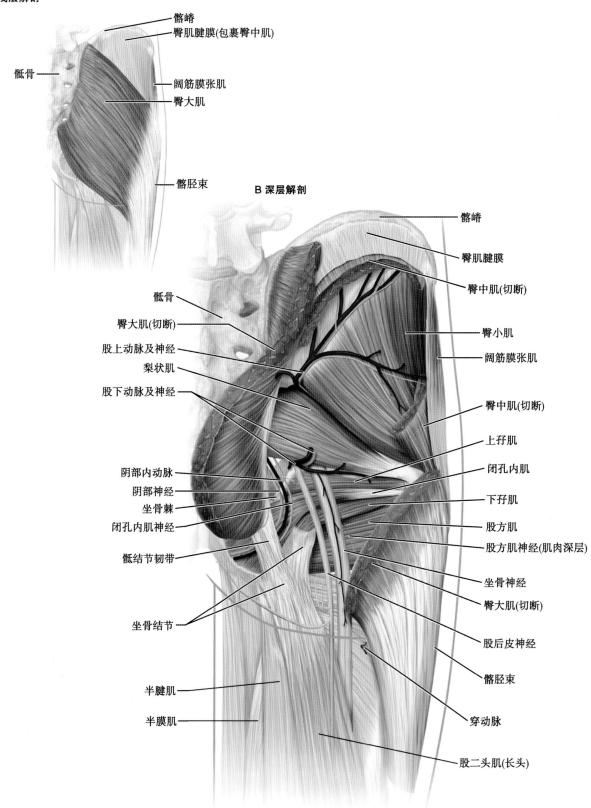

髂嵴
臀肌腱膜(包裹臀中肌)
骶骨
阔筋膜张肌
臀大肌
髂胫束

B 深层解剖

髂嵴
臀肌腱膜
臀中肌(切断)
骶骨
臀大肌(切断)
臀小肌
股上动脉及神经
阔筋膜张肌
梨状肌
股下动脉及神经
臀中肌(切断)
上孖肌
闭孔内肌
阴部内动脉
下孖肌
阴部神经
股方肌
坐骨棘
股方肌神经(肌肉深层)
闭孔内肌神经
坐骨神经
骶结节韧带
臀大肌(切断)
股后皮神经
坐骨结节
髂胫束
半腱肌
半膜肌
穿动脉
股二头肌(长头)

图 30-2 髋关节后侧肌肉解剖(摘自 Tank PW,Gest TR. Lippincott Williams & Wilkins Atlas of Anatomy. 1st ed. Baltimore,MD:Wolters Kluwer Health/Lippincott Williams & Wilkins;2009)

30

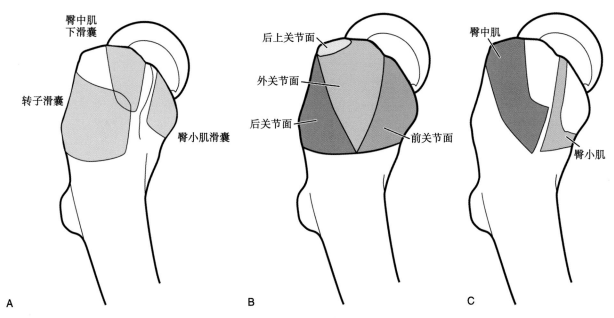

图 30-3 大转子滑囊解剖(A),骨关节面(B),肌腱止点(C)(摘自 Domb BG. Partial-thickness tears of the gluteus medius: rationale and technique for trans-tendinous endoscopic repair. Arthroscopy. 2010;26(12):1697-1705. Copyright© 2010 Elsevier. With permission)

内收肌劳损

肌肉劳损定义为肌肉中的撕裂,可从有症状的轻微撕裂到较明显的部分撕裂甚至完全撕裂。长收肌在内收肌群中最容易受损,常见于足球和冰球运动中。髋关节内收肌无力(尤其与外展肌相比),以及既往内收肌劳损是损伤的危险因素。检查时,触诊内收肌肌腱或耻骨止点处有压痛,髋关节抗阻内收可引起疼痛。X 线可用于排除撕脱或骨折,但通常不用于诊断。如果需要,MRI 可用于确定诊断及受伤程度,并有助于受伤运动员恢复运动的预后判断。劳损的等级为 1 级到 3 级,1 级指最小限度的力量和运动损失,等级 3 指肌腱单元的完全破坏。康复治疗首先要休息,直到抗重力向心内收无痛时开始牵伸和力量训练。接下来,患者逐渐通过力量强化训练恢复正常功能。为了减少初次损伤或再次损伤的风险,应在运动员的赛前训练中加入内收肌力量强化计划[34,35]。

耻骨骨炎

耻骨骨炎是耻骨联合疾病的一种,以关节破坏和疼痛为特征。疼痛通常位于内收肌,耻骨联合和下腹,很少放射至会阴区或阴囊。它有许多病因,包括运动,怀孕,泌尿或妇科手术以及退行性变。它必须与关节的骨髓炎区分开来,后者可自发或在手术后发生。耻骨联合的损伤机制包括反复的活动应力,以及因骶髂关节病变或髋关节旋转受限而增加的应力。

髋关节屈曲或旋转通常会使疼痛加剧。检查时,触诊耻骨联合会引起疼痛。X 线检查可显示关节异常,包括耻骨关节面变宽,轮廓不规则及硬化。骨扫描可显示耻骨联合摄取增加。MRI 在病程早期表现出骨髓水肿,关节积液和关节周围水肿,而在慢性疾病中则表现出软骨下骨硬化和骨刺。MRI 也可用于评估运动相关性腹股沟区疼痛的软组织病理变化。治疗包括改良活动方式、非甾体抗炎药(NSAID)和物理疗法。糖皮质激素注射液可用于短期缓解疼痛。如果保守治疗失败,可以考虑进行耻骨联合部分楔形切除或关节融合术等外科手术[35-37]。

小儿疾病

股骨头骨骺滑脱症

股骨头骨骺滑脱症(slipped capital femoral epiphysis,SCFE)是青少年最常见的髋部疾病。其特征是由于生长板的薄弱,股骨颈干骺端相对于股骨头骨骺发生了向前和向上的移位。男性比女性更常见,约为 1.5:1。它最常见于 11~14 岁之间的男性和 10~12 岁之间的女性,平均表现为 12.2 岁(男性为 12.7

30

岁,女性为 11.2 岁)。随着近年来青春期发生的提前,发病年龄也有所下降。在黑人,西班牙裔和波利尼西亚人的青少年中,SCFE 的发生率也更高。SCFE 的危险因素包括肥胖,内分泌失调和快速发育期[38,39]。

患者可表现出剧烈的急性疼痛,或较渐进性和轻度的症状。疼痛可能位于腹股沟,大腿或膝盖。如果患者在有或没有支撑的情况下使用患侧下肢承重,则分为稳定型 SCFE;如果无法承重,则分类为不稳定型 SCFE。检查时,患者出现跛行且髋关节外旋。髋关节的内旋也受到限制,并且当髋关节被动屈曲时会出现外旋动作。X 线具有诊断性,需要骨盆的 AP 位和双侧蛙式侧位片,因为多达 60% 的病例是双侧。在 AP 位片上沿股骨颈的上侧面绘制一条线,在侧位片上沿股骨颈的前侧面绘制一条线,这些线应与股骨头相交;而在 SCFE 中无法相交,骨骺也可能看起来模糊或变宽。治疗上,不能负重,并请骨科医师进行早期手术干预。早期干预可改善预后并降低发生骨坏死的风险,主要发生于不稳定型 SCFE 中。即使进行治疗,患者也可能发展为伴有凸轮畸形的 FAI,以及髋关节屈曲和内旋受限[39]。

Legg-Calvé-Perthes 病

Legg-Calvé-Perthes 病(Legg-Calvé-Perthes disease,LCPD)指小儿股骨头缺血性坏死,可导致股骨头畸形。病因尚不明确,但潜在病理因素是股骨头的血液供应中断。母亲在孕期吸烟和低出生体重是危险因素[40]。它最常见于 5~8 岁,且男性的发病率是女性的 3~5 倍。10%~15% 的病例是双侧的。患儿在起病时可出现髋部或膝盖处隐匿的轻度疼痛,并伴随跛行。经检查,他们内旋及外展的 ROM 可能受限。在较为严重的病例中,动会受到更多限制,并且可能存在双下肢不等长。

X 线用于初步评估,但病程早期的诊断需要MRI。保守治疗包括观察、ROM 或支具。对于较晚期的病例或年龄较大的儿童,需要行截骨术。发病较年轻的患者或 X 线片上股骨头呈球形的成年患者,长期预后较好。若患者的股骨头呈非球形或扁平状,则其发展早期髋关节 OA 的风险增加[41]。

30 骨突损伤

撕脱性骨折

骨撕脱伤发生在 11~17 岁的青少年运动员中。未融合的隆突相对于肌肉和肌腱较弱;因此,肌肉的快速收缩会导致骨性突起分离,而不是肌腱或肌肉撕裂。相关受累肌肉的骨骼附着部位,请参见表 30-1。症状包括在短跑,跳跃或踢腿时急性发作剧烈疼痛,经常会有弹响,并且疼痛使包括步行在内的活动受限。检查时,受损的骨性突起会有压痛,被动牵拉及受累肌肉的活动均会产生疼痛。骨盆的 X 线用于确认诊断并确定移位量,与对侧进行比较会更好。如果 X 线无法诊断,则可以完善 MRI。如果移位超过 2cm,通常建议转诊于矫形外科医师。最初的非手术治疗包括休息、冰敷和必要时用拐杖保护负重。当步行无明显疼痛时,开始进行牵伸和力量训练,紧随其后的是耐受范围内较高强度的活动。痊愈一般需要 4~12 周[27,35,42,43]。

表 30-1 骨突损伤相关肌肉及其骨性附着点

骨性附着点	肌肉
髂嵴	腹部肌肉
髂前上棘(ASIS)	缝匠肌
髂前下棘(AIIS)	股直肌
坐骨结节	腘绳肌
大转子	臀中肌,臀小肌
小转子	髂腰肌

骨突炎

骨突炎是在肌腱与骨膜连接处的炎症,与非急性发作的撕脱伤相似。它是由于使用过度而引起的,常涉及缝匠肌或股直肌。症状包括逐渐发作的髋关节疼痛,并随着活动而加重。检查时,触诊受累的骨突处有压痛,或肌肉抗阻活动时感到疼痛。髋部和大腿肌肉的紧张是危险因素。X 线检查表现为骨突处变宽,并有助于排除其他病变。必要时行 MRI 可显示肌腱附着部位出现水肿。骨突炎的治疗为休息、冰敷以及通过度牵引伸和力量训练逐渐达到康复[27,42]。

大腿

大腿前侧和后侧是肌肉骨骼损伤的常见部位,例如股四头肌挫伤,股四头肌劳损,腘绳肌肌腱病变和腘绳肌劳损[44-47]。来自腰椎,骶髂关节和髋关节引起的牵涉疼痛也很常见[9]。股骨的应力性骨折引起大腿疼痛的情况十分罕见。本节重点介绍股四头肌和腘绳肌损伤。

解剖学

大腿可分为三个主要区域:前侧,内侧和后侧。

前侧间室包括股四头肌和缝匠肌,股四头肌占大部分。它由四条肌腹组成:股直肌、股内侧肌、股外侧肌和股中间肌。缝匠肌是人体中最长的肌肉,从头到尾、从外侧到内侧斜行穿过股四头肌,沿着大腿的前内侧一直延伸到鹅足肌腱群(e 图 30-1)。

大腿内侧有五块内收肌。前层起源于耻骨的上外侧,包括耻骨肌、短收肌和长收肌。长收肌在最表面,覆盖着短收肌。后层由大收肌组成,尾端位置更深,并由两条在远端汇聚的肌腹组成。第五块且是最内侧的内收肌是股薄肌(e 图 30-2)。

后侧间室由三块腘绳肌(股后肌群)组成:股二头肌、半膜肌和半腱肌。这三者均起自坐骨结节,并向远端止于胫骨内侧(半膜肌及半腱肌)或腓骨头(股二头肌)。半腱肌的远端肌腱与缝匠肌和股薄肌的肌腱一起组成鹅足肌腱群。股二头肌由长头和短头构成。长头近端从联合腱发出,并侧向走行至半腱肌。短头起源于股骨粗线远端,并与长头汇聚并在止于腓骨头前一同构成远端肌腱。腘绳肌群的主要动作包括膝关节的屈曲和髋关节的伸展(e 图 30-3)。

体格检查

体格检查的目的是确定受伤的位置并评估 ROM 和肌力。与其他部位的体格检查一样,评估大腿的系统检查应包括视诊、触诊、ROM、神经血管检查和特殊试验。检查首先是对患者站立、行走、仰卧(大腿前侧和内侧)或俯卧(大腿后侧)的观察和视诊。触诊应根据损伤部位而进行。应评估包括腰部屈伸、髋关节屈伸、膝关节屈伸在内的主动活动,紧接着是髋关节和膝关节的被动运动。神经系统检查应包括腰骶肌节以及髋关节和膝关节的徒手肌力检查。还应对 L2-S1 皮节进行感觉检查,并检查闭孔神经,股神经,股外侧皮神经和股后皮神经的感觉分布。

特殊检查

腘窝角可用作腘绳肌柔韧性的量度。腘窝角或膝关节伸展角在患者仰卧且髋关节屈曲至 90°时进行测量。检查者将膝关节伸展直到遇上强烈阻力,同时将髋关节保持在 90°。这也可以在患者主动伸膝的情况下进行。腘窝角是小腿和股骨屈曲后向上延伸线之间的角度[48]。

股四头肌挫伤

股四头肌挫伤常见于足球和篮球等接触性运动中,曲棍球和冰球等高速球类运动中也很容易发生[45]。股四头肌挫伤定义为在大腿前侧、内侧或外侧股四头肌肌腹受到的外部打击。

患者经常描述在大腿前部受到直接打击后随即出现大疼痛,可伴有肿胀。体格检查可确认局部的压痛。被动牵伸和主动收缩通常会使疼痛加剧。24h 后被动屈膝的角度用于评估严重程度[50]。1 级(轻度)损伤在检查时出现局部压痛,膝关节屈曲程度大于 90°,步态无变化,并且能够进行深屈膝。2级(中度)损伤在检查时出现肿胀和肌肉片状压痛,屈膝≤90°,减痛步态,不能屈膝,爬楼梯或不伴随疼痛地从椅子上站起。存在 3 级(严重)损伤的患者的大腿出现明显肿胀和触痛,并且可伴有膝关节积液。屈膝角度≤45°,患者走动时会严重跛行,倾向于拄拐[50]。挫伤的严重程度决定了预后,轻度损伤在数日后即可恢复体育项目,而严重损伤则可能需要几周才能恢复运动。

股四头肌挫伤是基于病史和体格检查的临床诊断。除非怀疑有股四头肌腱撕裂或计划将血肿抽吸,否则很少需要进一步的影像学检查。在急性情况中,X 线通常不明显,而 MRI 可显示整个受累肌肉的水肿[51]。

股四头肌挫伤的治疗首先包括休息、冰敷、加压和抬高(RICE),以限制或控制出血。膝关节处于屈曲位静置,以保持股四头肌肌肉长度,对潜在的血肿加压,减轻膝关节的僵硬[45]。在损伤后的头 24h 内尽快将膝关节固定在 120°屈曲位上有益于治疗,并且可缩短完全康复和恢复运动的时间[52]。通常在伤后 48~72h 内应避免使用 NSAID,以减少进一步出血的风险。对于中度到重度的挫伤,再出血的风险在前 7~10 天最高。必须采取相关预防措施,避免过度牵伸、高温、饮酒和按摩。如果疼痛允许,康复的下一阶段将集中于恢复无疼痛的 ROM。一旦髋关节和膝关节恢复完全无痛的 ROM,股四头肌的力量训练和下肢功能性康复训练即可开始,随后是逐渐恢复运动的康复方案。对于轻度至中度,应在受伤后 4 周内完全康复[49]。

并发症虽然较少见,但对于恢复时间较长的患者不能忽略。大腿血肿可能会钙化导致骨化性肌炎

（MO）。大腿挫伤的发生率从 9% 到 20% 不等[53]。中度至重度挫伤若初期的治疗不适当地使用热疗和按摩，发生 MO 的风险更高。再出血也可能增加发生 MO 的风险[45,53]。MO 通常表现为疼痛，质韧的肿块，最后变硬。症状包括晨起疼痛加剧，活动时疼痛和夜间疼痛。可以在受伤后 2~4 周的 X 线上看到 MO 病变[45]。大多数患者恢复了膝关节和髋关节的全范围活动，并且重新开始运动时没有明显残留的疼痛[45]。尽管少见，但若有持续性的症状可能需要手术切除。一旦肿块成熟就进行手术，通常不早于 6 个月至 1 年[45,49,50]。

股四头肌劳损

腘绳肌，其次是股四头肌，是业余和职业运动员中最容易出现劳损的肌肉群。肌肉劳损约占所有体育锻炼伤害的 20%，而几乎所有劳损中的一半都发生在大腿前部和后部[45]。最大的危险因素是近期股四头肌劳损史。疲劳也可能增加易感性[54]。在短跑，跳跃或踢脚时，经常发生股四头肌突然离心收缩的情况。劳损在股直肌中最常见，因为它跨过两个关节（髋关节和膝关节），更容易拉伤[45]。劳损更常见于股四头肌群远端的股直肌肌腱末端，但也常发生于股直肌近端。股直肌远端劳损的预后较好，而累及中央腱的近端股直肌劳损的恢复间隔时间明显更长[55]。

患者可将疼痛定位在股四头肌腹部的任何位置，并以减痛步态行走。最初可能会出现明显肿胀，且在最初 24h 内通常会出现淤斑。应当沿着受伤的肌肉触诊，并评估坐姿和仰卧位的屈膝力量。股四头肌劳损可以通过肌纤维断裂程度、疼痛、股四头肌力量以及是否存在明显的缺损来进行分级（表 30-2）[56]。

表 30-2　股四头肌劳损分级系统

分级	纤维断裂程度	疼痛	肌力	体格检查
1	轻微	轻度	无或最小限度减弱	未触及肌肉缺损
2	严重	中度	中度减弱	可能触及肌肉缺损
3	完全	重度	完全丧失	触及肌肉缺损

Modified by permission from Springer：Kary JM. Diagnosis and management of quadriceps strains and contusions. Curr Rev Musculoskelet Med. 2010；3(1-4)：26-31. Copyright © 2010 Humana Press。

大多数劳损不需要影像学检查，但 MRI 和超声可用于评估部分或完全断裂的情况。如果 MRI 看到股直肌的中央肌腱受累，则预期的康复过程会更长[55]。建议采用分阶段的康复方案，就像先前针对股四头肌挫伤所描述的方案一样。

腘绳肌劳损

腘绳肌劳损是最常见的肌肉劳损[44,45,54,57]。在专业运动员中，急性腘绳肌劳损占所有损伤的 12%~15%[58]。复发率很高，1/3 的运动员经常在重返运动后的两周内复发[44,45]。

腘绳肌劳损有两种截然不同的类型。Ⅰ 型腘绳肌劳损最常见的是在近端肌腱连接处股二头肌长头。由于腘绳肌的离心收缩以减慢摆动的肢体以准备提脚踩地，在高速跑步时的末端摆动阶段会发生 Ⅰ 型损伤[44,59]。Ⅱ 型损伤通常累及半膜近端游离肌腱[60]。Ⅱ 型伤害发生在高踢腿、跳舞或滑行时，由于屈髋伸膝时腘绳肌过度拉长而导致。与 Ⅰ 型相比，Ⅱ 型损伤的恢复通常会延长[61]。

腘绳肌劳损的患者通常表现为大腿后侧突然发作的尖锐性、"针刺样"的疼痛。Ⅱ 型伤害可能会导致可闻及的弹响声。运动员可能无法继续活动，并经常避免髋关节和膝关节屈曲而形成僵硬步态[44,62]。

在体格检查时，可能会发现受伤部位远端有淤斑。直接触诊可局部定位损伤，如果完全断裂时可感觉到明显的缺损。被动的直腿抬高和被动的髋关节屈曲及膝关节伸展用于评估柔韧性。腘绳肌劳损可能会导致膝关节被动伸展时出现疼痛。评估患者屈膝和伸髋力量时采用俯卧位，应包括对侧肢体的比较[44,62]。根据肌腱组织破坏的数量，腘绳肌劳损可分为三个等级（表 30-3）[45,63]。

表 30-3　腘绳肌劳损分级系统

分级	纤维断裂程度	肌力	体格检查
1（轻度）	<5%	无或最小限度减弱	未触及缺损
2（中度）	部分撕裂	中度减弱	可能触及肌肉缺损
3（重度）	完全断裂	完全丧失	触及肌肉缺损和/或血肿

Modified from Zarins B，Ciullo JV. Acute muscle and tendon injuries in athletes. Clin Sports Med. 1983；2：167-182. Copyright © 1983 Elsevier. With permission。

腘绳肌劳损是临床诊断,通常不需要先进的影像学诊断。除非考虑坐骨撕脱伤,否则不建议使用X线检查。可以进行 MRI 以辨别部分和完全断裂,并排除其他损伤。由于水肿,在受累的腘绳肌内部和周围可见 T2 加权 MR 图像上的高信号强度[64]。在超声检查中,水肿也最常见于肌腱连接处[65]。

腘绳肌劳损可实行三个康复阶段。第一阶段涉及 RICE,其目标是减轻疼痛,消除水肿,防止瘢痕形成并恢复神经肌肉控制。避免孤立的抗阻训练,所有训练都在受保护的 ROM 中进行,避免过度牵伸。第二阶段包括扩大 ROM,增加离心抗阻训练和逐渐进行神经肌肉训练。当运动员腘绳肌肌力恢复并且可以最大速度的 50% 向前和向后慢跑而不会感到疼痛时,即开始第三阶段。第三阶段增加了针对体育项目的锻炼[44]。根据腘绳肌劳损的类型和等级,重返运动的时间从 8 天到 50 周不等,Ⅱ型损伤平均需要更长的时间[44,62]。糖皮质激素治疗腘绳肌劳损尚未得到广泛研究,但由于对潜在不良反应的了解很少,因此通常避免使用糖皮质激素。总体而言,因数据有限,对于 PRP 治疗腘绳肌劳损而言,与传统的康复方法相比,在治疗后重返运动概率或再次受伤率上并无明显优势[66-70]。

腘绳肌肌腱病

近端腘绳肌肌腱病(PHT)的发病率未知,但在短跑,长跑和耐力性运动员中更为普遍[71]。肌腱病是一种慢性退行性疾病。危险因素包括过度使用和腘绳肌发育不良[44]。半膜肌是最容易受累的腘绳肌群肌腱[71]。

发病时症状隐匿,但大腿后部疼痛会逐渐加重。疼痛通常被描述为坐骨结节附近大腿后部或臀部的"紧张"。坐着和重复运动(如跑步,涉及腘绳肌离心收缩)期间的症状更严重。在体格检查中,PHT患者通常在腘绳肌起源处的坐骨结节上有压痛。主动腘绳肌牵伸试验可出现腘绳肌起点的局部疼痛。在 PHT 患者中,并不会出现膝关节屈曲和髋关节伸展的肌力减弱[44,62]。

MRI 对 PHT 的敏感性高于超声。MRI 表现包括肌腱横截面积的增加,腘绳肌起点信号异质性增强,有时还有反应性骨水肿[72]。在超声检查中,PHT 表现为肌腱增厚,肌腱低回声区,有时甚至钙化[72]。

一般情况下,离心锻炼已被证明可有效治疗肌腱病,并且观察性研究支持将其用于治疗 PHT[44,73,74]。

一项小规模的结果研究表明,超声引导的腘绳肌近端肌腱 PRP 注射可有效治疗 PHT[75],但尚未进行较大的对照研究来证实这种治疗效果。影像引导的糖皮质激素注射在 1 个月[76]和 21 个月[72]时显示出疼痛水平和功能的改善。然而,糖皮质激素是有争议的,因为肌腱病是一种退行性而非炎性过程。因此,使用抗炎剂缺乏表面效度。糖皮质激素也可能抑制肌腱细胞活性和胶原蛋白合成,并增加肌腱撕脱的风险。这些有限的数据为 PHT 患者重返运动作出指导[44]。

膝关节

解剖学

膝关节是人体最大的滑膜关节,由上胫腓关节,髌股关节和胫股关节共同形成[77]。大部分的屈曲和伸展发生在胫股关节处,半月板通过加深胫骨平台的表面积并改善胫股融合而促进了关节连接。十字韧带为膝关节提供了 AP 稳定性,并且因它们在远端止于髁间区域的位置而命名。髌股关节在前部有助于屈曲和伸展;当膝关节从伸展变为屈曲时,髌骨关节面与股骨髁部之间的接触增加,以适应完全屈曲时增加的压力[77](图 30-4)。

通过静态和动态稳定器可以实现膝关节的内侧和外侧稳定性。浅层内侧副韧带(MCL)是膝关节内侧的主要静态稳定器,而缝匠肌、股薄肌和半腱肌统称为鹅足肌腱,是膝关节内侧的主要动态稳定器[78]。外侧韧带复合体为膝关节外侧提供静态稳定,并由外侧副韧带(LCL)、腘腓韧带、腓肠豆腓侧副韧带和弓状韧带组成。最后,ITB 提供了动态的横向稳定性;它位于外侧支持带的后方,并在远端止于股骨外侧髁和胫骨上 Gerdy 结节[79]。

在后方,腘窝在膝关节周围形成一些临床上重要的解剖结构。腘窝的边界由腘绳肌远端以及内外侧腓肠肌近端头形成。贯穿该凹窝的重要神经血管结构包括腘动脉和腘静脉,胫神经和腓总神经(CFN),以及腓肠内外侧神经。

体格检查

膝关节的体格检查从下肢开始。膝关节的力学对线以及髌骨的位置和倾斜度应得到评估。可出现全身性或局部性肿胀。肌肉周径的检查应进行左右比较,有助于提示肌肉萎缩的细微迹象。接下来,触

30

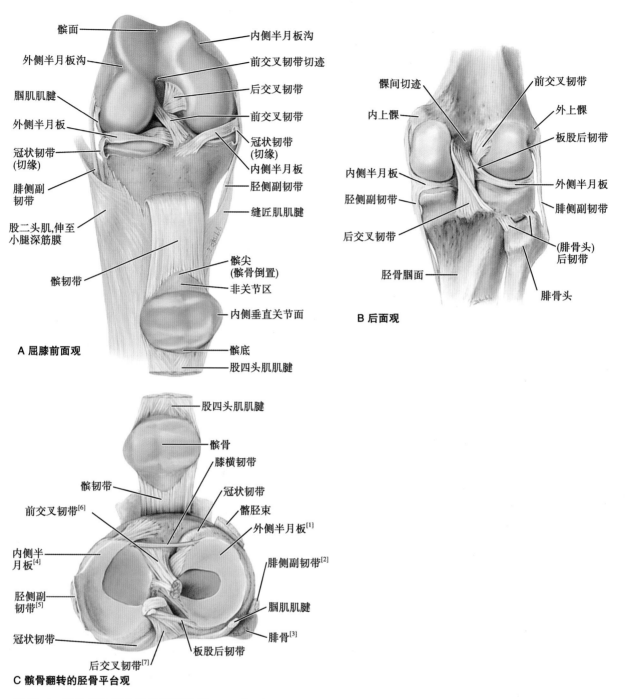

图 30-4　膝关节韧带及半月板解剖（Reprinted with permission form Moore KL，Agur AMR，Dalley AF. Essential Clinical Anatomy. 5th ed. Philadelphia，PA：Wolters Kluwer Health，2014）

诊膝关节有助于定位疼痛和压痛部位，以及肿胀或积液。应注意触诊特定结构，如关节线、髌骨关节面、浅表韧带和肌腱以及骨附着部位。临床医师应注意膝关节周围的皮温升高或红斑，可能表示局部炎症。并排双侧比较对于检查不对称肿胀或积液特别有效。浮髌试验用一只手从髌上囊中推挤液体，而另一只手压下髌骨，髌骨回弹表明存在较多的积液。膝关节的主动和被动 ROM 均应进行评估。正常情况下，膝关节屈曲大约 135°，而不超过 5°～10° 的过伸是正常范围[80]。在测量膝关节屈曲和伸展活动范围时，应评估运动模式和髌骨活动的轨迹。临床医师可在行 ROM 检查时观察到髌骨侧向、前后的倾斜或旋转。ROM 的任何缺失可由多种原因引起的，包括关节积液、关节游离体、半月板损伤或关节炎改变。ROM 增加或松弛度增加提示可能韧带损伤。

30

全面的膝关节检查还包括对髋关节、膝关节和踝关节的徒手肌力测定。膝关节徒手肌力测定主要集中在膝关节的屈肌和伸肌。检查膝关节的伸展时患者取坐位,膝关节的屈曲可在患者俯卧或坐位的情况下进行检查。有关膝关节所适用特殊试验的摘要,请参见 e 表 30-2,其中注明了试验相关的病变,试验说明以及敏感性和特异性[80]。

韧带损伤

前交叉韧带损伤

大多数前交叉韧带(ACL)受伤都是非接触性的,通常发生在着地动作或在侧切动作中[81]。几种生物力学和神经肌肉控制因素已被确定为 ACL 损伤的危险因素,包括增加的膝关节外展角和膝关节外展力矩,侧切运动中髋关节和膝关节的屈曲减少,膝外翻和胫骨内旋的增加以及股四头肌相比腘绳肌激活率的增加[82]。

ACL 损伤往往十分痛苦,并且损伤后患者无法继续进行活动。他们常诉“啪”一声或“咔嚓”,并且感觉膝关节“插进和脱出卡槽”。沿外侧关节线常有压痛并且 ROM 受限。ACL 损伤时膝关节往往会有积液,并且几乎在受损后立即发生。特殊试验可提示松弛度增加和胫骨前移。

初始影像学检查应包括膝关节 AP 位和外侧位的 X 线检查,以排除急性骨折。胫骨的隆起性骨折和撕脱性骨折(也称为 Segond 骨折)被认为是 ACL 损伤的病理特异性影像学表现。MRI 是诊断 ACL 损伤的首选影像学手段,其敏感性为 94%,针对 ACL 撕裂的特异性为 100%[83]。

最初的治疗重点是控制疼痛、肿胀和炎症。其次是增强股四头肌、腘绳肌、伸髋肌、外展肌和小腿肌肉的力量,同时还可以进行无痛 ROM 训练。关于前交叉韧带损伤应该手术还是非手术治疗仍存在争议。一项研究表明,将手术和非手术治疗急性 ACL 撕裂进行比较,在 2 年后具有相同的结局[84]。当存在合并性韧带或半月板损伤或希望返回侧切或跳跃运动的活跃患者时,建议进行外科手术修复。无论哪种情况,康复计划都应着重于减轻肿胀、恢复 ROM 和使步态正常化。

后十字韧带损伤

后交叉韧带(PCL)的损伤原因通常包括膝关节的过度伸展、屈膝对胫骨的后向力、膝关节的被动过度屈曲或膝关节脱位而引起的。虽然仅占运动相关的膝关节损伤的 2%~3%,但据报道,多达 40% 存在关节积液的创伤患者有 PCL 损伤[85]。

PCL 损伤常伴有模糊和非特异性的膝关节不适。急性受伤可能会在膝盖的后方出现积液、僵硬和疼痛。下蹲或跪姿可使疼痛加剧。除非并发 ACL 或 MCL 损伤,否则患者无明显不稳定感。体格检查可出现膝关节屈曲 ROM 减少。特殊检查可能出现胫骨后移时松弛度增加。

最初从对膝关节进行 X 线检查开始,应包括 AP 位、侧位、切迹位和日出位视图。PCL 撕脱伤的鉴别很重要,因为 PCL 撕脱伤行早期手术修复可有更好的预后[86]。MRI 仍然是诊断急性 PCL 损伤的首选影像学方式。据报道,MRI 在检测急性 PCL 损伤时灵敏度为 100%,特异性为 99%[87]。

PCL 局部撕裂通常是孤立发生的,并且保守的非手术治疗效果很好。最初的治疗重点是减轻疼痛和炎症,然后进行 ROM 和力量训练。专门针对腘绳肌和股四头肌肌群进行离心力量训练的康复计划可能是有益的[88]。

完全 PCL 撕裂的治疗最初要固定在完全伸展位,并部分负重 2~4 周的时间。初期制动后,患者可以逐渐承受完全负重,并开始进行渐进式康复计划,重点是股四头肌肌力训练,闭合运动链和开放运动链训练。保守治疗的大多数 PCL 完全损伤患者在 3 个月后恢复到先前的功能水平[86]。但是,仍然感到疼痛或无法恢复先前功能的患者应转诊进行外科手术。

内侧副韧带损伤

内侧副韧带损伤(medial collateral ligament, MCL)是膝关节最常受伤的韧带之一。MCL 损伤的机制通常是膝外翻产生的压力;患者可有膝关节外侧的直接撞击,伴随爆裂或撕裂以及急性疼痛或沿膝关节内侧的压痛。膝关节是否出现积液取决于受伤时间。应在患侧和健侧的膝关节上进行外翻应力测试,以评估松弛情况。该试验在屈膝 0° 和 30° 时重复进行;膝关节屈曲度为 0° 时,松弛度增加可能由于膝关节的其他损伤,包括交叉韧带或后关节囊[89]。

根据 Ottawa 和 Pittsburgh 膝关节准则评估是否需要使用平片获取初始影像:55 岁或以上,腓骨头压痛,孤立的髌骨压痛,膝关节不能弯曲超过 90° 以及不能立即或在评估时负重走 4 步。另外,在接触性损伤的情况下,建议进行影像学检查。在怀疑存在孤立 MCL 撕裂的大多数情况下,不需要使用 MRI 行高级成像。但如果怀疑完全 MCL 撕裂,则 MRI 有助于分类和计划治疗[89,90]。一些作者还建议对所有松弛度大于 10mm 的患者进行 MRI 检查来诊断其他关节内损伤[91]。

大多数 MCL 损伤可以保守治疗。保守治疗侧重于早期 ROM 和渐进式力量训练。抗炎药物和冰敷有助于控制最初的疼痛和炎症。铰接式膝关节支架可提供额外的稳定性。根据 MCL 损伤的部位和程度,可行手术治疗,常用于韧带完全断裂的情况[90]。在运动员发生大面积骨性撕脱、胫骨平台骨折、完全性胫骨侧方撕脱或关节内韧带卡压的情况下,也可考虑转诊外科手术治疗[89]。

外侧副韧带和后外侧角损伤

后外侧韧带复合体可为膝关节提供侧向稳定性。LCL 损伤很少是孤立发生的,必须注意后外侧角(PLC)损伤,后者涉及后外侧韧带复合体中的其他结构。大多数 PLC 伤害是由于机动车事故或运动相关的急性损伤[92]。当发生 LCL 和 PLC 损伤时,它们通常与 ACL 或 PCL 损伤相关[93]。典型的损伤机制是在膝关节处于完全伸展或接近完全伸展时将后外侧或内翻力施加于膝关节时发生的[92]。

患者可抱怨膝关节因无力发软而过伸,或扭转,枢转或侧切动作时感觉到不稳定[92]。膝关节后外侧或腓骨头上可能有压痛。患者可能表现出异常的步态模式,倾向于屈膝以免在站立阶段过伸[94]。内翻应力测试应分别在 30° 和 0° 进行。如果在 0° 出现不稳定性,则可能提示额外的韧带损伤。交叉韧带也应进行检查。

标准的 AP 位和侧位膝关节的 X 线可排除骨折。内翻应力 X 线可有助于量化外侧部内翻间隙[95]。MRI 是首选的成像方式,因为它已被证明对检测 LCL 和膝关节后外侧结构的损伤具有高度的敏感性和特异性[93]。

内翻应力间隙小于 10mm 的大多数 LCL 和 PLC 损伤可以进行非手术治疗。发布的康复方案要求在最初的制动期为 4～6 周,然后逐步进行负重、力量和 ROM 训练[96,97]。内翻应力间隙超过 10mm 的患者应转诊进行手术修复,因为这些患者在进行非手术治疗时往往出现功能结局较差,持续性的不稳定以及退行性改变增加[95,96,98]。

半月板损伤

半月板是位于胫股间隙内侧和外侧的半月形软骨结构,其目的是加深胫骨平台的表面积,使胫骨承接股骨,同时改善胫股一致性[77]。它们还起到在膝关节上传递载荷的作用,并在动态关节运动过程中吸收震动[99]。半月板撕裂可分为急性或退行性。急性半月板损伤通常与创伤有关,如扭转或深蹲。退行性半月板撕裂通常是非创伤性的,被认为与膝关节 OA 是同一疾病过程的一部分[100]。

患有半月板急性或退行性撕裂的患者会存在膝关节疼痛,伴有卡顿或交锁感。检查时可能有内侧或外侧关节线的疼痛和压痛。膝关节深屈曲可引起疼痛。特殊的试验操作,例如 McMurray 试验、Thessaly 试验和 Apley 研磨试验,可为阳性[80]。

膝关节负重 X 线的初步成像有助于检测 OA 和其他可能的膝关节疼痛的骨性来源,例如骨折或肿瘤。MRI 对检测半月板损伤敏感且特异,对于急性半月板损伤,应获取 MRI 以确定撕裂的程度和类型[101]。怀疑退行性半月板损伤时应后备 MRI 检查,如保守治疗失败并考虑手术干预的情况[102]。

初期治疗旨在减轻疼痛和炎性症状。休息、冰敷和 NSAID 药物可用于缓解疼痛。没有机械性症状和半月板退行性撕裂的急性撕裂通常是非手术治疗的。患者应完成康复计划,包括力量训练,低冲击性的有氧运动和神经肌肉再教育[103]。与复合性撕裂和中央无血管性"白色区域"撕裂相比,单纯性撕裂和周围血管性"红色区域"撕裂具有更好的愈合潜力。具有机械症状的急性撕裂应转诊进行外科手术。手术选择包括关节镜下半月板修复、半月板清创术和半月板部分切除术,具体取决于撕裂的位置和类型。

Baker 囊肿

Baker 囊肿,也称为腘窝囊肿,位于腘窝内侧,由腓肠肌-半膜肌囊扩张引起[104]。Baker 囊肿与关节囊相通,被认为是后关节囊本身的延伸[105]。据推测,囊肿内的积液是由于单向阀门机制而发生的,并且在关节病变产生积液的情况下使囊内压力能够正常化[104]。Baker 囊肿通常与半月板损伤、ACL 撕裂、软骨损伤、OA、类风湿关节炎和痛风有关[106,107]。

患者出现膝关节后方肿胀并伴有模糊的不适感。这些囊肿可于潜在的膝关节病变过程中偶然发现。Baker 囊肿通常是圆形而光滑的,并且容易在腘

30

窝的内侧触及。引起腘窝肿块的其他原因包括良性或恶性肿瘤、腘动脉瘤、深静脉血栓形成、半月板囊肿和神经节囊肿。其他疾病过程,例如骨软骨瘤病、色素沉着的绒毛状滑膜炎和滑膜肉瘤也是可能的[104]。有时,Baker 囊肿会破裂并出现小腿疼痛和肿胀。在这种情况下,临床医师应排除深静脉血栓的形成、假性血栓性静脉炎和浅表性血栓性静脉炎,这些情况可以相似的方式出现,并需要更积极的干预。

MRI 仍是诊断膝关节肿块的金标准。Baker 囊肿边界清晰,呈单房型,向后延伸至膝盖后方。在 T2 加权图像上高强度信号表明相邻软组织出现水肿,提示腘窝囊肿破裂[108]。在确定 Baker 囊肿方面,相比 MRI,超声技术提供了一种低成本且准确的替代方法。但超声对于关节内评估并不可靠,如果需要识别潜在的关节内病变,则应使用 MRI[109]。

Baker 囊肿的初始治疗是保守的,包括针对疼痛和炎症控制的支持治疗。通常采用超声引导下囊肿抽吸,结合关节内或囊内注射糖皮质激素[110,111]。对保守治疗不敏感或症状反复的患者可考虑手术干预。有多种外科手术方法可用于治疗 Baker 囊肿,包括治疗潜在的原发性膝关节病变,通过关节镜消除阀门机制或完全将通道缝合[104]。

髌股关节疼痛综合征

髌股关节疼痛综合征(patellofemoral pain syndrome,PFPS)一词用于描述因生物力学改变、下肢畸形以及髋关节和膝关节肌肉失衡所致过度使用而引起的膝关节前侧疼痛[112]。据估计,PFPS 占运动医学诊所中所有膝关节问题的 25%~40%。尽管 PFPS 发生在所有年龄段的患者中,但患病率最高的是 12~17 岁之间的年轻活跃患者[113]。

PFPS 患者表现为逐渐发作的膝关节前侧或髌骨后侧疼痛,随着下蹲、起跳或慢跑等活动而加剧,可与膝关节摩擦或僵硬有关。当髌股关节未负重时,通常不会出现疼痛。髌骨研磨试验可能会有疼痛,单腿下蹲的功能测试可能出现股骨干控制不良。

PFPS 主要是临床诊断。膝关节的影像学检查可能显示出其他疼痛或其他膝关节病变的来源,但并非特定于 PFPS。MRI 的应用受到限制,原因包括低度软骨病变的诊断准确性差,MRI 可见病变与髌股症状之间的相关性差,以及无症状运动员患者的软骨病变患病率较高[114]。

PFPS 的主要治疗手段是针对性的物理治疗计划,重点在于加强股四头肌和髋外展肌力量训练[114]。髌骨带和髌骨松动作为辅助治疗方式,也已显示出可有效减轻 PFPS 引起的疼痛。带有足弓支撑的定制足矫形器也被证明是有益的[115]。非甾体抗炎药通常用于短期缓解疼痛。然而其功效的证据有限[116]。

髌骨肌腱病

髌骨肌腱病是指髌骨肌腱的临床过度使用,是导致膝前疼痛的常见原因。这种情况在过去也被称为髌骨肌腱炎,不准确地将髌骨肌腱病描述位是一种慢性、非炎症性、过度使用性的损伤[117]。髌骨肌腱病会影响使膝关节的伸肌机制承受反复和剧烈压力的患者,并且在运动员中已有报道[118]。这种情况的病原学继发于持续性微量创伤与肌腱自我修复率之间的不匹配[97]。

髌骨肌腱病患者通常表现为膝前疼痛,这种疼痛随着活动和膝关节屈曲时间延长而加重。疼痛可位于膝关节前方髌骨下极的髌骨肌腱近端起点上。最初用 X 线成像可显示普遍相关联的表现,例如腱内钙化或边缘骨刺。超声和 MRI 可用于显示肌腱病变,包括增厚、不规则和部分撕裂[119]。

髌骨肌腱病的治疗一开始通过改良活动方式和相对休息一段时间以减轻疼痛。治疗的主要内容是强调股四头肌的离心力量训练的康复计划[120]。证据不支持使用 NSAID 治疗慢性过度使用性肌腱病,因为这些疾病本质上是非炎症性的[121]。糖皮质激素注射可能会带来短期益处,但应谨慎使用,因为将其用于髌骨肌腱病的支持证据混杂,并且可能会增加肌腱断裂的风险[122,123]。使用 PRP、体外冲击波疗法(ESWT)以及注射硬化药物的证据仍然混杂,需要进一步研究[120]。

髂胫束摩擦综合征

髂胫束(iliotibial band,ITB)摩擦综合征是一种因过度使用而出现的疾病,可能导致膝关节外侧疼痛,在运动人群中很常见[124]。ITB 是大腿横向增厚的筋膜,近端由臀大肌筋膜和阔筋膜张肌筋膜(TFL)形成[79]。ITB 远端止于股骨外侧髁和胫骨近端前外侧 Gerdy 结节处。而滑囊位于这些远端肌腱止点的下方。

ITB 摩擦综合征被认为是由 ITB 在股骨外侧髁重复的前后运动引起的,从而导致了 ITB 远端和下方滑囊的炎症[124]。通常发生在跑步者和自行车骑

30

手中，训练不当例如训练负荷的快速增加、爬坡、过大的步幅和增加的行驶里程均与损伤有关[125]。还隐含了生物力学因素，例如过度膝内翻、胫骨过度内旋扭转、足内旋和髋关节外展肌无力[124]。

患有 ITB 摩擦综合征的患者会出现膝关节外侧疼痛，位于股骨外侧髁或 Gerdy 结节处。重复屈伸运动过程中或运动后可能会出现疼痛。检查时，相应的骨性止点经常有压痛。Noble 压力试验是在膝关节被动屈曲和伸展时在股骨外侧髁上施加压力，该试验会在膝关节外侧产生疼痛。在患者侧卧且膝关节屈曲时进行的 Ober 试验也可体现，随着髋关节被动伸展时 ITB 的松紧程度。

诊断 ITB 摩擦综合征不需要影像学检查。但是，膝关节的 X 线检查可能有助于排除膝关节疼痛的其他原因，例如 OA。如果症状不建议采用保守治疗，则 MRI 也可能有助于确诊。

治疗与大多数过度使用的损伤相似。初始治疗从改良活动方式和休息开始。冷敷可以用于减轻疼痛和炎症。当与其他非手术方式结合使用时，

NSAID 可有助于减轻疼痛[126]。局部注射糖皮质激素有效[127]。康复治疗应包括针对 ITB、TFL 和臀大肌的牵伸以及强化核心和髋关节外展肌的力量训练。其他干预措施，例如手法治疗、肌筋膜松解和使用泡沫轴可有所帮助。应针对患者，对明显的生物力学紊乱予以纠正。

滑囊炎

膝关节周围有许多滑囊（图 30-5）。其中一些可能会受到影响，如下所述。

髌前滑囊炎

髌前滑囊炎患者表现为膝关节前局部疼痛、肿胀和压痛。髌前滑囊炎主要涉及的两个滑囊是髌前皮下滑囊和髌下浅表滑囊。当出现髌前滑囊炎时，临床医师必须区分感染性滑囊炎和非感染性滑囊炎。感染性滑囊炎和非感染性滑囊炎通常都是由于创伤引起的。对于感染性滑囊炎，外伤会导致细菌直接接种到滑囊腔中。矿工、园丁、地毯工和机械师

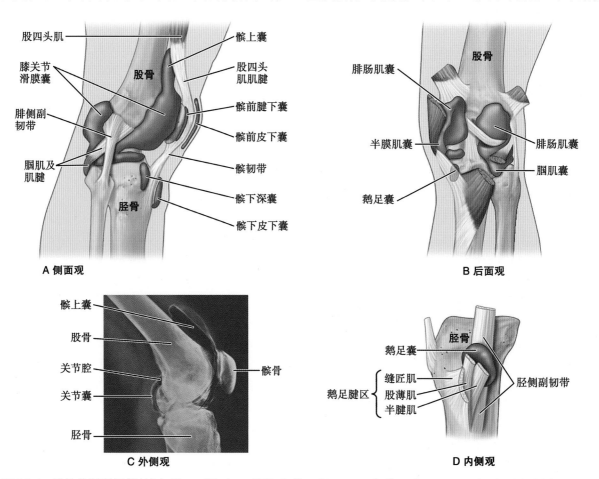

A 侧面观　　　　B 后面观　　　　C 外侧观　　　　D 内侧观

图 30-5　膝关节滑囊解剖（摘自 Moore KL，Agur AMR，Dalley AF. Essential Clinical Anatomy. 5th ed. Philadelphia，PA：Wolters Kluwer；2014）

由于膝关节前侧受到频繁而反复的钝性创伤而罹患感染性和非感染性滑囊炎的风险较高。结晶性滑囊炎也可能发生,但通常存在于有痛风病史的患者中。

仅根据临床表现来区分感染性滑囊炎和非感染性滑囊炎具有一定挑战性。感染性滑囊炎比非感染性滑囊炎更容易出现滑囊压痛,分别占患者的 90%和 45%。囊周性蜂窝织炎和发热也常见于感染性滑囊炎。局部皮温升高和红斑通常见于感染性和结晶性滑囊炎,但少见于非感染性外伤性或特发性滑囊炎[128]。最终,如果临床考虑感染性滑囊炎,应进行滑囊抽吸,并送抽吸液行革兰氏染色、细胞计数、晶体分析和培养。

非感染性滑囊炎应使用压迫性胶带和 10~14 天的 NSAID 治疗[128]。糖皮质激素注射液可有效降低髌前滑囊炎相关的滑囊积液,但应谨慎使用,因为注射部位可出现皮肤萎缩、感染和慢性疼痛的风险[129]。

鹅足滑囊炎

鹅足滑囊炎的患者可在膝关节内侧鹅足肌腱的胫骨止点上出现疼痛和压痛。患者常诉疼痛,可随上下楼梯而加重,并且在鹅足止点处有局部压痛,有时可出现局部的肿胀。诊断基于临床表现,可能不需要其他影像学检查。有针对性的物理疗法和糖皮质激素注射疗法都被认为是有效的疗法[130]。

Osgood-Schlatter 综合征和 Sinding-Larsen-Johansson 综合征

Osgood-Schlatter 综合征(OSS)和 Sinding-Larsen-Johansso 综合征(SLJS)是膝关节前侧疼痛的两种来源,最常见于儿科人群。OSS 是由于胫骨结节次级骨化中心上的髌骨肌腱反复劳损而发生的,而 SLJS 则是由于髌骨下极的髌骨肌腱反复劳损而发生的[131,132]。OSS 被认为是一种骨突炎;然而,关于 SLJS 到底是作为真正的骨突炎、骨膜炎、慢性肌腱炎还是骨软骨病仍存争议[133,134]。

OSS 通常出现在患儿的快速成长时期:男孩为 12~15 岁,女孩为 8~12 岁[135]。SLJS 是一种非常罕见的疾病,但也发生在 10~14 岁之间的青春期[133]。这两种情况通常发生在活跃或参加运动的患者中[133]。OSS 和 SLJS 分别表现为胫骨结节或髌骨下极的局部疼痛。症状的发作是渐进的,从间歇性症状开始,逐渐发展为持续性的疼痛。活动常会加剧疼痛,特别是涉及跳跃和膝关节深屈屈的体育活动。

体格检查可发现局部压痛、肿胀和出现于胫骨结节或髌骨下的隆起。膝关节抗阻屈曲也可引起疼痛。

OSS 和 SLJS 都是临床诊断。但 X 线有助于排除其他疼痛源,例如急性胫骨骨突骨折、感染或肿瘤。在 X 线上,骨突的不规则伴随胫骨结节的分离或破碎与 OSS 一致。在 SLJS 中,侧位 X 线片显示髌骨下极相邻的髌骨肌腱有斑点钙化[134]。超声是髌骨下肌腱成像的有效方式,可能显示髌骨肌腱肿胀、腱内钙化以及撕脱伤[136]。

OSS 和 SLJS 的初始治疗类似。避免相应加剧性活动、使用冰敷和口服 NSAID 来减轻疼痛和炎症。保护性护膝有助于避免局部创伤和刺激。由于四头肌萎缩的风险,不再建议进行石膏固定[137]。物理疗法应着重于四头肌、腘绳肌、ITB 和腓肠肌的力量训练和柔韧性[138]。对于 5%~10% 的患者,尽管采取了保守治疗,症状仍可能持续;骨骼成熟后可考虑进行手术干预[137]。

小腿

小腿损伤是肌肉骨骼临床实践中常见的症状。本节重点介绍劳累性小腿疼痛(exertional leg pain,ELP),因为它在耐力性和娱乐性运动员中尤为常见,其他小腿病变也常见于该人群。在一项对 2 000 多例跑步损伤的回顾性研究报告中,ELP 发生率为 12.8%。另一项越野运动员研究报告说,有 82.4% 的人曾有过 ELP 病史[139,140]。ELP 被定义为与劳累有关的膝关节远端和踝关节近端的疼痛[141]。疼痛的病因通常源于肌肉骨骼、血管或神经系统。ELP 的鉴别诊断包括胫骨内侧应力综合征(MTSS)、胫骨应力损伤(TBSI)、慢性劳累性骨筋膜室综合征(CECS)、腘动脉陷迫综合征(PAES)和周围神经嵌压症[140,142]。准确的诊断和治疗需要有全面的病史、体格检查和适当使用诊断性试验。

解剖学

小腿有两大筋膜间室,分别为前外侧筋膜间室和后内侧筋膜间室。分隔它们的是一层坚固的骨间膜,从胫骨内侧一直延伸到腓骨和腓骨外侧的后足肌间隔膜。前外侧间室被再分为前侧间室和外侧间室,两个间室被位于小腿伸肌和腓骨肌群之间的前肌间隔膜分隔。后外侧间室可分为两个间室(或肌肉群),即后浅间室和后深间室,由环状肌间横膈膜分隔(图 30-6)。

30

小腿的筋膜间室的构成

A 定位

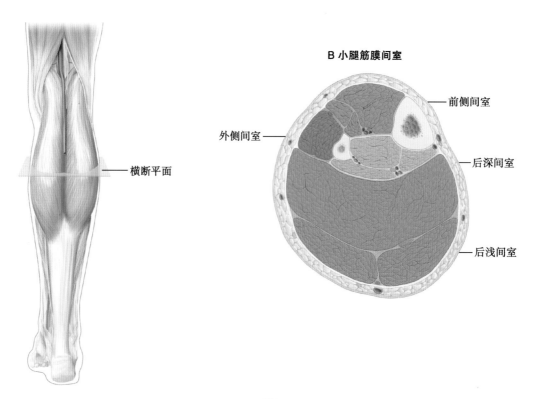

横断平面

B 小腿筋膜间室

前侧间室

外侧间室

后深间室

后浅间室

C 横断面

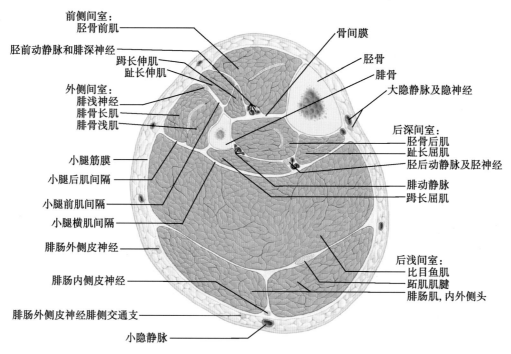

前侧间室:
胫骨前肌

胫前动静脉和腓深神经
蹈长伸肌
趾长伸肌

外侧间室:
腓浅神经
腓骨长肌
腓骨浅肌

小腿筋膜

小腿后肌间隔

小腿前肌间隔

小腿横肌间隔

腓肠外侧皮神经

腓肠内侧皮神经

腓肠外侧皮神经腓侧交通支

小隐静脉

骨间膜

胫骨

腓骨

大隐静脉及隐神经

后深间室:
胫骨后肌
趾长屈肌
胫后动静脉及胫神经
腓动静脉
蹈长屈肌

后浅间室:
比目鱼肌
跖肌肌腱
腓肠肌,内外侧头

图 30-6 左下肢筋膜间室的解剖横断面(摘自 Tank PW,Gest TR. Lippincott Williams & Wilkins Atlas of Anatomy. 1st ed. Baltimore,MD:Wolters Kluwer Health/Lippincott Williams & Wilkins;2009)

30

小腿的前外侧间室位于胫骨前缘和腓骨外侧面之间。该间室容纳了参与背屈、旋后和踝内旋的肌肉（e 图 30-4 及 e 图 30-5）。它分为前侧间室和外侧间室。前侧间室的肌肉从内到外分别是胫骨前肌、蹈长伸肌和趾长伸肌。前侧神经血管束位于胫骨前肌深处，由胫前动脉/静脉和腓深神经组成。外侧间室的肌肉包括腓骨长肌和腓骨短肌。由腓浅神经（SFN）组成的外侧神经血管束沿腓骨干向近端延伸，在腓骨长肌和趾长伸肌之间向远端延伸。

小腿的后内侧间室比前外侧间室大。它容纳了参与使踝关节和足趾跖屈的肌肉。该间室可分为后浅间室和后深间室。后浅间室的肌肉由浅至深分别是腓肠肌（内侧头和外侧头）和比目鱼肌。这些肌肉一起被称为小腿三头肌（e 图 30-6）。后深间室的肌肉从内到外分别是趾长屈肌、胫骨后肌和蹈长屈肌（e 图 30-7）。

体格检查

评估小腿首先要观察患者下肢的力学对线、平常的步态模式和站立姿势。静态站立过程中对踝关节的检查可以显露出增加小腿患病风险的因素，例如高弓足和扁平足。平常步态可更好地评估功能性扁平足。检查还包括观察具有明显肌肉疝出的筋膜缺陷。触诊应沿胫骨后内侧进行，以评估 MTSS 中发现的弥漫性压痛或 TBSI 中的局部压痛。根据临床表现，触诊还应包括胫骨前侧和腓骨。应评估腰椎、髋关节、膝关节和踝关节的 ROM。踝关节和髋关节 ROM 的增加或受限可能会增加小腿损伤的风险。神经系统检查应通过对踝足的特定试验来对腰骶皮节和肌节进行检查。根据腓浅神经、腓深神经、胫神经、隐神经和腓肠神经的分布进行感觉检查。血管系统的检查为触诊腘动脉、足背动脉和胫后动脉的搏动。

特殊试验

足舟骨落差试验测量了在负重和无负重时，足舟骨的下边界与地面之间的距离差异。该测试是中足内旋的提示。目前尚无可用的敏感性或特异性数据。在某两项研究中，与无症状运动员相比，平均足舟骨落差距离在患有 MTSS 的跑步者中有增加。

在一项研究中，怀疑胫骨应力性骨折的患者在使用 128Hz 的音叉置于胫骨前侧表面（非可疑骨折部位）时引起疼痛。在音叉试验后的 30 天内使用骨闪烁显像技术，发现其敏感性为 75%，特异性为 67%[143]。

胫骨内侧应力综合征

胫骨内侧应力综合征（medial tibial stress syndrome, MTSS），也称为外胫夹，常指运动过程中沿胫骨中至远端 1/3 的后内侧边缘发生的疼痛，但不包括缺血性来源或应力性骨折引起的疼痛[144]。在跑步者中，MTSS 的发生率在 13.6% 和 20.0% 之间[145]。MTSS 的具体病因尚不明确，但可能涉及小腿后侧间室肌群沿胫骨的骨膜牵引反应[146-148]。研究表明，与健康对照组相比，MTSS 患者对胫骨负荷的适应性较差[149]并且胫骨骨密度较低[150]。从 MTSS 康复后，降低的胫骨密度可恢复正常[151]。因此，胫骨骨密度低的患者可能无法承受导致 MTSS 的反复性负荷，或者说，反复性负荷可能导致骨密度降低并最终导致 MTSS。

MTSS 是导致跑步者胫骨后内侧边缘疼痛最常见的原因[142]。疼痛呈弥漫性区域，位于胫骨中至远端 1/3 沿后内侧边界。患者常诉在静息时并无疼痛，疼痛随运动开始，可能在持续的劳累后减轻。随着 MTSS 的恶化，运动过程中疼痛可能无法缓解，并且可能在活动结束后出现[142]。如果在静息时出现疼痛，则必须排除 TBSI 或应力性骨折[142,152]。在体格检查中，最敏感的表现是沿着胫骨中至远端 1/3 的后内侧边界触诊时有弥漫性压痛[142]。与 MTSS 相关的内在危险因素包括足过度旋前、女性和先前的 MTSS 病史。足内旋可以使用足舟骨落差试验[142,153]进行评估。

在没有并发症的 MTSS 患者中，无须进行影像学检查。如果考虑 TBSI，则需进行成像以排除应力性骨折。X 线平片对 MTSS 的诊断价值有限，但有助于排除应力性骨折。骨闪烁显像术历来被用于 MTSS 的诊断，但发现其假阳性率很高，并且作为评估 MTSS 的常规检查会受限[154-156]。MRI 已可准确诊断 MTSS 并区分 MTSS 和 TBSI[154]。MTSS 仍然是一种临床诊断，仅在有疑问的情况下才使用诊断性成像[142,153]。

MTSS 的初期治疗从改良活动方式开始。必须避免加剧性的活动，并纠正生物力学缺陷。如果足舟骨落差试验为阳性，则应治疗过度内旋（鞋磨损、预制或定制的矫形器、胶带、步态再训练）。如果已完成 MRI，则可以使用 Fredericson（表 30-4）制订的评分标准来指导休息时间并重返运动[157]。与对照组相比，ESWT 与分级的跑步计划相结合可缩短症状的持续时间[158]。在极少数情况下，当所有保守治疗均失败时，则需要手术治疗[142,153]。

30

表 30-4　MTSS 和 TBSI 的 MRI 分类

分级	临床诊断	MRI	康复治疗
1	胫骨内侧应力综合征	仅在 T2 加权像出现骨膜水肿	2~3 周无冲击性活动
2		仅在 T2 加权像出现骨膜及骨髓水肿	4~6 周无冲击性活动
3	胫骨应力损伤	在 T1 与 T2 加权像均出现骨髓水肿±骨膜水肿	6~9 周无冲击性活动
4		在 T1 与 T2 加权像均出现骨髓及骨膜水肿;骨折线均清晰可见	6 周石膏固定,随后 6 周无冲击性活动

Modified from Fredericson M, et al. Tibial stress reaction in runners: correlation of clinical symptoms and scintigraphy with a new magnetic resonance imaging grading system. Am J Sports Med. 1995;23:472-481. Copyright © 1995 SAGE Publications。

胫骨应力损伤

骨应力性损伤可能会影响骨干的骨皮质或长骨干骺端和骨骺的骨松质。与"应力性骨折"相比,术语"TBSI(tibial bone stress injury)"更为可取,因为在影像学上没有实际骨折的情况下仍可能会发生 TBSI[157]。骨干的 TBSI 有两种类型。第一个影响胫后皮质,并被认为是源于压迫性劳损。第二个影响胫前皮质,是由于张力性劳损[159]。病理生理学尚未具体阐明,但已提出对胫骨的反复性劳损会导致骨皮质或松质的微损伤。这种微损伤通过在沉积反应(成骨活性)之前增加破骨细胞活性来引发重塑反应,从而导致胫骨衰弱和 TBSI。TBSI 发生于骨密度正常的患者中称为疲劳型应力损伤;发生于骨密度降低的患者中则称为功能不良型应力损伤。在胫骨截面积减少和小腿肌肉量减少的患者中,疲劳型损伤更为常见。功能不良型损伤在女性运动员中更为常见[140,160]。

患有 TBSI 的运动员存在起病隐匿而定位明确的胫骨疼痛,随活动加剧。TBSI 鲜明区别于 MTSS 的特征是从运动后出现疼痛逐渐发展为运动中疼痛[157]。在严重的情况下,可出现夜间疼痛[160]。风险因素包括近期训练强度、频率和持续时间的增加[140]。一项研究发现,跑鞋使用超过 6 个月易导致 TBSI 的发生[161]。在女运动员中,应评估女运动员三联征(月经不调、饮食失调和骨质密度降低)的危险因素[140]。

在体格检查中,触诊胫骨局部区域有压痛,可能有或无明显肿胀。音叉测试可能诱发疼痛[143]。单凭体格检查不能排除 TBSI,影像对诊断至关重要。首选 X 线,虽然可显示出骨折,但对 TBSI 的敏感性较低。由于敏感性低,骨闪烁显像和 CT 的使用也受

到限制[154]。MRI 优于其他检查,也有助于确定 TBSI 的治疗[154,157]。

Fredericson MRI 标准(表 30-4)用于指导治疗。Ⅲ级损伤需要 6~9 周的无冲击性活动。Ⅳ级损伤需要石膏固定 6 周,随后进行 6 周的无冲击性活动[157]。这些建议对于大多数骨干后(压迫侧)TBSI 都是适用的,但骨干前(张力侧)TBSI 可能需要长达 6 个月的保守治疗才能治愈。如果前侧皮质 TBSI 的愈合迁延,手术可缩短恢复时间。最常见的手术是髓内钉固定术,其重返运动率为 100%[159,162]。

预防措施包括筛查和女运动员三联征的治疗。对运动员和培训人员进行 TBSI 症状相关的宣教可以缩短症状发作到诊断的时间,从而改善预后[140]。维生素 D 水平在 40~50ng/ml 之间可降低 TBSI 的风险[163]。预制的减震鞋垫也可以减少 TBSI 的发生率[164]。

慢性劳累性筋膜间室综合征(Chronic Exertional Compartment Syndrome, CECS)

小腿的 CECS 表现为活动引起的疼痛,休息后可缓解。原因尚未明确,但涉及固定筋膜鞘内间室容积的扩大,导致间室压力增加,而限制血液流动并压迫神经[165]。可能是由于毛细血管容量受损,血流量异常增加,静脉充血和水肿(间隙体积增加)引起的[140,141,165]。从理论上讲,CECS 引起的疼痛的相关因素包括肌肉或神经缺血,筋膜和骨膜感觉神经的直接刺激(直接压力)以及局部激肽的释放[140,141,165]。确切的发病率是未知的,因为许多患者只是简单地改变自己的活动方式而没有进行评估。据报道,具有未诊断小腿疼痛的运动员中,发病率在 14%~27% 之间[141]。男女性受同等影响,在诊

30

断时的平均年龄在 26～28 岁之间[140]。CECS 在 95% 的情况下影响小腿筋膜间室,但大腿、前臂和足部也可存在 CECS。CECS 可能出现在四个小腿筋膜间室的任何一个中(图 30-6)。前侧间室(40%～60%)和后深间室(32%～60%)最容易受累,其次是外侧间室(12%～35%),常伴随前侧间室 CECS 发生。后浅层室很少受累(2%～20%)[140]。

CECS 患者常描述在一定运动量后,症状出现发展。在任意或所有小腿筋膜间室中都可能出现症状,且在多达 82% 的患者中是双侧的[141]。疼痛被描述为受累小腿筋膜间室的"饱满"或抽筋样感觉。神经症状(麻木、感觉异常或虚弱)可能随神经的感觉运动分布出现在受累筋膜间室中。停止活动后症状立即或短时间后消失。随着病情的恶化,活动后的恢复时间可能会增加[140,141,166]。在 CECS 中,静息时进行体格检查是正常的;活动后,在受累的筋膜间室中可出现感觉运动分布的神经功能障碍。牵伸受累的肌肉可能会引起疼痛。可能出现水肿[140,141,165]。筋膜疝可见于 CECS,但也可见于无症状患者[140,167]。

在具有可信 CECS 病史的患者中,行劳累前和劳累后的间室内压力(ICP)测量可确定诊断。侧孔针压力计为常用。静态 ICP 测量在休息时进行,然后在劳累活动后的 1min 和 5min 进行。通常使用改良 Pedowitz 标准(表 30-5)进行诊断,但最近的荟萃分析表明,还可进行修改以提高敏感性和特异性[168,169]。

表 30-5　CECS 的改良 Pedowitz 标准

	劳累前(休息)	劳累后 1min	劳累后 5min
静态压(mmHg)	≥15	≥30	≥20

非侵入性测量方法正在兴起(MRI、超声、近红外光谱),但在推荐应用于临床之前,还需要进一步研究[140,165]。CECS 的保守治疗通常是改良活动方式并避免加剧性活动。有限的证据表明,改用使用前脚掌的跑步技术可以减轻症状[140]。在两个病例报告中提到,另一种非手术治疗方法是将肉毒杆菌毒素 A 注射到受累筋膜间室的肌肉中,但尚无足够的数据支持肉毒杆菌毒素 A 在 CECS 中的广泛临床应用[140]。当保守治疗失败时,CECS 的主要治疗手段是手术筋膜切开术,在孤立的前侧间室 CECS 中效果最佳(成功率在 81%～100% 之间)[170]。

腘动脉陷迫综合征

腘动脉陷迫综合征(popliteal artery entrapment syndrome,PAES)涉及腘窝中的腘动脉受到解剖性或功能性陷迫。解剖性 PAES 可能由于腘动脉的异常走行而被多种解剖变异所卡压,包括腓肠肌内侧头,腓肠肌内侧伸出的肌索,腓肠肌内侧发出的纤维索带以及腘肌,也有可能有其他变异结构[171]。功能性 PAES 的发生被认为是受到肥大腓肠肌的卡压所致。PAES 表现为劳累所致的小腿近端疼痛。相关的体征包括胫神经分布的感觉异常和较为少见的小腿肿胀[172]。

通常在休息时进行体格检查。被动背屈踝关节和伸膝时踝关节主动跖屈,可观察到胫骨动脉和足背动脉搏动的减弱,但这些发现也存在于无症状的患者中[140,172]。

在评估 PAES 时,应完成踝肱指数(ABI)测试。激发性动作(踝关节被动背屈,伸膝时踝关节主动趾屈)也应进行 ABI 测试,以寻求 ABI 的降低。以往使用传统的血管造影和多普勒超声检查来评估 PAES,但两者都缺乏充分明确周围解剖结构的能力。MRI 血管造影(MRA)或 CT 血管造影(CTA)都是优选的,因为它们都可以评估腘动脉和软组织的解剖结构,从而能够诊断解剖性 PAES[173]。一项对 13 例无症状患者进行的小型研究显示,对 PAES 进行高级影像学检查,假阳性率很高,其中 MRA 的假阳性率为 69%[174]。功能性 PAES 的表现与 CECS 相似,如果要明确诊断,应考虑进行筋膜间室压力测试。

PAES 的主要治疗手段是外科手术。对于解剖性 PAES,很多治疗技术涉及内侧腓肠肌附着点或肌束的松解。对于功能性 PAES,手术是对腓肠肌内侧行筋膜切开术,同时切断胫骨上比目鱼的附着点。如果腘动脉受损,则首选旁路手术。如果腘动脉完好无损,则手术成功率接近 100%[173]。在大约 6 周内逐渐恢复运动状态[140]。

小腿周围神经卡压

小腿周围神经卡压最常见于 CFN、SFN、腓深神经(DFN)或隐神经(SN)。其中,CFN 是最常见的。CFN 通常是由于 CFN 穿过腓骨颈时受压所致[175]。CFN 也见于胫腓关节脱位后和跑步者中,由于踝关节反复性的内翻和外翻。SFN、DFN 和 SN 较少见,本节不进行讨论。因为卡压性神经病变,症状一般在休息时出现,但可随劳累加重。

在体格检查中,累及 CFN 的神经病变可能表现为踝关节背屈无力、踝外翻和踇趾伸展[140,175]。在小腿前外侧和足背上存在感觉障碍。如果仅在活动时出现症状,则进行劳累前和劳累后的体格检查是有帮助的。

诊断性评估可行电诊断检查。当在体格检查中发现客观神经功能丧失或怀疑有轴突损伤时,应使用电诊断检查。在体格检查无异常的情况下,电诊断检查的价值可能有限[141]。对卡压部位行诊断性肌骨超声可显示腓骨颈近端的神经扩张[176]。如果临床上高度怀疑常见的腓神经病变,而超声检查结果正常,则可获取 MRI 和/或神经 MRI 成像以进一步明确周围的解剖结构,并评估神经在腓骨颈处的扩张情况[177]。

在没有轴突损伤且体格检查正常的情况下,可以尝试保守治疗。治疗包括超声引导下神经阻滞的同时对卡压部位行水分离,神经性镇痛药,以及解决可纠正的病因,例如跑步技术等[141]。对于在电诊断检查中有轴突损伤的患者,建议通过手术对常见腓神经病变行神经松解术减压,或伴或不伴筋膜松弛术[175]。

腓肠肌内侧撕裂

小腿肚疼痛是娱乐性运动员频繁发生的常见不适。40~60 岁的男性小腿三头肌损伤风险最高。在跑步者中,大师级运动员的受伤率更高[178]。在小腿肌肉损伤中,腓肠肌内侧头最常见[179]。患者经常出现小腿肚的疼痛和肿胀。损伤的位置常位于腓肠肌和比目鱼肌的筋膜相交处,因为它们在此并入跟腱近端[180]。大多数腓肠肌损伤,是在短跑或跳跃后出现的急性而明确的损伤。在这些运动中,通常是膝关节伸展而踝关节屈曲,然后进行冲击性曲线运动和小腿后侧肌肉的离心收缩。对比下,比目鱼肌的损伤通常在过度使用的情况下隐匿发作[178]。

检查时可出现肿胀和淤青,触诊有压痛,抗阻跖屈时疼痛,以及出现可触及或可见的缺损。压痛常局限于腓肠肌内侧头远端在跟腱筋膜近端上的止点。应进行 Thompson 测试,以确保跟腱完整无缺且未断裂[181]。少数情况下,腓肠肌内侧撕裂引起的出血和血肿可导致急性筋膜间室综合征。在这些情况下,要评估是否出现疼痛、感觉异常、苍白、无脉和皮温降低[178]。

诊断一般不需要影像检查。诊断性肌骨超声可用于确认诊断并判定损伤的严重程度[178]。根据撕裂的严重程度,重返运动的时间可为 3~4 周到 3~4 个月。初始治疗包括 RICE。目的是减少血肿形成并消肿。严重情况下,可能会需要短时间的拄拐步行。压缩套筒可在数日内加快重返跑步的速度[182]。足跟抬高可改善小腿损伤后步行时的疼痛。当疼痛得到改善时,逐渐进阶到标准的离心垫脚提踵或大力而缓慢的抗阻训练(向心/离心)均已被证明是有效的治疗方法[183]。当患者可以无痛行走并且可在最小疼痛下进行单腿垫脚提踵时,可逐渐重新开始跑步。

踝关节

在美国,踝关节损伤是急诊室和医师办公室常见的疾病,每年约有 650 000 人次到急诊室就诊[184]。踝关节由于其负重功能和关节结构而容易损伤。踝关节损伤会影响到运动员和久坐人群,并且最近的一项系统回顾发现,中老年人踝关节疼痛的患病率占该人群的 24%[185]。由于它的高患病率,从解剖学角度以及常见疾病入手来了解踝关节十分重要。

解剖学

踝关节由胫腓关节(胫腓联合)远端和距小腿关节(踝榫)组成(图 30-7)。胫骨和腓骨由韧带相连接,该韧带由下胫腓前韧带、下胫腓后韧带和骨间膜组成。距骨插入由胫骨和腓骨形成的关节凹,是一块后窄前宽楔形骨。由于距骨的前部较宽,所以踝关节背屈是稳定的;而距骨后部较窄,因此踝关节的跖屈较不稳固,从而允许更多的活动。踝关节由多条韧带稳固,内侧是强韧的三角韧带,而外侧

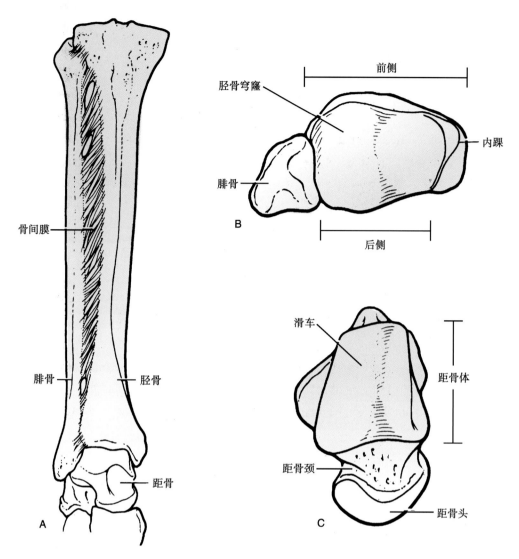

图 30-7　踝关节骨性解剖的 Mortise 视图 (A)，关节胫腓侧下面观 (B)，距骨上面观 (C)（摘自 Court-Brown C, Heckman JD, McKee M, et al. Rockwood and Green Fractures in Adults. 8th ed. Philadelphia, PA: Wolters Kluwer; 2014）

有距腓前韧带、距腓后韧带和跟距韧带（图 30-8）。该关节的主要动作是背屈和跖屈。

踝关节区域的另一个关节是距下关节，它是距骨和跟骨之间的交界面。距骨和跟骨之间有三个关节面，前、中关节面通常是相贴合的，而后关节面较大且分离。载距突形成中关节面的基底部。该关节的主要韧带是距跟骨间韧带，穿过跗骨窦，即两骨之间的一条窦管。此外，还涉及四条韧带：距跟前、后、外侧和内侧韧带。距下关节不参与背屈或跖屈，但对于内翻和外翻至关重要。

踝关节最重要的肌腱是跟腱，由腓肠肌和比目鱼肌形成。它附着在跟骨上，是踝关节重要的跖屈肌。踝关节的其他关键肌肉包括胫骨前肌、胫骨后肌、腓骨长肌和腓骨短肌，它们进一步向足部伸入。

这些在足部解剖部分中讨论。

体格检查

踝关节的评估首先都要仔细检查和观察患者的静态姿势、步态和鞋子的磨损模式。检查时患者应赤脚，以便更好地观察。应评估皮肤是否有淤斑、红斑、压力性溃疡、胼胝和水疱。要注意内侧足弓的高度，有助于将患者分于各类别中，例如是高弓内翻还是扁平外翻的力学对线。尤其鉴别诊断时很重要，因为每一种力学对线中都与众多疾病相关。还应特别注意距下关节的力学对线评估。足部和踝关节疾病有很多重叠之处，通常要同时进行检查。有关足部检查的更多信息，请参见足部章节。

接下来，应系统性地进行触诊。触诊所有的关

踝关节及足部关节

A 内侧观

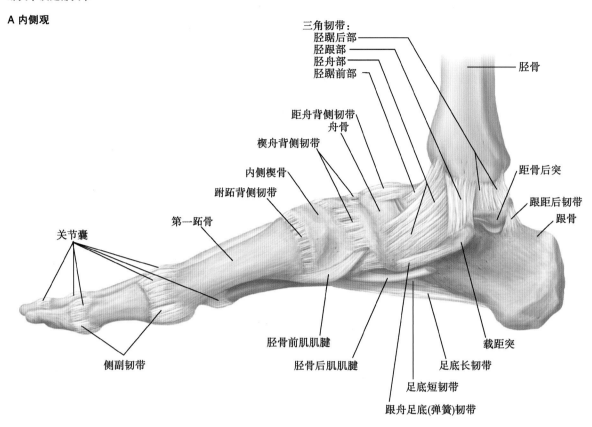

三角韧带：
胫踞后部
胫跟部
胫舟部
胫踞前部

距舟背侧韧带
舟骨

楔舟背侧韧带

内侧楔骨

跗跖背侧韧带

第一跖骨

关节囊

侧副韧带

胫骨

距骨后突

跟距后韧带
跟骨

胫骨前肌肌腱

胫骨后肌肌腱

载距突

足底长韧带

足底短韧带

跟舟足底(弹簧)韧带

B 外侧观

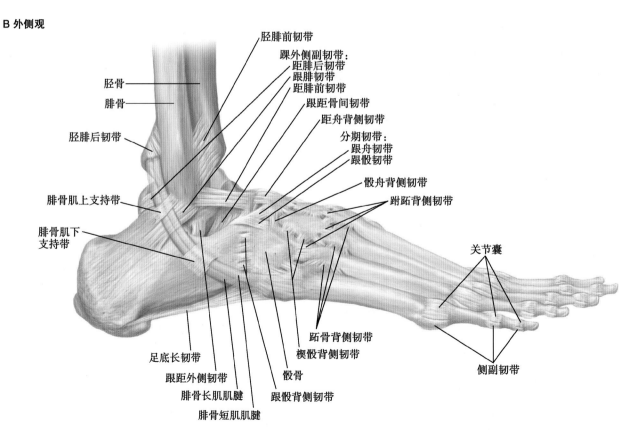

胫腓前韧带

踝外侧副韧带：
距腓后韧带
跟腓韧带
距腓前韧带

跟距骨间韧带

距舟背侧韧带

分期韧带：
跟舟韧带
跟骰韧带

骰舟背侧韧带

跗跖背侧韧带

胫骨

腓骨

胫腓后韧带

腓骨肌上支持带

腓骨肌下
支持带

关节囊

侧副韧带

足底长韧带

跟距外侧韧带

腓骨长肌肌腱

腓骨短肌肌腱

跖骨背侧韧带

楔骰背侧韧带

骰骨

跟骰背侧韧带

图 30-8　踝关节韧带的解剖(摘自 Tank PW, Gest TR. Lippincott Williams & Wilkins Atlas of Anatomy. 1st ed. Baltimore, MD：Wolters Kluwer Health/Lippincott Williams & Wilkins；2009)

30

键骨骼、关节和软组织结构,以确定它们是否为疼痛的根源。应观察踝关节背屈、跖屈、内翻和外翻的主动或被动 ROM,同时对相关动作进行徒手肌力测试。神经和血管也要进行检查评估。

最后,应进行特殊试验以帮助纳入和排除病变。对于踝关节适用特殊试验的摘要,请参见 e 表 30-3,其中注明了试验相关的病变,试验说明以及敏感性和特异性[186]。

跟腱肌腱病

肌腱病是一个泛称,用于描述在肌腱内或周围任何引起疼痛的疾患[187]。历史上,曾经使用过"肌腱炎"这一术语,该术语暗示了潜在的炎症性病理生理。最近有研究和证据表明,肌腱结构的退化,血管新生的发展以及某些炎性成分都可导致眼前的问题,现在通常将其称为肌腱变性或肌腱病,在本章中也如此[188]。过度使用和足踝生物力学不良或两者联合均可导致跟腱损伤。损伤可能发生在肌腱的三个位置之一:中段(止点向近端约 2~6cm),跟骨上的止点处或肌-腱交界处。后者不是本节的重点,它通常在 4~6 周后的休息和物理治疗后复原。肌腱中段有一处分水岭区域,使该部位容易受伤[188]。跟骨后上外侧的异常骨性突出可导致止点性跟腱病,称为 Haglund 畸形。

经检查,在肌腱的病变区域可能会出现肿胀。沿肌腱触诊,抗阻提起脚后跟,单脚跳或跳跃时都可引起疼痛。排除肌腱的完全断裂很重要,治疗方式会不同,稍后再进行讨论。影像可用于补充体格检查结果;MRI 和超声检查通常是研究肌腱病变程度的可选方式。值得注意的是,这些影像学检查都不是 100% 敏感或特异的,并且不能可靠地预测转归,因此进行临床怀疑也是明智之举[189]。

大多数患者仅通过保守治疗即可克服跟腱肌腱病的疼痛,尽管这些治疗方式缺乏相关证据。治疗包括一段时间的休息,解决潜在的生物力学缺陷,使用脚跟增高垫或踝关节活动限制(CAM)步行靴进行矫形治疗,以及牵伸和力量训练。使用 NSAID 治疗肌腱病尚无实质性益处,但可以将其视为镇痛的短期辅助药物[190]。由于担心肌腱的弱化和断裂可能以及缺乏长期获益的证据,近年已不再赞成在肌腱内及其周围注射类固醇激素[191]。

对于肌腱疾病的治疗,通常建议进行离心运动训练。这个概念始于 1986 年 Stanish 等人,针对一系列的肌腱问题,Alfredson 制订了针对跟腱肌腱病

的具体治疗方案,并于 1998 年发布[192,193]。该方案已被证实可成功治愈痛苦的跟腱肌腱病,包括每天两次在楼梯边缘进行两次离心运动训练(脚跟缓慢下降),以使全踝关节 ROM 逐渐增加,并在 12 周的疗程中逐渐增加负重[190,193]。后来针对患有止点性跟腱病的患者进行了修改。与中段肌腱病不同,前者应在平坦地面上进行离心运动训练,以避免出现背屈[194]。最近发现利用较大而缓慢的阻力进行力量训练同样有效[183]。确定适合患者及其生活方式的康复计划,是成功治愈与良好依从的关键环节。

如果到目前为止所提到的干预措施不成功,其他选择包括 ESWT、硬化剂注射、肌腱刮除、经皮肌腱切除术、自体血或 PRP 注射以及手术。评估这些治疗方式的文献并不健全[191],在考虑转诊手术之前尝试保守治疗的时间长度也没有共识[195]。

跟腱断裂

跟腱断裂的发生率在持续上升,发病峰值年龄在 40~50 岁之间。大约 80% 的病例与体育运动或田径项目有关[196]。肌腱的位置和功能加上其中段的分水岭区域使其易于断裂。美国骨科医师学会(AAOS)于 2010 年发布了诊断和治疗急性跟腱断裂的指南[197]。应根据病史和体格检查时跖屈肌力的减弱进行诊断,Thompson 试验以及对缺损的触诊也是推荐的检查方法。由于缺乏足够的证据,使用 MRI 或超声波来确认诊断尚未得到推荐或反对[197]。

急性断裂的治疗存在争议。尽管研究显示非手术治疗的复发率更高,但手术修复的并发症发生率更高,包括深部感染、瘢痕和感觉神经障碍[198]。但是,通过早期松动治疗,两种治疗方案的复发率可能没有差异[199]。目前尚无关于如何开展早期治疗的共识,因为多项研究对何时开始锻炼和负重有不同的期限和建议,但似乎证据也表明大多数方法都是有益的[199-201]。更传统的方法是使用石膏或步行靴达 8 周,以进行非手术治疗和术后治疗,随后是脚跟垫高 4 周[202]。

慢性跟腱断裂可进行手术修复或非手术治疗,与急性断裂类似,更倾向于以手术修复来改善功能[181]。对于需求较低的患者或无法进行手术的患者,可以使用踝足矫形器(AFO)来增强长期功能[181]。

胫骨后肌肌腱病和功能障碍

胫骨后肌起源于胫骨后外侧、腓骨内侧和小腿

30

骨间膜[203]。肌腱经内踝下方进入足部，大部分肌腱止于舟骨粗隆上，一小部分止于除足舟骨外的跗骨。它作为足的跖屈肌和内翻肌，也是距下关节和跗中关节强力的后旋肌。除此之外，它动态地支撑内侧纵弓[204]。胫骨后肌肌腱功能障碍是成年人获得性扁平足畸形的最常见原因[205,206]。

胫骨后肌肌腱在内踝远端的中部有一个血管供应缺乏区域，这是一个易损区域[207]。然而，该区域的远端也常存在病变[208]。肌腱的病变可能是由于慢性退行性变或急性创伤（如穿刺伤或撕裂伤和严重的踝外翻扭伤）而引起[209,210]。其他因素包括炎症性关节炎、糖尿病、肥胖、既往局部使用类固醇，以及生物力学因素例如马蹄足或扁平足等，都可能导致胫骨后肌肌腱功能障碍[207,208,211,212]。

胫骨后肌肌腱功能障碍表现分为多个阶段[213]。第一阶段为内踝疼痛，轻度肿胀，提高后跟可出现疼痛，关键是无畸形。抗阻内翻时疼痛，可能沿肌腱出现疼痛和肿胀。第二阶段包括内侧纵弓逐渐变平和中足外展，但后足仍较灵活。在此阶段，肌腱本身功能不全，甚至可能完全段裂，因此患者通常很难提高足跟。

第三阶段包括后足固定畸形。足弓的塌陷导致检查时出现多趾征，即从后方观察患者时，可在小腿侧面看到脚趾（图30-9）。其他检查结果包括步态不稳，脚跟抬高和脚尖离地受限，以及鞋后方内侧的过度磨损[203]。

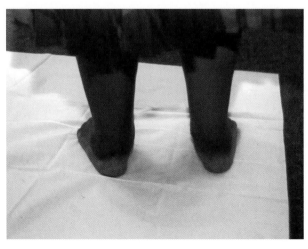

图30-9 "多趾"征

诊断胫骨后肌肌腱腱功能障碍不需要进行影像学评估，因为它可基于临床评估[208]。但影像学检查有助于评估踝关节或距下关节的任何关节炎性变化和畸形程度，并可进一步评估肌腱本身。对于虚弱

或长期存在畸形的患者，可以常规行 X 线负重背屈位片、斜位片和侧位片检查。MRI 和超声检查有助于确认腱鞘炎和肌腱内撕裂的存在[208]。

治疗根据临床表现阶段和患者活动水平各有不同。尽管该疾病的患病率很高，但目前尚无干预指南[206,214]。早期和适当的保守治疗对于防止疾病进展至关重要，若疾病长期进展可致残[214]。保守治疗方式包括定制足部矫形器来限制不良的生物力学并支撑内侧纵弓、使用踝关节支具、AFO、带有内侧楔形脚跟垫的矫形鞋或 CAM 步行靴。对于胫骨后肌肌腱功能障碍的患者，在第一阶段或第二阶段加强足内收肌力训练联合足部矫形器的可有效减轻疼痛并改善功能。在处于第二阶段晚期或第三阶段的病例中，有时手术是实现完全矫正的唯一选择[206]。手术选择包括肌腱转位、软组织重建或局限性关节融合[208]。

腓骨肌腱病，肌腱撕裂和肌腱脱位

腓骨短肌起源于腓骨外侧远端 2/3，它是足部最强的外展肌，也是跖屈肌和外翻肌[215]。腓骨长肌起源于腓骨外侧近端 2/3，并且是足部的跖屈肌和外翻肌。两条肌腱都穿过腓骨肌上支持带形成的隧道，然后穿过外踝下方。在踝骨的顶端，肌腱相分离。腓骨长肌经过骰骨和足部下方止于第一跖骨和第一楔骨的外侧基底部。腓骨短肌止于到第五跖骨的外侧基底部[216]。

腓骨肌腱功能障碍可分为三个相互关联的类别：肌腱病、肌腱撕裂、半脱位或脱位[216]。这些损伤可能会因撕裂伤/穿刺伤或踝关节暴力内翻扭伤而造成，也可能因过度使用联合刺激而隐匿发生，这些刺激与跟骨相邻形成的空间狭小有关[217]。其他影响因素包括足外旋、痛风、类风湿关节炎或糖尿病[217]。

腓骨短肌的撕裂很常见，但临床显著撕裂的发生率仍然未知。尽管腓骨长肌的撕裂并不常见，但会严重影响足、功能，并可与腓骨短肌撕裂合并发生。病史和体格检查通常可以诊断。可有沿肌腱走行的触痛或肿胀。抗阻外翻可引起疼痛，但即使在肌腱完全撕裂的情况下，徒手肌力测试不一定出现肌力减弱。由于腓骨长肌的止点在第一趾骨上，使患者跖屈有助于确定腓骨长肌是否受累。如果怀疑肌腱脱位，也可出现触痛和外踝明显肿胀。其中一根或两根肌腱均可发生脱位，在慢性病例中，脱位通常会导致踝关节不稳定的症状，并伴有疼痛性

30

弹响[216,217]。

X 线用于评估骨折、腓侧籽骨或外踝撕脱。慢性患者的 X 线可见关节炎和其他退行性改变。MRI和超声更针对性地评估肌腱的完整性，并且在大体研究中具有相似的敏感性和特异性，但要注意的是超声可能因检查者而异[216]。

对于大多数肌腱病损或肌腱撕裂的患者，以保守治疗为宜。这包括改良活动方式，支具或矫形器，缓解疼痛的 NSAID，以及采用物理疗法进行康复治疗。目前尚无关于腓骨肌肉肌腱离心运动训练的研究，但也可以考虑使用此类治疗方式。不建议使用糖皮质激素注射剂，因为考虑到肌腱弱化和断裂可能[217]。

对于非手术治疗失败的患者，可以考虑手术。不同的手术选择包括肌腱清创术、肌腱固定术、肌腱转位术以及跟骨后部截骨术[216]。此外，对于急性肌腱脱位，建议根据患者的活动水平对肌支持带进行手术修复。在存在疼痛或功能障碍的慢性肌腱脱位患者中，重建手术也是一种选择[217]。

踝关节韧带扭伤和相关骨折

急性踝关节损伤是最常影响运动员和久坐人群的损伤之一，估计每年约 200 万例损伤，约有 65 万人次前往急诊室就诊[184,218]。这些损伤中的绝大多数涉及踝关节急性内翻对外侧韧带复合体的损害。到目前为止，距腓前韧带是最易受损的韧带，其次是跟腓韧带和距腓后韧带，后者很少发生严重的扭伤和脱位[184]。内翻损伤通常由于足部跖屈之后的内翻造成，这种情况常是在踩到别人的脚或从路缘或楼梯上走下时脚步落空。在这个姿势中，由于踝榫中距骨的形状，使得踝关节极易受损。除此之外，距腓前韧带在此姿势中处于最大张力状态，这也导致了易损性[219]。

踝关节扭伤较少见的一种类型是高位脚踝扭伤或胫腓联合韧带损伤。胫腓联合韧带损伤可见于严重的内翻扭伤、孤立性损伤或伴随三角韧带损伤。常见的机制是踝关节背屈和外翻时胫骨内旋，在冲撞性运动或滑雪等涉及踝关节刚性固定的运动中比外踝扭伤更为常见[220]。值得注意的是，三角肌韧带是非常坚固，很少单独受伤。

踝关节扭伤根据韧带的损伤程度进行分级[219]。Ⅰ级是韧带的扭伤或牵拉，没有撕裂，只有最小的功能损失，没有太多的疼痛、肿胀或淤斑。Ⅱ级是韧带的部分撕裂，存在一定的功能障碍，伴有中度疼痛、

肿胀和淤斑。Ⅲ级是完全撕裂，功能障碍加剧，伴有严重的肿胀、疼痛和淤斑。

全面的病史和体格检查对于诊断脚踝扭伤非常重要，尤其要注意受损的机制和踝关节的位置。在最初评估中可能会因为疼痛剧烈和肿胀而体格检查受限，可以考虑在受伤后 3~5 天再次进行检查。韧带松弛度的检查包括距腓前韧带的前抽屉试验，跟腓韧带的距骨倾斜试验，胫腓挤压试验和胫腓联合韧带损伤的外翻试验[218]。并排的松弛或缺乏坚定的终点应该引起对部分或完全撕裂的怀疑。

Ottawa 足踝准则用于确定是否需要 X 线检查。如果在损伤时或评估时不能承负重行走四步，或者沿内外踝的后缘或远端 6cm 有触痛，则应进行踝关节 X 线检查。此外，如果足舟骨或第五跖骨基底部有压痛，或者因足部疼痛而无法行走四步，则行足部 X 线检查[221]。还应触诊腓骨近端，以评估因内踝损伤而发生 Maisonneuve（腓骨近端）骨折的可能性。

在没有骨折的情况下，踝关节扭伤的初始治疗是保护、休息、冰敷、压迫、抬高以及抗炎或镇痛药物的组合使用。如果没有相关禁忌，扭伤后第 1 周的早期负重和活动以及开始治疗性锻炼可显著改善踝关节功能[222]。事实证明，通过渐进的力量训练、本体感受再训练和恢复运动相关专项训练的治疗方式是有效的，并且可物理疗法可用来引导患者完成这些步骤[223]。一项 Cochrane 评价研究表明，绑带式或半刚性的踝部支撑比贴扎或弹性绷带更有效，有助于患者更快的恢复到运动和工作中[224]。

对于Ⅲ级踝关节扭伤，可考虑为运动员中进行手术以早日恢复运动[218]。但 Cochrane 评价研究未能证明手术的益处，并发现了手术相关的内在风险，因此无论踝关节扭伤的严重程度如何，均建议避免手术[184]。

特殊考虑

高位踝关节（胫腓联合韧带）扭伤

当怀疑是胫腓联合韧带损伤时，X 线片对于评估伴随性骨折和是否有胫腓联合韧带的分离非常重要。在 AP 位片上如果胫腓间隙增加 6mm 或更多则认为胫腓联合韧带分离[220]。MRI 具有较高的灵敏度和特异性，可诊断胫腓前韧带和胫腓后韧带的撕裂[225]。目前胫腓联合韧带急性损伤的手术指征包括 X 线上胫腓联合韧带明显分离，或关节镜下胫腓联合韧带不稳定。对于不具备手术指征的患者，将使用分阶段的康复计划。最初，患者可能需要夹板

30

或步行靴,并且使用拐杖在保护下最小限度负重,直到可耐受下一阶段的治疗。进一步的康复与急性外踝扭伤相似,包括逐渐增加 ROM、力量训练、本体感受训练以及恢复运动所需的专项训练[220]。

相关骨折

踝内翻损伤可能与外踝骨折相关,而外翻损伤可能引起内踝骨折。Maisonneuve 骨折的发生与踝关节外旋合并外翻有关。若出现骨折合并脱位,任何血管或神经系统损伤,关节内骨折或踝关节不稳定都可紧急转诊骨科。踝关节不稳定可存在外踝和内踝骨折(双踝骨折),三踝骨折(双踝骨和后踝),或一侧踝骨折而对侧伴有韧带断裂[226]。如果胫距关节线上方发生了腓骨远端的骨折,应考虑合并胫腓联合韧带的断裂而手术转诊[226]。Maisonneuve 骨折也应考虑骨科转诊以手术治疗。

对于其他骨折,患者应使用夹板将踝关节维持在 90° 并且不负重,直到专科医师的进一步随访。孤立的非移位侧踝骨折通常可治愈,并发症风险较低,还可通过早期活动来治疗较小的非移位撕脱伤,类似于踝关节扭伤的治疗。孤立的踝关节骨折和腓骨远端骨折可先通过夹板治疗 3~5 天,然后过渡到小腿短步行石膏或 CAM 靴治疗,踝关节骨折需 4~6 周,而远端腓骨骨折则需要 6~8 周[226]。腓骨远端骨折应在 1 周时复查 X 线片以评估位置,踝部骨折应在 4 周时复查以评估愈合。制动后,患者应开始相应康复计划,包括逐渐增加 ROM、牵伸并加强力量训练。

小儿人群的骨折处理方式不同,出于对于长骨骨骺骨折的考虑。腓骨远端骨骺骨折是小儿踝关节骨折最常见的类型,一般都可以治愈。Salter-Harris 分类系统对于指导治疗很有帮助。Ⅰ型是骨骺分离,Ⅱ型涉及骨骺上方或近端的骨折。无移位的Ⅰ型和Ⅱ型骨折通常在步行石膏或 CAM 靴固定 4 周后即可愈合。Ⅲ型是位于骨骺下方或远端的骨折,Ⅳ型是贯穿骨骺的骨折,包括近端和远端骨折,Ⅴ型是生长板的压迫性骨折。Ⅲ型至Ⅴ型以及所有移位性Ⅰ型和Ⅱ型损伤应考虑进行手术治疗,并进行骨科转诊,但在骨科手术前应严格制动[226]。

踝关节骨软骨缺损

踝关节骨软骨缺损(osteochondral defects,OCD)是扭伤或受损后残留踝部疼痛的重要原因[227]。常见于距骨体顶部,但也可能发生在胫骨平台。OCD 定义为关节软骨片段的分离伴或不伴软骨下骨。踝

关节 OCD 的多种潜在病因包括急性创伤、局部 AVN、系统性血管病变、内分泌或代谢因素、慢性微创伤(有时与慢性踝关节不稳相关)、退行性关节疾病、关节对位不齐、小儿的剥脱性骨软骨炎以及遗传倾向性。OCD 分为四个阶段。第一阶段是区域性的骨软骨压缩;第二阶段出现一个部分松散的片段;第三阶段片段完全分离但无移位;第四阶段则是完全分离和移位的碎片[228,229]。

病史方面,患者诉间歇性踝部深层疼痛,并随着负重活动而加剧。他们可能回忆不出具体的受伤情况。体格检查可能正常,因为某些患者可能没有压痛或 ROM 受限[227]。需要高度的警觉和影像学检查才能有效地诊断该疾病。对于症状持续超过 3~6 周的急性踝关节损伤病史的患者,应怀疑是 OCD[230]。X 线上可能显示不出 OCD,特别是在疾病早期,但也适用于初期检查[231]。CT 和 MRI 都可用于评估 OCD,但 MRI 对于早期病变和筛查更有价值[227,229]。

无症状且偶然发现的 OCD 病变可进行非手术治疗。轻度 OCD 或小儿的 OCD 病变可通过休息、冰敷和减轻负重来缓解。可通过疼痛状态和一系列影像检查来确定恢复情况。与成年人相比,小儿的病变更容易完全治愈,并且在成年人中,非手术治疗的失败率相对较高。如果保守治疗失败,可考虑手术行骨缺损血管吻合。手术结合了软骨固定和穿钉、逆行钻孔、微骨折和组织移植。其他非手术治疗策略也在研究中,例如注射透明质酸(HA)、PRP 或间充质干细胞,或电磁治疗或超声刺激,但目前研究有限,尚不能作为治疗标准[229]。

足部

足部疾病常见于各个年龄段的人群。据报道,患病率为 15%~40%,具体取决于患者人群的人口统计分布[232-234]。足趾和前足是疼痛最常见的解剖部位,在足部疼痛的中老年患者中,残疾很常见[185]。

解剖学

足由 26 块骨骼和 55 个关节(图 30-10)组成,所附着的肌肉在足或小腿有相应的起点。足分为前足、中足和后足-踝复合体。前足由跖骨和趾骨组成。第一跖骨头在足趾底面远端与胫侧和腓侧的籽骨相连接,这些籽骨位于拇短屈肌肌腱内。中足由三块楔骨、骰骨和足舟骨组成。三块楔骨与前三块

足部骨骼

A 背面观

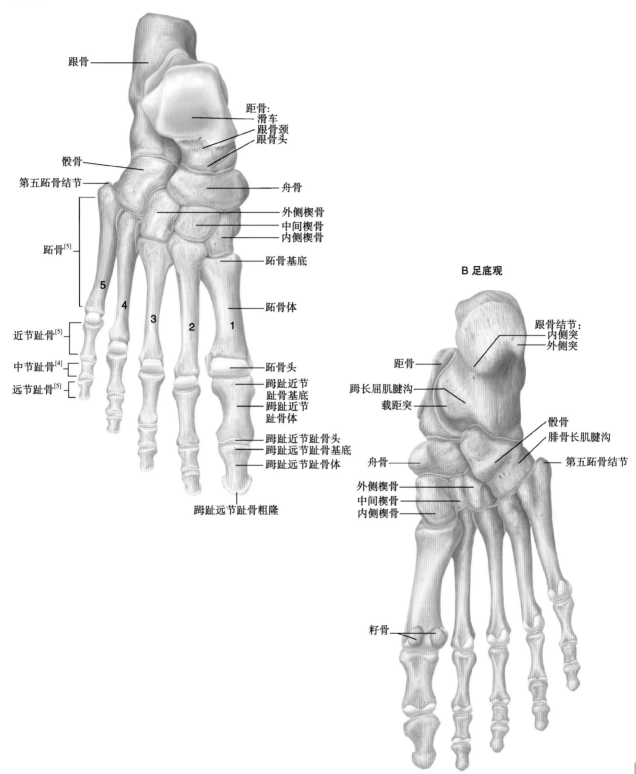

图 30-10　足部骨性解剖（摘自 Tank PW, Gest TR. Lippincott Williams & Wilkins Atlas of Anatomy. 1st ed. Baltimore, MD：Wolters Kluwer Health/Lippincott Williams & Wilkins；2009）

以下为图中标注：

A 背面观：

跟骨
距骨：滑车、跟骨颈、跟骨头
骰骨
第五跖骨结节
跖骨[5]
5　4　3　2　1
近节趾骨[5]
中节趾骨[4]
远节趾骨[5]
舟骨
外侧楔骨
中间楔骨
内侧楔骨
跖骨基底
跖骨体
跖骨头
踇趾近节趾骨基底
踇趾近节趾骨体
踇趾近节趾骨头
踇趾远节趾骨基底
踇趾远节趾骨体
踇趾远节趾骨粗隆

B 足底观：

距骨
踇长屈肌腱沟
载距突
舟骨
外侧楔骨
中间楔骨
内侧楔骨
跟骨结节：内侧突、外侧突
骰骨
腓骨长肌腱沟
第五跖骨结节
籽骨

距骨的基底部相连,骰骨与第四和第五跖骨相连接。楔骨在近端与足舟骨相连接,骰骨在外侧面与足舟骨和外侧楔骨相连接。足舟骨和骰骨在近端与距骨和跟骨连接,构成跗骨间关节。Lisfranc 关节由跖骨,楔骨和骰骨组成。该关节的基石是第二跖骨楔骨间关节。跖骨、楔骨和骰骨之间的连接形态构成了跖骨横弓。足部的肌肉分为外侧群的和内侧群两组。外侧群肌肉从小腿发出而止于足部,并在进入足部时由支持带固定。这些肌肉参与踝关节的运动,以及足趾的屈曲和伸展。

体格检查

足部的初始检查与之前讨论的踝关节检查相类似。足部和踝关节疾病有很多重叠,应同时进行检查。触诊足部关键的骨骼、关节和肌腱,以确定疼痛的根源。足部 ROM 的观察应包括主动和被动。第一跖趾(MTP)关节的被动和主动 ROM 也应进行评估,其功能性背屈/伸展范围应>70°。

最后,应进行特殊试验检查以纳入和排除病变。大部分针对足部的特殊试验都是为了评估跖间神经瘤病。Mulder 征试验是在足底向所怀疑的跖骨间隙施加压力,然后同时挤压跖骨远端,如果存在神经瘤(敏感度62%,特异性100%),则可以感觉到或听到弹响。在跖骨头的水平上挤压受累的跖骨间隙,称为姆趾-食趾挤压试验,可引出疼痛为阳性(敏感性为96%,特异性为100%)。跖骨挤压试验是在跖骨头水平挤压前足,诊断跖间神经瘤的敏感性为41%,特异性为0%[186]。

跖筋膜病

跖筋膜是一种强韧的腱膜,起源于跟骨结节内侧突,并发散为内侧束,中央束和外侧束。筋膜在远端与屈肌板融合,并与足趾底面相连接。中央束最厚。跖筋膜起锚机作用,有助于推进步态和支撑足弓。异常的主要部位在跟骨结节内侧的跖筋膜起点附近,并且是一种退行性变,类似于先前所述的肌腱病,不像是曾经认为的单纯炎症过程。

确切原因仍然知之甚少。病例对照研究的有限数据显示可能影响因素包括肥胖、长久站立的职业、扁平足、脚踝背屈减少和跟骨下骨疣(足跟骨刺)。跑步者发病率很高,可能由于反复性微创伤、跑鞋瑕疵或跑步路面导致,但证据有限[235]。

跖筋膜炎是足跟下疼痛的常见原因,可以仅根据临床评估进行诊断[235]。患者通常在晨起或长时间不活动后的第一步表现出明显的疼痛,并且长时间站立或负重活动可使疼痛加剧。检查时,足跟底面内侧有压痛。可能存在跟腱过紧或足扁平。常规X 线片可显示出跟骨骨刺,但这不是该疾病的诊断病症。MRI 和超声检查可显示出跖筋膜的增厚和病变,但并非诊断必需。

大多数患者对保守治疗反应良好,但很少有高质量的随机对照试验支持各种保守治疗方案的疗效[236]。最初的保守治疗结合休息、活动方式的改良、足部矫形器、夜间夹板、深部横向摩擦按摩、牵伸、冰敷、镇痛药和物理疗法。物理疗法应集中于跟腱的牵伸,增强足内的固有肌肉的肌力并解决其他可能的生物力学因素。

如果疼痛持续存在,可考虑其他治疗方法。研究表明,类固醇注射可能会导致跖筋膜断裂或足跟脂肪垫萎缩,并且通常只能提供短期缓解[235,237]。其他选择包括自体血液或 PRP 注射、ESWT 和经皮肌腱切断术。评估这些方式的文献不多,但可以考虑选择。对于顽固性病例,最具有创性的治疗选择是手术。

跖间神经瘤病

跖间神经瘤是一种压迫性神经病,通常会影响到第三跖骨和第四跖骨之间的第三趾间神经[238],较少影响第二趾间神经,而罕见于第一或第四趾间神经。传统意义上,这种现象常见于在 40~60 岁的女性中,尤其穿着尖头或高跟鞋的女性,但它却现存于广泛人群中[238]。它的病理生理学极可能包括反复的微创伤和来自周围跖骨头的压迫。任何会占用神经空间的结构(如神经节囊肿、MTP 滑膜炎或伴有肿胀的创伤)都可能会造成这种情况。

患者多有前足疼痛,受累神经所支配的脚趾有烧灼感或麻木/刺痛感。某些鞋类和负重活动会使症状加剧[238,239]。最有意义的体格检查方法包括网状压迫试验、跖骨挤压测试以及对 Mulder 征试验[238,240]。X 线有助于排除肌肉骨骼疾病,但神经瘤本身只能通过超声或 MRI 观察。

治疗从保守性措施开始,例如穿上脚趾空间较宽的鞋子并避免穿高跟鞋。此外,跖骨垫或跖骨条可用于减轻该区域的负荷。糖皮质激素注射剂可用于缓解炎症和疼痛,被认为具有 11%~47% 的成功率,但应注意避免过度使用,因为它们与足底脂肪垫的萎缩有关。有研究调查了稀释酒精注射液或硬化剂的不同疗效水平,最后,通常建议对保守治疗效果不佳的患者进行手术治疗[239]。

蹬趾外翻

蹬趾外翻（hallux valgus）（蹬趾滑囊肿）是指第一跖骨的内侧成角和蹬趾的外侧偏斜。一般认为是遗传性的，但是不合适的鞋类也会有一定影响。这是一种进展性的畸形，随着时间的推移会恶化，并且鞋类是造成第一 MTP 关节背内侧疼痛的主要原因。检查时，在关节内侧有明显的畸形，并可能出现红斑或小滑囊。随着症状的发展，在第一 MTP 关节中出现内在的不稳定性，并且腓侧籽骨向外侧偏移[241]。

负重位 X 线片显示跖骨间夹角增大，籽骨的侧向偏移和蹬趾的侧向偏移增加。最初采用冰敷和 NSAID 进行保守治疗以控制疼痛，并且应该选择宽脚掌的适宜鞋类。也可以使用现成或定制的足矫形器。如果这些治疗措施都无效，可以考虑手术干预，但不建议对无症状患者或为了美容而进行手术。手术的目的是减轻疼痛并改善功能。

籽骨炎

籽骨炎是籽骨复合体疼痛性疾病的泛称[242,243]。它在年轻女性中更常见，但可以影响到任何人群。鉴别诊断可包括急性籽骨折、籽骨的 AVN、应力性骨折和第一 MTP 关节的 OA。籽骨位于拇短屈肌的肌腱内，并形成了跖板的一部分。通常有两种籽骨，胫侧籽骨（内侧）和腓侧籽骨（外侧），但第三种可以位于蹬趾趾间关节下方。它们的功能是吸收和分散跖骨头的负重冲击，并增强第一 MTP 关节的滑动能力。籽骨的远端血管较少。胫侧籽骨中可存在二分籽骨。

由于籽骨的受累，临床病史可有在步态的足尖离地期出现蹬趾周围的疼痛，并且患者为了避免受累籽骨负重而使用足外侧负重。检查时，第一 MTP 关节在背屈末端 ROM 出现疼痛，并且触诊或平移籽骨时出现疼痛。负重位 X 线片加上籽骨的轴位片可以进行评估，但通常无明显异常。进一步行骨扫描、CT 或 MRI 检查有助于评估和排除其他病理因素。籽骨炎也可能完全没有上述表现，但在 MRI 或骨扫描中可能有阳性结果[243,244]。

初始治疗包括改良活动方式、更换鞋类、避免穿着高跟鞋、使用足矫形器，考虑使用跖骨条或跖骨垫以及 NSAID。糖皮质激素或局部麻醉剂的注射既可用于诊断，也有一定治疗效果，但在籽骨骨折或 AVN 时禁用。如果保守治疗失败，可以考虑手术切除。

胫侧籽骨更易受到影响而被切除[243]。

Lisfranc 关节损伤

Lisfranc 关节损伤包含跗跖（Lisfranc）关节的脱位和骨折并脱位。韧带和囊性结构将第二至第五跖骨相连接，但是第一和第二跖骨基底部之间没有连接结构。Lisfranc 韧带将内侧楔骨连至第二跖骨基底部。该关节的损伤通常是由一股高能量力而造成。直接损伤源于挤压力；而当跖骨和足部相对于地面处于跖屈位置时，在扭力和轴向力的共同作用下发生间接损伤[245]。间接伤害更为普遍[246,247]。直接创伤例如被马踩踏或被汽车车轮碾压，而间接创伤可能是由于摔下楼梯、车祸或体育活动引起的。

由于这些伤害很容易被遗漏，因此应保持高度警惕。体格检查可发现前足肿胀、淤斑和疼痛。中足底的淤斑，称为足底淤斑征，有助于洞察这种损伤的存在。前足可能存在内收或外展畸形。患者通常不能使用脚趾走路[248]。

X 线是诊断所必需的，包括多个负重位片。第二跖骨基底部的内侧边界应与中间楔骨的内侧边界对齐，并且在 AP 位 X 线片检查中，第一和第二跖骨基底部的间距应小于 2mm。在斜位片上，第三跖骨的外侧边界和外侧楔骨的外侧边界应对齐，而第四跖骨基底部的内侧边界应与骰骨的内侧边界对齐。特别要注意，骰骨可能出现骨折和塌陷。在 X 线上没有移位但骨扫描或 MRI 有阳性结果的情况下，可使用石膏固定 6 周行非手术治疗。如果存在任何形式的移位，建议进行手术治疗[249]。

跖骨骨折

第五跖骨基底部骨折

第五跖骨基底部骨折是最常见的跖骨骨折。在第五跖骨的基底部或近端可能发生两种类型的骨折：撕脱性骨折和 Jones 骨折（图 30-11）。撕脱性骨折累及第五跖骨的最近端和跖骨结节，因受到腓骨短肌肌腱的牵拉，常发生于踝内翻扭伤中。撕脱性骨折的治疗可以保守使用 CAM 靴 6~8 周并在可耐受情况下负重。如果有较大的移位，则应考虑切开复位和内固定。

Jones 骨折是第五跖骨骨干与干骺端交界处的横向骨折，距第五跖骨结节约 1.5~3cm。Jones 骨折不如撕脱性骨折稳定，因为跖骨的长杠杆臂将应力施加在了骨折部位。跖骨区域的血供较少也使愈合

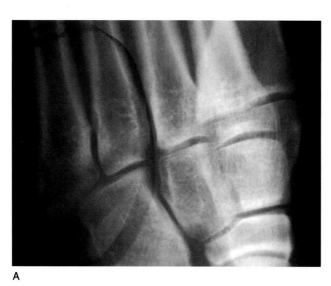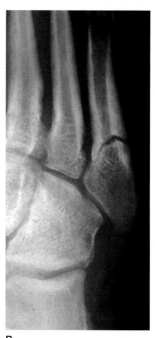

图 30-11　第五趾骨骨折 X 线(A)和 Jone 骨折(B)

变得复杂[250]。治疗取决于患者的活动水平。对于活动较少的患者,最初应考虑采用石膏制动和不予负重的保守治疗方法,为期 6~8 周。对于延迟愈合或不愈合的患者,建议进行手术治疗,伴或不伴骨移植术。对于运动活跃的患者,通常建议早期行髓内螺钉固定手术,以缩短愈合时间并更快地恢复运动[251]。

次要跖骨骨折

第二、第三和第四跖骨最常骨折,损伤通常与直接或间接(反复性)创伤有关[203]。骨折的临床表现包括水肿、淤斑和局部的疼痛。重点要评估是否有血管受损。X 线应取 AP 位、内侧斜位和外侧位片以进行全面评估。

跖骨颈骨折最为常见,且通常为斜向骨折。如果发现任何血管受损或开放性骨折的迹象,应及时骨科转诊[226]。如果骨折发生移位,应尝试闭合复位。闭合复位失败则需要进行髓内穿钉以防止跖骨变短或浮趾综合征[203]。对于无移位的骨折,采用非承重短腿石膏进行 6~8 周的治疗。

跖骨干骨折对骨科转诊和复位的要求与跖骨颈骨折相似。超过 3~4mm 的位移是进行复位的临界值。未移位的跖骨干骨折可良好愈合,且无须石膏制动,可使用硬底鞋或 CAM 步行靴进行 4~6 周的治疗。治疗 1 周后复查 X 线以确认对线,并在 4~6 周后再次复查 X 线照片以记录愈合情况[226]。

Sever 病

Sever 病是一种牵拉性骨突炎,引起跟骨次级骨化中心的跟腱止点处疼痛。Sever 病被认为由于跟腱牵拉引起反复性微创伤而导致的过劳损伤,发生于 6~12 岁之间。在活跃的儿童中最常见,可能与肥胖症、生长期或活动量增加有关。

临床上根据沿跟骨骨突的触痛或跟骨压迫做出诊断。随着足跟的提起,患者可出现典型的疼痛。对相关生物力学影响因素的评估是必要的,例如跚趾外翻、扁平足、高弓足或跟腱过紧。在 X 线上要鉴别 Sever 病和正常的跟骨骨突具有一定挑战性,但有助于排除骨折或融合[252]。

Sever 病是自限性的,跟骨融合后疼痛可缓解,但保守治疗以减轻疼痛为宜。休息、改良活动方式、冰敷、足跟垫高、跟腱牵伸和物理治疗相结合可有所帮助[252,253]。大多数儿童在 3~6 周内恢复无痛活动[254]。

下肢骨关节炎

OA 是一种滑膜关节疾病,涉及软骨退行性变和软骨下骨改变[255]。与 OA 相关的常见症状包括疼痛、ROM 受限和僵硬。疼痛通常随活动或下肢负重而加剧,休息后会改善。但对于更进展的 OA,静息时也可感到疼痛。许多患者表示在寒冷或潮湿的天气中症状会加重。关节周围的变化包括韧带松弛和支持肌无力,可导致不稳定性[256-259]。下肢 OA 很常见,并且随着人口老龄化和肥胖症患病率上升,下肢OA 的患病率增加[256,260,261]。

流行病学

OA 是一种慢性疾病,是导致残疾的常见原因,尤其老年人群[262]。在下肢中,最常受累的关节依次是膝关节、髋关节和足部[256]。据估计,症状性膝关节OA 的终身风险在 7% ~ 17% 之间,肥胖女性的发病率最高。发病高峰年龄为 55 岁至 64 岁之间[260,263]。对于髋关节,症状性 OA 的估量介于 5% ~ 10%[256,260,264]。踝足 OA 的患病率尚未得到广泛的研究,但据估计,踝关节 OA 影响着全球约 1% 的人口[265]。在一项人群研究中,足部所有关节中有症状性足 OA 的患病率为 16.7%,其中最常受累的是第一 MTP 关节[266]。

病因学,病理学和病理生理学

OA 或退行性关节疾病的特征是关节软骨损害并伴有骨质改变。OA 被分为原发性、继发性或创伤性。原发性 OA 是正常关节的衰退。创伤性和继发性 OA 在影响关节的病理学上与原发性 OA 类似,但是存在导致关节退化的潜在原因。在髋关节,膝关节和足部第一 MTP 中,大多数 OA 是原发的[265,267]。相反,踝关节和中足 OA 大多为创伤性[257,267]。因此要注意询问患者的既往创伤史,包括轻微扭伤[259]。在终末期疼痛性踝关节 OA 中,约 70% ~ 80% 的病例与既往骨折、骨软骨损伤或韧带扭伤有关[265,268]。尽管踝关节是人体中最常损伤的关节,但 OA 的低发生率源于踝关节的关节软骨特征和关节的骨性形合度[259,265]。

退化过程始于软骨表层的细小撕裂(纤维状),并通过软骨的酶促分解而传播[269,270]。这导致更大面积的软骨丢失而暴露出下层的软骨下骨。最终,软骨细胞丧失了复制能力,软骨的化学组成发生了变化[271]。最后在关节边缘周围形成纤维性、软骨性和骨性的突起即骨赘,但也可沿关节囊止点或关节表面形成。最终,包含黏液、纤维或软骨组织的囊样腔在骨内形成。通常在患者出现症状时就发现软骨退化和软骨下骨重塑[272]。滑膜和滑液也有变化,包括含水量增加,透明质酸浓度降低和滑液中炎症介质的浓度增加[273]。OA 的进展通常较为缓慢[256]。

危险因素

下肢 OA 的发展有很多已明确的危险因素。肥胖症、女性、老龄、遗传和骨密度增加与髋膝关节 OA 的发展有关。对于踝关节,既往损伤是最大的危险因素,但既往膝部创伤也是发展膝关节 OA 的危险因素[256-258]。反复性和过度的关节负荷也增加了患下肢 OA 的风险,但增加周期性关节负荷的中强度活动可有益于关节健康。髋关节和膝关节 OA 的发生可能与遗传和文化相关,中国女性膝关节 OA 的发生率高于其他人群,而髋关节 OA 发生率较低[256]。足部 OA 特有的危险因素包括第二足趾过长、第一跖骨过宽、近节趾骨宽、籽骨过长、足扁平、足弓过高以及高跟鞋的穿着[267]。

影像学

X 线通常可诊断为 OA,但影响软骨的早期变化可能仅在 MRI 上可见。对于 X 线评估,至少需要 AP 位和侧位的负重位视图。对于膝关节而言,天线位/日出位或 Merchant 位视图以及 Rosenberg/notch 位视图[膝关节处于 45° 屈曲的后前位(PA)视图]有助于评估。如果是踝关节,还需加上 mortise 位视图。

在 X 线可见的变化包括骨赘、关节间隙变窄、软骨下硬化和软骨下囊肿(图 30-12)。随着 OA 的进一步发展,可发生骨畸形。髋关节、膝关节、踝关节和足部的 OA 有几种分级系统。最常引用的是 Kellgren-Lawrence(K & L)分级量表,范围从 0 级到 4 级。0 级表示没有 X 线证据显示 OA。1 级可见骨赘存在,2 级可见关节间隙缺失;3 级出现硬化,而在 4 级中则是更严重的关节间隙变窄和硬化并伴有骨畸形。同样要注意,在没有症状的情况下,可能存在 OA 的影像学表现,并且影像学上 OA 的分级并不总是与症状的严重程度相符[256,260]。

治疗

OA 的治疗重点在于改善疼痛、功能和生活质量。最初应着重于保守治疗,但当保守治疗未能为患者带来明显的疼痛缓解和功能改善时,可以进行手术。目前已有各种组织和委员会就 OA 的非手术治疗制订了指南,主要针对髋关节和膝关节 OA。这些指南建议之间已相互达成共识,下文将对此进行回顾[103,255,261,262,274-277]。

30

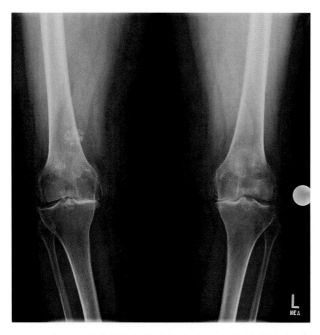

图 30-12　重度骨关节炎的 X 线表现,包括关节间隙变窄、软骨下硬化、骨刺、软骨下囊肿和关节游离体

非药物治疗

教育与自我管理

当患者被诊断出患有 OA 时,初诊时应告知 OA 的病因、自然病史和预后,并对患者进行自我管理的宣教。这些措施包括改良活动方式以减轻疼痛,适当锻炼,选择支撑良好的鞋类以及热敷或冰敷以减轻疼痛。在家中,垫高的马桶座圈、扶手、步入式淋浴间和提升座高都十分适用于髋关节和膝关节 OA 的患者。

减重

对于所有超重或肥胖人群都建议将体重减轻,并鼓励体重正常的人群保持体重。减肥已证实可改善与 OA 相关的疼痛和残疾。有些人群可能需要转介至营养师或减重机构以寻求帮助。

运动与物理疗法

个性化计划对于坚持和维持锻炼很重要。应鼓励患者同时进行有氧运动和力量训练。陆上和水上运动项目有利于改善疼痛和功能。低冲击力运动通常更容易耐受,并且运动周期较短。力量训练应针对受累关节周围的肌肉,因为它们常在患有 OA 时较弱。

可以利用物理疗法来帮助患者制订适当的运动和力量训练,并且在可耐受范围。太极拳是另一种对膝关节 OA 有明显益处的锻炼方式。

矫形器

有一系列的膝关节矫形器可供选择(参见第 57章)。弹性或氯丁橡胶的护膝更易耐受,可以提供一定的压缩性并保持关节温暖。髌骨稳定带或髌骨胶带有助于髌股关节 OA 患者。其他选择包括有支撑性更强的内外侧立柱型或者内外侧减重型膝部支具。这些支具比较笨重,患者可能难以耐受。以往更常使用楔形鞋垫,例如内侧间室 OA 则使用外侧楔垫,反之亦然,但最近的建议意见不一。对于不能耐受膝关节支具或腿部形状不允许佩戴支具的患者,楔形鞋垫可作为一个不错的选择。缓冲鞋垫也可以在膝关节和踝关节 OA 中减少冲击。对于踝关节,绑带式踝支具是一种选择,它在皮革层之间有一层定制的 AFO 塑料外壳以支撑足踝。或者可以使用带有踝关节稳固缓冲鞋跟(SACH)或 CAM 靴的弧形底鞋,以减少行走过程中足部和踝关节的压力[259,278]。

对于足部 OA,刚性的足部矫形器可以减少行走过程中的关节应力和负荷[258]。

辅助设备

髋关节和膝关节 OA 患者在对侧使用手杖可以减轻疼痛并改善功能。对于在意手杖影响外观的患者,健走杖或登山杖也是不错的选择。如果手杖减重效果欠佳或存在双侧 OA 的情况下,可使用助行器。

药物治疗

最常用于减轻 OA 疼痛的药物包括对乙酰氨基酚和 NSAID(参见第 52 章)。关键要记住,OA 是一种慢性疾病,而这些普遍被推荐的镇痛药并不适合长期使用,若长期使用可能对健康产生负面影响。患者应按需服用药物,而不是按计划服用。在确定最适宜的治疗方法时,还必须考虑患者的并发症。如果一种药物无效,则应尝试其他药物;但如果只是部分有效,则可以添加第二种药物[275,277]。

对乙酰氨基酚

大多数指南建议将对乙酰氨基酚作为治疗 OA 相关疼痛的一线用药。但是,最近的评价引起了对乙酰氨基酚的功效和安全性的担忧,对乙酰氨基酚具有对胃肠道(GI)、肝和心血管(CV)副作用的潜在风险[274,275,279,280]。当根据需要按 3g/d 的新剂量指南使用时,它仍然是镇痛的良好选择。

非甾体抗炎药

NSAID 可以口服和局部使用。在美国,NSAID

的口服药不管是非处方药还是处方药都有选择,但双氯芬酸是唯一获准使用的局部 NSAID,只能通过处方获得。尽管各种 NSAID 疗效相当,但不同的患者对各种 NSAID 的受益程度不同。因此,在某种疗效欠佳时,可以考虑其他种类的 NSAID。

NSAID 具有胃肠道、心血管和肾脏不良反应的风险。与口服相比,局部 NSAID 的全身吸收少,因此 GI 和 CV 风险更低[281,282]。但它们的穿透力有限,因此不能用于较深的关节,例如髋关节;但可用于膝关节、踝关节和足部。各种指南在针对 NSAID 的建议方面有所不同;有几种指南因安全性更高而推荐使用局部 NSAID,而不是口服 NSAID,而另一些则没有指出两者区别。存在已知心血管疾病、胃肠道溃疡或出血的患者应避免口服 NSAID[274,277,280,283,284]。

其他药物

当对乙酰氨基酚或 NSAID 不能充分缓解疼痛,或者由于禁忌而不能使用上述药物时,可以考虑使用曲马多或阿片类药物。这些药物可与对乙酰氨基酚或 NSAID 联合使用以产生协同作用。在开阿片类药物处方时需十分谨慎,避免严重的不良反应。

最后,最近对度洛西汀这种 5-羟色胺和去甲肾上腺素再摄取抑制剂(SNRI)的研究显示其对 OA 相关的慢性疼痛有一定疗效。

保健食品

氨基葡萄糖和软骨素是关节软骨细胞外基质的生理成分,可作为营养品获取,但支持它们缓解疼痛和减缓疾病进展的证据不一。在疗效更好的研究中,研究药物为处方级结晶型硫酸盐葡萄糖胺和硫酸软骨素[277]。已发布的指南对氨基葡萄糖和软骨素的建议意见不等,从将其作为一线治疗到不明确其疗效或认为无效。总体而言,这些营养补剂安全且易耐受,可以考虑进行 3~6 个月的尝试,如果有效则可长期服用。

注射剂

除了口服和局部用药外,OA 还可使用药物注射。主要的药物是糖皮质激素和透明质酸(hyaluronic acid,HA),HA 是滑液和软骨的成分之一。在美国,HA 被批准为仅可用于膝关节的生物性装置。

糖皮质激素是抗炎药,一般可有效缓解髋关节、膝关节、踝关节和足部的短期疼痛。大多数指南建议使用关节内类固醇激素治疗剧烈的疼痛发作,或在其他治疗方法未能充分缓解疼痛时使用。每年最多可以进行四次注射。关于 HA 有效性的证据有限,许多指南尚不建议使用 HA。如果已予使用且患者症状缓解良好,则可每 6 个月重复注射一次。

目前已有将 PRP 和干细胞用于 OA 治疗的研究,但目前尚无足够的证据建议或反对使用这些疗法。

手术

当非手术治疗失败,而患者的疼痛使功能受限并且对生活质量产生负面影响时,可以考虑手术治疗。OA 的主要手术是关节置换术,最常见于髋关节和膝关节。踝关节和足内关节也可选择关节置换术。足踝关节置换术的另一种备选方案是关节融合术[258,259]。

在有关节游离体或 OCD 的情况下,可以进行关节镜检查。另外,对于存在机械症状的患者,例如半月板撕裂合并 OA 出现关节交锁感或不稳定,可以考虑行关节镜检查。但在没有机械症状的情况下一般不建议行关节镜检查,因为它并没有长期的积极疗效。最后,不建议仅将关节镜检查单独用于 OA 的治疗[103]。

（张长杰、周海琪、武沙 译　郭铁成 审校）

30 e图

30 e表

参考文献

30 参考文献

Pamela Hansen • Rebecca Wilson Zingg

骨骼的健康对人的总体健康和生活质量至关重要。骨骼为人体运动提供了结构框架,并保护内部器官免受伤害,同时又是矿物质的储存库,这些矿物质对日常生活的自我维持功能至关重要。尽管骨质疏松症是最常见的骨骼疾病,但由于在骨折前没有任何征兆,人们对骨质疏松的认识仍然不足。而发生了骨质疏松相关骨折后,也常常得不到治疗。骨质疏松也可能会导致畸形、慢性疼痛、抑郁、失能和死亡率增加[1]。

美国目前有 5 300 万人患有骨质疏松或骨量减少[2]。与骨密度(bone mineral density,BMD)疾病相关的财政支出是巨大的,且只会持续增长。根据美国医疗保险人口样本,2008 年度美国老年人骨质疏松和骨质疏松相关骨折的年度花费大约为 1 540 亿元(220 亿美元)。这些费用反映了 5%(1.6/3 020 万)的美国医疗保险参保者接受过骨折治疗,24% 的参保者患有无骨折的骨质疏松[3]。鉴于美国人口的增长,这些数字还将继续上升。2014 年,4 600 万美国人的年龄在 65 岁以上,预计到 2060 年将增长到 9 800 万人,并且人口占比将从 2014 年的 14.5% 增长到 2040 年的 21.7%[4]。

从公共健康和经济的角度来看,随着预期寿命的提高,早期筛查和实行运动、饮食、预防跌倒和药物治疗的策略将变得越来越重要。由于骨质疏松性骨折通常是由骨密度和骨质量降低、神经肌肉相对不稳定和环境障碍共同导致,因此康复医师拥有专长和机会,从医学和功能角度来应用实践多学科康复模型,成功解决这一严重公共卫生事件中的筛查、预防和管理问题。

定义

骨是一种活性组织,它的功能多样性由其柔性和强度提供。它主要由胶原蛋白(软框架的蛋白质基础)和磷酸钙(骨骼强度和硬度的矿物质来源)组成[2]。骨质疏松症(osteoporosis)是以骨量降低和骨组织(特别是骨小梁)微结构恶化为特征的疾病;这导致骨脆性和骨折风险的增加(图 31-1)。当施加的载荷超过骨骼的承受能力时就会发生骨折,这取决于骨骼的矿化程度和结构。虽然骨质疏松症导致了骨量减少,但是这时骨却在构成上表现出正常的有机(40%)和矿物质成分占比(60%)。

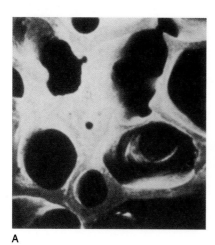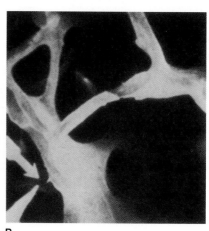

图 31-1 活检标本显微照片。A:正常骨。B:骨质疏松骨

目前最具临床价值的骨密度测量方法是双能 X 线吸收法（dual-energy x-ray absorptiometry，DXA）。双能 X 线吸收法检查可以帮助发现低骨密度（骨折前），确诊骨质疏松症（骨折时），通过一系列评估（间隔一年或更长时间）预测未来骨折概率，判断骨质流失概率和治疗效果[2]。1994 年，WHO 确定用"正常骨密度"一词定义正常青年骨密度平均差值为一个标准差（standard deviation，SD）内，用"骨量减少"一词定义骨密度低于正常青年骨密度平均值 1.0~2.5SD。正常青年骨密度标准差值在最终双能 X 线吸收法检查报告中定义为 T 值。近年来，骨质疏松症的诊断仅基于骨密度测量值低于或严重低于平均值 2.5SD（即 T 值≤2.5）（表 31-1）[5]。定义骨密度的另一种方法是与同年龄、同性别、同种族的人进行比较，这种方法用 Z 值表示，被认为是临床上最适用于跟踪 50 岁以下儿童和成年人的骨量。在 2008 年，WHO 将骨质疏松症的定义从单一统计决定因素扩展到包含临床标准：如那些曾有过脆性骨折（特别是脊柱或髋部骨折的）的骨量减少患者，现在也认为患有骨质疏松症[6]。

表 31-1　骨密度定义的骨丢失

状态	定义
正常	BMD 低于正常青年成人标准 1SD 之内（T 值≥-1）
骨量减少	BMD 比正常青年成人标准低 1~2.5SD（-2.5≤T 值≤-1）
骨质疏松	BMD 在正常青年成人标准的 1SD 之内（T 值≤-2.5）

SD，standard deviation 标准差。

注：定义基于 WHO 对白人女性全身各部位的骨量测量结果［摘自 Demptster DW，Shane E，Horbert W. A simple method for correlative light and scanning electron microscopy of human iliac crest bone biopsies：qualitative observations in normal and osteoporotic subjects. J Bone Miner Res. 1986；1（1）：15-21. Copyright © 1986 ASBMR. Reprinted by permission of John Wiley & Sons，Inc］。

当骨质疏松症的发生与其他疾病无关，而与绝经后的年龄相关的变化有关时，它被定义为原发性骨质疏松症；在女性中称为绝经后骨质疏松症，在男性中称为老年性骨质疏松症。骨质疏松症也常见于内分泌疾病、制动、药物和炎症[7]，这可以定义为继发性骨质疏松症。这些情况普遍导致骨量减少并增加骨折风险（表 31-2）。

表 31-2　骨质疏松症的分类

A. 原发性骨质疏松症
　1. 绝经后骨质疏松症：女性
　2. 老年骨质疏松症：老年男性
B. 继发性骨质疏松症：继发于遗传或获得性疾病状态、药物治疗或生理异常
　1. 类风湿关节炎
　2. 终末期肾病
　3. 甲状旁腺功能亢进和肢端肥大症
　4. 甲状腺功能亢进（内源性和医源性）
　5. 糖尿病
　6. 吸收不良（即部分胃切除术；胃旁路术，乳糜泻）
　7. 25-OH 和 1,25-(OH)$_2$-维生素 D 缺乏或中毒
　8. 酗酒
　9. 慢性肝病
　10. 遗传因素（即成骨不全，埃勒斯-当洛斯综合征，马方病）
　11. 慢性阻塞性肺疾病
　12. 与药物相关的病症
　　a. 糖皮质激素
　　b. 肝素
　　c. 抗惊厥药
　　d. 选择性血清素再吸收抑制剂（SSRI）
　　e. 质子泵抑制剂
　13. 与低雌激素状态相关的病症
　　a. 畏食症和贪食症
　　b. 运动诱发的闭经（即 FAT）
　14. 与失用相关的疾病
　　a. 四肢瘫痪/截瘫/偏瘫
　　b. 固定
　　c. 长期卧床
　15. 营养不良
　16. 慢性肝病
　17. 特发性高钙血症
　18. 低睾酮或雄激素不敏感［Klinefelter 和特纳综合征（Turner syndrome）］
　19. 系统性肥大细胞增多症
　20. 成人低磷酸盐血症
　21. 恶性肿瘤（多发性骨髓瘤、白血病、淋巴瘤）

流行病学

普通人群和失能人群

2008 年美国国家骨质疏松症基金会（National Osteoporosis Foundation，NOF）估计到 2010 年，美国将有超过 1 200 万人患有骨质疏松症，4 000 万人将患有骨量减少[8]。到 2020 年这些数字预计将增长到 1 400 万和 4 700 万。如果不加干预到 2040 年这

些变化可能使美国的髋部骨折人数提升一倍到两倍[9]。需要特别注意的是骨量减少患者远远多于骨质疏松症患者,因此,更多的骨折将发生在骨量减少的人群中[10]。骨量减少或骨质疏松的既往患者更易发生骨折[11]。

年龄增长和女性性别导致更高的患骨密度疾病风险。从 2005 年到 2010 年,美国 16.2% 的 65 岁以上成年人患有腰椎或股骨颈骨质疏松,48.3% 的 65 岁以上成年人患有骨量减少[12]。女性约占美国骨质疏松患者总数的 80%[13]。与其他族裔/种族相比,西班牙裔妇女的患病风险增长最快[14]。

2005 年,美国骨质疏松性骨折超过 200 万例,花费约 1 330 亿元(190 亿美元)(男性占人数的 25%,费用的 29%)。住院医疗的骨折花费约占总额的 57%,门诊医疗花费约占 13%,长期照护花费约占 30%。按骨骼部位的骨折数量占比排列(降序)为脊椎(27%)、腕部(19%)、髋部(14%)和骨盆(7%),而其他部位合计占骨折总数的 33%。骨折部位相关花费占比排序为髋部(72%)、脊椎(6%)、骨盆(5%)、腕部(3%)和其他部位(14%)。女性花费占骨折总额的 75% 以上[896 亿元(128 亿美元)],其中女性≥65 岁占总额的绝大部分(89%)。这种不均衡是由于花费更高的髋部和骨盆骨折占比更高(75 岁以上女性占 34%,65 岁以下女性占 9%)。到 2025 年,骨质疏松性骨折的数量和花费估计将上升超过 48%,即超过 300 万次人次和 1 771 亿元(253 亿美元)[15]。除骨折外,骨质疏松症是导致卧床不起和相关昂贵的医疗并发症的最高级别疾病之一[16]。

50% 的美国女性和高达 25% 的男性一生中至少会发生一次骨质疏松性骨折。由于年轻时骨量增加较少,中年和老年时骨质流失更快,女性比男性更易患骨质疏松症[17]。白人女性髋部骨质疏松症的患病率为 17%,西班牙裔女性为 14%,黑人女性绝经后为 6%。尽管非裔美国人患骨质疏松症的可能性较低,但一旦确诊,她们患骨折的风险也会增加。50 岁以后,20% 的白人和亚裔女性以及 7% 的男性被诊断患有骨质疏松症,相比之下只有 5% 的非西班牙裔黑人女性和 4% 的黑人男性患病[18]。髋部骨折后,黑人女性死亡率高于白人女性,一般认为是由年龄更大和医疗服务的差异造成的[19]。

综上所述,髋部骨折花费占美国脆性骨折的 70% 以上。女性髋部骨折的终身风险大于乳腺癌、子宫内膜癌和卵巢癌的终身风险总和,这一事实强调了骨质疏松症的适当诊断、管理和骨折预防的重要性[20]。

在过去,骨质疏松症在很大程度上被男性忽视,但研究表明这是一个重要的临床和公共健康问题。根据目前 WHO 骨质疏松症的诊断标准,美国 50 岁以上白人,墨西哥裔和黑人男性的患病率分别为 4%、2%、3%[21]。现在人们意识到,男性髋部骨折的患病率大约是同龄女性的 1/3 到二分之一。然而,男性骨折后死亡率始终高于女性[22]。虽然女性髋部骨折率是男性的 2~3 倍,但男性髋部骨折后 1 年死亡率几乎是女性的 2 倍[19]。女性在绝经期期间骨质流失很快,但在 70 岁时男女钙吸收量都有所下降,导致男性和女性在 65 岁时骨质流失的比例相等。75 岁后,骨质疏松症影响到一半的美国人口,男女人数各占一半。

骨质疏松症通常以原发性和继发性两种形式出现在康复患者群体中。Smeltzer 等人研究表明,在美国社区居民群体中,残疾女性(对照组)相对非残疾已绝经女性,骨质疏松症的发病率更高(22.6% vs 7%)且骨密度更低(53.1% vs 40%);参加研究的对照组残疾女性只有 50.9% 是绝经的,平均年龄为 50.6 岁[23]。这证实了 Nosek 等人的发现,即残疾妇女更早患上骨质疏松症[24]。Smeltzer 在 DXA 对受试者的研究检查中发现,女性骨质疏松症发病率最高的病种为脊柱裂(69.2%)、脊髓损伤(65%)、脊髓灰质炎后遗症(44.2%)和脑瘫(40%)。其他危险因素还包括白人人种(87.6%)、缺乏锻炼(64.6%)、更年期(50.9%)和药物相关风险(44.8%)。在这些残疾女性中,只有 1/4 以前接受过骨密度检查,只有 1/3 正在补钙[23]。

继发性骨质疏松症并非局限于残疾成年人,脑瘫和特发性幼年关节炎等残疾儿童,也是常见的易发群体[25,26]。虽然儿童骨质疏松症的检查和治疗方案研究不如成年人完善,但与同龄人相比,这些残疾儿童患骨量减少、骨质疏松症和骨折的风险更高[27-29],且脑瘫患儿极易发生自发性骨折[30]。

脊髓损伤患者在制动后骨量减少最为明显,损伤平面下的骨骼矿物质流失常见于截瘫患者的下肢和骨盆,以及四肢瘫患者的上肢。Dauty 等人 2000 年的研究表明,脊髓损伤患者损伤平面下的骨密度在受伤后一年对比对照组下降了 41%,最明显的部位是胫骨(下降 70%)和股骨远端(下降 52%),这两个部位正是最常见的骨折部位[31],但脊柱骨量没有显著的下降[32]。

骨质疏松性骨折的发病率很高[33]。1995 年,因骨质疏松性骨折住院治疗患者超过 50 万例,而急诊接诊的骨质疏松性骨折患者超过 80 万例。其中,髋部骨折是最致命的[34]。髋部骨折人数占美国所有骨质疏松性骨折人数的近一半,与之相比脊椎骨折人数仅占 8%[35]。根据 WHO 导致残疾严重程度的数据,一个髋部骨折严重程度是椎骨骨折的四倍,或相当于其他部位骨折的二十倍。

骨质疏松症的大部分社会和经济负担也与髋部骨折直接相关[18]。虽然一些骨折患者只是暂时失能,但许多患者会面临畸形、功能丧失、独立能力丧失或需要专业机构照护等问题。髋部骨折几乎无一例外地需要住院并且是急性并发症的重要危险因素[36]。不到一半的髋部骨折住院患者的日常生活活动(activities of daily living,ADL)能力恢复到骨折前的水平。80%的人不能进行至少一项工具性日常生活活动,如购物或开车等。只有 25%的人恢复了以前的社会参与能力水平[37,38]。研究表明骨折前能够行走的患者中,20%的患者需要在骨折后接受长期照护[13]。髋部骨折现在也与死亡率增长有很强的关联;20% 髋部骨折患者将在骨折 1 年后死亡[39]。

尽管后果没有髋部骨折那样严重,但脊柱、腕部和其他部位骨折发病率更高。其中脊柱骨折最常见(美国每年超过 70 万例)[13],并且很大程度上是造成"老年驼峰式"("dowager hump")畸形的原因。严重的脊柱骨折会造成慢性背痛、身高降低、失能[40],甚至平衡功能障碍,另外还可以导致腹部解剖学形态改变,导致腹胀、便秘、疼痛和食欲下降。多发性胸部骨折会导致阻塞性肺病[41-43]。这些有害的变化可能会影响日常生活活动能力,造成和髋部骨折相同的功能障碍[44]。腕部骨折更容易因疼痛、手功能障碍、神经卡压(特别是腕管综合征)、骨骼畸形和关节炎这些并发症导致短期失能。过去的研究表明,腕部骨折并发复杂区域性疼痛的危险概率为 30%[45,46]。

病因学和风险因素

骨折风险取决于个体的遗传特征、峰值骨量、生存期间骨量补充以及随后的骨量丢失率。在骨折风险模型中已经确定了会导致骨量减少和骨质疏松症的风险因素和原因。对于原发性骨质疏松症,多种病因学因素可能在单个病例中起到了独立或联合作用,从而导致了骨量减少;对于继发性骨质疏松,病

因学因素是确定的。老年人存在其中的一种或多种风险因素都会加速骨密度降低和提高骨折风险。尽管雌激素水平降低、钙和维生素 D 以及睾酮缺乏、吸烟、高龄、明确的家族史、峰值骨量减少、体力活动减少和骨折病史都是重要的致病因素,长期使用糖皮质激素(5mg/d,最少持续 3 个月)、过量饮酒、使用抗癫痫药物、过量甲状腺素补充或缺乏也是重要的风险因素(表 31-3),但相对于作为病因的重要性而言,每种风险因素的"权重"并不能完全明确。

表 31-3　骨质疏松性骨折的危险因素

低撞击骨折个人史
当前骨密度低
父母任何一方髋部骨折
白种人
老年女性
痴呆
反复跌倒
体力活动不足
健康不佳/虚弱
当前吸烟者
低体重
雌激素缺乏症
使用糖皮质激素
睾酮缺乏
维生素 D 缺乏症
低寿命钙摄入量
酗酒
矫正视力受损

继发性骨质疏松症通常由多种内分泌疾病(如糖皮质激素过剩,性腺功能减退,甲状旁腺功能亢进和 I 型糖尿病)、活动能力改变(脑血管意外、脊髓损伤、制动)、环境因素(酒精中毒、胃切除术、乳糜泻、药物使用)和炎症(类风湿关节炎、炎症性肠病、强直性脊柱炎)导致。

某些药物通常与继发性骨质疏松症有关,如糖皮质激素对骨形成和骨吸收的影响广为人知。糖皮质激素通过减少骨形成(通过抑制成骨细胞和成骨细胞前体,改变成骨细胞功能,增加骨细胞凋亡)从而对骨量有着极大破坏作用。糖皮质激素还可以抑制垂体-性腺和肾上腺系统中雄激素的分泌,从而增

加破骨细胞生成（导致骨吸收增加）[7]。

导致骨质疏松症的其他主要药物包括芳香酶抑制剂（AI）、促性腺激素释放激素激动剂、抗癫痫药（AED，包括苯妥英钠、卡马西平和苯巴比妥）、抗抑郁药（如五羟色胺再提取抑制剂 SSRI 和三环类抗抑郁药 TCA）、抗糖尿病药（格列唑酮）和质子泵抑制剂（PPI）。不同药物对骨健康的影响机制各不相同。芳香酶抑制剂会降低总雌激素水平，增加骨吸收水平和骨折风险。某些肾上腺素能导致维生素 D 分解代谢，导致钙吸收减少，进而导致继发性甲状旁腺功能亢进。质子泵抑制剂的影响机制是其造成了消化道对钙的吸收不良[7]，从而增加骨折的风险。

通过促进破骨细胞生成和减少骨形成，炎症在继发性骨质疏松症和骨重塑中发挥重要作用。无论使用何种类固醇，髋部和脊椎骨折的风险都会因类风湿关节炎而加倍，而脊椎骨折的风险会因强直性脊柱炎而增加，两者都是由炎症引起的[47]。制动（脑卒中、脊髓损伤）通过影响骨的机械刺激机制导致继发性骨质疏松症（骨吸收增加，但骨形成没有补偿性增加）。骨丢失一般出现在脊髓损伤的损伤平面下和脑卒中的患侧[7]。虽然创伤性脑损伤患者的骨质疏松症患病率尚未得到很好的研究，但该人群中性腺功能减退和制动的高风险可能使他们易患骨量低下[48]。

发病机制

骨质疏松症是一种多因素导致的复杂疾病。虽然继发性骨质疏松症中骨量丢失的发病机制可能很容易解释，但是原发性骨质疏松症的确切发病机制尚不清楚。骨量低下可能归因于骨骼成熟时（女性13~25 岁）未能达到较高的骨密度水平，或随后与年龄相关的骨丢失和绝经后的骨丢失。虽然骨量低下主要与骨折有关，但骨折的其他决定因素包括骨质量（如骨小梁结构）、骨小梁微骨折的愈合能力和跌倒倾向[49,50]。骨量低下的发病基础，尤其老年人，也可以从组织、细胞和激素水平异常的角度来考虑。

组织异常

虽然细胞和激素水平异常确定会导致骨量减少和骨质疏松症，但所有类型的骨质疏松症的最基本异常都是骨组织水平骨正常重建被打乱的结果。因此，要充分了解骨质疏松症的发病机制，了解骨重建的知识是十分必要的。

骨总是在不断地更新（重塑），骨骼是人体 99% 钙的储存库，骨骼的重塑为机体提供了钙且不破坏骨骼的完整性。此外，骨重塑可以使骨量对肌肉活动的增减做出反应（如网球运动员惯用手的骨量增加），骨骼正常更新时，骨重塑最先发生由破骨细胞（负责骨吸收的细胞）介导的骨吸收增加。同时在成骨细胞（负责骨形成的细胞）介导下，骨吸收增加通常在 40~60 天内会产生骨形成增加。骨吸收和骨形成通常是"耦合"的，骨吸收的增加或减少会导致相应的骨形成增加或减少，因此骨量的净变量为零。在绝经后骨质疏松症和老年性骨质疏松症中，骨吸收增加而骨形成没有相应增加，从而导致骨量的净损失。在这种情况下，骨重塑被描述为"负耦合"。在其他形式的骨质疏松中，特别是那些与糖皮质激素诱导的骨质疏松症，在早期就会出现骨形成减少，产生最终的结果是相同的：骨量净损失，伴随骨量减少和骨折风险增加。因此，在骨组织水平的骨重塑异常是骨质疏松症的发病机制之一。

细胞异常

细胞异常导致原发性骨质疏松症的确凿证据正在完善，最简单的说法，就是成骨细胞的生长速度和活性低于破骨细胞，进而导致骨密度下降。随着年龄的增长，细胞数量减少或细胞活性降低可能是成骨细胞衰竭的原因（并非骨质疏松症所特有）（参见第 47 章）。

导致骨质疏松的细胞异常也可能只与衰老之外的因素相关。RANKL（核因子 kB 受体活化因子配体）是破骨细胞形成和激活所必需的细胞因子（图31-2A）。在成骨细胞上表达的 RANKL 激活在破骨细胞上表达的受体 RANK。骨保护素（osteoprotegerin，OPG）可以平衡 RANKL 的生理效应，充当抑制破骨细胞活性的诱饵受体（图 31-2B）。糖皮质激素暴露、雌激素缺乏、T 细胞活化（如类风湿关节炎）和骨骼恶性肿瘤会导致破骨细胞生成增加，从而提高 RANKL 与 OPG 的比率。因此，RANKL 阻断有助于防止骨质流失[51]。

RANKL 是参与吸收过程的最终细胞因子，OPG 是 RANKL 的天然拮抗剂，这一发现导致了对潜在治疗方法的评估。起初，有人尝试用 OPG 作为阻断 RANKL 的治疗方法。问题是出现了针对 OPG 的抗体，所以这种治疗方法被终止了。接下来，研制出了一种用于阻断 RANKL 的单克隆抗体，这被证明在阻止骨吸收方面非常有效。这种研究导致了地诺单抗

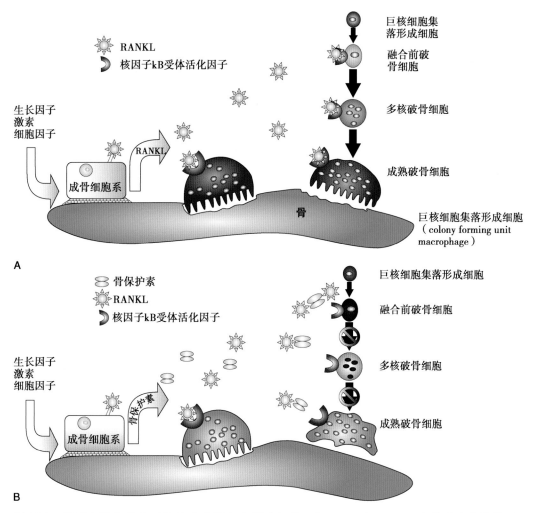

图 31-2　骨质疏松症是由正常骨重建顺序中断引起的。A：RANK 和 RANKL 在骨重建中的作用。B：骨保护素（OPG）对 RANK/RANKL 结合的调节。RANKL：核因子 kB 受体活化因子配体（摘自 Delmas PD. Clinical potential of RANKL inhibition for the management of postmenopausal osteoporosis and other metabolic bone diseases. J Clin Densitom. 2008；11：325-338；Boyle WJ，et al. Osteoclast differentiation and activation. Nature. 2003；423：337-342）

（denosumab）的出现，它现在是骨质疏松症治疗的治疗选择之一。骨生物学研究还显示骨细胞能产生硬化素（sclerostin），硬化素是合成代谢信号途径的抑制剂。抗硬化素单克隆抗体的最新研究显示了它显著的合成代谢活性。骨密度和骨折临床试验正在进行中。骨质疏松症的新疗法可能会基于对骨生物学更清楚的理解，从而有希望设计出副作用更少的高度特异性化合物[52]。有趣的是，RANKL 也正在被探索作为治疗骨癌的治疗靶点[53]。

激素异常

许多激素制剂可能会影响骨细胞功能和骨量。尽管这些激素在生理学上有许多与年龄和绝经相关的改变，受激素异常造成的特殊致病因素（不包括与皮质激素过多和甲状旁腺功能亢进有关的骨质疏松症）骨质疏松症致病原理尚不明确。雌激素缺乏仍然是女性绝经后骨质疏松症发病的最常见因素，而睾酮缺乏则被认为是年轻男性的潜在致病原因。

任何病因的雌激素缺乏，包括绝经、早期卵巢切除术[54]和与慢性剧烈运动相关的功能性性腺功能减退（female athlete triad，FAT，女运动员三联征）[55]，都应被视为骨量丢失的主要危险因素。雌激素在调节骨骼健康方面有着密切的作用。雌激素通过激活骨细胞上的雌激素受体，直接调节骨小梁的骨吸收，延长成骨细胞寿命，缩短破骨细胞寿命。同时雌激素通过抑制刺激骨吸收的细胞因子如白介素-6 间接影响骨健康。雌激素会额外增加 OPG 的分泌，而雌激素缺乏增加了 B 淋巴细胞中的 RANKL 表达，导致 RANKL 与 RANK 结合，破骨细胞生成[56,57]。

31

雌激素缺乏本身并不是骨质疏松症的一个确切致病原因，因为所有绝经后妇女都相对雌激素缺乏，但并非所有人都患有骨质疏松症。甲状旁腺激素紊乱造成的干扰也必须额外考虑；但是就像雌激素缺乏一样，这些干扰在骨质疏松症中并没有普遍、明确的关系。甲状旁腺分泌的甲状旁腺激素（parathyroid hormone，PTH）有助于调节血钙水平。在钙含量低的情况下，甲状旁腺激素可促进钙从骨骼中的释放（通过间接刺激骨吸收）、钙从肾脏中的吸收（以及磷酸盐吸收的减少），并刺激 25-OH-维生素 D_3 向 1,25-$(OH)_2$-维生素 D_3 的转化（这反过来又增加了肠内钙的吸收）。免疫反应性甲状旁腺激素的血清水平随年龄增长而增加，绝经后骨质疏松妇女中约有 10% 会升高[58]。在这些女性中，PTH 的升高可能与骨质流失有关。

然而，大多数绝经后骨质疏松妇女与正常老年妇女相比，PTH 水平正常或较低。在这些患者中，PTH 异常对骨质疏松症的致病作用尚不清楚。雌激素缺乏导致骨骼对甲状旁腺激素的敏感性提升，骨吸收增加，血清钙水平短暂升高，并可能导致甲状旁腺激素分泌减少。随着这种减少，活性形式维生素 D[1,25-$(OH)_2$-维生素 D_3] 的产量可能会减少，从而导致肠钙吸收减少。

尽管异常特殊骨质疏松症（而不是简单的衰老）的致病原理尚不明确，但许多维生素 D 异常随着年龄的增长而出现。随着年龄的增长，1,25-$(OH)_2$-维生素 D_3 的水平下降。有人提出骨质疏松症老年人 PTH 和肾 25-OH-维生素 D_1-α-羟化酶缺陷有关，但尚未得到确凿的证明[59,60]。与年轻人相比，老年人可能根本无法在阳光下产生维生素 D。然而，钙的吸收确实随着年龄的增长而减少，绝经后骨质疏松症女性的钙吸收较低，钙吸收的减少与髋部骨折风险的增加有关。

可以说，在所有绝经后妇女中，骨吸收的增加超过骨形成，雌激素缺乏和甲状旁腺激素和维生素 D 的干扰是促成因素。其他可能在随年龄增长的骨骼丢失中起作用的激素包括睾酮、胰岛素样生长因子 i（insulin-like growth factor i，IGF-i）和硫酸脱氢表雄酮（dehydroepiandrosterone sulfate，DHEAS）。降钙素的缺乏也可能导致持续的骨丢失，尽管缺乏降钙素不太可能在骨质疏松症中发挥主要作用。降钙素抑制破骨细胞的产生和活性，从而减少破骨细胞骨吸收。血清免疫反应性降钙素水平随着年龄的增长而降低，女性的水平确实低于男性。此外，在一些骨质疏松人群[61,62]中，发现有钙刺激引起的降钙素分泌减少。随着我们对导致个体骨质疏松症发病机制的骨生物学的不断了解，针对患者个体化的新靶向治疗将可能成为标准疗法。

基因异常

随着年龄的增长，峰值骨量的多少和骨丢失的程度决定了我们患骨质疏松症的风险。复杂的遗传和环境因素决定了这些成因。很可能是多个基因导致了骨质疏松症的易感性，并且它们因种族背景而异[63]。尚未确定所有候选基因的确切区别，但涉及许多基因敏感性，包括活性形式维生素 D_3（骨化三醇）、雌二醇和甲状旁腺激素受体的异常，以及编码转化生长因子 β（TGF-β）和白介素-6 的基因。这些基因与达到峰值骨量和骨重塑过程相关，并且在整个生命周期中都是活跃的[64]。

脑卒中（参见第 18 章）

偏瘫、活动能力和骨负荷降低、内分泌变化、营养因素和药理学暴露都增加卒中后骨质疏松症的风险。其次，制动造成的骨重塑和相关的钙动员通过抑制 PTH 分泌引起维生素 D-PTH 轴的改变。活动能力降低造成了日光照射时间减少，进一步加剧了维生素 D 缺乏。最后，由于吞咽困难、活动能力降低、认知缺陷、抑郁和社会隔离，导致了包括维生素 D、K、B_{12} 和叶酸缺乏在内的营养不良。骨丢失通常发生在偏瘫侧；然而，骨丢失还可能发生在近端的健侧股骨近端。脑血管损伤后几天即开始骨丢失，在最初的 3~4 个月内持续，在第一年后逐渐减缓，直至达到稳定状态。这可以解释脑卒中后第一年股骨近端高达 14% 的骨密度丢失和上肢高达 17% 的骨密度丢失[65]。Kanis 等人证明脑卒中患者住院第一年骨折风险增加了 7 倍以上[66]。

脊髓损伤（参见第 22 章）

虽然失用被认为在脊髓损伤人群的骨质疏松症发展中起作用，但神经因素也有影响，如受损的 PTH-维生素 D 轴和钙/磷酸盐代谢[67]。受伤后的损伤平面上没有脱钙，脊柱承重被认为限制了椎体骨量的损失。痉挛、损伤程度、女性性别、年龄和损伤状态发生时间对骨量有负面影响。肠道钙吸收减少和肾脏钙清除增加、性激素抑制、垂体抑制 TSH、胰岛素抵抗和 IGF 也可能是原因之一[68]，但大多数脊髓损伤患者能发现损伤平面下的骨量减少。动物模型显示,破骨细胞活性增加,同时伴有严重骨丢失(48%的骨小梁和35%的皮质骨),矿物质附着减少,生长板异常伴随成骨细胞功能障碍[69]和RANKL mRNA诱导增加[70]。

Szollar 等人在对脊髓损伤人群的研究中发现,血清钙和降钙素水平与骨量变化无关。在这项研究中,PTH 水平在受伤后的第一年下降,在随后的 1~9 年开始上升。这些患者受伤后成骨细胞活性会立即降低,导致骨降解急剧增加。事实上,在所有 176 名截瘫或四肢瘫痪患者受伤后的 12 个月,均出现了可测量的股骨近端骨密度降低。重要的是,20~39 岁的患者组受伤后的 1~9 年骨折风险显著增加,但对 40~59 岁患者组来说,受伤后骨折风险在到达平台状态前会持续 19 年。该研究还显示,所有研究对象在损伤后 1~9 年时间内,脊柱负重的增加会使骨密度增高,在受伤 10~19 年的 20~39 岁截瘫患者组中变得更明显[32]。

脊髓损伤人群骨折常与骨密度减少最多的部位有关,最常见于盆骨和下肢骨,尤其胫骨。与普通人群相似,脊髓损伤女性比脊髓损伤男性更容易患骨质疏松症。

骨质疏松的临床评估

无论是原发性的还是继发性骨质疏松,骨质疏松症的第一个临床指征通常是骨折,但最好在第一次骨折之前对患者进行筛查和治疗。

骨密度测量

许多临床指标与骨密度呈正相关,如绝经后妇女的脊椎旁肌肉力量和绝经前女性和男性的握力。虽然这些是有用的方法,但它们不能代替精确定量测量[71]。脊柱平片在骨密度定量测量方面相对不敏感,因为在检测到脱钙之前,必须丢失 30%~35% 的骨量。然而,当注意到意外的高度损失或怀疑中轴骨或外周骨骨折时,它们对于评估脊柱骨折是敏感和可靠的。在过去的 50 年里,已经开发了几种非侵入性的方法来定量测量骨量(骨密度)。目前临床应用最广泛的检查程序是 DXA,它一种非侵入性的检查,主要以可接受的精度和准确度来量化脊柱和髋部的骨小梁(松质骨),成本合理,执行简单,并且辐射暴露相对较低。最重要的是,DXA 可以预测哪些患者有骨折的风险,并可以重复评估治疗反应。DXA 技术也最大限度地满足电离辐射安全的要求,

因为骨密度测量可以在 30s~2min 内获得,辐射暴露量约为 10mrad(胸部 X 线暴露量的六分之一),精确度约为 99%,准确度约为 97%。脊柱 CT 测量提供了对骨小梁和实际体积密度的高级评估方法,但是该技术受到高辐射暴露和低精度的影响。

WHO 推荐的基准测试与随访测试数据是参考 DXA 测量中轴区(脊柱和髋部)获得的。对于无法测量脊柱骨密度的患者,可以选择测量前臂骨密度代替。脊柱和前臂远端主要以骨小梁为主,代谢比皮质骨更活跃,在发生骨质疏松时将优先改变,因此最先受用于治疗骨质疏松症的药物的影响。髋部和前臂部分布位也有皮质骨。椎骨和髋部也是最有可能导致残疾的骨折部位。WHO 的指南参考了各国流行病学的调查数据,并在 NOF 指导委员会的特别立场文件中有详细描述[6,72]。由于 WHO 的 DXA 标准是根据对白人、绝经后女性的研究建立的,因此在对男性、绝经前女性、非白人人群和儿童的 DXA 解释方面存在一些争议。国际临床密度测定学会(International Society for Clinical Densitometry,ISCD)建议对所有族裔的妇女使用统一白人女性标准数据库,对所有族裔的男子使用统一白人女性标准数据库作为参考[73]。虽然使用 pDXA、pQCT 和超声波等其他技术进行外周测量可以预测类似于 DXA 的髋部和脊柱骨折风险,但它们的临床应用不如轴向测量广泛。由于低成本、便携性和辐射暴露风险极低,用超声波进行外周测量已经发展成为一种主要筛查工具,当其结果为阳性时,则可以进行进一步的临床检查和 DXA 筛查[74]。

WHO 于 2008 年修订的 DXA 筛查和治疗指南从仅基于 T 分的方法转变为基于髋部和其他部位 10 年骨折风险的循证评估方法,包括了年龄、性别、种族、骨密度值以及已知的骨质疏松和骨折风险。随后,该指南被改编以适应各个国家的人口统计和医疗保险状况[6,72]。当然,不同的政府和医疗专业组织对这些指南的解释可能会有所不同。

2011 年,美国预防特别行动小组(the U. S. Preventative Task Force)建议对所有 65 岁或以上的女性以及骨折风险等于或大于 65 岁白人女性且排除其他风险因素的年轻女性进行骨质疏松症筛查。对无既往骨折或继发性骨质疏松症的男性则没有相应的建议[75]。除此之外,ISCD(2015 年)建议对 70 岁以上的男性、更年期女性、65 岁以下的已绝经女性、具有低骨量的风险因素(低体重、既往骨折、使用高风险药物或与骨丢失相关的疾病)的 70 岁以下男性、脆

性骨折或与低骨量相关的疾病/状况的成年人，以及正在考虑接受药物治疗或正在接受药物治疗（以监测效果）的任何人进行骨密度检测。WHO 骨质疏松症的参考标准是股骨颈的 T 值为-2.5，其中 T 值由 20~29 岁的女性白人参考组计算得出。根据 ISCD 的说法，在 50 岁及以上已绝经的女性和男性中，T 评分是报告骨密度的首选；然而，在未绝经女性和 50 岁以下男性（尤其儿童）的骨密度报告中，Z 值是首选值；骨密度不能单独用于诊断 50 岁以下男性的骨质疏松症[73]。

对患有慢性残疾（如脑性瘫痪或脊髓损伤）以及与骨质疏松症相关的医学问题（如进食障碍和 FAT）的儿童和青年进行 DXA 和实验室筛查的方案尚未完善，但 ISCD 已经公布了建议。ISCD 建议，如果患者可以从干预中获益的话，对患有原发性骨病或有继发性骨病风险的儿童/青少年进行 DXA 评估。在这种情况下，全身不包含头部和前后脊柱是骨密度检查的首选骨骼部位（由于骨骼随发育的可变性，髋关节不是首选部位）[76]。该人群的脆性骨折至少需要进行基线 DXA 评估。在对该人群进行更多研究之前，必须对骨量减少的筛查、结果解释和治疗进行个体化。

英国谢菲尔德大学的 Kanis 等人开发了 FRAX WHO 骨折风险评估工具（http://www.shef.ac.uk/FRAX/tool.jsp），在事先没有药物干预的情况下，协助临床医师针对低骨密度（骨质减少，DXA T 值在-2.5 至-1.0 之间）的患者提供治疗指南[77]。通过 DXA 设备制造商加入反映患者性别，年龄，种族，体重和身高，已知骨质疏松症危险因素以及股骨颈骨密度（以 g/cm^2 为单位）的数据之后，FRAX 工具根据 WHO 指南确定了治疗阈值。在美国，如果数据显示髋部骨折风险≥3%，或其他主要部位骨折风险≥20%，应考虑处方药治疗[78]。如果患者没有开始药物治疗，建议在 2 年后由 FRAX 或 DXA 进行后续筛查，尽管一些低风险患者可以在更长的时间间隔内接受评估。对于那些有骨折风险并开始治疗的患者，建议在 2 年后进行 DXA 随访，以评估对治疗的反应。如果股骨颈骨密度不可用（如双侧髋关节手术患者），FRAX 工具必须通过体重指数（body mass index，BMI）确定骨折风险。

骨标记物

骨吸收和骨形成的血清和尿液标记物是主要的监测处方治疗效果的诊断方式。在这个意义上，这

些标记可以补充骨密度评估。这些标志物显示个体患者对治疗的反应早于骨密度变化，有时甚至在 24h 内。目前骨吸收速率最常用尿标记物Ⅰ型胶原端肽 n（NTX）和Ⅰ型胶原端肽 c（CTX）来评估[79]。检测 NTX 和 CTX 的血清水平是可行的。最好在早晨空腹时检查尿液和血清标志物，以尽量减少差异，但是所有骨转换标志物都具有相当大的日常可变性，这使得个体的临床解释变得困难。有建议在基线和治疗后 6 个月内检查尿 NTX 和血清 CTX。如果尿液 NTX 减少 50% 以上或血清 CTX 减少 30% 以上，则认为该药物具有预期效果。同样它们可以用来帮助确定"休药期"长短。

骨质疏松症风险患者的临床评估

有骨质疏松症风险的患者需要仔细评估，包括以下要素。需要完整的病史来确定骨质疏松症危险因素的存在，如绝经状态、髋部骨折家族史和用药情况（表 31-4），并排除导致继发性骨质疏松症的医学相关情况（表 31-2）。单独的骨质疏松症摄入量调查表有助于获得标准摄入史。必须确定既往脆性骨折史和持续疼痛的部位（即无创伤性脊椎压缩骨折）。确定跌倒史或相关风险因素，如视力差、膀胱急症或周围神经病变（表 31-5）。记录从成年起的任何身高下降（通常从 40 岁到 80 岁[80]，从枕骨到骶骨平均下降 5~7.62cm，如果大于 3.8cm 则需要进行 DXA 检查）。所有患者都应评估当前的活动和锻炼水平，

表 31-4　导致骨量减少/骨质疏松症风险的病因学因素

1. 雌激素缺乏
   a. 绝经后状态（自然或人为）
   b. 运动诱发闭经和神经性畏食症
2. 缺钙
   a. 钙摄入不足
   b. 吸收不良
   c. 乳糖不耐受
3. 骨骼成熟时峰值骨量减少；因性别（女性＞男性）、种族（白人＞黑人）和遗传而异
4. 体力活动减少
5. 睾酮缺乏
6. 老化
7. 体重低（脂肪组织是绝经后性腺外雌激素产生的主要来源）
8. 酗酒和吸烟
9. 咖啡摄入量过多（每天大于 4~6 杯）；摄入过多的膳食蛋白质或盐（尿液中钙流失增加）
10. 药物：糖皮质激素、甲状腺素和苯妥英

摘自 the National Osteoporosis Foundation，Prevention，NOF.org。

表 31-5　摔倒的主要风险因素

	降低风险的策略
人口统计学	参考下列纠正策略
高龄	
女性	
既往摔倒史	
功能受限	
环境因素	
照明不足	加强走廊、楼梯、入口、浴室的照明
行走路线的障碍物	清理闲杂物品、松散绳索和易动家具
松滑的地毯	固定或移除地毯
浴室缺少辅助设施	安装抓握杠,提高便桶座椅高度
湿滑的室外环境	穿合脚的鞋,使用辅助工具
潮湿的浴室和厨房地面	使用防滑垫、抓握杠、沐浴凳或沐浴椅
不合脚的鞋	鼓励使用合脚的低跟鞋
不平整的地面和地下室台阶	使用楼梯扶手、拐杖或助行器
家庭宠物	
神经肌肉	
平衡感差	高难度平衡练习,拐杖或助行器,太极
肌肉减少症	抗阻练习:优化维生素 D 水平
驼背	放松肌筋膜;姿势训练
本体感觉下降	合脚的鞋子;平衡训练;拐杖或助行器
功能缺损:转移、移动	运动训练
医学相关	
视力差	每年一次视力检查
自主排尿困难	药物治疗;定时排尿;避免午后进水
直立性低血压	补充水合物;优化药物治疗
药物治疗	每年检视药物使用情况
抑郁、焦虑、忧虑	咨询服务支持;药物
饮酒(>3 杯/d)	咨询服务;节制饮酒
营养不良	营养师;居家医疗护理咨询
害怕摔倒	运动训练;咨询服务

摘自 the National Osteoporosis Foundation,2002—2009。

以及既往进食障碍。社会史如吸烟或酗酒等都与骨质流失呈正相关,应予以注意[81]。社会史应给予充分的重视,尤其对老年人来说,他们可能有频繁跌倒的历史,生活环境需要其他设备或人员辅助,或需考虑安置到过渡护理病房(transitional care unit,TCU)。每日钙摄入不足和锻炼不足、维生素 D 缺乏、皮质类激素的使用,糖尿病和多发性骨髓瘤在老年人中很常见。询问待定的牙科手术,因为拔牙可能会延迟二膦酸盐的启动,二膦酸盐是骨质疏松症的最常用处方药[82,83],但二膦酸盐有引起下颌骨坏死的风险。某些恶性肿瘤的病史可能是特立帕肽(teriparatide)的相对禁忌证,特立帕肽是一种有效的合成代谢促进治疗药物。

全面的体检可以确定认知状况,口腔卫生和水合状态(hydration status),而且可以排除一些导致继发性骨质疏松的原因(如偏瘫、类风湿关节炎、畏食症、脊髓损伤)。既往骨折是必须评估的,如多处椎体骨折会导致严重的脊柱后凸,胸廓前后径增大,脊柱与髂峰的间距减少,引发腹部隆起[80]。记录任何引起跌倒的风险(即视觉障碍、神经功能缺损、挛缩、下肢不等长、转移平衡不良、步态异常和辅助设备使用不当)。评估安全负重和抗阻锻炼的潜能(即认知状态、心肺状态、姿势、驼背程度、平衡以及主动和抗阻运动时的疼痛)。

测量后记录身高和体重、挛缩受限和腿部长度差异。评估脊柱全活动度和四肢关节全活动度,以及腹部、脊柱和四肢肌肉力量。验证疼痛部位(如椎骨 T8 到 L2 的骨折与骨质疏松症相关,而 T6 或以上的骨折更可能与恶性肿瘤相关)[80]。消瘦女性跑步者,尤其月经不规则或停经的,常见于 FAT,需进行胫骨压痛检查。评估药物不耐受的任何风险,如牙列不良、胃病史包括 GERD 病、胃炎或消化性溃疡、弥漫性肌痛可延迟或阻止二膦酸盐的使用。

近端肌肉无力和长期使用糖皮质激素需要特别注意运动。必须对本体感觉、平衡、转移和步态进行评估。同时也应强调正确使用和设计辅助设备。绝经后女性有的运动指标和髋关节、腕关节以及全身的骨密度相关,包括更长的步长、正常和轻快的步速和步长、更长的单腿站立时间,更大的握力[84]。对这些参数进行评估,通过抗阻运动训练可能可以提高骨密度。

表 31-6 列举了基本实验室检查。在原发性骨质疏松症中,实验室测试结果通常是正常的(25-OH-

31

表 31-6　基础骨质疏松症实验室检查

全血细胞计数

血清化学检查(肾电解质、肝酶、BUN、肌酐、钙、总蛋白/白蛋白、碱性磷酸酶、磷)

25 羟基维生素

全甲状旁腺激素

血清蛋白电泳

甲状腺功能检查

24h 尿钙

骨吸收尿标志物-尿 NTX[a]

[a] 可用血清 NTX 替代。

维生素 D 除外);因此,血液和尿液测试的主要作用是排除其他疾病,并且在少数情况下使用骨标记物,建立基线骨转换率。例如,多发性骨髓瘤应怀疑伴有贫血、异常血清蛋白电泳(SPEP)和全血细胞计数中的 B 细胞群升高。维生素 D 缺乏最好通过血清 25-OH-维生素 D 来评估。血清 IgA 抗转谷氨酰胺酶和 IgA 内膜抗体,如果呈阳性,可能是吸收不良(即乳糜泻)的指征。低尿钙-肌酐比和 24h 尿钙在某些情况下不是吸收不良的具体指标。

严重的维生素 D 缺乏会导致骨软化症,伴有骨痛和骨矿化不良。更常见的是,轻度维生素 D 缺乏会导致肠道对钙的吸收减少,在某些情况下会导致继发性甲状旁腺功能亢进,从而导致骨矿物质的流失。许多骨质疏松症患者都有不同程度的维生素 D 缺乏。维生素 D 缺乏对肌肉也有影响,会导致身体力量下降和跌倒倾向增加。如果 24h 尿钙值低,可能是钙摄入或吸收不足,或维生素 D 缺乏。如果尿钙值高,食物中钙过量或特发性高钙尿症都是可能的。如果血清钙升高,PTH 测量是最重要的测试。原发性甲状旁腺功能亢进导致的骨丢失必须与家族性低钙血症(FHH)相区别,低钙血症是钙受体的轻度异常。FHH 患者血清钙和甲状旁腺激素轻度升高,但尿钙排泄非常低。应该注意的是,原发性甲状旁腺功能亢进患者可能有维生素 D 缺乏,导致继发性甲状旁腺功能亢进(表 31-7)。

表 31-7　钙代谢异常的实验室检查

异常	血钙	血清磷酸盐	OH-维生素 D	PTH	1,25-(OH)维生素 D	尿钙	肾功
原发性甲状旁腺功能亢进	↑	↓	可变	↑	↑	正常↑	可变
家族性低尿钙高血钙症	↑	可变	可变	↑	正常	↓↓	可变
恶性高血钙	↑	可变	可变	↓	正常	↑	可变
维生素 D 缺乏	↓或正常	↓或正常	↓↓	↑或正常	通常正常	↓	可变
肾性骨营养不良	↓	↑	可变	↑↑	↓	↓	↓↓
原发性甲状旁腺功能减退	↓	↑	可变	↓	↓	↓	可变

注:虽然 25-OH-维生素 D 的水平在许多疾病中是可变的,但通常水平是很低的。在各种疾病中,肾功能通常是正常的,但也可能会降低。患者可能患有多种疾病。例如,一些原发性甲状旁腺功能减退患者也可能维生素 D 缺乏,导致血清 PTH 进一步升高。

DXA 筛查对有脊柱或髋部脆性骨折史或两个或更多低骨量风险因素的个体患者是很有价值的(DXA 筛选候选人流程见图 31-3)。如果 DXA 检查发现骨质疏松症,就需要治疗。对于骨量降低的患者,WHOFRAX 问卷(http://www.shef.ac.uk/FRAX/tool.jsp)可用于确定是否需要药物来改善骨密度。如果 DXA/FRAX 分析表明髋部骨折风险为 3% 或以上,或其他部位骨折风险为 20% 或以上,则建议采用更积极的预防性治疗(如二膦酸盐)。如果骨折风险未达到阈值,那么增加运动、富含钙的饮食以及钙和维生素 D 补充剂和预防跌倒训练可能就足以预防骨折。这些患者应在 2 年内复查 DXA,如果骨量减少的状况仍然存在,就需要 FRXA 问卷重新计算骨折风险。

髂嵴骨活检主要用于排除骨软化症或其他代谢性骨疾病,如晚期肾衰竭。虽然这种活检可以用来区分骨转换率的快慢,但对于典型的骨质疏松症患者来说,这不是通常的做法。

31

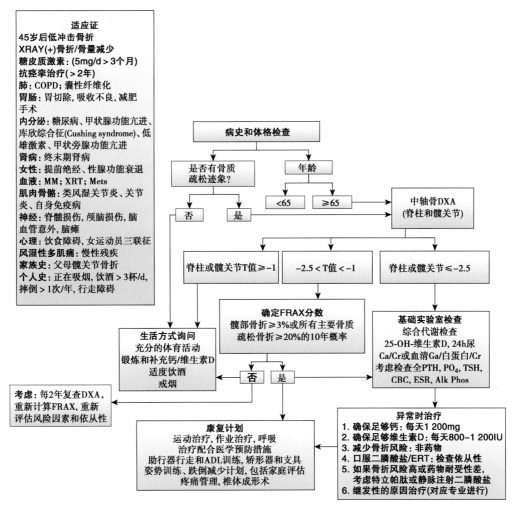

图 31-3　骨质疏松症治疗流程

可以向所有患者提供教材,以强调保持骨骼健康的重要性、了解骨质疏松症不治疗后遗症、明确钙的食物来源以及在诊所就诊时科普改善家庭跌倒风险(http://www.nof.org/)。

风险患者的预防策略

改善骨骼健康的努力集中在预防和治疗方案上。预防方案侧重于充足的营养水平,包括钙、维生素 D 和蛋白质摄入的优化,以及对过量脂肪或碳水化合物摄入的监测。避免已知会导致骨质流失的生活方式也很重要,包括吸烟、过量饮酒以及摄入碳酸饮料。在家庭和社区中进行负重和肌力锻炼,跌倒预防策略同样重要。

由于骨密度是骨折风险的主要而非唯一决定因素,因此通过药物维持或提高骨密度可降低骨折风险。各种可用于维持或提高骨密度或骨量的治疗药物的基本原理是依据骨重塑的知识。在正常骨中,现存骨密度没有净变化,因为正在进行的骨重塑是平衡的骨吸收和骨形成过程。然而,在很多骨质疏松症中,会发生骨重塑的失衡。骨吸收比正常水平增加,骨形成并不能补偿这种增加,总的来说是骨密度的净损失。

营养补充剂

钙

膳食和补充剂的钙摄入是骨质疏松症预防和治疗的主要方式。2015 年的一份报告(Surgeon General Report on Bone Health and Osteoporosis,2015)建议 50 岁以上的女性每天摄入 1 200mg 钙,50 岁以上的男性每天摄入 1 000mg 钙;儿童取决于年龄需要每天摄入 700~1 300mg 钙(表 31-8)。乳制品、深绿色蔬菜、鲑鱼和富含钙的谷物等食物来源富含钙[85]。

31

表 31-8　推荐的每日钙摄入标准

年龄段	充足钙摄入量/（mg/d）
0～6 月龄（母乳含量）	210
7～12 月龄（母乳+辅食）	270
1～3 岁	500
4～8 岁	800
9～18 岁	1 300
19～50 岁	1 000
50 岁以上	1 200
怀孕期或哺乳期	
≤18 岁	1 300
19～50 岁	1 000

摘自 Institute of Medicine. Dietary Reference Intakes：Calcium，Phosphorus，Magnesium，Vitamin D，and Fluoride. Washington，DC：The National Academies Press；1997。

（更详细的钙的食物和饮料来源见表 31-9。）

据记载，仅补充钙就能持续降低已绝经健康女性全身骨密度丢失[86]。最近的一项研究表明，对于没有骨质疏松的健康老年男性，每天接受 1 200mg 钙补充剂比接受安慰剂的男性在所有部位的骨密度高 1%～1.5% 且不易摔倒。然而，在一项为期两年的研究中，实验组发生血管疾病的概率更高[87]。钙补充剂价格低廉，易于摄入，对大多数患者来说通常是安全的（即在没有终末期肾病、既往肾结石病史或特发性高钙尿症的情况下）。尽管每日所需钙相对容易获得，但每日平均钙的膳食摄入量约为 700mg[87]。在过去的研究中，只有不超过 1% 的 70 岁以上的男性和女性每日从食物中摄入的钙满足需求[88]。

表 31-9　钙的食物来源

食物，标准量	钙含量/mg	热量
各种强化即食谷物，30ml（1oz）	236～1 043	88～106
原味酸奶，脱脂（13g 蛋白质/237ml），237ml（8oz）装（低脂[a]）	452[415]	127[143]
大豆饮料，加钙，1 杯	368	98
水果酸奶，低脂（10g 蛋白质/237ml），237ml（8oz）	345	232
橙汁，加钙，1 杯	308～344	85
瑞士奶酪，44ml（1.5oz）	336	162
大西洋沙丁鱼，油煎，沥干，89ml（3oz）	325	177
脱脂（撇去）牛奶，1 杯[a]	306	83
1% 低脂牛奶，1 杯（全脂牛奶[a]）	290[276]	102[146]
原味酸奶，全脂牛奶（8g 蛋白质/237ml），237ml（8oz）装[a]	275	138
豆腐，硬，盐卤制作[b]，1/2 杯	253	88
马苏里拉奶酪，全脂牛奶，44ml（1.5oz）	215	128
粉色三文鱼，带骨罐头，89ml（3oz）	181	118
羽衣甘蓝，冷冻烹饪，1/2 杯	180	31
粗炼糖蜜，1 勺	172	47
大豆，烹制，1/2 杯，绿色（成熟）	138[88]	127[149]
大西洋鲈鱼，熟的，89ml（3oz）	116	103
燕麦片，原味或调味，速溶，强化，1 分装小包	99～110	97～157
芝士比萨	100	255
白豆，罐装，1/2 杯	96	153
西兰花（生），1 杯	90	25
秋葵，冷冻烹饪，1/2 杯	88	26
冰激凌，香草，1/2 杯	85	135

[a] 钙含量因脂肪含量而略有不同；脂肪越多，食物含钙越少。

[b] 钙含量是因豆腐由钙盐加工；其他盐不能提供大量的钙。见 http：//www. nal. usda. gov/fnic/foodcomp/Data/SR20/nutrlist/sr20a301. pdf 以获取完整的食物钙含量表。

源于：Nutrient values from Agricultural Research Service（ARS）Nutrient Database for Standard Reference，Release 17。

摘自 2002revision of USDA Home and Garden Bulletin No. 72，Nutritive Value of Foods. Food sources of calcium ranked by mg of calcium and calories per standard amount. Bioavailability may vary. （All dairy are≥20% of AI for adults 19 to 50，which is 1 000mg/d）。

偏瘫和截瘫时处于制动状态,如过量钙摄入,可能会导致尿钙水平升高,并增加肾结石风险。一般来说,没有肾结石病史的个体[89-92]尿钙排泄量可达每天250mg。在美国,普遍的高钠摄入现象会使尿钙增加。钙代谢的早期研究表明,在每日推荐摄入量之上增加1g钠,女性的骨密度每年降低1%[93,94]。

维生素D

维生素D有利于钙的吸收和骨骼的矿化。它存在于肝脏、脂肪鱼、蛋黄中,并作为添加剂存在于牛奶、橙汁和谷类等食物中。它可以作为补充剂摄入,也可以通过阳光照射在皮肤上合成。在阳光照射下,皮肤中的7-脱氢胆固醇通过吸收紫外线辐射转化并异构化为维生素 D_3。维生素 D_3 随后在肝脏代谢为 25-OH-维生素 D_3,并通过肾脏代谢为 1,25-$(OH)_2$-维生素 D_3(生物活性形式,有助于调节钙和磷酸盐代谢)。1,25-$(OH)_2$-维生素 D_3 有助于增加肠内钙和磷酸盐的吸收,刺激正常的骨重塑,并增加肾远端小管[95]中的钙吸收。与口服摄入相比,皮肤产生的维生素 D_3 的循环时间长 2~3 倍,并且与维生素 D 结合蛋白的结合时间为 100%,而摄入的维生素 D_3 的结合时间仅为 60%(40% 被迅速降解)。许多因素影响皮肤维生素 D_3 的合成。这些因素包括纬度和太阳直射角(冬季维生素 D_3 产量减少,尤其在纬度高于和低于 33°的地方)、海拔(海拔较高时产量增加)、空气污染(阳光照射效率降低)、皮肤色素(皮肤较暗时紫外线辐射渗透减少)、年龄(7-脱氢胆固醇浓度与年龄成反比)和防晒霜。防晒霜旨在吸收紫外线辐射,并根据防晒系数影响维生素 D 的合成。当防晒系数为 30(SPF 30)时吸收 95%~98% 的太阳紫外线辐射,因此会减少皮肤产生相同量的维生素 D_3。体内大多数细胞都有维生素 D 受体,缺乏会导致许多慢性病(自身免疫性疾病、某些癌症、心血管疾病、传染病和其中的 2 型糖尿病)[96]。

美国国家医学院(前身为医学研究所)建议 70 岁及以下的人每天摄入 600IU 维生素 D,70 岁以上的老人每天摄入 800IU 维生素 D(每日摄入量上限为 4 000IU)[97]。胆钙化醇(维生素 D_3)可能是维生素 D 补充剂的优选形式,但是当发现维生素 D 水平非常低时,麦角钙化醇(维生素 D_2)也可以作为替代疗法使用,每周口服 50 000IU,持续 4~12 周。维生素 D 的活性形式(1,25-$(OH)_2$-维生素 D_3 或骨化三醇)对骨质疏松症也是有益的,通常作为因严重肾损害而缺乏 1-α-羟化酶的患者的补充剂。

严重缺钙可导致继发性甲状旁腺功能亢进、骨软化症或佝偻病,并增加骨质疏松性骨折的风险[98,99]。由于这些钙补充剂增加了肠内钙的吸收,也因此它们的使用会增加高危患者患高钙尿症、肾结石甚至肾钙质沉着症的风险。尿钙升高是这种不良情况的第一个迹象,这很容易用 24h 尿样进行检查。许多住院和居家老年患者有维生素 D 缺乏,可以通过服用维生素 D 获益[91,92,100,101]。总的来说,每天服用维生素 D 的总量不应超过 2 000IU[102]。由于钙和维生素 D 对二膦酸盐的作用至关重要,所以在开始二膦酸盐治疗前必须验证其处于正常水平。

蛋白质

补充钙和维生素 D 被证明有效的同时,补充蛋白质已被证明可以加速髋部骨折愈合并降低死亡率。在 Schurch 等人[103]的一项研究中,老年患者在髋部骨折后的 6 个月内每天接受 20g 的膳食蛋白质补充剂。这些患者避免了骨折后一年内通常发生在对侧髋部的快速骨丢失。蛋白质的推荐摄入量通常可以通过每天两到三份肉或豆类以及两到三份牛奶和奶酪来实现[104]。然而,过多的蛋白质可能是有害的,因为它会引发酸负荷增加造成负担;因为在这种情况下,骨骼中的钙是血清碱性缓冲的主要来源。

运动训练

建议终身进行体育活动和锻炼(8 岁及以上儿童每天 60min,成人每天 30min)[105](参见第 43 章和第 49 章)。对于骨质疏松症患者,治疗性锻炼是康复计划的重要组成部分,应根据患者的健康水平和预期的骨折倾向进行调整。锻炼可以提高肌肉和骨骼力量、关节灵活性和平衡能力;它也有助于预防跌倒。尽管遗传因素可以决定绝大部分(高达 50%~90%)的骨骼质量和结构,但规律的生活方式也是相关的影响因素[106]。详尽的病史和身体检查,特别是骨密度检查可以发现问题,并帮助确定运动预防措施以避免受伤。锻炼计划必须与患者一同制订,并应同时包含短期和长期目标。对患者进行有关正确姿势,身体力学以及增加力量和有氧运动能力的教育是短期和长期干预的重要组成部分。骨质疏松症是一种进行性疾病,如果不加以控制,会导致严重失能。对于身体残疾的患者来说,不活动的危害尤为严重,因为随着年龄的增长随之而来的健康问题会有进一步恶化的趋势。PASIPD 问卷"残疾人体育活动量表"(physical activity scale for individuals with physical disabilities）可用于评估残疾人的活动水平，如抚养家庭能力，适度和剧烈的体育和娱乐活动、职业能力和交通能力[107]。

目前心肺运动的建议是成人每周至少进行150min 的中等强度运动。这种锻炼应该与针对每个主要肌肉群的阻力锻炼、柔韧性锻炼和神经运动锻炼（平衡、协调、敏捷性、本体感觉和步态）相结合，所有这些活动都应每周进行 2~3 天[108]。

为了最佳的骨骼健康，锻炼计划应该包括每周三到四次 45min 的负重运动或每周两到三次 20~30min 的举重运动[80]。低强度负重包括步行或使用运动平板；慢跑、网球和足球是高强度负重活动。从心血管角度来看，游泳是有益的运动，但因为不是一项负重运动，因此不会增加骨密度[109]。但是，游泳的确可以保持肌肉质量，这有助于减少跌倒。应加入平衡训练，以防止有跌倒风险的患者跌倒（表31-7）。经常锻炼可以改善骨密度（0.5%~3.0%），中度至剧烈运动的老年人髋部骨折能减少 20%~45%[80,110-112]。

骨骼生存周期分期

骨骼健康取决于许多因素[113]。身体活动的增加，尤其负重活动和抗阻运动，通过肌肉收缩对骨骼产生压电作用刺激骨骼形成。确定骨骼生长变化的时段过程中，临床医师可以更容易地针对筛选和锻炼提出建议。在儿童和青春期骨骼经历生长阶段，特别是在青春期。接下来是青年和中年时期是骨的平衡阶段。50~70 岁的中年阶段可以被描述为骨丢失阶段；70 岁以后更容易出现脆弱阶段（参见第 47 章）。需要关注的重要时段是女性的更年期。在这一转变时期[114]，骨密度平均下降 10%。这只是平均水平，但根据骨丢失率和骨吸收标志物[115]的测量，这些女性中有 25% 被归类为快速骨丢失者。这解释了为什么 15%~20% 的女性在 60 岁后时可能会发生骨折。

美国 CDC 的监测数据显示，只有约 1/5 的美国人（21%）和不到 30% 的高中生达到体育锻炼建议标准[116]。WHO 报告称，全球 1/4 的成年人存在锻炼不足问题，80% 以上的青少年存在锻炼不足问题。体育锻炼不足被认为是非传染性疾病（如心血管疾病、癌症和糖尿病）的关键风险因素，也是全球死亡的主要风险因素[117]。

针对 18 岁以下少年儿童的体育锻炼建议包括每天 60min 中等强度至高强度的活动，以及每周 3 天的肌肉和骨骼强化锻炼。对成年人的建议是每周150min 中等强度或每周 75min 高强度活动，以及肌肉强化锻炼[118]。随着美国人年龄的增长，他们对体育活动的参与度在下降，女性数据持续落后于男性：61% 的成年人报告从未参加过剧烈的体育活动，66% 的女性和 56% 的男性属于这种不活动类型[119]。体育锻炼水平较低（缺乏剧烈运动）与教育水平较低（80% 没有高中文凭 vs 43% 学士或更高文凭）和收入较低（72% 的贫困家庭 vs 52% 非贫困家庭）相关[120]。

骨生长的最关键时期是青春期和少年期，女孩 12~14 岁，男孩 13~15 岁，这段时期最多能增长平均 25%~30% 的成人骨量[121]。但这些增长大多反映了骨骼长度和尺寸的增加，而不是骨密度的增加[122]。发现在此期间获得的骨量通常等于成年后丢失的骨量[123]。由于骨矿化速度滞后于生长速度，增加了快速生长期的骨折率[124]。在一个学校研究项目中，在进行超过 7 个月的跳跃活动后，只有青春期早期女孩的骨量有所改善（与对照组相比，股骨颈和腰椎的骨量有 1.5%~3.1% 的增长），青春期前后期实验组女孩没有发现任何益处[125]。

锻炼无须费力就能带来益处[126-128]。太极拳练习轻柔缓慢的动作越来越受到老年人的欢迎。据报道，太极拳在平衡、力量、心血管健康、呼吸功能和灵活性以及减少损伤方面都有益处。Wolf 等人在一项为期一年的老年患者研究中报告，70~97 岁的丧失独立生活能力的居民的多次跌倒概率减少了 47.5%[129]。Li 等人在为期 6 个月的每周三次的太极项目研究[130]中，证明了多次摔倒概率减少了 55%，摔倒造成的伤害也减少了（相比对照组为 7% vs 18%）。后来的研究显示绝经后女性太极练习者的骨密度发生了延迟下降[131-133]。对全身振动的早期研究也证明其对长期使用辅具的平衡能力[134]、肌肉力量[135,136]和骨量[136]有益处。

运动训练原则

在进行治疗性锻炼前，应考虑以下的一般治疗原则[137]。

特异性原则

训练应针对特定的生理系统；必须优化骨质疏松症治疗的方式、剂量、频率和强度，以利于骨密度增加。因此，建议必须考虑动态锻炼（循环而非连续）、导致较高骨负荷或骨重塑的锻炼、可快速实施和承受多种负荷（多方向运动，与跑步时的负荷相反）的锻炼。与需要承受较低冲击力或非负重的锻炼相比,体操、芭蕾、举重、网球和花样滑冰等负重运动的运动员骨密度更好。因此,锻炼应包括中等至高负荷的负重活动(跳跃、跑步、跳跃和高负荷有氧运动)、平衡训练和高强度渐进阻力训练(PRT),以优化成骨能力、安全性和防跌倒能力。PRT 建议每周至少两次,应能解决脊柱和臀部的大肌肉问题,并可以优化负荷量(1 次重复最大值的 80%~85%)。在有计划地监督运动计划的过程中,在高风险个体(患有骨质疏松症或既往骨折病史)中应特别注意,负荷的逐渐增加并避免跌倒。应整合姿势运动(包括脊椎伸肌运动),以对抗与椎间盘退变和椎体骨折相关的后凸力。

关节炎、极低骨量和多发性骨折患者的锻炼计划应优化骨骼保护,同时注重锻炼的力量、平衡、健适和灵活性。关节炎的治疗可以包括低至中等强度的锻炼(减少或消除高地面反作用力)和中至高强度的 PRT[138]。此外,高强度锻炼可能不适用于虚弱期患者群体。所有患者都应重视在脊柱中立位进行的核心肌肉训练和等长收缩训练。压缩性骨折患者应避免脊柱弯曲和扭曲;这些形态改变还可以发生在体弱者和骨密度异常者身上[139]。

可逆性原则

如果中止锻炼,锻炼的正面效果将逐渐消退。因此,终身运动和体育锻炼对于维持最佳骨骼健康是必要的,因为与衰老相关的变化可能会产生深远的生理和临床后果。平均而言,成年人在 30 岁以后每十年损失 5% 的肌肉量,而 65 岁以后可能会更快损失[140]。但是,许多肌肉减少(与年龄有关的骨骼肌,力量和/或功能丧失)和平衡能力受损的患者仍然具有较高的肌肉功能。如 Frontera 等人所述,这种肌肉损失可以通过运动来逆转[141]。全面的锻炼计划必然会增加骨量和肌肉力量[142],并应坚持进行多样化锻炼,以防止放弃锻炼目标。重要的是要在骨骼仍然具有适应能力的同时强化骨骼。这对于残疾人和老年人尤为重要。虽然不建议能主动锻炼成年人进行被动站立锻炼,但对于脊髓损伤等严重残疾的患者,使用站立架或站立轮椅是可以预防骨丢失的康复策略[143]。

渐进原则

为了增加骨量,运动刺激强度必须超过先前的骨负荷活动。因此,必须逐步加大练习强度,才能持续改善。Kerr 对髋部抗阻运动的研究表明,运动增益效果是针对特定部位的,并且是由进行最大阻力的渐进抗阻运动而产生的,而不是耐力运动产生

的[144]。但是,为避免受伤,施加的负荷必须在骨骼承受机械应力的能力范围之内。渐进抗阻对于骨骼健康和改善功能能力都非常重要[145]。每周缓慢增加 10% 的锻炼时间或强度,可降低受伤风险[146]。

初始量原则

初始锻炼能力低的参与者将从既定锻炼计划中获得最多的能力提高[147]。然而,对于很少运动的参与者来说,重要的是从低强度的短时间锻炼开始,并渐进地进行运动,以降低受伤的风险。

收益递减原则

运动锻炼引起的功能改善是存在生物上限的。越接近这个上限,需要付出更大的努力才可以获得很小的进步。

最佳钙摄入量被认为与终身体育活动在改善骨密度[148-150]方面有协同作用,并且应该在不存在医学禁忌证的所有患者群体中得到鼓励。在随机临床试验的荟萃分析中,Shea 等人得出结论,绝经后女性补充钙可减少 2% 的骨丢失,减少大约 23% 脊柱骨折[151]。补充维生素 D 补充剂可以减少多达 7%[152]的脊柱骨折。运动还必须有足够的热量摄入来支持所有患者的能量消耗,合适的血糖指数能反映这种平衡关系。减肥会消耗脂肪组织,耗尽雌激素储备,导致女性闭经,增加骨质疏松症和应力性骨折的风险。超过 3 个月没有月经应立即对这些患者进行临床评估(见下文"女运动员三联体(FAT)")。

在制订长期锻炼目标时,通过保持适当营养、力量和有氧能力的持续锻炼计划来预防跌倒和骨折,应与辅助措施相结合,如为脊柱提供足够的支撑、疼痛控制和心理支持。

减少摔倒策略

每年有超过 1/4 的 65 岁及以上的社区居民会摔倒[153];照护机构的比例在此基础上则翻了一番[154]。尽管不到 1% 的跌倒会导致骨折,但美国东北部髋关节骨折研究组(Northeast Hip Fracture Study Group)认为 90% 的髋部骨折是由于跌倒造成的[155]。考虑到这个年龄组的跌倒频率和严重程度,跌倒倾向可能与骨密度一样重要。跌倒的病因有很多种,包括老年人神经肌肉协调能力下降(导致无法防止失去平衡或跌倒撞击)、精神状态问题如药物引起的意识错乱和头晕,以及环境因素如光线不足和地毯松动。新的研究调查了男性和女性之间跌倒的频率、机制和风险因素的差异[156,157]。30 岁后,肌肉量的每十年减少约 3%~5%,并且通常还与老年人

的跌倒和骨折有关。Fiatarone Singh 等人发现 71%
的老年髋部骨折患者有肌肉量下降[158]。

　　骨的脱矿程度和跌倒创伤已被确定为骨折的危
险因素。自发性髋部骨折的报道很少，尽管 1981 年
的一项历史研究表明，11% 的骨折是自发性的，其中
25% 与站立或坐姿转移有关，而 60% 在单纯步行过
程中发生[159]。在这方面需要更多的研究。这些研
究支持以下观点：股骨近端骨折可能是作用在髋部
的肌肉力量超过股骨能承受机械应力上限结果[160]。
由于髋部骨折的原因多种多样[161]，因此干预措施不
仅应着眼于提高髋部的骨密度，还必须着眼于增加
肌肉的力量，平衡和柔韧性，并在跌倒时降低承受的
撞击力。

　　旨在预防跌倒的成功计划包括消除可识别跌倒
风险的教育，以及注重平衡、步态、协调和功能以及
肌肉强化的锻炼方案[162-164]。骨折后保持自我照顾
能力可以通过在患者出院前对家庭环境进行改造来
实现。作业治疗师的家访在这方面会有帮助[165]。

　　长期照护医院中的跌倒带来了非常具体的挑
战。根据美国 CDC 的数据，美国 65 岁及以上的成
年人中约有 5% 生活在养老院中，这些居民中约有
3/4 的人每年会跌倒，概率是社区老年居民的两倍。
这些跌倒事件中约有 2%～6% 会导致死亡。这些跌
倒最常见原因与上述社区居民类似。预防跌倒的最
有效策略包括跌倒后评估和结果跟踪；员工教育；使
用药物；环境改造如升高的马桶座，较低的床高和走
廊的扶手；臀垫和床头警示标志。身体约束不能降
低跌倒的风险，事实上，可能会增加跌倒造成受伤和
死亡的风险[157]。

跌倒的机制

　　虽然增加骨密度的方法已经得到了很多关注，
但对跌倒背后的机制研究较少[159,166-169]。跌倒的是
髋部骨折的独立危险因素[170]，并且它与许多因素相
关，包括跌倒的方向和撞击的特定解剖位置[168]。年
轻人倾向于侧向或向后跌倒，而老年人尤其那些步
态不稳的人，倾向于侧向或原地跌倒[166]。向一侧跌
倒会导致主要冲击力大大超过股骨近端的机械强
度，从而导致骨折。

　　跌倒的风险似乎随着风险因素的数量增长呈线
性增加。达成共识的跌倒预测因素包括平衡和步态
异常、视力受损、日常生活能力下降、多重用药和认
知障碍[171]。使用镇静剂，尤其多种联用与跌倒相
关，与其他危险因素无关。苯二氮䓬类、吩噻嗪类和

抗抑郁药物经常用于老年痴呆症和抑郁症患者，这
些药物的使用，尤其以长效形式服用时会增加跌倒
风险。利尿剂和抗高血压药也会增加跌倒的风险，
因为它们会引起直立性低血压。摔倒风险评估筛查
应包括当前一年用药情况，尤其降压药、精神类药、
镇静药、镇痛药、抗组胺药和利尿剂。表 31-5 列出
了其他包括环境危害在内的主要风险因素。

　　跌倒会导致髋部骨折，此时髋部附近必须有不
能被身体机制降低或被软组织结构吸收的冲击。常
规健适练习、适当使用辅助设备、穿着适当的鞋类、
调整药物以及注意跌倒的其他危险因素，目的都是
在于防止因走路不稳导致失去平衡[172]。有充分的
证据表明锻炼增加骨量和防止跌倒有好处。然而，
为了持续增加骨量和肌肉力量，必须坚持这些锻炼
计划[173]。几个重要的决定因素决定了摔倒时作用
在股骨上的力。这些因素包括人的体重、皮下组织
的厚度、跌倒的高度、跌倒时身体的姿势、臀部撞击
速度以及撞击表面的材质。股四头肌和下肢其他肌
肉的收缩可能会降低撞击时的速度，并在向一侧跌
倒时降低股骨近端的冲击力。因此，旨在增加下肢
力量的锻炼计划可以通过降低跌倒的严重程度来防
止髋部骨折[144,171,173-176]。

　　Moayyeri 等人的荟萃分析表明，中度至剧烈的
体力活动可引起女性髋部骨折风险降低 38% 和男性
髋部骨折风险降低 45%[177]。低体重和低体重指数
与老年人髋部骨折风险增加相关[161,170,174,175]。虽然
冲击力与个人体重最密切相关，但撞击速度与身高
相关度最高。因此，尽管个体可能更重，受力更大，
但是个体除了更强的骨骼之外，还可能在转子部有
更多的缓冲结构，从而防止骨折发生。

　　虽然体育活动和锻炼的益处已经有了很好的描
述，但尚不清楚哪些锻炼在预防跌倒和降低骨质疏
松性骨折风险方面最有效[178,179]。Carter 等人提出
了提高抗阻训练和灵活性训练效果的方法，但是没
有发现对降低 65～75 岁的骨质疏松女性跌倒风险
的益处。虽然躯干稳定训练被包括在"骨骼康复"训
练中，但是只有膝关节伸展力量被认为是改善跌倒
风险的衡量标准[180]。Liu-Ambose 等人发现，75～85
岁的低骨量女性，定期锻炼降低了跌倒风险（20%～
57%），其中抗阻锻炼组（57.3%）获益最大，其次是
敏捷性锻炼组（47.5%），接着是牵伸锻炼组
（20.2%）[181]。

　　很明显，特定锻炼方案和它们对降低跌倒和骨
折贡献之间的关系需要进一步的研究来澄清。

认识到髋关节周围软组织厚度的增加可以大大降低跌倒受冲击时转子承受的峰值应力，这带动了髋关节护具的发展。戴髋关节护具的女性可以预防骨折，Lauritzen 认为使用护臀器可以减少 53% 的骨折[176]。2003 年和 2007 年的 Cochrane 数据库综述表明，许多试验已经找到了预防跌倒的策略[162,182]，但还不是标准化测量结果。然而，Parker 和 Gillespie 在 2005 年发表的 Cochrane 综述认为，髋关节护具在预防骨折方面没有明显的益处，舒适性和实用性不理想导致的依从性太差是重要因素[183]。衬垫设计有两种主要结构：一种是简单的衬垫覆盖转子并通过衬垫材料吸收能量来减小冲击力，另一种是从远离转子处分流摔倒的能量[184]。后一种衬垫被设计成倒 U 形，并填充在碰撞时变硬的胶状物，胶状物使得在碰撞时髋部承受的峰值应力减少 68%。较软的衬垫则倾向于提供更好的耐磨性[185]。

心理因素

心理问题被认为是骨质疏松患者骨折后失能的重要原因。而抑郁症是这些患者中最常见的心理问题。一项对社区居民中绝经女性的研究发现，骨质疏松症患者的抑郁评分明显高于骨密度正常的患者[186]。焦虑、恐惧和其他情绪反应也会影响骨折后的预后。在一项对 200 名进行髋部骨折康复女性的研究中，术后抑郁评分高的女性更有可能出现功能恢复较差的情况[187]。在 1993 年对 100 名患有骨质疏松症导致脊椎骨折的女性进行的一项研究中，女性认为情绪比身体功能、休闲和社交活动以及日常生活活动能力更重要[188]。在这个病患群体中，大多数人反馈说害怕跌倒，害怕新骨折，出现沮丧、愤怒、感到不知所措。脊椎骨折患者也遭遇到失去自尊、孤立、脆弱和与外表相关的尴尬[145]。

越来越多的证据表明，患有抑郁症的女性更易骨量低下，其中涉及抗抑郁药物和免疫系统炎症蛋白的失衡[189]。炎症蛋白由肾上腺素诱导，抑郁症患者的肾上腺素水平经常是升高的。这些炎症蛋白中，IL-6 已知能加速骨丢失[190]。Dudgeon 等人研究了身体残疾和慢性疼痛与生活方式改变的关系。他们发现患者学会了在一定程度上压抑自己对疼痛抱怨，因为他们感觉到孤立、排斥和随之而来的抑郁等负面社会后果。患者缓解疼痛的方法包括分散注意力（如听音乐），这在一定程度上干扰了正常的健康医疗体系，使得人们对疼痛的性质无法很好地理解，也无法恰当地解决，并且被医务人员所忽视[191]。

药物治疗

美国 FDA 批准的预防和治疗绝经女性骨质疏松药物的研究很完善。男性和糖皮质激素诱导的骨质疏松症的骨折数据还很有限。因此，与没有骨折的骨量减少患者相比，目前的治疗处方认为，那些 DXA 确诊的骨质疏松症和/或有脆性骨折史的患者，治疗后骨折风险降低最多。治疗的益处和风险必须因人而异。可用于治疗和预防骨质疏松症的治疗药物分为减少骨再吸收药物（抗吸收剂）或刺激骨形成药物（合成代谢剂）。每种方法的最终目标都是一样的：维持或提高骨密度，从而防止骨折。如表 31-10 和表 31-11 所示，大多数美国 FDA 批准的治疗药物可减少骨再吸收。髋部骨折的减少可能导致死亡率的降低。Lyles 等人认为，髋关节脆性骨折修复后 90 天内，每年注射唑来膦酸的人群死亡率下降了 28%[192]。Gilchrist 等人对每周服用 70mg 阿仑膦酸盐的急性脊髓损伤患者进行的一项研究表明，在 1 年后，全身骨密度（+5.3%）和髋部骨密度（+17.6%）与安慰剂对照组有显著差异[193]。

表 31-10　二膦酸盐比较

名称	计量/（每天/周/月）	BMD 增加部位[a,b]	骨折减少部位[a,b]	美国 FDA 适应证
阿仑膦酸钠	10/70/na[c]	脊柱，髋	脊柱，髋	P[d],T,M,G
伊班膦酸盐	2.5/na[c]/150（静滴 3mg/3 个月）		脊柱	P,T
利塞膦酸盐	5/35/150	脊柱，髋	脊柱，非脊柱，髋	P,T,M,G
唑来膦酸	静滴 5mg/年	髋	脊柱，非脊柱，髋	T,M,G,F

[a] 定义基于 WHO 对白人女性所有骨骼部位骨量测量的评估[198]；引用的骨密度增加和骨折部位减少的数据不是来自对照研究。
[b] 绝经后女性。
[c] na 指不适用。
[d] 剂量为 5/35/na。

F，髋关节脆性骨折后；G，糖皮质激素源性骨质疏松治疗（男性或女性）；M，男性骨质疏松治疗；P，绝经后骨质疏松的预防；T，绝经后骨质疏松的治疗。

摘自 NOF Clinician Guide to Prevention and Treatment of Osteoporosis。

表 31-11　骨质疏松的营养及药物治疗

药物	剂量	作用方式	副作用>安慰剂（≥5%）
钙	1 200mg/d	降低骨吸收	尿钙增加
维生素 D₂ 或 D₃	800~1 200IU/d	增加胃肠道钙吸收	（低风险）高血钙
二膦酸盐		降低骨吸收	食管刺激（空腹口服）；颌骨坏死（静滴为主，癌症患者）；非典型股骨骨折
阿仑膦酸钠（fosamax）	空腹口服 10mg/d 或 70mg/周（骨量减少者 5mg/d 或 35mg/周）		
伊班膦酸盐（actonel）	5mg/d，35mg/周或 150mg/月		
利塞膦酸盐（boniva）	150mg 空腹口服/月 或 3mg 静滴/3个月		
唑来膦酸（reclast）[a]	5mg 静滴（大于 15min）/年		
绝经后女性			
特立帕太（forteo）	20μg 皮下注射/d（最多 18~24 个月）	增加骨骼矿化	腿抽筋；头晕
降钙素（miacalcin）	200MR IU/d（鼻喷雾剂）	减少骨吸收	鼻腔刺激（少见）
雌激素（含或不含孕激素）	0.625mg/d，21~30 天（每 30 天用药 21 天）	减少骨吸收	可能增加患癌症、高血压、深静脉血栓形成、脑卒中、心脏病、血栓栓塞疾病风险
雌激素激动剂/拮抗剂			
雷洛昔芬（evista）	60mg/d	减少骨吸收	热潮红，腿抽筋，深静脉血栓形成
RANKL 抑制剂	60mg 皮下注射，2 次/年	通过抑制 RANKL 降低骨吸收	肌肉骨骼痛、胆固醇升高、膀胱炎性胰腺炎
狄诺塞麦（prolia）			

[a] 美国 FDA 批准。

骨吸收抑制剂

二膦酸盐类

美国 FDA 批准的二膦酸盐、阿仑膦酸盐、利塞膦酸盐、伊班膦酸盐和唑来膦酸，在不同程度上能够维持和增加脊柱、髋部和其他部位的骨量，并且在大多数情况下，能够防止这些部位骨折。FDA 已经批准它们在多数情况下用于预防和治疗绝经后女性和男性的骨质疏松症。这些药物在儿科群体中的应用前景广阔，特别是在青少年特发性关节炎中，但还需要更多的研究[194,195]。它们的作用机制已经被很好地研究：它们结合在骨表面，在骨吸收过程中被破骨细胞吸收。随后通过阻断破骨细胞内的必需脂质化合物来加速早期细胞死亡，减缓吸收过程。（表31-10 和表 31-11，了解该类药物和其他治疗的剂量、

安全性和疗效。）

即使停止治疗后，较长的半衰期使某些二膦酸盐在骨骼中积聚并长期存在，也可促进维持骨密度。只要 DXA 和骨转换标志物保持稳定，就可以进行"假期"治疗。口服时，这些药物必须在早晨进食任何食物、饮料或其他药物之前至少半小时服用，以实现最大吸收，并且患者在此期间必须保持直立姿势，以免刺激食管和防止极低概率的溃疡。其他副作用包括视力障碍，肌肉骨骼疼痛和吞咽困难。尽管在一项英国研究中，与安慰剂相比唑来膦酸发生心房颤动的风险更高（1.3% 比 0.4%），但这种风险仍在与其他二膦酸盐一起进行深入研究，且未导致美国 FDA 修改任何处方建议[196]。对于有严重肾功能障碍的患者，应谨慎服用二膦酸盐类药物，该药物对孕妇也是不安全的[197]。低钙血症是二膦酸盐治疗的公认结果，多数情况下是静脉输注途径发生的。所

31

有开始使用这些药物治疗的患者都应有足够的钙和维生素 D 摄入。同时必须监测药物剂量的依从性。Siris 等人发现只有 43% 的 45 岁以上女性符合补充二膦酸盐处方的要求，而其中只有 20% 的女性在服药后续 2 年持续接受监测；且只有依从性良好的患者骨折明显减少（20% ~ 45%）[198]。对患者还必须额外强调钙和维生素 D 补充剂的必要性，以最大限度地提高二膦酸盐的疗效，因为不遵守补充剂的情况也很普遍，据报道低于 40% 患者会遵守医嘱[199]。一种新的双膦酸酯制剂已被美国 FDA 批准（延迟释放利塞膦酸盐），其具有对 pH 敏感的肠溶衣，可帮助药物绕过食管和胃，在小肠吸收，因此可能增加口服药物的依从性。早餐后可以服用该药。它每周给药一次，在增加脊柱和髋部骨密度[200]方面显示出与每天 5mg 利塞膦酸盐相同的效果。

下颌骨坏死和非典型股骨骨折是存在的长期安全性问题。这些都是非常罕见的不良事件（1/150 000 ~ 1/50 000），并且与治疗持续时间有关。这类药物导致下颌骨坏死的病例报告中，94% 与接受多剂量静脉注射二膦酸盐的癌症患者有关[83]。非典型股骨骨折通常发生在股骨近端或中段的横向或斜向骨折。它们可能自发发生并延迟愈合。这些骨折发生在长期接受二膦酸盐治疗的患者中，这就提出了长期治疗是否会导致过度抑制骨重塑和脆性增加的微骨折修复能力受损的问题。这些担忧引发了关于二膦酸盐治疗的最佳持续时间以及何时考虑药物假期的问题。

治疗的持续时间和药物"假期"的长短应该根据骨折的风险进行个体化。对于轻度骨折风险的患者，建议使用二膦酸盐治疗 5 年。中度骨折风险，建议治疗 5 ~ 10 年，重度骨折风险治疗 10 年。如果此时骨密度稳定，考虑药物假期是合理的。药物"假期"开始后，应通过测量骨密度（每 1 ~ 2 年）和/或骨转换标记物（每年）对使用利塞膦酸盐（较低的骨骼亲和力）1 年、阿仑膦酸盐 1 ~ 2 年和唑来膦酸 2 ~ 3 年的患者进行风险评估。对于骨折风险高的患者，应考虑在药物"假期"期间加入特立帕肽或雷洛昔芬。

RANKL 抑制剂

基于成骨细胞和破骨细胞重塑机制的研究促使了一种新的抗吸收药物——RANKL 抑制剂的开发。地诺单抗通过抑制破骨细胞成熟的最早阶段来减少骨吸收。抗体阻止 RANKL 与受体 RANKL 结合，阻断破骨细胞成熟的最早阶段激活（图 31-2）。地诺

单抗每年通过皮下注射（60mg）给药两次，目前被批准用于治疗骨质疏松症。通过干细胞途径吸收缓慢，最大吸收的中位时间为 10 天。达到最大浓度后，血清腺苷酸浓度在 4 ~ 5 个月内逐步下降[201]。在 FREEDOM 试验中，7 868 名患有骨质疏松症的绝经女性被随机分配到地诺单抗或安慰剂组，为期 3 年。与安慰剂相比，地诺单抗增加了腰椎和全髋关节的骨密度（分别为 9.2% vs 0% 和 4.0% vs 2.0%），并降低了 68% 的新发椎骨骨折风险和 40% 的新发髋部骨折风险，两者都具有统计学意义[202]。在对 4 550 名女性进行的 FREEDOM 扩展试验[203]中，FREEDOM 组在地诺单抗的基础上再延长 3 年，安慰剂组开始使用地诺单抗 3 年。腰椎和髋部骨密度在 6 年后继续显著增加（分别为 15.2% 和 7.2%）。交叉组腰椎和髋部骨密度则分别增加 9.4% 和 4.8%。

在第二阶段的研究中，停止治疗会导致骨密度（停止治疗后 12 个月骨密度下降 6.4%）和骨转换标记物都回到基线值[204]。这种药物需要重点关注的是，因为与维持效果时间长的二膦酸盐相比，停止地诺单抗和其他治疗后的维持效果是短暂的，应考虑替代治疗形式，以维持对骨骼的预期效果。

地诺单抗最常见的副作用包括呼吸道和尿道感染、白内障、便秘、皮疹和关节痛。在 6 年的延长试验中，有 6 例颌骨坏死和 1 例不典型骨折。报道有低钙血症和过敏反应。建议所有使用地诺单抗的患者每天接受 1 000mg 钙和至少 400 国际单位的维生素 D，以避免并发低钙血症。值得注意的是，在交替年份比较地诺单抗或阿仑膦酸盐的 DAPS（地诺单抗依从性偏好满意度）研究显示地诺单抗治疗依从性显著提高，92.4% 的受试者表示地诺单抗优于阿仑膦酸盐[205]。

激素疗法

雌激素

雌激素对男性和女性一生的骨骼发育都非常重要。因为它同时作用于体内的生殖组织和非生殖组织，所以应考虑使用其外源性形式，无论是单独使用还是与黄体酮联合使用，都必须将其益处与个体患者的病史和家族史相匹配。1972 年，美国 FDA 首次批准用于绝经后骨质疏松症，1942 年批准用于缓解绝经症状[197]。妇女健康倡议（WHI）[206]的一项试验报告了第一个明确的数据，支持绝经后激素在预防髋部和脊柱骨折是有益的，与安慰剂相比至少增

加了 1/3。这项安慰剂对照试验的一个分支涉及给大约 17 000 名子宫完整的绝经女性服用雌激素/孕激素(HT)联合片剂(雌激素 0.625mg,孕激素 2.5mg vs 安慰剂)。该研究的第二个分支评估接受子宫切除术的女性单用雌激素(ET)的情况[207]。由于发现了对身体有害的证据,两个分支试验都提前终止了。HT 组发现导致心脏病发作、卒中、静脉血栓栓塞和乳腺癌的可测量低概率风险。积极的发现包括结肠直肠癌和骨折的风险降低。在 ET 组,心脏病发作或乳腺癌的风险没有增加。脑卒中风险略有增加,骨折风险减少。在 WHI 试验后,因担心其风险可能超过益处,HT 和 ET 的使用都有所下降。然而,值得注意的是,WHI 研究中女性的平均年龄是 63 岁;因此,该结果可能不适用于刚绝经的女性。

按年龄组或绝经后年份进行的二次再分析[208]显示,上述心血管事件主要发生在 70 岁以上的女性,而不是年轻女性。绝经 10 年内的女性,心脏病发作的风险低,死亡率降低,这表明 HT 开始的时间对预防心脏病很重要。在一篇综述文章[209]中,结论是激素替代疗法(HRT)在缓解更年期症状和预防骨质疏松症方面非常有效,同时保持了良好的安全性。

雌激素补充仍然是女性骨质疏松症整体治疗的重要组成部分。考虑到所有的发现,虽然 ET/HT 仍然有些争议,但仍然可以是预防绝经早期 5 年内骨丢失和骨折的一线选择。在 ET/HRT 相关不良事件风险较低的女性中,认为治疗可以可接受的风险/收益比继续进行。激素治疗在绝经后的前 3~4 年可能特别重要,因为此时骨吸收最高,对治疗的反应最明显。

研究表明,雌激素的戒断会导致骨密度迅速下降:在 1 年内,过去 3~4 年积累的骨密度的增加值都会消失[210]。有人提出,治疗绝经后女性急性骨丢失的最有效方法是使用高剂量 HT/ET 6 个月,以快速减少骨吸收,然后在随后几年减少剂量。

女性 HRT 仅被美国 FDA 批准用于预防骨质疏松症,并要与钙和维生素 D 联合使用。低剂量激素疗法和新型"合成雌激素(designer estrogens)"的研究有望带来有益的效果,而不会产生有害的副作用。

选择性雌激素受体调节剂

选择性雌激素受体调节剂(selective estrogen receptor modulators,SERM)现在被称为雌激素激动剂/拮抗剂,且已经被开发来提供类似于雌激素的有益效果,但是没有副作用。它们对骨和脂蛋白的产生有激动作用,同时对乳腺组织有拮抗作用,对子宫黏膜没有影响。雷洛昔芬是美国 FDA 批准的此类药物,用于治疗绝经后骨质疏松症和预防绝经早期女性的骨密度降低[211]。雷洛昔芬的使用使骨密度适度增加,但椎体骨折的风险降低了 40%~50%。迄今为止,研究尚未显示非脊椎骨折有所减少[44]。它似乎还能降低雌激素依赖型乳腺癌的风险。

巴多昔芬(bazedoxifene)是第三代 SERM。2013 年底,它被批准作为组合药物 DUAVEE 的一部分(20mg 巴多昔芬与 0.45mg 结合雌激素),用于预防绝经后骨质疏松症和潮热。在临床试验中,已证明它可增加髋部和脊柱的骨密度,并显示出减少这两个部位骨折的功效[212]。同时也正在研究它可能用于治疗乳腺癌和胰腺癌。

拉索昔芬(lasofoxifene)是另一种具有优异口服生物利用度的第三代 SERM。在一项为期 3 年的随机对照研究中,研究了两种剂量的拉索昔芬(每天 0.25 和 0.5mg),结果显示,脊柱 BMD 分别增加 3.0% 和 3.1%,股骨颈 BMD 分别增加 2.9% 和 3.0%。低剂量组的脊柱骨折减少了 31%。高剂量组的脊柱骨折减少了 42%,非椎骨骨折减少了 22%。低剂量组的乳腺癌减少了 49%,而高剂量组的乳腺癌发病率减少了 81%[213]。

使用 SERM 最令人担忧的是血栓形成和血栓栓塞事件的风险增加,这与 HRT 观察到的风险相当。在治疗的头 2 年中,血栓形成事件的发生率较高,并逐渐降低[214]。其他副作用包括血管舒缩不稳定和腿抽筋。

抗骨吸收联合治疗

二膦酸盐与激素或 SERM 联合疗法使用的有效性和安全性仍在研究中;由于它们具有不同的作用机制,当它们一起使用时,可能会产生叠加效应。Bone 等人认为,与单独使用两种药物脊柱骨密度增加了 6% 相比,联合使用两种药物的脊柱骨密度增加了 8%[215]。然而,由于对骨折复位没有证实的附加效应,这些组合疗法目前被认为是实验性的[216]。

DATA(denosumab and teriparatide administration)研究是在 94 名绝经后骨质疏松症女性中进行的为期 2 年的 RCT 研究,其中受试者以 1:1:1 的比例随机接受每日 20μg 特立帕肽,每 6 个月 60mg SC 地诺单抗或两者并用。在第 12 个月,联合治疗组的腰椎骨密度增加比特立帕肽或地诺单抗组高(分别为 9.1%,6.2% 和 5.5%)。总髋部骨密度表现出相同的趋势(组合 4.9%,特立帕肽 0.7%,地诺单抗 2.5%)。CTX 在地诺单抗和联合用药组中表现出最大抑制,在联合用药组中可以测量到骨形成标记,而在地诺单抗组中则无法测量[217]。这些发现与二膦酸盐与特立帕肽联合治疗的研究相反,后者显示与单药治疗相比,联合治疗的疗效较差[218]。

降钙素

降钙素是甲状腺内滤泡旁细胞分泌的一种天然激素,对破骨细胞具有抑制作用。鲑鱼降钙素的使用被最广泛,因为它对人降钙素受体的亲和力比人降钙素高 40 倍。PROOF 试验表明,每天 200IU 鼻喷雾剂可使脊柱骨折减少 33%,尽管 100IU 或 400IU 剂量未见减少[219]。随后的研究表明,5 年后非脊柱骨折发生率无显著差异。在急性脊柱压缩性骨折后,减轻疼痛的可能性有限。

最初认为降钙素没有什么副作用,例如:鼻塞、流鼻血和恶心。但是,两个美国 FDA 咨询委员会得出的结论是,使用肽激素鲑鱼降钙素的鼻喷剂会有轻微但明确的癌症风险。由于这些发现,FDA 的咨询小组在 2013 年建议停止更年期超过 5 年的女性骨质疏松症的鲑鱼降钙素治疗。2012 年在确定使用鼻喷雾剂的人患癌症的风险比安慰剂高 2.4% 后,欧洲药品管理局建议不要将鲑鱼降钙素用于治疗骨质疏松症。

合成代谢药物

特立帕肽

美国 FDA 于 2002 年批准使用特立帕肽,这是一种重组人 PTH 片段(PTH 1~34),治疗骨质疏松症[220],初步研究显示其能促进钙和磷的吸收增加以及骨转换量显著增加,且骨形成超过骨吸收。

每天通过预先组装的多剂量注射笔皮下注射(20μg)给药。它通过增厚骨皮质和增加骨基质内的连接对骨有促进合成代谢作用。它被批准用于绝经后骨质疏松症的治疗,以及患有高骨折风险以及先前治疗失败或不耐受先前治疗的特发性或性腺功能低下的骨质疏松症的男性[214]。在患有骨质疏松症的绝经女性中,脊柱骨密度增加 9.7%,髋骨增加 2.6%,脊柱骨折减少 65%,非脊柱减少 53%[221]。男性骨折风险改善的数据尚未建立,但 1998 年的研究表明,该人群中脊柱 BMD 升高 5.9%,髋部 BMD 升高 1.2%[222]。常见的副作用包括头晕和腿抽筋。尽管如实验室动物研究中所观察到的那样,虽然尚未发现批准的剂量方案会增加人患骨肉瘤的风险,但目前尚无处方用于患有骨癌或骨转移病史的患者。对于高钙血症,Paget 病或肾脏病的儿科患者或成年患者来说也认为是不安全的[223]。2 年以上治疗疗效和安全性均未确定[224]。在一项关于 Forsteo 的欧洲研究(EUROFORS)中,接受 1 年特立帕肽治疗的女性被随机分配接受第 2 年特立帕肽治疗或改用雷洛昔芬或安慰剂治疗[225]。接受特立帕肽治疗第二年的女性的骨密度持续增加,而接受雷洛昔芬的女性骨密度保持不变,接受安慰剂的女性的骨密度下降。基于研究,当停止 PTH 治疗时,应使用抗吸收剂来维持或增加 PTH 治疗后的骨密度增加。

睾酮

睾酮在性腺功能减退男性继发性骨质疏松症的治疗中很有价值。治疗期间应监测前列腺特异性抗原和血脂状况。合成代谢类固醇实际上可能对骨量有有益作用。然而,它们的副作用包括肝毒性、男性化和胆固醇水平升高,这禁止将其用于骨质疏松症。

细胞因子

从理论上讲,许多细胞因子可以作为生长因子(TGF-β、IGF-I 等)发挥作用,其对骨质疏松症具有潜在的益处。然而,尽管将来可能会使用 IGF-I 和 DHEAS 来评估儿科人群的骨骼健康(如神经性畏食症和脑瘫),但临床上通过临床试验确定的益处尚不常见[226]。

美国 FDA 未批准使用的药物

当前数据表明,高剂量氟化钠是一种积极的骨形成剂,实际上可能会增加非脊柱骨折风险,从而使骨质疏松症恶化。尚不清楚新型氟化钠制剂(包括低剂量缓释制剂)是否会产生益处。氟化钠必须被视为一种实验性疗法,并对其在骨质疏松症中的整体益处保持关注[227-229]。

雷尼酸锶(Strontium ranelate,SR)是另一种骨形成剂,它被吸收到骨骼表面并结合到骨骼中,在不影响矿化的情况下改变晶体结构[230]。SR 增加了骨形成标记,降低了骨吸收标记,并增加了骨密度。在一项为期 4 年的骨质疏松妇女试验中,SR 使椎骨骨折的发生率降低了 33%[231]。SR 的副作用令人担忧,并可能与心血管事件(尤其心肌梗死)相关。亦可能与静脉血栓栓塞有关[232]。也有罕见但严重的皮肤反应[233]。

骨折后的康复治疗

骨质疏松症是一种无声的疾病，可以从骨骼承受压力的能力受到最小限度的损害发展为以虚弱、骨折、畸形、慢性疼痛、残疾和丧失独立性为特征的疾病。呈现个性化诉求的患者需要进行不同程度的调查和干预（图 31-3）。康复管理取决于对骨丢失程度，骨质疏松症的危险因素、脆弱程度和跌倒倾向、参与日常生活活动和安全锻炼能力以及疼痛障碍程度的准确确定。应调查所有慢性残疾患者的骨质疏松症的继发原因，并在必要时开始全面治疗。

可能需要对有症状的骨骼部位进行成像，以评估是否存在骨折并确定相关的畸形程度。普通的 X 线平片通常足以确定骨折的部位，但如果 X 线检查阴性，则可能需要 MRI 来检测与单个椎骨骨小梁微骨折相关炎症的初步征兆。这可以确定压缩性骨折或隐性髋部骨折的程度。如果怀疑神经系统受累并伴有新的压缩性骨折，则 MRI 也很有用。例如，严重的椎体塌陷会导致椎孔狭窄和神经挤压，或者骨碎片突入椎管可能会损害脊髓功能。MRI 还可以识别骨折后的缺血性坏死，椎间盘突出和骨折后小关节病变。当 MRI 禁忌或耐受差时，可以进行 CT 扫描。这对于确定转移性疾病和识别骨折线尤其有用，这些疾病和骨折线可能是通过椎体成形术进行骨水泥处理的潜在途径。骨骼闪烁显像也有助于区分急性压缩性骨折和慢性压缩性骨折的部位，关节炎引起的骨折疼痛以及骨恶性肿瘤。

用 DXA 进行骨密度测量对于确定骨折后治疗性锻炼计划的目标和强度很有价值。但是，如果没有诊断出的脊柱或髋部脆性骨折，也可以明确骨质疏松的诊断，以指导骨折后康复阶段的医疗预防措施。骨折愈合后，大多数患者均可检查 DXA，并可提供基线以随时间监测对治疗反应。（有关适当的筛查和治疗指南，请参见图 31-3、表 31-6 和表 31-7 和临床评估。）康复目标包括减轻疼痛；改善或维持骨量，肌肉力量和柔韧性；建立安全运动，减少跌倒（表 31-5）和最大限度恢复独立性的医学预防措施。实现这些目标的策略还应解决导致骨质疏松和任何畸形，疼痛或挛缩的继发原因，同时改善核心和周围肌肉的力量，平衡和步态。护理计划应包括适当的诊断检查和疼痛管理策略，适用于骨质疏松症药物或补充剂的处方（表 31-10 和表 31-11），康复治疗，辅助设备和家庭改造，为患者在锻炼、减少跌倒和安全日常生活活动方面的最大独立性作好准备。明确为患者和治疗师定义所有医疗预防措施，以防止运动和日常生活活动造成伤害或医学并发症；推荐饮食和生活方式以优化骨骼健康（图 31-3）。

通常，老年患者表现出许多显著危险因素，包括低骨量和既往骨折史，以及急性或慢性残疾。如上所述，由于跌倒的生物力学策略，骨折几乎可以发生在任何骨骼上，通常发生在三个常见部位之一中，即桡骨远端、股骨近端和/或椎骨。与这些骨折相关的疼痛通常很严重，但可以自我限制。这些骨折导致的功能丧失可能非常严重，影响活动能力和 ADL，并可能导致丧失独立性并导致随后住院治疗。

如上所述，对老年人和残疾人的钙摄入量和维生素 D 缺乏症的筛查非常重要。这既因为这些人维生素 D 缺乏症普遍存在，又因为钙和维生素 D 在锻炼和减少摔倒的协同效益所致。针对最常见骨折部位的负重和渐进抗阻训练可以增加这些部位的骨形成，同时考虑到骨骼的整体脆弱性，指应制订个体化计划以优化安全性。

椎体骨折

康复课程

多达 33% 的椎体骨折是隐性的（表 31-12）。尽管股骨近端和前臂远端的骨折伴有明显的疼痛，但椎体骨折可与微小创伤有关，例如咳嗽或坐在马桶上伸懒腰，并且可能是无症状的[145]。Shen 和 Kim 在 2007 年估计只有 20%～25% 的椎体压缩性骨折患者寻求就医[234]。诊断程序，最常见的是放射性核素骨扫描或带有 STIR（short-tau inversion recovery，短时间反转恢复序列）的 MRI，可用于评估 X 线平片上所示的椎骨骨折的程度，尤其对于活动性疼痛的患者。

骨质疏松患者的椎骨骨折通常累及椎体的前部，最常见于胸腰椎交界处的 T8 至 L2[235]。脊柱的这一部分主要由松质骨制成（65%～75% 的小梁骨和 25%～35% 的皮质骨）。相比之下，桡骨中段的皮质骨含量约为 95%。在原发性骨质疏松症中，人们看到 75 岁时骨小梁密度降低了约 40%[236]。

表 31-12　骨质疏松年生活质量降低

事件	事件导致的年生活质量降低	关系
髋部骨折		
急性事件	0.083 3	完全丧失生活质量 1 个月(= 1/12)
康复或短期住院(9 天)	0.023 7	完全丧失生活质量 9 天(= 9/365)
再次住院(8 天)	0.021 9	完全丧失生活质量 8 天(= 8/365)
家庭医护服务(6 个月)	0.25	生活质量下降 0.5 达 6 个月(= 0.5×6/12)
非医疗照护服务(6 个月)	0.25	生活质量下降 0.5 达 6 个月(= 0.5×6/12)
出院后门诊	0.011	生活质量下降 0.5 达 8 天(= 0.5×8/365)
急救室,救护车	0.002 7	完全丧失生活质量 1 天(= 8/365)
腕骨骨折,急性	0.040 4	生活质量下降 0.3 达 7 周(= 0.3×7/52)
椎体骨折,急性	0.032 4	33%:无临床表现,无生活质量降低
		57%:生活质量降低 0.5 达 1 个月
		10%:完全丧失生活质量达 1 周,随后生活质量下降 0.5 达 7 周{ = (0.57×0.5)+0.1×(1×1/52)+(0.5×7/25)}

摘自 the National Osteoporosis Foundation[45]。

大多数压迫性骨折患者表现为急性或慢性背痛,并诉有剧烈的疼痛,这种疼痛随着运动而增加,尤其床旁移动和转移,并随着休息而减轻。急性骨折后,患者甚至诉有如走路,梳头或穿衣服时的日常生活活动时的疼痛。严重且经常致残的疼痛可能会持续 2~3 周,但通常在骨折发生后 6~8 周会消失。在没有骨折的情况下,骨质疏松不太可能产生急性剧烈疼痛。脊柱疼痛也可继发于脊柱结构紊乱,如脊柱后凸,尤其严重时。脊柱旁肌肉痉挛、关节炎、神经挤压或肋髂撞击综合征(肋骨与髂嵴的摩擦痛)也可能是疼痛的根源[237]。肿瘤、带状疱疹、风湿性多肌痛、胰腺疾病和腹主动脉瘤与椎体骨折的体征和症状相似。及时调查和治疗疼痛症状很重要。如果患者经受长时间疼痛,则可能会遭受抑郁,睡眠障碍和功能衰退等后果。既往椎骨骨折部位持续超过 6 个月的疼痛可能提示除了原始的骨质疏松性骨折以外还有其他原因;应重新考虑患者腰背疼痛的其他病因,包括考虑降低原骨折位置高度。X线平片对骨质疏松性骶骨骨折(骶骨功能不全骨折或 SIF)的诊断灵敏度很低。在许多情况下,除骶骨骨折外,可能还有其他相关的骨折,包括肋骨骨折。因此,锝-99 骨扫描可能有助于识别此类骨折及提升灵敏度。在骨骼扫描中看到的经典"H"或"Honda"征代表双侧骶骨垂直和水平合并骨折,也可能不合并且比例从 15%~68%[238]。MRI 显示脊髓水肿在 T1 加权图像上为低信号强度,在 T2 加权图像和 T2 加权 STIR 图像上为高信号强度[239]。然而,CT 被认为是诊断隐性骨折的金标准。

诉诸脊椎骨折引起急性疼痛的骨质疏松患者应首先通过休息、固定骨折部位和止痛剂进行治疗。由于椎体骨折一般都可以很好地愈合,因此治疗的重点是控制疼痛并提供充足的休息和固定骨折部位(表 31-13)。与止痛药相关的不良副作用可能会使治疗复杂化。急性骨折的常用药物干预措施包括可卡因等麻醉药,但在某些情况下,经皮给药(双氯芬酸、利多卡因)或口服曲马多可能就已足够。在 3~4 周内,应尝试与其他疼痛疗法联合使用其他镇痛药(如对乙酰氨基酚或非甾体抗炎药)进行戒断试验。但是非甾体抗炎药在老年人中必须慎用。主要的疼痛管理应包括休息,矫形器和物理治疗,并使用药物作为辅助治疗。经过短暂的初始卧床休息后,可进行渐进活动计划。由于机械力随着床旁移动和转移而转移到脊柱,这些移动通常比骨折后康复阶段开始时的行走更痛苦。床垫上使用羊皮、鸡蛋板条箱或凝胶漂浮垫经常会提高患者的舒适度。粪便软化剂和通便药将有助于预防肠蠕动的紧张感。事实证明,使用床旁便盆比床上便盆更容易,并且所需的能量消耗也更少。治疗师应提供渐进式转移和移动训练,然后对四肢进行温和的渐进抗阻锻炼。抗阻运动不太可能导致四肢的骨质疏松性骨折,但如果将外力转换到脊柱,则会导致新的骨折或加重急性压缩性骨折。缓慢加入腹部和背部肌肉的等长收缩锻炼被认为是安全的。建议在运动过程中严格保持脊柱中立位。

31

表 31-13　椎体骨折患者背痛的康复治疗

急性背部疼痛

白天限制卧床休息，鼓励良好睡眠和营养习惯

建议止痛来促进最佳功能；谨慎使用麻醉剂

考虑经皮药物来限制镇静作用（如利多卡因或非甾体抗炎药物贴剂）

如果自然疗法无效，则在必要时开处方药物治疗便秘

如有脊髓受压迹象考虑使用背部支具（如 CASH 支具）或刚性 TLSO 支具

监测骨折部位神经根病和脊髓压迫体征

教授正确的床上姿势和活动技巧，并在转移、日常活动和锻炼中强调脊柱中立位原则

训练护理者以最小的脊柱负荷安全地帮助患者

必要时使用合适的辅助设备

酌情给予物理治疗和作业治疗

慢性背痛

改善姿势、转移和步态模式，以限制脊椎压力

考虑姿势支撑矫正器以减少韧带牵拉

根据处理疼痛的需要来调整使用止痛剂；与患者签订止痛剂使用文书

制订一个健康的、持续的治疗锻炼计划

如果保守治疗手段不能改善疼痛状况，考虑椎体成形术

评估和治疗心理和社会后果：考虑放松技术、生物反馈、支持小组和自我管理技能培训

摘自 Sinaki M. Musculoskeletal challenges of osteoporosis. Aging. 1998；10：249-262；Sinaki M. Musculoskeletal Rehabilitation in Osteoporosis：Etiology, Diagnosis and Management. 2nd ed. Philadelphia, PA：Lippincott-Raven；1995。

脊柱骨折会让未来脊柱骨折的风险增加三到五倍，死亡率增加 1.2~1.9 倍[240]。50 岁及以上的患者可能会迅速进展成多发椎体骨折。这种最具破坏力的骨质疏松症的病因尚不清楚，但可能与更年期、营养不良、制动有关，以及在某些情况下与邻近有既往椎体成形术史的椎骨有关（见下文）。在脊柱发生多次骨折后，塌陷和/或前方压缩的椎骨可能导致背部畸形。这可能导致随后的脊柱后凸、身高下降和胸腰椎相接部位的慢性疼痛，继发脊柱应力畸形和椎旁肌肉痉挛。这种慢性背痛的强度通常小于与急性骨折事件相关的疼痛，在用力时会横向扩散，且在休息时得到一定程度的缓解。此外，随着进行性脊柱畸形和身高降低，可能会出现腹部隆起和由此引起的胃肠道不适（腹胀和便秘），以及由于胸廓畸形而引起的某种程度的肺功能不全。多发性骨折和

严重脊柱后凸的患者，也可能会有肋髂撞击综合征。

尽管慢性背痛是老年人的常见病，但骨质疏松在多大程度上加剧了这种疼痛仍值得怀疑。在一项涉及 242 名 55 岁女性的研究中，有 30% 的人诉有腰痛，但这种疼痛与脊柱弯曲没有关系。在一组老年女性（60~79 岁）中，背痛的比例相似（30%），但驼背或身高下降超过 4cm 的女性发生背痛的可能性是后者的两倍[241]。因此，骨质疏松症和驼背之间没有绝对的关系。人们认识到，驼背可能继发于慢性不良姿势以及与年龄相关的肌肉、韧带和椎间盘变化。60 岁以上的女性中有 70% 可能表现为驼背，但没有椎体畸形的证据。随着年龄的增长，脊柱后凸会发展[242]，但背痛似乎与脊柱后凸无关，除非椎体畸形导致椎体高度比正常水平降低了超过 4cm[241]。

使用骨闪烁成像检查背部疼痛的原因发现，既往患有椎体骨折的骨质疏松女性中，小关节疾病的发生率很高，最常见的是椎体塌陷。较小的病变通常出现在该水平以上和以下的小平面。当椎体骨折导致骨碎片突入椎管或神经孔狭窄时，下肢可能会出现伴有神经症状的背痛[243]。

肋髂撞击综合征的疼痛特别难以治疗。它通常局限于实际的撞击刺激部位，但可以放射至下背部和腿部。侧屈和旋转会引起这种疼痛。通过触诊下肋骨和髂嵴接触部位时疼痛以及脊柱的侧屈和旋转来进行诊断。将利多卡因注射到髂嵴边缘和下肋骨的边缘可以诊断和治疗。据报道，姿势训练，加强腹部和腰部肌肉组织以及使用宽而柔软的腰带或 CASH（cruciate anterior sternal hyperextension）支架有助于通过抬高肋骨避免与髂嵴接触来缓解症状。应考虑与双氯芬酸或利多卡因等经皮止痛药同时进行试验，但也可能需要麻醉药。在严重的情况下，切除下肋骨是有益的[244]。

总之，与骨质疏松性椎体骨折相关的慢性背痛的治疗应包括加强椎旁、腹部和臀部肌肉以及优化平衡、柔韧性和姿势的计划。鼓励通过使用适当的身体机制来减轻脊柱上的压力。在严重的情况下，矫形器可能是有益的。对 ADL 的评估可能会带来使用其他技术和设备来帮助患者避免加重疼痛的情况。将枕头或毛巾卷放在背后的策略经常会增加驼背患者的耐坐性。物理因素，如热、冰、经皮电神经刺激和针灸可能是有益的。催眠、行为矫正、生物反馈和咨询在慢性疼痛的治疗中也有益处。

腰部支具和护具

骨质疏松症患者的骨骼疼痛和残疾的程度和类

型为向脊柱提供足够的机械支撑提出了复杂的挑战[245]。当有许多解决方案可用来解决特定问题时，通常表明没有好的单个解决方案。骨质疏松脊柱的机械支撑就面临这种情况。这些矫形器可用于急性骨折和长期照护中用于缓解疼痛和稳定脊柱，并促进愈合和改善功能。在骨质疏松性脊柱的长期治疗中，矫形器可以防止进一步的骨折。

在开具支具或紧身护腰处方时，必须了解脊柱的生物力学，椎骨骨折的类型和原因，以及支具的原理，包括各个矫形器的适应证和危险因素[246]（参见第 57 章）。重要的是要了解胸椎下部和腰椎上部的功能，因为大多数压缩性骨折都发生在这里。胸椎与肋骨的关节连接以及棘突的重叠大大限制了其在屈曲和伸展时的活动度。但是，其旋转是相对自由的。腰椎的侧屈和轴向旋转受限于小关节的相对垂直方向，因此屈曲和伸展占其运动的大部分。人们还必须了解胸腰椎中的运动功能或"耦合"[247]。当考虑脊柱的这些功能时，重要的是要记住，如果骨密度不能支撑所施加力的增加，则引起椎体负荷的运动会加剧骨折的风险。因此，支具有助于防止椎体的这种额外负荷，必须限制屈曲运动，其加重了椎骨的前柱负荷。因此，限制屈曲是支具的目标之一，同时减少疼痛、增强功能和防止软组织缩短，软组织缩短可能导致畸形。

几种常用的矫形器来稳定骨质疏松性椎体骨折。包括姿势训练支具（PTS；一种加强矫正后凸支具），胸腰椎支具如 CASH 支具，腰骶紧身护具和胸腰骶矫形器（TLSO）。所有的矫形器都遵循三点力系统的原理。通常，较坚硬的矫形器用于急性胸腰椎骨折，而非刚性矫形器（如 PTS 和腰骶紧身护具）更常用于稳定骨折和处理疼痛。所有矫形器可能无法充分防止与重力相关的轴向压缩，最终可能导致新的骨折。通常不建议连续和长期使用脊柱矫形器，因为增加了躯干肌无力或萎缩的可能性，脊柱活动度也会降低。支撑性肌肉组织力量不足可能会导致椎体骨折的风险增加。

PTS 被描述为一种廉价的，不引人注目的装置，其通过在肩胛骨下角的后侧产生力或通过充当本体感受加强件[248]来促进姿势的改善并减少背痛。TLSO（如刚性翻盖支架）是一种长型脊柱矫形器，可从骨盆通过肩膀提供虚拟固定，通常在椎体骨折导致骨碎片突入椎管或严重的椎管狭窄（可能损害脊髓）时开出处方。而且，脊柱的腰骶部是人体最难固定的区域之一，在发生椎体骨折后，不仅需要简单的

腰骶部矫形器。虽然 TLSO 提供了最大的固定性，但它既笨重又热，不按要求佩戴是很常见的。当神经系统损害不是迫在眉睫的风险时，通常在椎体骨折后使用半刚性 TLSO（如 Spinomed 或 CASH 支具）。定制的刚性 TLSO 也比 PTS 和 CASH 支具贵。

廉价的紧身护腰也已用于减轻脊椎骨折后的急性疼痛并增强脊椎功能。它通过机械和感官反馈来限制运动。这种矫形器还可能产生热量、压力或类似按摩的效果，可以缓解肌肉痉挛。使用紧身护腰可以通过增加腹内压来增加脊柱的流体静力支持，从而在椎体上施加朝前的力，从而减轻疼痛。同样该设备可能会很热，但不像 TLSO 或 CASH 支具那么笨重，可以穿着在衣服下，并且对于没有并发症的腰椎骨折的患者具有更高的依从率。

Kaplan 等人进行了一项前瞻性研究，比较 40 岁及以上被诊断为骨量减少或骨质疏松症女性的背部支具对背部力量的影响，这些女性被随机分为三组：单独进行姿势锻炼（PE），只佩戴常规胸腰椎支具（CTLS）或同时进行 PE+PTS。只佩戴 TLS 的人员依从性很差。PTS+PE 组背部力量显著增加，这意味着更刚性的 CTLS 抑制了该区域的加强——这是所有关节刚性支撑的已知并发症[249]。Lynn 和 Sinaki 发现，驼背的骨质疏松症患者比脚踝采用平衡策略的正常姿势的人有更多的姿势摇摆和对臀部的依赖以提供平衡[250]。随后，他们证明了即使在没有强壮的背部肌肉的情况下，仅使用 PTS 1 个月的患者都能改善平衡并减轻疼痛[251]。加强版 PTS 被认为可以通过鼓励正确的重力线对位减轻肌肉的张力来减轻疼痛。结合背伸肌强化锻炼，加强版 PTS 有助于缓解后凸疼痛。

总而言之，通常在椎体压缩性骨折后伴骨碎片突入椎管以及相关的神经系统损伤风险后，才可以使用 TLSO 支具。不遵守佩戴要求是很常见的，必须与患者讨论相关的风险。其他支具（如非刚性 TLSO 支具或腰骶紧身护具）的耐受性更好，在无并发症骨质疏松性骨折后可能有价值。它们减轻疼痛并促进功能性活动和 ADL 功能的早期恢复。PTS 可用于改善脊柱后凸畸形患者的慢性疼痛和平衡障碍，但通常椎骨骨折后不适用。所有的脊柱矫形器都被认为可以减轻椎体的过度负荷，但是不鼓励长期使用，以促进支撑骨骼的内在背部肌肉的增强。

椎体成形术和椎体后凸成形术

椎体成形术及其衍生的椎体后凸成形术分别于

31

1984 年和 1998 年首次引入的脊柱手术，在荧光透视或计算机断层扫描引导下，用 8～13 号骨针将射线不能穿透的骨水泥聚甲基丙烯酸甲酯注射到骨折的椎骨中。图 31-4 显示了椎体成形术后 L4 压缩骨折的注射结果。椎体后凸成形术需要稍微多一点的时间，因为在注射前首先通过插入一个可膨胀的气囊来为水泥创造空间。该手术可以住院或门诊进行，部分取决于患者在手术时的医疗状况。这些方法被认为可以稳定受压椎骨的前柱和任何终板骨折，以便最大限度地恢复椎骨高度、脊柱排列和功能[252]。

基于最初的开放性试验研究，似乎有强有力的证据表明对缓解压缩性骨折疼痛有效。然而，2015 年发表的一篇 Cochrane 综述[253]显示了中等质量的证据，表明椎体成形术并没有提供比安慰剂更多的临床益处（在疼痛、生活质量或功能方面）。该综述不支持椎体成形术在骨质疏松性椎体骨折常规治疗中的作用。与假手术相比，没有明显的临床意义。亚组分析表明，根据疼痛持续时间小于 6 周与大于 6 周的结果没有差异。由于试验和参与者数量少，质量被评为中等。与安慰剂相比，椎体成形术对新椎

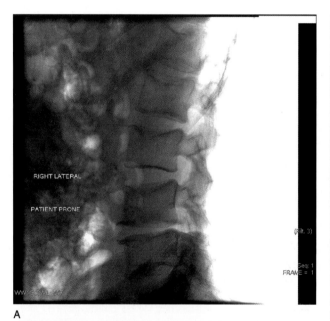

A

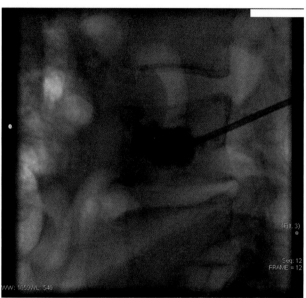

B

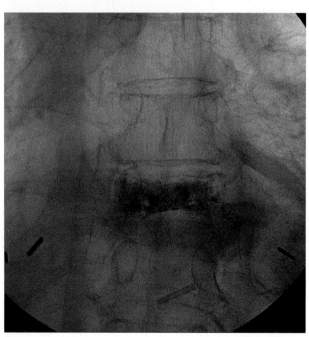

C

图 31-4　X 线平片，L4 压缩性骨折。A：椎体成形术之前。B：椎体成形术期间。C：椎体成形术之后（Courtesy from Veteran Administration Central California HealthCare System，UCSF-Fresno）

体骨折或其他严重不良事件风险的影响仍不确定。关于椎体后凸成形术，证据并不支持椎体后凸成形术在疼痛方面优于椎体成形术，但是在恢复丧失的椎体高度和诸如水泥外渗等安全问题上，手术方法可能有所不同。与椎体成形术一样，一些非盲研究表明球囊椎体后凸成形术有好处。到目前为止，我们还没有进行盲法研究，并且由于该手术是椎体成形术的衍生方法，盲法椎体成形术研究的不成功结果使人对椎体后凸成形术的益处产生怀疑。

尽管美国每年发生 700 000 例脊椎压缩性骨折，但必须通过详尽的病史、体格检查和相关的放射学研究，清楚地确定所讨论的压缩性骨折部位确实是使人功能障碍疼痛部位。这一点尤其重要，因为患骨质疏松性椎体骨折的典型年龄组患者也容易患脊柱退行性关节疾病，并因此导致背痛。虽然胸腰椎是最常见的治疗部位，但也可以在颈椎进行椎体强化。不断发展的介入疗法，即骶成形术，正在复制椎体强化术治疗应力性骨折的成功经验[254]。

鉴于上述证据，对于何时或是否使用这些治疗方法存在疑问。当前，对于许多保险公司而言，椎体后凸成形术和椎体成形术在医学上可能被认为对于以下适应证是必要的：胸椎或腰椎的骨质疏松或溶骨性压缩性骨折，导致持续的功能障碍疼痛，这对标准的医学治疗没有反应（最初的卧床休息渐进性活动、镇痛剂、物理疗法、支具和锻炼以纠正姿势畸形和增加肌张力，以及使用药物）；溶骨性转移伴有与椎体破坏相关的严重背痛；伴有严重背痛的多发性骨髓瘤、疼痛和/或侵袭性脊椎血管瘤（或脊椎嗜酸性肉芽肿）；伴随骨坏死的疼痛性脊椎骨折（Kummell 病）；手术前椎体强化或固定；和类固醇诱发的骨折。经皮骶成形术治疗 SIF 仍被认为是研究性的。缺乏同行评议的文献证明骶成形术对健康结果的影响。迄今为止，证据仅限于个别病例报告，据我们所知，尚未在学术同行评议文献中公布关于其安全性和有效性或改善患者预后的随机对照试验。

这些手术的绝对禁忌证包括未矫正的凝血病，既往全身或脊柱感染以及继发于骨折部位的持续神经功能损伤。报告的并发症包括骨水泥外渗、出血、感染和神经损伤、骨折、骨水泥栓塞以及易碎的相邻椎骨椎体骨折（12%～52%）的易感性[255]。

多学科团队协作的方法有利于确保该患者群体的功能得以维持。慢性背痛应优先使用非药物治疗措施。应该通过鼓励调整生活方式、药物使用、物理治疗、矫形器和其他被认为对慢性疼痛有用的疗法来补充。这些治疗措施只有在排除了老年人背部疼痛的其他原因之后，并在评估抑郁症导致症状的程度之后才使用。

髋关节骨折

髋部骨折可根据其发生的解剖部位分为三类。囊内骨折（股骨颈骨折）位于股骨头远端，大转子和小转子附近。该类型骨折经常破坏股骨头的血液供应，因此与股骨头的骨折不愈合和骨坏死有关，通常需要进行半髋关节置换术以稳定关节[256]。在大转子和小转子之间发生的骨折与囊内部位所见的并发症无关。然而，它们与骨质疏松性骨折和施加在股骨近端这一部位的变形力导致的腿畸形愈合和缩短有关。股骨转子间和股骨颈骨折的发生频率相同，占髋部骨折的 90%。转子下骨折发生在小转子下方，仅占所有髋部骨折的 5%～10%。由于 90% 的周围骨质疏松性骨折是由于跌倒造成的，因此 X 线片还应排除耻骨支、髋臼和大转子的骨折。跌倒后该部位的疼痛也可能与股骨转子囊炎和骶髂关节功能障碍有关。在所有患者中，治疗的目标是使患者尽早恢复无痛状态、最大限度的活动度、解决跌倒风险，并对潜在的骨病进行适当的筛查和治疗。

根据骨科的建议，手术应在骨折后 24～48h 内进行。所有移位的股骨颈骨折均应进行髋关节置换治疗[257]。根据骨折的位置，手术治疗可能包括内固定或关节置换。骨质量差可能会导致手术失败或导致并发症[258]。

康复应从手术后的第一天开始，采用渐进行走训练方案。使用抗凝药物（如依诺肝素或华法林）和早期使用预防深静脉血栓形成的特殊预防手段是常规措施。大多数患者在术后第一天或第二天开始行走，由骨科医师指导其承重能力。当手术固定的长期稳定性存在问题时，降低下肢承重，将固定失败的可能性降至最低。Duke 和 Keating 表明手术后第二天的活动能力是第二周独立性的重要预测因素；独立行动能力被定义为能够用助行器行走至少 15m，并且能够独立地上下床[259]。

在一项对大量 65 岁以上患者的研究中，Cree 等人发现几乎所有患有髋部骨折的认知障碍患者在骨折后 3 个月仍功能不能独立，并且在床椅转移方面产生了新的问题[260]。大多数在骨折前能独立工作的人在骨折后能重返工作，而在骨折后常需要协助的是洗澡和穿衣。在那些被认为精神状态较好的患者中，骨折后依赖性与高龄、并发症、髋关节疼痛、骨折前工作为高声望职业以及较差的自我相关健康状况有关[261]。Magaziner 等人在之前髋部骨折患者的相应 12 个月和 24 个月随访中，发现功能受限最严重的方面差异很小：爬五级台阶（分别为 90% 和 91%）、上厕所（分别为 66% 和 63%）及浴缸和淋浴间的转移（两次均为 83%）[262]。

尽管许多患者仍需住院治疗，髋部骨折后出院回家的患者比例为 40%~90%[263,264]。与长期住院相关的因素有日常生活活动需要辅助、80 岁以上、缺乏家庭成员关怀、失禁和缺乏物理治疗的专业护理机构[263]。在以医院为基础的综合康复机构中，90% 以上患者能够出院。尽管这样的高出院率显然受到筛选入院，康复服务的方法和频次，以及与联合急诊外科紧密处理急性变化和并发症的能力促进了更好的功能恢复有关。出院回家与家中有人照顾、骨折前能独立行走、有进行日常生活活动的能力[263,264]、无痴呆症、年龄较低和充分的社交关系[265]等因素呈正相关。

髋部骨折后的死亡风险在骨折后的前 3 个月内增加了 2.8 倍，亚健康人群的可能性更高[266]，NHANES I 研究数据认为 1 年后亚健康人群髋部骨折后的死亡率约为 20%。事实上，对 NHANES I 数据的分析表明，随着骨密度的每一次标准差降低（如每一次 T 分数降低 1.0），死亡率增加了 10%~40%[267]。髋部骨折死亡率的增加还与住院医疗、既往医疗条件、其他疾病稳定前手术接入、控制不良的系统性疾病、手术并发症[268]、年龄和男性性别[22]以及黑人女性[19]有关。

这些患者通常需要康复医师、物理治疗师、作业治疗师、护士和社会工作者的照顾[269,270]。这种多学科方法的优势已被证明，减少了急诊次数，减少了术后并发症，改善了出院时的行走功能，减少了出院去疗养院的次数[263-265]。卫生保健服务提供的最新趋势对医疗资源造成了挑战，并使康复战略难以实施。缩短住院时间对髋部骨折患者产生了负面影响。现在，一年后仍留在疗养院中的患者人数远高于支付系统启动前的预期人数[239]。由于通过不考虑患者的个性，损伤或残疾程度，现有并发症和社会

资源的护理系统来加速患者的康复，保险公司和患者的花费都增加了。对患者而言，最大的损失是由于无法获得足够的康复服务方法和频次而导致的独立性丧失。

腕部骨折

腕部骨折是 75 岁以下女性最常见的骨折类型。既往腕部骨折使绝经女性未来骨质疏松性骨折的风险增加一倍，二次腕部骨折的风险增加三倍[271]，尽管绝经后骨折数量增加通常发生在相对健康活跃的女性身上，但它们可能是其他潜在问题如骨量减少的第一个迹象。治疗的主要目标是恢复手和腕部的无痛状态和正常功能。最初石膏固定通常不会延伸到肘部以上。在通常为 6~8 周的制动期间，上肢应保持力量和柔韧性不受影响。应针对受影响一侧的手指和肩关节进行主动和被动运动范围锻炼，密切监测继发于骨折后水肿和石膏固定造成的正中神经受压（腕管综合征）的体征和症状。所有练习应该在去除石膏后继续，增加腕部、前臂和肘部的活动范围和力量练习。那时，可以使用局部腕部夹板来支撑和保护腕部。腕部骨折，特别是优势手，患者可能需要 ADL 帮助，如穿衣服、梳头和刷牙。

MacDermid 等人报道桡骨远端骨折后正常无痛功能的改善率在骨折后前 6 个月最高，在接下来的 6 个月内改善情况基本无变化[272]。值得注意的是，即使骨折愈合良好，由于韧带或三角纤维软骨复合体（TFCC）损伤，疼痛也可能持续存在，这种损伤很常见，在腕关节骨折的初始检查中经常会被忽略[273-275]。

女运动员三联征（FAT）

20 世纪 70 年代初期，随着美国教育法第九修正案（Title IX）的出现，高中女生参加有组织体育活动的人数增加了 1 000%[276]。更多的强化训练使能量消耗增加，必须相应增加热量的摄入。按照美国饮食协会的指导，碳水化合物应占每日热量摄入的 60%，脂肪占 25%~30%，蛋白质占 15%。因此碳水化合物是肌肉能量的主要来源，充足的总热量摄入可以防止人体脂肪和蛋白质的消耗。尽管维生素，矿物质和水对健康也很重要，但它们不提供能量。

训练时不增加热量摄入会导致体重减轻并消耗

脂肪组织以满足训练需要。这会耗尽雌激素储备，并足以引起女运动员闭经，增加骨质疏松症和应激性骨折的风险，尤其与饮食失调有关的风险。FAT 是指存在饮食失调，闭经/少经和骨密度降低的综合征。饮食失调据报道在大学女运动员中高达 62%，并且在青少年中越来越普遍。尽管一般人群的继发性闭经约为 5%，但在大学运动员中则可增至 10% ~ 20%，在优秀运动员中可增至 50%[277]。月经初潮延迟或月经缺失超过 3 个月，尤其在增加训练时，应及时进行临床评估，包括故意减肥的历史（即利尿剂、贪食症或畏食症、泻药、拒绝食用"恐惧食物"），体型异常和难治性疼痛部位。如果怀疑饮食失调，建议由营养师进行评估，也应与心理医师或精神科医师进行评估。在患者难以接受治疗的情况下，应考虑住院治疗。还需要监测轻、中量级男子摔跤运动员的贪食症，尤其在比赛之前。尽管这些运动员骨折的可能性不大，但如果暴食行为与青春期的骨形成阶段同时存在，随着年龄的增长，他们的骨折风险就会增加。

除了基本的骨质疏松症实验室检查（表 31-6），这些患者还需要进行激素评估（妊娠试验、TSH、FSH 和催乳素），包括在预期月经周期的第 2 天到第 4 天之间检查雌二醇水平。任何异常都必须进行临床处理。在儿童期和青春期，X 线平片以及相应的骨转换标记物（如尿液或血清 NTX）升高，通常会在骨干骺端看到持续的骨生长。这排除了它们用于监测该人群的治疗效果的可能性。尽管 IGF-I 和 DHEAS 在 FAT 研究中是有用的标记物，但目前不能将其临床用于高危年轻患者，如神经性畏食症或脑瘫[226]。同样，不建议在儿童人群中使用 DXA T 评分进行骨量评估。正在研究的 Z 评分检测将来可能会在临床上证明是有用的。

FAT 患者应力性骨折通常发生在胫骨或髋部。如果 X 线平片结果阴性，则需要 MRI 检查，因为它可以很好地区分骨折和软组织损伤，例如胫前肌撕裂。补充钙和维生素 D，口服避孕药治疗以及四肢骨折患者至少 6 周不负重是该人群的治疗标准。畏食症住院患者应特别小心卧床休息导致进一步骨质流失。在骨折愈合阶段，患者遵循严格的营养指导以获取足够热量供消耗时建议进行肢体抗阻锻炼，恢复常规运动和竞技运动需要密切监测热量的摄入和体重，并在需要时进行营养和心理健康咨询。尽管口服避孕药可用于调节月经和改善骨量，但这些人群中不可逆的骨质疏松症依然很普遍。

电子病历系统协调

更全面的骨质疏松症筛查和治疗将需要扩展利用现有的医学和电子资源，以改善医师与其患者之间的沟通问题。欧美的多项研究表明，严格遵守患者隐私准则，电子病历的使用在改善低骨量管理方面取得了很好的效果[278-281]。迄今为止，美国最好的成绩是在私人健康维护组织中进行。Newman 等人 2003 年的报告指出，针对宾夕法尼亚州农村地区 55 岁以上的女性进行 DXA 筛查和骨质疏松症治疗的小型健康维护组织的电子病历在 5 年时间内减少了 65 岁以上的女性的髋部骨折，每年在直接护理成本方面比之前节省了 1 050 万元（150 万美元）[282]。后来，针对需要长期糖皮质激素药物治疗的患者的电子病历显示，钙、维生素 D 和处方药物的依从性达到 96%，髋部和脊柱骨密度显著改善，锻炼频率和维生素 D 水平提高[283]。加利福尼亚州针对患有骨质疏松症风险的 65 岁以上的患者实施了大型全面的筛查、教育和治疗的私人健康计划，将髋部骨折减少了 37%，从而在 5 年内节省了大约 21 000 万元（3 000 万美元）的[284]。研究还表明，护士协同或管理人员对改善治疗并减少髋部骨折[285]以及提供患者教育方面有益处[286]。

总结

骨质疏松症是一种以低骨量和骨微结构退化为特征的疾病，可能导致骨折，由此导致失能、发病率和死亡率上升。物理医学和康复专业知识在骨质疏松症患者的治疗中有很大价值。将传统的康复干预措施（即疼痛管理、姿势和锻炼计划以及减少跌倒策略）与营养和药物优化（减少多药治疗和骨质疏松症靶向治疗）相结合，可以改善骨健康管理，降低跌倒风险，并在骨折发生时增强整体功能恢复。随着年龄增长和失能发展，对于平衡失调或步态不佳的虚弱患者来说，拐杖、助行器和轮椅等辅助设备的优势也应该得到强调。特别需要关注与行动不便的同龄人相比其骨质丢失风险更高的慢性残障人士。

31

通过利用医疗和传统康复策略,医师可以在跨学科模式中发挥独特的作用,以优化医学诊疗中的筛查和治疗工作。在所有住院康复环境中实施和协调这些努力,特别是在重大骨折后时,可以防止进一步骨折,并减少因骨量和结构、肌肉力量和协调能力受损而导致的失能。倡导为我们的患者提供相应服务,增加独立生活的可能性,并提高那些在长期照护机构中跌倒风险增加的人的生活质量,这是我们作为康复医师的核心使命。

（江山、王一鸣 译　刘守国 审校）

参考文献

第 32 章　风湿性疾病

Ramona Raya ● Galen O. Joe ● Lynn H. Gerber

　　风湿性疾病的发病率和死亡率越来越高[1]。据估计,肌肉关节系统疾病是发达国家最常见的致残因素[2]。目前,约有 4 600 万人罹患关节病,预计到 2030 年这一数字将达到 6 700 万[3]。这些患者常伴有病损、功能丧失和残疾。每年的相关医疗花费和工资损失高达 8 960 亿元(1 280 亿美元)[4]。

　　21 世纪的专科医师必须了解风湿性疾病的药物和康复治疗策略,旨在控制疾病、减轻病损、保持和改善功能、减少残疾、提高生活质量[5]。此外,应该清楚的是这些患者往往合并至少一种伴发疾病[6]。这些伴发疾病非常容易影响身心健康、对患者行为和社会功能造成不良影响[7]。

　　控制炎症性关节病新趋势:①尽早联合使用抗风湿药和生物制剂证明可以更好地控制疾病的活动性并减少残疾[8],②从以医师管理为主导的治疗模式转化为激励患者主动参与,以患者为中心成为治疗目标的组成部分将更好地控制疾病的活动性、实现更佳的功能结局[9],③医嘱从休息转变为适当休息、保持运动和活动性,④在疾病早期开始康复干预,⑤医患双方都使用了大量的补充和替代疗法以及⑥以恢复功能和预防残疾为目的的有效康复措施受到更多关注。

　　风湿病专业在于减低和控制疾病的活动性。这方面过去十年来取得了极大进展。很多证据证实基因、环境及基因-环境交互作用对风湿性疾病的发病起到重要作用[10]。在本文中,这些发现只是部分解释疾病的基因表达和表型。此外,这些发现通常不能解释疾病的功能表现。尽管如此,对发病机制的进一步了解已经对治疗学产生了巨大影响,从而生产出具有免疫调控作用、能影响疾病活动性和结局的生物活性物质。

　　康复医学的根本在于维持和恢复功能并预防功能障碍。这一目标的实现有赖于对各种风湿病相关病损的充分了解及个体化治疗方案的制订。风湿病患者的康复目标广泛,健康生活方式是最主要的目标[11]。

　　以下是一些使患者实现功能最大化的方法:教育;控制症状的物理因子疗法,包括热疗、冷疗和电疗;手法治疗;运动;辅具和自助具;能量节约;关节保护;以及职业规划。康复干预的成功还需要具备解读这些康复干预措施并说服患者(或家属)理解并参与进来的能力。

　　对关节病患者的照护需要通过以患者为中心的多学科团队制订出能够产生良好结局的康复目标和可行的康复流程[12]。最佳治疗方案是基于早期干预和规范照护并整合了临床治疗、康复治疗和手术处理[13]。

　　本章介绍了炎症性疾病的范畴及其对全身、某些器官系统和关节的影响。讨论了药物和非药物治疗策略的风险和益处。

　　风湿性疾病可累及单个关节或多个关节、关节周围组织结构及某些器官系统。发病过程可为急性自限性(如化脓性关节炎)也可演变为慢性[如类风湿关节炎(rheumatoid arthritis,RA)]。关节病变可表现为对称性(RA)或非对称性[如血清阴性关节炎、银屑病性关节炎(psoriatic arthritis,PSA)、痛风],性别发生不成比例,有些好发于女性(RA),有些好发于男性[如强直性脊柱炎(ankylosing spondylitis,AS)、反应性关节炎]。炎症性关节炎可累及关节所有结构:滑膜、软骨、肌腱、关节囊、骨骼和关节周围肌肉和皮肤。风湿性疾病通常为系统性病变,伴有发热和体重减轻。举例如 RA、青少年类风湿关节炎(juvenile rheumatoid arthritis,JRA)、系统性红斑狼疮(systemic lupus erythematosus,SLE)、多发性肌炎皮肌炎(polymyositis dermatomyositis,DM-PM)、进行性系统性硬化(progressive systemic sclerosis,PSS)、复合结缔组织病(mixed connective tissue disease,MCTD)或血管炎。这些疾病通常是慢性病程,伴缓解和复发;病变呈多样性可侵犯肺、肾、心脏和中枢神经系统。患者需要接受长期药物治疗,会出现容貌、睡眠、心理、认知、体能和性功能的明显改变并需要康复团队长期监测。

　　本章描述了初始评估、早期干预及长期管理风湿性疾病的要点,参考了现有的临床指南和临床经验判断。

关节疾病

临床表现与分类

关节疾病的分类对评估预后与长期管理都非常重要。分类重点在于是否为炎症性关节病、是否对称、是否有全身性/关节外临床表现（图 32-1）。病因学分类也有助于鉴别不同类型关节疾病的状况。

炎性关节病分为四组，可以是单关节或多关节[14-16]：

1. 炎性结缔组织病（如 RA、JIA、SLE、PSS、DM-PM、MCTD 和血管炎）

2. 炎性结晶性疾病（如痛风、假性痛风和碱性磷酸钙）

3. 由病原微生物诱发的炎症（如细菌性、病毒性、螺旋体、结核菌性和真菌性关节炎）

4. 血清阴性脊柱关节病［如 AS、PSA、反应性关节炎和炎症性肠病关节炎（IBD）］

非炎性关节病可以分为：

1. 退行性、创伤性或过度使用［如骨关节炎（osteoarthritis，OA）、创伤后无菌性坏死（posttraumatic aseptic necrosis，AN）］

2. 遗传性或代谢性（如脂质沉积病、血红蛋白沉着病、染色质沉着、褐黄病、低人免疫球蛋白血症、血红蛋白病和甲状腺功能减退）

炎性关节病的临床特征包括急性疼痛发作、发热、单关节或多关节表面皮肤红斑及皮温增高、压痛，这些症状或体征往往与炎症的轻重程度相关。这些疾病通常伴有活动后可缓解的晨僵。疲劳感是类风湿疾病常见伴发症状、据认与疾病的活动性相关。康复团队经常被咨询大量功能方面的问题，其中疲劳最常被问到。疲劳是结局核心要素之一[17]。

提示炎性关节病变的实验室检测和 X 线影像发现包括外周白细胞计数升高伴核左移、血沉（erythrocyte sedimentation rate，ESR）加快、Ⅱ 型关节积液（表 32-1），X 线显示关节周边软组织肿胀、骨侵蚀、均匀性软骨丢失（表 32-2）。关节腔内的液体有助于区分关节炎类型，特别是应做结晶体分析如尿酸单钠（monosodium urate，MSU）和羟基磷灰石。

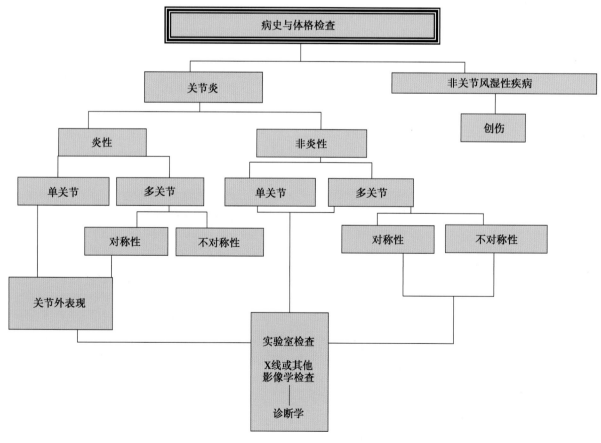

图 32-1　风湿性疾病诊断与分类流程

表 32-1　滑膜液分析

液体分组	颜色	透明度	黏稠度	蛋白黏性	细胞数/mm³	多核细胞占比
正常	淡黄	透明	高	好	<25%	<10%
组Ⅰ（非炎性）	黄色或草黄色	透明	高	好	<2 000	<25%
组Ⅱ（中度炎性）	黄色或草黄色	透明到不透明或絮状浑浊	不同程度降低	一般或较差	3 000~50 000	>70%
组Ⅲ（重度炎症、感染）	多变灰黄色或脓性	不透明、絮状浑浊	低	差	50 000~100 000（通常 100 000 以上）	>75%,通常接近 100%
组Ⅳ（出血）	红色	不透明	高	好	同血液	同血液

表 32-2　风湿性疾病的影像学改变

疾病	病变部位	可见改变
类风湿关节炎	对称性： 　最常见：MCP、MTP、腕、PIP 　常见：膝、髋、踝、肩、颈椎	关节旁骨质疏松、软组织肿胀 骨侵蚀、骨囊肿形成 关节半脱位（天鹅颈、纽扣指、尺侧偏斜） 晚期：骨化、压缩性侵蚀、表面吸收
脊柱关节病 AS 反应性 PSA	非对称： 　最常见： 　　骶髂关节、足跟 　　脊柱椎体、髋、肩 　　膝、踝 　　MCP,PIP,DIP,MTP	软组织肿胀、香肠指（如反应性、PSA） 新骨形成、骨膜掀起、结缔组织 骨化或侵蚀或兼有 骨性强直 严重-多发关节炎
感染性	非对称： 　膝、踝、腕、髋、小关节	软组织肿胀-关节周围关节腔扩大骨膜掀起 晚期：骨破坏
痛风	非对称： 　首先 MTP,小关节、膝、肘>足、手	软组织肿胀 软组织钙化、痛风石边缘突出的骨侵蚀
假性痛风	对称：膝,腕,髋≫ 　椎间盘,肩（盂唇和关节白）	软骨钙沉积 软骨下囊肿 钙沉积
SLE	对称： 　手小关节、足、腕 关节坏死： 　髋、膝、肩、踝	软骨下透光（即新月征/骨坏死） 软骨下硬化 软骨下骨塌陷与骨吸收/重建 晚期：关节间隙丧失
PSS	对称： 　手足小关节	骨溶解（即骨吸收） 软组织钙化 腊肠指
青少年慢性关节炎（血清阴性慢性类风湿关节炎,斯蒂尔病）	股骨髁、肱骨头、桡骨头 指骨、MCP、MTP 股骨、胫骨、腓骨、桡骨、颈椎	骨骺肿大、扁平和骨干生长异常 骨量减少,骨质疏松、软组织肿胀 骨膜炎和骨骺狭窄
血管炎	对称：手/脚的中/小关节	软组织肿胀,无骨质疏松

　　AS,强直性脊柱炎；PSA,银屑病关节炎；PIP,近端指间关节；反应性雷特病；DIP,远段指间关节；SLE,系统性红斑狼疮；PSS,进展性系统性硬化症；MCP,掌指关节；MTP,跖趾关节；>,大于；≫,远远大于。

这些疾病多数具有关节外和全身表现(表32-3),这些表现多数也需要治疗而且是选择药物治疗的重要决定因素。康复医师必须了解结局巨测的慢性疾病对不同生命阶段的影响。

许多关节炎具有年龄、性别、种族和地域分布的特征。疾病严重程度也会因年龄性别而有所不同。基因和职业同样也是影响因素。熟知哪些群体更易罹患某种特定疾病是有必要的(表32-4)[18]。

表32-3 风湿病的关节外表现

系统	疾病	系统	疾病
皮肤	幼年型特发性关节炎	心血管	淀粉样变
	银屑病性关节炎		多发性肌炎
	反应性关节炎		幼年型特发性关节炎
	结肠炎性关节炎		雷特综合征
	结节病性关节炎		强直性脊柱炎
	败血症性关节炎(尤其奈瑟菌淋病和脑膜炎)		血管炎
	高脂蛋白血症	呼吸道	结节病
	系统性红斑狼疮		多发性肌炎
	淀粉样变		类风湿关节炎
	皮肌炎		血管炎
	血管炎		进行性系统性硬化
鼻咽和耳朵	反应性关节炎	神经系统	系统性红斑狼疮
	类风湿关节炎		类风湿关节炎
眼睛	幼年型特发性关节炎		血管炎
	雷特综合征	肾脏	淀粉样变
	类风湿关节炎		痛风
	结节病性关节炎		系统性红斑狼疮
	血管炎		进行性系统性硬化
胃肠道	结肠炎性关节炎		血管炎
	硬皮病	血液系统	类风湿关节炎
	进行性系统性硬化		系统性红斑狼疮

表32-4 炎症性关节炎的人口学特征

疾病	发病率/(1/100 000)	患病率/(1/1 000)	好发年龄/岁	性别	种族差异
RA	32.7	10(1%)	25~50	女性2.5:1	白人和北美原住民(印第安人)高于其他
JIA	3.5~13.9	1~2	1~3	女性2:1	非裔美国人、亚裔、日本人低于其他种族
SLE	2~8	0.5~1	15~40	女性9:1	黑人、中国人三倍于其他,海达、北美印地安人高
AS	7.3	1.5	25~44	男性3:1	中欧高于其他
PM	1.0	0.1		女性2.5:1	黑人妇女三倍于其他
PSS	0.9~1.9	0.29	30~50	女性4:1	非裔美国人高、南美人增高
痛风	>120	27.5	45~65	男性10:1	非裔美国人、亚太群岛
血管炎		亚型不同而异			

RA,类风湿关节炎;AS,强直性脊柱炎;JIA,青少年特发性关节炎;PM,多发性肌炎;SLE,系统性红斑狼疮;PSS,进行性系统性硬化。

具体疾病

类风湿关节炎

类风湿关节炎是最常见的炎性关节病,但病变早期并不易确诊。虽然过去二十年对于RA的炎症

过程、与免疫系统的关系、分子遗传调节[19]以及环境暴露(如吸烟、化工产品)[20]有了更多的了解,但RA的病因仍不清楚。关于病因有两种最著名的假说,一种认为RA是自身免疫性疾病;另一种认为外部特定因素启动了免疫反应而这种反应恰好被宿主延续和放大了。支持第一种假说的事实数据来源是

许多 RA 患者体内呈现抗 IgG 抗体,而这可能是控制免疫球蛋白合成的细胞调节功能的原发性异常。类风湿因子(rheumatoid factor,RF)与抗环瓜氨酸肽(anticyclic citrullinated peptides,CCP)据认与很多严重的、几乎均为关节外的疾病有关[20,21]。

这种原发缺陷可以改变调控机制,所以刺激与控制失衡及对内源性免疫产物的反应也出了问题。

另一种更为可能的病因是特定的外源性抗原激发了炎症,在易感宿主体内导致持续性疾病活动。尽管使用了高端的电子显微镜和分子生物学技术,想找到 RA 感染源的努力尽数失败。吸烟据信是另一种增加 RA 易感性的环境因素[22,23]。

感染性滑膜炎病因相对更加明确。有些病原入侵关节间隙(如分枝杆菌、葡萄球菌、细小病毒)导致滑膜炎,有些病原激发了局部的自限性或持续性的免疫反应(如风疹或莱姆病,一种由螺旋体引发的疾病导致慢性关节炎)。还有一种机制可能来自胃肠道(GI)感染(如志贺菌、沙门菌、耶尔森菌)。关节的炎症过程由远隔部位的感染激发,关节内并没有微生物。

要理解这一过程,需知晓几点:外源性的激发剂,可能是多种抗原;遗传易感性;宿主免疫反应的异常。吸烟据认会增加 RA 的发病风险[23]。

已经证实在 RA 组织损伤机制中包含以下免疫系统变化及相关炎症介质的作用。在宿主中,刺激激发了直接对抗自身或非自身的炎症反应,这一过程激活补体、白细胞吞噬、溶酶体酶释放,一些小的炎症介质还会引发凝血与纤溶反应。关节内局部出现吸附于巨噬细胞和树突状细胞的辅助 T 细胞(特别是 CD4 细胞)介质。抗体的合成被激发,持续的免疫活动已经开始。细胞因子,包括肿瘤坏死因子-α(TNF-α)、白介素-1(IL-1)、白介素-6(IL-6),在滑膜的持续炎症中扮演重要角色。在 RA 滑膜组织中已发现多种细胞因子[24]。这些细胞因子是临床药物治疗的靶点。关节中的一些单核细胞可以合成蛋白酶、前列腺素(prostaglandins,PG)以及其他小分子炎症介质。

组织炎症导致滑膜增生、新生血管生成,并且产生趋化因子使更多炎症细胞涌入局部。滑膜液中的酶直接破坏关节软骨。当滑膜侵入软骨时骨侵蚀随之发生。滑膜组织产生的金属蛋白酶、成纤维细胞、单核巨噬细胞被细胞因子(IL-1、TNF₂ 和 TGF-β)所调控。这些细胞因子会影响软骨细胞使其胶原和蛋白多糖合成减少、胶原蛋白酶合成增加,导致 Ⅱ 型胶原降解[25]。

随着关节内急性炎症的消退,组织修复随之发生,导致成纤维细胞增生及瘢痕形成。虽然仍不清楚是什么触发了这一切,但是这个过程一旦启动,彻底清除抗原所需时间将远超正常预期。因此,原本受基因调控的宿主免疫调节系统势必出现异常。

临床表现往往始于细微的发现和症状,包括关节痛、手足小关节的晨僵。疲劳通常是一个重要的特征[16]。随着病情的发展,其他关节也可能被累及,常伴有红、痛、热,以致畸形。类风湿关节炎患者可伴有累及其他器官(胸膜和心脏受累并不罕见)的全身表现以及不能解释的胸腺功能减低[26]。类风湿关节炎的临床诊断有赖于关节病变的性质和分布。如果 RF(一种针对 IgG Fc 部分的 IgM 型自身免疫抗体)阳性有助于确诊。并非所有 RA 患者都是 RF 阳性。RF 或抗瓜氨酸抗体阳性时疾病更易进展[27]。

系统性红斑狼疮

SLE 是与免疫复合物介导的组织损伤及免疫调节异常相关的全身性疾病。机体产生了大量对抗细胞质和细胞核成分的自身抗体,导致了这种被称为典型的自身免疫性疾病。标志是抗双链 DNA 抗体 IgG。SLE 的病因尚不清楚,但是通过电子显微镜对淋巴细胞和血管壁的观察提示可能与病毒包含体有关。从未在 SLE 患者身体内分离出病毒;即便是那些有感染史的 SLE 患者其发病也是多因素的。家族成员有罹患 SLE 的比对照组更易免疫异常。在 SLE 发病中荷尔蒙的影响很重要,妇女在育龄期间表现出更高的患病风险。口服孕激素避孕药的妇女比口服雌激素避孕药的妇女发病风险更高。

SLE 的发病机制在于人体细胞免疫的异常。淋巴细胞减少很普遍且与疾病的活动性呈负相关。B 型淋巴细胞数量正常但活性增高。T 型淋巴细胞特别是 T 抑制细胞亚群数量减少。自然杀伤细胞的活性降低,但是会出现大量淋巴细胞毒性更高的抗体[28]。

临床上,SLE 患者的表现从非常轻微的症状(包括疲劳、雷诺综合征、关节痛和皮疹)到严重的多器官损害(如肾小球肾炎、心包炎、浆膜炎和脑炎)。育龄期妇女更为易感,SLE 可以在孕期中首次出现上述症状。患者最常见的关节炎表现是累及大小关节的非侵蚀性关节炎,导致的关节畸变基本不可逆,如 Jaccoud 关节病。

进行性系统性硬化

进行性系统性硬化是微血管闭塞导致多器官纤

维化和萎缩的一种进展性疾病。此病的标志是皮肤硬化。PSS 患者晚期出现伴有器官受累的毛细血管异常和小动脉病变。然而,肺和肾脏的受累并不罕见。器官受累的发病机制很可能是由于血管内皮细胞的损伤。这种损伤激活凝血系统,释放血管活性肽。这些因子刺激血管平滑肌细胞迁移、增殖、沉积于结缔组织,导致 PSS 的增殖性血管病变。病因不明确,迄今没有强有力的假说[29]。

临床上,PSS 患者常常表现出雷诺现象因而导致肢端缺血性溃疡。也会发展成皮肤硬化从而导致爪形手和关节挛缩。疾病晚期,可出现张口受限并伴有食管动力障碍,此外还可出现肺动脉高压、肺间质病变(interstitial lung disease,ILD)及肾衰竭。

特发性炎性肌病

多发性肌炎(polymyositis,PM)、皮肌炎(dermatomyositis,DM),包含体肌炎(inclusion body myositis,IBM),及自身免疫性坏死性肌炎是一组以肌肉皮肤炎症为特征的不同疾病,常常伴有横纹肌包括心肌无力及肌酶增高[30]。

DM-PM 的发病有两种主要假说:病毒感染和自身识别异常。血管壁特别是肌肉内血管壁上免疫球蛋白的沉积,提示这些沉积物是针对肌肉的免疫复合物。在各种情况导致的肌肉萎缩中均可见这些沉积物,因而也许是非特异的。DM-PM 细胞免疫的异常表现为 DM-PM 患者的淋巴细胞的肌毒性。DM-PM 患者的骨骼肌抗原导致淋巴细胞增殖提示淋巴细胞对这些抗原反应异常[31]。

临床上,炎性肌病常导致近端肌群无力、雷诺病,并偶有 ILD。某些药物特别是类固醇也会导致肌肉萎缩。这些炎性疾病常有症状和体征的重叠。如 PSS 可引起肌炎,也与 RA 和 SLE 的某些表现重叠。基于鉴别诊断和预后判断的抗体筛查有助于治疗方案的制订[32](表 32-5)。

表 32-5　风湿性疾病相关抗体

疾病	抗原	抗核抗原类型
SLE、干燥综合征、硬皮病、多发性肌炎	ENA,RNP,Ro/SSA,La/SSB,SCL-70,Jo-1	颗粒型
SLE	Ds-DNA	均质型
硬皮病	RNP,Sm	边缘型
多发性肌炎、硬皮病	RNP(To 和 U3)	无

晶体诱发性滑膜炎

晶体诱发性滑膜炎可由尿酸、焦磷酸钙、羟基磷灰石和胆固醇晶体引起。最常见的是痛风,是一种尿酸分泌过多(高尿酸血症)引起的临床综合征。随着血液中尿酸盐浓度的增加,MSU 晶体在组织和滑膜中沉积,导致急性痛风发作。已经证实皮下注射尿酸盐晶体会引起痛风石的形成,而当尿酸盐注入关节腔时,痛风就会发作。其他相关病理因素包括体温升高引起的关节内尿酸盐浓度升高,以及 pH 降低、创伤、脱水和衰老[33]。

假性痛风或二羟焦磷酸钙晶体沉积症(calcium pyrophosphate dihydrate deposition,CPPD)可以是遗传性或偶发性。病因是继发于局部焦磷酸盐代谢紊乱而形成的焦磷酸钙晶体。这些晶体附着在白细胞上,而免疫球蛋白常常被吸收,刺激吞噬作用和产生持续的关节炎症。这些含钙的晶体沉积在软骨细胞周围的基质中形成软骨钙沉着病,在 X 线照片可看到[33]。

临床上,晶体性关节炎常表现为急性病程、间歇性发作、病程 7~10 天的自限性单关节炎症。急性期常需要对疼痛进行治疗。急性发作后进入间歇期。发作频率和侵犯关节因人而异。尽管如此,第一跖趾(metatarsal phalangeal,MTP)关节和膝关节中 MSU 晶体的发生率较高,而 CPPD 晶体在腕关节和膝关节更常见。

脊柱关节病

脊柱关节病是多关节炎症性疾病,主要累及骶髂关节、椎体,较少累及外周大关节(肩关节和髋关节)[34,35]。除脊柱异常外,眼睛、胃肠道、心血管系统、肺、肾和皮肤也会受累。临床特征多种多样,包括皮肤黏膜损害、骶髂关节痛、足跟痛以及 HLA-B27 抗原阳性。沙门菌、志贺菌和耶尔森菌引起的胃肠道感染史,使人们倾向于这些疾病可能由革兰氏阴性菌引起。最有说服力的数据来自志贺菌的相关研究,在其中一项研究[36]中,15 万感染者中有 344 人发生了反应性关节炎,另一项研究[37]中 602 例感染者中 9 例发生了反应性关节炎。未感染者中未发生病例。带有反应性特征的关节炎也曾在沙门菌和耶尔森菌感染之后发生。在 PSA 和 AS 中，数据还不太令人信服，但有证据表明点滴状银屑病的发生与链球菌感染有关[38]。

HLA-B27 阳性是 AS 表达的关键指标。既往发生过尿道炎也与急性关节炎有关，衣原体是最常见的病原体[34,39]。某些脊柱关节病的发病是由病原体，很可能是革兰氏阴性菌与易感宿主间相互作用的结果：AS 和反应性关节炎的 B27 及 PSA 中的 B27、B38 和 C6[40]。病变发生在肌腱末端（肌腱与骨连接处）。脊柱可因前纵韧带钙化而发生轴向融合。若累及外周关节，则会出现骨侵蚀和新生骨，不伴有关节周围骨质疏松性，在 RA 中同样可见。

临床上，血清阴性脊柱关节病的四个亚型都会引发骶髂关节炎，是患者慢性腰痛的原因。随着疼痛加剧和脊柱活动受限，椎体逐渐融合形成在影像上所示"竹节样"改变。PSA 患者常表现为膝关节、远端指间关节（DIP）和足趾的炎症，伴有头皮、肘部和膝关节表面银屑病斑块。与 IBD 相关的关节炎和反应性关节炎通常表现为大的单关节炎。

感染性关节炎

很多病原体可以引起继发于感染本身或宿主免疫反应的关节炎。病原体可以是病毒（如肝炎、风疹、腮腺炎、疱疹病毒），细菌（如革兰阳性菌：葡萄球菌、链球菌和肺炎球菌；革兰阴性菌：奈瑟菌和流感嗜血杆菌；假单胞菌、结核分枝杆菌），螺旋体（莱姆病），或真菌。丙肝病毒在 RA 相关的关节炎发生

发展中的作用日益引发研究者的兴趣[41]。

血管炎

血管炎，亦即血管壁的炎症，可以是原发过程也可以继发于某种疾病。

原发性血管炎按受累血管大小分为：大血管血管炎（large vessel，LVV）、中血管血管炎（medium vessel，MVV）和小血管血管炎（small vessel vasculitis，SVV）[42]（图 32-2）。继发性血管炎的发生可能与各种感染、其他 CTD（SLE、RA）、恶性肿瘤或药物有关（表 32-6）。原发性血管炎的病因并不清楚。在一些 SVV 中，已经发现自身抗体，特别是 ANCA 或抗 GBM 抗体可直接损伤组织，尤其肾、肺等器官的血管壁，以及神经血管束[43,44]。在 LVV 中，如巨细胞动脉炎（GCA）——一种伴发急性视力丧失、头痛和下颚疼痛的临床状况，其病生理机制尚不清楚，也没有发现自身抗体。年龄增长、遗传因素（HLA-DR4）和感染被认为是致病原因[45]。体液免疫和细胞免疫都参与了发病。对 GCA 的血管进行活检发现，在血管的中层和内层的弹性膜中发现多核巨细胞、T 淋巴细胞和巨噬细胞，导致血管壁撕裂和内膜增厚[46]。有假说提出，病毒感染或其他因素首先在易感宿主中触发单核细胞激活，然后穿透外膜并进一步吸引巨噬细胞和淋巴细胞聚集[47]。这一细胞反应的过程导致炎症介质的产生、组织损伤并刺激中膜的修复从而导致动脉壁纤维化、瘢痕和狭窄[42]。

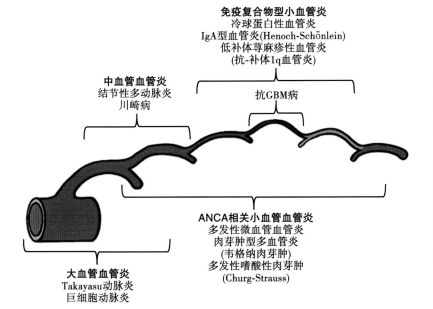

图 32-2　图示大血管血管炎、中血管血管炎和小血管血管炎累及血管的常见分布。三种主要类型的血管炎都可以影响任何大小的动脉，尽管大血管性血管炎最常累及大动脉。中血管血管炎主要影响中动脉，但小动脉也可能受到累及。小血管血管炎主要影响小静脉和毛细血管。免疫复合物小血管血管炎很少影响动脉。需要提醒的是影响范围广泛的是抗中性粒细胞胞浆抗体相关血管炎而不是免疫复合物型血管炎

表 32-6　血管炎鉴别

CHCC2012 命名	CHCC2012 定义
大血管血管炎（LVV）	大血管炎更常侵犯大动脉。大动脉是主动脉及其主要分支。任何大小的动脉均可被侵犯
大动脉炎（TAK）	通常是肉芽肿型，主要影响主动脉和/或其主要分支。发病年龄通常在 50 岁以下
巨细胞动脉炎（GCA）	动脉炎，常为肉芽肿性，通常累及主动脉和/或其主要分支，多见于颈动脉和椎动脉。常累及颞动脉。通常在 50 岁以上的患者中发病。常伴有风湿性多肌痛
中血管血管炎（MVV）	主要影响称为主要内脏动脉及其分支的中动脉。任何大小的动脉都可能会受到累及。炎性动脉瘤和血管狭窄很常见的
结节性多动脉炎（PAN）	不伴有肾小球肾炎的坏死性中小动脉炎或累及动脉、毛细血管、静脉的血管炎。与抗中性粒细胞胞浆抗体（ANCA）无关
川崎病（KD）	与皮肤黏膜淋巴结综合征相关的血管炎，主要累及中、小动脉。冠状动脉常受累。主动脉和大动脉也可受累。常发于婴幼儿和青少年
小血管血管炎（SVV）	主要累及脏器内小动脉、小动脉、毛细血管和小静脉的血管炎。中动脉和中静脉也可受累
ANCA 相关血管炎（AAV）	坏死性血管炎，很少或没有免疫沉积，主要影响小血管（即毛细血管、小静脉和小动脉），与髓过氧化物酶（MPO）ANCA 或蛋白酶 3（PR3）ANCA 相关。并非所有患者都有 ANCA。前后缀表示 ANCA 的反应性，例如 MPO-ANCA、PR3-ANCA、ANCA 阴性
微血管炎（MPA）	坏死性血管炎，很少或没有免疫沉积，主要影响小血管（即毛细血管、小静脉或小动脉）。也可累及中小动脉。坏死性肾小球肾炎和肺毛细血管炎和常见。没有肉芽肿性炎症
肉芽肿性多发性脉管炎（韦格纳）（GPA）	坏死性肉芽肿性炎症，通常累及上下呼吸道，坏死性血管炎主要影响中小血管（如毛细血管、小静脉、小动脉、动脉和静脉）。坏死性肾小球肾炎很常见
嗜酸性肉芽肿性多血管炎（EGPA）	嗜酸性粒细胞丰富的坏死性肉芽肿性炎症常累及呼吸道，坏死性血管炎主要影响中小血管，并与哮喘和嗜酸性粒细胞增多症有关。肾小球肾炎时，ANCA 更为常见
免疫复合物型血管炎	血管壁有明显的免疫球蛋白和/或补体成分沉积，主要累及小血管（即毛细血管、小静脉、小动脉）。肾小球肾炎很常见
抗肾小球基底膜病（抗 GBM）	影响肾小球毛细血管、肺毛细血管或两者的血管炎，伴有抗 GBM 自身抗体的 GBM 沉积。肺部受累导致肺出血，肾脏受累导致肾小球肾炎伴坏死和新月征
冷球蛋白性血管炎（CV）	伴冷球蛋白免疫沉积的血管炎，影响小血管（主要是毛细血管、小静脉或小动脉），并与血清冷球蛋白有关。皮肤、肾小球和周围神经常受累
IgA 血管炎（Henoch-Schönlein）（IgAV）	血管炎，以 IgA1 为主的免疫沉积，影响小血管（主要是毛细血管、小动脉、小静脉）常累及皮肤和胃肠道，常引起关节炎。肾小球肾炎。可能发生 IgA 肾病
低补体性荨麻疹血管炎（抗 C1q 血管炎）	血管炎伴荨麻疹和低补体血症，影响小血管（即毛细血管、小静脉或小动脉），并伴有抗 C1q 抗体。常伴肾小球肾炎、关节炎、阻塞性肺病和眼部炎症
变异性血管炎（VVV）	血管炎，无特定受累血管，可影响任何大小（小、中、大）和类型的血管（动脉，静脉和毛细血管）
白塞综合征（BD）	发生在白塞病患者的血管炎，可影响动脉或静脉。白塞综合征的特征是复发性口腔和/或生殖器口疮和溃疡，伴有皮肤、眼部、关节、胃肠道和/或中枢神经系统炎症性病变。可能发生小血管血管炎，血栓性脉管炎，血栓形成，动脉炎，动脉瘤
Cogan 综合征（CS）	发生在 Cogan 综合征患者的血管炎。Cogan 综合征以眼部炎症性病变为特征，包括间质性角膜炎、葡萄膜炎、巩膜炎和内耳疾病，包括神经性听力丧失和前庭功能障碍。血管炎表现包括动脉炎（影响小、中、大动脉）、主动脉炎、主动脉瘤、主动脉瓣和二尖瓣炎
单器官血管炎（SOV）	发生在单个器官的血管炎，没有证据显示这种血管炎是系统性血管炎的有限表达。所涉及的器官和血管类型如名称所示（如皮肤小血管血管炎、睾丸动脉炎、中枢神经系统血管炎）。其分布科表现为一个器官内的单灶性或多灶性（弥漫性）。有些最初诊断为 SOV 的患者会发展为其他疾病，这种情况需要重新定义为系统性血管炎（如皮肤动脉炎后来变成系统性结节性多动脉炎等）
系统性疾病相关血管炎	继发于系统性疾病或与其相关的血管炎。名称（诊断）应该加一个特指系统性疾病的前缀词（如类风湿性血管炎、狼疮性血管炎等）
特定病因相关血管炎	与特定病因相关的血管炎。名称（诊断）应该加一个前缀词来说明相关性（如水杨酸相关性显微镜下多发性脉管炎、乙型肝炎病毒相关性血管炎、丙型肝炎病毒相关性冷球蛋白血管炎等）

2012 年国际教堂山血管炎命名共识会议（CHCC2012）[42] 通过的血管炎定义。

风湿性疾病的诊治方法

　　详尽的病史、体格检查、实验室和 X 线结果是诊断和治疗的基础。现有很多对风湿性疾病进行分类的流程,包括炎症相关的关键体征和症状、对称性、受累关节数量。尽管如此,这些分类对治疗和干预疾病过程并无太多助益。James Fries 曾提出一个实用方法将骨骼肌肉病理分成 8 个类型[48]。详细评估方法见表 32-7。最新的整合了 WHO 生物心理社会模式和功能评价的方法可能更有使用价值(表 32-8)。这一方法不仅寻找发病原因及病理过程对器官系统的影响,还关注个体与环境的相互作用(http://www. who. int/classifications/icf/en/)。

表 32-7　风湿性疾病评估

病变	举例	实验室检查	其他受累器官
滑膜炎	类风湿关节炎	RF,CCP,X 线	肺,心脏,皮肤淋巴结
	银屑病性关节炎/反应性关节炎	X 线	皮肤
	原发性血管炎(少见)	ANCA,cryo,GBM MRA/CT 血管造影	
附着点病变	强直性脊柱炎	HLA-B27,骶髂关节、X 线,MRI	心脏
	银屑病性关节炎/反应性关节炎		皮肤、黏膜
晶体性关节炎	痛风	血尿酸、关节液	皮肤、肾脏
	假性痛风		
关节感染	细菌	关节液培养、关节液	阴道炎
	病毒		菌血症
	真菌		肝炎
关节渗液	创伤	关节液	
	反应性关节		
	代谢性/内分泌疾病		甲状腺
继发性血管炎	硬皮病	肌肉活检	任何器官
	DM-PM	肌电图	
	SLE	抗核抗体	心脏
	多发性肌痛	血沉	
		CPR	
组织病变			
局灶性	肌腱炎		
全身性	纤维肌痛		

表 32-8　风湿性疾病的功能评估

	MMT	关节活动度	疼痛	疲劳	ADL	移动能力	认知	角色/社会参与
OA		+++	++		+	++		
RA	+	++	++	+++	++	++		++++
脊柱关节病		+++	++		+	+		++
DM-PM	++			+++	++	++		++++
PSS		++	++	+	++			++
SLE	+			+++	+	+	++	++++
痛风(晶体)		+++				++		
纤维肌痛症		+++	+++					++++

　　注:+,可能有用的评估;++,推荐的评估;+++,强烈推荐的评估;++++,必须评估。
　　MMT,徒手肌力测试;OA,骨关节炎;PSS,系统性硬化症;RA,类风湿关节炎;DM-PM,皮肌炎-多发性肌炎;SLE,系统性红斑狼疮;ADL,日常生活活动能力。

32

病史和体格检查

对起病、前驱症状、发病模式和病程的详尽描述是鉴别诊断的关键。症状加重或减轻因素、功能损害、治疗效果都要详尽记录[49]。

以下所列均为最常见症状:

疼痛　虽然很难定义,但仍需记录疼痛的解剖部位、对称性、特征(如烧灼感、隐痛)、严重性或强度(10 级分级评价法)。疼痛的症状在关节病中非常普遍,而 PSS 或 DM-PM 一般无痛。

疲劳　可能是炎症性疾病最早表现出的症状之一,也是最常见的症状。有些患者尽管疼痛和肿胀已得到控制,但仍有疲劳主诉。疲劳是决定是否药物治疗的重要指征。疲劳也常伴发于糖尿病、心力衰竭、肺病。有些状况常与风湿性疾病有关,包括贫血、甲状腺疾病、肺纤维化和肾衰竭。评估和治疗伴发疾病也是非常重要的。

僵硬　也很常见。肢体静止一定时间后关节出现类似"凝胶样"活动困难的现象。一些患者的僵硬感可能只持续 20~30min,但通常都超过 1h。要注意僵硬出现时间、持续时长以及部位。RA 的诊断标准中,晨僵持续时间须超过 1h。

关节活动范围(ROM)　受限可与僵硬伴发。风湿病患者关节活动受限通常不是一过性的,不应与迟滞或僵硬混淆。注意关节活动受限的持续时间可能有助于区分急性和慢性过程,如不可复位的关节半脱位。最重要的是确定 ROM 的丧失是否可复。主、被动 ROM 检查都要进行以便找出 ROM 受限的病因。

关节肿胀　应依据关节红、痛、热和渗出液多寡进行仔细评估。急性炎性渗出应使用冷敷。关节穿刺可用于明确诊断。

无力　需与疲劳鉴别。仔细记录患者主诉的受累肌群及其与功能受限的关系。近端肌肉无力提示可能是炎性肌病如 PM。持续性肌无力提示神经肌肉疾病(如吉兰-巴雷综合征)。

生物力学机制

可通过目测或设备对移动能力和步态进行评估。前者已经标准化而后者借助高速摄像系统更具先进性。具有很强的在三维空间中准确测量运动的能力:实时地测量足底压力和地面反作用力从而计算出瞬间各个关节承受的力。这些措施越来越便捷、使用越来越多。此外,已有更先进设备可测量足

底压力分布以及压力对足的影响[50]。风湿性疾病引起的步态异常已引起关注。RA 患者的步态因缺乏足蹬离被称为无蹬离步态。类似地,关于手术前后步态差异的研究也有报道,这些研究描述了手术导致的生物力学变化[51]。

实验室检查

血液、尿液和滑膜液的实验室检查结合影像学评估、病史和体格检查有助于明确诊断。初步检查包括:全血细胞计数、血沉、SMA12(序列分析)、类风湿因子、抗-CCP 及抗核抗体(ANA)。如果 ANA 筛查阳性,则可进一步进行特异性自身抗体检测有助于对包括 Sjögren 综合征、SLE、PSS、MCTD 及 DM-PM 在内的 CTD 进行分类[52]。应监测急性期反应物[C 反应蛋白(CRP),血清淀粉酶和 ESR],因为它们可能是免疫反应发生之前机体早期的防御或适应机制的一部分。虽然不具特异性,但在系统性疾病CRP、ESR 和血清淀粉酶可中度增高。在血管炎中,ANCA、抗-GBM、冷球蛋白和血清 IgA 水平有助于确诊中小血管炎(表 32-6)。

全基因组相关项目和双胞胎研究极大提升了人们对基因在疾病易感性以及遗传模式方面潜在作用的理解[53]。基因检测已被用于诊断(如用于 AS 骶髂关节炎的 HLA-B27、RA 的 DHR4+ 及调控免疫路径的分子如 STAT4)。关节有渗出时关节液很容易获取。关节液分析对诊断结晶体性关节炎和感染性关节炎很有必要,也可用于炎性关节炎和创伤性关节炎的鉴别诊断。尽管如此,很少单纯通过关节液分析就对 RA、OA、PSA 或 AS 做出诊断。更确切地说,关节液分析有助于确诊。在怀疑感染性关节炎时,应在向关节腔内注射类固醇或其他药物之前行关节穿刺。关节液分析有助于鉴别炎性、非炎性、感染性和出血性关节炎(表 32-1)。

影像学评估

在鉴别关节疾病方面,影像学通常是最具价值的手段。精心选择适宜的投射、施压和负重影像序列会为确定软组织范围、关节表面和骨组织变化方面增加有价值的信息。伴有骨质疏松的骨边缘侵蚀及关节间隙的均匀狭窄是 RA 的特征。关节间隙不均匀狭窄并伴有骨硬化和骨赘是 OA 的特征性改变。脊柱关节病通常伴有骶髂关节病变,对称如AS,或不对称如反应性关节炎及 PSA。骨骼的改变包括骨膜新生骨形成和强直。痛风和假性痛风通常

只涉及少数几个关节。痛风时有沉积于软组织的痛风石和大型骨的边缘侵蚀，而假性痛风可见钙沉积于纤维软骨（软骨钙沉着症）。感染性关节炎早期，X 线可表现为阴性，或仅仅关节间隙增宽。随着病程进展，出现骨髓炎，骨膜反应提示感染持续存在或发生了骨破坏。表 32-2 呈现了风湿性疾病典型影像学表现。

其他影像技术如 CT，能更好地判定软组织和骨组织结构，常与关节造影一起用于轴向结构紊乱如骶髂关节炎。磁共振显像（MRI）可进一步区分软组织和液体，及对各种影像平面进行组合。造影剂在评价关节渗出、肌腱病以及肌炎方面极有助益[54]。超声检查在评价滑膜炎方面越来越有价值[55]。增强 CT、增强 MRI 或常规血管造影在血管炎的诊断中非常有用（表 32-2）。

组织活检

组织活检常用于确诊，特别用在炎性肌病、血管炎、结节病的诊断，有时也用于感染性或肿瘤相关疾病[56]。对于各种类型的炎性肌病，肌肉活检是诊断的金标准，而对于各种血管炎，皮肤/肾脏或肺活检就能确诊[57]。在结节病中，通常使用淋巴结或骨髓活检[58]。

功能评估

风湿疾病患者的康复评估包括病损和功能评估。测角术，即关节活动范围的测量，正如徒手肌力测定（manual muscle testing，MMT）一样，已经被标准化，并被广泛应用。在评估独立能力时，肌力的强弱是很重要的，目前已经设计了一种新的 10 分的 MMT，有明确的等级定义，可以提供更好的敏感性[59]。有必要对风湿性疾病患者的脊柱活动度进行定量测量[60]。正如在脊柱关节病患者的治疗中，它可以帮助描绘脊柱活动度的逐渐丧失，促使医师使用旨在保护姿势和胸廓扩张度的干预措施。

关节炎患者的功能限制经常是因为关节僵硬，而非疼痛。这两种症状都很难进行测量。然而，晨僵的持续时间可以量化。疼痛可以通过描述的方式对严重程度进行测量（如轻度、中度、重度）或者使用视觉模拟量表进行测量[61]，这是相当可靠的。关节压痛、肿胀、畸形、相对不稳定性或主被动活动时的关节摩擦音的程度也有助于确定风湿性疾病的进程。

疲劳也是风湿疾病患者的常见症状。其原因是多方面的：药物、慢性炎症、能量低效的异常姿势和步态、睡眠周期紊乱和继发于疾病或慢性疼痛的肌肉萎缩。疲劳也很难定量。疲劳的视觉模拟评分已经得到了一些成功的应用，但它不够精确。有人设计了一种多维度疲劳评估方法，在这一人群中使用并进行了验证[62]。疲劳严重程度量表（fatigue severity scale，FSS）也被用于评估这一参数[63]。人类活动档案（human activity profile，HAP）是一种用于测量活动量和个体丧失某种活动能力的工具。它包含呼吸困难评分。具体活动与该活动所需的代谢当量相关[64]。

尽管肌力、关节活动度和握力是可靠、敏感的指标，为了评估风湿性疾病患者还需要其他测量指标。美国风湿病学会（American Rheumatism Association，ACR）在 1949 年设计了一个用于类风湿关节炎患者的功能评定量表。这个量表非常简单，用于整体评价患者的功能状态，将患者评定为独立（即 Ⅰ 级）、虽伴有疼痛但能够完成活动（即 Ⅱ 级）、能够完成部分活动（即 Ⅲ 级）、不能完成活动（即 Ⅳ 级）。ACR 在 1992 年对此量表进行了修订[65]。

两代功能评估工具已用于评估风湿疾病患者。第一代评估工具主要观察患者在移动能力、自我照顾能力和其他日常生活活动（ADL）中的表现。其中大多数已经进行了信度和效度的测试，并且相对方便使用。它们也存在缺点，就是对功能的定义非常狭义，不包括心理、社会和职业功能。新的功能指标更加全面，并对患者的功能状态提供了更宽阔的视野。这些全面的、多维度的工具为关节炎人群、儿童和成人设计，并已经经过了效度和信度的验证[66,67]。

当风湿病学家被问及哪个功能测定指标在评估风湿疾病患者中重要时，他们的共识是移动能力、疼痛、自我照顾和角色活动[68]。不同的风湿疾病需要的评估可能不同，因为一些风湿疾病仅累及关节（如 OA），而另外一些风湿疾病则主要累及肾脏、皮肤和中枢神经系统（如 SLE），还有一些其他风湿疾病，累及不同的器官系统，如心血管和呼吸系统。表 32-8 确定了每种风湿疾病可能需要的标准功能评定指标。其他有用的量表包括威斯康星简明疼痛问卷（Wisconsin Brief Pain Questionnaire，WBPQ）、疾病影响量表（Sickness Impact Profile，SIP）[69]、斯坦福健康评估问卷（Stanford Health Assessment Questionnaire，HAQ）[70]、第 2 版简明量表 36（Short Form Survey36，SF-36）[71]、RA 和 PMM 使用的关节炎影响量表 2（Arthritis Impact Measurement Scale2，AIMS Ⅱ）和强直性脊柱炎中使用的 Bath 指数和 Dougados 功能指数[72]。这些功能评估工具单独或联合使用是评估身体和心理社会健康参数方面的有用工具。（表32-9 和表 32-10）。

表 32-9　测量身体健康参数的评估

	移动能力	自我照顾	交流	疼痛
美国风湿病学会（ACR）	全面的	全面的	0	0
斯坦福健康评估问卷（HAQ）	++	+++	0	+
关节炎影响量表（AIMS Ⅱ）	+++	++	+	++
疾病影响量表（SIP）	+++	+++	+	0
简明量表 36 第 2 版（SF）	++	+	0	+

注：0，这方面没有题目；+，这方面题目数量很少；++，这方面题目数量中等；+++，在这方面题目数量较多。
摘自 Hicks JE, Joe JO, Shah JP, et al. Rehabilitation management of rheumatic diseases. In：O'Young BJ, Youn MA, Stiens SA, eds. *Physical Medicine and Rehabilitation Secrets*. 2nd ed. Philadelphia, PA：Hanley Belfus；2002。

表 32-10　测量心理社会健康参数的评估

	移动能力	自我照顾	交流
美国风湿病学会（ACR）	0	0	0
斯坦福健康评估问卷（HAQ）	+	0	0
关节炎影响量表（AIMS Ⅱ）	++	++	++
疾病影响量表（SIP）	++	++	+
简明量表 36 第 2 版（SF）	+	0	+

注：0，这方面没有题目；+，这方面题目数量很少；++，这方面题目数量中等；+++，在这方面题目数量较多。
摘自 Hicks JE, Joe JO, Shah JP, et al. Rehabilitation management of rheumatic diseases. In：O'Young BJ, Youn MA, Stiens SA, eds. *Physical Medicine and Rehabilitation Secrets*. 2nd ed. Philadelphia, PA：Hanley Belfus；2002。

功能评估工具也常与传统的疾病状态评估指标联合使用，这些指标包括肿痛关节计数和疾病状态的生化指标，如急性期反应物。将这些工具与功能结局评估核心指标集联合使用，可以用于定义疾病（如 RA）的临床显著改善。美国风湿病学会（ACR）将临床显著改善定义为：肿痛关节计数改善 20%，以及 ACR 功能结局评估核心指标集中 5 项中 3 项改善。这 5 项核心指标为：患者对疾病严重程度的整体评估、医师对疾病严重程度的整体评估、疼痛、残疾和急性期反应物[73]。这通常被称为 ACR-20。前述核心指标的临床改善包括改善 50% 和 70%（ACR-50 和 ACR-70），经常在随机对照试验中提及。风湿病临床试验结局指标（Outcome Measures in Rheumatology Clinical Trials, OMERACT）工作组已就 OA[74]和 AS[75]所需要的核心指标达成了共识。其他病种的核心功能评估指标集，如多发性肌炎/皮肌炎正在研发。尽管这些工具操作简单，但由于评分方案的原因，通常不能立刻获得结果。其中一些工具（如 HAQ）因为存在天花板效应和经常不能反映患者在疾病进展过程中功能水平的细微变化而使用受限；另外一些工具可能存在显著的地板效应。

在 RA 的临床环境中，综合各种因素，包括具体的临床和实验室指标，可以得出疾病活动性评分（Disease Activity Score, DAS28）。DAS28 是由肿痛关节数目、患者通过视觉模拟评分评估疾病活动度、ERS 和 CRP 组成[76]。

治疗依从性

风湿疾病以症状和疾病活动的慢性复发和缓解为特征。对患者来说，为了维持力量和活动性并控制疼痛，坚持复杂的药物治疗计划及其他治疗措施是个挑战。长期以来，人们认识到一些因素可能会影响患者对治疗的依从性。这些因素包括人口学特征、自然史、治疗方案类型、环境、医患关系、支持网络以及经济和教育水平。

依从性取决于个体的健康观念，包括治疗目标对于患者的重要性、治疗实现目标和造福患者的可能性，治疗可减轻残疾和生理、心理和功能障碍的可能性。在我们的临床经验中，罹患疼痛的患者对缓解疼痛的药物、疗法和技术的依从性更好。教育可以显著增加药物治疗方案的依从性[77]。集体教育可以提高自我管理策略[78,79]。一项关于患慢性疾病（包括 JRA）的青少年的研究显示，良好的动机可能导致更好的治疗依从性。来自父母、医师和朋友的支持也帮助患者更好地遵循治疗方案[80]。

对无监督的锻炼计划的依从性往往比较低。在一个研究中，2/3 的关节炎患者使用技术指令管理信息，并每日休息，50% 进行运动和热疗（其中一半是每日一次）[81]。患者居家锻炼 1 年的依从性的预测因素为：患者锻炼的自我效能、研究干预前的规律关节活动度训练以及单身、婚姻状态[81]。对于运动益处的自我认知是参与有氧运动项目的有效预测因子。那些报告在年轻的时候进行过运动锻炼的患者可以感受到的运动益处更多。受正规教育少、关节炎病程长和关节炎影响评分高者感受到的运动益处更少[82]。

改善运动依从性的策略参见 e 表 32-1。e 表 32-2 列出了改善使用矫形器及步态辅助器具期间依从性的策略。

治疗

药物管理

风湿疾病的药物治疗经常需要使用一种或多种药物。这些药物可能会影响生理或者心理功能。众所周知的风湿疾病药物管理的"治疗金字塔"方法是基于 RA 是一个良性疾病,治疗应该从毒性最小的药物开始,如果效果不佳,再使用毒性更大的药物。"治疗金字塔"建议患者管理先从休息、患者教育、关节保护和非甾体抗炎药(nonsteroidal anti-inflammatory drugs,NSAID)开始,然后升级至激素和单药序贯疗法,并在疾病进程的后期使用 DMARD。目前,倒金字塔疗法鼓励早期使用 DMARD,用来尽快阻止疾病进展,尤其 DMARD 的毒性并不比其他药物大[83,84](图 32-3)。在疾病出现症状和诊断的最初阶段,患者就应该开始早期康复治疗:运动、患者教育、支具、物理治疗、关节保护、能量节约技术和力量训练,与 NSAID 一起使用,在一些病例中可能使用小剂量激素治疗。在金字塔的顶端值得注意的是,可以单独或联合使用 DMARD,以及早期使用生物制剂。一般每 3 个月重新进行患者评估,观察药物反应,或者增加药物剂量,或者增加第二种或第三种药物,或者完全换用另一种药物。在疾病缓解数月后进行药物滴定的"早期积极治疗"方法,可以预防关节损伤和功能受限,而这正是治疗的目标[85]。

阿司匹林

阿司匹林或阿司匹林(acetylsalicylic acid,ASA)在过去是风湿疾病的基础治疗,也是疼痛、发热和炎症的基础治疗。已证实,阿司匹林可以阻断下丘脑前部合成前列腺素(PG),这是它具有解热作用的原因。ASA 的镇痛作用尚未完全清楚。骨骼肌肉疼痛可能通过缓激肽(PG 的合成物)来介导,缓激肽可

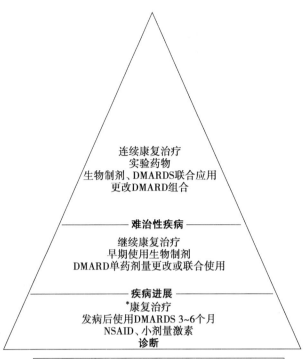

图 32-3　炎症性关节炎药物和康复治疗金字塔

以增加神经对疼痛刺激的敏感性。阿司匹林阻断 PG 的合成。高于镇痛剂量时(如 5.3g/d),ASA 可以降低关节的炎症反应和肿胀。其机制是多因素的。阿司匹林影响白细胞的迁移和血管的渗透性,这两者都可能受 PG 合成的影响。ASA 的毒性作用包括过敏、耳鸣和听力丧失、消化道出血、溃疡、化学性肝炎和肾小球滤过率下降。临床上有显著消化道症状的患者,可以使用肠溶制剂,通常耐受良好。也可使用其他类型的水杨酸,通常消化道副作用会更少(如水杨酸胆碱)。然而,使用 ASA 并不改变炎症性关节炎患者的疾病进程,现在随着新的改变疾病进程的药物和生物制剂的使用,除非用来控制症状,ASA 已经不太常用[86]。

非甾体抗炎药

NSAID 是一组药物的总称,包括环氧化酶-2(COX-2)抑制剂,持续作为一线药物之一用于风湿疾病的管理。这些药物也通过抑制 PG 合成来抑制炎症。它们抑制环氧化酶对血小板的作用,并抑制白细胞迁移。毒性作用包括消化道出血、胰腺炎、肝毒性、肾血流量减少、高血压、周围性水肿和过敏性间质性肾炎。一些 NSAID 的消化道毒性较其他 NSAID 更重,也会引起更严重的水钠潴留。已有一篇综述比较了各种 NSAID 的毒性作用[87]。非甾体抗炎药曾作为

32

一线治疗药物被广泛应用于 RA、JIA、OA 和脊柱关节病，但是最近在很多情况下，已经被早期使用 DMARD 代替。只有硫酸托美丁、三水杨酸胆碱镁、布洛芬、萘普生钠被美国 FDA 批准用于儿童。

阿司匹林和 NSAID 有可能为 OA 患者提供一些镇痛作用，但是不能独立控制炎性关节病。最新的一组 NSAID——COX-2 抑制剂，获得了更多的青睐。它们与传统的 NSAID 不同，正常的治疗剂量不抑制 COX-1，因此可以避免一些消化道的副作用。这些选择性 COX-2 抑制剂已经被证实会增加心血管血栓事件、急性心肌梗死和卒中。因此，罗非昔布和伐地昔布已经退出市场[88]。塞来昔布仍保留在市场上，但是已发出警告，剂量应小于 200mg/d[89]。

糖皮质激素

糖皮质激素和风湿疾病的治疗是密不可分的，几乎已被尝试用于所有风湿疾病的全身或者局部治疗。外源性糖皮质激素可以影响白细胞活动、白细胞功能和体液因子，抑制中性粒细胞和单核细胞进入炎症部位，通过诱导淋巴细胞迁移或淋巴细胞再分布导致循环内淋巴细胞减少，调节炎症部位毛细血管和细胞膜的通透性增加，减轻水肿和拮抗组胺诱导血管扩张，并抑制 PG 的合成。

每日大剂量类固醇的使用会引起库欣综合征，表现为高血压、多毛、痤疮、皮纹、肥胖、精神症状和伤口愈合问题。当外源性剂量超过 12.5mg/d 时，会增加青光眼、白内障、股骨头缺血性坏死、骨质疏松和胰腺炎的发生率。副作用在一定程度上取决于所使用的糖皮质激素的剂型和剂量。隔天使用类固醇可以减少不良反应。为了减少应用相当于 5mg/d 以上的泼尼松患者的骨流失，目前推荐：①补充钙和维生素 D 或活性维生素 D，②使用二膦酸盐或二线药物降钙素（使用二膦酸盐禁忌或不能耐受二膦酸盐者），③存在激素缺乏的患者使用激素替代疗法[90]。为方便治疗，通常口服使用激素，但肌内注射、静脉注射或关节内注射糖皮质激素也都非常安全。

糖皮质激素被用于治疗数种风湿疾病。2002年，一个共识会议针对糖皮质激素剂量的标准化命名，给出了如下建议：剂量小于 7.5mg/d 为低剂量，7.5~30mg/d 为中等剂量，30~100mg/d 为高剂量，大于 100mg/d 为超高剂量。冲击剂量疗法为大于 250mg/d[91]。较高的剂量被用于治疗 SLE、血管炎、DM/PM（高达每天 100mg 泼尼松）[92]。RA、AS 和 PSA（很少使用激素，因为可能会诱发银屑病发作）

中使用激素治疗，通常用作桥式治疗（过渡性治疗）（DMARD 药物起效之前的过渡）和/或控制疾病的急性发作。同样，晶体性关节炎的急性发作，也通常选择口服或关节内激素治疗，尤其对于存在肾脏疾病而不能使用 NSAID/秋水仙碱的患者。在 PSS 中，因为激素会增加肾脏危象的风险，通常不使用激素治疗。然而，在存在严重 ILD、炎症性关节炎或肌炎的 PSS 患者中，激素常在早期应用，并最终被 DMARD 代替。

改变病情抗风湿药

甲氨蝶呤

这种细胞毒性药物已经成为中至重度 RA 患者治疗的一线药物之一。它是叶酸的结构类似物，通过抑制 DNA 合成所需要的酶——二氢叶酸还原酶导致细胞内叶酸盐缺乏。这可能不是甲氨蝶呤作为有效抗炎药物的真正作用机制。甲氨蝶呤也可能通过促进细胞外腺苷的释放起作用。细胞外腺苷通过与淋巴细胞、单核细胞和中性粒细胞表面受体结合和并抑制白介素（interleukin,IL）的产生来促进炎症旁路的下调。

已证实甲氨蝶呤可有效治疗 RA、JIA、SLE、炎性肌病和 PSA[93,94]，和糖皮质激素联合可有效治疗某些血管炎。甲氨蝶呤口服使用，每周一次，平均剂量为 7.5~15mg/周，最大剂量为 25mg/周。每周一次皮下或肌内注射也有较好的耐受性，而且消化道副作用更少。甲氨蝶呤副作用包括升高肝转氨酶、骨髓抑制、过敏性肺炎和肝硬化。甲氨蝶呤增加感染风险。服用甲氨蝶呤的患者必须限制酒精摄入。

羟氯喹

抗疟药，如羟氯喹（hydroxychloroquine,HCQ）是治疗 SLE 患者的主要药物之一。它们不仅可以控制轻型关节炎和皮肤病变，还可以降低 SLE 急性发作的风险，并可降低肾脏或其他内脏器官受累的风险[95,96]。它们也常作为单药治疗轻型 RA 患者，或者与其他药物联合治疗中度 RA。RA 患者受累关节计数、握力、步行时间和血沉改善。抗疟药物起效缓慢，服用 4~6 周后才可看到治疗效果。抗疟药的疗效与其他 DMARD 类似，但是毒性更低，这使得它们成为联合治疗的选择药物之一[97,98]。

这类药物的作用机制多种多样。已经证明抗疟药可以破坏酶促反应（包括磷脂酶、胆碱酯酶-玻璃酸酶)和淋巴细胞增殖。抗疟药似乎可以通过 DNase 阻断 DNA 解聚,干扰 DNA 复制。其副作用和毒性的发生率差异很大。消化道反应非常常见,视网膜病变不太常见,但最令人担忧;在累积剂量达 300mg 之前极少发生,尤其使用氯喹时,但是仍然应该进行常规的眼科检查。抗疟药最常用于治疗 RA、干燥综合征和 SLE。

柳氮磺吡啶

柳氮磺吡啶(sulfasalazine,SSA)是由抗生素磺胺吡啶和抗炎药美沙拉秦结合而成的。它的可能作用机制包括抑制叶酸依赖的酶,这与甲氨蝶呤相似,降低免疫球蛋白和 RF 产生的免疫调节功能,以及几个抗炎特性[98]。已证实 SSA 可以有效治疗轻型 RA、JIA、AS 和伴有外周病变而没有中轴关节受累的 PSA[99,100]。

来氟米特

来氟米特是一种免疫抑制药物,可以抑制嘧啶的从头合成,并破坏 T 细胞增殖。用于治疗 RA 时,来氟米特被证实与甲氨蝶呤同样有效[101]。来氟米特不仅作为单药治疗有效,而且与甲氨蝶呤联合使用时疗效更佳,但是,也应关注它的毒性反应[102]。已证明来氟米特可有效治疗 RA、SLE 和 PSA[103,104]。使用此药物时,应该监测:①肝功能,来预防毒性反应;②血小板计数,以发现血小板减少症的征兆。

免疫调节剂

应用免疫调节药物治疗风湿疾病的目的是通过祛除某些细胞亚群来重建平衡的免疫反应。虽然这些药物中没有一种可以治愈风湿疾病,但是它们可以控制疾病病情,并维持长期缓解[105]。常用的药物有烷化剂(环磷酰胺和苯丁酸氮芥)、嘌呤类似物(硫唑嘌呤和巯嘌呤)、环孢素、他克莫司、西罗莫司、吗替麦考酚酯、氨苯砜、沙利度胺。

环磷酰胺和苯丁酸氮芥

环磷酰胺和苯丁酸氮芥是烷化剂,它们的活性代谢产物可以与 DNA 交连,阻止 DNA 复制,减少 DNA 合成。免疫调节作用是通过减少 T 淋巴细胞和 B 淋巴细胞的增殖、减少抗体生产、抑制对新抗原的迟发超敏反应来实现的。环磷酰胺已经被证实可

以有效治疗严重的 SLE 和血管炎,而苯丁酸氮芥推荐用于严重的 RA[106]。这些药物的毒性包括:骨髓抑制、增加感染和恶性肿瘤的风险[105],这导致这些药物使用减少。

硫唑嘌呤和巯嘌呤

嘌呤类似物(硫唑嘌呤和巯嘌呤)被转化为巯基嘌呤,代谢并结合到细胞 DNA 中,从而抑制核酸的合成。这些药物的作用是降低循环内淋巴细胞计数,抑制淋巴细胞增殖和抑制抗体生成,抑制单核细胞活性,以及细胞介导和体液介导的免疫反应[105]。这些药物作为减少类固醇用量的药物来治疗 RA、炎症性肌病和 SLE。它们越来越多地用于治疗与 RA 或其他 CTD 相关的 ILD。这些药物通常耐受良好。最常见的副作用包括消化道症状、骨髓抑制和轻度增加感染的风险[107]。

环孢素、他克莫司、西罗莫司、吗替麦考酚酯、氨苯砜和沙利度胺

环孢素的作用机制是抑制 IL-2 和其他细胞因子的产生,减少 T 细胞活化和淋巴细胞增殖。用于治疗 RA 和 PSA。毒性作用包括胃肠道不适、高血压、肾毒性、增加淋巴瘤和皮肤癌的风险。他克莫司,一种大环内酯类药物,通过与细胞内结合蛋白(FK-结合蛋白)相结合发挥作用,并与钙调磷酸酶联合抑制细胞因子的转录,抑制 T 淋巴细胞活化的早期步骤[108]。西罗莫司也与 FK-结合蛋白相结合,但是通过阻断细胞周期,抑制细胞信号转导发挥作用[109]。吗替麦考酚酯被转化为霉酚酸,并可逆地抑制肌苷单磷酸脱氢酶(嘌呤合成所需的一种酶),抑制 T 淋巴细胞和 B 淋巴细胞的增殖。它用于治疗 SLE 及其相关的肾炎、CTD 相关的 ILD 和炎症性肌病。

沙利度胺是谷氨酸的一种衍生物,被认为通过抑制血管生成和肿瘤坏死因子-α(tumornecrosisfactor-alpha,TNF-α)发挥其免疫抑制作用。它最显著的毒性是强致畸作用,也与周围神经病变相关。目前仅批准用于治疗结节性红斑,在 RA、SLE、干燥综合征和 AS 疾病中的有效性评估还在研究中[110]。氨苯砜是一种抗菌剂,被认为可通过降低中性粒细胞的动员和趋化来抑制其功能[111]。这些药物都会引起骨髓抑制和胃肠道不适。关于这些药物的具体治疗应用的综述见表 32-11。

表 32-11　风湿病中的药物应用

疾病	推荐药物	可能机制	注意事项
RA	ASA、NSAID	抑制合成前列腺素所需要的环氧化酶（cyclo-oxygenase，COX）的活性	出血倾向（血小板功能障碍）
	抗疟药		上消化道毒性
	金制剂	阻断溶酶体酶	肾毒性
	D-青霉胺	抑制巨噬细胞的吞噬活性	视网膜毒性,银屑病
	类固醇		肾炎、皮疹、骨髓抑制
	硫唑嘌呤	未知	肾炎、SLE、PM
	甲氨蝶呤	干扰淋巴细胞潜移;降低关节内滑膜通透性	淋巴肿瘤
	环磷酰胺		不与别嘌醇合用
	环孢素	抑制 DNA 合成	肝硬化、白细胞减少骨髓抑制、肝毒性、肺纤维化
	英夫利西单抗/依那西普/阿达鲁米单抗/戈利木单抗、赛妥珠单抗	引起细胞内叶酸缺乏	
	来氟米特	阻止 DNA 复制	卵巢膀胱炎
	柳氮磺吡啶	抑制 IL-2 生成	肾脏毒性、高血压、↑感染风险
	米诺环素	抑制 TNF	
	利妥昔单抗	抑制嘧啶合成、细胞激活和黏附	注射部位 rxn,↑感染风险
	托珠单抗		脱发、口腔炎、腹痛、↑LFT、高血压
	阿那白滞素/康纳单抗/利纳西普	抑制淋巴细胞和白细胞 fxn	
	阿贝西普	上调 IL-10(抗炎细胞因子)	肝炎、骨髓抑制、皮疹、腹泻
		抑制 B 细胞	胃肠道毒性、皮疹
		抑制 IL-6	↑感染风险、输液反应
		抑制 IL-1	↑感染风险、↑LFT、↑血脂
		抑制 T 细胞的共刺激	↑感染风险、注射部位 rxn
			↑感染风险
脊柱关节炎	ASA、NSAID	同上	同上
	金制剂	同上	同上
	甲氨蝶呤	同上	同上
	柳氮磺吡啶	同上	同上
	英夫利西单抗/依那西普/阿达鲁米单抗/戈利木单抗、赛妥珠单抗	同上	同上
	尤特克单抗	抑制 IL-12	↑感染
痛风	NSAID	同上	同上
	促尿酸排泄药(丙磺舒和雷西纳德)	增加尿酸排泄	往往需要碱化尿液
	别嘌醇	抑制黄嘌呤氧化酶	不要与硫唑嘌呤联用

32

续表

疾病	推荐药物	可能机制	注意事项
	非布司他	抑制黄嘌呤氧化酶	
	秋水仙碱	抑制微管组装和抑制溶酶体释放	
	Canakinumab	抑制 IL-1	↑感染
	培戈洛酶	将尿酸转化为尿囊素	抗体产生/输液反应
SLE	NSAID	同上	同上
	类固醇	同上	同上
	抗疟药	同上	同上
	硫唑嘌呤	同上	同上
	吗替麦考酚酯		
	他克莫司		
	环磷酰胺	同上	同上
	利妥昔单抗		
PSS	D-青霉胺	未知	同上
	秋水仙碱	同上	同上
DM-PM	类固醇	同上	同上
	硫唑嘌呤	同上	同上
原发性血管炎	甲氨蝶呤	同上	同上
	吗替麦考酚酯	同上	同上
	利妥昔单抗	同上	同上
	类固醇	同上	同上
	环磷酰胺	同上	同上
	利妥昔单抗	同上	同上
	硫唑嘌呤	同上	同上
	甲氨蝶呤	同上	同上

GI,胃肠道;DNA,脱氧核糖核酸;TNF,肿瘤坏死因子;SLE,系统性红斑狼疮;PM,多发性肌炎;LFT,肝功能测试。

抗高尿酸血症药物

晶体性关节炎引起的疼痛和炎症通常可以使用 NSAID 充分控制。虽然这些药物可以有效控制症状,但不会改变形成晶体的物质的代谢,也不会影响其排泄。促尿酸排泄药物,如丙磺舒和最近美国 FDA 批准的药物雷西纳德,与尿酸竞争肾小管的转运机制,减少尿酸的重吸收,从而增加尿酸的排泄[112]。它们的用途广泛,包括肾结石在内的毒性也是众所周知,不过,如果能碱化尿液并增加饮水量的话,肾结石是可以预防的。随着尿酸水平降低,急性痛风发作可以减少,不过胃肠道症状并不少见。控制血清尿酸水平的第二种方法是通过抑制黄嘌呤氧化酶调节尿酸的生成。次黄嘌呤的类似物别嘌醇或非布司他可以抑制黄嘌呤氧化酶。它们也可以减少痛风的急性发作,并引起黄嘌呤肾脏结石。副作用包括:皮疹和少见的血液恶病质。非布司他最近报告可增加心血管事件[113]。别嘌醇不应该与硫唑嘌呤联用。别嘌醇是硫唑嘌呤主要的解毒途径的抑制剂。在对别嘌醇产生严重过敏性皮疹的患者中,可以选择非布司他作为替代。

抗细胞因子疗法

自 20 世纪 90 年代初,随着分子生物学、免疫学和药理学的发展,自身免疫性疾病的很多新的治疗方法现已上市。生物制剂是一类免疫抑制药物,它们的作用机制是靶向或干扰细胞因子的功能和/或生成，消耗 B 细胞或抑制 T 细胞的活化。这些药物根据其特定的细胞或细胞因子靶点进一步细分如下。

TNF-α 抑制剂

依那西普（皮下给药）、英夫利西单抗（静脉给药）、阿达木单抗（皮下注射）、戈利木单抗和赛妥珠单抗的作用是抑制 TNF，现已越来越受欢迎，因为研究证明这些药物在预防关节损伤方面至少和甲氨蝶呤同等有效[114]。英夫利西单抗、阿达木单抗、戈利木单抗和赛妥珠单抗均为单克隆抗体，与 TNF-α 结合。依那西普结合 TNF-α 和淋巴毒素-α，中和它们的生物活性。依那西普 25mg 每周两次或 50mg 每周一次。它在 RA[115]、AS[116] 和 PSA[117] 中被证明是有效的。最显著的副作用包括注射部位的反应和感染，其次是产生自身抗体。也有一些淋巴增生性疾病的风险，更罕见的副作用为狼疮样反应和脱髓鞘疾病以及其他恶性肿瘤[118]。

IL-1 抑制剂

阿那白滞素（皮下给药）、康纳单抗、利纳西普都是细胞因子 IL-1 的抑制剂，通过其对炎症的影响发挥作用。这些药物被批准用于治疗自身炎症性疾病，如冷比林相关周期综合征（CAPS）、肿瘤坏死因子受体-1 相关周期性发热（TRAPS）和家族性地中海热，以及治疗急性痛风发作的二线药物。

阿那白滞素是一种重组人 IL-1 受体拮抗剂，目前已被批准用于治疗 RA 和自身炎症综合征。剂量为 1 和 2mg/kg 可改善受累关节计数、疼痛评分、晨僵和医师对疾病活动的评估[119]。康纳单抗是一种抗 IL-1β 的单克隆抗体，半衰期比阿那白滞素长，批准用于治疗自身炎症综合征和急性痛风发作的二线治疗。利纳西普是一种二聚体融合蛋白，也被称为 IL-1 阻断剂已被批准用于自身炎症性疾病。

B 细胞清除剂与抑制剂

利妥昔单抗和贝林木单抗是两种 B 细胞抑制药物。利妥昔单抗是一种单克隆抗体，直接针对 B 细胞上的 CD20 抗原的细胞外结构域，并启动补体介导的 B 细胞裂解。此药物最近已越来越受欢迎，它的应用不仅限于 RA，还用于治疗难治性 SLE、SVV 和炎症性肌病[120]。贝林木单抗是一种抗 B 淋巴细胞刺激剂（B-lymphocyte stimulator，BLyS），它与可溶性 BLyS 结合，阻止其结合并刺激 B 细胞。目前仅用于 SLE 患者，并正在进行其他疾病的研究，如干燥综合征。

T 细胞共刺激的抑制剂

阿贝西普与抗原递呈细胞表面的 CD80/CD86 结合，抑制 T 细胞活化。该药物仍在研究阶段，但与甲氨蝶呤[121] 联用治疗 RA 和 JIA 具有显著的前景。

IL-6 抑制剂

托珠单抗是一种人源性单克隆抗体，它竞争性与人 IL-6 受体的膜结合和可溶性形式相结合，干扰细胞因子的作用。IL-6 既具有促炎作用，又具有抗炎作用，已成功用于 RA 的治疗[122]。托珠单抗最近被证明在 Takayasu 血管炎和 GCA 中有一些用处[123]。

其他细胞因子抑制

在 PSA 治疗中还批准了其他细胞因子抑制剂，包括苏金单抗（IL-17 抑制剂）和尤特克单抗（IL-12/23 抑制剂）[123]。

联合疗法

在风湿疾病治疗的经典模式中，病程早期使用 DMARD 变得越来越普遍，这些药物的联合使用也越来越普遍。药物联合使用的益处包括：单药治疗时没有充分发挥的疗效，联合治疗时增加了额外的治疗效果，并且因为减少了潜在毒性作用的药物剂量，还减轻了不良反应。传统的 DMARD 可以与生物制剂联合使用，然而，两种或以上生物制剂不能联合使用，因为会增加免疫抑制，增加感染的风险。甲氨蝶呤常和其他 DMARD 或生物制剂联合使用。常用的联合用药如下：

1. 环孢素和甲氨蝶呤联合治疗重度 RA 被证明是非常安全有效的[124]。

2. 甲氨蝶呤（MTX）、HCQ 和柳氮磺吡啶（SSF）联合治疗具有中度疗效，且与单独使用 MTX 或 SSZ/HCQ 联合应用相比，并没有明显增加毒性，显示出一定的优势[125]。

3. MTX 和 TNF-α-肾上腺素受体阻滞剂英夫利西单抗联合应用，在 2 年的研究中显示出良好的总体药物耐受性，疗效持续超过 2 年的时间[126]。

4. MTX 联合来氟米特，已显示出一些相关的药物毒性，但总体疗效良好[102]。

5. MTX 联合抗-TNF 药物可改善 RA 的疗效[127]。

已对这些药物的许多其他组合进行了评估。一些组合显示出了希望,但另一些组合却因无法耐受的副作用而昭告失败。

替代和补充医学

美国国立卫生研究院将替代和补充医学(alternative and complementary medicine,CAM)定义为包括没有纳入医学院校主流教育、没有在医院普遍使用、通常也没有被医疗保险公司报销的治疗和医疗措施。这些疗法有时被称为非常规疗法,因为它们不属于"西方医学的主流"。通常,这些疗法在随机对照试验(randomized controlled trials,RCT)[128-131]中没有经过严格的科学分析。现在,更多的医学院已经将 CAM 引入他们的课程[132]。"替代"一词被单独用来指取代主流西医使用的做法,例如仅使用草药而不是处方药。

关节炎基金会(Arthritis Foundation,AF)更喜欢"补充医学"这个术语,用于支持主流西方医学的关节炎的非传统疗法。

在普通人群中,越来越多的人开始使用 CAM 来治疗疾病。最近的一项研究评估了在风湿性疾病[133]患者中使用补充和整合医学(complementary and integrative medicine,CIM)方法的潜在经济效益。结果发现:在 56 项高质量的研究中,16 项(29%)表明与常规治疗相比,CIM 治疗在节省成本的情况下,健康状况有所改善。

1998 年的一项对调查的回顾表明:30% ~ 100% 的关节炎患者[134]使用了 CAM 治疗。2004 年的一项研究显示:在初级保健门诊就诊的关节炎患者中 90% 使用 CAM,而 RA 患者平均使用了 4.4 种 CAM 疗法[135]。2004 年的一项研究显示:33% 的 JIA 患者使用 CAM 治疗,因为父母认为 CAM 可以帮助孩子缓解疼痛[101]。然而,只有 38% ~ 55% 的患者告诉医师他们使用过 CAM[136]。医师应该询问患者使用 CAM 的情况,因为有些治疗与传统疗法一起使用时是禁忌的[137]。关节炎患者和医师对 CAM 的益处的看法不同。关节炎患者普遍认为其有用[138]。在 2005 年的一篇综述中,在一组混合性关节炎患者中,顺势疗法和针灸是最常用的 CAM 类型(分别为 44% 和 41%)。脊柱关节病和 OA 患者使用 CAM 时的自我感知疗效评分显著更高,而 RA 和结缔组织疾病得分最低[139]。一些风湿病学家不推荐使用 CAM[140],而另一些风湿病专家则推荐使用[141]。总

的趋势是越来越多的医疗保健提供者认可 CAM 疗法。

许多临床从业人员和治疗措施属于 CAM 的范畴(e 表 32-3)。主要类别是替代治疗系统;心理、身体和精神治疗;祈祷和灵性;运动医学;按摩和抚触;草药和补充剂;以及其他治疗。在一项研究中,RA 患者最常用的是放松疗法、葡萄糖胺药物和维生素 C,而较少使用鱼油和含 γ-亚麻酸的补充剂。患者使用 CAM 治疗来减轻疼痛,防止疾病进展,缓解不适[138]。

一些 CAM 疗法的益处已经进行了研究,而另一些疗法则研究极少。很多早期研究为非随机、非对照试验。被大众广泛使用的 CAM 疗法(针灸、顺势疗法中的草药)的疗效问题已经在几个最新的对照试验的荟萃分析中进行了探讨[142-144]。

在 RA 治疗中越来越多使用草药疗法。对这一领域的 RCT 进行系统性综述,共检索到 14 项试验。γ-亚麻酸(gammalinolenicacid,GLA)在减轻疼痛、关节炎和僵硬方面中等强度的支持证据。还需要进一步的研究来检验草药疗法的安全性和有效性[145]。

2005 年的一篇综述,总结了 CAM 疗法中的草药治疗风湿性疾病的疗效和毒性。阐明了它们具有抗炎和/或免疫调节活性的免疫途径,为其疗效提供了科学依据。例如,γ-亚麻酸是前列腺素 E2 和白三烯(leukotrienes,LTS)的竞争性抑制剂。它似乎对 RA 有效[146]。

在非炎性关节炎中已证实的 CAM 疗法的益处包括:①氨基葡萄糖/软骨素可以减轻 OA 患者膝关节疼痛,低水平的证据[147];②按摩降低 FM 患者的失眠、疼痛、疲劳、焦虑和抑郁,中等水平的证据[148];③针灸能明显减轻 OA 患者膝关节疼痛,以及颈部、腰背痛,中等水平证据[149]。

一项研究纳入 662 名中度至重度膝关节 OA 患者[147],随机分组,分别服用氨基葡萄糖(500mg,每日三次),硫酸软骨素(400mg,每日三次),氨基葡萄糖和硫酸软骨素联合治疗(剂量同前),塞来昔布(西乐葆,200mg,每日一次),或安慰剂。主要结局指标是疼痛评分降低 20%(使用 WOMAC 疼痛量表)。功能是次要结局。所有治疗组在 2 年内疼痛和功能均有改善。所有实验组均在 24 周即看到了临床变化。四个治疗组之间没有统计学上的显著差异,与安慰剂组相比也没有统计学上的显著改善。

对 1997 年 17 项有关针灸的临床试验的分

析[148]未能显示针灸对 RA、SLE、AS 和 PSS 的疗效。2005 年的一篇系统性综述，回顾了截至 2015 年 5 月，有关针灸和电针治疗 RA 的研究。得出结论：尽管电针治疗后 24h 和 4 个月的膝关节疼痛明显减轻，但因为研究质量差（包括样本量小），不能推荐用于常规临床治疗。作者进一步得出结论：从所综述的研究来看，针灸对 ESR、CRP、疼痛、患者整体评估、压痛关节数目、一般健康状态、疾病活动和减少镇痛药物用量没有明显影响[149]。最近一项初步研究，对 SLE 患者的两个治疗组（针灸或微针刺）与常规治疗进行对比，结果显示：针灸组和微针刺组的疼痛指标改善了 30% 以上，而对照组-常规治疗组[150]没有改善。在荷兰的一项研究中，低强度激光治疗可以降低 RA 的疼痛[151]。

认知行为干预（生物反馈）可减少 RA 患者的门诊就诊次数、住院天数和医疗花费[152]。

基于上身姿势柔韧性的瑜伽练习，调整手、腕、臂和肩的对线和伸展可以显著减轻 RA 患者常见的腕管综合征（carpal tunnel syndrome，CTS）引起的疼痛，增加握力[153]。美国国立卫生研究院 1998 年的一次共识会议得出结论：针灸对雷诺综合征（SLE、MCTD、PSS 中的一个常见问题）是有用的[154]。Yocum 的一项研究表明：生物反馈增加了 SLE 和 PSS 雷诺综合征患者的指尖温度[155]。太极在 RA 中是安全的，但其益处尚未得到证实。2007 年的一篇系统性综述，回顾了截至 2007 年 1 月的 45 项太极治疗 RA 的研究，发现只有两项 RCT 和三项非随机病例对照试验（casecontroltrial，CCT）符合 Jadad 方法学质量评分。RCT 显示太极拳在生活质量的残疾指数、抑郁和情绪方面有一些积极的作用，但不能减轻疼痛。作者的结论是：目前，证据不足以证明太极是 RA 的有效治疗方法[156]。1997 年的一项研究表明，按摩可以减轻 JRA 的疼痛和关节僵硬[157]。

一般来说，饮食可以影响痛风[158]。然而，没有令人信服的数据表明饮食是治疗炎症性关节炎的有效方法，也没有确切的证据表明饮食可以治愈关节炎。有一些启示性的证据表明：减少 ω 脂肪酸，而代以 ω-3 脂肪酸可能减少疼痛和炎症。ω-3 脂肪酸的来源包括冷水油性鱼、沙丁鱼、青豆、豆腐、菜籽油和橄榄油[130]。

大多数 CAM 治疗是低风险的，但有些确实存在风险[130]。草药会干扰处方药物。以下物质增加对抗凝剂的敏感性：菠萝蛋白酶、软骨素、鱼油、GLA、大蒜、银杏、生姜、人参和月见草油。叶酸干扰甲氨蝶呤。生姜可以增加非甾体抗炎药的作用。人参可能会增加糖皮质激素和雌激素的作用，不能应用于糖尿病患者或与单胺氧化酶（MAO）抑制剂同用。卡瓦增加酒精、镇静药和安神药的效果。镁可能会干扰血压药物治疗。圣约翰草增强麻醉剂、酒精和抗抑郁药的效果，并增加晒伤的风险，干扰铁的吸收。缬草增加镇静药作用。锌干扰糖皮质激素和免疫抑制药物[130]。

炎症性关节炎患者进行手法治疗时应该格外注意。这些患者经常关节对位不良，容易导致半脱位（RA、JRA）和韧带松弛（SLE）。严重 AS 患者脊柱僵硬，有可能骨折。那些因疾病和类固醇引起的中重度骨质疏松症患者也可能骨折。脊柱骨折可导致神经损伤。RA 患者可出现 C1-2 松弛或不稳定，可导致伴有神经损伤的半脱位。

CAM 管理的预防建议包括：仅使用一次性无菌针头，孕妇或癌症患者禁止使用脉冲电磁场疗法，植入电子设备或正使用电热毯的患者禁止使用磁场。

手术：软组织和重建手术

风湿性疾病的手术指征包括恢复或保持关节的生物力学、功能和缓解疼痛。一般来说，关节炎手术通常可以缓解疼痛，但功能恢复具有更多不确定性。功能结局的影响因素包括肌力、疼痛缓解、术后并发症和康复的参与，所有这些都是高度可变的[159]。

风湿病患者决定是否进行手术，需要全面的术前评估。评估必须包括个人的整体健康状况和识别可能增加手术并发症风险的药物。需手术的风湿病患者群多数超过 55 岁，免疫系统已发生改变，正在接受可能影响愈合和术后感染控制的药物治疗[159]。这些药物包括类固醇、非甾体抗炎药、甲氨蝶呤和新的细胞因子抑制剂。有关疾病状态和药物的信息将有助于阐明额外的手术风险。

同样重要的还有进行全面的体检和 X 线检查。采取哪种手术方式取决于正确识别引起症状的原因，以及拟行手术是否能纠正这些问题。尽量恢复关节或软组织的正常力线虽然很重要，但功能需求和症状控制是前提。例如，疼痛通常是关节畸形及其后遗症的结果，但在手术前可能需要排除神经卡压、牵涉性疼痛和肌病。

正确识别麻醉、手术或术后过程中的潜在危险因素也很重要。例如，C1-2 半脱位可能给插管带来很大的风险。龋齿可能增加术后感染的可能性。肥胖可能使康复变得困难，并影响手术的远期预后。

这些问题需要在手术前得到治疗或解决。

手术时机可能对结局至关重要。例如,对于长期存在 ROM 受限需要肩关节置换术的患者,肩袖功能受限或缺失的,其功能结局将比肩袖功能保留的患者差[159]。如果可能,手术应该在发生明显的关节挛缩、肌肉萎缩和关节不稳定之前进行。

涉及关节和软组织的手术包括滑膜切除术和关节清创、肌腱修复和重排、截骨术、关节融合术和关节成形术。每个手术都有特定的适应证。关于这些手术的成功案例、预期寿命以及长期和短期并发症,已经有很多报道。康复专业人员可以帮助患者作好准备,以获得最佳手术结局,主要措施有:帮助患者达到更高的术前健康水平,帮助患者设定合理的期望值,向患者宣教促进健康和功能的行为[160]。数据显示,康复可以改善膝关节和髋关节置换术后力量和步态特征,缩短住院时间[160,161]。

滑膜切除术

1877 年,Volkmann 对膝关节结核患者进行了第一例滑膜切除术。今天,偶尔会应用于 RA 患者,最常见的目的:缓解药物无法控制的慢性肿胀导致的疼痛和炎症;滑膜切除术能否延缓关节破坏的进展,尚存在争议;预防和延缓肌腱断裂。其他的适应证包括缓解由滑膜过度增生和失神经效应引起的ROM 减少[162]。

膝和腕的滑膜切除术常见,可以通过关节切开术或关节镜进行。最常应用于血友病性关节病、色素沉着绒毛结节性滑膜炎或早期 RA。使用放射性钇-90 的关节内滑膜切除术可治疗多数骨关节炎膝痛和滑膜炎症。临床改善与影像学显示的膝关节损伤呈负相关[163]。

腱鞘切除术最常应用于手的伸肌肌腱。术后通常会发生滑膜再生,因此手术不是一种治愈性手段。通常会尝试使用关节内注射长效糖皮质激素的局部治疗,在适宜的情况下同时使用夹板固定关节,并进行患者教育以帮助制订替代的策略,防止过度使用[162]。

肌腱手术

肌腱手术常用于炎症性疾病。常见的手术适应证包括:修复断裂的伸肌肌腱、重新调整手部肌腱、严重腱鞘炎的肌腱滑膜切除术、肌腱断裂后的再吻合术(跟腱和髌腱)和肌腱松解术[164]。

关节融合术

由于关节置换术的普及和成功,现在,关节融合术实施的比过去少了很多。关节融合术可能仍然是消除已明显破坏骨骼结构的难治性感染的最佳方法。关节融合术提供的稳定性是永久的。在某些情况下,青少年和年轻的成年人如果活动较多,倾向于进行关节融合术,而不是关节置换,因为置换的关节往往不能承受年轻、精力充沛的患者施加在关节上的压力。关节炎患者的关节融合术通常仅限于腕关节、手的指间关节(interphalangeal,IP)、第一掌指关节(metacarpal phalangeal,MCP)、距下关节和椎体[165]。

三关节融合术仍然是重建足后部和恢复无痛、功能性足的最好的手术方式之一[166]。术后康复需要 6~12 周不负重,在这期间可以使用 roll-about 协助转移[167]。roll-about 是一种辅助移动工具,类似于一个滑板车,高出地面 56cm(22 英寸),下装 4 个小轮子。它有一个手柄、一个手刹、一个有衬垫的架子(下肢可以膝关节屈曲 90°的姿势放置于上)。它可以由未做手术的下肢驱动,以合理的速度移动。进一步的独立需要石膏靴子和带定制鞋垫和有助于推离的滚轴鞋底的鞋。更有争议的是膝关节融合术,已经很少做了,但偶尔也会用于非常年轻且非常活跃的患者。

关节融合的常见适应证为缓解持续的疼痛、为生物力学破坏的关节提供稳定性和阻止疾病进展(如感染、RA)。关节应该在最佳的功能位置进行融合[165,166]。关节融合的禁忌证包括:严重的双侧关节病。在这种情况下,适合一侧关节进行关节置换,而对侧相同关节进行关节融合。

关节置换

最近关节置换有几个重要的趋势。首先,人工关节置换术在年轻患者中得到了成功的应用。此外,术后住院时间显著缩短,全髋关节置换术(total hip arthroplasty,THA)后即刻可负重和早期康复。

上肢

目前上肢关节置换术已经变得更普遍[168]。RA、JRA、OA 和 SLE 的 AN 患者可能需要关节置换术。关节置换术的常见适应证为:充分的药物和康复治疗后仍然存在持续疼痛、受累关节不能进行关

32

键活动、功能状态丧失。关节置换术的主要禁忌证为：骨量及关节周围支持不足、严重的医疗风险因素、存在严重感染。其他禁忌证包括：患者缺乏术后参与康复训练项目的动机、手术不能提高患者的整体功能水平[169]。

腕关节置换被推荐用于有充足骨量，使用需求相对低的患者。随着时间的推移，松动很常见[170]。尽管经常发生半脱位和错位，MCP关节置换也是一种手术选择。在MCP出现错位之前进行手术，通常结局更好[171]。

肘关节手术通常限于桡骨头切除术和关节镜下滑膜切除术。但这些手术的效果随着时间的推移变差[172]。已证实肘关节置换可以有效减轻疼痛和改善旋前/旋后的ROM，尽管只能适度改善屈/伸活动[173]。全肘关节置换术目前已经被成功用于炎症性关节炎患者。患者感到可以显著减轻疼痛，并改善功能性ROM[174]。尽管如此，桡骨头切除术仍然是减轻疼痛和改善肘关节ROM的最好的手术方式之一。

肩关节置换术已证明有利于缓解疼痛。老年患者比年轻患者术后功能更好，且维持时间更长。伴有肩袖撕裂的患者，术后恢复了33%~50%的ROM，是不伴有肩袖撕裂患者的一半[175]。肩关节置换手术是一种非常好的缓解疼痛的术式。长期报告显示：肩袖功能完整者功能结局良好[176]。肩关节僵硬时，可以使用肩胛胸关节活动来完成肩关节的屈曲和外展（<50°）。最好的术后活动范围预测因子是术前的活动范围[177]。术后需要密切观察呼吸状态[178]。

颈椎融合术在RA患者中的适应证目前还存在争议。目前达成一致的是颈椎稳定和/或颈髓减压的适应证包括非手术治疗不能控制的疼痛、脊髓压迫、周围感觉和/或运动功能受损。一些研究建议早期干预可以获得更好的神经结局。寰枢关节超过10mm的不稳定或颅底凹陷超过4mm提示需要进行脊柱稳定术[178]。

下肢

全髋关节置换术在美国已有30多年的历史。每年完成的全髋关节置换术超过12万台，手术后25年依然功能良好[179]。全髋关节置换术不再仅限于60岁以上的人群。感染率也已经显著下降至1%以下[141]。假体松动是手术失败的远期原因。髋臼部分比股骨头部分更加容易松动，在年轻患者中也是如此[180]。

全髋关节置换可以减轻RA、SLE（缺血性坏死）和AS患者的疼痛，并改善功能。使用带骨水泥和不带骨水泥的假体通常取决于患者的年龄和患者对功能的需求。年纪较大的患者（年龄超过70岁）通常接受骨水泥假体，此类假体能够提供较好的即刻稳定性。不带骨水泥的假体可以能够为患者保留更多骨组织，但是可能会出现持续的大腿疼痛。

与后外侧入路相比，直接前入路（direct anterior，DA）的THA的技术有了显著的改变。一项前瞻性随机研究比较了经DA和后外侧入路进行THA的早期结局。接受DA治疗的患者在第1天和第2天、第6周、第12周和第6个月时的功能评分显著高于对照组。功能评分差异在6个月时趋于平稳[181]。

一项研究比较了前路入路和传统的后外侧入路手术的花费和术后护理。两组之间的差异由多种因素解释，包括："医师主导的以患者为中心的护理路径、护理协调、快速康复方案、围术期疼痛管理方案和患者教育都是有效患者护理的组成部分"[182]。

患者一般会在术前使用预防性抗生素，并在手术当晚和整个住院期间使用低分子肝素。预防性抗生素被牙科手术推荐。关于术中和术后的注意事项读者可参阅Sledge的高质量讨论[182]。

全膝关节置换术通常用于双侧或单侧关节间隙破坏、因关节力线不良导致的持续性疼痛和功能丧失。髌骨表面磨损和松动会导致长期并发症。全膝关节置换术对于关节炎患者可以显著缓解疼痛，改善功能结局。研究报告显示，假体寿命在功能完好的情况下可以使用长达12年以上[183]。髌骨组件的问题是膝关节置换失败的最主要原因。

踝关节置换至今未被证明其有效性。假体松动仍然是最严重的并发症[184]。活动和功能明显受限的患者可能是这种手术的合理人选。前足关节成形术联合跖骨头全切除术是一种很好的止痛手术。这个手术可以让患足能够在无痛的状态下行走，尽管术后会出现脚趾无力，脚的尺寸变小，足推离的力学没有恢复正常（通常比疼痛状态时改善）。使用滚轴鞋底有助于纠正动态异常[185]。

术前康复管理

为了最大限度地提高术后收益，需进行术前康复干预。这些干预措施包括：教患者用合适的拐杖走路、肥胖患者减重、膝关节置换术前加强股四头肌力量和髋关节置换术前加强髋外展肌力量。提前告知患者术后可能经历的疼痛类型(如急性、切口、肌肉劳损或疲劳,以及神经根刺激)可能有助于减轻患者对髋关节稳定性的恐惧。告知患者正常的恢复过程也有助于患者调整预期[160]。

术后康复管理

全关节置换术的康复管理目标是缓解疼痛、重建舒适的骨骼肌肉功能和使用关节保护技术来避免假体关节受力过大。

髋关节置换术的术后处理因骨科医师不同和患者需求不同而不同。虽然有许多关于术后管理的公开指南;然而,该项目通常包括以下内容[186]:利用踝泵和股四头肌等长运动,立即开始床上活动和 ROM 训练。如果置换的髋关节为骨水泥型的,则患者通常可以在床旁使用拐杖进行完全负重的站立;如果髋关节是非骨水泥型的,则只能在床旁进行部分负重。患者被放置在外展位,并要求髋关节屈曲小于 90°,并限制内收和内旋(internal rotation,IR)。在床上时,他们要仰卧着睡觉,膝间放一个枕头,为时一个月。需要仔细监测患者是否存在深静脉血栓形成和发热、伤口引流过多和/或感染的迹象。为了减少屈髋范围,应该指导患者使用高位的坐便器和高椅子。如果患者能够独立上下床,使用拐杖或步行器可独立行走、上下楼梯,通常在术后第 5 天就可以出院。术后康复的关键内容为:股四头肌、髋外展肌、屈髋肌力量训练。在髋外展肌肌力达到 4 级之前或仍存在 Trendelenburg 征阳性的患者,应该一直使用手杖。很多骨科医师允许患者完全恢复日常活动,包括娱乐性网球、骑自行车和园艺活动[187]。

膝关节置换术后管理有许多参考指南。克利夫兰诊所的建议包括以下程序[188]:术后立即开始膝关节 ROM 训练,通常借助连续被动活动机器。使用拐杖或助行器,术后第 1 天开始进行拐杖辅助下的完全负重(至可耐受)和随意走动。主动辅助屈曲是膝关节置换术后管理的关键内容,通常需要在物理治疗师的监督下进行。膝关节置换患者,不像髋关节置换的患者,经常需进入康复医院或下级康复机构进行一些额外的康复训练。

肩袖损伤修复的程度和功能在一定程度上决定了康复计划的性质,但全肩关节置换术后的管理通常包括:在飞机式夹板中固定肩关节 2~8 周,屈曲 80°、外展 70°、内旋 5°。仰卧位下患者可以做超出夹板固定范围的被动活动。术后第 8~10 天,患者可以在坐位下进行主动辅助肩关节运动活动,活动范围为屈曲 110°,外旋(external rotation,ER)20°。术后 6 周,允许患者进行主动的无限制的 ROM 训练,有时需要使用头顶滑轮在活动范围的终末提供帮助。提最多 4.54kg(10Ib)的重物[189]。

一般康复干预

康复干预方案必须根据患者的需求进行个体化定制,方案必须切实可行、经济、并被患者认可,这样才能提高患者的依从性。康复治疗应当在疾病早期介入,预防损伤和功能下降,这样患者就会将康复治疗作为整体治疗方案的一部分。一些特定的康复治疗措施是有科学和临床的原理的,而另外的康复治疗措施基于临床判断。风湿病康复治疗和技术必须严密监测,对患者进行定期重新评估,并根据情况进行调整。

休息

关节炎患者的休息方式有三种:第一种是完全卧床休息;第二种是单个或多个关节佩戴夹板或石膏的局部休息;第三种是短暂休息,一天之内分散成几个时间段,每次休息 15~30min。

在 20 世纪 60 年代和 70 年代,相关文献支持 RA 患者卧床休息长达 4 周,来减少炎症关节的数目、减轻关节僵硬和疾病活动度[83]。然而,卧床有很多副作用,包括肌肉萎缩和骨质丢失。目前,对 RA 治疗管理的方法已经改变。已经使用更充分的药物来控制疾病活动,如早期使用 DMARD 治疗。此外,文献明确支持非活动性和亚急性炎症性关节炎患者活动和锻炼,并鼓励他们在整个疾病过程中积极主动,通过锻炼和症状控制在整个病程中保持健康和健康的生活方式[83]。然而,Cochrane 的一篇综述表明:几乎没有令人信服的证据证明体育锻炼和运动可以有效治疗慢性疼痛。这主要是由于样本量小和研究的效力不足。不少研究有足够长时间的干预措施,但除了 6 个研究以外,设计的随访时间均不足 1 年。在减轻疼痛程度和改善身体功能方面已有一些阳性的效果,但研究结果还不一致,且通常是在少数患者中进行的研究[190]。

急性和亚急性炎症关节在夜晚可以使用非功能性休息夹板,在白天使用功能性夹板进行局部休息,来减轻炎症和疼痛,可能有助于预防挛缩。对于疼痛的关节周围综合征(如 de Quervain 综合征和 CTS),腕部制动有助于缓解疼痛。在 2 周的制动时

32

间内,对制动关节每日进行一次 ROM 训练,不会引起不良反应。就对肌肉的影响而言,正常受试者中,CT 检查和活检提示:膝关节制动 4 周,会引起肌肉质量降低 21%[191]。通常,对于炎症性关节炎患者推荐:一天中短暂休息 20~30min,同时进行合适的局部夹板固定,有助于控制关节炎症和疲劳。目前,一些工作场所已经为人们提供配有小床的休息区域,也可以与雇主进行协商,在办公室放置一张小床或沙发来午睡。

运动

关节炎通常会破坏关节的生物力学的完整性以及关节周围的结构,这会降低关节的活动度,引起肌肉萎缩、无力、关节渗出、疼痛、关节不稳、低能效的步态模式和关节负重反应改变[192,193]。

关节炎患者可能由于不活动导致肌力降低和肌容积减少。在严格的卧床休息条件下,1 周内肌肉容积减少 30%,1 天肌力减少 5%[194]。导致力量丧失的其他因素包括肌炎、类固醇肌病[195]、关节积液引起的肌肉收缩抑制[196]以及疾病本身对肌肉的直接影响。例如,RA 中肌肉纤维的破坏以及肌间和肌周的粘连,这些都可能影响血供。肌肉束相互粘连,整个肌肉可能黏附于肌间隔和肌周筋膜上,导致 RA、PM、SLE 和 PSS 肌肉收缩和正常运动受抑制[192],导致肌肉无力、疼痛和易疲劳。即使在轻度 RA[197,198]、PM[199]和 JRA[200]中,也可出现股四头肌等长肌力测试的肌力降低。等速肌力测试证明在 RA[197]和 DM-PM[201]患者中存在股四头肌的肌力降低。RA、AS、SLE、JRA、DM 和 JDM 患者有氧能力下降[202-206]。

肌肉无力削弱了关节的生物力学优势。正常情况下,肌肉的功能是提供姿势稳定性,并在活动期间分散关节受到的冲击力和应力。正常的关节功能要求肌肉主动肌的收缩和拮抗肌的放松同步。关节周围肌肉如果发生萎缩,肌肉协调性会降低,并且静态肌耐力和力量都会受到影响。关节炎关节周围的肌肉张力降低,痉挛增加,导致关节运动不协调[204]。

关节炎患者的运动项目(e 表 32-4)有多种益处,主要是提高力量和功能,还没有令人信服的证据表明其对疾病活动性可以产生影响[207](参见第 49 章)。运动项目的一些好处尚未达到支持其有效性的证据水平,因此,如果要支持这些建议作为制订正式指南的一部分,仍需今后进一步的研究。尽管如此,运动训练仍然普遍使用,尤其在 RA 患者。

这些运动项目包括:肌肉再训练,以加强和提高静态和动态肌肉耐力[208-212],利用全面的身体运动来改善功能性活动和休闲活动(如舞蹈)[213-216]。一些数据表明,运动可减轻关节炎症[217,218],并可能改善免疫状态[219,220]。风湿病患者进行有氧和力量训练的一般益处包括增加整体有氧能力和力量[221],减轻体重[222],改善代谢状态,以及影响肌肉的合成代谢[223]。

运动应当根据患者最希望改善的功能来设计。一旦目标确立,就需要确定限度,以保持关节功能,而不使发炎的肌肉和关节结构过度疲劳。运动训练应该在关节渗出减少,并且有适当的关节支持下进行,注意患者的有氧能力水平[204]。胶原蛋白疾病患者通常有心脏异常[224],应在开始运动计划前评估心脏功能,并定期进行评估。关节炎患者的运动计划应明确说明运动是有氧运动、力量训练,还是旨在增强肌肉耐力。运动处方应明确需要加强的肌肉;运动训练的类型、强度、持续时间和频率;以及具体的注意事项[204]。如果运动训练项目在家中实施,向患者提供书面锻炼计划和口头指导,则有助于提高患者的依从性。如果患者参加小组活动或者有同伴陪同,患者更有可能坚持一个既定的运动项目。应该告诉患者或家属(或两者都告知)运动训练的目的。

运动训练方案应该循序渐进。首先应该用适当的治疗和/或止痛药缓解受累关节的疼痛。一旦感到舒适,就应该循序渐进地开始以拉伸、力量和体能训练相结合的综合训练。最好用功能活动来表示运动方案。等长训练通常是最初使用的方法,如果关节状况允许,逐渐增加等张运动训练来加强患者的肌肉耐力和力量。等张低阻力和低重量渐进性抗阻运动,以及低力量等速运动对关节没有损伤。将运动训练融入娱乐生活中对患者来说是个不错的选择,因为它本身比较有趣,而且可以在院外进行。根据关节的完整性,一系列选择(即园艺、游泳、逛商场、低强度舞蹈、乒乓球)对于风湿性疾病患者来说,都是安全且有效的[204]。

被动运动

对于因 PM 或与脑卒中、周围神经病和血管炎相关的神经性病变导致的严重肌肉无力患者来说,被动运动是有益的。急性关节炎发作期的患者应当被动地或主动地在关节活动范围内活动关节,每天一次或者两次,来预防活动能力丧失。存在关节积液时,被动活动可能会增加关节内压力,如果关节大量积液,被动活动也可能会导致关节囊破裂[204]。

主动运动

主动抗阻运动使用三种类型的肌肉收缩:

1. 等长收缩或静力性收缩,非常适合生物力学紊乱的关节炎患者;

2. 等张或动力性收缩,最适合没有急性炎症或生物力学紊乱的患者,因为在关节全范围内关节都承受应力;

3. 等速动力性收缩,在大多数情况下不推荐用于关节炎患者。

力量训练

关节炎患者的肌肉力量训练可以通过等长、等张或等速训练的方式来实现。在选择训练项目之前,应该评估患者的炎症程度和疾病所处阶段。

等长(即静力性)训练非常适合风湿病患者由疾病和类固醇导致的萎缩肌肉的力量恢复和维持,也适合与 DM-PM 的恢复阶段和关节发生了明显的生物力学变化的患者。Machover 和 Sapecky 的研究结果表明:等长肌力训练让 RA 患者的股四头肌力量显著增加(27%)[225]。研究所用训练项目为每日进行三组单次收缩保持 6s 的最大收缩训练,组间休息 20s,膝关节屈伸 90°。对侧股四头肌因为交叉效应,力量增加 17%。一个类似项目也使 PM 患者力量增加[199]。为了减小跨关节的应力,应使用小于最大收缩力的强度进行训练。为了增加肌力,收缩强度不能小于最大收缩力的 2/3。应指导患者如何进行训练。

等长训练的优点是在最小关节应力下产生肌肉紧张。最大收缩时仍有可能出现疼痛。Gnootveld 及其同事进行的一项研究,通过对成年患者训练后 1h 的关节滑液进行分析,显示对 RA 患者仍处于炎症状态的膝关节进行股四头肌等长训练会增加透明质酸和葡萄糖的氧化损伤[226],因此,不推荐关节仍有炎症的患者进行等长训练。

等长训练中,肌肉力量只在训练过的角度上强化。等张训练中,阻力在整个关节活动范围是恒定的,因此,力量会全面增加。此外,通过等长训练获得的力量增加并不能全部转化至等张训练。因此,一旦病情允许,在关节炎运动项目中需要增加等张训练。高负荷、低重复的 DeLorme 渐进式抗阻训练可以增强力量,但会给关节带来相当大的压力。功能分级Ⅱ级和Ⅲ级 RA 患者,进行低负荷抗阻肌力训练(循环负重、轻负荷/高重复次数、每周 3 次、共 12 周)项目,显著改善了自我报告的关节数量(存在压痛和炎症的关节数量)、HAQ、握力和伸膝肌力。在控制良好的 RA 患者中进行为期 6 周的高强度渐进性抗阻性力量训练,可显著改善力量、疼痛和疲劳,没有加剧疾病活动或关节疼痛[227]。最近的一项研究表明:适度的动态抗阻运动(负荷为 50%~70% 的最大重复力量)每周两次,伴随着娱乐性运动,可显著改善力量、疾病活动程度(HAQ)和步速。脊柱的骨密度(bonemineraldensity,BMD)无明显增加[212]。

一项研究对比了高强度有氧自行车运动(70%~85% 的年龄预测心率)结合全负重运动,与三种形式的低强度力量训练(团体、个人或基于家庭的 ROM 和等长运动)相结合之间的差异,结果表明:有氧能力、肌肉力量、ROM 显著提高,高强度有氧自行车与全负重运动的组合训练项目与其他三组的变化有显著差异[211]。在等张抗阻器械训练的项目中,PM 患者的力量增加[205,221,228]。

一般来说,动态等张高负荷抗阻运动有可能会加剧炎症反应,从而增加肌肉疲劳和关节疼痛,并会继发性降低关节 ROM。因此,渐进性高强度等张抗阻运动和等速运动不推荐用于关节炎患者。关节处于非活动性炎症,且生物力学完整的情况下,中等强度的等张运动项目可以选择性应用于一些病例。等速运动所获得的肌力增加并不优于低负荷等张肌力训练所取得的效果,而且等速训练的设备昂贵,并只能在医院环境中使用[229]。

1990 年,一项研究对患有轻度关节病变的 RA 患者[197]和 PM 患者[201,230]进行了等速肌力测试,等速肌力测试没有给患者带来不良影响。在 RA 患者中使用等速强力量训练可增强患者肌力。并发症包括几例关节炎症发作和一例 Baker 囊肿破裂[231]。1994 年,一项针对 RA 患者进行的小样本研究表明:为期 3 周的以 4 种速度进行的等速肌力训练,可显著提高肌力,而不会导致关节炎症急性发作[232]。1999 年,一项针对 RA 患者的研究显示:进行膝关节屈曲/伸展训练计划后,RA 患者膝关节屈曲力矩增加在 60 和 90°/s 时有所增加[233]。RA 患者进行等速训练最常采用的是中等速度(120°/s)的训练项目。较低的速度(每秒 30°~90°)会在关节周围产生较高的扭矩,最好避免。关节炎患者如有下列情况应当避免使用等速训练:关节积液、Baker 囊肿、韧带松弛、急性关节炎或关节置换。一项针对 6 名 PM-DM

32

患者进行的等速训练研究表明:等速训练能够显著增强患者的肌力,不会显著增加肌酸激酶(creatine phosphokinase,CPK)[234]。具体运动方案见 e 表 32-4 和表 32-12。

表 32-12　针对特定关节状况和功能水平的训练类型建议

关节炎活动性	ROM		牵伸		等长训练		等张训练		等速训练		有氧训练	
	全	部分	轻柔	全	次最大值	最大值	低阻力	中等阻力	低阻力	中等阻力	低强度	中等强度
急性	+	-	-	-	-	-	-	-	-	-	-	-
亚急性	+	-	+	-	+	-	+	-	-	-	+	-
慢性(不活动)	+	-	-	+	-	+	-	+	+	+	+	+
功能水平												
Ⅰ	+	+	-	+	+	+	+	+	+	+	+	+
Ⅱ	+	+	+	+	+	+	-	+	+	+	+	+
Ⅲ	+	+	+	+	+	+	-	-	-	-	+	-
Ⅳ	-	+	+	-	-	+	-	-	-	-	-	-
关节的生物力学水平												
正常	+	-	-	+	+	+	+	+	+	+	+	+
轻度受损	+	-	+	+	+	+	+	-	+	-	+	+
中度受损	+	+	+	-	+		重力		-	-	水中	-
重度受损	-	+	-	-	+	-	-	-	-	-	-	-
关节积液												
0	+	+	-	+	+	+	+	+	+	+	+	+(水中)
轻度	+	+	-	+	+	+	+	+	-	-	自行车	+(水中)
中度	+	+	-	-	+	-	-	-	-	-	-	-
重度	-	+	-	-	+	-	-	-	-	-	-	-
关节置换												
	-	+	+	-	+	-	←与骨科医师核实→		-	-	+	水中
骨质疏松症												
轻度	+	-	-	+	+	+	+	+	+	+	+	+
中度	+	-	+	-	+	-	+	-	-	-	+	-
重度	-	+	-	-	+	-	-	-	-	-	水中	-

ROM,关节活动范围。

耐力训练

全身性风湿病患者总体耐力常受限,完成持续的静态或动态任务的能力常受损。耐力训练可以提高 RA 患者的功能水平[235,236]。

1981 年,Nordemar 描述了一组 RA 患者在家里使用功率自行车训练,并坚持由慢跑、滑雪、游泳和骑自行车组成的自我指导的运动计划,共 4～8 年[237]。结果发现:与不运动的对照组相比较,运动组的日常生活能力提高,关节炎的 X 线改变进展较少,腘绳肌力量改善,请病假更少[238]。Harkcom 及其同事也报道了 RA 患者进行有氧运动的益处[239]。

Minor 及其同事发现有氧运动可以增加 RA 和 OA 患者的有氧能力。RA 患者进行有氧运动可减少疼痛和肿胀关节的数目[216,218,235]。在陆地和游泳池中,使用 ROM、力量训练、有氧训练的不同组合对 RA 患者都是有益的[193]。

收录在 2000 年 Cochrane 数据库中的一项由 Van den Ende 进行的研究综述了动态有氧训练对改善 RA 患者关节活动度、肌肉力量、有氧能力和功能的影响,还评估了疼痛增加、疾病活动和影像学进展等副作用。入选标准包括关于动态训练(运动项目至少以 60% 的最大心率训练,持续至少 20min,至少 1 周两次,共 6 周)效果的随机对照试验。在 30 项对照试验中,仅有 6 个满足标准。结论为动态训练可以改善包括有氧能力和肌力在内的体能水平。动态训练对于功能能力和影像学进展的作用仍需要进一步的研究证实[240]。一项随机对照临床试验显示,患有 RA 正在服用小剂量类固醇药物的女性患者,进行动态负重训练项目,可改善患者的运动功能、活动水平和 BMD,且不会使病情恶化[241]。另外一个试验报告在活动性 RA 患者中进行高强度活动的作用[208]。2008 年 Cochrane 数据库的一篇综述总结了 RA 患者动态训练的效果[242]。

有氧运动的一个公认的积极效果是改善心血管健康。炎症性风湿病患者的死亡风险与心血管疾病有关,这增加了风湿病患者运动的额外益处[243]。

最近的研究表明,有氧运动与肥胖人群中炎症生物标志物的减少有关,这可能在肥胖的风湿性疾病患者中具有重要意义[244]。高强度间歇训练(HIIT)最近被引入不同疾病患者的健身训练中。最近的报告表明,对于 RA 和成人起病的青少年关节炎患者,这种治疗安全有效[245]。

Wiesinger 报告称,在 DM-PM 患者中,短期 6 周和长期有氧运动可以改善身体素质和肌肉力量[230]。患有 JRA 的儿童可以通过负重健身训练提高他们的有氧耐力,而不会使疾病恶化[246]。SLE 患者进行自行车有氧运动,有氧能力提高了 20%[162]。一项多模式训练项目(有氧牵伸和肺功能训练),每周 3 次,为期 12 周,与仅使用药物的对照组相比,在脊柱活动性、工作能力和胸部扩张方面都有显著改善[247]。

骨矿化在一定程度上依赖于肌肉收缩。运动对绝经后妇女的骨矿化有积极的影响[248]。风湿性疾病患者常因失用、药物治疗、钙和胶原代谢异常而出现骨量减少。支持运动在这些领域有正向作用的研究,大多采用了等张训练,还有一些采用了抗阻训练[211,212]。Sinaki 和 Grubbs 在一项研究中表明:在绝经后妇女中,背伸肌训练可以增加脊柱骨密度[249]。这种训练对风湿性疾病患者可能有用。

牵伸训练

牵伸通过破坏关节囊的粘连,可以用来防止关节挛缩,维持或恢复关节 ROM[250]。这些训练必须根据患者的炎症程度、疼痛程度和疼痛耐受性进行分级。在牵伸训练前,热疗可以用来增加胶原蛋白的伸展性,冷疗可以用来降低疼痛。如果存在急性炎症,不应该进行牵伸活动,因为这可能会加重炎症。

当关节炎症为亚急性且疼痛减轻时,可使用主动辅助牵伸来维持或增加 ROM[251]。患者启动肌肉收缩,治疗师或辅助设备充当助手。在有大量关节积液的情况下,应避免大力牵伸,因为可能会发生关节囊破裂。

在没有疼痛和炎症的情况下,可以进行主动牵伸,以保持 ROM。可以通过使用滑轮来帮助患者。对 JRA 患者的髋关节屈曲挛缩或 RA 患者的膝关节屈曲挛缩,进行牵伸训练时,可能需要仪器的帮助。被动牵伸训练有助于改善 AS 患者的髋关节和肩部运动[252]。

水疗

在水中进行锻炼的好处包括消除重力和利用水的浮力,这可能会减轻关节压力和疼痛(参见第 50 章)。水中的主动牵伸很好[253,254],这可能会使肌肉进一步放松。此外,在水中可耐受比在陆地上更高等级的有氧运动,因此,治疗性水疗可能最适用于患有中重度关节炎、近期关节置换、AS 和心肺功能欠佳的患者。

具体来说,Danneskiold-Samsoe 及其同事,在一项对 RA 患者的研究发现:与治疗前的数值相比较,坚持 2 个月的水中运动计划,股四头肌的等长和等速力量分别增加 38% 和 16%。RA 患者在进行水中运动后,有氧能力也显著改善[255]。低肺活量(700、1 500cm³)的 AS 患者已被证明能够进行水疗,没有不良反应发生[217]。一项随机对照试验,证实了联合 spa 运动疗法对 AS 患者有效[256]。这些患者的运动耐受性似乎与肺功能有关[257]。

娱乐运动

风湿性疾病患者一般愿意参加娱乐性锻炼项

目[216]。必须注意告知患者:哪些活动或计划对其有益,并教会患者判断不同的关节状况(即炎症、亚急性、慢性生物力学紊乱)适合的娱乐项目。在健身房训练时,应该避免使用预先设定的速率限制设备,以避免肌肉收缩时在高扭矩速度下对抗机器上的高阻力。对于没有炎症、X线变化轻微、没有韧带松弛的患者,允许在等张训练机器上,使用低负荷(1.36kg或更少)和最小重复(10次或更少)进行训练。如果进行等张举重训练,一般应以较轻的重量(0.45~1.36kg),每组重复10次。短弧运动可以减轻关节疼痛。对于关节炎患者来说,游泳是一种很好的等张运动形式,因为水的浮力可以抵消重力,关节活动疼痛减少。ROM和牵伸运动以及水中慢跑或步行都是不错的选择。AF的地方分会为关节炎患者提供水上课程,并经常提供加热泳池。YMCA也有特别的游泳池锻炼计划。可使用适应性装置和特殊手柄来帮助患者进行特定运动(如乒乓球、高尔夫、园艺、保龄球)。

跳舞

舞蹈已成为关节炎患者中的一项受欢迎的娱乐活动。它可以帮助增加关节活动度、肌肉力量和有氧能力。Van Deusen和Harlowe描述了一个针对成年RA患者的ROM舞蹈项目的有效性[258]。其他更加正式和治疗性的舞蹈项目(如Educize),可增加患者的肌力、柔韧性和有氧能力,并减轻关节疼痛和抑郁[236]。以舞蹈为基础的正式有氧项目在RA患者中已显示出积极的效果:①疲劳、紧张和有氧能力的改变;②Ⅲ期患者中,随着有氧能力的增加,疲劳、抑郁和焦虑都发生了积极变化;③Ⅲ期RA患者中,通过步态测试可发现患者的运动能力显著改善[213,215,258,259]。

慢跑

陆地慢跑是关节的反复运动,增强肌力的作用有限,如果存在膝关节、髋关节或踝关节炎症,则不建议进行陆地慢跑。认为跑步或慢跑是OA的原因之一,甚至是导致进展的因素的数据并不一致。几个最新的综述研究了这个问题,所有的结论都是还需要更多的数据[260-262]。

在开始娱乐性运动之前,应该通过等长运动使患者尽可能强壮,并通过轻度等张运动增加肌肉力量和局部肌肉耐力。治疗性和娱乐性运动过量的表现包括:运动后疼痛持续超过2h、过度疲劳、肌无力加重、关节ROM降低和关节肿胀。如果出现这些情况,则应该调整训练方案[262]。

热疗和冷疗法

治疗性热源可以通过多种装置和技术获得(参见第51章)。在选择治疗方式时,必须考虑对组织的影响、治疗部位、表面积、组织深度以及关节炎处于急性期或慢性期。

大多数针对浅层及深层的冷疗、热疗的研究结果并不一致。近期对Cochrane数据库和根据特定纳入标准筛选出的关于类风湿关节炎治疗的研究进行了正式文献综述,包括温度疗法(热疗和冷疗)[263]、浸浴疗法[264]和治疗性超声[265]。仅选择随机对照试验进行数据分析。影响数据采集和治疗效果总结的常见原因包括方法学质量差、统计分析和结果测量不充分。温度疗法综述的一般结论表明,冷疗和热疗与对照组相比,对疾病活动的客观指标(炎症、疼痛、X线评估的关节破坏)无显著影响。相比不做治疗而言,94%的患者报告更愿意接受热疗。患者对热和冷的偏好没有差异,并且没有观察到有害的副作用。

浸浴疗法的综述中有10项研究报告了治疗获益,但是由于方法学上存在缺陷,应该谨慎看待研究结果。综述表明,超声治疗作用于手部可以改善握力。超声与运动、电疗或蜡疗相结合,未观察到明确获益。

热疗

数百年来,浅层热疗一直应用于缓解关节炎患者的疼痛。患者报告称,温水浴、温水游泳池、热敷包和温矿泉有助于缓解关节疼痛和僵硬。研究表明[266],浅层热疗可提高关节炎患者患病关节的皮肤和关节温度。疼痛刺激、忧虑、警觉或吸烟会降低皮肤温度,升高膝关节温度,主动和被动锻炼也有同样效果。

当关节温度从30.5℃升高到36℃时,例如类风湿关节炎活动期,类风湿滑膜内的胶原酶活性活化四倍,导致软骨溶解[267]。提高关节温度可增加代谢率,并可能增加炎症和关节破坏[267]。Mainardi及同事[268]发现,使用浅层热疗,不增加或减少类风湿关节炎患者的手部关节破坏和炎症活动。

热影响胶原蛋白的黏弹性。施加张力时,延展性受到影响,蠕变增加(即张力下的韧带结构的塑性拉伸)。如果选择恰当,热可以增强关节拉伸的效果。

浅层和深层热疗都可以提高痛阈,通过作用于周围神经和肌梭 γ 纤维的游离神经末梢产生镇静和镇痛作用[269,270]。

冷疗

利用空气或冰的冷疗法,可以降低关节炎患者的皮肤、肌肉和关节温度[266]。因此,冷疗可抑制类风湿性关节滑膜中的胶原酶活性。有临床研究表明,冰在类风湿关节炎中的止痛效果比浅层或深层热疗效果更好、更持久[271]。另有研究发现,连续 5 天每天使用冰疗或浅层热疗,膝关节活动度得到同等程度改善(两种治疗间隔 9 天)[272]。

冷疗通过直接激活肌梭[273]降低肌肉痉挛,并提高痛阈。有雷诺现象、冷过敏、冷球蛋白血症或阵发性冷血红蛋白尿的患者不适用冷疗。突然应用冷疗可引起不适并产生紧张反应。

在治疗急性炎症或亚急性关节炎时,目标是减轻疼痛。注意不要使用可能会增加代谢率,进而促进炎症的干预措施。冷疗似乎是一种合理的选择,可以降低痛阈,放松周围痉挛的肌肉,并且与关节温度、胶原酶活性和关节液中细胞计数的降低相关[274]。

在亚急性期的后期,炎症相关的疼痛消退、僵硬出现,患者关节活动度可能下降,这时冷疗或浅层热疗都是合理的选择,可以选择最方便、最经济和最有效的方法。

矫形器

夹板和矫形器用于解除关节负重、稳定关节、减少关节运动、将关节支撑在功能最大化的位置并改善关节活动(即动力性夹板)(参见第 57 章)。夹板可以是预制的,但根据患者个体化定制的效果更好。

上肢

上肢矫形器主要用于控制手腕和手,包括休息位夹板、功能位手腕夹板、拇指柱状夹板、环状夹板和动力性夹板。有 1 级和 2 级证据支持,夹板可减轻疼痛并改善抓握。特别是拇指柱夹板最为有效[275-277]。

休息位夹板用于固定手和手腕,在夜间用于活动性 RA、CTS 或伸肌腱炎患者。夹板在预防 RA 畸形中的作用尚未得到科学证实。在早期 RA 中,通常休息位夹板和功能位夹板相结合。在 JRA 中,夹板可能有助于延缓尺侧偏斜,减轻疼痛、滑膜炎和水肿。功能性腕夹板延伸至掌中折痕,不影响手指功能,可阻止手腕弯曲,在炎症期间活动时使用。夹板可对手腕和韧带提供支撑。2008 年一项使用预制的活动时手腕夹板的研究显示手腕疼痛减少了 32%(对照组疼痛增加 17%)[278]。功能性拇指柱状夹板可用于缓解骨关节炎相关的 CMC 和 IP 疼痛。同样类型的具有较大手腕伸展的夹板对桡骨茎突狭窄性腱鞘炎是有用的。功能性手腕背伸夹板有助于缓解腕管综合征的疼痛。

小环状夹板(如 Bunnell 矫形器、纽扣样矫形器)可以减少天鹅颈畸形或纽扣样畸形。有金银制成并镶嵌半宝石装饰的夹板可供选择。

对于 MCP 置换术后或桡神经损伤的患者,动力型支具可伸展手指,患者屈曲手指时必须主动用力。它们在有限的范围内提供轻柔的伸展,同时支持手腕和 MTPs。还可以使用夹板来重新对齐手指,以协助减少尺侧偏斜。

肘部矫形器很少使用。在儿童 JRA 和 PM 中可能有效。夜间休息位夹板可能有助于阻止肘关节屈曲挛缩的进展。带有数字锁的支具可用于日间改善伸展度。

下肢

足部和脚踝矫形器通常用于风湿性疾病患者[277]。膝关节和髋关节的矫形器效果不佳。使用新型轻质材料的矫形器可减少使用中的能量耗损[277]。

足/踝距下关节过度旋前,内侧弓消失和距下过度活动是 RA 常见的症状,可导致疼痛、跗管综合征,并导致膝关节和髋关节劳损。通过使跟骨垂直于地板来控制内旋,通常可以减轻疼痛,并有助于平衡负重。第一步是让患者穿着具有良好后衬的鞋并使用软质或硬质矫形垫 Spenco(AliMed,Dedham,MA)。鞋底不应该太软。这将减少步行过程中足跟触地和支撑时的漂浮感,并减少脚踝或更高位置的关节应力、过度活动或不稳定性。如果鞋不能控制内旋,后跟矫形器可以改善步态,减轻疼痛(图 32-4)。与地板成 20° 角的坡跟可以减少脚踝运动和疼痛。当 RA 患者的踝部疼痛、关节炎明显时,可使用短腿髌腱支撑矫形器将重量从踝部转移到髌腱。足底筋膜炎可以通过使用杯状衬垫或在软筋膜区域支撑的衬垫来缓解[279]。

前脚掌宽、脚趾翘起的 RA、JRA 患者和踇趾外翻的 OA 患者应选择合适的宽头鞋。可增加柔软的

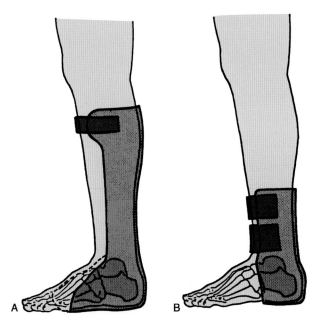

图 32-4　对比标准足踝矫形器（A）和专门用于控制距下运动的后跟矫形器（B）

衬垫或趾骨支撑，或采取鞋内支撑在鞋底外侧加固。从安全性角度看，优选前者。弧底鞋可以在脚踝疼痛时帮助完成着地、蹬地动作。有时与马镫形支架结合使用效果更佳，改善距下支撑。

膝关节支具可用于疼痛、韧带松弛引起的不稳定、明显的股四头肌无力或膝过伸。其有效性的证据级别为 3 级，经调查只有 10% 的临床医师使用膝关节支具[280]。用于股四头肌无力的双侧垂直 Klenzak 支具（Pel Supply, Cleveland, OH），在脚踝处设置了 5° 的足跖屈，使膝关节在足跟触地和站立时呈屈曲状态。Klenzak 可用于单侧受累，或用于诸如多发性肌炎双侧受累时的较弱一侧。只要患者不超重，制作塑料 AFO 时也可以通过增加 0.95cm（3/8 英寸）的鞋跟来实现 5° 足跖屈。Lenox Hill 矫形器（3-M, Long Island, NY）可用于控制内、外侧或旋转不稳定性。这类支具很少用于 RA，常用于年轻人的运动损伤。

在实践中，会使用膝足踝矫形器（knee, ankle, foot orthosis, KAFO），可以对坐骨承重，膝关节处有带刻度的盘锁，可用于降低膝部压力，并可调整以减轻 OA 或 RA 患者内侧或外侧区间的应力。这类矫形器难以应用于严重的外翻畸形和肥胖患者。使用 KAFO 的依从性较差。

小型膝关节矫形器，如铰接矫形器、瑞典膝关节笼或 Lehrman 矫形器（Pel Supply, Cleveland, OH）可用于协助控制膝关节在矢状面和额状面的平面运

动。另有用于有效防止髌骨脱位的膝关节矫形器。具有 20° 坡跟的鞋子也可减少膝关节屈曲，促进膝关节更稳定的伸展。每天把矫形器刻度盘锁转动 1° 或 2° 的也可以减少膝关节屈曲。弹性膝关节支撑有助于控制肿胀，帮助患者体会控制股四头肌的感觉。

脊柱矫形器

脊柱矫形器主要用于减轻疼痛、制动或支撑不稳定的脊柱。具有一定塑形和内衬的腰椎或胸椎矫形器可减轻压缩骨折或椎间盘疾病引起的背部疼痛。这种矫形器可以减少脊柱前凸，加强腹部肌肉，减轻脊柱负担。对于易于出现凸起畸形的胸椎压缩性骨折或胸、腰椎失稳，需要 Jewett 矫形器（Florida Brace, Winter Park, FL）或聚丙烯塑形外套。

腰骶紧身衣不限制运动，但可以对腹部提供支撑，减轻腰部肌肉组织的疼痛。

RA、OA、JRA 和脊柱关节病可导致颈椎受累。不同的颈托提供不同程度的支撑。柔软的颈托只能最小限度地限制运动，但可以减轻疼痛。Philadelphia 颈托（Pel Supply, Cleveland, OH）提供更多支持并限制伸展。双柱、四柱或胸骨-枕骨-下颌骨固定颈托完全限制了屈曲和伸展，特别是 C1、C2、C4 和 C6。Halo 支具可以完全控制 C1-2 失稳。

辅助设备和适应性辅助工具

临床医师经常根据经验选择辅助设备和适应性辅助设备来改善关节活动受限和疼痛，提高关节炎患者的独立性，并减少损伤和残疾的发生（参见第 55 章）。对这些装置有效性的系统评价很少[274]。为确保患者接受，应选取价格合理、易于使用，并可改善患者功能的设备。

行走和转移技能对关节炎患者来说极其重要，可能需要步态辅助工具和器械的帮助。

步态辅助设备

如果有继发于软骨磨损、积液或活动性滑膜炎的关节疼痛，需要减少关节负重。鼓励减重，体重减轻 1kg 可减少髋关节的负荷 3～4kg。合理使用直手杖，可以减少 25% 肢体负重[2]，可以改善平衡，但肢体减重效率不高。肘拐可以有效减轻负重，注意使用时，肘部应弯曲 30°。

拐杖的手柄可以通过制作患者手功能位承重模具来定制，或者使用商业成品手柄。平台拐杖可将

重量分散在前臂上,以减少手腕伸展,减少手腕和手的负重。还有用于助行器和轮椅的前臂配件。

对于 DM-PM 肌力和耐力明显下降者,建议使用小型、轻型轮椅。还有小型电动踏板车,如 Amigo 运动轮椅(Amego Mobility Intl. Inc. ,Bridgeport,MI)。

用于转移的适应性设备

慢性髋关节或膝关节疼痛、运动受限和近端肌肉无力使得从矮椅子、厕所和床上转移变得困难。站起时可能需要上肢辅助,但当上肢因 RA 而丧失活动能力时,这种简单的动作也难以完成。改善转移独立性的方法包括在座椅上增加坐垫、使用杠杆座椅、在椅桌和床腿下放置 7.62cm(3 英寸)或 10.16cm(4 英寸)的砖块。还可使用电动升降座椅、升降马桶座椅和夹合式浴缸座椅。

通过使用加厚坐垫、杠杆座椅或塑料转盘并安装扶手来增加杠杆作用,方便进出汽车。在汽车上,对于脊柱关节病导致颈椎活动受限的患者,使用侧视镜、后视镜和广角镜变得至关重要。方向盘的旋转杆、加大门把手和点火装置适用于手部有严重问题的患者。结实的座椅和靠垫有益于背痛的患者,例如 PCP Champion Sacro 坐垫(OTC Professional Appliances,Ripley,OH)。颈痛患者需要使用可调节的颈部支撑或颈枕。

自我照顾

对于 RA、SLE 和 PM 患者来说,穿衣、脱衣和其他日常自我护理活动可能费时费力(参见第 7 章)。自适应和自我护理辅助工具,如长柄拉杆、鞋拔、弹性鞋带、长柄海绵、刷子和牙刷、Stirex 剪刀(North Coast Medical,San Jose,CA)、纽扣钩、拉链钩、卫生纸架和大手柄物品都可用于节省体力。使用松紧带和尼龙搭扣的衣服比用使用纽扣和挂钩的衣服更易穿脱。优选不需要熨烫的抗皱织物及轻质织物和羊毛织物(如马海毛、羊驼毛)。大纽扣和半拉链更容易穿着,松紧带和松紧腰、大插肩袖的衣服和光滑的内衬也能起到相同作用。披肩、斗篷和羽绒服穿着容易、轻便保暖。

厨房设备

厨房便利设备包括食品加工机、长柄把手、餐具上的组合把手、电动刀具和蔬菜削皮器、楔形开罐器和轻质铝制平底锅。铝箔衬锅可以免于擦洗。应当将所需物品集中在同一区域内(如厨房炉灶、操作区、水槽、冰箱)。微波炉可以减少准备食物的时间。装有常用器具的餐车可以减少行走。

环境设计

对患有髋关节和膝关节疾病的人来说,斜坡、台阶很高的楼梯、较高的路缘石、公共汽车或汽车可能带来很大困难(参见第 15 章)。设计合理的台阶、降低路缘石高度、坡度合适的斜坡和坡道是有益的。许多社区都有可以降低入口台阶让乘客上车的公共汽车。在室内,厚地毯会增加摩擦,增加行走和轮椅通过的难度。在浴室里,最好安装安全护栏。浴缸应该装备防滑条或整个表面防滑。带靠背式座椅的轮椅淋浴非常适合在轮椅上使用。门口应该足够宽以容纳轮椅通过。最好采取齐胸高的储物柜和齐腰高的工作台面,安装特殊的门把手。对于坐轮椅的患者,门把手、电灯开关和厨房设备应该安装在正确位置。可以使用大手柄的铅笔和餐具和喷雾罐辅助装置。AF 提供了可用辅助设备的目录(www. arthritis. org)。

教育

患有炎症性疾病的患者(也许包括所有患有慢性病的患者),最重要的治疗内容之一是医患之间良好融洽的关系。医患之间清晰顺畅的沟通可以帮助患者更好地了解或者调整慢性疾病的过程。此外,关节炎患者组成的教育小组可以集体听取该领域的专家意见,并讨论医疗和康复管理的各方面内容,可以获得很多有益信息和支持。这种小组活动还为处理医疗和心理-社会问题提供了社交环境。地方医院、YMCA、AF 和其他疾病基金会以及地方利益团体可提供此类团体活动。

由于缺乏运动和积极性不足,RA 患者和慢性病者常被认为有严重残疾。解决这一问题并提高患者功能的方法包括增强患者信心和提高自我效能,从而克服习得性无助感[281]。

使用疾病自我管理方案的教育干预,已被用于 RA、SLE、AS 和纤维肌痛的治疗。这些措施可减轻疼痛,改善功能,延缓残疾的发生。这些方法未得到充分利用[282-284]。研究表明,信息有助于增强患者信心,常有助于缓解焦虑。然而,教育干预只能促进知识的增长,对疾病活动和行为几乎没有影响。建立解决问题的方法、支持团体和健康生活方式、健康行为的教育模式通常可以更有效地促进功能改善[281-284]。

患者教育的内容应该包括讨论疾病的自然病程以及疾病对生活方式、工作和休闲活动可能产生的影响。多数全身性风湿性疾病呈慢性病程,具有缓解期和加重期,从而影响功能。对活动进行计划,在一天中的最佳时间完成,或者将活动分成小组以保证持续活动,完成重要的活动而不引起过度疲劳。

充分讨论药物可能产生的影响将有助于提醒患者注意到与药物相关的问题。例如,类固醇激素可能导致肌肉萎缩,扰乱睡眠模式,引起外貌变化。这些变化可能对情绪、体能和肌力产生明显影响,而这些都可能影响功能。

关节保护

众所周知,根据 Cordery 的观察研究,关节炎患者可以通过改变生活方式和习惯来保护关节,通过使用适应性策略和设备使工作更容易,而不是坚持导致疼痛的活动[285]。然而,患者需要正规教育来学习减少关节受力的方法。该计划包括以下原则:保持良好坐姿,背部充分接触靠背,使用扶手、座椅高度合适脚可接触地板,并经常改变位置以避免僵硬现象。

活动时应尽量使用大关节,减少疼痛的下肢关节负重,间断休息以避免持续活动导致的过度使用,使用适应性设备和策略来有效使用关节,必要时使用支具将肢体保持在功能位。

能量节约

风湿性疾病通常伴有疲劳,因此节约体能以最大限度地发挥功能是关节炎患者生活方式的重要组成部分。能量节约的方法包括:使用合适的矫正器和辅助装置以减少活动的能耗和保证手功能,使用适应性辅助工具和衣物,环境改造和安排全天的休息时间,保持关节活动范围和力量,以及保持适当的姿势。

无论坐站,良好的体态都能维持身体结构中头部和四肢重量的平衡,此时重力有助于使用最少的肌力,保持关节位置。改变姿势后需要动用更多肌肉来抵抗重力。例如,站立比坐着耗能多 25%。需要维持良好的关节活动度和关节周围的肌肉力量,以保持良好的体态。

心理社会干预

风湿性疾病对患者的活动能力、ADL、日常生活方式、自我形象、家庭生活、性行为和工作都有重大影响(参见第 12 章)。压力和抑郁是影响风湿性疾病(rheumatic disease,RD)患者的症状和疾病自我报告的重要因素。

有两种形式的压力影响 RD:重大生活事件,如配偶死亡;以及持续的负面事件[286],如与人的冲突。后者的压力会影响免疫功能,增加 RA 活动度的整体评分[287],增加 SLE 患者的焦虑[288],并加剧 JRA 的症状[289]。

研究证实压力与症状暴发之间存在联系,并表明帮助患者应对压力可能获益。患者的主要反应包括否认、压抑乃至抑郁,还有常见于其他慢性病的表现,如愤怒、反复交涉和接受。

抑郁症在 RD 中很常见。据报道,37% 的 RA 患者患有抑郁症[290]。抑郁症的预测因子包括 HAQ 评分、疼痛强度[291],以及女性患者失去有价值的活动能力。有抑郁症病史的 RA 患者容易出现较高程度的疼痛、疲劳和残疾,即使他们目前并无抑郁,只是处于焦虑状态[292]。特定的性格类型增加类风湿关节炎易感性这一观念已经遭到摒弃。然而,患病前的性格是患者应对疾病时的重要影响因素。关节炎患者除了应对疼痛之外,可能还须应对因疾病和药物副作用而导致的功能丧失和外表吸引力丧失,以及来自朋友、配偶和家人的反应。有些家庭适应良好,保持良好的沟通和支持,日常生活中灵活变通。而有些家庭无法重新组织、调整以适应关节炎患者的需求。

系统性疾病的不可预测性使应对过程变得复杂。RD 患者常有习惯性的无助感,认为无法解决压力事件,而这会导致焦虑、抑郁、疼痛加剧、活动减少,应对沮丧和残疾的能力下降[286]。无助感的强度与 RA 患者疼痛、抑郁和功能障碍以及 SLE 患者体质下降相关[293]。RD 患者的自我效能的差异可能来自为实现健康目标作出的不同行动。疼痛的高自我效能与 RA 患者疼痛相关行为频率降低相关,并与 SLE 患者的身心健康相关[294,295]。应对策略包括控制影响压力的运动和认知行为。消极应对策略与疼痛水平高、残疾和疾病适应能力差相关[286]。心理社会干预有助于改善疼痛、情感和功能[152,295,296]。它们还可以提高自我效能和健康状况。RA 患者使用压力管理方案可以提高自我效能,改善抑郁评分、疼痛和行走速度[297]。提供电话干预治疗可以改善 SLE 患者的心理状态。在家中使用的录音带和视频,可以改善 RA 患者的身体功能、疼痛、关节评分和整体评分[286]。总之,心理和行为方法对 RD 患者可带来获益[298,299]。

性生活调整

许多健康、教育良好、经济优越、婚姻稳定的美国成年人承认有性功能障碍或困难。然而,因为额外的限制或改变,关节炎可能会像影响其他 ADL 一样,影响性生活[300]。

引起关节炎患者性生活困难的原因包括:关节活动度受限、疼痛和僵硬等机械性问题;抑郁、自我评价和兴趣下降;药物治疗导致性欲下降;关节炎相关的家庭心理社会问题;疲劳。研究表明,许多自身免疫性疾病都从多方面影响性功能。与 SLE 和 RA 对照组相比,PSS 活动期患者阴道干燥、溃疡和性交困难更为常见[301]。性交困难在干燥综合征中也很常见[302]。高潮的次数和强度减少了 50%。上述三组的性满意度指数都有所下降。皮肤紧张、反应能力、胃痛和肌肉无力对性关系产生不利影响,相比 SLE 和 RA,对 PSS 的影响更为显著[301]。PSS 中的神经血管问题和相关综合征可引起男性阳痿[303]。髋、膝、腰椎、手和肩的关节炎通常会导致关节僵硬和疼痛等机械问题,影响性行为。髋关节受累通常会导致机械性问题。性交前使用止痛药和温水浴可能会有帮助。对于病情较严重的女性,男性可采用后路性交。当出现严重的活动受限,进行单侧或双侧髋关节置换可能是实现性交的必要条件。髋关节手术后,6 周内应避免性生活,避免髋关节弯曲超过 90°。注意关节置换后的性调整很重要[304]。膝关节的疼痛、僵硬和活动限制等机械性问题不影响性交,但是为了更舒适,可能需要改变姿势。对于背痛(如脊柱关节病、椎间盘疾病)的患者,男性和女性都优选侧卧位。明显肌无力的患者,如皮肌炎-多发性肌炎患者,可能需要作为被动一方。手和手臂关节明显受累者,如类风湿关节炎,对男性的限制比对女性更大;侧卧姿势可以缓解这种情况。无论是男性还是女性,这些关节的关节炎都可能会干扰做爱的早期阶段,包括爱抚和手动刺激。

关节炎患者通常会体验到自我评价的下降,感到无助,并最终导致抑郁,这些反过来又与性欲下降有关。慢性疼痛可能影响女性为吸引伴侣所作出的努力,很难让一个关节严重畸形的女性认为自己仍然很有魅力。男性可能自发地为了避免引起罹患关节炎配偶的痛苦,而放弃性关系。与晨僵程度低的 RA 患者相比,晨僵程度高的 RA 患者更担心自我形

象,并报告了更多的性问题[305]。适当的咨询可能有助于缓解这些问题。

某些药物会降低性欲。SLE 和 DM-PM 使用的大剂量类固醇激素可能会影响外貌,导致自我评价降低或配偶接受度下降。免疫抑制药物可能会干扰受孕。已有甲氨蝶呤相关的男性乳房发育症和阳痿的报道[306]。RD 和药物治疗可能会导致明显的疲劳。节省体能和有氧训练的指导,通常有益于控制疲劳的症状。

家庭中的心理社会问题可能会导致夫妻之间的性关系减弱。这些问题包括无法工作、经济紧张、朋友的不接受及参与社交或娱乐活动受到限制。孩子们对父母慢性病的误解和焦虑也会导致紧张,并对性关系产生负面影响。

JRA 患者的性活动、受孕、生育意愿、生育第一个孩子的年龄和哺乳时间与常人相似。然而据报道,患者的生育能力明显下降,流产率增加。与女性相比,男性在建立关系方面会遇到更大困难[307]。

在我们看来,成功治疗肌肉骨骼疾病不一定能改善性生活;然而,理解、咨询、改变性姿势和合理的关节置换是有必要的。

职业方面

职业评估应是风湿性疾病患者病情检查的一部分,应涵盖教育水平、工作经历和成就、身体功能水平以及社会和心理适应能力(参见第 14 章)。与没有 RD 的人相比,RD 患者的工作能力下降,而患有类风湿关节炎的人受到的影响尤为显著[308,309]。SLE 确诊三年后,患者将不再工作[310]。对于作为家庭主妇的患者来说,风湿性疾病对家庭活动和功能有负面影响[311]。

工作相关残疾的决定因素存在于社会和个人层面[309]。社会因素包括经济条件、态度和制度壁垒、工作类型、雇佣惯例和残疾养恤金计划类型[308,309]。个人因素包括疾病、社会要素和在工作中保持、控制身体的能力[309,311]。功能状况是家务劳动表现的最重要决定因素[312,313]。

最近的一项研究表明,女性 RA 患者的工作残疾程度更高[314]。对于关节炎患者来说,可以通过康复护理和家庭支持实现留在劳动力队伍中或成为家庭主妇这一重要目标。职业咨询的第一步是看看是否可以对工作或家庭环境进行调整,保证患者可以继续工作。如果不能做出改变,那么患者可能需要接受正式的职业康复或另一职业的培训。

特定疾病的康复干预

类风湿关节炎

类风湿关节炎是以急性炎症反应为特征的系统性风湿性疾病。它具有不同的发病模式，并可分为不同的类型[315]。

根据疾病进展的严重程度，RA 的病理过程会影响关节、关节周围结构和其他主要器官系统。这一过程会产生许多生理（解剖和生理）和心理（心理和情感）损伤。这些损伤会导致功能问题，从而导致残疾。e 表 32-5 列出了可能影响损伤程度、功能衰退和残疾的潜在因素。

病程和疾病结局

根据 ACR 标准，不到 25% 的 RA 患者在 5 年内有实质性缓解[315]。大多数人疾病有不同程度进展。发展到关节破坏和残疾的速度与炎症的强度、关节的增生反应和疾病的持续时间成正比。与持续活动的滑膜炎相比，间断发作的轻症滑膜炎致关节畸形作用弱。影像学进展在疾病的最初几年最快，但可以持续几十年。一旦发生滑膜破坏和软骨侵蚀，即使疾病活性减弱，也有导致不可逆损伤的可能[315,316]。

在 20 世纪 80 年代，研究表明 RA 患者在 5～20 年内，功能和工作能力进行性下降，死亡率上升[315]。65 岁以下 RA 患者有 60%～70% 在 5 年后存在工作能力下降[317]。其他研究开发了使用基线指数预测 RA 预后的模型[318,319]。这些信息可以帮助临床医师制订治疗计划。一项研究预测，疾病因素和非疾病变量都会增加残疾。疾病相关因素可解释33%的总残疾，非疾病因素（抑郁、教育、心理状态）可解释26%，未明确的原因占41%[319]。同样，也可预测疾病死亡率，据报道，基线变量较好（baseline variables，BLV）的患者的 5 年生存率为 85%～95%，而基线变量不佳（unfavorable baseline variables，UBLV）的患者 5 年生存率为 45%～55%[320]。

类风湿关节炎的治疗

已证实，风湿科医师早期使用强化药物治与早期 RA 的功能改善有关[4]。临床推荐早期功能评估和康复治疗。已证明多种治疗方法可改善功能。团队管理是有效的[321]。

RA 致残率高，其原因经常在于损伤和疾病的生物学。最近的文献表明 RA 患者的放射学表现与功能能力评分高度相关（如 HAQ，关节炎影响测量量表）[322]。预防残疾和保持或改善功能是 RA 管理的重点。通常包括在保护关节完整性的同时强化肌肉（首选等长收缩训练），进行低强度有氧适应性训练，以及促进社会交往和健康水平的休闲活动[323,324]。

类风湿关节炎的损伤和治疗

RA 的康复治疗、功能缺陷和残疾列表见表 32-13。

表 32-13　类风湿关节炎损伤、功能障碍和残疾的康复治疗

	障碍	处理
损伤	疼痛	药物、教育（自我效能）、控制压力关节保护、矫形器、辅助装置、塑形、锻炼
	疲劳	节省体力、抑郁管理、锻炼（肌力/有氧）短暂休息
	关节肿胀（急性炎症）（亚急性/慢性）	冷敷、关节活动度训练、热疗、锻炼（肌力/有氧）
	无力	锻炼（等长/等张/等速）
	去适应	有氧运动、节省体力、短暂休息
	关节积液（mod-Ig）	锻炼前需去除
	关节运动度受限	关节活动度训练/肌力（生物力学稳定，不僵硬，无渗出或少量渗出）、塑形
	抑郁/焦虑/压力	药物治疗、咨询、放松技巧、应对、策略
	睡眠障碍	药物治疗、睡前模式、小憩、减压、更换床垫和枕头
	性功能障碍	教育、咨询、相关课程
功能	移动能力	步态辅助具，踏板车
	ADL	辅助设备、关节保护、教育环境策略
	步态	评估步态异常原因、步态辅助工具、合适的鞋子和矫形器
	家务劳动	环境调整、自适应装置、节能关节保护

32

续表

障碍		处理
残疾	不能工作	
	不能做家务	职业评估;再培训、环境调整
	不能自我照料	家庭援助、踏板车/轮椅、环境调整

骨骼健康　所有炎性关节病患者都有患骨质疏松症(osteoporosis,OP)的风险。骨骼改变可以发生在:①病变处及软骨下骨和关节边缘,②关节周围骨质减少,以及③累及中轴和四肢骨骼的全身性骨质疏松症[325]。

原因　包括活动减少、药物治疗和炎症过程,以及白介素-1α 和白介素-1β、肿瘤坏死因子-α、巨噬细胞集落刺激因子、白介素-6 和重组人白介素-11 的上调。甲状旁腺激素相关肽和最新发现的来源于 T 细胞的细胞因子白介素-17 增加。治疗包括良好的疾病管理,并可间歇使用低剂量甲状旁腺激素治疗糖皮质激素诱导的骨质疏松症[326]。

疼痛　RA 患者有 70% 因疼痛寻求帮助[327]。RA 的疼痛是由滑膜炎活动、渗出引起关节囊牵拉、机械性关节破坏以及关节活动和水肿引起的。疼痛是复杂的,有生理和主观成分,是早期 RA 的功能性残疾的主要原因[328]。治疗包括教育、锻炼、压力管理、药物治疗、姿势调整、矫形器、辅助设备和关节保护。

疲劳　疲劳是 RA 最常见的问题之一。越来越多的证据表明,这种普遍存在的症状通常与炎性细胞因子(IL-6)干扰素的升高有关。疲劳的特征各不相同,包括无法维持日常生活或休闲活动、嗜睡、无法清醒、抑郁和肌肉无力。例如,这可能反映了疾病的活动。治疗目标在于最有可能导致症状的器官系统。风湿性疾病的疲劳可能与甲状腺异常或慢性病贫血有关。缺乏有效的睡眠通常与风湿性疾病有关。

睡眠中断　最好用药物治疗。另一方面,肌肉无力需要进行肌力训练,耐力欠佳通常与有氧适应性相关。日间暂停活动进行小憩(20min),可以有效提高体力活动水平[329]。此外还包括节约体能的技术和和抑郁管理。

有氧能力下降　去适应导致有氧能力下降。由于关节痛、疲劳和动力不足,患者倾向于减少活动。RA 或其他疾病可能引起的心血管问题也是原因之一。2006 年的一项基于互联网的 RA 体育活动方案,在一般信息指导(General Information,GT)的基础上提供了个性化信息指导(Indibidualized Guidance,IT)。该方案显示,就自我报告的体育活动达标率而言,IT 方案比 GT 更有效。该方案价格低廉,易于实施,有利于活动水平有限的 RA 患者[330]。

通常采用亚极量测试评估 RA 的有氧能力。2008 年的一项研究表明,若不能进行标准有氧测试,HAP(人类活动概况量表)可用于评估体适能水平[331]。已证实,有氧训练对 I 级至 III 级 RA 患者有益。III 级患者推荐低强度,I 级和 II 级推荐中强度(e 表 32-4)。合适的形式包括功率自行车、地面活动(低强度舞蹈或常见有氧运动)或水中运动。后者适用于 III 级有关节畸形或关节置换的患者。如果选择得当,有氧运动可以改善功能,增加有氧能力,改善心血管健康而不增加炎症。事实上,有氧运动可以减少炎症[332-334]。

睡眠障碍　RA 患者存在几种不同类型的睡眠障碍:①夜间阵挛导致睡眠中断,②入睡后频繁的长时间觉醒,以及③睡眠呼吸暂停。失眠或早醒并不常见。

临床治疗包括就寝前适当应用止痛药和使用舒适的床垫或枕头。氯硝西泮、左旋多巴、短效苯二氮䓬类和唑吡坦等药物可用于改善睡眠质量和数量。

抑郁　RA 常伴随抑郁,但发生率并不高于其他慢性疾病[335]。RA 患者的抑郁症及其亚型与健康状况相关。压力和焦虑常见。

抑郁症的治疗包括治疗潜在病因和药物治疗。抑郁、压力和焦虑可能受益于压力管理、放松技术和应对策略。

肌力下降　RA 早期就可现肌力下降,原因在于 RA 相关的疼痛关节周围肌肉萎缩、疼痛和关节积液引起的反射抑制、活动减少和肌炎。

需要强化关键关节周围的肌肉(尤其膝、髋、肩)。文献证明 RA 患者进行等长、等张、低抗阻和中等抗阻运动[210,242]和等速运动都能增强肌肉。此外,有氧运动和水中的锻炼项目也能增强体力。等张抗阻训练比等长训练带来更多获益。锻炼的类型、强度和频率取决于 ACR 功能评级、是否存在关节积液、关节生物力学完整性、炎症阶段、是否存在中重度 OP 以及是否存在关节置换(表 32-12)。总的来说,要让锻炼变得简单,满足患者的目标,并遵循锻炼指南以保证依从性(表 32-4)。RA 是一种慢性病,需要持续进行足够强度的体育锻炼,以防止肌肉力量和功能丧失[336]。

关节活动度降低 在 RA 早期,预防挛缩非常重要。在后期,可能已经存在挛缩。患者应该每天对所有受累关节进行基本的关节活动度(range of motion,ROM)训练。对于 ROM 受限的患者,由于挛缩,ROM 训练应该剩余的运动弧范围内进行。

功能障碍 RA 常见的问题有活动能力下降、ADL 降低和步态障碍。确定导致这些问题的损伤是必要的。损伤应该得到适当的管理。这将有助于减少功能受限。需要进行步态辅助设备、矫形器和环境调整策略的教育。

残疾 尽管既往研究表明,有很多的 RA 患者会在工作和家庭生活中遇到困难,更新的药物、早期风湿病专科治疗和康复护理已经可以改善功能和减少残疾[337]。

疾病管理需要调查导致残疾的损伤和功能障碍。近年来,需要改变工作方式或工作频率,但尚能完成工作任务,因此不会主动报告的亚临床残疾,已被确定为致残过程的一部分。一组由 50% 的 RA 患者组成的人群中,有 75% 的人认为有价值的生活活动(VLA)存在困难,即亚临床残疾。他们在两年内出现功能受限的可能性更大。亚临床残疾对于处于残疾过渡阶段的人来说可能是一个有价值的标记,在该阶段进行干预有利于维持功能[338]。职业康复干预与患者访谈和工作场所评估至关重要。人体工程学评估可以帮助关节炎患者保持工作状态。已开发的人体工程学评估工具,证明可以全面识别所需的工作适应策略[339]。单纯改善工作场所的便利性不足以提高就业率,因此需要改善所有影响残疾的因素[340]。

特定关节 RA 主要累及关节滑膜内层,可导致各种特定的关节损伤。除了上段颈椎(即寰枢椎)关节之外,几乎可以影响脊柱以外的所有外周关节。然而,疾病常伴随退行性变,涉及 C4-5 和 C5-6 以及手、膝、髋和 MTP 关节。这个过程的最终结果是关节痛、肿胀和功能障碍。肿胀、发炎关节或生物力学受损的关节周围肌肉通常会疼痛、萎缩或发生肌炎。关节可能会发生强直,但半脱位更常见。对齐不良和疼痛导致 ADL 降低、活动性下降和体能消耗增加。疼痛和畸形可能导致自我评价降低和性生活问题[315]。

关节特异性问题

肩 RA 影响肩部的盂肱关节、锁骨远端 1/3 以及周围的滑囊、关节囊和韧带。关节炎与肩胛带疼痛有关,肩胛带指的是颈部、背部和上臂。关节活动度受限,软组织挛缩,肌肉萎缩随之而来。因为滑囊位于肩袖下很深的地方,体格检查难以发现积液。轻症的 RA 进行静态和动态肩袖锻炼可减轻手臂疼痛,缓解关节肿胀,并提高疾病影响概况(sickness impact profile)评分[341]。

疼痛导致 ROM 受限。早期出现 IR 受限。肱骨头近端半脱位发生在疾病晚期。肩袖无力可能会导致约 33% 的 RA 患者出现前半脱位;大约 21% 的患者出现肩袖撕裂;另外 24% 的患者有肌腱磨损[315]。滑膜炎导致的肩袖肌腱插入大结节也可能引起磨损。疾病常伴随粘连性滑囊炎,伴有肩部前外侧肿胀、肩峰下和三角肌下滑囊炎以及二头肌腱炎。前外侧软组织肩部肿胀可指示肩峰下滑囊炎。

伴有活动受限的滑囊炎症粘连发生很快。当夜晚睡眠中的动作拉伸到关节囊时,疼痛会加剧。大多数日常活动不需要全身运动,所以白天疼痛可能会减轻。除了用热和冷来控制疼痛,可拉伸和在受累区域局部注射类固醇[250,251]。改善和预防 ROM 受限的训练至关重要。要完成功能性活动,肩部需要 30°~45° 的屈曲和 10° 的 IR。制订运动方案时,需要认真评估影像学受累程度和关节稳定性,以免损伤受损关节。当疼痛和炎症缓解时,Codman 运动和使用手杖或小棍可以增加屈曲、IR 和 ER。爬墙对慢性关节囊炎有好处。当发生关节囊炎症粘连,每天 1h 的外展屈曲牵伸,结合 TENS 的技术可减轻疼痛、增加 ROM[193]。等长训练可首先应用于肩部内收的三角肌,然后是控制腕部的 IR、ER 等长训练;最后,增加肱三头肌和肱二头肌等长训练。

关节保护方面的指导对于避免肩膀过度使用至关重要。关节成形术应在终末期侵蚀和软组织挛缩发生前进行。

肘部 肘部受累在 RA 中很常见(20%~65%),

取决于疾病的严重程度,早期表现为不能完全伸展。失去侧向稳定性会导致严重的损伤。ADL 需要保持屈曲。在重症患者中,可能会失去侧向稳定性,从而导致严重的疼痛和 ADL 障碍。尺骨鹰嘴滑囊炎和容易破溃的 RA 结节,常令患者烦恼[315]。

滑囊炎 可能由葡萄球菌感染引起,在进行培养前,请勿进行囊内类固醇注射。使用一个 Heelbo 衬垫(Heelbo,Niles,IL)有助于缓解压力。

外上髁和内上髁炎 很常见。急性炎症可使用冷疗。有时需要进行注射类固醇。伸展活动要轻柔进行,因为关节炎肘部容易出现关节损伤。

手和手腕 手和手腕是一个整体。随着尺侧腕伸肌力下降,腕骨发生旋转(即靠近尺骨侧、远离桡骨侧),MCP 尺侧偏斜。用力抓握和内在肌的无力与上述问题有关。

滑膜增生 增加了腕关节的压力,引起韧带、肌腱和软骨破坏。当尺骨副韧带被拉伸或断裂时,尺骨头会向后抬起并活动。在疾病晚期,腕骨明显集中。双侧均可发生腕管综合征。如果病情严重且持续时间长,进行性的腕关节病变会导致活动受限或强直。

手功能方面,可发生肌肉无力和挛缩,握力下降。一项对男性和女性 RA 患者(平均病程为 7.5 年)进行的为期 5 年的研究显示,在 5 年的评分中,女性的握力、凯特尔功能测试和 HAQ 评分均更严重。两组患者中有 1/4 需要更多的 ADL 辅助[342]。

远端指间关节(distal interphalangeal joint,DIP)的天鹅颈畸形和近端指间关节(proximal interphalangeal joint,PIP)的过伸常见,当 PIP 的伸肌腱受到牵拉导致 PIP 的屈曲和指间关节(interphalangeal joint,IP)的过伸,会发生纽扣畸形。不完全挛缩时,会出现 DIP 屈曲不完。同样,内在肌紧张会影响 MCP 伸展状态下的 PIP 关节的完全屈曲。

拇指有三种类型的畸形:Ⅰ型,IP 的纽扣畸形(即 Nalebuff 畸形);Ⅱ型,拇收肌收缩时 CMC 半脱位;Ⅲ型,重症者,第一腕掌关节过度内收,MCP 屈曲,DIP 过伸。临床上,屈肌腱腱鞘炎和屈拇指伸肌腱滑膜炎常见[315]。

手部康复护理包括牵伸挛缩的内在肌、指导关节对位,以及对功能活动和锻炼的支持。一项对女性 RA 患者进行 48 个月手部运动的研究显示,与不运动的对照组相比运动组握力和捏力显著增加。对

照组中上述参数显著下降[343]。一项为期 3 周的随机对照试验显示,治疗组的 Ritchie 关节评分、手部疼痛、ADL 评分和握力以及 ROM 均有显著改善。对照组的所有参数略有下降[344]。使用功能性腕夹板和指环型夹板有助于减少过伸或固定屈曲变形。关节保护技术和术后护理非常重要。夹板可能有助于减少滑膜炎,减轻疼痛和水肿,佩戴时可以减少畸形并可能延缓其进展。一项对 273 名 RA 患者的研究表明,病程小于 5 年的患者,有 269 名患者需要 ADL 方面的辅助。最常见的残疾是手腕受损。这表明应该及早关注腕部的治疗和稳定[345]。

髋 大约 50% 的 RA 患者影像学上可观察到髋关节受累[315]。由于髋关节位置深在,早期炎症不明显。触诊难以发现积液。髋关节滑膜炎可放射至腹股沟的疼痛,而转子滑囊炎可导致大腿外侧疼痛,也可放射至臀部、大腿前部、下背部和膝部。5% 的 RA 患者会发生股骨头塌陷和髋臼重塑,髋臼被推向中间(即突出)。内旋受限是髋关节受累的早期表现。髋关节周围可形成滑膜囊肿,并与转子囊相通。髋部积液可以影响臀中肌的收缩[346]。

关节活动度训练对保持至少 30° 的髋关节屈曲至关重要。需要拉伸紧张的阔筋膜张肌。外展拉伸有助于减轻疼痛。髋外展肌和伸肌等长强化锻炼后应进行内旋肌、外旋肌、伸肌和外展肌拉伸。

超声难以评估深在关节的炎症状态,因此不用于在髋关节 RA 的评估。超声波会增加关节温度,可能会加重现有的急性或亚急性过程。

膝 RA 常累及膝关节,容易发生滑膜炎症、增生和渗出。在疾病发作的几周内可出现股四头肌萎缩,并导致通过髌骨到达股骨表面的力增加。早期可发生膝关节不能完全伸展,挛缩强直可能随之而来。下肢受累的患者会出现股四头肌感觉运动障碍导致的下肢残疾。得到控制的 RA 患者,进行改善股四头肌感觉运动功能的康复计划,可以减轻下肢残疾,而不加重疼痛或疾病活动[347]。

一项研究描述了两组患者步态分析的运动学差异,这两组患者:A 组膝关节受累,炎症重,但无进行性破坏;B 组膝关节受累,有进展性破坏。分析指出,炎症累及的膝关节,摆动相和站立相关节活动度受限,摆动相持续时间缩短,提供了关于 RA 关节功能完整性的实用信息,从而有助于治疗决策[348]。

中度至重度关节积液时,膝关节屈曲超过 20°,

关节压力就会增加。对大量积液的膝关节进行
ROM训练时必须小心，避免关节后间隙外翻，产生
腘窝囊肿或贝克囊肿。由于腘窝积液无法回流至关
节前间隙，会增加腘窝局部张力。暴力的ROM训练
可能导致囊肿破裂。腘窝处可能会出现肿胀或疼
痛，囊液破入小腿可能会并发血栓性静脉炎。超声
可以发现囊肿。如果囊肿破裂，脚踝下方可能会出
现血肿。检查腘窝囊肿时让患者处于站立位，从后
面观察。

半月板软骨和交叉韧带容易被增生性滑膜炎破
坏。侧副韧带拉长，导致外翻和内翻畸形。膝关节
稳定性的体格检查常有阳性发现。进行站立位X线
检查可评估软骨和关节间隙。

需要针对局部关节内或关节周围问题进行治
疗。指导患者早期进行ROM训练以保持膝关节伸
展和弯曲功能。跪位需要膝关节弯曲90°，爬楼梯需
要100°。晚上应该避免在膝盖下面放枕头，因为这
样会加剧膝盖弯曲。腘绳肌拉伸很重要。在非急性
期可以进行股四头肌等长收缩训练，非急性期和亚
急性期可以进行屈曲30°的低强度和中等强度等张
力收缩训练，有助于维持膝关节的生物力学。无炎
症受累的关节可进行高强度等张训练。

如果中等量或大量积液抑制股四头肌收缩并导
致膝关节疼痛，最好予以抽取积液。膝关节疼痛明
显时应减少负重。当膝盖不稳时可使用支具（参见
矫形器一节），但是患者对笨重的支具依从性较低。

可以用冰按摩炎症累及的关节和关节周围结
构。亚急性或慢性期，可以使用温热敷和TENS。

足踝关节炎按降序依次影响MTP、距舟关节和
胫骨关节。脚踝受累少于膝关节。踝关节损伤通常
出现在重症或进展性RA中。滑膜受累很突出，可
见于脚踝的前部和后部。跗管位于内踝的后下方，
包含胫后神经，通常因滑膜炎压迫导致疼痛。在急
性期，脚踝周围的侧副韧带发生拉伸和侵蚀，导致足
弓变平和跟骨外翻。这通常会导致前冲步态。也可
能加重膝外翻。距下关节受累很常见，患者在不平
的地面上行走会感到疼痛加剧。约85%的RA患者
有前脚掌问题，如跖骨区变宽、跖骨头半脱位引起
MTP突出、锤状趾畸形和踇趾外翻。脚趾背侧（即
锤状脚趾）的皮肤容易发生破损，胼胝体常见于
MTP头侧。可能发生足底筋膜炎和跟腱下滑囊炎。
常见步态是扁平足导致的足跟触地或足尖蹬地减少

以及蹒跚步态。后脚可能明显内旋。穿着合适的鞋
子非常重要。后脚和脚踝的RA可引起明显的功能
障碍。多种非手术治疗可以减缓畸形的进展，改善
功能，缓解症状[349]。

多发性肌炎和炎性肌病

多发性肌炎/皮肌炎（polymyositis/dermatomyositis，DM-PM）、IBM及其亚型是累及骨骼肌的系统性
RD（参见第25章）。其机制包括自身免疫异常以及
线粒体能量代谢通路的失调。事实上，肌肉代谢也
存在异常[350]。

临床主要表现为是肩胛带肌和下肢带肌以及颈
部和咽部肌群明显无力。在严重的情况下累及横膈
肌、肋间肌和腹肌。20%的患者有远端肌肉无力，
50%的IBM患者有远端无力。部分患者呼吸肌无
力。肌肉无力通常会因类固醇肌病而加剧。炎症活
跃时，可能会出现明显的肌肉疼痛。疾病可能完全
缓解，但慢性虚弱更为常见。疾病的缓解和恶化通
常难以预测的，会影响功能活动和维持工作状态。

炎症性肌病有六种类型[351]。

I型（多发性肌炎）：隐匿性起病，始于骨盆带，
后续发展到肩带和颈部肌肉。咽喉部后侧肌群无力
导致吞咽困难和吞咽障碍。缓解和恶化都很常见。
可能存在中度至重度关节炎以及雷诺现象。指关节
和肘部的皮肤萎缩常见。

II型（皮肌炎）：急性起病。近端肌无力，伴眼睑
和手背皮肤红斑性日光疹。25%的病例出现肌肉萎
缩；亚急性关节病变很常见，全身不适、发烧和体重
减轻也很常见。

III型（癌症相关肌炎）：与恶性肿瘤相关，最常见
于40岁以上男性。通常肌无力发生先于恶性肿瘤
诊断1~2年。肌无力通常是渐进性的，对类固醇反
应不佳。吞咽困难和呼吸肌无力常见。死亡率高，
常见死因是呼吸衰竭和肺炎。

IV型[青少年皮肌炎（juvenile dermatomyositis，JDM）]：儿童发病。肌无力进展迅速，吞咽困
难、吞咽障碍和呼吸困难很常见。需要注意的是，在
缓解7年后易出现恶化。具有明显的关节挛缩和肌
肉萎缩倾向。皮肤钙质沉积常见（即皮肤和肌肉钙
化），骨骼凸起处尤为明显，导致皮肤损伤、渗出和关
节挛缩[351]。

V 型(其他结缔组织疾病相关肌炎):即 RA、SLE 和 PSS。临床上主要表现为与特定结缔组织病相关的功能障碍。

VI 型(包含体肌炎):最常见于 40 岁以上男性,肌无力过程缓慢进展。股四头肌、臀肌和肩带肌肉明显萎缩。除了近端无力之外,50% 的患者有明显的远端无力。

每个亚型都有特定的问题和损伤。DM-PM 患者的康复受特定亚型的影响。然而,各亚组间存在共同的损伤,可以针对这些共同损伤制订康复目标和治疗方案[351-354]。

已知的临床亚型及其 5 年生存率包括癌症相关肌炎(55%)、皮肌炎(80%)、IBM(95%)和结缔组织病相关肌炎(85%)。自身抗体亚群包括抗 SRP(30%)、抗突触酶组(65%)和抗 M2(95%)。亚组分型可预测对治疗的反应。自身抗体不同的亚组存在的问题不尽相同[94]。抗突触酶综合征由 ILD、发热、关节炎、雷诺现象和技工手组成。这种疾病通常快速发作并具有侵袭性。关节炎常累及手、膝、肘和肩,呈慢性病程并引起畸形。肺部疾病可能很严重,并严重限制 ADL 和行动。

抗 SRP 综合征引起肌无力、肌痛和心脏受累,对功能有显著影响。抗 M2 亚组表现为皮肌炎皮疹和表皮过度生长,对治疗反应良好。

康复干预需要根据疾病类型和相关损伤、功能问题和存在的残疾量身订制,以满足每个患者的需求。患有结缔组织病(如 PSS、RA、SLE)相关 V 型肌炎的肌无力患者,因为伴发的疾病和合并的问题,需要从康复的角度加以解决。

生存和预后

过去的 10 年间,关于 DM-PM 患者的医疗管理和康复效果的知识获得了一定进展。我们的思维已经明显进步,不再认为运动有害和需要休息来减少炎症[355]。部分原因在于医学已经普遍认识到体育活动和健身对整体健康的价值及其在降低全因死亡率方面的重要性。不愿为 DM-PM 提供有氧和抗阻训练计划,部分原因是担心安全性和恶化风险。最近的研究表明,上述锻炼可以安全地用于这些患者[228,356]。

影响存活率的一般因素包括:高龄、恶性肿瘤、激素治疗延迟、心肌受累、吞咽困难伴吸入性肺炎、类固

醇和免疫抑制药物并发症以及 GI 血管炎(儿童)。

患有 I 型、II 型疾病的成年人可以完全康复,或者残留肌无力和疲劳,而这些可以通过康复改善。疾病初期的急性发作,由于严重虚弱伴呼吸和吞咽困难,需要住院进行急性护理。康复必须从第一天开始以渐进的方式进行。急性期护理结束后转移到康复单元更为合适[356]。继发于不可治愈的恶性肿瘤的肌炎预后不良。康复应该设定短期目标。患者的转移能力和自理能力逐渐下降。维持 ROM 和力量将有助于尽可能长时间地保持的功能。对于一个中年人来说,长时间无法工作是很难接受的。需要尽早发起残疾资助和社区资助。对慢性病患者需要给予心理支持。需要良好的医疗支持来应对呼吸系统受损和感染的问题。患 IV 型肌炎的患儿需要密切观察关节挛缩。

VI 型 IBM 患者逐渐缓慢发生近端和远端无力。三角肌和股四头肌明显萎缩。患者经常跌倒导致骨折。已经发生明显萎缩的肌肉,提高肌力很困难[199]。通常需要下肢支具来支撑无力的股四头肌机构。

问题和干预

科学证明疾病可损伤等长收缩[199]、等速收缩[201]和耐力。此外,研究显示患 DM-PM 的成人[205]和儿童[206]的有氧能力下降。出现的功能问题主要取决于所受累的肌群和无力的程度。例如,骨盆带肌肉无力导致从椅上站起或俯卧位置坐起、上楼困难、进出浴缸困难、频繁跌倒难以站起、步态蹒跚以及跟腱短缩导致的踮脚行走。

紧绷感在儿童中常见。肩带无力导致穿衣(如穿衬衫、胸罩困难)和梳洗(如梳头、淋浴、剃须、刷牙)方面的功能障碍,难以拿起架子上的重物,也难以进食。颈部无力会导致从枕头上抬头困难,坐位时难以抬起头部。呼吸肌无力(如肋间肌、膈肌)导致呼吸困难,呼吸浅,效率低。远端肌肉无力(见于 10%~50%)可能导致足下垂和相关的行动困难以及手功能障碍和难以完成动作[353]。

急性期的康复目标包括保持 ROM 和防止关节挛缩[357]。在恢复阶段,目标是增加和恢复肌肉力量,保持 ROM,恢复功能性 ADL 和行走能力,并尽可能恢复以前的生活方式。

关节活动度受限时对抗重力困难的情况很常

见。最常见于肩部受累者。通常，皮肌炎膝关节屈曲挛缩的原因时股四头肌无力时腘绳肌相对较强过度拉伸。肘部、膝盖和足底屈曲挛缩常见于儿童，尤其有皮肤/肌肉钙质沉积的患儿。

患有 DM-PM/JDM 的患者应该进行基本 ROM/牵伸训练。有活动性钙质沉着的患者需要加以调整，因为拉伸会加剧肌肉炎症和钙质沉着。JDM 患者非急性钙质沉着或皮疹期，可以进行拉伸运动、石膏或动力夹板和水上运动。一篇关于青少年特发性炎症性肌病患者康复的文章，全面综述了这一患者群体[358]管理方案。

等长收缩运动适用于患有非活动性、轻度和中度活动性疾病的 DM-PM 患者。收缩之间的休息时间应该适当延长（20s 是合适的）[199]。萎缩明显的患者难以获益。因此，早期干预很重要。临床上，可以在 ROM 训练后进行低负荷向心性等张收缩锻炼，等长收缩可以在非活动和轻度活动期进行[220]。（短期和长期有氧运动都适用于非活动和轻度活动肌炎[221,359]。）现有研究表明，根据对 CPK 的监测，等长[199]、等张[229]和等速运动[234]增加肌肉力量而不加重肌肉炎症。短期（6 周）和长期（6 个月）有氧项目[221]可增加有氧能力。在运动过程中应该监控 CPK。

患有明显股四头肌无力的患者经常跌倒。对一名 IBM 患者的研究对上述现象的原因有所提示[360]。临床上，支具用于单侧的股四头肌无力的患者，可以帮助稳定步态模式，增加安全性并减少跌倒。在这种情况下，适用短腿支具——聚丙烯或 Klenzac 支具——固定 5°的足跖屈，在膝盖处产生过伸动作，以稳定肢体。对于双侧股四头肌无力的患者，对较弱一侧进行支撑。不能双膝同时使用这种方式支撑，否则会导致重心后移影响平衡。

对于同时具有明显近端和远端无力的 DM-PM 患者，在踝部使用垂直支具或 10°背屈辅助可增加膝关节屈曲。一个 5°的足跖屈曲支具可以稳定膝盖，基本上可以纠正足下垂。对于那些仅有明显足下垂的患者（不太常见），90°或 10°背屈支撑是合适的。

如果存在咽喉部无力，则需要转介给语言病理学家，教导患者避免误吸和防止呼吸道感染的方法[309]。已证实，颈部屈肌无力与 DM-PM 患者的吞咽功能障碍直接相关，存在上述症状提示临床医师要寻求语音和语言方面的帮助[361]。如果出现呼吸肌无力，则提示需要应用胸部物理治疗技术、正确的体位、吸痰、体位引流和呼吸训练（非急性期患者）。应每天用床旁肺活量计检查潮气量。当存在颈部屈肌或伸肌无力时，可以提供颈托来支撑颈部。

大多数多发性肌炎患者没有关节炎。与抗 JO-1 抗体相关的多发性肌炎以关节炎为特征，常表现为慢性关节炎伴无骨侵蚀的畸形。可发生于手腕、手、肘、膝和肩部。伴有风湿性疾病（如 RA、SLE、PSS）的 DM-PM 常伴有关节炎，可能发生关节畸形；因此，需要使用模具、夹板和关节保护技术。

医源性类固醇使用可导致胸腰椎椎体压缩性骨折，引起背痛和肌肉痉挛。长骨和关节的骨质疏松也很常见。干预措施包括可减少脊柱活动的支具，热疗减轻疼痛，以及使用长柄持物器及鞋拔。股骨头缺血性坏死如果负重时臀部和腹股沟疼痛，则建议减少负重。臀部深度加热（即超声波）可以缓解疼痛。等张和等速力量训练应适用于中度或重度 OP。教科书中经常提到使用浅部或深部热疗和冷疗的益处，但它们的应用主要是经验性的。

类固醇肌病表现为肌肉萎缩和肌无力加重。需要重复进行酶学检测、肌电图（electromyography，EMG）和肌肉活检。如果酶学正常，EMG 将不会提示疾病活跃，活检也不会显示活性炎症增加。应将类固醇减量，运动可以继续。

呼吸系统可能会出现多种问题。除了呼吸功能不全之外，咽部和喉部肌肉无力也可能导致吸入性肺炎。肌炎特异性抗体（myositis-specific antibodies，MAS）抗 JO-1 阳性的患者通常有 ILD。JO-1 阳性的皮肌炎患者的原发性间质纤维化与 SLE、RA 和 PSS 相关，可能伴有与这些疾病相关的肺部疾病。可以进行肺康复治疗。

DM-PM 的心血管并发症包括充血性心力衰竭（3.3%）、心肌病（1.3%）、肺心病（0.7%）和心电图异常（50%）[16]。在 I 型和 V 型疾病中最为常见。康复包括心脏保护、节能技术和耐力训练。

皮肤问题包括骨突出处（如骶骨、肘部、脚后跟）的压力性溃疡。儿童 DM-PM 的广泛性钙质沉着导致关节骨突出处皮肤破裂，草酸钙排出。重叠综合征患者的血管炎可能导致指尖和脚趾溃疡。预防措施包括保持正确的体位、维持良好的营养和充足的蛋白质摄入、使用防压力性溃疡床垫或水床，以及在肘、膝和脚后跟以衬垫保护。如果出现深度压力性溃疡,需要采取相应的治疗措施。

由寒冷和压力诱发的雷诺综合征通常较为轻微,除非是继发于结缔组织病。症状包括手指疼痛、皮肤变蓝。戴手套和使用生物反馈治疗有效。

系统性红斑狼疮

系统性红斑狼疮(system lupus erythematosus, SLE)是一种慢性自身免疫性炎症疾病,可能累及所有的身体器官。最常涉及的部位是皮肤、关节、胸膜腔、肾脏和中枢神经系统。病情严重程度和持续时间上各不相同。

SLE 患者普遍感到疲劳。疲劳的原因是多种多样的,已知原因包括活动减少引起的去适应,细胞因子释放导致的肌萎缩和关节炎症。炎性细胞因子也可能影响情绪和行为。干扰素、肿瘤坏死因子和重组人白介素-2 与疲劳和缺乏动力有关。已知用于治疗 SLE 的药物,如泼尼松,会导致 2 型肌纤维萎缩,这也可能与肌无力相关。几项研究表明,SLE 患者比非 SLE 患者更容易出现疲劳,从特征上来说,晨起时疲劳感最轻微,日间随时间推移加剧[362,363]。这种模式明显不同于 RA 的特征性晨僵,可能是去适应而非炎症的结果。患者可以出现肌无力、睡眠/觉醒周期中断、认知障碍和精神运动减慢[364]。据报道,大约30%的 SLE 患者有抑郁症[365]。

疲劳是疾病活动的最佳预测因素[364]。SLE 患者的峰值 VO₂ 和运动持续时间减低。肌肉力量和用力呼气量(forced expiratory volume, FEV)也有减低[366]。一项针对 15 名 12~19 岁 SLE 患者的初步研究显示,与对照组相比,有氧耐力有中度受损。问卷发现,67%的人有明显的疲劳感。耐力和疲劳之间没有显著的相关性。耐力和疲劳都与疾病活动和损伤以及生活质量无关[367]。

康复干预对 SLE 人群中普遍存在的症状(疲劳、去适应和残疾)有治疗效果。但不影响中枢神经系统受累表现,如注意力不集中和记忆障碍。等长收缩训练和有氧训练项目适用于这一人群,并且可增加体能、力量和功能能力。SLE 患者有氧能力下降[364,366]。有氧运动项目可使耐力增加20%[368]。一项由成年 SLE 患者组成的 RCT 研究显示,与未锻炼的对照组相比,在接受有监督下的心血管训练项目后,患者的运动耐力、有氧能力、生活质量和抑郁水平均有显著改善[369]。治疗可以由有间断休息的节能训练计划所组成。白天可以进行小憩,使用放松录音带可以促进睡眠。

关节炎引起的手、足小关节疼痛很常见。关节疼痛也可以由骨的缺血性坏死引起。关节畸形可能发生。针灸和指压技术、热疗、冷疗和 TENS[370] 可以缓解关节疼痛。这些技术治疗关节炎比治疗缺血性坏死更有效,缺血性坏死需要减少下肢负重。当上述治疗无效时,可能需要关节置换来控制症状,但如果关节松弛明显(Jaccoud 关节病),外科手术很难奏效,因此手术需谨慎。

狼疮的皮疹对非药物治疗反应差,但是保暖可以改善活动性雷诺综合征引起的皮肤溃疡[371]。温度生物反馈治疗可用于缓解血管痉挛性疾病。

康复团队面临的主要挑战之一是评估和治疗中枢神经系统受累患者。卒中、精神病、抑郁和记忆缺陷都会明显影响功能。治疗应首先应针对潜在问题。横贯性脊髓炎罕见但是有详尽的描述。疾病管理包括助行器和轮椅。进一步指导患者的自我护理技能和锻炼方法,对增强耐力很有帮助。可以应用巴氯芬或地西泮或局部运动阻滞来控制痉挛。对于肌无力可使用支具或适应性设备。言语治疗可以指导患者使用列表和线索的策略来增强记忆。

在一项对 109 例 SLE 患者手功能对日常活动影响的研究中,其中 73%的患者报告 ADL 受到干扰。握力降低、笨拙和疼痛通常会影响生产劳动[372]。

SLE 患者应对这种多系统受累的疾病,必须克服重大障碍。团体和家庭支持有助于提高依从性,并且是康复过程中不可或缺的组成部分。

系统性硬化

进展性系统性硬化症(systemic sclerosis, SS)的管理对康复专家来说是一个重大挑战。尽管皮肤是主要受累器官,由于其发病机制是微血管损伤,疾病会影响肾脏和肺脏,有时还会影响心脏[373]。脏器受累需要药物治疗(控制血压,治疗肺纤维化),但康复干预可以改善肌肉骨骼受累导致的软组织挛缩和 ROM 下降。

SS 患者的皮肤通常有光泽并被有被束缚感,与软组织的丢失有关。手部表现最为明显,皮肤纤维化(伴有或不伴钙化)会导致挛缩、色素脱失、毛细血管扩张、溃疡和丧失抓握能力。常伴随雷诺现象。

康复治疗中可使用热疗。由于微血管损伤导致组织相对灌注不足，应避免温度过高。石蜡和温热敷通常耐受性良好。雷诺症的治疗包括硝酸甘油软膏等外用药，温度生物反馈以及电动手套。一般推荐热疗和牵伸，但缺乏有效性的数据支持。

一些研究报告了经皮电神经刺激(transcutaneous electrical nerve stimulation，TENS)和针灸的有效性。这两种技术可以通过增加血管形成(TENS)或激活血管活性肽(针灸)来增加皮肤灌注[374]。

关节处皮肤增厚紧缩常导致关节挛缩。活动减少导致肌肉萎缩。炎症过程也可累及肌肉，炎症浸润肌细胞导致肌炎，并可能导致肌肉纤维化。可能导致疼痛、无力，伴随着 CPK 和其他肌酶的升高。

物理医学和康复治疗依赖于热疗以及主动或主动辅助拉伸改善 ROM。通常需要肌肉的主动收缩来恢复或保持 ROM。可以应用等长收缩运动，但等张收缩运动和等速运动在多数 RD 患者中耐受性良好。慢速等速运动(<60°/s)可能对炎症累及的关节造成很大压力。

另外，除热疗和拉伸外，还可使用手部或腕部的夹板。动态夹板治疗效果不佳且耐受性差[375]。

多发性硬化常伴有周围神经系统受累，伴有运动-感觉神经病变[376]，偶尔伴有自主神经功能障碍[377]。CTS 最常见，长屈肌无力也很常见[377]。正确的关节位置、避免骨突处的压迫以及短期使用功能性夹板可能有益。

SS 通常对功能产生深远影响，可能会降低工作能力。变更工作、防寒、预防有毒暴露(脲醛树脂、苯、二氧化硅等)和工作场所改造有助于维持功能并降低恶化的风险。适应疾病通常需要心理支持和功能维持[378,379]。治疗可以改善疾病预后[380]。

读者可参考临床管理综述[380]。

脊柱关节病

强直性脊柱炎和其他相关疾病(PSA、反应性关节炎和 IBD 相关关节炎)构成了一组涉及中轴骨、骨连接点和关节外表现(如皮疹/银屑病、葡萄膜炎和主动脉炎)的疾病。统称为脊柱关节病。

这些疾病因为脊柱活动能力的丧失和肺功能的降低导致残疾。损伤包括夜间加剧的肌腱附着点疼痛，难以保持坐姿，椎间融合，明显的姿态改变。

脊柱关节炎的治疗通常包括 NSAID、糖皮质激素和 X 线治疗，后两者均可引起骨质疏松症。最近，甲氨蝶呤、柳氮磺吡啶以及 TNF 阻滞剂(如依那西普)已证明有效；并有证据支持 secukinumab 的疗效和安全性，secukinumab 是白介素-17 通路上的第一个靶向药[381]。

康复治疗的目的是减轻疼痛，保持关节对位和姿态，促进功能活动的独立性。体力锻炼对保持独立功能至关重要。

在疾病初期就应教育患者保持灵活性和良好的关节对位。应启动旨在减少髋关节屈肌挛缩和驼背的 ROM 训练。鼓励俯卧和不用枕头睡觉。并进行一定程度的肌肉强化训练，尤其腹式呼吸训练[382-385]。并建议结合使用水疗/温泉疗法，可以缓解症状[386]。

有研究指出 Jewett 脊柱矫形器可以有效增加脊柱活动度并恢复腰椎曲度[387]。

最令人信服的数据来自 3 周住院强化治疗的有效率[385]。通过 Bath AS 整体评分、疾病活动指数和僵硬感的视觉模拟量表进行评估，发现相较未治疗组，治疗组在 3 周内得到明显改善。

需告知患有 AS 的患者存在颈椎骨折的潜在风险，可能导致四肢瘫痪。颈椎骨折比胸椎或腰椎骨折更常见。这类患者脊髓损伤的可能性是无 AS 者的 11.4 倍[388]。受伤的最常见原因是滑倒(53% 的病例)。必须对患者进行自我保护教育以减少伤害的发生，尤其在居家环境中；避免接触性运动、饮酒和开车；并保持房屋照明良好，以防止受伤。近期的 RCT 研究了各种联合锻炼项目(结合灵活性、力量、呼吸和姿势训练)的益处，并进一步研究了门诊督导和居家有氧锻炼的差异。对照组可进行相同的锻炼，常规锻炼，或者不进行锻炼。非有氧训练的研究结果表明，在这两种环境下，灵活性和功能性方面都有显著的好处。在有氧训练研究中，采取类似的锻炼方式，与居家训练组相比，只有门诊督导组明显获益[389-395]。

最近 2008 年 Cochrane 对 11 项 AS 研究进行了系统综述，总结了物理疗法干预有效性的科学证据(个体化家庭运动对比非个体化家庭运动、个体化家庭运动对比团体督导治疗、初始住院水疗后进行门诊团体治疗与门诊团体治疗、实验性运动与常规运动)。结论如下，个性化家庭治疗或督导下治疗优于不治疗；有监督的集体治疗优于家庭运动，住院患者水疗锻炼加门诊集体锻炼优于单独的集体锻炼[396]。

对 AS 患者职业状态和情况的评估非常重要。

一项对 397 名 AS 患者的研究表明,需要动态灵活性的工作比不需要动态灵活性的工作受到的影响更明显(BASFI 48. 3 对比 38. 1)。在需要动态灵活性和暴露于全身振动的工作中,BASRI 和射线照相损伤评分显著增加[397]。关于 AS 治疗的综述还有很多[389,398]。

幼年型特发性关节炎

幼年型特发性关节炎(juvenile idiopathic arthritis,JIA)是一个总括性术语,代指一组儿童发病的非同质性疾病,以共有的慢性关节炎为特征。术语 JIA 现在取代了旧的 JRA 和青少年慢性关节炎。JIA 定义为 16 岁前发病,关节炎影响一个或多个关节超过 6 周,无其他已知病因[399]。JIA 有八种亚型:全身型、少关节持续型、少关节扩展型、多关节型(RF 阴性)、多关节型(RF 阳性)、银屑病关节炎、附着点炎相关型和未定类型[399]。

一般来说,JIA 基于临床症状表现进行分类,定义每类疾病时也包含排除标准。包括:①患者或一级亲属有银屑病或银屑病病史;②男童 6 岁后出现 HLA-B27 阳性的关节炎;③AS、附着点炎相关关节炎、IBD 相关骶髂关节炎、Reiter 综合征、急性前葡萄膜炎或一级亲属有上述疾病病史;④3 个月内至少两次检出 RF 的 IgM;⑤患者存在系统性 JIA。这些亚型中的每一型都有成人相对应,但表现上可能有所不同。与成年人不同,JIA 更常见于大关节,如踝关节、膝关节或腕关节。类风湿性皮下结节和 RF 在这一人群中也不太常见。

疾病的早期识别、药物治疗的进步、适当和及时的外科干预以及早期积极的团队康复计划有助于提高生活质量和改善功能结局[400-402]。许多过去坐轮椅的患者现在可以通过早期诊断和干预进行功能性行走[403]。最近一项 2008 年对 106 名 JIA 患者的研究显示,66% 的患者体力活动(physical activity,PA)水平较低(未达到中度至剧烈运动的公共卫生标准),并且有进一步丧失 PA 获益的风险。低 PA 水平与疾病活动无关。应敦促这些患者增加 PA[404]。2008 年对儿童 RD 运动的综述显示:大部分 JIA 患者的运动能力显著下降,并且最常见于炎症活动期,尤其 RF 阳性多关节炎 JIA 女童。低强度的负重活动有助于预防骨量降低、增强力量和提高功能。中高强度体育活动可提高运动能力、功能和一般生活质量[405]。患有 JIA 的成年人就业率和运动耐力明显低于年龄匹配的健康对照组[405]。

幼年型特发性关节炎类别

全身性 JIA 的定义为关节炎累及一个或多个关节,伴有或持续至少 2 周的前驱发热,至少 3 天体温高于 39℃,一过性皮疹,全身淋巴结病变,肝大或脾肿大或两者兼有,以及浆膜炎。在 50% 的病例中,在疾病的某些阶段可能有五个或更多关节受累。全身型 JIA 儿童占的 2% ~ 17%,男女比例为 1:1,发病高峰在 1~6 岁。它们通常有生长延迟、骨质减少、贫血、白细胞增多、血小板增多和急性期反应物升高,而 RF 少见。轻症病例对 NSAID 反应良好,但更多患者需要采用静脉注射类固醇续贯口服药并逐渐减量;常需使用环孢素和甲氨蝶呤进行 DMARD 治疗。正在研究的新型生物制剂,如 Anakinra,可用于全身性 JIA[406]。关节炎轻者的远期预后更好。全身病变持续超过 6 个月、伴有髋关节受累的多发性关节炎和患有血小板增多症的患者总体预后较差,这些儿童长期残疾发生率增加[407]。

少关节型幼年型特发性关节炎以两种方式出现:①在疾病前 6 个月中,1~4 个关节持续受累;②在前 6 个月中,超过 4 个关节受累。女性与男性的比例为 4:1,峰值发病年龄在 6 岁。这是最常见的 JIA 亚型,占 JIA 儿童的 50% ~ 60%[408]。膝关节是最常受累的关节,其次是踝关节。少关节型 JIA 也可能累及手和 TMJ 的小关节。在少关节型 JIA 患者中,20% ~ 30% 可见慢性前葡萄膜炎。在这些儿童中,有 50% ~ 70% ANA 阳性,并且与慢性前葡萄膜炎有高度的相关性。这些患者的治疗方法可以从 NSAID 开始,但由于该组患者的治疗反应欠佳,关节腔内注射更为常用。反应欠佳或没有反应的患者可采用改良的治疗方案,如甲氨蝶呤或抗肿瘤坏死因子抗体试剂。大多数患者对药物治疗有反应,持续型患者中有多达 68% 的患者表现出改善,扩展少关节组中有多达 70% 的患者需要接受甲氨蝶呤治疗[409]。反映欠佳者需接受 TNF-α 抑制疗法或 Anakinra 疗法。治疗有效性的证据水平中等[410]。

多关节型幼年型特发性关节炎分为两个亚组,包括:①RF 阳性的 JIA 和②RF 阴性的 JIA。在疾病的前 6 个月,这两个过程都有五个或更多关节受累。这些组中的第一组至少间隔 3 个月至少两次出现 RFIg-M 阳性。女性患者为主,性别比例为 9:1,占全部 JIA 病例总数的 10%。有手部和腕部对称性小关节受累和类似于成人表现的大关节受累患者疾病的攻击性更强。10% 的患者可能有类风湿结节。RF 阴性的多关节型 JIA 发生慢性严重关节炎的风险最

32

大。它占多关节型 JIA 总数的 30%,女性为主,比例3:1。需要早期甲氨蝶呤治疗。关节分布可以是对称或非对称的,影响大小关节,包括 TMJ 和颈椎。高达 40% 的病例 ANA 阳性,并且前葡萄膜炎的风险更高。

对于这两种类型的多关节型 JIA,建议采用早期甲氨蝶呤治疗。对于进展性 RF 阳性患者,推荐甲氨蝶呤联合抗 TNF 抗体药物,可能在预防骨侵蚀方面发挥作用[411]。

银屑病性幼年型特发性关节炎关节炎和银屑病的结合,约占 JIA 总病例的 10%,女性为主,比例2:1。诊断标准包括:①手指炎;②指甲凹陷和甲脱落;③一级亲属患银屑病。关节炎通常涉及手、足、膝和踝外周不对称关节。当关节受累有限时,初始治疗可以使用 NSAID 和关节内注射。甲氨蝶呤在治疗皮肤受累方面是有效的,当疾病最具侵袭性时,抗 TNF 抗体治疗有效。

附着点炎幼年型特发性关节炎约占全部病例的 10%,其特征为关节炎、附着点炎或两者兼而有之,此外还有以下几条中的任何两条:①骶髂关节压痛和/或炎性腰骶痛;②HLA-B27 抗原阳性;③急性症状性前葡萄膜炎;④大于 6 岁男童的关节炎或附着点炎的发作;或⑤一级或二级亲属确诊的 HLA-B27 相关疾病。下肢和中轴骨骼最常受累。其他临床表现包括前葡萄膜炎、IBD 和反应性关节炎。用 NSAID 缓解附着点炎的症状通常是首选治疗。特殊关节受累的患者可使用关节内糖皮质激素治疗,但也可能需要 DMARD 治疗。甲氨蝶呤、柳氮磺吡啶和新型的抗 TNF-α 药物也被使用。

未分类的幼年型特发性关节炎指那些不符合任何 ILAR 分类的患者。这个群体平均占所有病例的 10%[402]。

有几个特殊问题和损伤需要康复专科予以关注。一般来说,生长迟缓可能会限制身高。特定关节的生长异常会导致多种问题、损伤和功能受限,如脚趾和手指短小、长短腿和小下颌。这些异常是由于关节内炎症干扰生长板发育导致骺板过早闭合。还可发生虹膜炎和失明等严重问题。需要谨记,JIA 关节炎会迅速发生关节挛缩、ROM 受限及肌力下降,必须进行快速有效的治疗。有氧耐力受损也发生于疾病早期[412-414]。在病程早期应制订治疗目标,尽早开始治疗。

具体问题

已经发表一篇优秀的综述文章,列举了解决 JIA 具体问题的方法[415]。

上肢 JIA 中常有腕关节受累,腕部会迅速发生屈曲挛缩。晚上可使用翘起的休息位夹板。如果手腕发炎或前臂肌肉无力,导致手腕弯曲,应使用功能性夹板进行活动。如果出现腕关节屈曲挛缩,可能需要连续铸型支具。

如果有 PIP 受累,休息夹板应该覆盖手和手腕。如果指间关节(interphalangeal,IP)挛缩,白天应使用动态伸展夹板。

如果肘部病变处于急性期,可以使用可调节的铰链夹板。维持伸展、旋前和旋后 ROM 的训练很重要。如果有关节挛缩,可能需要连续铸型支具。

颈部 应尽量避免颈部前屈。建议在夜间使用单个薄枕头(如儿童轮廓枕头)保持颈部的良好姿势。如果疼痛剧烈,可使用柔软的颈托。有时可能会发生斜颈,可以使用更结实的塑性颈托。伏案工作时推荐使用颈托。倾斜桌面的桌子可以帮助减轻疼痛,有助于保持良好的脊柱姿势。

下肢 应及时处理受累的膝关节。急性期,夜间应使用后侧休息位夹板预防屈曲挛缩。如果挛缩已经存在,后侧夹板可能会增加胫骨半脱位的风险,不建议使用。反之,应使用皮引装置或连续铸型支具改善挛缩。注意间断放松软组织。

外翻畸形 常见,如果未能阻止挛缩发生,可能需要踝上截骨术来实现关节对位。髋关节屈曲畸形可导致膝关节屈曲,需要注意保持髋关节伸展。重症患者中,如果疼痛管理失效或药物和康复治疗不能改善功能,可以考虑膝关节置换。

髋关节 急性病变通常与急性肌肉痉挛和快速进展的屈曲挛缩有关。通常,在急性髋部疼痛时,患者仰卧在床上可采用皮牵引来防止挛缩,每 10kg 体重使用 1kg 负重。对于有膝关节屈曲挛缩倾向的儿童,夜间使用低强度髋关节牵引可预防髋关节和膝关节挛缩。日间俯卧一段时间可促进髋关节伸展。可以在床上使用俯卧板。如果保守治疗对髋关节挛缩无效,可能需要手术松解软组织。重症患者可能需要关节置换,建议在 16 岁之前进行。

踝/足 应该特别注意足部的管理。使用合适的鞋履和矫形器,并进行 ROM 训练非常重要。如果腿长的差异大于 0.95cm(3/8 英寸),应该用鞋垫或矫形鞋加以纠正。

脊柱 脊柱活动可能受到明显影响,尤其伸展受限。当儿童仰卧时,可以使用小的轮廓枕提供枕下支撑,同时保持颈部中立位限制屈曲。全身型和多关节型 RF 阴性的 JIA 中颈椎受累常见,需要注意保持关节对位。

依从性　父母和患儿都应该接受治疗方案,以确保依从性。因为许多治疗是在父母的监督下在家进行的。

运动　由于 JIA 患者可出现 ROM、肌力和有氧能力下降,因此建议在治疗计划的早期进行 ROM 拉伸和等长、等张和有氧运动。由于大多数患儿关节炎症期(尤其膝盖)力量会快速下降,因此建议即使在炎症活动期[416]每天进行数次等长收缩练习。

水上运动　已被证明能显著改善髋部运动[417]。一项为期 8 周的负重运动项目可以增加多关节 JIA 患者的有氧能力,而不会加重疾病或增加疼痛[217]。一项对 80 名 JIA 儿童的 RCT 研究,实验组进行低至中等强度(根据耐受程度)有氧训练,对照组进行气功练习,两组均每周锻炼三次,持续 12 周。两组的 CHAQ 评分都有显著改善,但有氧能力没有改善。气功组依从性较高[418]。患有 JIA 的儿童通常会因糖皮质激素而出现骨质疏松症,而负重活动对骨密度(Bone Density,BMD)有积极影响[419]。

　　一项 2008 年的 Cochrane 综述评估关于训练效果的 RCT 研究,分析 JIA 患者的功能、QOL 和有氧能力。16 项研究中有 3 项符合纳入标准。共收集了 212 名 JIA 患者的数据。研究认为锻炼有积极效果,但差异不显著。排除和纳入的研究中的锻炼均不会加重关节炎。作者认为,需要更多的"高水平"研究来确定 JIA 患者锻炼的短期和远期效应[420]。

心理社会因素　疾病会影响孩子的自我评价、社会化、性取向以及融入学校活动。应努力将急性发病导致的住院治疗保持在最低水平,以便儿童能够尽可能充分地参与学校、家庭和社会活动。不提倡在家上学。最好让孩子在学校保持活跃。应允许他或她尽可能多地参与活动,但明确告知哪些不能做。在体育活动方面应该给予明确的建议。要避免需要身体接触和高冲击性的运动(橄榄球、足球、跑步和芭蕾跳跃)。鼓励参与自行车运动和游泳。青春期时应提供处理职业和性方面问题的指导和支持。

　　孩子和父母都应该接受教育,以了解治疗的获益。一项研究显示,参加教育项目的父母在治疗、锻炼、疼痛和社会支持问题方面得到显著提升[421]。

老年关节炎

　　照顾老年关节炎患者是一项挑战[422]。老年人非常重视保持功能和独立性。他们通常已经退休或不需要全职工作,可以享受家庭生活、旅行和更多的休闲娱乐活动。

　　随着年龄的增长,身体会经历正常衰老的生理变化。本体感觉和空间方位感的下降,难以保持平衡并调整姿势,这些变化可能导致跌倒。其他变化包括肌肉萎缩和肌力下降,维持最大肌肉收缩的能力随之降低。一些老年人变得不太活跃并难以适应环境[422]。

　　除了正常的衰老变化之外,许多老年人还患有其他疾病(即充血性心力衰竭、OA、卒中、糖尿病、高血压、周围神经病和肺气肿)。这需要使用许多药物。由于退休后收入变化和家人朋友的死亡,他们面临着心理社会挑战,所有这些都可能导致隔离和孤独感[423]。

　　老年人也可能较早时候就患有慢性 RA。此外,60 岁或以上的患者可能患有老年类风湿关节炎(EORA)。这类疾病性别分布平均、急性全身性发作频率高并累及肩部、疾病活动性更高,在后期引起更明显的影像学损伤和功能下降。二线药物的疗效和耐受性在两个年龄组中相似,在老年人中,需要谨慎使用 NSAID 和泼尼松[424,425]。

　　患有关节炎的老年人往往身体活动较少。他们的饮食可能不太适合他们的需要。关节炎老年人的康复治疗目标是通过减轻疼痛、疲劳和心理压力以及改善关节运动、肌肉力量和有氧能力来减少损伤、功能障碍和残疾。实现这些目标将改善活动的安全性和 ADL,并有助于预防残疾。

　　药物治疗和康复治疗需要根据老年人的需要加以调整,以适应生理性老化导致的身体功能和药代动力学变化、共病的影响、生物力学紊乱关节的增加以及伴随而来的心理社会问题[426,427]。

　　一般来说,建议 ROM、进行等长运动、低阻力等张运动和低强度有氧运动。如果存在韧带松弛和水肿,最好使用等速训练。老年人进行关节置换前通常需要进行预防性锻炼。心脏和神经系统并发症也限制了运动强度和持续时间。几项 RCT 表明,定期锻炼不会增加关节疼痛或加速疾病进展。这些研究表明,运动训练可以增加患有关节疾病的老年人的生理储备并减少依赖性[428]。在身体虚弱的老年 RA 患者中,一周两次进行 45min 的自行车渐进式间歇训练和台阶攀爬训练,在不增加疾病活动的情况下,可有效增加 76% 的活动能力[429]。锻炼前进行热疗/冷疗、减轻疼痛的下肢关节负重以及认知行为疗法通常可以减轻疼痛并改善功能。去除中度至重度的关节积液,并对炎症状态的关节囊或肌腱鞘进行

32

注射治疗也有助于缓解疼痛。明显的关节疼痛和生物力学受损会增加功能下降的可能性,需考虑进行关节置换治疗。

引起老年人疲劳的因素包括:疼痛严重程度、功能状态、睡眠质量、女性性别、并发症情况和疾病持续时间[228]。使用短时间休息和节能技术来减轻疼痛和改善睡眠的治疗可能有助于减轻疲劳。

足部问题在关节炎患者中非常常见,在老年人中更为常见。选取合适的鞋子,鞋底褶皱可以吸收地面反作用力,支撑面宽可以改善平衡,包裹性良好并有足够的深度来放松脚趾尖,适应前脚的宽度,足够柔软以缓解跖骨疼痛。保持足部卫生并及时处理皮肤破损对预防下肢血管受损患者的感染至关重要。

风湿性疾病患者的管理非常具有挑战性,需要多种专业护理相结合。这些疾病通常是慢性的和复杂的,因为需要药物治疗,可能存在共病状态,疾病和残疾会影响功能。慢性病患者的老人进行评估时,需要对多器官/多系统综合考虑,需要协调来自多个专业团体、家庭和患者居住的社会和经济环境的服务。

(陈丽霞、刘淑芬、赵肖奕 译　胡筱蓉 审校)

32 e表

参考文献

32 参考文献